Pneumologia

P738 Pneumologia : princípios e prática / organizador, Luiz Carlos Corrêa da Silva ; coeditores, Jorge Lima Hetzel ... [et al.]. – Porto Alegre : Artmed, 2012.
xxii, 1002 p. : il. color. ; 28 cm.

ISBN 978-85-363-2626-9

1. Medicina. 2. Pneumologia. I. Corrêa da Silva, Luiz Carlos. II. Hetzel, Jorge Lima.

CDU 616.24

Catalogação na publicação: Fernanda B. Handke dos Santos – CRB 10/2107

Pneumologia

Princípios e Prática

Luiz Carlos Corrêa da Silva
organizador

Jorge Lima Hetzel

José Carlos Felicetti

José da Silva Moreira

José J. Camargo

Nelson Porto

coeditores

artmed

2012

Capa: *Paola Manica*

Preparação de originais: *Heloísa Stefan*

Leitura final: *Ana Rachel Salgado* e *Luana Janini Peixoto Neumann*

Editora responsável por esta obra: *Amanda Munari*

Gerente editorial – Biociências: *Letícia Bispo de Lima*

Projeto gráfico: *TIPOS design editorial*

Editoração eletrônica: *Techbooks*

ARTMED® EDITORA S.A.
Av. Jerônimo de Ornelas, 670 – Santana
90040-340 – Porto Alegre – RS
Fone: (51) 3027-7000 Fax: (51) 3027-7070

Unidade São Paulo
Av. Embaixador Macedo Soares, 10.735 – Pavilhão 5 – Cond. Espace Center
Vila Anastácio – 05095-035 – São Paulo – SP
Fone: (11) 3665-1100 Fax: (11) 3667-1333

SAC 0800 703-3444 – www.grupoa.com.br

IMPRESSO NO BRASIL
PRINTED IN BRAZIL

Autores

Organizador

Luiz Carlos Corrêa da Silva: Chefe do Serviço de Pneumologia e pneumologista do Pavilhão Pereira Filho, ambos do Complexo Hospitalar Santa Casa de Misericórdia de Porto Alegre. Professor associado do Departamento de Medicina Interna da Faculdade de Medicina da Universidade Federal do Rio Grande do Sul (UFRGS). Professor titular de Pneumologia da Faculdade de Medicina da Universidade de Passo Fundo (UPF). Presidente da Sociedade Brasileira de Pneumologia e Tisiologia (SBPT), 2000-2002. Doutor em Pneumologia pela UFRGS.

Coeditores

Jorge Lima Hetzel: Pneumologista do Pavilhão Pereira Filho do Complexo Hospitalar Santa Casa de Misericórdia de Porto Alegre. Professor associado de Pneumologia da Universidade Federal de Ciências da Saúde de Porto Alegre (UFCSPA). Diretor médico do Pavilhão Pereira Filho e do Complexo Hospitalar Santa Casa de Misericórdia de Porto Alegre. Doutor em Pneumologia pela UFRGS.

José Carlos Felicetti: Cirurgião torácico do Pavilhão Pereira Filho do Complexo Hospitalar Santa Casa de Misericórdia de Porto Alegre. Professor assistente de Cirurgia Torácica da UFCSPA. Mestre em Pneumologia pela UFRGS.

José da Silva Moreira: Médico clínico do Serviço de Doenças Pulmonares do Pavilhão Pereira Filho do Complexo Hospitalar Santa Casa de Misericórdia de Porto Alegre. Professor do Departamento de Medicina Interna e professor orientador permanente do Programa de Pós-graduação (Mestrado e Doutorado) em Ciências Pneumológicas da UFRGS.

José J. Camargo: Professor de Cirurgia Torácica da UFCSPA. Diretor de Cirurgia Torácica e Diretor médico do Centro de Transplantes do Complexo Hospitalar Santa Casa de Misericórdia de Porto Alegre. Pioneiro em transplante de pulmão na América Latina. Membro titular da Academia Nacional de Medicina.

Nelson Porto: Radiologista do Pavilhão Pereira Filho do Complexo Hospitalar Santa Casa de Misericórdia de Porto Alegre. Professor aposentado da UFRGS e da UFCSPA.

Coordenadores de Seção

Adalberto Sperb Rubin: Pneumologista do Pavilhão Pereira Filho do Complexo Hospitalar Santa Casa de Misericórdia de Porto Alegre. Professor adjunto da UFCSPA. Doutor em Pneumologia pela UFRGS.

Ana Luiza Moreira: Pneumologista do Pavilhão Pereira Filho do Complexo Hospitalar Santa Casa de Misericórdia de Porto Alegre. Professora adjunta de Pneumologia da UFCSPA. Doutora em Ciências Pneumológicas pela UFRGS.

Bruno Hochhegger: Radiologista do Pavilhão Pereira Filho do Complexo Hospitalar Santa Casa de Misericórdia de Porto Alegre. Professor de Radiologia da UFCSPA. Doutor em Pneumologia pela UFRGS.

José da Silva Moreira: Médico clínico do Serviço de Doenças Pulmonares do Pavilhão Pereira Filho do Complexo Hospitalar Santa Casa de Misericórdia de Porto Alegre. Professor do Departamento de Medicina Interna e professor orientador permanente do Programa de Pós-graduação (Mestrado e Doutorado) em Ciências Pneumológicas da UFRGS.

José J. Camargo: Professor de Cirurgia Torácica da UFCSPA. Diretor de Cirurgia Torácica e Diretor médico do Centro de Transplantes do Complexo Hospitalar Santa Casa de Misericórdia de Porto Alegre. Pioneiro em transplante de pulmão na América Latina. Membro titular da Academia Nacional de Medicina.

Luciano Müller Corrêa da Silva: Pneumologista do Pavilhão Pereira Filho do Complexo Hospitalar Santa Casa de Misericórdia de Porto Alegre. Mestre em Pneumologia pela UFRGS. Doutorando em Pneumologia pela UFRGS.

Paulo José Zimermann Teixeira: Pneumologista do Pavilhão Pereira Filho do Complexo Hospitalar Santa Casa de Misericórdia de Porto Alegre. Professor adjunto do Departamento de Clínica Médica e responsável pela disciplina de Pneumologia da UFCSPA e Coordenador do Programa de Residência em Pneumologia. Professor titular da Universidade Feevale.

Tiago Noguchi Machuca: Cirurgião torácico do Grupo de Cirurgia Torácica do Complexo Hospitalar Santa Casa de Misericórdia de Porto Alegre. Cirurgião do Grupo de Transplante Pulmonar, responsável pela captação pulmonar do Programa de Transplante. Doutor em Ciências Pneumológicas pela UFRGS.

Autores

Adalberto Sperb Rubin: Pneumologista do Pavilhão Pereira Filho do Complexo Hospitalar Santa Casa de Misericórdia de Porto Alegre. Professor adjunto da UFCSPA. Doutor em Pneumologia pela UFRGS.

Alberto José de Araújo: Pneumologista e sanitarista. Diretor do Núcleo de Estudos e Tratamento do Tabagismo (NETT) do Instituto de Doenças do Tórax (IDT) do Hospital Universitário Clementino Fraga Filho (HUCFF) da Universidade Federal do Rio de Janeiro (UFRJ). Presidente da Comissão de Tabagismo da Sociedade Brasileira de Pneumologia e Tisiologia (SBPT). Doutor em Ciências pela Coordenação dos Programas de Pós-graduação em Engenharia de Produção (COPPE) da UFRJ.

Alessandro C. Pasqualotto: Infectologista. Professor de Parasitologia e Micologia da UFCSPA. Diretor do Laboratório de Biologia Molecular do Complexo Hospitalar Santa Casa de Misericórdia de Porto Alegre. Pesquisador do CNPq. Pós-doutor pela Universidade de Manchester (UK).

Aline Dal Pozzo Antunes: Fisioterapeuta. Acadêmica de Medicina da UFCSPA.

Ana Luiza Moreira: Pneumologista do Pavilhão Pereira Filho do Complexo Hospitalar Santa Casa de Misericórdia de Porto Alegre. Professora adjunta de Pneumologia da UFCSPA. Doutora em Ciências Pneumológicas pela UFRGS.

Arthur S. Souza Jr.: Professor livre docente e coordenador de ensino da Faculdade de Medicina de São José do Rio Preto (FAMERP).

Artur Burlamaque: Anestesiologista do Pavilhão Pereira Filho do Complexo Hospitalar Santa Casa de Misericórdia de Porto Alegre. Membro da equipe da Sociedade de Anestesiologia Ltda. (SANE).

Beatriz Gehm Moraes: Pneumologista do Pavilhão Pereira Filho do Complexo Hospitalar Santa Casa de Misericórdia de Porto Alegre.

Bruno Hochhegger: Radiologista do Pavilhão Pereira Filho do Complexo Hospitalar Santa Casa de Misericórdia de Porto Alegre. Professor de Radiologia da UFCSPA. Doutor em Pneumologia pela UFRGS.

Candice Santos: Radiologista do Pavilhão Pereira Filho do Complexo Hospitalar Santa Casa de Misericórdia de Porto Alegre.

Carla Bicca: Psiquiatra. Terapeuta cognitiva pelo Beck Institute. Especialista em Dependência Química pela Associação para o Incentivo a Pesquisa em Álcool e outras Drogas (FIPAD) em parceria com a Universidade Federal de São Paulo (UNIFESP). Mestre em Ciências Médicas pela UFRGS.

Carla Adriane Jarczewski: Pneumologista. Coordenadora do Programa Estadual de Controle da Tuberculose do Rio Grande do Sul. Mestre em Pneumologia pela UFRGS.

Carlos Alberto Iglesias Salgado: Psiquiatra. Presidente da Associação Brasileira de Estudos do Álcool e outras Drogas (ABEAD). Psiquiatra sênior do Instituto de Psiquiatria do Hospital Mãe de Deus de Porto Alegre. Especialista em Dependência Química pela UNIFESP. Mestre em Psiquiatria pela UFRGS.

Carlos Villanova: Pneumologista do Serviço de Doenças Pulmonares do Complexo Hospitalar Santa Casa de Misericórdia de Porto Alegre. Doutor em Medicina pela UFRGS.

Cassiano Teixeira: Professor de Clínica Médica da UFCSPA. Especialista em Medicina Intensiva pela Associação de Medicina Intensiva Brasileira (AMIB). Doutor em Medicina pela UFRGS.

Cecília Bittencourt Severo: Farmacêutica-bioquímica do Laboratório de Micologia do Complexo Hospitalar Santa Casa de Misericórdia de Porto Alegre. Doutora em Ciências Pneumológicas pela UFRGS.

Cláudia Peixôto Fogaça: Farmacêutica-bioquímica do Laboratório Central de Análises Clínicas do Complexo Hospitalar Santa Casa de Misericórdia de Porto Alegre. Especialista em Análises Clínicas .

Cristiano Feijó Andrade: Cirurgião torácico do Hospital da Criança Santo Antônio do Complexo Hospitalar Santa Casa de Misericórdia de Porto Alegre. Cirurgião torácico do Hospital de Clínicas de Porto Alegre (HCPA). Professor do curso de pós-graduação em Ciências Pneumológicas da UFRGS. Mestre e Doutor em Pneumologia pela UFRGS. Pós-doutor em Cirurgia Torácica pela Universidade de Toronto, Canadá.

Dagoberto Vanoni de Godoy: Professor adjunto de Medicina do curso de Medicina da Universidade de Caxias do Sul (UCS), Serviço de Pneumologia do Hospital Geral de Caxias do Sul. Especialista em Pneumologia pela SBPT. Mestre e Doutor em Pneumologia pela UFRGS.

Danilo Cortozi Berton: Pneumologista Pavilhão Pereira Filho do Complexo Hospitalar Santa Casa de Misericórdia de Porto Alegre. Professor do Instituto de Ciências da Saúde da Universidade Feevale. Mestre em Ciências Pneumológicas pela UFRGS. Doutor em Ciências Pneumológicas pela UNIFESP.

Darcy Ribeiro Pinto Filho: Chefe do Serviço de Cirurgia Torácica do Hospital Geral de Caxias do Sul (Fundação Universidade de Caxias do Sul). Professor de Cirurgia Torácica da UCS. Cirurgião torácico titular da Sociedade Brasileira de Cirurgia Torácica (SBCT). Cirurgião torácico titular do Colégio Brasileiro de Cirurgia (CBC). Mestre e Doutor em Pneumologia pela UFRGS.

Dayse Carneiro Alt: Pneumologista do Pavilhão Pereira Filho do Complexo Hospitalar Santa Casa de Misericórdia de Porto Alegre. Médica clínica da emergência de convênios do Complexo Hospitalar Santa Casa de Misericórdia de Porto Alegre. Especialista em Pneumologia pela SBPT. Mestre em Pneumologia pela UFRGS.

Débora Rosilei Miquini de Freitas Cunha: Enfermeira. Líder do Programa de Melhoria da Qualidade e Segurança do Pavilhão Pereira Filho no Hospital São José do Complexo Hospitalar Santa Casa de Misericórdia de Porto Alegre. Especialista em Gerenciamento dos Serviços de Enfermagem pela UFRGS. Especialista em Saúde Pública pelo Instituto Brasileiro de Pós-graduação e Extensão.

Dorvaldo Paulo Tarasconi: Radiologista intervencionista do Complexo Hospitalar Santa Casa de Misericórdia de Porto Alegre. Especialista em Radiologia Intervencionista e Angiorradiologia pela Sociedade Brasileira de Radiologia Intervencionista e Cirurgia Endovascular (SoBRICE) e pelo Conselho Federal de Medicina (CFM).

Edson Marchiori: Professor titular de Radiologia da Universidade Federal Fluminense (UFF). Coordenador adjunto de pós-graduação em Radiologia da UFRJ.

Eduardo Garcia: Professor adjunto de Medicina e professor de Pedagogia Médica da UFCSPA. Coordenador médico do Serviço de Medicina Ambulatorial do Pavilhão Pereira Filho do Complexo Hospitalar Santa Casa de Misericórdia de Porto Alegre. Especialista em Geriatria pelo Instituto de Geriatria e Gerontologia da Pontifícia Universidade Católica do Rio Grande do Sul (IGG/PUCRS). Doutor em Pneumologia pela UFRGS.

Elenice Rode: Enfermeira do Ambulatório de Convênios e do Serviço Auxiliar de Diagnóstico e Tratamento do Pavilhão Pereira Filho do Complexo Hospitalar Santa Casa de Misericórdia de Porto Alegre. Coordenadora do Programa do Tabagismo 180° do Pavilhão Pereira Filho do Complexo Hospitalar Santa Casa de Misericórdia de Porto Alegre. Especialista em Enfermagem em Terapia Intensiva pela UFRGS.

Elizabeth Araújo: Coordenadora do Núcleo de Otorrinolaringologia do Hospital Moinhos de Vento (Unidade Iguatemi). Mestre em Medicina pela UFRGS.

Elton Xavier Rosso: Internista e pneumologista do Pavilhão Pereira Filho do Complexo Hospitalar Santa Casa de Misericórdia de Porto Alegre.

Emilio Pizzichini: Professor associado de Medicina da Universidade Federal de Santa Catarina (UFSC). Chefe do Serviço de Pneumologia do Hospital Universitário da UFSC. Membro do Comitê Científico da Global Iniciative for Asthma (GINA). Coordenador do Núcleo de Pesquisa em Asma e Inflamação das Vias Aéreas (NUPAIVA). Pesquisador do CNPq. Doutor em Pneumologia pela UNIFESP.

Fábio Amaral Ribas: Anestesiologista do Complexo Hospitalar Santa Casa de Misericórdia de Porto Alegre. Corresponsável pelo Centro de Ensino e Treinamento do SANE. Preceptor do Programa de Residência Médica em Anestesiologia do Instituto de Cardiologia do Rio Grande do Sul – Fundação Universitária de Cardiologia (IC-FUC). Preceptor do Programa de Residência Médica em Anestesiologia do Hospital Ernesto Dorneles de Porto Alegre.

Fabíola Adélia Perin: Cirurgiã Torácica do Serviço de Cirurgia Torácica do Pavilhão Pereira Filho e do Grupo de Transplante de Pulmão do Hospital Dom Vicente Scherer do Complexo Hospitalar Santa Casa de Misericórdia de Porto Alegre. Especialista em Cirurgia Torácica pela SBCT.

Fabrício Farias da Fontoura: Educador físico e fisioterapeuta. Membro da equipe multidisciplinar de reabilitação pulmonar do Pavilhão Pereira Filho do Complexo Hospitalar Santa Casa de Misericórdia de Porto Alegre. Especialista em Cinesiologia e Treinamento Físico pela UFRGS. Mestrando em Ciências Pneumológicas pela UFRGS.

Fabrício Piccoli Fortuna: Intensivista do Hospital Geral de Caxias do Sul. Professor assistente do Departamento de Clínica Médica da UCS. Especialista em Terapia Intensiva pela AMIB. Mestre em Pneumologia pela UFRGS.

Fernanda Brum Spilimbergo: Pneumologista do Pavilhão Pereira Filho e do Centro de Hipertensão Pulmonar, ambos do Complexo Hospitalar Santa Casa de Misericórdia de Porto Alegre. Mestre em Pneumologia pela UFRGS.

Fernanda Carvalho de Queiroz Mello: Professora adjunta da Faculdade de Medicina da UFRJ. Coordenadora de Ensino do IDT/UFRJ. Coordenadora do Ambulatório de Tisiologia Newton Bethlem do IDT/UFRJ. Mestre e Doutora em Pneumologia pela UFRJ.

Fernanda Waltrick Martins: Pneumologista do Hospital Tereza Ramos e do Hospital Nossa Senhora dos Prazeres (Lages/SC). Professora adjunta da Faculdade de Medicina da Universidade do Planalto Catarinense (UNIPLAC). Mestranda em Ciências Pneumológicas pela UFRGS.

Fernando Gustavo Stelzer: Neurologista. Especialista em Medicina do Sono pela Associação Brasileira do Sono. Especialista em Eletroencefalografia e Polissonografia pela Sociedade Brasileira de Neurofisiologia Clínica. Mestre em Neurologia pela Universidade de São Paulo (USP).

Fernando Rosado Spilki: Professor adjunto do Instituto de Ciências da Saúde da Universidade Feevale. Doutor em Genética e Biologia Molecular pela Universidade Estadual de Campinas (UNICAMP).

Flávio de Mattos Oliveira: Micologista do Laboratório de Micologia do Complexo Hospitalar Santa Casa de Misericórdia de Porto Alegre. Doutor em Ciências Pneumológicas pela UFRGS.

Geraldo Resin Geyer: Patologista e gestor associado do Laboratório de Patologia do Complexo Hospitalar Santa Casa de Misericórdia de Porto Alegre. Patologista e gestor associado do Laboratório de Patologia e Citologia do Sistema de Saúde Mãe de Deus. Patologista do Hospital Ernesto Dornelles.

Gilberto Bueno Fischer: Professor titular de Pediatria da UFCSPA. Chefe do Serviço de Pneumopediatria do Hospital da Criança Santo Antônio.

Gisela M. B. Meyer: Cardiologista. Responsável pelo Centro de Hipertensão Pulmonar do Complexo Hospitalar Santa Casa de Misericórdia de Porto Alegre.

Giuliano Scornavacca: Pneumologista do Pavilhão Pereira Filho do Complexo Hospitalar Santa Casa de Misericórdia de Porto Alegre. Doutor em Pneumologia pela UFRGS.

Guilherme Loureiro Fracasso: Acadêmico de Medicina da UFRGS. Interno do HCPA. Estagiário do Serviço de Radiologia Intervencionista do Complexo Hospitalar Santa Casa de Misericórdia de Porto Alegre.

Helena Teresinha Mocelin: Pneumologista pediátrica do Serviço de Pneumologia do Hospital da Criança Santo Antônio. Mestre em Pediatria pela UFRGS. Doutora em Pneumologia pela UFRGS.

Iana Oliveira e Silva Ribeiro: Pneumologista. Professora adjunta da Universidade Federal do Rio Grande do Norte (UFRN). Chefe da disciplina de Semiologia na UFRN. Mestre e Doutora em Ciências Pneumológicas pela UFRGS.

Idilio Zamin Júnior: Gastrenterologista do Laboratório da Motilidade Digestiva do Complexo Hospitalar Santa Casa de Misericórdia de Porto Alegre. Especialista em Endoscopia Digestiva pela Sociedade Brasileira de Endoscopia Digestiva (SOBED). Mestre e Doutor em Medicina pela UFCSPA.

Ilma Aparecida Paschoal: Professora associada de Pneumologia do Departamento de Clínica Médica da Faculdade de Ciências Médicas da UNICAMP.

J. Alberto Neder: Professor titular livre docente e chefe da disciplina de Pneumologia da Escola Paulista de Medicina da UNIFESP. Coordenador do Setor de Função Pulmonar e Fisiologia Clínica do Exercício (SEFICE).

Jamila Bellicanta Fochesatto: Pneumologista do Hospital Regina de Novo Hamburgo/RS. Mestre em Pneumologia pela UFRGS.

João Antônio Bonfadini Lima: Pneumologista Pediátrico da Prefeitura Municipal de Porto Alegre. Consultor em Pneumologia do Hospital da Criança Santo Antônio do Complexo Hospitalar Santa Casa de Misericórdia de Porto Alegre. Doutor em Pneumologia pela UFRGS.

João Carlos Prolla: Professor titular de Medicina Interna da UFRGS.

Jorge Amilton Hoher: Intensivista e coordenador médico da Unidade de Terapia Intensiva (UTI) Central do Complexo Hospitalar Santa Casa de Misericórdia de Porto Alegre. Professor adjunto do Departamento de Clínica Médica da UFCSPA. Especialista em Medicina Intensiva pela AMIB. Doutor em Pneumologia pela UFRGS.

Jorge Lima Hetzel: Pneumologista do Pavilhão Pereira Filho do Complexo Hospitalar Santa Casa de Misericórdia de Porto Alegre. Professor associado de Pneumologia da UFCSPA. Diretor médico do Pavilhão Pereira Filho e do Complexo Hospitalar Santa Casa de Misericórdia de Porto Alegre. Doutor em Pneumologia pela UFRGS.

José Augusto Santos Pellegrini: Intensivista. Plantonista das UTIs do Hospital Nossa Senhora da Conceição e do Pavilhão Pereira Filho do Complexo Hospitalar Santa Casa de Misericórdia de Porto Alegre.

José Carlos Felicetti: Cirurgião torácico do Pavilhão Pereira Filho do Complexo Hospitalar Santa Casa de Misericórdia de Porto Alegre. Professor assistente de Cirurgia Torácica da UFCSPA. Mestre em Pneumologia pela UFRGS.

José da Silva Moreira: Médico clínico do Serviço de Doenças Pulmonares do Pavilhão Pereira Filho do Complexo Hospitalar Santa Casa de Misericórdia de Porto Alegre. Professor do Departamento de Medicina Interna e professor orientador permanente do Programa de Pós-graduação (Mestrado e Doutorado) em Ciências Pneumológicas da UFRGS.

José J. Camargo: Professor de Cirurgia Torácica da UFCSPA. Diretor de Cirurgia Torácica e diretor médico do Centro de Transplantes do Complexo Hospitalar Santa Casa de Misericórdia de Porto Alegre. Pioneiro em transplante de pulmão na América Latina. Membro titular da Academia Nacional de Medicina.

José Miguel Chatkin: Professor titular de Pneumologia e Medicina Interna da Faculdade de Medicina da PUCRS. Pós-doutor em Pneumologia pela Universidade de Toronto, Canadá.

José R. Jardim: Professor livre docente de Pneumologia da UNIFESP. Diretor do Centro de Reabilitação Pulmonar do Lar Escola São Francisco da UNIFESP. Membro do Comitê de Planejamento da Assembléia de Reabilitação da American Thoracic Society.

Josue Almeida Victorino: Pneumologista. Professor adjunto de Medicina Intensiva da UFCSPA. Doutor em Pneumologia pela USP.

Juliessa Florian: Fisioterapeuta do Serviço de Reabilitação Pulmonar do Complexo Hospitalar Santa Casa de Misericórdia de Porto Alegre. Membro da equipe multidisciplinar do Hospital Dom Vicente Scherer do Complexo Hospitalar Santa Casa de Misericórdia de Porto Alegre. Especialista em

Cinesiologia pela UFRGS. Mestre em Ciências Pneumológicas pela UFRGS.

Klaus L. Irion: Radiologista do Liverpool and Broadgreen University Hospital, Reino Unido. Professor honorário da Universidade de Liverpool. Fellow do Colégio Britânico de Radiologia. Membro titular do Colégio Brasileiro de Radiologia (CBR). Doutor em Pneumologia pela UFRGS.

Leonardo Gilberto Haas Signori: Residente de Pneumologia do Pavilhão Pereira Filho do Complexo Hospitalar Santa Casa de Misericórdia de Porto Alegre.

Lilian Scussel Lonzetti: Reumatologista do Complexo Hospitalar Santa Casa de Misericórdia de Porto Alegre. Mestre em Ciências da Saúde pela UFRGS.

Lilian Rech Pasin: Pneumologista e internista. Médica plantonista da UTI do Hospital Tacchini de Bento Gonçalves/RS. Pneumologista do Hospital São Pedro de Garibaldi/RS. Doutoranda em Ciências Pneumológicas pela UFRGS.

Lisandra Soldati: Psicóloga do Programa de Tratamento de Tabagismo 180° do Complexo Hospitalar Santa Casa de Misericórdia de Porto. Responsável pelo Treinamento do Programa Institucional dos Vigilantes da Saúde. Psicóloga no Centro Clínico do Hospital São Lucas da PUCRS. Especialista em Transtornos do Controle dos Impulsos pela Alliant International University (San Diego, CA). Mestre em Linguística (Análise do Discurso) pela Universidade Estadual de Maringá (UEM).

Luciano Müller Corrêa da Silva: Pneumologista do Pavilhão Pereira Filho do Complexo Hospitalar Santa Casa de Misericórdia de Porto Alegre. Mestre em Pneumologia pela UFRGS. Doutorando em Pneumologia pela UFRGS.

Luiz Carlos Severo: Professor associado nível III do Departamento de Medicina Interna da Faculdade de Medicina da UFRGS. Pesquisador 1B do CNPq.

Manuela Cavalcanti: Pneumologista do Pavilhão Pereira Filho do Complexo Hospitalar Santa Casa de Misericórdia de Porto Alegre. Doutora em Pneumologia pela UFRGS.

Mara Rúbia André Alves de Lima: Pneumologista. Professora adjunta da UFCSPA. Professora adjunta da Faculdade de Medicina da UFRGS.

Marcelo Tadday Rodrigues: Pneumologista do Pavilhão Pereira Filho do Complexo Hospitalar Santa Casa de Misericórdia de Porto Alegre. Professor adjunto do Curso de Medicina da Universidade de Santa Cruz do Sul (UNISC). Doutor em Pneumologia pela UFRGS. Pós-Doutor em Pneumologia pela Universidade de Toronto, Canadá

Márcia C. Puchalski: Ecocardiografista do Complexo Hospitalar Santa Casa de Misericórdia de Porto Alegre.

Marcia M. M. Pizzichini: Professora de Medicina da UFSC. Coordenadora do Programa de Pós-graduação em Ciências Médicas da UFSC. Presidente da Comissão de Asma da SBPT. Doutora em Pneumologia pela UNIFESP.

Marcus B. Conde: Professor associado do Instituto de Doenças do Tórax da UFRJ.

Maria Carolina M. A. Gouveia: Especialista em Pneumologia pela SBPT e pela Associação Médica Brasileira (AMB). Especialista em Pneumologia pelo Pavilhão Pereira Filho do Complexo Hospitalar Santa Casa de Misericórdia de Porto Alegre. Doutora em Pneumologia pela UFRGS.

Marilia Maria dos Santos Severo: Infectologista do Complexo Hospitalar Santa Casa de Misericórdia de Porto Alegre. Professora assistente de Infectologia da UFCSPA. Coordenadora do Ambulatório de Ensino em Doenças Infecciosas e Parasitárias da UFCSPA. Especialista em Infectologia pela UFCSPA. Especialista em Medicina Tropical pela UNIFESP. Mestre em Pneumologia pela UFRGS.

Marisa Pereira: Pneumologista do Pavilhão Pereira Filho do Complexo Hospitalar Santa Casa de Misericórdia de Porto Alegre. Mestre em Pneumologia pela UFRGS.

Marli Maria Knorst: Pneumologista do Serviço de Pneumologia do HCPA. Professora associada do Departamento de Medicina Interna e do Programa de Pós-Graduação em Ciências Pneumológicas da Faculdade de Medicina da UFRGS.

Mavis Klaus Inhaquites: Médica do Trabalho. Supervisora do Serviço de Atenção a Saúde e Qualidade de Vida do Complexo Hospitalar Santa Casa de Misericórdia de Porto Alegre.

Mirna da Mota Machado: Médica assistente do Laboratório de Motilidade Digestiva do Pavilhão Pereira Filho do Complexo Hospitalar Santa Casa de Misericórdia de Porto Alegre. Médica assistente do Laboratório de Motilidade Esofagiana do Hospital São Lucas da PUCRS. Médica assistente do Serviço de Motilidade Digestiva São Lucas do Hospital Regina de Novo Hamburgo/RS. Mestre em Ciências Pneumológicas pela UFRGS.

Moreno Calcagnotto dos Santos: Internista e intensivista. Plantonista da UTI do Pavilhão Pereira Filho do Complexo Hospitalar Santa Casa de Misericórdia de Porto Alegre. Médico rotineiro da UTI do Hospital Nossa Senhora da Conceição do Grupo Hospitalar Conceição (HNSC/GHC). Mestrando em Ciências Médicas da UFRGS.

Nelson Porto: Radiologista do Pavilhão Pereira Filho do Complexo Hospitalar Santa Casa de Misericórdia de Porto Alegre. Professor aposentado da UFRGS e da UFCSPA.

Oliver A. Nascimento: Médico da disciplina de Pneumologia da UNIFESP. Vice-diretor do Centro de Reabilitação Pulmonar do Lar Escola São Francisco da UNIFESP.

Patrícia Schwarz: Intensivista e internista. Rotineira da UTI do Pavilhão Pereira Filho do Complexo Hospitalar Santa Casa de Misericórdia de Porto Alegre. Plantonista da UTI do Hospital Mãe de Deus. Especialista em Medicina Intensiva pela AMIB.

Paula Pinheiro Berto: Pneumologista e intensivista. Coordenadora da UTI do Pavilhão Pereira Filho do Complexo Hospitalar Santa Casa de Misericórdia de Porto Alegre. Intensivista do Centro de Terapia Intensiva (CTI) do HCPA.

Paulo Camargos: Professor titular convidado do Departamento de Pediatria da Faculdade de Medicina da Universidade Federal de Minas Gerais (UFMG). Professor visitante sênior do Centro de Ciências da Saúde da Universidade Federal de São João del-Rei. Assistant Étranger da Faculté de Médecine Saint-Antoine, Université Pierre et Marie Curie (PARIS VI).

Paulo de Tarso Roth Dalcin: Pneumologista responsável pelo Programa para Adultos com Fibrose Cística do HCPA. Professor associado do Departamento de Medicina Interna da UFRGS.

Paulo F. Guerreiro Cardoso: Professor associado visitante da disciplina de Cirurgia Torácica do Departamento de Cardiopneumologia da Faculdade de Medicina da USP. Professor associado de Cirurgia Torácica do Departamento de Cirurgia da UFCSPA. Mestre em Cirurgia Torácica pela Faculdade de Medicina da UFRJ. Doutor em Pneumologia pela UFRGS.

Paulo José Zimermann Teixeira: Pneumologista do Pavilhão Pereira Filho do Complexo Hospitalar Santa Casa de Misericórdia de Porto Alegre. Professor adjunto do Departamento de Clínica Médica e responsável pela disciplina de Pneumologia da UFCSPA e coordenador do Programa de Residência em Pneumologia. Professor titular da Universidade Feevale.

Paulo Renato Petersen Behar: Infectologista do Controle de Infecção Hospitalar do HNSC/GHC. Professor responsável pela disciplina de Infectologia da UFCSPA. Chefe do Serviço de Doenças Infecciosas e Parasitárias do Complexo Hospitalar Santa Casa de Misericórdia de Porto Alegre. Mestre em Microbiologia (Ciências da Saúde) pela UFRJ. Doutor em Pneumologia pela UFRGS.

Paulo Roberto Goldenfum: Pneumologista e preceptor da residência em pneumologia do Pavilhão Pereira Filho do Complexo Hospitalar Santa Casa de Misericórdia de Porto Alegre. Especialista em Pneumologia pela SBPT. Mestre em Pneumologia pela UFRGS.

Renata Diniz Marques: Pneumologista do Pavilhão Pereira Filho do Complexo Hospitalar Santa Casa de Misericórdia de Porto Alegre. Especialista em Medicina do Sono pela UNIFESP. Especialista em Pneumologia pela SBPT e em Medicina do Sono pela Associação Brasileira de Sono. Mestre em Pneumologia pela UFRGS.

Rene Jacobsen Eilers: Cirurgião geral e do aparelho digestivo. Médico do Laboratório de Motilidade Digestiva do Complexo Hospitalar Santa Casa de Misericórdia de Porto Alegre. Mestre em Ciências Médicas pela UFSCPA. Membro titular do Colégio Brasileiro de Cirurgia Digestiva.

Ricardo de Amorim Corrêa: Professor do Departamento de Clínica Médica da Universidade Federal de Minas Gerais (UFMG). Coordenador da disciplina de Pneumologia e do Serviço de Pneumologia e Cirurgia Torácica do Hospital das Clínicas da UFMG. Coordenador geral do Centro de Pesquisas Clínicas do Hospital das Clínicas da UFMG. Especialista em Pneumologia pela SBPT. Doutor em Medicina pelo Programa de Pós-graduação em Medicina Tropical e Infectologia da UFMG.

Robério João Lersch: Administrador de Empresas. Gerente de Administração de Pessoas do Complexo Hospitalar Santa Casa de Misericórdia de Porto Alegre. Especialista em Gestão de Pessoas pela Fundação para o Desenvolvimento de Recursos Humanos.

Rodrigo Moreira Bello: Radiologista do Complexo Hospitalar Santa Casa de Misericórdia de Porto Alegre e do Hospital Mãe de Deus.

Rossane Frizzo de Godoy: Psicóloga. Professora adjunta do curso de Psicologia da UCS. Membro do corpo permanente do Núcleo de Pesquisa em Ciências e Artes do Movimento Humano da UCS. Mestre em Ciências do Movimento Humano pela UFRGS. Doutora em Ciências Pneumológicas pela UFRGS.

Rute Merlo Somensi: Enfermeira. Especialista em Gestão de Pessoas (Estratégias de Negócios) pela Fundação dos Administradores do RS (FARS). Gerente Hospitalar do Pavilhão Pereira Filho e do Hospital São José do Complexo Hospitalar Santa Casa de Misericórdia de Porto Alegre.

Sadi Marcelo Schio: Coordenador clínico do Programa de Transplante Pulmonar do Complexo Hospitalar Santa Casa de Misericórdia de Porto Alegre. Especialista em Medicina Interna pelo HCPA e em Cardiologia pelo IC-FUC.

Sandro Bertani da Silva: Radiologista do Complexo Hospitalar Santa Casa de Misericórdia de Porto Alegre. Membro titular do CBR.

Spencer Marcantonio Camargo: Cirurgião torácico do Complexo Hospitalar Santa Casa de Misericórdia de Porto Alegre. Mestre em Pneumologia pela UFRGS.

Suzana Zelmanovitz: Pneumologista do Complexo Hospitalar Santa Casa de Misericórdia de Porto Alegre.

Taiane Francieli Rebelatto: Acadêmica de Medicina da UFRGS.

Tatiana Freitas Tourinho: Professora de Reumatologia da UFCSPA. Mestre e Doutora em Clínica Médica pelo curso de pós-graduação em Clínica Médica da UFRGS.

Tiago Noguchi Machuca: Cirurgião torácico do Grupo de Cirurgia Torácica do Complexo Hospitalar Santa Casa de Misericórdia de Porto Alegre. Cirurgião do Grupo de Transplante Pulmonar, responsável pela captação pulmonar do Programa de Transplante. Doutor em Ciências Pneumológicas pela UFRGS.

Vera Lúcia Fauri: Enfermeira. Chefe de Enfermagem de Ambulatório do Hospital Santa Clara do Complexo Hospitalar Santa Casa de Misericórdia de Porto Alegre. MBA em Gestão por Processos pela Escola Superior de Propaganda e Marketing (ESPM).

Zahara Albornoz: Assistente social do Serviço de Atenção a Saúde e Qualidade de Vida do Complexo Hospitalar Santa Casa de Misericórdia de Porto Alegre. MBA em Gestão Empresarial pelo Instituto Brasileiro de Gestão de Negócios (IBGEN).

Poucas pessoas foram tão instigantes e tão indutoras para o desenvolvimento de jovens pneumologistas quanto Bruno Carlos Palombini.

Todos que passaram ou permaneceram no Pavilhão Pereira Filho, particularmente até a década de noventa, são unânimes em afirmar que este Mestre os tutorou ou, pelo menos, estimulou para um melhor entendimento do tríplice papel do pneumologista ligado à vida acadêmica: Assistência, Ensino e Pesquisa. Palombini sempre insistiu na importância de os profissionais do Pavilhão investirem nesta verdadeira tríade acadêmico-profissional-inovadora.

Também, muito nos ensinou sobre a tosse (a "tríade"), as múltiplas interações entre as vias aéreas superiores e inferiores (a "sinusobronquite"), as doenças pouco conhecidas ou raras (enfisema por deficiência de alfa-1-antiprotease, microlitíase alveolar pulmonar, proteinose alveolar pulmonar, etc.), e muitos outros desafios.

Palombini ficava inquieto com o pouco que sabíamos de fisiologia e fisiopatologia pulmonar. Tanto que fazia seminários e reuniões para estimular que se estudasse mais e se incluísse na rotina da avaliação pneumológica a realização da espirometria. Nosso agora qualificado Laboratório de Função Pulmonar iniciou graças a ele.

Ele insistia na importância da junção sistemática entre o pneumologista e o otorrinolaringologista. A expressão "viaerologia" foi por ele introduzida, e os primeiros estudos e publicações brasileiros com esta rubrica foram de sua autoria.

Este é apenas um breve relato de algumas das muitas coisas que ele fez e influenciou.

Só temos a agradecer por tudo que Palombini fez pela pneumologia e por todos nós, particularmente em momentos importantes do nosso desenvolvimento.

Obrigado, Mestre Palombini!

Luiz Carlos Corrêa da Silva

Apresentação

A Pneumologia começou a tomar a forma que vemos hoje por volta de 1950. Evidentemente, já se tinha conhecimento de várias doenças respiratórias, mas não da sua etiologia, da fisiopatologia, do tratamento baseado no mecanismo e da prevenção. Nestes últimos anos, a Pneumologia saiu do empirismo e tornou-se uma ciência complexa. Falamos das interleucinas, dos mediadores inflamatórios e dos biomarcadores com uma intimidade que não tínhamos até pouco tempo. Naquela época, quando a Pneumologia brasileira ainda tomava as suas primeiras formas, alguns Centros já se destacavam, mantendo uma posição de vanguarda, e já serviam de celeiro formador de pneumologistas.

Dentre esses Centros de Pneumologia, há que se destacar o Pavilhão Pereira Filho, da Santa Casa de Misericórdia de Porto Alegre. Lá se formou, no início de sua existência, uma elite da Pneumologia que veio a constituir o núcleo do Pavilhão, onde ao longo dos anos os profissionais foram se aperfeiçoando e ocupando os espaços nos vários rincões do país. Dentro dessa plêiade de grandes pneumologistas, um se destacava pelo interesse em coletar informações e transmiti-las para um universo muito além do Pavilhão – o Dr. Luiz Carlos Corrêa da Silva.

Como ele mesmo descreve, a partir de anotações de aulas e com a colaboração dos seus colegas – e eu acrescento, com a sua inata liderança e seu prestígio, além do incansável trabalho –, em 1981, ele publicou o *Compêndio de pneumologia*. Esse livro veio a ser um marco na literatura científica brasileira. Ao longo dos anos, o "livro do Pavilhão" teve outras duas edições, e agora chegamos a uma nova versão da obra.

Durante os últimos anos, houve um desenvolvimento colossal da mídia eletrônica, possibilitando a obtenção de informação científica quase ao mesmo tempo em que ela está sendo publicada. Chegou-se a admitir que a informação publicada em papel, principalmente em livros, não teria mais espaço no mundo científico. Contudo, os anos se passaram, e o que constatamos é que continuam a ser publicados tanto quanto antes. Várias são as razões de os livros continuarem a ocupar espaço especial no mundo científico: 1) eles são o único veículo de ensino capaz de associar os melhores especialistas em cada área sob uma única égide; 2) cada assunto pode ser extensamente apresentado e discutido pelo autor, indo desde a sua definição até o tratamento mais atual, passando por epidemiologia, fisiopatologia e prevenção; 3) o autor tem a oportunidade de expor a sua experiência, enriquecendo sobremaneira o seu capítulo, o que não é possível em um artigo científico.

O novo *Pneumologia: princípios e prática* possui mais de 130 capítulos e subcapítulos, mantém os mesmos valores das versões anteriores, sendo um livro abrangente e profundo, mas ao mesmo tempo com linguagem simples e objetiva. Do mesmo modo que as edições anteriores, expressa a experiência dos vários anos de ensino e pesquisa dos autores.

Toda vez que um livro é lançado, devemos um voto de louvor ao seu autor. São horas de trabalho incessante, inúmeros telefonemas aos colegas coautores de capítulos, longas conversações com a companhia editora. Esta obra só foi possível devido à persistência do Luiz Carlos. Lembro-me de, em certa ocasião, ele me dizer que um dos seus livros anteriores havia lhe tomado alguns anos de revisão devido ao seu excessivo rigor com a uniformização do texto, com a clareza dos conteúdos e as evidências das informações. Esta versão não conseguiu escapar do seu rigorismo. O resultado final é um livro que, seguramente, dá imenso prazer ao seu editor e permite aos leitores uma fonte segura para o aprendizado da Pneumologia.

Esta obra servirá aos estudantes de medicina em fase final de graduação, aos residentes e especializandos e, sem dúvida nenhuma, aos pneumologistas e médicos em geral, bem como aos demais profissionais da saúde. Essa é a missão deste livro. Essa também é a missão a que o Luiz Carlos se propôs durante a sua vida, ser um educador e sempre servir à classe médica, o que, indiretamente, quer dizer servir à comunidade. Nessa sua missão de servir à classe médica e de propagar as suas verdades, Luiz Carlos foi presidente de sociedade local e nacional de Pneumologia e diretor da associação médica local, sempre elevando bandeiras, lutando por seus valores.

Luiz Carlos, a classe médica pneumológica mais uma vez te agradece por este desprendimento e esforço para nos ajudar a crescer!

José R. Jardim
Professor de Pneumologia da
Escola Paulista de Medicina

Prefácio

A fonte de informação para ter qualidade e credibilidade deve fornecer conteúdos objetivos, embasados nas melhores evidências científicas, e, acima de tudo, proporcionar avanços para a prática profissional. O melhor aprendizado é capaz de proporcionar condições para busca interativa de respostas e de soluções para antigos e novos problemas.

Para seu melhor desenvolvimento, pessoal e profissional, o indivíduo deve procurar responder, ou pelo menos entender, duas questões fundamentais para sua vida: *qual sua missão? Afinal, quem ele é?* A consciência de identidade pessoal e profissional pode ter domínios variáveis, pois dependerá da percepção de quem analisa em sucessivos momentos e, mais ainda, do sentimento gerado pela dinâmica de relacionamentos. *Para mim, sou o que penso que sou!* Para quem observa à distância, principalmente na dimensão profissional, *sou o que faço*. E, para pessoas do meu convívio, *sou o que percebem e, mais ainda, o que sentem em relação a mim*. Esses ajuizamentos terão valor na medida da sua proporcionalidade ao mundo real.

Um dos maiores ensinamentos de Peter Drucker, um expoente da administração no século XX, foi a máxima de que "o mais importante para uma pessoa, tanto na sua configuração geral como ser humano quanto na sua carreira profissional, é ela ter sempre em mente a pergunta definidora: *pelo que eu quero ser lembrado*?" A imagem é o que fica!

Assim como o melhor critério para avaliar a qualidade de um produto é a avaliação dos seus resultados, ou seja, dos benefícios por ele gerados, também no setor da saúde a medida de resultados é o desfecho de maior interesse. É óbvio que sempre interessa a diferenciação técnica e o caráter humanístico dos profissionais – que são fundamentos –, mas o efeito medido por resultados é o mais desejado pelo cliente-paciente e pelos investidores no negócio da saúde.

Esses conceitos, simples e pragmáticos, enfatizam a importância da história, da construção, da persistência, do investir sempre no que se acredita. E, mais, com esta linha de proceder, aumenta-se a chance de melhorar o conhecimento, de fazer algo importante para a sociedade e, o mais importante, de viver melhor.

Um livro, também, para ter consistência, precisa ter história: origem, percurso, objetivos e, acima de tudo, qualificação. Afinal, é escrito por pessoas! É sobre isso que vamos falar a seguir, para que o leitor saiba como chegamos aqui.

No final da década de setenta, quando começamos a reunir o material que posteriormente se transformaria na 1ª edição do livro *Compêndio de pneumologia* (1981), não imaginávamos que aquelas anotações de aula, após muitas modificações a múltiplas mãos, chegariam a ser um livro, adotado por disciplinas de Pneumologia, lido por acadêmicos de diversos cursos e por médicos e outros profissionais da saúde em todo o país. O saudoso Prof. Mario Rigatto foi seu legítimo padrinho, uma vez que, sendo presidente da Fundação Byk-Procienx, a Editora, foi grande incentivador e muito auxiliou na sua construção. A ideia principal era transcrever as aulas e a experiência dos profissionais locais, particularmente dos professores do Pavilhão Pereira Filho (PPF), muito especialmente de Nelson Porto e Bruno Palombini.

A 2ª edição (1991) teve de crescer por imposição dos avanços da literatura e da experiência crescente da equipe do PPF, dos colaboradores de outros centros e, também, dos leitores do nosso primeiro compêndio. Lembramos que o primeiro transplante de pulmão, realizado por José

Camargo e sua equipe no Pavilhão Pereira Filho, ocorreu em 1989. Nesta época já se fazia fibrobroncoscopia de rotina e estava iniciando, no nosso meio, a tomografia computadorizada. Também as intervenções terapêuticas particularmente na asma e na doença pulmonar obstrutiva crônica (DPOC) avançavam muito. E a especialidade da Pneumologia como um todo alçava-se em notável desenvolvimento.

O que teria sido a 3ª edição, com a troca de editora, acabou recebendo o título *Condutas em pneumologia* (2001), em dois volumes. Desta feita, nosso livro se tornou um megatexto, diferente do compêndio original, avançou bastante pelo maior número de colaboradores (105) e pela ótima qualidade dos conteúdos e do projeto gráfico.

Com as radicais modificações que aconteceram nos meios de comunicação na última década, achávamos que não sairia nova edição. Aliás, essa era a sensação que tivéramos logo após as outras, não apenas pelo cansaço e pela lembrança de noites insones e das muitas dificuldades inerentes a este tipo de trabalho, mas também e, particularmente, pela carência de infraestrutura, no nosso meio, para esse setor. Nenhuma reclamação aos colaboradores, eles sempre fizeram o que puderam! Passamos por longo período com a sensação de que não mais haveria forças e nem estímulo para uma nova obra. Talvez isso não se passe com outros, particularmente os que escrevem a duas mãos e se profissionalizam, mas aconteceu conosco. Para nós, médicos, tem sido difícil lidar com o tempo que dispomos para nossas atividades profissionais e com o resultado do nosso trabalho, pois cada vez trabalhamos mais para ter retorno menor. Assim, pouco tempo sobra para outras atividades, como a de escrever livros.

Apesar desse sentimento, depois de muitos estímulos de diversas origens, estamos publicando nova versão do que seria a 4ª edição do *Compêndio de pneumologia*, em formato que pretende ser objetivo, claro e observar condutas recomendadas por diretrizes e pelas melhores evidências. Pretendemos não apenas repetir o caráter meramente informativo da maioria dos livros, mas, acima de tudo, transcrever o pensamento da Escola criada por Nelson Porto, seguida e ampliada por seus discípulos, com as nuanças do forte toque pessoal de quem ajudou a construir e continua a obra. Obviamente, não poderíamos deixar de fora a experiência e a preciosa contribuição de colegas de outros centros, pois o aprendizado é constante e precisamos promover trocas e incorporar novos conhecimentos.

Desta vez, são mais de 130 capítulos e subcapítulos sobre os principais temas da pneumologia, com atenção especial para os principais temas da clínica diária. Incluíram-se, também, assuntos de cirurgia torácica, indispensáveis para a assistência pneumológica.

Esperamos que, neste livro, todos encontrem algo de interesse tanto para formação quanto para informação. Que os médicos em geral tenham mais uma oportunidade de consulta para melhorar a assistência de seus pacientes. Que os pneumologistas possam obter informações atualizadas que ajudem na sua prática. Que os acadêmicos de medicina disponham de um texto conciso, consistente e de entendimento acessível. Que os acadêmicos e profissionais de outras áreas da saúde também encontrem subsídios para exercerem suas atividades de forma objetiva e qualificada. E que os interessados em adquirir mais informações e subsídios para sua educação em saúde também possam aqui obter mais estímulo e conteúdos que auxiliem nas suas buscas e necessidades para promoção da saúde e prevenção das doenças.

Não poderíamos deixar de fazer menção especial à Editora desta obra. Nosso trabalho, desta vez, ficou deveras facilitado, pois o Grupo A, através da Artmed Editora, nos acolheu e colocou à disposição uma estrutura que, além de proporcionar as ferramentas necessárias para as tarefas dos autores, pelo notável desempenho e comprometimento das pessoas, tornou tudo mais fácil e até prazeroso.

Agradecemos a participação de todos que contribuíram para a realização desta obra, que só foi possível graças à sua qualificada e abnegada colaboração.

Aos cuidadores de enfermos, a expectativa de que encontrem nesta obra os subsídios necessários para auxiliar mais ainda seus pacientes, e de que, na sua prática, sintam-se gratificados pelo desempenho do seu trabalho, muito particularmente se acrescentarem uma boa dose de paixão pelo que fazem e por quem fazem, pois assim atingirão a plenitude da sua vocação profissional.

Luiz Carlos Corrêa da Silva

Sumário

3 Diagnóstico em Pneumologia: Procedimentos não Invasivos

4 Diagnóstico em Pneumologia: Procedimentos Invasivos

5 Tabagismo

6 Doenças e Distúrbios Pulmonares

7 Doenças Pleurais

8 Doenças Pulmonares Órfãs

9 Interfaces da Pneumologia

10 Insuficiência Respiratória

11 Atualização em Cirurgia Torácica

SEÇÃO 1

A Especialidade da Pneumologia

Pneumologia: Presente e Futuro

1

Luiz Carlos Corrêa da Silva
Paulo José Zimermann Teixeira

Os desafios

Segundo o Massachusetts Institute of Technology (MIT),[1] "os profissionais devem sempre estar preparados para as mudanças, e até promovê-las, pois elas ocorrem cada vez mais rápido". Em 1998, esse instituto norte-americano fez algumas previsões para as décadas futuras, enfatizando o seguinte:

- Após 10 anos, 75% do produto interno bruto (PIB) japonês dependeria de produtos ainda não inventados.
- Após 15 anos, 60% das profissões da época não existiriam mais.
- Após 20 anos, 90% dos processos industriais e comerciais seriam diferentes, a vida útil das profissões seria de 12 anos (na época, era de 20 anos), e o conhecimento dobraria a cada 83 dias (na época, dobrava a cada dois anos).
- Após 50 anos, a expectativa de vida seria de 120 anos.

Tais previsões – na ocasião tidas por alguns como fantásticas e mesmo impossíveis – em grande parte têm sido confirmadas. O mundo realmente está passando por mudanças constantes e desafiadoras.

O perfil do profissional universitário do século XXI, segundo o MIT,[1] também pareceu instigante e desafiador:

→ Flexível.
→ Criativo.
→ Capaz de lidar com incertezas.
→ Hábil nas relações sociais e na comunicação.
→ Acostumado a trabalhar em grupo.
→ Competente para assumir responsabilidades.
→ Empreendedor.
→ Acostumado a lidar com as diferenças (culturais e outras).
→ Acostumado com novas tecnologias.
→ Preparado para estudar durante toda a vida.

O desenvolvimento do homem e da ciência tem um curso dinâmico; as mudanças são necessárias e acontecem mesmo que as pessoas tenham dificuldades para acompanhá-las e adaptar-se às necessidades que implicam. A medicina, em alguns setores onde a tecnologia exerce grande impacto, tem evoluído de maneira por vezes inacreditável mesmo para quem acompanha diretamente o seu desenvolvimento. Novas alternativas vêm sendo disponibilizadas para situações em que os recursos tecnológicos têm utilidade direta, citando-se as próteses e os dispositivos intravasculares.

Para a definição de *competência*, que sempre se considerou depender mais de *conhecimento* ("conteúdos") e de *treinamento* ("habilidades"), cada vez mais se verifica que tais qualificações passaram a ser pré-requisitos, sendo a *atitude* ("princípios morais, ética, valores e comprometimento") um atributo essencial. No entanto, em nosso mundo competitivo, para que a competência tenha valor real, precisa levar à obtenção de *resultados*. Portanto, chegou-se a uma condição em que mesmo a atitude, se desatrelada de resultados, não tem mais o valor intrínseco atribuído a ela até há pouco tempo.

Enquanto antigamente as verdades de uma geração prevaleciam por longos períodos e só eram desmentidas ou mesmo tornadas obsoletas após muito tempo, hoje isso acontece com extrema rapidez, de modo que quase tudo o que se sabe pode ser expandido, contestado ou mesmo superado em um curto espaço de tempo. A visão de empresas modernas é de sempre estarem se preparando para serem "organizações feitas para mudar", sob pena de serem suplantadas e perecerem ante as demandas e a concorrência, que não para de mudar e crescer. Isso diz muito sobre como os profissionais, individualmente ou agrupados, devem planejar e organizar seu trabalho e seus setores de atuação: qualificar-se da melhor maneira possível, ser muito eficientes na obtenção de resultados, e ter sempre o olhar nas oportunidades e no futuro.[2]

> **ATENÇÃO**
>
> Os avanços do conhecimento e da tecnologia tornam os "chavões" antecipadamente inviabilizados. Tudo precisa ser considerado em modificação permanente.

Os avanços

Um dos maiores sonhos dos médicos, particularmente dos pneumologistas e dos cirurgiões torácicos até a década de 1970, o transplante de pulmão, tornou-se realidade a partir de 1980, criando-se um novo paradigma. No futuro próximo, os transplantes deverão tornar-se uma intervenção disponível para todos, de provisão individual, podendo ser utilizados como fonte órgãos sintéticos ou de animais especialmente criados para esse fim.

A genética, que hoje nos faz sonhar e imaginar como será o mundo quando dominarmos nosso código da vida, deverá possibilitar condições para resolvermos muitos problemas até aqui sem solução.

A detecção de problemas pulmonares em fase precoce, ou mesmo antes do seu início, permitirá sua prevenção primária ou, pelo menos, a redução do tempo de doença e suas sequelas.

Imagens pulmonares serão obtidas por método mais simples e menos oneroso, disponível também nas clínicas. Endoscopias poderão ser realizadas por equipamentos mais simples e também fora do ambiente hospitalar. Biópsias serão desnecessárias à medida que as imagens puderem discriminar o nível tecidual e as dosagens bioquímicas puderem detectar e mensurar moléculas definidoras das doenças. Lembre-se do que aconteceu com as necropsias para o raciocínio clínico: a imaginologia tornou-as geralmente dispensáveis.

Programas de reabilitação deverão desenvolver-se e ser replicados para maior eficácia, propiciando aos portadores de doenças crônico-evolutivas condições para que tenham menos perdas da sua capacidade física, desde que aplicados precocemente.

O pneumologista

Ante as demandas do mundo moderno, para preencher suas necessidades de desenvolvimento e atualização, o pneumologista precisa contar com um conjunto de recursos:

- Diretrizes: as sociedades de pneumologia devem manter disponível para os especialistas um conjunto de diretrizes atualizáveis periodicamente. Essas constituem normas e condutas dirigidas para os problemas mais prevalentes, aconselhadas por um grupo de especialistas e preferencialmente baseadas em evidências, de maneira isenta e sem a interveniência de partes com interesse apenas econômico. Isso poupa o médico de fazer buscas por conta própria, o que sempre é mais difícil, desgastante e exigente quanto às escolhas. Os setores fiscalizadores, particularmente os conselhos de medicina e os planos de saúde, ao analisarem posicionamentos éticos, condutas e indicações terapêuticas, devem ter como referência tais diretrizes. Da mesma forma, todas as atividades descritas adiante também devem seguir essa linha.
- Cursos de atualização sobre temas da especialidade, presenciais e à distância.
- Comunicação de informações recentes e de relevância para sua prática por meio da internet.
- Congressos e outras modalidades de encontros científicos para ampliação de conhecimento e troca de informações.

As associações e sociedades de medicina, particularmente de pneumologia, também devem representar e defender o trabalho do pneumologista junto aos órgãos governamentais reguladores, aos compradores de serviços e aos parceiros habituais, como é o caso das indústrias farmacêuticas e de equipamentos; promover encontros para debates e busca de soluções para os problemas maiores intervenientes na prática da pneumologia; e ter uma visão coletiva e tudo fazer para que o conjunto da especialidade evolua com qualidade, e que os outros setores da medicina e a comunidade em geral tenham o máximo respeito pelos especialistas do setor respiratório.

Em um futuro próximo, haverá muitas mudanças significativas no que diz respeito à eficácia da assistência pneumológica. Sem dúvida, a sólida formação dos especialistas e sua abnegação profissional, aliadas a seu melhor aparelhamento, serão sempre fundamentais, bem como uma qualificação necessária para seu melhor desempenho. Além do tradicional estetoscópio, o pneumologista precisa ter em mãos equipamentos simples como oxímetro não invasivo, espirômetro, fibrobroncoscópio e, se possível, instrumentos para exame da via aérea superior. Um bom suporte de imagem sempre será necessário, devendo haver um contato fácil e direto com o radiologista. Para procedimentos de investigação diagnóstica e tratamento cirúrgico, deve haver proximidade com o cirurgião torácico. A interdisciplinaridade com outros especialistas será cada vez mais necessária, uma vez que o contingente de pacientes graves tende a crescer e as intervenções se diversificam.

A postura do pneumologista do futuro deverá fortalecer seu papel tanto na intimidade da sua clínica quanto na comunidade em que vive, e os recursos do seu trabalho deverão ser muito mais eficazes:

- No setor do tabagismo, o pneumologista exercerá liderança na defesa da saúde dos cidadãos mediante ações de impacto na comunidade para prevenção, proteção e desenvolvimento de programas de tratamento para os fumantes.
- No que se refere à poluição ambiental, atuará de maneira a desenvolver o conhecimento e implantar medidas de proteção ambiental que protejam a qualidade do ar e a saúde respiratória.
- No manejo de doenças crônicas, buscará recursos de maior impacto para a qualificação e a continuidade da assistência dos seus pacientes.
- No manejo das doenças agudas e graves, estabelecerá uma grande interface com a terapia intensiva, uma vez que a maioria dos pacientes em tais unidades é portadora de doença respiratória primária ou secundária. O suporte ventilatório invasivo e não invasivo deve permanecer no campo de atuação do pneumologista.
- No manejo de pacientes com doenças graves e progressivas, terá melhor qualificação de recursos humanos, equipamentos e medicamentos para a assistência domiciliar. Com isso, profissionais e pacientes terão maior autonomia e menor dependência dos hospitais.
- Na prevenção de infecções, promoverá o amplo uso de vacinas e, por meios educativos, evitará sua transmissão.

> ATENÇÃO

O pneumologista precisará desenvolver um processo educativo para os pacientes, os familiares e a comunidade em geral. Isso poderá ocorrer na sua clínica, no seu hospital e em grupos da comunidade, de modo a possibilitar que desde cedo os jovens se acostumem com a ideia de que o ar inspirado precisa ser o mais puro possível, sem produtos tóxicos, seja no ambiente atmosférico seja nos locais de convívio mais direto, particularmente se esses locais forem restritos quanto à depuração de partículas e gases.

As doenças

Asma

A asma é hoje uma doença segmentada por fenótipos que permitem melhor compreensão de dados clínicos e de marcadores inflamatórios, oportunizando uma melhor escolha das intervenções. Assim, conta com um contingente de recursos que possibilitam seu controle na maioria dos casos, desde que seja seguido um protocolo e se consiga a adesão do paciente.

O uso contínuo da associação de beta-agonista de longa ação com corticoide, ambos inalatórios, sem dúvida é o principal tratamento de manutenção para a maioria dos pacientes. O uso de corticoide ativado apenas no local de interesse acrescentou qualidade a este grupo farmacológico. Antileucotrieno e anti-IgE constituem recursos adicionais disponíveis aos pacientes para serem usados conforme as necessidades dos casos individuais. Há também a possibilidade de utilização de medicações de uso contínuo apenas uma vez ao dia.

A melhor compreensão de fatores paralelos que podem interferir na exacerbação da inflamação da mucosa brônquica, como o refluxo gastresofágico e as alterações das vias aéreas superiores, dentre tantos outros que ainda estão em estudo, acrescentou novas alternativas e abriu novos horizontes que poderão levar ao melhor controle da doença em determinadas situações.

A intervenção em fatores ou locais fundamentais para o mecanismo da asma, como é o caso dos métodos terapêuticos endoscópicos (p. ex., a termoplastia brônquica), também poderá se constituir em precioso recurso para pacientes com doença de difícil controle.

Futuramente, espera-se que novas intervenções proporcionem não apenas o controle clínico total da asma, mas também uma redução mais eficaz da hiper-reatividade das vias aéreas e da tendência genética que faz da asma uma doença crônica, ainda sem cura e, por vezes, difícil de controlar.

Doença pulmonar obstrutiva crônica (DPOC)

Para a DPOC, da mesma forma que para a asma, pode-se traçar um paralelo quanto às grandes conquistas das últimas décadas, como é o caso dos notáveis avanços dos fármacos broncodilatadores e anti-inflamatórios.

Os anticolinérgicos de ação prolongada têm sido um grande diferencial para melhor controle da doença, redução das exacerbações e melhora da qualidade de vida, bem como os beta$_2$-adrenérgicos de longa e ultralonga ação e os corticoides inalatórios, particularmente em associação.

Além disso, recursos para cessação do tabagismo como o tratamento cognitivo-comportamental, várias modalidades de nicotina de reposição, diversos psicoativos e bloqueador de receptor nicotínico vieram a acrescentar muito para a melhoria da saúde dos pacientes com DPOC.

A oxigenoterapia contínua, agora garantida compulsoriamente pelos órgãos de saúde pública, tem proporcionado uma melhoria na vida desses pacientes.

A reabilitação pulmonar tem se constituído em um instrumento de valor para melhorar o desempenho funcional cardiorrespiratório dos pacientes.

Os tratamentos intervencionistas têm proporcionado novas perspectivas aos pacientes com doença avançada. Cirurgias para redução de volume pulmonar melhoram a função pulmonar e o desempenho para exercício. O transplante repõe pulmão irreversivelmente danificado e proporciona o retorno a uma condição adequada de respiração e de vida. Válvulas, *stents* e outros recursos para desinsuflar pulmões enfisematosos já demonstraram utilidade, mas ainda carecem de maior experiência clínica.

Tuberculose

A tuberculose conta desde a década de 1970, praticamente, com os mesmos e eficazes recursos terapêuticos medicamentosos, que continuam sendo utilizados como primeira escolha. No entanto, tais recursos terapêuticos para o controle da doença ainda não reduziram a sua prevalência, pois isso depende sobremaneira do comportamento epidemiológico, do perfil psicossocial dos pacientes, da economia da região e da organização dos serviços de saúde. Em locais muito pobres como a África, a tuberculose ainda dizima um enorme contingente da população. Pode ocorrer um grande avanço para o manejo da tuberculose se for desenvolvido um tratamento de mais curta duração e com o menor número de fármacos possível.

> **ATENÇÃO**
>
> O único caminho para o controle da tuberculose é a sustentação de programas de controle qualificados, simultaneamente com a melhoria progressiva das condições econômicas e psicossociais da população.

Tabagismo

O tabagismo – de estilo de vida ou opção de comportamento – passou a ser considerado uma doença de dependência à nicotina. Hoje, no mundo, mais de 1,2 bilhão de pessoas sofrem desse mal e a medicina, isoladamente, ainda é muito ineficaz para controlá-lo como doença. Programas de controle e de tratamento do tabagismo ainda têm sido insuficientes para reverter essa verdadeira epidemia que causa mais de cinco milhões de mortes anualmente. Muitos avanços serão necessários para que, deste enfrentamento, resulte um controle mais condizente com os conhecimentos já adquiridos e as reais necessidades da população. Sua solução dependerá, de um lado, de políticas compulsórias com severas penalizações aos infratores e, de outro, de melhores recursos que possam fazer frente às tendências genéticas, aos infortúnios comportamentais das pessoas, à mídia e ao poder econômico gigantesco da indústria do tabaco.

> **ATENÇÃO**
>
> A melhor chance de vermos o tabagismo controlado definitivamente será mediante um processo educativo consistente que envolva todos os segmentos da sociedade.

Além disso, o tratamento para cessação do tabagismo constitui-se em uma ótima oportunidade profissional. O grande impacto dos mecanismos de comunicação e o desenvolvimento de políticas para controle do tabagismo, nos próximos anos, deverão ampliar este mercado de trabalho.[3] Os profissionais da saúde – sobretudo os médicos – que tiverem qualificação e visão profissional terão ótimas oportunidades para prestação de serviços em consultórios, clínicas e hospitais, principalmente os pneumologistas, que já têm atuado neste setor como uma extensão da sua especialidade. No entanto, com o avanço das políticas de controle, haverá oportunidade de atuação exclusiva no tratamento do tabagismo, pois 20% dos adultos são fumantes e, embora 80% deles desejem parar de fumar, a maioria não consegue sem apoio e tratamento de médico especialista.[4]

As políticas

Para que o setor da saúde avance com melhores condições estruturais e de investimento, o médico precisa envolver-se mais no nível político. A emenda 29, que dispõe sobre o provimento de recursos federais (10% do PIB), estaduais (12% do PIB) e municipais (15% do PIB) para a área da saúde, deverá ser definitivamente aprovada e posta em prática, pois de outra forma sempre o maior peso dos problemas de saúde da população continuará recaindo sobre os ombros do próprio médico.

No setor pneumológico, seria de extrema importância que políticos atuassem em prol da preservação e da melhoria da qualidade do ar ambiente, e defendessem a implantação de ambientes 100% livres da fumaça de tabaco. Além disso, deveriam ser oferecidos programas de tratamento que funcionassem e programas de reabilitação em cada posto de saúde que contassem com um pneumologista. Uma interação maior dos governos com a academia talvez pudesse colocar em prática essas estratégias por meio dos projetos de extensão universitária em que a comunidade se beneficia de ações desenvolvidas pelos acadêmicos dos diferentes cursos da área da saúde.

O controle do tabagismo precisa ser manejado com mais vigor mediante implantação das políticas estabelecidas pela Convenção-Quadro, Primeiro Tratado de Saúde Pública no nível internacional, ratificado pelo Brasil e por mais de 175 nações.[5] O grande salto a ser dado para o controle definitivo do tabagismo será a responsabilização da indústria do tabaco por danos à saúde, o que será definitivamente possível no momento em que os governos se posicionarem sobre a proibição da produção e da comercialização dos produtos do tabaco.

Também é essencial uma vigilância epidemiológica global que possibilite ações preventivas qualificadas e aplicadas compulsória e imediatamente, conforme as estratégias estabelecidas pelas equipes responsáveis.

> **ATENÇÃO**
>
> Para o cumprimento dessa missão, é necessário que os pneumologistas estejam sempre atentos às transformações e aos novos desafios do mundo contemporâneo, e que atuem sempre com máxima ênfase na prevenção e não apenas quando os problemas já se instalaram.
>
> Cuidar do paciente como um ser humano que deve ser respeitado e que sempre necessita de conforto, apoio e compreensão deve ser o fundamento da assistência médica, em qualquer época.

Referências

1. Massachusetts Institute of Technology [Internet]. Cambridge: MIT; c2011 [capturado em 16 maio 2011]. Disponível em: http://web.mit.edu/.

2. Goldsmith M, Hesselbein F. A nova organização do futuro: visões, estratégias e insights dos maiores líderes do pensamento estratégico. Rio de Janeiro: Elsevier; 2010.

3. Hughes JR. Tobacco treatment specialists: a new profession. J Smok Cessat. 2007;2 Suppl:2-7.

4. Reichert J, Araújo AJ de, Gonçalves CMC, Godoy I, Chatkin JM, Sales MPU, et al. Diretrizes da SBPT: diretrizes para cessação do tabagismo – 2008. J Bras Pneumol. 2008;34(10):845-80.

5. World Health Organization. WHO framework convention on tobacco control. Geneva: WHO; 2003.

Formação do Pneumologista: Residência

2

Paulo José Zimermann Teixeira
Luciano Müller Corrêa da Silva

A residência médica, curso de pós-graduação para a formação de médicos especialistas, caracteriza-se pelo treinamento em serviço, cujas atividades assistenciais desenvolvidas são sempre supervisionadas por profissionais de maior competência ética e técnica. Deve ser encarada como uma oportunidade de adquirir e aprimorar o conhecimento na área, desenvolvendo habilidades de diagnóstico e terapêutica em um local de atuação reconhecida. A grande demanda do serviço vai proporcionar, em um curto período de tempo, experiência que, do contrário, levaria anos para ser adquirida.

No Brasil, existem 39 programas de residência médica em pneumologia que oferecem 101 vagas, embora vários desses programas encontrem-se em fase de recredenciamento. Além disso, segundo a Sociedade Brasileira de Pneumologia e Tisiologia, há sete cursos de especialização, semelhantes ao programa de residência, que formam pneumologistas.

Em 2002, a Comissão Nacional de Residência Médica (CNRM), na Resolução nº 05/02, estabeleceu novos critérios para o credenciamento dos programas na área, determinando que tivessem a duração de dois anos e que fosse ampliado para dois anos o pré-requisito de cumprimento de programa de residência em Clínica Médica credenciado pela CNRM.

O programa de treinamento em serviço inclui unidade de internação com o mínimo de 20% da carga horária anual, ambulatório com o mínimo de 30% da carga horária anual e urgência e emergência com o mínimo de 15% da carga horária anual. O treinamento dos residentes, sempre supervisionado por profissionais competentes, deve ser desenvolvido com 80 a 90% da carga horária, sob a forma de treinamento em serviço, e o restante do tempo deve ser utilizado em atividades teórico-complementares.

O médico-residente deverá adquirir treino em provas de função pulmonar, terapia intensiva, broncoscopia, reabilitação respiratória, alergia e imunologia, laboratório de investigação da tosse e distúrbios respiratórios do sono. Devem ser incluídas atividades teórico-complementares mediante sessões anatomoclínicas, discussões de artigos científicos, sessões clinicorradiológicas, cursos, palestras e seminários. Nessas atividades devem constar, obrigatoriamente, temas relacionados com bioética, ética médica, metodologia científica, epidemiologia e bioestatística.

Para avaliação periódica do residente, no mínimo uma a cada trimestre, devem ser utilizados diferentes procedimentos como provas escritas, orais, práticas ou avaliação do desempenho com escala de atitudes. A critério da instituição, pode ser exigida, ao final do treinamento, a apresentação de uma monografia ou a publicação de um artigo científico.

A promoção do residente para o ano seguinte e a obtenção do certificado de conclusão do programa dependem do cumprimento integral da carga horária e da aprovação obtida por meio do valor médio dos resultados das avaliações realizadas.

A qualidade do profissional que irá emergir após a conclusão do programa de residência médica não dependerá unicamente da qualidade do serviço que oferece a formação. Será importante o comprometimento do candidato com o programa, a responsabilidade com que irá desenvolver suas atividades e a sua capacidade de aproveitar todas as oportunidades de aprendizado que surgirem, além das etapas mínimas que são oferecidas. Aprofundar o conhecimento com base nos casos atendidos e desenvolver ao máximo as habilidades em procedimentos da especialidade são condições essenciais para obter uma boa qualificação.

Nos anos de residência, o objetivo primordial é aprender. Embora, legalmente, sejam permitidas atividades profissionais após o horário de atividades da residência médica, a sobrecarga de trabalho irá comprometer o aproveitamento e o rendimento do residente nas áreas em formação.

> **ATENÇÃO**
>
> O médico-residente deve estar consciente de que esta poderá ser sua última etapa formal na formação profissional e deve aproveitá-la ao máximo.

Leituras recomendadas

SBPT: Sociedade Brasileira de Pneumologia e Tisiologia [Internet]. Brasília: SBPT; c2009 [capturado em 23 fev. 2011]. Disponível em: www.sbpt.org.br.

Souza EG de. A residência médica em pneumologia no Brasil. J Bras Pneumol. 2004;30(3)253-9.

Pós-Graduação em Pneumologia

3

José da Silva Moreira
Marli Maria Knorst

Introdução

Em 1965, o Conselho Federal de Educação aprovou o chamado parecer 977 (Newton Sucupira). A partir de então, ainda que esforços anteriores tivessem sido feitos, os Cursos de Pós-Graduação no Brasil se desenvolveram, especialmente com a reforma ocorrida na educação em 1968. Hoje, existem no Brasil numerosos Programas de Pós-Graduação, em todas as áreas do conhecimento, basicamente divididos em dois níveis:

- ***Lato sensu:*** estes são considerados como cursos de especialização, mais direcionados à atuação profissional e atualização de bacharéis. Têm carga horária mínima de 360 horas e, nesta categoria, se encontram os cursos de especialização, os cursos de aperfeiçoamento e os cursos designados como MBA (*Master in Business Administration*, ou mestre em administração de empresas).
- ***Stricto sensu*:** são considerados os cursos voltados à formação científica e acadêmica e também ligados à pesquisa, nos níveis de mestrado e doutorado. O curso de mestrado tem duração recomendada de dois anos, durante os quais o aluno desenvolve uma dissertação e cursa as disciplinas relativas à sua pesquisa. O doutorado tem duração média de quatro anos, para o cumprimento das disciplinas, realização da pesquisa e elaboração da tese.

Mestrado acadêmico

Tem por objetivo iniciar o aluno na pesquisa. Além de disciplinas mais avançadas, que incluem uma parcela significativa de pesquisa bibliográfica individual e de trabalho de interpretação, é desenvolvido um trabalho de iniciação à pesquisa científica. Espera-se que, ao final do curso, o aluno tenha adquirido capacidade de desenvolver trabalho autônomo, caracterizando-se pela busca de referências, métodos e tecnologias atuais e sua aplicação de forma criativa, e capacidade de redigir textos científicos, evidenciada, principalmente, pelo trabalho da dissertação de mestrado. É desejável a publicação ou submissão de artigo(s) em revistas especializadas reconhecidas e anais de congressos, durante e após o curso.

Mestrado profissionalizante

O objetivo e a forma de condução desse curso são orientados para o estudo e a solução de problemas reais das organizações da sociedade. Destina-se a profissionais que atuam em empresas ou instituições públicas, os quais em geral mantêm suas atividades durante o curso. Ao final, é apresentado um trabalho de conclusão no qual deve ser demonstrada a competência do mestrando na resolução de problemas reais com métodos e técnicas atuais.

Mestrado profissional associado a programas de residência em saúde

É uma nova modalidade de mestrado, que teve o seu primeiro edital (Portaria Normativa nº 7) publicado pela Coordenação de Aperfeiçoamento de Pessoal de Nível Superior

(CAPES)[1] em 2009. Programas de Pós-Graduação *stricto sensu* na área da saúde, reconhecidos pela CAPES, podem se candidatar a esse tipo de mestrado, que capacita indivíduos que estão realizando residência médica ou multiprofissional em saúde. O estudante que cursar mestrado profissional associado à residência em saúde receberá os graus de especialista e mestre na conclusão do curso.

Doutorado

O doutorado é obtido com a defesa de uma tese, que deve ser um trabalho original. Atualmente, muitos dos programas que oferecem cursos de mestrado também oferecem o de doutorado, sendo este último mais restrito e exigente. Considera-se uma continuação do mestrado acadêmico, embora seja permitido, aos melhores candidatos, principalmente aos que receberam treinamento em pesquisa durante iniciação científica, o ingresso direto no doutorado.

As agências de fomento, que nos anos de 1980 e 1990 incentivaram a ida de brasileiros ao exterior para se doutorarem, concluíram na última década que o Brasil já conta com cursos de doutorado de qualidade suficiente para que seja possível cursá-lo no país e não mais no exterior, o que é ainda possível de ser feito. Nos últimos anos, tem sido priorizada a realização de doutorado "sanduíche" no exterior: o aluno de um programa de doutorado reconhecido no Brasil faz uma parte do curso no exterior (3 a 12 meses). O pré-requisito é que esteja matriculado no curso de doutorado por no mínimo um ano.

> **ATENÇÃO**
>
> Havia, em 1998, apenas 66 programas de doutorado em instituições particulares, e estas se distribuíam por apenas quatro unidades da federação, 26 delas no estado do Rio de Janeiro, 23 em São Paulo, 16 no Rio Grande do Sul e uma em Minas Gerais. No ano de 2008, o número de programas de doutorado em instituições particulares havia saltado para 147 e estes se distribuíam por 11 unidades da federação. Desses programas, 34% localizavam-se em São Paulo, 24% no Rio Grande do Sul, 21% no Rio de Janeiro e os demais 21% distribuíam-se por Paraná, Minas Gerais, Santa Catarina, Goiás, Distrito Federal, Bahia, Pernambuco e Ceará.

Doutorado durante a graduação

Também chamado de Programa MD/PhD, objetiva a formação de pesquisadores altamente qualificados e motivados para uma carreira que contemple atividades médicas e de pesquisa. Trata-se de projeto em fase de experiência em algumas instituições brasileiras de ensino superior destinadas a estudantes de medicina e biomédicos. A partir da conclusão do segundo ano de medicina, o estudante selecionado passa a ter atividades do programa MD/PhD. Essas atividades são desenvolvidas sob a supervisão de um orientador credenciado. O programa pressupõe, no caso de estudantes médicos, que sejam desempenhadas atividades exclusivas da pós-graduação por um período de 12 meses. O período pode ser antes ou imediatamente depois da conclusão do curso de medicina. Na conclusão do programa, o aluno recebe o título de médico e de doutor.

Agências de fomento da pós-graduação

A CAPES[1] – agência de fomento à pesquisa brasileira – atua na expansão e consolidação da Pós-Graduação *stricto sensu* (mestrado e doutorado) em todos os estados do país. As outras agências federais de fomento são o Conselho Nacional de Desenvolvimento Científico e Tecnológico (CNPq)[2] e a Agência Financiadora de Estudos e Projetos (FINEP)[3]. É a CAPES que promove a avaliação dos Programas de Pós-Graduação, no sentido de seu credenciamento, manutenção ou descredenciamento (avaliação trienal – a cada três anos), conferindo-lhes conceitos de 1 a 7, cujo julgamento fundamenta-se em uma série de critérios – tendo peso considerável a produção intelectual, dimensionada pelo Sistema Qualis de avaliação dos periódicos locais, nacionais e internacionais, por ordem de qualidade (A1, A2, B1, B2, B3, B4, B5, C), cada estrato com sua pontuação (máximo de 100 – A1).

Pós-graduação em Pneumologia

> **ATENÇÃO**
>
> Encontram-se em funcionamento no Brasil, atualmente, três Programas de Pós-Graduação em Pneumologia: o da Universidade de São Paulo (USP), o da Universidade Federal de São Paulo (UNIFESP) e o da Universidade Federal do Rio Grande do Sul (UFRGS).

Programa de Pós-graduação em Ciências Pneumológicas da UFRGS

> **ATENÇÃO**
>
> Este programa tem sede na Faculdade de Medicina da UFRGS (Rua Ramiro Barcelos, 2.400, 2º andar, CEP 90035-003 – Porto Alegre, RS – Brasil – Telefax 051 3308-5602, e-mail ppgpneu@ufrgs.br)[4].

Foi instituído em 1972, em nível de mestrado (Coordenador Prof. Mário Rigatto), e a partir de 1992 em nível de doutorado (Coordenador Prof. Bruno C. Palombini). Além desses professores, os outros que exerceram a coordenação do programa foram Nelson da Silva Porto, João Carlos Prolla, José da Silva Moreira e, atualmente, Marli Maria Knorst. Até 2009, a secretaria executiva do programa situou-se no Pavilhão Pereira Filho (Santa Casa de Porto Alegre) e, a partir de então, nas dependências da faculdade de Medicina da UFRGS (Rua Ramiro Barcelos, 2.400).

A atual Comissão de Pós-Graduação é formada pelos professores Marli Maria Knorst (coordenadora), Jane Maria Ulbrich Kulczynski, José da Silva Moreira, Paulo de Tarso Roth Dalcin e Rogério Gastal Xavier, tendo como técnico administrativo Marco Aurélio da Silva. O programa conta atualmente com 14 docentes permanentes (todos doutores), com 42 alunos regularmente matriculados no mestrado e 31 no doutorado. Tem atualmente conceito 4 na CAPES.[1]

Linhas de pesquisa

1. *Fisiopatologia e Manifestações das Doenças Respiratórias:* Enfatiza a identificação e o comportamento de mecanismos relacionados com a gênese e a evolução das doenças respiratórias.
2. *Métodos Diagnósticos em Pneumologia:* Imagética – Microbiologia – Anatomia Patológica – Recursos e Computação Gráfica: Explora métodos diagnósticos e de investigação empregados na pneumologia, com especial atenção às aquisições modernamente desenvolvidas, como biologia molecular.
3. *Doenças das Vias Aéreas, Parenquimatosas e Vasculares Pulmonares*: Ampla linha compreendendo as doenças das vias aéreas, as doenças intersticiais e vasculares e as neoplasias pulmonares, em especial o carcinoma brônquico.
4. *Doenças Infecciosas e Parasitárias do Pulmão, Vias Aéreas e Pleura:* Diz respeito às doenças pulmonares causadas por microrganismos – vírus, bactérias (comuns, atípicas e micobactérias), fungos e parasitas.
5. *Pneumopatias Ocupacionais, Ambientais e Tabagismo*: Análise do risco de exposição ao tabagismo e a poeiras minerais (por sílica, carvão, asbesto, etc.), vegetais (madeiras, grãos, indústrias têxteis) e outros agentes encontrados no ar inalado.
6. *Manobras e Avanços Técnicos em Cirurgia Torácica – Transplante de Pulmão – Fibrobroncoscopia e Terapia Intensiva:* Partindo das bases fundamentais da cirurgia torácica, da fibrobroncoscopia e da terapia intensiva em adultos e crianças, busca incorporar, explorar e investigar avanços que progressiva e rapidamente vão surgindo na área. Essa linha contempla projetos de pesquisa clínica e experimental.
7. *Educação em Saúde:* Colaboração com professores da Faculdade de Educação da UFRGS. Visa treinar e formar indivíduos com base em princípios de didática e pedagogia.

Disciplinas

Os alunos do mestrado devem completar 24 créditos e, os do doutorado, 36, em disciplinas obrigatórias (seis) e opcionais (15).

Admissão

A admissão ocorre por processo seletivo com data marcada para ingresso no mestrado, e com fluxo contínuo no doutorado. Currículo, projetos de pesquisa, entrevistas e publicações fazem parte da avaliação do candidato pela Comissão de Pós-Graduação. São aceitos candidatos ligados às áreas da saúde e biológicas – médicos e não médicos.[4] Todo aluno matriculado deverá ter seu professor orientador do programa.

Defesas

Cumpridos os créditos, cada aluno deverá apresentar um trabalho de conclusão, preferentemente já com algum artigo publicado sobre o tema. A comissão julgadora deverá ser formada por três membros (todos doutores), que emitirão seus conceitos, e será presidida pelo professor orientador. A defesa no doutorado será sempre com banca presencial; no mestrado, é facultada à banca ser presencial ou não. Uma vez aprovada a tese ou a dissertação, o aluno – após efetuar as correções seguindo sugestões da banca – será encaminhado à diplomação.

Egressos

Foram já titulados, no Programa de Pós-Graduação em Ciências Pneumológicas da UFRGS, 296 alunos – 173 no mestrado e 123 no doutorado, 62 dos quais nos últimos quatro anos (37 mestres e 25 doutores). A maioria dos doutores egressos do programa ocupa hoje cargos em universidades do país e do exterior.

Publicações

ATENÇÃO

Nos últimos quatro anos (2007-2010), foram publicados 341 trabalhos completos em periódicos de circulação internacional, 155 (45,5%) dos quais em revistas de alto impacto, pelos docentes e discentes do programa. Foram também publicados cerca de 30 capítulos de livros, além de numerosos relatos de apresentações em congressos nacionais e internacionais.

Referências

1. Brasil. Ministério da Educação. CAPES: Coordenação de Aperfeiçoamento de Pessoal de Nível Superior [Internet]. Brasília: CAPES; c2006 [capturado em 19 maio 2011]. Disponível em: http://www.capes.gov.br/.

2. Brasil. Ministério da Ciência e Tecnologia. CNPq: Conselho Nacional de Desenvolvimento Científico e Tecnológico [Internet]. Brasília: CNPq; c2006 [capturado em 19 maio 2011]. Disponível em: http://www.cnpq.br.

3. Brasil. Ministério da Ciência e Tecnologia. FINEP: Financiadora de Estudos e Projetos [Internet]. Brasília: FINEP; c2009 [capturado em 19 maio 2011]. Disponível em: http://www.finep.gov.br.

4. Universidade Federal do Rio Grande do Sul. Programa de pós-graduação em ciências pneumológicas [Internet]. Porto Alegre: UFRGS; 2011 [capturado em 19 maio 2011]. Disponível em: http://www.ufrgs.br/ppgpneumo.

Leituras recomendadas

Balbachevsky E. A pós-graduação no Brasil: novos desafios para uma política bem-sucedida. In: Brock C, Schwartzman S, organizadores. Os desafios da educação no Brasil. Rio de Janeiro: Nova Fronteira; 2005. p. 275-304.

Leta J, Cruz CHB. A produção científica brasileira. In: Viotti EB, Macedo MM, organizadores. Indicadores de ciência, tecnologia e inovação no Brasil. Campinas: UNICAMP; 2003. p. 121-68.

Marchelli PS. Formação de doutores no Brasil e no mundo: algumas comparações. RBPG. 2005;2(3):7-29.

Viotti EB, Oliveira Jr CA de, Viotti RB, Pinho RD de, Daher S, Vermulm R. Doutorados e doutores titulados no Brasil: 1996-2008. In: Centro de Gestão e Estudos Estratégicos. Doutores 2010: estudos da demografia da base técnico-científica brasileira. Brasília: CGEE; 2010. p. 61-180, cap. 2.

O Hospital e os Desdobramentos das Ações em Saúde

4

Jorge Lima Hetzel

Quanto às suas origens, o hospital se apresenta com uma profunda relação com a Igreja e uma forte vocação altruísta de acolher pessoas marginalizadas pela sociedade, até então representadas nas figuras do pobre, do doente, do órfão e do peregrino. Ao longo do tempo, assumiu características e finalidades distintas, como a recepção e o tratamento de doentes.

A origem da palavra hospital é derivada do termo hospitalidade, que significa acolhimento, presente ao longo da história da humanidade em diversas organizações sociais. A palavra hospital provém do latim *hospes*, que significa hóspede, dando origem a *hospitalis* e a *hospitium*, que designavam o lugar onde se hospedavam, na antiguidade, além de enfermos, viajantes e peregrinos. No século XV, tornou-se o lugar para onde eram recolhidos velhos, pobres e doentes – o asilo. Já no século XVI, passou a ser considerado como um "prédio onde ficam pessoas doentes para receberem cuidados e tratamento", o que se manteve até tempos mais recentes.

Um marco no desenvolvimento dessa evolução foi o surgimento das Misericórdias e o seu vínculo com os hospitais, sendo precursora dessa situação a Irmandade ou Confraria da Santa Casa de Lisboa, que começou a existir em 15 de agosto de 1498 e inspirou o surgimento de mais de 1.500 instituições similares fundadas em Portugal e no mundo português. Entre estas, encontra-se a Santa Casa de Misericórdia de Porto Alegre, criada em 19 de outubro de 1803. Os objetivos maiores eram de generosidade e cuidados com os desamparados em geral, os miseráveis, os doentes e os aflitos. Deveriam as instituições ser sustentadas pelo produto das esmolas do povo com a recomendação de que o governo animasse, protegesse e favorecesse os empreendedores desta obra pia.

Foi o que ocorreu até tempos bem recentes. A evolução social e os avanços do conhecimento médico e das tecnologias disponibilizadas aos médicos transformaram esses conceitos. Entretanto, é bem clara a vocação primordialmente assistencial dos hospitais.

A partir da década de 1970 do século passado, quando a Organização Mundial da Saúde (OMS) definiu saúde como "perfeito bem-estar físico, social e mental, inclusive espiritual, e não a simples ausência de doença ou enfermidade", os hospitais também ampliaram os seus horizontes de atenção. O termo "saúde" tem origem do latim *salus*, que significa bom estado físico ou saudação. Já doença é a determinação genérica de qualquer desvio do estado normal. A mesma OMS define hospital como "parte integrante de um sistema coordenado de saúde, cuja função é dispensar à comunidade completa assistência à saúde preventiva e curativa, incluindo serviços extensivos à família em seus domicílios e, ainda, centro de formação para os que trabalham no campo da saúde e para as pesquisas biossociais".

Uma Comissão de Peritos em Assistência Médica da OMS apresentou as seguintes funções básicas do hospital:

- prevenir a doença para toda a comunidade, sem qualquer distinção;
- restaurar a saúde, a partir do seu diagnóstico e do tratamento, seja eletivo seja de urgência e emergência;
- exercer funções educativas de ensino e treinamento de pessoal para a melhoria do padrão de atendimento nas profissões afins;

- promover a pesquisa, tanto em termos de saúde e doença, quanto em métodos técnicos e administrativos do hospital.

Certamente, esses conceitos ampliaram a abrangência das atividades de um hospital e aproximaram-se da sua função no momento atual.

Os hospitais, desde os seus primórdios, são um lugar de geração e de transmissão de conhecimentos, um lugar onde se ensina e se aprende, um local intencionalmente propício ao surgimento de novas ideias, resultado do trabalho de seus mestres/pesquisadores, nunca conformados com a realidade, inquietos em buscar o melhor.

> **ATENÇÃO**
>
> William Osler, no início do século passado, afirmava que "nenhum hospital pode desempenhar completamente a sua missão se não for um centro de instrução de médicos e estudantes". É o reconhecimento da necessidade de o hospital estar intimamente associado ao ensino.

O conhecimento médico dos nossos dias, de muito mais rápida evolução, muito mais acessível e muito mais científico, é mantido em constante atualização pelos desafios que esta mesma celeridade e precisão propiciam e exigem. Na contemporaneidade, isso significa que não há como um hospital de ensino manter-se afastado do sistema de saúde adotado pelo seu meio. Isso significa um desafio na busca de uma gestão correta e adequada que lhe permita superar crises e manter-se ativo e capaz de proporcionar o atendimento buscado, diariamente, por uma população ávida de atenção e assistência qualificada.

A rápida evolução do conhecimento médico e a aquisição de novas tecnologias e, por que não dizer, da alta competitividade do negócio saúde tornaram inevitável a necessidade da geração de novas perspectivas para o desenvolvimento da atividade médica. Tornou-se inevitável o investimento em pesquisa. Hoje, o ensino e a pesquisa integram, de maneira indissociável, a missão das instituições dedicadas à saúde. Assim como o ensino qualifica a assistência, a pesquisa eleva os seus patamares de qualidade e determina uma vantagem competitiva incomensurável.

Frente a esse novo cenário, as instituições hospitalares realizaram mudanças conjunturais e estruturais. A própria Santa Casa de Misericórdia de Porto Alegre, a partir do planejamento estratégico de 2001, incluiu, além das tradicionais ações assistenciais em saúde, promoção da saúde, prevenção de doenças, ensino e pesquisa. Nas ações de promoção da saúde e prevenção de doenças, programas como os de Controle do Tabagismo, de Dieta Adequada e Manutenção do Peso Ideal e de Exercício – Atividades Físicas promovem uma melhora acentuada da qualidade de vida da população e previnem inúmeras doenças.

O ensino permite a renovação constante do conhecimento que, na cadeia médico-professor-aluno-comunidade, permite atualização constante dos avanços, não apenas do próprio conhecimento, mas também da utilização adequada das tecnologias disponíveis. Da mesma forma, como a inovação é essencial para muitos setores da economia, a pesquisa clínica é uma porta de entrada para novas tecnologias no setor saúde. Também resulta em geração de conhecimento a ser aplicado na saúde. Com essa ampliação das atividades, o hospital, na verdade, passou a se preocupar com a saúde em sua visão mais ampla, e não apenas com as doenças.

Como em toda a evolução, essa dinâmica é um desafio. Para o hospital, esse desafio é desenvolver um sistema de gestão que permita a convergência da aplicação do conhecimento com as necessidades da população a que se propõe atender. Não menos importante é a busca de talentos e sua fixação na instituição com ética e comprometimento. Nessas condições, foi inevitável o surgimento de uma acirrada competição, inicialmente de valores, e que evoluiu muito rápido para uma competição em resultados, a fim de melhorar a saúde e o atendimento dos pacientes. Na atualidade, os Programas de Melhoria da Qualidade e Segurança Assistencial já representam uma questão de sobrevivência para os hospitais. Ganham os hospitais com a redução dos custos, ganham os médicos pela segurança na realização dos procedimentos e, principalmente, ganham as pessoas que recebem uma atenção da melhor qualidade.

Leituras recomendadas

Franco SC, Stigger I. Santa Casa 200 anos: caridade e ciência. Porto Alegre: ISCMPA; 2003.

Minotto R. A estratégia em organizações hospitalares. Porto Alegre: EDIPUCRS; 2002.

Porter ME, Teisberg EO. Repensando a saúde: estratégias para melhorar a qualidade e reduzir os custos. Porto Alegre: Bookman; 2007.

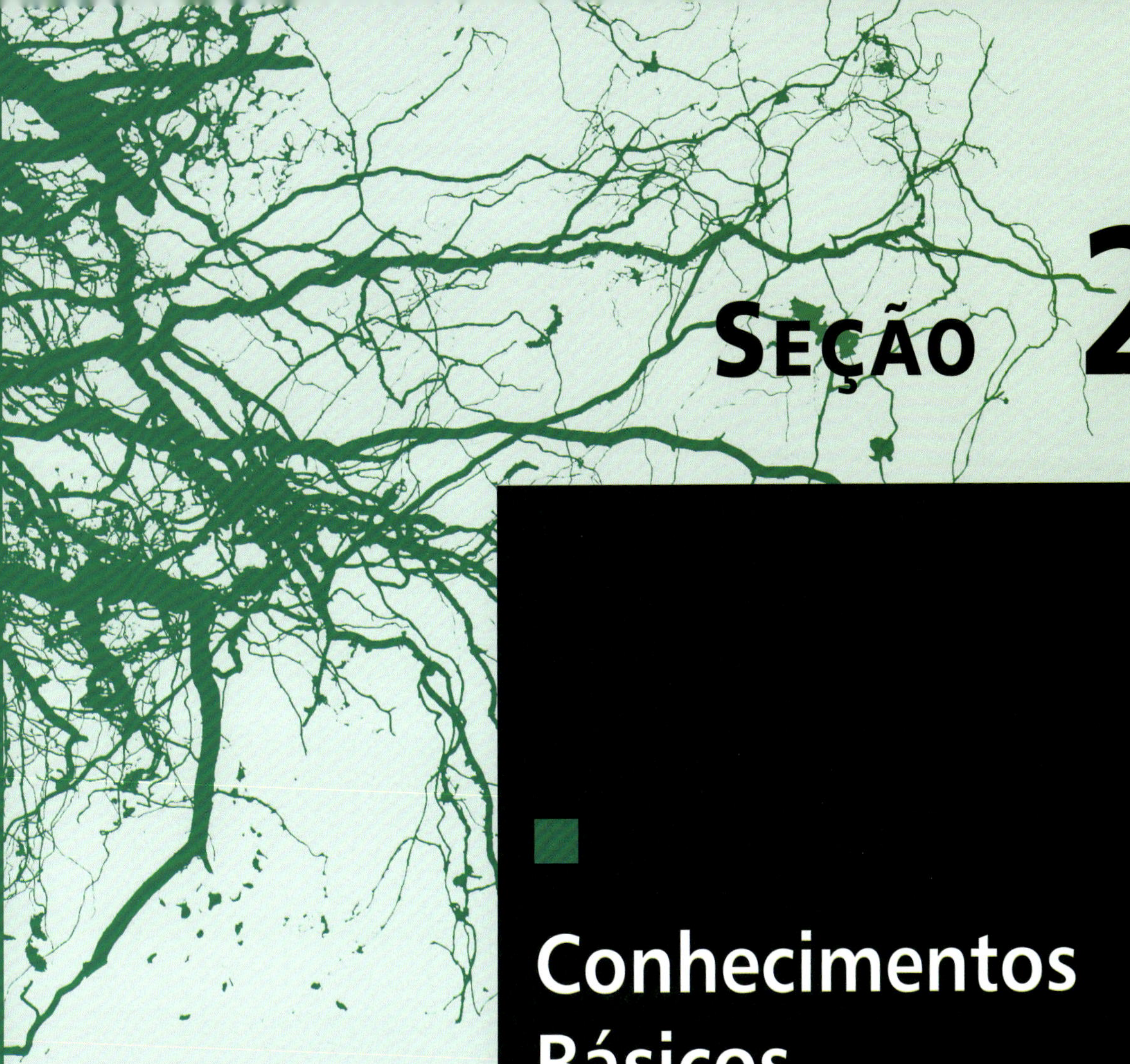

Seção 2

Conhecimentos Básicos

Anatomia do Tórax

5

Bruno Hochhegger

Introdução

> **ATENÇÃO**
>
> A investigação acurada das doenças pulmonares, que sempre necessita do adequado relacionamento entre diversos setores, particularmente clínico, funcional e anatômico, exige um conhecimento detalhado da anatomia e das alterações que acontecem quando da instalação de uma doença.

Neste capítulo, são abordadas as principais partes anatômicas do tórax, sobretudo as que têm relevância para o entendimento das alterações patológicas. O estudo anatômico do tórax está dividido em quatro grandes compartimentos que correspondem a vias aéreas, mediastino, parênquima pulmonar e parede torácica.

Vias aéreas

As vias aéreas iniciam-se com a cavidade nasal, dividida pelo septo nasal em metade direita e esquerda (FIGURA 5.1). Através das duas narinas, as cavidades nasais se abrem anterior e inferiormente para o exterior. Posteriormente, a cavidade nasal, de cada lado, comunica-se com o setor nasal da faringe (rinofaringe) por meio de uma ampla fenda posterior denominada cóano. Cada metade da cavidade nasal possui assoalho, teto, parede lateral e medial.

O assoalho da cavidade nasal é largo, e o teto é representado por um sulco estreito. O etmoide contém numerosas cavidades internas denominadas células etmoidais, formando limite ósseo entre a cavidade nasal e a órbita. Também pertencem ao osso etmoide as duas delgadas lâminas ósseas que formam a concha nasal superior e a concha nasal média. A concha nasal inferior é um osso individual. Cada concha nasal recurvada recobre um espaço nasal homônimo, os meatos nasais. Nos meatos nasais, abrem-se os seios paranasais e o ducto lacrimonasal.

A pequena concha nasal superior recobre o meato nasal superior, no qual desembocam as células etmoidais posteriores. Entre a concha nasal superior e o corpo do esfenoide adjacente ao septo nasal, localiza-se o estreito denominado recesso esfenoetmoidal. Nesse recesso, drenam os seios esfenoidais. A concha nasal média, em comparação com a sua homônima cranial, tem grandes dimensões e recobre o meato nasal médio, no qual desembocam seio frontal, seio maxilar e células etmoidais anteriores. No meato nasal médio, salienta-se a parte inferior do etmoide e o processo uncinado, que recobre o óstio do seio maxilar. Acima deste, existe uma grande célula anterior de etmoide, denominada bolha etmoidal. A delgada concha nasal inferior recobre o meato nasal inferior, no qual se abre o ducto lacrimonasal.

Os seios paranasais são cavidades aéreas pares revestidas por mucosa, localizadas nos ossos adjacentes à cavidade nasal. Estão em comunicação com a cavidade nasal através de estreitas aberturas na sua parede lateral e, por meio delas, a mucosa respiratória tem continuidade com aqueles seios paranasais. A estrutura dos seios paranasais existe ao nas-

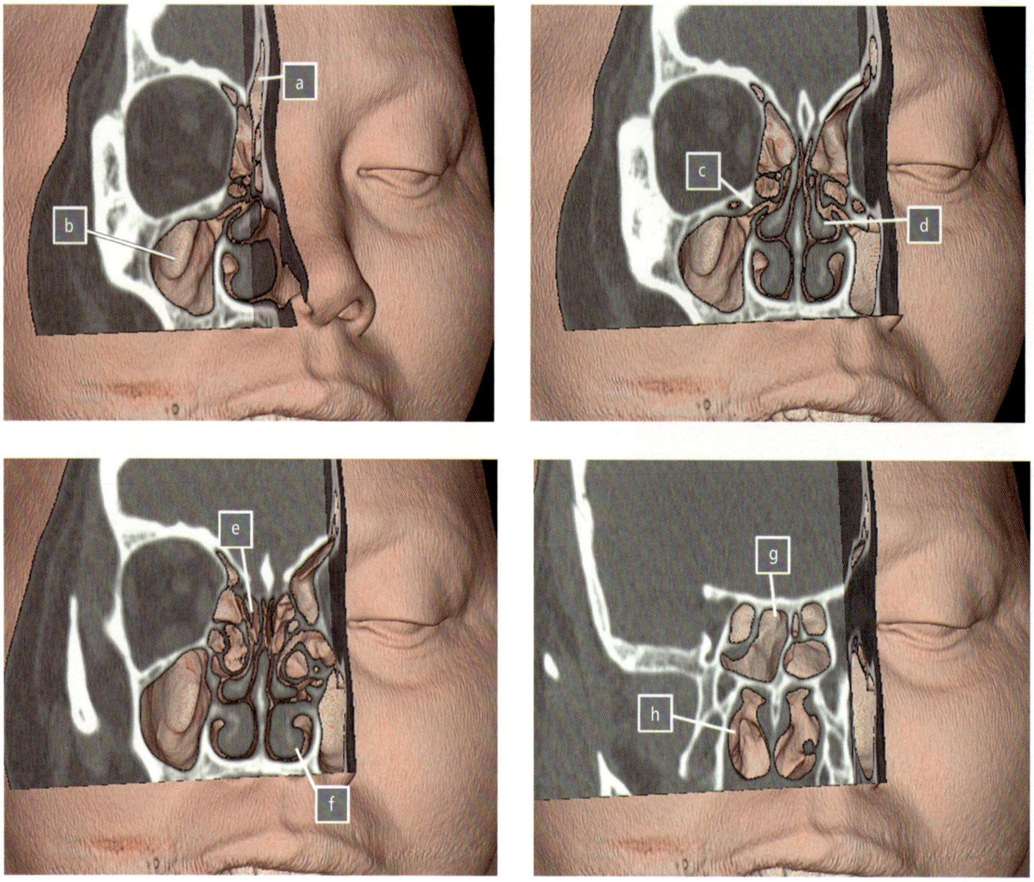

FIGURA 5.1 → Tomografia computadorizada de face com reconstrução tridimensional evidenciando as vias aéreas superiores. a = seio frontal direito; b = seio maxilar direito; c = complexo osteomeatal; d = corneto nasal médio; e = células etmoidais; f = corneto nasal inferior; g = seio esfenoidal; h = cóanos.

cimento, mas adquire forma e tamanho definitivos apenas após a erupção dos dentes permanentes.

O seio frontal situa-se posteriormente aos arcos superciliares do frontal. Entre os seios frontais, identifica-se um septo, variável e com frequência desviado da linha mediana. O seio etmoidal é um conjunto de pequenas câmaras incompletas separadas por finas paredes formadas pelo labirinto etmoidal, e de cada lado estão divididas em grupos ou células etmoidais anteriores, médias e posteriores. A maior célula etmoidal, a bolha etmoidal, situa-se na parede lateral da cavidade nasal logo acima do hiato semilunar.

O seio maxilar é o maior seio paranasal e preenche o corpo da maxila. O teto é, ao mesmo tempo, o assoalho da órbita. O assoalho do seio maxilar estende-se até o processo alveolar da maxila e tem o seu ponto mais profundo localizado entre o segundo dente pré-molar e o primeiro dente molar. Os seios esfenoidais localizam-se no corpo do esfenoide posteriormente à cavidade nasal e cuja parede posterior se originou embriologicamente. Entre as variáveis formas dos seios esfenoidal direito e esquerdo, localiza-se um septo que pode estar assimetricamente deslocado para um dos lados.

A traqueia (FIGURA 5.2) é um tubo flexível com 10 a 12 cm de comprimento (no adulto) que se estende desde a cartilagem cricóidea até a bifurcação da traqueia, sendo dividida em sua parte cervical e torácica. A parte cervical está no nível da sexta e sétima vértebras cervicais, e a parte torácica situa-se entre a primeira e a quarta vértebras torácicas. A parede da traqueia é constituída por 16 a 20 peças de cartilagem hialina em forma de ferradura, que são ligadas na parede posterior por uma lâmina membranácea que contém músculo liso. A bifurcação da traqueia é assimétrica, de onde emergem os brônquios principais direito e esquerdo.

O brônquio principal direito é mais curto e mais calibroso do que o esquerdo. Ele está angulado em relação à traqueia em aproximadamente 20 graus e com ela continua quase na mesma direção do seu trajeto. O brônquio principal esquerdo é o mais longo e mais estreito e se angula em cerca de 35 graus em relação à traqueia. Na bifurcação da traqueia, salienta-se, interna e sagitalmente em direção à sua luz, um esporão cartilaginoso reforçado, denominado carina da traqueia.

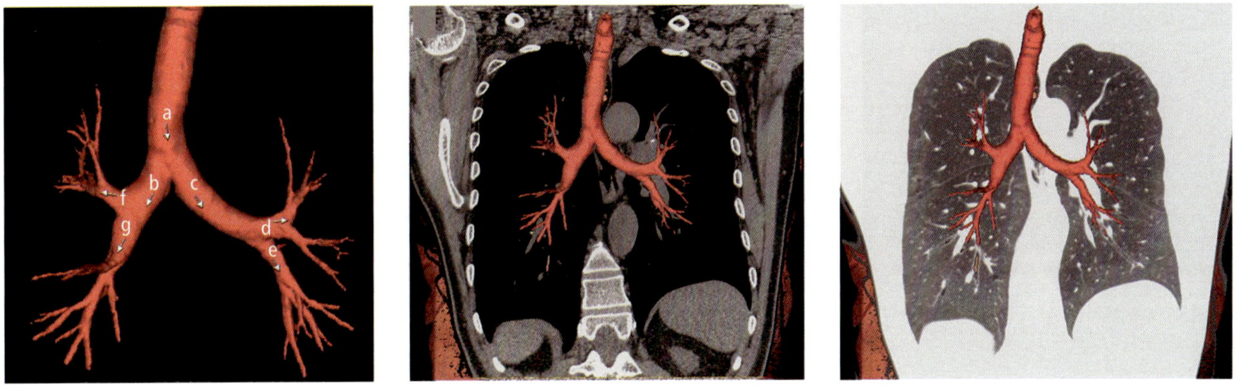

FIGURA 5.2 → A Tomografia computadorizada de traqueia com reconstrução tridimensional evidenciando as vias aéreas inferiores. a = traqueia; b = brônquio principal direito; c = brônquio principal esquerdo; d = brônquio do lobo superior esquerdo; e = brônquio do lobo inferior esquerdo; f = brônquio do lobo superior direito; g = brônquio intermediário direito.

Os brônquios principais direito e esquerdo dividem-se em brônquios lobares, três à direita e dois à esquerda, cujos diâmetros variam de 8 a 12 mm. A divisão do brônquio principal direito emite o brônquio lobar superior a 1 a 2 cm de distância da carina da traqueia e os brônquios lobares médio e inferior a 5 cm da mesma carina. À esquerda, o brônquio principal também se divide a cerca de 5 cm da bifurcação da traqueia em brônquios lobar superior e inferior. Os brônquios lobares se dividem em brônquios segmentares, 10 à direta e nove à esquerda. O pulmão direito é composto de 10 segmentos pulmonares (FIGURAS 5.3, 5.4 e 5.5). No lobo superior direito, observa-se o brônquio apical, posterior e anterior. No lobo médio existem dois brônquios segmentares, o medial e o lateral. No lobo inferior direito, observam-se cinco brônquios, um segmentar superior e quatro segmentares basilares, denominados basilar medial, basilar anterior, basilar lateral e basilar posterior.

O pulmão esquerdo divide-se em lobo superior e inferior, sendo o lobo superior composto pelos segmentos apicoposterior, anterior e lingular superior e inferior, esses dois últimos correspondendo ao lobo médio do pulmão direito (FIGURAS 5.6, 5.7 e 5.8). O lobo inferior esquerdo divide-se em segmento superior, segmento basilar medial, basilar lateral, basilar posterior e basilar anterior. Cabe ressaltar que a terminologia anatômica atual dividiu os segmentos basilares do lobo inferior esquerdo em cinco segmentos, ao contrário do que era previamente descrito – houve desdobramento do segmento anteromedial. Os brônquios segmentares dividem-se em brônquios cada vez menores até se continuarem como bronquíolos; cada bronquíolo supre uma pequena porção de pulmão denominada lóbulo pulmonar. Esses achados são descritos adiante, no tópico Parênquima Pulmonar.

Mediastino

Na cavidade torácica, as duas regiões pleuropulmonares são divididas pelo mediastino, que se estende do esterno e das cartilagens costais, anteriormente, até a coluna vertebral e goteira costovertebral, posteriormente; da raiz do pescoço, cranialmente, ao diafragma, caudalmente. Abrange todas as estruturas intratorácicas, exceto pulmões e pleuras, que estão alojados em uma expansão da

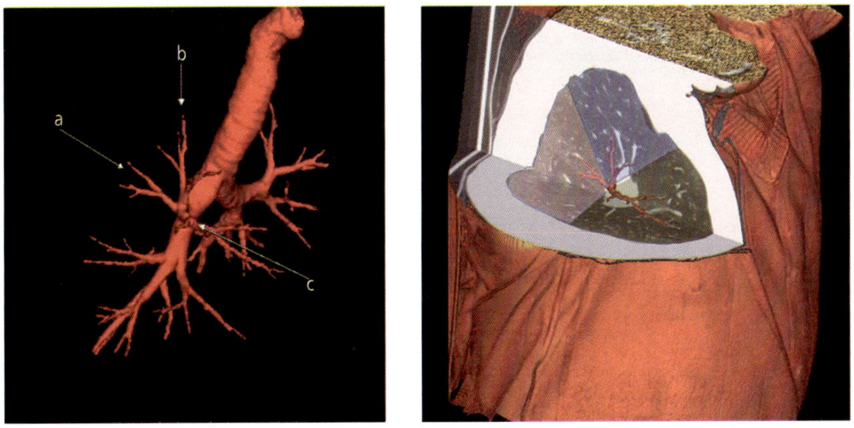

FIGURA 5.3 → Tomografia computadorizada de tórax com reconstrução tridimensional evidenciando os segmentos broncopulmonares do lobo superior direito (LSD). a = segmento posterior do LSD (vermelho); b = segmento apical do LSD (azul); c = segmento anterior do LSD (verde).

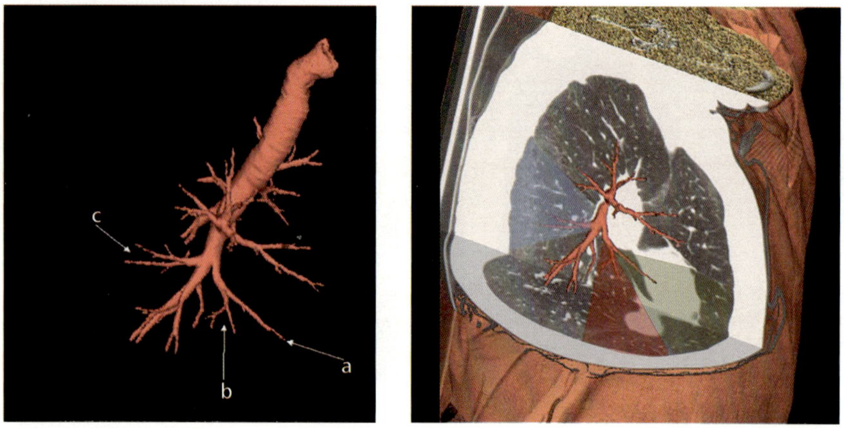

FIGURA 5.4 → Tomografia computadorizada de tórax com reconstrução tridimensional evidenciando os segmentos broncopulmonares. a = segmento medial do lobo médio (verde); b = segmento lateral do lobo médio (vermelho); c = segmento superior do lobo inferior direito (azul).

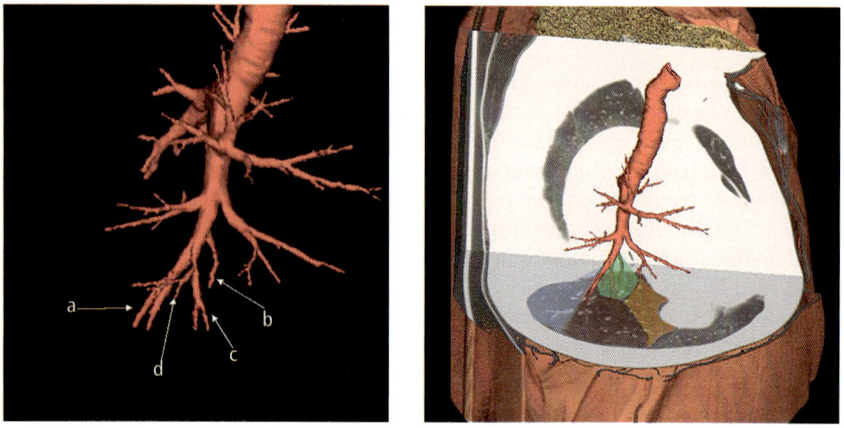

FIGURA 5.5 → Tomografia computadorizada de tórax com reconstrução tridimensional evidenciando os segmentos broncopulmonares do lobo inferior direito (LID). a = segmento posterior do LID (azul); b = segmento medial do LID (verde); c = segmento anterior do LID (amarelo); d = segmento lateral do LID (vermelho).

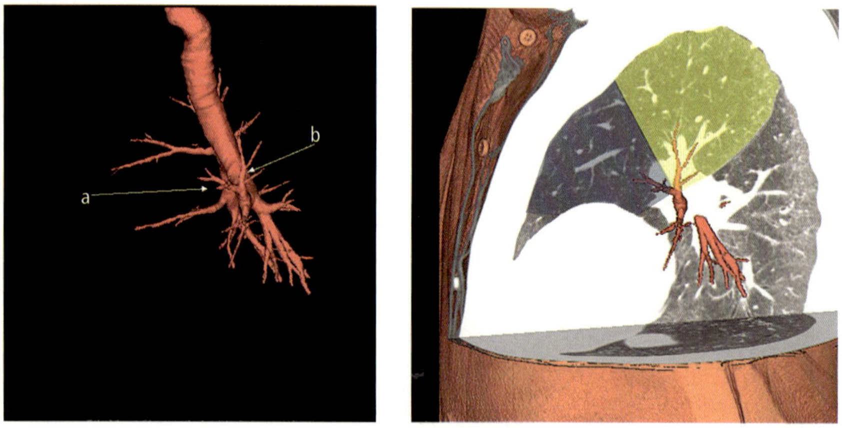

FIGURA 5.6 → Tomografia computadorizada de tórax com reconstrução tridimensional evidenciando os segmentos broncopulmonares do lobo superior esquerdo (LSE). a = segmento anterior do LSE (vermelho); b = segmento apicoposterior do LSE (amarelo).

face serosa do tórax. A posição e o formato do mediastino variam de acordo com alterações das estruturas que o compõem, com o nível do diafragma e com seu possível tracionamento pelas estruturas adjacentes, para um lado ou para o outro.

ATENÇÃO

O mediastino é dividido em superior e inferior por um plano imaginário que passa anteriormente pelo ângulo do esterno e posteriormente na margem da quarta vértebra torácica (FIGURA 5.9). O mediastino

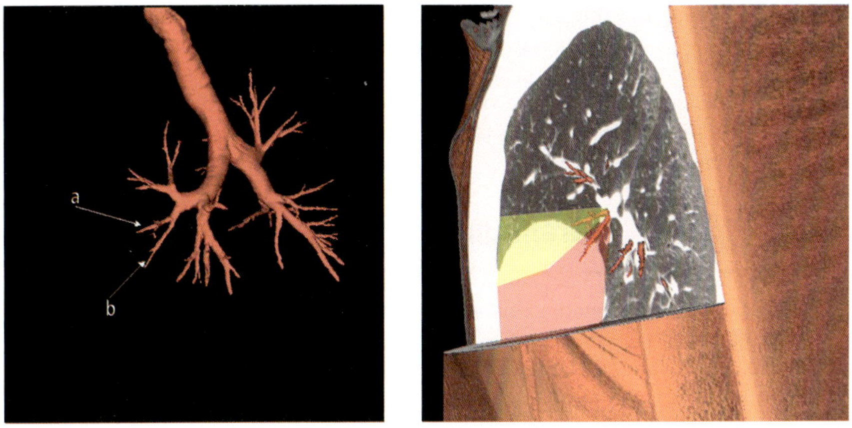

FIGURA 5.7 → Tomografia computadorizada de tórax com reconstrução tridimensional evidenciando os segmentos broncopulmonares do lobo superior esquerdo (LSE). a = segmento superior da língula (amarelo); b = segmento inferior da língula (vermelho).

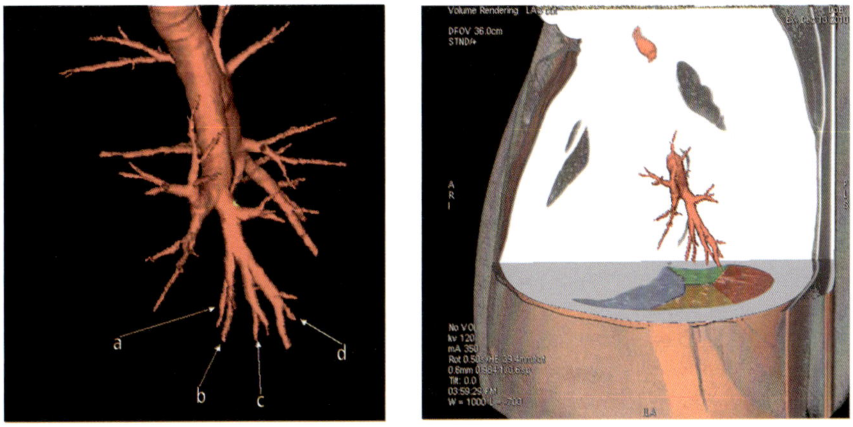

FIGURA 5.8 → Tomografia computadorizada de tórax com reconstrução tridimensional evidenciando os segmentos broncopulmonares do lobo inferior direito (LIE). a = segmento medial do LIE (azul); b = segmento anterior do LIE (verde); c = segmento lateral do LIE (amarelo); d = segmento posterior do LIE (vermelho).

superior é delimitado anteriormente pelo manúbrio do esterno e posteriormente pelas quatro vértebras torácicas, localizando-se acima do pericárdio. O mediastino inferior é limitado anteriormente pelo corpo do esterno e posteriormente pelas oito últimas vértebras torácicas, podendo ser dividido em mediastino anterior – entre o pericárdio e o esterno; mediastino médio – saco pericárdico e seu conteúdo; e mediastino posterior – entre o pericárdio e a coluna vertebral e goteira costovertebral.

Certas estruturas atravessam o mediastino e por isso aparecem em mais de um compartimento.

O tecido conjuntivo de sustentação geralmente é infiltrado de gordura, invade o mediastino e envolve as estruturas mediastinais. Esse tecido torna-se mais rígido com a idade, o que diminui a mobilidade das estruturas por ele circundadas. Ele tem continuidade com a raiz do pescoço e, assim, é possível que uma infecção profunda no pescoço possa espalhar-se rapidamente dentro do tórax, produzindo uma mediastinite.

O mediastino superior é separado do mediastino inferior por um plano imaginário que passa anteriormente pelo ângulo do esterno, localizado entre o manúbrio e o corpo do esterno; posteriormente, encontra-se limitado pela margem do corpo da quarta vértebra torácica. Entre as estruturas encontradas nessa região, estão timo, veias braquiocefálicas e

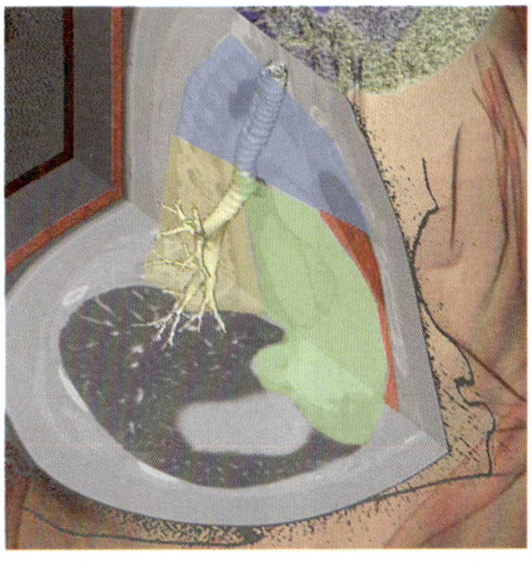

FIGURA 5.9 → Tomografia computadorizada de tórax com reconstrução tridimensional evidenciando as divisões do mediastino. Azul = mediastino superior; vermelho = mediastino anterior; verde = mediastino médio; amarelo = mediastino posterior.

cava superior, arco da aorta e seus ramos, traqueia, esôfago e ducto torácico.

O timo é uma massa de tecido linfoide que se apresenta proeminente no mediastino superior no início da infância e possui estrutura lobulada (dois lobos) e achatada. Durante a segunda infância, sobretudo na puberdade, o timo começa a diminuir de volume, ou seja, sofre involução. Na idade adulta, em geral, o que se encontra são pequenos nódulos tímicos e tecido conjuntivo, dispostos irregularmente na porção anterior do mediastino superior.

Traqueia e esôfago são estruturas do mediastino superior, tendo sido a traqueia descrita previamente. O esôfago se estende da extremidade inferior da cartilagem cricóidea (sétima vértebra cervical) até o óstio cárdico no estômago. O esôfago cruza pelo mediastino superior entre a traqueia e a coluna vertebral, passando atrás do brônquio principal esquerdo.

O mediastino anterior é a menor das divisões do mediastino e contém poucas estruturas, sendo constituído em sua maior parte por tecido conjuntivo frouxo. Esse tecido contém a gordura pré-epicárdica, vasos linfáticos, linfonodos, ligamentos esternopericárdicos, artérias e veias torácicas internas junto com seus ramos. Com base nesses tecidos, explica-se a grande variedade de lesões que podem ser encontradas neste sítio.

O mediastino médio é constituído pelo saco fibroso do pericárdio e pelo coração, com os nervos frênicos e seus vasos associados. Além do coração e do pericárdio, no mediastino médio encontra-se a parte ascendente da aorta e o tronco da artéria pulmonar. O tronco da artéria pulmonar estende-se do cone arterial do ventrículo direito e, após um trajeto de 5,0 cm, divide-se em artérias pulmonares direita e esquerda. A aorta ascendente estende-se da raiz da aorta para cima e para a direita até a altura do ângulo do esterno, sendo revestida pelo pericárdio fibroso e compartilhando uma reflexão serosa com o tronco da artéria pulmonar. Os ramos da aorta ascendente são as artérias coronárias direita e esquerda – as únicas artérias do corpo humano a receberem sangue em maior abundância durante a diástole cardíaca.

O mediastino posterior é delimitado pelo pericárdio fibroso, anteriormente, e pela coluna vertebral e goteira costovertebral, posteriormente, de T4 a T12. Lateralmente, é limitado pelas pleuras mediastinais direita e esquerda. O conteúdo do mediastino posterior engloba a parte descendente da aorta torácica, as veias ázigo e hemiázigo do esôfago e o plexo esofágico. É uma região extremamente rica em linfonodos e contém os plexos nervosos.

Parênquima pulmonar

O pulmão é um órgão par que se localiza de cada lado do mediastino em um espaço seroso denominado cavidade pleural. Cada pulmão é dividido por fendas profundas, as fissuras, em lobos **(FIGURA 5.10)**.

O pulmão direito geralmente tem um lobo superior, um médio e um inferior. Os lobos superior e inferior são separados por uma fenda diagonal dirigida em sentido posterossuperior e anteroinferior, a fissura oblíqua, enquanto os lobos superior e médio são separados pela fissura horizontal. O pulmão esquerdo é pouco menor, sendo constituído apenas por lobos superior e inferior, separados como no pulmão direito por uma fissura oblíqua. A extremidade anteroinferior do lobo superior do pulmão esquerdo é, por sua forma, chamada de língula. O tecido pulmonar é constituído pela árvore brônquica (vias aéreas), pelo setor alveoloductal (estruturas de troca gasosa), pelos vasos pulmonares e por tecido conjuntivo e musculatura lisa.

A árvore brônquica apresenta uma divisão dos brônquios menores até os bronquíolos com diâmetros de 0,3 a 0,5 mm. As paredes do bronquíolo, por definição, não têm o suporte cartilaginoso e possuem um vasto sistema de fibras elásticas que evita o colapso da parede bronquiolar quando ocorre o relaxamento muscular expiratório. Os bronquíolos dividem-se sucessivamente e, da sua última divisão, originam-se os bronquíolos terminais.

Acompanhando as vias aéreas, sempre cursam pequenos ramos das artérias pulmonares. A árvore brônquica até os pequenos bronquíolos serve apenas como via aérea, e por isso esse setor é conhecido como espaço morto anatômico. Sua tarefa consiste na filtração, umidificação e aquecimento do ar inalado. O volume do ar contido em tal espaço corresponde a 60% do volume pulmonar total. Da divisão dos bronquíolos terminais surgem os bronquíolos respiratórios,

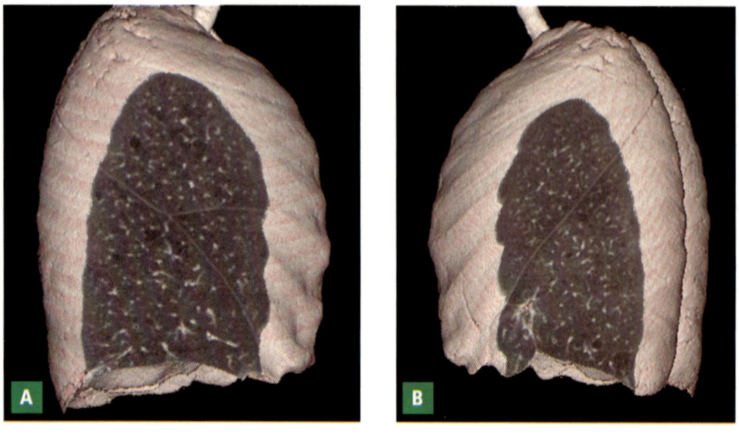

FIGURA 5.10 → Tomografia computadorizada de tórax com reconstrução tridimensional evidenciando as fissuras pulmonares. (A) Pulmão direito demonstrando as fissuras horizontal e oblíqua. (B) Pulmão esquerdo demonstrando a fissura oblíqua.

que servem como ligação entre a via aérea e as estruturas de troca gasosa no pulmão. Eles têm diâmetro médio de 0,4 cm, e suas paredes são revestidas por epitélio cúbico, apresentando ainda musculatura lisa.

Os bronquíolos respiratórios são acompanhados por arteríolas, ramos da artéria pulmonar, e se dividem de três a seis vezes. Eles se continuam nos ductos alveolares, cujas paredes possuem apenas alvéolos e, após, surgem os sacos alveolares, que apresentam fundo cego. Acompanhando os ductos alveolares, existem as arteríolas pré-capilares e, acompanhando os alvéolos pulmonares, os capilares.

Nos alvéolos, ocorre o processo de troca gasosa; seu número dentro de cada pulmão chega a aproximadamente 300 milhões, com uma superfície total de 140 m^2. Entre dois alvéolos, existe uma fina parede conjuntiva, o septo interalveolar, que contém tecido conjuntivo e capilares e que é revestido de cada lado por epitélio pavimentoso. O epitélio alveolar possui dois tipos de células: os pneumócitos tipo I, representando 90% das células epiteliais, e os pneumócitos tipo II – representando os 10% restantes –, produtores de surfactante.

A vasculatura pulmonar (FIGURAS 5.11, 5.12, 5.13, 5.14 e 5.15) consiste no tronco da artéria pulmonar, que se divide em duas artérias pulmonares principais, direita e esquerda, sendo a direita mais longa e calibrosa do que a esquerda. Ambas as artérias pulmonares se localizam anteriormente aos brônquios principais e, antes de alcançar o hilo do pulmão, dividem-se em ramos que avançam em paralelo junto à via aérea. Os ramos das artérias pulmonares situam-se em estreita relação anatômica com os respectivos ramos da árvore brônquica no centro dos segmentos broncopulmonares.

O suprimento sanguíneo para o tecido pulmonar é feito pelas artérias brônquicas, ramos diretos da aorta, que percorrem o tecido conectivo peribronquial e irrigam as paredes dos brônquios e suas ramificações.

A retirada do sangue oxigenado dos pulmões é feita pelas veias interlobulares e intersegmentares que se dirigem ao hilo, confluindo nas veias pulmonares direita e esquerda. As veias pulmonares situam-se na região do hilo do pulmão anterior e inferiormente às artérias, sendo avalvulares. A drenagem venosa é realizada pelas veias brônquicas que drenam nas veias ázigo, hemiázigo e também nas pulmonares.

O lóbulo pulmonar secundário (FIGURA 5.16), conforme descrito por Miller , refere-se à menor unidade de estrutura pulmonar margeada por um septo conjuntivo. Os lóbulos secundários são facilmente visíveis na superfície do pulmão devido a esses septos, em especial quando estão espessados.

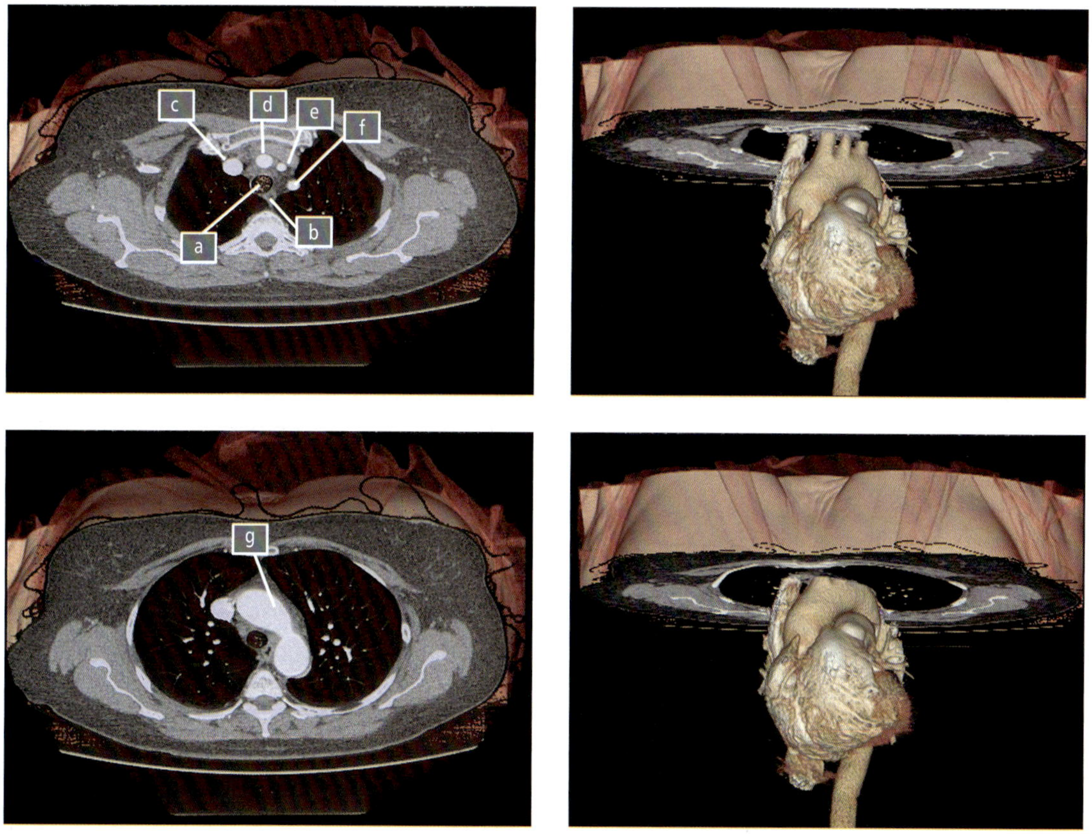

FIGURA 5.11 → Tomografia computadorizada de tórax com reconstrução tridimensional evidenciando as estruturas mediastinais. a = traqueia; b = esôfago; c = veia cava superior; d = tronco braquiocefálico arterial; e = artéria carótida comum esquerda; f = artéria subclávia esquerda; g = arco aórtico.

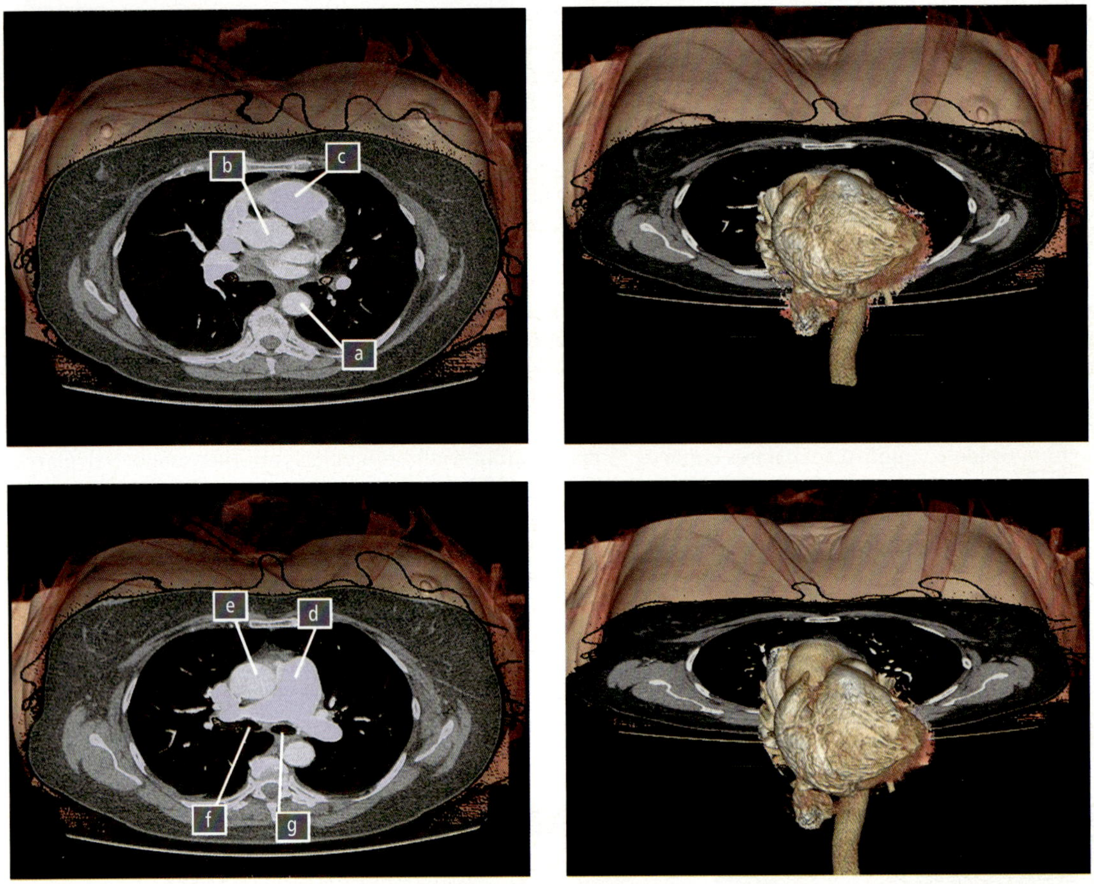

FIGURA 5.12 → Tomografia computadorizada de tórax com reconstrução tridimensional evidenciando as estruturas mediastinais. a = aorta descendente; b = aorta ascendente; c = tronco da artéria pulmonar.

O termo lóbulo pulmonar primário também tem sido usado por Miller para descrever a unidade pulmonar muito menor associada a um único ducto alveolar, mas essa designação em geral não é utilizada.[1]

Os lóbulos pulmonares secundários têm forma cuboide e são um tanto variáveis quanto ao tamanho, medindo aproximadamente 1,0 a 2,5 cm de diâmetro na maioria das localizações. Cada lóbulo pulmonar secundário é suprido por um pequeno bronquíolo e uma arteríola pulmonar, sendo margeado de forma variável nas diferentes regiões pulmonares por septos interlobulares e tecido conjuntivo, contendo a veia pulmonar e ramos linfáticos. Os lóbulos pulmonares secundários são constituídos por um número limitado de ácinos pulmonares, em geral 12 ou menos, embora o número varie consideravelmente.

O ácino pulmonar é definido como a porção de parênquima pulmonar distal ao bronquíolo terminal e suprido por um ou mais bronquíolos respiratórios de primeira ordem. Como os bronquíolos respiratórios são o maior setor das vias aéreas que possui alvéolos em suas paredes, um ácino é a menor unidade funcional pulmonar onde ocorrem as trocas gasosas. O diâmetro dos ácinos geralmente varia de 6,0 a 10,0 mm. Como mencionado no início desta seção, Miller definiu o lóbulo pulmonar secundário como a menor unidade de tecido pulmonar margeada por tecido conjuntivo. Tendo em vista que a tomografia computadorizada de alta resolução do tórax identifica de maneira muito acurada os septos pulmonares, o lóbulo pulmonar secundário de Miller tem sido descrito como padrão de estrutura funcional do pulmão para avaliação das alterações patológicas.[1]

Anatomicamente, os lóbulos secundários são circundados por septos interlobulares de tecido conjuntivo que se estendem da superfície pleural para o interior do pulmão. Tais septos fazem parte do sistema de fibras intersticiais periféricas descrito por Weibel , que se estende ao logo da superfície do pulmão, abaixo da pleural visceral. As veias pulmonares e os vasos linfáticos situam-se dentro dos septos interlobulares de tecido conjuntivo, marginando o lóbulo. Esse sistema intersticial é denominado extra-axial ou sistema intersticial periférico.[1]

A porção central do lóbulo referida como região centrolobular contém um ramo da artéria pulmonar e os ramos bronquiolares que suprem o lóbulo, assim como algum tecido conjuntivo de suporte. Nesse tecido conjuntivo de suporte existe tecido linfático. Esse interstício é também chamado de interstício centrolobular ou peribroncovascular. Cabe ressaltar que também existe um terceiro interstício pulmonar que liga o interstício extra-axial com o peribroncovascular, deno-

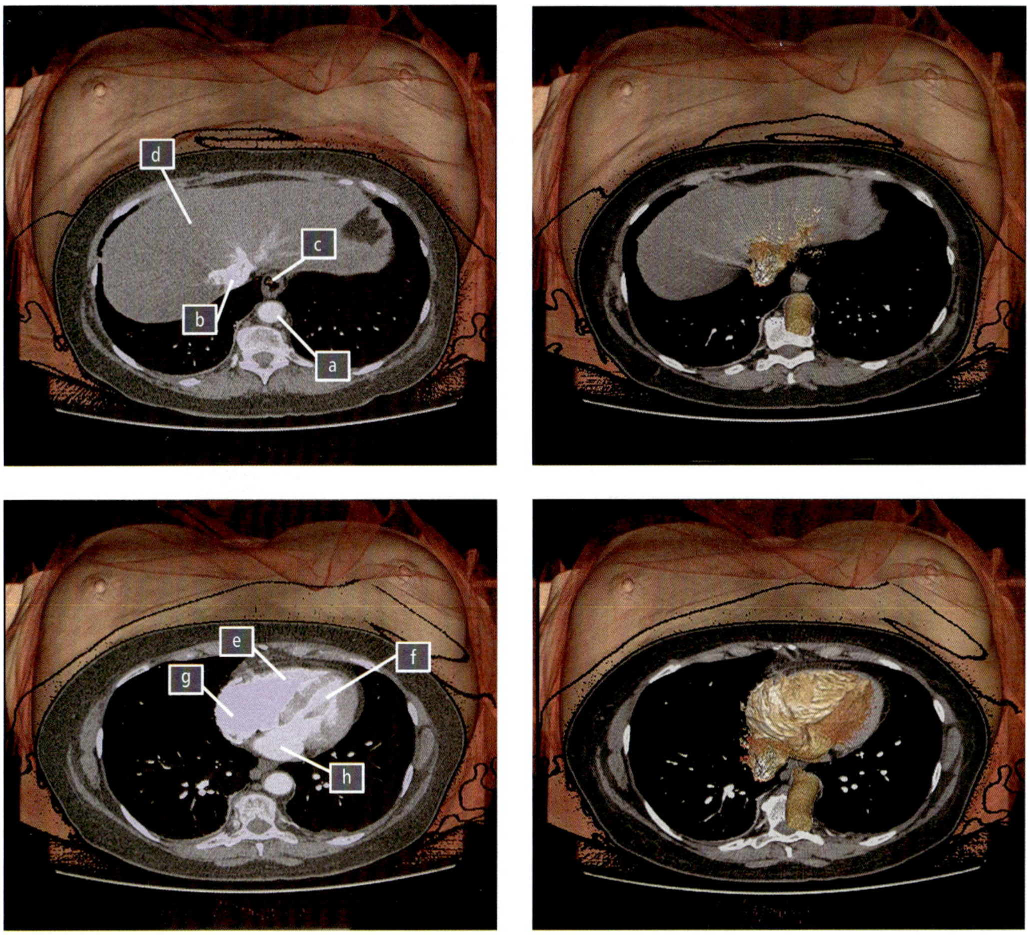

FIGURA 5.13 → Tomografia computadorizada de tórax com reconstrução tridimensional evidenciando as estruturas mediastinais. a = aorta descendente; b = veia cava inferior no nível de entrada das veias supra-hepáticas; c = esôfago; d = fígado; e = ventrículo direito; f = ventrículo esquerdo; g = átrio direito; h = átrio esquerdo.

minado interstício intralobular, raramente demonstrado por métodos de imagem em situações normais.

> **ATENÇÃO**
>
> Um conceito que raras vezes tem sido empregado, porém de grande importância para as diferenciações patológicas, é o de pulmão cortical e medular. Com base nas diferenças de anatomia lobular, tem sido sugerido que o pulmão normal seja composto por uma parte periférica e uma medula central. Embora esses termos em geral não sejam usados, o conceito de regiões pulmonares corticais e medulares é útil na avaliação das causas das afecções patológicas, tendo em vista que a maioria das neoplasias tem causa brônquica (portanto medular) e a maioria das infecções é alveolar (portanto cortical).

O pulmão cortical pode ser conceituado como consistindo em duas a três fileiras de camadas de lóbulos pulmonares secundários bem organizados que, em conjunto, formam uma camada de 3 a 4 cm de espessura na periferia do pulmão, ao longo da superfície pleural. Os lóbulos pulmonares no córtex do pulmão têm tamanho relativamente grande e são margeados por septos interlobulares mais espessos e bem definidos. Os lóbulos pulmonares no pulmão cernal ou medular são menores e mais regulares em formato do que no pulmão cortical, sendo margeados por septos interlobulares mais finos e não tão bem definidos. Quando visíveis, os lóbulos pulmonares podem aparecer de forma hexagonal e poligonal, mas lóbulos bem definidos raramente são visíveis em indivíduos normais.

Parede torácica

A parede torácica é constituída pelas costelas e pelas 12 vértebras torácicas, bem como pela musculatura da parede torácica (FIGURAS 5.17 e 5.18). Nas 12 vértebras torácicas, há descrição de um corpo vertebral, isto é, uma placa compacta

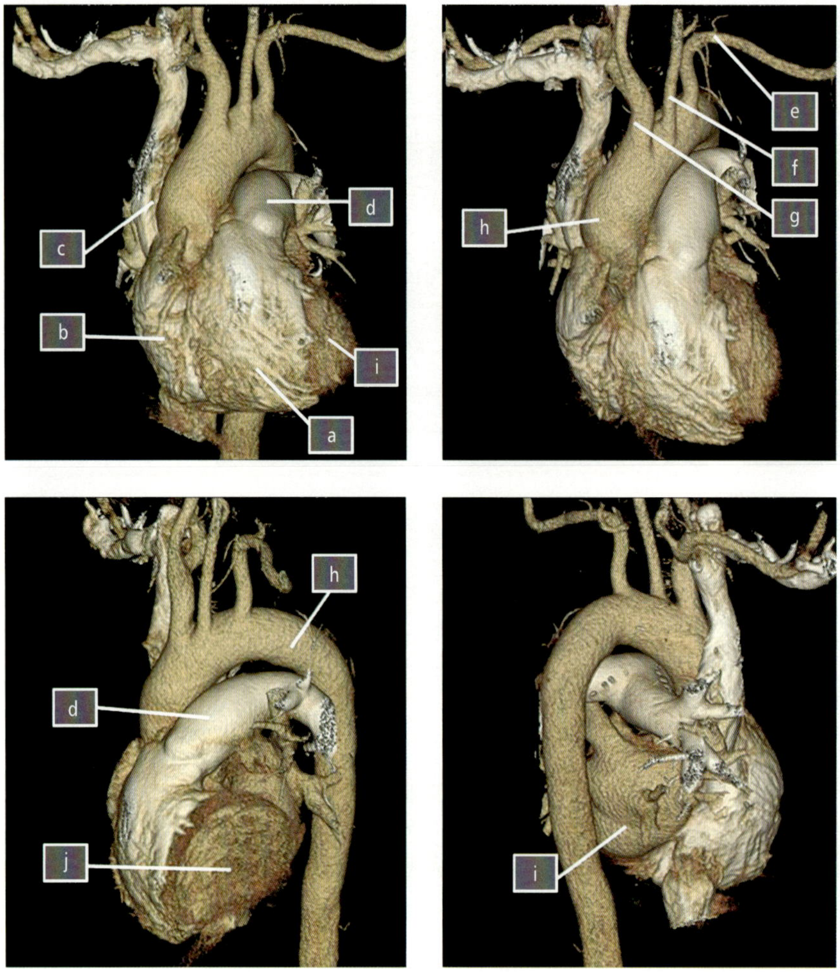

FIGURA 5.14 → Tomografia computadorizada de tórax com reconstrução tridimensional evidenciando as estruturas mediastinais. a = ventrículo direito; b = átrio direito; c = veia cava superior; d = tronco da artéria pulmonar; e = artéria subclávia esquerda; f = artéria carótida comum esquerda; g = tronco braquiocefálico arterial; h = arco aórtico; i = ventrículo esquerdo; j = átrio esquerdo.

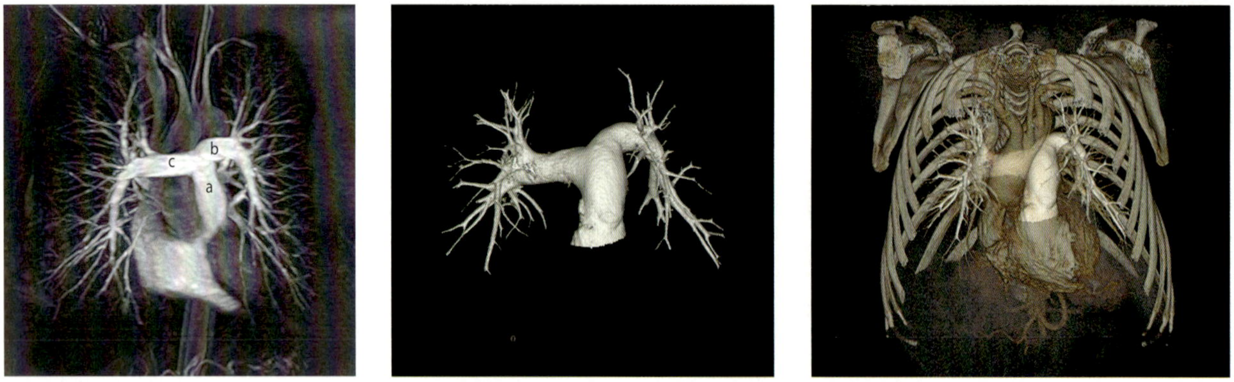

FIGURA 5.15 → Ressonância magnética de tórax (vista posterior) demonstrando o tronco da artéria pulmonar (a) e seus ramos (b = ramo principal direito; c = ramo principal esquerdo).

de ossificação que apresenta na sua face posterior um forame para a passagem de uma veia (veia vertebral). Na face posterolateral das vértebras torácicas existe o arco vertebral, que se continua bilateralmente com os processos espinhosos.

Os processos espinhosos das vértebras torácicas sobrepõem-se como telhas, de modo que as suas pontas situam-se entre uma e meia altura vertebral abaixo do respectivo corpo. Os processos espinhosos das três últimas vértebras torácicas apresentam-se como placas planas.

Os sete pares de costelas superiores unem-se diretamente ao esterno, constituindo as chamadas costelas verdadeiras, e as cinco últimas costelas são denominadas falsas porque

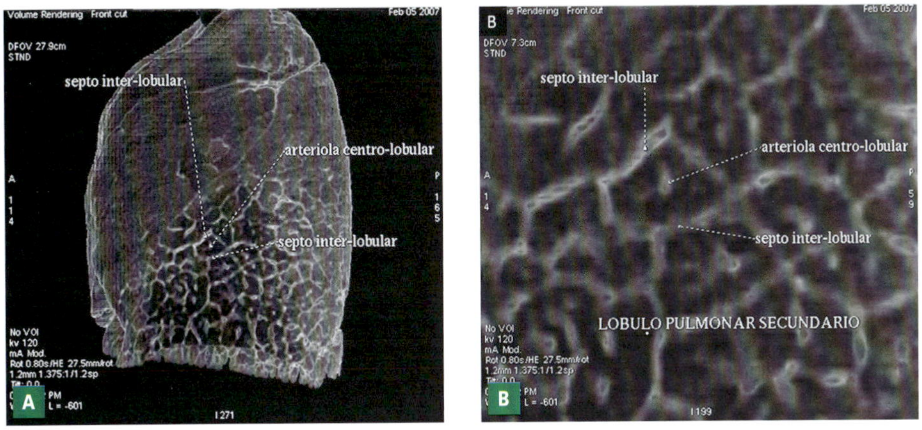

FIGURA 5.16 → Tomografia computadorizada de tórax com reconstrução tridimensional demonstrando o lóbulo pulmonar secundário.

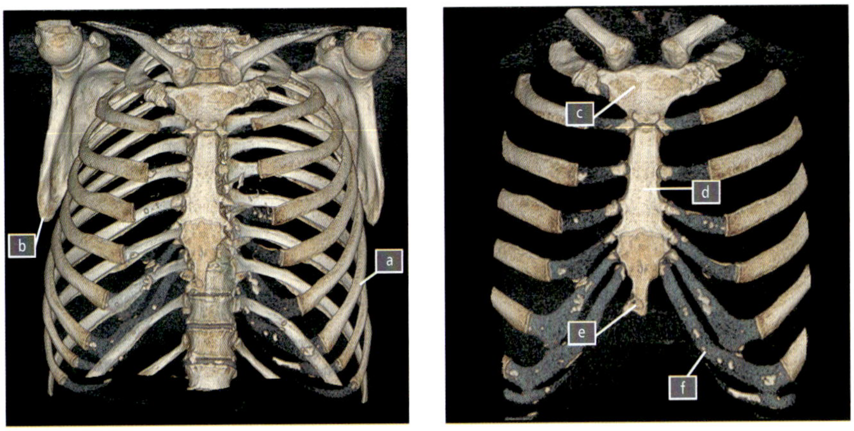

FIGURA 5.17 → Tomografia computadorizada de tórax com reconstrução tridimensional evidenciando as estruturas ósseas da parede torácica. a = costela verdadeira; b = escápula; c = manúbrio; d = tronco do esterno; e = processo xifoide; f = costelas falsas ou flutuantes.

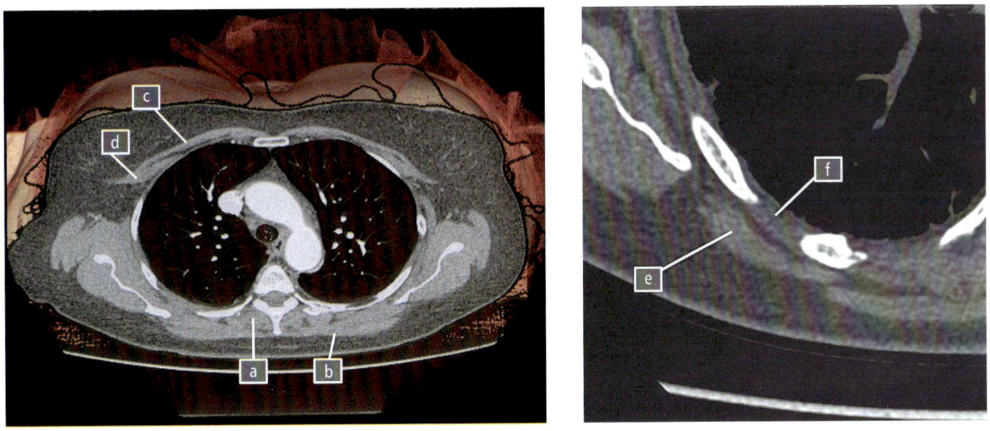

FIGURA 5.18 → Tomografia computadorizada de tórax com reconstrução tridimensional evidenciando as estruturas musculares da parede torácica. a = músculo latíssimo do dorso; b = grande dorsal; c = peitoral maior; d = peitoral menor; e = músculo serrátil; f = músculo intercostal.

se unem apenas por meio de conexões cartilaginosas com o esterno. O osso costal é a parte óssea da costela e apresenta cabeça, colo e corpo. O limite entre o colo e o corpo é marcado pelo tubérculo da costela.

O esterno compõe-se de manúbrio, corpo e processo xifoide. Entre o manúbrio e o corpo, situa-se o ângulo do esterno, aberto em direção posterior. O processo xifoide pode ser cartilaginoso até a fase adulta, podendo ossificar completamente no idoso ou permanecer com a parte cartilaginosa. Na extremidade cranial ao manúbrio, encontra-se a incisura jugular e, lateralmente a ela, dos dois lados, estão as incisuras claviculares. A incisura clavicular participa da união articular com a clavícula. Logo abaixo da incisura clavicular encontra-se, no manúbrio, a primeira incisura costal. No ângulo do esterno fica a segunda incisura costal, que se une com a segunda costela.

A caixa torácica é composta por vários músculos que auxiliam durante a respiração; dentre eles, destacam-se os músculos intercostais internos e externos, os músculos subcostais e os músculos escalenos. Os músculos escalenos movem a musculatura intercostal no sentido cranial. Estes são os principais músculos da respiração, pois elevam o primeiro e o segundo par de costelas e a parte superior do tórax. Sua ação é ampliada pela extensão no pescoço.

> **ATENÇÃO**
>
> O objetivo primordial desta breve revisão é ressaltar pontos anatômicos importantes para o entendimento fisiopatológico das afecções torácicas. Cabe ressaltar que também foram mais enfatizadas as alterações anatômicas que são demonstráveis por métodos de imagem como a tomografia computadorizada e a ressonância magnética, conforme demonstrado nas figuras ao longo do capítulo.

Referência

1. Webb WR. Thin-section CT of the secondary pulmonary lobule: anatomy and the image – the 2004 Fleischner lecture. Radiology. 2006;239(2):322-38.

Leituras recomendadas

Abiru H, Ashizawa K, Hashmi R, Hayashi K. Normal radiographic anatomy of thoracic structures: analysis of 1000 chest radiographs in Japanese population. Br J Radiol. 2005;78(929):398-404.

Carrier G, Fréchette E, Ugalde P, Deslauriers J. Correlative anatomy for the sternum and ribs, costovertebral angle, chest wall muscles and intercostal spaces, thoracic outlet. Thorac Surg Clin. 2007;17(4):521-8.

De Brux JL, Grenier P, Pernes JM, Desbleds MT. Anatomy of the thoracic aorta: magnetic resonance imaging and interpretation of flow phenomena. Surg Radiol Anat. 1987;9(2):141-9.

Kretzer RM, Chaput C, Sciubba DM, Garonzik IM, Jallo GI, McAfee PC, et al. A computed tomography-based morphometric study of thoracic pedicle anatomy in a random United States trauma population. J Neurosurg Spine. 2011;14(2):235-43.

Mori M, Mori Y, Katoh S, Suzuki A, Satoh M, Mori T. Thoracic CT: anatomy of lung. Rinsho Hoshasen. 1986;31(11):1201-14. Japanese.

Pietrasik K, Bakon L, Zdunek P, Wojda-Gradowska U, Dobosz P, Kolesnik A. Clinical anatomy of internal thoracic artery branches. Clin Anat. 1999;12(5):307-14.

Sayeed RA, Darling GE. Surface anatomy and surface landmarks for thoracic surgery. Thorac Surg Clin. 2007;17(4):449-61.

Suwatanapongched T, Gierada DS. CT of thoracic lymph nodes. Part I: anatomy and drainage. Br J Radiol. 2006;79(947):922-8.

Ugalde P, Miro S, Fréchette E, Deslauriers J. Correlative anatomy for thoracic inlet; glottis and subglottis; trachea, carina, and main bronchi; lobes, fissures, and segments; hilum and pulmonary vascular system; bronchial arteries and lymphatics. Thorac Surg Clin. 2007;17(4):639-59.

Fisiologia Respiratória

6

Luciano Müller Corrêa da Silva

Introdução

A principal função fisiológica do sistema respiratório, em última instância, é a hematose. Esta envolve o transporte de oxigênio (O_2) do setor alveolar para o sanguíneo (hemoglobina) e de dióxido de carbono (CO_2) do sangue para o alvéolo. A consequente integração entre os diferentes setores (pulmão, coração, circulação pulmonar e sistêmica e respiração celular) permite a manutenção de um adequado equilíbrio ácido-básico e a resposta eficiente a qualquer mudança do estado de repouso para exercício.

O sistema respiratório consiste em um aparato mecânico responsável pela ventilação alveolar, pelo setor alveolocapilar e por estruturas que regem o controle de todo o sistema respiratório.

Princípios da mecânica ventilatória

O fole respiratório depende da interação adequada entre o pulmão e a parede torácica. A função primordial é garantir uma diferença pressórica apropriada entre a atmosfera e o sistema respiratório por meio da menor resistência possível (resistência das vias aéreas e resistência tecidual).

> **ATENÇÃO**
>
> O volume que representa o ponto de equilíbrio entre a tendência de expansão da caixa torácica e de retração elástica pulmonar é a capacidade residual funcional (CRF).

A FIGURA 6.1 representa, graficamente, as curvas pressão-volume (P-V) para o pulmão e a parede torácica, isoladas e em conjunto. Na capacidade pulmonar total (CPT), a curva P-V do pulmão demonstra um platô, o que não ocorre na curva P-V da parede torácica. Nesse caso, é a elasticidade do pulmão que determina a CPT. Na CPT, a musculatura inspiratória está em seu encurtamento máximo. Já no volume residual (VR), a curva P-V da parede torácica demonstra um platô, não sendo o caso da curva P-V do pulmão, que está até verticalizada. Logo, é a limitação da parede torácica que determina o VR.

As duas variáveis mais importantes para a determinação de todos os volumes e capacidades pulmonares são a CRF e a capacidade vital (CV). A CV é o volume máximo expirado, partindo-se da CPT, ou o volume máximo inspirado, partindo-se do VR. O volume de reserva inspiratório (VRI) é o volume máximo de ar inspirado, partindo-se do volume corrente (VC). A capacidade inspiratória (CI) é o volume máximo de ar inspirado, partindo-se do repouso expiratório (CRF). O volume de reserva expiratório (VRE) é o volume máximo de ar expirado, partindo-se também, do repouso expiratório (CRF). Já o VR é o volume de ar presente nos pulmões após uma expiração forçada e completa. O VR nunca é determinado diretamente por qualquer método de função pulmonar. Deve-se, primeiro, medir a CRF, obtendo-se o VR subtraindo-se a CRF pelo VRE.

As diferentes capacidades e os volumes são demonstrados na FIGURA 6.2. Note que a capacidade é sempre a soma de dois ou mais volumes. É interessante observar que os volumes mudam de forma considerável entre diferentes indivíduos, principalmente de acordo com sexo, idade e altura. Já a relação de proporção dos diferentes volumes com a CPT

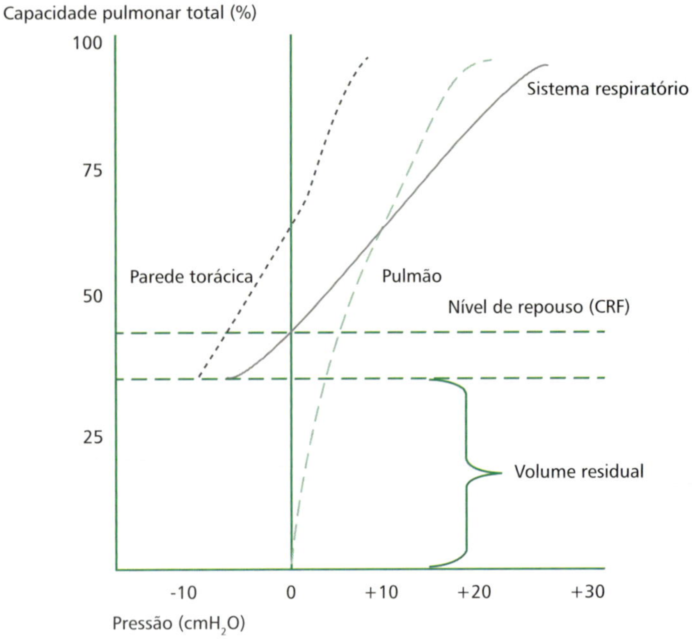

FIGURA 6.1 → Curvas pressão-volume para o pulmão e a parede torácica e da resultante interação entre ambos no sistema respiratório. Para a curva do sistema respiratório, é medida a pressão ao nível da boca, com uma válvula respiratória ocluída, em diferentes volumes (pressão de relaxamento). Note que o volume que representa o ponto de equilíbrio entre ambos é a CRF. Nesse ponto, a pressão de relaxamento é zero.

não varia muito em indivíduos saudáveis, considerando o mesmo sexo e idade. Em média, a CRF é 40 a 50% da CPT, a CI é 50 a 55% da CPT, a CV é 70 a 75% da CPT e o VR é 20 a 40% da CPT. O VR, em geral, aumenta com o grau de envelhecimento etário.

Na inspiração, a musculatura inspiratória gera uma tensão na parede torácica, que é diretamente transmitida para o espaço pleural, virtual e formado apenas por uma fina camada líquida entre as pleuras visceral e parietal. Essa tensão, por capilaridade, exerce uma tração radial por todo o pa-

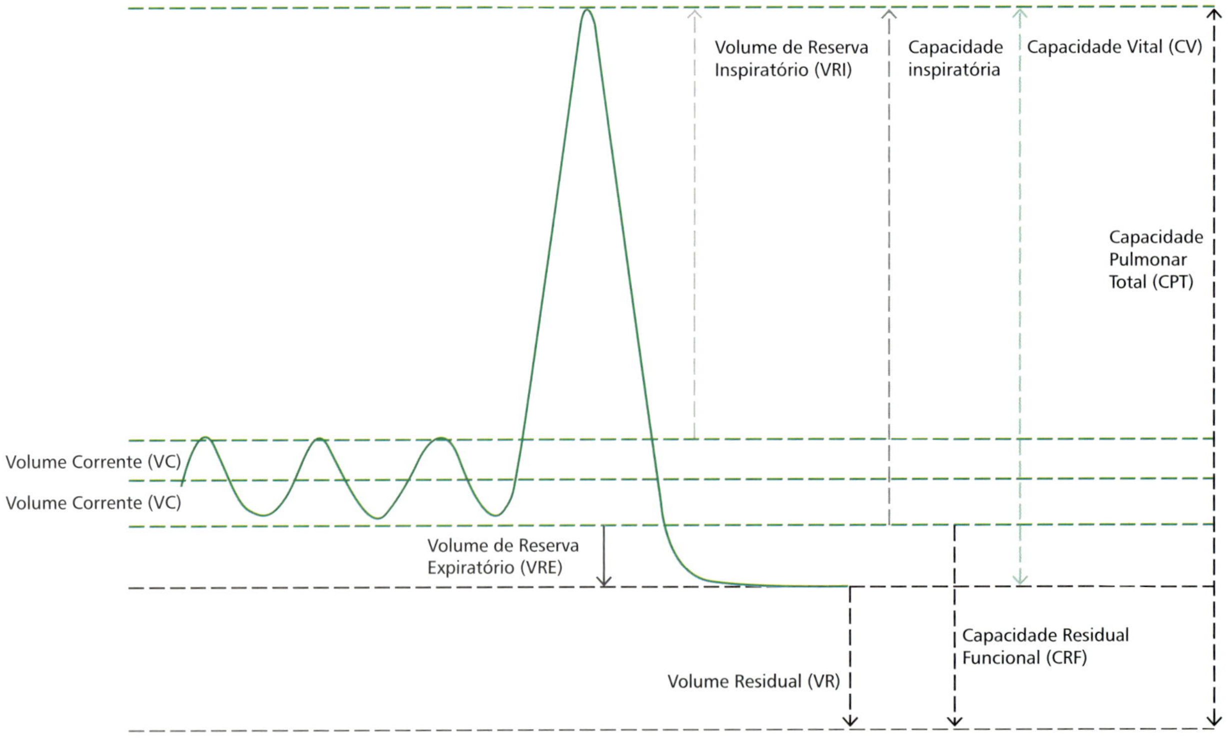

FIGURA 6.2 → Capacidades e volumes pulmonares. Observe que a capacidade pulmonar total, o volume residual e a capacidade residual funcional (linhas e setas em preto) não podem ser obtidos pelas manobras expiratórias e inspiratórias de forma direta na espirometria.

rênquima pulmonar, transmitida para as paredes alveolares e paredes das vias aéreas, o que provoca uma diferença de pressão entre essas estruturas e a atmosfera, determinando por sua vez a geração de fluxo aéreo.

Em primeira instância, a magnitude necessária para a geração dessa pressão depende da complacência da parede torácica e dos pulmões. Complacência pulmonar estática, que é uma medida da distensibilidade do pulmão, é a variação de volume produzida por uma variação na pressão estática (quando não há fluxo aéreo por pelo menos 1,5 s) de 1 cmH_2O ao longo do pulmão, ou seja, entre a superfície pleural e a boca.

A diferença entre a pressão da superfície pleural (medida, na prática clínica, pela pressão esofágica) e a pressão da boca é denominada pressão transpulmonar. Complacência estática da parede torácica é a alteração do volume pulmonar gerada por uma variação da pressão estática ao longo da parede torácica, ou seja, entre a superfície pleural e a superfície externa da parede. A complacência total do sistema respiratório é a variação de volume gerada por uma pressão de 1 cmH_2O ao longo da parede torácica e dos pulmões. A unidade de medida da complacência (C) é L/cmH_2O. A fórmula genérica é:

$$C = \Delta V/\Delta P$$

A complacência pulmonar estática varia de acordo com o volume pulmonar. Em volumes mais altos, a complacência do pulmão costuma ser menor, e em volumes mais baixos, maior. A inclinação da curva P-V ao longo da CV é a complacência estática, que varia de acordo com o tipo de doença, ou alteração (obstrução primária de vias aéreas, enfisema, fibrose pulmonar). Nota-se que, no paciente com asma, o formato e a inclinação da curva costumam ser similares ao normal, enquanto no enfisema a curva está marcadamente inclinada para a esquerda **(FIGURA 6.3)**. Isso ocorre porque o parênquima pulmonar na asma costuma ter complacência normal, enquanto no enfisema está bastante reduzido. Observa-se que, em doenças restritivas que reduzem a elasticidade pulmonar (fibrose), a curva P-V está notadamente inclinada para baixo (complacência menor). Na obesidade, o formato da curva é semelhante ao normal, embora varie em volumes menores **(FIGURA 6.4)**.

A complacência pulmonar também pode ser determinada durante a ventilação (quando há fluxo aéreo). Nesse caso, é denominada complacência dinâmica (Cdin). É definida como a variação de volume durante um ciclo respiratório (VC) dividida pela variação de pressão transpulmonar do final da expiração para o final da inspiração. Assim como a complacência estática, seu valor também depende do volume pulmonar no qual ocorre a ventilação.

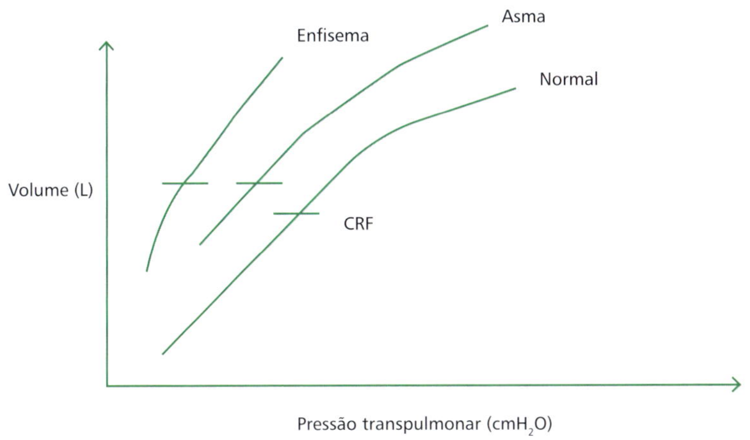

FIGURA 6.3 → Relação P-V em pacientes com limitação ao fluxo aéreo.

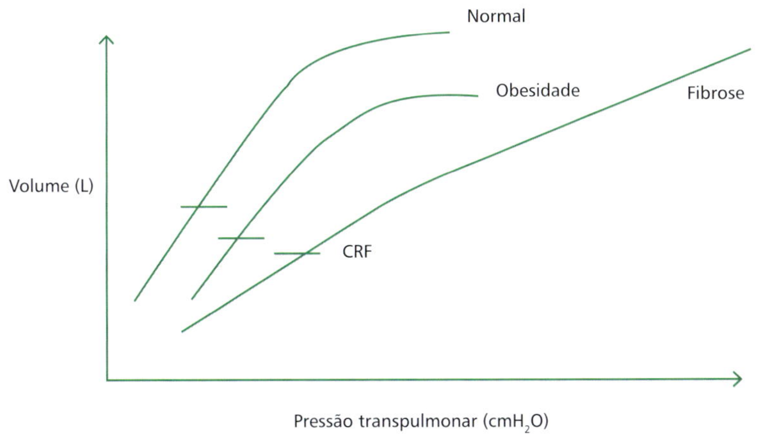

FIGURA 6.4 → Relação P-V em pacientes com doença restritiva.

Além da resistência elástica dos pulmões e da parede torácica, durante a inspiração, a musculatura respiratória deve fornecer uma força suficiente para vencer a resistência ao fluxo aéreo das vias aéreas superiores e da árvore traqueobrônquica. Uma terceira resistência envolve a inércia para o deslocamento (aceleração e desaceleração) dos gases e tecidos, mas ela geralmente é desprezível em condições normais. Na expiração, a força necessária para vencer a resistência ao fluxo aéreo costuma ser fornecida pela própria retração elástica dos pulmões. Tanto em distúrbios obstrutivos quanto na expiração forçada, a retração elástica não é suficiente para sobrepujar a resistência das vias aéreas. Para o cálculo da resistência, aplica-se a seguinte fórmula (R = resistência, ΔP_{ba} = diferença de pressão entre boca e alvéolo, F = fluxo):

$$R = \Delta P_{ba}/F(cmH_2O/L/s)$$

Relacionando-se as alterações simultâneas de volume e pressão (diferença pressórica pleura-boca) na inspiração e expiração, pode-se deduzir uma alça de pressão-volume (**FIGURA 6.5**). Seus limites definem a pressão total (Pt) relacionada com qualquer volume no ciclo respiratório. Dessa alça, podem ser calculadas a pressão necessária para vencer a resistência elástica (Pe) e a pressão necessária para vencer a resistência ao fluxo aéreo (Pf):

$$Pt = Pe + Pf$$

Nos extremos da alça (final da inspiração e final da expiração), não há fluxo aéreo. Nesses pontos, a Pt é igual à Pe. Durante um ciclo respiratório normal, pode-se admitir uma variação linear da pressão elástica ao longo do eixo do volume. Consequentemente, Pf = Pt – Pe em qualquer ponto do gráfico. Considerando que a complacência (C) = $\Delta V/\Delta Pe$, Pe = $\Delta V/C$. Logo, a pressão necessária (Pf) para vencer a resistência ao fluxo em qualquer volume é:

$$Pf = Pt - \Delta V/C$$

A relação entre as medidas simultâneas da Pf e do fluxo aéreo (F) em diferentes graus de insuflação pulmonar produz uma relação pressão-volume que representa a resistência ao fluxo aéreo (Raw). O gráfico é representado na **FIGURA 6.6**. Esse achado é importante, pois sempre deve ser informado o volume pulmonar em que foi medida a resistência ao fluxo aéreo. Em volumes maiores, há menor resistência para a expiração e maior para a inspiração. Em volumes menores, há menor resistência para a inspiração e uma ainda maior para a expiração. Em indivíduos normais, a resistência ao fluxo aéreo varia de 1 a 3 $cmH_2O/L/s$. Em pacientes com doença obstrutiva, esse valor pode aumentar mais de 10 vezes. A partir das curvas fluxo-pressão isovolumétricas, é possível calcular a resistência em cada volume. O resultado da relação volume-resistência é hiperbólico (**FIGURA 6.7**). Já a condutância de vias aéreas (1/resistência), Gaw, está linearmente relacionada com volume. A inclinação da relação entre a Gaw e o volume pulmonar é denominada condutância específica (sGaw) (**FIGURA 6.8**).

Conforme verificado antes, há aumento exponencial da resistência das vias aéreas em volumes decrescentes. Contudo, embora as pequenas vias aéreas (calibre de até 2 mm) sejam bem mais numerosas e representem uma área seccional muito maior do que a das vias aéreas maiores, a resistência total das pequenas vias aéreas na periferia do pulmão constitui, provavelmente, menos de 20% da resistência total das vias aéreas. Conforme o gráfico fluxo-pressão isovolumétrico (ver **FIGURA 6.6**), em volumes pulmonares menores, a resistência ao fluxo aumenta quase em proporção direta com o aumento da pressão transpulmonar. Nesse nível, esse aumento da resistência está relacionado com a compressão dinâmica das vias aéreas. Em parte por causa desse fenômeno, é possível que não sejam detectados pela espirometria (mesmo na medida de resistência das vias aéreas pela pletismografia) até mesmo alterações ou doenças significativas que acometam as pequenas vias aéreas.

Esse conceito pode ser mais bem ilustrado na **FIGURA 6.9**, que demonstra um momento específico de fluxo máximo em um determinado volume. Supondo que a pressão de retração elástica do pulmão (P_{el}) seja 10 cmH_2O e a pressão pleural (P_{pl} – resultado do esforço muscular sobre a parede torácica) seja 20 cmH_2O, a pressão alveolar (Pa_{lv}) seria a soma de P_{pl}

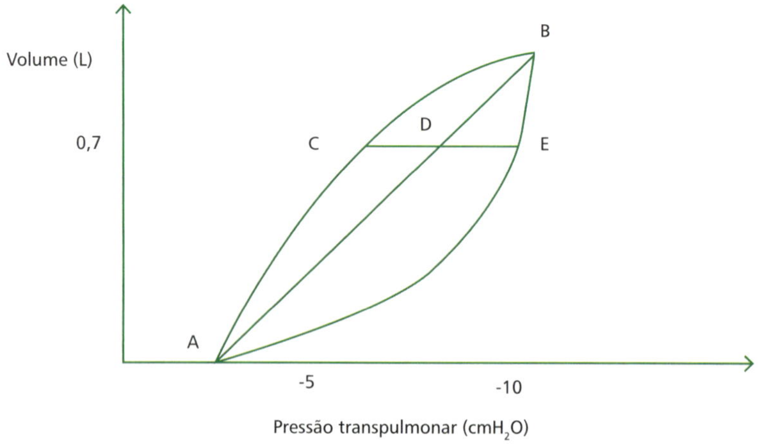

FIGURA 6.5 → Relação entre volume e variação pressórica ao longo dos pulmões em um ciclo respiratório. A linha A-B representa a pressão necessária para vencer a resistência elástica do sistema respiratório em qualquer volume. São demonstradas as pressões necessárias para vencer a resistência ao fluxo aéreo durante a inspiração (DE) e a expiração (CD) em um volume 0,7 L acima da CRF em um indivíduo saudável.

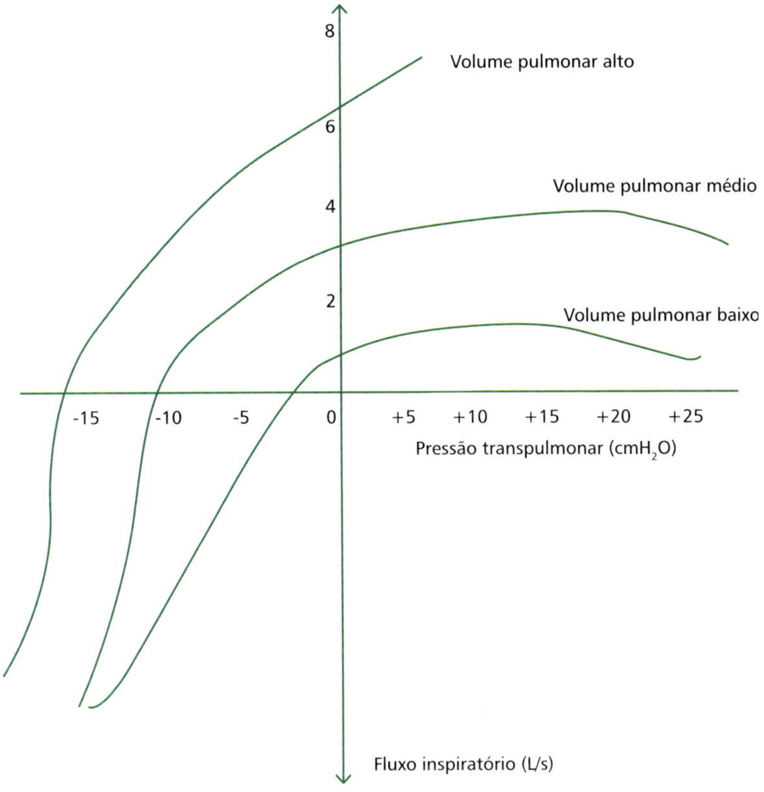

FIGURA 6.6 → Curvas fluxo-pressão isovolumétricas em um indivíduo normal em três níveis de insuflação pulmonar. Em todos os volumes pulmonares, o fluxo inspiratório máximo aumenta com um esforço maior (pressão transpulmonar negativa maior). O fluxo expiratório máximo também aumenta com maior esforço em um volume pulmonar maior. Em volumes pulmonares menores, um esforço maior (pressão transpulmonar mais positiva) aumenta o fluxo aéreo até um máximo, sendo que um esforço maior não produz maior fluxo e pode até mesmo levar a sua redução, provavelmente pela compressão excessiva das vias aéreas.

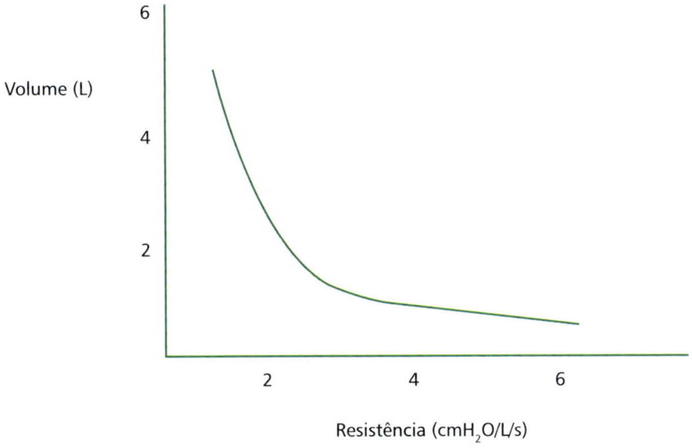

FIGURA 6.7 → Relação entre volume pulmonar e resistência ao fluxo aéreo em indivíduo normal. Note-se que se trata de uma relação hiperbólica. Em volumes maiores, devido à maior pressão transpulmonar, as vias aéreas estão mais distendidas, de modo que o fluxo aéreo é maior do que em volumes pulmonares menores.

+ P_{el}, ou seja, 30 cmH_2O. Como a pressão inicial das vias aéreas, logo antes da expiração, é igual à atmosférica (zero), a pressão das vias aéreas (P_{vas}) reduz do alvéolo em direção à boca, sendo que existe um ponto no qual a pressão no interior das vias aéreas é igual à pressão que as circunda. Esse ponto chama-se ponto de igual pressão (PIP).

O PIP não apresenta uma localização anatômica específica, simbolizando apenas um modelo representativo da dinâmica das vias aéreas. A montante do PIP (na direção da boca), as vias aéreas estão sujeitas à compressão da pressão pleural. Esse processo é dinâmico, pois à medida que o fluxo na via aérea diminui, a pressão dentro dela também, de modo que o PIP se desloca cada vez mais na direção do alvéolo, o que determina um fluxo ainda menor. Dessa forma, os seguintes fatores determinam os fluxos expiratórios máximos (em uma expiração forçada):

- As propriedades elásticas do pulmão. Quanto maior a retração elástica, mais o PIP se desloca na direção dos segmentos brônquicos mais distais. Dessa forma, um fluxo maior pode ser obtido com volumes menores em doenças pulmonares restritivas (p. ex., fibrose pulmonar). Da outra forma, quanto menor a retração elástica, menos o PIP se desloca para os segmentos brônquicos mais distais, li-

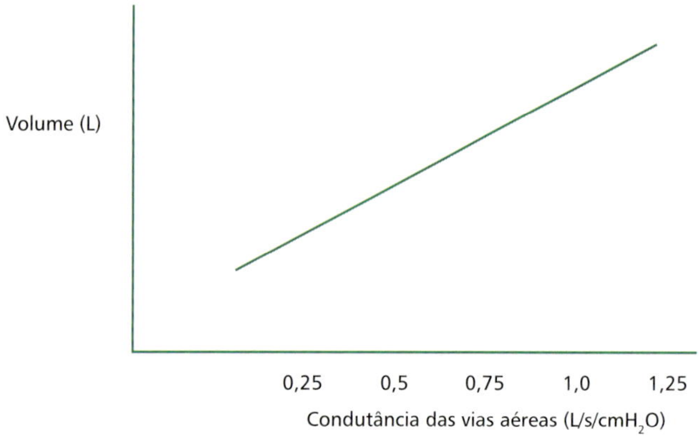

FIGURA 6.8 → Relação entre volume pulmonar e Gaw (condutância das vias aéreas) em indivíduo normal. A condutância aumenta linearmente com um maior volume. A inclinação dessa reta representa a condutância específica (sGaw).

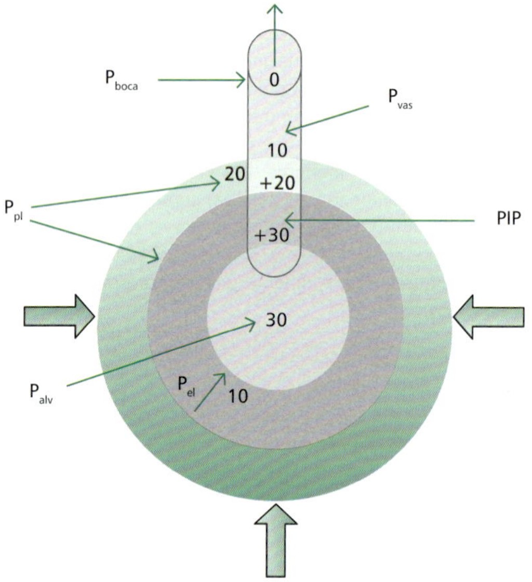

FIGURA 6.9 → Um momento específico em que as forças atuam sobre o tórax durante uma expiração forçada (ver texto).

mitando o fluxo precocemente, mesmo em volumes pulmonares maiores (p. ex., enfisema pulmonar).

- A resistência das vias aéreas intratorácicas. Nos casos de obstrução dessas vias aéreas, a compressão dinâmica ocorre mais rapidamente, pois se parte de uma via aérea com calibre menor. O PIP, nesse caso, também se desloca menos para os segmentos mais distais das vias aéreas, o que determina uma redução ainda maior do fluxo aéreo, mesmo em volumes maiores.

Dessa forma, o tempo que uma determinada unidade pulmonar leva para esvaziar (constante de tempo ou t) é diretamente proporcional à complacência e à resistência das vias aéreas. Na prática, a constante de tempo é o produto entre a resistência (R) e a complacência (C):

$$t = R.C$$

A hiperinsuflação é, justamente, um mecanismo de defesa dos pacientes com doença obstrutiva para tentar reduzir o efeito da obstrução (seja por meio de redução da retração elástica, seja por obstrução das vias aéreas intratorácicas). Nessa situação, o paciente ventila melhor em volumes maiores, pois há maior distensão da parede das vias aéreas. Um efeito colateral importante desse processo é o marcado aumento do trabalho ventilatório, mesmo sem uma eficácia ventilatória adequada.

Constantes de tempo distribuídas de maneira desuniforme nos pulmões afetam a complacência dinâmica, principalmente em frequências respiratórias mais altas. Quando o VC é inalado de forma bem lenta (baixo fluxo), o maior obstáculo à variação de volume é a própria retração elástica do pulmão. Quando a frequência respiratória aumenta, as unidades pulmonares onde a resistência é maior recebem menos ar e insuflam menos do que as de resistência menor. Isso ocasiona uma necessidade maior de aumento da pressão transpulmonar (ΔP), porém com menor volume inalado.

Como complacência dinâmica é $VC/\Delta P$, existe uma redução progressiva da complacência à medida que a frequência respiratória aumenta em pacientes com doença obstrutiva, o que não ocorre em pacientes normais, mesmo em frequências respiratórias de até 60/minuto. Esse comportamento (dependência da complacência dinâmica em relação à frequência respiratória) tem importância fundamental na redução da capacidade de exercício e nos ajustes da ventilação mecânica em pacientes com doença pulmonar obstrutiva. Além disso, se a complacência dinâmica diminui com o aumento da frequência respiratória, mas a complacência estática pulmonar e a resistência das vias aéreas são normais, isso é altamente indicativo de doença de pequenas vias aéreas.

Esses conhecimentos da mecânica ventilatória são essenciais para a compreensão dos resultados obtidos na curva fluxo-volume pela espirometria. Na **FIGURA 6.10A**, está demonstrada a relação entre as curvas pressão-volume isovolumétricas e a curva fluxo-volume. Uma consequência importante dessa relação é que, por mais que se aumente a pressão transpulmonar, jamais os fluxos máximos possíveis podem ser ultrapassados. Dessa forma, a alça expiratória da curva fluxo-volume nunca poderá ser ultrapassada, por mais esforço (aumento da pressão transpulmonar) que um indivíduo normal faça em diferentes volumes (FIGURA 6.10B). A alça expiratória somente será modificada caso se altere a unidade de tempo de esvaziamento dos pulmões, seja por alteração na complacência, seja por alteração na resistência das vias aéreas.

Para o cálculo do trabalho respiratório, ver FIGURA 6.11. Em física, trabalho (W) é calculado como o produto entre força e distância. Em fisiologia respiratória, o análogo da força é a pressão transpulmonar e o da distância é o volume. Para o cálculo do W, basta o cálculo da área do gráfico correspondente ao momento respiratório (FIGURA 6.11). Em um indivíduo normal, no qual a resistência das vias aéreas é baixa, a maior parte do W respiratório serve para vencer a resistência elástica do sistema respiratório (dois terços do total). Uma energia mínima é despendida para vencer a resistência das vias aéreas. Nessa situação, a maior parte do trabalho do sistema respiratório é gasta no ciclo inspiratório. Na inspiração, o parênquima pulmonar é distendido e acumula energia potencial. Na expiração espontânea, graças a essa energia potencial acumulada, há grande auxílio do processo de retração elástica pulmonar e o trabalho expiratório torna-se bem reduzido em relação ao trabalho total do sistema. Em um indivíduo normal, a energia potencial acumulada pelo parênquima pulmonar na inspiração é mais do que suficiente para vencer a resistência das vias aéreas.

Em indivíduos com asma grave, a alça expiratória encontra-se muito desviada para a esquerda, até mesmo ultrapassando os limites da área do trabalho elástico do sistema respiratório (FIGURA 6.12A). Como o parênquima pulmonar está, em princípio, preservado na asma, a complacência estática

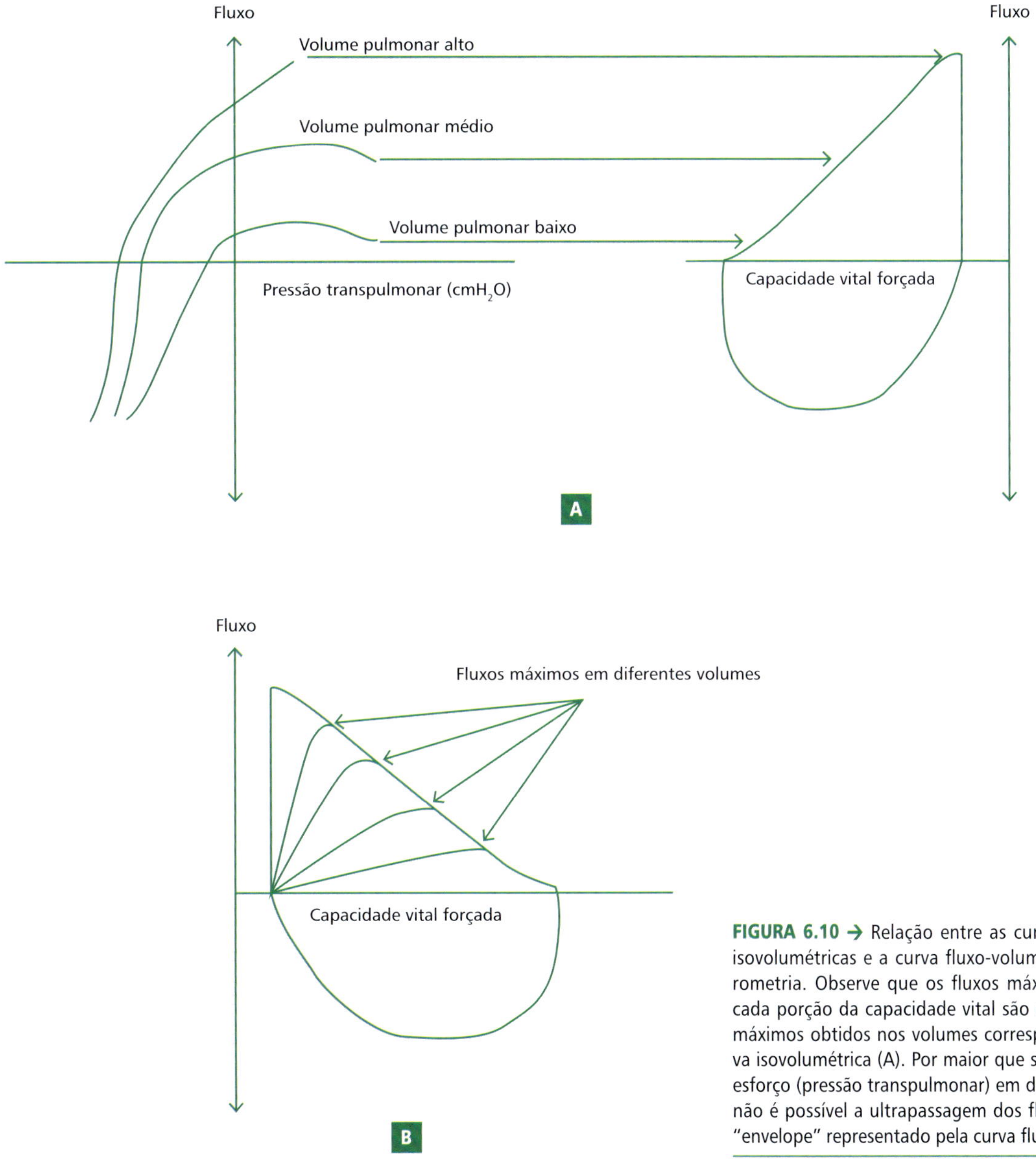

FIGURA 6.10 → Relação entre as curvas fluxo-pressão isovolumétricas e a curva fluxo-volume obtida na espirometria. Observe que os fluxos máximos obtidos em cada porção da capacidade vital são os mesmos fluxos máximos obtidos nos volumes correspondentes da curva isovolumétrica (A). Por maior que seja o aumento do esforço (pressão transpulmonar) em diferentes volumes, não é possível a ultrapassagem dos fluxos máximos do "envelope" representado pela curva fluxo-volume.

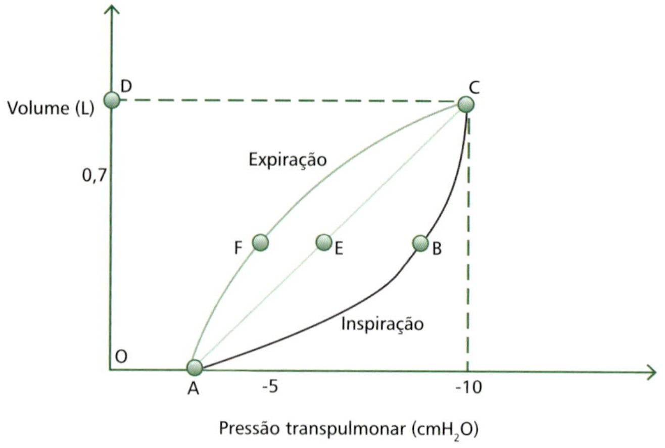

FIGURA 6.11 → Representação gráfica do trabalho mecânico (W) necessário para a ventilação em volume corrente em um indivíduo saudável. Winspiratório = área correspondente a OABCD. Wexpiratório = área correspondente a AECFA. Welástico = área correspondente a OAECDO. Wresistência das vias aéreas = área correspondente a ABCEA.

é normal, de modo que a inclinação da reta expiração-inspiração final está normal. Nessa situação, a energia potencial acumulada na inspiração é insuficiente para sobrepujar a resistência das vias aéreas, o que demanda um esforço ativo da musculatura expiratória. Em indivíduos com fibrose, a complacência estática está muito reduzida (maior inclinação da reta inspiração-expiração final para a direita). Nesse caso, o que está muito aumentado é o trabalho elástico (**FIGURA 6.12B**). O trabalho da resistência das vias aéreas e o da própria expiração podem estar até reduzidos.

A partir de agora, não é difícil entender como o trabalho respiratório pode influenciar no padrão ventilatório. Em geral, quando um indivíduo normal ventila mais profundamente (aumento do volume inspiratório e expiratório com frequência respiratória baixa), a necessidade de trabalho elástico aumenta e a da resistência das vias aéreas se reduz. Em frequências respiratórias maiores com um VC menor, o trabalho elástico é minimizado, mas o da resistência das vias aéreas aumenta. No entanto, o gasto enérgico total ainda é pequeno, pois a complacência dinâmica altera-se minimamente, mesmo em frequências respiratórias altas, e a resistência das vias aéreas em indivíduos normais é considerada pequena. Nestes, a frequência respiratória média que envolve um mínimo gasto energético parece estar em torno de 15/minuto.

Em indivíduos com doença restritiva (p. ex., fibrose pulmonar), é necessário um aumento da frequência respiratória para minimizar o trabalho resistivo elástico. Consequentemente, a frequência respiratória média necessária para minimizar o gasto energético ventilatório nesses pacientes é alta. Em indivíduos com doença obstrutiva, é o trabalho resistivo das vias aéreas que está aumentado, levando esses pacientes a compensar isso pela redução da frequência respiratória e pelo aumento do VC. No entanto, essa regra não é válida em todos os casos. Em pacientes com hiperinsuflação e obstrução severa, a ventilação ocorre nos extremos da relação pressão-volume. Consequentemente, o trabalho elástico pode aumentar muito e a frequência respiratória pode se elevar. Com a elevação da frequência respiratória, é possível que haja redução da complacência dinâmica com aumento adicional desse trabalho elástico.

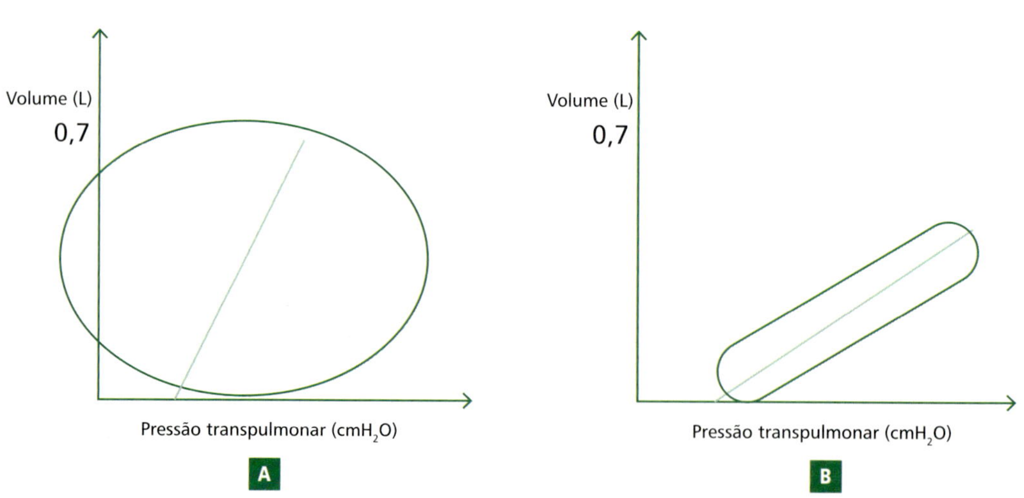

FIGURA 6.12 → Trabalho mecânico ventilatório de um paciente com asma (A) e de outro com fibrose pulmonar (B).

Para a realização desse trabalho ventilatório, é necessária a ação da musculatura respiratória e o consumo de oxigênio. Em indivíduos saudáveis, em repouso, o VO_2 do sistema respiratório está em torno de 0,3 a 1,8 mL/L de ventilação, representando, aproximadamente, 1 a 3% do total do consumo de oxigênio. Um fator importante é a segurança ventilatória garantida pela adequada perfusão sanguínea do diafragma. Mesmo em situações de baixo débito cardíaco (p. ex., choque), o fluxo sanguíneo diafragmático pode exceder em até 20% aquele. No entanto, em situações como o exercício extremo, esse consumo pode aumentar de forma considerável, representando uma parcela significativa do VO_2 total. Em indivíduos doentes, mesmo em repouso, a proporção do VO_2 total para a ventilação aumenta consideravelmente. No caso de pacientes com enfisema e hiperinsuflação, por exemplo, existe um gasto energético desproporcional com pequenos incrementos na ventilação. Mesmo com volumes-minuto baixos, o gasto energético desses pacientes pode ser de 4 a 10 vezes maior do que em pessoas saudáveis (FIGURA 6.13). O maior trabalho resistivo e elástico associado à menor eficiência ventilatória com grande gasto energético é um importante desencadeador de dispneia nesses pacientes.

Ventilação pulmonar

Conforme discutido na introdução, a função primordial do sistema respiratório é a hematose: transferência eficaz de oxigênio do alvéolo para o sangue capilar e de dióxido de carbono do sangue capilar para o alvéolo. Em circunstâncias normais, um indivíduo respira, aproximadamente, de 6 a 8 litros de ar por minuto. No entanto, não é a quantidade de ar ventilado que importa, mas sim o volume de ar envolvido nas trocas gasosas entre o alvéolo e o sangue capilar.

A boca, a cavidade nasal, a faringe, a laringe, a traqueia, os brônquios e os bronquíolos formam o chamado espaço morto anatômico (EMA). No entanto, o EMA é um conceito sem muita importância para a fisiologia. Importa muito mais o chamado espaço morto fisiológico (EMF), definido como o ar que inclui todo o EMA e todo o ar alveolar que não apresenta hematose (alvéolos com pouca ou nenhuma perfusão). Em indivíduos saudáveis, o EMA e o EMF são, praticamente, os mesmos (150 mL ao repouso, ou 20 a 30% do VC). Em pneumopatas, podem existir tanto alvéolos bem ventilados com perfusão inadequada como ventilação compensatória de alvéolos preservados com perfusão normal. Nesses dois casos, uma proporção significativa de ar alveolar não participa da hematose.

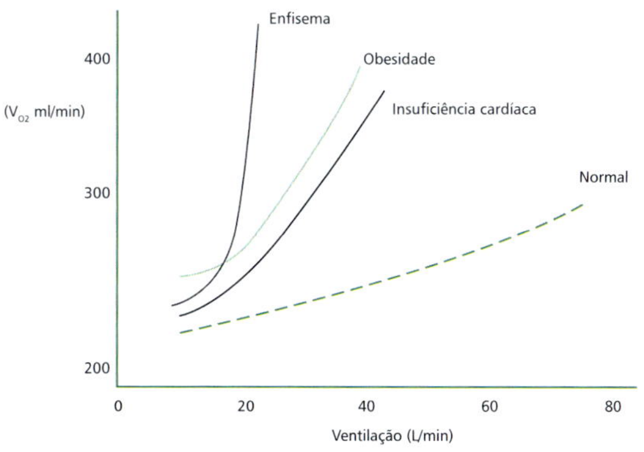

FIGURA 6.13 → Variação da VO_2 associada com a ventilação em indivíduos normais e doentes.

> **ATENÇÃO**
>
> Ventilação alveolar é a proporção do ar inspirado que está envolvida na hematose. Em última instância, é o ar ventilado mais importante para o processo respiratório de fornecimento de oxigênio sanguíneo.

Vários fatores influenciam o grau de ventilação alveolar: ventilação-minuto, frequência respiratória, VC, EMF. Para a mesma ventilação-minuto, um aumento no EMF (p. ex., enfisema) ou uma diminuição no VC (p. ex., obesidade) provoca uma redução da ventilação alveolar. O impacto sobre a hematose é ainda maior se há redução simultânea de ambos os fatores. A ventilação alveolar, obviamente, não é o único fator determinante nas trocas gasosas. O nível da $PaCO_2$ alveolar e arterial é influenciado pela relação entre produção metabólica de CO_2 e ventilação alveolar (VCO_2 é a produção de dióxido de carbono, V_A, ventilação alveolar):

$$PaCO_2\ (mmHg) = (VCO_2\ [mL/min] \times 0{,}863)\ /\ Va\ (L/min)$$

Quando o nível de ventilação alveolar é inadequado em relação à produção de CO_2, a PCO_2 alveolar e arterial aumenta, ocorrendo hipercapnia (PCO_2 > 45 mmHg ao nível do mar). Quando a ventilação alveolar sofre um aumento desproporcional em relação à produção de CO_2, a PCO_2 alveolar e arterial reduz-se (menos de 35 mmHg ao nível do mar), ocorrendo hipocapnia. Devido à grande difusibilidade do CO_2, o que permite um rápido equilíbrio nas pressões parciais, a $PaCO_2$ (arterial) é praticamente similar à $PACO_2$ (alveolar). Logo, a $PaCO_2$ pode ser considerada uma medida precisa da capacidade da ventilação alveolar de compensar a produção de CO_2. Já não ocorre o mesmo com o O_2. Devido à difusibilidade menor, e ao fato de que a maior parte do O_2 está ligada à hemoglobina, as diferenças que normalmente ocorrem entre a distribuição da ventilação e da perfusão nos pulmões, mesmo em indivíduos normais, fazem com que a PaO_2 não seja uma medida fidedigna da PAO_2. A PaO_2 é, aproximadamente, em indivíduos normais, 10 mmHg menor do que a PAO_2 (diferença alveolocapilar, ou $P(A\text{-}a)O_2$). O fator que mais influencia a $P(A\text{-}a)O_2$ é a relação ventilação-perfusão (V/Q).

A distribuição da ventilação nos diferentes setores dos pulmões não costuma ser uniforme. Ela depende, fundamentalmente, da posição, do VC e do volume pulmonar em que ocorre a ventilação (VR, CRF e CPT). Em um indivíduo normal, em posição ortostática, em repouso, em VC (ventilação que ocorre próximo à CRF), as pressões pleurais costumam ser mais negativas nos lobos superiores (estima-se que a pressão pleural aumente em torno de 0,25 cmH_2O por cm de distância do terço superior ao terço inferior dos pulmões). Logo, nos lobos superiores, os alvéolos estão mais distendidos e mais próximos do limite superior da curva P-V. Nessa localização e em tais condições, a ventilação costuma ser menor do que nos lobos inferiores. Caso o indivíduo mude de posição, essa relação pode ser alterada. De forma geral, devido às influências da gravidade sobre a pressão pleural, são as porções mais pendentes as mais bem ventiladas na CRF. No entanto, se o indivíduo ventilar forçosamente próximo à CPT, essas diferenças regionais diminuem muito, pois todo o pulmão estará no limite da curva P-V, embora a ventilação se reduza substancialmente. Em uma ventilação forçada próximo ao VR, as porções pendentes poderão ter uma ventilação menor pelo fechamento mais precoce das vias aéreas.

No entanto, a relação V/Q altera-se entre as porções mais e menos pendentes dos pulmões. Em um indivíduo normal, em posição ortostática, em VC, em repouso, embora os lobos superiores sejam menos ventilados e perfundidos, a relação V/Q é maior do que nos lobos inferiores. Os lobos superiores são hiperventilados em relação à sua perfusão, enquanto os lobos inferiores são hipoperfundidos em relação à sua ventilação.

Circulação pulmonar

A função mais importante da circulação pulmonar é o transporte do sangue que vem dos tecidos até os capilares pulmonares, onde ocorre a hematose. Em condições normais, o leito capilar pulmonar contém entre 50 e 100 mL de sangue, com melhor perfusão nas porções pendentes dos pulmões. Esse volume está contido em uma trama microvascular de capilares com uma área de superfície estimada em 70 m^2, cuja capacidade é de, aproximadamente, 200 mL.

> **ATENÇÃO**
>
> Os vasos pulmonares apresentam uma fina parede vascular, são facilmente distensíveis e caracterizados por baixas pressões e baixa resistência ao fluxo.

A resistência vascular pulmonar é calculada pela razão entre diferença de pressão e fluxo. A diferença de pressão na circulação pulmonar total é a diferença entre a pressão da artéria pulmonar e a pressão do átrio esquerdo.

Em condições normais, com um fluxo de 6 L/minuto e uma diferença de pressão de 9 mmHg, a resistência da circulação pulmonar é de 1,5 mmHg/L/min. Esse valor representa apenas 10% da resistência vascular sistêmica. A maior parte da resistência da circulação pulmonar está nas arteríolas e nos capilares, havendo relativamente pouca resistência no sistema venoso. A diferença de pressão entre os capilares pulmonares e o átrio esquerdo é menor do que 1 mmHg. O fluxo sanguíneo capilar pulmonar é pulsátil (pulsos gerados pelas contrações do ventrículo direito). Isso é demonstrado pelo fato de que as trocas gasosas instantâneas oscilam de acordo com os batimentos cardíacos. O leito capilar pulmonar apresenta uma capacidade grande para acomodar o grande aumento da volemia durante o exercício. Além disso, também funciona como uma reserva de sangue que não é sempre necessária para o organismo. Essa reserva pode ser drenada, por exemplo, pelo trato gastrintestinal durante a digestão, ou pela pele, quando há necessidade de dispersão de calor.

Em indivíduos normais, a distribuição do fluxo pulmonar é determinada, principalmente, por dois mecanismos:

- Gradiente vertical de pressão devido à força gravitacional: o fluxo pulmonar é maior nas áreas mais pendentes. A melhor uniformidade do fluxo pulmonar pode ser obtida na posição prona.
- Anatomia local: o fluxo entre os lobos pulmonares é distribuído desigualmente.

Outros mecanismos que podem influenciar a distribuição do fluxo pulmonar são o grau de expansão pulmonar e o fechamento crítico das arteríolas. A vasoconstrição hipóxica também regula a circulação pulmonar pelo aumento do tônus vasomotor.

Gradiente vertical do fluxo sanguíneo

Estudos utilizando gases radioativos demonstram claramente uma variação da perfusão pulmonar ao longo do eixo vertical dos pulmões com o indivíduo sentado ou em posição ortostática. Nessa situação, quatro zonas de distribuição da perfusão pulmonar foram identificadas (FIGURA 6.14).

Na zona 1 a pressão alveolar (P_A) excede a pressão arterial pulmonar (P_a), de modo que os vasos septais são comprimidos e o fluxo é bem reduzido. Algum fluxo é mantido nos vasos interseptais. O fluxo somente é restabelecido nessa zona no caso de exercício, hipoxia ou posição supina. Na zona 2, a P_a excede a P_A, mas somente durante a fase sistólica do ventrículo direito. Essas duas pressões são, por sua vez, maiores do que a pressão venosa (P_v). Na zona 3, a pressão de vazão é a diferença entre P_a e P_V. A pressão intravascular aumenta caudalmente junto com o fluxo. Essa é a região mais perfundida dos pulmões. A zona 4 é a parte mais pendente dos pulmões, sendo a pressão hidrostática intravascular relativamente alta. Em condições normais, há passagem de uma pequena quantidade de líquido para o espaço intersticial. Nessa zona, o fluxo é menor do que na zona 3 devido à compressão dos alvéolos e capilares pela ação da própria gravidade.

Expansão pulmonar

A distribuição do fluxo pulmonar também é influenciada pelo grau de expansão pulmonar. O fluxo máximo e o mínimo possível podem ser obtidos na CPT. Nesse volume pulmonar, ele é máximo na zona 3 e mínimo na zona 1. É interessante observar que o fluxo máximo na zona 1 é obtido no VR, onde a compressão vascular pela pressão alveolar é a menor nessa região em tal volume.

Relação ventilação-perfusão

As trocas gasosas são ideais quando a relação entre ventilação e perfusão alveolar está equilibrada. No entanto, pelas características regionais de distribuição ventilatória e perfusional, este emparelhamento não é uniforme. A FIGURA 6.15 demonstra isso. Todavia, essas diferenças não são importantes no que se refere à fisiologia. A $P(A\text{-}a)O_2$ é, aproximadamente, 5 a 15 mmHg em indivíduos normais, sendo a $PaCO_2$ e a $PACO_2$ quase equivalentes. Em situações de doença, podem ocorrer alterações nesse gradiente.

Quando há mais áreas pouco ventiladas, mas relativamente bem perfundidas, a relação V/Q é baixa. Há transferência de mais sangue não oxigenado para a circulação venosa pulmonar e a ocorrência da chamada perfusão com mistura venosa símile. Nessa situação, há aumento da $P(A\text{-}a)O_2$ e redução da PaO_2. Quando essa mistura fica excessiva, a ventilação torna-se insuficiente para a produção metabólica de dióxido de carbono e há hipercapnia.

Quando alvéolos bem ventilados apresentam perfusão muito reduzida, ou ausente, a relação V/Q é alta (p. ex., embolia pulmonar). Essa situação é denominada espaço morto alveolar, pois o ar alveolar contido nessas regiões pulmonares não participa da hematose e sua composição é similar à da mistura gasosa presente na árvore traqueobrônquica. A PaO_2 e a $PaCO_2$ tendem a não se modificar de forma significativa, mesmo com aumento expressivo do espaço morto alveolar. Inicialmente, há aumento da ventilação-minuto e aumento da perfusão nas áreas preservadas. Quando essa compensação torna-se insuficiente, o gradiente $P(A\text{-}a)O_2$ é o primeiro a ser alterado.

Há casos extremos em que o sangue arterial pulmonar não passa por qualquer alvéolo ventilado, ou não ventilado. Essa situação denomina-se verdadeira mistura venosa, ou *shunt*. Mesmo em indivíduos normais, existe *shunt*. Em torno de 2 a 3% do fluxo sanguíneo pulmonar podem normalmente misturar-se à circulação sistêmica e também originar-se das veias de Tebésio e veias brônquicas, as quais drenam diretamente para as câmaras cardíacas esquerdas.

A verdadeira mistura venosa está aumentada, por exemplo, nos casos de algumas doenças cardíacas congênitas (p. ex., comunicações interventriculares e interatriais) e na síndrome hepatopulmonar por fístulas arteriovenosas.

Difusão e trocas gasosas

O movimento de moléculas de um gás de uma zona de alta pressão parcial para uma zona de menor pressão é chamado de difusão. A difusão pulmonar ocorre no setor alveolar e é exclusivamente passiva. Os fatores envolvidos no processo de difusão obedecem à chamada lei de Fick, demonstrada nesta fórmula:

$$Vgás/min = [A.D.(P_1 - P_2)]/T$$

Vgás = volume de gás difundido/minuto
A = área da superfície da membrana em cm^2

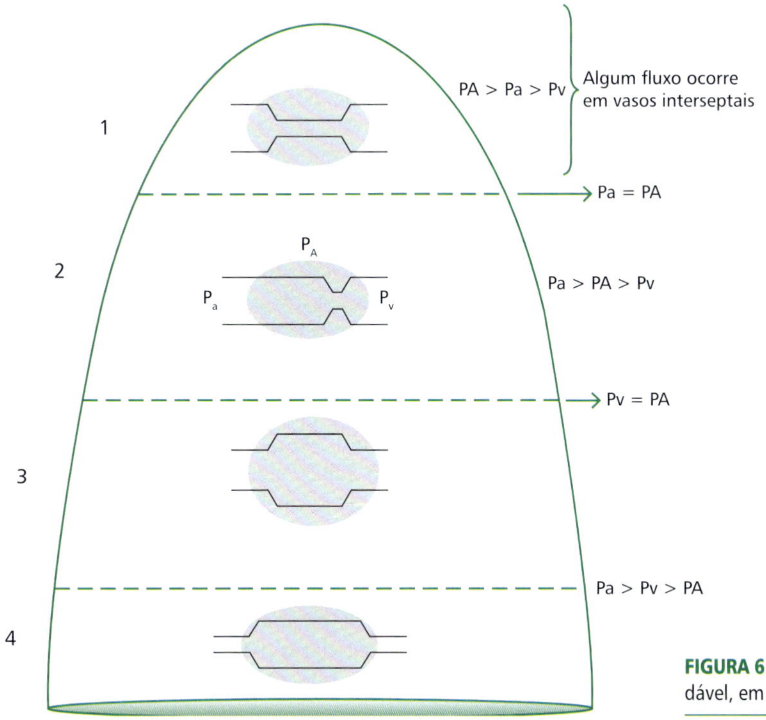

FIGURA 6.14 → Distribuição do fluxo pulmonar em indivíduo saudável, em repouso, em posição ortostática.

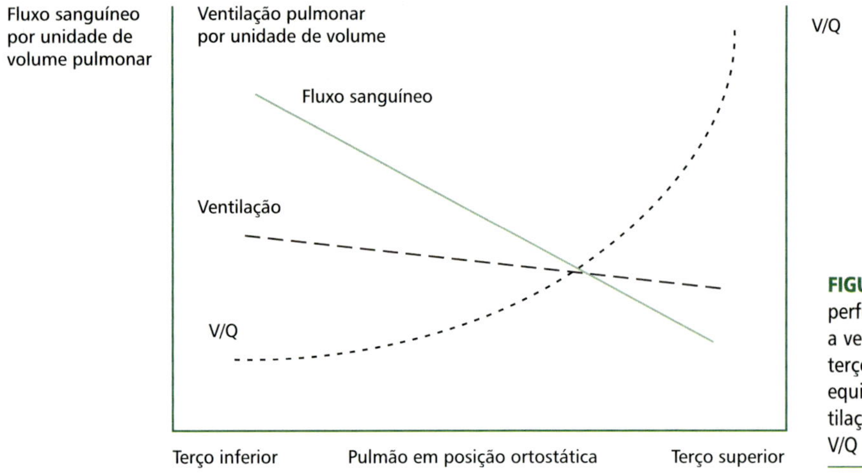

FIGURA 6.15 → Distribuição da ventilação e da perfusão pulmonar em posição ortostática. Tanto a ventilação quanto a perfusão são menores no terço superior, embora a relação V/Q seja mais equilibrada nesse nível. No terço inferior, a ventilação é menor em relação à perfusão (relação V/Q menor).

$P_1 - P_2$ = diferença de pressão parcial pela membrana em mmHg

T = espessura da membrana, ou distância para a difusão em cm

D = coeficiente de difusão, ou difusibilidade do gás ($D \alpha$ solubilidade/$\sqrt{\text{peso molecular}}$)

> **ATENÇÃO**
>
> Pela fórmula, a taxa de difusão de um gás ao longo da barreira alveolocapilar depende da sua solubilidade, densidade, diferença parcial entre o ar alveolar e os capilares pulmonares e área de superfície para a difusão.

Existe uma grande diferença de solubilidade entre o O_2 e o CO_2. O CO_2 é quase 25 vezes mais solúvel e 20 vezes mais difusível do que o O_2. Por esse motivo, é muito mais difícil que ocorram alterações de difusão do CO_2 por alterações na membrana alveolocapilar. No entanto, o tempo de equilíbrio entre as pressões parciais alveolocapilares para o CO_2 é maior do que para o O_2, pois o CO_2 apresenta uma curva de dissociação linear e a reação com componentes sanguíneos se dá de forma mais lenta. A ligação do O_2 à hemoglobina permite que o equilíbrio entre as pressões parciais seja rápido (em torno de 0,25 s), bem menor do que o tempo de trânsito das hemácias nos capilares pulmonares, seja em repouso (0,75 s) ou no exercício intenso (0,3 s).

Os fatores que afetam a difusão pulmonar são todos aqueles descritos na equação de Fick (gradiente de pressão alveolar, espessura e área de superfície da membrana alveolocapilar). No entanto, a maior parte das alterações da PaO_2 e da $PaCO_2$ nas situações de doença, no estado de repouso, deve-se mais a alterações na relação V/Q do que propriamente a alterações da difusão. Por exemplo, a difusão no enfisema costuma estar reduzida, sobretudo pela redução na área de superfície alveolocapilar. Todavia, como há destruição de toda a unidade alveolocapilar, a relação V/Q não é alterada. O resultado é que, no estado de repouso, em pacientes com predomínio enfisematoso, hipoxemia e hipercapnia costumam ocorrer somente nas fases mais avançadas da doença. Contudo, o distúrbio da difusão no enfisema pode ter repercussão clínica caso o paciente seja submetido a exercício. Nessa situação, a redução do fator de transferência do O_2 é acentuada e pode ocorrer hipoxemia. No caso da fibrose pulmonar, em repouso, a redução da difusão colabora apenas com 19% da $P(A\text{-}a)O_2$. O restante é devido ao desequilíbrio V/Q. No exercício, a $P(A\text{-}a)O_2$ aumenta, sendo que 40% dessa diferença são atribuíveis à redução da difusão. A relação V/Q não se altera de forma significativa. Além disso, existem também alterações estruturais na vasculatura pulmonar, o que colabora para o desequilíbrio V/Q na fibrose pulmonar.

Transporte de oxigênio

O oxigênio que se difunde do alvéolo para o sangue capilar é transportado aos tecidos dissolvido no plasma, ou pela hemoglobina presente nas hemácias. A PaO_2 do sangue normal está em torno de 11,3 a 13,3 kPa (média de 90 mmHg).

> **ATENÇÃO**
>
> A maior parte do oxigênio é transportada pela hemoglobina como oxiemoglobina.

Em torno de 1 grama de hemoglobina é capaz de se combinar quimicamente com 1,39 mL de oxigênio. Logo, em um indivíduo saudável com uma concentração de hemoglobina de 15 g/100 mL, o sangue é capaz de transportar 20,85 mL de oxiemoglobina por 100 mL de sangue. No ar ambiente, a hemoglobina não pode ser completamente saturada em sua capacidade máxima (média de 97%). O grau de saturação da hemoglobina depende da pressão parcial de oxigênio presente no meio (p. ex., capilares pulmonares ou tecidos). A saturação declina com a idade, principalmente pela redução do equilíbrio V/Q.

A hemoglobina é uma molécula que engloba quatro cadeias polipeptídicas interligadas (duas alfa e duas beta; no feto, duas alfa e duas gama), cada uma com um anel de porfirina (heme) contendo um átomo de ferro em estado ferroso. Logo, cada molécula de hemoglobina pode transportar quatro moléculas de O_2. No entanto, a molécula de hemoglobina não se liga a quatro moléculas de ferro ao mesmo tempo. A reação de ligação apresenta quatro estágios. A velocidade de reação com o O_2 (afinidade) aumenta exponencialmente à medida que cada sítio é preenchido. Essa velocidade varia de acordo com vários fatores, como pH, temperatura, PCO_2, concentração de 2,3-difosfoglicerato. A curva de dissociação da hemoglobina para o O_2 tem um formato sigmoide (em S, como mostrado na **FIGURA 6.16**). Ela apresenta as seguintes características:

- A parte superior da curva atinge um longo platô. Dessa forma, alterações significativas na PO_2 não repercutem na SaO_2 nesse nível. Uma consequência disso é que, após um determinado ponto, por mais que um indivíduo aumente a ventilação alveolar em ar ambiente, ocorre pouco incremento na SaO_2. Ao contrário, a $PaCO_2$, como descrito adiante, varia muito com a ventilação alveolar, pois apresenta uma curva de dissociação da hemoglobina linear.
- Após a primeira metade da curva, pequenas variações da PO_2 determinam grandes variações na SaO_2.
- A quantidade total de O_2 transportado é a soma do O_2 ligado à hemoglobina (maior parte) e ao plasma, de acordo com a seguinte fórmula:
  Conteúdo de O_2: (1,39.{Hb em g/dL}xSaO_2) + (0,023. PaO_2)
  Em pacientes com anemia, há redução da quantidade de O_2 distribuída para os tecidos. No entanto, a PaO_2 e a SaO_2 não são alteradas.
- Nos tecidos, a PCO_2 é relativamente alta, sendo o pH baixo em razão do metabolismo. Há também aumento da temperatura local. Essa situação é amplificada no estado de exercício em função de sua intensidade, onde é produzido ácido láctico, que também reduz o pH pela liberação de íons H^+. Nessa situação (**FIGURA 6.16**), a curva de dissociação de hemoglobina desloca-se para a direita e a redução da sua afinidade pelo O_2 provoca maior liberação para os tecidos. A redução da afinidade da hemoglobina pelo O_2 na presença de CO_2, ou de íons H^+, é chamada de efeito Bohr.
- O 2,3-difosfoglicerato (2,3-DFG) é produzido nos eritrócitos durante a glicólise anaeróbica. Ele é um importante mecanismo adaptativo, produzido em situações de menor disponibilidade de O_2 para os tecidos periféricos, como hipoxemia, insuficiência cardíaca congestiva, doença pulmonar crônica, anemia, entre outras. Níveis altos de 2,3-DFG deslocam a curva para a direita, reduzindo a afinidade da hemoglobina pelo O_2, com maior oferta do mesmo para os tecidos. Em situações como choque séptico, em que há prejuízo dos mecanismos de glicólise, há redução dos níveis de 2,3-DFG e deslocamento da curva para a esquerda.
- O efeito da temperatura corporal não é tão pronunciado como os anteriores. Na hipertermia, há deslocamento da curva para a direita, e na hipotermia, deslocamento para a esquerda.

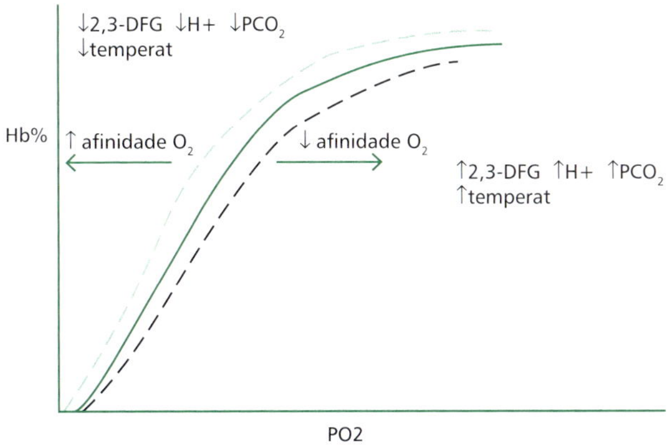

FIGURA 6.16 → Curva de dissociação da hemoglobina (Hb% – saturação de oxiemoglobina/PO_2 – pressão parcial de oxigênio).

Transporte de CO_2

Em condições normais, a $PaCO_2$ do sangue normal é em torno de 5,3 kPa (40 mmHg). A $PvCO_2$ é em torno de 6,1 kPa (45 mmHg).

O CO_2 é um gás altamente difusível produzido por todas as células do metabolismo. O gás, em solução no citoplasma celular, passa por difusão para o plasma dos capilares adjacentes. Neles, o CO_2 move-se para o interior dos eritrócitos, sendo 90% de sua quantidade hidratados sob a ação da anidrase carbônica tipo II, conforme a seguinte reação:

$$CO_2 + H_2O \leftrightarrow H_2CO_3 \leftrightarrow H^+ + HCO_3^-$$

No plasma, há uma forma de anidrase carbônica (tipo I) que promove uma reação bem mais lenta. Dessa forma, o CO_2 entra novamente no plasma, mas como íons bicarbonato tamponados pelas proteínas plasmáticas. Os 10% restantes de CO_2 são dissolvidos como gás no plasma, sendo ligados às proteínas como compostos carbamato. Quase todos esses últimos resumem-se à carbamino-hemoglobina.

> **ATENÇÃO**
>
> O sistema de transporte de CO_2 opera em um intervalo muito restrito de pressões parciais. Isso se deve ao fato de a relação de dissociação do CO_2 no sangue ser linear e bastante inclinada. Dessa forma, uma pequena variação da PCO_2 está associada a uma grande variação no conteúdo do gás sanguíneo. Isso tem o efeito de minimizar a diferença de pH entre os tecidos e os pulmões.

ou se a hipercapnia é crônica, mas reforçada por acidose metabólica aguda (p. ex., acidose láctica).

> **ATENÇÃO**
>
> Em geral, em um distúrbio misto, o estado do pH muitas vezes indica o distúrbio dominante.

Como regra, se a $PaCO_2$ está elevada, o distúrbio primário é, provavelmente, respiratório se o pH for menor do que 7,4, e metabólico se o pH for maior do que 7,4. Se a $PaCO_2$ for baixa e o pH maior do que 7,4, o distúrbio primário é, sobretudo, respiratório; se o pH for menor do que 7,4, é muito provável que o distúrbio seja primariamente metabólico. Na maioria das situações, a avaliação clínica e laboratorial conjunta auxilia nessa diferenciação.

Mecanismos de controle respiratório

O controle da respiração é um mecanismo complexo e ainda não completamente entendido em toda a sua totalidade. Envolve tanto componentes autonômicos quanto voluntários.

Controle autonômico

As estruturas neurais responsáveis pelo controle autonômico estão localizadas no tronco cerebral (bulbo), basicamente nos grupos respiratórios dorsal (GRD) e ventrolateral (GRV), cada um com neurônios inspiratórios e expiratórios.

O GRD é o mais importante deles, e processa as informações dos receptores nos pulmões, na parede torácica e nos quimiorreceptores. Tem um papel fundamental na ativação diafragmática e do próprio GRV. Durante a inspiração, o GRD apresenta um aumento da atividade dos seus neurônios e é fundamental na determinação do ritmo respiratório e na regulação da abertura das vias aéreas superiores mediante estimulação muscular responsável por sua expansão durante a inspiração.

Na ponte, existe o chamado grupo respiratório pontino (GRP), que ajuda a controlar tanto a frequência quanto o padrão respiratório. Esse grupo de neurônios contribui para a transição entre inspiração e expiração. Quando lesado, há aumento do tempo inspiratório, redução da frequência cardíaca e aumento do VC. No bulbo, existem neurônios inspiratórios com uma função de marca-passo que disparam em uma determinada frequência, podendo ser modificada por vários fatores, e neurônios que disparam durante a inspiração, a expiração e na transição entre inspiração e expiração. Todo esse conjunto de neurônios compõe o chamado centro respiratório.

Controle voluntário

Esse sistema permite a manutenção de apneia voluntária por um certo limite de tempo, hiperventilação ou hipoventilação por variações da frequência respiratória e VC, alteração dos tempos inspiratório e expiratório, alterações do padrão ventilatório na presença de desconforto e ansiedade.

A ventilação sofre considerável controle voluntário, e o córtex cerebral pode, dentro dos limites, exercer controle sobre o tronco cerebral. Não é difícil que a $PaCO_2$ seja reduzida até pela metade por meio de hiperventilação, embora a alcalose subsequente possa causar tetania e parestesias. A queda da $PaCO_2$ pela metade aumenta o pH em cerca de 0,2 unidades. A hipoventilação voluntária é mais difícil. A duração da parada respiratória é limitada por vários fatores, inclusive a $PaCO_2$ e a PaO_2 arteriais. Um período preliminar de hiperventilação aumenta a capacidade de apneia, especialmente se for respirado oxigênio a 100%.

No exercício intenso, o consumo de O_2 e a formação de CO_2 podem aumentar em até 20 vezes. No entanto, a ventilação alveolar aumenta proporcionalmente ao nível do metabolismo. Como consequência, a PaO_2 e o pH arterial permanecem praticamente normais.

Estímulos ao centro autonômico de controle respiratório

O encéfalo recebe informação de uma variedade de estruturas. Citam-se:

- **Mecanorreceptores**: são ativados pela distorção anatômica de suas estruturas. Incluem receptores nas vias aéreas superiores com sensibilidade ao fluxo, provavelmente por variação de temperatura, e inibem o centro respiratório. Há também receptores pulmonares. Podem ser citados os receptores de adaptação lenta, localizados na musculatura lisa das vias aéreas intratorácicas e extratorácicas. Quando estimulados pelo enchimento dos pulmões, a fase expiratória da respiração é prolongada. Além disso, há os receptores de adaptação rápida, localizados nas células epiteliais das vias aéreas da carina da traqueia e dos brônquios de grande calibre. Eles são estimulados por fatores químicos e mecânicos. Sua ativação provoca tosse, broncospasmo e aumento da secreção (muco). A desinsuflação pulmonar estimula esses receptores, que promovem aumento da frequência respiratória e respirações mais prolongadas (suspiros). O reflexo de Hering-Breuer evita a hiperinsuflação dos pulmões. Receptores de estiramento pulmonar respondem ao excessivo tracionamento do parênquima pulmonar durante grandes inspirações. Quando ativados, tais receptores enviam potenciais de ação à ponte, inibindo os neurônios respiratórios e promovendo o início da expiração. Esse reflexo não tem muita importância se a ventilação é realizada em VC normal. Quanto às fibras C, acredita-se que sejam estimuladas por fatores químicos (histamina, prostaglandinas) e mecânicos (aumento da pressão dos capilares pulmonares). Podem contribuir para o aumento da frequência cardíaca e do VC.

- **Quimiorreceptores**: estão localizados central e perifericamente, monitorando as alterações químicas sanguíneas. Os receptores periféricos estão localizados no corpo carotídeo e no arco aórtico. Monitoram as alterações da PaO_2, da $PaCO_2$ e do pH. O aumento da $PaCO_2$, a redução da PaO_2 ou a redução do pH promovem aumento da ventilação. O contrário também ocorre. Os quimiorreceptores centrais estão localizados no bulbo e monitoram alterações na $PaCO_2$ e no pH. Um aumento da $PaCO_2$ ou uma redução do pH promovem aumento da ventilação, assim como o contrário.

A resposta ventilatória à hipoxia é linear até uma PaO_2 de 60 mmHg (8 Kpa). Valores menores promovem um rápido e intenso aumento na ventilação. Já a resposta à hipercapnia é relativamente linear. Pode tornar-se mais atenuada no caso de sono, sedação ou anestesia.

Leituras recomendadas

Cotes JE, Chinn DJ, Miller MR. Lung function: physiology, measurement and application in medicine. 6th ed. Malden: Blackwell; 2006.

Macklem P, Mead J. Resistance of central and peripheral airways measured by a retrograde catheter. J Appl Physiol. 1967;22(3):395-401.

Macklem PT. A century of the mechanics of breathing. Am J Respir Crit Care Med. 2004;170(1):10-5.

Maskell N, Millar A. Oxford desk reference: respiratory medicine. Oxford: Oxford University; 2009.

Mead J, Takishima T, Leith D. Stress distribution in lungs: a model of pulmonary elasticity. J Appl Physiol. 1970;28(5):596-608.

Milic-Emili J. Regional distribution of gas in the lung. Can Respir J. 2000;7(1):71-6.

West JB, editor. Pulmonary gas exchange. New York: Academic; 1980. v. 1.

Mecanismos de Defesa das Vias Aéreas

7

Cristiano Feijó Andrade
José da Silva Moreira

Introdução

A interface do aparelho respiratório adulto, com cerca de 70 a 80 m^2 de superfície alveolar de um indivíduo adulto, entra diariamente em contato com 10 a 15 m^3 de ar mobilizados pela ventilação. Uma quantidade equivalente de sangue também transita pelos capilares pulmonares durante as 24 horas. Suspenso no ar inspirado, costuma existir grande número de poluentes das mais variadas naturezas – gasosos ou sólidos, minerais ou orgânicos, inanimados ou não – os quais podem, com maior ou menor capacidade, ser causa de doenças, como pneumoconiose, legionelose, micose e tuberculose. Os vasos pulmonares, por onde passa toda a volemia, atuam como filtro no nível de suas terminações menos calibrosas, onde impurezas ficam retidas, podendo aí também surgir doenças, por mecanismo embólico – de natureza infecciosa, neoplásica ou outra.[1]

O agente agressor pode ser aspirado sob forma sólida ou líquida, a partir especialmente da boca, impactando em brônquio de grosso calibre (corpo estranho) ou se depositando em porções mais periféricas do pulmão, levando à instalação de, por exemplo, pneumonias e abscessos. Alguns microrganismos, como vírus, *Mycoplasma pneumoniae* e *Chlamydia pneumoniae*, podem chegar às porções mais distais do pulmão progredindo sobre a superfície mucosa da árvore traqueobrônquica, a partir de uma infecção que se iniciou nas vias aéreas superiores.[2]

Vários mecanismos de defesa atuam no aparelho respiratório, impedindo, dentro de limites, a ação dos agentes agressores. No **QUADRO 7.1**, esses mecanismos aparecem ordenados segundo eventos que vão ocorrendo cada vez mais profundamente no interior do órgão. Eles atuam mais ou menos em conjunto, na maioria das vezes em sequência, ora predominando alguns deles sobre os demais.

QUADRO 7.1 → Mecanismos de defesa do aparelho respiratório

Mecanismos que dificultam a progressão do agente agressor
- Interrupção da ventilação
- Difusão
- Filtração aerodinâmica
- Hidratação
- Sedimentação
Mecanismos de expulsão do agente agressor
- Assoar
- Espirrar
- Fungar
- Tossir
- Pigarrear
- Transporte mucociliar
- Variação do comprimento brônquico
Mecanismos de destruição e depuração do agente agressor
- Fagocitose alveolar
- Imunoglobulinas
- Fagocitose tecidual
- Citocinas
- Complemento
- Enzimas
- Citotoxicidade
- Produtos do oxigênio
- Formação de granuloma

Em uma primeira linha, encontram-se componentes das defesas naturais, que podem ser físicos, químicos e – no nível celular – representados pela imunidade inata.[3,4] Esses componentes atuam de forma imediata ao longo das estruturas das vias aéreas, dificultando a chegada de materiais estranhos às porções mais profundas do pulmão e impedindo ou retardando ao máximo a instalação de uma reação inflamatória, a qual pode ser potencialmente danosa para as estruturas mais nobres do próprio órgão.

Em uma segunda linha, estão os mecanismos adquiridos de defesa (clonais ou adaptativos), envolvendo respostas imunológicas mediadas por linfócitos, que são mais tardias e capazes de deter o agente agressor, mas podendo também levar a consequências desastrosas.[3,5,6]

ATENÇÃO

O entendimento de alguns desses mecanismos de defesa, como os que dizem respeito à deposição e eliminação de partículas da superfície do trato respiratório, tem progredido nos últimos anos.[3,7] Entretanto, o conhecimento sobre o que ocorre na intimidade dos tecidos mostra-se mais limitado. Com o auxílio da medicina nuclear, de técnicas endoscópicas com lavado broncoalveolar, da microscopia eletrônica e, mais modernamente, da imunologia, da bioquímica e da biologia molecular, etapas obscuras dos mecanismos de defesa têm sido investigadas e algumas delas pelo menos parcialmente compreendidas.[7,8] Estudos mais recentes, sobre estrutura mais fina e função de pulmões de mamíferos e aves, podem trazer subsídios para o entendimento do que ocorre nos seres humanos.[9]

Mecanismos que dificultam a progressão do agente agressor no trato respiratório

Ajustes de temperatura e de umidade ocorrem rápido no ar inspirado ao transitar pelas fossas nasais ricamente vascularizadas, ao mesmo tempo em que as impurezas presentes nesse ar vão ficando pelo caminho. Ao passar pela rinofaringe, o ar já se encontra a uma temperatura aproximada de 33°C e saturado de vapor d'água.[10]

A atitude defensiva mais imediata do aparelho respiratório é a interrupção da ventilação (reflexo glótico), que se manifesta durante a deglutição ou em resposta à percepção de algo nocivo, desagradável no ar (calor excessivo, substância irritante, poeiras, etc.). É um mecanismo de emergência para situações de alarme, de curta duração. Entretanto, ele tem extrema importância, possibilitando o afastamento de locais potencialmente danosos ou impedindo que o indivíduo aspire alimentos, secreções da boca ou de vias aéreas superiores, ou água quando cai ou mergulha nela. O funcionamento desse mecanismo mantém estreita dependência com as condições neurológicas do indivíduo; não opera durante o coma, e é comprometido pela incoordenação da deglutição.

No caso do material disperso sob forma de partícula em suspensão no ar inspirado, o mecanismo que se mostra mais atuante no sentido de deter a progressão e impedir ao máximo a deposição desse material no compartimento alveolar dos pulmões é o da filtração aerodinâmica, o qual pressupõe a existência de fluxo aéreo. As partículas com massa m, ao penetrarem nas vias respiratórias, junto com o ar, encontram-se animadas de uma velocidade v. O produto $p=mv$, denominado quantidade de movimento de partícula, será maior quanto maiores forem a massa e/ou a velocidade da partícula. Obedecendo ao princípio da conservação do momento linear, as partículas em movimento tenderão a seguir trajetórias retilíneas, podendo ser desviadas somente se outra força atuar sobre elas, ou se forem detidas por algum obstáculo. Uma vez que o trato respiratório muda várias vezes de direção desde as fossas nasais ou a boca até os alvéolos, as partículas vão se chocando com as superfícies internas das vias aéreas, principalmente junto às divisões brônquicas (colisão inercial), ficando ali retidas (**FIGURA 7.1**).

A probabilidade de ocorrer impacto da partícula com a superfície interna da via condutora ao passar o ar com uma velocidade v por uma angulação θ dessa via é dada pela relação de proporcionalidade: $P(i) = v\,d^2 \operatorname{sen} \theta/R$, onde d é o diâmetro aerodinâmico* da partícula e R, o raio da via aérea. Vê-se, assim, que as colisões devem ocorrer sobretudo de partículas maiores nas largas vias centrais, onde o fluxo é alto e a secção transversa total é relativamente pequena. A hidratação que ocorre nas partículas ao transitarem pelas

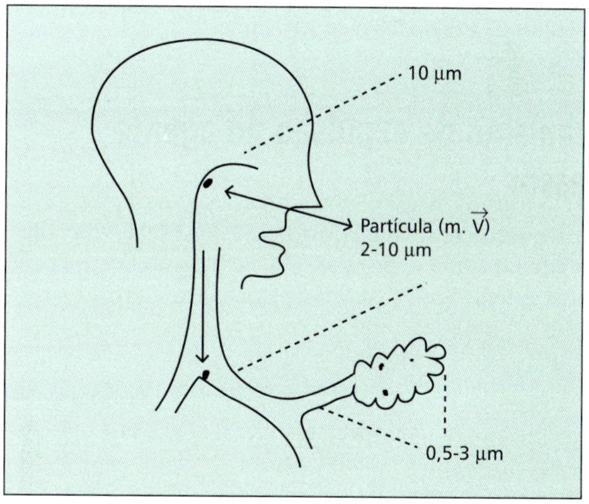

FIGURA 7.1 → Mecanismo da filtração aerodinâmica de partículas dispersas no ar inspirado (colisão inercial nas angulações da via aérea).

*Diâmetro aerodinâmico (d_a): grandeza que permite idealizar o comportamento de uma partícula não esférica deslocando-se no ar como se fosse esférica. É o diâmetro de uma esfera de densidade unitária que teria, no ar, a mesma velocidade terminal de deposição da partícula não esférica em estudo. Para uma partícula esférica: $d_a = d\sqrt{\rho}$, onde d é o diâmetro físico da partícula e ρ sua densidade.

fossas nasais e rinofaringe lhes confere um incremento de massa, aumentando assim a probabilidade de um impacto mais precoce. Também o fato de as superfícies das vias aéreas superiores e da boca se encontrarem umedecidas por secreções e saliva facilita o aprisionamento das partículas.

A anatomia do trato respiratório superior e a maneira como as vias aéreas inferiores são divididas e ramificadas contribuem de forma importante para a defesa dos pulmões contra infecção. A barreira inicial é o nariz, que atua como um filtro efetivo devido à sua estrutura única e grande área de superfície.

De modo geral, em condições fisiológicas, as partículas com diâmetro aerodinâmico superior a 10,0 μm ficam retidas na nasofaringe, principalmente na superfície do septo e nos cóanos;[11] aquelas com diâmetro entre 3,0 e 10,0 μm acumulam-se com mais frequência no compartimento traqueobrônquico; e as com diâmetro entre 0,3 e 3,0 μm apresentam maiores chances de serem depositadas na superfície dos alvéolos (**FIGURA 7.1**), onde praticamente já não existe fluxo aéreo, ali sedimentado sob ação da gravidade.[12]

As partículas maiores são as que mais rápido se depositam (lei de Stokes). As partículas com diâmetro menor do que 0,3 μm são animadas de movimento browniano, difundindo-se no meio; elas têm pequeno deslocamento médio dentro do ambiente gasoso, portanto com menor probabilidade de se depositarem nas paredes das vias respiratórias, sendo a maioria delas exalada.

Mais recentemente, tem havido progressivo interesse quanto ao significado da inalação e ulterior comportamento de partículas ultrafinas (nanopartículas) sobre a saúde do homem na indução de processos inflamatórios, exacerbando doenças respiratórias ou cardiocirculatórias preexistentes, ou mesmo condições neurológicas ainda pouco entendidas, como males de Parkinson e de Alzheimer.[13,14]

Mecanismo de expulsão do agente agressor

Espirro, broncoconstrição e tosse são reflexos das vias aéreas que atuam como defesas não específicas do hospedeiro. Nos atos voluntários de fungar e assoar, o ar é forçado, respectivamente, para dentro e para fora das cavidades nasais, arrastando consigo as secreções e, desse modo, promovendo a limpeza das vias aéreas superiores.

O espirrar é um mecanismo reflexo, desencadeado por irritação da mucosa nasal, e no qual há liberação expiratória "explosiva" do ar pelo nariz, o que determina uma eficiente limpeza das superfícies das estruturas nasais e da região superior da faringe.

A manobra voluntária, vibratória, de aspiração faríngea, que pode ser graficamente registrada pelo som emitido (**FIGURA 7.2**), direciona o fluxo aéreo e as secreções das vias aéreas, em alta velocidade, através do conduto anatômico momentaneamente estreitado, em direção à orofaringe alargada, onde se acumulam, e de onde são retiradas, em geral, pelo movimento de pigarrear. O ato de pigarrear, que também é voluntário e vibratório (**FIGURA 7.3**), manifesta-se por um ruído característico durante a expiração que é forçada contra a glote semicerrada, buscando a remoção das secreções acumuladas na orofaringe, as quais são então deglutidas ou eliminadas da boca.[15]

A broncoconstrição também pode prevenir a entrada de partículas nas vias aéreas distais pela diminuição do calibre das vias aéreas e pelo redirecionamento do fluxo de ar. Isso resulta em elevação da resistência pulmonar e diminuição da velocidade do ar nas vias mais periféricas, aumentando assim a probabilidade de maior sedimentação das partículas.

A tosse resulta de um complexo mecanismo reflexo de instalação explosiva de controle voluntário ou involuntário, atuando na limpeza das vias aéreas inferiores, de onde propulsiona secreções e outros materiais estranhos acumulados, levando-os até a orofaringe ou a boca.[12,15-17] Os receptores para a tosse encontram-se distribuídos dentro do epitélio da faringe, laringe, traqueia e junto às carinas dos brônquios de maior calibre. Esses receptores podem ser estimulados por mediadores inflamatórios, irritantes químicos, estímulos osmóticos e mecânicos.

Ocorrendo o estímulo e uma vez desencadeado o reflexo, a tosse geralmente se inicia por um rápido período inspiratório; a seguir, a glote se fecha por um curto espaço de tempo de cerca de 0,2 segundos, durante o qual a compressão expiratória pode fazer a pressão intratorácica subir até em torno de 100 mmHg, dilatando assim a árvore traqueobrônquica. A glote, então, se abre de forma súbita e a fase expulsiva da

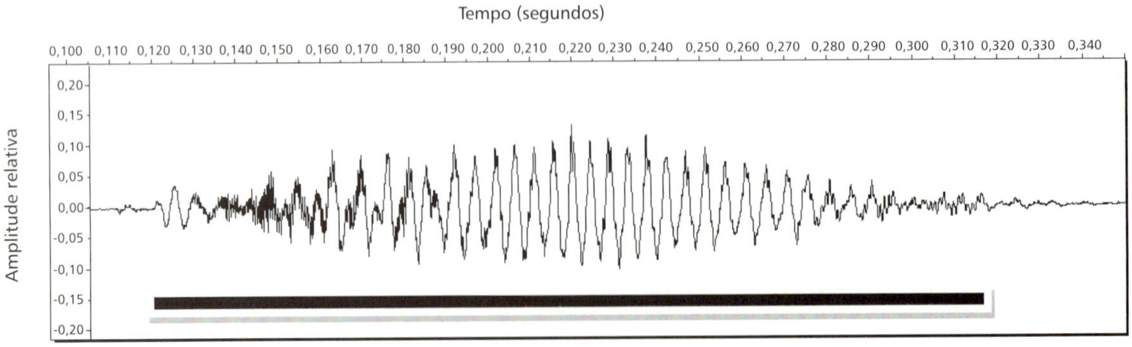

FIGURA 7.2 → Manifestação de aspiração faríngea – mecanismo vibratório. Baixas amplitude e frequência do som emitido, com duração relativamente longa (0,35 s).

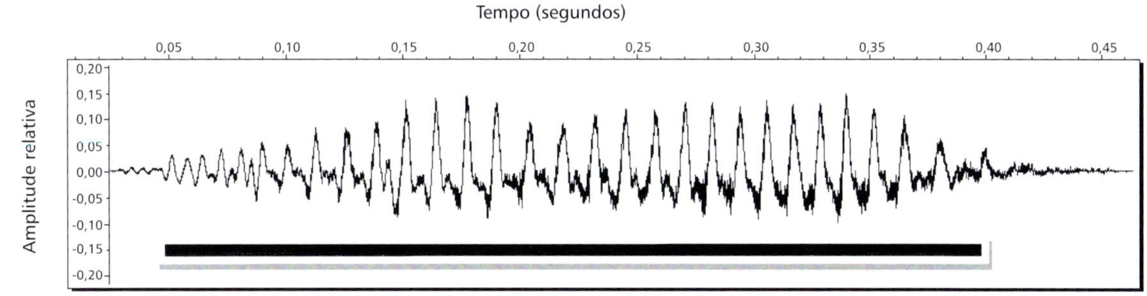

FIGURA 7.3 → Manifestação de pigarrear – mecanismo vibratório. Amplitude e frequência baixas e maior duração do som emitido (0,20 s).

tosse se dá ao longo das vias aéreas que estão agora comprimidas e com diâmetro momentaneamente reduzido, com o ar vibrando e movimentando-se com grande velocidade (FIGURA 7.4), resultando em deslocamento de líquidos e sólidos que se encontram em sua passagem.

A fase de relaxamento é caracterizada pela diminuição da pressão intratorácica associada ao relaxamento dos músculos intercostais e abdominais e por uma broncodilatação temporária. Contudo, a tosse como mecanismo de defesa tem função emergencial, atuando somente quando a quantidade de secreções ou materiais depositados no interior das vias aéreas é suficientemente grande para desencadear o reflexo correspondente.

Muco e líquidos pulmonares

O muco produzido pelo trato respiratório e a depuração mucociliar são, normalmente, os principais componentes de defesa do trato respiratório inferior. Indivíduos hígidos, em condições fisiológicas, produzem por dia pequeno volume de secreções – cerca de 10,0 mL – que são constituídas sobretudo pelo muco produzido por células e glândulas da mucosa brônquica e pelo líquido alveolar. Esse volume de secreções relativamente reduzido é movimentado no sentido alvéolos-orofaringe, em especial pelo mecanismo de transporte mucociliar sediado na superfície interna da árvore brônquica. Havendo aumento de produção das secreções – o que em geral ocorre em situações patológicas –, são necessárias outras ações de socorro, como tossir e pigarrear.

O muco normalmente produzido por glândulas e células da mucosa respiratória é um coloide hidrofílico com propriedades físico-químicas e reológicas especiais, ideal para recobrir uma superfície de transporte em constante movimento, funcionando como se fosse uma esteira em deslocamento, aprisionando e deslocando partículas que sobre ela se depositam. É constituído por 95% de água, 2 a 3% de glicoproteína e pequenas quantidades de algumas outras proteínas e lipídeos. A glicoproteína "mucosa" é que lhe confere as importantes qualidades viscoelásticas e a permeabilidade seletiva que possui. Durante processos inflamatórios, grandes quantidades de macromoléculas, como DNA e actina polimerizada provenientes de leucócitos, podem ser encontradas no muco, aumentando marcadamente sua viscosidade.

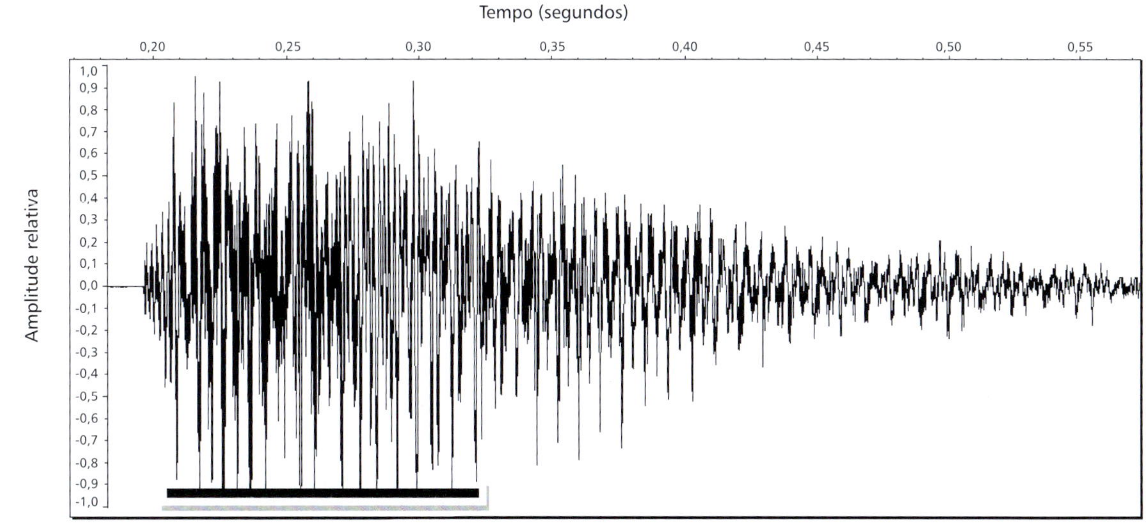

FIGURA 7.4 → Tosse – mecanismo vibratório explosivo. Elevadas amplitude e frequência iniciais, e curta duração do som emitido, inferior a 0,15 segundos.

O muco de indivíduos normais, hígidos, permite que penetrem em seu "domínio" somente pequenas moléculas, sendo praticamente impermeável às macromoléculas, e tem propriedades bactericidas até mesmo para *Pseudomonas aeruginosa*, o que já não ocorre com pacientes portadores de fibrose cística. Lactoferrina, lisozima e inibidor da elastase, produzidos pelas células serosas, são as principais proteínas responsáveis por essa propriedade do líquido das vias aéreas.

O muco desempenha importantes funções de defesa das vias aéreas, incluindo uma fina camada (capa) de revestimento que captura materiais particulados e microrganismos; um meio móvel que pode ser propulsionado pelos cílios (cujas pontas direcionam a camada gel acima da camada sol em direção à orofaringe); uma camada a prova d'água que atua reduzindo a perda de líquido através das vias aéreas; e um meio que transporta substâncias essenciais secretadas, como enzimas, defensinas, colectinas, antiproteases e imunoglobulinas.[18]

A secreção de muco da árvore respiratória encontra-se basicamente sob controle colinérgico. A metacolina estimula sua produção tanto por células de glândulas mucosas como serosas. Todavia, tem sido mostrado em animais que o controle adrenérgico também deve estar presente, com os agentes beta-adrenérgicos estimulando a secreção mucosa e os alfa-adrenérgicos, a secreção serosa.

As vias aéreas inferiores e grande parte das superiores são recobertas por epitélio cilíndrico ciliado, existindo cerca de 200 cílios em cada célula, ou aproximadamente dois milhões de cílios por centímetro quadrado de superfície de mucosa, com maior concentração na traqueia e em brônquios pré-segmentares. Esse epitélio é recoberto por uma fina camada líquida de 5 a 100 μm de espessura, cujo movimento na superfície das vias aéreas compreende dois passos: primeiro, os batimentos ciliares atuam movendo a camada de muco unidirecionalmente sobre a superfície da via aérea; segundo, a interação friccional da camada mucosa com o líquido periciliar permite a essa camada deslizar ao longo do líquido subjacente.

Uma disfunção ciliar pode, portanto, diminuir bastante a depuração mucociliar. Além disso, as propriedades físicas da camada de superfície líquida não somente afetam a depuração mucociliar, mas também a viscosidade do muco, alterando a eficiência da depuração das vias aéreas pela tosse. A função lubrificante do líquido periciliar facilita o movimento do muco ao longo da superfície das vias aéreas em resposta à tosse.

Os cílios são constituídos por projeções microtubulares que partem de um corpo basal, imersas em citoplasma e envolvidas por membrana celular.[12] Cada conjunto de nove pares exteriores e dois pares interiores de microtúbulos forma o axonema do cílio (FIGURA 7.5).

Na constituição dos microtúbulos entra uma proteína contrátil, a tubulina; braços interno e externo e hastes de dineína – com função de ATPase – projetam-se de um dos componentes dos pares microtubulares exteriores, e braços de nexina ligam entre si os pares de microtúbulos adjacentes. As extremidades proximais das hastes radiais dispõem-se orientadas em torno do processo tubular central. Os cílios têm comprimento variando de 3 a 7 μm, com os mais longos localizando-se na traqueia e nos brônquios pré-segmentares, com diâmetro de 0,25 μm.

O batimento ciliar (1.000/minuto) – promovido pela fosforilação da dineína – dá-se em um meio aquoso (sol) sobre o qual flutua e se desloca uma camada (gel) de muco viscoso.[12] No nível das vias aéreas inferiores, esse "tapete" mucociliar é capaz de promover o deslocamento ascendente de partículas a uma velocidade de 10 a 20 mm por minuto, maior na superfície traqueal, sendo bem menor nas vias aéreas superiores na direção da nasofaringe.

Aproximadamente 90% do material depositado sobre a mucosa do trato respiratório inferior podem ser eliminados dentro de uma hora. O batimento ciliar consiste em uma fase efetiva de curta duração (15 ms), quando o cílio se distende e penetra cerca de 0,5 μm de sua extremidade distal na camada superficial do muco, e em uma fase lenta (29 ms) de "recuperação" (FIGURA 7.6), quando ele se encolhe, retornando à posição inicial.[18]

A coordenação do movimento ciliar em seres humanos parece independer de controle neurológico ou de estímulo mecânico. O movimento progride por ondas transversais ao fluxo das secreções (ondas metacrônicas), é iniciado por pequenos grupos de cílios "ativos" e pode ser intensificado por substâncias adrenérgicas, acetilcolina e nicotina, e deprimido por agentes bloqueadores dos receptores alfa e beta, por substâncias atropínicas, promazina e álcool, por alguns dos componentes da fumaça do cigarro, como a acroleína (QUADRO 7.2).

Dentre as técnicas disponíveis utilizadas para medir a velocidade de limpeza do trato respiratório – geralmente avaliada

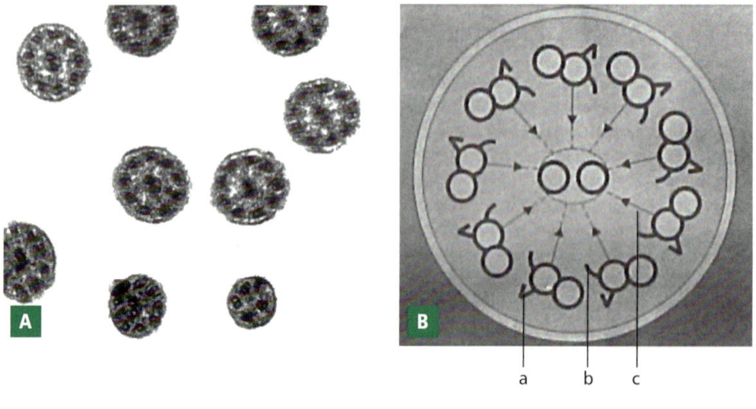

FIGURA 7.5 → (A) microfotografia do corte de um cílio (60.000 x). (B) esquema explicativo: a = braço de dineína, b = nexina, c = raio.

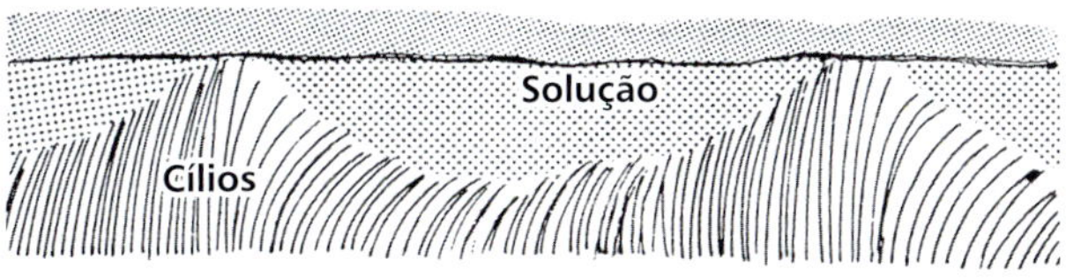

FIGURA 7.6 → Mecanismo de transporte mucociliar. Os cílios mergulhados no muco (solução) empurram, com suas extremidades, o "tapete" (gel – traço escuro).

na traqueia – têm-se a cinefibrobroncoscópica, que visualiza a progressão de discos de teflon colocados sobre a superfície mucosa; a fluoroscópica, que acompanha a movimentação de discos de teflon recobertos com trióxido de bismuto, e a que usa um radioaerossol (partículas de teflon, poliestireno ou outras marcadas com Tc99, I131, etc.), que é inalado, sendo sua velocidade de eliminação registrada por gama-câmara.

Os movimentos do pulmão durante o processo ventilatório, com as modificações de volume do órgão como um todo, e as correspondentes variações de comprimento brônquico na inspiração e na expiração parecem auxiliar na propulsão das secreções na direção do hilo pulmonar. Há evidências clínicas e dados experimentais mostrando os prejuízos que ocorrem com a limpeza dos pulmões, ou de determinada porção deles, quando está diminuído ou ausente esse tipo de movimento, o que pode ser visto, por exemplo, em pós-operatório de cirurgia abdominal alta, quando atelectasias laminares e dificuldades para eliminar secreções broncopulmonares são ocorrências comuns.

QUADRO 7.2 → Fatores que prejudicam a atividade ciliar

Mecânicos e ambientais - Altas concentrações de O_2 e CO_2 - Temperaturas extremas (altas ou baixas) - Poeiras, fumaça (cigarro) - Barotrauma - Queimaduras - Tubos endotraqueais
Patológicos - Doença pulmonar obstrutiva crônica - Discinesia ciliar - Fibrose cística - Síndrome de Young - Excesso de água no muco - Desidratação - Infecções bacterianas e virais
Fármacos - Anestésicos locais em geral - Codeína - Pentobarbital - Álcool - Acetilcolina - Atropina - Cromoglicato
Experimentais - Metissergida - Fentolamina - Fenoxibenzamina - Serotonina - Dinitrofenol - Histamina (aerossol) - Atropina e derivados

Mecanismos de Destruição do Agente Agressor

Imunidade inata

As partículas inorgânicas ou orgânicas, biologicamente ativas ou não, com diâmetro aerodinâmico em torno de 2,0 μm, têm maiores probabilidades de escapar dos mecanismos de "captura" das vias aéreas e chegar ao compartimento alveolar do pulmão, ali se depositando. Essa probabilidade será tanto maior quanto mais numerosas elas forem no ar inspirado. As partículas estranhas estacionadas no interior do ácino entrarão em contato com os macrófagos e monócitos alveolares, que as reconhecerão e tentarão destruí-las.

Essa primeira linha de defesa do organismo contra microrganismos potencialmente patogênicos é representada pela imunidade inata. Esse sistema filogeneticamente preservado entre diferentes espécies consegue discriminar "self" e "non-self", ou seja, consegue discernir e identificar estruturas estranhas ao organismo e atacá-las logo após o contato.

Evidências sugerem que tal sistema é essencial para a geração de uma resposta adquirida efetiva.[19] Isso ocorre porque os receptores de células T e B estão arranjados ao acaso, não sendo capazes de discriminar se um determinado antígeno está associado a um patógeno potencialmente danoso ao organismo. Então, quando ocorre o primeiro contato com um antígeno desconhecido, essas células ficam dependentes dos sinais providos pelo sistema inato, que irá fornecer a informação necessária para uma resposta efetiva, além de poderem discernir entre diferentes patógenos, já que estes podem desencadear respostas distintas.

Componentes do sistema imune inato

> **ATENÇÃO**
>
> Os componentes celulares mais especializados da resposta inata incluem macrófagos, neutrófilos, células *natural killer* (NK), células dendríticas, mastócitos e basófilos.[20] As células epiteliais, por serem geralmente as primeiras a entrar em contato com patógenos, também possuem uma importante função na resposta imune inata, como, por exemplo, as células alveolares epiteliais que, quando em contato com microrganismos, desencadeiam uma série de eventos, culminando na apresentação de antígenos por macrófagos e neutrófilos alveolares, resultando na produção de citocinas (**FIGURA 7.7**).

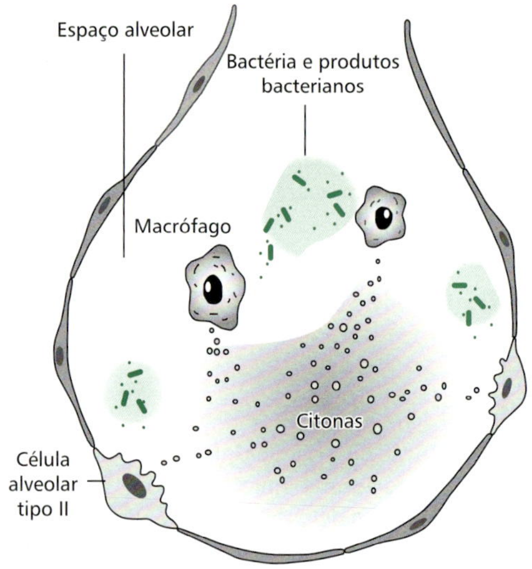

FIGURA 7.7 → Resposta inflamatória de células alveolares epiteliais tipo II, na presença de patógenos. Quando há patógenos no interior dos alvéolos, células alveolares tipo II auxiliam os macrófagos alveolares no combate aos microrganismos patogênicos (ver texto).

Outros componentes celulares que fazem parte do sistema imune inato são os chamados componentes solúveis, que incluem moléculas do sistema de complemento, proteína C reativa,[21] lecitinas, colectinas, defensinas, lisozimas, fosfolipase A2, serprocidinas e lactoferrinas ligadas ao ferro, que são importantes no reconhecimento de patógenos.[22-24]

Os antígenos ou ligantes encontrados na parede celular dos diferentes microrganismos são chamados de padrões moleculares associados a patógenos (PMAPS), sendo reconhecidos por receptores específicos, entre os quais estão incluídos os receptores semelhantes a *toll* (TLRS), os receptores "*scavenger*" (ScvRS),[25,26] macrófagos receptores de manose[27] e receptores de β-glicano.[28] Os distintos padrões moleculares apresentados pelos patógenos (PMAP) costumam ser constituídos por lipídeos e carboidratos, presumivelmente por serem os maiores componentes das membranas celulares dos microrganismos. Os mais bem conhecidos incluem lipopolissacarídeos, ácido teicoico, RNA de dupla hélice e dinucleotídeos CpG não metilados, que são comuns no DNA bacteriano.[29]

Reconhecimento de antígenos pelo sistema imune

O reconhecimento de antígenos pelo sistema imune inato é mediado por um diversificado grupo de receptores que pertencem a diferentes famílias de proteínas. Alguns desses receptores reconhecem patógenos diretamente (p. ex., CD14, DEC205, colectinas), enquanto outros (p. ex., receptores do complemento e TLRs) reconhecem os produtos gerados pelos antígenos através dos PMAPS. Quando ocorre o reconhecimento dos PMAPS direta ou indiretamente, essa interação resultará em liberação de um "sinal de alerta" para a presença de determinado patógeno, resultando na estimulação e migração de receptores específicos para aquele ligante.[30]

O processamento e a apresentação de antígenos inalados ocorrem principalmente no tecido linfoide localizado em folículos ao longo da árvore brônquica (BALTS – *bronchus-associated lymphoid tissues*), estimulando linfócitos B e T a se tornarem células de memória e efetoras. As três principais funções dos linfócitos pulmonares são produção de anticorpos, atividade citotóxica e elaboração de mediadores inflamatórios. A citotoxicidade, promovida pelas diversas células T, como as células NK, anticorpo-dependentes e antígeno-restritas, é um importante mecanismo de defesa, fazendo-se sentir particularmente sobre células infectadas por vírus, promovendo a lise delas.[31]

Imunidade humoral e radicais livres de oxigênio

A distribuição das imunoglobulinas ao longo do aparelho respiratório não é uniforme. A IgA secretora é produzida nas vias aéreas superiores, contribuindo com cerca de 10% das proteínas da secreção nasal,[32,33] atuando principalmente na neutralização de vírus e endotoxinas, no aumento da lactoferrina e atividades da lactoperoxidase, e na inibição do crescimento bacteriano.

A IgA neutraliza microrganismos e facilita sua remoção por meio da depuração mucociliar, inibindo a ligação de microrganismos com as células epiteliais, desfavorecendo assim a captação de potenciais alérgenos. Encontra-se presente na traqueia e nos brônquios de maior calibre, e praticamente inexiste a partir de bronquíolos. Uma diminuição dos níveis de IgA tem sido associada a aumento da aderência bacteriana às superfícies mucosas, resultando em infecções de repetição de vias aéreas tanto superiores quanto inferiores.[34]

A IgG, por outro lado, é abundante nas vias aéreas mais inferiores, aparecendo em elevadas concentrações no líquido do lavado broncoalveolar. A quantidade de IgM é pequena nos líquidos da superfície mucosa do aparelho respiratório. A IgG e a IgM penetram nas vias aéreas predominantemente por transudação a partir do sangue, e seus papéis na opsonização, aglutinação e neutralização bacteriana e viral, além da ativação do complemento, são similares aos que desempenham em outros locais.

> **ATENÇÃO**
>
> A deficiência de IgG está associada a otite média recorrente, assim como a sinusite, bronquite e pneumonias. Infecções de repetição de vias aéreas inferiores podem resultar em lesão crônica, permanente, das vias aéreas, levando ao aparecimento de bronquiectasias. A alteração na atividade de opsonização e a presença de bronquiectasias resultam em colonização crônica com patógenos respiratórios como *P. aeruginosa*. A deficiência isolada de IgM não costuma associar-se a infecções respiratórias de repetição.

A IgE participa da imunidade a parasitas. Ela se liga aos parasitas, e os eosinófilos se ligam então aos organismos opsonizados via receptores IgE Fc. Os eosinófilos são estimulados a liberar conteúdos granulares, resultando na lise do parasita.

> **ATENÇÃO**
>
> Uma deficiência isolada de IgE ainda não foi descrita na literatura. A síndrome de Job (ou síndrome hiper-IgE) é caracterizada por infecções de repetição de vias aéreas inferiores, eczema, níveis elevados de IgE e eosinofilia. Anormalidades faciais e ósseas são comuns, bem como o aparecimento de empiema, abscessos pulmonares e pneumatoceles.

O material retirado do ambiente intra-alveolar pelos macrófagos (50% dele dentro de 24 horas) é levado até o bronquíolo terminal, seguindo daí para a frente sobre o tapete mucociliar. Estima-se que a ação da fagocitose alveolar decresça a partir da presença de 10 partículas por células.[35,36] Excedida a capacidade de funcionamento dessa via, outras mais lentas se estabelecem com a passagem do material para o interior do tecido pulmonar, onde macrófagos localizados no interstício ou no interior de tecido linfático ou de vasos sanguíneos atuam como células fagocíticas ou processadoras de antígeno.[37]

As células fagocíticas do pulmão, de modo geral, têm suas atividades facilitadas pelas opsoninas – substâncias solúveis que envolvem partículas estranhas, representadas principalmente pela classe IgG das imunoglobulinas e pela porção C3b do complemento, mas também por fibronectinas e pela substância tensoativa alveolar.[7]

A fagocitose, tenha sido ela iniciada inespecificamente ou direcionada por mecanismo imunológico, costuma processar-se no interior do fagócito pela exposição das partículas – em especial as bactérias – a produtos altamente tóxicos derivados do metabolismo do oxigênio, como ânion superóxido (O_2^-), peróxido de hidrogênio (H_2O_2), oxidrilas (OH^-) e oxigênio eletricamente excitado (O_2), cuja formação é catalisada por enzimas (oxirredutases) que se encontram em grânulos lisossômicos dos vacúolos fagocíticos.

O poder microbicida, em termos de produtos do oxigênio, é maior no neutrófilo, possuidor de atividade de peroxidases (mieloperoxidase), o que lhe possibilita a utilização ampliada de mecanismos oxirredutores destrutivos, excedendo a capacidade dos macrófagos que têm como mais importante a enzima NADPH-oxirredutase.[7,38]

Uma resposta inflamatória exagerada pode ser nociva para o pulmão, levando à instalação de processos fibróticos ou à destruição da estrutura do órgão secundária à inativação de antiproteases. Várias células, todavia, como epiteliais, endoteliais, musculares lisas, dendríticas, macrófagos intersticiais e fibroblastos, além de produzirem substâncias pró-inflamatórias, também elaboram outras que são anti-inflamatórias, como a IL-10 e a IL-13, regulando o processo, atenuando-o dentro de limites.[39]

A substância tensoativa pulmonar, rica em fosfolipídeos – especialmente dipalmitoilfosfatidilcolina,[40] e contendo também proteínas – além de sua conhecida ação principal de diminuir a tensão superficial, atua como moduladora da fagocitose, ora estimulando, ora inibindo a atividade dos macrófagos.[41-43]

Quando os mecanismos antes descritos se mostram insuficientes para eliminar ou destruir o agente agressor – como ocorre, por exemplo, com partículas de sílica ou com o bacilo da tuberculose – permanecendo o material insolúvel depositado nos tecidos, o recurso defensivo alternativo final se dá, via de regra, pela formação de granulomas, no sentido de cercar e circunscrever o processo inflamatório em andamento.[44] A intensidade e a rapidez dos eventos que ocorrem são variáveis dependendo de o granuloma ser do tipo imunológico (hipersensibilidade) ou não imunológico (corpo estranho).

Fatores que interferem com os mecanismos de defesa

Vários fatores podem ser responsáveis pelo mau funcionamento dos mecanismos de defesa do aparelho respiratório, manifestando sua interferência em diferentes níveis. Pode ocorrer que a própria maquinaria originariamente não seja normal, condicionando maior vulnerabilidade à instalação de doenças, ou os defeitos podem ser adquiridos durante a vida do indivíduo submetido a agressões diversas.

> **ATENÇÃO**
>
> Os reflexos glótico e da tosse encontram-se abolidos quando o paciente está inconsciente, permitindo que grandes quantidades de secreções, vômito ou mesmo água sejam aspiradas para o pulmão. A tosse também costuma apresentar variados graus de deficiência nos pacientes portadores de doença pulmonar obstrutiva crônica (DPOC), havendo dificuldades para eliminar as secreções broncopulmonares. A aspiração para as vias aéreas inferiores é favorecida durante períodos de uso de tubos endotraqueais ou sondas para alimentação gastrentérica,[45] com consequências clínicas de maior ou menor gravidade.

Em algumas situações em que os mecanismos de depuração brônquica encontram-se comprometidos – como na asma –, a utilização de fármacos beta-adrenérgicos ou metilxantinas poderá recuperá-los, mediante broncodilatação, diminuição do edema da mucosa e aumento da secreção de muco e da atividade ciliar.[46] Também os corticoides podem contribuir para a melhora da mecânica ciliar, por suas ações anti-inflamatórias, diminuição da permeabilidade capilar e potencialização das substâncias beta-adrenérgicas.[12]

Semiologia das Doenças Respiratórias

8

Ana Luiza Moreira
José da Silva Moreira

Introdução

O diagnóstico das doenças do aparelho respiratório fundamenta-se em bases clínicas, de imagem, funcionais e laboratoriais. Desde os tempos de Hipócrates, e passando por outras importantes figuras históricas, o método clínico – anamnese e exame físico – segue sendo a pedra angular da investigação médica, ainda que diversas outras excelentes ferramentas sejam hoje amplamente oferecidas.

A experiência tem mostrado que os recursos de ponta disponíveis só são aplicados em sua plenitude e com o máximo de proveito naquele paciente que passou por um exame clínico bem executado. A metodologia clínica e os demais recursos devem ser usados buscando-se, em cada caso, o maior rendimento do conjunto todo, e sempre se atentando para o binômio risco-benefício de cada procedimento, incluindo-se os custos.

Na anamnese, é necessário obter e ordenar as informações referentes às queixas relatadas pelo paciente em um conjunto harmônico, que faça sentido, formando um modelo clínico que possa ser indicativo de determinada doença (pneumonia, tuberculose, doença pulmonar obstrutiva crônica – DPOC, neoplasia), levando à hipótese diagnóstica. Deve-se ter sempre em mente que as informações estão sob influência do estado psicológico, social e até mesmo de consciência do indivíduo doente. Quanto mais próximo se chega do nível de compreensão do paciente, maior a chance de se obter uma entrevista bem-sucedida.[1] Portanto, deve-se usar uma linguagem por ele entendida, reservando os termos médicos para as anotações no prontuário. A obtenção da história clínica exige alguns cuidados: ambiente tranquilo, privacidade, conforto, comunicação e empatia.

Em cada uma das partes que compõem a anamnese respiratória, certos itens podem ser de particular importância em qualquer situação, devendo ser mais detalhados ou esclarecidos.

Identificação

- Idade: a idade cronológica – dado fácil de ser obtido – tem sempre importância relevante levando-se em consideração que determinadas doenças incidem em grupos etários distintos (DPOC e carcinoma brônquico preferencialmente em pacientes com mais de 50 anos; bronquiolite em crianças).
- Sexo: algumas doenças, como a paracoccidioidomicose, ocorrem de forma preferencial em homens, e excepcionalmente em mulheres; na linfangioliomiomatose, acontece o oposto.
- Cor (subentendendo a raça): a tuberculose e a sarcoidose são proporcionalmente mais frequentes e podem ser mais graves em indivíduos da raça negra.
- Estado civil: verificar em cada situação o tipo e o número de parceiros, especialmente pela possibilidade da contaminação pelo vírus da imunodeficiência humana (HIV).
- Profissão: a exposição ocupacional (tipo e tempo) pode levar ao desenvolvimento de doenças consequentes à inalação no ambiente de trabalho de poeiras minerais ou orgânicas, gases tóxicos, ou mesmo microrganismos. Daí a importância desse dado, mesmo que no passado do indivíduo.
- Procedência: indivíduos que vivem ou viveram em determinadas localidades podem apresentar doenças que

são ali endêmicas, como hidatidose na fronteira do Rio Grande do Sul com o Uruguai e a Argentina, esquistossomose no Nordeste brasileiro e paracoccidioidomicose na América do Sul.

Queixa principal

A queixa principal é definida como o sinal, o sintoma ou mesmo o resultado de exame complementar que motivou a procura pelo médico, sendo o sintoma-guia, por meio do qual a história vai sendo organizada.

História da doença atual

Sugere-se que a conversa se inicie de forma aberta, escutando-se o que o paciente relata de maneira cuidadosa. Este momento é crucial para toda a relação que está se construindo. Em um segundo momento, cabe ao médico elaborar questões dirigidas e objetivas que possam acrescentar informações relevantes ao que foi descrito. Assim que obtidos os dados da história, estes devem ser sempre registrados.

A história da doença atual (HDA) envolve o sintoma principal que motivou a busca do médico e os outros sintomas e sinais associados ao primeiro, que algumas vezes são inclusive mais sérios. Ela é constituída basicamente de três itens:

- Um "início de sintomas" (quando?)
- Uma "cronologia dos sintomas" (sucessão temporal)
- A "evolução de cada sintoma" (piora/melhora) até seu estado atual

Alguns pacientes têm dificuldade de lembrar o início dos sintomas, mas relatam com facilidade quando houve a piora de algum deles. Nessas circunstâncias, pode-se obter uma informação mais precisa perguntando-se sobre saúde: "O senhor vinha bem, desempenhando normalmente suas atividades habituais, até quando? Em que momento isso mudou?"

História médica pregressa

Buscam-se, mediante a história médica pregressa, informações sobre fatos que ocorreram antes do início da HDA, ou seja, os antecedentes médicos:

- Fisiológicos: condições periparto, crescimento e desenvolvimento, tolerância a exercícios (especialmente em pacientes pediátricos e mais jovens).
- Patológicos: infecções graves na infância, em especial viroses complicadas por pneumonia, tuberculose, bronquiolite, asma, cirurgias prévias, biópsias, endoscopias, traumatismos, tratamentos (sobretudo tisiológico), exames efetuados com respectivos resultados (clínicos, de imagem, microbiológicos, citológicos, anatomopatológicos).
- Mesológicos: condições sociais, hábitos (fumo, álcool, outras drogas).
- Imunológicos: imunizações (bacilo de Calmette-Guérin BCG, anti-influenza, etc.), manifestações de hipersensibilidade ou atopia (rinite, asma, urticária, reações a drogas), imunodeficiências (em especial infecção por HIV).

História médica familiar

De forma didática, em seu braço vertical, buscam-se condições genéticas (atopia, deficiência de alfa$_1$-antiprotease, fibrose cística, diabete melito etc.), e no horizontal, as doenças infectocontagiosas dentro do ambiente familiar (tuberculose, viroses agudas).

Revisão de sistemas

Percorrendo os diversos sistemas do corpo, essa revisão funciona como um lembrete, buscando informações que possam detectar algo que tenha escapado na investigação inicial, algum sintoma que deva ser investigado, mesmo que sem relação com a HDA, ou que possa acrescentar dados às informações da HDA e corroborar com a hipótese diagnóstica.[2]

Tosse

A tosse é um importante mecanismo de defesa, sendo também a manifestação mais comum das doenças respiratórias. Da mesma forma que leva pessoas saudáveis ao médico, preocupadas com a possibilidade de doenças sérias, também é pouco valorizada por outras, as quais passam longos períodos da vida a apresentando sem buscar avaliação.[3] É o segundo sintoma em medicina, por ordem de frequência, somente atrás da cefaleia. Entretanto, é o primeiro que leva o paciente ao médico, muitas vezes pelas consequências, como dor muscular, constrangimento por incontinência urinária, fratura de arco costal e receio de distanciamento social ("pode ser transmissível").[4]

É um mecanismo fundamental para a higiene e a proteção dos pulmões e envolve uma expiração explosiva que os protege de aspiração, promovendo a circulação de secreções e outros componentes das vias aéreas em direção à boca.

A tosse envolve um complexo arco reflexo que inicia com os receptores na traqueia (carina) e nos locais de ramificações das grandes vias aéreas, sendo menos numerosos quanto mais distais. Acredita-se que também existam receptores no conduto auditivo, tímpano, seios paranasais (SPNS), pericárdio, esôfago, estômago e diafragma. Os estímulos podem ser de natureza inflamatória (secreção, edema, hiperemia), mecânica (corpo estranho, poeira, alteração de pressão pleural como em derrames), química (gases irritantes) e térmica (frio).

Em condições normais, o transporte mucociliar e a ação macrofágica são capazes de remover as secreções normais do trato respiratório inferior. A tosse pode, também, ser improdutiva em processos alérgicos, infecções do trato respiratório, uso de medicações (inibidores da enzima conversora da angiotensina – IECAS), refluxo gastresofágico (RGE) e betabloqueadores, levando a quadro de broncospasmo em predispostos/asmáticos, ou inalação de gases. Os fumantes tendem a encará-la como "normal", sobretudo quando ocorre pela manhã ("pigarro do fumante").

Uma mudança no caráter da tosse em um paciente fumante pode sugerir lesão endobrônquica, especialmente carcinoma brônquico.

Quando associada a outros sintomas ou achados radiológicos, não traz dificuldades diagnósticas, mas, se for o único sintoma ou se for intensa, pode ser um desafio.

A tosse pode ser classificada da seguinte forma:

- Aguda: período de até três semanas (geralmente associada a infecções respiratórias virais e bacterianas).
- Subaguda: tosse persistente por período entre três e oito semanas.
- Crônica: tosse com duração superior a oito semanas. Deve-se pensar na possibilidade da tríade patológica da tosse: gotejamento pós-nasal (GPN), hiper-reatividade das vias aéreas (HRVA) e RGE como as causas mais comuns em pacientes que não usam IECA.[5]

O GPN associa-se à rinite alérgica ou não, a irritantes ambientais, rinite vasomotora e rinossinusite. O termo é usado para descrever "a sensação de algo gotejando, caindo para a garganta" ou "a necessidade de limpar a garganta". Em tal situação, o paciente frequentemente apresenta o sinal da aspiração faríngea (sucção forçada de ar produzida pela inspiração com posterior deglutição da secreção aspirada).[4,5]

Pode também ser o único sintoma[6] de asma, uma das principais causas de tosse crônica em adultos não fumantes (24 a 29%), chamada de tosse variante de asma.

A tosse pode ser consequente a uma grande variedade de doenças pulmonares e extrapulmonares (QUADRO 8.1).[7]

> **ATENÇÃO**
>
> O RGE pode ser assintomático do ponto de vista gastrenterológico, mas pode apresentar-se clinicamente com rouquidão, tosse, desconforto na garganta, além de desencadear rinite e asma brônquica. As condições da tríade patogênica podem estar presentes simultaneamente.

Exames complementares

A FIGURA 8.1 apresenta um fluxograma para avaliação de tosse crônica.

Cabe observar que o teste com óxido nítrico demonstrou valores elevados em doenças como asma brônquica, bronquiectasias e infecções. Após período com corticoterapia, esses valores diminuem. Assim, a mensuração do óxido nítrico no ar exalado tem sido considerada uma ferramenta potencialmente útil na busca da causa básica da tosse, sobremaneira quando as outras possibilidades diagnósticas são invasivas.[6]

Tratamento

O tratamento da tosse depende da causa estabelecida. Deve-se buscar o tratamento ideal indicado para a doença de base, e não para o sintoma. Em tosse seca, especialmente nos casos crônicos, de difícil resolução (p. ex., carcinoma brônquico), está indicada sedação com antitussígenos (codeína ou dextrometorfano). Não há estudos que comprovem a eficiência do uso de expectorantes no paciente com DPOC. A acetilcisteína pode ser usada, com efeitos benéficos.[6] O tratamento inicial sugerido para doença do refluxo gastresofágico (DRGE) inclui inibidor de bomba de prótons, dieta e mudanças no estilo de vida.[7]

> **ATENÇÃO**
>
> É essencial otimizar a terapia para cada diagnóstico e verificar o cumprimento dessa orientação. Pela possibilidade de causas associadas, deve-se manter todos os tratamentos que mostraram efetividade. O diagnóstico pode ser estabelecido com base na resposta ao tratamento empírico.[8,9]

Expectoração

É o conjunto de materiais formados e/ou depositados na mucosa respiratória eliminado por via oral. Expectorar é sinônimo de escarrar, expelir do peito. O pequeno volume de muco produzido pela árvore traqueobrônquica é carreado pelos cílios e deglutido junto com a saliva e o muco proveniente do trato respiratório superior. Em indivíduos sadios, não há tosse, pois o mecanismo mucociliar e a ação macrofágica são capazes de remover as secreções fisiológicas do trato respiratório.

A quantidade de secreções respiratórias pode chegar a 150 mL em 24 horas, sem que haja consciência do fenômeno. Acima disso, há necessidade de lançar-se mão da tosse. Este acúmulo ocorre na presença de produção excessiva de muco, alterações em suas propriedades físicas ou quando a depuração mucociliar torna-se ineficiente.[4]

A tosse produtiva representa um importante mecanismo de defesa e uma das principais características das doenças das vias aéreas. Ela remove as secreções retidas, as quais devem ser examinadas, refletindo a natureza dos processos infecciosos, neoplásicos, alérgicos e granulomatosos (tuberculose ou micoses).

O escarro é uma complexa mistura resultante da atividade secretora de inúmeras células localizadas em di-

QUADRO 8.1 → Causas comuns de tosse

CAUSAS DE TOSSE	CARACTERÍSTICAS DA TOSSE
Sinusite ou nasofaringite	Tosse após infecção de vias aéreas superiores (IVAS), gotejamento pós-nasal, aspiração faríngea
Traqueobronquite	Dor de garganta, coriza e sintomas oculares
Pneumonia lobar	Sintomas de IVAS prévios, tosse seca e, posteriormente, produtiva
Broncopneumonia	Tosse seca ou produtiva, em geral iniciando-se com bronquite aguda
Pneumonia por vírus ou micoplasma	Síndrome gripal com tosse paroxística
Exacerbação de bronquite crônica	Tosse produtiva (a expectoração torna-se de mucoide a purulenta)
Bronquite	Tosse produtiva de expectoração na maioria dos dias por mais de três dias consecutivos no mês e por mais de dois anos
Bronquiectasias	Expectoração frequente, muitas vezes desde a infância
Tuberculose	Tosse, expectoração, perda de peso, febre, sudorese profusa
Doenças intersticiais/fibrose pulmonar	Tosse seca e dispneia aos esforços
Carcinoma brônquico	Pneumonias de repetição no mesmo local, mudança no padrão da tosse, escarro hemático
Tumor do mediastino	Tosse geralmente associada à dispneia causada pela compressão de brônquio ou traqueia
Aneurisma da aorta	Tosse metálica
Refluxo gastresofágico	Tosse não produtiva após refeições, à noite, associada ou não a rouquidão, dor/desconforto na garganta, piora da rinite e/ou asma, mau hálito
Corpo estranho	Tosse com evidências de asfixia progressiva (se sintomas recentes); tardiamente, tosse produtiva e sibilância localizada
Insuficiência ventricular esquerda	Associada a decúbito, bem como a dispneia
Infarto pulmonar (tromboembolismo pulmonar)	Tosse associada a hemoptise e derrame pleural, geralmente unilateral
Enzima conversora da angiotensina	Tosse seca; é mais frequente em mulheres e não necessariamente relacionada com o início do tratamento (pode ocorrer depois do início ou após anos de uso)

Fonte: Adaptado de Fishman.[10]

ferentes níveis da árvore respiratória, sendo modificado conforme as características de cada processo que a acomete.

Questões importantes acerca do escarro que devem ser observadas são aspecto (seroso, mucoide, purulento, hemático, com moldes brônquicos), odor (sobretudo quando há possibilidade de flora anaeróbica, cujo odor é caracteristicamente fétido, sugerindo abscesso de pulmão) e quantidade.

ATENÇÃO

- Crianças não sabem expectorar até por volta dos cinco anos.
- Mulheres não costumam expectorar, mas deglutem, muitas vezes sem tomar consciência do fato ou por constrangimento.
- Se houver relação entre eliminação de escarro com decúbito, deve-se pensar em doenças localizadas, como abscesso de pulmão, bronquiectasias e fístula broncopleural.[1]
- A valorização deste material rico e proveniente de área tão nobre deve ser explicada ao paciente! É um ato de respeito para com ele, que em muitos casos será poupado de exames invasivos, com bons rendimentos diagnósticos, especialmente se bem colhido.

Dispneia

A dispneia é a percepção, a consciência desconfortável da respiração ou da necessidade de um esforço aumentado para respirar.

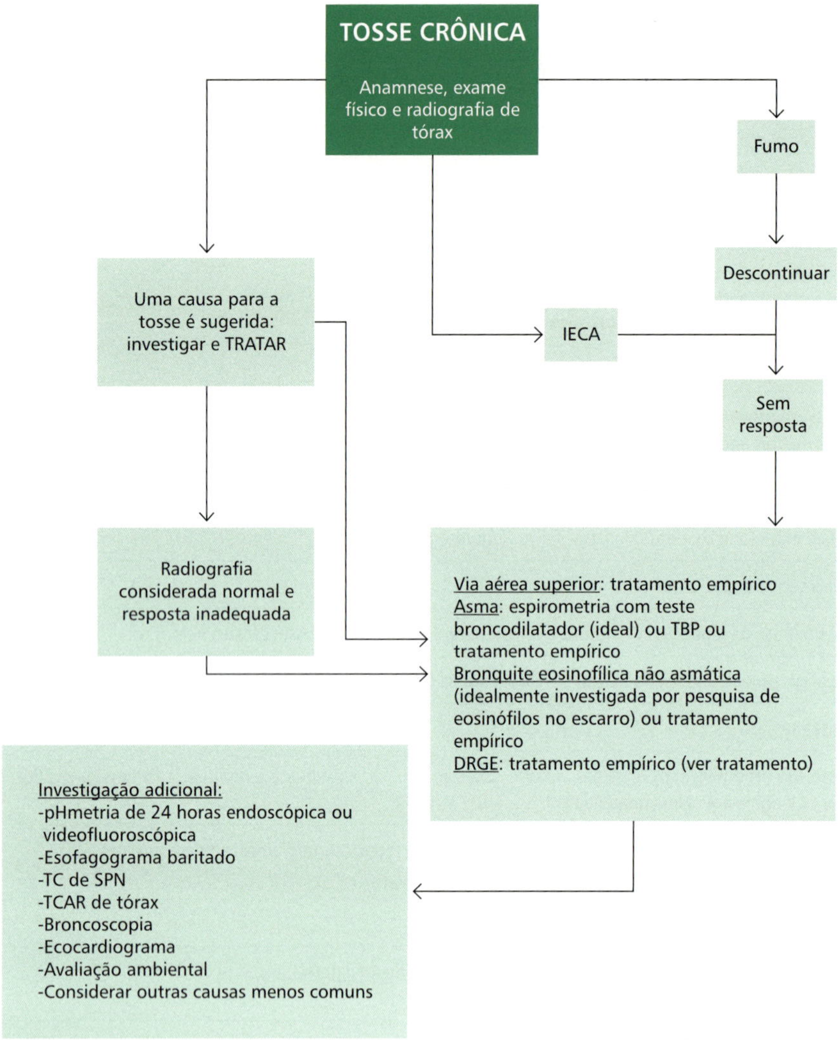

FIGURA 8.1 → Avaliação de tosse crônica com duração de oito semanas em adultos. TC = tomografia computadorizada; TCAR = tomografia computadorizada de alta resolução.

Fonte: Adaptada de Fishman.[10]

"O indivíduo percebe que tem a necessidade de mais ar em circunstâncias que não produziriam tal sensação".[11]

"É a experiência subjetiva de desconforto respiratório que consiste em sensações qualitativamente distintas, variáveis em sua intensidade. A experiência deriva de interações entre múltiplos fatores fisiológicos, psicológicos, sociais e ambientais, podendo induzir respostas comportamentais e fisiológicas secundárias".[11]

A dispneia designa uma variada gama de sensações da consciência da respiração, de um lado, até a insuficiência respiratória, de outro.

- Dispneia é uma queixa subjetiva, sem consistência com sinais objetivos como taquipneia.
- Poucos médicos experimentaram o desconforto respiratório associado, de modo que a maioria das interpretações representa extrapolações de falta de ar normal (p. ex., após exercício extenuante).
- Observações experimentais relacionadas com o sintoma baseiam-se no estudo de indivíduos normais ou animais sob circunstâncias artificiais.
- A maioria dos médicos aplica o termo vagamente, com base em sua experiência com o paciente predominante que atende (p. ex., pacientes com DPOC ou asma).[7]

Independentemente disso, a dispneia associa-se a um aumento da mortalidade, grande morbidade e grave limitação para o desenvolvimento de atividades físicas e sociais.

Os mecanismos responsáveis pela dispneia não são totalmente conhecidos, mas estão associados aos estímulos que aumentam a ventilação ou são consequentes à ventilação aumentada.[12,13] As variáveis que afetam a percepção da dispneia incluem idade, sexo, fatores socioeconômicos, antecedentes pessoais e de aprendizagem social, crenças, tolerância a dor e desconforto e orientação psicológica. Semelhante ao que ocorre com a dor, a incapacidade funcional resultante de uma sensação respiratória depende da capacidade do indivíduo de tolerar o desconforto. À medida que o paciente pode manter um sentido de "controle" sobre o seu corpo, pode determinar a intensidade da experiência sensorial. Isso compreende um estímulo sensorial para o córtex cerebral (predominante nas vias aéreas superiores e na face) e a percepção da sensação, apoiada fortemente no perfil psicológico do indivíduo.[7]

A dispneia pode ser consequente a causas pulmonares (p. ex., diminuição da complacência ou obstrução das vias aéreas), cardíacas (p. ex., insuficiência cardíaca), metabólicas (p. ex., acidose metabólica/diabete e uremia), associadas a outras condições que alteram a ventilação (p. ex., gravidez, obesidade, anemia) ou ter causas psíquicas ("dispneia suspirosa").[2]

Importantes exemplos de dispneia aguda são asma e embolia pulmonar, pneumotórax, pneumonia, aspiração de corpo estranho, insuficiência cardíaca, exacerbação de DPOC, hiperventilação, gravidez, síndrome do pânico.

As causas mais frequentes de dispneia crônica (superior a 30 dias) e progressiva são respiratórias (obstrutivas e restritivas) e cardiovasculares.[7,14]

> **ATENÇÃO**
>
> Na investigação clínica, deve-se esclarecer o início do sintoma, a forma como se instalou (se agudamente, sugere embolia pulmonar ou pneumotórax), os sintomas associados, o que o alivia e a relação com o decúbito (piora ao deitar, necessidade de levantar à noite ou ser acordado pela dispneia sugerem origem cardíaca).[1]

Ortopneia

A ortopneia é o surgimento ou agravamento da dispneia quando se assume o decúbito horizontal. Há alívio, parcial ou total, com a elevação da porção superior do tórax pelo uso de um número maior de travesseiros ou pela elevação da cabeceira da cama. É um exemplo da dispneia de origem cardíaca (insuficiência cardíaca esquerda). Também pode ocorrer em indivíduos portadores de fraqueza da musculatura diafragmática (pacientes com doenças neuromusculares).

Dispneia paroxística noturna

O paciente é despertado por dispneia, acorda com uma dramática sensação de falta de ar e precisa sentar-se ou levantar-se, procurando uma área mais ventilada ou até mesmo abrindo as janelas (também sugestivo de insuficiência cardíaca esquerda). Frequentemente acompanhada de tosse e sibilância, obriga o paciente a dormir sentado. Acredita-se que, durante o sono, a reabsorção do edema periférico leve à hipervolemia sistêmica e pulmonar, com consequente aumento da pressão capilar pulmonar e agravamento da congestão pulmonar.

A sibilância associada à congestão pulmonar deu origem ao termo "asma cardíaca", cujos sibilos são uma manifestação de edema traqueobrônquico, espessamento das paredes brônquicas e redução do lúmen das vias aéreas (as pressões que são necessárias para superar a obstrução durante a expiração tendem a estreitar ainda mais as vias aéreas). Após a recuperação do episódio agudo de edema pulmonar, a resistência e a complacência pulmonares voltam ao normal.

Platipneia

É a dispneia que surge ou se agrava com a adoção da posição ortostática, particularmente em pé. Costuma ocorrer em pacientes com quadros de pericardite ou na presença de *shunts* direita-esquerda, situação que pode ser acompanhada de ortodeoxia (queda acentuada da saturação arterial de oxigênio com a posição em pé). A platipneia e a ortodeoxia são achados característicos da síndrome hepatopulmonar.

Trepopneia

É a dispneia que surge ou piora em uma posição lateral, e desaparece ou melhora com o decúbito lateral oposto. São exemplos derrame pleural ou paralisia diafragmática unilaterais.

Investigação

Por tratar-se de um sintoma de difícil mensuração cuja percepção é afetada por variáveis diferentes, alguns métodos foram criados na tentativa de quantificar e caracterizar a intensidade da dispneia (QUADRO 8.2).[15-17]

Outras escalas também podem refletir os efeitos do sintoma sobre a qualidade de vida dos pacientes, como Conselho Britânico de Pesquisas Médicas Modificadas (MRC) (QUADRO 8.3); Diagrama de Custo do Oxigênio (OCD); Índice Basal de Dispneia (IBD) e Índice Transicional de Dispneia (ITD) de Mahler; Questionário de Dispneia da Universidade da Califórnia em San Diego (UCSDQ); e Componente referente à dispneia do Questionário da Doença Respiratória Crônica de Guyatt (CRQ).[5] A escala de dispneia definida

QUADRO 8.2 → Escala de Borg* modificada

AVALIAÇÃO	INTENSIDADE DA DISPNEIA
0	Nada
0,5	Muito leve (apenas perceptível)
1	Muito leve
2	Leve
3	Moderada
4	Relativamente grave
5	Grave
6	
7	Muito grave
8	
9	Muito, muito grave (quase máxima)
10	Máxima

*Utiliza números e termos para descrever uma mudança na intensidade do estímulo.
Fonte: Schwartzstein,[15] Martinez e colaboradores[16] e Kovelis e colaboradores.[17]

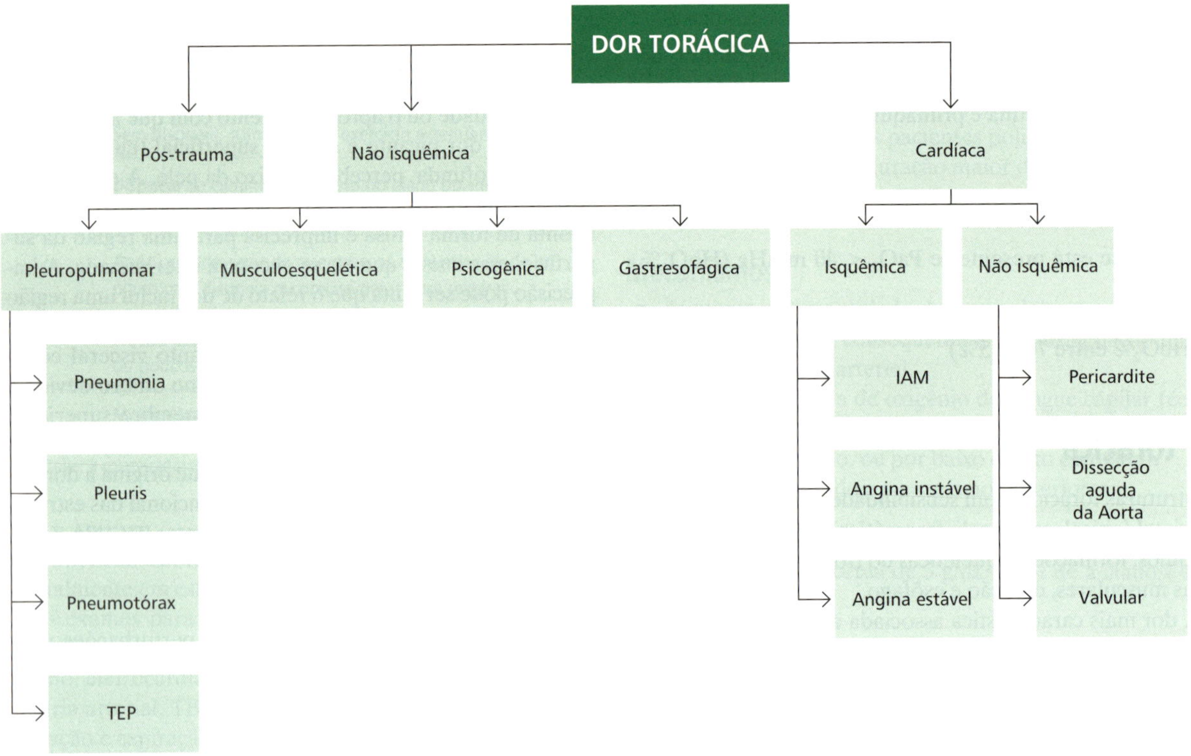

FIGURA 8.2 → Dor torácica.
Fonte: Adaptada de Panju e colaboradores.[20]

muitas vezes, é acompanhado de uma longa história de hepatopatia e/ou doença gastrenterológica.[7]

A patogenia da hemoptise depende da doença e de sua localização **(QUADRO 8.4)**. Doenças que comprometem ou que levam a fístulas ou neoformações vasculares incluindo ramos da artéria brônquica costumam causar grandes hemoptises, uma vez que esse vaso é ramo da circulação sistêmica/alta pressão (bronquiectasias, colonização intracavitária por fungo, tuberculose escavada). Assim, clinicamente, o paciente muitas vezes pode informar qual o lado que sangrou (sente "ferver, borbulhar"). As hemorragias oriundas de artéria pulmonar costumam apresentar-se com menor volume (vasos de baixa pressão).[22]

QUADRO 8.4 → Causas de hemoptise

- Tuberculose
- Carcinoma brônquico
- Bronquiectasias
- Abscesso pulmonar de aspiração
- Tromboembolismo pulmonar com infarto pulmonar
- Estenose mitral
- Corpo estranho
- Discrasias sanguíneas
- Vasculites
- Trauma
- Doenças cardiovasculares
- Infecções fúngicas (p. ex., *Aspergillus*)
- Bronquite
- Infecções
- Pneumonias
- Alterações imunológicas/hematológicas

Em crianças, a associação entre aspiração de corpo estranho e hemoptise é comum. Os exames que contribuem para esclarecer a causa são radiografia de tórax, broncoscopia e TCAR (rendimento de 93%).[1,2,7] A broncoscopia é útil tanto no diagnóstico como na terapêutica. Em hemoptise que ameace a vida, a indicação é de ambiente intensivo, decúbito sobre o lado sangrante (evitando comprometimento do pulmão contralateral) e uso de oxigênio se necessário. A maioria recebe antibioticoterapia pela relativa frequência de doenças infecciosas de base.

A avaliação de hemoptise envolve história cuidadosa, exame físico e radiografia de tórax. Neste momento, também deve ser incluído um hemograma completo. É importante corrigir o grau de anemia, e a trombocitopenia pode ser um fator contribuinte para a hemoptise. Estudos da função renal e urinálise podem estar indicados quando um processo sistêmico faz com que uma síndrome pulmonar-renal seja uma possibilidade. Escarro deve ser coletado com solicitações para bacilo álcool-ácido resistente (BAAR), exame citopatológico e culturas microbiológicas.[2,7]

Referências

1. Porto CC. Semiologia médica. 6. ed. Rio de Janeiro: Guanabara Koogan; 2009.

2. Hetzel JL, Moreira AL. Anamnese. In: Corrêa da Silva LC. Condutas em pneumologia. Rio de Janeiro: Revinter; 2001. p. 64-7, v. 1.

3. Palombini BC, Villanova CA, Alt DC. Tosse crônica. In: Corrêa da Silva LC. Condutas em pneumologia. Rio de Janeiro: Revinter; 2001. p. 229-36, v. 1.

4. Palombini BC, Gouveia MC. Expectoração. In: Palombini BC. Doenças das vias aéreas: uma visão clínica integradora (Viaerologia). Rio de Janeiro: Revinter; 2001. p. 108-13.

5. Palombini BC, Villanova CA, Araujo E, Gastal OL, Alt DC, Stolz DP, et al. A pathogenic triad in chronic cough: asthma, postnasal drip syndrome, and gastroesophageal reflux disease. Chest. 1999;116(2):279-84.

6. II Diretrizes brasileiras no manejo da tosse crônica. J Bras Pneumol. 2006;32 suppl. 6;s403-46.

7. Taichman DB, Fisman A. Approach to the patient with respiratory symptoms. In: Fishman AP, editor. Fishman's. Pulmonary diseases and disorders. 4th ed. New York: McGraw Hill; 2008. p. 387-425, cap. 27.

8. Irwin RS, Baumann MH, Bolser DC, Boulet LP, Braman SS, Brightling CE, et al. Diagnosis and management of cough executive summary: ACCP evidence-based clinical practice guidelines. Chest. 2006;129(1 Suppl):1S-23S.

9. Irwin RS, Madison JM. The diagnosis and treatment of cough. N Engl J Med. 2000;343(23):1715-21.

10. Fishman AP, editor. Fishman's. Pulmonary diseases and disorders. 4th ed. New York: McGraw Hill; 2008.

11. Dyspnea. Mechanisms, assessment and management: a consensus statement. American Thoracic Society. Am J Respir Crit Care Med. 1999;159(1):321-40.

12. Schwartzstein R. The language of dyspnea. In: Mahler DA, O'Donnell DE, editors. Dyspnea: mechanisms, measurement, and management. 2nd ed. Boca Raton: Taylor & Francis; 2005. p. 115-46.

13. Gift Ag, Narsavage G. Validity of the numeric rating scale as a measure of dyspnea. Am J Crit Care. 1998;7(3):200-4.

14. Celli BR, Cote CG, Marin JM, Casanova C, Montes de Oca M, Mendez RA, et al. The body-mass index, airflow obstruction, dyspnea, and exercise capacity index in chronic obstructive pulmonary disease. N Engl J Med. 2004;350(10):1005-12.

15. Schwartzstein RM. Physiology of dyspnea [internet]. Waltham: UpToDate; 2006 [capturado em 26 maio 2011]. Disponível em: http://www.uptodate.com/contents/ physiology-of-dyspnea.

16. Martinez JA, Straccia L, Sobrani E, Silva GA, Vianna EO, Filho JT. Dyspnea scales in the assessment of illiterate patients with chronic obstructive pulmonary disease. Am J Med Sci. 2000;320(4):240-3.

17. Kovelis D, Segretti NO, Probst VS, Lareau SC, Brunetto AF, Pitta F. Validation of the modified pulmonary functional status and dyspnea questionnaire and the medical research council scale for use in Brazilian patients with chronic obstructive pulmonary disease. J Bras Pneumol. 2008;34(12):1008-18.

18. Mahler DA, Harver A. Clinical measurement of dyspnea. In: Mahler DA, editor. Dyspnea. Austin: Futura Publishing; 1990. p. 75-126.

19. Stoller JK, Ferranti R, Feinstein AR. Further specifications and evaluation of a new clinical index for dyspnea. Am Rev Respir Dis. 1986;134(6):1129-34.

20. Panju AA, Hemmelgarn BR, Guyatt GH, Simel DL. Is this patient having a myocardial infarction? JAMA. 1998;280(14):1256-63.

21. Lundgren FL, Costa AM, Figueiredo LC, Borba PC. Hemoptysis in a referral hospital for pulmonology. J Bras Pneumol. 2010;36(3):320-24

22. Bidwell JL, Pachner RW. Hemoptysis: diagnosis and management. Am Fam Physician. 2005;72(7):1253-60.

Leituras recomendadas

Curley FJ. Dyspnea. In: Irwin RS, Curley FJ, Grossman RF, editors. Diagnosis and treatment of symptoms of the respiratory tract. Armonk: Futura Publishing; 1997. p. 55-115.

Sociedade Brasileira de Pneumologia e Tisiologia. I Consenso Brasileiro sobre tosse. J Pneumol. 1998;24 suppl 1:1S-10S.

Semiologia das Vias Aéreas Superiores

9

José da Silva Moreira
Mara Rúbia André Alves de Lima
Giuliano Scornavacca

Obstrução nasal

> **ATENÇÃO**
>
> A obstrução nasal é uma manifestação muito frequente, multifatorial, refletindo alterações do nariz e dos seios paranasais que impedem a adequada passagem do ar pelas fossas nasais. As rinossinusites crônicas podem vir acompanhadas de congestão nasal, com os consequentes sintomas obstrutivos.

Malformações, uso de medicações, reações inflamatórias ou infecciosas, agudas ou crônicas e presença de tumores são causas comuns desta manifestação. Como exemplos de malformações congênitas, podem-se citar atresia de cóanos e desvio do septo nasal.

Adenoides aumentadas, presença de formações polipoides e tumores são exemplos de causas adquiridas de obstrução nasal. Em crianças, o aumento das adenoides tem sido uma das causas mais comuns de obstrução nasal. Esses pacientes frequentemente experimentam sintomas correlatos, como respiração oral e ronco. Crianças que respiram pela boca tendem a desenvolver alterações na anatomia facial e dentária, como o apinhamento de dentes incisivos superiores.

Em razão da alta resistência nasal à passagem de ar, as características faciais associadas à respiração bucal incluem mandíbula retrognática, incisivos superiores inclinados para a região vestibular, palato ogival, arco maxilar atrésico, lábio superior curto e hipotônico e musculatura peribucal flácida, resultando em uma postura constante de lábios entreabertos. Em casos mais graves, os portadores da síndrome do respirador bucal podem desenvolver síndrome das apneias-hipopneias obstrutivas do sono (SAHOS).

O septo nasal pode apresentar malformações e tortuosidades subsequentes a um trauma ou a perfurações que representam causas comuns de obstrução nasal. Doenças, como a vasculite de Wegener, podem causar erosão do septo nasal, levando a um desequilíbrio na respiração nasal normal. Usuários de cocaína também podem apresentar perfuração do septo nasal. Medicamentos como descongestionantes nasais podem causar um efeito adverso por um mecanismo de rebote, com piora na congestão nasal prévia à sua administração e surgimento de obstrução nasal.

Rinorreia ou coriza, espirros, prurido nasal, fungar, gotejamento pós-nasal

> **ATENÇÃO**
>
> A rinite alérgica caracteriza-se por sintomas como coriza ou rinorreia, espirros paroxísticos, prurido nasal e do palato, além da obstrução nasal. Frequentemente, a rinite está associada ao ato do fungar, ao sinal da aspiração faríngea, ao sinal do pigarrear e à tosse.

Rinorreia ou coriza refere-se ao corrimento anterior de secreções nasais, ou seja, no sentido do meio externo, podendo o paciente assoar o nariz para a higiene e o alívio desse sintoma. Nos atos voluntários de assoar o nariz e de fungar, o ar é forçado, respectivamente, ou para fora das cavidades nasais ou para dentro da nasofaringe, arrastando consigo as secreções acumuladas e, desse modo, promovendo a limpeza das cavidades nasais.

Espirro e tosse têm mecanismos reflexos, podendo também ser produzidos voluntariamente, e apresentam comportamento "explosivo", no qual ocorre grande e súbita variação da pressão intraluminal, tendo como resultado a limpeza por "varredura", respectivamente, das vias aéreas superiores (em especial do nariz) e inferiores.

Semiologicamente, entende-se como gotejamento pós-nasal (GPN) ou rinorreia posterior a sensação de ter algo escorrendo na garganta e rinofaringe. Muitas vezes essa rinorreia posterior é referida pelos pacientes como uma sensação de "algo gotejando dentro da garganta" e como uma "descarga pós-nasal", podendo ser associada à manobra voluntária de aspiração faríngea e de pigarrear, fazendo as secreções acumuladas nas vias aéreas serem eliminadas pela boca ou deglutidas.

ATENÇÃO

Sendo considerado uma causa frequente de tosse crônica, segundo estudos realizados principalmente a partir da década de 1980, o GPN passou a fazer parte da chamada síndrome do gotejamento pós-nasal (SGPN). As causas mais comuns de tosse secundária à SGPN são quadros de rinite alérgica sazonal ou perene, rinite vasomotora, rinite pós-viral, sinusites, rinite medicamentosa e rinites secundárias a agentes irritativos do ambiente. Dentro do espectro das doenças que cursam com GPN, as rinossinusites representam cerca de 30% das causas de tosse não produtiva e 60% das produtivas. A SGPN, recentemente, passou a ser designada como síndrome da tosse crônica das vias aéreas superiores.

Aspiração faríngea e pigarrear[1]

Vários mecanismos de defesa atuam no aparelho respiratório, impedindo ou limitando o aporte de agentes agressores aos pulmões. A aspiração faríngea e o pigarrear são exemplos de tais mecanismos, bem como a tosse e o espirro.

Como manifestação clínica que leva o paciente a procurar cuidados médicos, a aspiração faríngea caracteriza-se por uma manobra de sucção forçada de ar, produzida pela inspiração, através da fenda virtual que separa o palato mole da parede superior da faringe, e que se acompanha de ruído característico, seguido de deglutição ou expectoração da secreção aspirada. O pigarrear se identifica clinicamente como a manobra de expelir secreções da hipofaringe e da laringe por ocasião de expiração forçada através da glote e das bandas supraglóticas, o que também se acompanha de ruído característico.

A faringe, por meio de mecanismos que usam energia vibratória e energia explosiva, é capaz de modificar a sua área de secção transversal, assumindo uma função protetora das vias aéreas, clinicamente relacionada com a aspiração faríngea, com o pigarrear, com a tosse e com o espirro. Utilizando-se de energia explosiva, a tosse e o espirro são capazes de promover o deslocamento de secreções provenientes do trato respiratório inferior e a limpeza das vias aéreas, aproveitando-se da aceleração da velocidade linear do ar associada à dilatação dos músculos da faringe e da laringe, promovida pelo súbito aumento da pressão na sua luz.

A energia vibratória associada a alterações pressóricas determina variações na secção transversal da faringe e incremento na velocidade linear do ar durante a aspiração faríngea e o pigarrear. Dessa forma, a aspiração faríngea e o pigarrear, empregando os movimentos vibratórios presentes no palato mole, no caso da aspiração faríngea, e da energia vibratória presente nas pregas vocais, no caso do pigarrear, produzem, também, um eficiente mecanismo de limpeza da via aérea superior, ainda que de menor eficácia do que a tosse e o espirro.

A faringe mostra a configuração de um tubo rígido com um segmento central móvel e colapsável, cujo calibre pode variar em suas diferentes porções. A porção colapsável da faringe é controlada por cerca de 20 pares de músculos constritores e dilatadores, os quais, atuando harmonicamente, são capazes de alterar a forma, o tamanho e a dinâmica deste órgão.

A fim de se apresentar como componente anatômico da respiração, a faringe deve manter-se patente. Os músculos dilatadores da faringe são um grupo de músculos com a função de promover o tônus postural desta estrutura tubular em indivíduos acordados e manter sua permeabilidade ao fluxo aéreo na vigência de pressão subatmosférica intraluminal.

Durante uma inspiração, a área de secção transversal da faringe em seus diversos níveis tende ao colabamento. Entretanto, a presença da ação dos músculos dilatadores assegura a patência necessária à passagem do ar.

Dentre os músculos dilatadores faríngeos mais importantes, encontram-se o genioglosso, o cricoaritenóideo posterior e o tensor do véu palatino. O genioglosso é o músculo dilatador que mais tem sido estudado. Sua contração leva à protrusão da língua, resultando em um incremento no volume dela, diminuindo a passagem para a boca e, consequentemente, favorecendo o fluxo pelas vias aéreas superiores.

Estudos efetuados durante o sono mostram que o efeito primário na mudança do calibre da faringe deve-se à mudança do tônus dos seus músculos dilatadores e de sua relação com os músculos inspiratórios. Esse grupamento muscular é considerado um acessório da respiração, e sua atividade durante o sono é modulada pelo centro respiratório, na medula, que recebe estímulo de mecanorreceptores da própria faringe.

Os mecanorreceptores são componentes aferentes de um intricado reflexo que mantém a patência da faringe durante a inspiração. Portanto, em resposta à pressão negativa intraluminal, ocorre um incremento na ativação dos músculos dilatadores da faringe, tornando-a pérvia.

Segundo Schwab RJ e colaboradores,[2] durante o ciclo respiratório normal, as vias aéreas superiores sofrem variação em torno de 17% em suas dimensões transversais, com valores menores na fase inspiratória. Esses autores descreveram um mecanismo no qual músculos dilatadores da faringe, ao se contraírem, seriam, em parte, responsáveis pela manutenção da sua permeabilidade durante a inspiração forçada, sugerindo que durante a expiração haja livre expansão da faringe. Todavia, durante a inspiração, os músculos contraídos atuariam de forma a impedir o colabamento de suas paredes, garantindo, assim, fluxo aéreo adequado (FIGURA 9.1). A esse mecanismo de autorregulação luminal da faringe foi dado o nome de pressão crítica (PCrit).

As funções dos músculos constritores têm sido especialmente estudadas durante a deglutição. No papel de órgão da digestão, a faringe também atua como protetora das vias aéreas, uma vez que direciona os líquidos e sólidos para o esôfago durante a deglutição e para a boca durante o vômito. Dessa forma, a faringe impede que material passe inadequadamente às vias aéreas inferiores ou que reflua para o nariz.

Na manobra de aspirar a faringe, ocorre súbita e rápida entrada de ar pelas fossas nasais, promovida pela inspiração torácica. O abdome também participa, indiretamente, dessa manobra, ao fornecer acréscimo de pressão negativa, que será transmitida à caixa torácica, facilitando o ato inspiratório. O deslocamento do ar, passando com velocidade aumentada pelo conduto tubular estreitado da faringe, com pressão negativa em seu interior e auxiliado pelo movimento vibratório do palato mole, acaba conduzindo as secreções no sentido ântero-posterior e craniocaudal.

A presença do movimento vibratório do palato mole, durante essa manobra, transfere energia ao processo, facilitando a remoção das secreções ali presentes.

A equação de Bernoulli (FIGURA 9.2) explica, em termos físicos, a mecânica dos fluidos densos e as relações com a velocidade de escoamento desses, o potencial gravitacional e as pressões envolvidas.

Durante a aspiração faríngea, a boca em geral permanece fechada. O ar, ao entrar na orofaringe (câmara mais dilatada), sofre imediata redução da velocidade linear antes de prosseguir em direção aos pulmões. Essa câmara, assim, atua como um verdadeiro reservatório, retendo as secreções que o fluxo aéreo estiver arrastando consigo, impedindo que elas passem imediatamente para as vias mais inferiores. Essa sequência guarda semelhança com o que ocorre ao se aspirar substâncias líquidas através de uma pipeta volumétrica, na qual o bulbo central impede, por algum tempo, que o material ascenda até a boca do operador (FIGURA 9.3).

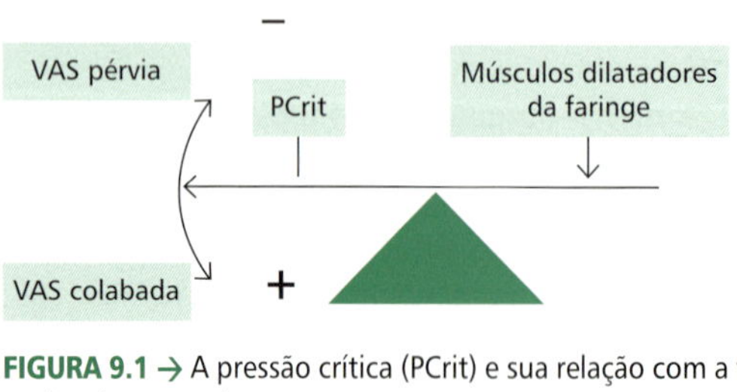

FIGURA 9.1 → A pressão crítica (PCrit) e sua relação com a faringe. VAS = via aérea superior.

Equação de Bernoulli:

$$v^2/2 + gz + p/\rho = Const.$$

v = velocidade do fluido no ponto do escoamento

gz = potencial gravitacional

p = pressão no ponto considerado

ρ = densidade do fluido em todos os seus pontos

FIGURA 9.2 → A equação de Bernoulli.

Essa redução na velocidade linear aplicada às secreções que por ali transitam fornece proteção para a via aérea inferior, visto que proporciona tempo hábil para o adequado fechamento da glote.

Ao final desta etapa, ocorre o deslocamento posterior da base da língua levando a uma semioclusão da orofaringe e da laringofaringe e, finalmente, as secreções poderão ser deslocadas para a cavidade oral e expectoradas ou deglutidas.

O pigarrear tem início durante um ato expiratório, em manobra que tem como objetivo limpar as secreções presentes na faringe e na laringe de forma intencional. Imediatamente após o suave ato inspiratório e a súbita reabertura da fenda glótica, segue-se uma manobra expiratória forçada, deslocando as secreções para porções mais craniais da via aérea inferior, para posterior eliminação. Durante essa fase, percebe-se um ruído sonoro, característico, relacionado com a abertura da glote e a vibração das pregas vocais.

Durante o pigarrear, a pressão intratorácica é positiva em relação à pressão atmosférica, promovendo a passagem do ar pela laringe e pela faringe, auxiliando na remoção das secreções ali contidas. Assim como na aspiração faríngea, no pigarrear também há integração dos diversos componentes da estrutura anatômica que atuam durante a expiração, ou seja, faringe, laringe, caixa torácica e abdome.

Diferentemente da aspiração faríngea, na qual ocorre diminuição do volume da faringe, durante o pigarrear há um aumento do seu volume, produzido pela passagem do ar com maior pressão, expandindo livremente o lúmen da faringe (FIGURA 9.4).

Villanova,[3] em 1996, estudou a prevalência dos sinais de aspiração faríngea e do pigarrear em pacientes portadores de tosse crônica ocasionada por GPN. Dentre os 45 pacientes com tosse crônica por GPN, 29 (64%) eram portadores

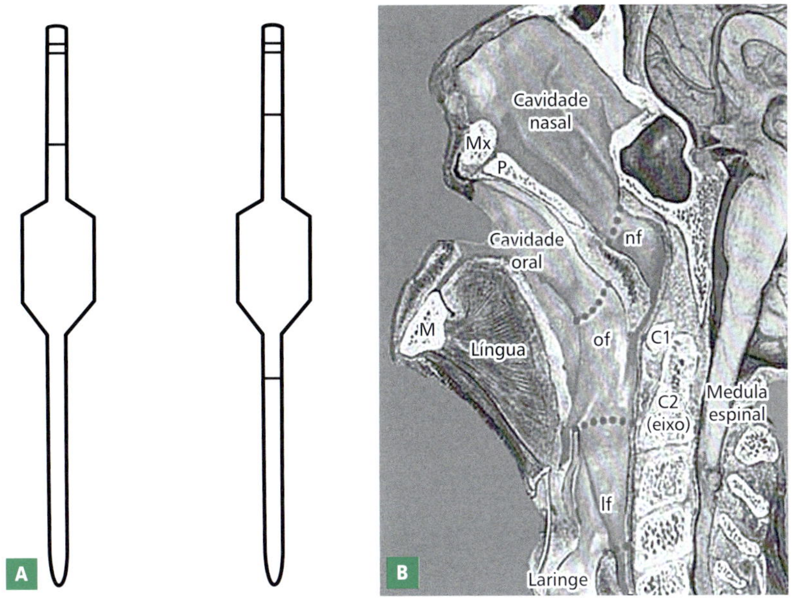

FIGURA 9.3 → (A) pipeta volumétrica, com um bulbo (dilatação) na parte central. (B) orofaringe (of) significativamente mais dilatada do que a nasofaringe (nf), ali acumulando-se as secreções aspiradas das estruturas mais craniais.

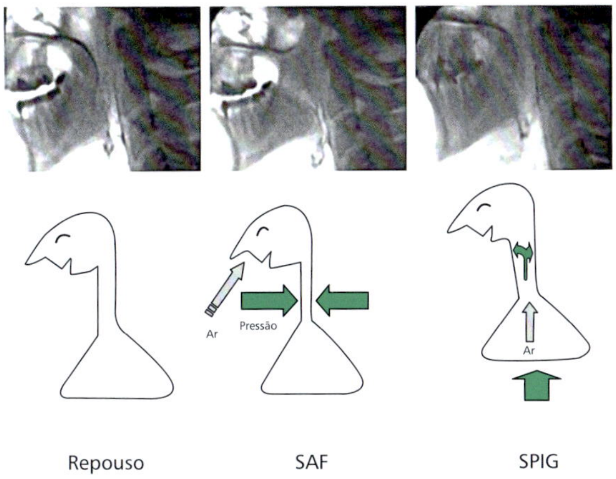

FIGURA 9.4 → Alterações pressóricas na faringe durante o repouso, a aspiração faríngea e no pigarrear. SAF = sinal da aspiração faríngea; SPIG = sinal do pigarrear.

de rinossinusite. Os demais apresentavam concha bolhosa (16%), cisto ou pseudocisto de retenção (16%), rinite (11%), degeneração polipoide (11%) e vegetação adenóidea (4%). Nessa série, a rinossinusite foi a causa isolada mais comum de GPN. Dos 45 pacientes com GPN, 26,7% apresentavam o sinal de aspiração faríngea isolado, e 66,7%, somente o sinal do pigarrear.

Ribeiro,[4] relacionou esses sinais com a presença de doenças das vias aéreas e concluiu que os pacientes portadores somente de doença pulmonar obstrutiva crônica (DPOC) apresentaram mais frequentemente o sinal do pigarrear (SPIG) e que nenhum deles manifestou-se com o sinal da aspiração faríngea (SAF). Os pacientes com rinossinusite e os portadores de rinossinusite e DPOC associadas apresentaram mais comumente os dois sinais (SAF e SPIG).

Roberts e colaboradores[5] concluíram que cerca de 75% dos 61 pacientes com DPOC apresentavam sintomas nasais como rinorreia (52,5%) e espirros (45,9%).

A partir do exposto, pode-se concluir que sinais como SAF e SPIG podem ser úteis na diferenciação entre acometimento de vias aéreas superiores e inferiores, e que o reconhecimento deles, quando presentes, tem validade semiológica na avaliação dos distúrbios respiratórios.

Ronco e apneias

> **ATENÇÃO**
>
> O ronco é um som ressonante que ocorre devido à vibração dos tecidos moles da via aérea superior durante o sono, sendo, portanto, percebido por uma pessoa que esteja próxima de quem ronca. A intensidade e o volume do ronco são variáveis, podendo ser suaves e pouco perceptíveis ou tão acentuados a ponto de o ronco chegar a ser ouvido a vários metros de distância do local onde o indivíduo roncador estiver dormindo. Na maioria das vezes, o ronco ocorre durante a inspiração, mas, eventualmente, pode surgir durante o ato expiratório.

Nem sempre o ronco é indicativo de doença, porém, em muitos casos, a sua presença reflete a síndrome das apneias obstrutivas do sono.

> **ATENÇÃO**
>
> A frequência de eventos respiratórios caracterizados como apneias, hipopneias e despertares noturnos recorrentes é o que define o ronco como normal ou patológico. Além disso, a presença de sonolência excessiva associada a condições como asfixia ou respiração difícil durante o sono, sensação de sono não restaurador, fadiga diurna e dificuldade de concentração podem ser fortes indicadores da síndrome das apneias do sono.

O ronco é indicativo de aumento da resistência das vias aéreas, estando diretamente relacionado com hipotonia da musculatura do palato, da língua e da faringe, que pode tornar-se incapaz de manter a permeabilidade da via aérea durante a fase inspiratória. Em vigência do aumento da resistência das vias aéreas superiores, há uma redução do diâmetro anteroposterior da via aérea, produzindo vibrações durante a respiração. O ruído respiratório durante o sono pode se originar em qualquer ponto da via aérea superior.

Várias condições podem causar esse aumento da resistência das vias aéreas, como obstrução nasal, anormalidades craniofaciais, palato mole e úvula excessivamente volumosos, amígdalas aumentadas, adenoides, cistos, tumores, macroglossia ou qualquer condição que possa comprometer a passagem adequada do ar pela via aérea.

Quando o ronco estiver relacionado com alterações estruturais da faringe, pode revelar a presença de uma condição subjacente, como a SAHOS, que pode ocorrer tanto em crianças quanto em adultos. Entretanto, esse dado é insuficiente para firmar o diagnóstico de apneia obstrutiva do sono, já que nem todo roncador tem SAHOS. Os pacientes que apresentam apneia obstrutiva do sono, além dos episódios de apneias e do ronco, experimentam também um sono agitado, com despertares frequentes e sonolência diurna.

Em alguns pacientes com diagnóstico de SAHOS, pode ocorrer, na fase de relaxamento muscular do sono REM, um colapso completo das vias aéreas, seguido de episódio de apneia, testemunhado por alguém que veja o paciente interromper o ato de respirar enquanto dorme. O ronco surge, então, acompanhando a passagem de ar, mas ainda com dificuldade, pela via aérea, após superficialização do sono, contração muscular e recuperação parcial do calibre das vias aéreas colabadas.

A fisiopatologia e o tratamento do ronco seguem as mesmas orientações do tratamento da síndrome das apneias obstrutivas do sono, sendo discutidos em capítulo específico.

Referências

1. Palombini BC, Scornavacca G, Ribeiro IOS, Porto NS. Sputum: aspiration- pressure pump, explosive forces and vibratory forces. Proceedings of the 4th International Symposium on Cough; 2006 Jun 29-Jul 1; London, UK.

2. Schwab RJ, Gefter WB, Pack AI, Hoffman EA. Dynamic imaging of the upper airway during respiration in normal subjects. J Appl Physiol. 1993;74(4):1504-14.

3. Villanova CAC. Tosse crônica: diagnóstico diferencial – análise de 78 casos [tese]. Porto Alegre: Universidade Federal do Rio Grande do Sul; 1996.

4. Ribeiro IOS. Valorização dos sinais de 'aspiração faríngea' e 'pigarrear' na diferenciação entre acometimentos de vias aéreas superiores e inferiores, tomando-se rinossinusite e DPOC como modelos [tese]. Porto Alegre: Universidade Federal do Rio Grande do Sul; 2006.

5. Roberts NJ, Lloyd-Owen SJ, Rapado F, Patel IS, Wilkinson TM, Donaldson GC, et al. Relationship between chronic nasal and respiratory symptoms in patients with COPD. Respir Med. 2003;97(8):909-14.

Leituras recomendadas

American Academy of Sleep Medicine. The international classification of sleep disorders: diagnostic and coding manual. 2nd ed. Darien: American Academy of Sleep Medicine; 2005.

André-Alves MR. Estudo de 110 casos de tosse persistente crônica produtiva, vistos em ambulatório de pneumologia, com diagnóstico insuspeitado de sinusite [dissertação]. Porto Alegre: Universidade Federal do Rio Grande do Sul; 1987.

Balbani APS, Formigoni GGS. Ronco e síndrome da apnéia obstrutiva do sono. Rev Assoc Med Brás. 1999;45(3):273-8.

Baraniuk JN, Kim D. Nasonasal reflexes, the nasal cycle, and sneeze. Curr Allergy Asthma Rep. 2007;7(2):105-11.

Bhattacharyya T, Piccirillo J, Wippold FJ 2nd. Relationship between patient-based descriptions of sinusitis and paranasal sinus computed tomographic findings. Arch Otolaryngol Head Neck Surg. 1997;123(11):1189-92.

Bolger WE, Butzin CA, Parsons DS. Paranasal sinus bony anatomic variations and mucosal abnormalities: CT analysis for endoscopic sinus surgery. Laryngoscope. 1991;101(1 Pt 1):56-64.

Borish L. Allergic rhinitis: systemic inflammation and implications for management. J Allergy Clin Immunol. 2003;112(6):1021-31.

Bradley TD, Brown IG, Grossman RF, Zamel N, Martinez D, Phillipson EA, et al. Pharyngeal size in snorers, nonsnorers, and patients with obstructive sleep apnea. N Engl J Med. 1986;315(21):1327-31.

Danese M, Duvoisin B, Agrifoglio A, Cherpillod J, Krayenbuhl M. [Influence of naso-sinusal anatomic variants on recurrent, persistent or chronic sinusitis. X-ray computed tomographic evaluation in 112 patients]. J Radiol. 1997;78(9):651-7.

Daniel RF, Tanaka O, Essenfelde LRC. Estudo das dimensões transversais da face, em telerradiografias póstero-anteriores em indivíduos respiradores bucais com oclusão normal e má oclusão classe I de angle". Rev Dent Press Ortodon Ortop Facial. 2004;9(3):27-37.

Duarte AF, Soler RC, Zavarezzi F. Endoscopia nasossinusal associada à tomografia computadorizada dos seios paranasais no diagnóstico de obstrução nasal crônica. Rev Bras Otorrinolaringol. 2005;71(3):361-3.

Holinger LD. Chronic cough in infants and children. Laryngoscope. 1986;96(3):316-22.

Hori Y, Shizuku H, Kondo A, Nakagawa H, Kalubi B, Takeda N. Endoscopic evaluation of dynamic narrowing of the pharynx by the Bernouilli effect producing maneuver in patients with obstructive sleep apnea syndrome. Auris Nasus Larynx. 2006;33(4):429-32.

II Diretrizes brasileiras no manejo da tosse crônica. J Bras Pneumol. 2006;32(Suppl 6):s403-s446.

Ikeda K, Ogura M, Oshima T, Suzuki H, Higano S, Takahashi S, et al. Quantitative assessment of the pharyngeal airway by dynamic magnetic resonance imaging in obstructive sleep apnea syndrome. Ann Otol Rhinol Laryngol. 2001;110(2):183-9.

Irwin RS, Baumann MH, Bolser DC, Boulet LP, Braman SS, Brightling CE, et al. Diagnosis and management of cough executive summary: ACCP evidence-based clinical practice guidelines. Chest. 2006;129(1 Suppl):1S-23S.

Irwin RS, Corrao WM, Pratter MR. Chronic persistent cough in the adult: the spectrum and frequency of causes and successful outcome of specific therapy. Am Rev Respir Dis. 1981;123(4 Pt 1):413-7.

Isoni S, Feroah TR, Hajduk EA, Morrison DL, Launois SH, Issa FG, et al. Anatomy of the pharyngeal airway in sleep apneics: separating anatomic factors from neuromuscular factors. Sleep. 1993;16(8 Suppl):S80-4.

Jacomelli M, Souza R, Pedreira Júnior WL. Abordagem diagnóstica da tosse crônica em pacientes não-tabagistas. J Pneumologia. 2003;29(6):413-20.

Kay A, Trinder J, Kim Y. Individual differences in relationship between upper airway resistance and ventilation during sleep onset. J Appl Physiol. 1995;79(2):411-9.

King AD, Zee B, Yuen EH, Leung SF, Yeung DK, Ma BB, et al. Nasopharyngeal cancers: which method should be used to measure these irregularly shaped tumors on cross-sectional imaging? Int J Radiat Oncol Biol Phys. 2007;69(1):148-54.

Moreira JS, Andrade CF. Mecanismos de defesa do aparelho respiratório. In: Tarantino AB, editor. Doenças pulmonares. 6. ed. Rio de Janeiro: Guanabara Koogan; 2008. p. 131-9, cap. 9.

Moreira JS, Moreira ALS. Mecanismos de defesa. In: Palombini BC, Porto NS, Araújo E, Godoy DV de, editores. Doenças das vias aéreas: uma visão clínica integradora (Viaerologia). São Paulo: Revinter; 2001. p. 53-63.

Morice AH. Post-nasal drip syndrome: a symptom to be sniffed at? Pulm Pharmacol Ther. 2004;17(6):343-5.

Palombini BC, Villanova CA, Araújo E, Gastal OL, Alt DC, Stolz DP, et al. A pathogenic triad in chronic cough: asthma, postnasal drip syndrome, and gastroesophageal reflux disease. Chest. 1999;116(2):279-84.

Pereira EA, Palombini BC. Sinusobronquite: estudo com ênfase no componente otorrinolaringológico. Rev Bras Otorrinolaringol. 1993;59(3):166-75.

Pratter MR. Chronic upper airway cough syndrome secondary to rhinosinus diseases (previously referred to as postnasal drip syndrome): ACCP evidence-based clinical practice guidelines. Chest. 2006;129(1 Suppl):63S-71S.

Scornavacca G. Estudo dinâmico da faringe e da laringe e sua relação com os sinais da aspiração faríngea e do pigarrear [tese]. Porto Alegre: Universidade Federal do Rio Grande do Sul; 2009.

Shames IH. Mecânica dos fluidos. São Paulo: Edgard Blücher; 1980. p.145-7, cap. 5, v. 1.

Sociedade Brasileira de Sono. I Consenso brasileiro em ronco e apnéia do sono. Hypnos: J Clin Experiment Sleep Res. 2001;2(Suppl 1).

Van Lunteren E, Strohl KP. The muscles of the upper airways. Clin Chest Med. 1986;7(2):171-88.

Yucel A, Unlu M, Haktanir A, Acar M, Fidan F. Evaluation of the upper airway cross-sectional area changes in different degrees of severity of obstructive sleep apnea syndrome: cephalometric and dynamic CT study. AJNR Am J Neuroradiol. 2005;26(10):2624-9.

Exame Físico

10

Ana Luiza Moreira
Luiz Carlos Corrêa da Silva
José da Silva Moreira

Introdução

Este capítulo tem como principal objetivo chamar a atenção sobre o que é mais relevante no exame físico do setor pneumológico para o diagnóstico e a conduta terapêutica. Interessa, fundamentalmente, a abordagem do tórax e dos setores extratorácicos relacionados com as pneumopatias.

Atualmente, o médico – dispondo de uma tecnologia de imagem cada vez mais acurada – é tentado a realizar um exame físico rápido e objetivo, por vezes podendo deixar de lado achados relevantes. No entanto, existem dados semiológicos que não podem ser detectados a não ser pela observação direta, como é o caso do hipocratismo digital, das alterações da parede torácica e dos sinais acústicos.

É boa estratégia buscar dados no exame físico que possam explicar ou ter relação com a história clínica, como a palpação da parede sempre que houver queixa de dor torácica, a busca e a identificação de sibilos na suspeita de crise de asma e a constatação da redução do murmúrio vesicular em pacientes com enfisema pulmonar.

"Examinar com cuidado os locais relacionados com as queixas do paciente e aqueles que, desde o início, nos chamam mais atenção" – esta é uma boa prática!

Se o médico tiver de resumir ao máximo o exame físico do setor pneumológico em um paciente ambulatorial que já disponha de radiografia de tórax, deve realizar, no mínimo, inspeção geral (estado geral do paciente e sinais vitais na primeira avaliação e nas revisões sucessivas) e da parede torácica, ausculta pulmonar e exame do pescoço e das extremidades buscando a presença de hipocratismo digital.

ATENÇÃO

Recomenda-se que, rotineiramente, mesmo que o paciente já tenha realizado estudo de imagem, proceda-se à inspeção geral e da parede torácica e à ausculta pulmonar. O exame da pele, do nariz, da boca, da orofaringe e a palpação do pescoço e do abdome também fazem parte do exame físico mínimo. Os sinais vitais são igualmente dados obrigatórios na primeira avaliação e nas revisões sucessivas.

Para a adequada realização do exame físico torácico, é importante considerar alguns itens fundamentais

- → Ambiente tranquilo, boa luminosidade, sem ruídos interferentes e com privacidade
- → Paciente à vontade, sem constrangimentos, com tórax despido
- → Respeito para com a timidez do paciente, se necessário examinando o tórax com vestuário mínimo, em uma primeira etapa
- → Conforto para ambos, paciente e médico
- → Posição do paciente: sentado, preferencialmente despido
- → Posição do médico: de pé, tendo acesso a todos os setores do tórax do paciente
- → Se o clima estiver frio, cuidar a temperatura das mãos e do estetoscópio[1,2]

Dados da anatomia torácica que interessam ao exame físico

A anatomia de superfície permite entender a projeção dos lobos pulmonares, conforme as FIGURAS 10.1 a 10.3.

É essencial observar que, ao escutar-se a parede torácica posterior, estão sendo examinados os lobos inferiores; os lobos superiores projetam-se na parede anterior. Lobo médio e língula são projetados na parede anteroinferior, à direita e à esquerda, respectivamente.

Inspeção geral e da parede torácica

Pistas importantes sobre o diagnóstico podem ser apresentadas ao médico já na inspeção, como dentes em mau estado de conservação em paciente com síndrome infecciosa e achados radiológicos em locais de aspiração, sugerindo abscesso pulmonar.

Alteração de conduta recente em paciente grande fumante com lesão pulmonar, bem como circulação colateral torácica exuberante e edema de face e pescoço em grande fumante, pode dever-se a carcinoma brônquico (o primeiro à metástase cerebral e o segundo, à síndrome de veia cava superior). Ptose e miose unilaterais podem ser consequentes a tumor de Pancoast (FIGURA 10.4), configurando a síndrome de Claude Bernard-Horner.

Lábios semicerrados e uso de musculatura acessória podem ser um sinal de doença pulmonar obstrutiva crônica (DPOC), bem como confusão mental, obnubilação ou sonolência (hipercapnia). Uma coloração arroxeada de mucosas e pele pode indicar hipoxemia, independentemente da causa de base. Eritema nodoso em paciente jovem com ausência ou poucos sintomas torácicos pode dever-se à sarcoidose.

O hipocratismo digital, dada a sua estreita correlação com doença intratorácica geralmente grave, é comentado mais adiante.

É importante observar a parede sob condições estáticas: normal, globosa, piriforme ou em peito de pomba ou *pectus carinatum*, infundibuliforme ou *pectus excavatum* ou tórax de sapateiro, com retificação esternal. Também, sob condições dinâmicas, deve-se procurar retrações, abaulamentos e outras alterações (FIGURA 10.5).[3]

É característico o aspecto de tórax "em barril", em que o formato do tórax apresenta-se arredondado e com grande aumento do diâmetro anteroposterior, sendo frequentemente observado em pacientes com DPOC avançada com pre-

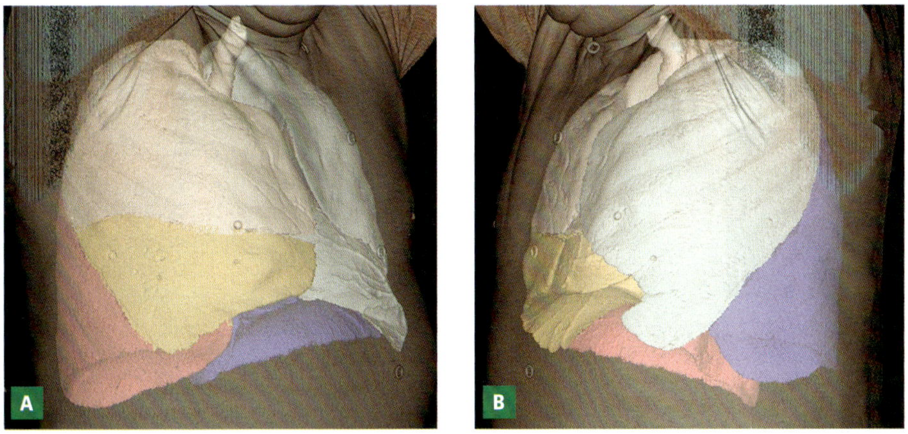

FIGURA 10.1 → Projeções laterais direita (A) e esquerda (B).

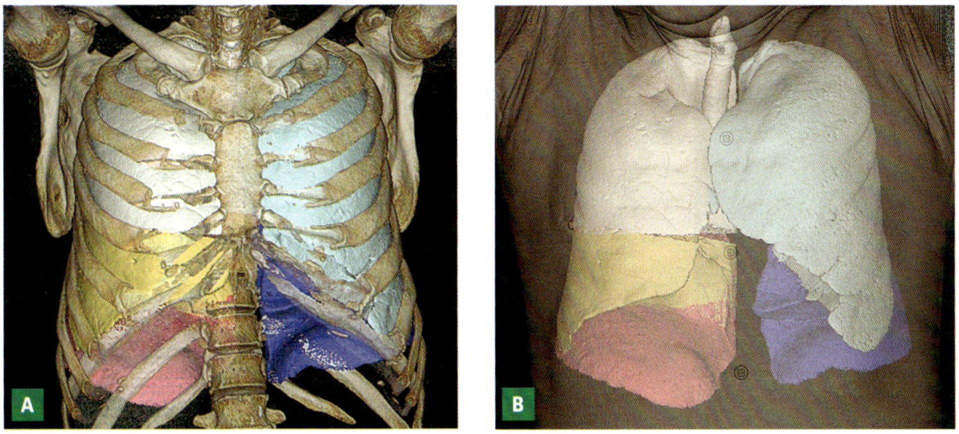

FIGURA 10.2 → Projeção anterior na presença (A) e na ausência (B) do arcabouço ósseo.

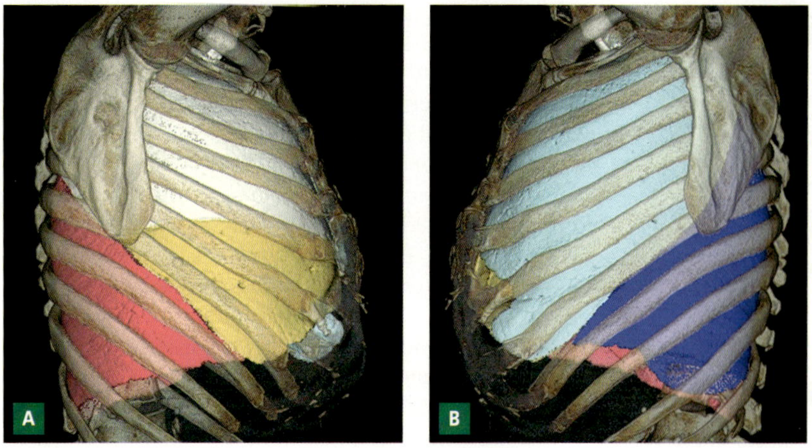

FIGURA 10.3 → Projeções laterais direita (A) e esquerda (B).

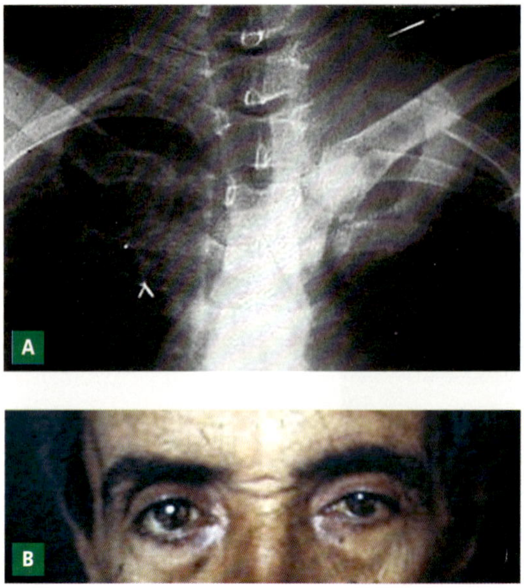

FIGURA 10.4 → Tumor de Pancoast. Carcinoma escamoso no terço superior do pulmão esquerdo. (A), com manifestações oculares (B) (síndrome de Claude Bernard-Horner) e destruição de porções de arcos costais posteriores homolaterais.

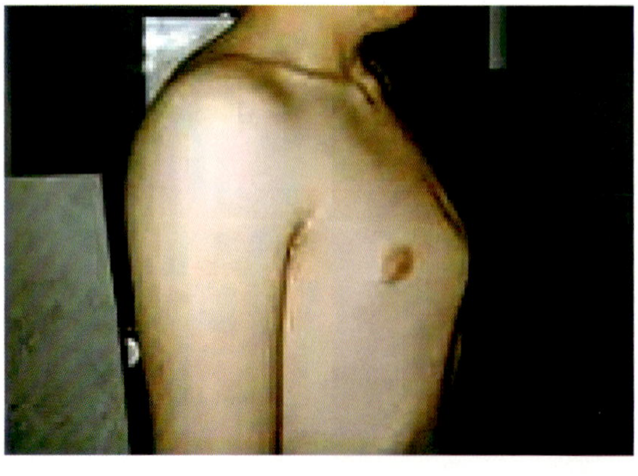

FIGURA 10.5 → Tórax em peito de pombo ou *pectus carinatum*.

domínio do componente enfisematoso. Tiragem intercostal traduz grandes variações da pressão intratorácica, podendo ser observada, por exemplo, na DPOC e na fibrose pulmonar. Circulação venosa colateral e dilatação de veias subcutâneas da parede torácica com fluxo craniocaudal costumam estar associadas à síndrome da veia cava superior, ocorrendo devido à obstrução deste vaso, em geral por neoplasia maligna com invasão do mediastino **(FIGURA 10.6)**. A assimetria de movimento de um hemitórax em relação ao outro lado pode relacionar-se com derrame pleural ou paralisia diafragmática.[4]

O padrão respiratório, superficial e rápido, pode ser consequente à doença intersticial, enquanto uma respiração lenta e que se prolonga pode ser secundária à DPOC grave. Alguns indicadores merecem atenção, como estas alterações de ritmo respiratório:

Taquipneia, bradipneia (esta pode ser consequente a sono/fisiológica, lesões cerebrais com hipertensão intracraniana, intoxicação exógena com depressão do centro respiratório).

Ritmo de Cheyne-Stokes, Biot: é caracterizado por um padrão totalmente confuso, com movimentos respiratórios erráticos, frequência e amplitude irregulares. Surge em pacientes com hipertensão intracraniana e lesões do sistema nervoso central.

Ritmo de Kussmaul: alternância sequencial de apneias inspiratórias e expiratórias surgindo à medida que a acidose metabólica se agrava, como em cetoacidose diabética e insuficiência renal **(FIGURA 10.7)**.

Respiração paradoxal ou sinal da gangorra: dissincronia toracoabdominal, que corresponde à fadiga diafragmática.

Deve-se ficar atento à presença de manifestações que indiquem sofrimento respiratório, como tiragem intercostal, subcostal, cianose ou mesmo sinais de dificuldade ventilatória, como dispneia intensa.

Para localizar e descrever um achado em relação à parede torácica, é necessário numerar com precisão as costelas e os espaços intercostais. O ângulo de Louis deve ser o ponto anatômico inicial, seguindo-se até a união do manúbrio ao corpo do esterno: lateralmente, encontra-se a segunda costela e a cartilagem costal; logo abaixo, está o segundo espaço

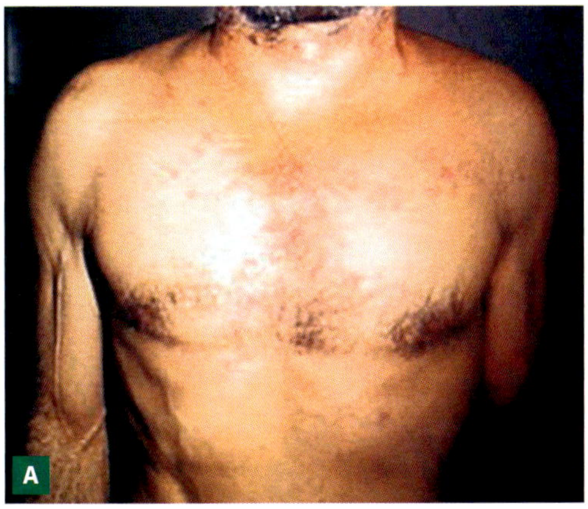

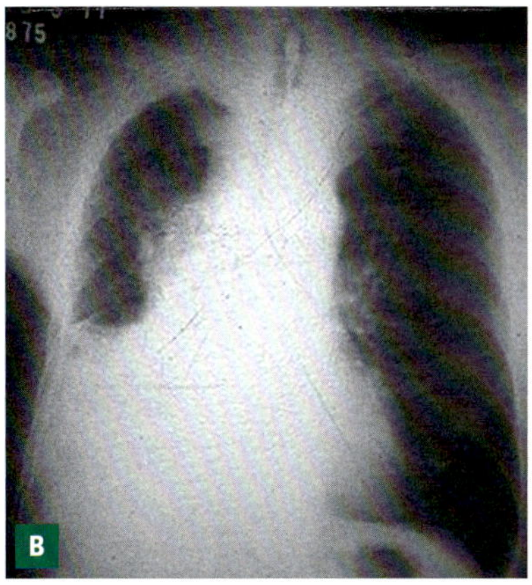

FIGURA 10.6 → Síndrome de veia cava superior em paciente de 52 anos (A). Carcinoma de pequenas células do pulmão direito, extensas adenomegalias mediastinopulmonares e derrame pleural do mesmo lado (B).

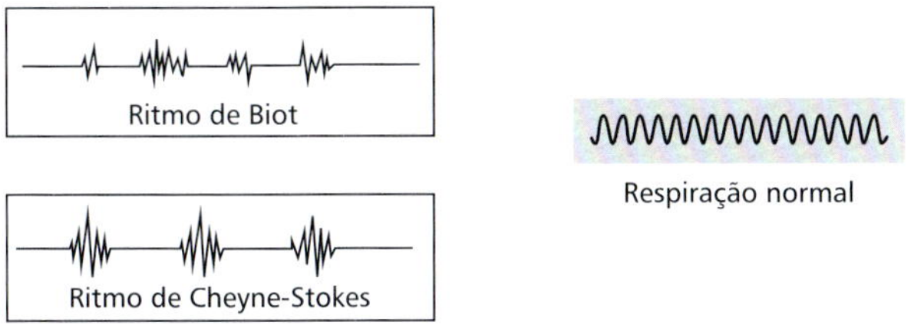

FIGURA 10.7 → Ritmos respiratórios.

intercostal. Posteriormente, utilizam-se como pontos anatômicos as últimas costelas (11ª e 12ª), seguindo cranialmente. A localização de achados também é facilitada por linhas imaginárias traçadas sobre o tórax (FIGURAS 10.8 a 10.10). Termos utilizados para descrever localizações são supraclavicular (acima da clavícula), infraclavicular (abaixo da clavícula), interescapulovertebral direita ou esquerda e infraescapular (abaixo das escápulas).

Ausculta pulmonar

A ausculta pulmonar deve ser realizada, preferencialmente, com o paciente sentado e com a região a ser auscultada despida. Deve-se auscultar todo o ciclo respiratório em uma mesma posição antes de movimentar o estetoscópio para o próximo campo pulmonar, inclusive abrangendo faces laterais e anteriores do tórax onde se auscultam lobo médio e língula.[5,6]

Há somente dois sons pulmonares normais: o murmúrio vesicular (MV) e o ruído laringotraqueal (sopro glótico).

A percepção auscultatória do MV depende de diversos aspectos: espessura da parede torácica, dinâmica ventilatória (maior ou menor rapidez dos movimentos respiratórios) e alterações devidas a anormalidades pleurais e pulmonares. Pacientes com enfisema pulmonar apresentam redução significativa da intensidade do MV. Fatores que aumentam a dificuldade de transmissão do MV como obesidade e derrame pleural tornam reduzida sua intensidade.

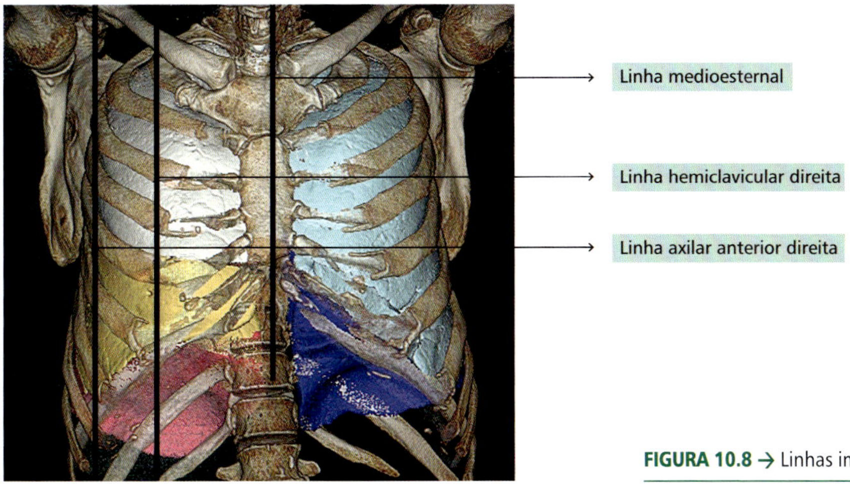

FIGURA 10.8 → Linhas imaginárias traçadas sobre o tórax anterior.

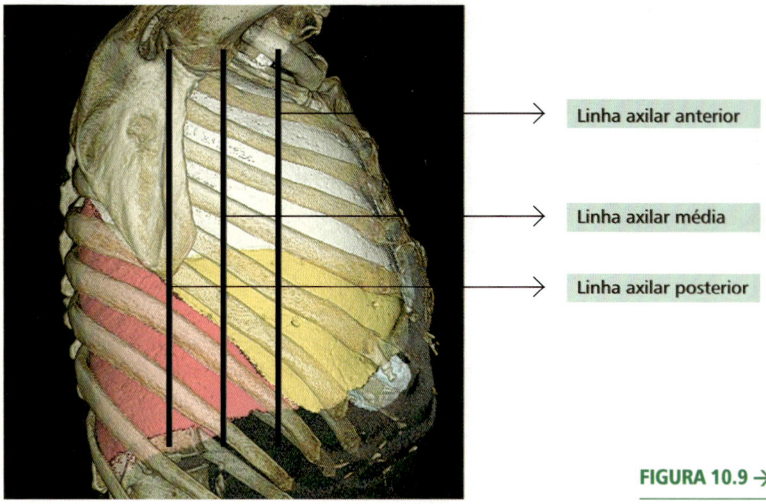

FIGURA 10.9 → Linhas imaginárias traçadas sobre o tórax lateral direito.

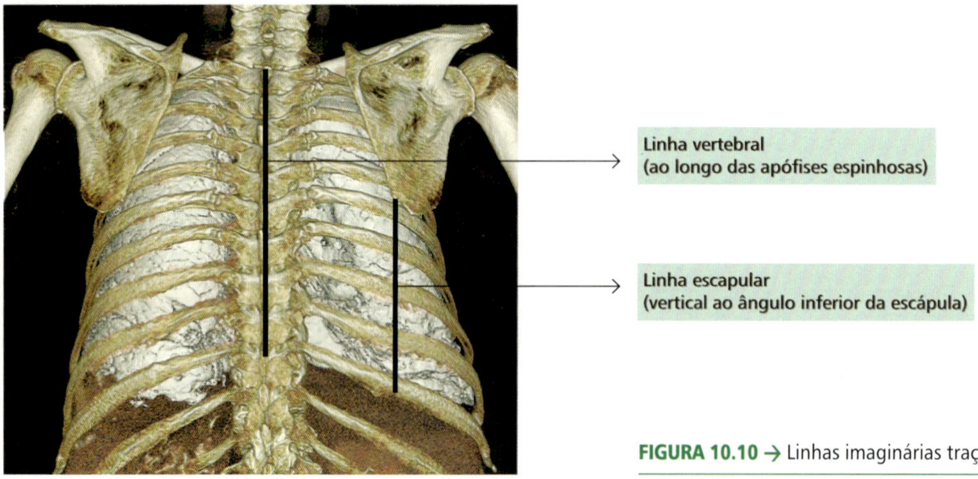

FIGURA 10.10 → Linhas imaginárias traçadas sobre o tórax posterior.

Sons pulmonares anormais (ruídos adventícios)

Seguindo o que foi proposto pela American Thoracic Society (ATS), a classificação dos sons pulmonares anormais é objetiva e clara, tendo sido introduzida por Forgacs.[7] Eles não são inerentes ao ciclo respiratório normal; se presentes em respirações sucessivas, refletem anormalidade subjacente.

> **ATENÇÃO**
>
> Os sons pulmonares anormais podem ser classificados em contínuos (sibilos, roncos e estridor) e descontínuos (estertores). Os sons contínuos são musicais.

Os sibilos originam-se do estreitamento da via aérea, por broncospasmo, espessamento da parede ou obstrução do lúmen. Presumivelmente, ocorrem devido à combinação de limitação ao fluxo aéreo e vibração das paredes das vias aéreas durante o fluxo aéreo. Estão caracteristicamente presentes nos pacientes com asma, durante crise.[8] Podem ser percebidos em qualquer fase do ciclo respiratório, embora sejam mais audíveis na expiração. Em princípio, qualquer obstrução das vias aéreas de grosso e médio calibre pode gerar sibilos, como pode ocorrer na presença de tumor central, corpo estranho ou mesmo secreções.

Os roncos são auscultados na presença de diminuição localizada de calibre ou de secreção mucosa nas vias aéreas, predominando na inspiração, e sua tonalidade depende do calibre do brônquio envolvido e das características da secreção. Solicitar ao paciente que tussa pode modificar a localização dos roncos ou até extingui-los.

O estridor é predominantemente inspiratório e mais bem audível próximo do pescoço, tendo como causas comuns corpo estranho em via aérea intratorácica alta e lesões adquiridas da via aérea em adultos, como carcinomas.

Os estertores, que podem ser de grossas e finas bolhas, costumam ser subdivididos conforme o período da inspiração em que são auscultados: se no início, protoinspiratórios; no final, teleinspiratórios.

Os estertores de finas bolhas são atribuídos à equalização de pressão pela abertura sequencial da pequena via aérea, que estava fechada durante a expiração prévia. Caracteristicamente são teleinspiratórios, e seu ruído simula o ruído do afastamento das duas superfícies do "velcro", muitas vezes observado na fibrose pulmonar. São curtos, múltiplos e explosivos. Com a perda de retração elástica, há aumento no som.

Os estertores de grossas bolhas originam-se na abertura e no fechamento de vias aéreas contendo secreção viscosa e espessa. Têm frequência menor (sons graves) e maior duração do que os finos. São audíveis no início da inspiração e em toda a expiração, além de sofrerem nítida alteração com a tosse. Ocorrem, por exemplo, na bronquite crônica e nas bronquiectasias.

Os estertores podem, inclusive, ser auscultados em pacientes acamados, deixando de ser ouvidos após sucessivas inspirações mais profundas.

O atrito pleural, som de atrito descontínuo, não modificado pela tosse, mais intenso na inspiração, é produzido pela inflamação da serosa acometida.[4,8] É um ruído grosseiro, inspiratório e expiratório, semelhante ao "retorcer do couro", devendo-se ao roçar das duas pleuras inflamadas. Pode ser percebido palpatoriamente como uma vibração, o frêmito pleural.

Percussão da parede torácica

Normalmente, com a percussão do tórax, percebe-se um som claro pulmonar. A macicez, em particular se unilateral, é a alteração mais significativa e que costuma estar associada à presença de derrame pleural volumoso. A hipersonoridade sugere excesso de ar intratorácico, seja por enfisema pulmonar ou pneumotórax (QUADRO 10.1).

Palpação da parede torácica

A percepção do frêmito toracovocal (FTV) depende:

- da emissão de som pelo paciente que cause vibração adequada da parede (pedir que o paciente repita "trinta e três");

QUADRO 10.1 → Causas mais comuns de macicez e hipersonoridade à percussão

MACICEZ	HIPERSONORIDADE GENERALIZADA	HIPERSONORIDADE LOCALIZADA
Derrame pleural	Enfisema pulmonar	Pneumotórax
Atelectasia		
Consolidação		Bolhas
Massa pulmonar		

- da constituição da própria parede (espessura);
- do parênquima pulmonar.

Dessa forma, pode-se concluir que, para que sejam notados redução ou aumento do FTV, é necessário haver assimetria entre os hemitóraces.

O exame da elasticidade torácica consiste na compressão do tórax com as mãos, pressionando as paredes anterior e posterior, procurando aproximar uma da outra enquanto se observa a resistência que o tórax oferece.

No exame da expansão torácica, solicita-se que o paciente respire mais profundamente do que o usual, acompanhando o deslocamento da parede (QUADRO 10.2).

Da mesma forma, a palpação pode auxiliar em casos de maior sensibilidade localizada próximo a costelas, a partir da reprodução do sintoma (até chegando a produzir dor) se presentes fraturas ou metástases naqueles locais.

Sempre se deve incluir no exame físico pneumológico a palpação da região supraclavicular, onde é possível encontrar massa correspondente a neoplasia (neste caso, quando presente e positiva para neoplasia, informa detalhes do estadiamento do tumor). Uma anormalidade nessa localização – em geral ganglionar – é facilmente biopsiada, por punção, ou excisada.

> **ATENÇÃO**
>
> A detecção de assimetria no exame físico do tórax, isto é, quando se observa um achado unilateral, sempre deve levantar a suspeita de que exista anormalidade, seja no caso de macicez à percussão, alteração auscultatória ou do FTV.

O FTV aumenta em situações nas quais existe comunicação de vias aéreas permeáveis com áreas de consolidação, e diminui em DPOC, derrame pleural, estenose brônquica, pneumotórax e alterações de parede (anasarca, obesidade).

Lembretes para o exame do tórax

- O paciente está usando a musculatura respiratória acessória e lançando mão dos "pontos de ancoragem"? Ao buscar apoio para os membros superiores, por meio da fixação das mãos ou dos cotovelos em posição afastada do tórax, a musculatura desses membros que se insere na parede torácica, particularmente grande peitoral e grande dorsal, fica mais distendida, o que aumenta seu poder contrátil. Nesta situação, o paciente está tentando apoiar os membros superiores da maneira que lhe seja possível, tendo muita dificuldade de deixá-los pendentes ou elevados, como ocorre durante o barbear ou ao tentar segurar um objeto situado acima da sua cabeça.
- Quando se detectam ruídos adventícios, como sibilos ou estertores que desaparecem ou mudam quando o paciente tosse, eles são consequentes à presença de secreções.

QUADRO 10.2 → Algumas situações e suas características semiológicas

ACHADOS	DERRAME PLEURAL	PNEUMOTÓRAX	CONSOLIDAÇÃO	ENFISEMA
MOBILIDADE	⇓	⇓	⇓	⇓
FRÊMITO TORACOVOCAL	⇓	⇓	⇓ OU ⇑	⇓
PERCUSSÃO	MACICEZ	HIPERSONORIDADE	MACICEZ	HIPERSONORIDADE
MV	⇓	⇓	⇓	⇓
OUTROS			SOPRO TUBÁRIO (incomum; somente em extensa consolidação)	TÓRAX GLOBOSO

- Na asma brônquica, os sibilos costumam ser mais intensos na expiração, mas podem ter a mesma intensidade na inspiração e na expiração, ou até ser mais intensos na inspiração. Portanto, não é sempre que os sibilos em paciente asmático ocorrem apenas na expiração.
- Pacientes com asma, particularmente em fase assintomática, podem apresentar sibilos apenas se fizerem uma expiração forçada, profunda e rápida.
- Estertores crepitantes teleinspiratórios (no final da inspiração) ou "em velcro" frequentemente ocorrem na fibrose pulmonar, na pneumonia e na insuficiência cardíaca, nesta última devido ao edema pulmonar intersticial. Tais estertores originam-se do enrijecimento heterogêneo dos septos interalveolares e do parênquima pulmonar, segundo Forgacs.[7]

Exame da cabeça

Nariz

Um dos maiores objetivos do exame do nariz é detectar se existe ou não obstrução nasal. São indícios deste achado: respirar pela boca, voz anasalada, ronco noturno, boca seca ao acordar.

A avaliação objetiva da permeabilidade nasal ao fluxo aéreo sempre deve ser feita: pede-se que o paciente feche uma das narinas e tente mobilizar o ar pela outra. A maior ou menor facilidade com que realiza tal manobra identifica se há ou não obstrução e secreção nasais. Deve-se arguir se o paciente apresenta secreção nasal e observar o aspecto dela, se purulenta ou hemática. A coloração da mucosa nasal – se muito pálida – geralmente significa rinite alérgica.

É importante observar se o paciente costuma realizar movimentos aéreos nasais para eliminação de secreções, conforme descrito no **QUADRO 10.3**.

Olhos

Deve-se examinar sempre as conjuntivas, verificando se estão normalmente pigmentadas, inflamadas ou secas. Sobretudo na vigência de doença sistêmica, é essencial examinar a úvea anterior e o fundo de olho (EFO). Se o paciente apresentar doenças como hipertensão arterial sistêmica, diabetes melito, sarcoidose, tuberculose miliar ou hipertensão intracraniana, o EFO deve sempre ser realizado. Deve-se verificar, também, a simetria ou não das pupilas (anisocoria).

Boca

Do ponto de vista respiratório, deve-se observar se está bem preservada ou se existem cáries dentárias, gengivite, aumento das amígdalas, entre outros. Em pacientes com dentes em mau estado de conservação, há risco de aspiração e desenvolvimento de pneumonia e até de abscesso pulmonar, especialmente se houver episódio de perda de consciência. É importante sempre observar se há cianose labial.

Orelhas

Em especial, é necessário observar a presença de cianose. O exame da orelha externa e do tímpano sempre deve ser realizado nos pacientes pediátricos.

Exame do pescoço

Para a palpação do pescoço, o examinador posiciona-se por trás do paciente, estando este sentado e com os membros superiores pendentes na face lateral do tórax. Com as palmas das mãos, palpa-se a traqueia, verificando sua posição e pos-

QUADRO 10.3 → Movimentos aéreos nasais

Fungar	Aspiração aérea da extremidade anterior
Aspiração faríngea	Ato de puxar o ar pelos cóanos para a faringe
Pigarrear	Fluxo rápido para limpeza ou redução da irritação das pregas vocais

síveis desvios laterais. Na frente da traqueia, palpa-se a glândula tireoide e ainda os gânglios submentonianos, cervicais anteriores e posteriores, e os vasos calibrosos, especialmente as carótidas e jugulares (pressões e pulso venoso).

> **ATENÇÃO**
>
> Sempre se deve palpar o pescoço e as regiões supraclaviculares, pois é possível eventualmente detectar alterações e fazer o diagnóstico de doenças, até então despercebidas, a partir de biópsia de linfonodos ou massas dessa região.

Hipocratismo digital e osteoartropatia hipertrófica

O hipocratismo digital (HD) é um valioso sinal observado clinicamente pelo aumento das partes moles subungueais, tanto nos dedos das mãos quanto nos dos pés, em geral apontando para a presença de doença intratorácica pulmonar ou cardíaca, muitas vezes grave **(FIGURA 10.11)**. Também pode correlacionar-se com anormalidades extratorácicas crônicas, como hepatopatias (cirrose), doenças do intestino (enterite regional, colite ulcerativa) ou da tireoide (Hashimoto) e infecção pelo HIV. Ocasionalmente, pode ser hereditário, com características mendelianas dominantes, com notável tendência familiar, ocorrendo, portanto, na ausência de doença subjacente.[9,10]

Mais recentemente, foi mostrado que o HD pode acompanhar casos de bronquiolite com comprometimento intersticial em grandes fumantes. Com menos frequência, entretanto, pode se manifestar de modo assimétrico. Em tais casos, encontra-se, via de regra, associado à lesão de feixe vasculonervoso do membro afetado.

Apresenta-se de forma isolada ou associado à síndrome da osteoartropatia hipertrófica (OAPH). Essa síndrome foi descrita por Bamberger[11] e Marie[12] no fim do século XIX e manifesta-se mais comumente por HD, alterações osteoperiósticas e artralgias (às vezes, também, por ginecomastia e fenômenos vasomotores). É, na maioria dos casos, adquirida e está relacionada sobretudo com neoplasia maligna intratorácica, mas pode ser hereditária, quando também é designada como "primária" ou "idiopática". Um espessamento maciço da pele ("paquidermoperiostose") pode acompanhar as alterações ósseas dessa síndrome.

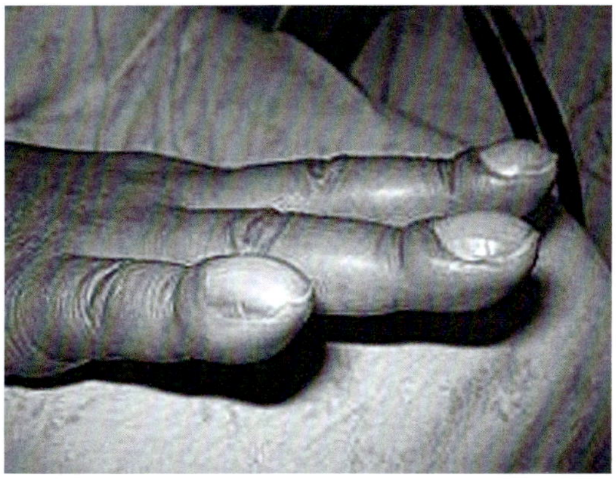

FIGURA 10.11 → Hipocratismo digital. Aumento de volume das extremidades dos dedos.

Até o início do século XIX, admitia-se que o "encurvamento das unhas", referido por Hipócrates há cerca de 2.500 anos, fosse devido exclusivamente à tuberculose. Contudo, Pigeaux em 1832 descreveu a "garra hipocrática", na qual havia "elevação da raiz da unha e deposição de tecido celular nas extremidades dos dedos", sendo consequente a fatores que levassem a "um vício na hematose". Posteriormente, foram encontrados registros de HD acompanhando várias doenças. Entretanto, os mecanismos patogênicos básicos para seu surgimento, assim como para a síndrome da OAPH, permanecem obscuros.[13]

A designação "hipocratismo digital", por influência francesa, tem sido a preferida por autores de língua latina. Os de língua inglesa utilizam, de modo geral, "dedos em clava" (*clubbing*), e os germânicos, "dedos em baqueta de tambor" (*trommelschläger finger*). Outras denominações têm sido usadas para o mesmo sinal clínico, como "unhas em vidro de relógio", "unhas em bico de papagaio", "dedos em cabeça de serpente", "dedos em pêndulo de relógio", "acropaquia".[14]

Teorias

As causas tanto do HD como da OAPH são desconhecidas. Na tentativa de elucidá-las, algumas teorias têm sido formuladas: nutricional, hipóxica, neurogênica, tóxica, metabólica e genética. Até o momento, contudo, nenhuma delas conseguiu se firmar. Admite-se que fatores de crescimento, como hormônios ou citocinas acumulando-se nos locais das anormalidades, poderiam estar envolvidos no processo patogênico.[15]

Dentre as substâncias que têm sido alvo de maior consideração na patogenia do hipocratismo, destaca-se o fator de crescimento derivado de plaquetas (PDGF), citocina proveniente de megacariócitos e de êmbolos plaquetários, os quais não são detidos pelo leito capilar pulmonar, na presença de *shunt*.

Em dedos inequivocamente hipocráticos necropsiados, vasos sanguíneos mais calibrosos, presença de plaquetas e de microtrombos têm sido observados de modo mais evidente quando comparados com dedos sem hipocratismo ou com hipocratismo incipiente. Nas situações em que existem comunicações vasculares intrapulmonares ou cardíacas, o sangue por elas desviado (que não transita pelo pulmão normal e, portanto, não sofre a ação do órgão) retornaria à periferia transportando possíveis fatores responsáveis pela indução das alterações anatômicas verificadas.

Mecanismos neurogênicos também podem estar envolvidos, contribuindo para a formação ou para a manutenção dos *shunts*, o que é sugerido pelo alívio imediato dos sintomas da OAPH que se observa após vagotomia em pacientes portadores de tumores de pulmão que não puderam ser ressecados. Lesões do feixe vasculonervoso de membro superior, traumáticas ou não, podem estabelecer comunicações vasculares extrapulmonares ou alterações neurológicas com estase sanguínea distal, a qual propicia a permanência de forma prolongada de tais fatores no local, levando à instalação de hipocratismo assimétrico (no membro comprometido).[16] Além disso, é possível, ainda, que lesões pulmonares, particularmente neoplásicas, possam produzir substâncias que afetem tecidos à distância.

A comprovação dessa hipótese torna-se problemática em razão das dificuldades de se obter material histológico do leito ungueal de dedos de indivíduos humanos vivos e de não se dispor de modelo animal apropriado.

Diagnóstico

O diagnóstico do hipocratismo não oferece dificuldades naqueles casos em que a presença do sinal é clinicamente óbvia (**FIGURA 10.11**), com alterações grosseiras nas extremidades dos dedos. Entretanto, pode não ser tão fácil quando as modificações se mostram incipientes ou pouco pronunciadas. Sobremaneira nesses casos, critérios objetivos de determinação mostram-se vantajosos, auxiliando o juízo clínico e ainda possibilitando que os dados fiquem registrados e armazenados para eventuais e ulteriores estudos comparativos.

Dentre os critérios de avaliação objetiva do HD, os que têm se mostrado mais fidedignos são o ângulo ou sinal do perfil (AP) verificado em dedos indicadores ou polegares, a relação entre as espessuras falângica distal e interfalângica (EFD/EIF) de dedos indicadores e o ângulo hiponiquial (AH) em dedos indicadores. Para que tais critérios possam ser aplicados, todavia, são necessárias imagens em perfil dos dedos, ou moldes deles. Grau de curvatura da unha e aumento de volume da extremidade do dedo são critérios menos discriminadores de dedos com e sem hipocratismo.

Os valores referidos na literatura, em dedos indicadores de indivíduos normais, são estes: AP – em torno de 170,0° ± 4,5°; AH – 180,0° ± 4,5°; relação EFD/EIF – 0,895 ± 0,041 em crianças, 0,889 ± 0,037 em adultos negros e 0,911 ± 0,049 em adultos brancos. Em indivíduos clinicamente portadores de hipocratismo, todos esses valores mostram-se bem maiores – em geral o do AH, superior a 192,0°, e o da relação EFD/EIF, superior a 1,0.

Imagens de dedos indicadores em perfil podem ser facilmente obtidas por algum dispositivo que projete a sombra deles, sobre as quais se colocam os pontos de referência e são traçados os ângulos e as espessuras a serem determinados. Imagens fotográficas e radiográficas também têm sido utilizadas com o mesmo propósito. Por meio de imagens radiográficas[17] podem ser avaliados, além dos ângulos e das espessuras das extremidades dos dedos, as partes moles subungueais e seu aumento, que ocorre em dedos hipocráticos (**FIGURA 10.12**).

Na tentativa de tornar o diagnóstico do HD mais objetivo, outros critérios têm sido utilizados, como determinações do volume da extremidade do dedo, do grau de curvatura da unha e da obliteração do ângulo do perfil ao serem contrapostas as extremidades dorsais dos dedos (indicadores) de ambas as mãos (sinal de Schamroth) (**FIGURA 10.13**).

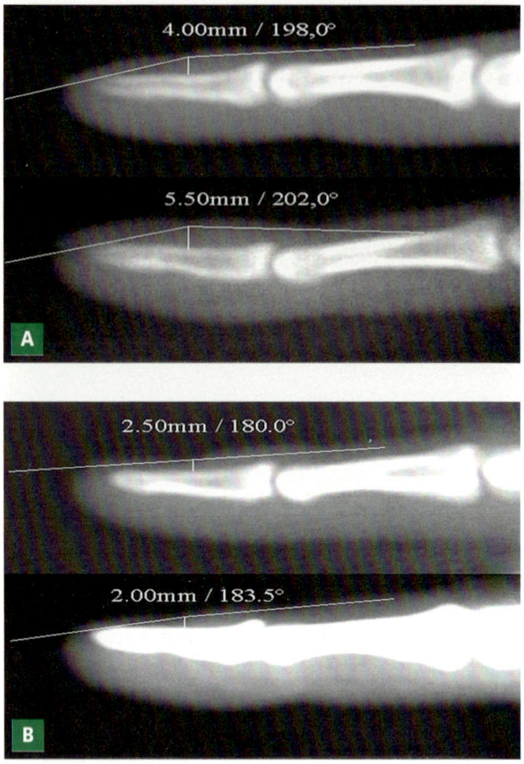

FIGURA 10.12 → Valores da espessura das partes moles subungueais e do ângulo hiponiquial determinados sobre imagens radiográficas em perfil de dedos indicadores. Casos de indivíduos com (A) e sem (B) hipocratismo. Os valores são significativamente maiores nos dedos com hipocratismo.

Na OAPH, os dados clínicos mais evidentes para o diagnóstico são HD, dores ósseas e articulares e infiltração dos tecidos moles das pernas. Ocasionalmente, são detectados, também, ginecomastia e fenômenos vasomotores (cutâneos). Ao estudo radiológico, nota-se a presença da periostite "embainhante", sobretudo nos ossos longos, alterações ósseas que podem ser evidenciadas também em estudos cintilográficos (**FIGURA 10.14**).

Significado clínico

O HD, na maioria das vezes, é simétrico, envolvendo todos os dedos de mãos e pés, apontando geralmente para a presença de doença intratorácica, pulmonar ou cardíaca, neoplásica ou não. A **TABELA 10.1** mostra a prevalência do HD em diversas doenças pulmonares. O critério usado para o diagnóstico do hipocratismo nesses casos foi primariamente clínico. As determinações objetivas, quando empregadas e consideradas indicativas da presença do sinal, foram mais vezes o valor do HA superior a 192° e/ou uma relação entre as espessuras da extremidade do dedo indicador EFD/EIF superior a 1,0.[18]

A presença de OAPH tem um significado mais restrito, associado, via de regra, à neoplasia maligna intratorácica,

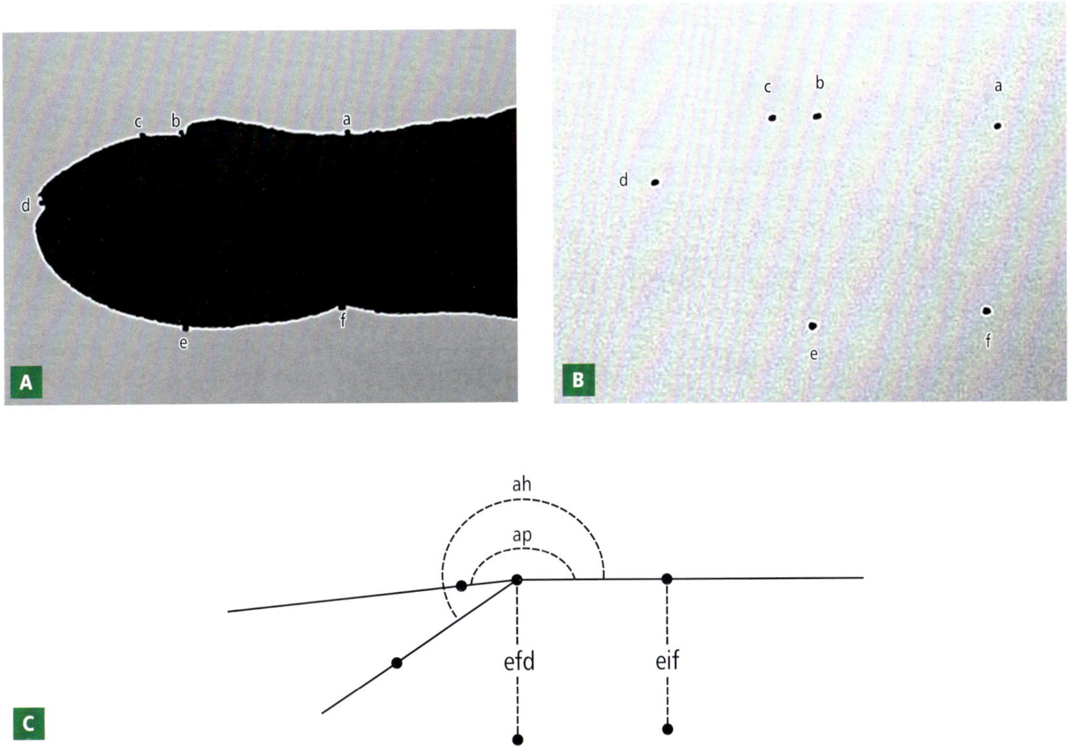

FIGURA 10.13 → (A) imagem em perfil da sombra de dedo indicador, sobre a qual são colocados os pontos de referência a, b, c, d, e, f, que permanecem no papel (B), e por onde são traçadas as linhas (C) para as determinações dos ângulos do perfil (ap) e hiponiquial (ah) e as espessuras falângica distal (efd) e interfalângica (eif).

TABELA 10.1 → Prevalência de hipocratismo digital (HD) em diversas doenças pulmonares

DOENÇA	N	HD	%
Fibrose cística	94	76	80,8
Fibrose pulmonar tipo usual	132	77	58,3
Abscesso pulmonar	187	60	32,0
Bronquiectasias	111	31	20,0
Câncer de pulmão	1.293	348	26,9
Paracoccidioidomicose	92	15	16,3
Tuberculose pulmonar	249	32	13,0
DPOC	376	39	10,3
Sarcoidose	138	4	2,9
Aspergilose broncopulmonar alérgica	124	3	2,4
Asma brônquica não complicada	212	0	0,0

Fonte: Moreira e colaboradores.[9]

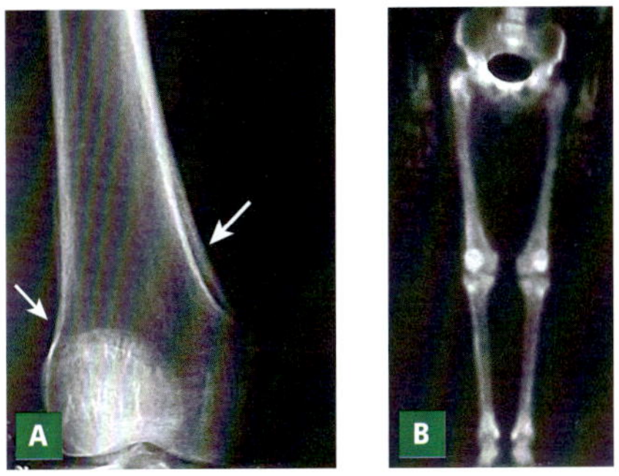

FIGURA 10.14 → Osteoartropatia hipertrófica. (A) periostite embainhante em fêmur (setas) à radiografia de tórax; (B) marcada captação do radionuclídeo em ossos longos e da bacia à cintilografia. Paciente portador de adenocarcinoma de pulmão.

em especial carcinoma brônquico ou mesotelioma pleural. Tanto o HD como a OAPH podem ser hereditários, não relacionados com a doença detectável.

Têm sido registrados casos de regressão, tanto do HD como da OAPH, na sequência do tratamento efetivo da doença subjacente **(FIGURA 10.15)**, a maioria deles observados em situações de ressecção cirúrgica de câncer de pulmão.[19]

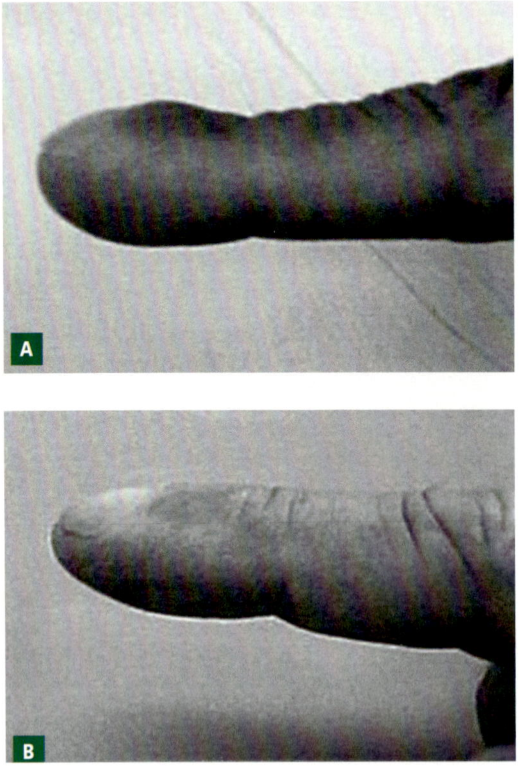

FIGURA 10.15 → Regressão do hipocratismo digital. (A) hipocratismo digital em paciente portador de câncer de pulmão de tipo escamoso; (B) apreciável regressão do sinal clínico 92 dias após a ressecção do tumor.

Referências

1. Porto CC. Semiologia médica. 6. ed. Rio de Janeiro: Guanabara Koogan; 2009.

2. Pulmonary terms and symbols. A report of the ACCP-STS Joint Committee on Pulmonary Nomenclature. Chest. 1975;67(5):583-93.

3. Judge R, Zuidema GD, editors. Physical diagnosis: a physiologic approach to the clinical examination. 2nd. ed. Boston: Little, Brown; 1968.

4. Palombini BC, Moreira JS, Miorim MCG, Villanova CAC. Exame físico. In: Corrêa da Silva LC. Condutas em pneumologia. Rio de Janeiro: Revinter; 2001. p. 67-78.

5. Fitzgerald FT, Murray J. History and physical examinations. In: Mason R, Broaddus VC, Murray J, Nadel JA, editors. Murray and Nadel's textbook of respiratory medicine. 4th ed. Philadelphia: Saunders; 2005. p. 493-538, v. 1.

6. Cugell DW. Lung sound nomenclature. Am Rev Respir Dis. 1987;136(4):1016.

7. Forgacs P. Crackles and Wheezes. Lancet. 1967;290(7508):203-5.

8. Taichman DB, Fisman A. Approach to the patient with respiratory symptoms. In: Fishman AP, editor. Fishman's. Pulmonary diseases and disorders. 4th ed. New York: McGraw Hill; 2008. p. 387-425, cap. 27.

9. Moreira JS, Rubin AS, Silva LCC, Silva FAA, Hetzel JL. Clubbing: frequency in several pulmonary diseases. Eur Respir J. 2000;16 Suppl 31:422.

10. Spicknall KE, Zirwas MJ, English JC 3rd. Clubbing: an update on diagnosis, differential diagnosis, pathophysiology, and clinical relevance. J Am Acad Dermatol. 2005;52(6):1020-8.

11. Bamberger E. Sitzungsbericht der KK Gesellschaft der Ärzte in Wien von 8. März 1889. Wiener Klin Wochenschr. 1889;2:225-6.

12. Marie P. De l'ostéo-arthropatie hypertrophyante pneumique. Rev Méd (Paris). 1890;10:1-36

13. Martinez-Lavin M. Exploring the cause of the most ancient clinical sign of medicine: finger clubbing. Sem Arthritis Rheum. 2007;36(6):380-5.

14. Mendlowitz M. Clubbing and hypertrophic osteoarthropaty. Medicine. 1942;21(3):269-306.

15. Atkinson S, Fox SB. Vascular endothelial growth factor (VEGF)-A and platelet-derived growth factor (PDGF) play a central role in the pathogenesis of digital clubbing. J Pathol. 2004;203(2):721-8.

16. Kahtan S, Kahtan N. Unilateral finger clubbing. Lancet. 1991;338(8766):576.

17. Moreira ALS, Porto NS, Moreira JS, Ulbrich-Kulczynski JM, Irion K. Clubbed fingers: radiological evaluation of the nail bed thickness. Clin Anat. 2008;21(4):314-8.

18. Moreira JS, Porto NS, Moreira ALS. Avaliação objetiva do hipocratismo digital em imagens de sombra de dedo indicador: estudo em pacientes pneumopatas e em indivíduos normais. J Bras Pneumol. 2004;30(2):126-33.

19. Moreira JS, Hass M, Moreira ALS, Fleck JF, Camargo JJ. Reversal of digital clubbing in surgically treated lung cancer patients. J Bras Pneumol. 2008;34(7):481-9.

Leituras recomendadas

Bickley LS, Hoelkelman RA. Bates propedêutica médica. 7. ed. Rio de Janeiro: Guanabara Koogan; 2001.

Bigler FC. The morphology of clubbing. Am J Path. 1958;34(2):237-61.

Dickinson CJ, Martin JF. Megakaryocytes and platelet clumps as the cause of finger clubbing. Lancet. 1987;2(8573):1434-5.

Fatourechi V, Ahmed DDF, Schwartz KM. Thyroid acropachy: report of 40 patients treated at a single institution in a 26-year period. J Clin Endocrinol Metab. 2002;87(12):5435-41.

Fischer DS, Singer DH, Feldman SM. Clubbing, a review, with emphasis on hereditary acropachy. Medicine. 1964;43:459-79.

Kaditis AG, Nelson AM, Driscoll DJ. Takayasu's arteritis presenting with unilateral digital clubbing. J Rheumatol. 1995;22(12):2346-8.

Kitis G, Thompson H, Allan RN. Finger clubbing in inflammatory bowel disease: its prevalence and pathogenesis. Br Med J. 1979;2(6194):825-8.

Koster M, Baughman RP, Loudon RG. Continuous adventitious lung sounds. J Asthma. 1990;27(4):237-49.

Myers KA, Farquhar DRE. Does this patient have clubbing? JAMA. 2001;286(3):341-7.

Regan BM, Tagg B, Thomson ML. Subjective assessment and objective measurement of finger clubbing. Lancet. 1967;1(7489):530-2.

Sinniah D, Omar A. Quantitation of digital clubbing by shadowgram technique. Arch Dis Child. 1979;54(2):145-6.

Sly RM, Fuqua G, Matta EG, Waring WW. Objective assessment of minimal digital clubbing in asthmatic children. Ann Allergy. 1972;30(10):575-8.

Vandermergel X, Blocklet D, Decaux G. Periostitis and hypertrophic osteoarthropathy: etiologies and bone scan patterns in 115 cases. Eur J Intern Med. 2004;15(6):375-80.

Waring WW, Wilkinson W, Wiebe RA, Faul BC, Hilman BC. Quantitation of digital clubbing in children. Measurements of casts of the index finger. Amer Rev Respir Dis. 1971;104(2):166-74.

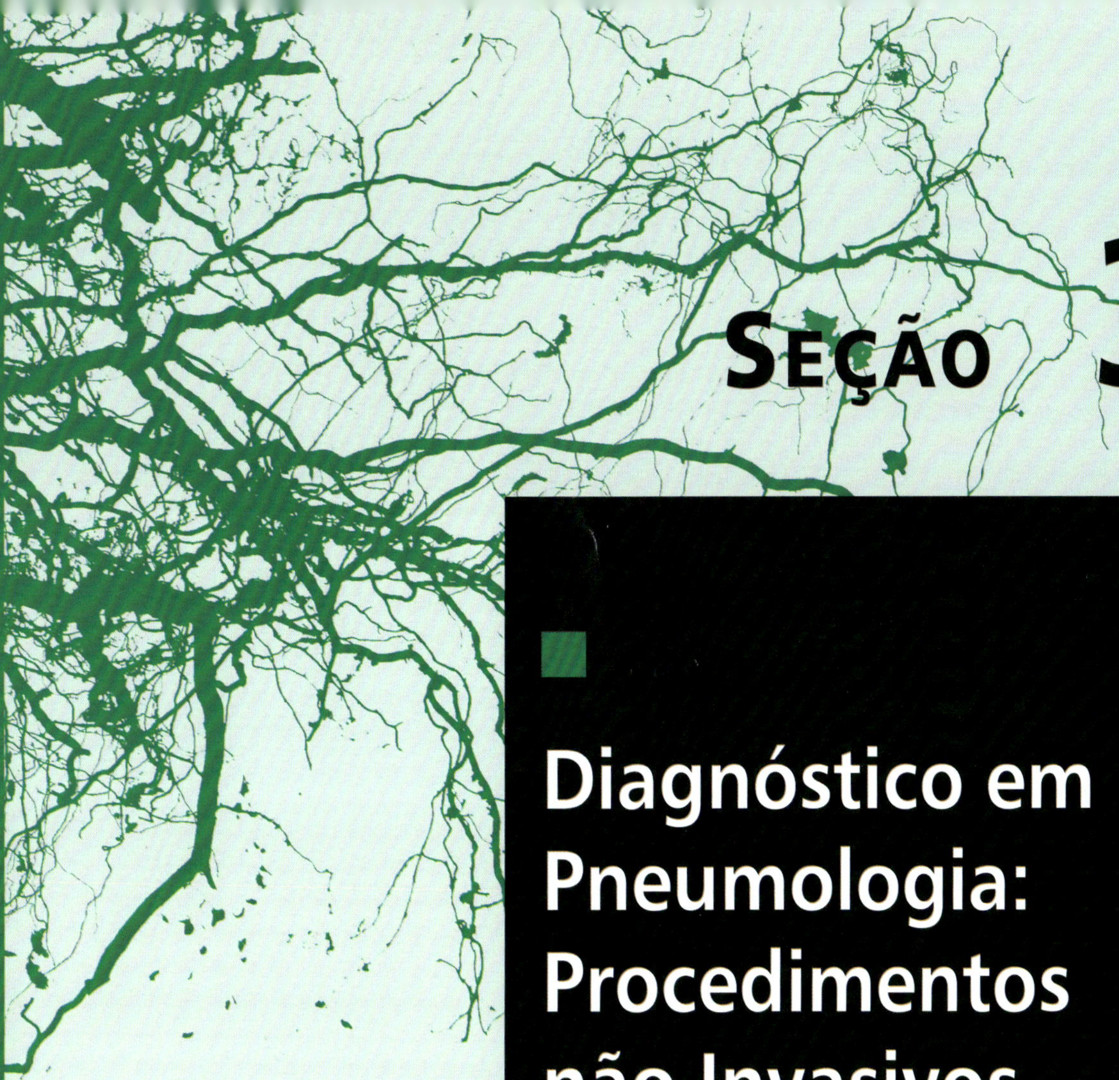

Seção 3

Diagnóstico em Pneumologia: Procedimentos não Invasivos

Achados de Imagem do Tórax

11

Bruno Hochhegger
Rodrigo Moreira Bello
Nelson Porto
Edson Marchiori
Klaus L. Irion

Introdução

> **ATENÇÃO**
>
> Um dos grandes avanços da medicina, nos últimos anos, deve-se à incorporação dos recursos de informática que possibilitaram o aperfeiçoamento da captação, do registro, da modulação e do armazenamento de imagens do corpo humano. A aplicação da moderna tecnologia implica o domínio de novos conceitos e de uma nova linguagem que possa facilitar a utilização dos recursos e a transmissão do conhecimento.

Neste capítulo, são incluídos os principais termos radiológicos apresentados em diretrizes previamente publicadas e aqui ilustrados. Objetiva-se com esses dados proporcionar uma visão global sobre os principais achados de imagem e sua correta nomenclatura.

Aprisionamento aéreo

O aprisionamento aéreo (FIGURA 11.1) é a retenção de excesso de gás (ar) em todo o pulmão ou em parte dele, especialmente durante a expiração, como resultado de uma obstrução parcial ou completa de vias aéreas, ou secundária a uma anormalidade focal da complacência pulmonar. Ele é reconhecido na fase expiratória como uma redução da atenuação do parênquima pulmonar, evidenciada, sobretudo, por uma densidade menor do que a habitual e ausência de redução de volume.

Ver também Padrão de atenuação (perfusão) em mosaico.

Atelectasia

A atelectasia (FIGURA 11.2) consiste em uma redução volumétrica do pulmão decorrente de uma menor aeração de uma parte ou de todo o pulmão. Manifesta-se como um desvio

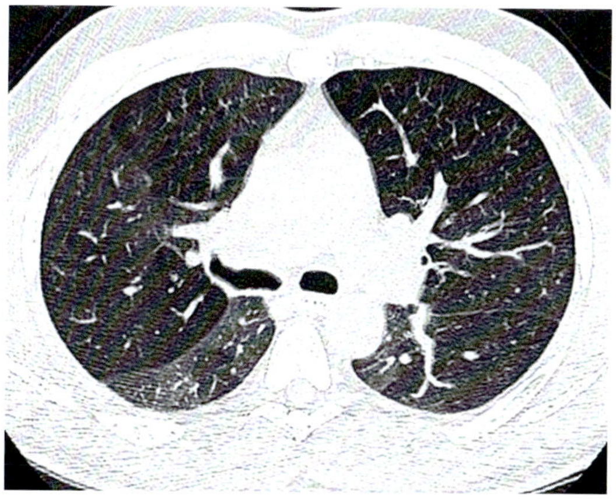

FIGURA 11.1 → Tomografia computadorizada (TC) com reconstrução axial mostrando áreas hipodensas geométricas, compatíveis com aprisionamento aéreo.

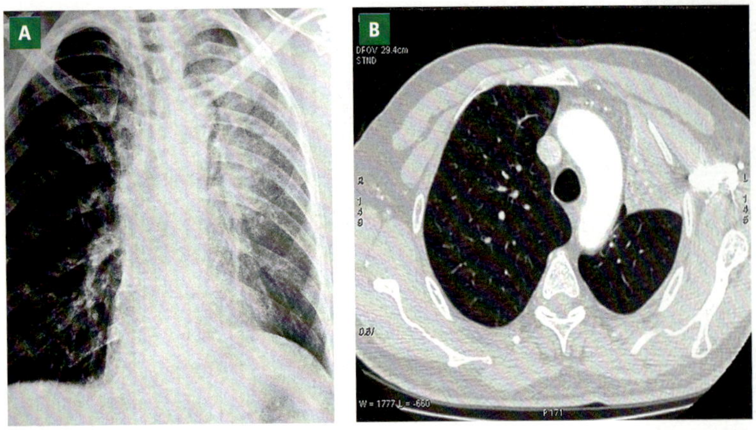

FIGURA 11.2 → (A) radiografia de tórax demonstrando aumento da densidade e redução volumétrica do lobo superior esquerdo. (B) TC mostrando um aumento da atenuação do parênquima pulmonar associado à redução de volume, caracterizado pelo deslocamento da fissura oblíqua.

homolateral das estruturas mediastinais ou do diafragma e pela aproximação das estruturas broncovasculares do parênquima envolvido. A distribuição pode ser subsegmentar, segmentar, lobar ou envolver todo um pulmão. Pode também ser qualificada, segundo a forma, como laminar (discoide) ou redonda. Nos estudos com contraste iodado, o realce homogêneo do parênquima pulmonar pode ajudar na diferenciação com consolidação (FIGURA 11.3). O termo "colapso" pode ser utilizado na presença de atelectasia completa de um lobo ou de todo o pulmão.

Atelectasia laminar

A atelectasia laminar consiste em uma área focal de atelectasia subsegmentar (FIGURA 11.3) com configuração linear ou discoide, quase sempre se estendendo até a pleura. Costuma ser horizontal ou oblíqua, mas também pode ser orientada verticalmente. A espessura pode variar de alguns milímetros a mais de 1 cm. *Sinônimo*: atelectasia discoide.

Atelectasia redonda

A atelectasia redonda (FIGURA 11.4) apresenta forma arredondada ou oval que decorre de aderência do parênquima pulmonar adjacente à área de espessamento pleural, como acontece, por exemplo, na doença pleural relacionada com asbesto ou na resolução de empiema. Manifesta-se como uma opacidade focal arredondada para a qual convergem estruturas broncovasculares (sinal da cauda de cometa) com base pleural junto à área de espessamento da pleura. Apresenta realce homogêneo ao contraste iodado endovenoso.

Banda parenquimatosa

Trata-se de opacidade linear, geralmente periférica, na maioria das vezes em contato com a superfície pleural, que pode estar espessada e retraída no local de contato. Costuma ter espessura de 1 a 3 mm e se estende por menos de 5

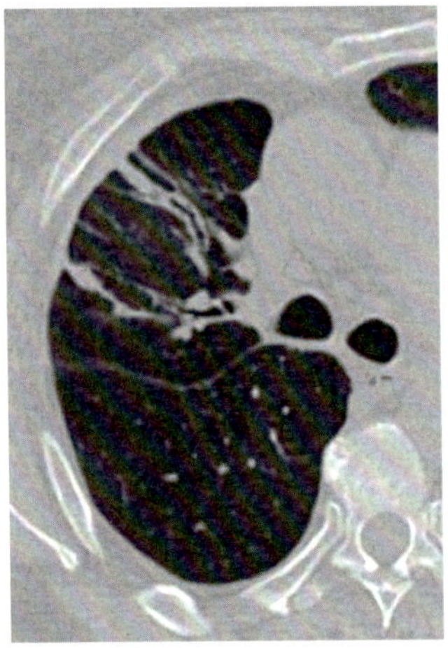

FIGURA 11.3 → TC de tórax evidenciando área focal de atelectasia subsegmentar com configuração linear se estendendo até a pleura. Este paciente apresentava um processo inflamatório em resolução.

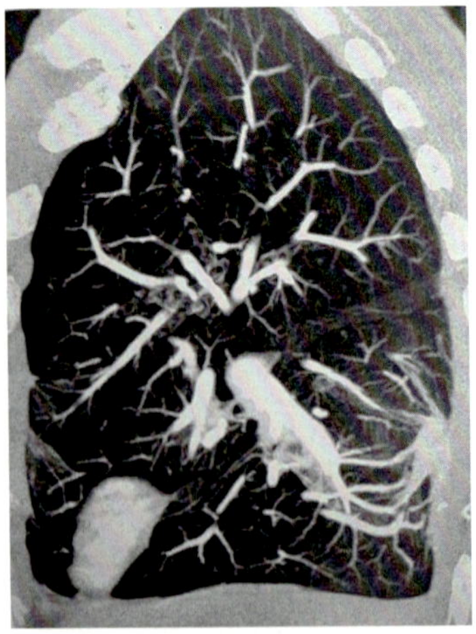

FIGURA 11.4 → Atelectasia redonda. A TC de tórax mostra uma opacidade focal arredondada para a qual convergem estruturas broncovasculares em um paciente após resolução de empiema.

cm. Sua distribuição em geral é horizontal (perpendicular à superfície pleural), mas pode ser oblíqua. Normalmente traduz fibrose pleuroparenquimatosa. Distorções da arquitetura pulmonar costumam ser identificadas. Bandas parenquimatosas são encontradas com mais frequência em pacientes expostos ao asbesto.

Bola fúngica

A bola fúngica (FIGURA 11.5) resulta da colonização fúngica de cavidades pulmonares preexistentes, geralmente secundárias à tuberculose ou à sarcoidose, mas pode também ocorrer dentro de cistos (p. ex., cisto broncogênico), bolhas e brônquios dilatados. Na maioria das vezes, a colonização é causada por *Aspergillus* spp., sendo comum, nesse caso, o uso do termo "aspergiloma". Representa um enovelado de hifas associado a muco, fibrina e restos celulares. Na TC, apresenta-se como uma imagem de uma massa, arredondada ou oval, com tendência a mover-se para uma localização pendente com a aquisição de imagens em decúbitos diferentes. Outros achados comuns da bola fúngica incluem presença do "sinal do crescente aéreo", calcificação amorfa no interior da lesão, aspecto espongiforme da lesão e espessamento pleural adjacente. O termo "bola fúngica" não deve ser utilizado como sinônimo de "micetoma", pelo fato de representarem processos diferentes.

Ver também Micetoma.

Bolha

A bolha (FIGURA 11.6) é uma área focal hipodensa que apresenta paredes bem definidas e lisas que não ultrapassam 1 mm de espessura. Costuma ter conteúdo gasoso, mas pode ocasionalmente ter nível líquido. Em geral, associa-se a outros sinais de enfisema pulmonar e apresenta localização parasseptal (achados que auxiliam na diferenciação de cistos na TC). Tipicamente mede 1 cm ou mais de diâmetro. Bolhas menores do que 1 cm, localizadas na pleura visceral ou na região pulmonar subpleural, são denominadas *blebs* na língua inglesa. As *blebs* (algumas vezes traduzidas como vesículas) de localização apical com frequência são responsáveis pelo pneumotórax espontâneo primário. O termo em inglês para bolha é *bulla*.

Ver também Enfisema bolhoso e Enfisema parasseptal (acinar distal).

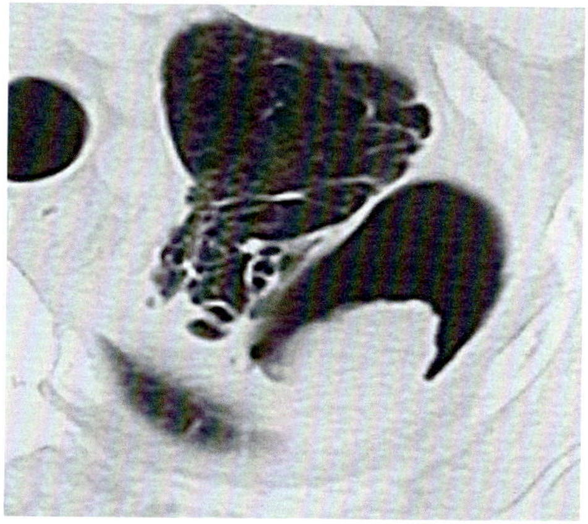

FIGURA 11.5 → Bola fúngica. A TC de tórax demonstra imagem de uma massa arredondada no interior de uma cavidade preexistente no lobo superior esquerdo.

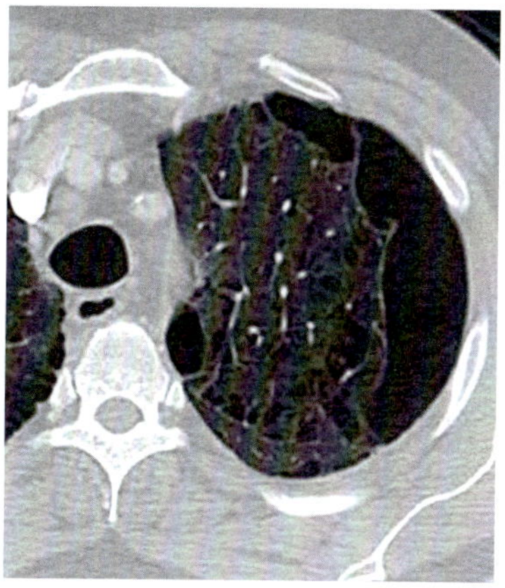

FIGURA 11.6 → TC de tórax evidenciando área focal hipodensa que apresenta paredes bem definidas e lisas na periferia do lobo superior esquerdo compatível com uma bolha.

Broncocele

A broncocele (FIGURA 11.7) é uma dilatação brônquica com retenção de secreções (impacção mucoide), geralmente causada por obstrução proximal, que pode ser congênita (p. ex., atresia brônquica) ou adquirida (p. ex., aspergilose broncopulmonar alérgica). A broncocele apresenta-se como uma imagem tubular ou ramificada que se assemelha a um dedo de luva. Na TC, pode-se observar, em casos de atresia brônquica, uma redução da atenuação do parênquima distal à lesão.

Broncograma aéreo

O broncograma aéreo (FIGURA 11.8) é a tradução radiológica da identificação de brônquio(s) contendo ar, circundado(s) por parênquima pulmonar doente, onde o ar dos espaços aéreos foi substituído por um produto patológico qualquer, radiologicamente mais denso do que o ar (p. ex., transudato, exsudato, sangue, produto de acúmulo ou células neoplásicas). Em geral, é a expressão utilizada quando se identifica uma imagem tubular gasosa (hipodensa) no interior de uma área de pulmão opacificado. Essa imagem tubular deve ter o tamanho e a orientação usual de um brônquio ou de vários brônquios, presumivelmente representando um segmento da árvore brônquica.

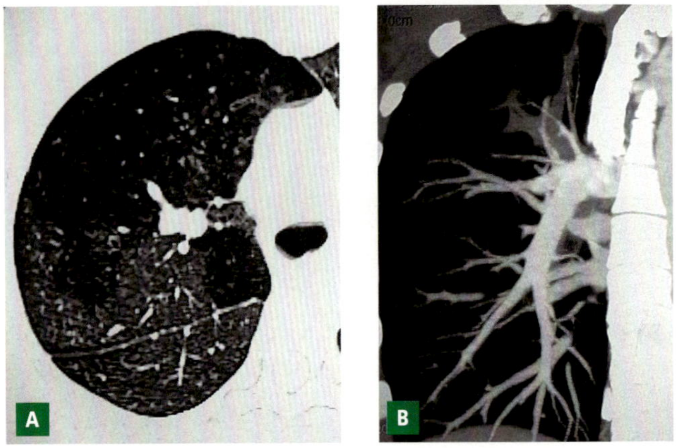

FIGURA 11.7 → Broncocele. (A) Um caso de atresia brônquica com uma redução da atenuação do parênquima distal à lesão. (B) A TC com reconstrução em projeção de intensidade máxima (MIP) demonstra imagem tubular e ramificada que se assemelha a um dedo de luva, compatível com broncocele.

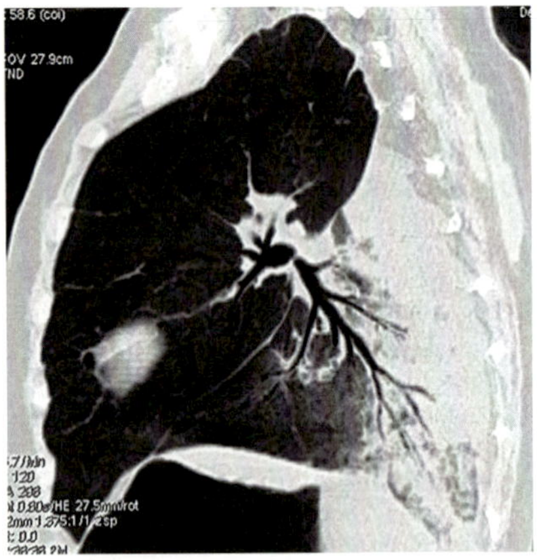

FIGURA 11.8 → TC com técnica de projeção de intensidade mínima (MinIP) evidenciando imagem tubular gasosa, no interior de uma área de pulmão opacificado, compatível com áreas de consolidação.

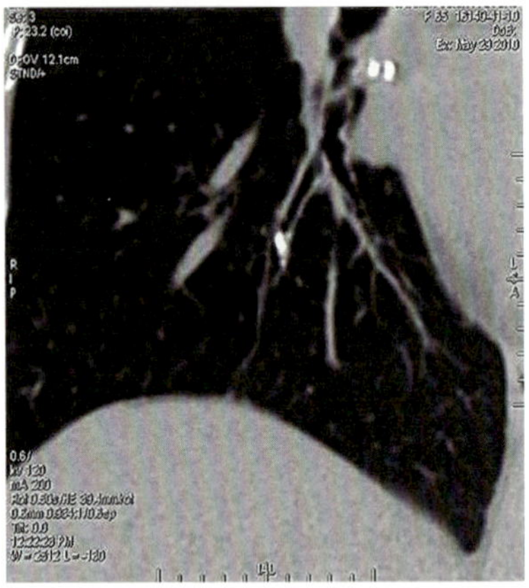

FIGURA 11.9 → Broncolito. Na TC, identifica-se um pequeno foco de calcificação dentro da via aérea em um paciente com tuberculose pulmonar previamente tratada.

Broncolito

Broncolito (FIGURA 11.9) é um linfonodo peribrônquico calcificado que erode para o interior do brônquio adjacente, em geral secundário a infecções por *Histoplasma* sp. ou *Mycobacterium tuberculosis*. Na TC, é identificado como um pequeno foco de calcificação dentro da via aérea ou adjacente a ela, com mais frequência no brônquio do lobo médio. Distalmente, podem existir impacção de secreções, bronquiectasias ou atelectasia.

Bronquiectasia

Bronquiectasia (FIGURA 11.10) é uma dilatação brônquica irreversível, que pode ser focal ou difusa. Geralmente decorre de infecção crônica, obstrução das vias aéreas proximais ou anormalidades brônquicas congênitas. Os achados morfológicos na tomografia computadorizada de alta resolução (TCAR) incluem o diâmetro interno do brônquio maior do que o da artéria pulmonar adjacente; a perda gradual do afilamento do brônquio, definido como manutenção do calibre em mais de 2 cm, distal à bifurcação (aspecto em "trilho de trem"); e a identificação de via aérea a menos de 1 cm da superfície pleural. Bronquiectasias frequentemente são acompanhadas de espessamento das paredes brônquicas, impacção mucoide e alterações de pequenas vias aéreas. A doença define três tipos de bronquiectasia, a depender da aparência do brônquio acometido: cilíndrica, varicosa e sacular (ou cística).

Ver também Sinal do anel de sinete.

Bronquiectasia e bronquiolectasia de tração

A bronquiectasia e a bronquiolectasia de tração (FIGURA 11.11) referem-se, respectivamente, às dilatações brônquica e bronquiolar, causadas pela retração do parênquima em decorrência de fibrose. Manifestam-se como dilatações brônquicas e bronquiolares, em geral irregulares, associadas à distorção do parênquima por fibrose e a outras alterações

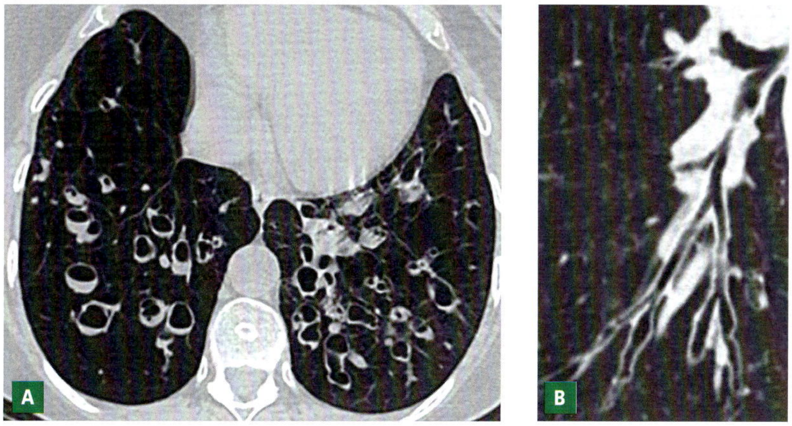

FIGURA 11.10 → Bronquiectasias. (A) Bronquiectasias císticas em ambos os lobos inferiores em um paciente com fibrose cística. (B) TC com reconstrução multiplanar demonstrando a dilatação brônquica em lobo inferior direito.

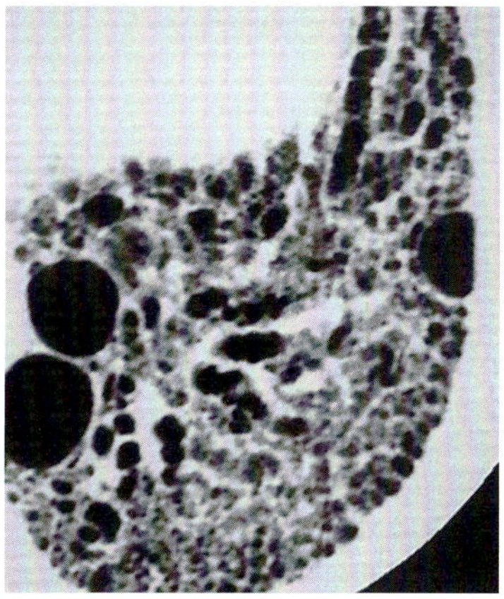

FIGURA 11.11 → Bronquiolectasia de tração. A TC demonstra a dilatação brônquica e bronquiolar, causada pela retração do parênquima em decorrência de fibrose, em paciente com fibrose pulmonar idiopática.

pulmonares (sobretudo opacidades reticulares, opacidade em vidro fosco e consolidação). Possuem aspecto tubular, cístico ou microcístico (bronquíolos localizados na periferia), dependendo da relação do eixo do brônquio ou do bronquíolo com o corte da TC. Esse último aspecto pode ser confundido com faveolamento, outra frequente alteração associada à fibrose pulmonar.

Bronquiolectasia

Trata-se de uma dilatação bronquiolar. É análoga à bronquiectasia, mas em uma via aérea de muito menor calibre, identificada na periferia pulmonar. As bronquiolectasias manifestam-se como estruturas arredondadas ou tubulares, geralmente na periferia pulmonar, e com paredes espessadas ou preenchidas por secreção (ver Padrão de árvore em brotamento). Também podem se associar a outras opacidades pulmonares e à distorção do parênquima em situações de fibrose.

Ver também Bronquiectasia e bronquiolectasia de tração.

Cavidade (escavação)

Uma cavidade (FIGURA 11.12) representa espaço que contém gás, com ou sem nível líquido, dentro de um nódulo, massa ou consolidação pulmonar. Geralmente ocorre por eliminação ou drenagem da parte necrótica pela via aérea ou para o espaço pleural. As paredes costumam ter contornos irregulares e medir mais de 1 mm de espessura. "Cavidade" não é sinônimo de "abscesso". O termo "cavitação" não deve ser usado como sinônimo de "escavação": na língua portuguesa, "cavitação" tem significado diferente, e seu uso é incorreto.

Cisto

Cisto (FIGURA 11.13) é qualquer espaço arredondado, bem circunscrito, circundado por uma parede epitelizada ou fibrosa, de espessura variável. Na TC, caracteriza-se por uma área arredondada de baixo coeficiente de atenuação no parênquima pulmonar com uma interface bem definida com

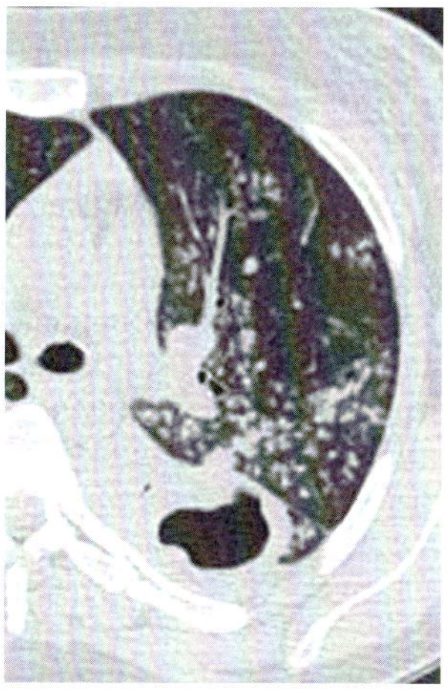

FIGURA 11.12 → Paciente com tuberculose. A imagem mostra espaço que contém gás dentro de uma massa compatível com cavidade. Note os vários nódulos centrolobulares adjacentes à lesão.

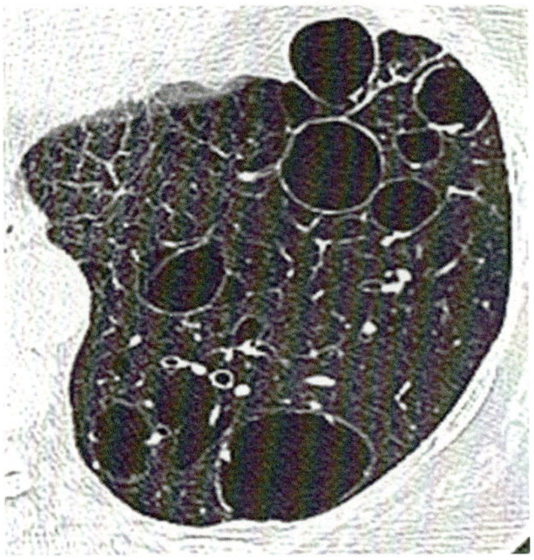

FIGURA 11.13 → TC evidenciando áreas arredondadas de baixo coeficiente de atenuação no parênquima pulmonar e uma interface bem definida com o pulmão normal adjacente, compatível com cistos pulmonares.

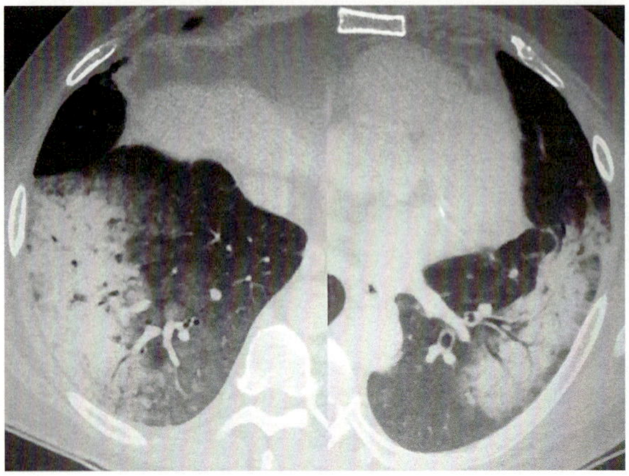

FIGURA 11.14 → TC demonstrando preenchimento, com substituição do ar, dos espaços alveolares por um produto patológico, compatível com áreas de consolidação em paciente com quadro grave causado por pneumonia adquirida na comunidade.

o pulmão normal adjacente. A espessura da parede do cisto pode variar, sendo normalmente fina (< 2 mm). Cistos costumam conter ar, mas, ocasionalmente, podem conter líquido (p. ex., cisto broncogênico) ou mesmo algum material sólido. Doenças que em geral cursam com múltiplos cistos pulmonares incluem linfangioliomiomatose, histiocitose de células de Langerhans, pneumonia intersticial linfocítica e síndrome de Birt-Hogg-Dubé.

Colapso

Geralmente utilizado como sinônimo de atelectasia completa de um lobo ou de todo o pulmão.

Ver também Atelectasia.

Consolidação

Uma consolidação (FIGURA 11.14) representa o preenchimento, com substituição do ar, dos espaços alveolares por um produto patológico qualquer, como, por exemplo, exsudato inflamatório (pneumonia), transudato (edema), sangue (hemorragia alveolar), lipoproteína (proteinose alveolar), gordura (pneumonia lipoídica), células (carcinoma bronquioloalveolar, linfoma, pneumonia em organização) ou conteúdo gástrico (pneumonia aspirativa). Na TC, manifesta-se como um aumento da atenuação do parênquima pulmonar que impede a visualização dos vasos e dos contornos externos das paredes brônquicas. Broncogramas aéreos podem ser encontrados. O valor de atenuação do parênquima consolidado, ao exame de TC sem contraste, raramente é útil no diagnóstico diferencial, exceto em algumas situações (p. ex., baixa atenuação na pneumonia lipoídica e alta atenuação na toxicidade por amiodarona).

Distorção da arquitetura

Trata-se de deslocamentos do trajeto e/ou distorções da morfologia de estruturas anatômicas, como brônquios, vasos, fissuras ou septos interlobulares, em geral relacionados com doenças parenquimatosas difusas, particularmente as fibrosantes. Na TCAR, a perda da definição anatômica do lóbulo secundário e a redução de volume local são consideradas sinais de distorção da arquitetura lobular e podem ser tidas como sinais indiretos de fibrose.

Enfisema

O enfisema (FIGURA 11.15) é um aumento permanente do espaço aéreo distal ao bronquíolo terminal, com destruição das paredes alveolares. O critério histológico adicional de "ausência de fibrose óbvia" tem sido questionado porque algum grau de fibrose intersticial pode estar presente em consequência do tabagismo. O enfisema é classificado de acordo com a região do ácino acometida: proximal (enfisema centriacinar ou centrolobular), distal (enfisema parasseptal), ou todo o ácino (enfisema panacinar ou panlobular). Os achados tomográficos são de áreas de baixa atenuação, tipicamente sem paredes visíveis.

Enfisema bolhoso

É a destruição bolhosa do parênquima associada a enfisema centriacinar, acinar distal (parasseptal) ou panacinar, sendo denominado enfisema bolhoso gigante quando as bolhas, que podem variar de 1 a mais de 20 cm de diâmetro, ocupam pelo menos um terço do hemitórax.

Ver também Bolha.

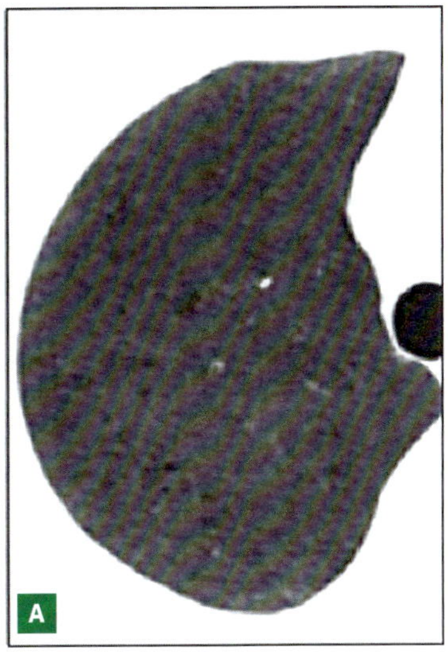

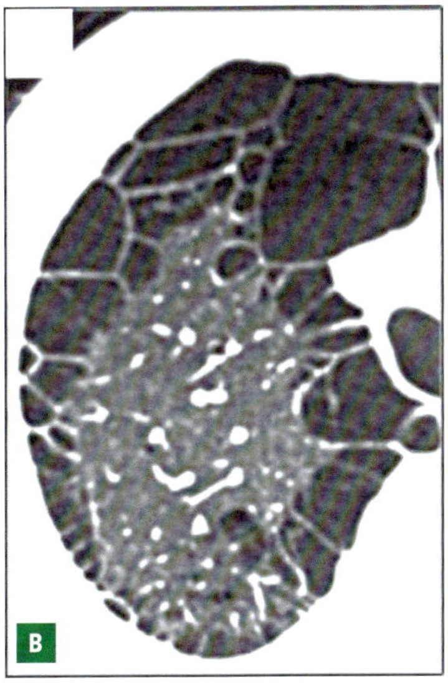

FIGURA 11.15 → Enfisema pulmonar. TC demonstra um aumento permanente do espaço aéreo distal ao bronquíolo terminal, com destruição das paredes alveolares, compatível com enfisema pulmonar. (A) Identifica-se enfisema do tipo centriacinar na TC em imagem Minip, (B) Do tipo parasseptal.

Enfisema centriacinar

É a destruição das paredes dos alvéolos centriacinares, associada ao aumento dos bronquíolos respiratórios e dos alvéolos que se originam nesses bronquíolos, sendo a forma mais comum de enfisema em fumantes de cigarro. Os achados tomográficos são de áreas centrolobulares de diminuição da atenuação, em geral sem paredes visíveis, com distribuição não uniforme, predominantemente localizadas nas regiões pulmonares superiores. As artérias centrolobulares muitas vezes podem ser identificadas no interior das áreas hipodensas. O termo centrolobular é comumente utilizado como sinônimo na TC.

Enfisema intersticial

O enfisema intersticial (FIGURA 11.16) é uma dissecção do interstício pulmonar por ar, tipicamente localizado nos feixes broncovasculares, nos septos interlobulares e na pleura visceral, sendo com mais frequência identificado em neonatos submetidos à ventilação mecânica. É pouco provável que o enfisema intersticial seja reconhecido radiologicamente em adultos, sendo raras vezes identificado nos exames de TC. O processo expressa-se como áreas com densidade de ar com distribuição perivascular, peribroncovascular e/ou ao longo dos septos interlobulares, ou como áreas arredondadas de baixa atenuação simulando pequenas bolhas ou cistos.

Enfisema panacinar

O enfisema panacinar (panlobular) envolve todas as porções do ácino e, mais ou menos uniformemente, o lóbulo pulmonar secundário. Predomina nos lobos inferiores e representa a forma de enfisema associada à deficiência de alfa$_1$-antitripsina. O enfisema panacinar se manifesta na TC como uma diminuição generalizada da atenuação pulmonar, com redução do calibre dos vasos sanguíneos nas áreas acometidas, com ou sem distorção deles. O enfisema panacinar acentuado pode coexistir e combinar-se com o enfisema centriacinar grave. Na TC, pode ser indistinguível dos achados de bronquiolite constritiva grave.

Enfisema parasseptal (acinar distal)

Trata-se de enfisema que envolve de modo predominante os alvéolos distais, seus ductos e sacos alveolares. Caracteristicamente, é delimitado por qualquer superfície pleural ou septos interlobulares. Na TC, caracteriza-se por áreas de baixa atenuação nas regiões subpleurais e peribroncovas-

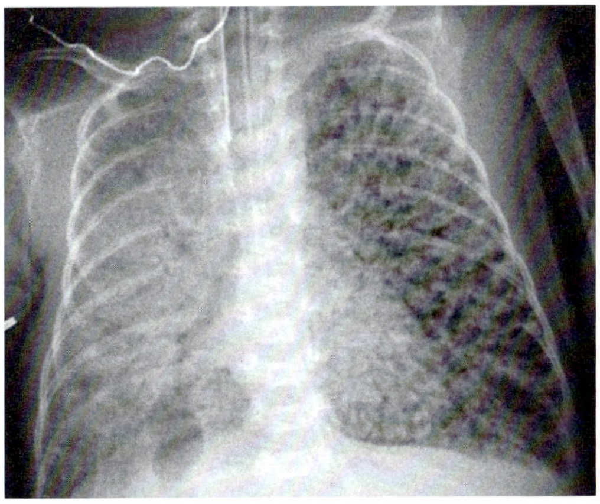

FIGURA 11.16 → Enfisema intersticial. A radiografia demonstra dissecção do interstício pulmonar por ar, tipicamente localizado nos feixes broncovasculares, nos septos interlobulares e na pleura visceral.

culares, separadas por septo interlobular intacto. Algumas vezes associa-se a bolhas.

Espessamento de septos interlobulares

É o espessamento dos septos de tecido conjuntivo que separam os lóbulos pulmonares secundários (FIGURA 11.17), sendo caracterizado na radiografia por finas opacidades lineares, também denominadas linhas B de Kerley. Geralmente encontra-se em íntimo contato com a superfície pleural lateral, junto aos seios costofrênicos, apresentando um ângulo reto em relação à parede. Atualmente os termos "linhas septais" ou "espessamento septal" têm sido preferidos à expressão linhas de Kerley.

Na TCAR, o espessamento dos septos interlobulares é caracterizado pela presença de opacidades lineares que delimitam os lóbulos pulmonares secundários, mais facilmente distinguível na região subpleural, onde tem aspecto de linhas perpendiculares à superfície pleural. Nas regiões centrais dos pulmões, o espessamento dos septos de lóbulos adjacentes resulta no aspecto de arcadas poligonais. O espessamento septal pode ser secundário à alteração de qualquer um de seus componentes (veias, vasos linfáticos ou tecido conjuntivo) e é um achado comum a várias alterações pulmonares, embora sua presença seja particularmente destacada nos casos de edema pulmonar e carcinomatose linfática. O espessamento septal pode ser do tipo liso, nodular ou irregular. Essa diferenciação pode ajudar no diagnóstico diferencial das diversas causas.

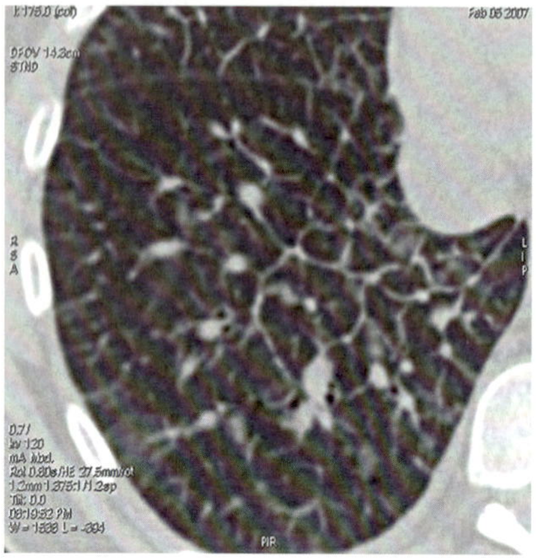

FIGURA 11.17 → TC demonstrando presença de opacidades lineares que delimitam os lóbulos pulmonares secundários, compatível com espessamento dos septos de tecido conjuntivo que separam os lóbulos pulmonares secundários.

Estruturas centrolobulares

Correspondem a região central do lóbulo pulmonar secundário, representada pelo conjunto artéria pulmonar-bronquíolo e pelo interstício pulmonar circunjacente. Na TCAR de pacientes normais, estruturas centrolobulares (FIGURA 11.18) correspondem a uma pequena imagem nodular ou linear, localizada a 3 a 10 mm da superfície pleural ou do septo interlobular, que representa a artéria pulmonar intralobular, com aproximadamente 1 mm de diâmetro.

O bronquíolo correspondente, quando normal, tem paredes com espessura aproximada de 0,15 mm, aquém do limite de resolução da TCAR. Portanto, a doença bronquiolar que produz acentuação da estrutura centrolobular ocorre quando existe espessamento da parede ou preenchimento da luz bronquiolar (ver adiante FIGURA 11.27). Padrões centrolobulares incluem: a) nódulos; b) árvore em brotamento; c) espessamento do interstício peribroncovascular periférico; e d) áreas com atenuação reduzida sem paredes visíveis (enfisema).

Faveolamento (favo de mel)

O faveolamento (FIGURA 11.19) consiste em cistos pulmonares criados pela destruição de espaços aéreos distais, por fibrose do parênquima pulmonar, com desarranjo da arquitetura de ácinos e bronquíolos. Os cistos de faveolamento são revestidos por epitélio bronquiolar metaplásico e representam o estágio terminal de várias doenças pulmo-

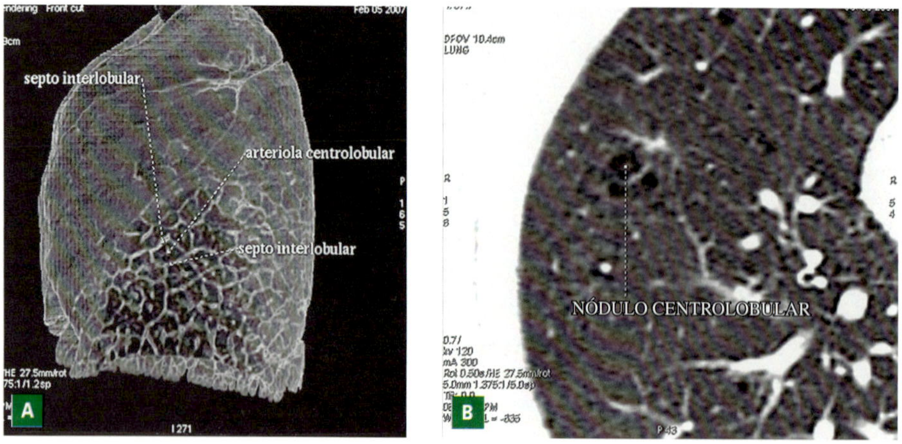

FIGURA 11.18 → Estruturas centrolobulares. Região central do lóbulo pulmonar secundário, representada pelo conjunto artéria pulmonar-bronquíolo e pelo interstício pulmonar circunjacente. (A) TC com reconstrução tridimensional da localização das estruturas centrolobulares. (B) TCAR mostra uma pequena imagem nodular localizada a 3 a 10 mm do septo interlobular.

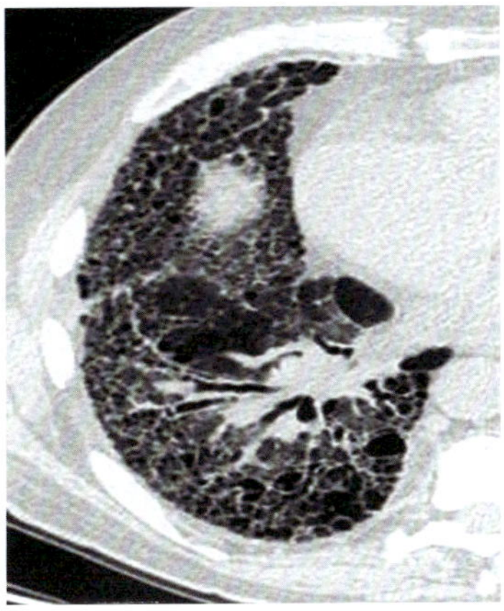

FIGURA 11.19 → TC demonstrando múltiplos cistos de localização subpleural, com diâmetros semelhantes, agrupados em camadas e compartilhando paredes bem definidas, compatíveis com faveolamento pulmonar.

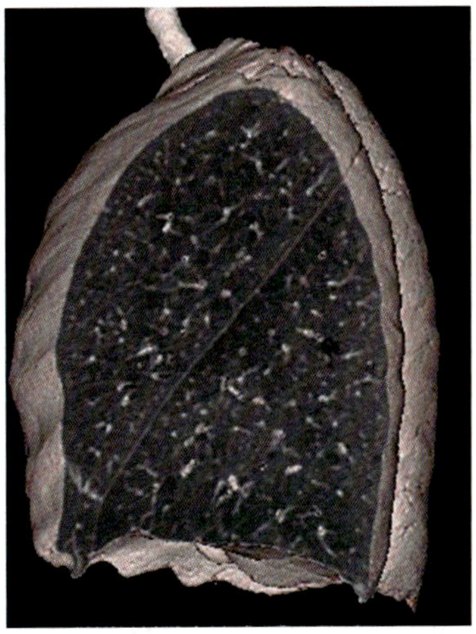

FIGURA 11.20 → TC em 3D mostrando fissura oblíqua do pulmão esquerdo.

nares. Na TCAR, caracteriza-se por múltiplos cistos, em geral de localização subpleural, com diâmetros semelhantes (tipicamente de 0,3 a 1 cm), agrupados em camadas e compartilhando paredes bem definidas de 1 a 3 mm de espessura. Representa um marcador tomográfico de fibrose pulmonar. As causas principais incluem fibrose pulmonar idiopática, colagenoses, pneumonite por hipersensibilidade crônica, reações pulmonares medicamentosas e asbestose. Deve ser diferenciado de enfisema parasseptal e de bronquiolectasia de tração.

Fibrose maciça progressiva

É a confluência de pequenos nódulos pulmonares, em geral com fibrose associada, frequentemente bilaterais e predominando nos lobos superiores. Pode ser acompanhada de um aumento irregular do espaço aéreo na sua periferia. Costuma ser encontrada em pacientes com história de exposição importante a poeiras inorgânicas (p. ex., pneumoconiose dos mineradores de carvão e silicose). Achados tomográficos semelhantes podem ser encontrados em sarcoidose e talcose.

Fissura (cissura)

Uma fissura (FIGURA 11.20) consiste em uma invaginação da pleura visceral que reveste a superfície externa do pulmão para dentro do parênquima. Cada fissura interlobar é formada pela aposição de duas camadas de pleura visceral. Em geral, identificam-se as fissuras maiores (oblíquas), que separam os lobos inferiores dos demais, e a fissura menor (horizontal), que separa o lobo médio do lobo superior direito. Algumas fissuras supranumerárias podem ser encontradas com frequência.

Interface

Interface é a superfície de separação entre duas estruturas ou espaços. Quando duas estruturas torácicas com diferentes densidades radiológicas se encontram, seus limites são nítidos: por exemplo, vasos com densidade de partes moles em contato com a densidade de ar do pulmão arejado circunjacente. O "sinal da interface" define a irregularidade das margens entre diferentes estruturas intratorácicas, como vasos, brônquios e superfícies pleurais, em geral em decorrência de doença intersticial que causa fibrose.

Interstício

É a rede de tecido conjuntivo que se espalha pelos pulmões e se subdivide em: a) interstício axial (ou broncovascular) – envolvendo brônquios, artérias e veias desde os hilos até o nível dos bronquíolos respiratórios; b) interstício periférico – composto pelo tecido conjuntivo contíguo às superfícies pleurais (subpleural) e septos interlobulares; e c) interstício intralobular (também chamado de acinar ou parenquimatoso) – composto pelas paredes dos alvéolos (septos alveolares), dando suporte à estrutura do lóbulo pulmonar secundário.

Linfonodomegalia

Linfonodomegalia (FIGURA 11.21) é o aumento de volume de linfonodo por qualquer causa, quando suas dimensões ultrapassam os limites considerados normais para a cadeia linfonodal em questão. O termo "adenomegalia" não é um sinônimo recomendável, pois linfonodos não são estruturas glandulares verdadeiras. O termo "linfonodopatia" reserva-se para situações nas quais seja possível identificar a doença linfonodal, como, por exemplo, quando se identifica necrose em seu interior.

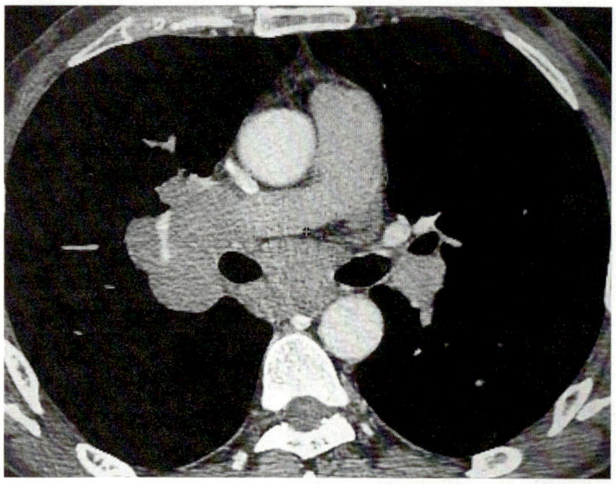

FIGURA 11.21 → TC evidenciando aumento de volume de linfonodos mediastinais e hilares.

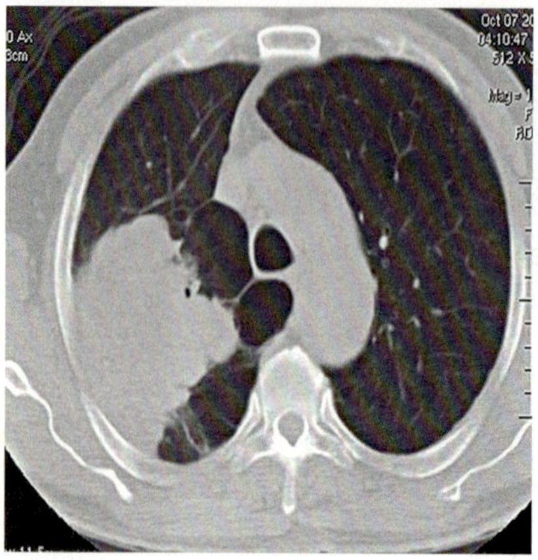

FIGURA 11.22 → TC demonstrando lesão expansiva pulmonar com densidade de partes moles no lobo superior direito, compatível com massa pulmonar (> 3 cm).

Lóbulo pulmonar secundário

Trata-se da menor unidade anatômica pulmonar delimitada por septo de tecido conjuntivo (ver FIGURA 11.18). Apresenta aspecto poliédrico, mede 1,0 a 2,5 cm de diâmetro e contém um número variado de ácinos. O centro do lóbulo é formado pelo conjunto bronquíolo-artéria pulmonar, vasos linfáticos e interstício adjacente. Em sua periferia, o tecido conjuntivo forma septos finos denominados septos interlobulares, onde se encontram pequenas veias pulmonares e vasos linfáticos. Os septos interlobulares em pacientes normais são identificados, de forma mais evidente, nas regiões periféricas anterior, lateral e justamediastinal dos lobos superiores e médio, assim como na periferia da região diafragmática anterior dos lobos inferiores, tendendo a apresentar-se de forma incompleta ou ausente nas demais regiões do pulmão. São facilmente reconhecíveis na TCAR sempre que o interstício septal estiver comprometido.

Massa

Massa (FIGURA 11.22) é qualquer lesão expansiva pulmonar, pleural, mediastinal ou da parede torácica com densidade de partes moles, de gordura ou óssea com mais de 3 cm, com contornos definidos pelo menos em parte, fora de topografia cissural, independentemente das características de seus contornos ou da heterogeneidade de seu conteúdo.

Micetoma

O micetoma representa de forma característica um grupo de infecções crônicas subcutâneas causadas pela inoculação traumática na pele de material contaminado com actinomicetos, sobretudo *Nocardia brasiliensis*, ou eumicetos, resultando em actinomicetomas e eumicetomas, respectivamente. Apresenta tendência a invadir os tecidos adjacentes, formando nódulos ou massas com cavidades e trajetos fistulosos, com eliminação de secreção purulenta contendo grãos constituídos por novelos de hifas e filamentos. Na maioria dos casos, localiza-se nos membros inferiores, podendo levar a deformidades e fraturas. O acometimento pulmonar e pleural é raro. Quando invade o pulmão, tem o aspecto de consolidação com necrose, e derrame pleural pode ser identificado. Geralmente acomete agricultores, sendo endêmico na América Latina, na Índia e na África. O micetoma não representa uma colonização de cavidade pulmonar preexistente; portanto, a utilização desse termo como sinônimo de "bola fúngica" deve ser evitada.

Ver também Bola fúngica.

Nódulo

Nódulo (FIGURA 11.23) é uma opacidade focal arredondada, ou pelo menos parcialmente delimitada, com menos de 3,0 cm de diâmetro, em geral com densidade de partes moles ou de cálcio. Quando menor do que 10 mm, sugere-se qualificá-lo como "pequeno nódulo". Se menor do que 3 mm, o termo "micronódulo" pode ser empregado. Deve ser descrito de acordo com as características de suas margens (maldefinidas ou bem definidas), e também quanto à localização e distribuição (randômica, perilinfática, centrolobular ou pleural). Quanto à atenuação, o nódulo pode ser classificado como sólido, quando obscurece completamente o parênquima; não sólido (atenuação em vidro fosco), quando não obscurece as margens vasculares e as paredes brônquicas; ou parcialmente sólido ou semissólido (opacidade em vidro fosco com áreas sólidas), quando obscurece parcialmente as margens vasculares e as paredes brônquicas.

Ver também Massa.

Oligoemia

É uma redução focal, regional ou generalizada do volume sanguíneo pulmonar. A oligoemia (FIGURA 11.24) apresen-

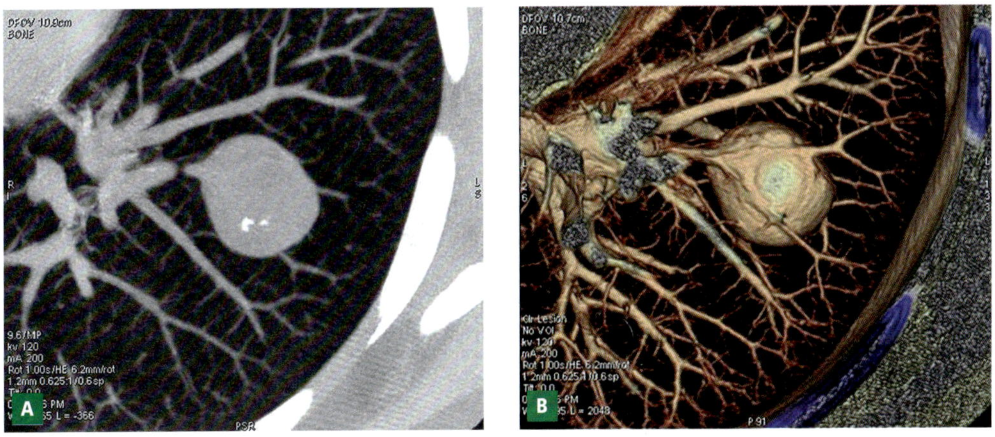

FIGURA 11.23 → Nódulo pulmonar. (A) e (B) TC demonstrando nódulo com 2,6 cm no lobo inferior esquerdo, com calcificações excêntricas.

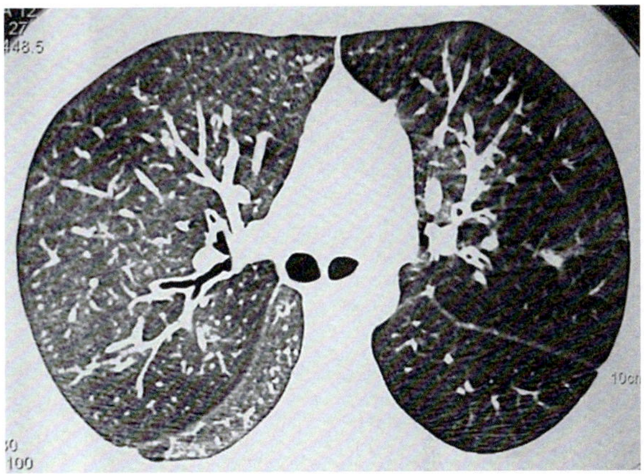

FIGURA 11.24 → Oligoemia. A TC demonstra uma diminuição do calibre e do número de vasos pulmonares e da densidade do lobo superior esquerdo.

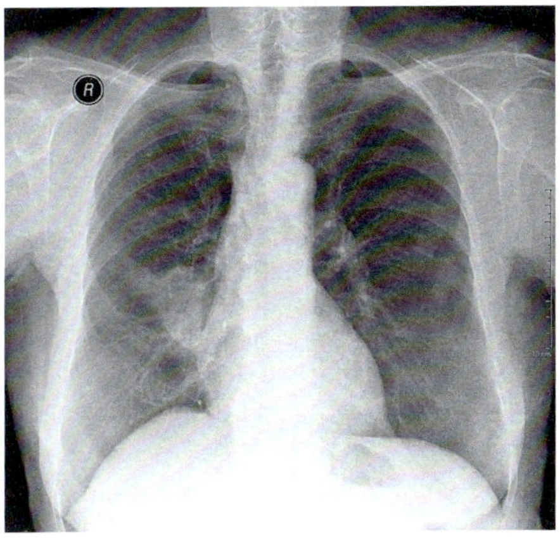

FIGURA 11.25 → Radiografia mostrando uma imagem que se distingue, pelo menos parcialmente, das estruturas que a circundam ou se superpõem, por apresentar maior densidade, compatível com uma opacidade.

ta-se como uma diminuição do calibre e do número de vasos pulmonares em regiões específicas ou difusamente, indicando que o fluxo sanguíneo é menor do que o habitual.

Opacidade

Opacidade (FIGURA 11.25) é uma imagem que se distingue, pelo menos parcialmente, das estruturas que a circundam ou se superpõem, por apresentar maior densidade. Na radiografia de tórax, esse termo não implica sua natureza do ponto de vista patológico, seu tamanho ou localização específica, podendo ser de origem pulmonar, pleural, da parede torácica ou de origem externa ao paciente. Na TC, as opacidades pulmonares podem representar opacidade em vidro fosco ou consolidação.

Ver também Consolidação.

Opacidade (atenuação) em vidro fosco

Na TC, uma opacidade em vidro fosco (FIGURA 11.26) corresponde ao aumento da densidade do parênquima pulmonar em que permanecem visíveis os contornos dos vasos e brônquios no interior da área acometida por um processo patológico. Este padrão de imagem está relacionado com espessamento do interstício, preenchimento parcial de espaços aéreos, colapso parcial de alvéolos, aumento do volume sanguíneo capilar ou ainda uma associação desses mecanismos. Deve ser distinguida de "consolidação", na qual os vasos não são identificáveis no interior da área de pulmão comprometida.

Ver também Consolidação.

Opacidade linear

Imagem linear fina, alongada, com densidade de tecido de partes moles. Raramente, a presença de calcificação ou de

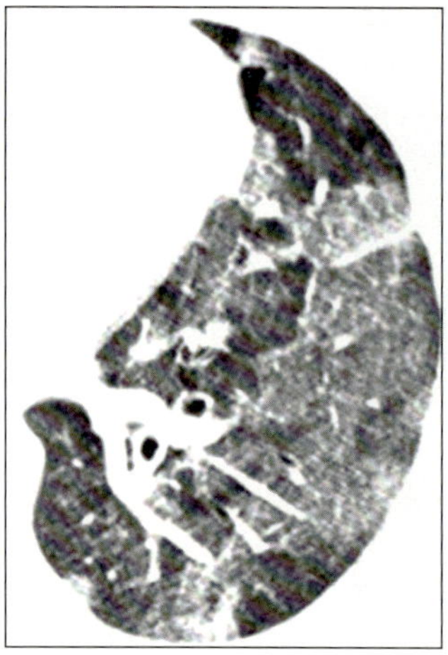

FIGURA 11.26 → Opacidade em vidro fosco. A TC evidencia aumento da densidade do parênquima pulmonar em que permanecem visíveis os contornos dos vasos e brônquios no interior da área acometida por um processo patológico.

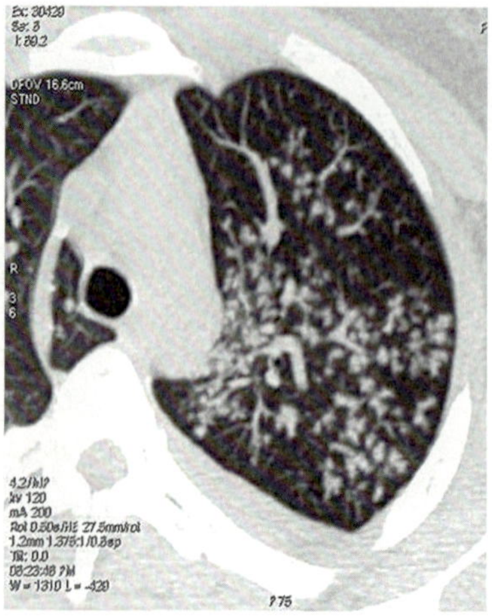

FIGURA 11.27 → TC de uma paciente com tuberculose demonstrando opacidades ramificadas centrolobulares, com pequenas nodulações nas extremidades, assemelhando-se ao aspecto do brotamento de algumas árvores. Tais achados são compatíveis com padrão de árvore em brotamento.

material estranho pode aumentar a atenuação. É um termo não específico e de causas diversas. Recomenda-se, sempre que possível, utilizar terminologias mais específicas, como "atelectasia laminar", "banda parenquimatosa" e "espessamento de septos interlobulares".

Opacidade parenquimatosa

É o aumento da atenuação do parênquima pulmonar que pode ou não obscurecer os contornos dos vasos e brônquios. O termo "consolidação" indica que as margens dessas estruturas não são aparentes (exceto pelos broncogramas aéreos), e "atenuação em vidro fosco" indica que, apesar de alterada a densidade dos pulmões, os vasos e as vias aéreas ainda são identificáveis. Deve-se dar preferência aos termos mais específicos "consolidação" e "opacidade em vidro fosco".

Opacidade pendente

Trata-se de opacidade subpleural em regiões pulmonares pendentes, que correspondem a áreas de atelectasia decorrente do decúbito. Ocorre nas regiões posteriores quando o paciente encontra-se em decúbito dorsal e nas regiões anteriores, quando em decúbito ventral. Desaparece com a mudança de decúbito.

Padrão de árvore em brotamento

O padrão de árvore em brotamento refere-se a opacidades ramificadas centrolobulares, com pequenas nodulações nas extremidades, assemelhando-se ao aspecto do brotamento de algumas árvores (**FIGURA 11.27**). Representa, na maior parte dos casos, bronquíolos dilatados e preenchidos por material patológico, embora possa também estar relacionado com a infiltração do tecido conjuntivo peribroncovascular centrolobular ou, ocasionalmente, com a dilatação ou o preenchimento (p. ex., metástases intravasculares) das artérias pulmonares centrolobulares. Esse padrão significa, em geral, doença das vias aéreas, sendo particularmente comum em processos infecciosos (p. ex., tuberculose, broncopneumonia e bronquiolite infecciosa), mas pode ser encontrado também em uma série de outras afecções (p. ex., bronquiectasias, fibrose cística e panbronquiolite).

Padrão de atenuação (perfusão) em mosaico

É a aparência em retalho de regiões com atenuações distintas que pode representar doença parenquimatosa infiltrativa, enfermidade obliterativa de pequenas vias aéreas ou afecção vascular oclusiva. O aprisionamento aéreo secundário à obstrução brônquica ou bronquiolar pode produzir focos parenquimatosos de redução da atenuação, que se acentuam nas imagens de TC obtidas em fase expiratória. Na enfermidade obliterativa de pequenas vias aéreas e na afecção vascular oclusiva, as áreas com atenuação diminuída são as anormais e geralmente contêm vasos pulmonares em número e tamanho menor do que o pulmão normal adjacente, que pode ter atenuação normal ou aumentada (por causa do redirecionamento do fluxo sanguíneo). O padrão de atenuação em mosaico (**FIGURA 11.28**) também pode ser produzido por doença pulmonar parenquimatosa, caracterizada por opacidade em vidro fosco, sendo que nessa condição as áreas de maior atenuação representam as regiões acometidas, e as outras zonas caracterizam focos de pulmão preservado.

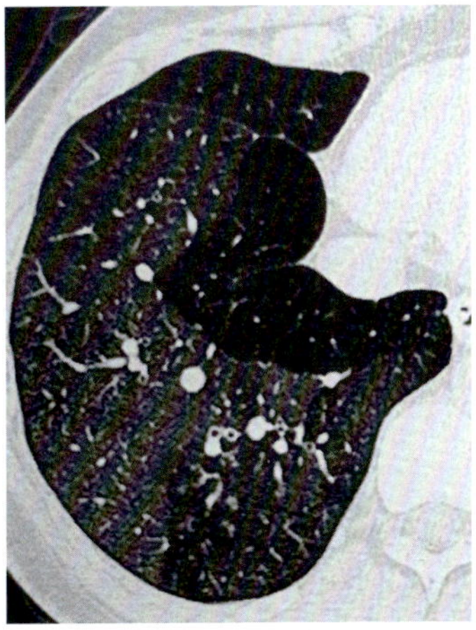

FIGURA 11.28 → TC de paciente asmático grave mostrando regiões com atenuações distintas, compatíveis com padrão de atenuação em mosaico.

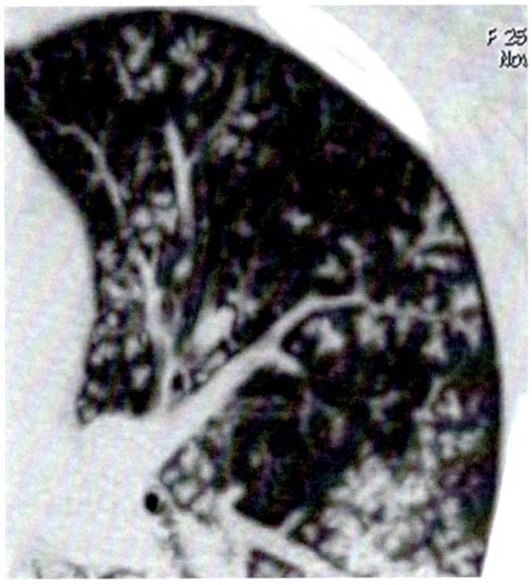

FIGURA 11.30 → TC de paciente com tuberculose atípica, mostrando pequenos nódulos que mantêm alguns milímetros de separação da superfície pleural e das fissuras, compatíveis com padrão de nódulos centrolobulares.

Padrão de pavimentação em mosaico

É a superposição de opacidades em vidro fosco, linhas intralobulares e espessamento de septos interlobulares. A interface entre o pulmão normal e o acometido tende a ser bem delimitada nesse padrão de lesão pulmonar. Esse padrão de pavimentação em mosaico **(FIGURA 11.29)** foi inicialmente identificado em pacientes com proteinose alveolar pulmonar, mas também é encontrado em outras doenças pulmonares difusas nas quais os compartimentos intersticial e alveolar estão comprometidos (p. ex., hemorragia pulmonar). O termo em inglês é "*crazy paving*".

Padrão nodular centrolobular

O padrão nodular centrobular é o padrão de distribuição de pequenos nódulos **(FIGURA 11.30)** que ocupam a porção central do lóbulo pulmonar secundário, em geral relacionado com doenças do bronquíolo, da artéria pulmonar ou da bainha conjuntiva peribroncovascular. A principal característica tomográfica é que eles mantêm alguns milímetros de separação da superfície pleural e das fissuras. As causas mais comuns são as doenças que ocorrem por inalação (p. ex., pneumonite por hipersensibilidade, silicose e bronquiolite respiratória). Se acompanhados por padrão de árvore em brotamento, as causas infecciosas devem ser lembradas (p. ex., tuberculose e broncopneumonia).

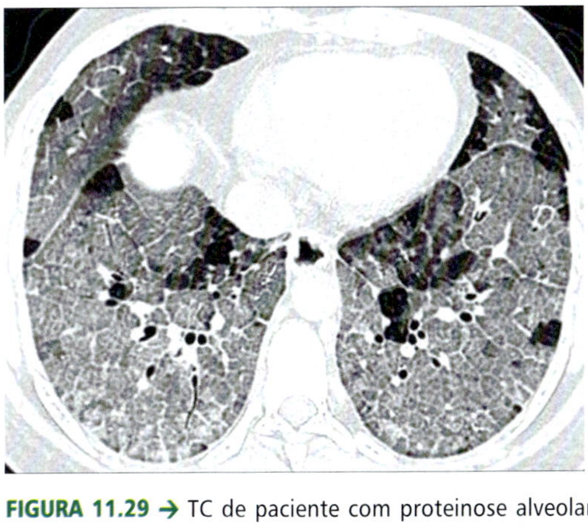

FIGURA 11.29 → TC de paciente com proteinose alveolar pulmonar idiopática, demonstrando superposição de opacidades em vidro fosco, linhas intralobulares e espessamento de septos interlobulares, compatíveis com padrão de atenuação em mosaico.

Padrão nodular miliar

Ver Padrão nodular randômico (miliar).

Padrão nodular perilinfático

É o padrão de distribuição de pequenos nódulos ao longo da rede linfática pulmonar **(FIGURA 11.31)** (septos interlobulares, bainha conjuntiva peribroncovascular e superfície pleural). As principais doenças que cursam com nódulos perilinfáticos são a sarcoidose e a carcinomatose linfática.

Padrão nodular randômico (miliar)

É o padrão de distribuição de pequenos nódulos de forma aleatória pelos pulmões **(FIGURA 11.32)**. As causas mais comuns são tuberculose miliar, histoplasmose miliar e metástases hematogênicas.

Padrão perilobular

Este padrão é caracterizado pela distribuição da anormalidade ao longo das estruturas que delimitam os lóbulos pul-

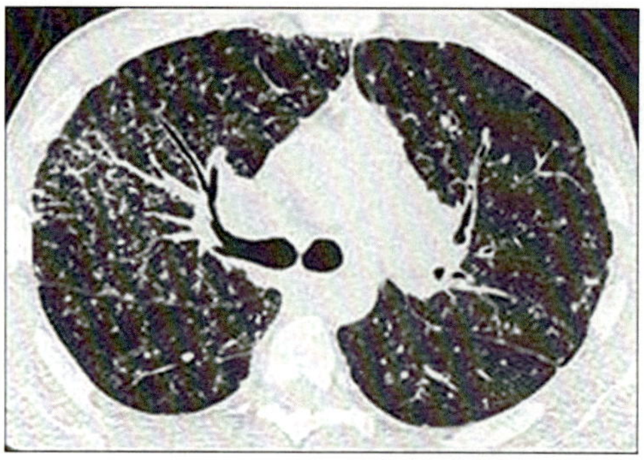

FIGURA 11.31 → TC de mulher com sarcoidose demonstrando pequenos nódulos ao longo da rede linfática pulmonar, compatíveis com padrão perilinfático.

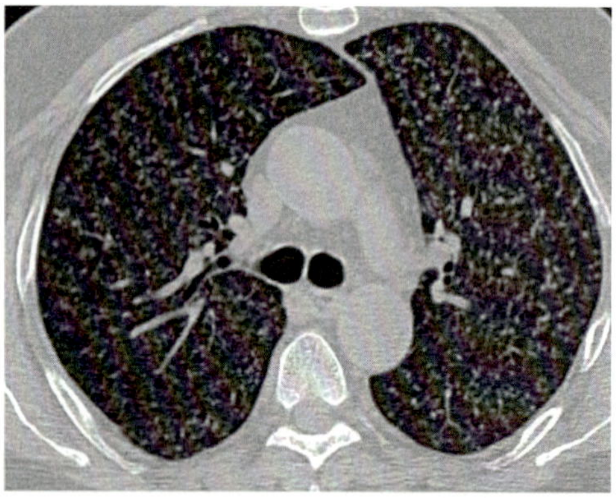

FIGURA 11.32 → Paciente com histoplasmose. A TC mostra pequenos nódulos dispersos de forma aleatória pelos pulmões, compatíveis com padrão miliar.

monares, ou seja, os septos interlobulares, a pleura visceral e grandes vasos pulmonares. O termo é mais utilizado no contexto de doenças (p. ex., pneumonia em organização perilobular) que são distribuídas principalmente em volta da periferia do lóbulo secundário. Na TC, é caracterizado pela presença de opacidades poligonais espessas e irregulares na periferia do lóbulo pulmonar secundário. Deve ser distinguido do espessamento de septos interlobulares (padrão septal), por ser mais espesso e irregular, e do sinal do halo invertido.

Ver também Sinal do halo invertido.

Padrão reticular

Trata-se de uma alteração geralmente relacionada com as doenças intersticiais e caracterizada nas radiografias por inúmeras pequenas opacidades lineares que resultam em uma aparência de rede. Na TCAR, é possível individualizar os componentes responsáveis por esse padrão na radiografia, que costumam estar relacionados com a presença de linhas intralobulares e septais ou com a presença de cistos cujas paredes se apresentam como linhas na radiografia, como nas doenças císticas pulmonares, no enfisema associado a bolhas e até nos cistos de faveolamento.

Placa pleural

É um espessamento pleural focal, por vezes com calcificações, de espessura variável e com extensão de até 5 cm. Costuma ocorrer na superfície pleural parietal subcostal ou na pleura diafragmática. Quando múltiplas e bilaterais, são quase sempre decorrentes de exposição ao asbesto.

Pneumatocele

A pneumatocele é um espaço de conteúdo gasoso cuja parede é formada por espaços aéreos distendidos. Frequentemente muda de tamanho em curto espaço de tempo, decorrente do mecanismo valvular obstrutivo da via aérea, que lhe é característico. Costuma associar-se a algumas enfermidades infecciosas, sobretudo aquelas causadas por *Staphylococcus sp.* em crianças e *Pneumocystis sp.* em adultos. Na TC, manifesta-se como espaço aéreo arredondado, demarcado por paredes finas, contido no pulmão. Pode resolver-se de forma espontânea, ainda que tardia, no curso do tratamento da infecção.

Pseudocavidade

Uma pseudocavidade (FIGURA 11.33) representa uma área arredondada ou oval de baixo coeficiente de atenuação em nódulos ou massas pulmonares ou em uma área de consolidação secundária a: 1) presença de uma porção de parênquima pulmonar preservado; 2) presença de brônquios dilatados ou mesmo de calibre normal; ou 3) uma área de enfisema no interior da lesão. Essas pseudocavidades geralmente medem

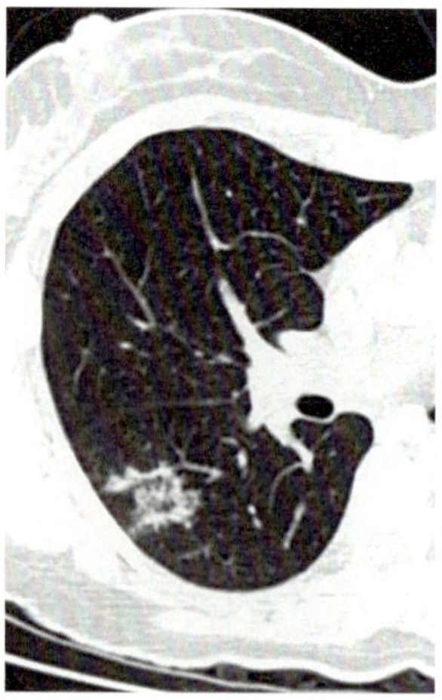

FIGURA 11.33 → TC de paciente com tuberculose demonstrando uma área arredondada ou oval de baixo coeficiente de atenuação permeada por nódulos, compatível com pseudoescavação.

menos de 1 cm de diâmetro, podendo ser identificadas em pacientes com adenocarcinoma, carcinoma bronquioloalveolar e pneumonia.

Pseudoplaca

Trata-se de opacidade pulmonar periférica, adjacente à pleura visceral, formada por pequenos nódulos pulmonares coalescentes que simulam placa pleural. Mais comumente encontrada em sarcoidose, silicose e pneumoconiose dos mineradores de carvão.

Sinal do anel de sinete

O sinal do anel de sinete (FIGURA 11.34) é composto por uma opacidade anelar, que representa um brônquio dilatado, em associação com uma opacidade arredondada menor, contígua à sua parede, representando sua artéria (pulmonar ou raramente brônquica), que lembra o aspecto de um "anel de sinete" ou "anel de pérola". Corresponde ao sinal tomográfico básico de bronquiectasia. Ocasionalmente, o sinal do anel de sinete também pode ser encontrado em doenças caracterizadas por uma redução anormal do fluxo arterial pulmonar, como no tromboembolismo pulmonar crônico e na interrupção proximal da artéria pulmonar.

Ver também Bronquiectasia.

Sinal do halo

O sinal do halo (FIGURA 11.35) é uma opacidade em vidro fosco que circunda um nódulo, uma massa ou uma área de consolidação arredondada. No início, foi descrito como um sinal de hemorragia ao redor de um foco de aspergilose angioinvasiva, sendo bastante específico no contexto de paciente neutropênico febril, surgindo precocemente. O sinal do halo pode ser causado por hemorragia associada a outros tipos de doença (p. ex., candidíase, sarcoma de Kaposi) ou por infiltração pulmonar local por neoplasia.

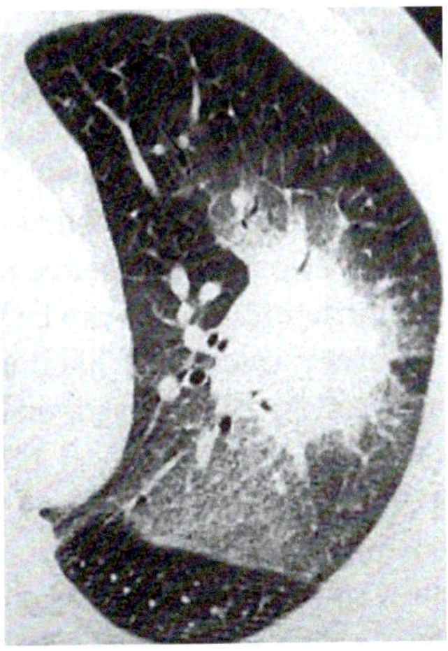

FIGURA 11.35 → TC de paciente com aspergilose angioinvasiva evidenciando opacidade em vidro fosco que circunda um nódulo pulmonar, compatível com sinal do halo.

Sinal do halo invertido

O sinal do halo invertido (FIGURA 11.36) é uma opacidade focal em vidro fosco circundada por um anel de consolidação completo ou parcial. Inicialmente descrito como um sinal de pneumonia em organização, já foi, entretanto, associado a outras doenças, como paracoccidioidomicose.

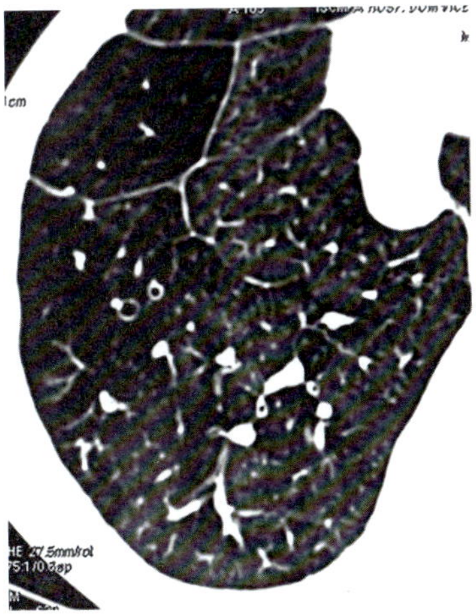

FIGURA 11.34 → TC de paciente com bronquiectasias mostrando um brônquio dilatado, em associação com artéria pulmonar adjacente compatível com sinal do anel de sinete.

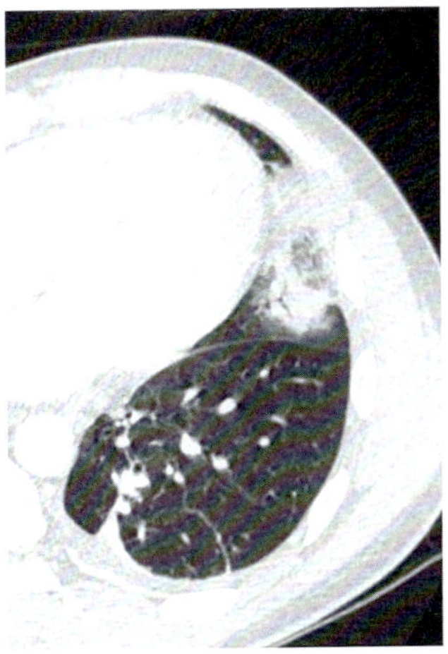

FIGURA 11.36 → Paciente com pneumonia em organização evidenciando área focal de vidro fosco circundada por um anel de consolidação, compatível com sinal do halo invertido.

Leituras recomendadas

Souza Jr. AS, Araujo Neto C, Jasinovodolinsky D, Marchiori E, Kavakama J, Irion KL, et al. Terminologia para a descrição de tomografia computadorizada do tórax. Radiol Bras. 2002;35(2):125-8.

Silva CIS, Marchiori E, Souza Júnior AS, Müller NL; Comissão de Imagem da Sociedade Brasileira de Pneumologia e Tisiologia. Consenso brasileiro ilustrado sobre a terminologia dos descritores e padrões fundamentais da TC de tórax. J Bras Pneumol. 2010;36(1):99-123.

Diagnóstico Diferencial das Imagens Torácicas Mais Frequentes

12

Bruno Hochhegger
Edson Marchiori
Klaus L. Irion
Candice Santos
Nelson Porto
Rodrigo Moreira Bello

ATENÇÃO

O reconhecimento dos padrões mais frequentes de achados radiográficos das doenças torácicas é muitas vezes a forma mais incipiente de início de investigação diagnóstica no paciente pneumológico. O correto diagnóstico diferencial desses achados auxilia de forma muito importante em um diagnóstico correto e, consequentemente, em uma conduta adequada.

Neste capítulo, incluem-se quadros de diagnóstico diferencial com os principais achados radiológicos, tanto tomográficos quanto radiográficos, não tentando englobar a totalidade das doenças pneumológicas, mas sim, certamente, incluindo o diagnóstico diferencial das doenças mais prevalentes.

QUADRO 12.1 → Diagnóstico diferencial de espessamento dos septos interlobulares

DIAGNÓSTICO DIFERENCIAL	AUXÍLIOS QUE PODEM INDICAR ESTES DIAGNÓSTICOS
Edema pulmonar	É a causa mais comum de espessamento dos septos interlobulares e, na maioria dos casos, tem tendência a maior prevalência nos lobos inferiores, estando associado a derrame pleural, maior à direita, e opacidades em "vidro fosco".
Carcinomatose linfática	É um achado comum; precisa ser auxiliado da informação clínica de neoplasia prévia, pois o sítio primário muitas vezes não é pulmonar, devendo-se sempre ter em mente a possibilidade de neoplasia mamária, ovariana e gástrica. A nodularidade cissural associada ao derrame pleural, na maioria das vezes bilateral – no caso das neoplasias extratorácicas – e ipsilateral – no caso das neoplasias torácicas –, ajuda no diagnóstico diferencial.

Continua ...

QUADRO 12.1 (CONT.) → Diagnóstico diferencial de espessamento dos septos interlobulares

DIAGNÓSTICO DIFERENCIAL	AUXÍLIOS QUE PODEM INDICAR ESTES DIAGNÓSTICOS
Doença linfoproliferativa	O espessamento pode ser liso ou nodular, e outras anormalidades, sobretudo os nódulos estriados, estão frequentemente associadas.
Hemorragia pulmonar	O espessamento costuma ser liso e associado a opacidades em "vidro fosco". Pode apresentar absorção rápida em relação aos demais (a exemplo do edema).
Pneumonias intersticiais	O espessamento geralmente é liso e associado a opacidades em "vidro fosco", dispersas na maioria dos segmentos pulmonares. Germes atípicos (vírus, *Pneumocystis*, *Legionella*) costumam ser a causa.
Sarcoidose	O espessamento liso é comum, mas em geral está associado a pequenos nódulos e linfonodomegalia. Na fase tardia, um tecido fibroso peri-hilar cranial pode ser encontrado.
Fibrose pulmonar idiopática	Pode ser encontrado, mas não é o achado mais comum. Os achados de faveolamento e espessamento intra-alveolares são mais frequentes.
Pneumonia intersticial não específica	Os achados de opacidade em "vidro fosco" e reticulação também são encontrados com maior predominância em lobos inferiores.
Silicose/pneumoconiose	Raramente identificado e em geral associado a nódulos quando o processo é ativo.
Pneumonia de hipersensibilidade crônica	O espessamento é incomum. As opacidades reticulares irregulares e o faveolamento geralmente predominam.
Amiloidose	Nesta forma de comprometimento por amiloidose, que não é a mais frequente, há acometimento do parênquima pulmonar, e deve-se considerar, inclusive, a possibilidade de associação com cistos pulmonares.

QUADRO 12.2 → Diagnóstico diferencial de espessamento intersticial peribroncovascular

DIAGNÓSTICO DIFERENCIAL	AUXÍLIOS QUE PODEM INDICAR ESTES DIAGNÓSTICOS
Carcinomatose linfática	Nestes pacientes, com exceção de tumores que apresentam linfangite peritumoral, geralmente há associação de espessamento extra-axial interlobular e leve grau de derrame pleural.
Doença linfoproliferativa	Em geral, está associada a outras anormalidades, como linfonodomegalias.
Edema pulmonar	É a causa mais comum de espessamento septal peribroncovascular, bem como de interlobular, e a associação com cardiomegalia e derrame pleural bilateral faz lembrar este diagnóstico.
Sarcoidose	O espessamento da sarcoidose pode ser peribroncovascular, mas costuma ser nodular devido à presença de granulomas no interstício. A associação com linfonodomegalias em estágio inicial e com massas fibróticas em estado final deve ser considerada.
Fibrose pulmonar idiopática	Geralmente, o espessamento peribroncovascular é comum, mas os demais achados de faveolamento e bronquiolectasias predominam.
Pneumoconioses	Este espessamento, quando existe nos pacientes com pneumoconioses, não é o achado principal. Os nódulos centrolobulares no estágio inicial da doença e as massas fibróticas nos polos superiores na fase final são os achados de maior importância.
Pneumonites de hipersensibilidade crônica	Os achados de fibrose nos lobos superiores são mais prevalentes neste tipo de alteração.

QUADRO 12.3 → Diagnóstico diferencial de faveolamento

DIAGNÓSTICO DIFERENCIAL	AUXÍLIOS QUE PODEM INDICAR ESTES DIAGNÓSTICOS
Fibrose pulmonar idiopática e outras causas de pneumonia intersticial usual	É achado relativamente comum nestes pacientes, sendo periférico e com predomínio subpleural e nos lobos inferiores.
Asbestose	O faveolamento é comum na doença avançada, sendo periférico e também com predomínio subpleural.
Pneumonia de hipersensibilidade crônica	Os achados de faveolamento são comuns e periféricos, mas tendem a ter uma prevalência nos terços médios/superiores, ao contrário das demais doenças citadas.
Sarcoidose	Um pequeno percentual dos casos desenvolve faveolamento, que é periférico e esparso. Contudo, como a doença tem elevada prevalência e baixa mortalidade, deve ser sempre considerada no diagnóstico diferencial.
Pneumonia intersticial não específica	O achado de faveolamento é incomum; quando muito extenso (>5%), não se deve excluir esta hipótese do diagnóstico diferencial.
Silicose/pneumoconiose das minas de carvão	O achado de faveolamento é infrequente.

QUADRO 12.4 → Diagnóstico diferencial de pequenos nódulos (menores do que 1,0 cm) de distribuição linfática peribroncovascular ou extra-axial

DIAGNÓSTICO DIFERENCIAL	AUXÍLIOS QUE PODEM INDICAR ESTES DIAGNÓSTICOS
Sarcoidose	A sarcoidose frequentemente apresenta-se como nódulos peribroncovasculares e subpleurais, tornando a cissura nodular esparsa assimétrica, com maior prevalência nos lobos superiores.
Silicose	A história de exposição à sílica é de vital importância para o diagnóstico e, em geral, tem predomínio nos lobos superiores, sendo subpleurais e simétricos.
Carcinomatose linfática	Os nódulos costumam ser septais e peribroncovasculares. Entretanto, podem ser esparsos e unilaterais, dependendo da neoplasia que se está disseminando. Em tumores de pulmão ou de mama, em geral são assimétricos. Em neoplasias difusas, como as de ovário e estômago, são bilaterais e tendem à assimetria.
Amiloidose	Os nódulos estão predominantemente no interstício interlobular extra-axial. É uma doença rara e faz parte deste diagnóstico diferencial.
Pneumonia intersticial linfocítica	Os nódulos geralmente são peribroncovasculares e a associação com cistos ou mesmo linfonodomegalias pode ser encontrada.

QUADRO 12.5 → Diagnóstico diferencial de pequenos nódulos (menores do que 1,0 cm) de localização centrolobular

DIAGNÓSTICO DIFERENCIAL	AUXÍLIOS QUE PODEM INDICAR ESTES DIAGNÓSTICOS
Disseminação endobrônquica de infecção	Os nódulos apresentam, predominantemente, aspecto de árvore em brotamento, sendo esparsos e difusos, e a associação com lesão focal reativada é frequente. Nas doenças granulomatosas infecciosas micobacterióticas, a presença de cavidades pode estar presente.
Pneumonia viral (adenovírus/H1N1)	Os nódulos têm disseminação em todos os segmentos pulmonares e frequentemente são acompanhados de uma história clínica característica.
Doenças das vias aéreas superiores (refluxo gastresofágico/sinusopatia crônica)	Este é, sem dúvida, a causa de maior prevalência deste achado. Tais nódulos costumam ser esparsos e têm maior predominância nos lobos inferiores, sobremaneira à direita. Os segmentos anteriores dos lobos anteriores muito raramente são acometidos.

Continua ...

QUADRO 12.5 (CONT.) → Diagnóstico diferencial de pequenos nódulos (menores do que 1,0 cm) de localização centrolobular

DIAGNÓSTICO DIFERENCIAL	AUXÍLIOS QUE PODEM INDICAR ESTES DIAGNÓSTICOS
Aspergilose broncopulmonar alérgica	Os nódulos centrolobulares em padrão de árvore em brotamento são frequentes, e as bronquiectasias, especialmente as cernais, são muito comuns.
Pneumonia de hipersensibilidade	Os nódulos são de tamanho similar, com densidade semelhante em "vidro fosco". Tal fase costuma ser a subaguda desta doença.
Pneumonia linfocítica	Os nódulos são centrolobulares e costumam estar associados a cistos pulmonares.
Bronquiolite respiratória	Os nódulos costumam ter densidade semelhante em "vidro fosco", sendo esparsos e tendo predomínio nos lobos superiores.
Asbestose	São um achado precoce, com predomínio basal subpleural e associação com opacidades reticulares.
Trombose endobrônquica tumoral	Os nódulos são espaços difusos com padrão de árvore em brotamento. Representam trombos tumorais no interior da arteríola centrolobular.
Calcificação metastática	A maioria dos nódulos têm densidade cálcica no seu centro, com predomínio nos lobos superiores.

QUADRO12.6 → Diagnóstico diferencial de características de pequenos nódulos (menores do que 1,0 cm) de disseminação randômica

DIAGNÓSTICO DIFERENCIAL	AUXÍLIOS QUE PODEM INDICAR ESTES DIAGNÓSTICOS
Infecção miliar	Tais nódulos geralmente são de tamanho variável e têm remodelamento difuso e veniforme, exceto nas doenças micobacterióticas, como a tuberculose, em que o predomínio e a dimensão dos nódulos são maiores nos polos superiores.
Metástases hematogênicas	Costumam aparecer como nódulos de múltiplos tamanhos e com predomínio nos lobos inferiores.
Sequelas de doença granulomatosa prévia	Sem dúvida, a causa mais comum de pequenos nódulos distribuídos de modo aleatório no parênquima pulmonar e, quase exclusivamente em nosso meio, relacionáveis a sequelas de doença granulomatosa micobacteriótica ou fúngica. Esses nódulos têm uma frequência extremamente elevada e estimada como sendo superior a 80% em todos os pacientes quando em uso de técnicas de detecção nodular avançadas (projeção e intensidades máximas).

QUADRO 12.7 → Diagnóstico inicial de grandes nódulos e massas conglomeradas

DIAGNÓSTICO DIFERENCIAL	AUXÍLIOS QUE PODEM INDICAR ESTES DIAGNÓSTICOS
Sarcoidose	As massas conglomeradas peri-hilares são comuns em estágios avançados da sarcoidose e estão associadas à reação fibrótica e granulomatosa confluentes.
Silicose/pneumoconiose das minas de carvão	São comuns na doença avançada nos lobos superiores e se associam a enfisema paracicatricial.
Talcose	Conglomerados de massa e tecido fibroso com predomínio nos lobos superiores e peri-hilares são comuns nos estágios mais avançados da doença.
Carcinoma metastático	O predomínio é basal e geralmente são nódulos confluentes, lobulados, periféricos.
Carcinoma bronquioloalveolar	Em geral, os nódulos são menos frequentes e as consolidações difusas têm maior prevalência.
Doenças linfoproliferativas	Grandes nódulos são comuns, mas as áreas de consolidação também são muito frequentes.

Continua ...

QUADRO 12.7 (CONT.) → Diagnóstico inicial de grandes nódulos e massas conglomeradas

DIAGNÓSTICO DIFERENCIAL	AUXÍLIOS QUE PODEM INDICAR ESTES DIAGNÓSTICOS
Bronquiolite obliterante com pneumonia em organização (pneumonia organizante)	Nódulos são relativamente incomuns, mas opacidades periféricas costumam ser encontradas nestes pacientes.
Infecção micótica	As infecções fúngicas, especialmente em paciente imunodeprimido, devem ser sempre consideradas no diagnóstico diferencial.
Atelectasia redonda	Este achado quase sempre está associado a doença pleural e a possibilidade de neoplasia deve ser considerada.

QUADRO 12.8 → Diagnóstico diferencial do padrão de pavimentação em mosaico

DIAGNÓSTICO DIFERENCIAL	AUXÍLIOS QUE PODEM INDICAR ESTES DIAGNÓSTICOS
Edema pulmonar	Este achado é frequentemente encontrado em edema pulmonar e costuma ter curso agudo.
Hemorragia pulmonar	Geralmente esparso, o padrão de pavimentação em mosaico inicia-se em um estágio subagudo da hemorragia.
Pneumonia (sobretudo pneumonias atípicas)	Este padrão é relativamente comum nas pneumonias atípicas, em especial as de acometimento intersticial.
Pneumonite por radiação	A extensão em geral é geométrica, seguindo a linha de radiação, e tem curso agudo.
Proteinose alveolar	Este achado costuma ter um curso clínico subagudo/crônico. Trata-se da entidade em que esse padrão foi descrito pela primeira vez e, portanto, mais frequentemente associado. A distribuição é esparsa e difusa, podendo tal entidade ser primária ou secundária.
Carcinoma bronquioloalveolar	O curso é subagudo/crônico e a forma de acometimento é difusa e esparsa, sendo que alguns nódulos e áreas de consolidação estão frequentemente associados.

QUADRO 12.9 → Diagnóstico diferencial de consolidação

DIAGNÓSTICO DIFERENCIAL	AUXÍLIOS QUE PODEM INDICAR ESTES DIAGNÓSTICOS
Pneumonia (bacteriana)	O quadro clínico é agudo e a localização depende do tipo de germe e da imunidade. Os germes atípicos geralmente acometem mais de um lobo pulmonar; nas pneumonias pneumocócicas ou típicas, o acometimento unilobar é mais frequente.
Edema pulmonar	Em geral, as áreas consolidativas se acompanham de atelectasia pela compressão causada pelo derrame pleural, que frequentemente é encontrado nesses casos.
Hemorragia pulmonar	As consolidações associadas à hemorragia geralmente são o primeiro achado encontrado nestes pacientes; depois disso, começa a existir uma absorção linfática da hemoglobina, e o padrão de pavimentação em mosaico e de espessamentos de septos é encontrado.
Pneumonia intersticial aguda	Costuma ser um quadro de consolidações difusas de início agudo, que ocorre raramente e tem mortalidade de 50%.
Bronquiolite obliterante com pneumonia em organização	Costuma ter um curso subagudo/crônico, com acometimento mais frequentemente periférico. A associação com doenças farmacorrelacionáveis e/ou pós-infecciosas é frequente.
Pneumonia eosinofílica crônica	Geralmente são consolidações de base pleural periféricas de curso crônico.

Continua ...

QUADRO 12.9 (CONT.) → Diagnóstico diferencial de consolidação

DIAGNÓSTICO DIFERENCIAL	AUXÍLIOS QUE PODEM INDICAR ESTES DIAGNÓSTICOS
Linfoma/carcinoma bronquioalveolar	São dois achados neoplásicos de curso subagudo/crônico.
Pneumonia lipoídica	Os achados em geral são esparsos e associados à aspiração, no caso de pneumonia lipoídica exógena, que é a mais frequente em nosso meio. A densidade de gordura aferida à tomografia pode auxiliar no devido diagnóstico deste achado.

QUADRO 12.10 → Diagnóstico diferencial das doenças pulmonares císticas

DIAGNÓSTICO DIFERENCIAL	AUXÍLIOS QUE PODEM INDICAR ESTES DIAGNÓSTICOS
Linfangioliomiomatose	Os cistos normalmente são arredondados, bem definidos, de tamanho uniforme e paredes finas, sendo encontrados em todos os segmentos pulmonares. Esta doença apresenta um acometimento quase que exclusivo em mulheres e, quando diagnosticada em homens, a presença de esclerose tuberosa deve ser inicialmente considerada.
Histiocitose de células de Langerhans	São cistos com formatos incomuns, acompanhados de nódulos, que acometem com maior prevalência os lobos superiores.
Pneumonia intersticial linfocítica	Os cistos são muito menos numerosos do que na linfangioliomiomatose, e nódulos em "vidro fosco" podem estar associados.
Bolhas	A distribuição subpleural, na maioria dos casos, e a associação com tabagismo, especialmente de maconha, devem ser lembradas no diagnóstico diferencial.
Pneumatoceles	Costumam ser esparsas, associadas a extensas áreas de pneumonia em um quadro clínico grave.
Faveolamento	Predomínio subpleural, com múltiplas camadas junto à superfície pleural compartilhando suas paredes. Os achados de distorção arquitetural são frequentes.
Bronquiectasias císticas	A distribuição focal e a presença de níveis hidroaéreos, quando as bronquiectasias estão infectadas, devem lembrar este diagnóstico.

QUADRO 12.11 → Nódulo pulmonar solitário

DIAGNÓSTICOS FREQUENTES	DIAGNÓSTICOS INFREQUENTES
Sequela de doença granulomatosa prévia	Abscesso de pulmão
Carcinoma brônquico	Histoplasmoma
Tumor carcinoide	Cisto broncogênico
Doença fúngica	Bola fúngica
Condroadenoma	Hematoma intrapulmonar
Metástase	Pseudotumor inflamatório
Pneumonia redonda	Pneumonia lipoídica
	Linfonodo intrapulmonar
	Bronquiectasia mucoide

Continua ...

QUADRO 12.11 (CONT.) → Nódulo pulmonar solitário

DIAGNÓSTICOS FREQUENTES	DIAGNÓSTICOS INFREQUENTES
	Cisto hidático
	Plasmacitoma
	Infarto pulmonar
	Sarcoma de pulmão
	Sequestro intralobar
	Granulomatose de Wegener

QUADRO 12.12 → Recomendações para acompanhamento para nódulo pulmonar

TAMANHO DE NÓDULO (MM)*	PACIENTE DE BAIXO RISCO	PACIENTE DE ALTO RISCO**
Menor ou igual a 4 mm	Nenhum complemento necessário.	É sugerido complemento na tomografia em 12 meses e, se não houver mudança, nenhum outro exame tomográfico é necessário.
Nódulos entre 4 e 6 cm	Acompanhamento em 12 meses; se o nódulo não se alterar, nenhum acompanhamento é necessário.	Tomografia computadorizada em 6 a 12 meses e em 18 a 24 meses; se nenhuma mudança for descoberta, não é necessário acompanhamento.
Nódulos entre 6 e 8 mm	Acompanhamento em 6 a 12 meses; se não existir alteração no nódulo, o acompanhamento em 18 a 24 meses é sugerido. Se não houver mudança, nenhum acompanhamento é necessário.	Acompanhamento de 3 a 6 meses, em 9 a 12 meses e em 24 meses; se nenhuma mudança for encontrada neste período, não há necessidade de outro acompanhamento.
Nódulos maiores do que 8 mm	O acompanhamento em 3 a 9 e 24 meses é necessário; estudos com tomografia computadorizada, tomografia computadorizada por emissão de pósitrons (PET-CT) e/ou biópsia são recomendados.	O acompanhamento em 3 a 9 e 24 meses é necessário; estudos com tomografia computadorizada, tomografia computadorizada por emissão de pósitrons (PET-CT) e/ou biópsia são recomendados.

Nota: Os pacientes incluídos nesta comparação têm 35 anos de idade ou mais. Em pacientes mais jovens, a possibilidade de neoplasia é muito baixa e o acompanhamento não é necessário para nódulos pequenos.

*O diâmetro do nódulo é a média da medida de dois diâmetros axiais do nódulo.

**Alto risco é definido como história de tabagismo e/ou outro fator de risco conhecido.

Obs.: Nódulos com padrão em "vidro fosco" exigem um acompanhamento de até 36 meses para excluir adenocarcinoma.

Fonte: MacMahon e colaboradores.[1]

QUADRO 12.13 → Doença pulmonar com predomínio nos lobos superiores

ACHADOS MAIS FREQUENTES	DIAGNÓSTICOS INFREQUENTES
Fibrose cística (bronquiectasias e aumento da capacidade pulmonar total estão frequentemente associados).	Espondilite anquilosante (fibrose nos lobos superiores) é um achado que deve ser lembrado em pacientes com esse diagnóstico, e a avaliação radiológica da coluna vertebral geralmente sugere o diagnóstico.
Sarcoidose (nódulos, fibrose e linfonodomegalias são frequentemente encontrados).	Talcose (história clínica de uso de droga intravenosa, nódulos pulmonares centrolobulares e enfisema também podem estar associados).

Continua ...

QUADRO 12.13 (CONT.) → Doença pulmonar com predomínio nos lobos superiores

ACHADOS MAIS FREQUENTES	DIAGNÓSTICOS INFREQUENTES
Silicose e pneumoconiose das minas de carvão (nódulos e massas conglomeradas são os achados mais frequentes).	
Tuberculose (nódulos, escavação e lesões consolidadas pericavitárias nas adjacências da área escavada são os achados que podem sugerir esta etiologia).	

QUADRO 12.14 → Diagnóstico diferencial das doenças que acometem os lobos inferiores na tomografia de alta resolução

ACHADOS MAIS FREQUENTES	DIAGNÓSTICOS INFREQUENTES
Asbestose (faveolamento e espessamento pleural estão frequentemente associados).	Pneumonia de hipersensibilidade (nódulos centrolobulares com atenuação em "vidro fosco" e algum grau de reticulação).
Pneumonias de aspiração (em geral são nódulos dependentes, e o lobo superior direito nem sempre é o mais comprometido).	Pneumonia lipoídica (normalmente ocorre em zonas pendentes devido à aspiração de conteúdo lipídico).
Doença do tecido conjuntivo (a reticulação e o faveolamento são frequentemente encontrados).	
Fibrose pulmonar idiopática (pneumonia intersticial usual costuma apresentar faveolamento e reticulação).	

QUADRO 12.15 → Diagnóstico diferencial da elevação unilateral de hemidiafragma

ACHADOS MAIS FREQUENTES	DIAGNÓSTICOS INFREQUENTES
Atelectasias, distensão abdominal.	Neoplasia diafragmática (sarcoma, metástases, tumor fibroso de pleura).
Idiopática (variante da anormalidade).	Hérnia diafragmática.
Doença inflamatória abdominal.	Cisto hidático.
Paralisia do nervo esplênico por neoplasia brônquica, sequela de processo inflamatório e/ou iatrogenia cirúrgica.	Hipoplasia ou agenesia do pulmão.
Doença pleural.	Doença neurológica neuromuscular (paralisia de Erb).
Pós-operatório pulmonar.	Neoplasia retroperitoneal.
Derrame pleural subpulmonar (nestes casos, o estudo com o paciente em decúbito lateral do mesmo lado da elevação pode ajudar no diagnóstico diferencial).	Rim intratorácico.
Trauma com lesão neural.	Ruptura traumática prévia do diafragma.

QUADRO 12.16 → Diagnóstico diferencial da consolidação lobar crônica

ACHADOS MAIS FREQUENTES	DIAGNÓSTICOS INFREQUENTES
Carcinoma brônquico com pneumonia obstrutiva (cerca de 20% das neoplasias brônquicas são descobertas após um episódio de pneumonia de resolução lenta).	Carcinoma bronquioloalveolar.
Pneumonia organizante.	Doença fúngica.
	Pneumonia lipoídica.
	Linfoma.
	Pneumonite por radiação (cabe ressaltar que nem sempre a área irradiada é a área em que acontece a consolidação, tendo em vista que a radiação pode estimular o aparecimento de pneumonia organizante em outras áreas).
	Pneumonia tuberculosa.

Referência

1. MacMahon H, Austin JH, Gamsu G, Herold CJ, Jett JR, Naidich DP, et al. Guidelines for management of small pulmonary nodules detected on CT scans: a statement from the Fleischner Society. Radiology. 2005;237(2):395-400.

Leituras recomendadas

Dähnert W. Radiology review manual. 6th ed. Philadelphia: Lippincott Williams & Wilkins; 2007.

Reeder MM, Bradley WG, Jr. Reeder and Felson's gamuts in radiology: comprehensive lists of roentgen differential diagnosis. 4th ed. Heidelberg: Springer-Verlag; 2003.

Webb WR, Müller NL, Naidich DP, editors. High-resolution CT of the lung. 3rd ed. Philadelphia: Lippincott Williams & Wilkins; 2001.

Avaliação Funcional Pulmonar

13

Luciano Müller Corrêa da Silva
Adalberto Sperb Rubin
Fernanda Brum Spilimbergo
Luiz Carlos Corrêa da Silva

Introdução

A avaliação funcional pulmonar é parte fundamental da avaliação pneumológica e médica. Apesar do desenvolvimento alcançado pelos testes funcionais pulmonares, ainda há grande subutilização desses importantes instrumentos para avaliação e acompanhamento dos pacientes.

Entre as amplas indicações dos testes funcionais, citam-se avaliação de tosse e dispneia, detecção de obstrução de vias aéreas, diagnóstico diferencial entre as pneumopatias, determinação da gravidade da disfunção respiratória, avaliação da resposta terapêutica, avaliação de risco ocupacional, análise de prognóstico, avaliação de risco operatório e determinação da capacidade de exercício (de pacientes a atletas).

Na realização de testes de função pulmonar, mesmo aqueles mais simples, são fundamentais a padronização adequada dos equipamentos (capacidade, acurácia, precisão, linearidade, durabilidade, débito) e o treinamento qualificado e continuado dos técnicos responsáveis pela realização dos exames. Além disso, há sempre o desafio de se obter a melhor cooperação possível do paciente.

> **ATENÇÃO**
>
> O trinômio equipamento-técnico-paciente é indivisível na obtenção de um teste de qualidade.

Dada a grande complexidade dos testes de função pulmonar, o objetivo deste capítulo é o de descrever os principais testes que podem ser utilizados na prática clínica de forma concisa e aplicada. Em cada um dos testes, são analisados aspectos básicos relacionados com as indicações, técnica de realização, controle de qualidade e noções de interpretação clínica. Antes do início dessa descrição, são abordados aspectos fundamentais da estrutura de um laboratório de função pulmonar.

Aspectos técnicos fundamentais

Escolha do equipamento

Hoje em dia, a maioria dos espirômetros apresenta sensores que medem diretamente o fluxo de gás (fluxômetros), em razão de serem menores e mais leves do que os espirômetros com deslocamento de volume. O fluxo é medido de maneira direta e integrado eletronicamente para a medida do volume. Já os espirômetros de volume medem o fluxo pela diferenciação do volume no tempo. Seja como for, todos os equipamentos devem preencher os critérios propostos pela American Thoracic Society/European Respiratory Society (ATS/ERS) (QUADRO 13.1).[1]

Outras considerações para a escolha do equipamento são:

- Possibilidade de comparar consecutivamente os dados numéricos e gráficos à medida que os testes vão sendo realizados.
- Mensagens de erro quanto à aceitabilidade e reprodutibilidade.

QUADRO 13.1 → Padrões mínimos para utilização de equipamento de medida de volumes e fluxos segundo normatização da ATS/ERS

Intervalo de volume	0,5-8 L
Acurácia para volume	±3% ou ±50 mL*
Tempo de registro	Pelo menos 15 segundos
Intervalo de fluxo	0-14 L/s
Acurácia para fluxo	±5% ou ±0,2 L/s
Resistência dinâmica	<0,15 $kPa.L^{-1}.s^{-1}$(1,5 $cmH_2O/L/s$)**
Resposta dinâmica	Constante (±5%) até 15 Hz (para PFE)
Disposição dos resultados gráficos	- Curva fluxo-volume e volume-tempo - Gráfico volume-tempo que inicie pelo menos 0,25 s antes da expiração - Gráfico volume-tempo que dure pelo menos 2 s após a expiração

*Aquele que for maior.
**Em um fluxo de 14 L/s.
Fonte: Pellegrino e colaboradores.[1]

- Possibilidade de deletar manobras que não sejam aceitáveis, ou reprodutíveis.
- Curvas selecionadas de acordo com as recomendações (volume expiratório forçado no primeiro segundo – VEF_1 – e capacidade vital forçada – CVF – não necessariamente provenientes da mesma manobra e fluxos da curva com maior soma de CVF e VEF_1).
- Capacidade do sistema de aceitar modificações nas equações de regressão dos valores previstos.
- Atualização periódica do *software* do equipamento colocada à disposição pelo fabricante.
- O usuário deve e pode testar o espirômetro em si mesmo e utilizando uma seringa de 3 L. No caso de uma seringa de 3 L, deve-se realizar manobras em diferentes velocidades e obter valores acurados (observando-se o fator de conversão para a temperatura ambiente) e reprodutíveis (±0,1 L). No caso de espirômetros de fluxo, deve-se observar se o equipamento continua a registrar volume mesmo com a interrupção da manobra. Atualmente, a maioria dos equipamentos apresenta um sensor interno de temperatura com o objetivo de corrigir os volumes para BTPS (*body-temperature-and-pressure-saturated*).

Controle de qualidade

Provavelmente, o fator mais importante na qualidade de um laboratório de função pulmonar é uma equipe técnica motivada. É fundamental a revisão periódica do treinamento do pessoal com relação aos seguintes itens: informações relacionadas com o grau e a natureza de manobras inaceitáveis, ou sem reprodutibilidade; ações corretivas que o técnico pode fazer para aumentar o número de manobras reprodutíveis e aceitáveis; retroalimentação positiva aos técnicos para um bom desempenho; noções sobre manutenção dos equipamentos; rotina do controle de qualidade para detecção de desvios de acurácia, ou reprodutibilidade. É essencial que o técnico não utilize somente os alertas do equipamento para avaliação das manobras.

> **ATENÇÃO**
>
> É importante manter uma rotina de reavaliação periódica dos equipamentos, tanto de calibração quanto de acurácia e reprodutibilidade.

O **QUADRO 13.2** resume uma proposta de controle de qualidade acessível a todos os laboratórios que realizam espirometria, volumes pulmonares e difusão pulmonar. O controle pode ser realizado com uma seringa de 3 L devidamente validada (a mesma utilizada na calibração). Para o teste da capacidade vital, deve-se utilizar a seringa como se fosse um paciente em um teste de espirometria que in-

QUADRO 13.2 → Proposta de rotina de controle de qualidade (CQ) para espirometria, volumes pulmonares e difusão pulmonar

MÉTODO	FREQUÊNCIA	LIMITES DE ACEITABILIDADE
CQ de seringa de 3 L	Diária	±3% de 3 L (2,91-3,09 L)
Alças fluxo-volume com seringa de 3 L	Semanal	≤ 90 mL entre a menor e a maior CV obtida com a seringa em três diferentes fluxos (< 2 L/s, 4 a 6 L/s, > 8 L/s)
Controle de DLco com seringa de 3 L	Semanal	DLco < 0,5 mLCO/mmHg/min Volume inspiratório: 2,85 a 3,15 ATPS Volume alveolar: 2,90 a 3,36 ATPS
Controles biológicos	Quinzenal	Obedecer aos critérios de aceitabilidade para espirometria, volumes pulmonares, DLco. Variabilidade < 10%

clui alças fluxo-volume em diferentes fluxos (< 2 L/s, 4 a 6 L/s, > 8 L/s). A diferença entre cada uma das três "capacidades vitais" deve ser < 90 mL. Para testar o equipamento para a medida de difusão de monóxido de carbono (DLco), deve-se realizar com a seringa a mesma manobra utilizada no paciente, incluindo o intervalo de 8 a 12 segundos após a injeção da amostra de gás na seringa. Como não há difusão de gás, a DLco da seringa deve ser < 0,5 mLCO/mmHg/min. O volume alveolar deve estar dentro de um intervalo rígido.

Qualquer valor fora dos parâmetros deve motivar uma revisão técnica. Pelo menos dois controles biológicos também devem ser utilizados em uma frequência quinzenal. Para a determinação da média dos valores desses controles, devem ser realizadas pelo menos 10 medidas seriadas. Os extremos não devem diferir mais do que 10%. Posteriormente, qualquer variação acima de 10% deve alertar para possíveis desvios do equipamento. Todos os valores da seringa e dos controles biológicos devem ser plotados e analisados com frequência. Com esse tipo de análise, é possível avaliar tendências e desvio-padrão (DP). Se os valores, em algum momento, ultrapassarem 2 DP, ou caso haja um movimento contínuo de aumento, ou redução em seis ou mais valores, deve-se reavaliar o equipamento.

Espirometria

O teste mais importante e fundamental na avaliação funcional pulmonar é o da análise dos fluxos e volumes pulmonares estáticos. É essencial ressaltar que a espirometria avalia somente os volumes pulmonares mobilizáveis. A capacidade residual funcional (CRF) e, consequentemente, o volume residual (VR) e a capacidade pulmonar total (CPT) não podem ser medidos pela espirometria simples. As indicações e contraindicações para espirometria são descritas nos **QUADROS 13.3** e **13.4**, respectivamente.

As principais variáveis medidas pela espirometria importantes para a interpretação do teste são CVF, VEF_1, relação VEF_1/CVF e pico de fluxo expiratório (PFE). Outras variáveis que podem ser medidas são capacidade vital lenta (CVL), capacidade inspiratória (CI), fluxo expiratório forçado médio entre 25 e 75% da CVF ($FEF_{25-75\%}$) e tempo da expiração forçada (TEF). Os procedimentos para a realização de uma espirometria correta são demonstrados no **QUADRO 13.5**.

Uma espirometria adequada apresenta a demonstração gráfica de dois tipos de curvas: a curva volume-tempo e a curva fluxo-volume (**FIGURA 13.1**). Na apresentação gráfica do exame, é fundamental a presença delas.

A curva fluxo-volume é uma análise gráfica do fluxo gerado durante a manobra da CVF plotado em relação ao volume expirado e inspirado. Apresenta uma alça expiratória e uma alça inspiratória. O fluxo é registrado em L/s e o volume em L (BTPS). A primeira alça gerada é a expiratória, quando o indivíduo realiza uma expiração forçada a partir da CPT. Após o esvaziamento pulmonar máximo (até o VR), solicita-se que o indivíduo realize uma inspiração forçada, gerando a alça inspiratória.

QUADRO 13.3 → Indicações para espirometria

Indicações diagnósticas
- Avaliação de manifestações, sinais ou testes laboratoriais anormais
- Medida do efeito de uma doença sobre a função pulmonar
- Triagem de indivíduos sob risco de apresentar doença pulmonar (fumantes)
- Avaliação de risco pré-operatório
- Avaliação de prognóstico
- Avaliação do estado de saúde antes do início de atividade física

Monitoração
- Resposta terapêutica imediata e a longo prazo
- Acompanhamento da evolução de doenças pulmonares
- Avaliação de indivíduos expostos a agentes inaláveis (doenças ocupacionais)
- Efeitos adversos pulmonares de fármacos com conhecida toxicidade

Incapacidade
- Avaliação para fins de seguro
- Avaliação em processos judiciais de aposentadoria, obtenção de medicações
- Avaliação antes do início de um programa de reabilitação pulmonar, ou de transplante pulmonar

Saúde pública
- Pesquisas epidemiológicas
- Criação de equações de referência para normalidade
- Pesquisa clínica
- Avaliação e acompanhamento de programas para tratamento de doenças pulmonares
- Seleção de pacientes aptos a receberem medicações para problemas respiratórios crônicos

QUADRO 13.4 → Contraindicações* para espirometria

- Hemoptise vigente
- Pneumotórax
- Quadro cardiovascular instável: infarto do miocárdio ou tromboembolismo pulmonar recentes (< 2 semanas)
- Aneurismas cerebral, torácico ou abdominal, cirurgia ocular recente
- Doenças agudas que possam afetar o desempenho no teste, com manifestações como náuseas e vômitos
- Procedimentos cirúrgicos abdominais ou torácicos recentes
- Dor torácica
- Impossibilidades técnicas, como paciente que não consegue permanecer pelo menos sentado, sob sedação, ou com dificuldades cognitivas graves

*Muitas dessas contraindicações são relativas, devendo cada caso ser analisado isoladamente. Na dúvida, consultar um pneumologista.

Já a curva volume-tempo representa diretamente o esvaziamento pulmonar na unidade de tempo. Por meio dela, é possível calcular diretamente o VEF_1 e o tempo expiratório máximo.

QUADRO 13.5 → Critérios para a realização de espirometria

Calibração do espirômetro
Lavagem das mãos
Preparação do paciente - Perguntar sobre motivo do exame, tabagismo (último cigarro fumado). - Explicar o teste ao paciente da forma mais clara possível, simulando o esforço necessário que ele deverá realizar durante o exame: postura correta com a cabeça um pouco elevada, inalação rápida e completa, expiração rápida e a mais longa possível.
Realização da manobra - Colocar o paciente na postura correta com adequado ajuste do bocal; evitar hiperextensão ou hiperflexão cervical. - Colocar o prendedor nasal e ajustar o bocal à boca de forma hermética, sem vazamentos. - Realizar inalação rápida e completa até a CPT, com pausa inspiratória < 1 segundo. - Realizar expiração máxima e rápida, sem hesitação – volume retroextrapolado < 5% da CVF, ou 0,15 L, o que for maior. - Diferença entre os três maiores valores do PFE < 10%, ou 0,5 L/s, o que for maior. - Expiração até o limite – o paciente deve expirar pelo menos 6 segundos (para aqueles com doença obstrutiva, o ideal é pelo menos 10 segundos). Terminar sempre com um platô de pelo menos 1 segundo, visualizado durante o exame na curva volume-tempo, ou no caso de exaustão do paciente. - Não tossir no primeiro segundo de expiração, realizar movimento glótico na expiração, afrouxar a boca, usar as bochechas na expiração, usar manobra de Valsalva ou colocar a língua no bocal.
Resultados reprodutíveis - Executar sempre três manobras aceitáveis e pelo menos duas reprodutíveis. Os dois maiores valores de CVF e VEF_1 não devem diferir mais do que 0,15 L em até oito manobras. Caso não seja possível, utilizar os três melhores testes (anotar esse fato na interpretação).
Seleção das curvas - Testes de qualidade aceitável - Selecionar a maior CVF - Selecionar o maior VEF_1 das curvas com PFE aceitáveis e reprodutíveis - Seleção dos fluxos instantâneos da curva com maior soma de CVF e VEF_1

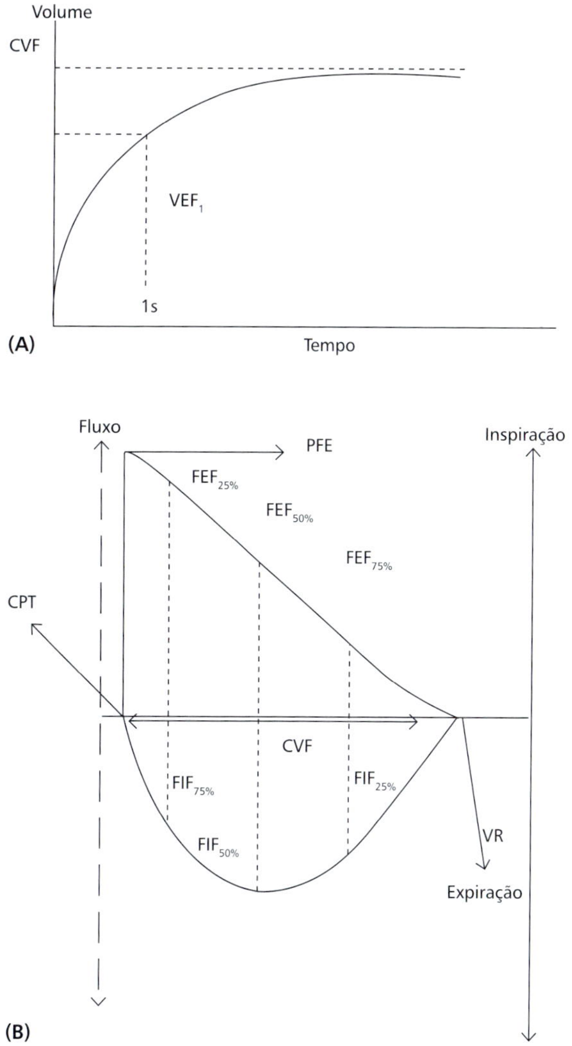

FIGURA 13.1 → Curvas volume-tempo e fluxo-volume. Na curva volume-tempo, o VEF_1 é demonstrado facilmente. Nessa curva, é possível acompanhar o esforço expiratório do paciente até o final. Na curva fluxo-volume é possível identificar início hesitante, movimentos inadequados, como tosse e uso da glote, e alterações de via aérea (ver Figura 13.3). (A) Curva volume-tempo; (B) curva fluxo-volume (alças inspiratória e expiratória).

> **ATENÇÃO**
>
> Um relatório de espirometria em que não haja a demonstração gráfica das curvas volume-tempo e fluxo-volume é inaceitável.

A CVF deve ser, aproximadamente, igual à CVL em pessoas normais (diferença ≤ 5%). Em pacientes com doença pulmonar obstrutiva, a CVF deve ser menor do que a CVL, pois a compressão dinâmica das vias aéreas reduz precocemente o volume expiratório. A capacidade vital é a base para todas as medidas de espirometria, volumes e difusão. O VEF_1, por exemplo, é uma medida derivada da própria CVF (é o volume medido no primeiro segundo da CVF).

> **ATENÇÃO**
>
> Uma capacidade vital (CV) obtida sem condições técnicas minimamente aceitáveis inviabiliza a realização, o cálculo e a interpretação de todas as demais medidas (VEF_1/CV, CPT, VR, DLco).

A CV pode estar reduzida nas seguintes situações: doenças pulmonares (ressecção cirúrgica, atelectasia, fibrose pulmonar e outras pneumopatias intersticiais, edema, tumores brônquicos, doenças obstrutivas como doença pulmonar obstrutiva crônica – DPOC – e asma), doenças pleurais (derrame, tumores, processos cicatriciais), alterações da parede e cavidade torácica (obesidade, gestação, cifoescoliose, esclerodermia, ascite) e doenças musculares (doenças neuromusculares, paralisia diafragmática).

Já o VEF_1 costuma estar reduzido nos distúrbios obstrutivos, mas também pode estar diminuído na restrição, quando existe redução proporcional da CV. Em geral, nessa situação, a diferença entre os valores previstos do VEF_1 e da CVF costuma ser $\leq 5\%$.

O PFE é esforço-dependente e reflete apenas o calibre das vias aéreas mais proximais. É utilizado para verificar se o esforço obtido no início da espirometria foi adequado.

A relação VEF_1/CVF tem a fundamental importância de determinar a presença ou ausência de distúrbio ventilatório obstrutivo.

Na **FIGURA 13.2**, podem ser visualizadas as curvas fluxo-volume de todos os principais distúrbios ventilatórios: obstrutivo, restritivo, misto.

Distúrbio ventilatório obstrutivo

A obstrução ou limitação do fluxo aéreo é caracterizada, primariamente, pelo achado de uma relação VEF_1/CVF reduzida. É muito importante salientar que, em pacientes com doença obstrutiva, com frequência a CVL deve ser maior do que a CVF. Naqueles pacientes com relação VEF_1/CVF limítrofe, o uso da relação VEF_1/CVL pode aumentar a sensibilidade do diagnóstico de limitação ao fluxo aéreo.

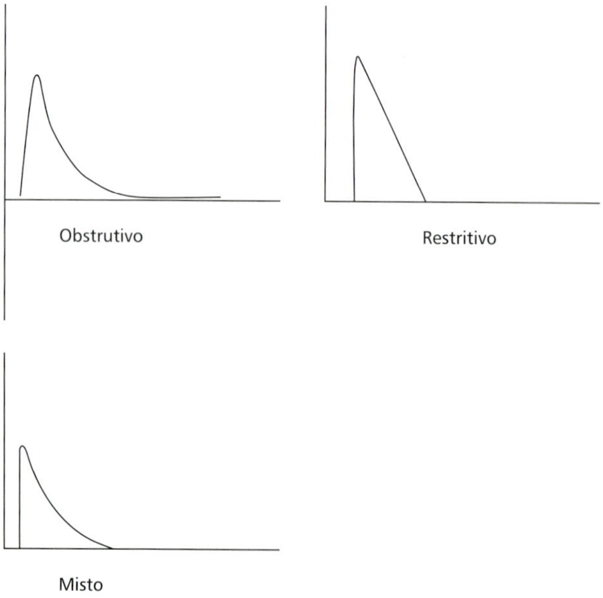

FIGURA 13.2 → Modelos gráficos da curva fluxo-volume para os distúrbios ventilatórios obstrutivo, restritivo e misto.

O volume expiratório forçado em 6 segundos (VEF_6) não pode ser mais utilizado como desfecho substituto da CVF. A relação VEF_1/VEF_6 não apresenta sensibilidade adequada para o diagnóstico de obstrução ao fluxo aéreo em relação a VEF_1/CVF.

A análise de outras variáveis ($FEF_{25-75\%}/CVF$ ou $TFEF_{25-75\%}$), de forma isolada, apresenta limitações quanto à sua validade. Elas podem auxiliar no diagnóstico de obstrução quando a suspeita clínica for alta.

> **ATENÇÃO**
>
> A relação VEF_1/CV ainda é a variável isolada mais confiável para o diagnóstico de distúrbio ventilatório obstrutivo.

Os critérios de resposta ao broncodilatador em pacientes com obstrução ao fluxo aéreo variam de acordo com as sociedades médicas. O consenso ATS/ERS considera resposta ao broncodilatador uma variação $\geq 12\%$ e ≥ 200 mL do VEF_1, ou da CVF. Já o Consenso Brasileiro sobre Espirometria[2] valoriza muito mais a mudança das variáveis em relação aos valores previstos. Esse modo de avaliar a resposta ao broncodilatador apresenta vantagens (avaliação da resposta independentemente do grau de obstrução e melhor correção para tamanho, idade e sexo do indivíduo). Nesse caso, considera-se resposta ao broncodilatador uma variação do $VEF_1 \geq 200$ mL e $> 7\%$ em relação ao previsto em paciente com obstrução ao fluxo aéreo. Para a CVF, costuma-se utilizar como ponto de corte na resposta broncodilatadora uma variação ≥ 350 mL. Para a CVL, o ponto de corte é ≥ 400 mL. Para a CI, ≥ 300 mL, ou $> 15\%$ de variação absoluta, ou maior do que 10% em relação ao previsto.

Essas variações correlacionam-se com melhor desempenho ao exercício. Na análise da variação da CVF, é importante que não haja diferença muito grande entre o tempo expiratório pré e pós-broncodilatador ($<10\%$) e que o aumento da $CVF_{pré}$ *versus* $CVF_{pós}$ seja verificado no mesmo tempo expirado pré *versus* pós-broncodilatador.

Distúrbio ventilatório restritivo

Ocorre quando existe redução da complacência pulmonar ou da parede torácica. Todos os volumes pulmonares estão proporcionalmente reduzidos. Os fluxos podem estar normais ou supranormais. A principal variável que determina a presença de restrição é a redução da CPT, que não pode ser determinada diretamente pela espirometria. Logo, a presença de distúrbio ventilatório restritivo somente pode ser inferida por esse método. O distúrbio ocorre quando há redução da CV ou CVF, na presença de VEF_1/CVF normal ou elevada. Os fluxos periféricos ($FEF_{25-75\%}$) podem estar normais ou supranormais. Em algumas situações, pode haver redução da CVF e do VEF_1 e o paciente não apresentar, necessariamente, distúrbio restritivo. Podem ser citados:

- Problemas técnicos: tempo expiratório inadequado (< 6 segundos), vazamento do espirômetro, inspiração e esforço expiratório inadequados, interrupção precoce da expiração.
- Alçaponamento aéreo: ocorre quando há acentuado aumento do VR, com redução da CVF e VEF_1/CVF normal ou limítrofe. A compressão de áreas pulmonares preservadas por enfisema bolhoso pode resultar em aparente distúrbio restritivo. Em alguns casos de doença obstrutiva, uma aparente restrição pode transformar-se em obstrução após o uso de broncodilatador. Esse fato pode ser resultante da redução do alçaponamento aéreo pelo uso do broncodilatador.
- Presença concomitante de doenças: no caso, por exemplo, DPOC e pneumonia intersticial. Se a obstrução for leve, a doença restritiva pode compensar a obstrução. Em bronquiectasias, há tanto alçaponamento aéreo por doença em pequenas vias aéreas como redução do parênquima por alterações cicatriciais. Isso pode resultar em aparente distúrbio restritivo em paciente com doença obstrutiva.

Distúrbio ventilatório misto

É definido como uma redução desproporcional da CV para o grau de obstrução medido. Em pacientes com obstrução mais grave, é comum uma CV reduzida. No entanto, quando essa redução é demasiada e não normaliza após o uso de broncodilatador, pode ser caracterizado processo obstrutivo com restrição associada.

Um distúrbio misto só pode ser inferido pela espirometria simples. Para a sua confirmação, é necessário que haja correlação com dados clínicos e a medida da CPT, preferencialmente pelo método da pletismografia de corpo inteiro. Uma CPT reduzida na presença de obstrução sempre caracteriza distúrbio misto. No entanto, em algumas situações, não é necessário que a CPT esteja sempre reduzida para caracterizar distúrbio misto. Por exemplo, em pacientes com DPOC, enfisema, hiperinsuflados, que desenvolvem pneumopatia intersticial, há doença obstrutiva que aumenta os volumes pulmonares (VR e CPT) e doença restritiva que os reduz. A resultante disso pode ser uma CPT normal ou limítrofe. Pela melhora da retração elástica, pode haver até mesmo melhora do VEF_1 e da CVF. Nessa situação, os dados clínicos e radiológicos são importantes para a interpretação dos achados. Normalmente, a CPT é > 90% do previsto em pacientes com doença obstrutiva.

Outra doença combinada que pode ser citada é DPOC e sequela de tuberculose, muito comum em nosso meio. Caso haja redução da CVF em distúrbio obstrutivo, mas esta não seja desproporcional, diz-se que há obstrução com redução da CVF. Do ponto de vista quantitativo, distúrbio misto pode ser sugerido se a diferença entre os valores percentuais previstos entre CVF e VEF_1 for menor ou igual a 12%. Entre 13 e 25%, infere-se que há obstrução com redução da CV.

Distúrbio ventilatório inespecífico

Em algumas situações, ocorre redução da CV, ou do VEF_1, mas com CPT e DLco normais. Na ausência de doença restritiva, esse tipo de alteração é denominado distúrbio ventilatório inespecífico. Esse achado pode ser observado em até 10% dos exames com determinação dos volumes por pletismografia de corpo inteiro. A CV deve ser sempre maior do que 50%, e a redução deve ser mantida após o uso de broncodilatador. Uma relação VR/CPT elevada nessa situação sugere redução da CVF por aprisionamento aéreo. VR e volume de reserva expiratório (VRE) reduzidos podem ser observados em pacientes com obesidade. Uma resistência de vias aéreas aumentada pode indicar possível conversão para distúrbio ventilatório obstrutivo em exames subsequentes. Os dados clínicos são de muita valia para auxiliar na classificação mais exata do distúrbio. Além disso, é fundamental o acompanhamento desses casos para observar a evolução.

Obstrução central de vias aéreas e a curva fluxo-volume

A curva fluxo-volume pode refletir alterações presentes nas vias aéreas de grosso calibre, sejam elas intratorácicas ou extratorácicas (FIGURA 13.3). Um achatamento importante das alças inspiratória e expiratória pode significar obstrução fixa de vias aéreas, seja ela intratorácica ou extratorácica. Um achatamento exclusivo da alça expiratória pode ser resultante de uma obstrução intratorácica variável. Se ocorrer com a alça inspiratória, pode significar obstrução extratorácica variável. A possibilidade de detecção dessas alterações destaca a importância de um esforço inspiratório bem feito ao final da espirometria.

Volumes pulmonares

A CRF pode ser determinada tanto por um método físico, com base na lei de Boyle (pletismografia), quanto por técnicas que envolvem um gás inerte, sendo baseadas no princípio da diluição (método de diluição por hélio e lavagem do nitrogênio). Na determinação dos volumes pulmonares, somente a CRF pode ser determinada diretamente. O VR e

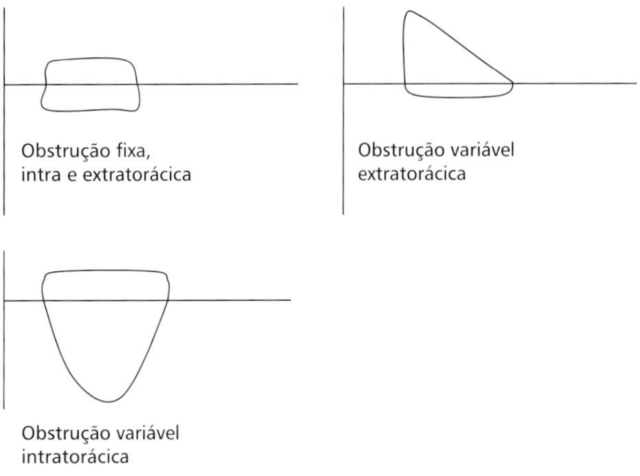

FIGURA 13.3 → Alterações do formato da curva fluxo-volume para obstrução das vias aéreas de grosso calibre: fixa, variável extratorácica e variável intratorácica.

a CPT são derivados a partir dela (VR = CRF – VRE e CPT = CI + CRF).

A pletismografia mede todo o volume de gás compressível no tórax, independentemente de ter comunicação com as vias aéreas. Já os métodos de diluição medem somente o gás que apresenta comunicação com as vias aéreas pérvias, em contato com o meio ambiente. Essa diferença é importante, porque em algumas situações o volume pulmonar medido pelos métodos de diluição pode estar subestimado, sobretudo nos pacientes com alçaponamento aéreo por doença obstrutiva mais grave. O início da medida da CRF por ambos os métodos sempre é realizado ao final da expiração do volume corrente (nível de repouso respiratório).

Constituem indicações de medidas dos volumes pulmonares: estabelecimento ou confirmação do diagnóstico de distúrbio ventilatório restritivo (indicação principal), diferenciação dos tipos de doenças pulmonares caracterizadas por limitação ao fluxo aéreo de configuração semelhante no espirograma simples, avaliação de resposta terapêutica (broncodilatadores, outros fármacos, transplante, radioterapia, cirurgia redutora de volume pulmonar), auxílio na interpretação de outros testes de função, avaliação de incapacidade para o trabalho, planejamento pré-operatório em pacientes com função pulmonar limitada no caso de cirurgia torácica e quantificação da proporção de pulmão não ventilado (ao utilizar-se um método de diluição e por pletismografia ao mesmo tempo).

As contraindicações (relativas) para os métodos de diluição com base em técnicas de respiração múltipla incluem DPOC muito grave – diminuição do estímulo ventilatório por respiração de oxigênio (O_2) a 100% na técnica do nitrogênio (N_2) ou hipercapnia/hipoxemia severa na técnica do hélio (He) e perfuração timpânica. As contraindicações para a realização da pletismografia de corpo inteiro são as mesmas da espirometria, acrescentando-se claustrofobia, perfuração timpânica, paralisia dos membros superiores e uso de coletes torácicos. Utilização de líquidos intravenosos, oxigênio, dreno de tórax ou qualquer fator que limite a entrada do paciente na cabine também podem ser motivo de contraindicação.

Pletismografia

É o método considerado padrão-áureo para a medida da CPT. Baseia-se na lei de Boyle (pressão e volume inversamente proporcionais em condições isotérmicas – P1V1/T = P2V2/T). O paciente é colocado em uma cabine hermeticamente fechada, e toda a ventilação é realizada através de um obturador. No final de uma expiração em volume corrente, a válvula do obturador é fechada e o paciente realiza movimentos inspiratórios e expiratórios gentis, sem esforço excessivo, em uma frequência aproximada de 1 a 2 movimentos por segundo. Essa manobra (denominada *panting*) é sempre realizada com as mãos do paciente apertando as bochechas para evitar interferência da pressão da boca. Após quatro a cinco manobras de *panting*, a válvula do obturador abre-se e, em seguida, o paciente é solicitado a realizar uma inspiração máxima seguida de uma expiração lenta e completa (CV). Com isso, é possível calcular a CPT e o VR.

O volume calculado é o denominado volume de gás torácico (VGT). Considerando a lei de Boyle, para cada unidade de variação de pressão na boca (ΔPb), existe uma variação de pressão inversa que ocorre dentro da cabine (ΔPc). O mesmo ocorre para o volume de gás torácico que é comprimido e descomprimido com as manobras de *panting*. O VGT varia na razão inversa do volume do gás da cabine (ΔVc). Considerando que a pressão do gás pulmonar no momento do fechamento da válvula é igual a 970 cmH_2O (pressão atmosférica menos a pressão de vapor de água), a seguinte fórmula pode ser deduzida a partir da lei de Boyle:

$$\text{P1(960)} \times \text{VGT} = (\text{P1} + \Delta\text{Pb}) \times (\text{VGT} + \Delta\text{Vc})$$
$$\text{VGT} = -(\Delta\text{Vc}/\Delta\text{Pb}) \times (\text{P1} + \Delta\text{Pb})$$

Como ΔPb é desprezível perto da soma (P1 + ΔPb)

$$\text{VGT} = -\text{P1} \times \Delta\text{Vc}/\Delta\text{Pb}$$

Desconsiderando o sinal,

$$\text{VGT} = 970 \times \Delta\text{Vc}/\Delta\text{Pb}$$

Dessa forma, o VGT, que é praticamente igual à CRF, pode ser calculado. Critérios de aceitabilidade e reprodutibilidade são expostos no **QUADRO 13.6**.

Técnicas de diluição de gases

As duas técnicas mais utilizadas são a técnica do hélio por respiração múltipla e a técnica de lavagem do nitrogênio por respiração múltipla.

Técnica do hélio

Ao final de uma expiração em volume corrente, o obturador é conectado ao circuito do espirômetro contendo uma substância para absorção de dióxido de carbono e um volume conhecido de hélio em uma concentração de 8 a 10%. O paciente ventila através do sistema até que haja equilíbrio da concentração do hélio. Oxigênio é adicionado em pulsos para compensar o consumo de oxigênio do paciente. A fórmula de cálculo da CRF baseia-se, dessa forma, na lei de diluição dos gases:

$$\text{Vs} \times \text{CinicialHe} = (\text{CRF} + \text{Vs} + \text{Vem}) \times \text{CfinalHe}$$
$$\text{CRF} = (\text{Vs} + \text{Vem}) \times \frac{(\text{CinicialHe} - \text{CfinalHe})}{\text{CfinalHe}}$$

Onde:

Vs = volume do sistema (equipamento)
Vem = volume do espaço morto
CinicialHe = concentração inicial de hélio
CfinalHe = concentração final de hélio

QUADRO 13.6 → Critérios de aceitabilidade e reprodutibilidade para o exame de pletismografia de corpo inteiro

A CRF obtida pela pletismografia é aceitável quando:

1. O nível do VGT for estável (linha reta, quando o paciente executa o *panting*).
2. A válvula do obturador fechar ao nível do final da expiração do volume corrente (desnível máximo de 200 mL. VGT – CRF ≤ 200 mL).
3. O volume do *panting* for pequeno (50 a 100 cm^3). Isso é verificado visualizando-se ambas as extremidades da reta.
4. A frequência do *panting* estiver entre 30 e 90 movimentos por minuto.
5. A alça da manobra do *panting* apresentar mínima histerese.
6. A inclinação da reta da relação entre as pressões for paralela à alça do VGT.
7. A alça da manobra do VGT apresentar fases inspiratória e expiratória.
8. Existirem pelo menos três manobras de VGT aceitáveis.

A CRF obtida pela pletismografia apresenta reprodutibilidade quando:

1. A variância entre as três manobras de VGT aceitáveis for menor do que 5%. Variância = (Maior VGT – Menor VGT)/Média dos 3 VGT
2. Houver pelo menos duas CVL com uma reprodutibilidade de 150 mL.
3. A maior CVL aceitável for, pelo menos, 95% da maior CVF aceitável em pacientes sem obstrução ao fluxo aéreo.
4. For demonstrada a média das três manobras de VGT aceitáveis, bem como da CI e do VRE.
5. A CPT demonstrada for a CRF menos a média da CI.
6. O VR for demonstrado como a CPT subtraída da maior CVL aceitável obtida.

Técnica de lavagem do nitrogênio por respiração múltipla

Nesse teste, ao final de uma expiração em volume corrente, o paciente começa com a inalação de oxigênio a 100%. Após cada pulso de O_2 inspirado, existe um determinado volume de N_2 exalado. As variáveis medidas são o volume de O_2 inspirado no teste, o volume de N_2 lavado dos pulmões, a concentração inicial de N_2 no ar exalado e a concentração final de N_2 ao final do teste (ao ser atingida uma concentração estável, geralmente 1 a 1,5%). A partir desses dados, a CRF pode ser calculada:

$$CRF_{N_2} = \frac{(V_{N_2lavado} - V_{N_2tecidual})}{F_{N_2}1 - F_{N_2}2}$$

Onde:

$V_{N_2lavado}$ = volume total de N_2 lavado

$V_{N_2tecidual}$ = volume de N_2 liberado dos tecidos, para o sangue e posteriormente para o setor alveolar, durante a lavagem de N_2 (estimado conforme a superfície corporal do paciente e em um tempo de 7 minutos)

$F_{N_2}1$ = concentração de N_2 inicial, medida logo antes do início do teste, durante o volume corrente

$F_{N_2}2$ = concentração de N_2 final, medida na última respiração logo antes do final do teste

Normalmente, o teste dura 3 a 4 minutos em indivíduos normais para o alcance da concentração estável final de N_2. Durando um tempo maior do que 7 minutos, indica a presença de distribuição irregular da ventilação pulmonar. Outro indicativo de distribuição ventilatória irregular é o formato da linha de queda da concentração de N_2, que nesse caso pode apresentar duas ou mais fases. Em indivíduos normais, costuma ser linear. Recomenda-se a realização de pelo menos uma manobra bem-feita. Deve-se ter muito cuidado com vazamentos entre a boca e o bocal. Um aumento súbito da concentração de N_2 indica potencial vazamento. Caso seja necessária a repetição do teste, deve-se aguardar, pelo menos, 15 minutos, sendo que os valores de CRF não devem diferir em mais de 10%.

Medida da resistência das vias aéreas

A medida da resistência das vias aéreas (Rva) é baseada na relação pressão/fluxo. Geralmente, a unidade de medida é $cmH_2O/L/s$. A condutância (Gva) é o inverso da resistência (1/R), sendo a unidade em $L/s/cmH_2O$.

Pletismografia de corpo inteiro

A pletismografia de corpo inteiro (pletismógrafo de volume constante) é o método mais fidedigno para a medida da Rva, que é feita em duas fases. Uma delas é realizada com o obturador aberto e a outra com o obturador fechado, com o paciente realizando manobras inspiratórias e expiratórias curtas e na frequência de 1 a 2 movimentos/minuto (*panting*). O paciente sempre mantém as bochechas apertadas com as mãos. Com o obturador aberto, registra-se a variação de pressão na caixa (ΔPc) em relação à variação de fluxo (ΔF). Com o obturador fechado, a variação da pressão da boca (ΔPb – estimativa da pressão alveolar) é plotada contra a variação da pressão da cabine (ΔPc). Dessa forma, o cálculo da Rva pode ser obtido pela seguinte equação:

$$Rva = (\Delta Pb/\Delta Pc) \times (\Delta Pc/\Delta F)\ (cmH_2O/L/s)$$

A pressão é medida no momento do fechamento do obturador (pressão alveolar estimada). Nesse momento, é importante que o paciente não faça nem muita força nem seja muito rápido, pois isso pode superestimar os volumes pulmonares e alterar as próprias medidas de resistência. A resistência pode ser determinada por uma respiração em volume corrente, ou pelo *panting*, com uma frequência de 1 a 2 movimentos/minuto. A desvantagem do método em volume corrente é uma perda de sua sensibilidade, pois a resistência da laringe é relativamente maior e mais variável durante a respiração em volume corrente.

A Rva tem relação hiperbólica com o volume pulmonar. Dessa forma, torna-se necessário saber o volume pulmonar absoluto em que a resistência é medida. Com a pletismografia, é possível obter esse volume (VGT). A correção da medida da resistência para o volume pulmonar medido é a chamada de resistência específica de vias aéreas, que é o produto Rva × VGT. A recíproca é a condutância específica de vias aéreas. A relação entre a Gva e o volume pulmonar é linear. Em altos volumes, a condutância é alta, e em baixos volumes, menor.

Os valores de referência para a Rav datam da primeira avaliação realizada por Briscoe e DuBois em 1958.[3] A condutância específica foi independente de idade, altura e sexo. Nesse estudo, valores normais para a Gva específica foram de 0,13 a 0,35 L/s/cmH_2O. Para a Rva, de 0,5 a 2,0 cmH_2O/L/s. Pelzer e Thomson[4] acharam resultados semelhantes para não fumantes (Gva específica de 0,13 a 0,37 L/s/cmH_2O). Nas Diretrizes para Testes de Função Pulmonar da Sociedade Brasileira de Pneumologia e Tisiologia,[5] os valores propostos para Rva são de 0,5 a 2,5 cmH_2O/L/s e para Gva específica são de 0,12 a 0,37 L/s/cmH_2O, muito semelhantes aos valores antes citados.

Técnica da oscilação forçada

É um método que usa um gerador sonoro externo que produz e superpõe ondas de fluxo à respiração espontânea, analisando a resposta pressórica resultante. Essa é uma função da amplitude da oscilação e da impedância (resistência) total do sistema respiratório (Z). O método utiliza analogias com o modelo elétrico.

A impedância (Z) é composta pela resistência (R) e pela reactância (X). A resistência representa o coeficiente de viscosidade de um fluxo laminar, refletindo o grau de perda de energia. A reactância representa a acumulação transitória e o posterior retorno da energia consequente à expansão volumétrica e aceleração. A reactância é composta pela inertância (parte inicial correspondente à massa de partículas em movimento) e capacitância (armazenamento de energia proporcional à expansão de volume). O modelo divide o sistema respiratório em sete partes, sendo fundamental a divisão entre resistência central e periférica e os efeitos da distensibilidade da cavidade oral sobre os resultados.

O paciente realiza o teste sentado, com clipe nasal, ventilando em volume corrente durante cerca de 30 segundos. O gerador emite sons em frequências de 5 a 35 Hz. Os parâmetros medidos são a impedância (resistência e reactância) medida na frequência de 5 e 35 Hz, superior à frequência dos sons da respiração normal.

As variáveis são R5 (resistência total a 5 Hz – hPa/L/s), R20 (resistência medida a 20 Hz – hPa/L/s), X5 (reactância medida a 5 Hz – hPa/L/s) e Fres (frequência de ressonância – Hz). A Fres representa a frequência em que a reactância é igual a zero (equilíbrio), sendo o valor normal de 10 Hz. Valores anormais para R5 e R10 são > 150% do previsto. Valores previstos para crianças de diferentes faixas etárias e idosos têm sido publicados recentemente. Apesar de ser um método de concepção antiga, seu estudo ainda é recente. Ainda há carência de mais estudos que relacionem esse método com variáveis fisiologicamente concretas. Uma das suas grandes vantagens é a diferenciação entre obstrução central e periférica das vias aéreas.

Técnica do interruptor (RINT)

Para esse método de medida da Rva, a pressão alveolar é medida pela boca, quando há interrupção momentânea do fluxo por uma válvula presente no aparelho. Quando a válvula é fechada, a pressão equaliza-se ao longo do trato respiratório, de modo que a pressão na boca aumenta ao nível da pressão alveolar imediatamente antes da interrupção. Sabendo-se o fluxo aéreo logo antes dessa interrupção, a resistência pode então ser calculada. A medida é realizada durante uma série de interrupções, enquanto o indivíduo respira no aparelho, que já possui uma resistência intrínseca conhecida.

Uma das desvantagens do método é que a própria pressão alveolar modifica-se durante o período de equalização da pressão após a interrupção. Além disso, quando a resistência de vias aéreas é alta, a pressão medida na boca pode não ser representativa da alveolar, o que pode subestimar a medida. É um método de uso fácil, porém mais apropriado para medidas sequenciais do que para uma avaliação diagnóstica transversal. Recentemente, valores previstos brasileiros foram estudados para a população pediátrica.

Difusão (capacidade de difusão ou fator de transferência)

Os princípios da difusão pulmonar foram abordados no Capítulo Fisiologia Respiratória. O teste mede, basicamente, a transferência do monóxido de carbono inspirado (CO) para o volume capilar pulmonar (fator de transferência do CO). O CO é utilizado por ser um gás com alta afinidade pela hemoglobina, com transferência rápida na membrana alveolocapilar e que não atinge um estado de equilíbrio tão rápido quanto o O_2. Isso permite uma transferência constante do CO no tempo de apneia do teste. Utiliza-se um gás traçador (CH – metano), inerte, que não sofre difusão, com o objetivo de calcular o volume alveolar em que o CO é difundido. Em indivíduos normais, o volume alveolar calculado a partir da diluição do CH_4 é uma estimativa da CPT, embora seja sempre menor.

Normalmente, o método baseia-se na inalação de uma mistura com as seguintes características: CO (0,3%), CH_4 (0,3%), O_2 (21%) e N_2 balanceado. Utiliza-se também outra mistura com CO_2 a 5% para compensar a eliminação de CO_2 na fase expiratória do teste. O método mais fidedigno é a chamada determinação da capacidade de difusão do CO por respiração única (*single-breath method*).

O paciente é orientado a exalar o máximo possível, até o VR. A seguir, solicita-se que inspire o mais profundamente possível, até pelo menos 85% da maior CV. Após a inspiração máxima, deve ser realizada apneia de 8 a 12 segundos. Logo em seguida, deve-se expirar o máximo possível, mas não de forma muito forçada. Deve-se evitar inspiração e expiração com intensidade desproporcional, pois isso pode afetar a acurácia da medida.

Para fins de padronização, utiliza-se o método de Jones e Mead para o cálculo do tempo de apneia após a inspiração. Por ele, incluem-se 70% do tempo inspiratório e 50%

do tempo de coleta da amostra na fase expiratória. As unidades empregadas para a capacidade de difusão são mL/min/mmHg (Estados Unidos) ou mmol/min/kPa (Sistema Internacional – SI). Para converter um valor do Sistema Internacional para mL/min/mmHg, multiplica-se pelo fator 2,986 ($DLco = 2{,}986 \times FT_{CO\,(SI)}$).

Os critérios de aceitabilidade e reprodutibilidade do teste são os seguintes:

- Uso de equipamento com controle de qualidade periódica.
- Volume inspiratório ≥ 85% da maior CV inalado em menos de 4 segundos.
- Tempo de apneia 10±2 segundos, evitando-se manobras de Valsalva ou Müller (inspiração e expiração com a glote fechada no período de apneia). Atenção para possíveis vazamentos no bocal.
- Expiração rápida após a apneia.
- O intervalo entre os testes deve ser de pelo menos 4 minutos.
- Devem ser realizados dois testes aceitáveis e reprodutíveis, em um total máximo de cinco testes.

Os critérios para reprodutibilidade são dois testes de DLco com uma diferença menor do que 10% = (teste 1 – teste 2)/média 1 e 2; ou < 3 mL/min/mmHg (aproximadamente < 1 mmol/min/kPa).

Em pacientes que utilizam O_2 contínuo, este deve ser suspenso por pelo menos 15 minutos, se possível. Deve haver repouso por, no mínimo, 15 minutos antes do teste. Deve haver abstinência de pelo menos quatro horas para fumantes. O uso de álcool deve ser evitado no dia do teste. Preferencialmente, o teste deve ser realizado sempre no mesmo turno no caso de exames sequenciais.

Para fins de interpretação do exame, valores são considerados aumentados quando estão acima de 140% do previsto. São considerados baixos quando estão abaixo de 75% do previsto. A ATS considera diminuídos valores abaixo de 80% do previsto.

É importante corrigir os valores da medida da DLco para a taxa de hemoglobina (g/dL):

$$DLco_{Ajustada}\ (\text{homens}) = DLco_{Observada} + 1{,}40(14{,}6 - Hb)$$

$$DLco_{Ajustada}\ (\text{mulheres}) = DLco_{Observada} + 1{,}40(13{,}4 - Hb)$$

Constituem indicações para o exame: diagnóstico diferencial de obstrução ao fluxo aéreo, detecção precoce de doença pulmonar intersticial, diagnóstico diferencial de restrição de volume pulmonar, avaliação de incapacidade funcional, acompanhamento da evolução de doenças intersticiais e avaliação pré-operatória para ressecção pulmonar.

Para fins de acompanhamento, duas medidas são consideradas estáveis caso a DLco apresente variação ≤ 10%. A variação em uma faixa de 10 a 15% é interpretada como possivelmente relevante e deve ser seguida com atenção. Uma variação ≥ 15% é considerada clinicamente significativa.

Algumas situações podem aumentar ou reduzir a DLco. No caso de DLco aumentada, citam-se policitemia, obesidade acentuada, asma, hemorragia pulmonar, *shunt* esquerda-direita, insuficiência cardíaca em estágio inicial, exercício antes do teste e erro técnico. No caso de DLco baixa com restrição, citam-se doenças pulmonares intersticiais, hipertensão arterial pulmonar. Para DLco baixa com distúrbio misto, mencionam-se sarcoidose, histiocitose X, asbestose e insuficiência cardíaca grave. Para DLco baixa com espirometria normal, anemia, doença vascular pulmonar, doença intersticial precoce, aumento da carboxiemoglobina. Em casos de DLco baixa com obstrução, citam-se DPOC com enfisema, bronquiectasias e bronquiolites, linfangioliomiomatose e histiocitose X.

Teste da caminhada dos seis minutos

O teste da caminhada dos seis minutos é um teste de exercício submáximo que pode ser utilizado como desfecho substituto para a avaliação do desempenho funcional do paciente em suas atividades diárias. Ele não tem especificidade para avaliar a causa e os fatores determinantes da dispneia ou da limitação ao exercício. No entanto, por ser um teste barato e relativamente fácil de padronizar, tem sido uma das principais ferramentas para estudos clínicos e experimentais.

Vários fatores podem afetar o desempenho de um paciente nesse teste: função cardíaca, função pulmonar, desempenho muscular, vasculatura periférica, estado nutricional, condições ortopédicas e, até mesmo, estado psíquico ou cognitivo do paciente. As indicações do teste são apresentadas no **QUADRO 13.7**.

QUADRO 13.7 → Indicações do teste da caminhada dos seis minutos

Comparações pré e pós-tratamento - Transplante de pulmão - Ressecção pulmonar - Cirurgia redutora de volume para enfisema - DPOC - Hipertensão arterial pulmonar - Insuficiência cardíaca
Medida do estado funcional - DPOC - Fibrose cística - Insuficiência cardíaca - Vasculopatia periférica - Fibromialgia
Avaliação de pacientes idosos
Preditor de morbimortalidade - Insuficiência cardíaca - DPOC - Transplante de pulmão - Hipertensão arterial pulmonar primária - Ressecção pulmonar para carcinoma de pulmão

As contraindicações absolutas ao teste são angina instável e infarto do miocárdio nos últimos 30 dias, estenose aórtica severa, embolia pulmonar ou arterial recentes. Deve-se ter cuidado especial em pacientes com hipertensão arterial pulmonar classe III e IV, pois o esforço excessivo, mesmo em condições submáximas, limitadas pela própria vontade do paciente, pode resultar em baixo débito e até síncope. Mesmo sendo um teste de esforço, não têm sido registrados óbitos em sua realização. No entanto, aconselha-se realizá-lo em local onde haja material e pessoal treinado para reanimação cardiopulmonar.

As contraindicações relativas ao teste são pressão arterial diastólica > 100 mmHg ou pressão arterial sistólica > 180 mmHg e frequência cardíaca > 120 bpm. Nesses casos, deve-se analisar a relação risco/benefício.

O instrumental necessário para a realização do teste inclui cronômetro, oxímetro de pulso, referências visuais para os limites inicial e final do trajeto (cones), escala visual para dispneia e fadiga em membros inferiores (escala de Borg), fonte móvel de O_2, planilha para anotações do teste, esfigmomanômetro, estetoscópio e material para reanimação.

A principal variável medida no teste é a distância caminhada em seis minutos. Outras são medidas ao repouso e logo após o término do teste: frequência cardíaca, frequência respiratória, dispneia (Borg), fadiga dos membros inferiores (utiliza a mesma escala de Borg).

Aspectos técnicos envolvem uso de roupas e calçados confortáveis e apropriados, não suspensão das medicações, recomendação de refeição leve algumas horas antes e não realização de esforços físicos vigorosos até duas horas previamente ao teste. Se for necessário repetir o procedimento, deve-se fazê-lo no mesmo horário do dia. O paciente deve permanecer pelo menos 10 minutos em repouso antes do teste, não devendo realizar "aquecimento". Ele deve ser orientado a iniciar dentro do maior ritmo possível que pode ser mantido nos seis minutos do teste. A oximetria deve ser realizada somente antes e depois do procedimento. Instruções padronizadas ao paciente sobre o teste devem ser dadas, evitando-se estímulos para melhorar o desempenho.

Quanto à interpretação do teste, considera-se frequência cardíaca submáxima – (220-idade) × 0,85, frequência respiratória (limite máximo aceitável de 40 mpm), variação da SpO_2 (aceitável ≤ 3), variação da dispneia (variação do Borg < 2). Para a distância caminhada, têm sido propostos valores de referência, mas eles apresentam acentuada variabilidade, sendo de difícil interpretação. O teste torna-se muito mais útil quando o seu desempenho é avaliado em diferentes momentos. Recomenda-se realizar pelo menos um segundo teste em um período menor do que uma semana para obter uma medida confiável. A diferença entre as distâncias caminhadas nos dois testes deve ser menor do que 10%.

Em termos de responsividade, a distância deve variar, em média, 54 metros (IC95% 37-71) para que a média dos pacientes classifique como de "mesma coisa" para "muito pouco melhor" a sensação de melhora no desempenho. Para fins de padronização, pode-se calcular o trabalho realizado no teste da caminhada de seis minutos como o produto entre peso e distância caminhada (o peso, nesse caso, tem analogia com a força). O trabalho calculado dessa forma no teste da caminhada de seis minutos apresenta melhor correlação com a VO_2 do que a distância isoladamente.

Determinação das pressões respiratórias máximas

A medida das pressões expiratória e inspiratória máximas ($PE_{máx}$ e $PI_{máx}$) geradas ao nível da boca são os testes mais amplamente utilizados para a avaliação do desempenho muscular do sistema respiratório. As manobras podem ser de difícil execução para o paciente, exigindo sua colaboração máxima.

Equações de referência estão disponíveis, mas existe considerável variabilidade, mesmo entre indivíduos normais. A tabela de Black é a mais utilizada, mas existem, atualmente, estudos em população brasileira.

Hoje em dia tem sido empregado o método de avaliação pressórica, com medição da $PI_{máx}$ e $PE_{máx}$ por meio da manovacuometria, introduzida em 1969 por Black e Hyatt.[6] O aparelho utilizado para verificar essas duas pressões é o manovacuômetro, que pode ser do tipo analógico ou digital e tem como finalidade medir pressões positivas (manômetro) e negativas (vacuômetro). O analógico foi o originalmente estudado. Apresenta um orifício de fuga de 1 a 2 mm com o objetivo de diminuir o efeito das pressões exercidas pela boca e pelas bochechas.

A técnica é realizada com o indivíduo sentado, estando o tronco em um ângulo de 90 graus com as coxas. Podem ser tentadas outras posições, mas, uma vez determinadas, devem ser as mesmas nas medidas sequenciais.

Para a $PI_{máx}$, o indivíduo exala até o VR. Se estiver conectado a um pneumotacógrafo, pede-se que inspire o mais forte possível por pelo menos 2 segundos. O número máximo de manobras são cinco, sendo que pelo menos três devem ser aceitáveis e duas reprodutíveis. O valor entre elas não deve diferir em mais de 10%.

Para a $PE_{máx}$, o indivíduo realiza uma inspiração máxima e, logo após, um esforço que seja o maior possível em um período de 1 a 3 segundos. O mesmo vale para o resto.

As indicações mais frequentes incluem diagnóstico diferencial de dispneia ou de distúrbio ventilatório restritivo sem causa aparente, estudo da disfunção dos músculos ventilatórios em certas doenças, avaliação de resposta à fisioterapia e reabilitação respiratória, avaliação pré-operatória e protocolo de desmame de ventilação mecânica.

As contraindicações absolutas são infarto do miocárdio ou angina instável recente, hipertensão arterial sistêmica grave sem controle, aneurisma de aorta com alto risco de ruptura, pneumotórax, fístulas pleurocutâneas ou pulmonares, cirurgia ou trauma recentes em vias aéreas superiores, hérnias abdominais com risco de ruptura, otite ou problemas na orelha média, descolamento de retina, hipertensão intracraniana e mau estado geral.

Testes de broncoprovocação

Teste de broncoprovocação com agentes inaláveis

Definido como a medida da responsividade das vias aéreas a um estímulo broncoconstritor, geralmente inalado, até que um nível preestabelecido de broncoconstrição seja alcançado. Esse nível costuma ser uma queda do $VEF_1 \geq 20\%$.

Os testes de broncoprovocação mais utilizados empregam agentes inalatórios como metacolina, carbacol e histamina. Pelos poucos efeitos sistêmicos, a metacolina é o agente, atualmente, mais utilizado.

Alguns termos são importantes para a interpretação desse teste:

- DP20: dose do estímulo necessário para provocar broncoconstrição que determine uma queda igual 20% do VEF_1 basal.
- CP20: concentração do estímulo necessário para provocar broncoconstrição que determine uma queda igual 20% do VEF_1 basal.
- Hiper-reatividade: medida pela inclinação dose-resposta (intensidade da broncoconstrição em relação ao nível do estímulo).
- Hipersensibilidade: refere-se a um início mais precoce (limiar menor) da broncoconstrição com uma menor dose de estímulo. É importante observar que um indivíduo hipersensível nem sempre poderá ser hiper-reativo.
- Hiper-responsividade das vias aéreas: resposta broncoconstritora das vias aéreas a um certo estímulo, sendo medida pela DP20, ou pela CP20.

O teste é indicado, sobretudo, para investigação de asma e tosse crônica. No entanto, mesmo em asma, sua positividade não confirma, necessariamente, o diagnóstico. Sua negatividade também não o exclui, embora a probabilidade de ter asma seja bem menor, mas não inexistente, nesse contexto. Em indivíduos somente com rinite, a probabilidade de um teste positivo pode chegar a até 30%.

As contraindicações, em geral, são as mesmas da espirometria. Para indivíduos com $VEF_1 \leq 70\%$, se não há um motivo explícito, recomenda-se administrar broncodilatador e avaliar a resposta, que já pode ser diagnóstica, dependendo do grau.

Para realização da técnica, é fundamental a presença de um médico no local e material de reanimação. São muito raras as reações indesejáveis, mas deve-se ter todo o cuidado para que qualquer tipo de intercorrência possa ser atendido pelo pessoal técnico. Deve-se orientar adequadamente o paciente a respeito da técnica e dos possíveis efeitos colaterais (aperto no peito, dispneia e tosse, sobretudo). Medicações que possam afetar a resposta ao teste devem ser suspensas de modo adequado e no tempo correto.

Outras condições devem ser evitadas e recomenda-se aguardar certo tempo até a realização do teste: infecções respiratórias (3 a 6 semanas, média de quatro semanas), exposição a antígenos ambientais (1 a 3 semanas, média de duas semanas), fumaça de cigarro (pelo menos 24 horas).

Dois métodos são utilizados e equivalem-se: um nebulizador conectado diretamente a um dosímetro que controla eletronicamente o fluxo de ar comprimido em 20 psi através do nebulizador em um tempo fixo, ou um nebulizador de jato, no qual a solução é aspirada e sobe por um tubo em pressão negativa (efeito Bernoulli). Partículas de 1 a 10 micra são produzidas. O débito do nebulizador deve ser conhecido, pesando-se o recipiente antes e depois de dois minutos de nebulização, sendo que a diferença entre três medidas deve ser menor do que 10%.

No caso da metacolina, as diluições utilizadas devem ser de 0,03 a 16 mg/mL. Em geral, são utilizadas 0,125; 0,25; 0,50; 1,00; 2,00; 4,00; 8,00; 16,00 caso o VEF_1 inicial seja normal. Para um $VEF_1 < 80\%$ do previsto, podem ser usadas diluições menores (0,03 e 0,06). Na experiência do Pavilhão Pereira Filho, não se tem verificado problemas maiores partindo-se de 0,25 mg/mL em pacientes com $VEF_1 \geq 70\%$ do previsto, com a vantagem de o teste tornar-se mais rápido.

Inicialmente, realizam-se três manobras de espirometria aceitáveis e duas reprodutíveis. O VEF_1 basal é o maior obtido. A seguir, o paciente nebuliza cada diluição por 2 minutos e, a seguir, aguarda cerca de 1 minuto até a medida do VEF_1. É muito importante que o paciente realize o teste mantendo volume corrente e frequência respiratória mais estável possível. O teste é interrompido se o VEF_1 reduzir $\geq 20\%$ ou para menos de 1 litro. Caso isso ocorra, deve-se interromper imediatamente o teste e administrar broncodilatador (em geral, salbutamol na dose de 400 μg). O paciente somente deve deixar o laboratório após atingir, pelo menos, 90% do VEF_1 basal.

Para avaliação da resposta no método que utiliza nebulizador a jato em volume corrente, em geral utiliza-se a CP20. Para o cálculo da CP20, pode ser usado o método logarítmico, ou linear. Para fins de aplicação clínica, ambos são equivalentes, preferindo-se o método linear por ser bem mais simples. Para fins de classificação, define-se o nível de hiper-reatividade pela CP20 em diferentes graus:

- Limítrofe: > 4 a 16 mg/mL
- Leve: 2 a 4 mg/mL
- Moderada/acentuada: < 2 mg/mL

Teste de broncoprovocação ao exercício

O teste é indicado para o diagnóstico de broncoconstrição induzida pelo exercício em indivíduos com limitação ao esforço sugestivo de broncoconstrição. Sempre deve ser acompanhado pelo médico, que deve questionar o paciente sobre sintomas, história de cardiopatia isquêmica ou arritmias. Os riscos devem ser explicados ao paciente.

Monitoração da saturação por oximetria, registro eletrocardiográfico contínuo, medida da pressão arterial antes e depois do exercício devem ser empregados. Material e pessoal treinado para reanimação cardiopulmonar devem estar prontamente disponíveis. Como pode existir taquifilaxia ao estímulo do exercício, esforços físicos devem ser evitados pelo menos quatro horas antes do teste, permanecendo o paciente pelo menos 30 minutos em repouso antes do exame. O VEF_1 basal deve estar pelo menos acima de 70% do previsto. O cálculo percentual da queda do VEF_1 é calculado: $(VEF_{1pré} - VEF_{1pós})/VEF_{1pré} \times 100$. Após o teste, deve-se repetir a espirometria a cada cinco minutos por até 30 minutos. No caso do teste com esteira, utiliza-se uma velocidade média de 4,5 km/h, aumentando-a gradualmente, bem como a inclinação até a frequência cardíaca alcançar a submáxima – (220-idade) × 0,85. Em média, procura-se manter o paciente no nível da frequência cardíaca submáxima por 6 a 8 minutos. O teste deve ser interrompido caso haja fadiga excessiva, broncoconstrição, diaforese, dor precordial, dispneia excessiva, tontura, evidência de isquemia no traçado eletrocardiográfico, ou por vontade do paciente. Em geral, utiliza-se como ponto de corte uma queda de 10% do VEF_1.

Referências

1. Pellegrino R, Viegi G, Brusasco V, Crapo RO, Burgos F, Casaburi R, et al. Interpretative strategies for lung function tests. Eur Respir J. 2005;26(5):948-68.

2. Sociedade Brasileira de Pneumologia e Tisiologia. II Consenso Brasileiro sobre Espirometria. J Pneumol. 2002;28(3):S2-115.

3. Briscoe WA, Dubois AB. The relationship between airway resistance , airway conductance and lung volume in subjects of different age and body size. J Clin Invest. 1958;37(9):1279-85.

4. Pelzer AM, Thomson ML. Effect of age, sex, stature, and smoking habits on human airway conductance. J Appl Physiol. 1966;21(2):469-76.

5. Pereira CAC, Neder JA. Sociedade Brasileira de Pneumologia e Tisiologia (SBPT): diretrizes para testes de função pulmonar. J Pneumol. 2002;28(3):S1-238.

6. Black LF, Hyatt RE. Maximal respiratory pressures: normal values and relationship to age and sex. Am Rev Respir Dis. 1969;99(5):696-702.

Leituras recomendadas

Cherniack RM. Pulmonary function testing. 2nd ed. Philadelphia: Saunders; 1992.

Cotes JE, Chinin DJ, Miller MR. Lung function. 6th ed. Oxford: Blackwell; 2006.

Gibson GJ. Clinical tests of respiratory function. 3rd ed. London: Hodder Arnold; 2009.

13.1 Teste Cardiopulmonar de Exercício (Ergoespirometria)

Danilo Cortosi Berton
José Alberto Neder

Introdução

Testes de exercício são utilizados em uma grande variedade de situações clínicas, fornecendo informações que não podem ser obtidas a partir de testes de função pulmonar e/ou cardíaca de repouso.

> **ATENÇÃO**
>
> O teste cardiopulmonar de exercício (TCPE) compreende o estudo simultâneo das respostas dos sistemas cardiovascular e ventilatório diante de uma carga imposta de exercício incremental até o limite máximo dos sintomas tolerados pelo paciente.

As medidas das trocas gasosas nas vias aéreas (consumo de oxigênio e liberação de gás carbônico) são acompanhadas por aferições ventilatórias (frequência respiratória [*f*], volume corrente [VT] e ventilação-minuto [VE]), cardíacas (frequência cardíaca [FC], pressão arterial [PA] e eletrocardiográficas) e avaliação da saturação da oxiemoglobina por oximetria de pulso (SpO_2) (**FIGURA 13.1.1**).

Uma avaliação usando a escala categórica de Borg dos sintomas que limitam o exercício também é realizada. Mais recentemente disponibilizadas na prática clínica, podem ser feitas medidas seriadas da capacidade inspiratória (CI) durante o exercício para avaliação dos volumes pulmonares operantes, técnica hoje usada no diagnóstico de hiperinsuflação pulmonar dinâmica. De forma crucial, as demais variáveis mensuradas são inter-relacionadas com medidas de trocas gasosas. Isso adiciona importante significado pelo fato de correlacioná-las com as reais energias despendidas durante o exercício em vez de, simplesmente, usar estimativas indiretas de gasto energético.

Como realizar o teste cardiopulmonar de exercício

A despeito da grande variedade de protocolos de exercício existentes, a adequação da resposta fisiológica sistêmica integrada é mais bem estudada por meio de um protocolo incremental limitado por sintomas. Isso costuma ser obtido com pequenos aumentos progressivos fixos da carga de trabalho imposta com um intervalo fixo predeterminado (a cada minuto ou menos), em um padrão de "degrau", ou com incrementos graduais da carga sob controle computadorizado, como uma "rampa" lenta e progressivamente crescente.

O exercício costuma ser imposto em laboratório por meio de um ergômetro (em geral cicloergômetro e, mais recentemente, esteira ergométrica) que permite a contração simultânea de grandes grupos musculares (normalmente dos membros inferiores). Todavia, protocolos de carga constante de alta intensidade estão se tornando cada vez mais utilizados, visto que acabam representando uma forma mais sensível de detectar melhora funcional secundária a intervenções (**FIGURA 13.1.2**).

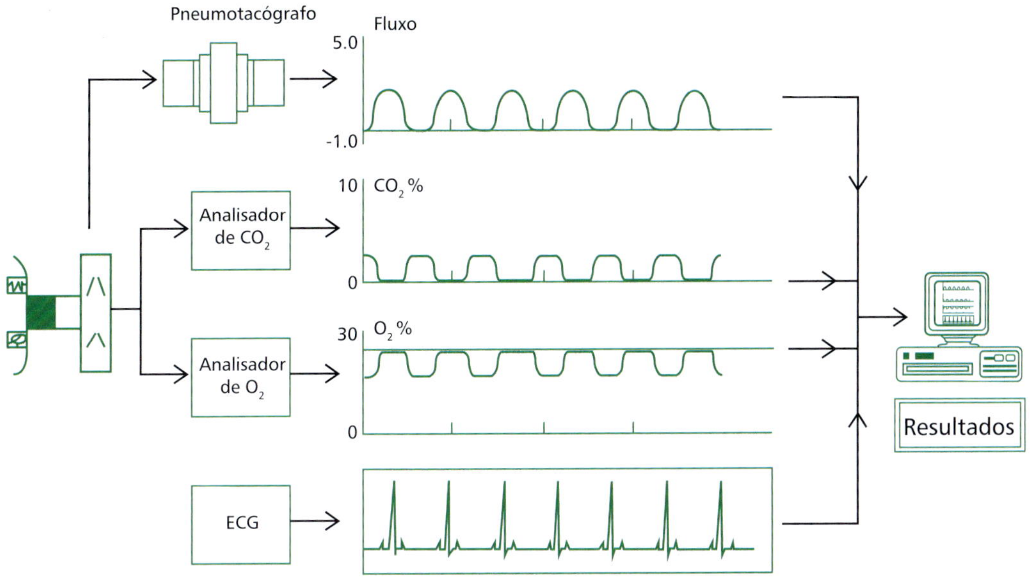

FIGURA 13.1.1 → Principais dispositivos e sinais fisiológicos primários envolvidos no teste cardiopulmonar de exercício. Note como os sinais derivados dos dispositivos de mensuração fluxovolumétrica (pneumotacografia) e gasosa respiratória (em geral expiratória), além da frequência cardíaca (ECG), devem ser integrados, normalmente por tecnologia microprocessada, para a obtenção das diversas variáveis metabólicas, ventilatórias e cardiovasculares. Outros sinais também podem ser captados, como aqueles provenientes de um oxímetro de pulso.

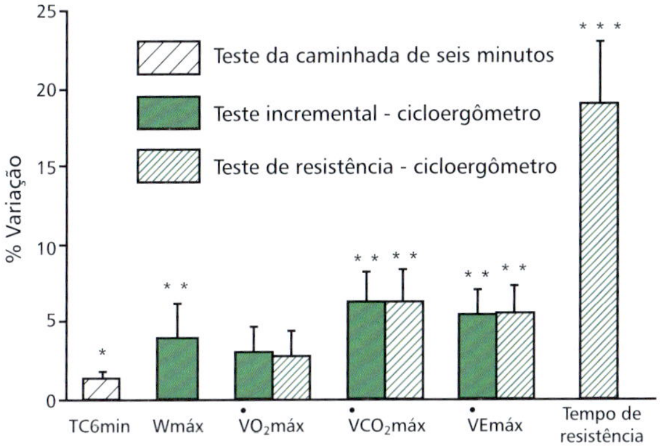

FIGURA 13.1.2 → Variação das respostas a diferentes testes de exercício após o uso de broncodilatador em pacientes com doença pulmonar obstrutiva crônica. Observe as maiores variações no tempo de resistência (capacidade de tolerar o exercício por tempo prolongado) avaliado em TCPE de carga constante de alta intensidade em comparação às respostas em um teste incremental (máx) e no teste da caminhada de seis minutos (TC6min)

Fonte: Modificada de Oga e colaboradores.[1]

No protocolo de carga constante, após um curto período de aquecimento com leve carga de trabalho, esta é subitamente elevada para cerca de 60 a 75% da carga máxima obtida em um teste de exercício incremental clássico, sendo mantida até o limite da tolerância por sintomas (Tlim). Desse modo, além de todas as medidas obtidas de um TCPE incremental (obviamente que com um padrão de resposta diferente), também pode ser avaliada a capacidade de resistência ao exercício. Os dois principais protocolos de exercício (incremental em rampa e de carga constante) utilizados em TCPE são esquematizados na **FIGURA 13.1.3**.

Principais variáveis obtidas no teste cardiopulmonar de exercício

Visando permitir uma interpretação básica, é importante definir brevemente algumas variáveis-chave obtidas no TCPE:

- O consumo de oxigênio ($\dot{V}O_2$) é resultado da demanda celular de oxigênio para uma dada carga de trabalho. É determinado pelo fluxo sanguíneo e pela extração de oxigênio pelos tecidos. Normalmente, à medida que o $\dot{V}O_2$ aumenta com uma carga de trabalho crescente, um ou mais dos fatores que determinam o $\dot{V}O_2$ atingem seu limite e, então, a taxa de $\dot{V}O_2$ *versus* trabalho começa a formar um platô. A obtenção de um evidente platô no $\dot{V}O_2$, a despeito de contínua carga crescente de trabalho, tem sido tradicionalmente usada como evidência para obtenção do $\dot{V}O_2$ máximo ($\dot{V}O_2$máx). Este é o melhor índice de capacidade aeróbia e considerado o padrão-áureo para avaliar aptidão cardiorrespiratória. Representa o máximo nível alcançável de metabolismo oxidativo envolvendo grandes grupos musculares. Entretanto, em situações clínicas, um platô evidente não pode ser obtido

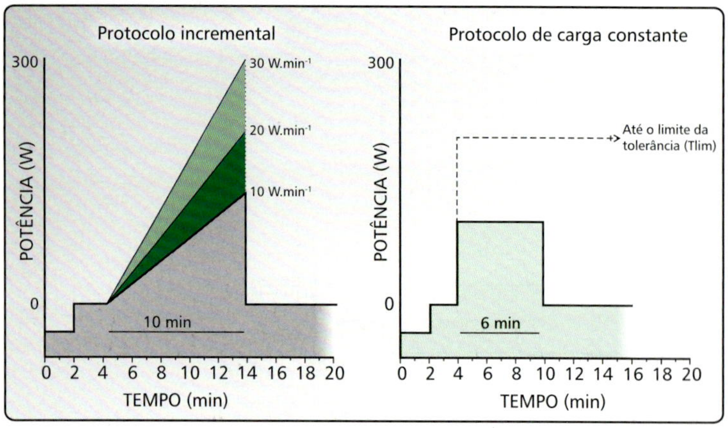

FIGURA 13.1.3 → Representação esquemática dos dois protocolos (em cicloergômetro) mais utilizados para TCPE clínico: incremental do tipo contínuo em rampa (esquerda) e de carga constante (direita). Note que, no protocolo incremental (à esquerda), a taxa de incremento deve ser individualmente selecionada, de forma que essa fase tenha uma duração de cerca de 8 a 12 minutos. No protocolo de carga constante (à direita), a carga pode ser aplicada durante um tempo predeterminado (em verde) ou até o limite máximo da tolerância (Tlim) (linha tracejada) (adaptada de Neder JA & Nery LE. Fisiologia Clínica do Exercício: Teoria e Prática. São Paulo: Artes Médicas; 2003).

Fonte: Adaptada de Neder e Nery.[2]

antes da interrupção do exercício por sintomas. Dessa forma, o pico do $\dot{V}O_2$ ($\dot{V}O_2$pico) é frequentemente usado como uma estimativa do $\dot{V}O_2$máx para pacientes que têm sua capacidade de exercício interrompida antecipadamente por algum motivo (p. ex., disfunção de algum sistema fisiológico, subesforço, etc.).

- O limiar anaeróbio (LA), também conhecido como limiar de lactato, limiar de trocas gasosas ou limiar ventilatório, é considerado o ponto estimado do início da acidose metabólica causada predominantemente pela inflexão da taxa de crescimento da concentração de lactato arterial durante o exercício. É descrito como o $\dot{V}O_2$ no qual esse aumento começa a ocorrer, sendo expresso como porcentagem do $\dot{V}O_2$máx previsto.
- O pulso de oxigênio, obtido pela relação entre o $\dot{V}O_2$ e a FC, reflete a quantidade de oxigênio consumida em cada batimento cardíaco. Tem sido utilizado como uma estimativa do volume sistólico durante o exercício (embora seja controverso, especialmente em pacientes com dessaturação da oxiemoglobina).
- A reserva ventilatória (RV), que reflete a relação entre a demanda e a capacidade ventilatória máxima (normalmente estimada pela manobra de ventilação voluntária máxima – VVM), é a maneira tradicional de se fazer a verificação de limitação ventilatória ao exercício. A RV tem sido definida como a porcentagem da VE no pico do exercício que falta para atingir a VVM medida ou estimada em repouso (= $VEF_1 \times 35$-40). Costuma ser expressa da seguinte forma: [1 – (VEpico/VVM) × 100].
- Os equivalentes ventilatórios para consumo de oxigênio ($\dot{V}E/\dot{V}O_2$) e produção de gás carbônico ($\dot{V}E/\dot{V}CO_2$) são ambos relacionados com a fração do volume corrente (VT) desperdiçado como espaço morto (VD), sendo elevados quando a relação VD/VT aumenta (ou seja, quando a relação ventilação/perfusão alveolar está aumentada). Contudo, os equivalentes ventilatórios também se elevam com hiperventilação e, então, sua interpretação deve ser feita com cautela. O padrão normal de resposta no $\dot{V}E/\dot{V}O_2$ é uma queda no início do exercício incremental até o seu ponto mais baixo (nadir) no LA, seguido por um aumento até que a capacidade máxima de exercício seja alcançada. O $\dot{V}E/\dot{V}CO_2$ também diminui com o incremento do exercício até o seu nadir no LA, quando atinge um período de estabilidade (ou seja, seu valor permanece relativamente constante). Para testes incrementais, o ponto em que o $\dot{V}E/\dot{V}O_2$ começa a aumentar ocorre em associação ao momento em que a queda do $\dot{V}E/\dot{V}CO_2$ se estabiliza. Esse perfil distingue o início da hiperventilação fisiológica que normalmente ocorre com o LA daquele proveniente de outras causas (ansiedade, dor, hipoxemia, ou voluntária).

Como interpretar o teste cardiopulmonar de exercício

Quando a capacidade de suprir as demandas energéticas de uma determinada tarefa física é afetada, surge a intolerância ao exercício físico, que representa a queixa principal de uma série de condições clínicas, em especial as doenças cardiopulmonares. A intolerância ao esforço não pode ser prevista de forma confiável a partir de variáveis fisiológicas de repouso, como o volume expiratório forçado no primeiro segundo (VEF_1), a fração de ejeção sistólica e o índice de massa corporal. Dessa forma, o TCPE, apesar de representar uma atividade realizada em laboratório e, portanto, não refletir exatamente as tarefas físicas diárias, é considerado o padrão-áureo para avaliação das causas da intolerância ao exercício.

O objetivo do teste de exercício, então, é impor uma carga sobre os sistemas que contribuem para a realização do exercício até um nível em que as anormalidades se tornam discerníveis em comparação com variáveis selecionadas como padrão de normalidade.

A interpretação dos resultados é baseada na inter-relação de duas perspectivas: diferenciar a magnitude e o padrão de desvio de uma resposta considerada normal (selecionada de um grupamento padronizado para determinada faixa etária, gênero e nível de condicionamento físico) e contrastar um possível padrão de resposta anormal observado com aquele que é característico de um ou mais sistemas funcionais que não estão operando adequadamente.

A seleção de valores de referência considerados normais é, portanto, crucial para a interpretação do teste. Esses valores de referência normais fornecem a base de comparação para aferir questões importantes relativas à normalidade da resposta de um indivíduo. Deve ser enfatizado, entretanto, que, para uma interpretação otimizada, o grande potencial diagnóstico do TCPE não é representado por nenhuma medida isolada, mas sim pelo uso integrado de todas as variáveis obtidas.

Algoritmos com base em determinadas medidas-chave podem ser úteis no diagnóstico diferencial, mas devem ser adotados com cautela em função da excessiva confiança depositada em medidas isoladas. No entanto, pela complexidade e quantidade do conjunto de variáveis derivadas do TCPE, uma abordagem integrativa é apresentada na **FIGURA 13.1.4**, visando tornar prática a interpretação do teste incremental.

Questões que sempre devem ser consideradas e avaliadas para uma interpretação acurada do TCPE incluem indicação do teste, avaliação da qualidade dos dados coletados, comparação das medidas gráficas e tabulares derivadas do teste com valores de referência apropriados, avaliação dos sintomas e razão para interromper o exercício, correlação dos resultados do teste de exercício com as informações clínicas obtidas do paciente e informadas na solicitação do teste. Finalmente, um guia de valores sugeridos como normais é fornecido na **TABELA 13.1.1**. Se as respostas ao exercício diferem do esperado, a comparação com um padrão de respostas típicas de diferentes entidades clínicas deve ser buscada (ver **FIGURA 13.1.4**).

Convém lembrar que existe sobreposição significativa na resposta ao exercício de pacientes com diferentes doenças cardíacas e respiratórias, e também que um paciente com frequência pode apresentar múltiplas condições coexistentes. Entretanto, tipicamente, uma ou mais respostas costumam predominar, o que permite caracterizar os fatores contribuintes dos sintomas e/ou disfunção ao exercício.

TABELA 13.1.1 → Critérios de normalidade sugeridos para interpretação do teste cardiopulmonar de exercício

VARIÁVEIS	CRITÉRIOS DE NORMALIDADE
Pico do exercício	
$\dot{V}O_2$máx ou $\dot{V}O_2$pico	> 84% do previsto
FC	> 90% do previsto
RFC	< 15 batimentos/min
Pressão arterial	< 220/90
Pulso de oxigênio ($\dot{V}O_2$/FC)	> 80% do previsto
RV	1 – ($\dot{V}$Emáx/VVM) × 100: > 15% Ampla faixa de normalidade: 43-13%
Frequência respiratória	< 60 respirações/min
Pressão parcial O_2	> 80 mmHg
ΔCI	≥ 0 (especialmente em idosos)
ΔSpO_2	< 4%
Limiar anaeróbio (LA)	
$\dot{V}O_2$(LA)	> 40% do previsto Ampla faixa de normalidade: 40 a 80%
$\dot{V}E/\dot{V}CO_2$ (no LA)	< 34

$\dot{V}O_2$ = consumo de oxigênio; FC = frequência cardíaca; RFC = reserva de frequência cardíaca (FC máxima prevista – FC atingida no pico); RV = reserva ventilatória; $\dot{V}$Emáx = ventilação no pico do exercício ou exercício máximo; VVM = ventilação voluntária máxima mensurada em repouso ou estimada (= VEF_1 × 35-40); ΔCI = capacidade inspiratória (CI) no pico do esforço – CI no repouso; ΔSpO_2 = oximetria de pulso (SpO_2) no pico do esforço – SpO_2 em repouso.

Quando solicitar o teste cardiopulmonar de exercício

O TCPE geralmente é considerado quando outras modalidades diagnósticas não foram suficientes para fornecer respostas a importantes questões relativas à intolerância ao exercício e ao manejo do paciente.

> **ATENÇÃO**
>
> Do ponto de vista prático, o TCPE deve ser realizado quando permanecem questões não respondidas após avaliação clínica inicial com anamnese, exame físico, radiografia de tórax, testes de função pulmonar e eletrocardiograma (ECG) de repouso.

Todavia, além da constatação objetiva de intolerância ao exercício e avaliação da contribuição específica de cada sistema fisiológico envolvido, existem diversas outras indicações específicas para TCPE:

- Avaliação de pacientes com doença cardíaca e/ou pulmonar: verificação de quais sistemas fisiológicos estão contribuindo para os sintomas e a limitação ao exercício, avaliação funcional e prognóstica, avaliação do efeito de intervenções ou da progressão da doença e indicações para transplante pulmonar ou cardíaco.
- Avaliação pré-operatória, seja para cirurgia envolvendo ressecção pulmonar ou cirurgia não torácica, para estimar o risco operatório.
- Prescrição de exercício em programa de reabilitação cardíaca ou pulmonar.
- Avaliação de disfunção e incapacidade.
- Detecção de broncoconstrição induzida pelo exercício.
- Detecção de dessaturação arterial de oxigênio induzida pelo exercício.

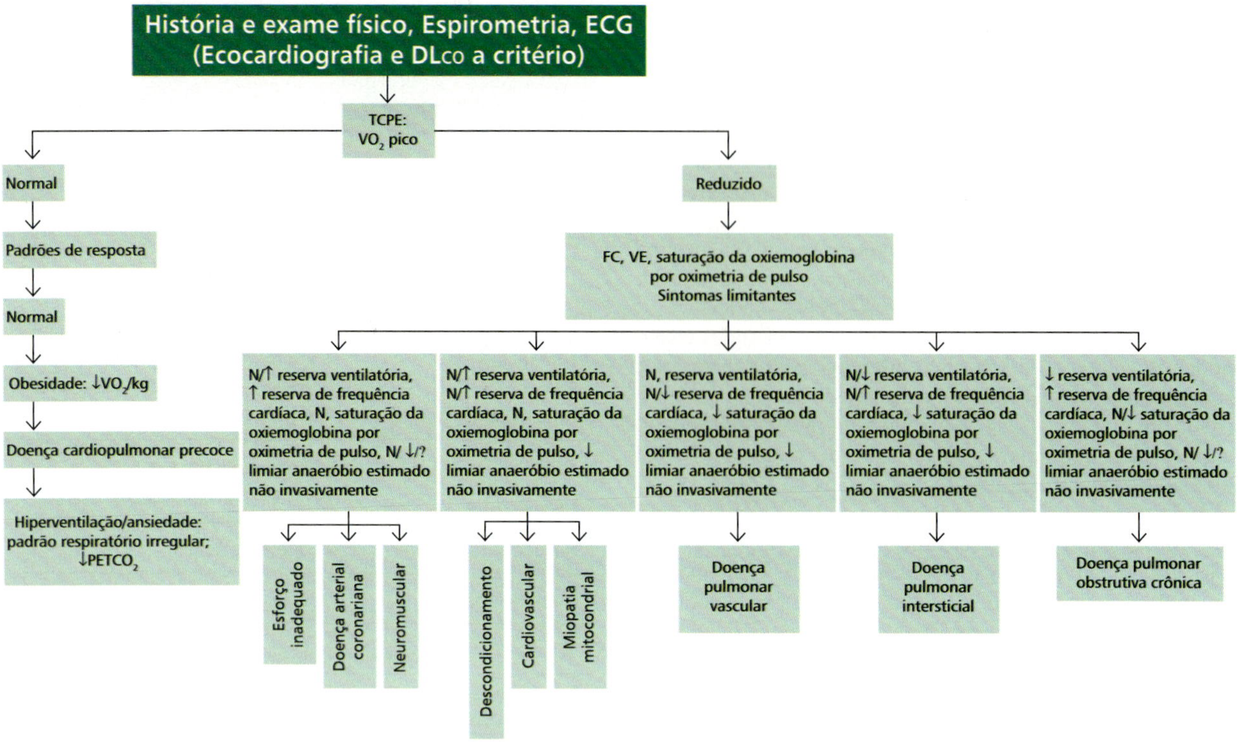

FIGURA 13.1.4 → Estratégia de interpretação dos resultados obtidos durante TCPE incremental até o limite da tolerância (modificada de ATS/ACCP Statement on Cardiopulmonary Exercise Testing. Am J Respir Crit Care Med 2003; 167: 211-277).

Fonte: Modificada de American Thoracic Society e American College of Chest Physicians.[3]

Além disso, o TCPE pode trazer informações diagnósticas úteis em algumas situações clínicas específicas, que dificilmente teriam sido identificadas com outras abordagens diagnósticas, como:

- Presença de forame oval patente, com desenvolvimento de *shunt* direito-esquerdo durante o exercício – tal situação pode revelar-se apenas na atividade física, com o aumento do regime pressórico direito (p. ex., doença vascular pulmonar primária ou secundária). Caracteriza-se pelo surgimento súbito e precoce de hipoxemia não responsiva à inalação de O_2 a 100%, com marcada resposta ventilatória (aumento da inclinação da relação $\dot{V}E/\dot{V}CO_2$) – esse fenômeno, provavelmente, se deve ao estímulo maciço dos quimiorreceptores periféricos, mediado pelo CO_2 proveniente da circulação venosa sistêmica.
- Identificação precoce de doença pulmonar vascular oclusiva, ainda sem hipertensão pulmonar.
- Demonstração de comprometimento da função inotrópica (p. ex., discinesia do ventrículo esquerdo por doença arterial coronariana), quando há platô na relação $\Delta\dot{V}O_2/\Delta$Potência e no pulso de oxigênio (e, portanto, do débito cardíaco) com aumento da FC – nessas circunstâncias, o volume de ejeção sistólica provavelmente está reduzido.
- Auxílio na identificação de disfunção diastólica na insuficiência cardíaca crônica, na qual a fração de ejeção ainda pode estar normal no repouso, mas com a presença de diversas alterações circulatórias no exercício.

Por fim, a doença mitocondrial (modelo de disfunção metabólica muscular) também pode se apresentar na forma de intolerância ao esforço de origem indeterminada, com ou sem fraqueza muscular periférica. Os achados no TCPE em geral são compatíveis com doença circulatória ou doença periférica acentuadas, que respondem apenas discretamente ao treinamento físico. Na ausência de evidente doença cardíaca, anemia ou carboxiemoglobinemia, um padrão de resposta de "disfunção cardiocirculatória" deve levantar suspeita de miopatia. Entretanto, formas leves de miopatia, bem como descondicionamento muscular significativo, podem ser difíceis de diferenciar de doença cardiovascular leve.

Os seguintes achados são compatíveis com doença mitocondrial muscular: relação lactato/piruvato sérica acima de 20 (embora uma razão normal não afaste o diagnóstico); níveis baixos de carnitina sérica; e evidências de acometimento tubular renal na urina de 24 horas (piruvato, lactato, glicose, fosfato e aminoácidos). O diagnóstico definitivo pode depender da biópsia muscular e, eventualmente, do sequenciamento genético local (hibridização *in situ*).

Referências

1. Oga T, Nishimura K, Tsukino M, Hajiro T, Ikeda A, Izumi T. The effects of oxitropium bromide on exercise performance in patients with stable chronic obstructive pulmonary disease. A comparison of three different exercise tests. Am J Respir Crit Care Med. 2000;161(6):1897-901.

2. Neder JA, Nery LE. Fisiologia clínica do exercício: teoria e prática. São Paulo: Artes Médicas; 2003.

3. American Thoracic Society; American College of Chest Physicians. ATS/ACCP statement on cardiopulmonary exercise testing. Am J Respir Crit Care Med. 2003;167(2):211-77.

Leituras recomendadas

De Fuccio MB, Nery LE, Malaguti C, Taguchi S, Dal Corso S, Neder JA. Clinical role of rapid-incremental tests in the evaluation of exercise-induced bronchoconstriction. Chest. 2005;128(4):2435-42.

ERS Task Force; Palange P, Ward SA, Carlsen KH, Casaburi R, Gallagher CG, et al. Recommendations on the use of exercise testing in clinical practice. Eur Respir J. 2007;29(1):185-209.

Wasserman K, Hansen JE, Sue DY, Stringer WW, Whipp BJ. Principles of exercise testing and interpretation: including pathophysiology and clinical applications. 4th ed. Philadelphia: Lippincott Williams & Wilkins; 2005.

■

Polissonografia

14

Renata Diniz Marques
Fernando Gustavo Stelzer

Introdução

> **ATENÇÃO**
>
> A polissonografia de noite inteira, registro de múltiplos parâmetros fisiológicos durante o sono, é o método diagnóstico padrão para avaliação dos distúrbios do sono.

A monitoração do sono surgiu do registro do eletroencefalograma (EEG) e evoluiu após a descoberta do sono REM (do inglês, *rapid eyes movements*) e a descrição dos movimentos oculares rápidos durante o sono por Aserinsky e Kleitman em 1953.[1] Entretanto, somente nos anos de 1960 foram publicados os primeiros estudos de avaliação do sono, inicialmente no diagnóstico de narcolepsia e sonambulismo, e depois as primeiras descrições da apneia do sono. Na década de 1970, surgiram os primeiros laboratórios do sono, que consolidaram a técnica da polissonografia para o diagnóstico dos distúrbios do sono.

O exame é realizado durante toda a noite, sendo recomendados um registro de pelo menos seis horas, a supervisão de um técnico habilitado em polissonografia e um ambiente confortável, privativo para cada paciente, com controle de temperatura, luminosidade e atenuação de sons externos (FIGURA 14.1). As medicações em uso não são suspensas antes do exame, mantendo-se inclusive hipnóticos e antidepressivos de uso regular pelo paciente.

A monitoração (FIGURA 14.2) inclui parâmetros neurológicos, respiratórios e cardiológicos, consistindo basicamente no registro simultâneo da atividade cerebral pelo EEG (mínimo de três derivações – frontal, central e occipital), dos movimentos oculares com eletro-oculograma (EOG), eletromiografia (EMG) de mento e região tibial anterior, uma derivação de eletrocardiograma (ECG), registro de ronco,

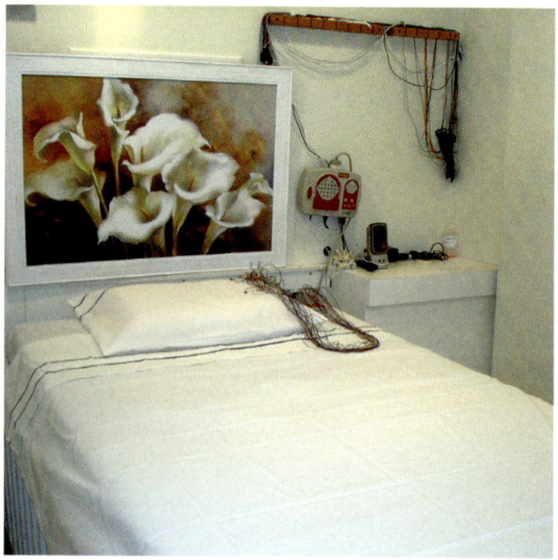

FIGURA 14.1 → Quarto de polissonografia.

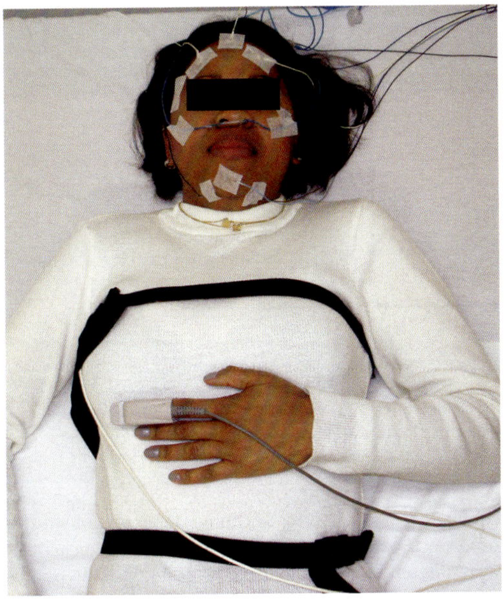

FIGURA 14.2 → Montagem clássica para realização de polissonografia.

sensor de posição do paciente, saturação periférica de oxigênio (SpO_2), medida do fluxo aéreo nasal e oral e do esforço ventilatório abdominal e torácico **(QUADRO 14.1)**.

Canais adicionais são opcionais e podem ser utilizados em casos específicos; citam-se medida indireta de CO_2, pH e pressão esofágica, tumescência peniana e eletrodos adicionais de EEG quando existe suspeita de epilepsia.

Adicionalmente, é realizada captura de vídeo, por meio de câmera com infravermelho no quarto do paciente, facilitando a monitoração dos indivíduos e a determinação da natureza de comportamentos anormais relacionados com o sono (terror noturno, despertar confusional, transtorno do comportamento do sono REM, sonambulismo, etc.), assim como crises epilépticas noturnas.

QUADRO 14.1 → Parâmetros fisiológicos mensurados na polissonografia

Neurológico	Eletroencefalograma Eletro-oculograma Submentoniano Tibial anterior
Respiratório	Fluxo aéreo (necessário ambos os sensores) Oronasal – termistor Cânula nasal Esforço respiratório Saturação de oxigênio Ronco
Cardíaco	Eletrocardiograma

Indicações para polissonografia

> **ATENÇÃO**
>
> A indicação mais comum para polissonografia são os distúrbios respiratórios do sono, incluindo síndrome da apneia obstrutiva do sono (SAOS), apneia central, hipoventilação e avaliação em pacientes com doenças neuromusculares.

Também é empregada para a titulação da pressão positiva de via aérea em pacientes com indicação de aparelhos pressóricos (CPAP e BPAP) e monitoração de outros tratamentos para doenças relacionadas com o sono **(QUADRO 14.2)**.

Além disso, o exame pode confirmar uma suspeita de movimentos periódicos de membros inferiores como causa de insônia ou sonolência excessiva. A investigação nas parassonias está indicada se o comportamento for violento, colocar o paciente em risco ou causar interrupções no sono.

A polissonografia não está indicada como avaliação de rotina na insônia. Entretanto, está indicada a realização do exame nos casos em que existe a suspeita de doença secundária como causa do sintoma (distúrbios respiratórios ou de movimento de pernas) ou falha na resposta terapêutica.

Considerando os distúrbios respiratórios e a dificuldade de muitos centros em realizar a polissonografia, alguns preditores clínicos têm sido desenvolvidos para rastreamento de SAOS e determinação dos indivíduos que têm indicação para realizar o exame. Existem duas ferramentas bastante utilizadas nesses casos: o questionário de Berlim e o modelo de Flemons e colaboradores.[2,3]

O questionário de Berlim foi validado, mostrando 87% de sensibilidade e 78% de especificidade em detectar pacientes com alto risco para SAOS (índice de apneia-hipopneia – IAH – maior do que 5).

O modelo de Flemons e colaboradores[3] leva em consideração a circunferência do pescoço, história de ronco e despertares noturnos com sufocação ou engasgo e história de hipertensão arterial sistêmica. Pacientes com escore de alto risco têm 81% de probabilidade pós-teste de SAOS em comparação com 17% dos pacientes com escore de baixo risco.

Cabe ressaltar que nenhum dos preditores clínicos é suficiente para excluir ou diagnosticar SAOS. Porém, em associação com o julgamento clínico, são ótimas ferramentas para indicar a necessidade ou a urgência de realizar a polissonografia **(FIGURA 14.3)**.

Análise da polissonografia

Várias informações quantitativas podem ser obtidas de uma polissonografia de noite inteira, como a distribuição dos estágios do sono, que são classificados a cada intervalo de 30 segundos, de acordo com critérios da Academia Americana de Medicina do Sono (AASM).[4,5] Cada época de sono é estagiada em sono não REM (NREM) – estágios 1, 2 ou 3 – ou

QUADRO 14.2 → Indicações para polissonografia

- Avaliação dos distúrbios respiratórios relacionados com o sono
  - Diagnóstico inicial
  - Titulação de pressão positiva em via aérea superior
  - Reavaliação após tratamento cirúrgico ou aparelho intraoral
  - Reavaliação após mudanças significativas de peso
- Avaliação de sonolência excessiva diurna com suspeita de narcolepsia ou hipersonia idiopática
- Avaliação de movimento periódico de membros
- Avaliação de parassonias
  - Comportamentos violentos
  - Características atípicas, especialmente se possibilidade de epilepsia
  - Implicações jurídicas
- Avaliação de insônia persistente
  - Suspeita de distúrbios respiratórios ou de movimentos
  - Ausência de resposta com terapia comportamental ou farmacológica

sono REM de acordo com as características do EEG, EOG e EMG **(QUADRO 14.3)**. Concomitantemente, são marcados os despertares, eventos respiratórios e movimentos periódicos, determinando sua frequência, assim como o tempo de sono e sua continuidade.

Informações qualitativas como a presença de parassonias, atividade epileptiforme, arritmias cardíacas e intrusão de ritmo alfa durante o sono também são determinadas.

Os eventos respiratórios classificam-se em apneias, hipopneias e despertar associado a esforço respiratório **(FIGURA 14.4)**.

Apneia: interrupção (ou quase interrupção) do fluxo aéreo. Na polissonografia, a apneia é definida como a queda de mais de 90% da linha de base no termistor nasal, com duração ≥ 10 segundos.

Hipopneia: é a redução do fluxo aéreo, na cânula, ≥ 30% em relação ao basal, associada à queda da $SpO_2 \geq 4\%$ (recomendado) ou queda de 50% do sinal do fluxo aéreo associado à queda da $SpO_2 \geq 3\%$ ou despertar breve (alternativo), com duração > 10 segundos.

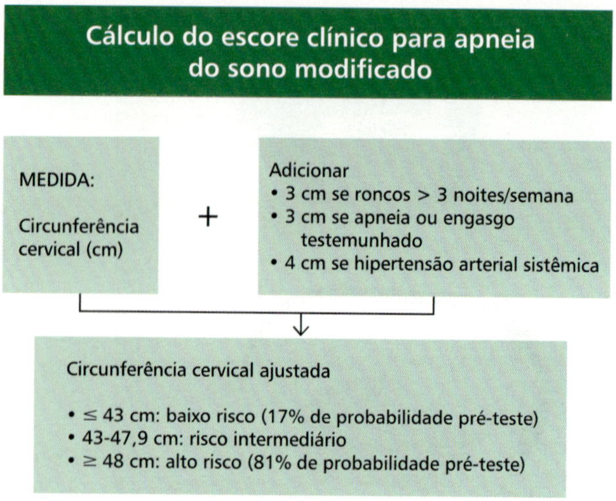

Cálculo do escore clínico para apneia do sono modificado
MEDIDA:
Circunferência cervical (cm)
+
Adicionar
• 3 cm se roncos > 3 noites/semana
• 3 cm se apneia ou engasgo testemunhado
• 4 cm se hipertensão arterial sistêmica
Circunferência cervical ajustada
• ≤ 43 cm: baixo risco (17% de probabilidade pré-teste)
• 43-47,9 cm: risco intermediário
• ≥ 48 cm: alto risco (81% de probabilidade pré-teste)

FIGURA 14.3 → Predição clínica para síndrome da apneia obstrutiva do sono: escore clínico para apneia do sono modificado. Inicialmente, mede-se a circunferência cervical (cm) e acrescentam-se os pontos adicionais conforme o algoritmo: ronco mais de três noites na semana, presença de apneia ou engasgo e hipertensão arterial (tratada ou não). Se a soma for < 43, o paciente apresenta baixo risco para apneia do sono (IAH na polissonografia ≥ 5), com probabilidade pós-teste de 17%. Quando a soma for ≥ 48, o risco é alto, com probabilidade pós-teste de 81%. Os pacientes de alto risco devem ser submetidos a uma polissonografia.

Despertar relacionado com o esforço respiratório – RERA (do inglês, *respiratory effort related arousal*): sequência de ventilações, com duração ≥ 10 segundos, caracterizada por aumento do esforço ventilatório progressivo levando a despertar do sono, na ausência de apneia ou de hipopneia.

As apneias e hipopneias podem ser classificadas em:

- Obstrutivas – há esforço inspiratório mantido ou aumentado na ausência ou redução de fluxo ventilatório.

QUADRO 14.3 → Estágios do sono

PARÂMETRO	V	N1	N2	N3	REM
EEG	Ritmo alfa ou baixa amplitude, frequência mista	Baixa amplitude, frequência mista, atividade teta	Complexo K e/ou fusos do sono	>20% de ondas lentas: 0,5-2 Hz	Baixa amplitude, frequência mista, ondas dente de serra
EOG	Movimentos oculares voluntários	Movimentos oculares lentos	Nenhum ou poucos movimentos oculares lentos	Nenhum	REM
EMG	Alto	Menor do que na vigília	Igual ao estágio N1	Igual ao estágio N2	Baixo ou ausente, atividade muscular transitória

EEG = eletroencefalograma; EMG = eletromiograma; EOG = eletro-oculograma; REM = "*rapid eyes movement*"; V = vigília.

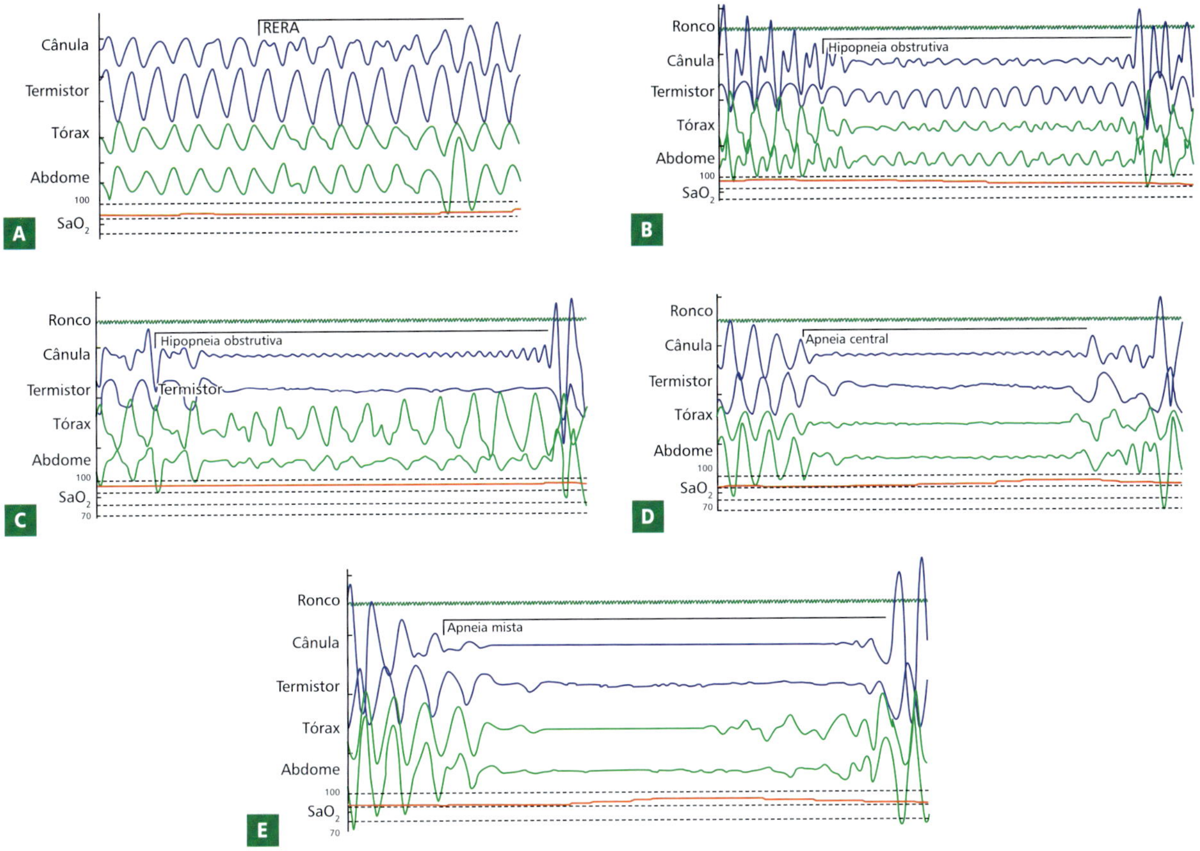

FIGURA 14.4 → Eventos ventilatórios. (A) *RERA*: observa-se o achatamento da curva de pressão de fluxo aéreo. Ao final do evento, segue-se despertar eletroencefalográfico (não mostrado na figura). (B) *Hipopneia obstrutiva*: observa-se redução do fluxo aéreo na cânula, com discreta redução da amplitude das incursões no termistor. Verifica-se também ventilação paradoxal, com assincronia das curvas de esforço ventilatório torácico e abdominal. (C) *Apneia obstrutiva*: observa-se ausência de fluxo aéreo tanto na cânula como no termistor, com persistência de esforço ventilatório torácico e abdominal. Há ventilação paradoxal. (D) *Apneia central*: há ausência de fluxo aéreo na cânula e no termistor, associada à ausência de esforço ventilatório torácico e abdominal. (E) *Apneia mista*: na primeira parte do evento, observa-se ausência de fluxo aéreo, bem como do esforço ventilatório, ao passo que, na segunda parte, há retomada do esforço ventilatório torácico e abdominal. Todos os eventos têm duração superior a 10 segundos.

- Centrais – não há esforço ventilatório (inspiratório) associado à ausência ou redução do fluxo aéreo.
- Mistas – ausência de esforço inspiratório na primeira porção do evento, seguida da retomada do esforço na segunda parte dele.

Hipoventilação: durante o sono, a hipoventilação é definida como um aumento da pressão arterial de CO_2 de, pelo menos, 10 mmHg, em comparação com a vigília em posição supina. A persistência de dessaturação de oxigênio por oximetria de pulso, de modo isolado, não é suficiente para a determinação de hipoventilação. No entanto, a queda de saturação de oxiemoglobina (superior a 10%) sem evidência de obstrução das vias aéreas superiores é sugestiva de hipoventilação, mas esses achados não são específicos.

Respiração de Cheyne-Stokes: é caracterizada por padrão cíclico de respiração em que períodos de apneia ou hipopneia central alternam-se com períodos de hiperpneia, com padrão crescente e decrescente.

Interpretação da polissonografia

O relatório da polissonografia deve incluir a descrição de todos os parâmetros avaliados durante o exame **(QUADRO 14.4)**. Dentre os mais importantes, destacam-se:

Eficiência do sono: relação entre o tempo total de sono e a duração de registro da polissonografia (tempo de permanência na cama), expressa em percentual. Considera-se normal valor superior a 85%.

Arquitetura do sono: inclui a duração e a distribuição dos diferentes estágios do sono no período de registro.

Hipnograma: é a representação, em um gráfico, da distribuição dos estágios do sono. Na maioria dos casos, também inclui distribuição dos eventos ventilatórios, saturação da oxiemoglobina, frequência cardíaca, movimentos dos membros inferiores e posição corporal **(FIGURA 14.5)**.

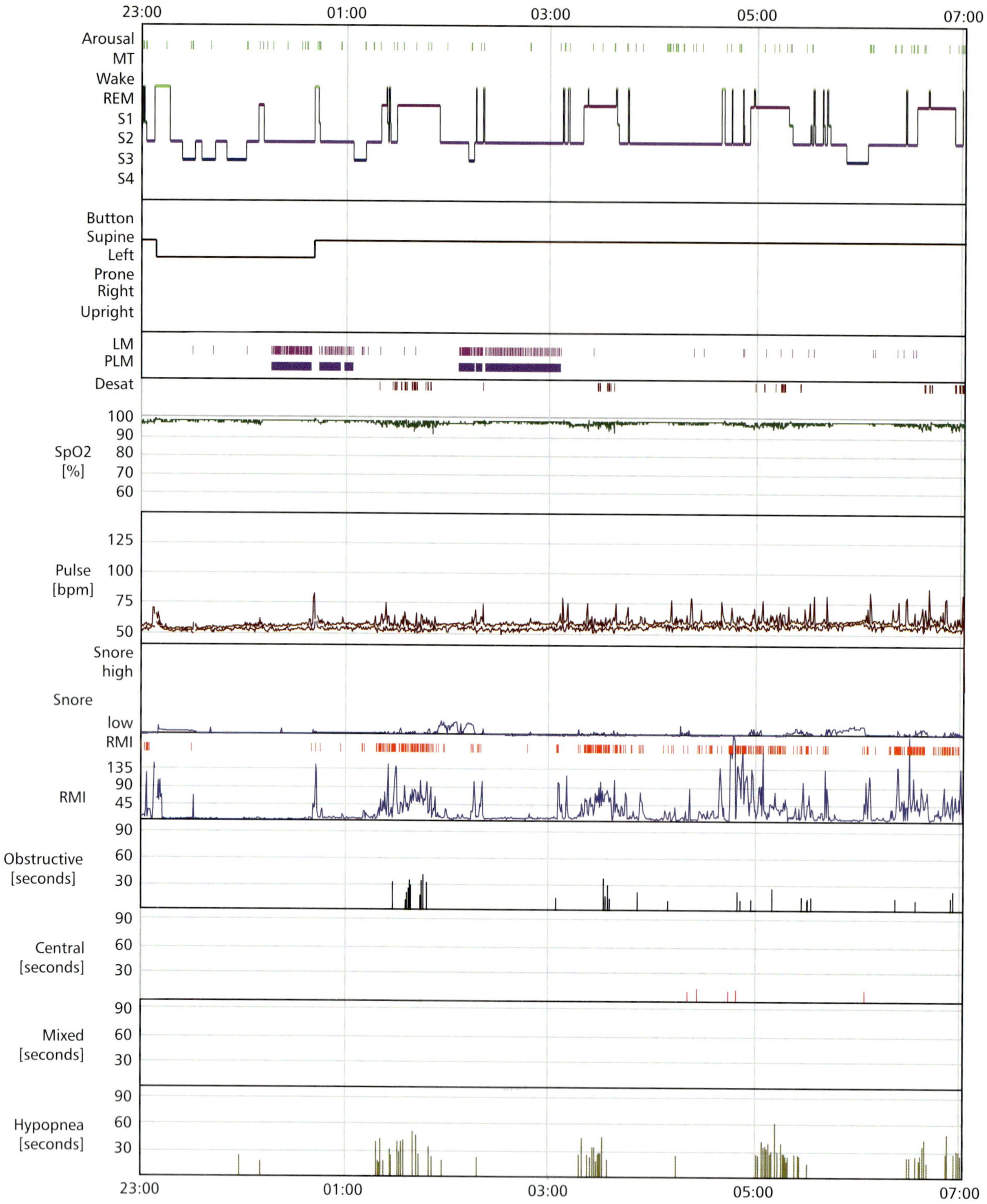

FIGURA 14.5 → Exemplo de hipnograma. Observa-se predomínio dos eventos ventilatórios (apneias e hipopneias – obstrutivas) no sono REM, independentemente da posição do paciente.

Despertares breves ou microdespertares: são despertares transitórios, sem estabelecimento da consciência, com duração superior a três segundos. Podem ser expressos no número total ou como índice (relação entre o número total de eventos e horas de sono).

QUADRO 14.4 → Parâmetros do relatório de polissonografia

- Tempo total de sono
- Tempo total de registro
- Latência do sono (tempo entre "boa noite" e a primeira época de sono, em minutos)
- Tempo de latência do sono REM (tempo entre o início do sono e o início do sono REM, em minutos)
- Tempo de vigília após o início do sono
- Eficiência do sono
- Tempo em cada estágio de sono (minutos e percentual)
- Número total e índice de despertares breves
- Índice de apneia-hipopneia (IAH)
- Índice de eventos ventilatórios (IDR)
- SpO_2
- Frequência cardíaca mínima, máxima e média (descrever ocorrência de arritmias cardíacas)
  - Bradicardia sinusal em sono: frequência sustentada abaixo de 40 bpm
  - Taquicardia sinusal em sono: frequência mantida acima de 90 bpm
- Índice de movimentos periódicos dos membros durante o sono (PLMS)

Índice de apneia-hipopneia (IAH): é a relação entre o número total de apneias e de hipopneias, independentemente do padrão, e o número total de horas de sono. É considerado normal o índice inferior a cinco eventos/hora.

Índice de eventos ventilatórios: é a relação entre o número total de eventos ventilatórios (apneias, hipopneias e RERAs) e o tempo total de sono, em horas.

Saturação de oxiemoglobina: deve ser registrado o valor mínimo, máximo e médio da SpO_2 (%) ao longo do exame e no sono REM e não REM, bem como o período em que a saturação foi inferior a 90%.

Índice de movimentos periódicos dos membros inferiores: relação entre o número de movimentos periódicos durante o sono e o tempo total de sono, em horas.

ATENÇÃO

Ao interpretar o resultado da polissonografia, sempre se deve avaliar a relação entre os eventos respiratórios e o decúbito, bem como o estágio do sono e a saturação da oxiemoglobina. Os eventos respiratórios obstrutivos ocorrem predominantemente em sono REM e em decúbito dorsal.

Testes simplificados

Monitorações portáteis têm sido utilizadas na avaliação dos distúrbios respiratórios do sono com o objetivo de facilitar o acesso ao diagnóstico, reduzir custos e acompanhar pacientes no domicílio. Porém, muitos aparelhos portáteis registram pequeno número de sinais e foram classificados pela AASM em categorias que esclarecem suas limitações (QUADRO 14.5).

A polissonografia completa domiciliar não supervisionada (tipo II) difere da polissonografia padrão de laboratório do sono (tipo I) somente pela ausência de um técnico habilitado supervisionando o exame, sendo geralmente utilizada apenas em pesquisas.

A monitoração portátil mais empregada é a do tipo III – cardiorrespiratória. Os parâmetros avaliados são oximetria, fluxo aéreo, movimentos torácico e abdominal, ECG e posição corporal. Recomenda-se que essa monitoração seja utilizada apenas em pacientes com alta probabilidade pré-teste para SAOS moderada ou grave, quando a polissonografia padrão (tipo I) não estiver disponível ou quando o paciente não puder realizá-la no laboratório do sono. A validade desse exame em pacientes com comorbidades como apneia central, doença pulmonar obstrutiva, hipoventilação ou doenças neuromusculares ainda não foi estabelecida, portanto, não deve ser utilizado em tais pacientes. O exame pode ser usado

QUADRO 14.5 → Classificação dos tipos de aparelhos para avaliação de apneia do sono

APARELHOS	SINAIS REGISTRADOS	POSIÇÃO	MOVIMENTO DAS PERNAS	POSSIBILIDADE DE INTERVIR DURANTE O EXAME
Tipo I	≥ 7 parâmetros, incluindo EEG, EMG do mento, ECG, fluxo aéreo, esforço respiratório e oximetria	Sim	Sim	Sim
Tipo II	≥ 7 parâmetros, incluindo EEG, EMG do mento, ECG ou FC, fluxo aéreo, esforço respiratório e oximetria	Sim	Sim	Não
Tipo III	≥ 4 parâmetros, incluindo fluxo aéreo, FC ou ECG, oximetria	Sim	Talvez	Não
Tipo IV	1-2 parâmetros, tipicamente oximetria e FC ou fluxo aéreo	Sim	Sim	Sim

ECG = eletrocardiograma; EEG = eletroencefalograma; EMG = eletromiograma; FC = frequência cardíaca.

Fonte: American Academy of Sleep Medicine.[4,5]

QUADRO 14.6 → Achados relevantes dos principais distúrbios do sono em adultos

DISTÚRBIO	ACHADOS NA POLISSONOGRAFIA
SAOS	IAH superior a 5/hora; fragmentação excessiva do sono pelo aumento do número de despertares e microdespertares; dessaturação da oxiemoglobina; presença de roncos.
SARVAS	Aumento do número de microdespertares (>10/hora), sendo estes precedidos de aumento do esforço ventilatório; queda do volume corrente com limitação do fluxo aéreo.
Narcolepsia	Latência reduzida para início do sono e do sono REM; múltiplos despertares (espontâneos); aumento do tempo de vigília após início do sono, com redução da eficiência do sono e aumento percentual do estágio N1. A polissonografia deve ser complementada por teste de latências múltiplas do sono.
Hipersonia idiopática	Sono noturno prolongado, com elevada eficiência de sono; índice de despertares dentro da normalidade e aumento do sono de ondas lentas; latência para o sono REM dentro da normalidade.
PLMS	Presença de movimentos periódicos dos membros inferiores, frequentemente associados a despertares ou microdespertares.
SPI	Frequente associação com PLMS, com presença de movimentos periódicos dos membros inferiores, associados a despertares breves.
Distúrbios do despertar: sonambulismo, terror noturno e despertar confusional	Aumento dos despertares breves; hipersincronia da atividade delta durante o sono não REM; aumento do sono de ondas lentas; arquitetura do sono geralmente normal. No sonambulismo, há aumento da atividade motora no final do primeiro ou do segundo período de sono de ondas lentas. No terror noturno, os episódios ocorrem predominantemente no primeiro terço da noite, no sono de ondas lentas, com aumento da atividade neurovegetativa.
Transtorno de comportamento do sono REM	Ausência de atonia durante o sono REM; presença de movimentos periódicos e não periódicos dos membros inferiores no sono não REM.

SAOS = síndrome da apneia obstrutiva do sono; SARVAS = síndrome do aumento da resistência de vias aéreas; PLMS = síndrome dos movimentos periódicos durante o sono; SPI = síndrome das pernas inquietas; IAH = índice de apneia-hipopneia.

para avaliar a eficácia do tratamento em pacientes previamente diagnosticados com SAOS.

Os aparelhos tipo IV restringem-se à monitoração da oximetria de pulso, que avalia a SpO_2 noturna. Não são recomendados como teste diagnóstico para SAOS, mas podem ser utilizados para triagem de apneia do sono em pacientes de alto risco e avaliação do impacto de intervenções terapêuticas como CPAP na oxigenação noturna.

O **QUADRO 14.6** mostra alguns achados obtidos com a polissonografia que são importantes para diagnosticar distúrbios do sono em adultos.

Referências

1. Aserinsky E, Kleitman N. Regularly occurring periods of eye motility, and concomitant phenomena, during sleep. Science 1953;118(3062):273-4

2. Netzer NC, Stoohs RA, Netzer CM, Clark K, Strohl KP. Using the Berlin Questionnaire to identify patients at risk for the sleep apnea syndrome. Ann Intern Med. 1999;131(7):485-91.

3. Flemons WW, Whitelaw WA, Brant R, Remmers JE. Likelihood ratios for a sleep apnea clinical prediction rule. Am J Respir Crit Care Med. 1994;150(5 Pt 1):1279-85.

4. American Academy of Sleep Medicine. The AASM manual for the scoring of sleep and associated events: rules, terminology and technical specifications. Westchester: AASM; 2007.

5. American Academy of Sleep Medicine. The International Classification of Sleep Disorders: diagnostic and coding manual. 2nd ed. Westchester: AASM; 2005.

Leituras recomendadas

Alves RSC. Polissonografia. In: Pessoa JHL, Pereira Júnior JC, Alves RSC, editors. Distúrbios do sono na criança e no adolescente: uma abordagem para pediatras. São Paulo: Atheneu; 2008.

Bittencourt LR, coordenadora. Diagnóstico e tratamento da síndrome da apnéia Obstrutiva do Sono: guia prático. São Paulo: LMP; 2008.

Bonnet MH, Doghamji K, Roehrs T, Stepanski EJ, Sheldon SH, Walters AS, et al. The scoring of arousal in sleep: reliability, validity, and alternatives. J Clin Sleep Med. 2007;3(2):133-45.

Collop NA, Anderson WM, Boehlecke B, Claman D, Goldberg R, Gottlieb DJ, et al. Clinical guidelines for the use of unattended portable monitors in the diagnosis of obstructive sleep apnea in adult patients. Portable Monitoring Task Force of the American Academy of Sleep Medicine. J Clin Sleep Med. 2007;3(7):737-47.

Flemons WW. Clinical practice. Obstructive sleep apnea. N Engl J Med. 2002;347(7):498-504.

Kushida CA, Littner MR, Morgenthaler T, Alessi CA, Bailey D, Coleman J Jr, et al. Practice parameters for the indications for polysomnography and related procedures: an update for 2005. Sleep. 2005;28(4):499-521.

Practice parameters for the use of portable recording in the assessment of obstructive sleep apnea. Standards of Practice Committee of the American Sleep Disorders Association. Sleep. 1994;17(4):372-7.

Rechtschaffen A, Kales A, editors. A manual of standardized terminology, tecnhiques and scoring system for sleep stages of human subjects. Bethesda: U.S. Dept. of Health, Education, and Welfare, Public Health Services-National Institutes of Health, National Institute of Neurological Diseases and Blindness, Neurological Information Network; 1968.

Redline S, Budhiraja R, Kapur V, Marcus CL, Mateika JH, Mehra R, et al. The scoring of respiratory events in sleep: reliability and validity. J Clin Sleep Med. 2007;3(2):169-200.

Silber MH, Ancoli-Israel S, Bonnet MH, Chokroverty S, Grigg--Damberger MM, Hirshkowitz M, et al. The visual scoring of sleep in adults. J Clin Sleep Med. 2007;3(2):121-31.

Walters AS, Lavigne G, Hening W, Picchietti DL, Allen RP, Chokoverty S, et al. The scoring of movements in sleep. J Clin Sleep Med. 2007;3(2):155-67.

O Exame do Escarro

15

José da Silva Moreira
Cláudia Peixôto Fogaça
Luiz Carlos Severo
João Carlos Prolla

ATENÇÃO

Dentre os métodos empregados no diagnóstico das doenças pulmonares, o exame do escarro ocupa lugar de destaque, uma vez que traduz, muitas vezes de maneira bastante específica, a natureza da anormalidade nos pulmões. Além disso, sua obtenção não acarreta nenhum risco para o paciente, o que sempre pode estar presente – por mínimo que seja – em procedimentos invasivos.

As secreções broncopulmonares costumam ser produzidas em pequena quantidade diária pelas células alveolares e glândulas brônquicas. Essas secreções, bem como o material particulado suspenso no ar inspirado depositado sobre a superfície interna do aparelho respiratório, são removidas sobretudo por meio do mecanismo de transporte mucociliar e impelidas em direção à orofaringe, de onde são reflexamente deglutidas.[1] O epitélio ciliado reveste as estruturas traqueobrônquicas e nasofaríngeas, com exceção das pregas vocais e da entrada das narinas.

O muco produzido por glândulas e células da mucosa respiratória é um coloide hidrofílico com propriedades físico-químicas e reológicas especiais, ideal para recobrir uma superfície de transporte em constante movimento, funcionando como se fosse uma esteira em deslocamento, aprisionando partículas que sobre ela se depositam.[2] É constituído por 95% de água, 2 a 3% de glicoproteína e por pequenas quantidades de algumas outras proteínas e lipídeos. A secreção do muco pela mucosa traqueobrônquica encontra-se basicamente sob controle colinérgico.[3] Todavia, tem sido mostrado em animais que o controle adrenérgico também deve estar presente,[4] com agentes beta-adrenérgicos estimulando a secreção mucosa e alfa-adrenérgicos, a serosa.

O muco de indivíduos normais, hígidos, permite que penetrem em seu domínio somente pequenas moléculas, sendo praticamente impermeável às macromoléculas, e tem propriedades bactericidas até mesmo para *Pseudomonas aeruginosa*, o que já não ocorre com o muco de portadores de fibrose cística. Lactoferrina, lisozima e inibidores da elastase são os principais componentes responsáveis por essa propriedade.[5]

Em situações patológicas, as secreções provenientes do trato respiratório inferior aumentam em quantidade e qualidade, podendo revestir diferentes aspectos. O produto resultante é o escarro, material expectorado, em geral trazido pela tosse e eliminado pela boca. Ao transitar pelas estruturas mais superiores – orofaringe e boca –, ele se mistura com secreções desses locais, e frequentemente também com secreções aspiradas da nasofaringe e das fossas nasais.

> **ATENÇÃO**
>
> A obtenção da amostra de escarro para estudo diagnóstico é a primeira etapa a ser adequadamente cumprida. Por meio dela, busca-se obter material proveniente das vias aéreas inferiores (infraglóticas). Todavia, como esse material costuma ser contaminado por secreções de estruturas mais altas, muitas vezes contendo germes e células, cuidados devem ser tomados, por um lado, a fim de minimizar a magnitude dessa contaminação e, por outro, dentro do possível, para reduzir sua interferência na interpretação dos resultados. Um apreciável contingente das controvérsias existentes quanto à valorização do exame do escarro, em especial das culturas, no diagnóstico das pneumonias decorre do fato de haver essa contaminação.

O paciente deve ser instruído no sentido de entender o processo da colheita, obtendo o material que vem com a tosse, com um mínimo de secreções aspiradas das vias superiores, e sem excesso de saliva. A colheita do escarro adotada na prática diária é, na maioria das vezes, espontânea, mas pode ser induzida. Neste caso, equipamento apropriado e medidas de controle protegendo pacientes e profissionais se fazem necessários.[6]

Uma vez colhido – de forma espontânea – o escarro em frasco apropriado fornecido pelo laboratório, o material deve ser imediatamente encaminhado para processamento, pois a demora em fazê-lo diminui sua qualidade, com necrose de células e favorecimento de proliferação da flora presente na boca do paciente.

O escarro é quase sempre mais viscoso do que a saliva, podendo se apresentar mucoide, purulento, hemático, gelatinoso (ver adiante **FIGURA 15.7A**) e mais ou menos aderente às paredes do frasco onde foi depositado. Assim, um grumo viscoso presente na secreção eliminada pela boca, e que não tenha origem em rinofaringe (que também produz material viscoso), deve ser mesmo escarro. Seleciona-se, então, tal grumo, para processamento laboratorial, buscando-se microrganismos e/ou células. O transudato expectorado do edema pulmonar, todavia, não é viscoso, tendo aspecto seroso e espumoso, por vezes de coloração rósea.

O tipo de grumo de escarro selecionado para processamento depende da natureza do exame a ser efetuado. No caso de processo inflamatório, infeccioso ou não, um grumo purulento é escolhido; na busca de células malignas, evita-se a maior purulência ou excesso de sangue no material. Além de células inflamatórias e neoplásicas, e de germes, o escarro pode conter outras formações, como moldes brônquicos, cristais de Charcot-Leyden, espirais de Curschmann, broncólitos e fragmentos de corpo estranho, cada uma delas com maior ou menor significado diagnóstico. Macrófagos carregados de lipídeos (células espumosas) indicam a presença de pneumonia lipoídica.[7] Excesso de saliva ou mesmo restos alimentares podem estar presentes em amostras de escarro inadequadamente colhidas.

O exame bacteriológico do escarro, efetuado em uma amostra de material adequadamente colhido e processado, e bem interpretado, pode fornecer preciosas informações sobre o(s) germe(s) causador(es) de doença infecciosa pulmonar. Nesse sentido, uma amostra de escarro é considerada de boa qualidade quando o material obtido exibe ao exame direto (Gram) mais do que 25 neutrófilos e menos do que 10 células epiteliais por campo de pequeno aumento (100x), sem considerar outras células.[8]

No entanto, a presença de macrófagos – presentes em ambiente alveolar –[9] pode indicar que o material deve ter vindo, de fato, do compartimento alveolar do pulmão.[10] Nesse tipo de amostra, a identificação presuntiva do germe causador da infecção é facilitada e valoriza a cultura quando há concordância de resultados.[11,12] O achado de células epiteliais, principalmente se em número apreciável, indica que o material colhido tem importante contingente proveniente da boca, com excesso de saliva, sendo assim pouco adequado para o exame.[13]

As **FIGURAS 15.1** e **15.2** ilustram, respectivamente, casos típicos de pneumonia pneumocócica e de abscesso de pulmão, em que é evidente a presença dos germes ao exame direto (diplococos gram-positivos e flora mista). A **FIGURA 15.3** mostra um caso de pneumonia por *Legionella pneumophila*, germe que não é corado pelo Gram, não podendo, assim, ser percebido por esse método. Também não são corados os microrganismos de dimensões muito reduzidas ou destituídos de parede celular, como vírus, micoplasma e clamídia.

A identificação do agente infeccioso, como pneumococo e legionela, pode ser feita pela detecção de seus antígenos no escarro ou na urina dos indivíduos acometidos.[14,15] Em material colhido por *swabs* da orofaringe, a detecção rápida da presença de *Chlamydia pneumoniae* e de *Mycoplasma pneumoniae* pode ser obtida pela reação em cadeia da polimerase (PCR).[16]

A pesquisa de bacilo álcool-ácido resistente (BAAR) utilizando-se a técnica de Ziehl-Neelsen, na presença de lesões pulmonares escavadas à radiografia, compatíveis com tuberculose, tem elevadas sensibilidade e especificidade (**FIGURA 15.4**). Entretanto, se não houver escavações, a sensibilidade do método fica muito reduzida, mesmo que se usem técnicas de clareamento, centrifugação ou sedimentação do escarro.[17]

Culturas do escarro atualmente são efetuadas sobretudo para testar a sensibilidade do *Mycobacterium tuberculosis* aos fármacos antituberculosos. Também são eventualmente feitas quando se tem por objetivo identificar outra micobactéria (atípica). Técnicas moleculares de diagnóstico por meio da PCR no escarro de pacientes com tuberculose pulmonar têm mostrado sensibilidade elevada (90 a 100%) quando a baciloscopia é positiva, porém mais baixa (65 a 85%) quando negativa.

Pesquisas diretas e cultivos de fungos no escarro são de uso corrente na investigação das micoses que envolvem o pulmão, como paracoccidioidomicose (**FIGURA 15.5**), histoplasmose (**FIGURA 15.6**) e criptococose (**FIGURA 15.7**). Também o *Pneumocystis jirovecii* pode ser identificado ao exame direto do escarro, adequadamente processado.[18]

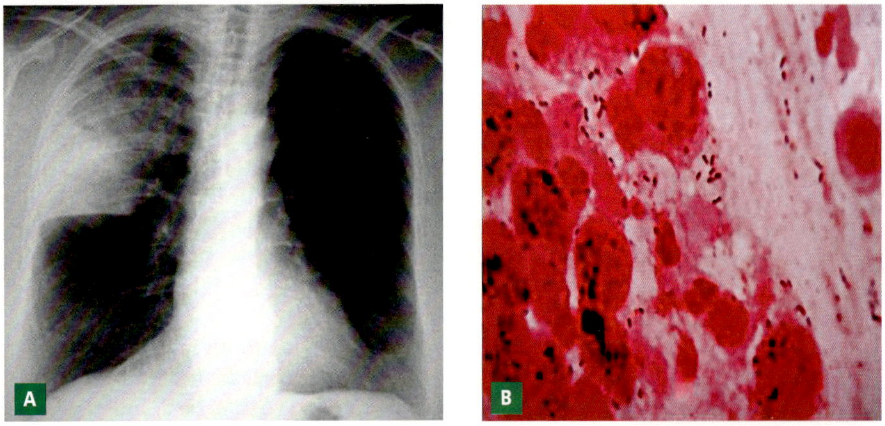

FIGURA 15.1 → Paciente feminina, 52 anos, com dor torácica à direita, febre, escarro purulento sem mau odor. (A) Consolidação alveoloductal no lobo superior do pulmão direito à radiografia de tórax. (B) Numerosos diplococos gram-positivos, células mononucleares (macrófagos) e polimorfonucleares (neutrófilos) ao exame direto do escarro (coloração de Gram). *Streptococcus pneumoniae* na cultura em aerobiose. Diagnóstico: pneumonia pneumocócica.

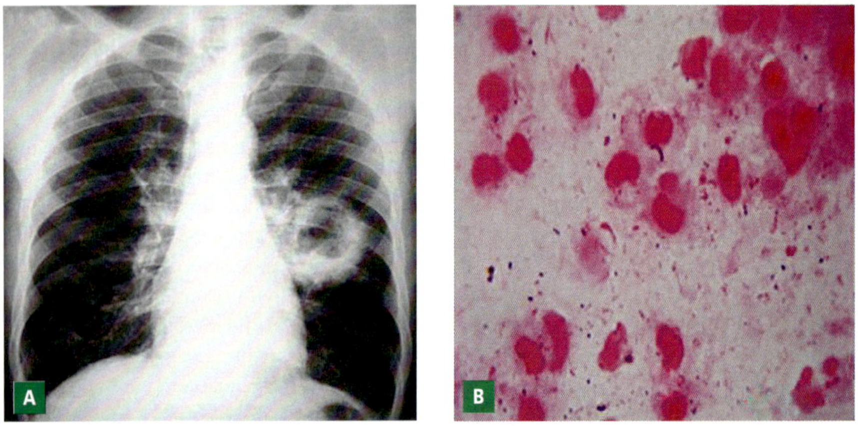

FIGURA 15.2 → Paciente masculino, 47 anos, com dor torácica à esquerda, febre, escarro purulento com mau odor. (A) Lesão escavada com nível hidroaéreo no segmento posterior do lobo inferior do pulmão esquerdo à radiografia de tórax. (B) Numerosos cocos gram-positivos de diferentes dimensões e bacilos gram-negativos ao exame direto do escarro (flora mista). Diagnóstico: abscesso pulmonar por germes anaeróbios.

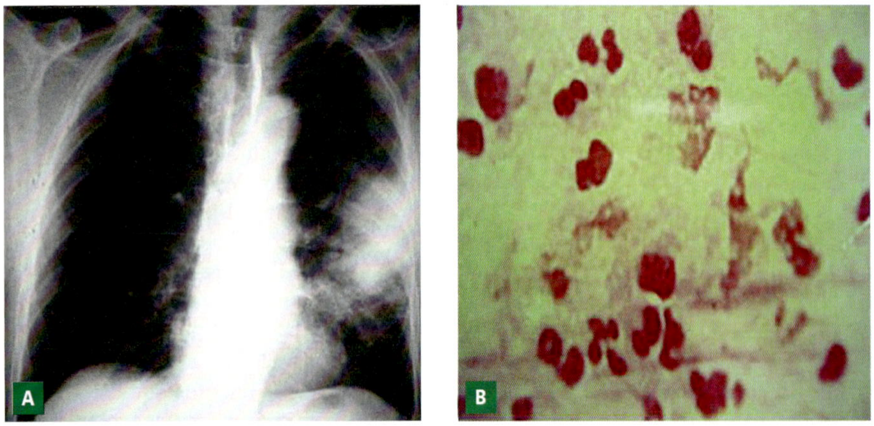

FIGURA 15.3 → Paciente masculino, 43 anos, com dor torácica à esquerda, febre, escarro purulento sem mau odor. (A) Bloco de consolidação no terço médio do pulmão esquerdo à radiografia de tórax. (B) Células mononucleares e polimorfonucleares, e ausência de bactérias ao exame direto (Gram) do escarro. Diagnóstico: pneumonia por *Legionella pneumophila* (sorologia positiva).

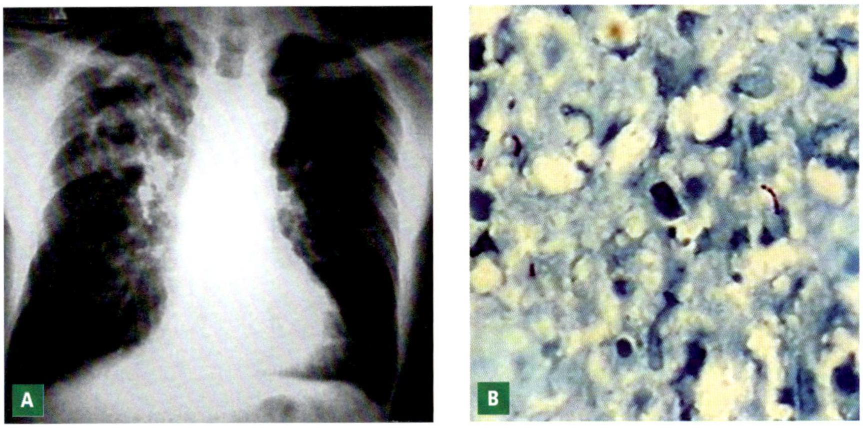

FIGURA 15.4 → Paciente masculino, 58 anos, com tosse, expectoração purulenta e hemática sem mau odor e perda de peso durante quatro meses. (A) Lesão escavada, com paredes espessas e focos de disseminação pericavitários no lobo superior do pulmão direito à radiografia de tórax. (B) Presença de BAAR ao exame direto do escarro (coloração de Ziehl-Neelsen). Diagnóstico: tuberculose pulmonar de reinfecção.

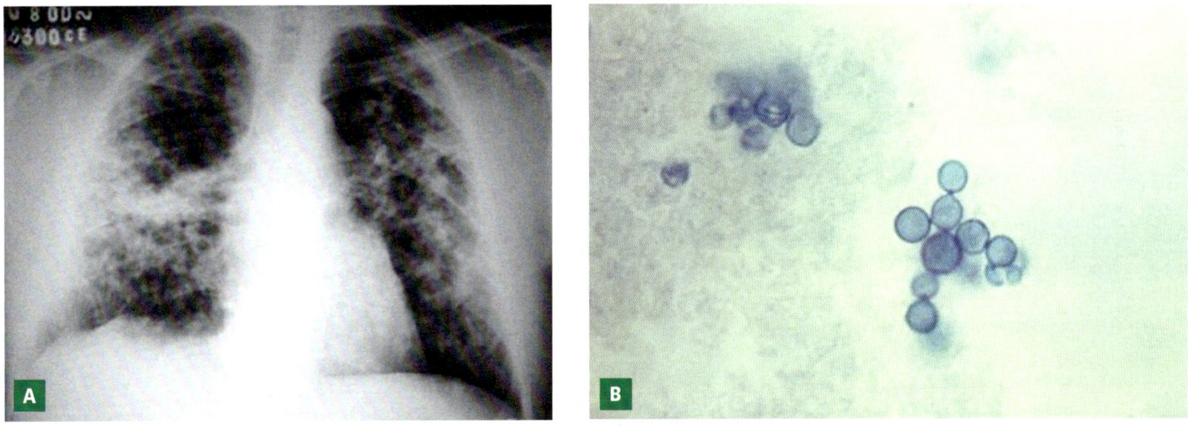

FIGURA 15.5 → Paciente masculino, 48 anos, com tosse, expectoração purulenta, dispneia, perda de peso. (A) Lesões grosseiramente simétricas, predominando nos terços médios de ambos os pulmões à radiografia de tórax. (B) Microscopia de escarro apresentando leveduras grandes arredondadas, multibrotantes, características de *Paracoccidioides brasiliensis* (potassa com tinta Parker, 40x). Diagnóstico: paracoccidioidomicose.

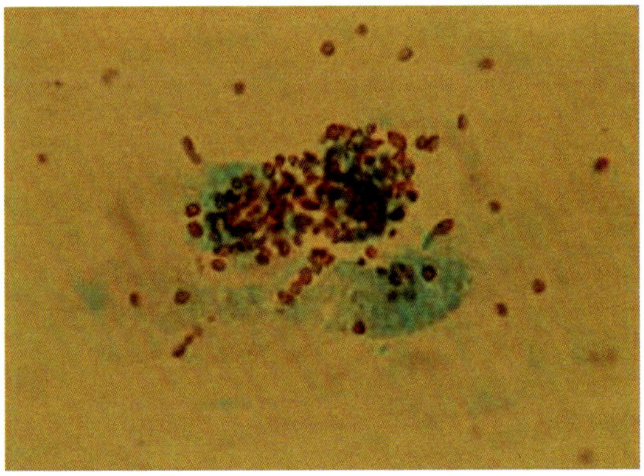

FIGURA 15.6 → Microscopia do escarro demonstrando elementos leveduriformes pequenos, ovalados e alguns unibrotantes característicos de *Histoplasma capsulatum* (coloração Gomori-Grocott, 40x).

Em vigência de ciclo pulmonar de helmintos, sobremaneira no caso de indivíduos imunodeprimidos, o escarro pode revelar a presença de nematódeos, particularmente o *Strongyloides stercoralis*.[19]

A pesquisa de células malignas no escarro de pacientes portadores de câncer de pulmão pode mostrar-se positiva em até 65% dos casos, com especificidade superior a 99% quando efetuada por citologista experiente, em material apropriado (não purulento e sem excesso de saliva ou de sangue), corado, geralmente, pelo método de Papanicolaou (FIGURAS 15.8 a 15.10). Nas lesões centrais, obviamente a sensibilidade do exame é maior, aproximando-se de 80%, caindo abaixo de 50% nas periféricas. A concordância, quanto ao tipo histológico do tumor, entre resultados dos exames citopatológico do escarro e histopatológico de material obtido por biópsia mostra-se elevada,[20,21] o que também é ob-

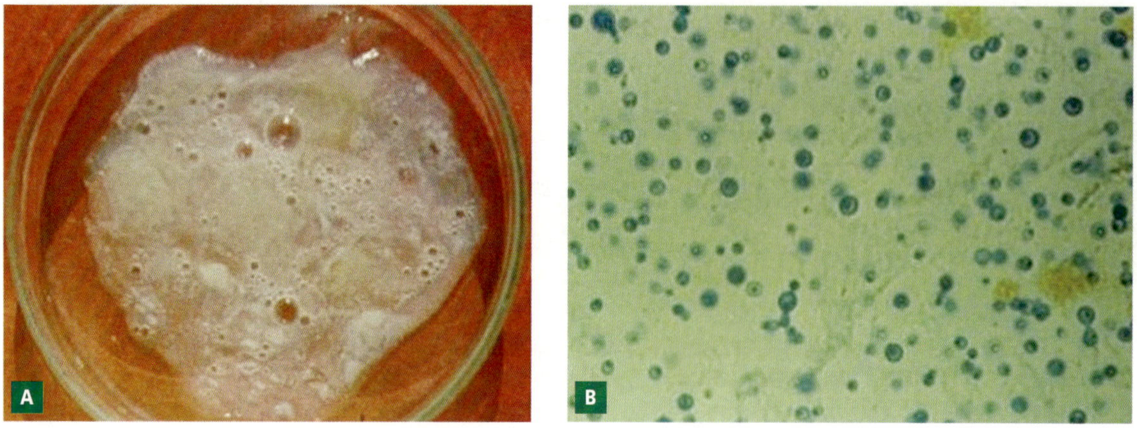

FIGURA 15.7 → (A) Macroscopia do escarro, com aspecto gelatinoso. (B) Microscopia do escarro demonstrando elementos leveduriformes ovalados, alguns com brotamentos. Caso de *Cryptococcus gatti* em paciente imunocompetente (potassa com tinta Parker, 40x).

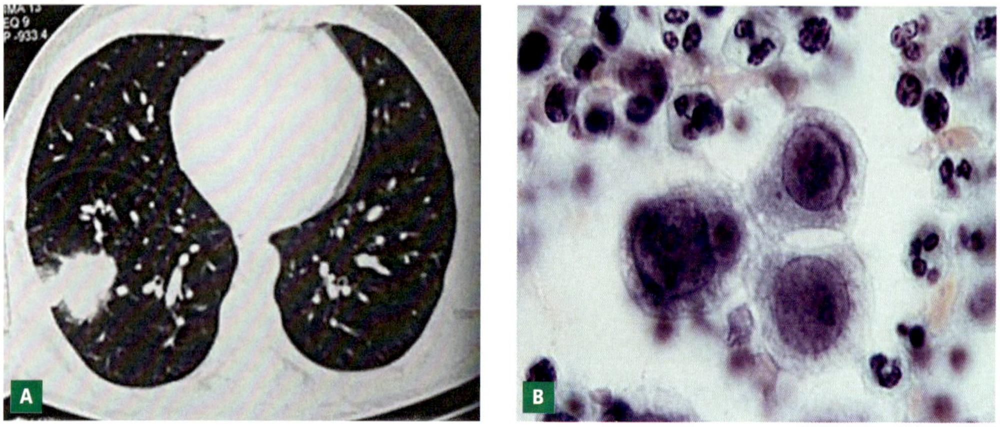

FIGURA 15.8 → (A) Tomografia computadorizada de tórax mostrando massa tumescente, com halo de infiltração periférica, no lobo inferior do pulmão direito. (B) Exame citopatológico do escarro (400x). Adenocarcinoma, padrão acinar.

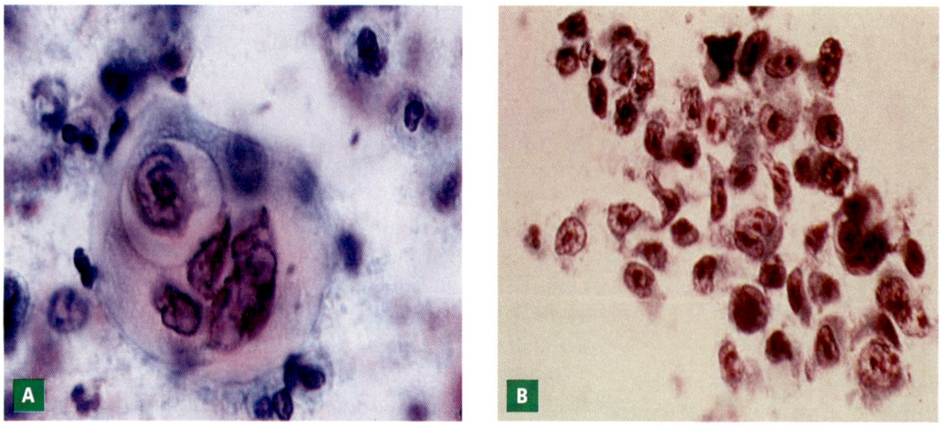

FIGURA 15.9 → Exame citopatológico do escarro (400x). (A) Carcinoma de células escamosas; grande célula com citoplasma vítreo, núcleos irregulares, padrão célula dentro de célula. (B) Carcinoma neuroendócrino de grandes células; grandes nucléolos e dispersão de células.

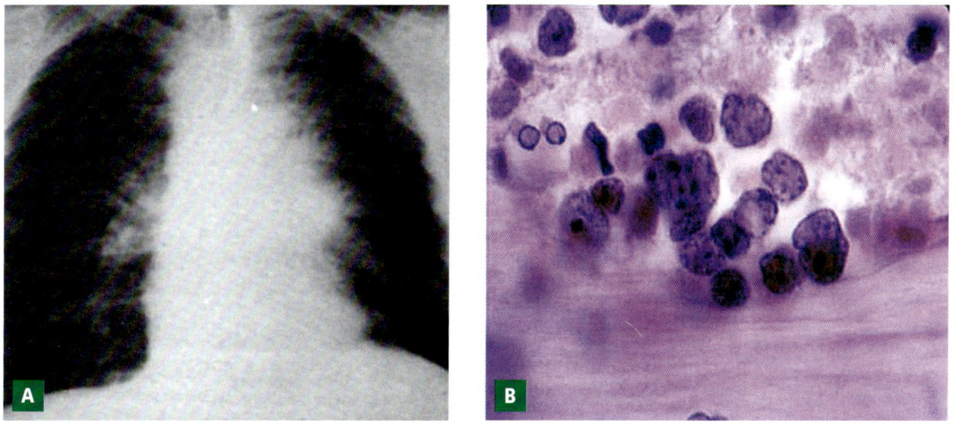

FIGURA 15.10 → (A) Radiografia de tórax mostrando massa na região cernal do pulmão esquerdo, com extensão para o mediastino. (B) Exame citopatológico do escarro (400x): carcinoma de pequenas células. Cromatina padrão sal e pimenta; grupo com amoldamento celular ("fila indiana").

servado em espécimes obtidos por biópsia e por aspirados de lesões endobrônquicas.[22]

Os exames citológicos diferenciais do escarro ou da secreção nasal podem fornecer ao clínico informações sobre a natureza do processo, em especial quando demonstram nas secreções a presença de um número aumentado de eosinófilos, como ocorre na asma brônquica e/ou nas rinossinusites alérgicas.

Referências

1. Fahy JV, Dickey BF. Airway mucus function and dysfunction. N Engl J Med. 2010;363(23):2233-47.

2. Voyonow JA, Rubin BK. Mucins, mucus, and sputum. Chest. 2009;135(2):505-12.

3. Wine JJ. Parasympathetic control of airway submucosal glands: central reflexes and the airway intrinsic nervous system. Auton Neurosci. 2007;133(1):35-54.

4. Gatto LA. Cholinergic and adrenergic stimulation of mucociliary transport in the rat trachea. Respir Physiol. 1993;92(2):209-17.

5. Travis SM, Conway BA, Zabner J, Smith JJ, Anderson NN, Singh PK, et al. Activity of abundant antimicrobials of the human airway. Am J Respir Cell Mol Biol. 1999;20(5):872-9.

6. Paggiaro P, Spanevello A, Bacci E. Sputum induction: methods and safety I. In: Djukanovic R, Sterk P, editors. An atlas of induced sputum: an aid for research and diagnosis. London: The Parthenon; 2004. p. 7-18, cap. 1.

7. Hadda V, Khilnani GC. Lipoid pneumonia: an overview. Expert Rev Respir Med. 2010;4(6):799-807.

8. Murray PR, Washington JA. Microscopic and bacteriologic analysis of expectorated sputum. Mayo Clin Proc. 1975;50(6):339-44.

9. Spanevello A, Confalonieri M, Sulotto F, Romano F, Balzano G, Migliori GB, et al. Induced sputum cellularity. Reference values and distribution in normal volunteers. Am J Respir Crit Care Med. 2000;162(3 Pt 1):1172-4.

10. Courcol RJ, Damien JM, Ramon P, Voisin C, Martin GR. Presence of alveolar macrophages as a criterion for determining the suitability of sputum specimens for bacterial culture. Eur J Clin Microbiol. 1984;3(2):122-5.

11. Heineman HS, Chawla JK, Lopton WM. Misinformation from sputum cultures without microscopic examination. J Clin Microbiol. 1977;6(5):518-27.

12. Musher DM, Montoya R, Wanahita A. Diagnostic value of microscopic examination of Gram-stained sputum and sputum cultures in patients with bacteremic pneumococcal pneumonia. Clin Infect Dis. 2004;39(2):165-9.

13. Moreira JS, Petrillo L. Simultaneous bacteriological examination of the sputum and saliva from patients with pulmonary infection. Int J Tuberc Lung Dis. 1997;1:S77.

14. Aguero-Rosenfeld ME, Edelstein PH. Retrospective evaluation of the Du Pont radioimmunoassay kit for detection of Legionella pneumophila serogoup 1 antigenuria in humans. J Clin Microbiol. 1988;26(9):1775-8.

15. Ortqvist A, Jönsson I, Kalin M, Krook A. Comparison of three methods for detection of pneumococcal antigen in sputum of patients with community-acquired pneumonia. Eur J Clin Microbiol Infect Dis. 1989;8(11):956-61.

16. Fishman J. Approach to the patient with pulmonary infection. In: Fishman A, Elias J, Fishman J, Grippi M, Senior R, Pack A. Fishman's pulmonary diseases and disorders. 4th ed. New York: McGraw-Hill Medical; 2008. p. 1981-2015, cap. 112, v. 2.

17. Cattamanchi A, Davis JL, Pai M, Huang L, Hopewell PC, Steingart KR. Does bleach processing increase the accuracy of sputum smear microscopy for diagnosing pulmonary tuberculosis? J Clin Microbiol. 2010;48(7):2433-9.

18. Xavier MO, Oliveira FM, Severo LC. Capítulo 1: diagnóstico laboratorial das micoses pulmonares. J Bras Pneumol. 2009;35(9):907-19.

19. Salata R. Intestinal nematodes. In: Mahmoud AAF, editor. Parasitic lung diseases. New York: Marcel Dekker; 1997. p. 89-108.

20. Husain O, Butler EB, Woodford FP. Combined external quality assessment of cytology and histology opinions: a pilot scheme for a cluster of five laboratories. J Clin Pathol. 1984;37(9):993-1001.

21. Gupta PK, Baloch ZW. Pulmonary cytopathology. In: Fishman A, Elias J, Fishman J, Grippi M, Senior R, Pack A. Fishman's pulmonary diseases and disorders. 4th ed. New York: McGraw-Hill Medical; 2008. p. 511-32, cap. 31, v. 2.

22. Sackett MK, Salomão DR, Donovan JL, Yi ES, Aubry MC. Diagnostic concordance of histologic lung cancer type between bronchial biopsy and cytology specimens taken during the same bronchoscopic procedure. Arch Pathol Lab Med. 2010;134(10):1504-12.

Investigação de Atopia

16

Jorge Lima Hetzel

Introdução

As manifestações mais comuns de alergia respiratória estão relacionadas com rinite alérgica e asma. Decorrem de hipersensibilidade imediata, reagínica ou de tipo I na classificação de Gell e Coombs, mediada por imunoglobulina E (IgE). Podem também estar associadas a conjuntivite alérgica, eczema e alguns casos de urticária. Um aspecto importante é que os sintomas dos asmáticos podem estar relacionados com alergia e mecanismos não imunológicos. Por outro lado, muitos pacientes são sensíveis a vários antígenos e seu efeito cumulativo pode ser importante.

> **ATENÇÃO**
>
> O desenvolvimento da atopia depende de um conjunto de fatores, como predisposição genética e interação com o meio ambiente de risco, levando à sensibilização e ao surgimento subsequente da doença específica.

A incidência de doença atópica aumentou 10 vezes nos países desenvolvidos nas últimas duas décadas. Em torno de 10% dos americanos têm sintomas de alergia respiratória, sendo 40% das crianças e 10 a 30% dos adultos. O processo inflamatório relaciona-se com a IgE (alergia mediada por IgE). O seu diagnóstico envolve três componentes:

- Identificação do alergênio, geralmente por detalhada história clínica
- Demonstração da presença de IgE específica por testes cutâneos ou por métodos *in vitro*
- Estabelecimento de uma relação causal entre a exposição ao alergênio e os sintomas, pela história clínica ou por testes de provocação

Anamnese

> **ATENÇÃO**
>
> A anamnese é o recurso mais importante para a investigação dos eventuais alergênios responsáveis pelo desencadeamento dos sintomas. A obtenção de história pessoal e/ou familiar de manifestações atópicas e da periodicidade dos sintomas e dos fatores desencadeantes em geral exige tempo e objetividade na investigação. A identificação de antecedentes familiares de atopia assume considerável importância na predição de doenças alérgicas.

A escolha de um modelo de questionário para investigação de alergia respiratória não é muito relevante, uma vez que seja completo e inclua, além dos dados de identificação do paciente, os sintomas mais importantes e as outras manifestações de alergia, a história familiar de alergia, testes alérgicos realizados anteriormente, hábitos e agentes físicos aos quais o pacientes se expõe. Quando, como e com que intensidade ocorrem os sintomas são observações complementadas com detalhada história terapêutica.

A história clínica também deve ser avaliada em função da evolução do caso. A identificação da estação do ano, do horário, do local e da situação em que ocorre a piora só é possível mediante uma anamnese completa.[1]

Alergênios

Alergênios são antígenos causadores de doença alérgica. Em geral são proteínas solúveis de baixo peso molecular que reagem com anticorpos IgE específicos. A intensidade da reação inflamatória no trato respiratório com subsequente manifestação clínica é influenciada por fatores como concentração do alergênio e duração da exposição.

O conhecimento de algumas características dos alergênios mais importantes no desencadeamento de sintomas respiratórios é fundamental para o estabelecimento de estratégias adequadas de tratamento. Assim, os alergênios alimentares podem desencadear alergia cutânea ou digestiva, porém raras vezes manifestações respiratórias em adultos. Eventualmente, entretanto, podem ser relacionados com sintomas respiratórios em crianças.[2]

Sendo os alergênios inaláveis os mais importantes na alergia respiratória, a investigação deve ser dirigida especialmente a eles, o que não exclui a pesquisa de outros eventuais alergênios, em particular nos pacientes com dificuldades de controle de seus sintomas.

Os alergênios da poeira domiciliar, fungos e pólens são os fatores inaláveis mais importantes. Pelos, partículas de epitélio de baratas ou mesmo saliva dessecada de alguns animais como gato podem constituir material alergênico significativo.

Os principais alergênios inaláveis são:[3]

- Ácaros da poeira domiciliar: *Dermatophagoides pteronyssinus, Dermatofagoides farinae, Blomia tropicalis,* entre outros.
- Fungos: *Aspergillus* sp. *Cladosporium* sp. *Alternaria* sp. *Penicillium notatum.*
- Baratas: *Blatella germanica, Periplaneta americana.*
- Animais: gato, cão, *hamster.*
- Pólens: *Lolium multiflorum* e outras gramíneas, árvores e arbustos.
- Ocupacionais: poeira de madeira, detergentes, látex.

Exame físico

O exame físico é um método auxiliar na busca de manifestações de doenças atópicas, como asma, conjuntivite alérgica, rinite alérgica e eczema atópico. O conhecimento dos achados clínicos das formas de apresentação dessas doenças permite o enriquecimento das informações e uma certeza maior quanto à real causa alérgica da manifestação exibida.

Exames radiológicos

O estudo radiológico do tórax contribui de maneira limitada para o diagnóstico da asma e também para a identificação de envolvimento alérgico.

O estudo radiológico de seios paranasais e rinofaringe é indicado com o objetivo de identificar sinusopatia que possa complicar o quadro clínico e mereça tratamento específico. As características das alterações podem sugerir componente alérgico envolvido na patogenia. Aproximadamente 50% dos pacientes com rinite alérgica apresenta alguma forma de alteração radiológica dos seios paranasais. O achado mais frequente é a hipertrofia de cornetos, desde que o paciente não esteja fazendo uso de vasoconstritores tópicos e/ou anti-histamínicos. Da mesma forma, 80% dos pacientes com asma apresenta alguma alteração na radiografia dos seios paranasais e da rinofaringe.

Pesquisa de eosinofilia

Toda a relação do eosinófilo na patogênese da doença alérgica ainda não é completamente conhecida. Entretanto, sua identificação pode contribuir para o diagnóstico.

A eosinofilia sanguínea, evidenciada pelo hemograma, costuma ocorrer na alergia respiratória. Como os eosinófilos periféricos aumentam nas primeiras horas da manhã e, após um tempo médio de circulação de 12 horas, migram para os tecidos, sugere-se que dois ou três resultados normais no hemograma devam ser obtidos antes que se conclua pela ausência de eosinofilia. Ressalta-se, também, a importância de que o paciente não esteja usando medicação anti-histamínica.

A eosinofilia também pode ser devida a verminose, reações a fármacos, infiltrações pulmonares eosinofílicas e periarterite nodosa. A administração de corticoides, infecções agudas, estresse e jejum por mais de 12 horas podem reduzir a quantidade de eosinófilos circulantes.

> **ATENÇÃO**
>
> O grau de eosinofilia sanguínea depende da gravidade da inflamação e da quantidade de tecido do órgão de choque. Assim, é pequeno na rinite alérgica, moderado na asma e grande quando há várias manifestações atópicas.

O exame citológico diferencial do escarro ou da secreção nasal é usado no diagnóstico da alergia respiratória. O achado de mais de 5 a 10% de eosinófilos no escarro ou na secreção nasal sugere o diagnóstico de alergia respiratória. Entretanto, na vigência de infecção, pode-se observar apenas a presença de neutrófilos.

Dosagem de imunoglobulina E (IgE) sérica

A dosagem de IgE total no sangue periférico, embora possa estar elevada na alergia respiratória, não deve ser utilizada como um marcador específico de doença alérgica individual com finalidade diagnóstica. Vários são os fatores que podem influenciar os níveis séricos desse anticorpo. Parasitoses intestinais e cutâneas, mieloma múltiplo, nefrites intersticiais por drogas, síndrome hiper-IgE, aspergilose broncopulmonar alérgica, filariose pulmonar, entre outras doenças, podem elevar os níveis séricos totais de IgE.

O método mais usado na determinação da IgE total é o ensaio imunossorvente ligado à enzima (ELISA), e os valores são expressos em unidades internacionais por mililitro.

Na avaliação dos resultados, também se deve considerar que os níveis séricos de IgE variam com a idade do indivíduo. Sua produção inicia-se em torno da 13ª e 14ª semanas de vida intrauterina, mas, ao nascimento, seus níveis são quase não identificáveis. Seus valores máximos ocorrem entre 7 e 8 anos e começam a decrescer após os 60 anos. Embora a gravidade dos sintomas se correlacione bem com a contagem de eosinófilos sanguíneos, o mesmo não ocorre em relação aos níveis de IgE. Essas considerações permitem que se conclua que a dosagem de IgE sérica total tem sensibilidade e especificidade baixas no diagnóstico de alergia.[4]

Métodos para avaliar IgE específica a antígenos

In vivo

- Testes de provocação nasal ou brônquica
- Testes cutâneos de hipersensibilidade imediata

In vitro

- Imunoglobulina E específica

Testes de provocação

Os testes de provocação por inalação de alergênio permitem o diagnóstico específico da reatividade das vias aéreas para determinado estímulo. A necessidade de cuidados especiais quanto à dose do antígeno inalado e outras dificuldades operacionais do método os tornam pouco usados. Por isso, os testes de provocação são utilizados quase exclusivamente no nível experimental. Também deve ser considerada a possibilidade de desencadeamento de crise importante durante a realização do exame. Isso implica a necessidade de executá-lo apenas em nível hospitalar.

A correlação entre o teste cutâneo, a imunoglobulina específica e o teste de provocação depende do alergênio e do grau de sensibilização, sendo maior quando a reação cutânea for fortemente positiva.

Testes cutâneos de hipersensibilidade imediata

Os testes cutâneos de hipersensibilidade imediata (mediada por IgE) têm alta sensibilidade quando interpretados à luz de sua relação com a história clínica. Constituem o principal método diagnóstico para confirmar a sensibilidade clínica induzida por grande variedade de alergênios encontrados naturalmente no ambiente. São propriedades importantes dos testes cutâneos para alergia:

- Identificação da sensibilização alérgica mediada por IgE de maneira pouco invasiva;
- Boa reprodutibilidade;
- Confirmação imediata do resultado (20 minutos);
- Indicação da resposta do paciente aos alergênios avaliados;
- Demonstração visual ao paciente da reação determinada.

Além da indicação para diagnóstico de doença atópica, os testes cutâneos também são úteis na orientação terapêutica das medidas profiláticas que devam ser tomadas. Constituem contraindicação alto risco de anafilaxia, história de episódio anafilático recente, uso de medicação que possa interferir no tratamento de eventual anafilaxia e doença cutânea disseminada.[5]

Algumas situações podem determinar a ocorrência de resultados falso-negativos:

- Idade inferior a 3 anos ou superior a 70 anos;
- Uso de anti-histamínicos;
- Material com concentração inadequada de antígeno;
- Erro técnico na introdução de antígenos;
- Paciente sob imunoterapia;
- Dermatite atópica grave.

Seleção dos antígenos

Tendo em vista que a realização dos testes cutâneos objetiva identificar a presença ou não de atopia, e não os vários antígenos aos quais o paciente possa ter sido sensibilizado, não é necessária a realização de bateria muito ampla. Dessa maneira, é suficiente o emprego de 4 a 5 grupos de antígenos mais comuns no ambiente, o que permite uma sensibilidade do método superior a 90%. Considera-se adequada a realização do teste cutâneo com os seguintes antígenos:

- Poeira domiciliar;
- Ácaros (*D. pteronyssinus, D. farinae, B. tropicalis);*
- Fungos do ar (*Aspergillus, Penicillium, Cladosporium);*
- Pólens (*L. multiflorum* e outras);
- Lã.

Quando há suspeita clínica de aspergilose broncopulmonar alérgica, testam-se, também, antígenos de *Aspergillus*. Nesse caso, desejando-se realizar a leitura imediata (15 a 20 minutos) e tardia (6 a 12 horas), prefere-se a aplicação pela técnica intradérmica, que favorece, principalmente, esta última leitura.

Técnica

Teste por puntura (prick test)

A região preferencial para a sua realização é a fossa cubital do antebraço, logo após antissepsia com álcool etílico a 70%, deixando-o evaporar completamente. Com um puntor plástico ou uma lanceta, realizam-se as punturas no local desejado, com um espaçamento de aproximadamente 3 cm de distância uma da outra. Coloca-se uma gotícula do extrato desejado, e a leitura é feita em 15 a 20 minutos. Como controle positivo, usa-se histamina; como controle negativo, solução salina ou o diluente empregado para conservação do extrato.

Para a leitura dos resultados, alguns autores sugerem que deva ser considerado o maior diâmetro da pápula, independentemente da posição; outros recomendam que se considere a média do maior e o menor diâmetro. Em qualquer dos critérios citados, será considerada positiva a pápula maior do que 3 mm. Outro critério é considerar o controle negativo zero e o positivo (+++). Positivo (+) caracteriza-se por eritema maior do que o controle negativo, e positivo (++) por eritema e pápula menores do que o controle positivo. Caso a pápula seja maior do que o controle positivo ou com pseudópodes, será positivo (++++).

O resultado pode ser falso-positivo quando ocorrer aplicação excessiva de antígeno, reação traumática pelo teste, interpretação imprópria dos resultados, falhas dos controles positivos ou negativos ou antígeno muito concentrado.

Podem ocorrer falso-negativos com aplicação de pouco antígeno, erro técnico na introdução de antígenos, uso de fármacos que bloqueiam as reações (anti-histamínicos, fármacos adrenérgicos e teofilina) e pele atrófica ou edemaciada.

Complicações como exagero da reação cutânea ou anafilaxia são raras.

Teste intradérmico

O teste cutâneo aplicado intradermicamente é cerca de 100 a 1.000 vezes mais sensível do que o teste por puntura ou escarificação, o que quase elimina a possibilidade de falso-negativos. Uma vez que, com esse método, há maior possibilidade de ocorrência de reações indesejáveis intensas, é indispensável que seja precedido de uma anamnese precisa e que se esclareça o grau de sensibilidade individual.

É importante que se reconheça que o teste por puntura é realizado em menor tempo, com mais segurança, menor custo e menos desconforto para o paciente.

Recomendações

- O teste cutâneo deve ser realizado por profissional capacitado (médico ou outro profissional da saúde com rigorosa supervisão médica).
- Não deve ser aplicado em pacientes com manifestações agudas de alergia.
- Deve ser realizado em local onde se tenha acesso imediato a profissionais, equipamentos e medicamentos para atendimento de emergência.

Dosagem de imunoglobulina E (IgE) específica

A mensuração de IgE específica no sangue foi introduzida com a técnica do radioimunoalergossorbente, daí ser amplamente conhecida como RAST. As técnicas laboratoriais modernas são outras e, por isso, esse nome não é adequado e não deve mais ser usado. Na maioria das vezes, a anamnese e o teste cutâneo aos antígenos inaláveis fornecem os dados necessários para o diagnóstico da doença atópica e o planejamento da terapêutica. Devido ao tempo de execução, custo e baixa sensibilidade para alguns alergênios, deve ser reservado para situações especiais:[6]

- Uso de anti-histamínicos, antidepressivos tricíclicos e medicamentos que interferem na reatividade ao teste cutâneo e que não possam ser interrompidos.
- Eczema, dermografismo ou alterações de pele que inviabilizem o teste cutâneo.
- Após episódio de anafilaxia.
- Risco de reações sistêmicas ao teste cutâneo.
- Teste cutâneo com resultado duvidoso.
- Falta de condições físicas ou mentais para realizar o teste cutâneo.

Referências

1. Hetzel JL, Hetzel MP. Avaliação alergológica em asma. In: Corrêa da Silva LC, Hetzel JL. Asma brônquica: manejo clínico. Porto Alegre: Artmed; 1998.

2. Cruz AA, Oliveira JC, Lima GS. Investigação de atopia em pacientes com doenças das vias aéreas. In: Sociedade Brasileira de Pneumologia e Tisiologia. Prática pneumológica. Rio de Janeiro: Guanabara Koogan; 2010.

3. American Academy of Allergy, Asthma & Immunology. Overview of allergic diseases. Milwaukee: The American Academy of Allergy, Asthma and Immunology; 2000. The Allergy Report, v. 1.

4. Cruz AA, Campos CAH, Jacob CMA, Sarinho ESC, Sahano E, Castro FFM, et al. II Consenso Brasileiro sobre Rinites. Rev Bras Alergia Imunopatol. 2006;29(1):29-58.

5. Nolte H, Kowal K, DuBuske L. Overview of skin testing for allergic disease [Internet]. Waltham: UpToDate, c2011 [capturado em 21 jan. 2011]. Disponível em: http://www.uptodate.com/contents/overview-of-skin-testing-for-allergic-disease?source=search_result&selectedTitle=1~150.

6. Joint Task Force on Practice Parameters, American Academy of Allergy, Asthma and Imumunology, American College of Allergy, Asthma and Immunology; Joint Council of Allergy, Asthma and Immunology. The diagnosis and management of anaphylaxis: an updated practice parameter. J Allergy Clin Immunol. 2005;115(3 Suppl 2):S483-523.

Teste Tuberculínico

17

Jorge Lima Hetzel

Introdução

O teste tuberculínico (TT) é um método diagnóstico da tuberculose, sendo indicado nos pacientes com suspeita de doença e contatos não vacinados com bacilo de Calmette-Guérin (BCG). O uso rotineiro do TT pode contribuir com informações epidemiológicas que auxiliem na elaboração do Programa de Controle da Tuberculose.[1]

Reação de Mantoux

O TT pela técnica de Mantoux é a introdução intradérmica, com seringa e agulha, de 0,10 mL de tuberculina, por convenção na face anterior do antebraço esquerdo. A leitura do resultado é feita após 48 a 72 horas, medindo-se em milímetros o tamanho do diâmetro transverso da enduração em relação ao menor eixo do antebraço.

> **ATENÇÃO**
>
> No Brasil, a tuberculina usada é o PPD Rt 23 2 UT, e a interpretação do teste é a seguinte:
>
> - 0 a 4 mm: não reator – indivíduo não infectado pelo bacilo ou anérgico;
> - 5 a 9 mm: reator fraco – indivíduo infectado pelo *Mycobacterium tuberculosis* ou por outras micobactérias;
> - igual ou maior a 10 mm: reator forte – indivíduo infectado pelo *M. tuberculosis*, doente ou não.

Os indivíduos reatores fortes são aqueles habitualmente referidos como positivos. Isso indica que deve ter havido a primoinfecção tuberculosa em algum momento do passado próximo ou remoto. A maioria desses reatores é de pessoas infectadas que nunca evoluem para a doença ativa, pois se estima que somente 5 a 10% dos infectados adoeçam. Nos portadores de doença ativa, o TT é positivo na quase totalidade. Em crianças, particularmente abaixo de quatro anos, sem BCG prévio, um TT positivo significa provável infecção recente, o que nessa faixa etária aumenta a possibilidade de haver doença no presente ou em futuro próximo.[2]

Nos indivíduos não reatores, por outro lado, é remota a etiologia tuberculosa de lesões pulmonares detectadas radiologicamente, tanto em adultos quanto em crianças.

As reações fracas ao teste tuberculínico são valorizadas, para fins práticos, apenas em crianças não vacinadas com BCG e em contato com casos de tuberculose ativa no domicílio, com vistas à quimioprofilaxia. Essas reações também são atribuídas, em certas áreas geográficas, a outras micobactérias. Os portadores do vírus da imunodeficiência humana (HIV) e outros portadores de imunodeficiência importante são considerados infectados pelo bacilo da tuberculose quando apresentam enduração igual ou maior do que 5 mm.

Há uma série de situações em que o TT pode ser negativo em pessoas infectadas, como antígeno fora do prazo de validade, erro técnico de aplicação ou leitura, anormalidades tegumentares, disfunção linfocitária (p. ex., sarcoidose, linfomas, outras neoplasias malignas, corticoterapia, uso de imunossupressores e síndrome de imunodeficiência adquirida).

O TT também pode ser negativo na fase aguda de serosite tuberculosa (sobretudo derrame pleural e meningite), na tuberculose hemática e em casos muito avançados de tuberculose pulmonar, em que haja mau estado geral. Ao contrário do que se divulgava antes, sabe-se que a gestação não interfere na reatividade tuberculínica. O grau de hipersensibilidade tuberculínica pode declinar com o passar do tempo, sendo possível que a pessoa se torne não reatora após períodos mais ou menos longos. No entanto, como o bacilo tuberculoso persiste nos tecidos da maioria dos infectados, a hipersensibilidade tuberculínica pode estar presente mesmo após muitos anos da primoinfecção. Os não reatores e em especial os reatores fracos podem tornar-se positivos depois de repetidas aplicações do TT sem que isso signifique, necessariamente, *booster*, ou seja, a exacerbação de uma reação anteriormente tênue.[3]

Em indivíduos infectados e hígidos, reações exuberantes, com grandes endurações, flictenas ou úlceras, sugerem a presença de hiperergia tuberculínica ou, pelo menos, maior probabilidade de evolução para tuberculose-doença.

Indicações

O TT discriminando entre infectados e não infectados pelo bacilo da tuberculose, isoladamente, define a infecção, e não o adoecimento.

Como indicador da situação epidemiológica da tuberculose em determinada população, é utilizado para a medição do *risco anual de infecção*, considerado um importante indicador epidemiológico que mede a porcentagem de infectados evolutivamente.[4]

O TT é útil sobretudo como meio diagnóstico auxiliar nas situações em que se indica teste terapêutico e como importante rastreador de infectados entre os contatos diretos de bacilíferos. No entanto, assim como no diagnóstico individual, por não ser teste isento de resultados cruzados, um teste positivo carece muitas vezes de discriminação, pois pode significar infecção tanto pelo bacilo da tuberculose quanto por outras micobactérias, ou mesmo pelo bacilo vacinal (Calmette-Guérin).

> **ATENÇÃO**
>
> Considerando que o percentual de vacinados nos primeiros meses de vida cresce cada vez mais e que a vacinação confere reatividade indistinguível da provocada pela infecção natural, a valorização de um TT positivo deve ser avaliada muito criteriosamente. Dessa forma, por exemplo, é impossível utilizar o TT para estudos do risco anual de infecção em populações vacinadas com o BCG e, nos casos individuais, deve-se ter presente que um TT positivo também pode ser devido à vacinação anteriormente aplicada.

No caso de pessoas que têm contato com pacientes com tuberculose ativa, e com um primeiro TT negativo, sugere-se sua repetição em 8 a 12 semanas, tendo em vista que o risco do desenvolvimento de doença ativa é maior nos conversores recentes à tuberculina. Este risco está relacionado com o desenvolvimento da imunidade adquirida, e estima-se que seja o seguinte:[5]

- Em menores de 1 ano de idade: 50%
- Em crianças entre 1 e 2 anos: 12 a 25%
- Em crianças entre 2 e 5 anos: 5%
- Em crianças entre 5 e 10 anos: 2%
- Em maiores de 10 anos: 10 a 20%

Referências

1. Melo FAF, Rodrigues DS, Figueroa F. Teste tuberculínico. In: Sociedade Brasileira de Pneumologia e Tisiologia. Prática pneumológica. Rio de Janeiro: Guanabara Koogan; 2010.

2. Targeted tuberculin testing and treatment of latent tuberculosis infection. This official statement of the American Thoracic Society was adopted by the ATS Board of Directors, July 1999. This is a Joint Statement of the American Thoracic Society (ATS) and the Centers for Disease Control and Prevention (CDC). This statement was endorsed by the Council of the Infectious Diseases Society of America. (IDSA), September 1999, and the sections of this statement. Am J Crit Care Med. 2000;161(4 Pt 2):S221-47.

3. Comissão de Tuberculose da SBPT. III Diretrizes para Tuberculose da Sociedade Brasileira e Pneumologia e Tisiologia. J Brasil Pneumol. 2009;35(10):1018-48.

4. Gutierrez RS, Ott WP, Corrêa da Silva LC, Hetzel JL, Picon PD, Porto NS. Tuberculose. In: Corrêa da Silva LC. Compêndio de pneumologia. 2. ed. São Paulo: Byk-Procienx; 1991. p. 539-79.

5. Marais BJ, Gie RP, Schaaf HS, Beyers N, Donald PR, Starke JR. Childhood pulmonary tuberculosis: old wisdom and new challenges. Am J Respir Crit Care Med. 2006;173(10):1078-90.

Óxido Nítrico

18

Marcelo Tadday Rodrigues

Introdução

A análise do ar expirado tem uma longa tradição na medicina, desde a detecção pelo olfato de componentes voláteis – como amônia, acetona e compostos sulfúricos em diabetes e em insuficiência renal e hepática, – até o uso de métodos analíticos sensíveis para a separação e identificação de substâncias voláteis, como a cromatografia de gás e a espectrometria de massa. Uma das substâncias mais estudadas nos últimos 30 anos tem sido o óxido nítrico, através da medida de sua fração exalada (FE_{NO}). Apesar disso, e de sua crescente utilização na prática clínica, o papel da medida da FE_{NO} nas doenças respiratórias ainda não está completamente determinado.

Inicialmente conhecido como um poluente ambiental, presente na fumaça do cigarro,[1] produzido por motores a combustão, e conhecido também como agente destruidor da camada de ozônio, o óxido nítrico (NO) teve, a partir da década de 1980, sua reputação modificada quando pesquisas mostraram tratar-se de uma molécula essencial na fisiologia do corpo humano, em especial do sistema respiratório. Posteriormente, descobriu-se que poderia ser detectado no ar exalado,[2] abrindo um campo de pesquisa promissor no acompanhamento das doenças pulmonares inflamatórias.

O óxido nítrico endógeno tem um papel fundamental na regulação da função da via aérea e apresenta efeitos tanto benéficos como deletérios. É produzido continuamente nas vias aéreas a partir da conversão da L-arginina em L-citrulina por três isoformas da enzima óxido nítrico sintetase (NOS), que são reguladas e expressas de maneiras distintas nas vias aéreas, além de exercer diferentes funções fisiopatológicas.[3] As isoformas constitutivas – neuronal (NOS1) e endotelial (NOS3) – são ativadas pelos íons cálcio e produzem pequenas quantidades de NO, exercendo presumivelmente um papel na regulação local, como neurotransmissor (NOS1), e na regulação do fluxo sanguíneo (NOS3). A isoforma induzível (NOS2) é ativada por estímulos inflamatórios ou infecciosos e produz grandes quantidades de óxido nítrico, independentemente do influxo de íons cálcio. Apesar dessa distinção entre as formas constitutivas e induzível, sabe-se que as formas constitutivas podem ser induzíveis, e que a forma induzível pode ser constitutivamente expressa em determinadas condições.

A óxido nítrico sintetase endotelial (NOS3) é expressa nas células endoteliais das circulações brônquica e pulmonar e tem um papel de regulação do fluxo vascular. Também é expressa nas células endoteliais alveolares e nas células epiteliais da via aérea em toda a sua extensão. Ela parece reduzir a exsudação de plasma na via aérea, e sua forma epitelial parece regular o batimento ciliar e, assim, o *clearance* mucociliar. Em modelos de asma, uma NOS3 inativa parece contribuir para a hiper-responsividade das vias aéreas.

A outra forma constitutiva da NOS, a NOS neuronal (NOS1), está localizada nos nervos colinérgicos das vias aéreas e é mediadora da broncodilatação inibitória neural não adrenérgica não colinérgica, atuando como um antagonista funcional da acetilcolina. Também é expressa nas células epiteliais das vias aéreas e nos pneumócitos tipo I, e há evidências de que sua expressão e atividade estejam aumentadas na periferia dos pulmões de pacientes com doença pulmonar obstrutiva crônica (DPOC) como resultado do estresse oxidativo.

A forma induzível da enzima óxido nítrico sintetase (NOS2) é encontrada nas células do epitélio respiratório de pacientes com asma e é reduzida com o uso de corticoides inalatórios. Também é encontrada nas pequenas vias aéreas e na periferia do pulmão de pacientes com DPOC. O estresse oxidativo gera ânions superóxidos e, em combinação com NO, resulta na formação de espécies altamente reativas de oxigênio – peroxinitrito – o qual está aumentado no ar condensado exalado de pacientes com DPOC. Inibidores seletivos da NOS2 reduzem a FE_{NO} em asmáticos e mesmo em voluntários normais, mas apresentam menor efeito em pacientes com DPOC, sugerindo que o NO periférico aumentado nesses pacientes seja derivado das isoformas constitutivas, NOS1 e NOS3.

Óxido nítrico e inflamação das vias aéreas

Os níveis de FE_{NO} se correlacionam com hiper-responsividade brônquica, reversibilidade com broncodilatadores e atopia, assim como com eosinófilos no sangue, escarro, lavado broncoalveolar e em mucosa. A FE_{NO} diminui rapidamente após o início da terapia anti-inflamatória, com a melhora da inflamação nas vias aéreas, e aumenta à medida que esta piora. Atinge rapidamente um platô e não necessariamente acompanha as alterações nos níveis de eosinófilos no escarro. Não é exclusiva de asma e pode estar elevada em pacientes com atopia, rinite alérgica e bronquite eosinofílica sem asma. A dosagem da FE_{NO} é considerada uma excelente medida de inflamação eosinofílica das vias aéreas.

FE_{NO} alveolar como medida de inflamação da vias aéreas periféricas

Uma forma de quantificar o processo inflamatório nas vias aéreas periféricas é estimar a concentração alveolar do óxido nítrico (CA_{NO}) ou a contribuição das vias aéreas periféricas na FE_{NO}. A estimativa da CA_{NO} é baseada na medida do NO em fluxos expiratórios múltiplos. O óxido nítrico exalado segue uma curva exponencial, com menor FE_{NO} em fluxos elevados. Isso significa que o NO exalado tem duas origens: alveolar/pequenas vias aéreas, onde alcança um estado de estabilidade, e brônquica, onde se difunde da parede da via aérea. Dessa forma, diferentes tempos de trânsito para o ar exalado nas vias condutivas levam a concentrações distintas como resultado da difusão a partir da mucosa (altas concentrações de NO) para o lúmen (baixa concentração) das vias aéreas. A partir disso, criou-se o primeiro modelo de produção e troca de NO nas vias aéreas: as medidas da FE_{NO} em diferentes fluxos de expiração são colocadas em um gráfico, e a inclinação da curva formada indica a CA_{NO}, enquanto o intercepto representa o fluxo de NO brônquico ($J'_{aw}NO$).

A CA_{NO} tem sido proposta como marcador do processo inflamatório das pequenas vias aéreas. O modelo portátil disponível para uso clínico, contudo, não mede a CA_{NO}, já que detecta o NO exalado em apenas um fluxo, 50 $mL.s^{-1}$. Os analisadores de quimioluminescência, que são capazes de medir a FE_{NO} em diferentes fluxos expiratórios, possibilitam estimar tanto a CA_{NO} quanto o $J'_{aw}NO$. A potencial utilidade de medir e determinar o sítio predominante da inflamação eosinofílica nas vias aéreas é o que mantém o interesse pelo estudo da dinâmica das trocas de NO.

Principais aplicações da medida da FE_{NO}

Apesar de poder ser utilizada em condições tão diversas quanto discinesia ciliar, transplante pulmonar, DPOC, hipertensão pulmonar e fibrose cística, é em pacientes com asma que a FE_{NO} é mais estudada.

Diagnóstico

Uma medida elevada de FE_{NO} é útil na confirmação do diagnóstico de asma. Em pacientes com sintomas compatíveis e limitação ao fluxo aéreo, uma medida elevada de FE_{NO} tem sensibilidade e especificidade altas para o diagnóstico de asma. Uma FE_{NO} elevada correlaciona-se com frequência de sintomas e uso de broncodilatador, mas não com o volume expiratório forçado no primeiro segundo (VEF_1). Está elevada tanto em pacientes atópicos quanto não atópicos com asma, apesar de ser mais alta nos atópicos, e pode ser normal em pacientes com asma leve não atópicos e em uso de corticoides inalatórios. Nesses casos, valores normais não excluem asma. Atopia e inflamação são dimensões distintas da asma. A FE_{NO} não distingue diferentes gravidades da asma nem se correlaciona com o VEF_1. Ela auxilia na diferenciação entre DPOC e asma, bem como na avaliação de tosse variante de asma. Pode também excluir broncospasmo induzido pelo exercício.

Tratamento

Uma das grandes utilidades da medida da FE_{NO} é a capacidade de prever resposta ao uso de corticoides em pacientes com asma, DPOC, tosse ou mesmo com sintomas respiratórios inespecíficos. Em asma, diminui rapidamente com o tratamento com corticoide inalatório e antileucotrienos. Exibe uma curva dose-resposta com os corticoides inalatórios e pode ser útil na titulação do tratamento anti-inflamatório e manutenção do controle, apesar de resultados contraditórios da literatura. Além disso, medidas seriadas são capazes de predizer perda de controle e exacerbações. Como a FE_{NO} aumenta rapidamente com a suspensão do tratamento, a medida tem sido empregada para verificar a adesão dos pacientes ao tratamento anti-inflamatório. Não há correlação entre os níveis de FE_{NO} e qualidade de vida, medida por questionários de qualidade de vida em pacientes virgens de tratamento com corticoides.

Indicações da medida da FE_{NO}

- Diagnóstico correto de asma em pacientes que não utilizem corticoides.

- Investigação de tosse crônica.
- Broncoconstrição induzida pelo exercício.
- Diferenciação entre DPOC e asma.
- Predição de resposta aos corticoides em pacientes com asma, DPOC ou sintomas respiratórios não específicos.
- Titulação da terapia anti-inflamatória em asmáticos.
- Obtenção e manutenção do controle da asma.
- Predição de exacerbação da asma.
- Monitorização da adesão ao tratamento.

Métodos utilizados para detectar o óxido nítrico no ar exalado

Quimioluminescência

Primeiro método utilizado para detecção de NO no ar exalado, altamente sensível, permitindo medidas tão baixas quanto 1 ppb, tornou-se o padrão-ouro para medidas clínicas de FE_{NO}. Baseia-se na reação entre o óxido nítrico e o ozônio, que forma NO_2 em um estado excitado. Quando a molécula retorna ao seu estado basal, há emissão de um fóton. O número de fótons emitidos corresponde à quantidade de NO no ar exalado. A limitação dessa técnica é o custo dos equipamentos, além de todo o aparato necessário pelo fato de a medida não ser portátil, o que dificulta seu uso fora de ambientes de pesquisa.

Sensores eletroquímicos

O interesse por aparelhos portáteis que pudessem ser utilizados em clínicas e mesmo a domicílio levou ao desenvolvimento de sensores eletroquímicos. Esses analisadores mostram boa concordância com o método de quimioluminescência, e seu uso vem crescendo, com vários centros disponibilizando a dosagem de FE_{NO} em seus laboratórios de função pulmonar com esses aparelhos portáteis. No Brasil, está disponível o NIOX Mino®, da empresa sueca Aerocrine (FIGURA 18.1).

Espectrometria a *laser*

Esse método, utilizado em pesquisas, não é alternativa para uso clínico até o momento.

Fatores relacionados com o paciente que influenciam a FE_{NO}[4]

- **Sexo:** alguns estudos relatam uma associação entre sexo feminino e menores valores de FE_{NO}. Essa diferença pode ser explicada por uma menor produção de NO endógeno nas mulheres (sugerida por menores concentrações plasmáticas de nitratos). Outra explicação seria a menor área de superfície das vias aéreas condutivas em relação ao tamanho corporal, levando a uma menor capacidade de difusão de NO.

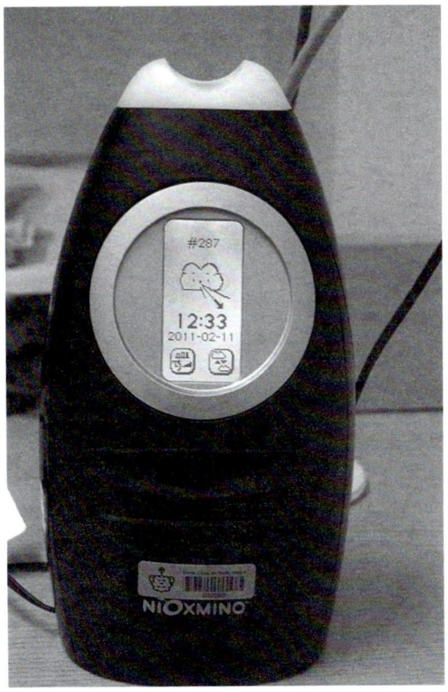

FIGURA 18.1 → Analisador portátil NIOX Mino®.

- **Altura:** a associação positiva entre altura e FE_{NO} pode ser explicada pela maior área de superfície mucosa disponível para troca de NO em indivíduos mais altos.
- **Idade:** em crianças, estudos mostram uma elevação na FE_{NO} com o aumento da idade, o que provavelmente reflete o aumento no tamanho da via aérea à medida que a criança cresce. A maioria dos estudos com adultos, contudo, não demonstra efeito da idade sobre o óxido nítrico exalado.
- **Peso:** os dados são conflitantes quando se estuda a associação entre peso ou índice de massa corporal e FE_{NO}. Asmáticos que estão acima do peso podem apresentar um perfil inflamatório diferente, já que a obesidade foi relacionada com uma FE_{NO} diminuída em pacientes com asma leve, moderada, grave e asma de difícil controle.
- **Sensibilização alérgica:** a sensibilização de IgE está associada a aumento de FE_{NO}, mas o resultado é variável, pois o efeito da atopia no aumento da FE_{NO} depende do grau de sensibilização da IgE e do grau de exposição a alérgenos.
- **Função pulmonar:** estudos mostram pouca ou nenhuma associação entre VEF_1 e FE_{NO}.
- **Tabagismo atual:** está associado a uma redução de 40 a 60% nos níveis de FE_{NO}. Essa redução parece estar correlacionada com o índice tabágico.
- **Tabagismo prévio**: alguns estudos sugerem que o tabagismo prévio pode estar relacionado com uma redução na FE_{NO}.
- **Manobras espirométricas:** as diretrizes recomendam fazer as medidas de FE_{NO} antes do exame espirométrico, pois alguns estudos mostram que a espirometria pode levar a uma pequena diminuição nos níveis de FE_{NO} (o que talvez não tenha importância na rotina clínica).

- **Exercício físico:** os dados são conflitantes a respeito do efeito da atividade física nos níveis de FE_{NO}, mas parece haver uma diminuição. Recomenda-se, portanto, para fins de padronização, que o paciente abstenha-se de exercício físico por uma hora antes do exame.
- **Ingestão de alimentos ricos em nitratos:** isso leva a um aumento do óxido nítrico exalado, que pode ser de mais de 150% após a ingestão de nitrato correspondente a 200 g de espinafre, e tal efeito pode durar até 15 horas após a ingesta. Recomenda-se evitar alimentos ricos em nitrato pelo menos 24 horas antes do exame. Uma alternativa, caso o paciente tenha ingerido grande quantidade de nitrato, seria enxaguar a boca com clorexidina, que reverte o efeito do nitrato no óxido nítrico exalado.
- **Variação diurna:** alguns estudos mostram um aumento de cerca de 15% nos valores obtidos à tarde quando comparados aos da manhã, possivelmente relacionados com a ingesta de nitratos na dieta durante o dia. Outros estudos, contudo, não mostram nenhuma variação diurna.

Técnica de medida da FE_{NO}

Diversos fatores influenciam a medida da fração exalada de óxido nítrico; por essa razão, diretrizes para padronizar a medida foram publicadas pela American Thoracic Society (ATS) e pela European Respiratory Society (ERS).

1. O paciente deve inalar, através do analisador, ar livre de NO até ou próximo à capacidade pulmonar total (CPT).
2. Imediatamente, deve iniciar a expiração no analisador (sem segurar o ar).
3. O fluxo deve ser constante (o padrão é 50 $mL.s^{-1}$) e deve durar de 6 a 10 segundos.
4. Um platô é atingido no final da expiração, e os últimos três segundos são utilizados para calcular o nível de NO exalado.

As diretrizes da ATS/ERS[5] recomendam duas medidas, e uma terceira se houver diferença maior do que 10% entre as duas primeiras. Uma medida, contudo, pode ser suficiente na prática clínica de rotina.

Valores de referência e interpretação dos resultados

Existe grande variação nos níveis de FE_{NO} em pacientes clinicamente estáveis, da mesma forma que com a função pulmonar, além dos diversos fatores técnicos e individuais que podem afetar essas medidas. Para ensaios clínicos avaliando a FE_{NO}, uma possibilidade seria a determinação de um nível ótimo individual, a partir de um curso de corticoide oral, e acompanhando a partir desse ponto. Outra forma seria avaliar a variação a partir de um valor basal (TABELA 18.1). De modo geral, considera-se:

Baixos (<5 ppb)
- Discinesia ciliar primária (testar NO nasal)
- Fibrose cística
- Doença pulmonar da prematuridade

Normais (5 a 25 ppb)
- Se sintomático, considerar diagnóstico alternativo:
  - Asma neutrofílica
  - Hiperventilação/ansiedade
  - Disfunção de corda vocal
  - Refluxo gastresofágico
  - Rinossinusite
  - Doença cardíaca
- Em crianças, pensar também em:
  - Alterações otorrinolaringológicas
  - Imunodeficiências
- Se assintomático e em tratamento:
  - O paciente é aderente ao tratamento
- Considerar redução de dose ou suspensão do anti-inflamatório

Intermediários (25 a 50 ppb)
- Interpretação baseada na apresentação clínica:
- Se sintomático e em uso de terapia anti-inflamatória, considerar:
  - Infecção como causa da piora
  - Exposição a alérgeno
  - Aumento de dose
  - Acréscimo de beta-agonista de longa ação
  - Em crianças, verificar adesão e técnica de inalação

TABELA 18.1 → Valores de referência da medida da FE_{NO}

	BAIXOS	NORMAIS	INTERMEDIÁRIOS	ALTOS
Inflamação eosinofílica	Improvável	Improvável	Presente, mas leve	Significativa
ADULTOS FE_{NO} (ppb*)	<5	5-25	25-50	>50 (ou aumento >60% desde a última medida)
CRIANÇAS >12 anos FE_{NO} (ppb*)	<5	5-20	20-35	>35 (ou aumento >60% desde a última medida)

*ppb = partes por bilhão.

- Se assintomático e em tratamento, manter tratamento se o paciente estiver estável

Altos (>50 ppb)

- Considerar asma atópica se a história for apropriada
- Resposta positiva a um curso de corticoide pode ser esperada
- Em crianças, se combinados com qualquer evidência de limitação ao fluxo aéreo, o diagnóstico de asma é muito provável
- Se sintomático e em tratamento anti-inflamatório, checar:
  - Adesão
  - Técnica inalatória
  - Dose da medicação
  - Considerar:
    - Altos níveis de exposição a alérgenos
    - Exacerbação iminente
    - Resistência aos esteroides
- Se assintomático ou em tratamento, manter tratamento se o paciente estiver estável

Referências

1. Norman V, Keith CH. Nitrogen oxides in tobacco smoke. Nature. 1965;205(4974):915-6.

2. Gustafsson LE, Leone AM, Persson MG, Wiklund NP, Moncada S. Endogenous nitric oxide is present in the exhaled air of rabbits, guinea pigs and humans. Biochem Biophys Res Commun. 1991;181(2):852-7.

3. Ricciardolo FL, Sterk PJ, Gaston B, Folkerts G. Nitric oxide in health and disease of the respiratory system. Physiol Rev. 2004;84(3):731-65.

4. Abba AA. Exhaled nitric oxide in diagnosis and management of respiratory diseases. Ann Thorac Med. 2009;4(4):173-81.

5. American Thoracic Society; European Respiratory Society. ATS/ERS Recommendations for Standardized Procedures for the Online and Offline Measurement of Exhaled Lower Respiratory Nitric Oxide and Nasal Nitric Oxide, 2005. Am J Respir Crit Care Med. 2005;171(8):912-30.

Leituras recomendadas

Alving K, Janson C, Nordvall L. Performance of a new hand-held device for exhaled nitric oxide measurement in adults and children. Respir Res. 2006;7:67.

Alving K, Malinovschi A. Basic aspects of exhaled nitric oxide. Eur Respir Soc Mon. 2010;49:1-31.

Hansel TT, Kharitonov SA, Donnelly LE, Erin EM, Currie MG, Moore WM, et al. A selective inhibitor of inducible nitric oxide synthase inhibits exhaled breath nitric oxide in healthy volunteers and asthmatics. FASEB J. 2003;17(10):1298-300.

Lim KG, Mottram C. The use of fraction of exhaled nitric oxide in pulmonary practice. Chest. 2008;133(5):1232-42.

Maarsingh H, Leusink J, Bos IS, Zaagsma J, Meurs H. Arginase strongly impairs neuronal nitric oxide-mediated airway smooth muscle relaxation in allergic asthma. Respir Res. 2006;7:6.

Menzies D, Nair A, Lipworth BJ. Portable exhaled nitric oxide measurement: comparison with the "gold standard" technique. Chest. 2007;131(2):410-4.

Shaul PW. Regulation of endothelial nitric oxide synthase: location, location, location. Annu Rev Physiol. 2002;64:749-74.

Silkoff P. History, technical and regulatory aspects of exhaled nitric oxide. J Breath Res. 2008;2(3):037001.

Ward JK, Belvisi MG, Fox AJ, Miura M, Tadjkarimi S, Yacoub MH, et al. Modulation of cholinergic neural bronchoconstriction by endogenous nitric oxide and vasoactive intestinal peptide in human airways in vitro. J Clin Invest. 1993;92(2):736-42.

Escarro Induzido

19

Marcelo Tadday Rodrigues

Introdução

O objetivo da indução do escarro é coletar uma amostra adequada de secreções da via aérea inferior de pacientes incapazes de produzi-la espontaneamente no momento do exame, para o estudo de seus componentes celulares, microbiológicos e bioquímicos.

A análise do escarro induzido é utilizada na investigação de infecções (p. ex., tuberculose em pacientes que não expectoram), na pesquisa da citologia em câncer de pulmão, na avaliação da inflamação em asma e doença pulmonar obstrutiva crônica (DPOC)[1] e em doenças intersticiais e ocupacionais.

Durante muito tempo, a técnica de análise do escarro foi limitada pela dificuldade de obtenção de amostras adequadas, fato superado pela utilização de solução salina hipertônica, que mostrou ser capaz de induzir a formação de pequenas quantidades de secreção que podem ser expectoradas e analisadas.

As principais limitações do método estão relacionadas com o tempo consumido na indução e em seu posterior processamento, e com a necessidade de pessoal treinado nessas técnicas. Outros potenciais limitantes são o fato de a amostra não ser sempre obtida e o risco (manejável) de provocar broncospasmo em asmáticos.

O escarro induzido é uma alternativa não invasiva ao exame broncoscópico com lavado broncoalveolar para a coleta de material das vias aéreas inferiores,[2] sendo, hoje em dia, amplamente utilizado em pneumologia. De todas as indicações de indução de escarro para análise de material de via aérea inferior, o estudo e a avaliação do processo inflamatório em asma têm sido foco de grande interesse.

Métodos de indução de escarro

A técnica mais comumente utilizada é a seguinte:

1. Orientar o paciente detalhadamente sobre o procedimento antes do exame.
2. Verificar a segurança do equipamento e preparar o nebulizador.
3. Pré-tratar o paciente com salbutamol (200 μg) para prevenir broncospasmo, com medida do volume expiratório forçado no primeiro segundo (VEF_1) (a espirometria é melhor do que o pico de fluxo expiratório – PFE) antes e 10 minutos depois da medicação.
4. Nebulizar – utilizando nebulizador ultrassônico – inicialmente com solução salina (0,9%) e, então, com concentrações crescentes de solução hipertônica (3, 4 e 5%) por períodos de sete minutos, com intervalos de cinco minutos. Em pacientes com alto risco de broncospasmo, é mais seguro usar apenas solução salina a 0,9%.
5. Após cada período de inalação, o paciente assoa o nariz, lava a boca e deglute a água para minimizar a contaminação com gota pós-nasal e saliva.
6. O paciente, então, é orientado/estimulado a inspirar profundamente, tossir, expectorar e coletar a amostra do escarro.
7. Logo após, ou a qualquer momento, caso apresente algum sintoma, faz-se uma medida do VEF_1 para registrar possíveis diminuições na função pulmonar. Se o VEF_1 se mantiver igual ou cair menos de 10%, o exame prossegue até a obtenção de uma amostra adequada ou até se completar o protocolo. O procedimento é interrompido

e administra-se broncodilatador caso a queda do VEF_1 seja de 20% ou mais, modificando-se a inalação se o VEF_1 cair entre 10 e 20%.

Outras formas de se induzir escarro são nebulizações com solução hipertônica a 3% por períodos de 3 a 7 minutos ou ainda solução hipertônica a 4,5% sem pré-tratamento por períodos de 30 segundos até oito minutos.

O nebulizador ultrassônico induz melhor o escarro; já a solução hipertônica (3%) é mais efetiva do que a solução isotônica, porém concentrações crescentes (3, 4 e 5%) por períodos de sete minutos são melhores do que três períodos de sete minutos com solução a 3%. Como a solução salina hipertônica pode induzir broncospasmo, deve-se estar atento ao paciente com asma não controlada, VEF_1 reduzido ou hiper-responsividade severa. Pode-se iniciar com solução isotônica e ir gradualmente aumentando os tempos para evitar crise. A indução não influencia o conteúdo celular do escarro, mas pode alterar algumas medidas da fase fluida.

Processamento do escarro

Após a obtenção da amostra de escarro induzido, este deve ser processado em até duas horas em função da viabilidade celular. Existem duas abordagens no processamento do escarro, ambas validadas na literatura:[3] uma consiste na seleção da porção mais viscosa ou densa do material expectorado com o objetivo de evitar a contaminação com saliva; a outra é o processamento de toda a amostra (escarro mais saliva). Quando se analisa a amostra selecionada, os seguintes passos são executados:

1. A amostra é colocada em uma placa de Petri.
2. Todas as porções densas e viscosas que parecem estar livres de contaminação por saliva (até 1.000 mg) são selecionadas e colocadas em um tubo de poliestireno de 15 mL usando um fórceps de 15 mm.
3. A porção separada é tratada com quatro vezes o volume de ditiotreitol (DTT) diluído a 0,1% com água destilada. A mistura é centrifugada *(vortexed)* por 15 segundos e cuidadosamente aspirada para dentro e para fora com uma pipeta para atingir a mistura completa.
4. O tubo de poliestireno é "agitado" por 15 minutos em um *bench rocker.*
5. Depois disso, quatro volumes de solução salina tampão (D-PBS) são adicionados para interromper o efeito do DTT na suspensão celular, e o *rocking* é continuado por mais cinco minutos.
6. A suspensão é filtrada com uma gaze de náilon de 48 μm para remover muco e restos celulares.
7. A suspensão filtrada resultante é centrifugada a 790 x g por 10 minutos, e o sobrenadante é aspirado e armazenado em tubos de Eppendorf a –70°C para posterior exame.
8. O *pellet celular* é novamente suspenso em um volume de 200 a 600 μL de D-PBS, dependendo do tamanho macroscópico, e a contagem de leucócitos é obtida com hemocitômetro.

A viabilidade celular é determinada pelo método de exclusão por coloração *trypan blue,* e o número total e absoluto de células por mg de escarro processado é calculado. Depois disso, são feitas duas lâminas, fixadas com metanol e coradas com coloração de May-Grunwald-Giemsa. A celularidade diferencial é feita pela contagem de 400 células nucleadas em cada uma dessas lâminas.

Escarro induzido em indivíduos normais

A interpretação correta dos resultados da análise do escarro induzido pressupõe o conhecimento dos parâmetros de normalidade. As principais células presentes no escarro de indivíduos normais, não fumantes e não asmáticos, são neutrófilos e macrófagos; já eosinófilos, linfócitos e células epiteliais brônquicas são escassos, e células metacromáticas (basófilos, mastócitos) são praticamente ausentes. Como foi comentado, a técnica de processamento (escarro selecionado ou amostra total), a concentração da solução de nebulização e o tempo do procedimento da indução não alteram a contagem de células. A **TABELA 19.1** mostra situações clínicas que apresentam aumento de células no escarro induzido.

Escarro induzido e asma

A asma geralmente está associada a eosinofilia no escarro.[4] Até 80% dos pacientes sem tratamento com corticoide inalatório e cerca de 50% dos pacientes em vigência dessa terapia, mas sintomáticos, têm contagens de eosinófilos no escarro acima dos limites esperados (cerca de 0,4% em não fumantes). Utilizando-se um ponto de corte de 1% como indicativo de eosinofilia no escarro (em conjunto com história clínica compatível com um ou mais dos seguintes: teste de broncoprovocação com metacolina positivo, resposta aos broncodilatadores ou PFE anormal), a sensibilidade e a especificidade são de 80 e 95%, respectivamente, para o diagnóstico de asma. Da mesma forma, o escarro induzido

TABELA 19.1 → Situações clínicas e o escarro induzido

CÉLULAS	CAUSAS DE AUMENTO NO ESCARRO
Eosinófilos	Asma não controlada Bronquite eosinofílica sem asma Exposição a alérgenos Limitação ao fluxo aéreo responsiva a corticoides
Neutrófilos	Tabagismo Poluentes, p. ex., ozônio Endotoxinas Infecção Asma resistente a esteroides
Linfócitos	Sarcoidose *Chlamydia pneumoniae*

pode ser utilizado em conjunto com o PFE no diagnóstico de asma ocupacional.

Embora a eosinofilia seja uma característica típica da asma, a introdução e o desenvolvimento da técnica de análise do escarro induzido permitiram o reconhecimento de que o processo inflamatório na asma é bem mais heterogêneo do que se pensava, com a identificação da asma não eosinofílica. A asma de padrão não eosinofílico está presente em cerca de 25 a 55% dos asmáticos virgens de tratamento com corticoides. Seu reconhecimento é importante, pois ela está associada à pequena resposta aos corticoides. Por outro lado, asmáticos – mesmo fumantes – com contagens elevadas de eosinófilos no escarro apresentam melhora da função pulmonar após curso de corticoide. Do mesmo modo, a eosinofilia no escarro correlaciona-se com o grau de melhora com os esteroides inalados. Tratamentos voltados para a normalização do número de eosinófilos no escarro, associados à redução dos sintomas, correlacionam-se com redução de exacerbações, além de diferenciar as exacerbações eosinofílicas das não eosinofílicas.[2]

Escarro induzido e tosse crônica

Outra indicação da análise do escarro induzido é na investigação da tosse crônica, sendo que até 30% dos pacientes tossidores apresentam mais de 3% de eosinófilos no escarro. Cerca de metade desses pacientes não apresenta nenhuma evidência de asma, e seu diagnóstico será de bronquite eosinofílica não asmática. O escarro induzido (assim como a medida do óxido nítrico exalado – ver Capítulo "Óxido Nítrico") é o método para identificar o tipo de processo inflamatório em atividade e prever quais desses pacientes responderão ao uso de corticoide (eosinófilos no escarro estão associados à resposta ao tratamento). O escarro induzido é recomendado nas diretrizes do American College of Chest Physicians como método parte da investigação de bronquite eosinofílica não asmática.

Escarro induzido e DPOC

A DPOC costuma estar associada a um aumento dos neutrófilos inversamente proporcional à taxa de declínio do VEF_1, o que sugere o papel do processo inflamatório neutrofílico nas pequenas vias aéreas na progressão da doença. Até cerca de 40% dos pacientes com DPOC apresentam mais de 3% de eosinófilos no escarro, e esses pacientes são indistinguíveis clínica e funcionalmente daqueles sem eosinofilia.

A presença de eosinofilia no escarro – assim como na tosse crônica – seria preditora de resposta ao tratamento com corticoides inalados e/ou orais. Estudos recentes mostraram que o tratamento objetivando reduzir a eosinofilia no escarro com corticoides em pacientes com DPOC levou a uma redução nas exacerbações exigindo internação hospitalar em comparação com o manejo convencional, com base em sintomas, porém mais estudos são necessários para comprovar essa hipótese. Nos pacientes com DPOC, dessa forma, o escarro induzido indicaria aqueles que responderiam ao tratamento anti-inflamatório.

Conclusões e perspectivas

Até bem pouco tempo, o escarro induzido era considerado uma técnica apenas para pesquisa, em função das limitações já descritas, porém cada vez mais está encontrando sua aplicação na prática clínica, sobretudo no manejo da asma, onde mostrou ser uma ferramenta útil para o controle da inflamação, reduzindo exacerbações, além de ser um método seguro e reprodutível. Nos casos de investigação de infecções, principalmente em imunodeprimidos, e também na detecção precoce de câncer de pulmão, o escarro induzido é uma forma simples e segura de obtenção de material para análise.

Referências

1. Pavord ID, Pizzichini MM, Pizzichini E, Hargreave FE. The use of induced sputum to investigate airway inflammation. Thorax. 1997;52(6):498-501.

2. Pavord ID, Sterk PJ, Hargreave FE, Kips JC, Inman MD, Louis R, et al. Clinical applications of assessment of airway inflammation using induced sputum. Eur Respir J Suppl. 2002;37:40s-3s.

3. Kips JC, Peleman RA, Pauwels RA. Methods of examining induced sputum: do differences matter? Eur Respir J. 1998;11(3):529-33.

4. Hargreave FE. Induced sputum for the investigation of airway inflammation: evidence for its clinical application. Can Respir J. 1999;6(2):169-74.

Leituras recomendadas

Brightling CE. Chronic cough due to nonasthmatic eosinophilic bronchitis: ACCP evidence-based clinical practice guidelines. Chest. 2006;129(1 Suppl):116S-21S.

Brightling CE. Clinical applications of induced sputum. Chest. 2006;129(5):1344-8.

Crapo RO, Jensen RL, Hargreave FE. Airway inflammation in COPD: physiological outcome measures and induced sputum. Eur Respir J Suppl. 2003;41:19s-28s.

Fireman E. Induced sputum as a diagnostic tactic in pulmonary diseases. Isr Med Assoc J. 2003;5(7):524-7.

Holz O, Kips J, Magnussen H. Update on sputum methodology. Eur Respir J. 2000;16(2):355-9.

Jayaram L, Parameswaran K, Sears MR, Hargreave FE. Induced sputum cell counts: their usefulness in clinical practice. Eur Respir J. 2000;16(1):150-8.

Kips JC, Inman MD, Jayaram L, Bel EH, Parameswaran K, Pizzichini MM, et al. The use of induced sputum in clinical trials. Eur Respir J Suppl. 2002;37:47s-50s.

Magnussen H, Holz O, Sterk PJ, Hargreave FE. Noninvasive methods to measure airway inflammation: future considerations. Eur Respir J. 2000;16(6):1175-9.

Pavord ID, Sterk PJ, Hargreave FE, Kips JC, Inman MD, Louis R, et al. Clinical applications of assessment of airway inflammation using induced sputum. Eur Respir J Suppl. 2002;37:40s-3s.

Rodway GW, Choi J, Hoffman LA, Sethi JM. Exhaled nitric oxide in the diagnosis and management of asthma: clinical implications. Chron Respir Dis. 2009;6(1):19-29.

Silkoff PE, Trudeau JB, Gibbs R, Wenzel S. The relationship of induced-sputum inflammatory cells to BAL and biopsy. Chest. 2003;123(3 Suppl):371S-2S.

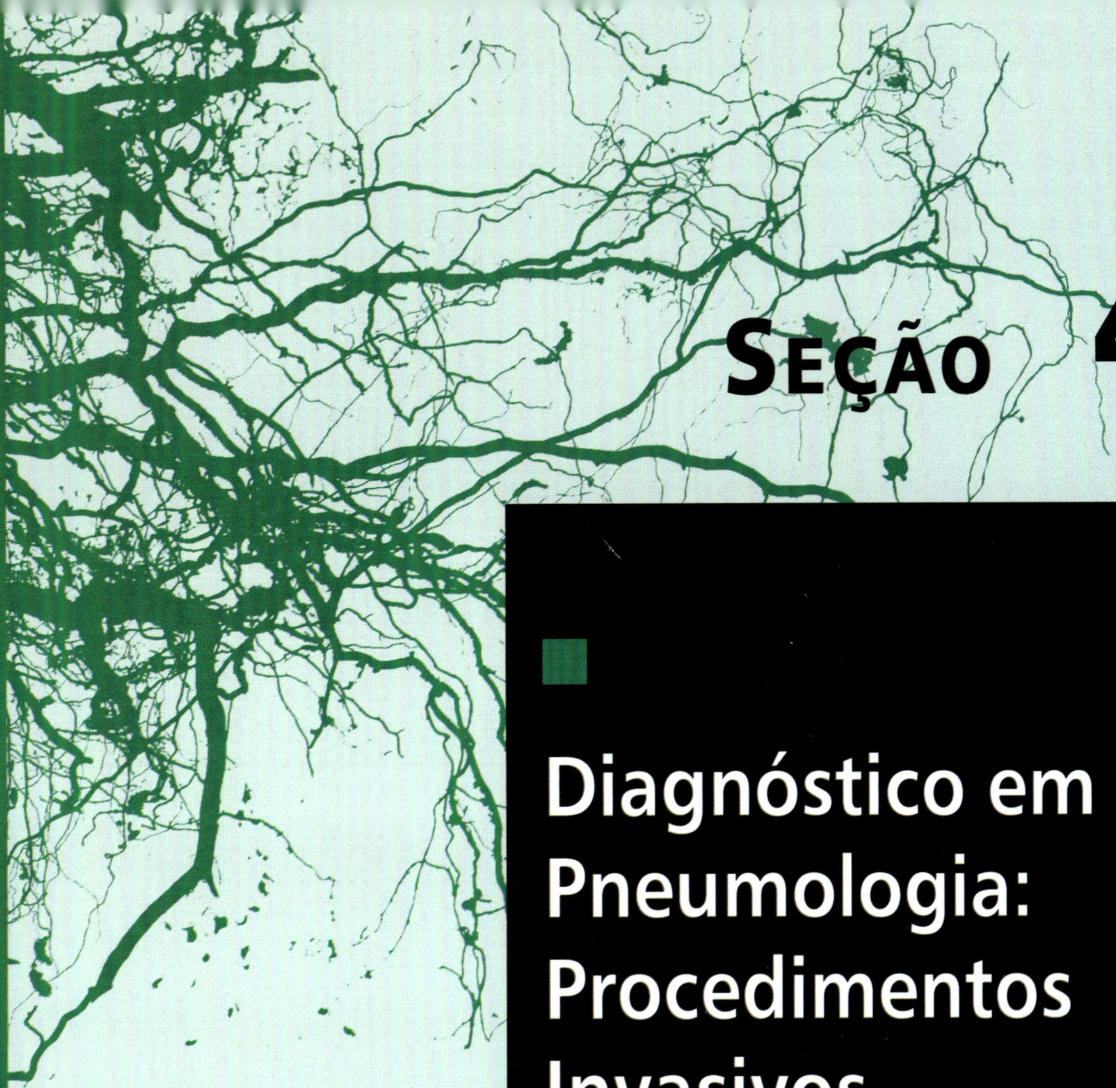

Seção 4

Diagnóstico em Pneumologia: Procedimentos Invasivos

Fibrobroncos-copia

20

Paulo José Zimermann Teixeira
Spencer Marcantonio Camargo
Adalberto Sperb Rubin
José Carlos Felicetti

Introdução

A broncoscopia é um procedimento com fins diagnósticos e terapêuticos que permite a visualização e o estudo da árvore traqueobrônquica. A primeira broncoscopia foi realizada na Alemanha em 1987 por Killian, que investigou a traqueia e os brônquios principais com o uso de um laringoscópio. Até 1970, a broncoscopia rígida foi o único instrumento utilizado para avaliar as vias aéreas, quando então o broncoscópio flexível foi introduzido por Shigeto Ikeda.

Atualmente, a broncoscopia flexível é o procedimento invasivo mais utilizado pela pneumologia. Já a broncoscopia rígida tem sido utilizada como método de escolha para procedimentos com *laser*, dilatação de estenoses traqueobrônquicas, colocação de próteses endobrônquicas, retiradas de corpo estranho e para o manejo da hemoptise maciça.

> **ATENÇÃO**
>
> A broncoscopia é um procedimento seguro com baixa morbidade (0,1 a 2,5%) e muito baixa mortalidade (<0,05%) e, desde sua introdução, algumas modificações ocorreram. A substituição da fibra óptica por videobroncoscopia, a utilização da ultrassonografia para a realização da punção transbrônquica, a broncoscopia de autofluorescência e, mais recentemente, a broncoscopia de alta magnificação e a broncoscopia tomográfica de coerência óptica são novas tecnologias para diagnóstico que, de forma progressiva, estão sendo incorporadas na prática clínica.

Indicações

A broncoscopia pode ser utilizada com finalidades diagnósticas ou terapêuticas. O **QUADRO 20.1** demonstra as principais indicações da broncoscopia diagnóstica, e o **QUADRO 20.2**, as indicações mais frequentes.

Contraindicações

Não existe uma contraindicação absoluta para a realização de broncoscopia flexível, devendo ser levadas em conta a condição do paciente e a necessidade de realização do exame. Pacientes com cardiopatia isquêmica severa, relato de

QUADRO 20.1 → Indicações de broncoscopia

- Tosse
- Hemoptise
- Cornagem
- Linfadenomegalia intratorácica ou massa
- Carcinoma brônquico
- Carcinoma metastático
- Tumores mediastinais e esofágicos
- Corpo estranho
- Estenoses traqueobrônquicas
- Radiografia de tórax anormal
- Lavado broncoalveolar diagnóstico:
  - Infecções pulmonares
  - Doença pulmonar difusa
- Queimadura química e térmica da árvore traqueobrônquica
- Trauma torácico
- Paralisia de corda vocal
- Paralisia diafragmática
- Fístulas traqueoesofágicas
- Fístulas broncopleurais

QUADRO 20.2 → Indicações mais frequentes para broncoscopia*

Massas, nódulos, lesões suspeitas ou câncer	96,4%
Hemoptise ou sangramento	81,1%
Pneumonia ou outra infecção	65,1%
Doença pulmonar difusa em imunocompetente	62,1%
Broncoscopia terapêutica para atelectasia lobar ou segmentar	56,4%
Tosse ou sibilo	23,4%
Paciente imunocomprometido	15,4%
AIDS ou HIV	14,7%
Doença da traqueia	2,2%
Paciente em UTI ou sob ventilação mecânica	1,5%
Outras	4,7%

*Indicações mais frequentes conforme relato de 840 broncoscopistas americanos.
Fonte: Prakash e colaboradores.[1]

infarto agudo recente ou arritmias cardíacas devem ter o exame postergado, salvo em situações emergenciais, até avaliação clínica adequada.

A coagulopatia não contraindica a realização do exame diagnóstico, mas biópsias não devem ser feitas nestes pacientes até que tenham sua situação normalizada. Para a execução de biópsias, recomenda-se uma contagem de plaquetas acima de 50.000/mL e uma razão normalizada internacional (RNI) < 1,6. A realização de biópsias em pacientes fazendo uso de aspirina é controversa. Estudos avaliando o risco de sangramento nas biópsias transbrônquicas em pacientes utilizando aspirina concluíram que essa possibilidade é inferior a 1%.

Pacientes em ventilação espontânea, mas com saturação de oxigênio abaixo de 90%, têm risco aumentado de disfunção ventilatória durante o exame. O **QUADRO 20.3** enumera os fatores associados a um maior risco de complicações.

QUADRO 20.3 → Fatores associados ao risco de complicações da broncoscopia

– Não cooperação do paciente – Pessoal não treinado – Material não adequado – Angina instável – Arritmias não controladas – Hipoxemia refratária – Enfisema bolhoso grave	– Asma grave – Coagulopatia grave – Obstrução traqueal significativa – Ventilação mecânica – Pressão expiratória final positiva – Biópsia pulmonar broncoscópica – Procedimento broncoscópico prolongado

Técnica para realização do procedimento

Preparativos

O paciente é instruído a permanecer em jejum por 4 a 6 horas antes do exame, sendo obrigatória a presença de um acompanhante. Antes de passar o paciente para a sala de exames, é importante checar se há disponível um exame radiológico de tórax ou uma tomografia de tórax (TC) atualizada. Nas doenças infiltrativas, a TC de tórax permite a escolha do melhor local para a realização dos procedimentos de coleta de material.

Deve-se checar os exames de coagulação sempre que houver possibilidade de realização de biópsias. Após explicar todo o procedimento a ser realizado e depois de aplicar o termo de consentimento informado a ser assinado, o paciente deve ser monitorado com oxímetro de pulso, ter um acesso venoso disponível e receber oxigênio suplementar via cateter nasal.

Sedação

Embora ainda seja corrente a realização de exames apenas com anestesia tópica, o uso de sedação torna o procedimento muito mais confortável para o paciente e para o examinador. O midazolam, o fentanil e o propofol são os fármacos de uso mais frequente para a sedação anestésica. São bastante seguros quando utilizados em doses apropriadas. A principal complicação é a depressão respiratória.

Para anestesia tópica da mucosa, administram-se lidocaína a 2% sem vasoconstritor, lidocaína geleia e *spray*. Embora complicações relacionadas com toxicidade pela lidocaína sejam bastante incomuns, deve-se atentar para a dose máxima recomendada de 4,5 mg/kg.

Exame básico

Após sedação e anestesia local com lidocaína, o broncoscópio é introduzido por via nasal ou oral. Recomenda-se a via nasal como primeira escolha caso não haja contraindicação para sua utilização, por ser bastante confortável. Algumas vezes, pode ser necessário o uso de vasoconstritores tópicos para uma melhor passagem do aparelho pela cavidade nasal. Quando a via oral for a escolhida, é necessária a utilização de um bocal, para evitar que o paciente morda e danifique o aparelho.

O broncoscópio é avançado permitindo visualização da região supraglótica e das estruturas da laringe. No exame das cordas vocais, deve-se atentar para o movimento de abertura e fechamento delas e para a simetria do movimento na inspiração e fonação. Avançando um pouco mais o aparelho, visualiza-se a traqueia, procurando identificar anormalidades na mucosa e simetria no calibre em toda a extensão. Na tosse ou expiração, deve-se verificar se ocorre um movimento exagerado da parede posterior membranosa em direção à parede anterior da traqueia, caracterizando colapso traqueal patológico. Logo após, identifica-se a carina da traqueia, que deve ser móvel na tosse. Um alargamento ou fixação da carina sugere um processo patológico. Avançando o aparelho para o interior dos brônquios principais, lobares e segmentares, é possível realizar a inspeção anatômica e a coleta de material.

Os procedimentos relacionados com a broncoscopia incluem o lavado broncoalveolar, o lavado broncoalveolar protegido, o escovado brônquico, o escovado brônquico protegido, a biópsia endobrônquica, a biópsia transbrônquica e a punção transbrônquica. O **QUADRO 20.4** exemplifica todas as possibilidades de utilização da broncoscopia para o diagnóstico das infecções respiratórias.

Lavado broncoalveolar

O lavado broncoalveolar (LBA) constitui-se em um método extremamente útil para a obtenção de material das vias aéreas e dos alvéolos. Os componentes celulares e não celulares, presentes na superfície epitelial alveolar, são representativos quando ocorrem alterações inflamatórias e imunes no trato respiratório inferior.

Existem diversas técnicas para a obtenção de fluido distalmente à via aérea, sendo em geral efetuadas via fibrobroncoscopia. O fluido inclui células, proteínas e gorduras, com possibilidade de análise e obtenção de informações relevantes tanto na área clínica quanto na experimental. Sua aplicabilidade no diagnóstico de neoplasias pulmonares primárias e metastáticas, nas infecções e também no manejo das doenças intersticiais já está bem estabelecida.

O LBA tem sido utilizado também para melhor compreensão dos mecanismos de doenças como asma e síndrome da distrição respiratória aguda (SDRA). Possui comprovado valor para o diagnóstico das infecções, especialmente quando exames menos invasivos (como de escarro ou hemocultura) são inconclusivos, sobretudo em pacientes com suspeita de pneumocistose.

Técnica

Não há uma única maneira de realização do LBA. Descreve-se aqui a técnica empregada no Pavilhão Pereira Filho, mencionando-se, quando oportuno, outras abordagens.

Após inserção do fibrobroncoscópio e inspeção completa da via área para busca de anormalidades, a ponta do aparelho deve ser avançada até o brônquio desejado tanto quanto possível, até que ele seja encastoado, geralmente na quarta ou quinta bifurcação. A realização de biópsia e de escovado não deve ser executada antes do LBA, a fim de evitar contaminação do material com excesso de sangue, o que pode alterar as concentrações celulares ou dos demais componentes analisados. A anestesia tópica da mucosa brônquica deve ser ótima para evitar a tosse; esta pode levar à má impactação e ao extravasamento do líquido. Pode ocorrer traumatismo brônquico e o consequente risco de contaminação do LBA com sangue.

QUADRO 20.4 → Técnicas broncoscópicas e aplicabilidade nas infecções respiratórias

TÉCNICA BRONCOSCÓPICA	APLICAÇÃO CLÍNICA
Broncoscopia (visualização)	1. Acesso a mucosa, doenças intraluminais e extraluminais 2. Avaliação de tuberculose endobrônquica, micoses, vesículas virais (AIDS) 3. Aspergilose traqueobrônquica invasiva, candidose e outras 4. Acompanhamento de doença endobrônquica (p. ex., tuberculose)
Lavado brônquico	Cultura para micobactérias, fungos, viroses, e coloração para pneumocistose
Lavado broncoalveolar	Cultura de todos os organismos, especialmente para identificação de micobactérias, fungos, citomegalovírus, outras viroses e coloração para *Pneumocystis jirovecii*
Escovado brônquico protegido	Cultura de todas as bactérias anaeróbias e aeróbias
Escovado brônquico não protegido	Colorações para micobactérias, fungos, *P. jirovecii* e viroses
Biópsia endobrônquica	1. Lesões da mucosa causadas por micobactérias, fungos, protozoários, etc. 2. Remoção de lesões obstrutivas responsáveis por infecções 3. Drenagem de abscesso pulmonar
Aspirado transbrônquico por agulha	1. Colorações e cultura de linfonodos extrabrônquicos para identificação de micobactérias e fungos 2. Drenagem de cisto broncogênico e instilação de agente esclerosante
Biópsia pulmonar broncoscópica	Colorações e culturas de todos os microrganismos
Broncoscopia rígida e flexível	Inserção de prótese traqueobrônquica para tratar obstrução causada por infecções, como tuberculose ou histoplasmose

Quando não se observam lesões na radiografia de tórax, os sítios preferidos para execução do LBA são a língula e o lobo médio. Nos lobos inferiores ou mesmo nos lobos superiores, o retorno do material lavado proveniente deles é significativamente menor do que nos demais segmentos. Em doenças pulmonares difusas, ambos os pulmões devem ser lavados.

Infundem-se, em média, cinco alíquotas de 20 mL de soro fisiológico em cada segmento, embora determinados grupos o façam com alíquotas de 50 a 60 mL por infusão, com coleta imediata do fluido mediante pressão de 50 a 100 Torr, com a mesma seringa de infusão. Como regra, obtém-se de 40 a 60% do volume administrado (FIGURA 20.1), com viabilidade das células superior a 80% (FIGURA 20.2). Pelo menos 25 mL de material devem ser resgatados. O volume recuperado é menor em fumantes, idosos e pacientes submetidos à anestesia geral para o procedimento. É usada solução salina isotônica à temperatura ambiente ou, preferencialmente, aquecida a 37°C. O soro pré-aquecido auxilia a evitar tosse e broncospasmo, pode aumentar o volume recuperado e dar maior rendimento da celularidade. Não se deve ultrapassar 3 mL/kg (máximo de 300 mL).

A primeira alíquota é uma amostra da via aérea anterior à superfície alveolar do lobo ou segmento pulmonar analisado (com maior número de polimorfonucleares e maior possibilidade de contaminação por células da orofaringe)

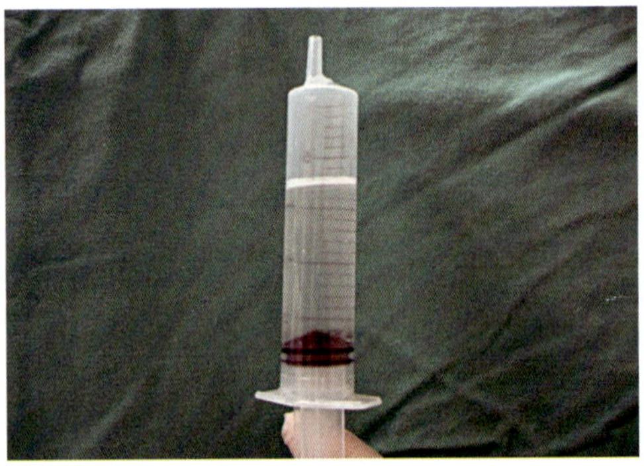

FIGURA 20.1 → Aspecto macroscópico do lavado broncoalveolar. Deve ser recuperado mais de 40% do que foi injetado, espumoso e de coloração opalescente.

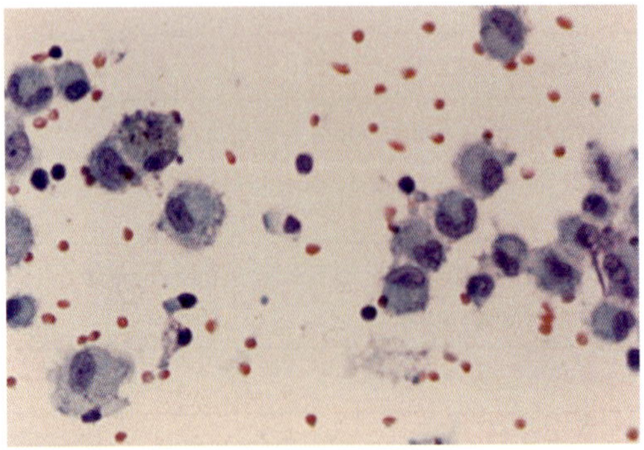

FIGURA 20.2 → Lavado broncoalveolar de boa qualidade.

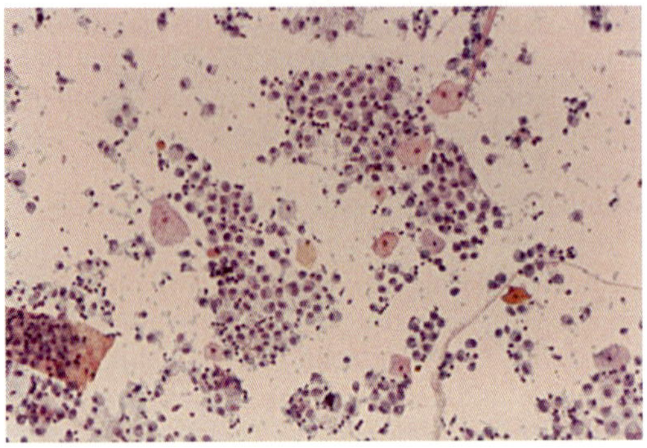

FIGURA 20.3 → Lavado broncoalveolar de má qualidade, contaminado por células da orofaringe.

(FIGURA 20.3). Portanto, esse material deve ser separado e examinado como amostra "brônquica", ou mesmo desprezado. O lavado não será válido para o diagnóstico se houver abundante secreção purulenta, se o fibrobroncoscópio não se mantiver encastoado durante todo o procedimento e se menos de 40% do material vier a ser recuperado. Uma das vantagens de se utilizar a seringa para aspirar alíquotas separadas é que, caso o broncoscópio saia do local onde estava encastoado, o material coletado não se perderá, o aparelho poderá ser reposicionado e novas alíquotas serão coletadas.

O LBA recuperado deve ser armazenado a 4°C e enviado para o laboratório assim que possível. A análise de material deve ser efetuada em laboratório experiente com manejo adequado dos espécimes, padronização das rotinas e normatização dos valores de referência para interpretação dos resultados (FIGURA 20.4).

As qualificações do operador, o preparo do paciente e as precauções de segurança são as mesmas indicadas para a fibrobroncoscopia.

Constituição do material

Celularidade

Nos indivíduos saudáveis não fumantes, os macrófagos correspondem a 88 a 95% do total de células recuperadas, com os

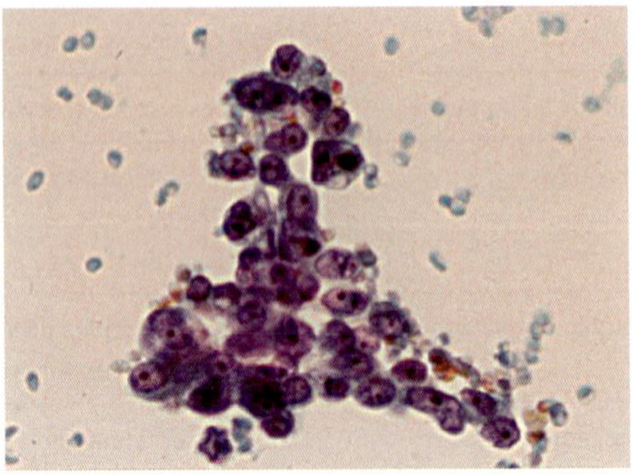

FIGURA 20.4 → Lavado broncoalveolar demonstrando células de adenocarcinoma brônquico.

linfócitos em segundo lugar, com menos de 15%, e o restante sendo constituído por diversas outras linhagens celulares. Em crianças, o percentual de neutrófilos é maior. Os macrófagos são oriundos da medula óssea e atuam na defesa contra organismos e antígenos depositados na superfície alveolar, além de neutralizarem enzimas proteolíticas. Os linfócitos, em sua maioria, são originários dos tecidos linfoides brônquicos e linfonodos, com o restante proveniente da circulação. São, principalmente, células de "memória", com as células T em maioria e a relação CD4/CD8 de cerca de 1,8:1.

Fumantes normais apresentam uma contagem do total de células 5 a 10 vezes maior do que não fumantes, encontrando-se também maior quantidade de polimorfonucleares.

Proteínas e outros materiais

Dentre as diversas proteínas recuperadas do LBA, a albumina corresponde a um terço do seu total. Várias imunoglobulinas, especialmente IgG e IgA, também são encontradas. Fragmentos de IgA secretora são encontrados no LBA, e a concentração de IgE é a mesma do plasma. Acredita-se que nem IgM ou IgD existam no fluido do LBA. Várias outras enzimas e materiais podem ser encontrados, como complemento, interleucinas, α_1-antitripsina, colagenase, fibronectina, entre outras substâncias. Dentre o complemento, C4, C5 e fator B são facilmente localizados no LBA.

Indicações

O LBA é realizado em pacientes imunocompetentes com pneumonia atípica, tuberculose, suspeita de aspiração crônica, doença pulmonar eosinofílica, SDRA, proteinose alveolar e doenças pulmonares intersticiais (QUADRO 20.5). Apresenta limitado valor para diagnóstico de lesões pulmonares periféricas, como no caso de neoplasias isoladas. Pode ser realizado em pacientes com infiltrados pulmonares, naqueles com síndrome da imunodeficiência adquirida (AIDS) e em pacientes imunoincompetentes ou em ventilação mecânica com lesões pulmonares não diagnosticadas.

QUADRO 20.5 → Rendimento diagnóstico do lavado broncoalveolar (LBA) na doença pulmonar infiltrativa

LBA sem biópsia geralmente suficiente: alta sensibilidade e alta especificidade - Proteinose alveolar - Pneumonia por *P. jirovecii* - Carcinoma brônquico - Linfoma não de Hodgkin - Hemorragia alveolar
LBA em combinação com a clínica e TC de tórax de alta resolução frequentemente suficiente: alta sensibilidade, baixa especificidade - Fibrose pulmonar idiopática (neutrófilos ± eosinófilos) - Pneumonia de hipersensibilidade (linfócitos, plasmócitos, macrófagos espumosos) - Bronquiolite obliterante com pneumonia organizante (celularidade mista) - Bronquiolite respiratória/doença pulmonar intersticial (macrófagos do fumante)
LBA típico em apenas 50% dos pacientes, biópsia geralmente necessária (se TC de tórax atípica): sensibilidade moderada, alta especificidade - Sarcoidose (CD4/CD8 aumentados) - Histiocitose das células de Langerhans (CD1 > 4%)

Segurança, contraindicações e complicações

A fibrobroncoscopia com LBA é um procedimento rápido e seguro quando efetuado em um paciente adequadamente preparado, por profissional competente e ciente dos riscos potenciais e que toma as providências necessárias para que eles não ocorram.

Não há contraindicação absoluta à sua realização, mas é preciso ter conhecimento de situações de risco e de contraindicações relativas, que incluem pacientes não colaborativos, volume expiratório forçado no primeiro segundo (VEF_1) menor do que 800 a 1.000 mL, asma moderada a grave, hipercapnia, hipoxemia não corrigida a uma SpO_2 maior do que 90% com oxigênio suplementar, arritmias cardíacas graves, infarto agudo do miocárdio há menos de seis semanas, diátese hemorrágica não corrigida e instabilidade hemodinâmica.

A incidência de complicações menores oscila entre 0,2%, e as maiores, entre 0,08%. Dentre as possíveis complicações estão febre (10% ou mais dos pacientes), que melhora sem necessidade de terapia, laringospasmo e broncospasmo, pneumonia, pneumotórax, arritmias cardíacas, hipoxia, confusão mental, hipotensão e, raramente, sepse e morte. Os mínimos decréscimos da capacidade vital forçada (CVF), do VEF_1, bem como do pico de fluxo expiratório (PFE), estão mais relacionados com a fibrobroncoscopia em si do que com o próprio LBA. A síndrome da resposta inflamatória sistêmica é observada em até 10 a 12% de todos os exames broncoscópicos.

A incidência de complicações é baixa quando o broncoscopista possui conhecimento acurado das minúcias fisiopatológicas e técnicas do LBA, em especial no paciente internado em unidade de terapia intensiva (UTI) e sob ventilação mecânica. As taxas de complicações observadas em pacientes ambulatoriais e internados são semelhantes, e menos de 1% destes necessitam de hospitalização. Portanto, a fibrobroncoscopia com LBA pode ser efetuada no nível ambulatorial, de maneira segura, desde que por pessoal qualificado.

Escovado brônquico

O escovado brônquico é realizado com a introdução de uma escova pelo canal de trabalho do broncoscópio. A escova é visualizada distalmente à ponta do broncoscópio e introduzida junto a uma lesão ou na área de interesse a ser examinada. Por meio de movimentos de vaivém, a escova é friccionada diversas vezes e recolhida. A amostra é preparada em uma lâmina de microscópio ou no interior de uma solução salina e encaminhada para exames de cultura e citologia. Nas lesões neoplásicas centrais, o escovado brônquico é positivo em cerca de 60% dos casos. Um aspecto importante para a pesquisa de células neoplásicas no esfregaço em lâmina do escovado brônquico é a colocação imediata do fixador para que não ocorra lise celular, o que prejudicaria a análise pelo citopatologista.

Biópsia brônquica

A realização de biópsias brônquicas pode ser prevista com antecedência, tendo como base os achados descritos nos exames de imagem realizados previamente, ou, algumas vezes, durante a execução de exames investigativos, quando se depara com uma alteração não conhecida até então.

Para a realização das biópsias, utiliza-se uma pinça em forma de fórceps, que é inserida pelo canal de trabalho do broncoscópio e avançada até quase tocar na lesão (FIGURA 20.5). A pinça é então aberta e avançada em direção à lesão visualizada, quando, sob visão direta, é fechada e recuada, retirando um fragmento da lesão em questão (FIGURA 20.6).

A maioria das biópsias brônquicas tem por objetivo colher um fragmento de lesões vegetantes que emergem no interior dos brônquios. O diagnóstico nas lesões centrais é obtido em cerca de 70% dos casos, caindo para menos de 50% nas lesões mais periféricas. As lesões descritas nos exames radiológicos como periféricas e com menos de 2 cm de diâmetro têm um baixo rendimento diagnóstico.

Algumas doenças costumam comprometer a mucosa, como é o caso da amiloidose, da sarcoidose e de neoplasias. No caso da sarcoidose, é interessante que, mesmo não havendo lesões visíveis na mucosa, a biópsia é positiva em cerca de 40% das vezes. Nessas situações, a realização de repetidas biópsias no mesmo local, aprofundando a mucosa, aumenta o rendimento diagnóstico. Em algumas ocasiões, a utilização de uma pinça com um esporão central facilita a biópsia de lesões submucosas localizadas na parede lateral dos brônquios principais e traqueia, quando é difícil a flexão do aparelho para a fixação da pinça.

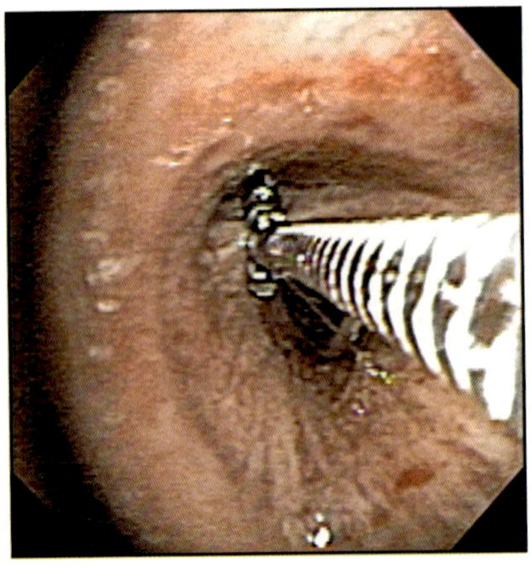

FIGURA 20.5 → Demonstração de colocação da pinça para biópsia endobrônquica.

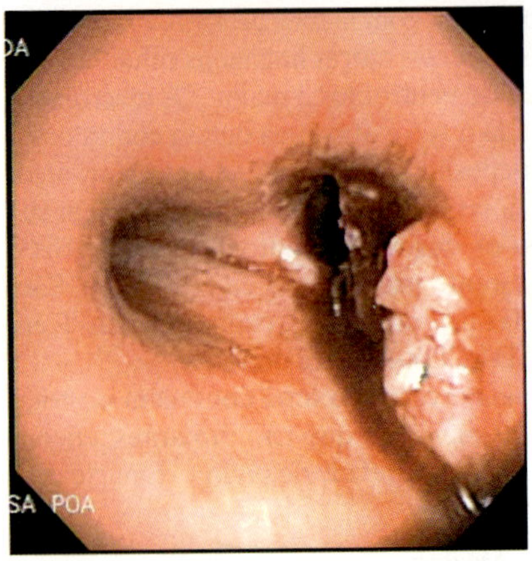

FIGURA 20.6 → Lesão mediastinal invadindo a traqueia. A biópsia demonstrou criptococose. Este caso exemplifica a importância de não se colocar todos os fragmentos em formol. Para pesquisar fungos e micobactérias, os fragmentos devem ser colocados em solução fisiológica.

Biópsia transbrônquica

A biópsia transbrônquica é realizada avançando-se a pinça de biópsia na via aérea distal, fora da visão do examinador, até que uma resistência seja encontrada. A pinça é recuada cerca de 1 cm e então aberta. Devem ser realizados movimentos de vaivém para que a pinça se abra. Solicita-se que o paciente inspire profundamente, e a pinça é avançada de forma suave. Pede-se então que o paciente exale o ar, quando a pinça é fechada e tracionada, retirando-se um fragmento de parênquima pulmonar (FIGURA 20.7).

É importante observar se o paciente relata dor quando a pinça é fechada, o que significa que a pleura visceral foi ultrapassada. Nesta situação, aumenta bastante o risco de ocorrência de pneumotórax.

> **ATENÇÃO**
>
> As principais indicações de biópsias transbrônquicas são estas:
>
> - Nódulos ou lesões tumescentes periféricas, não visíveis na broncoscopia
> - Investigação de doenças pulmonares intersticiais.
> - Pacientes transplantados pulmonares com suspeita de rejeição ou infecção
> - Obtenção de material para culturas de fungos ou micobacterioses

Na investigação de nódulos pequenos e periféricos, a fluoroscopia facilita a orientação e melhora a acurácia diagnóstica. Recentemente, técnicas utilizando o ultrassom endobrônquico e a navegação eletromagnética têm melhorado muito o rendimento das biópsias de lesões periféricas.

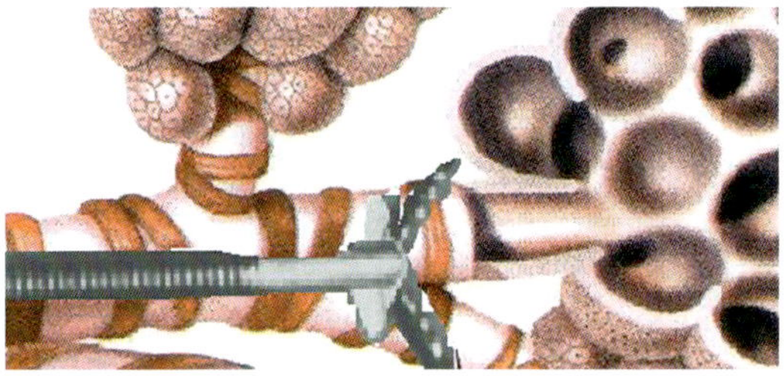

FIGURA 20.7 → Esquema explicando a biópsia transbrônquica. A pinça é avançada pelo canal de trabalho do broncoscópio flexível até sentir-se uma resistência. Ela é então recuada e aberta, avançando para remover parede de bronquíolo e alvéolo conforme demonstrado na imagem.

Na investigação de doenças intersticiais, a biópsia transbrônquica está especialmente indicada quando houver suspeita de sarcoidose, carcinomatose linfática, pneumonia eosinofílica ou síndrome de Goodpasture.

É sabido que a positividade do diagnóstico do espécime obtido na biópsia depende de vários fatores, como causa da doença, seu padrão radiológico, viabilidade do material e número de amostras, além da experiência do profissional executante. Outras limitações da técnica transbrônquica incluem o pequeno tamanho e número dos fragmentos (o ideal é que haja no mínimo cinco), os artefatos de compressão e o fato de as biópsias obterem somente material da área centrilobular e, por muitas vezes, falharem em penetrar a bainha peribrônquica.

Os pacientes transplantados de pulmão são rotineiramente submetidos a exames endoscópicos para acompanhamento da evolução da anastomose, para coleta de material e para diagnosticar a ocorrência de rejeição.

As complicações mais frequentes – quando realizada biópsia transbrônquica – são a ocorrência de pneumotórax em cerca de 4% dos casos e sangramento em 2,8%.

É importante a realização de uma radiografia de tórax após o exame para afastar a ocorrência de pneumotórax.

Novas técnicas de broncoscopia diagnóstica

Broncoscopia de autofluorescência

Embora ainda pouco utilizada em nosso meio, a broncoscopia de autofluorescência apresenta como vantagem a capacidade de detectar lesões pré-invasivas e/ou lesões precoces de câncer de pulmão das grandes vias aéreas de pacientes de alto risco, ainda não visualizadas pelas técnicas de imagem radiológica. Vários estudos demonstram que a adição da autofluorescência resulta na detecção mais precoce de lesões intraepiteliais pré-invasivas que passariam despercebidas pela broncoscopia convencional. No entanto, essa maior sensibilidade é relativa, uma vez que a verdadeira prevalência de lesões pré-invasivas permanece desconhecida.

As diferentes sensibilidades entre os estudos podem ser explicadas pelos seguintes aspectos: diferença no perfil dos pacientes considerados de alto risco e a consequente prevalência de lesões radio-ocultas; diferença de experiência entre os broncoscopistas; diferenças na variabilidade interobservador na análise histopatológica das amostras; e crescente experiência do próprio broncoscopista com a técnica convencional.

Endoultrassonografia torácica

Esta técnica permite a obtenção de imagens além da mucosa em direção ao mediastino. Duas técnicas, a punção aspirativa por agulha fina guiada em tempo real por ultrassonografia esofágica (EUS-FNA) e a punção transbrônquica guiada em tempo real por ultrassonografia endobrônquica (EBUS-TBNA) (FIGURA 20.8), possibilitam a obtenção de material de linfonodos ou lesões mediastinais para análise citopatológica. Sua maior indicação é para estadiamento de câncer de pulmão ou para diagnóstico de doenças granulomatosas com envolvimento ganglionar, como tuberculose, micoses e sarcoidose, hoje avaliadas por mediastinoscopia, considerada o padrão-ouro.

O método é essencialmente uma punção aspirativa, antes realizada às cegas (punção transbrônquica). O rendimento diagnóstico varia de 15 a 83%, dependendo do tamanho e da localização do linfonodo e da experiência do operador. Uma metanálise recente relatou 78% de sensibilidade e 28% de falso-negativos para a punção transbrônquica realizada às cegas em pacientes com carcinoma brônquico e uma prevalência de 81% de comprometimento de linfonodo subcarinal (N2). Já uma metanálise utilizando a EBUS-TBNA em pacientes selecionados relatou uma sensibilidade de 94% para aqueles com envolvimento linfonodal demonstrado por tomografia com emissão de pósitrons (PET) com uma prevalência de doença maligna de 68% (comprometimento de N2/N3).

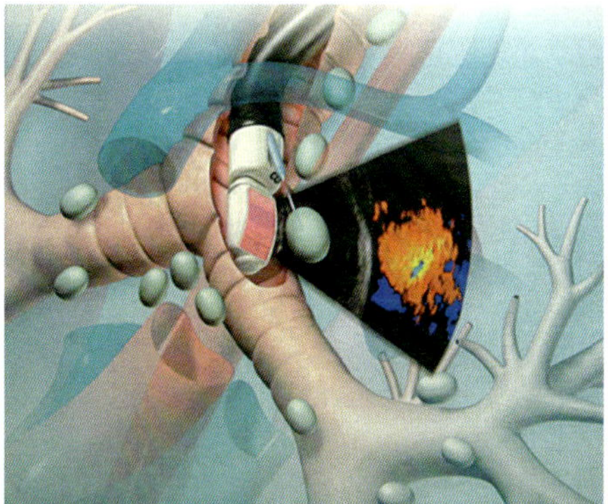

FIGURA 20.8 → Esquema da EBUS-TBNA. O transdutor mostra o gânglio e a punção é realizada sob visão ecográfica.

Tanto a EBUS-TBNA quanto a EUS-FNA têm um valor preditivo negativo que varia de 60 a 80%, necessitando de estadiamento cirúrgico confirmatório em caso de punção negativa em linfonodo aumentado e com suspeita de estar positivo.

Broncoscopia terapêutica

Além de sua utilização para diagnóstico, as broncoscopias flexível e rígida podem ser utilizadas no tratamento de várias situações, conforme descrito a seguir:

- Toalete brônquica
- Atelectasias
- Lavagem pulmonar na proteinose alveolar
- Retirada de corpo estranho da via aérea (FIGURA 20.9)
- Estenoses brônquicas ou traqueais (FIGURA 20.10)
- Colocação de *stents*

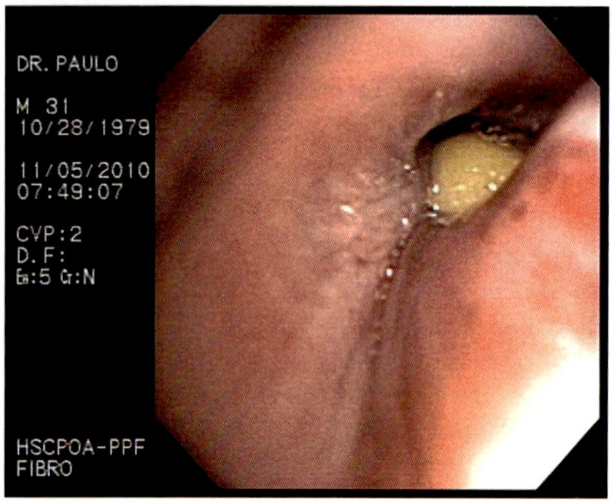

FIGURA 20.9 → Presença de grão de milho em segmento do brônquio lobar inferior direito.

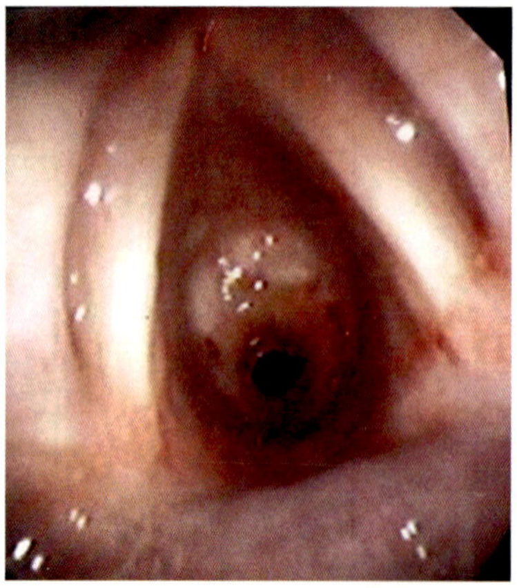

FIGURA 20.10 → Estenose subglótica.

- Dilatação por balão
- Dilatação com broncoscópio rígido
- Uso de *laser*, argônio ou eletrocautério
- Lesões neoplásicas com obstrução brônquica (FIGURA 20.11) ou sangramento
- Braquiterapia
- Termoplastia brônquica no tratamento da asma
- Colocação de válvulas e *stents* brônquicos para tratamento da hiperinsuflação no enfisema pulmonar (FIGURA 20.12)

Broncoscopia com uso de *laser* ou argônio

Algumas neoplasias avançadas das vias aéreas causam obstrução da traqueia ou de brônquios de grande calibre, causando dificuldade respiratória e infecções teleobstrutivas. Por serem tumores avançados, não têm indicação de ressecção cirúrgica, mas muitas vezes é necessário permear a via aérea para permitir a continuidade do tratamento e melhorar a qualidade de vida do paciente.

O uso de *laser* (Nd:YAG) através do broncoscópio permite a ressecção de tumores no interior dos brônquios e da traqueia, aliviando sintomas obstrutivos com melhora na qualidade de vida dos pacientes. O *laser* produz alterações térmicas, fotodinâmicas e eletromagnéticas. Quando utilizado para ablação térmica, provoca vaporização dos tecidos. Essa reação é imediata e se estende por cerca de 3 a 4 mm de profundidade. A utilização do *laser* requer treinamento especializado e precauções para evitar perfuração brônquica.

O *laser* também pode ser utilizado no manejo de algumas doenças benignas, para a destruição de tecidos de granulação que obstruem a via aérea.

Outro método também utilizado para o manejo das lesões brônquicas é o da coagulação com plasma de argônio. O método utiliza um gás ionizado que transmite calor, provocando a evaporação dos tecidos. Tem menor penetração do que o *laser*, sendo limitado nos tumores grandes. É empregado também no tratamento paliativo de doenças neoplási-

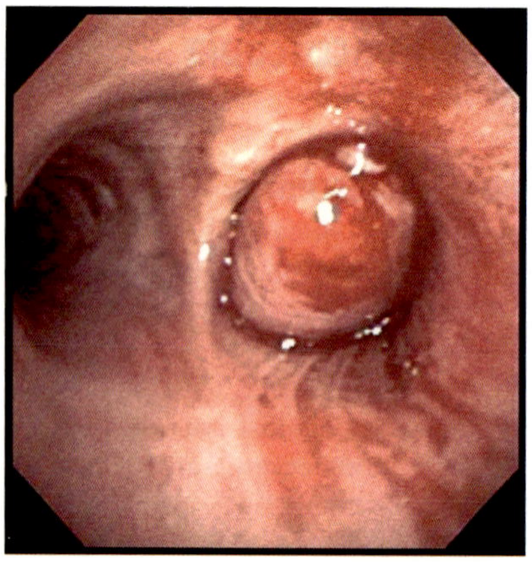

FIGURA 20.11 → Obstrução total do brônquio principal direito por lesão neoplásica.

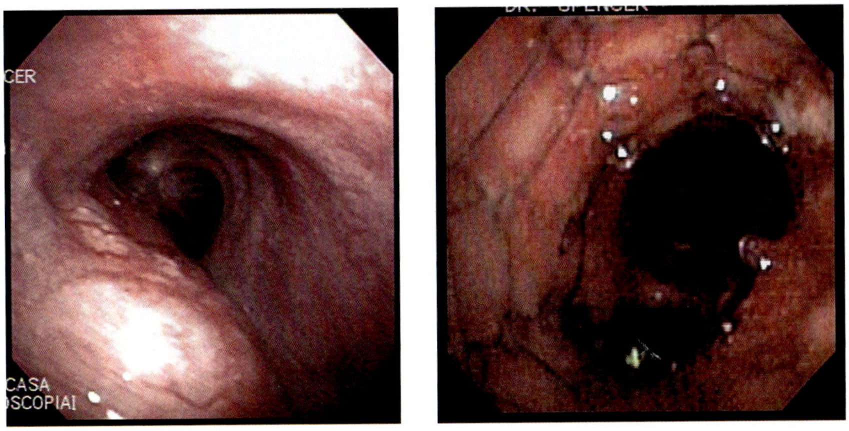

FIGURA 20.12 → Paciente com fístula traqueoesofágica tratado com colocação de *stent*.

cas e em algumas situações de doenças benignas, como no controle do tecido de granulação pós-inflamatório ou após anastomose traqueal ou brônquica.

Tanto o *laser* quanto o plasma de argônio podem ser utilizados com broncoscópio rígido ou flexível. O mais frequente é uma combinação dos dois métodos.

As complicações mais comuns são perfuração de via aérea, embolia gasosa, sangramento e estenoses pós-cicatriciais.

Termoplastia brônquica

O mecanismo postulado consiste na destruição ou atrofia da musculatura lisa por meio da liberação de energia térmica via radiofrequência. O equipamento consiste em um cateter brônquico (FIGURA 20.13) e um gerador de radiofrequência. O cateter é introduzido através do broncoscópio e possui na sua extremidade uma cesta expansível com quatro eletrodos. O cateter alcança a via aérea mais distalmente visível através do broncoscópio, sendo então a cesta expandida de modo que os quatro eletrodos estejam em contato harmônico com a parede das vias aéreas (FIGURA 20.14).

O sistema gerador libera energia via radiofrequência por um período de 10 segundos, gerando e transmitindo calor através dos eletrodos durante esse tempo. Após cada ativação, a cesta é retraída e o cateter é reposicionado proximalmente em 5 mm, em posição adjacente à ativação anterior e com cuidado para não ocorrer sobreposição. O tratamento completo consiste em três sessões intercaladas por intervalos de três semanas. Cada sessão consiste em uma média de 30 a 45 ativações com duração entre 30 e 60 minutos.

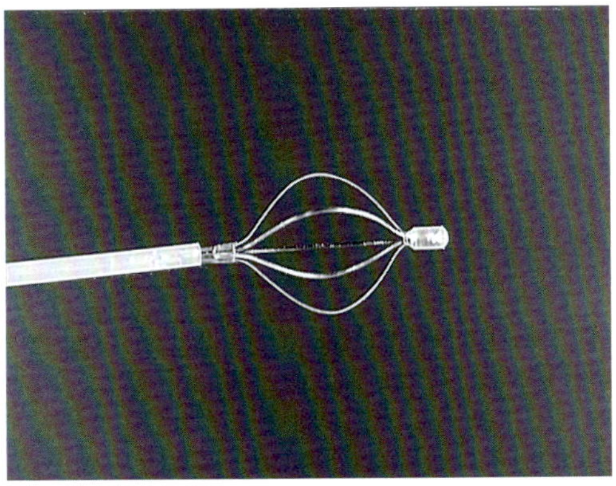

FIGURA 20.13 → Cateter brônquico para termoplastia.

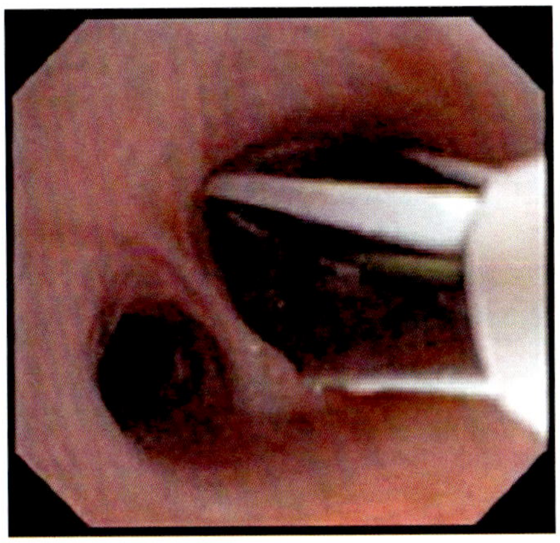

FIGURA 20.14 → Cesta expandida na via aérea.

Os estudos realizados indicam que a principal utilização da termoplastia será em pacientes com asma persistente severa e asma de difícil controle, nos quais, a despeito do tratamento otimizado e baseado nas diretrizes internacionais (Global Initiative for Asthma – GINA), ainda não é possível alcançar o controle da doença. É fundamental que o broncoscopista encarregado do procedimento tenha uma boa técnica e informação sobre o manejo de pacientes asmáticos submetidos ao exame, em especial sobre potenciais complicações em decorrência da asma. Dados atuais sobre segurança envolvendo os três grandes ensaios clínicos – Air Trial, Risa Trial e Air Trial II – foram recentemente divulgados, demonstrando segurança deste procedimento após três anos de acompanhamento. O procedimento já foi liberado pelo Food and Drug Administration (FDA) e está sendo utilizado nos Estados Unidos.

Redução endoscópica de volume pulmonar

Diferentes métodos endoscópicos vêm sendo desenvolvidos e estudados experimentalmente e testados em estudos clínicos, em uma tentativa de se encontrar alternativas não cirúrgicas para a redução volumétrica do pulmão enfisematoso.

Os dispositivos para o tratamento endoscópico do enfisema heterogêneo podem ser divididos em dispositivos bloqueadores (p. ex., válvulas unidirecionais), não bloqueadores reversíveis ou removíveis (p. ex., *coils* ou molas) e não bloqueadores definitivos ou não reversíveis (ablação térmica por vapor e obstrução endobrônquica por polímeros). Dentre os procedimentos direcionados para o enfisema homogêneo, o *bypass* das vias aéreas interno (endobrônquico) tem sido o mais estudado.

Dispositivos bloqueadores

As válvulas unidirecionais são os únicos dispositivos já validados para uso clínico. O modelo Zephyr® (Pulmonx, Redwood City-CA, EUA) **(FIGURA 20.15)** é de instalação broncoscópica, e pode ser removido em caso de necessidade. A redução volumétrica pulmonar endoscópica tem por objetivo causar uma desinsuflação progressiva, levando a uma reconfiguração diafragmática com consequente melhora funcional pulmonar, da capacidade de exercício e da qualidade de vida.

Os resultados do acompanhamento após seis meses de instalação dessas válvulas em um estudo multicêntrico demonstraram melhora discreta embora significativa no VEF_1 e um aumento na tolerância ao exercício no teste de caminhada de seis minutos.

Outro dispositivo valvular que tem sido testado apresenta um desenho diferente, porém seu mecanismo de ação é semelhante ao dos demais (IBV®, Olympus Co., Spiration, Redmond-WA, EUA) **(FIGURA 20.16)**. O objetivo do dispositivo é obstruir o fluxo aéreo seletivamente nos segmentos broncopulmonares em que é posicionado, atuando como válvula unidirecional cujo formato permitiria a drenagem de secreções.

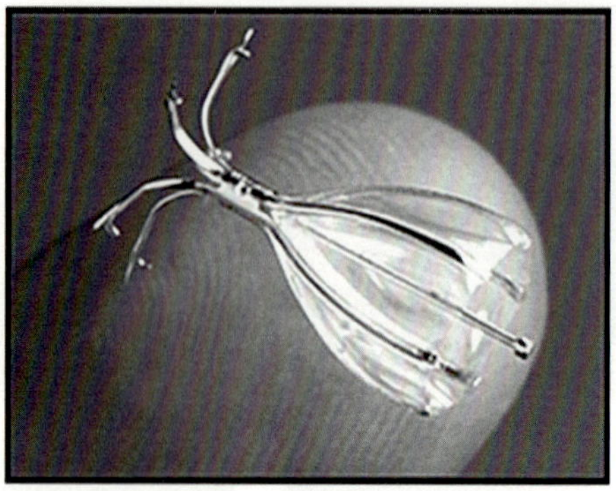

FIGURA 20.16 → Válvula unidirecional do tipo IBV®.

Dispositivos não bloqueadores reversíveis (removíveis)

As molas (*coils*) consistem em um fio de nitinol (liga metálica de níquel e titânio) com memória que, ao ser introduzido no brônquio subsegmentar, curva-se trazendo consigo o parênquima pulmonar em um movimento rotatório sobre o seu eixo, reduzindo assim o volume do parênquima por esse mecanismo de torção (RePneu® Lung Volume Reduction Coil, PneumRx Inc, Mountain View, California, EUA) **(FIGURA 20.17)**. Para obter a redução volumétrica desejada com este método, é necessário que vários *coils* (molas) sejam instalados através do canal de trabalho de um broncoscópio flexível em um lobo com menor perfusão.

Dispositivos não bloqueadores definitivos (não reversíveis)

A ablação térmica por vapor é uma nova tecnologia que utiliza vapor d'água aquecido, o qual é administrado por broncoscopia flexível através de cateter de oclusão endobrônquica por balão posicionado na área a ser tratada (lobo, segmento). Essa nova tecnologia ainda está em avaliação, e novos estudos clínicos estão sendo empreendidos com quantidades de vapor diferentes.

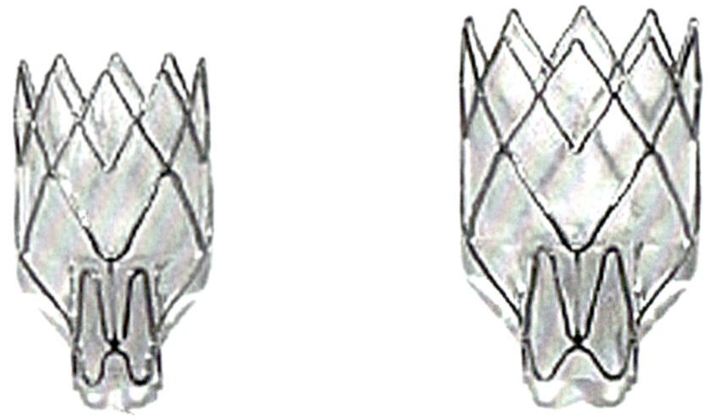

FIGURA 20.15 → Válvula unidirecional do tipo Zephyr®.

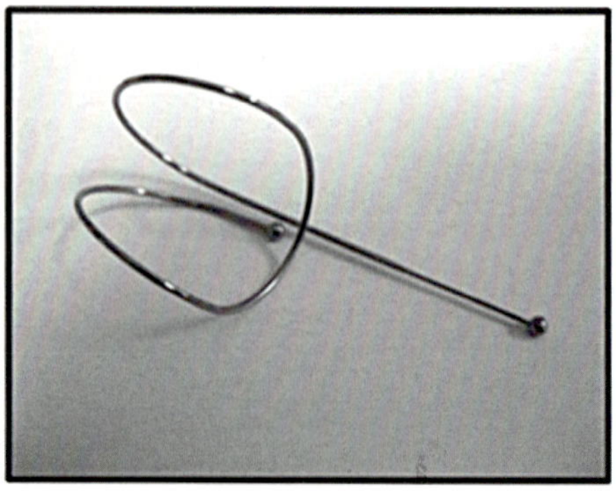

FIGURA 20.17 → Mola ou *coil*.

A redução volumétrica biológica (BLVR) compreende a obstrução endobrônquica por polímeros biodegradáveis instilados nos brônquios subsegmentares por meio de um broncofibroscópio, causando obstrução local com atelectasia da área hiperinsuflada. Essas substâncias causam também uma reação inflamatória local com formação de tecido cicatricial que perpetua a desinsuflação local.

Dispositivos para enfisema homogêneo

O *bypass* endobrônquico é um procedimento, realizado por meio de broncoscopia flexível, que inclui a produção de orifícios (fenestrações) endobrônquicos na via aérea distal (brônquios subsegmentares), os quais são mantidos permeáveis pela instalação de dispositivos (*stents*) eluidores de fármacos (FIGURA 20.18). Ainda estão em análise os resultados preliminares de estudos com esta técnica.

Apesar dos benefícios demonstrados pelos vários procedimentos endoscópicos propostos para o enfisema avançado, os resultados não são uniformes e tampouco suficientes para sua aplicação clínica imediata em larga escala. Mais estudos são necessários para confirmar a eficácia clínica desses métodos em enfisema severo.

Referências

1. Prakash UB, Offord KP, Stubbs SE. Bronchoscopy in North America: the ACCP survey. Chest. 1991;100(6):1668-75.

2. Dooms C, Seijo L, Gasparini S, Trisolini R, Ninane V, Tournoy KG. Diagnostic brochoscopy: state of the art. Eur Respir Rev. 2010;19(117):229-36.

Leituras recomendadas

Berger RL, DeCamp MM, Criner GJ, Celli BR. Lung volume reduction therapies for advanced emphysema: an update. Chest. 2010;138(2):407-17.

Bonella F, Ohshimo S, Bauer P, Guzman J, Costabel U. Bronchoalveolar lavage. Eur Respir Mon. 2010;48:59-72.

Brickey DA, Lawlor DP. Transbronchial biopsy in the presence of profound elevation of the international normalized ratio. Chest. 1999;115(6):1667-71.

British Thoracic Society guidelines on diagnostic flexible bronchoscopy. Thorax. 2001;56(Suppl 1):i1-21.

Cardoso PFG, Snell GI, Hopkins P, Sybrecht GW, Stamatis G, Eng P, et al. Clinical application of airway bypass with paclitaxel-eluting stents: early results. J Thorac Cardiovasc Surg. 2007;134(4):974-81.

Chapman JT, Mehta AC. Bronchoscopy in sarcoidosis: diagnostic and therapeutic interventions. Curr Opin Pulm Med. 2003;9(5):402-7.

Cox G, Thomson NC, Rubin AS, Niven RM, Corris PA, Siersted HC, et al. Asthma control during the year after bronchial thermoplasty. New Engl J Med. 2007;356(13):1327-37.

DeCamp MM Jr, McKenna RJ Jr, Deschamps CC, Krasna MJ. Lung volume reduction surgery: technique, operative mortality, and morbidity. Proc Am Thorac Soc. 2008;5(4):442-6.

Dreher M, Ekkernkamp E, Storre JH, Kabitz HJ, Windisch W. Sedation during flexible bronchoscopy in patients with pre-existing respiratory failure: Midazolam versus Midazolam plus Alfentanil. Respiration 2010;79(4):307-14.

El-Bayoumi E, Silvestri GA. Bronchoscopy for the diagnosis and staging of lung cancer. Semin Respir Crit Care Med. 2008;29(3):261-70.

Ernst A, Eberhardt R, Wahidi M, Becker HD, Herth FJ. Effect of routine clopidogrel use on bleeding complications after transbronchial biopsy in humans. Chest. 2006;129(3):734-7.

Folch E, Mehta AC. Airway interventions in the tracheobronchial tree. Semin Respir Crit Care Med. 2008;29(4):441-52.

Gu P, Zhao YZ, Jiang LY, Zhang W, Xin Y, Han BH. Endobronchial ultrasound-guided transbronchial needle aspiration for staging of lung cancer: a systematic review and meta-analysis. Eur J Cancer. 2009;45(8):1389-96.

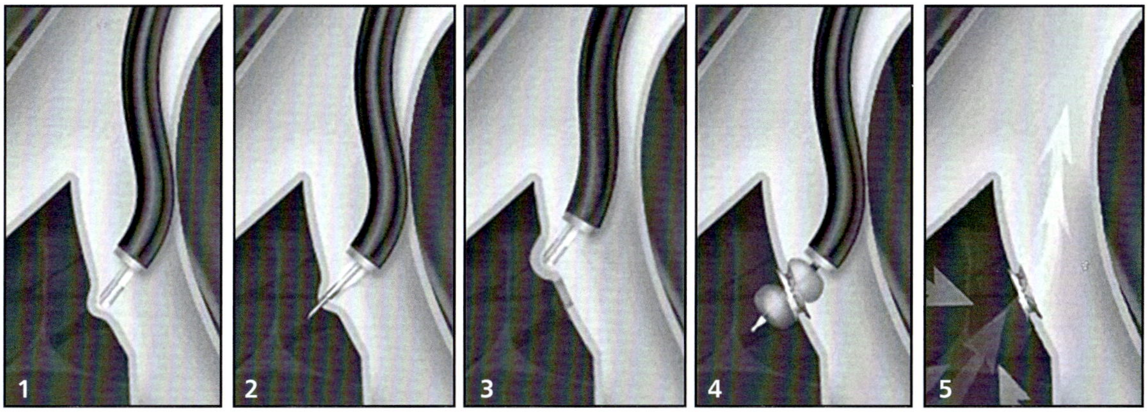

FIGURA 20.18 → Etapas principais no procedimento de *bypass* das vias aéreas.

Herth FJ, Becker HD, Ernst A. Aspirin does not increase bleeding complications after transbronchial biopsy. Chest. 2002;122(4):1461-4.

Hirose T, Okuda K, Ishida H, Sugiyama T, Kusumoto S, Nakashima M, et al. Patient satisfaction with sedation for flexible bronchoscopy. Respirology. 2008;13(5):722-7.

Jain P, Sandur S, Meli Y, Arroliga AC, Stoller JK, Mehta AC. Role of flexible bronchoscopy in immunocompromised patients with lung infiltrates. Chest. 2004;125(2):712-22.

Mayse ML, Laviolette M, Rubin AS, Lampron N, Simoff M, Duhamel D, et al. Clinical pearls for bronchial thermoplasty. J Bronchol. 2007;14(2):115-23.

Micames CG, McCrory DC, Pavey DA, Jowell PS, Gress FG. Endoscopic ultrasound guided fine-needle aspiration for non-small cell lung cancer staging: a systematic review and metaanalysis. Chest. 2007;131(2):539-48.

O'Brien JD, Ettinger NA, Shevlin D, Kollef MH. Safety and yield of transbronchial biopsy in mechanically ventilated patients. Crit Care Med. 1997;25(3):440-6.

Rubin AS, Cardoso PFG. Termoplastia brônquica: relato do primeiro tratamento endoscópico de asma na América Latina. J Bras Pneumol. 2008;34(1):59-62.

Stolz D, Kurer G, Meyer A, Chhajed PN, Pflimlin E, Strobel W, et al. Propofol versus combined sedation in flexible bronchoscopy: a randomised non-inferiority trial. Eur Respir J. 2009;34(5):1024-30.

Wood DE, McKenna RJ Jr, Yusen RD, Sterman DH, Ost DE, Springmeyer SC, et al. A multicenter trial of an intrabronchial valve for treatment of severe emphysema. J Thorac Cardiovasc Surg. 2007;133(1):65-73.

Punção Pulmonar Transtorácica

21

Nelson Porto
Klaus L. Irion
Bruno Hochhegger
Rodrigo Moreira Bello

Introdução

O uso das características imagéticas para definir a natureza benigna ou maligna de uma lesão, ou mesmo para sugerir seu tipo histológico, é uma das principais funções do radiologista. Inúmeras publicações foram dirigidas às tabelas de diagnóstico diferencial radiológico, sendo baseadas nas limitadas capacidades de resposta ou modificação do tecido pulmonar frente a um processo inflamatório (infeccioso ou não) ou neoplásico. Essas hipóteses diagnósticas têm sido úteis, mas certamente não atendem à necessidade de maior acurácia diagnóstica, fruto da evolução terapêutica.

A evolução do diagnóstico médico, permitindo que sejam identificados numerosos tipos de germes e diferentes tipos de neoplasias, leva o diagnosticista a respeitar com maior rigidez os limites do diagnóstico fundamentado em método radiológico. Não é menor, contudo, a necessidade de um amplo conhecimento sobre a expressão radiográfica dos diversos processos patológicos, nem diminuiu a importância do radiologista, que está participando cada vez mais ativamente do processo diagnóstico-terapêutico. Com as biópsias por agulha, orientadas por raio X, tomografia computadorizada (TC) ou ultrassonografia, o radiologista colhe material para um diagnóstico específico, tanto em doenças neoplásicas como em doenças inflamatórias (infecciosas ou não).

ATENÇÃO

A punção torácica transcutânea é um procedimento pouco invasivo, seguro, com baixo índice de complicações e que permite a coleta de material para estudos citológico, histológico e microbiológico. Esse método tem sido utilizado no diagnóstico de massas mediastinais, lesões submucosas, nódulos e massas pulmonares periféricas.

É fundamental a consciência de que o exame por microscopia também está sujeito a erro, o que não é tão infrequente. Assim, um diagnóstico histopatológico ou microbiológico divergente dos dados clínicos e radiográficos deve também ser questionado, avaliando-se a necessidade de coleta de uma nova amostra ou do encaminhamento do material para consultoria em centros de referência.

A técnica de biópsia por agulha, precursora do método hoje utilizado, foi inicialmente explorada por Martin e Ellis, em 1925. Em 1966, foi publicada uma das primeiras séries de biópsia orientada por fluoroscopia por Dahlgren e Nordenström.

Hoje, a punção biópsia transcutânea é um método usado universalmente, bastante preciso e seguro. Esse aumento na utilização das punções foi possível graças ao desenvolvimento em paralelo das técnicas citológicas e microbiológicas, ao crescente número de citologistas e microbiologistas com experiência e, também, à grande redução nos custos das agulhas de punção, agora de uso único, permitindo aproveitamento máximo de seu fio de corte, com consequente redução da frequência de pneumotórax ou hemoptise.

O aprimoramento da indústria metalúrgica também foi significativo no que se refere ao desenvolvimento de novas ligas metálicas, mais resistentes, possibilitando reduzir o calibre externo das agulhas, sem prejuízo importante do diâmetro de sua luz. Atualmente, mesmo as agulhas com calibres muito finos são bastante rijas, sofrendo pouco desvio no seu trajeto (FIGURA 21.1).

> **ATENÇÃO**
>
> A intervenção por punção no tórax era inicialmente dirigida ao diagnóstico de lesões tumescentes (nódulos ou massas). Agora, está também indicada para avaliação celular (citologia, microbiologia) ou tecidual (histopatologia) de doenças pulmonares difusas, bem como de lesões pleurais ou mediastinais. Quase invariavelmente se utiliza um método de diagnóstico por imagem para guiar o procedimento.

Material

Para realizar o procedimento, recomenda-se a montagem de conjuntos contendo pelo menos o material que consta no QUADRO 21.1 e na FIGURA 21.2.

Se a lesão for tumescente com área de escavação ou de aspecto consolidativo com broncograma, as punções com agulha lancetante devem ser realizadas em ambiente onde seja possível a assistência de um endoscopista, para colocação de um cateter de Fogarty e/ou soro gelado, com o objetivo de estancar eventual hemoptise volumosa (FIGURA 21.3). Para evitar esse tipo de complicação, o clínico, ao solicitar o exame, deve certificar-se de que não há alteração das provas de coagulação do paciente, especialmente de que este não esteja anticoagulado, não tenha realizado diálise e não apresente hipertensão arterial pulmonar.

O uso cada vez mais disseminado do ácido acetilsalicílico também é uma contraindicação formal ao procedimento, o qual pode ser realizado após sete dias da suspensão do medicamento. No caso das heparinas, se o paciente for portador de alguma doença infectocontagiosa, isso também deve ser referido claramente na requisição.

Técnica

Três tempos básicos dividem o procedimento e devem ser observados com rigor: a orientação e o conforto do paciente, a punção, incluindo a anestesia, e a manipulação do material coletado.

QUADRO 21.1 → Material para punção-biópsia pulmonar transcutânea

- Campos estéreis, fenestrados
- Duas cubas (para soro e álcool iodado)
- Torundas estéreis
- Dânula de uma via
- Seringas de 10 mL e de 20 mL
- Lâmina de bisturi nº 11
- Anestésico local a 1%
- Soro fisiológico
- Fixador citológico (frasco conta-gotas)
- Fixador histológico (formol)
- Frasco esterilizado para coleta de líquido
- Lâminas de vidro esterilizadas
- Agulha grossa para aspiração do anestésico
- Agulha fina para anestesia
- Agulhas de punção, ponta em bisel e mandril, nºs 18G e 20G, com 7, 10 e 15 cm de comprimento
- Agulhas para coleta de amostra de tecido (biópsia lancetante), ponta em bisel e sistema coaxial, manual ou de disparo automático
- Frascos com meios de cultura diversos (para fungos, bactérias aeróbias, bactérias anaeróbias e micobactérias)
- Caixas para as lâminas de vidro
- Etiquetas para identificação dos frascos e das lâminas
- Conjunto para drenagem de pneumotórax

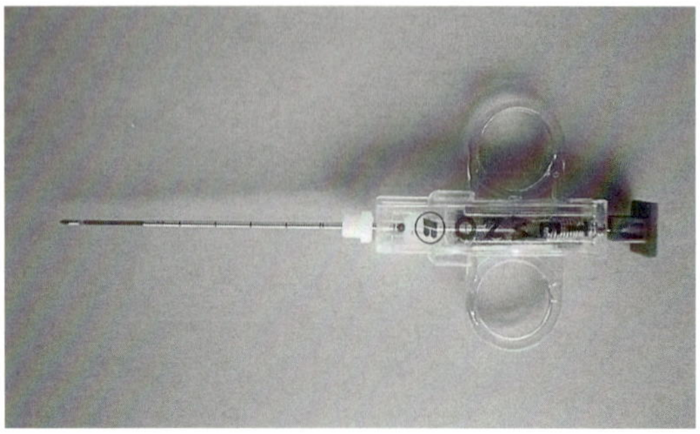

FIGURA 21.1 → Agulha de punção lancetante. Verifique o tamanho da amostra tecidual que pode ser retirada (cerca de 1,5 cm de comprimento por 1 mm de espessura).

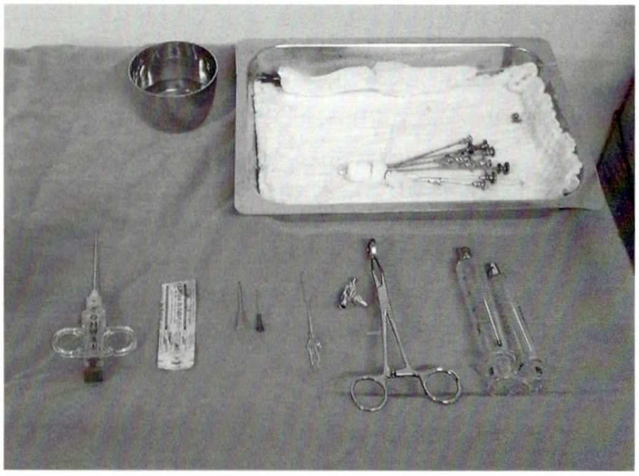

FIGURA 21.2 → Mesa com material para punção.

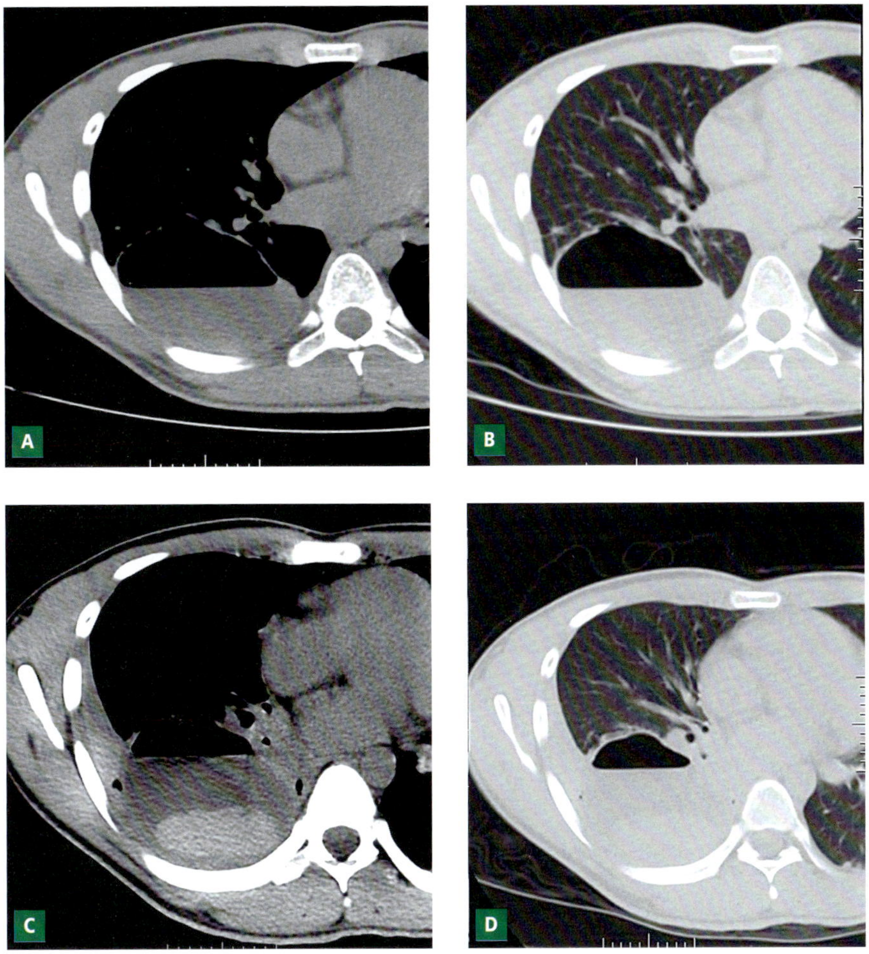

FIGURA 21.3 → Exemplo de lesão escavada. (A) e (B) lesão escavada pré-punção. (C) e (D) a TC de controle demonstra hematoma intralesional e pequeno derrame pleural hemático. Note o aumento do nível líquido da lesão e o hematoma hiperdenso. A punção deste tipo de lesão deve ser realizada em ambiente com recursos para atender eventual hemoptise volumosa.

Orientação e conforto

O paciente deve ser adequadamente informado sobre o procedimento a que será submetido, com dados sobre as etapas de posicionamento, anestesia local, punção da lesão e período pós-procedimento. Devem-se ressaltar o tipo e a intensidade da dor que poderá sentir (em geral semelhante à de uma injeção intramuscular), a necessidade de apneia prolongada (especialmente durante a transfixação da pleura) e absoluta imobilidade após o posicionamento e a demarcação. Não se pode esquecer de preveni-lo sobre o tempo aproximado do procedimento, tampouco sobre os sinais que deverá observar para identificar eventuais complicações após o exame (pneumotórax e hemoptise).

O paciente deverá, também, ser informado acerca da necessidade de drenagem torácica em caso de pneumotórax volumoso, o que é fundamental por questões legais e para que, no caso, o paciente compreenda que o pneumotórax é uma complicação esperada e relativamente frequente (10 a 15%). A orientação dada com empatia e transparência é a melhor forma de se obter a máxima colaboração por parte do paciente.

Após essas explicações iniciais, o paciente deve ser posicionado de modo a obter o melhor acesso à lesão, sempre respeitando-se o conforto dele, pois sua colaboração é fundamental para o sucesso do procedimento. Decúbitos prono, supino, lateral ou oblíquo podem ser livremente usados, dando-se preferência àquele em que a agulha seja direcionada na vertical, sem angulação.

No decúbito prono, o uso de coxins sob o esterno permite maior afastamento das escápulas. Nessa posição, também são utilizados pequenos coxins ou sacos de areia para acomodar os pés do paciente, apoiando os tornozelos. No decúbito dorsal, um triângulo de espuma sob os joelhos, flexionando-os a 45 graus, aumenta em muito o conforto, retificando a coluna lombar, permitindo maior relaxamento. Quando a via de acesso é axilar ou oblíqua, pode ser necessário um posicionamento variado do braço, para afastar a escápula do trajeto da agulha. Flexiona-se o cotovelo em cerca de 90 graus e desloca-se o braço em sentido caudal ou cranial.

> **ATENÇÃO**
>
> Os cuidados com a esterilização são importantes e semelhantes aos de uma biópsia pleural. A utilização de agulhas, campos e luvas esterilizadas e uma adequada assepsia da pele com álcool iodado são suficientes para a proteção. Nos casos mais difíceis, em que o radiologista pode precisar de apoio para os braços, o uso de avental esterilizado pode ser importante para evitar a contaminação dos campos de proteção. Na série de nosso serviço, nenhuma complicação quanto à contaminação foi identificada.

Punção

Orientando-se a agulha anestésica em direção à costela de referência, faz-se uma boa anestesia da parede torácica, sem risco de causar pneumotórax por transfixação inadvertida da pleura. Com a seringa de 10 mL com anestésico (xilocaína a 1%, sem vasoconstritor), realiza-se uma adequada anestesia da pele, do tecido subcutâneo e da musculatura. Ao atingir a costela, o anestésico da seringa é substituído por 5 a 7 mL de anestésico puro (1%). Dirige-se, então, a agulha para o espaço intercostal cranial a essa costela de referência, aprofundando a agulha mais 5 mm, quando se anestesia a pleura.

A noção de profundidade que a costela fornece é fundamental, pois a mensuração da espessura da parede torácica é sempre incorreta, seja pela mudança de posicionamento ou pelo diferente grau de contratura muscular que alteram a espessura das partes moles a serem transfixadas. Uma radiografia, a verificação por radioscopia ou um corte tomográfico deve ser utilizado para certificar-se da relação da agulha da anestesia com a lesão do parênquima (FIGURA 21.4). Em geral, a punção deve ser dirigida para o local em que a lesão estaciona após uma apneia em inspiração, pois, com os pulmões cheios, o paciente consegue mantê-la por mais tempo. Além disso, a inspiração torna mais constante a posição da lesão em relação à parede.

Feito isso, retira-se essa agulha e efetua-se uma incisão pequena e profunda na pele com a lâmina de bisturi nº 11. Essa incisão tem como objetivo básico diminuir a resistência da parede torácica à introdução da agulha de biópsia, reduzindo a perda desnecessária do fio da agulha na pele e aumentando a sensibilidade do operador às resistências que serão transfixadas. Sem esse corte, a pele fica justa ao redor da agulha, travando-a mais do que as outras camadas da parede torácica, que são mais frouxas. Quanto mais grossa for a agulha de punção, mais essa incisão será útil.

Ao introduzir parte da agulha de punção, sempre menos do que a da anestesia fora introduzida, revisa-se a posição em relação à lesão e reorienta-se o paciente sobre o grau de inspiração e a pequena dor que poderá sentir no momento da passagem pela pleura. Insiste-se no fato de que ele não poderá reagir a essa pequena dor, sob risco de causar pneumotórax antes que seja possível atingir a lesão, inviabilizando o procedimento.

Ao sentir a resistência ao deslocamento da agulha quando se atinge a lesão, deve-se introduzi-la um pouco mais e aspirar o material. Fecha-se a dânula para manter a pressão negativa no interior da agulha. Em lesão tumescente, sólida, raramente o material alcançará a dânula ou a seringa, exceto nos casos em que há necrose ou tenha ocorrido hemorragia durante o procedimento. Retira-se a agulha e espalha-se o material, conforme descrito adiante.

Dependendo do volume e do aspecto do material coletado, poderá ser necessária a repetição imediata da punção, lembrando sempre que a cada passagem pela pleura aumen-

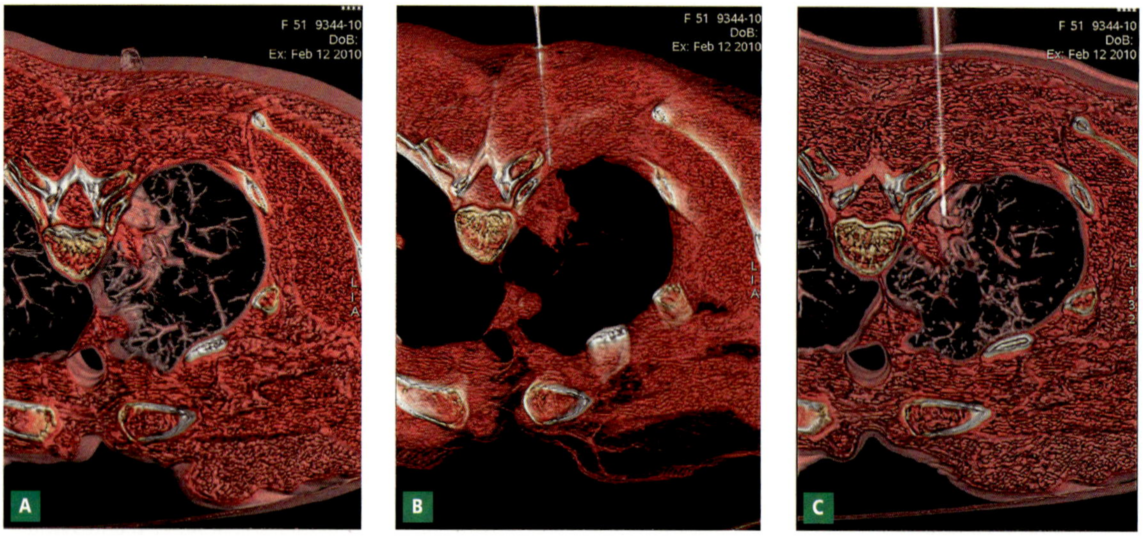

FIGURA 21.4 → Reconstrução tridimensional de punção orientada por TC. (A) Repare o ponto cutâneo. (B) A agulha de anestesia. (C) A agulha de punção lancetante.

ta-se em muito o risco de pneumotórax. Antes da reintrodução da agulha, passa-se uma torunda, embebida em soro fisiológico, limpando sua superfície externa, para retirar o sangue seco que seria mais um elemento de atrito. Para aqueles que acreditam na fantasia de implante neoplásico em punção, essa é uma atitude que pode reduzir sua ansiedade.

Caso tenha ocorrido pneumotórax na primeira tentativa, será muito difícil atingir novamente a lesão, pois haverá grande mudança na sua posição relativa ao ponto de introdução na pele.

Se a punção for lancetante, a resistência da lesão à agulha da pistola é nossa maior referência para obter uma noção de profundidade e para alcançar a lesão.

Material coletado

Dois tipos básicos de material poderão ser obtidos: aspirado ou fragmento de lesão.

Na biópsia lancetante, o fragmento será liberado da agulhwa diretamente na cuba com soro e logo transferido para o frasco com formalina. Não deve ser colocado diretamente na formalina, pois isso inutilizaria a agulha para a repetição do procedimento. Caso o fragmento seja mais consistente, pode-se colocá-lo sobre uma lâmina de vidro para obter uma amostra pela técnica de "imprint", colocando-o, a seguir, no frasco com formalina.

Na punção aspirativa, o material colhido será colocado sobre lâminas para esfregaço e/ou em meios de cultura. Se, ao esfregaço, o material secar logo, tornando-se opaco, não será necessária a colocação de fixador. Nesse caso, deverá ser enviado para coloração pelo método de Leishman. Caso contrário, se o material permanecer úmido, deverá ser imediatamente banhado com fixador citológico, sendo enviado para coloração pelo método de Papanicolau. Outras lâminas poderão também ser enviadas para microbiologia, estas sem fixador.

Excesso de sangue em geral significa material impróprio para análise citológica, sendo recomendada repetição imediata da punção.

Caso o material aspirado seja algum tipo de líquido abundante, parte poderá ser enviada para análise bioquímica e parte para a técnica de análise em bloco de células por citocentrifugado.

Além dos três tempos do procedimento em si, é de fundamental importância o conhecimento das contraindicações e das possíveis complicações, bem como um adequado acompanhamento após o procedimento.

Contraindicações da biópsia pulmonar por agulha

Antes de decidir sobre a realização do exame, deve-se ter conhecimento das suas contraindicações (QUADRO 21.2) e avaliar a relação risco/benefício. Caso haja alguma contraindicação, é necessário que se discuta o procedimento com o radiologista e com o cirurgião, se for o caso. Discrasia sanguínea, terapia com anticoagulantes, diálise, leucemia, enfisema ou bolhas, pneumonectomia contralateral e dificuldade de cooperação do paciente são exemplos de contraindicações relativas e dependem da severidade do quadro e da possibilidade de corrigir o problema, pelo menos temporariamente. Hipertensão pulmonar pode ser fator de contraindicação se a lesão for próxima à região do cerne. Lesões periféricas podem ser puncionadas com segurança, dependendo da gravidade do quadro.

Contraindicações mais específicas são a suspeita de cisto equinocócico ou de malformação arteriovenosa.

QUADRO 21.2 → Contraindicações da biópsia pulmonar por agulha

- Discrasia sanguínea
- Terapia com anticoagulantes (incluindo diálise)
- Leucemia
- Enfisema ou bolhas
- Pneumonectomia contralateral
- Hipertensão pulmonar
- Dificuldade de cooperação do paciente
- Cisto hidático
- Malformação arteriovenosa

Complicações imediatas do procedimento

As complicações mais frequentes são pneumotórax e hemorragia pulmonar, sendo que a taxa de mortalidade relatada na literatura é menor do que 0,1%. Outras complicações – muito raras – estão possivelmente relacionadas com a seleção inadequada dos pacientes ou o emprego de técnicas alternativas (QUADRO 21.3).

Pneumotórax

O maior risco de pneumotórax está em pacientes com enfisema pulmonar. Nesta situação, deve-se considerar a reserva funcional, além do grau de participação do pulmão a ser puncionado nas trocas gasosas. Isso pode ser avaliado subjetiva ou quantitativamente por TC ou cintilografia. Nesses casos, é importante a capacidade de colaboração, pois

QUADRO 21.3 → Possíveis complicações de biópsia pulmonar transcutânea

- Pneumotórax
- Hemorragia pulmonar
- Hemotórax
- Embolia gasosa
- Embolia tumoral
- Enfisema mediastinal e parietal torácico
- Empiema
- Fístula broncopleural

o paciente dever ser capaz de permanecer deitado por 10 a 15 minutos, além de possuir reserva para sustar a respiração adequadamente por alguns instantes no momento da passagem da agulha pelas pleuras.

A incidência de pneumotórax varia entre 10 e 40%. O número de vezes que a agulha transpassa as pleuras, o calibre da agulha, o tamanho e a profundidade da lesão, a presença de enfisema e a dificuldade de colaboração do paciente são os fatores de risco para o aumento da frequência e da extensão do pneumotórax. Na sua grande maioria, o volume do pneumotórax é pequeno, não sendo necessário nenhum tipo de tratamento, exceto a observação do paciente. Relata-se que somente 1 em cada 5 ou 1 em cada 8 dos pacientes com pneumotórax ocasionado por punção necessitaria drenagem. Esta deverá ser realizada somente naqueles casos em que for identificada dificuldade respiratória, progressão do pneumotórax ou persistência dele após o tempo considerado hábil para a redução de seu volume.

Dentre as recomendações eficazes para a redução da frequência e extensão dos pneumotóraces, citam-se a seleção de um trajeto livre de pulmão arejado (se existente), a identificação prévia de bolhas de enfisema com TC, para seleção de trajeto alternativo que evite a perfuração delas, o uso de agulhas descartáveis e finas, com fio intacto, a seleção de um trajeto que evite a transfixação de cissura e a redução do número de passagens da agulha pelas pleuras.

Hemorragia

Com ou sem hemoptise, pode ocorrer em até 10% dos casos, com aumento de sua incidência conforme o tipo de extremidade e o calibre das agulhas de punção. Alguns raros casos fatais foram descritos na literatura. A chance de uma hemorragia pulmonar causar complicação grave aumenta nos pacientes com depressão do reflexo da tosse, o que pode ocorrer por debilidade ou sedação excessiva. Por isso, não se recomenda o uso de pré-medicação com sedativos. O risco também aumenta em casos de pacientes com hipertensão pulmonar, doença inflamatória e em lesão próxima a grossos brônquios ou grossos vasos.

Hemorragia mais grave pode ocorrer em pacientes com tempo de protrombina maior do que três segundos em relação ao controle e em pacientes com leucemia e trombocitopenia. Se for muito necessário, esses pacientes podem ser puncionados durante a transfusão de plasma fresco ou de plaquetas. As condutas recomendadas frente a um caso de hemoptise pós-punção são a colocação do paciente em decúbito lateral sobre o lado puncionado e, em casos mais graves, fibrobroncoscopia com aspiração para identificação do brônquio sangrante e posterior oclusão brônquica com cateter com balão.

Implante tumoral

O implante tumoral no trajeto da agulha é uma ocorrência muito rara. Em uma série de 4.000 casos, Nordenström e Bjork relataram um único caso definido de implante tumoral.

Embolia gasosa

Embolia gasosa foi descrita em raros casos, podendo ser fatal. A maior probabilidade de embolia gasosa ocorre quando se punciona lesão adjacente a uma veia central, devendo ser evitada a permanência da agulha de grosso calibre, próxima do coração, especialmente em TC, pois esse método exige algum tempo para a realização de cortes tomográficos após a colocação da agulha no sítio presumível da lesão, para confirmação de seu posicionamento. Por isso, recomenda-se a oclusão do canhão da agulha com capa ou cânula após a retirada do mandril, para evitar que o ar seja bombeado em direção ao coração, pelo fluxo no interior da veia.

Pode ocorrer embolia gasosa ao formar-se uma comunicação entre um brônquio ou uma cavidade e uma veia pulmonar central. Deve-se suspeitar dessa condição em pacientes que ficam confusos durante a biópsia.

Cuidados pós-punção

Após o procedimento, realizam-se duas radiografias de tórax em expiração máxima, uma logo em seguida e outra depois de três horas, ou, em caráter de urgência, sempre que o paciente referir dificuldade respiratória ou desconforto torácico.

Conclusão

> **ATENÇÃO**
>
> A biópsia pulmonar por agulha é um procedimento seguro, desde que corretamente indicada e respeitadas as contraindicações. Deve ser realizada por profissionais altamente treinados em diagnóstico por imagem e com habilidade para manejar as eventuais complicações.

Biópsias de lesão hilar ou em pacientes com maior risco de complicações não devem ser realizadas em serviços que não disponham de fibrobroncoscopia para o tratamento das hemorragias intrabrônquicas. A biópsia de lesão mediastinal deve sempre ser realizada com orientação por TC, sendo indispensável um exame tomográfico computadorizado com realce de meio de contraste prévio ao procedimento, para demonstrar a posição dos grandes vasos em relação aos bordos da lesão.

Leituras recomendadas

Dupas B, Frampas E, Leaute F, Bertrand-Vasseur A, Lerat F. [Complications of fluoroscopy-, ultrasound-, and CT-guided percutaneous interventional procedures]. J Radiol. 2005;86(5 Pt 2):599-600.

Ghaye B, Dondelinger RF. Imaging guided thoracic interventions. Eur Respir J. 2001;17(3):507-28.

Guimaraes MD, de Andrade MQ de, Fonte AC da, Chojniak R, Gross JL. CT-guided cutting needle biopsy of lung lesions: an effective procedure for adequate material and specific diagnose. Eur J Radiol. Epub 2010 Oct 26.

Gupta S, Seaberg K, Wallace MJ, Madoff DC, Morello FA Jr, Ahrar K, et al. Imaging-guided percutaneous biopsy of mediastinal lesions: different approaches and anatomic considerations. Radiographics. 2005;25(3):763-86.

Hur J, Lee HJ, Byun MK, Nam JE, Moon JW, Kim HS, et al. Computed tomographic fluoroscopy-guided needle aspiration biopsy as a second biopsy technique after indeterminate transbronchial biopsy results for pulmonary lesions: comparison with second transbronchial biopsy. J Comput Assist Tomogr. 2010;34(2):290-5.

Kothary N, Bartos JA, Hwang GL, Dua R, Kuo WT, Hofmann LV. Computed tomography-guided percutaneous needle biopsy of indeterminate pulmonary pathology: efficacy of obtaining a diagnostic sample in immunocompetent and immunocompromised patients. Clin Lung Cancer. 2010;11(4):251-6.

Priola AM, Priola SM, Cataldi A, Di Franco M, Pazè F, Marci V, et al. Diagnostic accuracy and complication rate of CT-guided fine needle aspiration biopsy of lung lesions: a study based on the experience of the cytopathologist. Acta Radiol. 2010;51(5):527-33.

Rizzo S, Preda L, Raimondi S, Meroni S, Belmonte M, Monfardini L, et al. Risk factors for complications of CT-guided lung biopsies. Radiol Med. Epub 2011 Jan 12.

Tsai IC, Tsai WL, Chen MC, Chang GC, Tzeng WS, Chan SW, et al. CT-guided core biopsy of lung lesions: a primer. AJR Am J Roentgenol. 2009;193(5):1228-35.

Toracocentese e Punção-biópsia Pleural

22

Luiz Carlos Corrêa da Silva

Introdução

A toracocentese – punção aspirativa do líquido pleural realizada com agulha fina – e a punção-biópsia pleural – retirada de fragmento pleural com agulha de Cope – são procedimentos de rotina a serem realizados desde que seu resultado possa decidir ou mudar condutas.

Quando há possibilidade de que um derrame pleural seja causado por neoplasia, deve-se proceder à investigação pleural, seja por meio de toracocentese, biópsia com agulha, pleuroscopia, videotoracoscopia seja por toracotomia mínima, até que se confirme a causa do processo.

Se o mecanismo fisiopatológico ou a causa forem óbvios e a conduta independe de exames pleurais, do líquido ou de fragmentos pleurais, obtidos por toracocentese ou biópsia, estes podem ser dispensados. São exemplos as seguintes situações: insuficiência cardíaca, hipoproteinemia, concomitância de tuberculose no parênquima pulmonar.

A fim de se obter o melhor rendimento na investigação pleural, uma rotina cuidadosa deve ser empregada, tanto nas técnicas de punção quanto no manuseio e na realização dos exames dos materiais colhidos.

Punção do líquido pleural (toracocentese)

Para a realização da toracocentese, deve-se levar em conta alguns fatores importantes, descritos a seguir:

- Local de realização do procedimento: costuma-se realizá-lo ambulatorialmente, em sala não cirúrgica, com disponibilidade de material para emergências.
- Exame de imagem de tórax recente (radiografia ou tomografia computadorizada): é importante ter na sala um exame recente, para que no início do procedimento se tenha certeza de que realmente existe derrame pleural e não haja troca do lado de realização da punção (direito ou esquerdo).
- Posição do paciente: sentado **(FIGURA 22.1)**, com o membro superior do lado da punção elevado de modo a abrir os espaços intercostais e facilitar o processo da punção (o paciente pode segurar a porção superior de um suporte de soro).
- O procedimento em si:
  - Marcação do local da punção: junção do plano horizontal que passa pelo apêndice xifoide com a linha axilar posterior, o que corresponde ao oitavo ou nono espaço intercostal.
  - Antissepsia da pele.
  - Anestesia local: infiltração com xilocaína ou marcaína da pele e pleura parietal. Para isso, faz-se um botão anestésico tegumentar e introduz-se a agulha anestésica logo acima da borda da costela adjacente, até se atingir o líquido pleural; então, traciona-se o conjunto agulha-seringa, aspirando continuamente, até que cesse a saída de líquido (o que indica que o bisel está próximo e logo para fora da pleura parietal); a seguir, injeta-se mais anestésico, o que garante uma boa infiltração do local da pleura parietal a ser biopsiado **(FIGURA 22.2A)**.

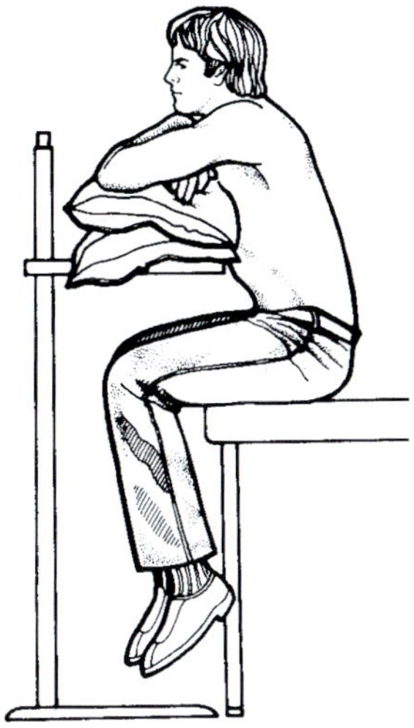

FIGURA 22.1 → Posição do paciente.

- Com a mesma agulha da anestesia ou outra (nº 7), aspira-se de 20 a 40 mL de líquido pleural para exames: aspecto, proteínas, citológico diferencial, citopatológico, bacteriológico, BAAR e outros, solicitados conforme suspeita clínica, como células LE, pH, glicose, amilase e lipídeos (FIGURA 22.2B).
- Antecipadamente, coloca-se anticoagulante no frasco que vai receber o líquido pleural aspirado (1 mL de heparina para 10 mL de líquido pleural); o material é colocado em dois frascos, que serão encaminhados para o laboratório, devidamente rotulados com a identificação do paciente e acompanhados das requisições dos exames a serem realizados.

Exames do líquido pleural e o possível/provável significado dos seus resultados

- Um aspecto amarelado é o mais comum, não tendo relação com nenhuma causa em especial.
- Aspecto purulento e/ou presença de germes e/ou pH baixo: empiema.
- Aspecto hemorrágico: acidente de punção, trauma ou neoplasia maligna; não é sugestivo de tuberculose.
- Taxa de proteínas muito elevada: tuberculose.
- Citológico diferencial com linfocitose e ausência de células mesoteliais: tuberculose.
- Citopatológico com presença de células malignas: derrame neoplásico.
- Pesquisa de BAAR positiva ou anatomopatológico com granuloma: tuberculose.
- Células LE presentes e/ou FAN com título elevado: lúpus eritematoso sistêmico.
- Derrame quiliforme com triglicerídeos elevados e/ou presença de quilomicra: quilotórax.
- Uma taxa de adenosina deaminase superior a 40 UI/L aponta fortemente para tuberculose.
- Um pH abaixo de 7,2 em paciente com derrame pleural parapneumônico pode significar empiema. Para uma determinação adequada do pH, são necessários os seguintes cuidados: colher o líquido em seringa heparinizada, vedada de contato com o ar; enviar o material rapidamente ao laboratório e/ou mantê-lo em baixa temperatura até a realização do exame.

Punção-biópsia pleural (agulha de Cope)

A sequência para realização da biópsia pleural com agulha de Cope é a seguinte:

- Anestesia (já realizada para a toracocentese).
- No mesmo local da toracocentese, ainda sob efeito da anestesia, utilizando lâmina de bisturi nº 11, faz-se um pequeno corte na pele e subcutâneo (±5 mm de extensão).
- Através deste pertuito, introduz-se a agulha de Cope, mostrada na FIGURA 22.3, montada com a cânula externa cortante e o mandril obturador (FIGURA 22.4A).
- Uma vez introduzido o conjunto, troca-se o mandril obturador pela peça com gancho na extremidade (durante essa troca, costuma haver extravasamento de líquido, o

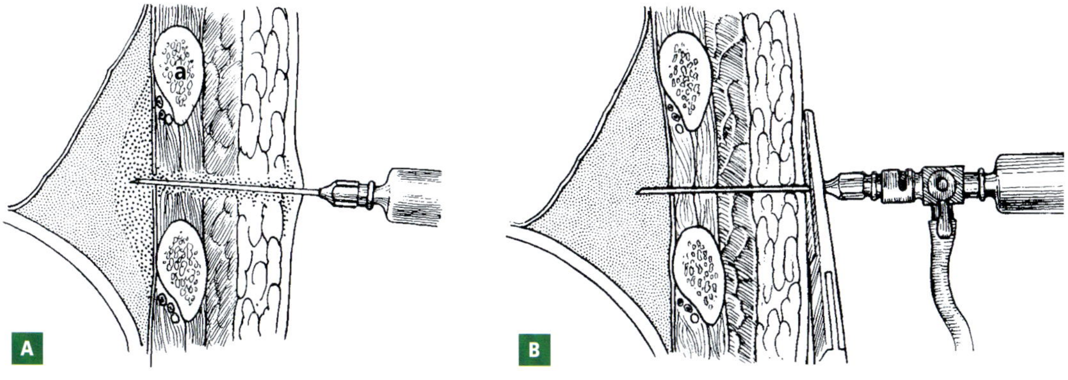

FIGURA 22.2 → Anestesia da pleura parietal (A) e punção pleural (B).

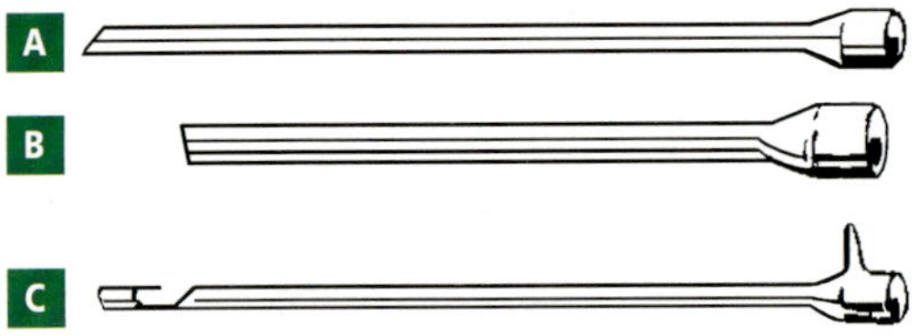

FIGURA 22.3 → Agulha de Cope: (A) trocarte maciço; (B) cânula externa, com extremidade cortante; (C) cânula interna, com extremidade em gancho.

que garante que a extremidade da agulha esteja posicionada corretamente no espaço pleural) **(FIGURA 22.4B)**.

- Traciona-se a agulha até que o gancho encrave na pleura parietal **(FIGURA 22.4C)**.
- Mantendo-se esse tracionamento, são feitos movimentos de rotação da cânula externa contra o fragmento de pleura parietal, o que promove sua secção, ficando este apreendido dentro do gancho **(FIGURA 22.4D)**.
- Após, traciona-se todo o conjunto e retira-se o fragmento pleural com a extremidade de uma agulha de ponta fina, evitando seu esmagamento.
- Dois fragmentos considerados adequados à inspeção macroscópica são suficientes.

É importante que o fragmento pleural contenha músculo estriado intercostal (porção avermelhada) e uma pequena lâmina branco-nacarada (pleura parietal). Esta última pode ter espessura variável: sendo muito fina, não costuma conter material útil para diagnóstico anatomopatológico; sendo mais espessa, há maior chance de conter alterações que serão identificadas pelo patologista.

Exames no fragmento de pleura parietal (anatomopatológico)

No exame anatomopatológico, dois achados definem o diagnóstico: neoplasia maligna, geralmente carcinoma metastático ou linfoma; ou granuloma, sem/com necrose, caseosa ou não. A presença de granuloma na pleura costuma ser suficiente para confirmar o diagnóstico de tuberculose, uma vez que as outras causas de doença granulomatosa raramente são acompanhadas de derrame pleural.

Sempre que o patologista identifica lesão granulomatosa, é realizada a pesquisa de BAAR e de fungos no material (e no paciente HIV-positivo, mesmo sem granuloma).

Drenagem do líquido pleural, pós-punção

Recomenda-se, após a retirada dos materiais pleurais para exame, drenar o máximo volume possível do líquido pelo seguinte sistema de drenagem: agulha de Cope, montada com o gancho, conectada por meio de torneira de três vias a um equipo de soro, sendo que a outra extremidade deste é adaptada a um frasco coletor, no chão. Dessa forma, a drenagem é espontânea e lenta.

Se houver interesse, faz-se uma radiografia de tórax logo após a punção para avaliar o grau de expansão do pulmão, verificar se existem lesões pulmonares previamente encobertas pelo derrame e observar a superfície pleural (grau de espessamento e presença de nódulos).

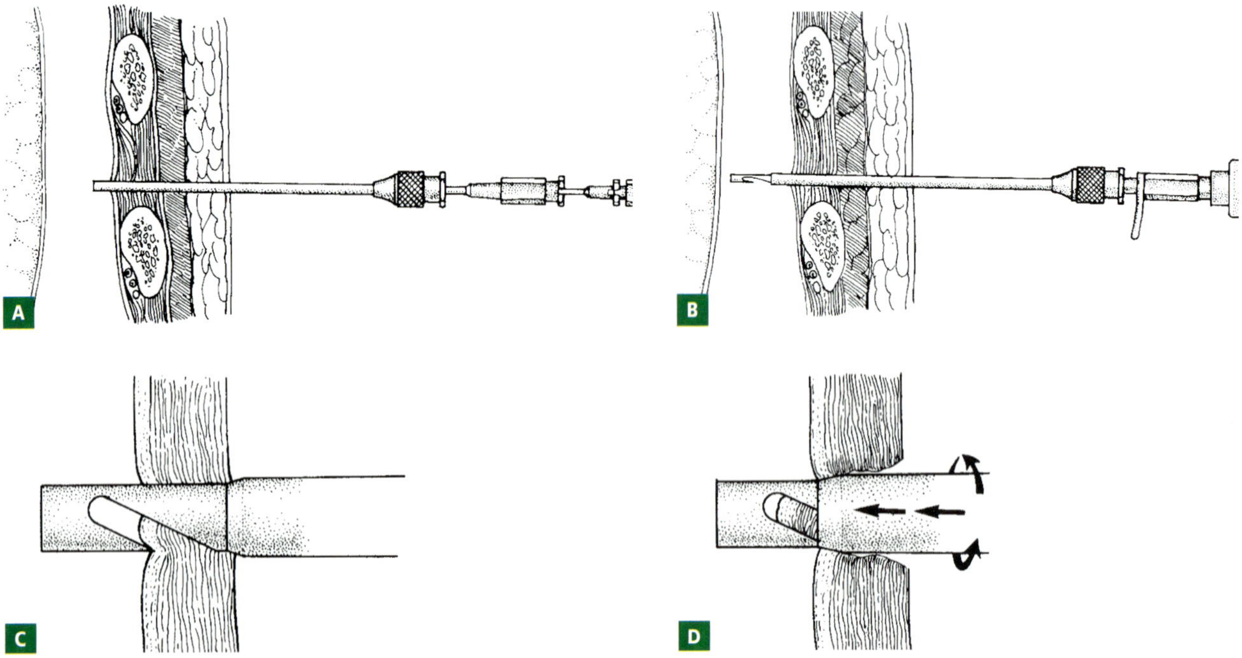

FIGURA 22.4 → Biópsia pleural com agulha de Cope.

Contraindicações

São contraindicações relativas para toracocentese e punção-biópsia pleural: diátese hemorrágica, uso de anticoagulante e ventilação mecânica.

Riscos, complicações e fatos inerentes

Os riscos, as complicações e os fatos inerentes a esses procedimentos e as medidas de controle a serem tomadas incluem o seguinte:

- Síncope: se ocorrer, o paciente deve ser colocado imediatamente em decúbito, elevando e massageando os membros inferiores para promover aumento do retorno venoso e, consequentemente, aumento do rendimento cardíaco. O procedimento só deve ser reiniciado após restabelecimento de condições psicológicas adequadas, pulso e pressão arterial.
- Dor: se a dor persistir apesar da infiltração anestésica inicial, proceder uma nova infiltração local e estendê-la a espaços intercostais adjacentes. Recomenda-se não usar mais do que 150 mg de lidocaína para evitar efeitos adversos como crise convulsiva.
- Sangramento: pode ocorrer pequena hemorragia no momento da biópsia pleural. Se a quantidade de sangue for preocupante, pode-se buscar outro local para realizar a biópsia ou suspender o procedimento.
- Pneumotórax: caso seja de pequenas proporções, não há problemas. Pode ter grandes proporções quando a complacência pulmonar for muito baixa (fibrose pulmonar, atelectasia) ou em caso de se ultrapassar a pleura visceral e atingir um brônquio calibroso, o que é muito raro.
- Edema pulmonar pós-reexpansão: pode ocorrer após esvaziamento rápido de um derrame volumoso, particularmente quando o pulmão ficou em colapso durante longo tempo. Ocorre mais em pacientes idosos.
- Disseminação da doença no trajeto da agulha: 1) implante de neoplasia – sua ocorrência é raríssima e não piora o prognóstico nem a qualidade de vida; 2) flegmão subcutâneo – descrito após punção de empiema. Se, durante a toracocentese, for constatada a presença de pus, não se faz biópsia pleural neste momento, pois a retirada de fragmento pleural para exame pode ser realizada durante a drenagem torácica.
- Empiema: pode ocorrer em função de contaminação do material de punção ou erro técnico. Recomenda-se que a sala seja apropriadamente limpa, e que o médico siga a rotina inerente a um procedimento cirúrgico no que se refere à antissepsia.

Leituras recomendadas

Cope C. New pleural biopsy needle. JAMA. 1958;167(9):1107-8.

Corrêa da Silva LC. Derrame pleural: estado atual do tema (2 partes). J Pneumol. 1977;3(1):19-27. Publicado também em: J Pneumol. 1977;3(2):23-30.

Corrêa da Silva LC. Obtenção de espécimes pleurais (toracocentese e punção-biópsia pleural transcutânea). In: Corrêa da Silva LC. Condutas em pneumologia. Rio de Janeiro: Revinter; 2001. p. 163-5.

Light RW. Pleural disease. In: Gibson PG, editor. Evidence-based respiratory medicine. Malden: Blackwell; 2005. p. 521-36.

Mediastinoscopia, Toracoscopia e Toracotomia Mínima

23

Spencer Marcantonio Camargo
José Carlos Felicetti

Mediastinoscopia

A mediastinoscopia é um método de diagnóstico invasivo, utilizado sobretudo para estudo diagnóstico de lesões localizadas na região do mediastino. Foi desenvolvida inicialmente como uma extensão da biópsia dos linfonodos cervicais (biópsia de Daniels) no estadiamento do câncer de pulmão e, ainda nos dias de hoje, é realizada principalmente para estadiamento das neoplasias pulmonares.

Por meio da mediastinoscopia cervical, é possível ter acesso às áreas do mediastino superior, paratraqueais e subcarinais. A mediastinoscopia anterior esquerda, também chamada de técnica de Chamberlain, permite o acesso aos linfonodos da região aortopulmonar. Embora seja bem menos realizada à direita, a mesma técnica permite acesso a lesões que envolvam o hilo direito e a veia cava. Nos tumores localizados no mediastino anterior que ultrapassam a linha média, a mediastinotomia anterior realizada no lado com maior extensão da lesão é um excelente método de diagnóstico, sendo de fácil execução, seguro e proporcionando material suficiente para estudos diagnósticos (FIGURA 23.1).

A mediastinoscopia também é bastante útil na investigação de outras doenças que costumam acometer os linfonodos mediastinais, como sarcoidose (FIGURA 23.2), linfomas e tumores mediastinais menos frequentes.

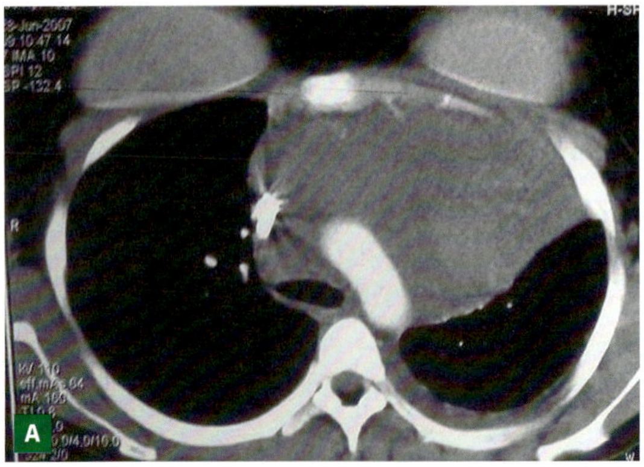

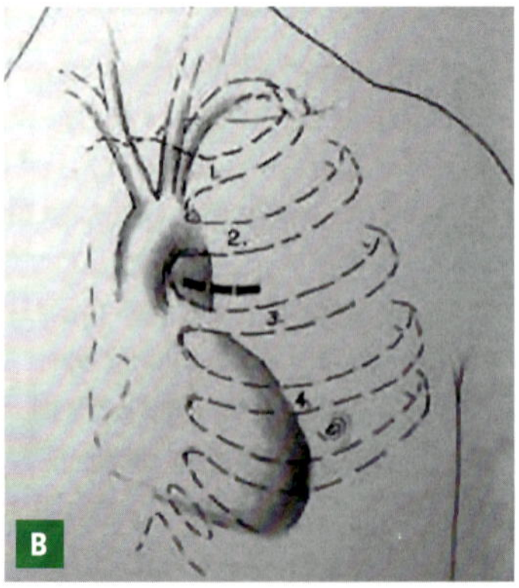

FIGURA 23.1 → Tumor de mediastino anterior (A) submetido à biópsia por mediastinotomia anterior (B).

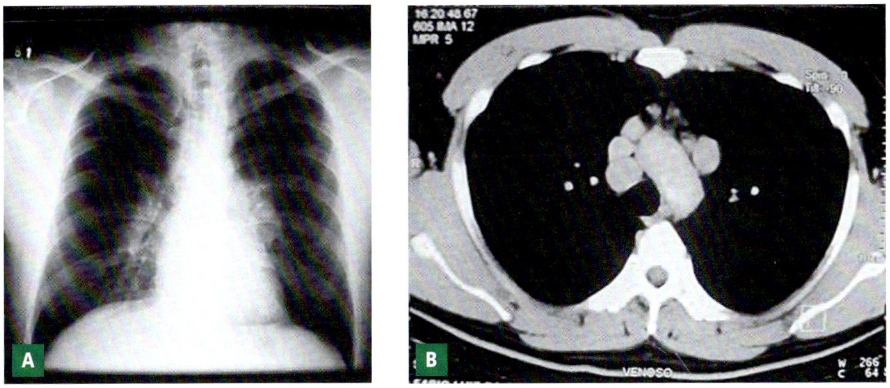

FIGURA 23.2 → Linfonodos mediastinais e hilares aumentados em paciente jovem portador de sarcoidose.

> **ATENÇÃO**
>
> No tratamento dos tumores pulmonares, a indicação de ressecção das neoplasias é definida pelo estadiamento oncológico da neoplasia, e os linfonodos mediastinais são, na maioria das vezes, o primeiro local de comprometimento extrapulmonar (FIGURA 23.3). A biópsia desses linfonodos define a indicação primária de tratamento cirúrgico ou a necessidade de tratamento radioterápico e/ou quimioterápico neoadjuvante ou definitivo.

Nos últimos anos, surgiram novas técnicas de estadiamento mediastinal do câncer de pulmão menos invasivas, como a tomografia computadorizada por emissão de pósitrons (PET-TC) e a ultrassonografia endobrônquica (EBUS). Estudos comparando esses métodos com a mediastinoscopia ainda não são conclusivos para a exclusão da mediastinoscopia. Também é necessário considerar que essas novas técnicas têm um custo elevado e não estão disponíveis na maior parte do nosso país, mantendo-se a mediastinoscopia como método de eleição para o estadiamento do câncer de pulmão (FIGURA 23.4).

Técnica

A mediastinoscopia cervical (FIGURA 23.5) é realizada com o paciente sob anestesia geral, em decúbito dorsal, com um coxim sob os ombros para proporcionar extensão cervical. É realizada uma pequena incisão de 3 cm, cerca de um dedo acima da fúrcula esternal. Os tecidos são separados na linha média em direção à traqueia. A glândula tireoide é afastada superiormente, com cuidado para não lesar as veias tireóideas inferiores. A fáscia pré-traqueal é aberta e, utilizando-se o dedo indicador, aberta em toda a extensão anterior da traqueia sob dissecção romba. Neste momento, aproveita-se para palpar os linfonodos das cadeias paratraqueais e também se busca identificação de lesões tumorais. É colocado um mediastinoscópio que permite a visualização e biópsia dos linfonodos das cadeias paratraqueais laterais, anteriores e subcarinais.

A mediastinoscopia anterior é realizada na maioria das vezes à esquerda, no segundo espaço intercostal, para biópsia dos linfonodos das cadeias aortopulmonar e subaórtica. Pode também ser realizada à direita para biópsia de linfonodos ou massas mediastinais.

Mediastinoscopia estendida

Recentemente, uma técnica de abordagem mais abrangente dos linfonodos mediastinais por meio de um videome-

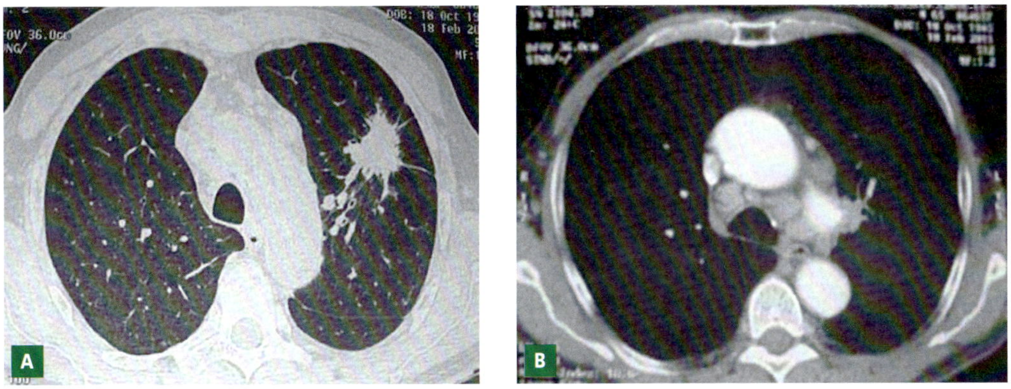

FIGURA 23.3 → Lesão pulmonar no lobo superior esquerdo (A) com adenopatias mediastinais (B) (cancêr de pulmão).

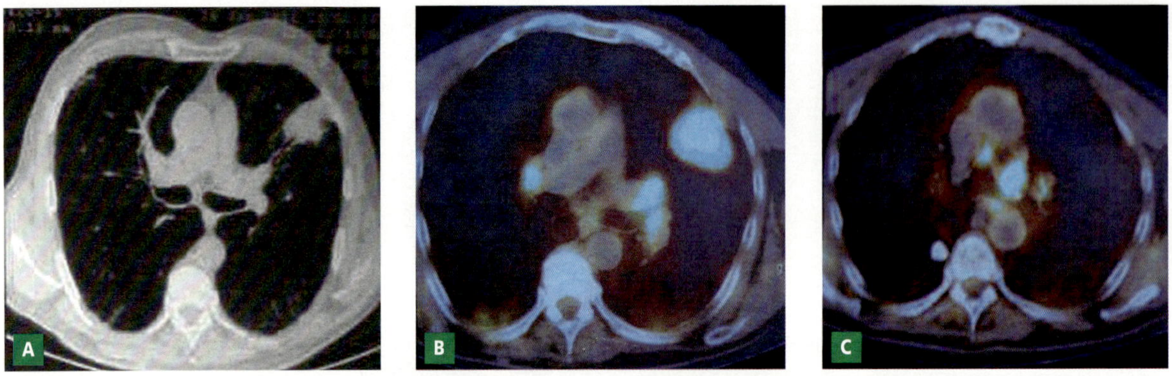

FIGURA 23.4 → Paciente com uma lesão neoplásica no lobo superior esquerdo (A) com captação aumentada também nos linfonodos mediastinais, sugerindo envolvimento neoplásico (B, C). A biópsia dos linfonodos por mediastinoscopia foi negativa.

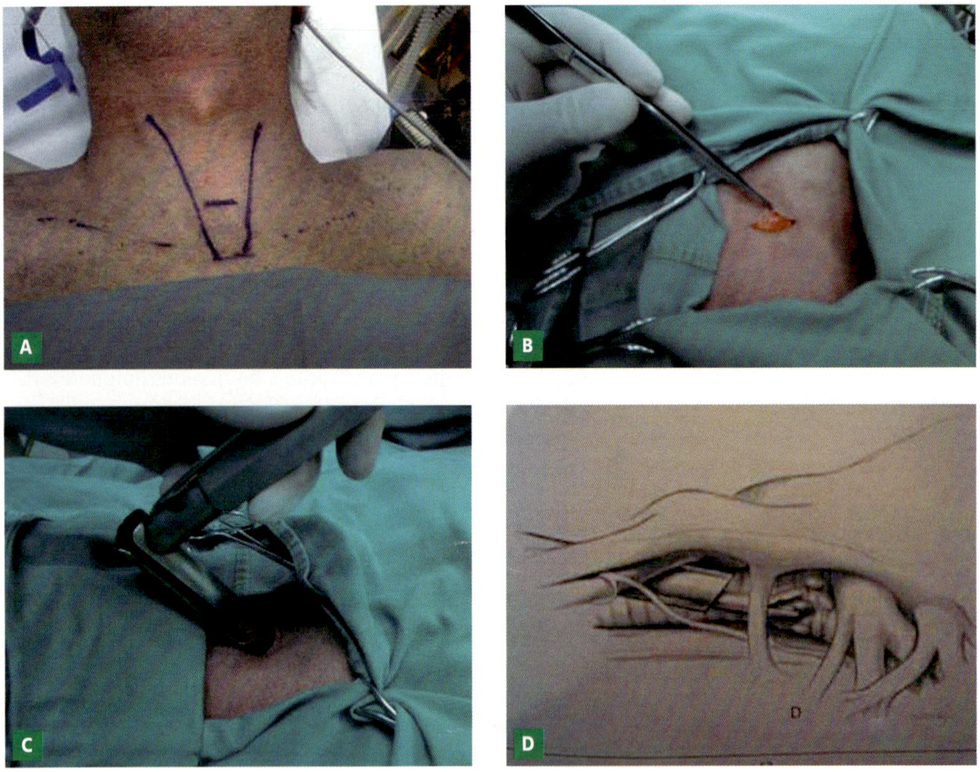

FIGURA 23.5 → (A) identificação dos limites anatômicos; (B) incisão cerca de um dedo acima da fúrcula esternal; (C) colocação do mediastinoscópio; (D) imagem do mediastinoscópio em relação à traqueia e aos grandes vasos.

diastinoscópio, chamada de videomediastinoscopia alargada (VAMLA)

Vem sendo proposta como uma forma de aumentar a amostragem e a identificação dos linfonodos positivos para neoplasia no estadiamento das neoplasias de pulmão. Alguns estudos comparando a mediastinoscopia convencional com a mediastinoscopia alargada mostram que a segunda tem uma sensibilidade e um valor preditivo negativo maiores do que a mediastinoscopia convencional, sem aumento de morbimortalidade.

Complicações

> **ATENÇÃO**
>
> A mediastinoscopia é um procedimento bastante seguro quando realizado por cirurgiões habituados com a anatomia da região mediastinal. É uma cirurgia de muito baixa mortalidade, com complicações ocorrendo em torno de 3% das mediastinoscopias realizadas e sendo consideradas complicações maiores em torno de 0,5 % dos procedimentos.

Por ser uma região cercada por vasos arteriais e venosos, as complicações mais relatadas são as biópsias inadvertidas de estruturas vasculares. As lesões de artérias brônquicas, embora provoquem sangramento com alta pressão, são facilmente manejadas com cauterização ou colocação de tampões hemostáticos. Já lesões de grandes veias ou artérias em geral exigem abordagem cirúrgica imediata, que é realizada, mais frequentemente, por esternotomia.

Em algumas situações, como em uma lesão de veia ázigo, cava ou artéria pulmonar, pode-se optar por abordagem por toracotomia, justificada pela possibilidade de ressecção da lesão pulmonar, quando existente, no mesmo tempo cirúrgico. Em geral, a esternotomia é preferida pela facilidade do acesso sem necessidade de reposicionamento do paciente e por também permitir, na maioria das vezes, o tratamento definitivo da lesão pulmonar.

Toracoscopia

> **ATENÇÃO**
>
> O cotidiano de pneumologistas e cirurgiões torácicos é marcado por desafios diagnósticos. Lesões que envolvem pleura, pulmões e mediastino têm origens variadas, e a acurácia diagnóstica é fator decisivo para o manejo terapêutico adequado.

A realização da toracocentese e da biópsia pleural com agulha não conseguem estabelecer um diagnóstico apropriado em cerca de um quarto dos pacientes com anormalidades pleurais. Estudos recentes mostram que a orientação da biópsia por tomografia tem aumentado o rendimento diagnóstico, mas é necessário que haja correlação com anormalidades pleurais, nem sempre visíveis na tomografia.

O diagnóstico histológico acurado de lesões mediastinais é fator determinante na definição da terapêutica a ser empregada. A toracoscopia permite a colheita de amostras generosas de tecido, além de fornecer informações quanto à proximidade ou invasão de estruturas vizinhas. Em muitas situações, a abordagem pode ser terapêutica, com a ressecção da lesão.

> **ATENÇÃO**
>
> A toracoscopia é hoje o método de eleição na investigação de grande parte das anormalidades pleurais, permitindo, em muitos casos, o manejo terapêutico simultâneo.

Técnica

A toracoscopia é um procedimento realizado em ambiente cirúrgico. Embora seja possível a realização da toracoscopia com o paciente em respiração espontânea, sob sedação e anestesia local, isso é extremamente desagradável para o paciente e para a equipe médica.

Excetuadas situações especiais, o procedimento deve ser realizado com o paciente sob anestesia geral, com entubação seletiva e em decúbito lateral de acordo com o lado a ser investigado.

É importante que o caso em questão tenha sido adequadamente discutido com toda a equipe médica, sendo pertinente a participação de um radiologista com experiência na avaliação de imagens torácicas. Isso é de grande valia nos muitos casos em que é necessária a decisão a respeito de qual o melhor local a ser abordado e biopsiado.

Uma radiografia de tórax atual ou, de preferência, uma tomografia computadorizada, deve estar no negatoscópio da sala de cirurgia.

Quando o resultado obtido com a biópsia pode levar a um procedimento terapêutico no mesmo tempo anestésico, como a ressecção de uma lesão pleural ou mediastinal, ou mesmo o tratamento de um derrame pleural neoplásico, é importante a presença de um patologista no centro cirúrgico para o exame a fresco do material biopsiado.

Indicações

A toracoscopia pode ser realizada com intenções diagnósticas ou terapêuticas.

As principais indicações diagnósticas são:

- Investigação de derrame pleural de causa incerta: a investigação de um derrame pleural com toracocentese e biópsia pleural com agulha é diagnóstica em, no máximo, 80% dos casos. A toracoscopia permite a realização de biópsia dirigida para áreas específicas, elevando o diagnóstico para cerca de 95%.
- Suspeita de mesotelioma: o mesotelioma é um tumor maligno da pleura que tem semelhança muito grande com o adenocarcinoma metastático. A toracoscopia permite a biópsia de grandes fragmentos de lesão, necessário para o perfeito diagnóstico do mesotelioma.
- Avaliação da extensão de tumores de pulmão: alguns pacientes com neoplasia de pulmão apresentam derrames pleurais que não são decorrentes de envolvimento tumoral. Essa diferenciação é de enorme importância na definição terapêutica. A toracoscopia permite a avaliação por visualização direta e também a colheita de material.
- Suspeita de tuberculose: embora a biópsia com agulha tenha um rendimento alto nos derrames tuberculosos, em algumas situações em que permanece dúvida diagnóstica, a toracoscopia pode ser esclarecedora.
- Tumores mediastinais: em geral, os tumores mediastinais irressecáveis são facilmente acessíveis para biópsias com agulha, mas nem sempre isso é possível. Em algumas situações, há necessidade de uma grande amostra de tumor para os estudos histoquímicos pertinentes. Os linfomas são o exemplo clássico de tumores nos quais é necessária uma amostra generosa de tecido para que o diagnóstico exato seja estabelecido. A toracoscopia é um método simples e eficiente para este fim.

- Doenças pulmonares intersticiais: a toracoscopia permite a realização de biópsia pulmonar na investigação de doenças pulmonares intersticiais difusas, fornecendo uma quantidade suficiente de material para estudo anatomopatológico e cultivos, o que nem sempre é possível na biópsia por broncoscopia ou por agulha.
- Trauma torácico penetrante: a maioria dos ferimentos torácicos penetrantes é tratada inicialmente apenas com drenagem torácica fechada. Embora apresente bons resultados, em alguns casos é insuficiente por não identificar lesões associadas, coágulos pleurais ou mesmo fragmentos de corpo estranho que porventura tenham adentrado a pleura. Quando utilizada rotineiramente no trauma penetrante na região toracoabdominal, é capaz de identificar cerca de 30% das lesões diafragmáticas não identificadas em exames de imagem.

As principais indicações terapêuticas são:

- Realização de pleurodese: os derrames pleurais neoplásicos têm indicação de tratamento mediante pleurodese. A instilação de um agente esclerosante pode ser realizada por meio de um dreno torácico, quando a solução é instilada às cegas pelo dreno, ou por meio da toracoscopia. A vantagem da toracoscopia é a possibilidade de determinar se há expansão pulmonar, fator determinante no sucesso do procedimento, e de proporcionar a administração uniforme da solução por toda a superfície pleural.
- Tratamento do pneumotórax espontâneo: é cada vez mais frequente a utilização da toracoscopia no manejo do pneumotórax espontâneo primário. Como o índice de recidiva desse tipo de pneumotórax é de cerca de 50% quando se realiza somente a drenagem torácica, a toracoscopia, por ser um método simples, vem sendo cada vez mais indicada como a forma ideal de abordagem destes pacientes. Pelo mesmo orifício em que seria passado um dreno torácico, é colocada uma câmera de vídeo que vai visualizar a superfície pleural. Nos pacientes em que pequenas bolhas subpleurais são identificadas, é realizada a ressecção destas com uso de grampeador endoscópico. Quando não houver doença bolhosa, é realizada uma pleurodese mecânica apical. Tal abordagem reduz o tempo de internação e a ocorrência de recidivas.
- Ressecção de tumores do mediastino: tumores mediastinais como os cistos pericárdicos, tumores de goteira posterior ou mesmo alguns tumores do timo podem ser facilmente ressecados pela toracoscopia.
- Tratamento do empiema: os derrames pleurais complicados são tratados, via de regra, com drenagem pleural fechada. Porém, mesmo nas fases iniciais, muitas vezes já existe a formação de aderências e loculações pleurais, o que leva à falha terapêutica. A realização de toracoscopia nos estágios iniciais do processo permite a evacuação de todo o conteúdo presente na cavidade e a lise de aderências, criando uma cavidade única e permitindo a resolução do empiema.

Toracotomia mínima

> **ATENÇÃO**
>
> A toracotomia mínima é um procedimento cirúrgico realizado principalmente para obter um fragmento de parênquima pulmonar e tentar estabelecer um diagnóstico definitivo em pacientes que apresentam infiltrados pulmonares intersticiais e se encontram em estado grave. Nestes casos, os métodos diagnósticos menos invasivos empregados em outras situações, como a biópsia pulmonar por agulha ou a biópsia transbrônquica, podem ter um risco aumentado pela concomitância de ventilação mecânica, além de, muitas vezes, não fornecerem material suficiente e acabarem retardando o diagnóstico.

O estabelecimento do diagnóstico de pacientes que apresentam doenças pulmonares intersticiais é, muitas vezes, definido com base na história clínica e nos achados radiológicos, como um infiltrado pulmonar progressivo em um paciente com suspeita de fibrose pulmonar idiopática ou em um indivíduo que apresenta história de exposição ocupacional e achados radiológicos que corroboram a hipótese de uma pneumoconiose. Muitos desses casos dispensam a realização de uma biópsia pulmonar ou, quando necessária, pode ser realizada por meio de uma broncoscopia com biópsia transbrônquica ou por videotoracoscopia eletiva.

A maioria dos estudos hoje realizados lista a videotoracoscopia como o procedimento de escolha para a realização de biópsias pulmonares, pela facilidade de realização, eficácia e segurança, com grande parte dos pacientes podendo ser liberados do hospital no mesmo dia do procedimento ou no dia seguinte.

Entretanto, não é infrequente a condição de um paciente que apresenta um quadro clínico evolutivo grave, com achado radiológico de doença infiltrativa sem diagnóstico estabelecido. Tal situação ocorre muitas vezes com o paciente na unidade de terapia intensiva e em ventilação mecânica. Nesses casos, a biópsia pulmonar por meio de uma toracotomia mínima é o procedimento de escolha, por ser facilmente realizada mesmo à beira do leito, ter baixa morbidade e fornecer um generoso fragmento de tecido, que permite o estudo anatomopatológico e culturas específicas, principalmente para micobactérias e fungos, já que muitos destes pacientes são imunocomprometidos.

Técnica

O paciente é colocado em decúbito dorsal com um coxim sob o lado a ser abordado, permitindo uma leve lateralização e melhor exposição cirúrgica. Uma pequena incisão é realizada, em geral, na região submamária, e a cavidade torácica é abordada. Na maioria das vezes, não é necessária a colocação de um afastador costal. O pulmão é tracionado com o uso de uma pinça de Foerster e um clampe é colocado permitindo a ressecção de uma cunha pulmonar. O parênquima é suturado com um fio de Prolene ou Vicryl em duas camadas. Quando disponível, é possível a utilização de um grampeador mecânico, mas, na maioria das vezes, a sutura é feita de forma manual. A aerostasia é testada optando-se pela colocação ou não de dreno de tórax. Nos casos em que o paciente se encontra em ventilação mecânica, é recomendada a colocação de dreno de tórax.

É importante que o fragmento pulmonar retirado seja separado em três porções e seja encaminhado também para exame a fresco e cultivos específicos de bactérias, fungos e micobactérias.

Resultados

Embora tenha sua validade muitas vezes questionada, principalmente em relação à utilidade terapêutica e mudança do prognóstico, estudos mostram que a biópsia pulmonar tem uma acurácia diagnóstica de cerca de 90%, levando a mudança no tratamento de 38 a 74% dos pacientes. Embora muitos desses pacientes evoluam mal devido à gravidade da doença de base, a possibilidade de obter um diagnóstico de exatidão pode indicar a necessidade de adicionar ou subtrair medicamentos e significar a única chance de recuperação para estes pacientes.

Leituras recomendadas (Mediastinoscopia)

Carlens E. Mediastinoscopy: a method for inspection and tissue biopsy of the superior mediastinum. Chest. 1959;36(4):343-52.

Gdeedo A, Van Schil P, Corthouts B, Van Mieghem F, Van Meerbeeck J, Van Marck E. Prospective evaluation of computed tomography and mediastinoscopy in mediastinal lymph node staging. Eur Respir J 1997;10(7):1547-51.

Ginsberg RJ. The role of preoperative surgical staging in left upper lobe tumors. Ann Thorac Surg 1994;57(3):526-7.

Kuzdzal J, Zieliński M, Papla B, Urbanik A, Wojciechowski W, Narski M, et al. The transcervical extended mediastinal lymphadenectomy versus cervical mediastinoscopy in non-small cell lung cancer staging. Eur J Cardiothorac Surg 2007;31(1):88-94.

Rendina EA, Venuta F, De Giacomo T, Ciccone AM, Moretti MS, Ibrahim M, et al. Biopsy of anterior mediastinal masses under local anesthesia. Ann Thorac Surg 2002;74(5):1720-2.

Witte B, Wolf M, Huertgen M, Toomes H. Video-assisted mediastinoscopic surgery: clinical feasibility and accuracy of mediastinal lymph node staging. Ann Thorac Surg. 2006;82(5):1821-7.

Zieliński M. Transcervical extended mediastinal lymphadenectomy. Thorac Surg Clin. 2010;20(2):215-23.

Leituras recomendadas (Toracoscopia)

Ahmed N, Chung R. Role of early thoracoscopy for management of penetrating wounds of the chest. Am Surg. 2010;76(11):1236-9.

Lee YC, Light RW. Management of malignant pleural effusions. Respirology. 2004;9(2):148-56.

Liu DW, Liu HP, Lin PJ, Chang CH. Video-assisted thoracic surgery in treatment of chest trauma. J Trauma. 1997;42(4):670-4.

Noppen M. The utility of thoracoscopy in the diagnosis and management of pleural disease. Semin Respir Crit Care Med. 2010;31(6):751-9.

Sagawa M, Sato M, Sakurada A, Matsumura Y, Endo C, Handa M, et al. A prospective trial of systematic nodal dissection for lung cancer by video-assisted thoracic surgery: can it be perfect? Ann Thorac Surg. 2002;73(3):900-4.

Sawada S, Watanabe Y, Moriyama S. Video-assisted thoracoscopic surgery for primary spontaneous pneumothorax: evaluation of indications and long-term outcome compared with conservative treatment and open thoracotomy. Chest. 2005;127(6):2226-30.

Wozniak CJ, Paull DE, Moezzi JE, Scott RP, Anstadt MP, York VV, et al. Choice os first intervention is related to outcomes in the management of empyema. Ann Thorac Surg. 2009;87(5):1525-30.

Leituras recomendadas (Toracotomia mínima)

McKenna RJ Jr, Mountain CF, McMurtrey MJ. Open lung biopsy in immunocompromised patients. Chest. 1984;86(5):671-4.

Ravini M, Ferraro G, Barbieri B, Colombo P, Rizzato G. Changing strategies of lung biopsies in diffuse lung diseases: the impact of video-assisted thoracoscopy. Eur Respir J. 1998;11(1):99-103.

Rena O, Casadio C, Leo F, Giobbe R, Cianci R, Baldi S, et al. Videothoracoscopic lung biopsy in the diagnosis of interstitial lung disease. Eur J Cardiothorac Surg. 1999;16(6):624-7.

Russo L, Wiechmann RJ, Magovern JA, Szydlowski GW, Mack MJ, Naunheim KS, et al. Early chest tube removal after video-assisted thoracoscopic wedge resection of the lung. Ann Thorac Surg. 1998;66(5):1751-4.

Esofagomanometria, pHmetria

24

Idílio Zamin Junior
Rene Jacobsen Eilers
Paulo F. Guerreiro Cardoso
Mirna da Mota Machado

Introdução

A avaliação funcional do esôfago complementa as informações fornecidas pelos demais métodos de investigação, que, em sua essência, são morfológicos, como a endoscopia digestiva alta e os exames radiológicos.

Sabe-se que os sintomas respiratórios são mais frequentes nos pacientes com refluxo gastresofágico (RGE) e que a recíproca é verdadeira, ou seja, o RGE é um achado comum entre pacientes com distúrbios respiratórios.[1] Nos asmáticos, as estimativas da prevalência de RGE variam entre 30 e 90%.[2] Parte dessa variabilidade pode ser devida a diferenças na definição da doença do refluxo e nos métodos de sua detecção e diagnóstico, mas a concomitância das doenças é frequente e inequívoca. Para corroborar o efeito que o RGE exerce sobre a ocorrência de sintomas respiratórios, vários ensaios clínicos têm demonstrado uma associação entre a terapia antirrefluxo e a redução na ocorrência desses sintomas.[3-6]

A frequente interação entre a doença digestiva e as manifestações respiratórias exige que o pneumologista tenha conhecimento específico da fisiopatologia deste binômio, bem como dos métodos de sua investigação.

A inclusão da avaliação funcional esofágica nestes pacientes auxilia o seu manejo clínico e parece ter importância tanto diagnóstica quanto prognóstica. Em nosso meio, a avaliação funcional de portadores de manifestações respiratórias demonstrou que mais de 30% deles eram assintomáticos do ponto de vista digestivo e possuíam refluxo patológico à pHmetria esofágica de 24 horas.[7] Neste grupo de pacientes em particular, os asmáticos parecem ser os mais beneficiados com a detecção do refluxo e da dismotilidade.[5]

No que tange à motilidade esofágica, os achados também são surpreendentes. Um estudo com 164 pacientes asmáticos revelou a presença de distúrbio motor do corpo esofágico em 32%, sendo, em sua maioria, representada por hipomotilidade do corpo esofágico ou motilidade não efetiva no esôfago distal.[8] Quando essa amostra foi ampliada para 343 pacientes asmáticos, observou-se que a hipotonia do esfincter esofágico inferior estava presente em 26% dos que não apresentavam quaisquer sintomas digestivos e em 40% dos pacientes que apresentavam sintomas digestivos sugestivos de RGE.[7]

> **ATENÇÃO**
>
> Tais evidências refletem uma realidade atual e findam por trazer a esofagomanometria e a pHmetria de 24 horas, outrora de domínio exclusivo do gastrenterologista, para dentro do consultório de pneumologia. Os exames de esofagomanometria e pHmetria de 24 horas são hoje solicitados na rotina de atendimento pneumológico e da cirurgia torácica, cujos profissionais passaram a ter a necessidade de saber quando solicitar e como interpretar os seus resultados.

Tem sido observado um aumento exponencial de pneumologistas e cirurgiões torácicos envolvidos diretamente na avaliação funcional esofágica ao longo da última década, como atesta o crescente número desses especialistas que acorrem aos serviços de motilidade digestiva à procura de treinamento em esofagomanometria e pHmetria de 24 horas. Embora ambos os exames não possuam alta complexidade técnica, suas indicações e interpretação nem sempre são simples e requerem conhecimento específico.

Este capítulo tem por finalidade apresentar de forma objetiva e resumida os métodos em uso corrente para avaliação funcional esofágica, bem como suas indicações mais comuns.

Esofagomanometria

A esofagomanometria (EMN) é o método de escolha para a investigação da motilidade esofágica, uma vez que fornece um perfil pressórico completo de todo o esôfago. Sua utilidade reside na capacidade de se avaliar a competência (tônus e relaxamento) dos esfincteres e sua extensão/localização, bem como de fornecer informações sobre as características e a organização do peristaltismo do corpo esofágico (perfil motor).

Os primeiros estudos manométricos esofágicos foram realizados por Meltzer em 1894,[9] mas somente por volta dos anos de 1950 cunharam-se as bases para o conhecimento dos distúrbios da motilidade esofágica a partir do desenvolvimento de cateteres de perfusão e de transdutores.[10] No início da década de 1980, com a introdução do sistema de registro computadorizado das pressões intraluminares, a EMN tornou-se mais versátil e precisa,[11] permitindo que o método se tornasse rotineiro na investigação funcional do esôfago em nosso meio.

O exame de esofagomanometria

O exame consiste na introdução – por via nasoesofágica – de um tubo único multiperfurado contendo de 4 a 8 pequenos canais, cujos orifícios abrem-se em diversos pontos em distâncias predeterminadas e com distribuição axial (FIGURA 24.1). Cada tubo é conectado a uma bomba pneumo-hidráulica capilar que infunde 0,5 mL/minuto de água por orifício. Quando posicionado no interior do esôfago, o cateter de EMN detectará o diferencial das pressões por meio da resistência imposta pela parede do esôfago em movimento contra a saída da água perfundida através dos canais. Essa pressão é captada por transdutores de pressão, transmitida para um polígrafo com registro computadorizado para armazenamento da informação, criando um traçado gráfico em tempo real que é armazenado para cálculos e análise subsequentes.[11]

Também existem os sistemas com cateteres e transdutores em estado sólido, que prescindem do sistema de infusão. A vantagem desses sistemas é o fato de proporcionarem uma avaliação motora mais adequada da faringe e do esfincter esofágico superior (EES). A desvantagem é o custo mais elevado dos cateteres, bem como em sua menor durabilidade e versatilidade, uma vez que a configuração dos cateteres é fixa.[12] Assim sendo, os sistemas perfundidos com cateteres multiperfurados ainda permanecem sendo os mais utilizados em laboratórios de motilidade digestiva. O equipamento de EMN (manômetro com cateter de perfusão) e o traçado gráfico de um exame normal estão descritos nas FIGURAS 24.1 e 24.2.

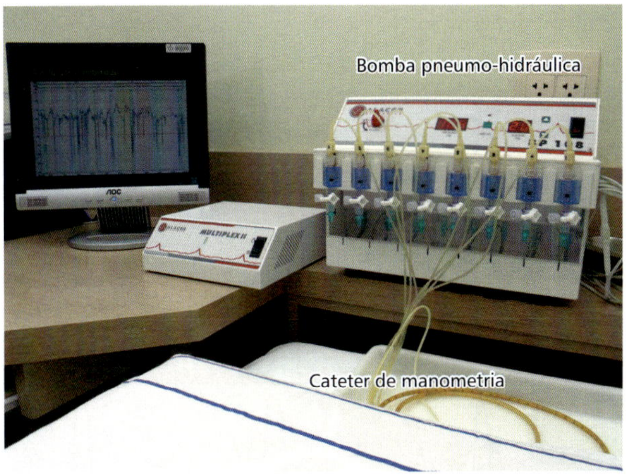

FIGURA 24.1 → Equipamento de esofagomanometria (manômetro com transdutores e cateter de perfusão). Traçado gráfico de pHmetria de 24 horas no monitor.

Mais recentemente, surgiu um novo sistema denominado manometria de alta resolução, que utiliza 32 canais de pressão em estado sólido capazes de captar pressões de maneira simultânea e reconstruir imagens com o perfil pressórico diretamente na tela do computador, não sendo necessária a movimentação do cateter.[13] É provável que esse sistema se torne mais popular em um futuro próximo, porém, sua desvantagem é o custo elevado. A imagem de um sistema de manometria de alta resolução pode ser vista na FIGURA 24.3.

Independentemente do sistema empregado, a EMN é realizada sem sedação. O paciente precisa seguir instruções e obedecer a comandos simples como deglutir quando solicitado, não deglutir por curtos e determinados períodos e informar sintomas durante os testes provocativos para avaliação de dor torácica. Pacientes com distúrbios cognitivos ou pouco cooperativos, seja por ansiedade ou condições diversas que impeçam esse controle, em geral não são bons candidatos ao procedimento. A despeito do breve desconforto da passagem do cateter pela orofaringe, que é atenuado pela anestesia tópica, a quase totalidade dos pacientes tolera o procedimento sem dificuldades, uma vez que a EMN é um método rápido e totalmente indolor.

A técnica de execução do exame é simples e está descrita em detalhe alhures.[7] Inicia-se com uma breve entrevista, na qual se esclarece a natureza e o motivo do exame, e obtém-se o consentimento do paciente para a sua realização. O paciente é então posicionado em decúbito dorsal na mesa de exame, procede-se a anestesia tópica da fossa nasal com gel anestésico, seguida da introdução por via nasoesofágica do cateter.

Neste momento, a progressão do cateter é facilitada por uma leve flexão da cabeça do paciente feita pelo auxiliar e com a adição de goles de água em pequenas quantidades.

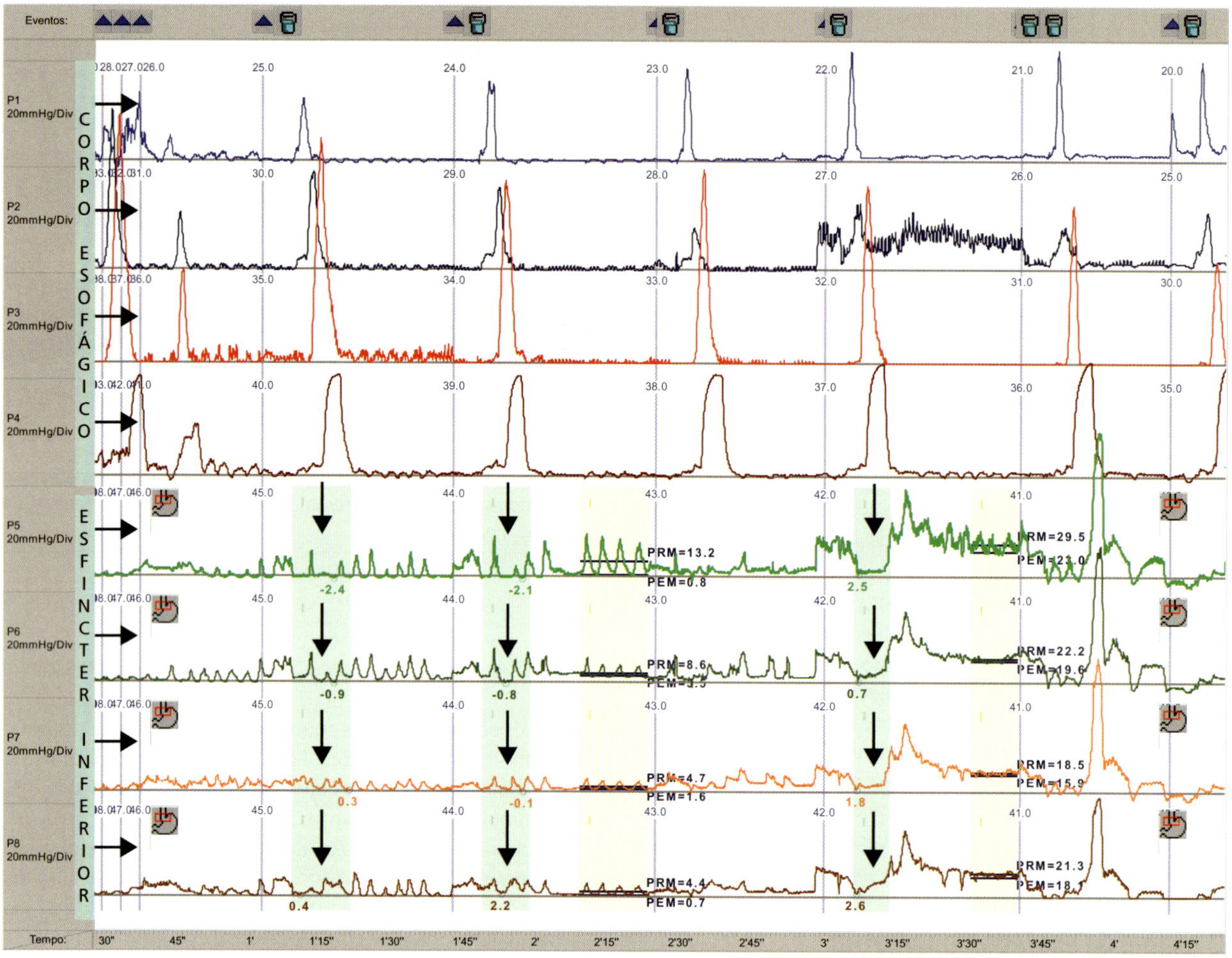

FIGURA 24.2 → Traçado de esofagomanometria normal. Note ondas peristálticas normais no corpo esofágico durante as deglutições úmidas (derivações P1, P2, P3 e P4 à esquerda e acima); esfincter esofágico inferior com tônus normal de 22,8 mmHg (valores normais entre 14 e 40 mmHg), calculado a partir da média aritmética da pressão respiratória média (PRM) nas quatro derivações radiais e com relaxamento completo (setas verticais) às deglutições nas derivações P5, P6, P7 e P8 (radiais).

Uma vez no interior do esôfago, o cateter é avançado até o estômago (50 a 55 cm das narinas), e o equipamento é calibrado a partir da pressão intragástrica, aqui considerada como zero. A partir daí, inicia-se a remoção a intervalos de 1 cm do cateter com registro das pressões. São avaliados o esfincter esofágico inferior, o corpo esofágico e o esfincter superior, nessa sequência.

O traçado gráfico é obtido em tempo real, gravado em computador para análise e interpretação, constando de três módulos distintos:

- Esfincter esofágico inferior (extensão, localização, tônus e relaxamento);
- Corpo esofágico (perfil motor composto de amplitude, duração, morfologia e velocidade);
- Esfincter esofágico superior (extensão, localização, tônus, relaxamento e coordenação com as contrações faríngeas).

Os parâmetros de referência utilizados para análise e interpretação no Laboratório de Motilidade Digestiva seguem padrões normatizados na literatura e em estudo realizado em nosso laboratório em indivíduos normais.[14,15] Quando indicados, os testes provocativos são realizados ao final do registro das pressões. O cateter é então removido e o exame, encerrado.

Indicações para esofagomanometria

Dentre as principais indicações para o estudo da motilidade esofágica pela EMN, destacam-se o esclarecimento das disfagias na ausência de obstrução mecânica; a investigação de pacientes com dor torácica não cardiogênica (DTNC); e a avaliação complementar da doença do refluxo gastresofágico (DRGE), inclusive como investigação pré-operatória. A EMN deve ser realizada antes da pH-metria de 24 horas, uma vez que é o único método que fornece a exata identificação e localização do esfincter esofá-

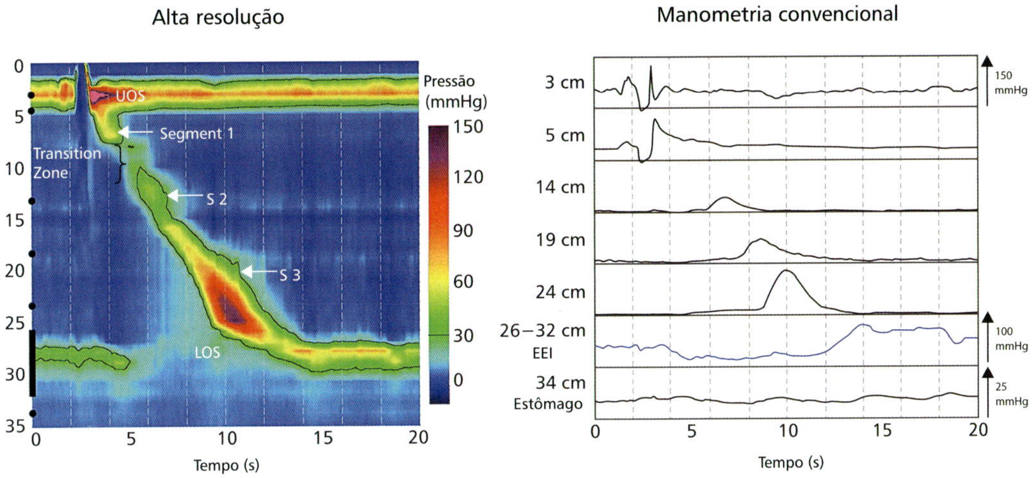

FIGURA 24.3 → Imagem gerada a partir de esofagomanometria de alta resolução (esquerda) e a sua correspondência com a manometria convencional (direita).

gico inferior (EEI), permitindo, assim, o posicionamento adequado do cateter de pHmetria.[12]

Disfagia

A disfagia causada por obstrução mecânica geralmente é detectada por estudos morfológicos (endoscopia e radiologia). Entretanto, na ausência de obstrução mecânica, a EMN pode contribuir de modo expressivo para o diagnóstico da disfagia, pois se espera que mais da metade dos pacientes apresente anormalidades detectáveis à EMN.[12]

Do ponto de vista didático, a disfagia pode ser classificada em alta ou baixa de acordo com sua localização a partir das informações fornecidas pelo paciente durante a anamnese. As disfagias ditas altas incluem em sua maioria os distúrbios da deglutição. Neste caso, a EMN visa realizar uma avaliação funcional da faringe e do EES (músculo cricofaríngeo), bem como estudar a coordenação entre as suas respectivas funções.[16]

Considerando-se as demais disfagias como sendo baixas, tem-se uma gama de distúrbios motores primários, como a acalásia e o espasmo esofágico, e os distúrbios motores secundários, como a esclerodermia. Neste particular, a manometria desempenha um papel fundamental no esclarecimento diagnóstico, uma vez que a endoscopia e a radiologia possuem sensibilidade reduzida principalmente nas fases iniciais das doenças.[17,18] Dentre as causas comuns de disfagia motora baixa estão os distúrbios motores chamados de inespecíficos, já que não seguem um padrão manométrico estabelecido. O **QUADRO 24.1** resume os distúrbios motores primários e secundários, bem como os seus achados manométricos característicos.

O valor da manometria para o diagnóstico desses pacientes foi demonstrado em um estudo com 251 indivíduos com disfagia, sendo que em 53% dos casos foi diagnosticada uma anormalidade manométrica.[19] Destes, em 36% foi diagnosticada acalásia e 38% tiveram distúrbios motores inespecíficos.

Dor torácica não cardiogênica

Sabe-se hoje que há um percentual considerável de pacientes portadores de dor retroesternal com características por vezes indistinguíveis clinicamente dos sintomas anginosos comuns às cardiopatias cuja investigação cardiológica é inteiramente normal. Em um estudo multicêntrico com 10.000 pacientes avaliados por dor torácica em serviços de emergência, observou-se que 55% dos pacientes não apresentavam evidências de doença cardíaca.[20]

Cerca de 30% dos pacientes portadores de dor torácica submetidos a coronariografias para avaliação apresentam coronárias normais[21] e, dentre estes, metade possui algum distúrbio esofágico.[22,23] As doenças envolvidas na gênese da DTNC incluem a DRGE e os distúrbios motores do corpo do esôfago. Hoje, sabe-se que a DRGE é a doença mais frequentemente responsável pela DTNC, fato que torna a pHmetria de 24 horas de fundamental importância na investigação desses pacientes.[24]

Os distúrbios motores, embora em menor proporção, também estão associados a DTNC. Em um estudo com mais de 900 pacientes avaliados por DTNC, foi diagnosticada uma anormalidade motora esofágica em 255 pacientes (28%), sendo o esôfago em quebra-nozes o mais frequente (48% dos casos).[19] Em nosso meio, avaliando 100 pacientes consecutivos com DTNC, foram diagnosticados esôfago em quebra-nozes em 17, distúrbios motores inespecíficos em seis e espasmo esofágico difuso em um paciente.[23]

Os testes provocativos esofágicos realizados durante a manometria convencional foram introduzidos com o intuito de reproduzir-se a dor torácica e as possíveis alterações motoras a ela relacionadas, fato este que aumentou significativamente a sensibilidade do método. Os testes provocativos incluem a

QUADRO 24.1 → Achados manométricos mais frequentes em alguns distúrbios motores esofágicos primários e secundários

DISTÚRBIO MOTOR PRIMÁRIO	ACHADO MANOMÉTRICO
Acalásia do cárdia	Relaxamento incompleto do esfincter inferior Ausência de peristalse no corpo esofágico
Esôfago em quebra-nozes	Exacerbação da amplitude da peristalse Amplitude média distal > 180 mmHg
Hipertonia do esfincter inferior	Aumento do tônus do esfincter inferior (> 40 mmHg) Relaxamento preservado
Espasmo esofágico difuso	Peristalse intermitente Atividade motora simultânea e repetitiva após uma deglutição
DISTÚRBIO MOTOR SECUNDÁRIO	**ACHADO MANOMÉTRICO**
Refluxo gastresofágico	Hipotonia do esfincter inferior (tônus < 14 mmHg) Redução na amplitude da peristalse no corpo do esôfago
Esclerodermia	Hipotonia severa do esfincter inferior Redução na amplitude/ausência da peristalse no corpo do esôfago
Doença cerebrovascular isquêmica	Incoordenação faríngea-cricofaríngea Contração faríngea precedendo o relaxamento do músculo cricofaríngeo
Divertículo de Zenker	Relaxamento incompleto do esfincter superior
Barra cricofaríngea	Hipertonia do esfincter superior
Distrofia muscular oculofaríngea	Redução na amplitude/ausência de contração faríngea Com ou sem incoordenação do músculo cricofaríngeo
Diabetes	Redução na amplitude da peristalse Ausência de propagação a partir das deglutições
Síndrome de Sjögren	Redução na amplitude da peristalse no esôfago proximal Ausência de propagação

insuflação de um pequeno balão acoplado ao cateter de manometria, que provoca um aumento da peristalse a montante, o teste de Bernstein (administração de ácido clorídrico 0,1 N pelo cateter de manometria) e a administração de cloreto de edrefônio (Tensilon® 80 μg/kg peso corporal por via endovenosa), um fármaco anticolinesterásico de ação curta que atua como estimulador da musculatura lisa. No entanto, tais testes são subjetivos e dependem da percepção e descrição dos sintomas pelo paciente. Ademais, há muitos resultados falso-positivos e falso-negativos, tendo sido evidenciada a ocorrência de DTNC em voluntários normais durante esses testes.[25]

Doença do refluxo gastresofágico

O estudo manométrico do esôfago – ao avaliar a função esfincteriana e a atividade motora do órgão – proporcionou um grande avanço no entendimento da fisiopatologia da DRGE. Informações sobre o EEI, como hipotonia, relaxamentos transitórios (não diagnosticados na manometria convencional) e ausência ou encurtamento do segmento intra-abdominal, possuem implicação direta na fisiopatologia e na gravidade da DRGE.[24] A EMN é capaz de traçar um perfil do corpo do esôfago e das possíveis alterações da motilidade. Sabe-se hoje que o clareamento esofágico (processo que restaura o pH normal na luz do esôfago após a ocorrência de um episódio de refluxo) depende fundamentalmente da amplitude da contração e da propagação da onda esofágica, informações estas obtidas durante o estudo manométrico.

Outras informações de extrema importância, sobretudo do ponto de vista cirúrgico, dizem respeito à presença de outros distúrbios motores concomitantes, como alterações secundárias a colagenoses (p. ex., esclerodermia) e à existência de distúrbios motores primários (p. ex., espasmo esofágico e acalásia). A comparação dos achados manométricos antes e depois da correção cirúrgica do refluxo (fundoplicatura) é fundamental nos pacientes que apresentem disfagia pós-operatória persistente.[12] Assim sendo, a EMN deve sempre ser realizada em pacientes candidatos a fundoplicatura.

Antes da realização de pHmetria de 24 horas

Para que os resultados obtidos por meio da pHmetria apresentem fidelidade e reprodutibilidade, durante a realização do procedimento, o examinador precisa seguir adequadamente os detalhes técnicos do exame e, entre eles, o posicionamento correto do eletrodo é fundamental. Caso o eletrodo seja posicionado muito próximo ao estômago ou muito distante dele, o refluxo será superestimado ou subestimado, respectivamente.[12]

Hoje em dia, considera-se que a manometria esofágica sempre deve preceder a pHmetria para a identificação exata da localização do EEI e o posicionamento correto do sensor de pH. Da mesma forma, no diagnóstico de refluxo supraesofágico (laringofaríngeo), o posicionamento do sensor proximal de pH deve ter como base a localização manométrica do EES. Isso é particularmente importante nos pacientes portadores de manifestações respiratórias associadas ao refluxo, nos quais a correlação entre doença respiratória e digestiva depende ao menos em parte dos dados fornecidos pela pHmetria e da sua realização técnica correta.

pHmetria esofágica ambulatorial de 24 horas

A monitoração do pH esofágico é considerada o método isolado mais sensível e específico para o diagnóstico da DRGE, por sua alta sensibilidade (84 a 96%) e especificidade (91 a 98%) no diagnóstico dessa doença. A medida da presença de ácido no esôfago é o método mais objetivo para documentar a DRGE, bem como para avaliar a gravidade da doença e monitorar a resposta ao tratamento clínico ou cirúrgico.

A DRGE é uma doença comum nos países ocidentais. Nos Estados Unidos, 7% da população apresentam pirose diariamente e 44% pelo menos uma vez por mês.[26] A pirose ocorre quando a mucosa do esôfago é exposta ao conteúdo ácido gástrico, mas essa queixa nem sempre é um guia confiável para a presença do refluxo ácido no esôfago,[27] uma vez que pode ocorrer o refluxo sem o aparecimento de sintomas. Além disso, mesmo nos pacientes sintomáticos e com refluxo, cerca de metade não possui esofagite detectável na endoscopia digestiva, caracterizando a chamada doença do refluxo não erosiva (*non-erosive reflux disease,* ou NERD, em inglês).[28]

A identificação dos portadores de doença do refluxo sem esofagite constitui-se em uma das principais indicações para a realização da pHmetria esofágica.

Nos pacientes em tratamento com antiácidos ou inibidor de bomba de prótons (IBP) e que persistem sintomáticos, a realização da pHmetria em vigência do tratamento medicamentoso permite que se verifique se a supressão ácida medicamentosa está adequada. A não aderência ao tratamento clínico ou o uso de doses insuficientes dos IBPS manifestam-se na pHmetria como um refluxo persistente ou parcialmente controlado. Mesmo nos pacientes já submetidos à cirurgia antirrefluxo, quando os sintomas são persistentes ou recidivam, a monitoração prolongada do pH esofágico fornece informação sobre a presença de RGE residual ou recidivado, e, ao contrário, pode excluir a doença como causa dos sintomas apresentados se os resultados dessa avaliação estiverem dentro dos parâmetros da normalidade.

A medição do pH esofágico foi descrita pela primeira vez em 1960 por Tuttle e colaboradores, que utilizaram uma sonda com um eletrodo de pH de vidro para mapear o gradiente do pH gastresofágico.[29] A monitoração prolongada tornou-se viável em 1974, quando Johnson e DeMeester desenvolveram um eletrodo de referência externo confiável.[30] Usando a técnica de monitoração desenvolvida por períodos de até 24 horas, eles foram capazes de identificar os parâmetros mais importantes na avaliação da exposição ácida esofágica, classificando-os em um escore, o que possibilitou expressar numericamente os resultados dessa monitoração prolongada. Isso permitiu a quantificação objetiva do RGE e, por conseguinte, a determinação da gravidade da doença. Apesar de modificações propostas ao longo dos anos subsequentes, o escore de DeMeester continua sendo usado ainda hoje na avaliação dos resultados.[31]

A monitoração prolongada do pH possibilita que se avalie a correlação entre os sintomas apresentados e sua coincidência com os episódios de refluxo. Esse fato é especialmente importante no que diz respeito aos chamados sintomas atípicos do refluxo, nos quais se incluem a dor torácica de origem não cardíaca, os sintomas respiratórios e os otorrinolaringológicos. Como o pH esofágico é registrado por cerca de 24 horas, o paciente é orientado a registrar o momento em que ocorrem os sintomas que o levaram à investigação, tornando possível assim o estabelecimento de uma relação temporal entre esses sintomas e os episódios de refluxo.

A interpretação se faz por meio de índices que expressam numericamente essa correlação, sendo os mais usados o índice de sintomas (IS), o índice de sensibilidade de sintomas (ISS) e a probabilidade de associação dos sintomas (PAS). Portanto, em um paciente sintomático, é importante considerar não apenas a presença de refluxo, mas também a correlação positiva entre os episódios de refluxo e os sintomas.

Por outro lado, a ausência de refluxo patológico documentada por pHmetria também possui interesse diagnóstico e prognóstico, já que indica a possibilidade de coexistência de outras causas que tenham provocado ou perpetuado as manifestações respiratórias.

Os equipamentos disponíveis na atualidade para a realização da pHmetria incluem a pHmetria de 24 horas convencional, a pHmetria por telemetria sem fio e a impedâncio-pHmetria, descritas mais detalhadamente a seguir.

pHmetria de 24 horas convencional

Ainda é a mais difundida por sua praticidade e baixo custo. Consiste em um cateter contendo de 1 a 3 eletrodos, distribuídos em distâncias predeterminadas pelo fabricante. Os eletrodos de pHmetria mais utilizados são os de antimônio com eletrodo de referência externo cutâneo, pois são relativamente baratos, semidescartáveis e bem tolerados pelos pacientes. O exame exige suspensão dos antiácidos e procinéticos por 5 a 7 dias antes do exame, com exceção das instâncias nas quais o objetivo do exame for a verificação da eficácia da ablação ácida farmacológica. Como mencionado antes, o posicionamento do eletrodo é crítico, pois dele dependem a reprodutibilidade e a confiabilidade dos dados. Assim sendo, independentemente do fato de se utilizar eletrodo único ou múltiplo, o eletrodo distal deve ser posicionado sempre 5 cm acima do limite pressórico superior do EEI. Tal localização dos limites do EEI exige a realização de EMN para sua determinação precisa.

O eletrodo é conectado a uma unidade portátil digital que obtém e armazena uma medida de pH a cada quatro segundos durante 24 horas consecutivas (FIGURA 24.4). A técnica de introdução do cateter assemelha-se à descrita para a EMN. Após a introdução nasoesofágica do eletrodo, ele é avançado até o estômago, onde o pH deverá situar-se entre 1,5 e 3, quando, então, se traciona o eletrodo em sentido cranial até que sua extremidade se situe a exatos 5 cm acima do limite superior do EEI preestabelecido pela EMN. O eletrodo é fixado à narina do paciente e a gravação é acionada, dando-se início ao exame.

O paciente é instruído a abster-se de medicação antiácida e orientado a não tomar banho. Recomenda-se que o paciente mantenha suas atividades cotidianas, inclusive a alimentação. Ao final das 24 horas, o paciente retorna, o cateter é removido e o aparelho é conectado ao computador para entrada e análise dos dados, sendo emitido um laudo descritivo com as conclusões do exame.

A partir das medidas de pH e das informações introduzidas pelo examinador, o programa computadorizado gera um gráfico e uma tabela de análise que consta de número total de episódios de refluxo nas 24 horas; percentuais do tempo em posição ortostática e em decúbito (período noturno) em que ocorreu refluxo (pH < 4 durante pelo menos 15 segundos); duração do episódio mais longo; e quantificação dos episódios de refluxo com duração superior a cinco minutos.

As planilhas de cálculo baseiam-se nos valores normais da tabela de DeMeester, que é um padrão de referência para avaliação do RGE ácido a 5 cm acima do EEI. Assim sendo, vale ressaltar que, quando utilizado cateter de dois ou mais canais, a análise de DeMeester só é válida para os dados captados pelo eletrodo distal em adultos, uma vez que o posicionamento do cateter e a avaliação dos dados em crianças são completamente diferentes. Os cálculos realizados fornecem dados sob a forma de pontuação para cada um dos achados recém-descritos. A análise crítica deles, a certificação da qualidade dos dados, a eliminação de artefatos, a interpretação e a análise da ascensão dos episódios de refluxo ao eletrodo proximal, quando utilizado cateter de dois canais, ficam a critério do examinador.

A pHmetria esofágica ambulatorial de 24 horas com cateter convencional é um exame versátil e acessível, podendo ser aplicado a uma gama de doenças que têm o RGE como denominador comum. Tal tecnologia atravessou o teste do tempo e permanece em uso na maioria dos serviços. É extremamente confiável e, em geral, bem tolerada pelos pacientes, embora apresente algumas limitações, como a presença incômoda do cateter, o limite de 24 horas para aquisição de dados e o fato de não ser capaz de captar refluxo não ácido.

pHmetria por telemetria sem fio

Este sistema utiliza uma cápsula que é introduzida na luz esofágica do paciente por via endoscópica. A cápsula é fixada à parede do esôfago distal, sendo capaz de medir o pH no local a intervalos regulares e transmitir os dados para uma unidade externa portátil por telemetria. Assim sendo, o sistema dispensa o uso de fios de conexão entre o eletrodo intraesofágico e o gravador externo.

O *kit* de introdução é composto pela cápsula e por um cabo em cuja extremidade situa-se a cápsula. A cápsula é constituída por um eletrodo de antimônio, pelo eletrodo de referência, por uma bateria interna e pelo transmissor que envia os dados para um receptor externo através da telemetria por radiofrequência. Antes de ser colocada, a cápsula é ativada por um interruptor magnético e calibrada.[32]

A recomendação de submeter os pacientes à endoscopia digestiva alta baseia-se na necessidade de averiguar a presença ou não de outras doenças e medir com precisão a distância a partir dos incisivos. Finalizada a endoscopia, o paciente permanece em decúbito lateral esquerdo, passando-se por via oral o *kit* de colocação e fixando-se a cápsula 6 cm

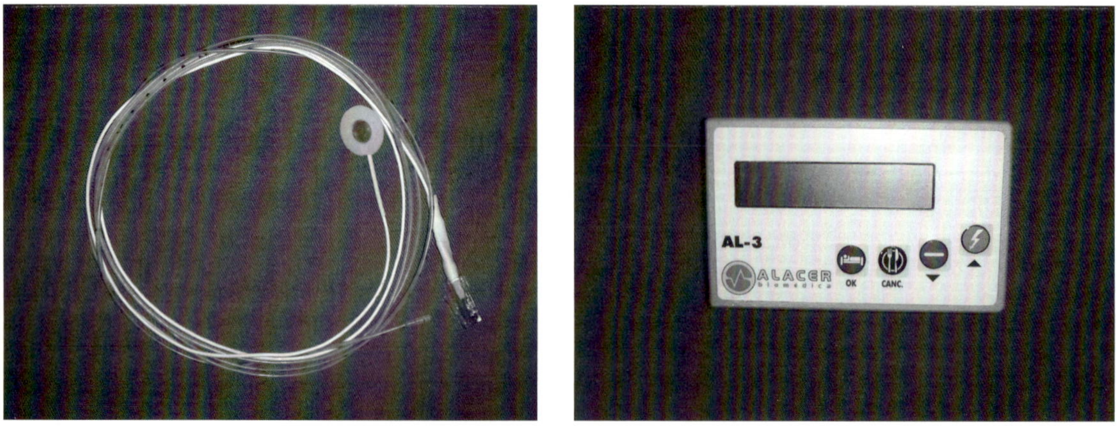

FIGURA 24.4 → Unidade portátil digital de pHmetria esofágica de 24 horas com eletrodo.

acima da medida da junção epitelial esofagogástrica (FIGURA 24.5). Por meio de um sistema a vácuo, é feita uma sucção da mucosa do esôfago, com fixação da cápsula e liberação dela do cabo de colocação, o qual é retirado em seguida.

O tempo de registro usual do exame é de 48 horas. Os pacientes são estimulados a exercerem suas atividades usuais, incluindo trabalho e banho de chuveiro normal. Após 48 horas, o paciente retorna ao laboratório para a retirada do equipamento. A cápsula se desprende da mucosa do esôfago e é eliminada naturalmente com o conteúdo fecal após alguns dias, fato este verificado por uma radiografia de tórax após uma semana de completado o estudo. Nos pacientes cujas cápsulas não foram eliminadas após 15 dias, uma nova endoscopia digestiva alta está indicada para a sua remoção.

Esse sistema, embora de execução um pouco mais complexa, é capaz de fornecer dados por um período mais longo e de forma mais confortável para o paciente. Contudo, apresenta problemas em cerca de 15% dos casos, que vão desde deslocamento precoce, perda de dados, necessidade de remoção e reposicionamento (dor retroesternal), até perfuração visceral.[33]

As contraindicações ao procedimento são as mesmas de um procedimento endoscópico, acrescidas da presença de varizes de esôfago. Esta última é particularmente importante, pois fundamenta a recomendação de realização de endoscopia digestiva alta antes da instalação da cápsula.

Embora o sistema esteja validado e consolidado na literatura, sua aplicabilidade em larga escala permanece limitada em nosso meio devido ao custo ainda elevado das cápsulas.

Impedâncio-pHmetria esofágica

A impedância intraluminal de múltiplo canal é uma tecnologia desenvolvida há pouco mais de uma década e cujo objetivo é avaliar o movimento do *bolus* dentro do esôfago, sem o uso de radiação. Quando combinada com a pHmetria, amplia a capacidade de informação do método por permitir a detecção de refluxo não ácido.

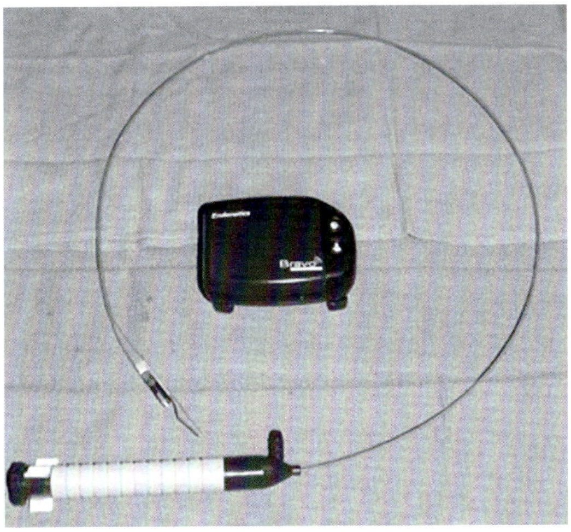

FIGURA 24.5 → Cápsula e receptor de pHmetria por telemetria sem fio. Cápsula aderida à mucosa esofágica cerca de 6 cm acima da junção epitelial esofagogástrica (esquerda); unidade receptora (direita). Imagem cedida pelo Prof. Ary Nasi (HC-FMUSP)

Impedância é a medida da oposição ao fluxo de corrente elétrica em um circuito de corrente alternada. Dentro da luz esofágica, a impedância está inversamente relacionada com a condutividade da parede do órgão e seu conteúdo. O componente básico de tal tecnologia é o circuito de impedância, composto de anéis de metal separados por um isolante – no caso o corpo do cateter – que são conectados a um gerador de corrente alternada. Para fechar o circuito, a descarga elétrica deve percorrer a área ao redor do isolante. Quando este espaço é composto por ar, praticamente não há fluxo de corrente entre os anéis, e a medida da impedância entre os dois eletrodos é muito alta.

Quando esse sistema é colocado dentro do esôfago, o fluxo de corrente entre os anéis é permitido pelas descargas elétricas dentro da mucosa do esôfago. A presença de qualquer outro material dentro do esôfago interfere nesta transmissão, devido à condutividade elétrica (diretamente relacionada com concentração iônica) e à secção transversa (contração esofágica). A impedância elétrica, sendo oposta à condutividade, é decrescente no sentido ar, parede mucosa, saliva/material deglutido e, por último, conteúdo gástrico refluído (impedância mais baixa).[34]

A presença de *bolus* líquido entre os anéis de impedância é identificada por uma queda da impedância quando a corrente de fluxo é alcançada pelo *bolus*, seguida de aumento na impedância à medida que o *bolus* é conduzido deste segmento pela onda peristáltica. Uma "ultrapassagem" da impedância corresponde à diminuição da luz do órgão durante a contração muscular, para então retornar à linha de base.

A presença de ar entre os dois anéis de impedância é identificada como um rápido aumento da impedância com um rápido retorno à linha de base.

A presença de *bolus* misto (gás-líquido ou líquido-gás) é caracterizada pela combinação das alterações causadas pelo líquido e pelo ar. A medição da impedância em locais sequenciais em um único cateter (impedância intraluminal de múltiplo canal) permite não apenas a determinação da presença do *bolus* em vários níveis do esôfago, mas também a direção de seu movimento dentro do esôfago. As alterações na impedância no sentido proximal para distal indicam um movimento anterógrado (craniocaudal) do *bolus*, como o que ocorre normalmente durante a deglutição, ao passo que alterações na impedância no sentido distal para proximal indicam um movimento retrógrado do *bolus*, como o observado no refluxo (FIGURA 24.6).

A impedâncio-pHmetria permite a detecção de todos os tipos de episódios de refluxo, independentemente do pH do material refluído, definindo se o conteúdo refluído é acido ou não ácido, além de poder classificar os episódios de refluxo em líquido, gasoso e misto.[13] Usando-se o cateter múltiplo, ainda é possível registrar a altura exata que o refluxo atingiu cranialmente no esôfago. O diâmetro externo do cateter de impedância associado à pHmetria é semelhante ao dos cateteres de pHmetria convencionais (2,1 mm), sendo bem tolerado pelos pacientes.

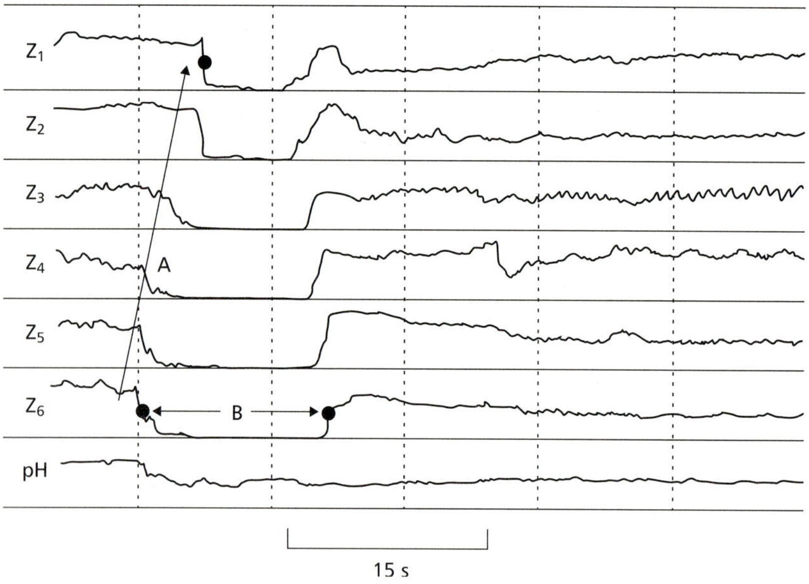

FIGURA 24.6 → Traçado de impedâncio-pH-metria demonstrando a queda de impedância em sentido retrógrado (caudal-cranial), representando episódio de refluxo concomitante à queda do pH.

Apesar de sua introdução relativamente recente, se comparado aos demais métodos de mensuração de pressões e pH, a impedâncio-pHmetria já conquistou espaço na prática clínica diária. Embora sua interpretação seja algo mais laboriosa e tenha características diferentes dos demais métodos, a qualidade e a confiabilidade dos dados obtidos com essa técnica apontam para a perspectiva de permanência da impedâncio-pHmetria como método de utilização em larga escala no futuro.

Resumo

A associação entre RGE e doença respiratória é conhecida e frequente, sendo que a população de pacientes portadores de asma, tosse crônica e doenças intersticiais parece ser a mais acometida. A avaliação funcional do esôfago complementa a avaliação morfológica (endoscopia e radiologia) e possui papel importante na investigação dos pacientes portadores de manifestações respiratórias, associadas ou não aos sintomas digestivos.

> **ATENÇÃO**
>
> A EMN é o método de escolha para a investigação da motilidade esofágica por fornecer informações sobre o perfil pressórico e funcional dos esfincteres e o perfil motor do corpo esofágico, enquanto a pHmetria de 24 horas é o método de maior sensibilidade e especificidade para o diagnóstico da DRGE.

O conhecimento dos métodos e a capacidade de interpretar seus resultados são importantes na prática pneumológica. A avaliação funcional esofágica permite que se faça o diagnóstico ao mesmo tempo em que se quantifica a intensidade e o padrão do refluxo, tanto em relação ao período do dia como às atividades realizadas. Ao possibilitar que se avalie a associação entre os sintomas extraesofágicos e a ocorrência dos episódios de refluxo, a pHmetria permite que se estabeleça uma relação temporal entre esses sintomas, indicando, nos casos positivos, uma interferência do refluxo no aparecimento ou na exacerbação desses sintomas extraesofágicos.

As novas tecnologias, como a manometria de alta resolução e a impedâncio-pHmetria, foram incorporadas à investigação ao mesmo tempo em que vieram expandir o conhecimento sobre as características e a natureza dos distúrbios motores, bem como do próprio RGE. Cunharam-se, assim, novas bases para a investigação dos pacientes e, sobretudo, da participação de refluxo não ácido nos pacientes portadores de manifestações respiratórias.

O conhecimento dos métodos de avaliação funcional esofágica e sua interpretação por parte do pneumologista e do cirurgião torácico são necessários, visto que facilitam em muito o reconhecimento e o diagnóstico das frequentes interações entre manifestações respiratórias relacionadas com os distúrbios motores do esôfago e do RGE.

Referências

1. Nordenstedt H, Nilsson M, Johansson S, Wallander MA, Johnsen R, Hveem K, et al. The relation between gastroesophageal reflux and respiratory symptoms in a population-based study: the Nord-Trøndelag health survey. Chest. 2006;129(4):1051-6.

2. Harding SM. Gastroesophageal reflux: a potential asthma trigger. Immunol Allergy Clin North Am. 2005;25(1):131-48.

3. Harding SM, Richter JE. The role of gastroesophageal reflux in chronic cough and asthma. Chest. 1997;111(5):1389-402.

4. Vincent D, Cohen-Jonathan AM, Leport J, Merrouche M, Geronimi A, Pradalier A, et al. Gastro-oesophageal reflux prevalence

and relationship with bronchial reactivity in asthma. Eur Respir J. 1997;10(10):2255-9.

5. dos Santos LH, Ribeiro IO, Sánchez PG, Hetzel JL, Felicetti JC, Cardoso PF. Evaluation of pantoprazol treatment response of patients with asthma and gastroesophageal reflux: a randomized prospective double-blind placebo-controlled study. J Bras Pneumol. 2007;33(2):119-27.

6. DiMango E, Holbrook JT, Simpson E, Reibman J, Richter J, Narula S, et al. Effects of asymptomatic proximal and distal gastroesophageal reflux on asthma severity. Am J Respir Crit Care Med. 2009;180(9):809-16.

7. Machado MM, Cardoso PF, Ribeiro IO, Zamin Junior I, Eilers RJ. Esophageal manometry and 24-h esophageal pH-metry in a large sample of patients with respiratory symptoms. J Bras Pneumol. 2008;34(12):1040-8.

8. Ribeiro I, Cardoso PFG, Hetzel JL, Moreira JS, Felicetti JC. Perfil da esofagomanometria e pHmetria esofagiana de 24 horas em pacientes portadores de asma, tosse crônica e sinusopatia. J Pneumol. 2001;supl 1:s11.

9. Meltzer S. Recent experimental contributions to the physiology of deglutition. N Y State J Med. 1894;59:389.

10. Code CF, Fyke FE Jr, Schlegel JF. The gastroesophageal sphincter in healthy human beings. Gastroenterology. 1956;86:135-50.

11. Castell DO, Dubois A, Davis CR, Cordova CM, Norman DO. Computer-Aided analysis of human esophageal peristalsis. I. Technical description and comparison with manual analysis. Dig Dis Sci. 1984;29(1):65-72.

12. Pandolfino JE, Kahrilas PJ; American Gastroenterological Association. American Gastroenterological Association medical position statement: clinical use of esophageal manometry. Gastroenterology. 2005;128(1):207-8.

13. Kahrilas PJ, Sifrim D. High-resolution manometry and impedance- pH/manometry: valuable tools in clinical and investigational esophagology. Gastroenterology. 2008;135(3):756-69.

14. Castell DO. Normal values for esophageal manometry. In: Castell DO, Diederich LL, Castell JA. Esophageal motility & pH testing: technique and interpretation. 3rd ed. Colorado: Sandhill Scientific; 2000. p. 73-85.

15. Barros IJ, Felicetti JC, Camargo JJP, Cardoso PFG. Parâmetros de normalidade para esofagomanometria. J Pneumol. 1995;21 supl. 1:s19.

16. Ergun G, Kahrilas P, Logeman J. Interpretation of pharyngeal manometric recordings:Limitations and variability. Dis Esophagus. 1993;6:11-6.

17. Bassotti G, Pelli MA, Morelli A. Esophageal motor disorders in patients evaluated for dysphagia and/or noncardiac chest pain. Dysphagia. 1992;7(1):3-7.

18. Spechler S, Castell D. Classification of oesophageal motility abnormalities. Gut. 2001;49(1):145-51.

19. Katz PO, Dalton CB, Richter JE, Wu WC, Castell DO. Esophageal testing of patients with noncardiac chest pain or dysphagia. Results of three years' experience with 1161 patients. Ann Intern Med. 1987;106(4):593-7.

20. Pope JH, Aufderheide TP, Ruthazer R, Woolard RH, Feldman JA, Beshansky JR, et al. Missed diagnoses of acute cardiac ischemia in the emergency department. N Engl J Med. 2000;342(16):1163-70.

21. Fang J, Bjorkman D. A critical approach to noncardiac chest pain: pathophysiology, diagnosis, and treatment. Am J Gastroenterol. 2001;96(4):958-68.

22. DeMeester TR, O'Sullivan GC, Bermudez G, Midell AI, Cimochowski GE, O'Drobinak J. Esophageal function in patients with angina-type chest pain and normal coronary angiograms. Ann Surg. 1982;196(4):488-98.

23. Zamin Junior I, Mattos AA, Escobar AG, Mendes L, Fontes PRO. Prevalência de doenças esofágicas como etiologia de dor torácica não-cardíaca. GED Gastroenterol Endosc Dig. 2003;22(2):37-41.

24. Escobar AG, Zamin Junior I, Mattos AA, Fontes PRO. Correlação entre hipotonia do esfíncter esofágico inferior e doença do refluxo gastroesofágico. GED Gastroenterol Endosc Dig. 2001;20(1):21-4.

25. Rose S, Achkar E, Falk GW, Fleshler B, Revta R. Interaction between patient and test administrator may influence the results of edrophonium provocative testing in patients with noncardiac chest pain. Am J Gastroenterol. 1993;88(1):20-4.

26. Talley NJ, Zinsmeister AR, Schleck CD, Melton LJ 3rd. Dyspepsia and dyspepsia subgroups: a population-based study. Gastroenterology. 1992;102(4 Pt 1):1259-68.

27. Tefera L, Fein M, Ritter MP, Bremner CG, Crookes PF, Peters JH, et al. Can the combination of symptoms and endoscopy confirm the presence of gastroesophageal reflux disease? Am Surg. 1997;63(10):933-6.

28. DeMeester TR, Peters JH, Bremner CG, Chandrasoma P. Biology of gastroesophageal reflux disease: pathophysiology relating to medical and surgical treatment. Annu Rev Med. 1999;50:469-506.

29. Tuttle SG, Rufin F, Bettarello A. The physiology of heartburn. Ann Intern Med. 1961;55:292-300.

30. Johnson LF, Demeester TR. Twenty-four-hour pH monitoring of the distal esophagus. A quantitative measure of gastroesophageal reflux. Am J Gastroenterol. 1974;62(4):325-32.

31. Jamieson JR, Stein HJ, DeMeester TR, Bonavina L, Schwizer W, Hinder RA, et al. Ambulatory 24-h esophageal pH monitoring: normal values, optimal thresholds, specificity, sensitivity, and reproducibility. Am J Gastroenterol. 1992;87(9):1102-11.

32. Pandolfino JE, Kahrilas PJ. Prolonged pH monitoring: Bravo capsule. Gastrointest Endosc Clin N Am. 2005;15(2):307-18.

33. de Hoyos A, Esparza EA. Technical problems produced by the Bravo pH test in nonerosive reflux disease patients. World J Gastroenterol. 2010;16(25):3183-6.

34. Sifrim D, Castell D, Dent J, Kahrilas PJ. Gastro-oesophageal reflux monitoring: review and consensus report on detection and definitions of acid, non-acid, and gas reflux. Gut. 2004;53(7):1024-31.

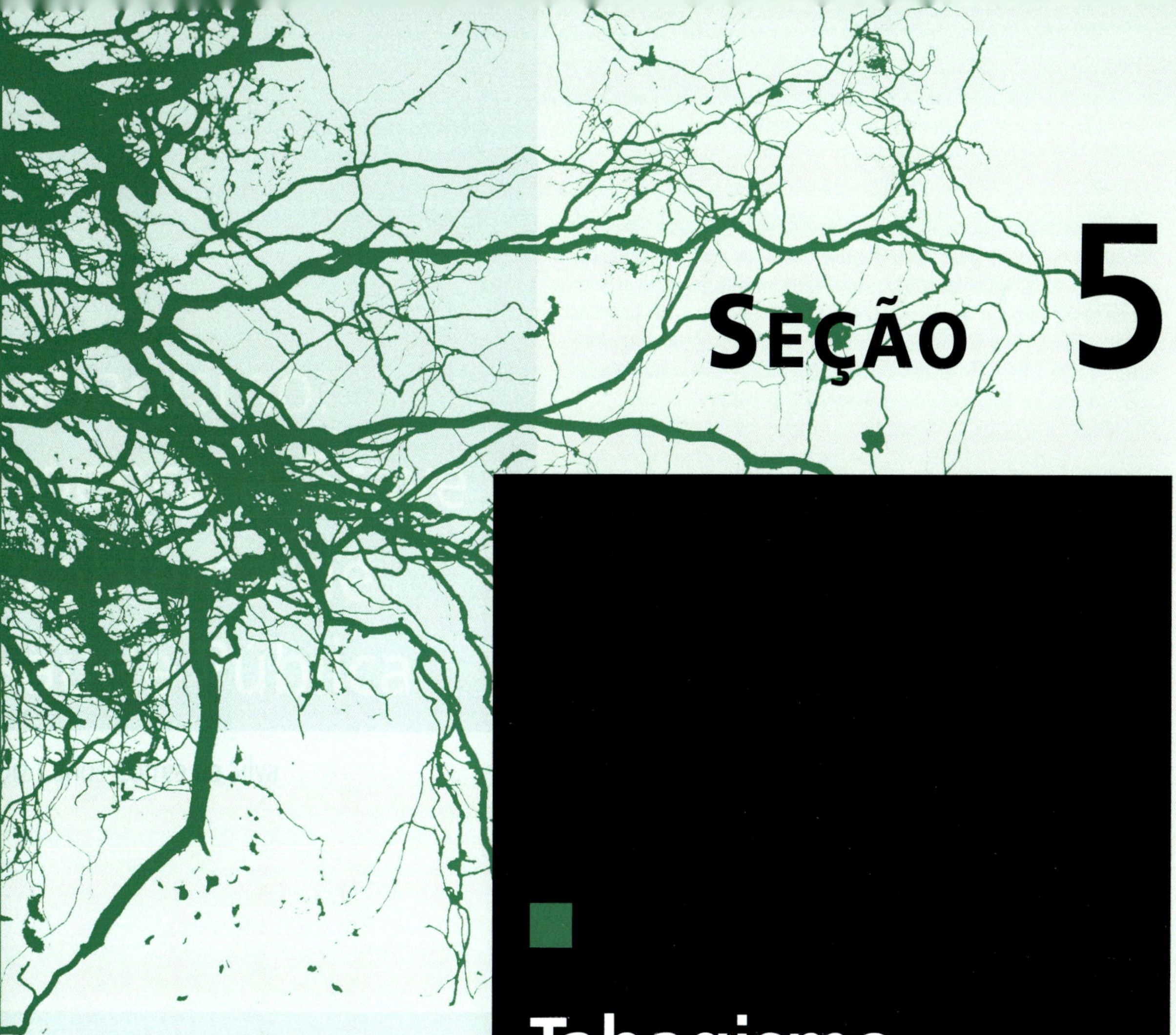

Seção 5

Tabagismo

Conclusões

Nos dias atuais, apesar dos avanços na farmacoterapia do tabagismo, a chance de recaída de um fumante ainda é muito maior do que a possibilidade de se alcançar e manter a abstinência. Este cenário se deve, em parte, ao forte componente genético que só agora começa a ser mais bem entendido.[20] Melhorar a efetividade dos tratamentos disponíveis mediante a compreensão dos mecanismos de adicção tabágica deve ser a meta dos estudiosos do assunto nos próximos anos.

A aplicabilidade prática desses conhecimentos, portanto, ainda é restrita e se limita a avanços que por enquanto não podem ser aplicados na clínica diária, embora se esteja bem próximo disso.

Referências

1. Batra V, Patkar AA, Berrettini WH, Weinstein SP, Leone FT. The genetic determinants of smoking. Chest. 2003;123(5):1730-9.

2. Chatkin JM. A influência da genética na dependência tabágica e o papel da farmacogenética no tratamento do tabagismo. J Bras Pneumol. 2006;32(6):573-9.

3. Tobacco and Genetics Consortium. Genome-wide meta-analyses identify multiple loci associated with smoking behavior. Nat Genet. 2010;42(5):441-7.

4. Liu JZ, Tozzi F, Waterworth DM, Pillai SG, Muglia P, Middleton L, et al. Meta-analysis and imputation refines the association of 15q25 with smoking quantity. Nat Genet. 2010;42(5):436-40.

5. Thorgeirsson TE, Gudbjartsson DF, Surakka I, Vink JM, Amin N, Geller F, et al. Sequence variants at CHRNB3-CHRNA6 and CYP2A6 affect smoking behavior. Nat Genet. 2010;42(5):448-53.

6. Fisher RA. Cancer and smoking. Nature. 1958;182:596. Letter.

7. Osler M, Holst C, Prescott E, Sørensen TI. Influence of genes and family environment on adult smoking behavior assessed in an adoption study. Genet Epidemiol. 2001;21(3):193-200.

8. Prado-Lima PA do, Chatkin JM, Taufer M, Oliveira G, Silveira E, Haggstram F, et al. Polymorphism of 5HT2A serotonin receptor gene is implicated in smoking addiction. Am J Med Genet B Neuropsychiatr Genet. 2004;128B(1):90-3.

9. Minnix JA, Robinson JD, Lam CY, Carter BL, Foreman JE, Vandenbergh DJ, et al. The serotonin transporter gene and startle response during nicotine deprivation. Biol Psychol. 2011;86(1):1-8.

10. Fowler JS, Volkow ND, Wang GJ, Pappas N, Logan J, MacGregor R, et al. Inhibition of monoamine oxidase B in the brains of smokers. Nature. 1996;379:733-6.

11. McKinney EF, Walton RT, Yudkin P, Fuller A, Haldar NA, Mant D, et al. Association between polymorphisms in dopamine metabolic enzymes and tobacco consumption in smokers. Pharmacogenetics. 2000;10(6):483-91.

12. Barrueco M, Alonso A, González-Sarmiento R. Bases genéticas del hábito tabáquico. Med Clin (Barc). 2005;124(6):223-8.

13. Pianezza ML, Sellers EM, Tyndale RF. Nicotine metabolism defect reduces smoking. Nature. 1998;393(6687):750.

14. Tyndale RF. Genetics of alcohol and tobacco use in humans. Ann Med. 2003;35(2):94-121.

15. Malaiyandi V, Sellers EM, Tyndale RF. Implications of CYP2A6 genetic variation for smoking behaviors and nicotine dependence. Clin Pharmacol Ther. 2005;77(3):145-58.

16. O'Loughlin J, Paradis G, Kim W, DiFranza J, Meshefedjian G, McMillan-Davey E, et al. Genetically decreased CYP2A6 and the risk of tobacco dependence: a prospective study of novice smokers. Tob Control. 2004;13(4):422-8.

17. Carter B, Long T, Cinciripini P. A meta-analytic review of the CYP2A6 genotype and smoking behavior. Nicotine Tob Res. 2004;6(2):221-7.

18. Haggsträm FM, Chatkin JM, Sussenbach-Vaz E, Cesari DH, Fam CF, Fritscher CC. A controlled trial of nortriptyline, sustained-release bupropion and placebo for smoking cessation: preliminary results. Pulm Pharmacol Ther. 2006;19(3):205-9.

19. Rose JE, Behm FM, Drgon T, Johnson C, Uhl GR. Personalized smoking cessation: interactions between nicotine dose, dependence and quit-success genotype score. Mol Med. 2010;16(7-8):247-53.

20. Uhl GR. Promise of pharmacogenomics in smoking cessation. Pharmacogenomics. 2009;10(7):1123-5.

Tabagismo como Fator de Risco

28

José da Silva Moreira
Luiz Carlos Corrêa da Silva

Introdução

> **ATENÇÃO**
>
> O tabaco, desde os primórdios do seu uso, já era percebido por alguns como danoso para a saúde, mas não havia base científica nas observações, e tal postura antitabagista mostrava-se com alguma importância apenas quando o manifestante detinha poder social ou religioso. Somente a partir da metade do século XX obteve-se consistência metodológica para considerar o tabagismo como fator de risco para danos, doenças e mortes nos seres humanos. Citem-se os estudos de Auerbach[1] em cães, em que os animais desenvolviam tumores pulmonares malignos após se submeterem prolongadamente à fumaça de cigarros (*prova biológica*), e o grandioso estudo de coorte de 34 mil médicos britânicos, realizado a partir de 1951 por Doll e Hill,[2,3] e Doll e colaboradores,[4] em que ficou claramente demonstrado que fumar se associa a uma elevada frequência de câncer de pulmão (*prova epidemiológica*), entre outros achados que mostraram o poder de dano do tabagismo para a saúde.

Definição de fator de risco

Considera-se que existe risco aumentado devido a um determinado fator em estudo quando, na comparação entre dois grupos de indivíduos, um exposto e outro não exposto ao fator (no caso, tabagismo), a frequência de um desfecho (no caso, doença) é significativamente maior no grupo exposto. O tempo de exposição ao fator em estudo e a avaliação do desfecho dependerão das características de ambos.

Para avaliar risco, o modo mais correto de fazê-lo é por meio de um *estudo de coorte,* seguindo-se, a partir de um determinado momento, dois grupos de indivíduos, comparáveis sob todos os aspectos, mas somente um deles exposto ao fator (p. ex., fumo). Verifica-se, ao final de um tempo preestabelecido, se entre os grupos a frequência da ocorrência do desfecho de interesse (p. ex., câncer de pulmão) foi diferente, de modo significativo. Esse tipo de estudo é, todavia, demorado e oneroso.

A alternativa mais rápida e menos dispendiosa é efetuar um estudo tipo *caso-controle*, em que se parte do desfecho, buscando-se, retrospectivamente, qual a relação deste com o fator (de risco) estudado.[5] O trabalho de Menezes,[6] realizado em nosso meio, é um exemplo típico desse tipo de estudo.

Entendimento do tabagismo como fator de risco

Pela grande importância que o tabagismo tem para a saúde humana, faz-se necessário conhecer melhor suas características, seus efeitos, e estudar sua relação causal em diversas dimensões.

Produtos liberados pela fumaça de cigarros

A presença de mais de 4.700 substâncias químicas, formadas pela queima do fumo, mais de 200 sendo produtos tóxicos e cerca de 50 tendo elevado poder cancerígeno, já é um forte argumento para considerar-se o tabagismo uma potente ameaça à saúde humana. No entanto, as evidências acumuladas pelas observações de várias décadas fizeram-se necessárias para que os órgãos de saúde pública finalmente viessem a se manifestar.[7,8]

É possível unir os inúmeros componentes químicos da fumaça de cigarros em quatro grupos gerais de substâncias químicas:

- Promotoras de dependência química (nicotina)
- Cancerígenas (alcatrão)
- Gases tóxicos (monóxido de carbono)
- Irritantes (fenóis, acroleína, etc.)

Sob o ponto de vista físico, a fumaça de cigarros contém uma fase particulada e uma fase gasosa. Na primeira, encontram-se nicotina, hidrocarbonetos carcinogênicos, nitrosaminas, aldeídos, acetaldeídos, fenóis, metais pesados e outros; na segunda, representando 60% do total, monóxido de carbono, radicais livres, aldeídos, bases nitrogenadas, substâncias heterocíclicas e outras.

Essa lista é bem mais longa e complexa, e atinge um total de mais de 4.700 substâncias químicas (QUADRO 28.1).[9,10]

QUADRO 28.1 → Substâncias existentes na fumaça do tabaco (15 funções químicas)

FUNÇÕES QUÍMICAS	NÚMERO DE SUBSTÂNCIAS
Amidas, imidas	237
Ácidos carboxílicos	227
Lactonas	150
Ésteres	474
Aldeídos	108
Cetonas	521
Alcoóis	379
Fenóis	282
Aminas	196
N-heterocíclicos	921
Hidrocarbonetos	755
Nitrilas	106
Éteres	311
Carboidratos	42
Anidridos	11
TOTAL	4.720

Consequências da inalação da fumaça do tabaco

Processo inflamatório[11-13]

O processo inflamatório que se desenvolve como consequência do tabagismo compromete os diversos locais do organismo expostos aos produtos da fumaça do tabaco, particularmente as vias aéreas e os pulmões. O tabagismo é responsável pelo desenvolvimento e pela perpetuação de um processo inflamatório nas vias aéreas (centrais e periféricas) e no parênquima pulmonar.

A inalação dos componentes da fumaça do cigarro ativa a cascata inflamatória e resulta na produção de várias citocinas, quimiotáticos e produtos tóxicos do oxigênio que causam lesão do revestimento epitelial do pulmão. Essas alterações aumentam a permeabilidade capilar e o recrutamento de macrófagos e neutrófilos para o lúmen da via aérea, desencadeando as doenças respiratórias relacionadas com o cigarro.

Células do epitélio alveolar expostas ao condensado da fumaça de cigarro expressam e sintetizam vários mediadores inflamatórios como interleucina-1 beta (IL-1β), IL-6, IL-8, fator de necrose tumoral alfa (TNF-α), fator de crescimento de granulócitos e macrófagos (GM-CSF) e a molécula de adesão ICAM-1. Os oxidantes podem interferir no equilíbrio protease/antiprotease nos pulmões por meio da inativação de antiproteases (p. ex., α_1-antitripsina) e da ativação de proteases. Assim, ocorre predomínio da atividade proteolítica, levando a lesão tecidual e inflamação. Além disso, a lesão oxidativa induzida pela fumaça do cigarro pode reduzir a defesa antioxidante pulmonar, resultando em meio mais oxidativo (FIGURA 28.1).

Carcinogênese

Doll e Hill,[2,3] Doll e colaboradores,[4] na Inglaterra, e Hammond e Horn,[14] nos Estados Unidos, estudaram coortes prospectivas, contemporâneas, de indivíduos para avaliar a relação entre o tabagismo e a frequência de câncer de pulmão e índice de mortalidade, obtendo resultados que incriminaram os cigarros de maneira decisiva. Hammond[1] já havia demonstrado experimentalmente que cães submetidos à fumaça de cigarros desenvolviam tumores pulmonares malignos. No estudo de Doll e Hill,[3] com uma coorte de 34 mil médicos britânicos, a diferença entre fumantes e não fumantes quanto à presença de câncer de pulmão foi de até 30 vezes, sendo essa diferença proporcional à carga tabágica.

Diversas substâncias produzidas pela pirólise do tabaco são oncogênicas, tendo maior poder cancerígeno os hidrocarbonetos policíclicos aromáticos (3-4 benzopireno, me-

TABAGISMO x PULMÃO: MECANISMOS DE LESÃO PULMONAR

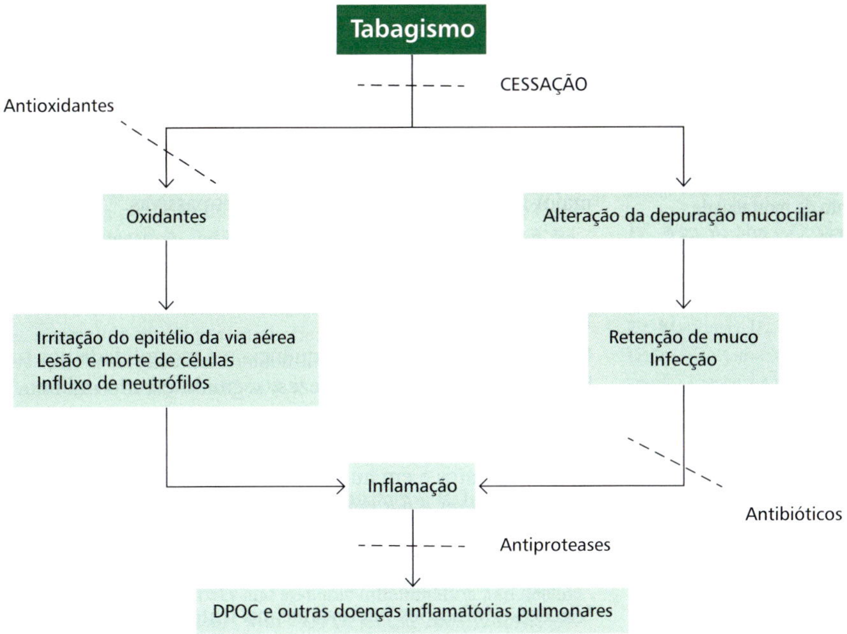

FIGURA 28.1 → Mecanismos de ação dos produtos da fumaça de cigarros, particularmente mediante processo inflamatório.

tilfenantreno e outros) e as nitrosaminas. Essas substâncias têm ação direta no genoma, produzindo durante sua metabolização dióis-epóxidos, altamente lesivos para o DNA.[15,16] A nicotina também tem papel na patogênese do câncer de pulmão.

Perda da função pulmonar

Desde a década de 1970 se sabia da perda de função pulmonar que ocorre excessivamente em fumantes, em comparação com não fumantes, sobretudo a partir das observações de Fletcher e Peto,[17] divulgadas para todo o mundo na forma da FIGURA 28.2.

Mais recentemente, demonstrou-se haver relação entre a perda funcional pulmonar e o processo inflamatório resultante da inalação da fumaça de cigarros.[12,13]

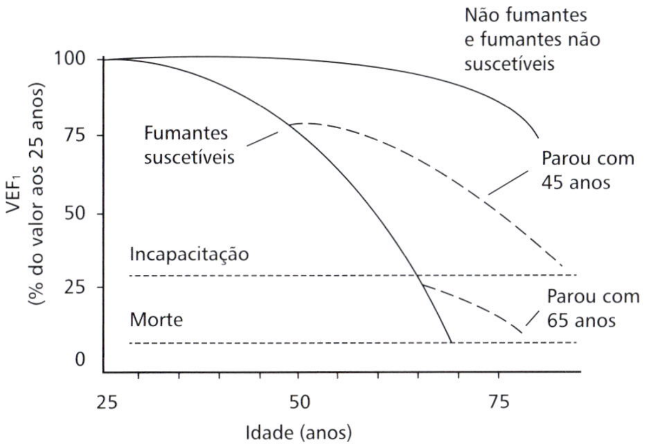

FIGURA 28.2 → Queda de função pulmonar com a idade, em não fumantes e fumantes (não suscetíveis e suscetíveis). VEF_1 = volume expiratório forçado no primeiro segundo.

Fonte: Fletcher e Peto.[17]

Fortalecem o papel do tabagismo como fator de risco

- → Estudos experimentais em animais
- → Estudo de Auerbach[1] em cães
- → Estudos de coorte (britânica)
- → Estudo de Doll e Hill[2,3] e Doll e colaboradores[4]
- → Estudos americanos – General Surgeon[7,8]
- → Estudos de caso-controle[6,14]

Danos e doenças associados ao tabagismo

No QUADRO 28.2, enumeram-se as principais consequências do tabagismo quanto a doenças e danos e, na sequência, são abordadas as principais situações em que o tabagismo se constitui um importante fator de risco.

8. Botega NJ, Pondé MP, Medeiros P, Lima MG, Guerreiro CAM. Validação da escala hospitalar de ansiedade e depressão (HAD) em pacientes epiléticos ambulatoriais. J Bras Psiquiatr. 1998;47(6):285-9.

9. Shansis F, Berlim MT, Mattevi B, Maldonado G, Izquierdo I, Fleck M. Desenvolvimento da versão em português da Escala Administrada pelo Clínico para Avaliação de Mania (EACA-M): "Escala de Mania de Altman". R Psiquiatr RS. 2003;25(3):412-24.

10. Strong DR, Cameron A, Feuer S, Cohn A, Abrantes AM, Brown RA. Single versus recurrent depression history: differentiating risk factors among current US smokers. Drug Alcohol Depend. 2010;109(1-3):90-5.

11. Audrain-McGovern J, Rodriguez D, Kassel JD. Adolescent smoking and depression: evidence for self-medication and peer smoking mediation. Addiction. 2009;104(10):1743-56.

12. Brook JS, Lee JY, Finch SJ, Brown EN. Course of comorbidity of tobacco and marijuana use: psychosocial risk factors. Nicotine Tob Res. 2010;12(5):474-82.

13. Cougle JR, Zvolensky MJ, Fitch KE, Sachs-Ericsson N. The role of comorbidity in explaining the associations between anxiety disorders and smoking. Nicotine Tob Res. 2010;12(4):355-64.

14. Cosci F, Knuts IJ, Abrams K, Griez EJ, Schruers KR. Cigarette smoking and panic: a critical review of the literature. J Clin Psychiatry. 2010;71(5):606-15.

15. Cottencin O. Severe depression and addictions. Encephale. 2009;35 Suppl 7:S264-8.

16. Pahl K, Brook DW, Morojele NK, Brook JS. Nicotine dependence and problem behaviors among urban South African adolescents. J Behav Med. 2010;33(2):101-9.

17. Saatcioglu O, Erim R. Aggression among male alcohol-dependent inpatients who smoke cigarettes. J Psychol. 2009;143(6):615-24.

18. Laplanche J, Pontalis JB. Vocabulário da psicanálise. 8. ed. São Paulo: Martins Fontes; 1985. p. 146-7.

19. Biederman J, Monuteaux MC, Faraone SV, Mick E. Parsing the associations between prenatal exposure to nicotine and offspring psychopathology in a nonreferred sample. J Adolesc Health. 2009;45(2):142-8.

20. Prochaska JJ. Failure to treat tobacco use in mental health and addiction treatment settings: a form of harm reduction? Drug Alcohol Depend. 2010;110(3):177-82.

21. Morisano D, Bacher I, Audrain-McGovern J, George, TP. Mechanisms underlying the comorbidity of tobacco use in mental health and addictive disorders. Can J Psychiatry. 2009;54(6):356-67.

22. Compton MT, Kelley ME, Ramsay CE, Pringle M, Goulding SM, Esterberg ML, et al. Association of pre-onset cannabis, alcohol, and tobacco use with age at onset of prodrome and age at onset of psychosis in first-episode patients. Am J Psychiatry. 2009;166(11):1251-7.

23. Steinberg MB, Bover MT, Richardson DL, Schmelzer AC, Williams JM, Foulds J. Abstinence and psychological distress in co-morbid smokers using various pharmacotherapies. Drug Alcohol Depend. 2011;114(1):77-81. Epub 2010 Oct 16.

24. Ebbert JO, Wyatt KD, Zirakzadeh A, Burke MV, Hays JT. Clinical utility of varenicline for smokers with medical and psychiatric comorbidity. Int J Chron Obstruct Pulmon Dis. 2009;4:421-30.

Tabagismo: Terapia Cognitivo--Comportamental

30

Carlos Alberto Iglesias Salgado
Luiz Carlos Corrêa da Silva
Luciano Müller Corrêa da Silva

Introdução

O tabagismo é uma doença de dependência de nicotina na qual ocorre um estado comportamental peculiar que costuma incluir marcada dependência psicológica. Por essa razão, seu tratamento deve incluir o desenvolvimento de estratégias que promovam a mudança comportamental necessária para se conseguir a cessação. Tais técnicas também são denominadas habilidades de enfrentamento. Portanto, a terapia cognitivo-comportamental (TCC) deve ser a base do tratamento para cessação do tabagismo, uma vez que o fumante precisa mudar seu comportamento, sob pena de ter muita dificuldade para atingir seu objetivo.

A TCC combina intervenções cognitivas e treinamento de habilidades comportamentais ou de enfrentamento, visando à cessação do hábito de fumar e à prevenção de recaídas. Seus objetivos principais são detectar situações de risco para o retorno ao ato de fumar e desenvolver estratégias de enfrentamento específicas para elas. O fumante deve ser preparado para conviver com situações rotineiras em que normalmente fumaria, passando a resistir ao desejo de fumar pelo aprendizado e incorporação do plano produzido na TCC. O paciente vai sendo estimulado e preparado para tornar-se agente ativo de mudança do seu próprio comportamento.[1]

Para bem conduzir a TCC, é fundamental que o médico considere os itens a seguir, e que o paciente os entenda e incorpore, na proporção mais adequada às suas características individuais:

- → O significado da dependência de nicotina e da abstinência (conceitos básicos).
- → O significado da complexa dependência psicossocial do tabagismo e o que isso representa para o fumante (ele precisa entender por que fuma).
- → A forma de lidar com frustrações.
- → O que são situações de risco, lapso e recaída, e a forma de evitá-las (técnicas de enfrentamento).
- → A importância da mudança de hábitos como reforço da decisão pela cessação.
- → A maneira de afastar, ou pelo menos reduzir, os gatilhos (situações e fatos que levam a fumar).
- → Os mecanismos do automatismo e o uso desse conhecimento para controle dos condicionamentos.
- → O modo de fortificar a decisão de parar de fumar (técnicas de reforço).
- → A forma de reforçar os mecanismos de gratificação (autopremiação).
- → Os métodos para lidar com o estresse.
- → A conscientização de fatores associados à personalidade.

ambivalência e gerenciá-la. Reconhecer que a cessação do tabagismo se constitui em um desafio de longo prazo também é central no processo de mudança. Alguns itens merecem especial destaque:

- É muito importante esclarecer ao paciente e a seus familiares que a vontade de fumar pode ser controlada com os recursos do programa de tratamento. A sensação de *fissura* – a vontade intensa de fumar – aparece e desaparece em poucos minutos. Deve ficar bem claro que o desconforto e as sensações desagradáveis vão passar logo e não vão durar para sempre. Todos os envolvidos no esforço de mudança do paciente devem ser instruídos sobre a ambivalência e lembrados frequentemente da sua existência.
- Para fumantes com alta dependência de nicotina, recomenda-se usar terapêutica de reposição de nicotina (TRN) com o propósito de controlar as desagradáveis manifestações da síndrome de abstinência. Além disso, deve-se manter o adesivo continuamente, com doses proporcionais à carga tabágica, e acrescentar doses extras de nicotina na forma de goma de mascar, conforme necessário. Uma alternativa é o uso da vareniclina (bloqueador de receptores nicotínicos).
- Buscar apoio social é muito importante. Embora seja o próprio paciente quem deva dar os principais passos, isso não significa que deva fazê-lo sozinho. Ele pode ter um "apoiador" em cada ambiente: por exemplo, um em casa e outro no trabalho. Se estiver em tratamento de grupo, pode trocar telefonemas e criar uma rede de apoio. Deve pedir ajuda, como sempre fez ao consumir cigarros. É importante ter cuidado com os "sabotadores", que em geral são fumantes e não aceitam bem a ideia de que o amigo, colega ou cônjuge vai deixar de fumar. Trata-se de pessoas que duvidam dessa atitude e que atacam essa decisão, às vezes porque elas próprias não conseguem fazê-lo. A existência de um sabotador exige seu afastamento ou estratégias de convívio, pois de outro modo corre-se o risco de pôr a perder mais um esforço de mudança.
- Para lidar com a presença de outros fumantes no ambiente social, particularmente no mesmo domicílio ou no local de trabalho, é vital criar regras de convívio, pelo menos durante o período inicial. Não se deve oferecer cigarros ao paciente, nem deixá-los à vista, e – acima de tudo – não se deve fumar no ambiente do paciente.
- O paciente deve envolver-se com distrações e atividades prazerosas. Lazer em áreas livres de tabaco, beber bastante água, comer algo prazeroso, telefonar para alguém de interesse, assistir a um filme, reunir-se com pessoas que têm o mesmo propósito de parar de fumar são exemplos corriqueiros e muito úteis.
- Praticar exercícios é sempre útil, desde uma simples caminhada até atividades esportivas que estejam ao seu alcance. Toda e qualquer atividade física que seja desejada pelo paciente será mais um precioso recurso de apoio para essa fase de cessação do tabagismo e para a fase de manutenção.
- É muito importante evitar situações de risco, como festas onde fumantes não respeitem a proibição de fumar em ambientes fechados.
- Escapar de situações em que surge a fissura não deve ser tomado como humilhante. Sair do local de risco, buscar ajuda, aumentar a dose de nicotina pelo uso imediato de goma são opções a considerar.
- Adiar a decisão diante da fissura pode envolver estratégias cognitivas como "não vou fumar agora; vou esperar mais um pouco". Manter a calma ajuda a não ter um lapso ou recaída.
- Sempre que surgir a vontade de fumar, lembrar das motivações e dos objetivos da cessação.

Lapso

A ocorrência isolada do uso de tabaco pode caracterizar o lapso. É certo que o paciente deve sempre evitar a primeira tragada do cigarro, mas não deve ser levado a concluir que, já que usou, a recaída é inevitável. Caracterizar-se-ia então o efeito da violação do objetivo – EVO (abstinência).

Diante do lapso, o paciente deve revisar suas estratégias de enfrentamento e identificar onde falhou, além de listar a eventual nova situação de risco ainda não conhecida. É importante manter a motivação do paciente para ação. As consultas terão de ser mais frequentes, até que fique claro que ele não esteja sob o domínio do EVO. É comum o abalo da sua autoeficácia, da confiança em suas habilidades de enfrentamento, ou seja, de que pode dar conta do desafio da cessação.[9]

Recaída

Ao perceber-se em um padrão de uso que se sistematizou e que vai se assemelhando ao já habitual, o paciente encontra-se em plena recaída. É aqui que o médico vai ter de retomar sua tolerância à ambivalência do paciente. É penoso para o médico perceber que a natureza dinâmica da motivação para mudança pode fazer o paciente retomar a atitude contemplativa ou mesmo pré-contemplativa diante de sua dependência do tabaco. O médico terá também de resistir à sensação de fracasso. Deve lembrar-se de que quem mais tenta mais para de utilizar o tabaco. Talvez até sete tentativas sejam necessárias para uma efetiva cessação do tabagismo.

A cuidadosa revisão de todos os passos que o paciente percorreu até a recaída pode trazer mais luz à complexidade de um dado caso e pôr em evidência áreas de inabilidade do paciente diante de situações de risco. Provavelmente, ao percorrer o trajeto de uma recaída, o paciente vai encontrar uma série de decisões não bem avaliadas e muitas vezes com aparência benigna. Cabe lembrar que ao fim e ao cabo a decisão de parar é sempre do paciente e que a ambivalência diante do desafio também é.[9]

Recomendação ao médico que atende o fumante

> **ATENÇÃO**
>
> A ideia que se deve passar para o paciente que deseja parar de fumar, e que traduz o fundamento da cessação do tabagismo, é de que *"para parar de fumar, é preciso mudar este comportamento, e para mudar... é preciso, de fato, mudar"*!

Referências

1. Sardinha A, Oliva AD, D'Augustin J, Ribeiro F, Falcone EMO. Intervenção cognitivo-comportamental com grupos para o abandono do cigarro. Rev Bras Ter Cogn. 2005;1(1):83-90.

2. Prochaska JO, DiClemente CC. Stages and processes of self-change of smoking: toward an integrative model of change. J Consult Clin Psychol. 1983;51(3):390-5.

3. DiClemente CC, Prochaska JO. Self-change and therapy change of smoking behavior: a comparison of processes of change in cessation and maintenance. Addict Behav. 1982;7(2):133-42.

4. Rollnick S, Miller WR, Butler CC. Entrevista motivacional no cuidado da saúde: ajudando pacientes a mudar o comportamento. Porto Alegre: Artmed; 2009.

5. Fiore MC, Bailey WC, Cohen SJ, Dorfman SF, Goldstein MG, Gritz ER, et al. Treating tobacco use and dependence. Rockville: U.S. Department of Health and Human Services, Public Health Service; 2000.

6. West R, Shiffman S. Fast facts: smoking cessation. 2nd ed. Oxford: Health Press; 2007.

7. Reichert J, Araújo AJ de, Gonçalves CMC, Godoy I, Chatkin JM, Sales MPU, et al. Diretrizes da SBPT: diretrizes para cessação do tabagismo – 2008. J Bras Pneumol. 2008;34(10):845-80.

8. Ranney L, Melvin C, Lux L, McClain E, Lohr KN. Systematic review: smoking cessation intervention strategies for adults and adults in special populations. Ann Intern Med. 2006;145(11): 845-56.

9. Marlatt GA, Donovan DM. Prevenção de recaída: estratégias de manutenção no tratamento de comportamentos adictivos. 2. ed. Porto Alegre: Artmed; 2009.

O Papel dos Fármacos no Tratamento do Tabagismo

31

José Miguel Chatkin

Introdução

> **ATENÇÃO**
>
> A eficácia do uso de agentes farmacológicos durante o processo de cessação do tabagismo está bem demonstrada na literatura médica. Esses fármacos podem duplicar ou até quadruplicar a possibilidade de sucesso e diminuir de forma significativa os sintomas da síndrome de abstinência, facilitando o processo de cessação. No entanto, devem ser associados a apoio comportamental, sobretudo nos fumantes de mais de 10 cigarros por dia, pois a manutenção da abstinência a longo prazo depende fundamentalmente da mudança comportamental definitiva, o que não se consegue apenas com o uso de medicamentos.[1,2]

Desse modo, deve ser oferecido a todo fumante de fato motivado a parar de fumar a opção de usar algum agente farmacológico, desde que não exista contraindicação.[3]

A nicotina, sob a forma de adesivos e gomas (terapêutica de reposição de nicotina – TRN), a bupropiona e a vareniclina são consideradas agentes de primeira linha e estão disponíveis no mercado brasileiro para o tratamento do tabagismo. A clonidina e a nortriptilina são utilizadas apenas em condições especiais, não havendo sucesso prévio ou se há contraindicação do uso dos agentes anteriores ou condições econômicas que impossibilitem o uso de fármacos mais dispendiosos. A restrição a esses fármacos considerados de segunda linha se deve principalmente a seus potenciais efeitos adversos.[3]

Entretanto, não há consenso na literatura quanto a critérios que o clínico possa empregar na escolha do fármaco mais útil para um paciente em particular, nem sobre qual deles deve ser usado inicialmente. Para a eleição de um em detrimento de outro, deve-se considerar qual é o melhor fármaco, a preferência e as experiências em tentativas prévias do paciente, a existência de eventuais condições especiais, como gravidade da dependência nicotínica, contraindicações, efeitos adversos, interações com outros tratamentos e comorbidades e, finalmente, o custo do tratamento.[4]

O **QUADRO 31.1** apresenta a eficácia de cada fármaco.

Terapêutica de reposição de nicotina

A reposição de nicotina foi a primeira intervenção farmacológica de eficácia cientificamente comprovada a ser utilizada para o tratamento do tabagismo.

Essa modalidade terapêutica fornece ao fumante dose segura de nicotina, sem os malefícios de todos os outros componentes presentes na fumaça do cigarro, ajudando-o a vencer a abstinência nicotínica.[5]

QUADRO 31.1 → Medicamentos mais utilizados no tratamento do tabagismo

APRESENTAÇÃO, DOSE E NOME COMERCIAL	COMO USAR	EFEITOS ADVERSOS	COMENTÁRIOS
Gomas de 2 e 4 mg Dependência moderada: 2 mg cada 1 a 2 horas, 4 semanas 2 mg cada 2 a 4 horas, 4 semanas 2 mg cada 4 a 8 horas, 4 semanas Goma de 4 mg para alta dependência. Consumir no máximo 20 unidades por dia. Niquitin e Nicorette.	Mascar vigorosamente até sentir gosto ou formigamento. Repousar a goma entre a gengiva e a bochecha. Reiniciar a mastigação ao término do formigamento. Mascar a goma por 20 a 30 minutos. Não ingerir alimentos durante e após o uso por 15 a 30 minutos.	Lesões de gengiva, hipersalivação, gosto ruim, amolecimento de dentes, náuseas, vômitos, soluços e dores na mandíbula.	Cessação – OR* 2 - Evitar goma em fumante com problema na ATM ou com úlcera péptica ativa. - Contraindicado em casos de doença cerebrovascular ou cardiovascular grave e/ou aguda (< 1 mês). - Em grávidas e lactantes: pesar risco benefício de TRN em dose menor do que a do tabaco. - Iniciar a TRN no dia marcado para cessar o tabagismo. - Não fumar durante a TRN. - Pode combinar mais de um tipo de TRN e, esta, com bupropiona, em casos mais difíceis.
Pastilhas de 2 e 4 mg Mesma dose da goma Niquitin e Nicorette.	Chupar lentamente a pastilha até seu término (de 20 a 30 minutos)	Semelhante à goma, exceto alterações nos dentes e mandíbula.	
Adesivos de 6, 7, 10, 14, 16 e 21 mg Dependência moderada 21 mg/dia por 4 semanas 14 mg/dia por 4 semanas 7 mg/dia por 4 semanas Niquitin e Nicorette.	Aplicar um adesivo toda manhã, em áreas sem pelos e sem exposição ao sol. Fazer rodízio dos locais de aplicação.	Eritema e infiltração da derme no local da aplicação, hipersalivação, náuseas, vômitos, diarreia, insônia.	

Bupropiona
Comprimido de 160 mg
2 comprimidos por dia durante 12 semanas.
Bup, Genérico,
Wellbutrin,
Zelron
Zybian.
	Iniciar o tratamento 7 dias antes da data marcada para cessar o tabagismo.
	Tomar 1 comprimido pela manhã durante 3 dias.
	Em seguida, 1 comprimido 2 vezes ao dia, com diferença de 8 horas, se possível, 2ª dose antes das 17 horas, para reduzir o risco de insônia.
	Parar de fumar no 8º dia.
		Reduz reflexos, com risco de piorar desempenho de atividades que exijam habilidade motora.
		Tontura, cefaleia, agitação, ansiedade, tremores, insônia e boca seca.
			Cessação – OR 2
			- Contraindicações absolutas:
			  - Antecedente convulsivo, inclusive febril, na infância, alcoolista em fase de retirada e histórico de doença cerebrovascular.
			  - Uso inibidor da MAO nos últimos 14 dias.
			  - Bulimia e anorexia nervosa, sem pânico.
			  - < 15 anos, grávidas e lactantes.
			- Contraindicações relativas ao uso:
			  - Carbamazepina, barbitúricos, fenitolinas.
			  - Antipsicóticos e antidepressivos.
			  - Cimetidina, Teofilina
			  - Hipoglicemiantes orais, insulina.
			  - Evitar uso na HAS não controlada.
			  - Muitas combinações medicamentosas.

Vareniclina Comprimidos de 0,5 e 1 mg 2 comprimidos por dia durante 12 semanas. Champix	Iniciar o tratamento 7 dias antes da data marcada para cessar o tabagismo. Cartela 0,5 mg: 1 comprimido por dia durante 3 dias e 2 comprimidos por dia durante 4 dias. Em seguida, 1 comprimido de 1 mg, 2 vezes ao dia durante 11 semanas. Parar de fumar no 8º dia.	Náuseas em até 1/3 dos pacientes, raro necessitar retirada. Sonhos vivenciados.	Cessação – OR 3,1 - Poucas interações. - Superior a bupropiona – OR 1,66. - Atenção: pode estar associada com humor depressivo, ideação suicida, descontrole de doenças psiquiátricas graves. - Faltam estudos conclusivos que diferenciem estes efeitos da falta de nicotina. Notifica-los.
Nortriptilina** Comprimidos de 10, 26, 60, e 75 mg 75 a 100 mg/dia durante 6 meses. Pamelor	Iniciar com 25 mg por dia, entre 2 e 4 semanas antes da data marcada para cessar o tabagismo. Aumentar a dose a cada 7 ou 10 dias. Dose de manutenção, 75 a 100 mg/dia	Sedação, boca seca (70%), tontura, tremores nas mãos, agitação, retenção urinária, hipotensão arterial, arritmias e redução da visão.	Cessação – OR 1,8 - Contraindicado em hepatopatas, epilépticos e usuários de inibidores da MAO. Utilizar com precaução em esquizofrênicos, psicóticos, bipolares, e pacientes em uso de medicamentos metabolizados pelo sistema P450 do fígado e cardiopatas.

*OR – Odds Ratio, segundo o Consenso Americano de 2008.

**Medicamentos de 2ª linha.

Fonte: Fiore e coraboradores,[6]

Reichert e colaboradores.[3]

> **ATENÇÃO**
>
> O principal mecanismo de ação da nicotina é a estimulação dos receptores localizados na área tegmentar ventral do cérebro para a posterior liberação de neurotransmissores, sobretudo a dopamina, no *nucleus accumbens*. Com isso, a intensidade dos sintomas de abstinência diminui significativamente, reforçando as técnicas comportamentais.[5]

Todas as formas de reposição nicotínica mostraram-se eficazes para a cessação do tabagismo (evidência A) em relação ao efeito dose-resposta, embora em magnitude diferente, conforme a apresentação utilizada. Acrescem-se a isso o baixo custo, a facilidade de uso e a disponibilidade.

Nenhuma das formas de reposição de nicotina consegue atingir os mesmos níveis de nicotina no cérebro, nem a mesma velocidade e intensidade de pico, obtidos pelo fumante com a inalação da fumaça do tabaco. De qualquer modo, as formulações de início rápido de ação, como as gomas e as formas inalatórias, visam a atuar no reforço positivo produzido pela liberação de neurotransmissores, enquanto as de liberação mais lenta, como os adesivos, pretendem atuar de forma continuada, mantendo um nível basal de nicotina circulante.

A terapêutica deve ser usada logo que o fumante inicie o processo de cessação, no dia D,[7] embora alguns estudos mais recentes apontem que o uso anterior ao dia escolhido para cessação abrupta possa melhorar a possibilidade de sucesso em alguns pacientes, por familiarizá-los com o que está por ocorrer no tratamento proposto. O fumante deve ser orientado a interromper o tabagismo ao iniciar o uso de TRN para evitar dose excessiva de nicotina, que, embora não frequente e de leve intensidade, pode levar a sintomas de intoxicação.[5]

Não há evidências de subgrupos de fumantes que possam se beneficiar de modo distinto de TRN em relação aos demais. Assim, pacientes ambulatoriais ou hospitalizados, jovens ou idosos, de ambos os sexos, cardiopatas ou pneumopatas podem usar esse tipo relativamente seguro de tratamento. Mesmo em grávidas seu uso está justificado se comparado ao risco da inalação de todos os compostos existentes na fumaça do cigarro.[5]

As gomas, liberadas pelo Food and Drug Administration (FDA) em 1984 e para uso livre em 1996 *(over-the-counter)*, podem conter 2 ou 4 mg de nicotina em resina à base de polacrilex com pH alcalino para facilitar a absorção pela mucosa oral. A goma deve ser mascada lentamente, permanecendo entre a gengiva e a bochecha para evitar absorção muito rápida da nicotina e também porque cerca de 25% da nicotina liberada pode ser deglutida, podendo ocasionar efeitos adversos digestivos. Inicia-se prescrevendo uma goma a cada 1 a 2 horas até um máximo de 20 por dia, evitando ingerir qualquer alimento até 15 minutos após seu uso. São inadequadas para pacientes com problemas periodontais, na articulação temporomandibular ou com próteses dentárias. Os efeitos adversos mais comumente descritos são decorrentes da própria mastigação, salivação excessiva, náuseas, diarreia e distensão gasosa.

Os adesivos transdérmicos, introduzidos nos Estados Unidos em 1992, liberam nicotina de forma contínua e lenta, devendo ser colocados em região da pele sem pelos e livre da luz solar, podendo ser retirados ao deitar para dormir. Níveis plasmáticos constantes são obtidos após 2 a 7 horas do início da aplicação, e a liberação de nicotina pode ocorrer durante 16 ou 24 horas. Após atingir a fase de equilíbrio, há nicotina disponível no adesivo, em circulação e em um reservatório cutâneo, que será responsável pela manutenção do nível sérico por algum tempo, mesmo após a retirada do adesivo.[5]

São comercializados nas doses de 7, 14 e 21 mg por unidade para a previsão de uso a cada 24 horas e em 5, 10 e 15 mg quando a intenção de uso é com intervalo de 16 horas. A dose total diária deve ser adaptada à condição individual de cada fumante. Geralmente inicia-se com a dose de 15 mg ou 21 mg, com redução progressiva e/ou dependendo de possíveis efeitos colaterais. Em média, a duração da TRN é de 8 a 12 semanas, podendo ser estendida para vários meses, se necessário, embora a vantagem da extensão do tratamento não esteja ainda cabalmente demonstrada.[8] Também não há consenso sobre a forma de interrupção ao final do tratamento, se deve ser progressiva ou abrupta.

As apresentações disponíveis são seguras para a maioria dos pacientes, e mesmo doentes com enfermidades cardiovasculares podem utilizá-las evitando os episódios isquêmicos agudos. Os efeitos adversos mais comuns são reações cutâneas, taquicardia, náuseas e distúrbios do sono.[6]

Esta modalidade de tratamento do tabagismo aumenta a taxa de sucesso de 1,5 a 3 vezes quando comparada ao placebo.

A inalação de nicotina e o *spray* nasal não estão disponíveis no Brasil.

Bupropiona

A bupropiona, um antidepressivo atípico, introduzida em 1997 nos Estados Unidos e logo a seguir no Brasil, passou a ser utilizada no tratamento do tabagismo desde que diversos estudos mostraram sua capacidade de dobrar os índices de cessação quando comparada com placebo (evidência A). Embora exista associação entre depressão e uso de tabaco, tal efeito não é encontrado com o uso de outros antidepressivos.[8]

> **ATENÇÃO**
>
> Tem eficácia comprovada em fumantes com e sem depressão, pacientes com doença pulmonar obstrutiva crônica ou enfermidade cardiovascular, sem efeitos adversos importantes sobre a pressão arterial sistêmica ou a frequência cardíaca.[9,10] Parece ser eficaz na prevenção do ganho de peso que costuma acontecer em pacientes em abstinência tabágica.[7]

Em comparação à TRN, não há evidências definitivas de superioridade de um ou outro fármaco no que se refere às taxas de sucesso de cessação do tabagismo.

O mecanismo exato de ação da bupropiona na cessação do tabagismo ainda não é totalmente conhecido, mas acredita-se que facilite a inibição da recaptação de catecolaminas, como dopamina e noradrenalina, no *nucleus accumbens* e no *locus ceruleus,* respectivamente. Ainda tem possível ação bloqueadora dos receptores acetilcolinérgicos do sistema nervoso central.[11]

A formulação de liberação lenta é necessária para que as concentrações séricas não aumentem em picos, diminuindo assim significativamente a frequência de efeitos adversos.[5] É absorvida pelo trato gastrintestinal, com pico plasmático em três horas e meia-vida de 20 horas. Seu metabolismo envolve o citocromo P450 e, portanto, pode interagir com outros fármacos que têm o mesmo tipo de metabolização, como cimetidina, ácido valproico e ciclofosfamida, entre vários outros. Atinge altas concentrações no leite materno, sendo desaconselhado seu uso em nutrizes.[5]

A dose recomendada é de um comprimido (150 mg) por dia, pela manhã, durante três dias, seguido de duas tomadas diárias (300 mg), com intervalo mínimo de 8 horas entre as tomadas, durante um período de 7 a 12 semanas, podendo-se estender até 6 meses, se necessário.

Os efeitos adversos mais comuns são boca seca, insônia, náusea e cefaleia. Mais raramente, sua utilização pode apresentar diminuição dos reflexos, agitação e ansiedade. O risco de apresentar convulsão e grave reação de hipersensibilidade nas doses recomendadas é menor do que 1:1.000.[12]

Está contraindicada em casos de reconhecida hipersensibilidade ao fármaco e quando há alterações do sistema nervoso central (SNC), como história de trauma, convulsão, epilepsia ou tumores, além de história de anorexia nervosa e bulimia. Tal medicamento não deve ser usado concomitantemente com inibidores da monoaminoxidase (MAO), estimulantes do SNC e benzodiazepínicos.

Sua efetividade é boa (razão de chances – RC – de 2,1 a 2,36) em comparação com placebo.

Vareniclina

Trata-se de um agonista parcial do receptor nicotínico $\alpha 4\beta 2$, que atua bloqueando a ação da nicotina nesse receptor, diminuindo assim a fissura pela droga por meio da estimulação dopaminérgica. Ao ocupar o receptor nicotínico, impede que a nicotina eventualmente inalada pelo fumante se una, fazendo com que ele não sinta mais o mesmo grau de recompensa que em geral sentia ao fumar. O efeito agonista nos receptores nicotínicos $\alpha 4\beta 2$ e a redução da satisfação obtida pelo fumante se ocorrer algum lapso classificam esse fármaco como de ação dual.[13-15]

A vareniclina é muito bem absorvida pela via oral, não sofrendo interferência de alimentos. Tem alta disponibilidade sistêmica, sendo que 92% da dose são excretados de forma inalterada pelo rim. Não inibe o sistema enzimático dos citocromos P450 e CYP2A6 e apresenta meia-vida de aproximadamente 24 horas. Além disso, não altera a farmacocinética de outras terapêuticas usadas para a cessação do tabagismo como bupropiona ou nicotina transdérmica.

> **ATENÇÃO**
>
> Ensaios clínicos, metanálises e revisões demonstram que a vareniclina é cerca de duas vezes mais eficaz na cessação do tabagismo quando comparada à bupropiona e à reposição de nicotina, e quatro vezes em relação ao placebo.[16,17]

A vareniclina deve ser iniciada cerca de uma semana antes da data marcada para deixar de fumar e deve ter sua dose aumentada progressivamente nos primeiros sete dias, administrando-se 0,5 mg, uma vez ao dia, nos três primeiros dias, e duas vezes ao dia nos dias 4 a 7. O tratamento com 1,0 mg, duas vezes ao dia, deve começar no oitavo dia, indo até o final do tratamento (12 semanas, podendo ser estendido por mais 12 semanas para diminuir a possibilidade de recaída).[15] Embora a dose recomendada seja de 2 mg/dia para obter maiores taxas de sucesso, o uso de 1 mg/dia em casos especiais, em que ocorreram efeitos adversos mais intensos, pode também garantir boas possibilidades de sucesso.

O efeito adverso mais frequente é náusea, presente em até 28% dos usuários, mas considerada leve, sendo raramente responsável pela suspensão do tratamento. Em menor frequência, há relato de boca seca, flatulência, constipação e cefaleia. Alguns pacientes podem apresentar sonhos estranhos e agravamento de depressão, pelo que deve ser prescrita com cautela ou mesmo evitada em pacientes psiquiátricos, particularmente depressivos. É segura também para pacientes com doenças cardiovasculares.[18]

Tratamento combinado

> **ATENÇÃO**
>
> O tratamento combinado utilizando mais de um fármaco pode melhorar a possibilidade de sucesso, especialmente se tiver ocorrido fracasso terapêutico anterior com monoterapia, sintomas de abstinência ou fissura muito intensos, situações que costumam ocorrer em fumantes com grave dependência nicotínica.

A associação de duas ou mais formas de TRN já está bem testada e apresenta os melhores níveis de evidência e maior segurança. A combinação de adesivos e gomas por mais de 14 semanas tem RC de 3,6 (IC 95% 2,5-5,2) e taxa estimada de sucesso de 36,5% (IC 95% 28,6-45,3%).[6]

Outra possibilidade é o uso concomitante de adesivo de TRN com bupropiona, geralmente indicada para pacientes com dependência grave, que produz taxa estimada de abstinência de 28,9% (IC 95% 23,5-35,1%).[6]

Na presença de comorbidades, isto é, quando se prevê a necessidade de uso de muitos fármacos de várias linhagens terapêuticas, deve-se estar atento para as contraindicações clássicas, como a presença de potencial epileptiforme para a prescrição de bupropiona. Além disso, esse mesmo fármaco não deve ser usado em pacientes com anorexia ou transtornos de ansiedade graves.

Referências

1. Henningfield JE, Fant RV, Buchhalter AR, Stitzer ML. Pharmacotherapy for nicotine dependence. CA Cancer J Clin. 2005;55:281-99.

2. Lamberg L. Patients need more help to quit smoking: counseling and pharmacotherapy double success rate. JAMA. 2004;292(11):1286-90.

3. Reichert J, Araújo AJ de, Gonçalves CMC, Godoy I, Chatkin JM, Sales MPU, et al. Diretrizes da SBPT: diretrizes para cessação do tabagismo – 2008. J Bras Pneumol. 2008;34(10):845-80.

4. Bader P, McDonald P, Selby P. An algorithm for tailoring pharmacotherapy for smoking cessation: results from a Delphi panel of international experts. Tob Control. 2009;18(1):34-42.

5. Mitrouska I, Bouloukaki I, Siafakas N. Pharmacological approaches to smoking cessation. Pulm Pharmacol Ther. 2007;20(3):220-32.

6. Fiore MC, Jáen CR, Baker TB, Bailey W, Benowitz N, Curry S, et al. Treating tobacco use and dependence: 2008 update. Rockville: U.S. Dept. of Health and Human Services, Public Health Service; 2008.

7. Hughes JR, Stead L, Lancaster T. Antidepressants for smoking cessation. Cochrane Database Syst Rev. 2002;(1):CD000031.

8. Aveyard P, West R. Managing smoking cessation. BMJ. 2007;335:37-41.

9. Tonstad S. Use of sustained-release bupropion in specific patient populations for smoking cessation. Drugs. 2002;62 Suppl 2:37-43.

10. Tonstad S, Farsang C, Klaene G, Lewis K, Manolis A, Perruchoud AP, et al. Bupropion SR for smoking cessation in smokers with cardiovascular disease: a multicentre, randomised study. Eur Heart J. 2003;24(10):946-55.

11. Holmes S, Zwar N, Jiménez-Ruiz CA, Ryan PJ, Browning D, Bergmann L, et al. Bupropion as an aid to smoking cessation: a review of real-life effectiveness. Int J Clin Pract. 2004;58(3):285-91.

12. McRobbie H, Lee M, Juniper Z. Non-nicotine pharmacotherapies for smoking cessation. Resp Med. 2005;99(10):1203-12.

13. Gonzales D, Rennard SI, Nides M, Oncken C, Azoulay S, Billing CB, et al. Varenicline, an alpha4beta2 nicotinic acetylcholine receptor partial agonist, vs sustained-release bupropion and placebo for smoking cessation: a randomized controlled trial. JAMA. 2006;296(1):47-55.

14. Jorenby DE, Hays JT, Rigotti NA, Azoulay S, Watsky EJ, Williams KE, et al. Efficacy of varenicline, an alpha4beta2 nicotinic acetylcholine receptor partial agonist, vs placebo or sustained-release bupropion for smoking cessation: a randomized controlled trial. JAMA. 2006;296:56-63.

15. Tonstad S, Tønnesen P, Hajek P, Williams KE, Billing CB, Reeves KR, et al. Effect of maintenance therapy with varenicline on smoking cessation: a randomized controlled trial. JAMA. 2006;296(1):64-71.

16. Cahill K, Stead LF, Lancaster T. Nicotine receptor partial agonists for smoking cessation. Cochrane Database Sys Rev. 2008;(3):CD006103.

17. Keating GM, Siddiqui MA. Varenicline: a review of its use as an aid to smoking cessation therapy. CNS Drugs. 2006;20(11):945-60.

18. Rigotti NA, Pipe AL, Benowitz NL, Arteaga C, Garza D, Tonstad S. Efficacy and safety of varenicline for smoking cessation in patients with cardiovascular disease: a randomized trial. Circulation. 2010;121(2):221-9.

Tratamento do Tabagismo

32

32.1 Programa de Tratamento do Tabagismo

Luiz Carlos Corrêa da Silva

O tabagismo é uma doença que tem tratamento eficaz

O tabagismo é uma doença crônica de dependência de nicotina, com períodos de remissão e exacerbação.[1] Com o desenvolvimento de intervenções terapêuticas, validadas por ensaios clínicos, passou-se a dispor de recursos eficazes para tratar o tabagismo, conforme o fenótipo do paciente: 1) a dependência química, pela terapêutica de reposição de nicotina (TRN) e/ou por bloqueador de receptores nicotínicos (vareniclina), e/ou por inibidores da recaptação de mediadores bioquímicos (bupropiona); e 2) a dependência psicológica, pela terapia cognitivo-comportamental (TCC).[2]

Os transtornos comportamentais, quando presentes, podem ser controlados, ou pelo menos reduzidos, por medicamentos psicoativos. Se houver doença psiquiátrica, a intervenção do especialista e o uso de medicações são obrigatórios.

Uma terapêutica combinada, pela associação de diversos fármacos, possibilita resultados certamente superiores aos observados nos ensaios clínicos em que se testa isoladamente um fármaco contra placebo ou outro fármaco de eficácia já estabelecida.

Por ser doença multifatorial e heterogênea, sem causa específica determinada, para a organização de um programa de tratamento individual, devem ser consideradas as recomendações das diretrizes, mas sempre levando em conta o perfil do paciente e suas necessidades próprias.

Coletivamente, mediante políticas de controle do tabagismo e da educação da população, aumenta a conscientização para 1) proteção do tabagismo passivo, 2) prevenção da iniciação pelos jovens e 3) necessidade da cessação. Com o avanço dos mecanismos legais para controle do tabagismo e regulação dos processos industriais, o desenvolvimento de programas para controle do tabagismo e a grande conscientização das pessoas, os fumantes estão sendo, progressivamente, incentivados a tomar a decisão de parar de fumar.[3-5]

Fundamentos para a cessação do tabagismo

Parar de fumar é, acima de tudo, uma decisão de vida

A maioria dos fumantes apresenta ambivalência comportamental em relação ao tabagismo: se, por um lado, sabem que o cigarro faz mal e que devem parar de fumar – e a maioria declara seu desejo de parar de fumar –, por outro, manifestam dificuldades para a cessação e mantêm o desejo de continuar fumando.

Mais de 80% dos fumantes manifestam querer parar de fumar. No entanto, a curto prazo, apenas uma minoria toma esta iniciativa e mantém-se abstinente em uma única tentativa. Deixar de fumar por conta própria geralmente exige diversas tentativas de cessação.

A implantação de medidas restritivas ao tabagismo, como a proibição de fumar em ambientes fechados, tem influenciado fortemente essa tomada de decisão.

> **ATENÇÃO**
>
> Decidir parar de fumar significa valorizar a vida, querer mudar, querer melhorar, querer ter mais saúde, ter um grande objetivo a alcançar e estar disposto a enfrentar as dificuldades da cessação, que podem ser amenizadas com o auxílio de um tratamento estruturado.

Mudar o comportamento

Para parar de fumar, é necessário mudar o comportamento, o que pode ser muito difícil se não houver um conjunto de condições para sustentação dessa mudança.[6] Tais condições podem ser construídas por um programa de tratamento baseado na relação médico-paciente e na terapia cognitivo-comportamental. Prochaska e DiClemente criaram um modelo dos estágios comportamentais dos fumantes e sugeriram como conseguir êxito na cessação do tabagismo, salientando que os fumantes, dentro do necessário, devem migrar de estágio para conseguir a cessação e evitar a recaída.[7,8]

As fases comportamentais dos fumantes, segundo Prochaska e DiClemente,[6] são pré-contemplação, contemplação, preparação, ação e manutenção. Na fase de pré-contemplação, o fumante nem sequer admite parar de fumar; na de contemplação, admite, mas ainda não toma a iniciativa; na de preparação, está na iminência de parar (ver Capítulo "Tabagismo: Terapia Cognitivo-Comportamental").

Ter um grande objetivo

Quem tem um grande objetivo tem uma grande motivação e pode tornar-se suficientemente forte e capaz de vencer as dificuldades para atingir a cessação. Este é um dos grandes segredos para parar de fumar! Mesmo quem não tem inicialmente uma grande motivação, pode vir a consegui-la se houver estímulo, persistência e todo um processo de mudança. O fumante precisa incorporar uma grande convicção de que tem mais motivos para parar de fumar do que para continuar fumando.

Estar motivado para a cessação do tabagismo

Ter uma grande motivação é a principal condição para o sucesso da cessação. Existem diversos tipos de motivação para a tomada dessa decisão, e cada pessoa poderá relatar peculiaridades em muito relacionadas com suas próprias condições, questões, percepções, sentimentos e fantasias.

As principais motivações são estas:

- **Saúde**: para muitos, a principal motivação é a autopreservação, isto é, a própria saúde. O acompanhamento da tragédia protagonizada recentemente por familiar ou pessoa da relação afetiva com câncer ou enfisema pulmonar pode ter forte influência na tomada de decisão.
- **Afeto**: a relação afetiva de um fumante com determinadas pessoas (p. ex., os netos, os filhos, o cônjuge) pode ser tão forte que sustente – para alguns – o penoso processo da mudança e possibilite uma decisão que, em circunstâncias habituais, parecia estar próxima do impossível. Este é um bom caminho para a motivação.
- **Trabalho:** as empresas, cientes dos diversos problemas gerados pelo tabagismo – redução da produtividade, riscos de incidentes, problemas de higiene, preferência dos seus clientes não fumantes por serem atendidos por profissionais não fumantes – dão preferência aos não fumantes quando da seleção de novos funcionários.
- **Sociabilidade**: a regra para convívio é, cada vez mais, não se aceitar que as pessoas fumem em ambientes fechados, nem em locais abertos onde haja grande proximidade física.

Por que, para alguns, é tão difícil parar de fumar?

Os fumantes estruturam sua vida em torno do fumar e da sua necessidade de nicotina, conforme seu grau de dependência química e psicológica, sendo frequentemente difícil estabelecer a proporção de um e outro componente. Muitos desenvolvem a percepção de que não podem viver sem cigarros, pois para eles tudo gira em torno do fumar. Antecipam que, ao tentarem parar, terão muitas dificuldades, sendo este um grande motivo para lidarem mal com a ideia da cessação. Seu grau de ansiedade ou depressão aumenta simplesmente pela antecipação de que poderão ter dificuldades e de que poderão sentir-se muito mal quando pararem de fumar.

Quem tem grande dependência de nicotina, por ocasião da cessação, se nenhum tratamento for feito, poderá ter sensações desagradáveis devido à síndrome de abstinência, sendo esta a principal causa da recaída.[9]

A sensação de insegurança devido a algum transtorno comportamental não controlado, e muitas vezes ainda não reconhecido, e a ansiedade pela antecipação de dificuldades pós-cessação poderão ter forte impacto negativo sobre a tomada da decisão.

O automatismo e os gatilhos também podem constituir fatores de extrema dificuldade para a cessação, devendo ser resolvidos de maneira prática e consistente, por meio da terapia cognitivo-comportamental, sob pena de levarem à recaída.

Abordagem individual do fumante

Na abordagem individual, é fundamental considerar os seguintes princípios:[10]

- Como cada fumante é único, deve-se sempre levar em conta suas peculiaridades individuais, pelo menos no primeiro contato.

- Abordar, acima de tudo, como é bom não fumar; estrategicamente, não insistir nos males do tabagismo, pois a maioria dos fumantes já os conhece. Oportunamente, informar sobre os malefícios do fumo, mediante fôlderes, livretos, palestras, cursos e outras maneiras que o façam entender o que é o tabagismo e quais suas consequências para a saúde e para a vida.
- Se já houver sintomas, manifestações desagradáveis atribuíveis ao tabagismo ou anormalidades na espirometria, usá-los como argumentos para parar de fumar.
- Enfatizar que ele, o fumante, é quem deve decidir parar de fumar, pois é mais consistente que a decisão venha "de dentro para fora".
- A melhor maneira de parar de fumar é pela parada abrupta, "tudo ou nada", com uma data marcada como o dia D.
- No entanto, se o paciente desejar, a cessação poderá ocorrer por meio de redução progressiva do número de cigarros fumados diariamente, o que acontecerá paralelamente à eliminação, ou pelo menos redução e controle dos fatores-gatilho, indutores da necessidade de fumar.
- Avaliar o suporte familiar. Se pessoas do convívio íntimo (cônjuge, filhos, pais, amigos, colegas de trabalho) fumam, devem ser avisadas sobre a intenção do paciente de parar de fumar e, dentro do possível, estimuladas a apoiá-lo, não lhe oferecer cigarros e evitar fumar em sua presença.
- Com recursos e objetivos definidos, o médico e o paciente poderão estabelecer um programa individualizado para cessação, sendo fundamental que o próprio paciente sinta-se o principal agente do processo de mudança.

O QUADRO 32.1.1 apresenta diversas maneiras de parar de fumar.

Abordagem breve sistemática

Considerando que o tabagismo é uma doença crônica de dependência de nicotina e que, para a maioria dos pacientes, podem ser necessárias várias tentativas de cessação para que a abstinência seja permanente, entende-se que a abordagem breve é uma medida indispensável e que deve ser aplicada sempre que houver oportunidade. Como a cada ano a maioria dos fumantes busca assistência médica por diversos motivos, a consulta médica oferece uma excelente oportunidade para tal abordagem.

QUADRO 32.1.1 → Diversas maneiras de parar de fumar

- Iniciativa própria: o fumante para por sua vontade, sem apoio profissional.
- Intervenção breve: o médico ou equipe de saúde apoia por aconselhamento sistemático, sendo muito importante acompanhar o paciente.
- Tratamento com recursos recomendados pelas diretrizes (p. ex., Instituto Nacional do Câncer – INCA, Sociedade Brasileira de Pneumologia e Tisiologia – SBPT).
- Programa de tratamento institucional, multidisciplinar, estruturado, com base em
  - terapia cognitivo-comportamental; e
  - medicamentos.

A abordagem breve ("PAAPA") deve ser realizada na consulta de rotina, durando 3 a 5 minutos:

- **P**erguntar se é fumante (se a reposta for positiva, prosseguir)
- **A**conselhar a parar de fumar
- **A**valiar seu grau de dependência física e de motivação
- **P**reparar para que fume progressivamente menos
- **A**companhar para não recair

> **ATENÇÃO**
>
> O mínimo que todos os profissionais da saúde devem fazer é perguntar sempre aos seus pacientes, durante as consultas e interações, o seguinte:
>
> - Você fuma? (se a resposta for afirmativa, prosseguir)
> - Quer parar de fumar?
> - Como pretende parar de fumar?
> - Quer auxílio?

Condições que aumentam a eficácia da abordagem breve sistemática

Promover um ambiente 100% livre de tabaco (consultório, clínica, ambulatório, hospital)

É extremamente desagradável e desmotivador quando, no cenário do estabelecimento de saúde, encontram-se pessoas fumando nas portas, acessos, corredores, pátios e praças próximas. Para evitar esse problema, é muito importante que se estabeleçam políticas para que tais ambientes sejam 100% livres da fumaça do tabaco.

> **ATENÇÃO**
>
> A intervenção breve inicia-se no ambiente de acolhimento, continua na sala de espera onde se podem disponibilizar materiais educativos, e vai continuar durante a entrevista com o profissional de saúde.

Definir em que fase comportamental o paciente se encontra

Verificar o quanto o paciente quer realmente parar de fumar. Para quem está na *fase de pré-contemplação*, deve-se enfatizar a relevância da cessação, os riscos de continuar fumando e os principais problemas que poderão ocorrer. É importante salientar as recompensas que serão obtidas. Para aqueles em *fase de contemplação*, deve-se sugerir a cessação do tabagismo. A redução do número de cigarros por dia já é um início do processo de mudança ("se posso reduzir, talvez eu possa parar"). Para os que já estão na *fase de preparação*, prontos para a ação, marca-se o dia D. Para os que *já pararam de fumar*, deve-se fortificar as estratégias de enfrentamento para prevenir a *recaída*.

Verificar qual a melhor maneira de ajudar

Se o fumante ainda não estiver pronto para a cessação, deve-se oferecer material impresso, livretos, livros e, se possível, encaminhá-lo para um programa estruturado que lhe seja acessível. Pelo menos, uma intervenção breve já poderá ser de grande auxílio.

A abordagem breve deve ser, acima de tudo, motivacional

Por meio do reconhecimento ou estabelecimento de um grande objetivo, desperta-se um grande desejo de parar de fumar. O entusiasmo e a empatia do profissional da saúde podem fazer uma grande diferença. Essa abordagem não precisa ser feita na primeira consulta, podendo ser postergada para outra ocasião mais conveniente. Ela não deve interferir na sequência do atendimento ao problema que levou o paciente à assistência médica. Não é boa estratégia, neste momento, desviar do foco – o motivo principal da consulta. Entretanto, o assunto já pode ser iniciado, ficando combinado que em uma próxima ocasião se discutirá a necessidade de cessar o tabagismo e a forma de fazê-lo.

Quando há óbvias dificuldades para cessação

No caso de grande dependência de nicotina, transtornos comportamentais ou doença psiquiátrica, além da intervenção breve, deve-se encaminhar o paciente para um programa de cessação do tabagismo estruturado, individual ou de grupo, e, se possível, multidisciplinar. A assistência psiquiátrica, nesses casos, poderá ser fundamental.

Fatores que favorecem ou interferem na cessação[10-13]

Algumas prioridades devem ser consideradas para as mudanças que acontecerão na vida do fumante que decide parar de fumar, sendo muito importante que o médico as considere e estratifique conforme o perfil individual.

Motivação, autoeficácia, autoestima e expectativas

No primeiro contato, avalia-se o grau de motivação para a cessação. Quando, inicialmente, a motivação for baixa, devem-se usar estratégias direcionadas a mudar essa condição, sempre considerando circunstâncias individuais. Pouca motivação costuma associar-se a grandes dificuldades para cessação. É fundamental que o fumante queira parar de fumar e tenha um grande objetivo para tal decisão. A determinação do seu estágio comportamental auxilia no planejamento do programa (ver Capítulo "Tabagismo: Terapia Cognitivo-Comportamental"). "Estabelecer em que fase comportamental se encontra o fumante sempre é o primeiro e quiçá decisivo item a considerar, pois sem o desejo de parar dificilmente será conseguido este objetivo".[6]

A motivação para parar de fumar e os objetivos que o fumante espera alcançar é que sustentarão (ou não) sua decisão quando surgirem as adversidades que poderão sabotar sua iniciativa (FIGURA 32.1.1).

Avalia-se, também, o quanto o paciente acredita na sua capacidade para parar de fumar – *autoeficácia*. Se ele não acreditar, este poderá ser um grande problema para o processo da cessação. Pessoas com baixa *autoestima* têm maior dificuldade para cessação, o que exigirá estratégias específicas. Alguns têm vergonha de reconhecer a necessidade de tratamento porque percebem isso como fraqueza e pouca força de vontade. Outros têm a expectativa de um "milagre", uma cura rápida e sem sofrimento para parar de fumar. A reconstrução da identidade pessoal – ver-se como um não fumante – e da autoestima ajudam enormemente no processo da cessação.

Síndrome de abstinência

O paciente deve ser informado sobre a síndrome de abstinência, devendo ser preparado preventivamente para usar técnicas de enfrentamento e, se necessário, medicamentos. Deve entender que essa síndrome não persiste por muito tempo e pode ser controlada.

Os sintomas da abstinência da nicotina podem ser classificados em dois tipos:

- Os transitórios caracterizam a verdadeira síndrome de abstinência e duram algumas semanas: depressão, diminuição da concentração, irritabilidade, ansiedade, inquietação.
- Os compensatórios são os da doença primária, mascarada pela nicotina; esses sintomas podem superpor-se aos da síndrome de abstinência verdadeira e torná-la

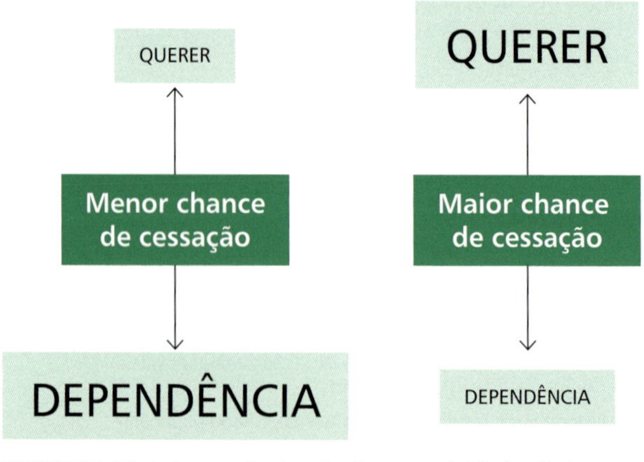

FIGURA 32.1.1 → A cessação do tabagismo, por iniciativa do fumante, sem apoio profissional, depende fundamentalmente da relação entre o seu querer e o grau de dependência.

mais intensa e mais prolongada. Sua presença aumenta muito o risco da recaída.

Aumento de peso após a cessação

O ganho de peso é um dos grandes temores dos fumantes, particularmente das mulheres, e faz sentido, pois, como a nicotina exerce efeito catabólico, após a cessação, é comum o aumento de 1 a 3 kg.

Algumas medidas podem evitar o ganho de peso:

- → Controle alimentar – pode ser orientado por especialista (endocrinologista, nutrólogo ou nutricionista).
- → Exercícios físicos – podem ser orientados por especialista (médico, educador físico ou fisioterapeuta).
- → Medicação para controle do apetite – quando indicado, prescrito por especialista.

Existência de doença tabaco-relacionada ou outra

A avaliação clínica é importante, pois é comum que o fumante, particularmente com mais de 40 anos, apresente problemas de saúde como doença pulmonar obstrutiva crônica, neoplasias malignas, doenças cardiovasculares, hipertensão arterial sistêmica, obesidade, sedentarismo, hipercolesterolemia, hipertrigliceridemia, diabetes, etc. Recomenda-se fazer radiografia de tórax, espirometria, eletrocardiograma e exames bioquímicos de sangue.

Se houver doença crônica, já conhecida ou recém-detectada, seu tratamento deve ser mantido, adaptado ou iniciado, sendo indispensável seu controle concomitantemente ao processo de cessação do tabagismo.

Doença psiquiátrica costuma dificultar a cessação, sendo necessário seu controle e estabilização antes do tratamento do tabagismo. Depressão, ansiedade e dependência de outras drogas são muito frequentes em fumantes, exigindo cuidadosa atenção, uma vez que podem agravar-se por ocasião da cessação.[14] É bem conhecido que pacientes com depressão maior, esquizofrenia, entre outras psicopatias, costumam ter grande dependência de nicotina e mais dificuldades para parar de fumar.

Existência de outra(s) drogadição(ões)

Pacientes com codependências costumam apresentar mais dificuldade para cessação do tabagismo, e, por isso, faz-se necessário o tratamento combinado para todos os problemas de adicção. Assim, para usuários de álcool, maconha, cocaína, medicamentos ou outras substâncias, é extremamente importante que se conjugue uma programação muito bem estruturada para cessação múltipla e que haja grande interesse e participação do grupo familiar. A assistência do psiquiatra e a hospitalização são frequentemente necessárias para essas situações.

Avaliação do tabagismo como doença e do grau de dependência[6]

Deve-se verificar dados sobre seu início, duração e padrão de uso, bem como tentativas anteriores de cessação: fatores de sucesso, métodos utilizados, motivos das recaídas. Além disso, é importante averiguar o valor do tabagismo para a vida do paciente. Deve-se avaliar o grau de dependência pelo teste de Fagerström (TF), que considera seis itens usados para esta caracterização (QUADRO 32.1.2). Na prática, se estiverem presentes os dois mais relevantes, ficará caracterizada alta dependência: 1) se fuma 20 ou mais cigarros por dia, e 2) se fuma o primeiro cigarro do dia nos primeiros 60 minutos após o acordar.

QUADRO 32.1.2 → Teste de Fagerström para avaliação do grau de dependência

1. Em quanto tempo após acordar você fuma seu primeiro cigarro? ( ) Até 5 minutos *(3 pontos)* ( ) 6 – 30 minutos *(2 pontos)* ( ) 31 – 60 minutos *(1 ponto)* ( ) Mais de 60 minutos *(0 ponto)*	4. Quantos cigarros aproximadamente você fuma por dia? ( ) Até 10 cigarros *(0 ponto)* ( ) 11-20 cigarros *(1 ponto)* ( ) 21-30 cigarros (2 pontos) ( ) Mais de 30 cigarros *(3 pontos)*
2. Você acha difícil não fumar em lugares proibidos (igreja, hospital, cinema, etc.)? ( ) Sim *(1 ponto)* ( ) Não *(0 ponto)*	5. Você fuma mais frequentemente pela manhã? ( ) Sim *(1 ponto)* ( ) Não *(0 ponto)*
3. Qual o cigarro que mais o satisfaz? ( ) O primeiro da manhã *(1 ponto)* ( ) Outros *(0 ponto)*	6. Você fuma mesmo doente, quando precisa ficar na cama? ( ) Sim *(1 ponto)* ( ) Não *(0 ponto)*

Após responder todas as questões, somando os pontos, obtém-se o grau de dependência do tabagismo, conforme esta escala:

0-2 pontos: dependência muito baixa.

3-4 pontos: dependência baixa.

5 pontos: dependência média.

6-7 pontos: dependência elevada.

8-10 pontos: dependência muito elevada.

Fonte: Fagerström.[9]

Identificação e controle dos gatilhos (fatores que levam a fumar)

O paciente deve fazer um inventário de 24 horas, em dia habitual da sua rotina, descrevendo o que aconteceu nos momentos em que fumou e a que circunstâncias atribuiu o fato de ter fumado cada cigarro. Deve-se solicitar que ele descreva seus sentimentos no momento de cada cigarro. Assim poderão ficar caracterizados os fatores-gatilho, motivos que o levam a fumar.

O controle dos gatilhos costuma ser de grande importância para a cessação. Citam-se, a seguir, exemplos do que deverá ser evitado pelo fumante, pelo menos, no período inicial da cessação:

- Se costuma fumar após as refeições, não permanecer na mesa; escovar logo os dentes e ocupar-se com algo.
- Se costuma beber e fumar, manter-se afastado do consumo de bebidas alcoólicas.
- Se fuma enquanto fala ao telefone, ter sempre caneta e papel para ocupar-se com anotações.
- Se fuma em situações de espera, ocupar-se com leitura e outros recursos para passar o tempo.
- Se associa cigarro com café, substituí-lo por outra bebida como chá ou suco.
- Se fuma quando em companhia de amigos e colegas de trabalho, isso deverá ser pelo menos temporariamente evitado.

Ambiente social, familiar e profissional

Como é o ambiente familiar, profissional e social? Convive muito com outros fumantes? Há estímulo para fumar? Ou existe muita pressão para largar o cigarro? Há regras coibindo o fumar nos locais de trabalho e de convívio social? Há apoio para parar de fumar?

Abordagem dos sentimentos relacionados com a intenção de parar de fumar

O sentimento de ambivalência – querer e não querer ao mesmo tempo – é muito comum entre os fumantes durante o processo da cessação. É fundamental enfatizar que isso não é sinal de fracasso e que pode ser trabalhado pelo reforço da motivação para a cessação. No período de preparação para o dia D, pode desenvolver-se uma sensação de perda que, às vezes, chega a tal intensidade a ponto de ser comparada com a morte de um ser amado.

> **ATENÇÃO**
>
> Se conveniente, pode-se usar como estratégia a comparação da cessação do tabagismo com a morte de um ser amado. Isso implica a ocorrência de um período de luto em que o fumante pode passar por uma fase de elaboração da perda, com sofrimento, mas, com o tempo, a vida deve continuar sem a presença física do ente querido. Pode haver saudade, ou mesmo a sensação de que não houve perda, mas quem morre não pode mais voltar.

É essencial trabalhar com outras perdas do passado e revisar como o paciente lidou e como lida hoje com este tipo de problema. Alguns constroem sua imagem de fumante com tal intensidade que toda sua identidade pessoal e autoimagem ficam atreladas ao tabagismo. Deve-se buscar nas relações do paciente pessoas que pararam de fumar e estão bem.

Desenvolvimento de habilidades para lidar com o estresse e a vontade de fumar

Muitos fumantes usam o cigarro para reduzir o estresse e relaxar. É importante identificar os fatores estressantes para procurar eliminá-los ou aprender a lidar com eles. Técnicas de relaxamento podem ajudar a controlar o estresse.

Compromisso entre médico e paciente

Este pode ser um ponto crucial, pois uma vez que o fumante e o médico definam sua atuação no processo e se comprometam, o programa será reforçado e seu percurso tenderá a ser menos árduo. O entusiasmo e a afetividade tanto do paciente quanto do médico são decisivos, pois fortalecem a percepção e o sentimento do fumante de estar fazendo o que é certo.

O terapeuta do tabagismo deve ser ativo e estar presente durante todo o programa para cessação. Deve-se evitar troca de médico durante o tratamento, salvo se for desejo do paciente ou se houver tal necessidade por parte da equipe. O paciente precisa saber que pode contar com o terapeuta em momentos de maior dificuldade, como na vigência de síndrome de abstinência ou fissura. Um contato telefônico pode ser muito útil para evitar lapso e recaída.

> **ATENÇÃO**
>
> O tratamento do tabagismo constitui-se em uma excelente oportunidade profissional para o pneumologista, que é o especialista com as melhores condições de assumir o papel de liderança neste setor.[15]

O QUADRO 32.1.3 apresenta um programa individual de tratamento para cessação do tabagismo.

Tratamento em grupo

O grupo proporciona troca de experiências e uma rede de apoio social de extrema importância para o processo da cessação (ver Subcapítulo "Tratamento em Grupo").

Alguns aspectos essenciais devem ser considerados na seleção de pacientes para tratamento em grupo:

- Pessoas com convívio social intenso ou com relações familiares ou hierárquicas, preferencialmente, não devem ficar no mesmo grupo, pois pode haver excesso de ex-

QUADRO 32.1.3 → Tratamento para cessação do tabagismo: programa individual

- Terapia cognitivo-comportamental (se necessário, assistência psiquiátrica).
- Se necessário: nicotina suplementar (adesivo transdérmico, goma, pastilha).
- Se necessário: fármacos psicoativos (p. ex., bupropiona).
- Se necessário: bloqueador de receptor nicotínico (vareniclina).
- Medidas de apoio: dieta, exercício, familiares, cursos, etc.
- Duração total: 12 meses.
- Acompanhamento: semanal no primeiro mês; quinzenal no segundo e terceiro meses; mensal no quarto a décimo segundo meses.

posição e/ou situações litigantes de origem externa ao grupo.

- Pacientes muito jovens (adolescentes) obterão mais benefícios de um grupo específico ou de tratamento individual.
- Deve-se ter cuidado para que uma grande distância sociocultural não obstaculize o processo de identificação entre os membros.
- Os pacientes devem estar, de preferência, no mesmo estágio motivacional, pois de outra forma pode haver forte influência negativa. No entanto, se o terapeuta de grupo for bastante hábil, pode utilizar essas diferenças positivamente, de modo que os pacientes se auxiliem uns aos outros, em vez de se atrapalharem devido às suas características distintas.

O QUADRO 32.1.4 mostra a estrutura de um programa em grupo para o tratamento de cessação do tabagismo.

Esquema terapêutico

Na fase inicial de organização de um programa de tratamento do tabagismo, para maior eficácia do processo, deve-se considerar um conjunto de itens fundamentais que devem ser ajustados às necessidades do paciente (QUADRO 32.5). O fator de maior impacto no sucesso ou insucesso do tratamento para cessação do tabagismo é o grau de motivação do paciente. Essa motivação é substancialmente reforçada quando os profissionais da saúde interagem, também, com grande motivação e entusiasmo. Estando as duas partes alinhadas de maneira positiva, configura-se a combinação ideal para o início de um programa de sucesso.

O médico, seja ou não um terapeuta do tabagismo, deve ser objetivo e perceptivo quanto às necessidades do paciente. Precisa ser simples e não tornar muito complexo o andamento do tratamento. Deve fazer inicialmente uma exposição de como será o programa, sempre deixando claro que as ferramentas técnicas ficarão ao seu encargo e que o paciente poderá fazer sua parte com toda a tranquilidade pelo fato de contar com o apoio e a orientação de profissionais treinados.

Na assistência individual, sugere-se a seguinte sequência:

- Na primeira entrevista, o paciente deve expor suas necessidades, avaliando-se seu perfil comportamental e de dependência. O profissional deve esclarecer o que for necessário sobre tabagismo e sobre o processo da cessação. Itens a serem preparados para o próximo encontro são exames laboratoriais e diário do fumante (inventário de 24 horas).
- Na segunda entrevista, uma vez avaliados os exames, o inventário de 24 horas e outros itens de interesse do caso (ver QUADRO 32.1.5), é exposto o plano terapêutico. Deve ficar esclarecido que o ponto principal do tratamento para parar de fumar é a terapia cognitivo-comportamental, que auxiliará consistentemente o paciente para a mudança comportamental. Se for necessário o uso de medicamentos, deve-se estabelecer o objetivo, qual ou

QUADRO 32.1.4 → Tratamento para cessação do tabagismo: programa em grupo

- Quatro encontros semanais com psicólogo (primeiro mês).
- Quatro encontros quinzenais com psicólogo (segundo e terceiro meses).
- Nove encontros mensais com psicólogo para manutenção (quarto a décimo segundo meses).
- Manutenção de vínculo com médico para avaliação, prescrição e acompanhamento.

QUADRO 32.1.5 → Tratamento para cessação do tabagismo: programação geral

Pré-requisitos
- Querer parar de fumar.
- Buscar auxílio por iniciativa própria.
- Estar disposto a investir neste objetivo.
- *O ideal é que o paciente já tenha tais atributos, mas eles podem ser estimulados.*

Preparação
- Avaliação clínica habitual: definir se existe ou não doença estabelecida (outra que não o tabagismo).
- Avaliação do tabagismo como doença: averiguar grau de dependência, gatilhos, outros.
- Avaliação comportamental: avaliar existência de transtornos/doença psiquiátrica.

Programação

A base para a cessação será a terapia cognitivo-comportamental.
- Os outros itens dependerão das características individuais do paciente:
  - Se o grau de dependência de nicotina for elevado (TF* > 5), usar TRN** ou vareniclina.
  - Os gatilhos deverão ser afastados ou, pelo menos, reduzidos.
  - Havendo transtorno do comportamento, tratá-lo com medicação psicoativa.
  - Outros itens serão considerados: apoio familiar, apoio de grupo, programa de exercício, dieta.

* TF: Teste de Fagerström.
** TRN: Terapia de reposição de nicotina.

quais serão usados e de que forma. Esses detalhes são discutidos adiante.

- As próximas entrevistas visarão ao acompanhamento do tratamento, com foco nas necessidades individuais do paciente com relação aos muitos itens discutidos neste capítulo. Poderão ter frequência semanal nos primeiros dois a três meses, e deverão ser mensais ou bimensais até completar-se um ano de tratamento.

Escolha do esquema terapêutico

Para todos os pacientes, utiliza-se a terapia cognitivo-comportamental, com a adequação necessária ao perfil individual.

Para a escolha de medicamentos, diversos itens devem ser considerados: intensidade do desejo do paciente de parar de fumar, avaliação da dependência pelo teste de Fagerström, presença e intensidade de transtorno do comportamento ou de doença psiquiátrica.

Com tratamentos avaliados por ensaios clínicos em que se utilizou um fármaco isoladamente, seja nicotina de reposição, bupropiona seja bloqueador de receptor nicotínico, obteve-se entre 20 e 30% de abstinência após 12 meses.[16-19] Um programa de tratamento com base cognitivo-comportamental, complementado pela associação de medicamentos indicados conforme aspectos individuais do paciente, possibilitará resultados superiores aos encontrados nos ensaios clínicos.

São citadas, a seguir, algumas situações ilustrativas e as possíveis escolhas terapêuticas:

→ **Situação I:** grande desejo de parar de fumar, sem transtorno significativo
- TCC com base em características individuais
- TRN ou vareniclina se a dependência de nicotina for elevada (TF > 5)

→ **Situação II:** pouca vontade de parar de fumar, sem transtorno significativo
- TCC muito reforçada (precisa mudar de fase comportamental)
- TRN ou vareniclina se a dependência de nicotina for elevada (TF > 5)

→ **Situação III:** pouca vontade de parar de fumar, com transtorno psiquiátrico significativo
- TCC muito reforçada, preferencialmente com psiquiatra
- TRN ou vareniclina se a dependência de nicotina for elevada (TF > 5)
- O tratamento psiquiátrico é indispensável

→ **Situação IV:** baixa dependência (TF < 5; boa tolerância à abstinência da nicotina)
- TCC conforme grau de dependência psicológica e de transtorno
- Geralmente não há necessidade de TRN nem de vareniclina

→ **Situação V:** elevada dependência (TF > 5; má tolerância à abstinência da nicotina)
- TCC conforme grau de dependência psicológica e de transtorno
- TRN ou bloqueador de receptor nicotínico

→ **Situação VI:** transtorno de depressão/ansiedade
- TCC muito reforçada, preferencialmente com psiquiatra
- Transtorno leve/moderado: considerar antidepressivo/ansiolítico
- Transtorno grave: avaliação e acompanhamento psiquiátrico

→ **Situação VII:** doença psiquiátrica (bipolaridade, esquizofrenia, etc.)
- TCC
- Tratamento psiquiátrico
- Demais itens, conforme necessidades individuais

> **ATENÇÃO**
>
> Não existe um tratamento-padrão que sirva para todos os pacientes, devendo a abordagem ser individualizada, considerando fatores ambientais, psicológicos, comportamentais e socioculturais de cada um.

Terapia cognitivo-comportamental

A terapia cognitivo-comportamental (ver Capítulo "Tabagismo: Terapia Cognitivo-Comportamental") combina intervenções cognitivas e treinamento de habilidades comportamentais, visando à cessação do tabagismo e à prevenção de recaídas. Seu principal objetivo é detectar situações de risco para fumar e desenvolver estratégias de enfrentamento.[2] O fumante deve viver situações rotineiras em que normalmente fumaria e passar a resistir à tentação pelo aprendizado da TCC, sendo estimulado e preparado para tornar-se agente de mudança do seu próprio comportamento.

Para a TCC, é fundamental entender e incorporar conhecimentos que auxiliarão o paciente na mudança comportamental necessária para não mais fumar (QUADRO 32.1.6).

Tratamento medicamentoso: indicação e escolhas[12]

Diversos estudos evidenciaram que o uso de medicações pode duplicar ou até triplicar o resultado do tratamento para cessação do tabagismo, em comparação com placebo.[10,16] Genericamente, há dois tipos de intervenções farmacológi-

QUADRO 32.1.6 → Terapia cognitivo-comportamental: fundamentos

- Entender o significado da dependência de nicotina.
- Saber mais sobre a dependência psicossocial do tabagismo e seus significados (assim o fumante poderá entender melhor por que fuma!).
- Mudar hábitos.
- Afastar gatilhos (situações que levam a fumar).
- Aprender a lidar com as frustrações.
- Entender os mecanismos do automatismo e usar esse conhecimento para controle.
- Fortificar a decisão de parar de fumar (técnicas de reforço).
- Reforçar os mecanismos de gratificação (autopremiação).
- Reforçar a ideia de estar fazendo o que é certo.
- Aprender a diferença entre lapso e recaída, e a forma de evitá-los (técnicas de enfrentamento).
- Enfatizar os benefícios de parar de fumar.

cas para tratamento do tabagismo: terapêutica de reposição da nicotina e medicações sem nicotina (ver Capítulo "Papel dos Fármacos no Tratamento do Tabagismo").

O principal objetivo do uso de fármacos é reduzir os sintomas de abstinência e facilitar a abordagem cognitivo-comportamental.

Terapêutica de reposição de nicotina

Indica-se a TRN quando houver alta dependência de nicotina, o que pode ser caracterizado quando o teste de Fagerström tiver escore acima de 5 (TF > 5) ou quando houver antecedentes de síndrome de abstinência em situações de privação da substância.

Esquema terapêutico da nicotina:

Durante as primeiras 8 a 12 semanas de cessação, usar adesivo de 21 mg, uma vez ao dia. Para dependência muito elevada (TF > 7), pode-se aumentar a dose diária para dois ou até três adesivos, usados simultaneamente. A dose é reduzida a cada quatro semanas para 14 e 7 mg ao dia, conforme tolerância à síndrome de abstinência. Se, apesar do uso de adesivo de nicotina, houver manifestações de abstinência ou fissura, pode-se acrescentar goma de mascar (chiclete) de 2 ou 4 mg para os momentos de piora dos sintomas, podendo usar-se até 20 gomas ao dia.

As formas de nicotina disponíveis em nosso meio são estas:

- *Adesivo transdérmico.* Apresentação: 21, 14 e 7 mg. Efeitos adversos: irritação local, eritema infiltrativo (os quais raramente justificam suspensão). Recomenda-se variar o local de aplicação do adesivo na pele.
- *Goma de mascar.* Apresentação: tabletes de 2 e 4 mg. Efeitos adversos: náuseas, ulceração nas gengivas. Recomenda-se manter a goma no sulco gengivobucal; o suco resultante da mastigação deve ser mantido na cavidade bucal pelo máximo tempo possível, pois a melhor absorção da nicotina ocorre neste sítio.
- *Pastilhas mastigáveis.* Apresentação: 2 e 4 mg. Posologia e efeitos adversos: semelhantes aos da goma.

Vareniclina

Usa-se preferencialmente quando há alta dependência de nicotina ou tentativas prévias de cessação com diversas recaídas. Ela atua diretamente nos receptores nicotínicos ($\alpha4\beta2$) e tem efeitos agonista e antagonista parcial. É o único medicamento que tem esse efeito, o que favorece sua indicação não apenas pela eficácia terapêutica, mas também por provocar maior motivação do paciente para a cessação.

O primeiro ensaio clínico, publicado por Jorenby[19], mostrou que a vareniclina (V) era mais eficaz do que a bupropiona (B) e o placebo (P) em termos de abstinência em três meses (V=44%, B=30%, P=18%) e em 12 meses (V=22%, B=15%, P=10%).

Esquema terapêutico da vareniclina (comp 150mg)

→ Primeiros três dias: 1 comprimido de 0,5 mg, uma vez ao dia, pela manhã
→ Próximos quatro dias: 1 comprimido de 0,5 mg, duas vezes ao dia (isso cobre a primeira semana)
→ Próximas 11 semanas: 1 comprimido de 1,0 mg, duas vezes ao dia

Uma minoria de pacientes pode apresentar efeitos adversos como náuseas, cefaleia, insônia ou tonturas. Tais efeitos em geral não exigem suspensão do medicamento, ocorrendo adaptação do organismo. Recomenda-se especial cuidado com pacientes psiquiátricos, com depressão e tendência suicida, pois há relatos de caso com desfecho fatal, não definidamente atribuível ao fármaco.

A vareniclina tem demonstrado segurança e tolerabilidade tanto em fumantes jovens quanto em idosos com função renal normal. Não se recomenda o uso simultâneo de nicotina e vareniclina, salvo em circunstâncias especiais.

Bupropiona

Originalmente usado como antidepressivo, é o único psicoativo extensamente testado e validado pelo Food and Drug Administration (FDA).[17,18]

Trata-se de fármaco com efeitos antidepressivos, dopaminérgicos (aumenta a dopamina no *nucleus accumbens* por inibição da recaptação) e noradrenérgicos (afeta neurônios no *locus ceruleus*) que reduz a síndrome de abstinência, pois simula a ação da nicotina. Reduz pela metade o ganho de peso associado à abstinência (3,0 kg x 1,5 kg).[17]

Esquema terapêutico da bupropiona (comp. 150 mg)

1 comprimido pela manhã nos primeiros três dias

1 comprimido duas vezes ao dia, a partir do quarto dia, durante 12 semanas

Os efeitos adversos da bupropiona são insônia, boca seca, convulsão e cefaleia. As contraindicações incluem convulsões, epilepsia, anorexia nervosa, bulimia, etilismo pesado, problemas do sistema nervoso central (acidente vascular cerebral, traumatismo cranioencefálico, neoplasia), sendo que gravidez e amamentação são contraindicações absolutas. As precauções envolvem parar os inibidores da monoaminoxidase (MAO) 14 dias antes; evitar a bupropiona ou ter muita cautela quando do uso concomitante de antidepressivos, antipsicóticos, teofilina, esteroides sistêmicos; tratar pacientes diabéticos com hipoglicemiantes orais e insulina; e reduzir doses na vigência de insuficiência renal ou hepática.

Recomenda-se parar de fumar no oitavo dia de tratamento. Conforme necessidades individuais do paciente, é possível prescrever outros fármacos psicoativos que não bupropiona.

Outros tipos de intervenção (medicamentos e programas)

Recomenda-se cautela com relação a outros métodos e medicamentos que visem ajudar o fumante a parar de fumar, pois devem ser validados por ensaio clínico particularmente quanto à sua eficácia e segurança.

No entanto, métodos que tenham proporção com aspectos culturais, regionais e religiosos dos pacientes, desde que possibilitem levar as pessoas a parar de fumar e não ofereçam riscos, poderão ser utilizados, contanto que haja responsabilização e fiscalização quanto ao seu uso e desfechos.

ATENÇÃO

É muito importante saber:

- Para cessar o tabagismo, é preciso tomar uma grande decisão de vida e mudar de comportamento.
- Oitenta por cento dos fumantes querem parar de fumar.
- Parando de fumar por conta própria, sem apoio terapêutico, menos de 6% das pessoas mantêm-se abstinentes após 12 meses (isso acontece em cada tentativa).
- A maioria dos fumantes só consegue cessação definitiva na enésima tentativa (4 a 8).
- Com o uso de apenas um medicamento, isoladamente, após 12 meses, cerca de 30% das pessoas mantêm-se abstinentes.
- Com a terapia cognitivo-comportamental como base terapêutica, mais medicações associadas, conforme necessidades individuais, após 12 meses, a abstinência poderá ser superior a 50% (este é o desafio!).

Itens fundamentais para a cessação do tabagismo

Característica	Relevância
Desejo de parar de fumar	Decisão de pedir ajuda
Ter um grande objetivo	Motivação
Grau de dependência	Escolha de medicação
Presença de transtorno	Tratamento multidisciplinar; Assistência psiquiátrica

Definir um plano antes de iniciar o tratamento

Referências

1. Bolliger CT, Fagerström KO. The tobacco epidemic. Basel: Karger; 1997. v. 28.

2. Sardinha A, Oliva AD, D'Augustin J, Ribeiro F, Falcone EMO. Intervenção cognitivo-comportamental com grupos para o abandono do cigarro. Rev Bras Ter Cogn. 2005;1(1):83-90.

3. World Health Organization. WHO framework convention on tobacco control. Geneva: WHO; 2003.

4. Corrêa da Silva LC. A epidemia do tabagismo. Revista da AMRIGS. 2009;53(4):436-7.

5. Corrêa da Silva LC. Controle do tabagismo. Revista da AMRIGS. 2010;54(1):110-1.

6. Prochaska JO, DiClemente CC. Stages and processes of self-change of smoking: toward an integrative model of change. J Consult Clin Psychol. 1983;51(3):390-5.

7. Prochaska JJ, Delucchi K, Hall SM. A meta-analysis of smoking cessation interventions with individuals in substance abuse treatment or recovery. J Consult Clin Psychol. 2004;72(6):1144-56.

8. DiClemente CC, Prochaska JO. Self-change and therapy change of smoking behavior: a comparison of processes of change in cessation and maintenance. Addict Behav. 1982;7(2):133-42.

9. Fagerström KO. Measuring degree of physical dependence to tobacco smoking with reference to individualization of treatment. Addict Behav. 1978;3(3-4):235-41.

10. Fiore MC, Bailey WC, Cohen SJ, Dorfman SF, Goldstein MG, Gritz ER, et al. Treating tobacco use and dependence. Rockville: U.S. Dept. of Health and Human Services, Public Health Service; 2000.

11. West R, Shiffman S. Smoking cessation (fast facts). 2nd ed. Oxford: Health Press; 2007.

12. Reichert J, Araújo AJ de, Gonçalves CMC, Godoy I, Chatkin JM, Sales MPU, et al. Diretrizes da SBPT: diretrizes para cessação do tabagismo – 2008. J Bras Pneumol. 2008;34(10):845-80.

13. Ranney L, Melvin C, Lux L, McClain E, Lohr KN. Systematic review: smoking cessation intervention strategies for adults and adults in special populations. An Intern Med. 2006;145(11):845-56.

14. Rosen-Chase C, Dyson V. Treatment of nicotine dependence in the chronic mentally ill. J Subst Abuse Treat. 1999;16(4):315-20.

15. Hughes JR. Tobacco treatment specialists: a new profession. J Smoking Cessation. 2007;2(2 Suppl):2-7.

16. Silagy C, Lancaster T, Stead L, Mant D, Fowler G. Nicotine replacement therapy for smoking cessation. Cochrane Database Syst Rev. 2002;(4):CD000146.

17. Jorenby DE, Leischow SJ, Nides MA, Rennard SI, Johnston JA, Hughes AR, et al. A controlled trial of sustained-release bupropion, a nicotine patch, or both for smoking cessation. N Engl J Med. 1999;340(9):685-91.

18. Hurt RD, Sachs DP, Glover ED, Offord KP, Johnston JA, Dale LC, et al. A comparison of sustained-release bupropion and placebo for smoking cessation. N Engl J Med. 1997;337(17):1195-202.

19. Jorenby DE, Hays JT, Rigotti NA, Azoulay S, Watsky EJ, Williams KE, et al. Efficacy of varenicline and alpha4beta2 nicotinic acetylcholine receptor partial agonist, vs placebo or sustained-release bupropion for smoking cessation: a randomized controlled trial. JAMA. 2006;296(1):56-63.

32.2 Tratamento em Grupo

Lisandra Soldati
Elenice Rode

Introdução

A dinâmica de um grupo para tratamento do tabagismo é muito especifica e apresenta particularidades significativas. O objetivo do grupo é único: parar de fumar. No entanto, os grupos possuem caráter heterogêneo, o que, por um lado, dificulta o processo em função da diversidade, mas, por outro, facilita a troca de experiências e o entendimento das particularidades de cada pessoa durante todo o processo de parar de fumar.

É uma ilusão esperar que o grau de motivação de todos os componentes do grupo seja idêntico, principalmente na fase inicial do tratamento. E isso acaba por determinar posturas variadas, desde uma disposição colaborativa, medo do fracasso até atitudes defensivas ou de ataque. Isso exige que o condutor do grupo saiba lidar com essas diferenças sem perder o foco do tratamento, transformando as diferentes posições em instrumento para seu trabalho para atingir o objetivo coletivo.

Nossos critérios para inclusão dos grupos são norteados pelo Instituto Nacional do Câncer (INCA), com algumas modificações: estar em remissão dos sintomas de doença clínica grave que dificulte sua capacidade de fala e/ou audição e/ou compreensão linguística; estar em remissão dos sintomas de doença psiquiátrica e/ou neurológica que comprometa sua capacidade de interação social, como insuficiente contato com a realidade, sintomas de desvios sociais, conduta antissocial acentuada, defesa psicopática, episódios maníacos, sintomas depressivos graves, esquizofrenia; ter idade superior a 18 anos, grau de inteligência dentro dos limites da normalidade; e não apresentar distúrbios neuropsicológicos que atrapalhem sua capacidade cognitiva (compreensão e comunicação).

> **ATENÇÃO**
>
> Tem-se buscado, no trabalho com grupos, encontrar uma dinâmica que facilite e obtenha resultados positivos no tratamento de uma doença tão complexa como a dependência de nicotina. O modelo tem sido uma combinação daquilo que se acredita possa gerar bons resultados.

Organização do tratamento em grupo

Os grupos estão estruturados em encontros semanais na fase ativa de tratamento, e quinzenais e mensais na fase de manutenção. As sessões têm duração de 1 hora e 15 minutos, com horário fixo e grupos fechados. O número máximo é de 10 integrantes por grupo, para que a assistência seja mais personalizada. Todas as sessões são coordenadas por uma psicóloga acompanhada de uma enfermeira, que exerce a função de coterapeuta. Em dois encontros, o grupo conta com a presença do pneumologista e do psiquiatra, que são responsáveis pela avaliação e prescrição de medicações e assistência clínica dos pacientes. Também são distribuídos para os pacientes, em todas as sessões, materiais impressos com informações e exercícios específicos sobre os tópicos trabalhados em cada encontro.

Nos primeiros encontros, a ênfase recai sobre a decisão de cessação e preparação para o dia da parada. Nos encontros intermediários, enfatizam-se a abstinência e a mudança no estilo de vida e, durante a parte final do tratamento, o foco recai sobre a manutenção da abstinência, o manejo para lidar com eventuais lapsos ou recaídas e a preparação para a alta.

Dinâmica do tratamento em grupo

O tratamento em grupo tem como base a terapia cognitivo-comportamental (TCC), já abordada em capítulos anteriores, e a terapia focada em esquemas,[1] também empregando técnicas da entrevista motivacional.[2] Essa estrutura pode ser brevemente descrita na metáfora da árvore, que pode ser utilizada de duas formas ao mesmo tempo: uma forma é imaginar uma árvore cujas raízes funcionam como as artérias necessárias para a vida, que pouco a pouco vai sendo prejudicada pelo tabagismo, reduzindo sua vitalidade e força. A outra é imaginar as raízes dessa árvore como esquemas básicos da personalidade do dependente de nicotina. Essas raízes estruturam o tronco e seriam as crenças centrais que cada fumante traz acerca do cigarro. Tais crenças norteiam os pensamentos automáticos que darão origem aos sentimentos e comportamentos de fumar ou se abster do cigarro.

> **ATENÇÃO**
>
> A questão é justamente esta: a maioria dos fumantes nos grupos demonstra que se sente responsável pelo que faz ou não faz, com relação ao tabagismo, mas não pelo que pensa. Assim sendo, busca-se auxiliar a pessoa a entender sua responsabilidade sobre seus pensamentos acerca do cigarro e aí, então, ela poderá estar preparada para enfrentar as fissuras (intenso desejo de fumar).

Existem dois tipos de habilidades de enfrentamento de fissuras: as comportamentais e as mentais. Antecipar as situações que podem causar a vontade é uma parte importante para ajudar o fumante a se preparar para elas. Se a pessoa já não fuma há algum tempo, provavelmente já diminuiu ou extinguiu a relação de vínculo entre o fumar e a maioria das atividades diárias. Assim, provavelmente não é mais isso que vai desencadear o desejo de fumar. Entretanto, se ainda existem desejos ou pensamentos de fumar, é importante lembrar que o evento interno (lembranças, sonhos) ou externo é responsável pelo surgimento do desejo, pois eles irão desencadear os pensamentos sobre o fumar.

Por isso, a tomada de decisão precisa ser trabalhada continuamente durante o tratamento da dependência da nicotina, sobretudo nos encontros iniciais, pois se ela estiver firme e bem estruturada, todo e qualquer evento, sendo interno ou externo, ficará enfraquecido. O fumante não deve apresentar vulnerabilidades quanto à sua decisão de parar. A terapia de grupo – mantendo a força e conexão entre os componentes, como mais um compromisso no reforço da tomada de decisão – apresenta-se como um excelente recurso a ser utilizado para reduzir a ambivalência.

Outra vantagem importante a ser considerada durante o processo grupal e que se utiliza previamente ao dia de parada é olhar para histórias pregressas de outros componentes do grupo e incentivar que partilhem histórias de superação em suas vidas ou de solução de conflitos que julgavam muito difíceis e que foram superados. Estabelecer um paralelo com a decisão de parar de fumar pode aumentar a autoeficácia (percepção que o indivíduo tem de sua autoestima e de sua própria capacidade para resolver um problema). Esse paralelo visa aumentar a confiança que cada um possui na sua capacidade para parar de fumar e se manter abstêmio.

> **ATENÇÃO**
>
> Logo após o dia da parada, enfatizar as estratégias de enfrentamento pode ser uma ferramenta importante durante o processo. Cada um dos participantes traz sua própria experiência e, assim, pode servir de modelo para o outro. Ao mesmo tempo, fortalece a ideia de que todos, mesmo que de formas diferentes, passam pelas mesmas dificuldades e podem obter resultados positivos no manejo dessas vontades.

Temos percebido durante os grupos que se concentrar nos aspectos positivos da abstinência, bem como reforçar positivamente as pequenas conquistas como manejo das fissuras, recusa a convites para fumar ou mesmo a evitação de situações de risco, também tem se mostrado eficaz, até mais do que apoiar o fumante em momentos difíceis de sua caminhada.

Alguns estudos recentes[3,4] têm demonstrado que, quando os sentimentos positivos ultrapassam os negativos na proporção de 3 para 1, a pessoa alcança uma espécie de ponto de equilíbrio. Além disso, o otimismo permite que as coisas sejam percebidas como um todo, sem que se prenda a aborrecimentos de menor porte. Assim, minimizar-se-iam as consequências negativas do deixar de fumar.

Problemas comuns

Dentre os problemas mais frequentes encontrados nos grupos, citam-se estes:

- Pacientes muito "apegados" e sem suporte social: trata-se do apego que pessoas solitárias (divorciadas, separadas, solteiras, viúvas) possuem com o cigarro. Pode-se comparar a dependência de nicotina com um transtorno de controle de impulsos, em que o fumante vive uma situação de paixão/amor patológico com o cigarro, quase como em substituição a uma pessoa: nesses casos, mesmo querendo deixá-lo, ela não consegue por medo de ficar sozinha. Com isso, entender-se-á melhor como abordar cada um desses pacientes.
- Resistência para mudança: isso diz respeito à dificuldade que as pessoas apresentam na adaptação a uma nova vida sem o cigarro.
- Não assiduidade por parte daqueles que estão apresentando dificuldades para manter a abstinência, pois aqueles que recaem ou têm lapsos durante o processo acabam – como mecanismo de defesa – fazendo a evitação do grupo, em vez de participar e pedir auxílio. Daí a importância da realização de ligações telefônicas para saber o que está ocorrendo e tentar, assim, resgatar esses pacientes.
- Abandono do tratamento na fase de manutenção antes de completar um ano, por parte de pacientes que acreditam estar muito bem: aqui reside um alerta para even-

tuais recaídas, uma vez que a assiduidade está relacionada com o comprometimento com o tratamento e isso tem sido um preditor de sucesso para abstinência.

- Pacientes com comorbidades psiquiátricas que, muitas vezes, durante o processo de cessação, acabam por se desestabilizar emocionalmente: aqui se percebe a importância de profissionais da área da psicologia e da psiquiatria acompanharem o tratamento, além do pneumologista.
- Autossabotagem de algumas pacientes do sexo feminino, com relação ao ganho de peso durante o processo de parada.

O QUADRO 32.2.1 apresenta um protocolo de tratamento em grupo do tabagismo.

Relato de caso

O QUADRO 32.2.2 mostra um relato de caso.

O caso de Julia ilustra três situações comumente vivenciadas nos grupos:

O pensamento do "oito ou oitenta", de que tudo está perdido e, por isso, não há sentido em continuar tentando ficar sem fumar. Isso acontece de modo semelhante com pessoas em dieta, após o primeiro pedaço da torta proibida. O pensamento mais comum é de que "já estraguei minha dieta mesmo, então posso muito bem comer o resto da torta". Em seu retorno, aproveitou-se para abordar o efeito de violação da abstinência, para que Julia e os demais participantes entendessem que um maço de cigarros é muito pior do que apenas um cigarro.

Excesso de autoconfiança, ou seja, deixar de ficar hipervigilante, ainda na fase inicial da abstinência, e achar que está seguro e que não tem mais chance de recair. No grupo com situações como essa, os demais componentes acabam por ficar atentos, pois isso pode acontecer com qualquer um.

O cuidado que se deve ter, em fase inicial de abstinência, com o uso de álcool quando se está exposto a situações com pessoas fumando, ou em ambientes em que se costuma fu-

QUADRO 32.2.1 → Protocolo do Tratamento em Grupo do Programa de Tratamento de Tabagismo 180º – Pavilhão Pereira Filho da Irmandade da Santa Casa de Misericórdia de Porto Alegre

AVALIAÇÃO/TRIAGEM – Entrevista individual com psicóloga – Entrevista individual com enfermeira – Consulta individual com pneumologista – Entrevista individual com psiquiatra – Definição da modalidade de tratamento (em grupo ou individual) – Aumento da motivação e informações sobre o tratamento	ENCONTRO 5 – Revisão da semana – Ênfase em prevenção de recaída – Revisão de lapsos, humor/ansiedade, outros sintomas psiquiátricos/psicológicos – Benefícios da parada – Entrega de tarefa e relaxamento
ENCONTRO 1 – Apresentações – Regras do grupo – horários, local, faltas – Tabagismo como dependência química e modelo de tratamento – Modo de parada, data e método preferido pelo paciente – Discussão de paradas anteriores e síndrome de abstinência	ENCONTRO 6 – Revisão da semana – Revisão da tarefa – Prevenção de recaída e efeito de violação da abstinência – Entrega de tarefa e relaxamento
ENCONTRO 2 – Revisão da semana – Continuação da discussão sobre motivação, planos da parada e métodos, além da revisão de eventuais tentativas de parar – Preparação pessoal e do ambiente – Prazo final para entrada de novos pacientes – Entrega de tarefa	ENCONTRO 7 – Revisão da tarefa – Início do encerramento da fase ativa do tratamento, revisão de progressos, possíveis obstáculos – Entrega da tarefa e relaxamento
ENCONTRO 3 – Revisão da semana – Ênfase na parada: datas, medicação e manejo das fissuras, benefícios imediatos da parada – Preparação para a síndrome de abstinência da nicotina – Entrega de tarefas e relaxamento	ENCONTRO 8 – Revisão da semana – Combinações de manutenção – Replanejamento do tratamento dos que seguem fumando
ENCONTRO 4 – Pneumologista e psiquiatra – Revisão da semana – Revisão da medicação e aumento da motivação – Revisão de aspectos clínicos – Relaxamento	MANUTENÇÃO – Manutenção da abstinência e identificação de recaídos para alinhar tratamento – Observação de mudanças de humor e fases do luto

QUADRO 32.2.2 → O caso de Julia

Julia, 42 anos, 25 fumando, tinha parado de fumar há 75 dias. Durante todos os encontros, ela parecia muito confiante em sua capacidade de permanecer como uma não fumante, pois conseguia lidar muito bem com as fissuras que sentia após ter parado. Deixa de vir a dois encontros da manutenção. Quando retorna, relata que certa noite, quando estava em um bar bebendo com amigos, acabou cedendo e aceitou o convite de um deles para fumar. Ela pensou consigo: "Isso não vai dar em nada. Eu sei que abandonei o cigarro!"

No dia seguinte, sentiu-se extremamente culpada e desapontada, com muita raiva de si mesma por ter fumado e com muita vergonha. Ela imaginou ter posto a perder todo o seu trabalho para parar de fumar. O que diria no grupo em seu próximo encontro? "Puxa vida! Eu sou um fracasso!", disse para si mesma. E assim, achou que podia muito bem comprar um maço de cigarros no caminho de volta para casa para poder se sentir melhor.

mar. Isso serve de alerta para uma melhor preparação quanto à prevenção de recaídas e situações de risco.

ATENÇÃO

Como se pode observar, existem muitas peculiaridades no tratamento da dependência da nicotina, o que acaba tornando esse processo ainda mais desafiador. É muito importante que o profissional condutor do grupo de tratamento tenha consciência das dificuldades e da alta complexidade desse tratamento, devendo ter treinamento específico, muita satisfação com o que faz e uma maneira positiva e instigadora de se comunicar com os pacientes.

Referências

1. Young J. Terapia cognitiva para transtornos da personalidade: uma abordagem focada em esquemas. Porto Alegre: Artmed; 2003.

2. Miller WR, Rollnick S. Entrevista motivacional: preparando as pessoas para a mudança de comportamentos adictivos. Porto Alegre: Artmed; 2001.

3. Fredrickson BL. Positividade: descubra a força das emoções positivas, supere a negatividade e viva plenamente. Rio de Janeiro: Rocco; 2009.

4. Gable SL, Gonzaga GC, Strachman A. Will you be there for me when things go right? J Pers Soc Psychol. 2006;91(5):904-17.

Leituras recomendadas

Abreu CN de, Guilhardi HJ. Terapia comportamental e cognitivo-comportamental: práticas clínicas. São Paulo: Roca; 2004.

Araújo RB. O craving em dependentes de tabaco [tese]. Porto Alegre: PUCRS; 2005.

Baldisserotto G, Soldati L, Paim K, Ferreira E, Guths P. Manual de terapêutica. Porto Alegre; 2003. Não publicado.

Beck AT, Wright FD, Newman CF, Liese BS. Terapia cognitiva de las drogodependencias. Buenos Aires: Paidós; 1999.

Becoña E. Tratamento do tabagismo. In: Caballo VE. Manual para o tratamento cognitivo-comportamental dos transtornos psicológicos da atualidade. São Paulo: Santos; 2006.

32.3 Tratamento conforme Normas do Instituto Nacional do Câncer (INCA)

Elton Xavier Rosso

Atualmente, 79% dos brasileiros são assistidos unicamente pelo Sistema Único de Saúde (SUS) e 21% têm assistência suplementar de saúde. Em 2008, o Ministério da Saúde constatou prevalência de 15,2% de tabagismo no Brasil.[1,2] Portanto, universalizar e estruturar programas de tratamento do tabagismo representa o investimento mais custo-efetivo em cuidados da saúde.

Nesse processo, o INCA capacita os recursos humanos das Equipes Coordenadoras dos Estados (Secretarias Estaduais de Saúde e Educação), que, por sua vez, capacitam as Equipes Coordenadoras dos Municípios (Secretarias Municipais de Saúde e Educação), para desenvolverem atividades de coordenação e gerência operacional e técnica do Programa. Estes últimos capacitam os profissionais em seus locais de trabalho nas unidades de saúde, ambientes de trabalho e escolas, respectivamente, onde as informações são divulgadas junto com ações que visam criar nesses ambientes um contexto favorável a mudanças de comportamento de grupos formadores de opinião e modelos de comportamento como profissionais de saúde, professores, estudantes e trabalhadores em geral.

Nesse contexto, por exemplo, a proposta do Programa Ambientes Livres do Cigarro é de que a difusão continuada de informações sobre os riscos do tabagismo e, sobretudo, do tabagismo passivo nesses ambientes aconteça juntamente com a normatização e a sinalização da restrição ao consumo de tabaco nesses canais, associando-a ao apoio aos fumantes para cessação do fumar. Cabe aos diferentes setores da sociedade alertar, cobrar, estimular e pressionar as esferas responsáveis pela legislação. O objetivo é criar leis que resultem em mudanças políticas, ambientais e econômicas para reforçar as mudanças de comportamento necessárias à redução da incidência e mortalidade do câncer e de outras doenças relacionadas com o tabagismo e outros fatores de risco. Além disso, são necessárias medidas importantes para dificultar o acesso dos jovens a produtos derivados do tabaco, as quais envolvem o aumento de preços desses produtos, o controle de sua venda e, principalmente, o mercado ilegal.[3]

O Programa Nacional de Controle do Tabagismo privilegia quatro grandes grupos de estratégias:

- O primeiro está voltado para a prevenção da iniciação do tabagismo, tendo como público-alvo crianças e adolescentes.
- O segundo envolve ações para estimular os fumantes a deixarem de fumar, propiciando programas de tratamento, preferencialmente em grupo, e inclusive fornecendo medicamentos.
- O terceiro grupo abrange medidas que visam proteger a saúde dos não fumantes da exposição à fumaça do tabaco em ambientes fechados, pela implantação de ambientes 100% livres de tabaco.
- O quarto conjunto consiste em medidas que regulam os produtos do tabaco e sua comercialização.

Além disso, para atingir todo o país, o Programa buscou criar uma base geopolítica para que essas ações pudessem acontecer de modo equitativo em todo o território nacional. Atualmente, o Programa conta com uma rede de parcerias governamental e não governamental em âmbito nacional.

As bases para a implementação e a manutenção de um Programa de Cessação do Tabagismo devem estar alicerçadas na sensibilização e conscientização dos gestores, bem como na avaliação da realidade local, e os ambientes onde serão implementados os programas devem ser livres de tabaco. O treinamento dos profissionais de saúde, a disponibilização de material educativo e a divulgação do programa devem ser realizados, atualizados e revisados periodicamente. A implementação do programa e a avaliação e monitoração dos resultados também fazem parte desse espectro. Cada programa deve ter uma meta de cessação do tabagismo com 6 e 12 meses de seguimento, sendo aceitável 40% e 30% de sucesso, respectivamente.

Os pacientes serão encaminhados para o grupo após consultar um médico treinado, que definirá a necessidade inicial do uso de medicamentos. Nesse momento, é fundamental avaliar se o paciente tem consciência de que é portador de uma doença chamada tabagismo e de que, para parar de fumar, deverá aceitar que o tabagismo implica dependência química e psicológica. Portanto, o ingresso do fumante em um programa de tratamento especializado dependerá da sua disposição em parar de fumar e do preenchimento dos critérios de inclusão e exclusão.

Os critérios de inclusão são estes:

a. Desejo de parar de fumar
b. Aceitação do Programa e assinatura do termo de adesão
c. Caso haja doença crônica, esta deve estar compensada e estável
d. Condições para participar ativamente (dependência de cuidados e dificuldade cognitiva grave podem inviabilizar a participação)
e. Ser alfabetizado e ter capacidade para leitura dos manuais do participante
f. Aceitação da equipe para sua participação

Os critérios de exclusão são os seguintes:

a. Transtorno psicótico agudo
b. Transtorno de humor grave
c. Doença clínica grave e aguda, em fase instável
d. Indisponibilidade de horários e recursos para deslocamento e participação nos encontros

A equipe deve ser composta por um médico e outro profissional de saúde, preferentemente um psicólogo. Cada grupo deve ter a inscrição de 10 a 15 fumantes, ter à disposição uma sala com dimensões e ventilação adequadas e cadeiras preferencialmente dispostas em círculo para facilitar o diálogo entre os participantes. As quatro sessões iniciais são semanais, cada uma com duração aproximada de 90 minutos; após, há duas sessões quinzenais, e, por fim, uma sessão mensal até completar um ano de tratamento.

Cada sessão deve ser distribuída da seguinte forma:

a. Atenção individual (25 minutos): cada fumante conta suas experiências, número de cigarros fumados por dia, tempo de tabagismo, o que o faz fumar, por que quer deixar de fumar e quais suas expectativas.
b. Estratégias e informações (25 minutos): ler de forma simples e objetiva a cartilha referente à sessão.
c. Revisão e discussão (25 minutos): rever e discutir a cartilha, ou outros textos, e tirar dúvidas.
d. Tarefas da semana (15 minutos): ler a cartilha em casa; rever os objetivos individuais até a próxima sessão, marcar a data para parar de fumar e aplicar as estratégias para continuar sem fumar.

As quatro primeiras sessões são fundamentais e acontecem na fase de abstinência do paciente.

Na primeira sessão (durante a preparação para deixar de fumar), deve-se estabelecer a confiança entre todos e a socialização do paciente, esclarecer sobre a doença e o tratamento, bem como extrair e corrigir as expectativas com a terapia. A cartilha deve conter informações sobre os aspectos gerais do tabagismo e as técnicas para parar de fumar (parada abrupta ou gradual) e como se preparar para controlar a dependência.

Na segunda sessão (os primeiros dias sem fumar), alguns pacientes estarão sem fumar. Deve-se parabenizá-los e solicitar que contem como estão se sentindo. Outros, entretanto, ainda estarão fumando. Estes devem contar suas principais dificuldades e quando marcarão a data para a cessação do tabagismo. A segunda cartilha deve conter textos sobre as manifestações da síndrome de abstinência, técnicas de relaxamento, além de destacar esse momento único na vida e as dicas para vencer a fissura.

Durante a terceira sessão (vencendo os obstáculos para continuar sem fumar), deve-se seguir as orientações da segunda, discutindo a importância de tentar cessar o tabagismo. A cartilha deve conter textos sobre os ganhos com a cessação, esclarecer dúvidas sobre o ganho ponderal e destacar a importância dessa nova fase em suas vidas.

Na quarta sessão (benefícios de parar de fumar e prevenção de recaídas), deve-se parabenizar os que estão sem fumar e pedir aos que não cessaram que contem suas dificuldades, ambivalências, metas, solicitando ao grupo que proponha ajuda para estes fumantes. Neste momento, alguns necessitarão de reavaliação individual para redefinição de objetivos.[4]

> **ATENÇÃO**
>
> Os principais problemas dos Programas de Cessação do Tabagismo são a baixa adesão, a dificuldade na aquisição das medicações e a redução no número de inscritos com o andamento do processo. Neste sentido, adequações periódicas, com divulgação constante do programa, subsídios para a compra de medicação e o treinamento de médicos são fundamentais.

Referências

1. Brasil. Ministério da Saúde. Secretaria de Vigilância em Saúde. Secretaria de Gestão Estratégica e Participativa. Vigitel Brasil 2008: vigilância de fatores de risco e proteção para doenças crônicas por inquérito telefônico: estimativas sobre freqüência e distribuição sócio-demográfica de fatores de risco e proteção para doenças crônicas nas capitais dos 26 estados brasileiros e no Distrito Federal em 2008. Brasília: Ministério da Saúde; 2009.

2. Brasil. Ministério da Saúde. DATASUS: Tecnologia da informação a serviço do SUS. População brasileira 2009 [Internet]. Brasília: DATASUS; c2008 [capturado em 24 maio 2011]. Disponível em: http://tabnet.datasus.gov.br/cgi/deftohtm.exe?ibge/ cnv/popuf.def.

3. Brasil. Ministério da Saúde. Instituto Nacional de Câncer. Coordenação de Prevenção e Vigilância. Programa nacional de controle do tabagismo e outros fatores de risco de câncer. Rio de Janeiro: INCA; 2001.

4. Pereira LFF, Corrêa da Silva LC. Programas de cessação do tabagismo. In: Sociedade Brasileira de Pneumologia e Tisiologia. Prática pneumológica. Rio de Janeiro: Guanabara Koogan; 2010.

Programas de Controle do Tabagismo

33

Luiz Carlos Corrêa da Silva

O principal objetivo dos Programas de Controle do Tabagismo (PCT) é proporcionar melhores condições de vida para as pessoas por meio da progressiva redução da produção, comercialização e consumo do tabaco, que resultará na redução de danos e melhoria da saúde.

Três propostas devem ser priorizadas na elaboração de um PCT:

- → Prevenção: para os jovens não se iniciarem no tabagismo
- → Proteção da fumaça ambiental do tabaco: para evitar o tabagismo passivo
- → Cessação: para incentivar e dar condições aos fumantes de pararem de fumar

A rede para controle do tabagismo

Para fazer frente à epidemia do tabagismo – a maior que a humanidade protagonizou em toda a história da civilização – só existe uma alternativa: criar uma grande rede para mobilização da sociedade civil, do setor político, das diversas instituições nos seus respectivos níveis de atuação e, muito particularmente, das organizações não governamentais (ONGs). Devem ser promovidas ações em que as lideranças se comprometam e as pessoas atuem; o objetivo maior é a redução do tabagismo, e cada um, no seu âmbito, deve fazer a sua parte.

A Organização Mundial da Saúde (OMS) criou a Convenção-Quadro para Controle do Tabagismo (CQCT), primeiro Tratado Internacional de Saúde Pública com esta finalidade, que congrega mais de 170 nações.[1] Algumas medidas propostas pela CQCT são vistas no **QUADRO 33.1**. No Brasil, o Ministério da Saúde delegou ao Instituto Nacional do Câncer (INCA) todas as ações governamentais destinadas ao controle do tabagismo, objetivando atingir os Estados e os Municípios, por meio do Programa Nacional de Controle do Tabagismo e do Sistema Único de Saúde (SUS).[2] A Associação Médica Brasileira (AMB), o Conselho Federal de Medicina (CFM) e as Sociedades de Especialidades Médicas, particularmente a Sociedade Brasileira de Pneumologia e Tisiologia (SBPT),[3] participam, em nível nacional, dessa grande rede com suas comissões de tabagismo. A Aliança para o Controle do Tabagismo (ACT), uma ONG de abrangência nacional, tem trabalhado desde 2006 para mobilizar a sociedade civil e as instituições que queiram aderir à causa, com enfoque social e atuação junto ao poder público.[4] O Programa Fumo Zero da Associação Médica do Rio Grande do Sul (AMRIGS) atua em nível estadual, desde 2003, com intensa participação, em nome das entidades médicas, junto ao setor político e à mídia.[5] Hospitais como a Irmandade da Santa Casa de Misericórdia de Porto Alegre (ISCMPA) e universidades como a Universidade Federal de Ciências da Saúde de Porto Alegre (UFCSPA) estão em plena mobilização.

QUADRO 33.1 → Convenção-Quadro para Controle do Tabagismo: algumas medidas em andamento

- Proteção da população do tabagismo passivo
- Aumento de impostos e preços
- Banimento da propaganda e da promoção
- Proibição dos descritores ("baixos teores" e outros)
- Regulamentação dos produtos do tabaco
- Controle do mercado ilegal (contrabando)
- Apoio para acesso ao tratamento do tabagismo
- Proibição da venda ou comércio para menores de idade
- Educação em saúde
- Mensagens de advertência nas embalagens
- Atividades alternativas ao cultivo do fumo

Fonte: Adaptado de World Health Organization.[1]

Organização dos programas

É muito importante que, para a composição de um programa de controle do tabagismo, se utilize uma metodologia organizacional com a máxima consistência e eficácia. Para isso, alguns princípios devem ser observados, conforme descrito no **QUADRO 33.2**.

Na organização de um programa, é necessário seguir regras e princípios conceituais que envolvam todos os participantes:

- I – Faz-se necessário mudar paradigmas, e para isso é preciso desenvolver novas visões e novos conceitos, propiciar mudanças de percepções e necessidades individuais e coletivas, visando atingir resultados. Para tanto, os agentes devem ser os líderes e as instituições.
- II – Também é fundamental mudar comportamentos, o que exige um processo educativo em que o próprio indivíduo promova seu desenvolvimento e sua necessidade de buscar novos paradigmas. Os agentes da mudança são os próprios cidadãos.
- III – Para que tudo isso se desenvolva com a máxima eficácia, é necessário difundir muita informação pela mídia sobre os processos de controle do tabagismo, as regras de convívio instituídas, os novos conhecimentos adquiridos e sua utilidade para a saúde das pessoas. E, sempre que necessário, devem ser abertas discussões para que o tema seja amplamente debatido com a sociedade.

QUADRO 33.2 → Fundamentos dos Programas de Controle do Tabagismo

- Planejamento estratégico: objetivos e metas bem definidos, e estabelecimento de resultados a serem atingidos.
- Representatividade institucional: deve estar inserido em um programa institucional.
- Liderança e credibilidade: dirigido por um grupo de pessoas comprometidas.
- Sustentabilidade: deve seguir uma programação, realizar reuniões periódicas, com registro das decisões e ações.
- Formação de multiplicadores: estimula-se que líderes e demais colaboradores da instituição atuem nos seus locais de trabalho.
- Consistência de marca (OMS, INCA, ACT, AMRIGS, ISCMPA, UFCSPA, etc.)
- Divulgação: forte mídia é fundamental para a evolução do processo.

> **ATENÇÃO**
>
> Para mudar um comportamento incorporado pela mídia, é necessário que todos os níveis possíveis de atuação (**FIGURA 33.1**) se somem no mesmo sentido e atuem em uma grande rede, com uniformidade e insistência de todos os fatores influenciadores.

O papel dos médicos

A ideia é que cada um atue nos seus locais de trabalho e de influência, e que os médicos sejam líderes dessa mobilização. Com a atuação dos mais de 300 mil médicos brasileiros, poder-se-ia conseguir resultados nunca antes sonhados para o controle do tabagismo em nosso meio. Tudo em prol de mais saúde e de uma sociedade que sempre poderá ter nos médicos seus legítimos defensores e representantes na busca de uma vida melhor.

Abriu-se um espaço notável para que os profissionais da saúde, particularmente os médicos, tornem-se especialistas em tratamento do tabagismo, uma vez que esta é, também e cada vez mais, uma atividade clínica e não apenas do setor de prevenção da saúde pública.[6] O médico deve ser líder nas comissões e grupos que têm como objetivo o desenvolvimento de Programas de Controle do Tabagismo e Programas de Tratamento do Tabagismo. Devem associar-se pessoas que desejem colaborar com as instituições, formando-se grupos que trabalhem para a organização de programas que tenham três objetivos principais, propostos pela OMS: proteção do

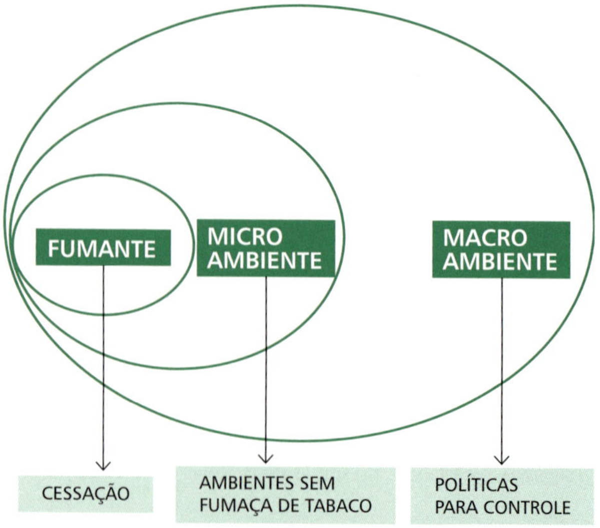

FIGURA 33.1 → Controle do tabagismo: níveis de atuação.

tabagismo passivo – mediante a promoção de ambientes 100% livres de tabaco; prevenção – por meio de processos educativos, com o objetivo de que os jovens não comecem a fumar; e cessação – com a implementação de programas de tratamento para os fumantes.

O papel das cidades

Pelas circunstâncias do mundo moderno, estimula-se direcionar o máximo esforço para que as cidades se mobilizem no sentido de promover ambientes livres de fumaça de tabaco. Para isso, recomenda-se atuar junto às Câmaras de Vereadores com vistas ao desenvolvimento de Projetos de Leis Municipais que possibilitem uma fiscalização direta para que não se fume nos ambientes fechados de convívio. Afinal, é nas cidades que acontece a rotina da vida cotidiana.

O papel das empresas

Sabe-se que funcionários fumantes perdem entre 10 e 20% de produtividade (tempo desperdiçado para fumar, licenças por adoecimento, etc.), apresentam maior risco de provocar acidentes e incêndios e, como regra, têm prejuízo na higiene pessoal. Os clientes, na sua maioria, preferem ser assistidos por colaboradores não fumantes. Portanto, os empresários têm o máximo interesse em reduzir o índice de tabagismo entre seus colaboradores. Para tal, os líderes devem dar exemplo ao não fumar dentro da empresa, pois do contrário seus subordinados poderão sentir-se autorizados a não mudar esse comportamento.

Recomenda-se que as empresas tenham normas para controle do tabagismo, principalmente centradas na proibição de fumar nos seus ambientes fechados. É também recomendado que não exista o chamado "fumódromo", local fechado específico para fumar, pois em tal ambiente não existe proteção para ninguém; pelo contrário, devido à impossibilidade de depuração satisfatória do ar, as pessoas são obrigadas a inalar um ar altamente contaminado por gases e partículas tóxicas. Também é necessário proporcionar informações sobre promoção de saúde e prevenção de doenças aos colaboradores e, na medida do possível, facilitar o acesso de fumantes a programas de tratamento do tabagismo.

> **ATENÇÃO**
>
> O ideal é que, nas empresas, não seja permitido fumar a partir do local de entrada (portão externo, quando este é o caso), pois isso sinalizará com ênfase que existe um total comprometimento da alta administração com a saúde e a qualidade de vida de todos. Também se recomenda divulgar, por meio de sinalização, cartazes e materiais impressos, em locais estratégicos, sobre a política institucional para controle do tabagismo. Deve ser estimulada a promoção de palestras e encontros periódicos para divulgação de informações sobre promoção de saúde e prevenção de doenças.

O papel das pessoas

Cada um deve fazer sua parte para que a rede social seja fortalecida pela difusão das informações, incorporação das ideias, atuação complementar e continuada das lideranças, multiplicando-se assim as ações para prevenção, proteção e cessação.

A saúde deve ser priorizada por um conjunto de atitudes a ser incorporado na rotina de todos: não fumar – nem passivamente –, fazer exercícios regularmente e cultivar uma alimentação saudável.

> **ATENÇÃO**
>
> Para o controle do tabagismo, é muito importante formar multiplicadores, agregando pessoas que possam manter as ações necessárias para que os programas sejam permanentes. Neste caso, o maior desafio é que se relevem questões menores e individuais e todos os esforços sejam dirigidos em prol do conjunto. Atitudes aglutinadoras e de coesão é o que se espera das lideranças.

Avaliação das intervenções dos PCTs

A seguir são sugeridas medidas que podem ser realizadas sequencialmente para avaliar os resultados de intervenções desenvolvidas por programas de controle do tabagismo em diferentes ambientes, fechados ou não (instituições, empresas, ambientes públicos como praças, parques, locais de lazer e outros):

- Prevalência de fumantes, por meio de questionário-padrão
- Contagem de bitucas no chão e em lixeiras
- Medida do monóxido de carbono (CO) no ar expirado de fumantes e não fumantes
- Medida de CO em partes por milhão (PPM) no ar ambiente
- Medida de cotinina na urina (ou saliva) de não fumantes

Referências

1. World Health Organization. WHO framework convention on tobacco control. Geneva: WHO; 2003.

2. Brasil. Ministério da Saúde. Instituto Nacional de Câncer. Coordenação de Prevenção e Vigilância. Programa nacional de controle do tabagismo e outros fatores de risco de câncer [Internet]. 2nd ed. Brasília: Ministério da Saúde; 2003 [capturado em 24 maio 2011]. Disponível em: http://www.inca.gov.br/tabagismo/frameset.asp?item= programa&link=introducao.htm.

3. Reichert J, Araújo AJ de, Gonçalves CMC, Godoy I, Chatkin JM, Sales MPU, et al. Diretrizes da SBPT: diretrizes para cessação do tabagismo – 2008. J Bras Pneumol. 2008;34(10):845-80.

4. ACT: Aliança de Controle do Tabagismo [Internet]. São Paulo: ACT; 2011 [capturado em 24 maio 2011]. Disponível em: www.actbr.org.br.

5. Corrêa da Silva LC. Controle do tabagismo. Revista da AMRIGS [Internet]. 2010 [capturado em 24 maio 2011];54(1):110-1. Disponível em: http://www.amrigs.com.br/ revista/54-01/23-controle_do_tabsessao_fumo_zero.pdf.

6. Hughes JR. Tobacco treatment specialists: a new profession. J Smoking Cessation. 2007;2(2 Suppl):2-7.

33.1 Programa de Controle do Tabagismo da Irmandade da Santa Casa de Misericórdia de Porto Alegre

Luiz Carlos Corrêa da Silva
Mavis Klaus Inhaquites
Rute Merlo Somensi
Vera Lúcia Fauri
Robério João Lersch
Zahara Albornoz

Exemplo de caso de um hospital

O Programa de Controle do Tabagismo da Irmandade da Santa Casa de Misericórdia de Porto Alegre (PCT-ISCMPA) teve início oficialmente em julho de 2007, sendo nomeada pela direção executiva da instituição uma comissão de representantes para planejar e desenvolver as ações necessárias ao programa.

O PCT-ISCMPA tem por objetivo a restrição e progressiva eliminação do tabagismo dentro das dependências da instituição.

A população-alvo consiste em pacientes, familiares, acompanhantes, visitantes e, muito particularmente, os profissionais. A política prevê que a instituição seja 100% livre do tabaco.

O Programa de Controle do Tabagismo da ISCMPA prevê:

→ Fase I: **Proteção do tabagismo passivo** – promoção de ambiente livre da fumaça do tabaco, desde 2007, envolvendo ações de conscientização e normatização pela instituição para que os colaboradores não fumem dentro dos limites da instituição, durante sua jornada de trabalho.

→ Fase II: **Prevenção** – implantada em 2008, com ações educativas em que se demonstra os prejuízos do tabagismo para os jovens, estabelecendo-se um modelo a partir do exemplo.

→ Fase III: **Tratamento** – implantada em 2008, com ênfase na terapia cognitivo-comportamental, ajudando os colaboradores a deixar de fumar, fornecendo-lhes todas as informações e estratégias necessárias para direcionar seus esforços neste sentido. Programas de tratamento do tabagismo também são oferecidos para a comunidade externa.

As ações desenvolvidas neste período envolvem:

- Questionário sobre tabagismo aplicado em outubro de 2007 aos 5.410 funcionários: 4.355 (80%) responderam, sendo que 528 destes (12%) declararam ser fumantes.
- Três programas de tratamento em andamento:
  - Programa interno, oferecido para os funcionários fumantes e familiares
  - Programa para pacientes privados e de convênios (no Pavilhão Pereira Filho)
  - Programa para pacientes atendidos pelo Sistema Único de Saúde (SUS) na Santa Casa
- Reuniões semanais da comissão do PCT-ISCMPA.
- Palestras mensais dirigidas à comunidade interna para integração com as diversas especialidades, aproveitando oportunidades e datas emblemáticas e, também, à comunidade externa para divulgação e incentivo à cessação do tabagismo.
- Ações comunitárias nas datas alusivas (31 de maio – Dia Mundial sem Tabaco, e 29 de agosto – Dia Nacional de Combate ao Fumo).
- Participação em eventos e congressos sobre tabagismo, com palestras e *posters* (Sociedade Brasileira de Pneumologia e Tisiologia – SBPT, PneumoSul e outros).
- Inserções na mídia externa: comunicações para a comunidade em geral por meio de palestras, artigos e entrevistas veiculados por jornais, rádio e televisão.
- Treinamento dos vigilantes da saúde – grupo de colaboradores voluntários que vai acolher e aconselhar as pessoas fumantes dentro da Santa Casa, sobre tabagismo.
- Sinalização em locais estratégicos da instituição para comunicar a proibição de fumar dentro dos limites do hospital, em qualquer setor, inclusive nas praças e recantos externos.
- Lançamento oficial da ação "Santa Casa 100% Livre do Tabaco" em 30 de março de 2010.
- Dentre os primeiros resultados deste programa, destaca-se o seguinte:
  - Um questionário mostrou que a prevalência do tabagismo entre os colaboradores da instituição baixou de 12% (2007) para 9% (2009), e 6,9% (2010). A meta é reduzir a prevalência de 1 a 2% ao ano, para o que deverão parar de fumar 50 a 100 fumantes a cada ano. Como resultado, até 2020, restarão poucos fumantes na ISCMPA.
  - O índice de cessação do tabagismo para os pacientes incluídos nos três programas de tratamento é de 50 a 60%.

- O número de pessoas fumando nos locais abertos da ISCMPA reduziu significativamente, haja vista a redução da quantidade de bitucas nas lixeiras e no chão.
- Muitas pessoas têm demonstrado interesse por levar informação para familiares e amigos, particularmente sobre o costume de não fumar em ambientes fechados e a necessidade de parar de fumar.
- Há um nítido e crescente envolvimento das pessoas com as questões da promoção da saúde e prevenção das doenças.
- A Santa Casa é cada vez mais reconhecida, externamente, como uma instituição intensamente envolvida com a saúde da população.

Os colaboradores podem ajudar de várias maneiras:

→ Não fumar dentro do hospital.
→ Incentivar seus colegas e subordinados a não fumarem dentro do hospital e a participarem das ações propostas pelo PCT-ISCMPA.
→ Incentivar seus subordinados e colegas a participarem do grupo de vigilantes da saúde.
→ Ao perceber alguém fumando, abordar a pessoa, com respeito, mas com firmeza.
→ Ao sentir-se sem condições de fazer a abordagem, avisar um vigilante da saúde.
→ Se souber de algum colega que fuma dentro do hospital, repetidamente, o fato precisa ser comunicado a seus superiores.
→ Incorporar esta nova maneira de ser e de viver proposta pelo PCT-ISCMPA que vai transformar a Santa Casa de Porto Alegre em um modelo também de costumes e práticas internas de seus colaboradores!

33.2 Programa de Controle do Tabagismo da Universidade Federal de Ciências da Saúde de Porto Alegre

Aline Dal Pozzo Antunes
Luiz Carlos Corrêa da Silva

Exemplo de caso de uma universidade

O PCT-UFCSPA foi instituído em janeiro de 2009, a pedido da reitora da universidade, visando melhorar o convívio e a qualidade de vida das pessoas no âmbito universitário. A comissão responsável é formada por alunos, professores e funcionários da instituição.

> **ATENÇÃO**
>
> O principal objetivo do programa é a implantação de uma política institucional para controle do tabagismo, fato especialmente importante por ser esta uma instituição focada na área da saúde. Os acadêmicos e os profissionais da saúde devem constituir-se em exemplo para a comunidade.

Os objetivos do PCT-UFCSPA seguem a linha recomendada pela Organização Mundial de Saúde (OMS): *prevenção* da iniciação ao tabagismo, *proteção* dos não fumantes da fumaça ambiental do tabaco e *cessação* do tabagismo. Para que tais objetivos sejam atingidos, elaboraram-se algumas ações com metas a serem atingidas.

Ação 1: Avaliação do problema tabagismo na instituição por meio de questionário elaborado pela comissão

Essa ação visa diagnosticar a doença tabagismo entre os acadêmicos, professores e funcionários da instituição, bem como avaliar o posicionamento da comunidade frente à implantação do programa. Os alunos integrantes da comissão, assim como outros alunos colaboradores, realizaram a coleta dos questionários em toda a comunidade acadêmica (alunos de todos os cursos, de todas as séries e professores) e quadro de funcionários da instituição (contratados e terceirizados), totalizando cerca de 1.500 pessoas. O questionário foi elaborado pela comissão e apresenta questões para fumantes e não fumantes referentes a sexo, curso, renda, Lei Federal 9.294/96 sobre proibição do fumo em ambientes fechados, experimentação do tabaco, proibição de fumar dentro da universidade, tentativas de cessação para os fumantes, importância de um programa de tratamento facilitado pela UFCSPA, entre outras. Atualmente, os questionários aplicados estão sendo submetidos à análise estatística.

Ação 2: Alinhamento da UFCSPA com a legislação (Lei Federal nº 9.294/96)

O objetivo dessa ação é implantar nos prédios da UFCSPA placas sinalizando a proposta "Ambientes sem Fumaça de Tabaco" (proibição de fumar em ambientes fechados – a partir da entrada principal da universidade). As placas de advertência ("Neste local não se fuma" ou "Proibido fumar") foram colocadas em diversos locais da instituição, como entrada, cafeteria, salas de aula, corredores, biblioteca, banheiros e, principalmente, na área aberta da universidade (estacionamento), a começar pelos acessos externos, sinalizando que a UFCSPA é livre do consumo de tabaco. Os locais foram estrategicamente definidos pela comissão e pela prefeitura da UFCSPA.

Além da sinalização por placas, houve um treinamento, realizado por uma psicóloga especialista no assunto, de um grupo de funcionários, os "vigilantes da saúde". O papel desses vigilantes é o de fiscalizar o cumprimento da proposta de ambiente sem fumaça de tabaco, sendo que eles funcionam também como educadores dentro da comunidade acadêmica.

Ação 3: Inclusão de módulo sobre tabagismo no programa de ensino (PDCI)

O módulo sobre tabagismo objetiva preparar os acadêmicos para melhor atuação na prevenção de doenças relacionadas com o tabaco e apresenta conteúdos diversificados sobre a doença tabagismo, em todas as suas dimensões, integrando disciplinas do curso de medicina (pneumologia, psiquiatria, cardiologia, cancerologia, dermatologia, cirurgia plástica, entre outras) e os diversos cursos da saúde. Nesse módulo, cuja implementação foi realizada em 2010, também foram discutidas questões políticas, jurídicas e sociais. O seu maior objetivo é preparar os acadêmicos da área da saúde para atuarem não apenas como educadores, mas também como profissionais capazes de controlar a epidemia do tabagismo.

Ação 4: Realização de intervenções externas (na comunidade)

Essa ação foi desenvolvida junto às feiras de saúde, promovidas mensalmente pela universidade em diferentes escolas da cidade de Porto Alegre (RS), objetivando divulgar para a comunidade informações sobre tabagismo ativo e passivo por meio de material informativo. Para realizar essa ação, foi criada a banca de tabagismo que, além de desenvolver as atividades mencionadas, realizou a intervenção breve com a população frequentadora das feiras. A intervenção breve baseia-se em uma entrevista com o indivíduo com o objetivo não somente de informar sobre os benefícios de cessar o tabagismo, mas, principalmente, de estimulá-lo para tal. Para tanto, foi elaborado um pequeno manual de intervenção breve que foi distribuído à população. Além disso, um pneumologista realizou espirometria e monoximetria, com o objetivo de verificar a função pulmonar dos indivíduos bem como apresentar dados para eles, como forma objetiva de motivá-los sobre a importância de cessar o tabagismo.

Futuramente, a universidade atuará em campanhas nas datas emblemáticas, como no Dia Mundial sem Tabaco (31 de maio) e no Dia Nacional de Combate ao Fumo (29 de agosto), com atividades realizadas em ambientes públicos como parques e *shopping centers*. Nessas datas, deverão ocorrer diversas ações que poderão ser realizadas em parceria com outras iniciativas em prol do controle do tabagismo. A dinâmica dessas atividades será a mesma da realizada nas feiras de saúde.

Ação 5: Criação de espaço no *site* da UFCSPA

Trata-se de ação ainda em planejamento, com o intuito de facilitar a comunicação da comunidade acadêmica com o PCT-UFCSPA. O espaço conterá informações da comissão do PCT-UFCSPA, *links* com outras instituições e informações relacionadas com o tema tabagismo.

Ação 6: Realização de reavaliação periódica

A reavaliação periódica das ações propostas pelo PCT-UFCSPA é fundamental para identificar ajustes necessários no programa. Entre as estratégias de reavaliação estão a aplicação anual do questionário para acompanhamento do setor acadêmico e reuniões quinzenais da comissão para revisão dos conteúdos do módulo de tabagismo do PDCI e dos outros setores.

> **ATENÇÃO**
>
> Embora o PCT-UFCSPA ainda se encontre em fase de implementação, pode-se observar que teve boa aceitação por parte de professores, funcionários e acadêmicos, visto entenderem que tal programa é importante não apenas para a formação dos acadêmicos, mas também para o aprimoramento dos profissionais da saúde e para a educação dos funcionários de uma universidade da saúde.

O Papel do Pediatra no Controle do Tabagismo

34

Gilberto Bueno Fischer

Introdução

O saudoso mestre José Rosemberg já chamava a atenção para o fato de que o *tabagismo é uma doença pediátrica.* Entretanto, até o momento, a pediatria ainda não se apropriou adequadamente desse tema. Estima-se que em torno de 80 a 90% dos fumantes adultos tiveram sua iniciação no tabagismo antes dos 18 anos. Vários fatores influenciam essa iniciação: pais fumantes, amigos próximos fumantes, fácil acesso ao cigarro, insegurança do adolescente, entre outros. Neste capítulo são discutidos alguns aspectos pertinentes à criança e ao adolescente, destacando o que o pediatra deve fazer para melhor abordar esse assunto.

Tabagismo na gestação

Mudanças favoráveis na mortalidade e na morbidade do período neonatal têm sido ressaltadas nas últimas décadas. Melhores equipamentos, assistência neonatal médica e de enfermagem e melhoria na atenção no pré-natal têm se destacado como fatores que influenciam positivamente essas mudanças. Entretanto, alguns fatores não têm tido uma ação preventiva e terapêutica suficiente para resultar em melhorias. Dentre eles, destacam-se a prevalência do tabagismo materno na gestação e suas consequências no recém-nascido.

Sabe-se que o feto e o recém-nascido podem ter diversos efeitos negativos em sua saúde se a mãe fumar ou for exposta ao fumo ambiental (QUADRO 34.1).

QUADRO 34.1 → Efeitos adversos do tabagismo na gestação sobre o feto e o recém-nascido

EFEITO	RISCO RELATIVO	PARAR DE FUMAR REDUZ O RISCO?
Aborto espontâneo	1,0-1,8	Sim
Descolamento de placenta	1,4-2,4	Sim
Placenta prévia	1,5-3,0	Ignorado
Fetos pequenos para a idade gestacional	1,5-2,9	Sim
Parto prematuro	1,2-1,6	Sim
Natimortos	1,3-1,8	Sim
Mortalidade neonatal	1,2-1,4	Ignorado

Fonte: Adaptado de Vogt.[1]

Apesar do conhecimento difundido sobre esses efeitos, as ações preventivas não têm sido suficientes até o momento. Se o pediatra já atua no pré-natal orientando diversos aspectos preventivos para a saúde da futura criança, sua ação em relação ao tabagismo, em conjunto com o obstetra, precisa ser mais intensa e produtiva. Se a informação sobre esses riscos forem mais disseminadas e se as gestantes tiverem acesso a ações terapêuticas, a chance de redução de riscos aumenta.

Deve-se salientar, também, que pode haver efeito sobre a amamentação e a qualidade do leite materno. Há evidências de que os níveis de prolactina podem ser reduzidos em nutrizes fumantes, com consequente redução da produção láctea e alteração no odor e sabor do leite, o que também tende a reduzir o sucesso da amamentação.[1]

Exposição à fumaça ambiental de tabaco

Desde que se começou a relacionar o tabagismo passivo e seus efeitos na criança, inúmeras publicações têm ressaltado essa associação causal. A prevalência do fumo passivo é variável em diversas regiões do mundo com características próprias. Em estudo epidemiológico em Pelotas (RS), Albernaz e colaboradores constataram que 33% dos lactentes menores de seis meses eram expostos ao tabaco ambiental.[2] Prietsch, em Rio Grande (RS), encontrou exposição de 63% em crianças menores de cinco anos com doença respiratória.[3]

Em relação à importância do tabagismo passivo em crianças, alguns aspectos devem ser destacados: há maior impacto na saúde em comparação com adultos, a criança é mais suscetível por ser um indivíduo em desenvolvimento, ela é indefesa pois tem exposição forçada e precoce (muitas vezes desde a gestação), e o efeito é contínuo e cumulativo.

Tabagismo passivo e doença respiratória na criança

A exposição ao tabaco durante a gestação já pode influenciar o desenvolvimento pulmonar por determinar menor calibre das vias aéreas, o que é um fator de risco para a maior frequência de doenças respiratórias nos primeiros anos de vida. Alguns estudos apontam inclusive que o tabagismo na gestação é fator independente de maior risco para doenças respiratórias na criança quando comparado à exposição pós-natal. Se essa exposição continuar durante o primeiro ano de vida, os efeitos deletérios se acumulam.

Diversos trabalhos têm comprovado esse fato, com destaque para os estudos longitudinais. Em um dos mais destacados na avaliação de riscos para desenvolvimento de doenças respiratórias, observou-se que o tabagismo materno aumenta em 2,3 vezes o risco de asma clinicamente comprovada nos anos subsequentes.[4] Uma metanálise com revisão de 30 estudos determinou que 26 deles demonstraram aumento significativo de risco para doenças respiratórias em crianças expostas a fumo passivo (pai ou mãe) com uma média de risco de 1,5.[5] Em um estudo de coorte, na Alemanha, observou-se que o risco de asma aumentava ainda mais se o indivíduo era exposto à fumaça de tabaco e tinha atopia.[6]

Há vários estudos que evidenciam alterações cognitivas em crianças expostas ao tabaco em seu ambiente. Entretanto, é no sistema respiratório que o efeito fica mais evidente. Os estudos apontam para aumento do número de infecções respiratórias (pneumonia, bronquite, otites, sinusites), que são as mais estudadas. Sobre os quadros respiratórios manifestados por sibilância e tosse, os estudos são conclusivos, dispondo-se de grande número deles. Crianças asmáticas apresentam maior número de exacerbações quando expostas ao tabaco (QUADRO 34.2).

Tabagismo e adolescência

Como já foi citado, na maioria dos casos é na adolescência que ocorre a iniciação ao tabagismo. Tal decisão (início do tabagismo) tem nessa idade o seu efeito máximo. Em levantamento conduzido no Brasil, a prevalência de tabagismo em escolares foi alta, com destaque (negativo) para a maior prevalência em meninas.[7] Grupos de amigos fumantes favorecem essa decisão. Como se sabe, atualmente muitos desses adolescentes apresentam maior risco de ficarem dependentes dos produtos do cigarro a partir de então. O que contrasta com esse fato de maior risco à iniciação nesse grupo etário é que faltam consensos adequados no manejo do tabagismo no adolescente.

Sabe-se que atitudes preventivas podem reduzir a possibilidade de iniciação, mas ações específicas para adolescentes são esparsas na literatura. Não há estudos que definam o uso seguro de medicamentos antitabágicos (bupropiona, vareniclina), exceto a aplicação de adesivos de nicotina e gomas de mascar. As técnicas cognitivo-comportamentais têm sido indicadas nesse grupo etário. Alguns estudos têm buscado alternativas específicas, como grupos de adolescentes, uso de monitores ex-fumantes que fazem acompanhamento por telefone e em sessões presenciais, entre outras. Segundo uma metanálise, os métodos que incluem abordagens em grupos sociais, com base em escola e que incluem orientações em aulas específicas para esse grupo etário têm o melhor resultado.[8]

O papel do pediatra

Apesar das inúmeras evidências disponíveis que indicam o grupo etário pediátrico como o mais sensível para intervenções preventivas, essas ações têm sido negligenciadas em pe-

QUADRO 34.2 → Efeitos do tabagismo passivo no aparelho respiratório da criança

- Aumento de infecções respiratórias (pneumonia, bronquiolite)
- Aumento de crises de sibilância
- Maior número de episódios de otite média
- Maior descontrole de asma
- Maior número de quadros de bronquite
- Maior número de visitas em sala de emergência e internações por asma
- Maior frequência de apneia
- Maior risco de morte súbita

diatria. Em um estudo que demonstra de maneira clara essa atitude, foi evidenciado que, nos diversos níveis (emergência, consultório, internação), muitos dos pediatras, no máximo, expõem brevemente os perigos do cigarro para a saúde da criança.[9] Eles perdem a oportunidade de dar informações mais completas direcionadas para obter resultados em pais que poderiam, a partir da doença da criança, agir no sentido da cessação do tabagismo.

Idealmente, o pediatra deveria ter melhores noções sobre como determinar "a fase comportamental do fumante" e sobre como avaliar "seu grau de dependência da nicotina". Também seria desejável que o pediatra tivesse noção de estratégias objetivas de cessação do tabagismo, fatores de sucesso e de insucesso. Tendo esses conhecimentos, poderia ajudar com material escrito, informações e encaminhamentos. Para aquele pediatra mais interessado, seria desejável que estivesse capacitado, inclusive, a iniciar esse tratamento quando o encaminhamento não fosse disponível a curto prazo. A ação do pediatra no tabagismo do adolescente poderia ser feita em ambiente de atenção a esse grupo etário.[10] As escolas médicas ainda não se integraram adequadamente nas ações objetivas para melhor preparar seus egressos em relação ao tabagismo.[11]

ATENÇÃO

O pediatra deve ser preparado na sua carreira de formação médica e na sua especialização a entender profundamente o tabagismo, seus efeitos negativos e a forma de tratá-lo. Pelo menos, deve estar treinado para uma intervenção breve e, sempre que necessário, deve proceder a um encaminhamento adequado. É necessário que as sociedades médicas, no caso as de pediatria e pneumologia, junto com as escolas médicas, unam esforços para preencher essa lacuna na formação pediátrica.

Referências

1. Vogt MFB. Tabagismo e gestação. In: Viegas CAA. Tabagismo: do diagnóstico à saúde pública. São Paulo: Atheneu; 2007. p. 140-7.

2. Albernaz EP, Menezes AMB, César JA, Victora CG, Barros FC, Halpern R. Fatores de risco associados à hospitalização por bronquiolite aguda no período pós-neonatal. Rev Saúde Pública. 2003;37(4):485-93.

3. Prietsch SOM, Fischer GB, Cesar JA, Fabris AR, Mehanna H, Ferreira THP, et al. Doença aguda das vias aéreas inferiores em menores de cinco anos: influência do ambiente doméstico e do tabagismo materno. J Pediatr (Rio J). 2002;78(5):415-22.

4. Stein RT, Holberg CJ, Sherrill D, Wright AL, Morgan WJ, Taussig L, et al. Influence of parental smoking on respiratory symptoms during the first decade of life: the Tucson Children's Respiratory Study. Am J Epidemiol. 1999;149(11):1030-7.

5. Li JS, Peat JK, Xuan W, Berry G. Meta-analysis on the association between environmental tobacco smoke (ETS) exposure and the prevalence of lower respiratory tract infection in early childhood. Ped Pulmonol. 1999;27(1):5-13.

6. Genuneit J, Weinmayr G, Radon K, Dressel H, Windstetter D, Rzehak P, et al. Smoking and the incidence of asthma during adolescence: result of a large cohort study in Germany. Thorax. 2006;61(7):572-8.

7. Brasil. Ministério da Saúde. Instituto Nacional de Câncer. Vigescola: vigilância de tabagismo em escolares [Internet]. Rio de Janeiro: INCA; c1996-2001 [capturado em 17 maio 2011]. Disponível em: http://www.inca.gov.br/vigescola/.

8. Sussman S, Sun P, Dent CW. A meta-analysis of teen cigarette smoking cessation. Health Psychol. 2006;25(5):549-57.

9. Collins BN, Levin KP, Bryant-Stephens T. Pediatricians' practices and attitudes about environmental tobacco smoke and parental smoking. J Pediatr. 2007;150(5):547-52.

10. Pbert L, Flint AJ, Fletcher KE, Young MH, Druker S, DiFranza JR. Effect of a pediatric practice-based smoking prevention and cessation intervention for adolescents: a randomized controlled trial. Pediatrics. 2008;121(4):e738-47.

11. Chatkin J, Chatkin G. Learning about smoking during medical school: are we still missing opportunities? Int J Tuberc Lung Dis. 2009;13(4):429-37.

Leituras recomendadas

Lotufo JPB. Tabagismo: uma doença pediátrica. São Paulo: Sarvier; 2007.

Viegas CAA. Tabagismo: do diagnóstico à saúde pública. São Paulo: Atheneu; 2007.

Site recomendado

Campaign for Tobacco-Free Kids [Internet]. Washington: Campaign for Tobacco-Free Kids; c2011 [capturado em 17 maio 2011]. Disponível em: www.tobaccofreekids.org.

Tabagismo Passivo e Ambiente 100% Livre de Tabaco

35

Luiz Carlos Corrêa da Silva
Aline Dal Pozzo Antunes

Introdução

A fumaça ambiental do tabaco (FAT) é um problema tão significativo para a saúde e ainda tão negligenciado pelas pessoas, nas suas diversas situações de convívio, e também pelos setores responsáveis, públicos ou privados, técnicos e políticos, que merece uma reflexão mais profunda e rigorosa sobre o papel de cada um neste tema. Fumar em ambientes fechados traduz um total desconhecimento das informações disponíveis e um desrespeito aos direitos de cidadania.

Neste capítulo, chama-se a atenção para as impurezas que a queima do fumo acrescenta ao ar dos ambientes, particularmente dos espaços fechados, suas consequências para a saúde humana, e como se pode intervir para evitar, ou pelo menos reduzir, a exposição das pessoas à FAT.[1]

Composição da fumaça ambiental do tabaco

A combustão do fumo libera mais de 4.700 substâncias químicas, a maioria das quais de alta toxicidade para o ser humano (QUADRO 35.1). A fumaça segue dois trajetos: a corrente principal (a fumaça que transita dentro do cigarro e é aspirada pelo fumante) e a corrente secundária (a fumaça que vai diretamente para o ar ambiente). Esta última contém maior quantidade de substâncias tóxicas que a própria corrente principal:[2] quatro vezes mais monóxido de carbono, duas vezes mais nicotina, cinco vezes mais benzopireno, 52 vezes mais dimetilnitrosamina e 73 vezes mais amônia. Portanto, respirar em ambiente fechado onde alguém esteja fumando significa estar inalando substâncias tóxicas, isto é, estar fumando mesmo sem ter a iniciativa de o estar fazendo.

Fumantes passivos, após quatro horas de exposição contínua, podem absorver a mesma quantidade de substâncias tóxicas que absorveriam se fumassem cinco cigarros ativamente.[3]

Uma das substâncias contidas na fumaça de cigarros é o monóxido de carbono (CO), gás tóxico que se liga firmemente à hemoglobina e interfere no transporte do oxigênio no organismo. O ar atmosférico normal pode conter até 9 ppm (partículas por milhão) de CO. No ar do ambiente fechado, um fumante pode facilmente liberar CO suficiente para atingir 100 a 200 ppm.

Consequências do tabagismo passivo

O tabagismo passivo é responsável por *problemas imediatos*, como irritação nos olhos, sintomas nasais, tosse, cefaleia e aumento de problemas alérgicos e cardíacos, sendo o pior destes o infarto agudo do miocárdio, e *tardios*, que podem até ser fatais, como câncer de pulmão e enfisema pulmonar, doenças cardíacas e dificuldades cognitivas, entre outros (QUADRO 35.2).[3]

A poluição tabágica ambiental causa mais mortes do que as outras formas de poluição do ar e a radiação juntas. Mata mais do que acidentes de trânsito, armas de fogo, síndrome da imunodeficiência adquirida (AIDS) e drogas ilícitas. O risco relativo de câncer de pulmão é aumentado

QUADRO 35.1 → Substâncias, características e consequências da fumaça ambiental do tabaco

Gases tóxicos	
– Monóxido de carbono (CO)	Gás tóxico. Liga-se à hemoglobina com afinidade 250 vezes maior do que o O_2, dificultando seu transporte no organismo. Fumar 20 cigarros/dia aumenta o CO em 5 a 10 vezes.
– Alcatrão	Causa doenças graves como câncer e enfisema pulmonar.
– Amônia	Causa lesões em nariz, olhos e vias aéreas. Auxilia na vaporização mais rápida da nicotina durante a queima do cigarro, além de favorecer o depósito pulmonar. Isso acelera a chegada da nicotina ao cérebro, levando a sensações imediatas.
– Cianeto	Carcinogênico. Inalado em pequenas quantidades, pode levar a tonturas, dores de cabeça, náuseas e vômitos.
– Butano	Gás tóxico, inflamável, utilizado como gás de cozinha. Sua inalação gera problemas respiratórios, visuais e coriza.
– Cetonas	Entorpecente e inflamável. A inalação de pequenas quantidades causa tonturas e cefaleia; em grandes quantidades, pode ser fatal.
– Terebintina	Diluente de tintas a óleo. Provoca irritação nos olhos, vertigem, desmaios e lesões no sistema nervoso.
– Xileno	Inflamável e cancerígeno. Provoca irritação dos olhos, tontura, cefaleia e até perda de consciência.
– Ácido levulínico	Torna as vias aéreas superiores menos sensíveis ao fumo, levando a tragadas mais profundas e maior absorção da nicotina.
Hidrocarbonetos aromáticos não cancerígenos	
– Tolueno	Gás tóxico. Ao ser inalado, deposita-se no tecido adiposo. Ocasiona depressão do sistema nervoso central, cefaleia, inapetência, alterações menstruais.
Hidrocarbonetos aromáticos cancerígenos	
– Benzopireno	É um dos carcinogênicos mais potentes dentre todos os conhecidos.
Metais tóxicos	
– Arsênico	Tóxico. Ocasiona lesões ao ser armazenado em fígado, rins, coração, pulmões, ossos e dentes.
– Cádmio	Metal pesado, tóxico e cancerígeno. Provoca lesões em órgãos como fígado, rins, pulmões e cérebro. Pode causar câncer de pulmão e de próstata, rins e estômago. Pode permanecer no corpo por até 30 anos.
Alcaloides	
– Nicotina	Causa dependência e vasoconstrição.

em mais de três vezes, como se demonstrou no pioneiro trabalho de Hirayama.[4]

> **ATENÇÃO**
>
> A fumaça ambiental do tabaco, geradora do tabagismo passivo, pode causar os mesmos problemas que o tabagismo ativo, dependendo das diversas variáveis envolvidas, sendo mais importantes a suscetibilidade individual, o inóculo (quantidade de fumaça e tempo de exposição), as dimensões do ambiente da exposição e os mecanismos de depuração do ar ambiente.

Segundo o Ministério da Saúde,[5,6] a cada dia morrem sete brasileiros como consequência do tabagismo passivo, totalizando mais de 2.600 mortes por ano.

Como o tabagismo passivo pode causar os mesmos danos que o ativo, deve-se fazer uma reflexão sobre os pacientes com doença pulmonar, cardíaca ou câncer de pulmão que referem "nunca ter fumado", mas foram fumantes passivos nas décadas passadas, fato que passou despercebido e hoje ainda continua sendo subvalorizado. Assim, explicar-se-ia o contingente de 10 a 20% de pacientes portadores dessas graves doenças que, embora refiram nunca ter fumado na vida, foram legítimas vítimas da FAT.

A associação entre exposição à FAT e sintomas respiratórios foi estudada, na Suíça, em uma amostra de 4.197 adultos nunca fumantes,[7] encontrando-se associação com risco

QUADRO 35.2 → Consequências do tabagismo passivo[3]

Efeitos imediatos do tabagismo passivo
- Irritação nos olhos, garganta e nariz (espirros, congestão nasal)
- Náuseas
- Tosse e cefaleia
- Aumento de problemas alérgicos e cardíacos

Efeitos não imediatos mais graves do tabagismo passivo
- *Adultos fumantes passivos têm mais*
  - Câncer de pulmão
  - Doenças cardiovasculares
  - Doença das pequenas vias aéreas, com redução do VEF_1
- *Crianças fumantes passivas têm mais*
  - Morte súbita do recém-nascido
  - Pneumonia
  - Bronquite, asma
  - Dificuldades de aprendizado
  - Problemas comportamentais
  - Baixo peso ao nascer
  - Sintomas respiratórios crônicos
  - Doença do ouvido médio

VEF_1 = volume expiratório forçado no primeiro segundo.

elevado para sibilância (RC=1,94), sintomas de bronquite (RC=1,65), dispneia (RC=1,45) e asma (RC=1,39).

Tabagismo na gravidez

Fumar na gravidez pode causar danos ao embrião, ao feto, à criança na etapa pós-natal e mesmo em fases posteriores da vida. Quando os riscos associados ao tabagismo são comparados com outros riscos no período perinatal, os efeitos danosos do tabaco superam todos os outros fatores **(QUADRO 35.3)**.

Embora hoje se considere inadmissível que a mulher fume, ativa ou passivamente, durante a gestação, ainda 20 a 30% das gestantes continuam fumando.[8] Parece que as informações sobre riscos não são incluídas adequadamente nos programas de saúde pré-natal ou não são incorporadas por profissionais e pacientes. Considera-se papel primordial do gineco-obstetra chamar a atenção sobre este assunto com suas pacientes e acompanhar o processo da solução do problema quando for o caso.

As consequências danosas para o feto são causadas por diversos fatores, entre os quais o efeito da hipoxemia, que ocorre pela vasoconstrição dos vasos umbilicais e pela elevação da taxa de carboxiemoglobina, e a toxicidade do cádmio à placenta.

O tabagismo materno, especialmente durante o terceiro trimestre da gravidez, pode causar apneias do sono obstrutivas, prejuízo da função pulmonar e menores escores do quociente de inteligência (QI).

QUADRO 35.3 → Consequências do tabagismo passivo para o feto e a criança, quando a mãe fuma durante a gravidez[1,7]

- Maior chance de abortamento
- Maior chance de parto prematuro
- Diminuição do peso ao nascer
- Gravidez tubária
- Morte súbita do recém-nascido
- Risco de apneias do sono obstrutivas*
- Prejuízo da função pulmonar*
- Menores escores de QI*
- Infecções respiratórias
- Aumento da frequência, da gravidade e do número de exacerbações de asma
- Otite média
- Distúrbios de comportamento e desenvolvimento neurológico

*Especialmente se o tabagismo passivo ocorrer no terceiro trimestre da gestação.

Dados atuais sobre as consequências do tabagismo materno

- → Fumar durante a gestação e na fase de amamentação tem efeitos danosos na saúde fetal e na fase inicial de desenvolvimento do lactente.
- → Mães que fumam aumentam riscos para seus filhos não apenas para abortamento, descolamento prematuro da placenta e baixo peso ao nascer, mas também para malformações (lábio leporino, fissura palatina, defeitos em membros, etc.) e, provavelmente, para síndrome de Down.
- → Nos primeiros meses de vida, muitos lactentes morrem devido à "síndrome da morte súbita do lactente", uma condição associada ao tabagismo materno (tabagismo passivo intra e extrauterino).

O tabagismo passivo e a criança

Estima-se que, em nível mundial, de cada duas crianças, uma é exposta à FAT, o que equivale a 700 milhões de crianças fumantes passivas. Tal exposição, como se esperaria, acontece principalmente no ambiente familiar.

A exposição ambiental ao tabagismo leva a inúmeros prejuízos para as crianças, citando-se redução da função pulmonar, aumento da frequência de infecções respiratórias e de exacerbações da asma.

Para mais detalhes sobre o impacto do tabagismo passivo na criança, ver Capítulo "O Papel do Pediatra no Controle do Tabagismo".

Como evitar o tabagismo passivo (proteção)

Existe uma ampla legislação que proíbe fumar em ambientes fechados, públicos ou privados, salvo nos recintos apropriados que tenham amplitude, ventilação e separações físicas adequadas. A permissão de fumar em quaisquer espaços fechados, mesmo que fisicamente separados de outros ambientes, sabe-se hoje ser inadequada, embora isso ainda seja permitido pelas leis antigas que estão defasadas em relação ao recomendado pela Convenção Quadro.[9]

Estudos de meteorologistas mostraram que a depuração do ar ambiente é pouco eficiente quando se trata de FAT. Em nosso meio, Seelig e colaboradores avaliaram a influência da ventilação na qualidade do ar de ambientes fechados expostos à FAT, utilizando um modelo de escoamento de ar em prédios e um modelo de concentração de poluentes originados no ato de fumar. Constataram que mesmo altas taxas de ventilação não reduzem suficientemente a concentração dos poluentes, sendo necessário um deslocamento de ar da ordem de mil quilômetros por hora para uma depuração adequada. Portanto, sistemas de ventilação não solucionam o problema da FAT em ambientes fechados e a proibição do fumo nestas condições é a única solução.[10]

A atitude recomendada aos não fumantes é que preservem seu ar ambiente sempre. Em casa, não tenham cinzeiros, e de maneira alguma permitam que alguém fume. No trabalho, exijam o cumprimento da Lei nº 9.294/96, que proíbe fumar em ambientes fechados.[11] Ao irem a restaurantes e locais de lazer, escolham os estabelecimentos que seguem a legislação e têm consideração com sua saúde, isto é, tenham áreas livres de fumaça de cigarros.

Segundo dados recentes, sabe-se que não basta evitar fumar em ambiente fechado, pois crianças filhas de pais fumantes têm mais problemas de saúde do que crianças filhas de pais não fumantes, mesmo não se expondo diretamente à FAT. Isso ocorre devido à impregnação das roupas e da superfície corporal e aos produtos gasosos que continuam sendo eliminados pelas vias aéreas dos pais fumantes, mesmo quando não estão fumando. Este fato está sendo denominado em língua inglesa *"third-hand smoke"*, ou seja, "fumaça de terceira mão", o que se constitui em forte argumento para o banimento do tabagismo nos domicílios.[12]

ATENÇÃO

Todos sabem que o tabagismo passivo causa danos e que os não fumantes têm o direito de não serem submetidos à fumaça ambiental do tabaco. No entanto, a atitude de pessoas que visam apenas ao lucro imediato do seu negócio, como é o caso dos proprietários de estabelecimentos de convívio e lazer, e de muitos fumantes que ainda não consideram os direitos do outro, e o comportamento das pessoas no seu próprio domicílio, ainda deixa a desejar. É preciso um processo educativo mais vigoroso e exigente.

Resultados da proibição de fumar em ambientes fechados

Lightwood e Glantz chamaram a atenção para o fato de que a frequência de eventos miocárdicos agudos, em países como a Irlanda do Norte, reduziu 30% após a implantação das leis que proibiram fumar em ambientes fechados.[13]

Fichtenberg e Glantz verificaram que a implantação de ambientes livres da fumaça de tabaco em locais de trabalho não apenas protege os não fumantes dos danos do tabagismo passivo, mas também encoraja os fumantes para a cessação ou para a redução do consumo.[14]

Não fumar em ambientes fechados beneficia a todos

- Os não fumantes são protegidos do tabagismo passivo.
- Os fumantes passam a fumar menos e são motivados para a cessação.
- Os jovens são influenciados positivamente por esta atitude (prevenção).
- O ambiente fica mais limpo e seguro.

ATENÇÃO

Segundo a Organização Mundial da Saúde, a medida de maior impacto para o controle do tabagismo é a implantação de ambientes 100% livres da fumaça de tabaco.[9]

Como estão as leis

Para controle da FAT, no Brasil, existe a Lei Federal nº 9.294/96, que diz "é proibido o uso de cigarros, cigarrilhas, charutos, cachimbos ou de qualquer outro produto fumígeno, derivado ou não do tabaco, em recinto coletivo, privado ou público, salvo em área destinada exclusivamente a esse fim, devidamente isolada e com arejamento conveniente".[11]

Como essa lei ainda permite áreas especiais destinadas para os fumantes (os "fumódromos"), apresenta-se defasada com o que deliberou a Convenção Quadro e, portanto, pelo fato de contrariar a "lei maior", deve ser considerada inconstitucional. Leis Municipais têm sido instituídas, como a de Porto Alegre (nº 555/2006). Leis Estaduais praticamente começaram a partir da iniciativa de São Paulo (nº 13.541/2009) desde agosto de 2009, que foi pioneira e mais completa, pois não admitiu o fumódromo e estabeleceu claramente os mecanismos de fiscalização e penalização. Em seguida, vieram as do Rio de Janeiro (nº 5.517/2009), do Paraná (nº 16.239), do Rio Grande do Sul (nº 148/2009), de Minas Gerais (nº 3.035/2009) e de outros Estados.

Para o cumprimento dessas leis, faz-se necessário, por parte dos governantes e líderes em geral, maior envolvimento e determinação, de modo que seja passado para o cidadão que as leis não serão mais uma chateação a não ser cumprida. Como se esperaria, ainda não se observa adesão adequada às recomendações e exigências, e tanto fumantes quanto não fumantes ainda deverão ser mais informados e educados para mudar este comportamento. Sobre tais leis, devem ser considerados dois itens fundamentais: a proibição do "fumódromo" (local fechado onde se permite fumar) e fiscalização e penalização efetivas. O fumódromo não protege o trabalhador (garçom ou outro), nem o acompanhante, nem o próprio fumante, que literalmente fumará duas vezes, constituindo-se também em um mau exemplo para os jovens. A fiscalização é fundamental, pois lei que visa mudar comportamentos e costumes, sem fiscalização e penalização, torna-se vazia, sem valor.

Uma observação importante é que de nada adianta, em um espaço fechado, separar os ambientes apenas por demarcação virtual, sem separação física real. Por exemplo, em um restaurante, separar mesas para fumantes e não fumantes, na mesma sala, não tem valor, pois o ar dos seus diversos setores mistura-se rapidamente. Para uma proteção eficaz, deve existir uma separação real, física, como uma parede, e sem o inconveniente de portas que se abram frequentemente.

> ATENÇÃO
>
> A proteção do tabagismo passivo é um direito de todos.

Conclusões sobre fumaça ambiental do tabaco e seus danos

- Adultos não fumantes expostos à FAT adoecem com mais frequência do que não fumantes não expostos. Esse é um bom motivo para banir o tabagismo nos locais de trabalho e interiores de prédios de qualquer natureza.
- Todos devem ser educados sobre os riscos da FAT, com o objetivo de reduzi-la ou preveni-la nos seus próprios lares.
- Estudos sobre as consequências do tabagismo e qualquer comparação com a situação de não fumantes devem sempre considerar o papel da FAT, pois esse fator sempre pode levar a alterações na saúde.
- Provou-se que exposição ostensiva à FAT (mais de 20 a 30 maços-ano) aumenta o risco de câncer de pulmão em pelo menos 30% e, em casos extremos, em até três vezes. Diferenças étnicas parecem ser importantes, pois asiáticos têm maior risco do que oeste-europeus e norte-americanos.
- Mulheres fumantes, quando planejam a gravidez ou inesperadamente ficam grávidas, devem fazer todo o esforço para parar de fumar antes da gravidez ou durante as primeiras semanas. E devem não fumar durante os primeiros anos de seus filhos. O mesmo se aplica às outras pessoas que convivem na mesma residência.
- A mãe é a figura-chave na determinação do estilo de vida da família, e este é o ponto de partida a ser abordado nos futuros programas de educação.
- Crianças que se submetem a anestesia geral, filhas de pais fumantes, têm o dobro de complicações pós-anestésicas. A medida da cotinina urinária pode ser útil para assegurar o controle deste fator.
- A população deve ter conhecimento sobre as informações mais atualizadas a respeito da FAT, de modo que em particular crianças e adolescentes sejam efetivamente protegidos.

Referências

1. Watson RR, Witten M. Environmental tobacco smoke. Boca Raton: CRC; 2001.

2. Remmer H. Passively inhaled tobacco smoke: a challenge to toxicology and preventive medicine. Arch Toxicol. 1987;61(2):89-104.

3. United States. U.S. Department of Health and Human Services. The health consequences of involuntary exposure to tobacco smoke: a report of the Surgeon General. Rockville: U.S. Department of Health and Human Services; 2006 [capturado em 3 jun 2011]. Disponível em: http://www.surgeongeneral.gov/library/ secondhandsmoke/report/.

4. Hirayama T. Cancer mortality in nonsmoking women with smoking husbands based on a large-scale cohort study in Japan. Prev Med. 1984;13(6):680-90.

5. Brasil. Ministério da Saúde. Instituto Nacional de Câncer. Governo gasta R$ 37 milhões por ano com vítimas do fumo passivo [Internet]. Rio de Janeiro: INCA; c1996-2011 [capturado em 3 jun 2011]. Disponível em: http://www.inca.gov.br/impressao.asp?op=pr&id=1958. Aborda o trabalho Impacto do Custo de Doenças Relacionadas com o Tabagismo Passivo no Brasil.

6. Figueiredo VC, Costa AJL, Cavalcante T, Noronha C, Colombo V, Almeida L de. Mortalidade atribuível ao tabagismo passivo na população urbana do Brasil [Internet]. Rio de Janeiro: INCA/Ministério da Saúde; 2008 [capturado em 3 jun 2011]. Disponível em: http://www.inca.gov.br/inca/Arquivos/Tabagismo/ estudomorte_tabagismo_passivofinal.ppt. Trabalho apresentado como parte das comemorações do Dia Nacional de Combate ao Fumo.

7. Leuenberger P, Schwartz J, Ackermann-Liebrich U, Blaser K, Bolognini G, Bongard JP, et al. Passive smoking exposure in adults and chronic respiratory symptoms (SAPALDIA Study). Swiss Study on Air Pollution and Lung Diseases in Adults, SAPALDIA Team. Am J Respir Crit Care Med. 1994;150(5 Pt 1):1222-8.

8. Andres RL, Day MC. Perinatal complications associated with maternal tobacco use. Semin Neonatol. 2000;5(3):231-41.

9. World Health Organization. WHO Framework Convention on Tobacco Control [Internet]. Geneva: WHO; c2011 [capturado em 31 maio 2011]. Disponível em: http://www.who.int/fctc/en/.

10. Seelig MF, Campos CRJ, Carvalho JC. A ventilação e a fumaça ambiental de cigarros: um estudo sobre a qualidade do ar de ambientes fechados sujeitos à FAC. Rev AMRIGS. 2005;49(4):253-6.

11. Brasil. Lei nº 9.294, de 15 de julho de 1996. Dispõe sobre as restrições ao uso e à propaganda de produtos fumígeros, bebidas alcoólicas, medicamentos, terapias e defensivos agrícolas, nos termos do § 4º do artigo 220 da Constituição Federal. Diário Oficial da União. 16 jul 1996;Seção 1(136).

12. Winickoff JP, Friebely J, Tanski SE, Sherrod C, Matt GE, Hovell MF, et al. Beliefs about the health effects of "thirdhand" smoke and home smoking bans. Pediatrics. 2009;123(1):e74-9.

13. Lightwood JM, Glantz SA. Declines in acute myocardial infarction after smoke-free laws and individual risk attributable to secondhand smoke. Circulation. 2009;120(14):1373-9.

14. Fichtenberg CM, Glantz SA. Effect of smoke-free workplaces on smoking behavior: systematic review. BMJ. 2002;325(7357):188.

Leituras recomendadas

Aliança de Controle do Tabagismo. Parecer legal sobre a lei 9294 [Internet]. São Paulo: ACT; 2007 [capturado em 31 maio 2011]. Disponível em: http://actbr.org.br/fumopassivo/lei.asp.

Aliança de Controle do Tabagismo. Poluição tabagística ambiental: PTA [Internet]. São Paulo: ACT; 2011 [capturado em 31 maio 2011]. Disponível em: http://actbr.org.br/tabagismo/poluicao-tabagistica.asp.

Site recomendado

World Health Organization [Internet]. Geneva: WHO; c2011 [capturado em 31 maio 2011]. Disponível em: http://www.who.int.

35.1 Ambiente 100% Livre de Tabaco: o Caso da Santa Casa de Porto Alegre

Lisandra Soldati
Débora Rosilei Miquini de Freitas Cunha

Desde 2007, a Irmandade da Santa Casa de Misericórdia de Porto Alegre (ISCMPA) iniciou seu Programa de Controle do Tabagismo com enfoque principal nos três objetivos estabelecidos pela Organização Mundial da Saúde: proteção, prevenção e cessação. Como medida importante para atingir esses objetivos, decidiu-se que, de março de 2010 em diante, a ISCMPA deveria tornar-se um hospital 100% livre de tabaco.

A motivação para o programa era muito significativa, pois a comunidade há muito tempo estava desejando tal postura. Neste hospital, priorizam-se a alta tecnologia e a inovação, devendo ser lembrado que desde 1989 a instituição conta com transplante de pulmão. Atualmente, desenvolvem-se três programas simultâneos de tratamento do tabagismo: para funcionários, para pacientes com doenças crônicas e para a comunidade em geral.

No entanto, a cultura e os costumes vigentes e o tamanho do hospital são fatores desfavoráveis para a fiscalização e o controle desta ação, pois existem diversas entradas para acesso na instituição e, diariamente, circulam no seu interior nada menos do que 25 mil pessoas. Diversas estratégias foram articuladas: um processo educativo e de mídia, sinalização ostensiva indicando a proibição de fumar em qualquer local do hospital e o treinamento dos vigilantes da saúde – programa institucional pioneiro nesta modalidade no Brasil – que visa capacitar funcionários dos diversos setores da Santa Casa para atuarem na manutenção de um ambiente totalmente livre de tabaco. A ideia é que sejam abordados fumantes, colaboradores, pacientes, visitantes e demais pessoas que estejam circulando pelo hospital.

A primeira turma dos vigilantes da saúde foi formada em novembro de 2009 – inicialmente com um número modesto de apenas 30 colaboradores, porém convictos e decididos de sua missão. A partir dessa data, cinco turmas já passaram pelo treinamento e hoje há aproximadamente 150 vigilantes da saúde.

> **ATENÇÃO**
>
> O objetivo dos vigilantes da saúde não é perseguir fumantes, e sim apoiá-los no processo de cessação de fumar, na prevenção de doenças e na manutenção de um ambiente livre de tabaco, orientando pessoas que estejam fumando na área hospitalar a apagarem seus cigarros; instruir sobre os malefícios do tabagismo ativo e passivo; realizar uma abordagem motivacional para que as pessoas parem de fumar ou busquem auxílio para parar, caso não se sintam em condições de fazê-lo sozinhas; e cumprir a missão do hospital na busca de um ambiente 100% livre de tabaco, ajudando assim a salvar vidas.

Os vigilantes da saúde são recrutados por demanda voluntária e também por encaminhamentos das chefias dos setores. As turmas são heterogêneas, o que facilita a troca de experiência e permite uma visão global dos vários setores dos hospitais que fazem parte da ISCMPA. O QUADRO 35.1.1 mostra as qualidades necessárias a um vigilante da saúde.

O treinamento é ministrado em três dias por uma psicóloga especializada, acompanhada por uma enfermeira que realiza a parte administrativa, sendo que no último dia acontece a formatura com o recebimento de camiseta identificadora e certificado. Durante o curso, são utilizadas técnicas de

QUADRO 35.1.1 → Qualidades necessárias para ser um vigilante da saúde

- Entendimento as razões do programa
- Persistência
- Coragem
- Bom humor
- Amor à causa
- Espírito de equipe

entrevista motivacional, *role-play* de possíveis situações em que a pessoa abordada apresente resistência, psicoeducação sobre dependência de nicotina e tratamento da doença, bem como técnicas de comunicação assertiva visando sempre atitudes agregadoras e não conflitantes, em que predominem o bom-senso e a preocupação com o bem-estar comum.

As abordagens são realizadas durante os próprios turnos de trabalho dos colaboradores, dentro da instituição e até mesmo fora, durante eventos festivos em alusão ao controle do tabagismo. Os vigilantes da saúde, devidamente treinados e identificados, auxiliam muito na manutenção de um hospital livre de fumaça de tabaco. O **QUADRO 35.1.2** mostra um exemplo de abordagem de um vigilante da saúde.

O processo não foi simples, pois existiram diversas resistências durante a fase inicial do programa, como:

- Falta de envolvimento de lideranças por desconhecimento do processo.
- Resistência por parte dos colaboradores e médicos fumantes, que faziam questionamentos sobre a perda do direito de fumar.

QUADRO 35.1.2 → Simulação de uma abordagem feita por um vigilante da saúde (VS)

- VS – Com licença, Senhor, meu nome é Maria, sou uma vigilante da saúde aqui na Santa Casa e gostaria de lembrá-lo de que este hospital é um ambiente 100% livre de tabaco, ou seja, aqui não se pode fumar. Entendo que talvez seja difícil para você ficar sem fumar. Sei que a situação de estar acompanhando alguém doente é sempre muito delicada e que você deve estar ansioso.
- Acompanhante de paciente – Sim, é muito difícil, moça, porque estou com meu irmão internado aqui, para fazer uma cirurgia grande. E estou muito nervoso.
- VS – Espero que você realmente entenda o quanto é importante para você e para todos nós que não se fume aqui no hospital. Isso é para nos proteger e, inclusive, proteger seu irmão.
- Acompanhante de paciente – Vocês estão certos, peço desculpas, mas é difícil. Vou apagar meu cigarro.
- VS – Agora que você apagou seu cigarro, posso lhe ajudar. Tenho aqui um folheto explicativo com algumas dicas úteis para manejar o desejo de fumar enquanto estiver aqui na Santa Casa. Obrigada por sua colaboração. E lembro que você não poderá fumar enquanto estiver aqui. Se estiver interessado em fazer tratamento para parar de fumar, faça contato com o telefone (51) 3214-8000 e solicite agendamento no Programa 180° do Pavilhão Pereira Filho.

- Preocupações gerais da equipe de saúde e demais funcionários sobre como os pacientes fumantes, iriam lidar com o estresse sem o uso de tabaco.
- Receio do aumento na carga de trabalho dos médicos, enfermeiros, técnicos de enfermagem, psicólogos, recepcionistas e demais profissionais que interagem com pacientes, pela insatisfação dos fumantes.
- Medo, por parte dos seguranças, de se tornarem automaticamente "vigilantes".
- Receio de que o fumo passasse a acontecer em locais escondidos e de difícil acesso, como banheiros, almoxarifados, etc.

No entanto, após a fase inicial, a participação dos funcionários aconteceu, foi crescendo e vencendo barreiras. Lentamente, foi se estabelecendo como instrumento para a cooperação de um ambiente livre de tabaco, e essa nova postura institucional está levando a resultados significativos. Os vigilantes da saúde, hoje, atuam também como multiplicadores da política 100% livre de tabaco e, assim, a maioria das pessoas que circula pela Santa Casa compreendeu a necessidade dessa política e a está apoiando. Além disso, quase como em um efeito-cascata, motivados por essa política, muitos funcionários acabaram reduzindo ou até abandonando o uso de tabaco, uma vez que não se pode fumar dentro da instituição. Progressivamente, também está havendo uma redução do número de visitantes e pacientes fumantes, e quase não se observa mais pessoas fumando na área hospitalar.

> ATENÇÃO

Ainda existem grandes desafios, como o de captar maior número de colaboradores para treinamento como vigilantes da saúde e o de conseguir a extinção total da fumaça de cigarros na área hospitalar, o que apenas com o tempo se completará. O importante é a determinação e o desejo de fazer a diferença, dando uma contribuição única, em um trabalho desafiador na comunidade em que se está inserido.

Leituras recomendadas

Centers for Disease Control and Prevention. Smoking and tobacco use: secondhand smoke: fact sheets [Internet]. Atlanta: CDC; 2011 [capturado em 31 maio 2011]. Disponível em: http://www.cdc.gov/tobacco/data_statistics/fact_sheets/ secondhand_smoke/index.htm.

North Carolina Alliance for Health. Why secondhand smoke should be eliminated from North Carolina's worksites and public places [Internet]. Morrisville: NC Alliance for Health; 2006 [capturado em 31 maio 2011]. Disponível em: www.rtpnet.org/ alliance/pdfs/Talking_Points_SHS_Gen.pdf.

United States. U.S. Department of Health and Human Services. Office of the Surgeon General. The health consequences of involuntary exposure to tobacco smoke: a report of the Surgeon General [Internet]. Rockville: U.S. Department of Health and Human Services; 2006 [capturado em 31 maio 2011]. Disponível em: www.surgeongeneral.gov/library/secondhandsmoke/report.

Tabagismo: Onde Estamos, para Onde Vamos

36

Alberto José de Araújo

Introdução

O tabaco tem sido capaz de despertar tantas paixões, mitos e crenças que, nem de longe, os povos primitivos do jovem continente americano poderiam imaginar. Ele se converteu em um objeto de permanente polêmica, sendo um dos principais temas em discussão na sociedade contemporânea.

Esta droga lícita evoluiu de um "hábito" – até há pouco tempo aceito socialmente – para uma "doença" (CID F 17.2) que atinge a todas as classes sociais, mas cuja tendência é concentrar-se nas mulheres e nos segmentos mais pobres da população. Os efeitos nocivos do tabaco tiveram seus primeiros registros científicos no século XIX, e a partir dos estudos de Doll e colaboradores[1] ficou demonstrada, de forma clara, a associação entre tabagismo e câncer de pulmão.

Apesar de todas as tentativas da indústria do tabaco para desqualificar os resultados das pesquisas, há um consenso na comunidade científica internacional de que o consumo de tabaco é prejudicial à saúde.[2-6] A indústria do tabaco inicialmente negou que a nicotina causasse dependência. Hoje, ela explora argumentos que também não se sustentam, como prejuízos econômicos e desemprego, para impedir que as medidas reguladoras sejam aplicadas. Na realidade, nos países que adotaram estas políticas (p. ex., ambientes livres de tabaco), ocorreu exatamente o contrário, com maiores lucros para o comércio e queda das internações por eventos agudos cardiovasculares.[7-9]

Epidemiologia: para onde caminha a epidemia do tabagismo?

Impressionam sobremaneira as estatísticas de morbimortalidade das doenças atribuíveis ao tabaco (DAT) – reconhecido pela Organização Mundial da Saúde (OMS) como sendo a primeira causa de doenças e mortes evitáveis no mundo.[10,11] Seis entre as oito principais causas de mortes no mundo têm o tabaco como um dos fatores de risco (FIGURA 36.1). Tal reconhecimento levou à aprovação da Convenção Quadro para o Controle do Tabaco da OMS (CQCT), em 2003.[12]

> **ATENÇÃO**
>
> A OMS estima que ocorram mais de cinco milhões de óbitos/ano no mundo por DAT. A maior parte dessas mortes acontece nos países em desenvolvimento.[12] Se persistirem as tendências atuais, em 2030 o tabaco vitimará oito milhões de pessoas/ano no mundo e 80% dessas mortes prematuras irão ocorrer nesses países (FIGURA 36.1). A menos que se atue de forma contundente e urgente, ao final do século XXI o tabaco pode chegar a ceifar um bilhão de vidas no planeta.[13]

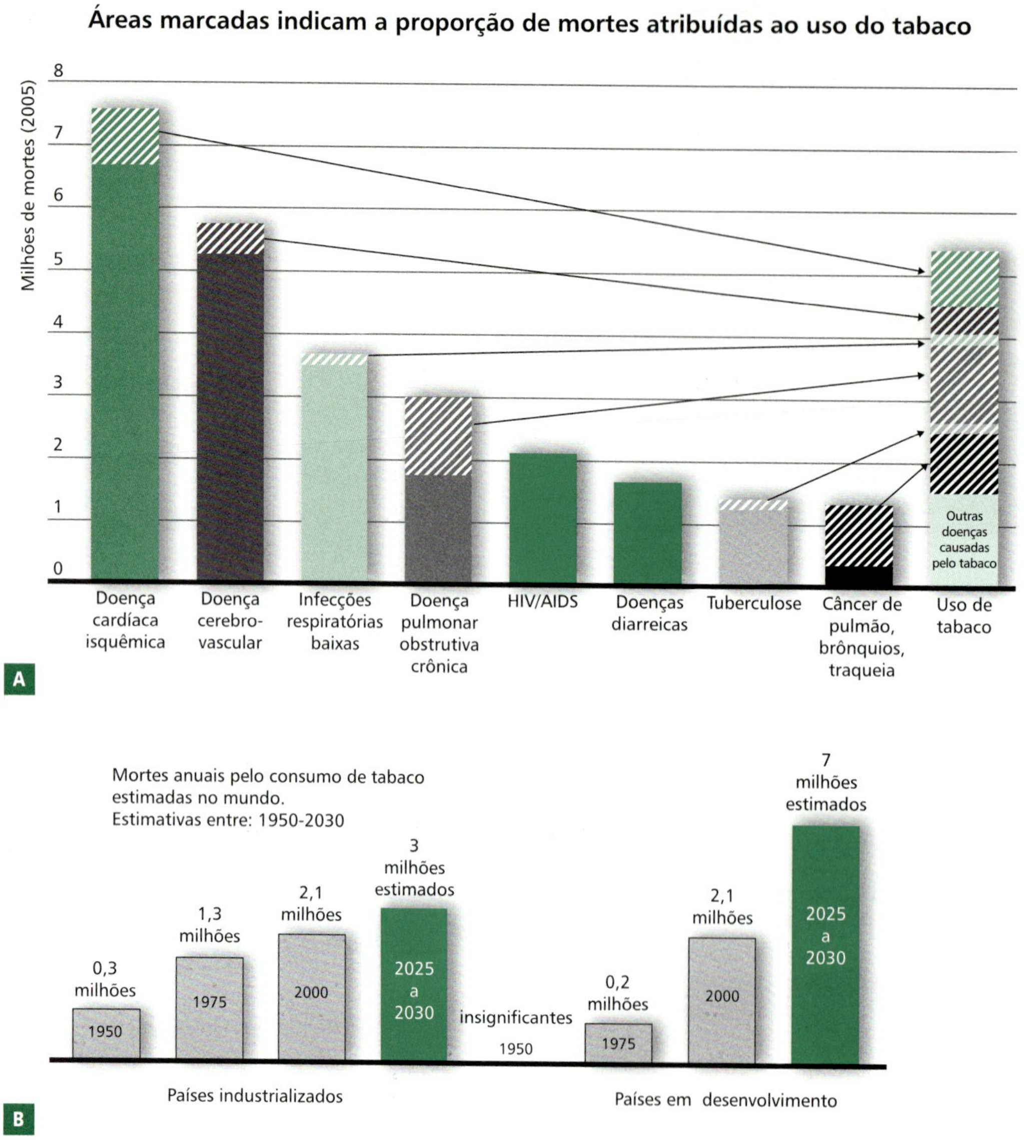

FIGURA 36.1 → (A) Fração atribuível ao tabaco entre as oito principais causas de morte no mundo. O tabaco é um fator de risco para seis delas. As áreas marcadas indicam a proporção de mortes atribuídas ao uso do tabaco. (B) Estimativas anuais (entre 1950 e 2030) de mortes causadas pelo consumo de tabaco no mundo.

Como se comporta a epidemia do tabagismo no Brasil?

A prevalência de fumantes em maiores de 15 anos no país em 2008 foi de 17,2%, ou seja, 24,6 milhões de pessoas (FIGURA 36.2), sendo maior entre os homens (21,6%), na faixa de 45 a 64 anos (22,7%), na área rural (20,4%), na Região Sul (19,0%) e naqueles com menor renda *per capita* (19,9%). Cerca de metade dos fumantes pensa em deixar de fumar, porém apenas 7,3% pretendem fazer uma tentativa em 30 dias.[14]

Os dados mostraram que, quanto maior o rendimento domiciliar *per capita*, menor a proporção de fumantes. Ou seja, os fumantes brasileiros estão se concentrando nas populações de baixa renda (TABELA 36.1).

No Brasil, estima-se que 200 mil pessoas/ano morram em decorrência de câncer de pulmão (CP); doença pulmonar obstrutiva crônica (DPOC); acidente vascular cerebral (AVC) e doenças isquêmicas coronarianas (DIC).[15] O tabagismo passivo é responsável por sete óbitos/dia no país, causados por doenças geradas pela exposição à fumaça do tabaco em maiores de 35 anos (CP, AVC e DIC). Isso acarreta um gasto de R$ 37 milhões por ano para o Sistema Único de Saúde (SUS) e para o Instituto Nacional do Seguro Social (INSS).[16]

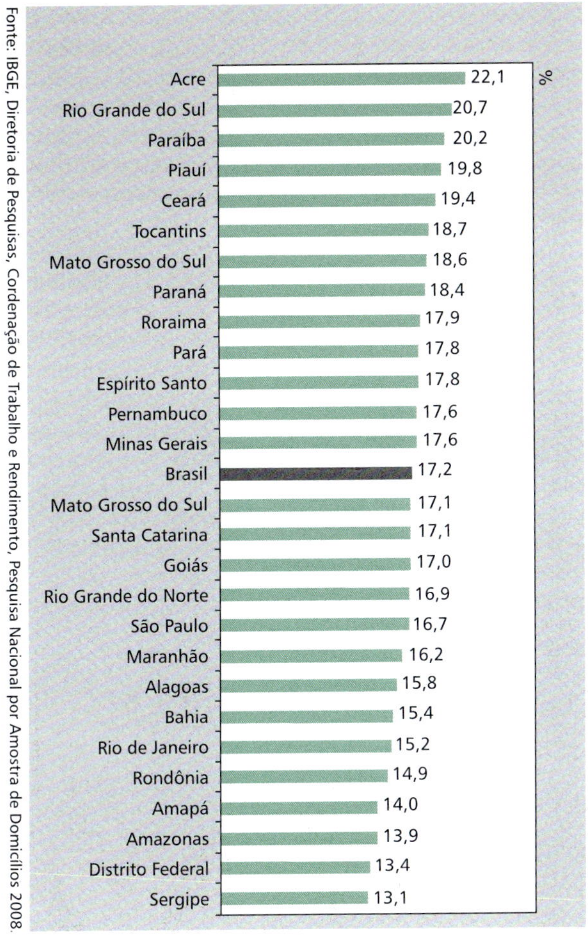

FIGURA 36.2 → Percentual de pessoas de 15 anos de idade ou mais usuárias de tabaco fumado.

Fonte: Brasil.[17]

Para onde nos levará a Convenção Quadro da OMS?

A Convenção Quadro fundou as bases para que os países signatários (Partes) apliquem, legislem e gerenciem o controle do tabaco nos seus variados âmbitos.[12] Em 2010, o tratado contava com mais de 160 países, os quais representavam em torno de 86% da população mundial.

A partir de 2008, a OMS propôs um conjunto de medidas conhecidas como "MPOWER"[18] para apoiar a implementação das seis estratégias-chave para um efetivo controle do tabagismo pelos países, conforme sumarizadas no **QUADRO 36.1** e demonstradas nas **FIGURAS 36.3** a **36.8**.

QUADRO 36.1 → MPOWER: estratégias essenciais para o controle do tabaco

1 M (*Monitor*)	**Monitorar** o uso do tabaco e a prevenção da iniciação (**FIGURA 36.3**).
2 P (*Protect*)	**Proteger** as pessoas da fumaça do tabaco (**FIGURA 36.4**).
3 O (*Offer*)	**Oferecer** ajuda para o tratamento da dependência (**FIGURA 36.5**).
4 W (*Warning*)	Obrigar a colocação de **advertências** nos derivados de tabaco, nos maços e nos pontos de venda (**FIGURA 36.6**).
5 E (*Enforce*)	**Fazer cumprir** as proibições sobre publicidade, promoção e patrocínio de produtos derivados do tabaco (**FIGURA 36.7**).
6 R (*Raise*)	**Aumentar** os impostos sobre o tabaco (**FIGURA 36.8**).

TABELA 36.1 → Percentual de pessoas de 15 anos de idade ou mais usuárias de tabaco fumado, por rendimento médio mensal domiciliar *per capita*, segundo as grandes regiões (2008)

GRANDES REGIÕES	PERCENTUAL DE PESSOAS DE 15 ANOS DE IDADE OU MAIS USUÁRIAS DE TABACO FUMADO (%)					
		FAIXAS DE RENDIMENTO DOMICILIAR *PER CAPITA* EM SALÁRIOS MÍNIMOS (1)				
	TOTAL	SEM RENDIMENTOS OU MENOS DE 1/4	DE 1/4 A MENOS DE 1/2	DE 1/2 A MENOS DE 1	DE 1 A MENOS DE 2	2 OU MAIS
Brasil	17,2	19,9	19,8	16,8	16,2	13,5
Norte	16,8	22,2	18,8	15,6	15,8	9,3
Nordeste	17,2	20,3	18,0	16,0	13,5	10,0
Sudeste	16,7	17,5	20,6	16,3	16,8	14,8
Sul	19,0	23,5	24,9	20,6	16,9	13,7
Centro-Oeste	16,6	19,8	20,7	16,6	16,6	12,2

(1) Exclusive as pessoas cuja condição na unidade domiciliar era pensionista, empregado doméstico ou parente do empregado doméstico.

Fonte: Brasil.[17]

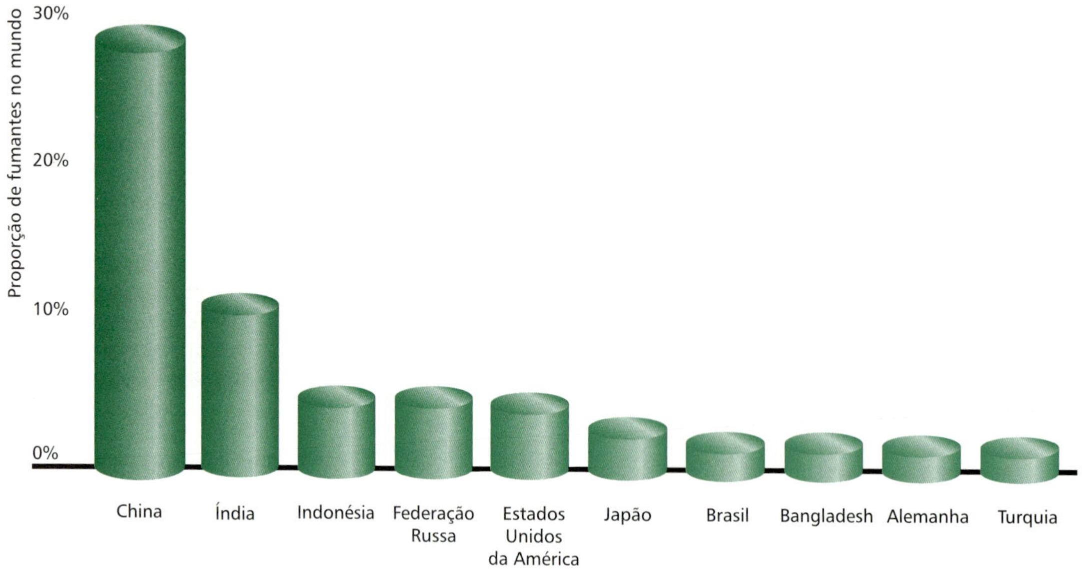

FIGURA 36.3 → [M] Monitorar o consumo de tabaco e as políticas de prevenção à iniciação. Aproximadamente dois terços dos fumantes vivem em apenas 10 países.

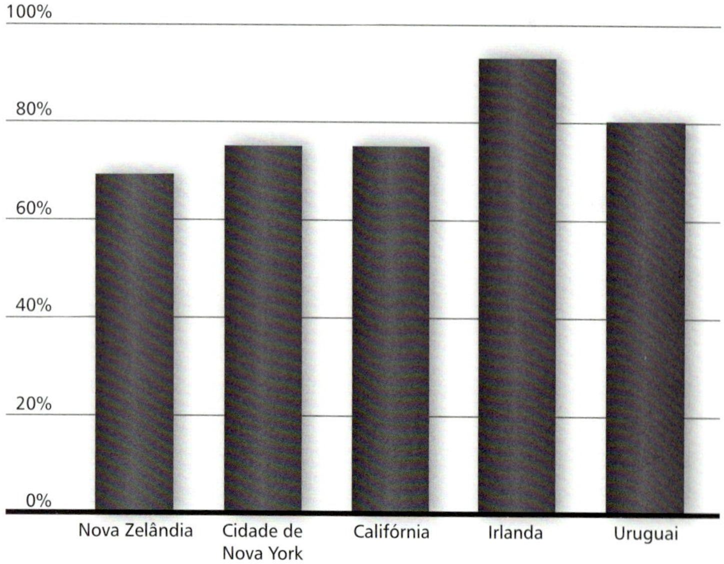

FIGURA 36.4 → [P] Proteger as pessoas dos efeitos do tabagismo criando leis que promovam ambientes livres da fumaça do tabaco. No gráfico, o suporte à proibição de fumar abrangente em bares e restaurantes após a implementação.

A cada ano, a OMS apresenta uma sinopse dos fundamentos científicos para auxiliar as Partes a superarem as dificuldades enfrentadas na aplicação dessas estratégias.[18]

A Indústria do Tabaco *vs.* Convenção Quadro?

Uma das dificuldades que as "Partes" têm tido para colocar em prática as prescrições da CQCT é a interferência que a indústria do tabaco e seus prepostos exercem sobre os poderes executivo, legislativo e judiciário. A ação lobista se estende aos setores da mídia, desde artigos de opinião até a publicação de matérias pagas, feitas em nome das entidades representativas dos ramos de hotelaria, alimentação e turismo. Tais manobras vêm se intensificando a partir das consultas públicas da Agência Nacional de Vigilância Sanitária (Anvisa) – regulação da publicidade e da proibição de aromatizantes – e de tentativas para barrar a lei federal dos ambientes livres de tabaco, em tramitação no Senado.

De forma explícita, fica patente o conflito de interesses quando a indústria financia as campanhas políticas e a realização de eventos da Associação Nacional dos Jornais,

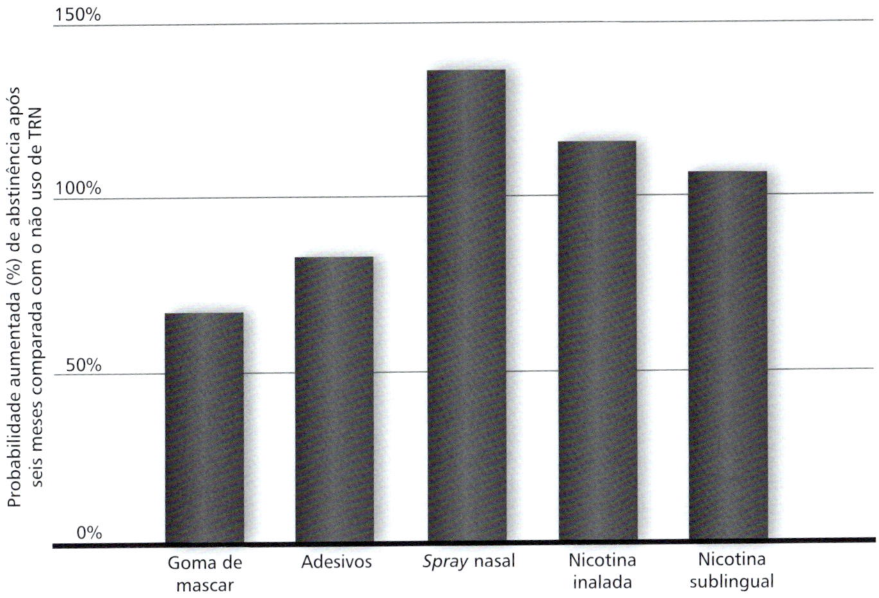

FIGURA 36.5 → [O] Oferecer ajuda para cessar o uso do tabaco. A terapia de reposição de nicotina (TRN) pode dobrar as taxas de cessação do tabagismo.

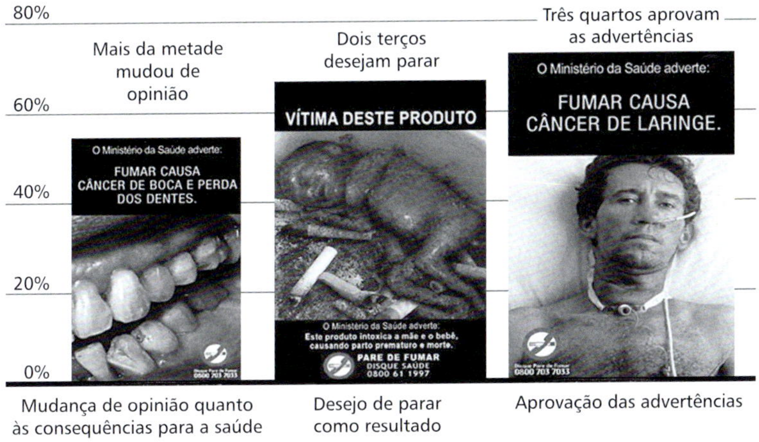

FIGURA 36.6 → [W] Obrigar a colocação de advertências sobre os riscos de fumar nas embalagens e nos pontos de venda do tabaco. As advertências são eficazes, principalmente se as imagens cobrirem pelo menos a metade dos maços.

do Ministério Público e da Conferência Nacional dos Advogados.

Essas práticas configuram uma imoralidade e desrespeito ao artigo 5.3 da CQCT, pois, ao receberem recursos privados, as organizações do Estado comprometem a sua necessária independência e isenção para atuar em defesa da sociedade.

Além disso, a indústria do tabaco e a bancada de deputados defensores do tabaco vêm mobilizando os explorados fumicultores contra a diversificação do cultivo e para defender o tabaco tipo "burley" produzido com adição de aromatizantes.

Com a queda do consumo de tabaco, que já vem ocorrendo em função da adoção das medidas prescritas na CQCT, a indústria do tabaco busca mercados dos países em desenvolvimento, apostando na sofisticação dos sabores e nas embalagens do tabaco.

Quando já não há mais como refutar os argumentos de embasados estudos científicos, a indústria difunde o discurso de que o Estado está interferindo no mercado e na sociedade, no direito de propriedade e no de escolha do fumante.

Perspectivas futuras para o tratamento do tabagismo

A farmacoterapia: novos conceitos e as vacinas

Os medicamentos para apoiar a cessação do tabagismo estão no mercado há poucas décadas. Apesar das escassas opções disponíveis, eles são eficazes e, no mínimo, dobram as chances de os indivíduos permanecerem sem fumar.

A reposição de nicotina é segura para uso a curto prazo, mas o uso a longo prazo exigirá novos estudos. A bupropiona

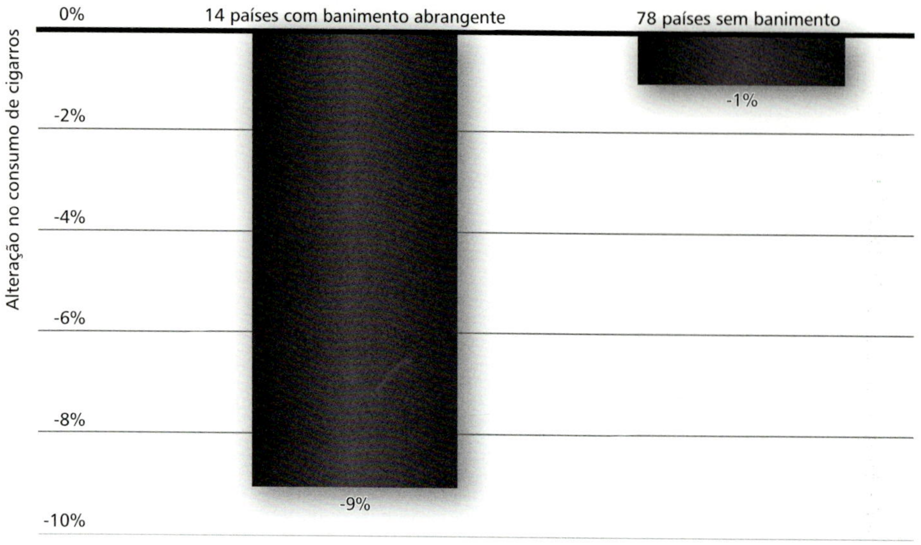

FIGURA 36.7 → [E] Fazer cumprir as proibições sobre publicidade, promoção e patrocínio de produtos de tabaco. No gráfico, mudanças no consumo de cigarros 10 anos depois da introdução do banimento da propaganda em dois grupos de países.

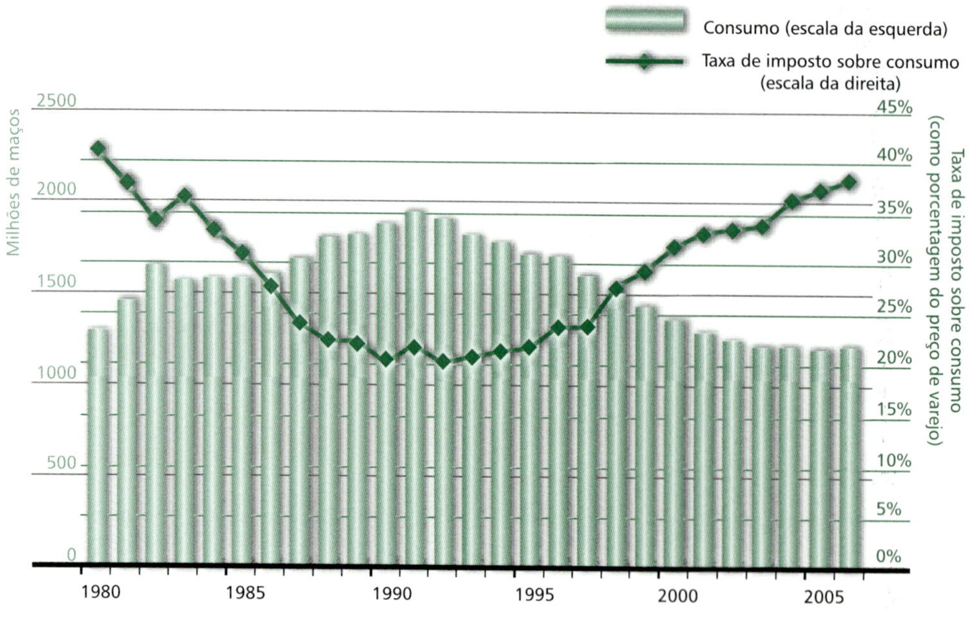

FIGURA 36.8 → [R] Aumentar os impostos e os preços dos derivados do tabaco. No gráfico, a relação entre consumo de tabaco, preços e impostos na África do Sul.

e a vareniclina têm demonstrado resultados promissores na terapia estendida por seis meses ou mais tempo, superando as taxas de cessação nas terapias a curto prazo.

O tabagismo enquanto doença crônica recorrente poderá levar à extensão do tratamento por um período superior às 12 semanas previsto na maioria dos consensos, por exemplo, para grupos especiais de pacientes, como os que apresentam comorbidades clínicas ou psiquiátricas.

A novidade para os próximos anos será a vacina para bloquear a chegada da nicotina ao cérebro. Os estudos iniciais mostram que há produção de anticorpos específicos. Eles se ligam com grande afinidade à nicotina no plasma e nos líquidos extracelulares. O acesso da nicotina aos receptores cerebrais fica impedido, pois ela não consegue atravessar a barreira hematoencefálica. Desse modo, não há liberação dos neurotransmissores psicoativos, o que suprime a sensação de prazer ao fumar. Os estudos farmacogenéticos no futuro poderão indicar o protocolo mais apropriado para cada indivíduo.

A abordagem do tabagismo como uma ação de saúde

As janelas de oportunidade para abordagem do fumante jovem deverão ser aproveitadas, como nos programas de qualidade de vida no trabalho, nas escolas e nas visitas médicas dos familiares seja ao pediatra, ginecologista ou clínico.

A restrição cada vez mais ampliada dos espaços para fumar e da publicidade irá também desestimular a iniciação e a manutenção do tabagismo.

Os fumantes das camadas sociais com menor ingresso econômico, as mulheres e os portadores de distúrbios psiquiátricos representarão a principal demanda.

Os sistemas de saúde público e suplementar deverão ampliar a cobertura terapêutica aos fumantes, como uma ação básica de saúde, em todos os níveis da assistência. As escolas técnicas e universitárias da área de saúde deverão incluir a abordagem do tabagismo em seus currículos, como problema de saúde pública.

A abordagem do tabagismo enquanto cuidado social

O tabaco seguirá fazendo parte do estado da arte de cuidar e decerto ampliará o espectro de envolvimento social na discussão quanto ao uso de drogas psicoativas, sendo paradigma para a intervenção em outras dependências, como o alcoolismo.

Os mecanismos de controle médico, político, social e econômico sobre o seu ciclo produtivo deverão nortear um novo *modus operandi*, que não passa, em nossa opinião, pelo seu banimento. A lição que a grande recessão norte-americana dos anos 20-30 do século XX trouxe é que o simples banimento do álcool fortaleceu o contrabando e a máfia. Apesar de todos os esforços pela redução do consumo, haverá pessoas que se tornam dependentes do tabaco; estas precisam ser precocemente alcançadas, encorajadas e apoiadas na cessação do tabagismo, por nós, médicos.

Cuidar -se é... não fumar!
Fumar é... descuidar-se!
Não fumar é ... preservar-se!
Fumar é... escravizar-se!

Referências

1. Doll R, Peto R, Boreham J, Sutherland I. Mortality from cancer in relation to smoking: 50 years observations on British doctors. Br J Cancer. 2005;92(3):426-9.

2. United States. U.S. Department on Health and Human Services. Centers for Disease Control. The health consequences of involuntary smoking: a report of the Surgeon General. Rockville: CDC; 1986. DHHS Publication nº (CDC) 87-8398.

3. California Environmental Protection Agency. Health effects of exposure to environmental tobacco smoke: final report September 1997. Sacramento: Cal/EPA; 1997.

4. U. S. Environmental Protection Agency. Respiratory health effects of passive smoking: lung cancer and other disorders. Washington: EPA; 1992.

5. World Health Organization. International Agency for Research on Cancer. IARC monographs on the evaluation of the carcinogenic risks to humans: tobacco smoking. Lyon: IARC; 1986. IARC Monographs, v. 38.

6. World Health Organization. International Agency for Research on Cancer. Tobacco smoke and involuntary smoking [Internet]. Geneva: WHO; 2002 [capturado em 31 maio 2011]. IARC Monographs on the Evaluation of Carcinogenic Risks to Humans, n. 83. Disponível em: http://monographs.iarc.fr/ENG/Monographs/vol83/volume83.pdf.

7. Repace JL, Hyde JN, Brugge D. Air pollution in Boston bars before and after a smoking ban. BMC Public Health. 2006;6:266.

8. Fong GT, Hyland A, Borland R, Hammond D, Hastings G, McNeill A, et al. Reductions in tobacco smoke pollution and increases in support for smoke-free public places following the implementation of comprehensive smoke-free workplace legislation in the Republic of Ireland: findings from the ITC Ireland/UK Survey. Tob Control. 2006;15(Suppl 3):iii51-8.

9. Moskowitz JM, Lin Z, Hudes ES. The impact of workplace smoking ordinances in California on smoking cessation. Am J Public Health. 2000;90(5):757-61.

10. Centers for Disease Control and Prevention. Perspectives in disease prevention and health promotion smoking: attributable mortality and years of potential life lost, United States, 1984. MMWR Morb Mortal Wkly Rep. 1997;46(20):444-51.

11. United States. U.S. Department of Health and Human Services. Centers for Disease Control. The health benefits of smoking cessation: a report of the Surgeon General. Rockville: CDC; 1990. DHHS Publication nº (CDC) 90-8416.

12. World Health Organization. WHO Framework Convention on Tobacco Control [Internet]. Geneva: WHO; c2011 [capturado em 31 maio 2011]. Disponível em: http://www.who.int/fctc/en/.

13. World Health Organization. The tobacco atlas [Internet]. Geneva: WHO; c2011 [capturado em 31 maio 2011]. Disponível em: http://www.who.int/tobacco/statistics/ tobacco_atlas/en/.

14. Brasil. Ministério do Planejamento, Orçamento e Gestão. Instituto Brasileiro de Geografia e Estatística. Tabagismo – 2008 [Internet]. Rio de Janeiro: IBGE; 2008 [capturado em 31 maio 2011]. Disponível em: http://www.ibge.gov.br/home/estatistica/ populacao/

trabalhoerendimento/pnad2008/suplementos/tabagismo/default.shtm.

15. Brasil. Ministério da Saúde. Instituto Nacional de Câncer. Ação global para o controle do tabaco: 1º tratado internacional de saúde pública [Internet]. 3. ed. Rio de Janeiro: INCA; 2004 [capturado em 31 maio 2011]. Disponível em: http://www.inca.gov.br/tabagismo/cquadro3/ acao_global.pdf.

16. Araujo AJ. Impacto do custo de doenças relacionadas ao tabagismo passivo no Brasil. Rio de Janeiro: UFRJ, INCA; 2008.

17. Brasil. Ministério do Planejamento, Orçamento e Gestão. Instituto Brasileiro de Geografia e Estatística. Pnad 2008: mercado de trabalho avança, rendimento mantém-se em alta, e mais domicílios têm computador com acesso à Internet. Rio de Janeiro: IBGE; 2008.

18. World Health Organization. WHO Report on the Global Tobacco Epidemic, 2009: implementing smoke-free environments [Internet]. Geneva: WHO; c2011 [capturado em 31 maio 2011]. Disponível em: http://www.who.int/tobacco/mpower/en/.

SEÇÃO 6

Doenças e Distúrbios Pulmonares

Viroses Respiratórias

37

Paulo José Zimermann Teixeira
Fernando Rosado Spilki
Fernanda Waltrick Martins

Introdução

As viroses do trato respiratório estão entre as enfermidades mais comuns em seres humanos, sendo responsáveis por aproximadamente 40% da morbidade geral na população de países desenvolvidos. Estima-se, com base em diversos estudos longitudinais, que crianças até o quinto ano de vida, em uma temporada de outono e inverno, passem por 10 episódios de manifestações clínicas compatíveis com resfriado comum, enquanto a média para adultos e idosos estaria na faixa de 3 a 6 episódios.

> **ATENÇÃO**
>
> Dada a elevada frequência dessas enfermidades e o grande número de agentes envolvidos, até um terço dos quadros respiratórios agudos pode estar relacionado com vírus.

As doenças causadas por vírus respiratórios são classicamente divididas em conjuntos de manifestações clínicas distintas, compreendendo o resfriado comum (associado a rinovírus, enterovírus, coronavírus e adenovírus), rinites (influenzavírus B e enterovírus), laringotraqueítes e faringites (parainfluenzavírus e adenovírus), bem como bronquiolites e pneumonias (vírus respiratório sincicial, metapneumovírus, bocavírus e influenzavírus A e B, no caso de gripe propriamente dita).

Resfriado comum

O resfriado comum deve ser entendido como um conjunto de doenças associadas a diferentes agentes virais, que podem estar associados ou não entre si ou com bactérias, cujas manifestações clínicas são de difícil distinção e cujos sinais clínicos mais característicos são congestão nasal, coriza e, em alguns casos, cefaleia e dor de garganta, enquanto a febre é um evento relativamente raro.

Calafrios, apatia, anorexia e mialgias também são sintomas comuns às infecções virais descritas no grupo dos resfriados, que muitas vezes precedem o aparecimento dos sintomas mais característicos. Complicações associadas a muitos dos casos de resfriado comum são otite média aguda, sinusite e amigdalite, sendo que, em casos com contaminação bacteriana secundária, pode haver também evolução para infecção do trato respiratório inferior. São descritos a seguir os principais agentes virais associados ao resfriado comum.

Rinovírus

Os rinovírus, assim como os enterovírus, são membros da família Picornaviridae, dotados de partículas virais não envelopadas, com diâmetro de 30 nm e genoma composto de RNA de fita simples com polaridade positiva (ssRNA+). Dadas as características estruturais (ausência de envelope), tais vírus são bastante resistentes a desinfetantes. Os rinovírus, ao contrário dos enterovírus, não se replicam no trato digestivo e são lábeis à acidez estomacal, não suportando pH < 3. Mais de 100 sorotipos de rinovírus foram descritos em seres humanos; os vírus têm tropismo pelas vias aéreas superiores não apenas por uma melhor adaptação ao crescimento em temperaturas abaixo dos 37°C, mas também por sua predileção por receptores normalmente localizados nas passagens aéreas nasais.

As infecções têm distribuição mundial e, na idade adulta, virtualmente, todos os indivíduos já devem portar anticorpos contra múltiplos sorotipos, ainda que a imunidade formada após uma infecção, em geral, seja de curta duração; a imunidade cruzada é incompleta entre sorotipos heterólogos, e variações intrassorotípicas tornam possíveis as reinfecções.

ATENÇÃO

Estima-se que em torno de 50% dos quadros de resfriados estejam associados a infecções por rinovírus, o que torna esses vírus a causa mais importante do resfriado comum. Os casos podem ocorrer ao longo de todo o ano, mas há uma tendência de maior número de infecções no início do outono e na primavera em países frios, podendo perdurar ao longo do inverno em áreas geográficas mais quentes.

O contato com crianças pequenas, assim como o contato prolongado com indivíduos infectados e a aglomeração maior de pessoas em ambientes malventilados são fatores predisponentes para a infecção. A disseminação se dá tanto por via aérea quanto pelo aperto de mãos e pelo contato com superfícies contaminadas. Conforme mencionado antes, os rinovírus são altamente resistentes a vários dos desinfetantes comuns por suas características estruturais. Desse modo, a forma mais eficaz de prevenção é a lavagem cuidadosa das mãos (a aplicação de álcool-gel tem pouca eficácia).

Após a infecção, que pode ocorrer mesmo com um número mínimo de partículas infecciosas, o período de incubação é bastante curto, da ordem de 24 a 48 horas, e os sintomas se prolongam por quatro dias até uma semana. O pico de excreção viral coincide com o aparecimento dos sintomas.

Os sinais clínicos característicos são rinorreia associada ao aumento da produção de muco pela produção de bradicinina e histamina, espirros e congestão nasal associada à hiperemia e edema da mucosa nasal. Os sintomas sistêmicos de mialgia e cefaleia podem ocorrer, já quadros febris são raros. Na maioria dos indivíduos, a doença é normalmente autolimitada, sem complicações, e o tratamento, apenas sintomático. Em idosos, quadros de otite média foram relacionados como uma possível manifestação concomitante. Em pacientes imunossuprimidos, podem ocorrer infecções mais graves, inclusive com quadros de pneumonia. Deve-se ressaltar que a doença clínica pode não ocorrer em até 50% dos indivíduos infectados, que irão excretar o vírus mesmo na ausência de sintomas.

Adenovírus

Os adenovírus (AdV) também podem ser agentes etiológicos do resfriado comum. Pertencentes à família Adenoviridae, são vírus não envelopados, com genoma de DNA de fita dupla (dsDNA+), recobertos por um capsídeo com diâmetro de 80 nm, do qual se projetam espículas proteicas que fazem a interação da partícula viral com receptores da célula hospedeira. Os AdV são uma causa frequente de infecções superiores agudas do trato respiratório superior (resfriados), conjuntivites e quadros diarreicos. Foram isolados primeiramente em 1953, na tentativa de se estabelecer linha celular do tecido adenoide de crianças submetidas a procedimentos de tonsilectomia.

Os AdV de diferentes espécies podem estar difundidos na natureza, pois são altamente resistentes no ambiente e excretados pela via fecal. Os AdV estão enquadrados em dois gêneros: *Aviadenovirus* (aviários) e *Mastadenovirus* (mamíferos). Pelo menos 51 sorotipos de AdV foram identificados em seres humanos, tendo sido divididos em subgrupos A – F com base em sua capacidade de aglutinar eritrócitos de seres humanos ou outras espécies e no perfil de oncogenicidade em modelos animais; todavia, esses vírus não foram associados a tumores em seres humanos.

Indivíduos de todas as idades podem ser afetados, porém há maior prevalência da infecção em bebês e crianças, causando uma manifestação febril com sinais clínicos respiratórios associados ao trato respiratório superior e de difícil diferenciação de outras infecções respiratórias. A distribuição das infecções é mundial e estima-se que em torno de 10% dos resfriados comuns estejam associados a infecções de AdV. São comuns os surtos isolados da enfermidade em turmas de colegiais e em locais de trabalho. As infecções podem ocorrer ao longo de todo o ano, sendo mais comuns ao final do inverno e no início da primavera.

Os sorotipos comumente encontrados são os AdV-1 até AdV-7, AdV-14 e AdV-21, com variações dependendo da faixa etária atingida. A transmissão se dá por aerossóis, contato direto do tipo aperto de mãos e, provavelmente, veiculação hídrica. Em vários trabalhos, os sorotipos de origem entérica (AdV-40 e AdV-41), bem como os sorotipos de origem respiratória (AdV-2 e AdV-5), são os mais encontrados em amostras de água contaminada.

O quadro clínico que se desenvolve após a infecção do trato respiratório por AdV, especialmente em crianças, é caracterizado por rinite, tosse, mialgia, exsudato nasal leve a moderado, linfadenopatia cervical e febre. Em alguns casos, a produção de coriza pode ser mais copiosa. As complicações mais comuns envolvem laringite e conjuntivite bilateral, as quais podem ocorrer de forma concomitante ou em sequência ao quadro de resfriado provocado por AdV. Quadros de bronquiolite também podem ser observados em crianças. Pneumonia é uma complicação relatada em adultos e idosos, podendo ser complicada pela presença de condições crônicas subjacentes, como doença pulmonar obstrutiva crônica (DPOC). A infecção pode se disseminar para outros sistemas em pacientes imunossuprimidos.

Ainda que já tenham sido comercializadas vacinas contra AdV em países desenvolvidos, as medidas preventivas são semelhantes àquelas preconizadas para rinovírus. Da mesma forma, o tratamento é sintomático, as manifestações clínicas podem se estender por semanas e a resolução costuma ser espontânea. Estudos com antivirais foram realizados *in vitro*, mas a eficácia não foi devidamente testada em ensaios clínicos.

Coronavírus

Ainda entre os vírus associados ao resfriado, têm lugar de destaque os coronavírus (CoV). Trata-se de vírus envelopados, pleomórficos, dotados de material genético composto de RNA de fita simples e polaridade positiva (ssRNA+), cujo genoma é o mais longo dentre os vírus RNA. Os membros da família Coronaviridae, ordem Nidovirales, podem ser divididos em três grupos antigênicos distintos, sendo os CoV que infectam seres humanos reunidos nos grupos I (cepa HCoV-229E) e II (cepa HCoV-OC43), incluindo o vírus síndrome respiratória aguda grave, SARS-CoV, outrora considerado o protótipo de um grupo antigênico à parte.

Os isolados clássicos de CoV possuem patogenicidade e virulência bem mais moderada do que o SARS-CoV, e estima-se que esses vírus sejam responsáveis por até 15 a 30% dos casos de resfriado comum. À semelhança dos rinovírus, os CoV mantêm sua multiplicação restrita ao trato respiratório superior por apresentarem níveis ótimos de replicação a temperaturas entre 33 e 35°C. As infecções são mais frequentes no mês de outono até o início da primavera, pelo menos em regiões de clima temperado.

A principal via de transmissão dos CoV associados ao resfriado comum é pelos aerossóis expelidos por indivíduos contaminados. O período de incubação é de sete dias, podendo ser mais breve conforme a virulência da cepa e o estado imunológico do indivíduo. Depois disso, surgem sinais clínicos de resfriado semelhantes àqueles descritos para os rinovírus, podendo durar até uma semana, normalmente havendo remissão espontânea, sem complicações.

Os casos de infecções por SARS-CoV, uma provável zoonose emergente, ocorridos no ano de 2003, são caracterizados por manifestações clínicas mais graves, de comprometimento pulmonar e sistêmico, com elevado grau de letalidade, possuindo assim um padrão de virulência bastante distinto dos quadros moderados de resfriados comuns causados por CoV.

Não existem vacinas contra resfriados causados por CoV, e as atitudes preventivas devem incluir evitar aglomerações e ambientes malventilados.

Gripe

Ainda que seja comum em diferentes fontes a confusão na língua portuguesa entre os termos resfriado e gripe, deve-se utilizar a terminologia *resfriado* para as doenças confinadas ao trato respiratório superior, em geral com pouco ou mínimo comprometimento sistêmico, conforme descrito antes, não se aplicando, neste caso, erroneamente o termo *gripe*.

> **ATENÇÃO**
>
> O termo gripe ou influenza se refere a uma doença que, via de regra, cursa com efeitos sobre o trato respiratório inferior e está relacionada com os influenzavírus como agentes causadores. Desse modo, gripe ou influenza é definida como uma infecção viral do trato respiratório inferior (e em muitos casos também superior), causada pelos influenzavírus e acompanhada por sinais sistêmicos como febre, cefaleia, mialgia e apatia, normalmente incapacitando os indivíduos para as atividades laborais.

Surtos de influenza ocorrem em todos os invernos, podendo ter início em médias latitudes no final do outono. Tais surtos são caracterizados por elevada morbidade na população geral e respondem por algo em torno de 7 a 10% das infecções respiratórias na população humana, mesmo em pandemias como aquela observada em 2009. As complicações do quadro de comprometimento pulmonar são frequentes e podem ter efeitos graves sobre pacientes mais suscetíveis, como idosos, mulheres grávidas e pacientes com condições crônicas. Infecções secundárias por bactérias também costumam ser encontradas em quadros graves de influenza.

Influenzavírus

Os influenzavírus são agentes envelopados, portanto pouco resistentes no ambiente, pertencentes à família Ortomyxoviridae, com genoma RNA de oito segmentos, e que podem ser agrupados em três gêneros distintos (A, B e C) conforme caracterização antigênica. O grupo mais variável e mais frequentemente relacionado com infecções respiratórias em seres humanos é o grupo A, que é subdividido com base na alta variabilidade antigênica da proteína hemaglutinina (H) e neuraminidase (N).

Dentre os diversos hospedeiros de influenzavírus, que incluem aves silvestres e domésticas, suínos, cavalos, felinos, seres humanos e, mais recentemente, cães, são conhecidos 16 subtipos de H e nove subtipos de N; a combinação desses subtipos presentes nas cepas virais costuma ser expressa ao se nomear os vírus influenza, observa-se ainda o local de origem, o ano de isolamento e, em alguns casos, a espécie em que o vírus foi isolado. Por essa convenção fica clara, por exemplo, a distinção entre a cepa causadora da pandemia de 2009, H1N1/A/Califórnia/2009, e outra cepa de H1N1 relacionada com a influenza sazonal, por exemplo, H1N1/A/Brisbane/59/2007.

A variação das cepas de influenzavírus A que infectam seres humanos – normalmente restritas aos subtipos H1, H2, H3, N1 e N2 – se dá de forma anual, o que exige constante vigilância e formulação de vacinas atualizadas, já que não apenas mutações, mas também o rearranjo de segmentos genômicos de diferentes vírus na célula infectada, podem levar ao surgimento de novas cepas. Os influenzavírus B e C possuem bem menos diversidade genética e antigênica. As pandemias por influenzavírus A são graves e, por isso, existem programas internacionais de vigilância da gripe, no intuito de monitorar e prevenir surtos de influenza em dimensões globais.

Em seres humanos, ocorrem infecções pelos influenzavírus A e B. Conforme mencionado antes, os surtos de gripe ocorrem todos os anos, e a gravidades dos sintomas observados varia enormemente. As grandes pandemias se desenvolvem em intervalos de, aproximadamente, 30 anos, estando em geral relacionadas com a infecção zoonótica de seres humanos por um vírus de origem aviária. Seja pela influenza sazonal, seja durante pandemias, a maior parte dos casos de influenza está relacionada com infecções por vírus do grupo A, que é o mais comum em seres humanos.

Grandes variações antigênicas, chamadas na literatura internacional de "*shifts*" ou desvios antigênicos, seja apenas da hemaglutinina seja desta em conjunto com a neuraminidase, levam à formação de novas cepas de influenzavírus A. Associados a esses mecanismos, como já mencionado, os reagrupamentos de segmentos de vírus influenza distintos estão na base da geração de novas linhagens de influenzavírus patogênicos para humanos. A imunidade para um subtipo ou cepa específica é consistente; todavia, a imunidade cruzada entre cepas e tipos confere pouca proteção. Ainda que o influenzavírus A predomine como causa de gripe, já foi relatada a cocirculação do grupo B em surtos de influenza.

Durante o século XX, foram descritas três pandemias: a gripe espanhola em 1918/19, a gripe asiática em 1957 e a gripe de Hong Kong em 1968. Recentemente, em 2009/10, ocorreu a pandemia de influenza A (H1N1).

ATENÇÃO

A disseminação da infecção se dá por aerossóis durante conversas ou em ambientes fechados, sendo que o contato direto pelo aperto de mãos também é uma via de transmissão eficaz.

O vírus pode, ainda, permanecer viável por períodos que vão de algumas horas até um dia em objetos inanimados, conforme a temperatura e umidade locais.

A infecção ocorre pelas mucosas nasais ou oculares e, após um período de incubação, que pode variar de um até quatro ou cinco dias, o indivíduo infectado apresenta os primeiros sintomas, especialmente mialgias, mal-estar generalizado e cefaleia, que persistem até o aparecimento de febre, calafrios, mialgias mais graves, anorexia e tosse seca. A febre pode se estender por até uma semana e, caso não ocorram complicações, a doença termina em até 10 dias após o início dos sinais clínicos.

Em crianças pequenas, a doença é indistinguível de outros quadros de infecção do trato respiratório inferior. As complicações incluem síndrome de Reye, miosite, doença do sistema nervoso central e, de forma mais frequente, pneumonia intersticial grave, com acúmulo de exsudato purulento, sobretudo quando associada a *Streptococcus pneumoniae*, *Staphylococcus aureus* e *Haemophilus influenzae*.

Durante a temporada de gripe (períodos definidos quando os vírus estão circulando na comunidade), o diagnóstico de gripe deve ser considerado nos seguintes doentes, independentemente da situação vacinal:

- → Imunocompetentes e pessoas imunocomprometidas (adultos e crianças), incluindo profissionais da saúde, com febre e aparecimento agudo de sintomas respiratórios.
- → Pessoas com febre e exacerbação aguda da doença pulmonar crônica de base.
- → Bebês e crianças pequenas com febre e outros sinais e sintomas.
- → Idosos com sintomas novos ou com piora dos sintomas respiratórios, incluindo exacerbação da insuficiência cardíaca congestiva ou alteração do estado mental, com ou sem febre.
- → Pessoas gravemente doentes com febre ou hipotermia.
- → Crianças hospitalizadas sem febre ou sintomas respiratórios agudos e que desenvolvem esses sintomas após a internação.
- → Adultos hospitalizados sem febre ou sintomas respiratórios agudos e que desenvolvem esses sintomas após a internação.

Em qualquer época do ano, a influenza deveria ser considerada em pessoas imunocompetentes e imunocomprometidas com sintomas respiratórios agudos e febre, sintomas esses que estão epidemiologicamente ligados ao surto de gripe (p. ex., profissionais da saúde, residentes ou visitantes de instituição com surto de gripe, contatos próximos de pessoas com suspeita de gripe, viajantes retornando de lugares onde o vírus está circulando).

No surto de influenza A (H1N1) pandêmica em 2009, foram descritos casos com manifestações de febre e sintomas respiratórios, além de sintomas gastrintestinais como diarreia, vômitos e dor abdominal. Embora rara, também foi descrita conjuntivite como parte da apresentação clínica. Foram observadas manifestações de infecção respiratória de trato inferior, com surgimento – em torno de cinco dias antes do início dos sintomas – de dispneia, sibilos e escarro, este muitas vezes hemoptoico.

Nesses pacientes acometidos pelo vírus H1N1 pandêmico em 2009, a evolução da doença para insuficiência respiratória aguda foi comum e associada a infiltrado pulmonar difuso e bilateral em vidro fosco, evoluindo, em média, seis dias após o início dos primeiros sintomas. O diagnóstico de pneumonia viral primária foi realizado na maioria dos pacientes. Outras complicações identificadas foram pneumonia associada ao ventilador, hemorragia pulmonar, pneumotórax, pancitopenia, síndrome de Reye e sepse sem bacteriemia documentada. Os achados laboratoriais mais presentes foram leucopenia com linfocitopenia, trombocitopenia e aumento leve a moderado de transaminases. Pode ocorrer, ainda, hiperglicemia e aumento de creatinina.

O diagnóstico diferencial é feito com outras infecções virais que também se manifestam em forma de surtos, como rinovírus, vírus parainfluenza, vírus respiratório sincicial, adenovírus e coronavírus. Os sintomas sistêmicos são mais intensos na influenza do que nas demais infecções virais, que cursam com quadro clínico semelhante, daí a denominação de síndrome gripal. O diagnóstico diferencial, apenas pela clínica, pode ser difícil.

Em imunocompetentes, amostras do trato respiratório deveriam ser coletadas, de preferência nos primeiros cinco dias do início da doença. Em lactentes e crianças menores, as amostras ideais são os aspirados nasais e os *swabs*. Em crianças maiores e adultos, o aspirado nasofaríngeo e os *swabs* são as amostras de eleição. Os aspirados orofaríngeos e o escarro têm menor rendimento para a detecção do vírus da gripe, mas podem dar resultados positivos. Em pacientes imunocomprometidos, a infecção pelo vírus da gripe pode persistir por semanas a meses, mesmo sem sintomas respiratórios ou febre. Portanto, a coleta de material do trato respiratório superior ou inferior (lavado broncoalveolar) pode ser útil mesmo após cinco dias da doença. Em pacientes sob ventilação mecânica, amostras do trato respiratório superior e inferior (lavado broncoalveolar e aspirado traqueal) também podem ser coletadas, mesmo após cinco dias de início dos sintomas (QUADROS 37.1 e 37.2).

QUADRO 37.2 → Pessoas com alto risco de complicações por influenza que devem ser consideradas para terapia antiviral

Crianças não vacinadas entre 12 e 24 meses de idade
Pessoas com asma e outras doenças pulmonares crônicas
Pessoas com doença cardíaca significativa
Pessoas imunossuprimidas de qualquer natureza (doença ou fármacos imunossupressores)
Pessoas HIV-positivas
Pessoas com anemia falciforme e outras hemoglobinopatias
Pessoas que necessitam ácido acetilsalicílico por longo período, como portadores de artrite reumatoide e doença de Kawasaki
Pessoas com câncer
Pessoas com disfunção renal crônica
Pessoas com doença metabólica crônica, como diabetes melito
Pessoas com doenças neuromusculares, doenças convulsivas e doenças cognitivas que comprometam o manuseio de secreções respiratórias
Pessoas institucionalizadas de qualquer idade
Adultos com mais de 65 anos

Métodos diagnósticos

As amostras coletadas idealmente devem ser submetidas ao teste de reação em cadeia da polimerase (PCR) em tempo real, que na atualidade é o método mais sensível e específico do que a própria cultura viral para detectar influezavírus e cujo resultado pode estar disponível em 4 a 6 horas. Além disso, tal teste permite a diferenciação dos vários tipos de influenza (QUADRO 37.3).

Os testes de imunofluorescência direta e indireta podem ser realizados para triagem. Esses testes apresentam sensibilidade e especificidade menores do que a cultura viral e são altamente dependentes da qualidade do espécime coletado e da habilidade do laboratório que irá executar o teste. Na pandemia de 2009 de influenza A (H1N1), a técnica preconizada pela Organização Mundial da Saúde (OMS) para confirmação laboratorial do novo vírus foi a de transcrição reversa, associada à reação em cadeia, mediada pela poli-

QUADRO 37.1 → Pessoas que devem ser testadas para influenza

DURANTE A ESTAÇÃO DE INFLUENZA	EM QUALQUER MOMENTO DO ANO
– Imunocompetentes de qualquer idade com alto risco de complicações apresentando síndrome febril aguda com sintomas respiratórios e com até cinco dias do início dos sintomas. – Imunocomprometidos de qualquer idade apresentando síndrome febril aguda e sintomas respiratórios independentemente do tempo de início dos sintomas. – Pacientes hospitalizados de qualquer idade, imunocompetentes ou imunodeprimidos, com febre e sintomas respiratórios, incluindo aqueles com diagnóstico de pneumonia adquirida na comunidade, independentemente do tempo de sintomas. – Idosos e crianças com suspeita de sepse ou febre de origem desconhecida.	– Profissionais de saúde e visitantes em local sabido de epidemia de gripe que se apresentam com síndrome febril aguda e sintomas respiratórios, nos primeiros cinco dias do início dos sintomas. – Pessoas sabidamente ligadas a algum surto de influenza por viagens, cruzeiros, etc. nos primeiros cinco dias dos sintomas respiratórios.

QUADRO 37.3 → Interpretação dos testes diagnósticos de triagem para influenza

Teste de triagem positivo em estação de influenza é mais provável de ser verdadeiro-positivo
Teste de triagem positivo fora de estação de influenza é mais provável de ser falso-positivo (está indicado realizar PCR em tempo real)
Teste de triagem negativo em estação de influenza é mais provável de ser falso-negativo
Teste de triagem negativo fora de estação de influenza é mais provável de ser verdadeiro-negativo (está indicado realizar PCR em tempo real)

merase (RT-PCR), não sendo recomendada a imunofluorescência indireta.

Testes comerciais de diagnóstico rápido de influenza, embora disponíveis e com resultados em 10 a 30 minutos, apresentam sensibilidade inferior em relação aos demais, e em adultos a sensibilidade é menor do que 40%.

Tratamento

Em indivíduos saudáveis, a infecção é autolimitada, sendo que para seu tratamento são utilizados apenas medicamentos sintomáticos. Uma revisão sistemática sobre antivirais para adultos hígidos não recomendou o uso sistemático, mas apenas em situações de epidemias graves e pandemias.[1] Além disso, os vírus de influenza sofrem mutações e desenvolvem resistência aos antivirais. Historicamente, a amantadina e a rimantadina eram inibidores da maioria dos influenza A, mas não dos influenza B. Já os inibidores da neuraminidase (oseltamivir e zanamivir) têm atividade contra influenza A e B, embora tenha sido relatada menor atividade do oseltamivir para influenza B. A partir de 2008 e 2009, foi relatada resistência do influenza A sazonal (H1N1) ao oseltamivir, mas não do H1N1 pandêmico.

Considerando que em nosso meio tais informações não estão disponíveis e que o padrão de sensibilidade dos diversos antivirais se modifica com o tempo e uso, o modelo de resistência aos antivirais é encontrado na página eletrônica do Centers for Disease Control and Prevention (CDC) americano.[2]

O tratamento é recomendado para adultos e crianças com infecção pelo vírus influenza que preecham os seguintes critérios:

- Pessoas com diagnóstico confirmado por laboratório ou altamente suspeitas de infecção pelo vírus da gripe com alto risco de desenvolver complicações devem começar o tratamento no prazo de 48 horas após o início dos sintomas. Poucos dados estão diponíveis para recomendar o tratamento após 48 horas do início dos sintomas. O tratamento, nesse caso, é recomendado independentemente do *status* de vacinação ou da gravidade da doença.
- Pessoas com diagnóstico confirmado por laboratório ou altamente suspeitas de infecção pelo vírus da gripe que necessitam de internação, independentemente do *status* vacinal ou da presença de doença subjacente, devem começar tratamento no prazo de 48 horas após o início dos sintomas.

O tratamento deve ser considerado para adultos e crianças com infecção pelo vírus influenza que preecham os seguintes critérios:

- Pacientes ambulatoriais com alto risco de complicações, portadores de doença de base com evolução não favorável e com diagnóstico de influenza confirmado por exames laboratoriais em até 48 horas do início dos sintomas.
- Pacientes ambulatoriais com diagnóstico confirmado por laboratório ou altamente suspeitas de infecção pelo vírus da gripe que não apresentam risco aumentado de complicações, com sintomas iniciados há 48 horas e que desejam encurtar a duração da doença e reduzir ainda mais o risco relativamente baixo de complicações. Aqueles com doença moderada a grave também com início há 48 horas igualmente podem se beneficiar do tratamento (TABELA 37.1).

TABELA 37.1 → Dosagem de antivirais para influenza em adultos

AGENTE, GRUPO	TRATAMENTO	QUIMIOPROFILAXIA
Inibidores da neuraminidase		
– Oseltamivir	75 mg 2x/dia por 5 dias	75 mg 1x/dia
– Zanamivir	2 inalações de 5 mg 2x/dia	2 inalações de 5 mg 1x/dia
Adamantinas		
– Rimantadinas	200 mg ao dia em dose única ou divididos em duas doses	200 mg ao dia em dose única ou divididos em duas doses
– Amantadina	200 mg ao dia em dose única ou divididos em duas doses	200 mg ao dia em dose única ou divididos em duas doses

Prevenção

A vacinação contra influenza sazonal é realizada com as estirpes virais mais representativas das cepas circulantes no campo a cada ano, conforme monitoramento realizado pelos programas mundiais de vigilância de vírus da gripe. No Brasil, existem redes de saúde sentinela e laboratórios que monitoram tanto a circulação de cepas virais como a morbidade por infecções respiratórias agudas e a morbimortalidade associadas à circulação das cepas virais. A partir dessas informações, são elaboradas as vacinas a serem aplicadas na próxima campanha vacinal.

A vacina, cultivada em ovos embrionados e inativada, é normalmente aplicada nos grupos mais afetados após a infecção por influenzavírus, sobremaneira crianças e idosos, ainda que os adultos sejam o grupo que mais dissemina o vírus, mesmo que de modo assintomático. Existem duas apresentações de vacina: uma forma é com vírus vivo atenuado, aplicada na forma de *spray* nasal, não utilizada no Brasil; a outra forma usa vírus inativados com dois tipos de vírus influenza A e um influenza B, devendo ser repetida anualmente, já que sua composição varia a cada ano em função das cepas circulantes. A vacinação está indicada para idosos acima de 60 anos de idade e para pacientes com doenças crônicas e imunodepressão, sendo indicada também como medida auxiliar para controle de surtos institucionais ou hospitalares para os que pertencem aos grupos de risco, caso ainda não tenham sido vacinados.

A profilaxia primária está recomendada para profissionais da saúde que atuam na assistência individual de casos de infecção respiratória, para trabalhadores de asilos e creches, para indígenas a partir de seis meses de idade e para a população carcerária, como forma de reduzir o potencial de transmissão da doença em comunidades fechadas e grupos mais vulneráveis à infecção. Após a vacinação em adultos saudáveis, a detecção de anticorpos protetores ocorre entre uma e duas semanas e seu pico máximo é após 4 a 6 semanas. A vacina está contraindicada em pessoas com história de reação de hipersensibilidade do tipo anafilática a proteínas do ovo de galinha e em indivíduos com história pregressa de síndrome de Guillain-Barré (TABELA 37.2).

TABELA 37.2 → Esquema vacinal para influenza

IDADE	DOSE (ML)	NÚMERO DE DOSES
6 a 36 meses	0,25	1-2*
3 a 8 anos	0,5	1-2*
≥9 anos	0,5	1

*A segunda dose com intervalo de 4 a 6 meses.

> **ATENÇÃO**
>
> Como a vacina é composta por vírus inativados, ela não tem poder de provocar doença. "Casos de gripe" eventualmente diagnosticados em pessoas recém-vacinadas podem estar relacionados à infecção por outras cepas não presentes na vacina, a falhas de conversão sorológica ou à infecção por outros vírus respiratórios.

Quimioprofilaxia

A vacinação contra influenza é a principal ferramenta para prevenir a gripe, e a quimioprofilaxia não é um substituto para a vacina. Quando o vírus da gripe está circulando na comunidade, a quimioprofilaxia pode ser considerada para pessoas de alto risco de complicações durante duas semanas após a vacinação. Está contraindicado o uso de oseltamivir para profilaxia em larga escala, sendo aconselhado apenas para situações especiais:

- Adultos e crianças maiores de 1 ano de idade que têm alto risco de desenvolver complicações da influenza, quando a vacinação está contraindicada ou terá baixa efetividade, como no caso de pacientes imunocomprometidos, bem como quando está indisponível.
- Adultos não vacinados, principalmente profissionais da saúde, como profissionais de laboratório que tenham manipulado amostras clínicas contendo o vírus sem utilização de equipamento de proteção individual (EPI) e trabalhadores de saúde que estiveram envolvidos na realização de procedimentos invasivos ou manipulação de secreções em um caso suspeito ou confirmado de infecção por influenza A sem uso de EPI e crianças maiores de 1 ano de idade que são contatos diretos de pessoas com alto risco de desenvolver complicações da influenza durante períodos de atividade da doença na comunidade.
- Moradores de instituições (vacinados ou não vacinados) que estão enfrentando um surto de gripe.

A dose recomendada de profilaxia é de 75 mg, uma vez ao dia, por 10 dias.

Duração da profilaxia

- A quimioprofilaxia pode ser interrompida duas semanas após a vacinação de pessoas não institucionalizadas. As crianças com menos de 9 anos de idade que receberam a vacina pela primeira vez devem receber duas doses da vacina, com intervalo de quatro semanas entre as duas doses. Desse modo, crianças precisam, no mínimo, de seis semanas de profilaxia.
- Quando a quimioprofilaxia é usada nos contatos após diagnóstico de influenza em um membro da família, deve ser mantida por 10 dias.
- Em pessoas com alto risco de complicações, quando a vacina é contraindicada ou tem baixa efetividade, a profilaxia deve ser mantida enquanto o vírus estiver circulando na comunidade.
- Após um surto institucional, a quimioprofilaxia antiviral deveria ser continuada por 14 dias, ou por sete dias após o início dos sintomas da última pessoa infectada.

Medidas não farmacológicas

- Realizar higiene das mãos com água e sabão.
- Evitar tocar olhos, nariz ou boca após contato com superfícies.
- Orientar para que o doente evite sair de casa enquanto estiver em período de transmissão da doença (até cinco dias após o início dos sintomas).
- Evitar entrar em contato com outras pessoas suscetíveis.
- Evitar aglomerações e ambientes fechados (manter os ambientes ventilados).
- Observar repouso, alimentação balanceada e ingestão de líquidos.

Pneumonias, bronquites e bronquiolites causadas por pneumovírus

Parainfluenzavírus

Dentre os agentes causais de quadros que envolvem tanto o trato respiratório superior quanto o inferior, estão os parainfluenzavírus humanos (hPIV), membros da família Paramyxoviridae, subfamília *Paramyxovirinae*, cujos vírions envelopados contêm um genoma composto de RNA de fita simples de polaridade negativa (ssRNA-). Os sorotipos que mais causam infecções em seres humanos são hPIV-1, -2 e -3. As infecções são mais frequentes nos meses de inverno, com exceção do hPIV-3, cujo pico é comumente relatado na primavera.

As manifestações clínicas vão desde quadros semelhantes aos descritos para o resfriado comum até pneumonias e bronquiolites, sendo a infecção do trato respiratório inferior mais comum em crianças. A participação do hPIV no quadro geral das enfermidades infecciosas do trato respiratório varia de 5 a 25%, dependendo do local de estudo, sendo a segunda causa da infecções do trato respiratório inferior em crianças, atrás apenas do vírus respiratório sincicial humano. Em crianças, o primeiro sinal característico é a febre, muitas vezes seguida de coriza de aspecto seroso a seromucoso, crupe, tosse e congestão nasal. Naqueles casos que evoluem para pneumonia, podem ocorrer espirros, taquipneia, taquicardia, sibilância e retração supraesternal. Em crianças mais velhas e adultos, as manifestações clínicas normalmente são mais brandas e restritas ao trato respiratório superior.

Pneumovírus

O vírus respiratório sincicial humano (hRSV) e o metapneumovírus humano (hMPV) são os principais agentes causadores identificados nas infecções respiratórias agudas (IRAs) em bebês. As IRAs representam importante causa de morbidade e mortalidade em crianças no mundo todo. Os hRSV e os hMPV, membros da ordem Mononegavirales, família Paramyxoviridae, subfamília *Pneumovirinae*, são vírus envelopados, não segmentados, dotados de genoma de RNA de fita simples com sentido negativo (ssRNA-).

O hRSV é o agente viral mais bem caracterizado neste grupo, associado à doença do trato respiratório inferior. Recentemente, foi identificado um novo patógeno humano pertencente à subfamília *Pneumovirinae*, o metapneumovírus humano (hMPV), que possui semelhanças com o hRSV na sua organização genômica, estrutura viral, antigenicidade e sintomas clínicos. O vírus apresenta como característica a sazonalidade. Nos países de clima temperado, como Estados Unidos, Japão, Reino Unido e Argentina, os surtos ocorrem principalmente durante os meses de inverno. Nas regiões de clima tropical e subtropical, os surtos têm uma distribuição diferente ao longo do ano. Na Austrália e no Brasil, em particular no sudeste, foram relatados surtos de hRSV com início no outono, estendendo-se até o inverno, com picos de incidência no mês de maio.

O hMPV foi isolado pela primeira vez em 2001 na Holanda, a partir de um caso de pneumonia. O vírus apresenta como característica o acometimento pulmonar, com padrão semelhante àquele causado pelo hRSV, estando associado sobretudo aos casos de bronquiolite e pneumonia. Estudos sorológicos realizados na época do primeiro isolamento do vírus revelaram que a maioria das crianças na Holanda com aproximadamente cinco anos havia sido infectada pelo hMPV. Estudos posteriores relataram que o início da circulação do vírus na população humana é datado de cerca de 50 anos atrás, sugerindo que o vírus não transpôs recentemente seu reservatório natural, de modo que ainda existem dúvidas sobre a origem desse novo agente.[3]

A transmissão do hRSV ocorre pelo contato direto com secreções de pessoas infectadas ou objetos contaminados. O hRSV está associado a bronquiolite e pneumonia durante os primeiros anos de vida. Bronquiolite e pneumonia ocorrem mais frequentemente entre seis semanas e nove meses de vida, com pico de incidência de infecções do trato respiratório inferior entre 2 e 7 meses, correspondendo à diminuição dos títulos de anticorpos maternos. Após infecção natural pelo hRSV, a proteção contra reinfecções tem curta duração, e as reinfecções costumam ser observadas em crianças menores de dois anos. Reinfecções em adultos também ocorrem, porém com sinais clínicos brandos, sugerindo que a gravidade da doença diminui após reinfecções consecutivas.

Embora somente 1% das crianças infectadas precisem de hospitalização, apenas nos Estados Unidos estima-se que 50 a 90% das hospitalizações sejam atribuídas a casos de bronquiolite, e 20 a 50%, a casos de pneumonia. A presença do hMPV tem sido descrita mundialmente com incidência do vírus em 1,5% a 41% dos casos estudados.

O hRSV replica-se nas células do trato respiratório, onde causa um processo inflamatório, que inclui destruição do epitélio, edema e aumento de produção de muco. Após um período de incubação médio de 3 a 5 dias, o quadro clínico inicia-se com sintomas das vias aéreas superiores, e progride com o acometimento das vias aéreas inferiores, sendo a bronquiolite a manifestação mais encontrada. Quadros clínicos mais graves – caracterizados por apneia ou insuficiência respiratória grave, predominantemente obstrutiva – ocorrem sobretudo em crianças prematuras menores de seis meses de idade, e nas portadoras de doenças prévias, como cardiopatias congênitas, pneumopatias e imunodeficiências. Otite média também foi relatada em associação com infecção pelo hRSV, em especial em pacientes adultos, mesmo na ausência de sintomas respiratórios.

Os sintomas clínicos observados em crianças infectadas com hMPV são similares aos observados na infecção pelo hRSV. Crianças infectadas pelo hMPV apresentam um aumento dos níveis de IL-8 nas secreções respiratórias. Alguns estudos têm relatado a associação do hMPV com a potencialização de crises de asma em crianças e adultos, exigindo internação hospitalar.

Bocavírus

Uma virose emergente do trato respiratório inferior, especialmente em crianças, é causada por um agente viral descrito em 2005, nomeado bocavírus humano (HBoV). O HBoV – um membro da família Parvoviridae, não envelopado, com genoma composto de DNA de fita simples (ssDNA) – está geneticamente relacionado com os parvovírus bovino e parvovírus canino tipo 1, ambos com pouca virulência para seus hospedeiros naturais (ainda que se encontre na literatura uma relação errônea com o parvovírus canino tipo 2, este sim bastante virulento). Embora derivado de congêneres pouco apatogênicos para seus hospedeiros naturais, o HBoV está associado a casos de infecções respiratórias agudas e enterites em crianças. Além da linhagem relatada inicialmente em 2005, já em 2009 identificou-se um novo tipo de HBoV, nomeado HBoV-2, também relacionado com distúrbios respiratórios em crianças, demonstrando a rápida evolução e considerável diversidade genética dos HBoV.

Infecções por HBoV foram relatadas em diversos países, incluindo o Brasil, em taxas que variam de 1 a 19% dos casos de doenças infecciosas do trato respiratório. Crianças com idades entre seis meses e dois anos são as mais afetadas, enquanto os recém-nascidos podem ser protegidos de manifestações clínicas evidentes pela presença de anticorpos maternos. Ainda não há dados suficientes que atestem uma clara distribuição sazonal das infecções por HBoV, diferindo do relatado para outros agentes que infectam o trato respiratório, embora estudos preliminares apontem uma tendência para a concentração dos casos nos meses de outono e inverno.

Os sinais clínicos de infecções do trato respiratório por HBoV incluem espirros, coriza, bronquiolite e pneumonia. Assim como em outras viroses respiratórias, as coinfecções com outros vírus podem ocorrer de forma comum, chegando a 50% dos casos estudados.

Referências

1. Burch J, Corbet M, Stock C, Nicholson K, Elliot AJ, Duffy S, et al. Prescription of anti-influenza drugs for healthy adults: a systematic review and meta-analysis. Lancet Infect Dis. 2009;9(9):537-45.

2. Center for Disease Control and Prevention [Internet]. Atlanta: CDC; 2011 [atualizado em 27 maio 2011; capturado em 31 maio 2011]. Disponível em: http://www.cdc.gov/ flu/.

3. Falsey AR. Human metapneumovirus infection in adults. Pediatr Infect Dis J. 2008;27(10 Suppl):S80-3.

Leituras recomendadas

Arden KE, Mackay IM. Newly identified human rhinoviruses: molecular methods heat up the cold viruses. Rev Med Virol. 2010;20(3):156-76.

Influenza (gripe). In: Brasil. Ministério da Saúde. Secretaria de Vigilância em Saúde. Departamento de Vigilância Epidemiológica. Guia de vigilância epidemiológica. 7. ed. Brasília: Ministério da Saúde; 2009. p. 1-24, caderno 1.

Call SA, Vollenweider MA, Hornung CA, Simel DL, McKinney WP. Does this patient have influenza? JAMA. 2005;293(8):987-97.

Easton AJ, Domachowske JB, Rosenberg HF. Animal pneumoviruses: molecular genetics and pathogenesis. Clin Microbiol Rev. 2004;17(2):390-412.

Goins WP, Talbot HK, Talbot TR. Health care-acquired viral respiratory diseases. Infect Dis Clin North Am. 2011;25(1):227-44.

Harper SA, Bradley JS, Englund JA, File TM, Gravenstein S, Hayden FG, et al. Seasonal influenza in adults and children – diagnosis, treatment, chemoprophylaxis, and institutional outbreak management: clinical practice guidelines of the Infectious Disease Society of America. Clin Infect Dis. 2009;48(8):1003-32.

Hui DS, Chan PK. Severe acute respiratory syndrome and coronavirus. Infect Dis Clin North Am. 2010;24(3):619-38.

Hustedt JW, Vazquez M. The changing face of pediatric respiratory tract infections: how human metapneumovirus and human bocavirus fit into the overall etiology of respiratory tract infections in young children. Yale J Biol Med. 2010;83(4):193-200.

Kunisaki KM, Janoff EN. Influenza in immunosuppressed populations: a review of infection frequency, morbidity, mortality, and vaccine responses. Lancet Infect Dis. 2009;9(8):493-504.

Kunz AN, Ottolini M. The role of adenovirus in respiratory tract infections. Curr Infect Dis Rep. 2010;12(2):81-7.

Peng D, Zhao D, Liu J, Wang X, Yang K, Xicheng H, et al. Multipathogen infections in hospitalized children with acute respiratory infections. Virol J. 2009;6:155.

Riccetto AG, Silva LH, Spilki FR, Morcillo AM, Arns CW, Baracat EC. Genotypes and clinical data of respiratory syncytial virus and metapneumovirus in Brazilian infants: a new perspective. Braz J Infect Dis. 2009;13(1):35-9.

Thavagnanam S, Christie SN, Doherty GM, Coyle PV, Shields MD, Heaney LG. Respiratory viral infection in lower airways of asymptomatic children. Acta Paediatr. 2010 Mar;99(3):394-8

Thompson WW, Shay DK, Weintraub E, Brammer L, Bridges CB, Cox NJ, et al. Influenza-associated hospitalizations in the United States. JAMA. 2004;292(11):1333-40.

Tregoning JS, Schwarze J. Respiratory viral infections in infants: causes, clinical symptoms, virology, and immunology. Clin Microbiol Rev. 2010;23(1):74-98.

Pneumonias

38

38.1 Pneumonia adquirida na comunidade

Ricardo de Amorim Corrêa
Paulo José Zimermann Teixeira

Definições

A pneumonia é um processo inflamatório agudo do parênquima pulmonar, na grande maioria das vezes resultante da invasão dos espaços aéreos por agentes microbiológicos.

> **ATENÇÃO**
>
> Do ponto de vista clínico, a pneumonia adquirida na comunidade (PAC) caracteriza-se pelo aparecimento de manifestações agudas do aparelho respiratório (tosse e ao menos mais um entre expectoração, dor torácica e dispneia), pela presença de sinais focais ao exame físico do tórax na dependência da extensão do comprometimento pulmonar (estertores crepitantes e macicez à percussão torácica) e por pelo menos um sinal de comprometimento sistêmico (sudorese, calafrios, febre igual ou superior a 38°C, tremores ou mialgias).

Essas manifestações são acompanhadas de uma opacidade pulmonar nova na radiografia do tórax, que se caracteriza pelo preenchimento dos espaços aéreos e adjacências, denominada consolidação. Devido ao baixo valor preditivo dos sinais e sintomas para o diagnóstico, a avaliação radiológica do tórax é necessária para confirmação e avaliação de possíveis diagnósticos diferenciais. A doença ocorre fora do ambiente hospitalar, embora, ocasionalmente, as manifestações possam aparecer em até 48 horas após eventual hospitalização.

Epidemiologia

A PAC tem incidência estimada entre 2 e 12 casos/1.000 habitantes por ano, sendo a sexta causa de óbito nos Estados Unidos e a primeira por doença infecciosa, estimando-se 5,6 milhões de casos anuais e 1,1 milhões de internações. A incidência varia com a faixa etária, sendo superior entre crianças menores de cinco anos e pacientes idosos (FIGURA 38.1.1).

A hospitalização pode ser necessária em 12 a 20% dos pacientes, sendo que 5 a 10% apresentam doença grave com necessidade de tratamento em unidade de terapia intensiva (UTI). A taxa de mortalidade varia de acordo com a forma de apresentação e as características do hospedeiro, sendo de 0,1 a 5% nos pacientes ambulatoriais; nos hospitalizados, pode alcançar 12%, e dentre os portadores de PAC grave que necessitam de admissão em UTI, pode chegar de 30 a 50%.

Segundo dados do Sistema Único de Saúde (SUS), cerca de 1.900.000 casos anuais são atendidos por esse sistema, com cerca de 24.000 óbitos em pacientes com idade superior a 15 anos (2006), correspondendo à quarta causa de morte

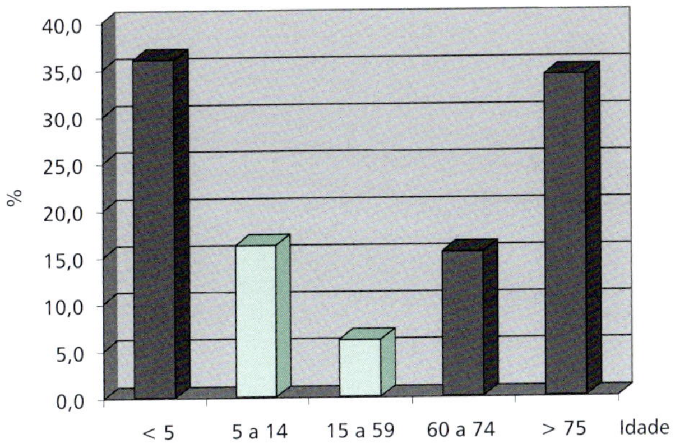

FIGURA 38.1.1 → Incidência da PAC segundo a faixa etária.

entre os adultos. Os custos com o tratamento giram em torno de 137 milhões de reais. A PAC é a causa mais frequente de hospitalização entre as doenças respiratórias. O risco de morte aumenta também em função da idade.

Causas

De maneira geral, qualquer microrganismo pode causar pneumonia, mas um número relativamente pequeno de microrganismos responde pela maioria absoluta dos casos. O *Streptococcus pneumoniae* é o agente mais frequente em todas as formas de apresentação e de gravidade, vindo a seguir *Haemophilus influenzae*, *Mycoplasma pneumoniae*, *Chlamydophila pneumoniae*, *Legionella sp.*, variando de acordo com as séries apresentadas.

Outros agentes são as enterobactérias, *Pseudomonas aeruginosa*, *Staphylococcus aureus*, anaeróbios e vírus respiratórios (influenza, adenovírus, vírus respiratório sincicial, parainfluenza, coronavírus). PAC por *Acinetobacter sp.* tem sido descrita com índices de morbimortalidade piores dos que os vistos nos casos adquiridos no ambiente hospitalar. As manifestações clínicas não guardam relação com o agente etiológico, e sim com a natureza da resposta inflamatória do hospedeiro. Há superposição das manifestações clínicas causadas por germes como *M. pneumoniae, Legionella sp.*, *C. pneumoniae* e vírus respiratórios com aquelas associadas aos demais agentes, conforme demonstrado em diversas publicações. Estima-se que tais germes sejam responsáveis por cerca de 30% dos casos ambulatoriais e 15% dos internados.

Raras vezes a confirmação da etiologia é obtida. Recentemente, dados etiológicos de pacientes ambulatoriais demonstraram a seguinte prevalência: *S. pneumoniae* em 22%, *M. pneumoniae* em 18%, *C. pneumoniae* em 16%, vírus em 10%, *H. influenzae* em 4% e *Legionella sp.* em 1% ou menos dos casos.

Em pacientes hospitalizados por PAC, as causas mais frequentes são *S. pneumoniae* (17%), *M. pneumoniae* (6%), *C. pneumoniae* (6%), *Legionella sp.* (4%), vírus respiratórios (7%), bastonetes gram-negativos (2%), *S. aureus* (1%) e *P. aeruginosa* (menos de 1%). Em 40 a 60% dos casos não se identificam os agentes etiológicos, e 2 a 5% apresentam flora polimicrobiana. Métodos de biologia molecular em espécimes respiratórios e pesquisa do antígeno pneumocócico na urina demonstraram que boa parte desses casos se deve também ao *S. pneumoniae*. Em relação aos anaeróbios, a sua incidência é incerta, uma vez que a investigação microbiológica na maioria dos estudos utilizou amostras de escarro, que é inadequado para o isolamento deste grupo.

Na PAC grave, os agentes envolvidos são *S. pneumoniae* em 20%, bastonetes gram-negativos em 10%, *Legionella pneumophila* em 7%, *H. influenzae* em 6% e *S. aureus* em 5% dos casos. *M. pneumoniae* é causa esporádica de pneumonia grave.

Em um levantamento de estudos etiológicos europeus, a prevalência do *S. pneumoniae* foi de 35,3%, *M. pneumoniae* 9,0%, *C. pneumoniae* 6,3%, vírus 6,6% e *H. influenzae* 11,8%. Em 47,7% dos casos, o agente não pôde ser isolado.

Em crianças, bactérias e vírus são responsáveis por 80% das doenças respiratórias em geral. A etiologia bacteriana advém principalmente de estudos onde os agentes foram isolados por meio de aspirados em crianças admitidas no hospital antes de receberem tratamento antimicrobiano. Os principais patógenos são *S. pneumoniae*, *H. influenzae* e *S. aureus*. Porém, tal causa parece variar com idade e condição básica de saúde da criança.

Em crianças com menos de 3 meses, os principais patógenos são *S. aureus*, enterobactérias, *Streptococcus* do grupo A e B, *Chlamydia trachomatis*, *Mycoplasma hominis*, *Ureaplasma urealyticum*, *Pneumocystis jirovecii*, vírus respiratórios e citomegalovírus. O *S. pneumoniae* e o *H. influenzae* também podem ocorrer. Entre 3 e 24 meses de idade, predominam *S. pneumoniae*, *H. influenzae* e vírus respiratórios. *S. aureus*, enterobactérias e *M. pneumoniae* também podem causar pneumonia nesta faixa etária.

Nas crianças com mais de 2 anos, *S. pneumoniae* e *H. influenzae* são os agentes mais importantes. *M. pneumoniae* também pode ser encontrado nessa faixa etária, aumentando sua importância após os 5 anos.

Nos imunodeprimidos, além dos agentes frequentes para sua faixa etária, aparecem os bacilos gram-negativos, *P. jirovecii, Mycobacterium tuberculosis*, *L. pneumophila* e fungos (**FIGURA 38.1.2**).

Agentes etiológicos mais frequentes

Streptococcus pneumoniae

O *S. pneumoniae* é uma bactéria gram-positiva que causa uma alveolite resultante de inóculo aspirado. As manifestações clínicas ocorrem de maneira súbita, acometendo indivíduos previamente hígidos ou em concomitância com estados gripais prolongados. As manifestações iniciais mais frequentes são tosse, a qual se torna mais tarde produtiva, com expectoração purulenta, dor torácica ventilatório-dependente, febre, cefaleia, mialgias, taquipneia e taquicardia. O escarro por vezes assume aspecto sanguinolento ou ferruginoso, similar a "cor de tijolo". Herpes labial pode ocorrer concomitantemente nessa enfermidade.

A imagem radiológica é apresentada com uma opacificação confluente e homogênea de padrão alveolar, comprometendo parte ou a totalidade de um ou mais lobos. O bron-

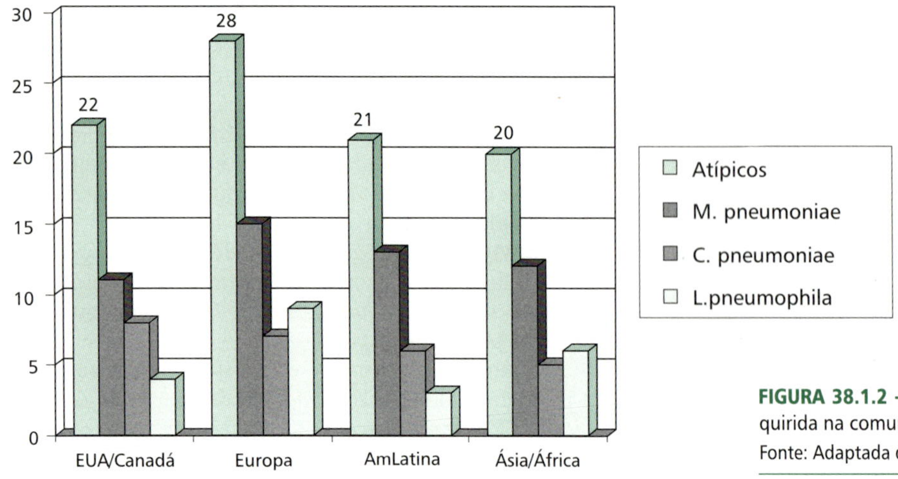

FIGURA 38.1.2 → Patógenos atípicos e pneumonia adquirida na comunidade.
Fonte: Adaptada de Arnold e colaboradores.[1]

cograma aéreo, que por vezes pode não ser identificado à radiografia, torna-se mais evidente à tomografia computadorizada de tórax. O derrame pleural, comumente ipsilateral, costuma ser de pequeno volume, regredindo rápido. Na suspeita clínica de empiema, com um exame de imagem confirmando derrame pleural, a toracocentese é obrigatória e urgente.

A resistência do *S. pneumoniae* à penicilina e a outros antibióticos tem alertado a comunidade científica e médica quanto ao uso abusivo de antibióticos, que parece ser um dos fatores responsáveis. Entretanto, a definição de resistência, utilizada até recentemente, baseava-se em padrões de cepas isoladas em casos de meningite, o que explica a frequente dissociação clínica verificada entre tais testes e a boa resposta clínica, observada ao tratamento com betalactâmicos e outros agentes.

Os pontos de corte da concentração inibitória mínima (CIM) foram redefinidos em 2008 para amostras do trato respiratório e são atualmente considerados sensível (2 mg/L), intermediário (4 mg/L) e resistente (8 mg/L). Embora a preocupação persista e os cuidados devam ser mantidos no sentido de prevenir a emergência de cepas resistentes, e de acordo com essa nova definição e os dados microbiológicos disponíveis, no Brasil, as cepas de *S. pneumoniae* são consideradas uniformemente sensíveis à penicilina.

Staphylococcus aureus

O *S. aureus* é uma bactéria gram-positiva, coagulase-positiva, esférica (aos pares, em tétrades, conglomerados ou em cacho de uva) que acomete preferencialmente indivíduos com defesas locais ou sistêmicas comprometidas, os quais muitas vezes exigem tratamento hospitalar. A patogenia pode ocorrer por duas vias: na primeira, o germe coloniza a nasofaringe de seu portador, de onde é aspirado para o pulmão, alcançando os alvéolos (via brônquica, endógeno-aspirativa). Na segunda, a via hematogênica, que parece ser a preferencial, surge a partir de focos cutâneos ou de outros tecidos à distância.

A apresentação mais característica é de um paciente com sintomas de "gripe-resfriado" cujo quadro subitamente se agrava (mal-estar geral, calafrios, febre alta, dor pleurítica e tosse produtiva). O envolvimento pleural é frequente, precoce e muitas vezes grave, sendo possível a ocorrência de empiema. Pode iniciar de maneira repentina, com calafrios, febre, dor pleural, tosse produtiva, podendo apresentar escarro purulento ou sanguinolento e até mesmo grande comprometimento do estado geral, com taquipneia, taquicardia, cianose e choque séptico. Deve-se investigar cuidadosamente a pele à procura da porta de entrada (p. ex., lesões cutâneas), uma vez que em adultos a via hemática é a mais comum.

O aspecto radiológico pode assumir inicialmente uma aparência de infiltrados redondos, únicos ou múltiplos, escavados ou não, distribuídos em ambos os hemitóraces, de padrão alveolar, pouco densos, com pequenas áreas de atelectasias intercaladas de parênquima normal. Em alguns casos, simulam metástases. As lesões, com o tempo, resultam em formações cavitárias, de paredes finas, contornos regulares e conteúdo líquido, conhecidas como pneumatoceles. O comprometimento pleural é mais frequente nessa fase, ocasionando um derrame inicialmente serofibrinoso e que evolui, mais tarde, para empiema. Abscesso pulmonar pode ser visualizado ao exame de imagem.

Um aspecto importante a ser observado é a emergência de cepas de *S. aureus* adquiridas na comunidade e resistentes à oxacilina, que se apresentam na forma de infecção cutânea e lesões disseminadas. Esta bactéria tem sido identificada como portadora do gene produtor de toxina chamada leucocidina Panton-Valentine.

Haemophilus influenzae

Na pneumonia por *H. influenzae* (cocobacilo gram-negativo), a infecção ocorre via inalatória por meio de gotículas aerossolizadas. As manifestações podem ser súbitas ou precedidas por infecção do trato respiratório superior. O quadro clínico pode ser semelhante ao que ocorre na pneumonia pneumocócica. Nos pacientes portadores de enfisema e/ou com bronquite crônica, esse bacilo é o primeiro agente a ser pensado no diagnóstico de pneumonia.

No exame de imagem, predomina o comprometimento dos lobos inferiores, com aspecto de infiltrado intersticial ou, evolutivamente, de consolidação. Derrame pleural estéril ou empiema ocorre em até 25% dos casos.

Moraxella catarrhalis

M. catarrhalis é um diplococo gram-negativo, e a infecção se dá por via aspirativa-endógena, favorecida pela capacidade do germe de aderir às mucosas. Nos adultos, principalmente idosos com doença pulmonar obstrutiva crônica (DPOC), podem ocorrer surtos agudos de bronquites purulentas, broncopneumonias e infecções tanto de vias aéreas superiores como inferiores. Clinicamente se apresenta com tosse produtiva, bem como sinais e sintomas de broncospasmo.

As alterações radiológicas são muito discretas ou não identificáveis. Podem ocorrer infiltrados disseminados sem consolidação. Formas lobares tendem a evoluir para necrose.

Klebsiella pneumoniae

K. pneumoniae é um bacilo encapsulado gram-negativo, da família das Enterobacteriaceae. Sua patogenia é decorrente de aspiração de secreções orofaríngeas. A colonização da faringe ocorre em 1 a 6% dos indivíduos aparentemente normais e em 30% dos alcoólatras que frequentam ambulatórios. A infecção por via hematogênica é ocasional, e os focos de origem são o aparelho geniturinário, digestivo e as feridas cirúrgicas contaminadas.

A doença em geral atinge indivíduos previamente comprometidos e tem maior incidência em homens acima de 50 anos e em alcoólatras. O início dos sintomas é súbito com expectoração abundante, viscosa, densa, purulenta ou mucossanguinolenta. O paciente pode se apresentar em choque, gravemente enfermo, cianótico, taquipneico e com calafrios. Sintomas gastrintestinais são frequentes e incluem náuseas, vômitos, diarreia e icterícia.

Radiologicamente, os segmentos posteriores dos lobos superiores, os segmentos superiores dos lobos inferiores e a região subaxilar bilateral são os locais com maior probabilidade de aspirar os êmbolos sépticos quando o paciente está em decúbito dorsal. Nas formas clássicas, há abaulamento da fissura interlobar correspondente, cuja direção é contrária ao lobo acometido, decorrente do aumento de volume do lobo devido ao grande edema periférico na proximidade da fissura. Focos múltiplos de consolidação tendem a coalescer e a formar abscessos por necrose das paredes alveolares. Há preferência pelos lobos superiores, sobretudo o lobo superior direito. Tuberculose, pneumonia pneumocócica e pneumonia estafilocócica simulam radiologicamente essa doença.

Mycoplasma pneumoniae

M. pneumoniae tem propriedades comuns a bactérias e vírus, não apresenta parede e contém DNA e RNA. As pneumonias por esse agente são mais comuns entre jovens e adolescentes e raras após os 50 anos de idade. Não há preferência climática, mas a incidência da doença aumenta em uma periodicidade de três a cinco anos. A incidência é maior em comunidades que convivem em lugares fechados (orfanatos, penitenciárias, acampamentos, escolas, asilos). O contágio se dá por via inalatória, quando o germe, aderindo-se ao epitélio brônquico, lesa os cílios.

O início das manifestações pode ser súbito ou ocorrer de forma gradual e caracteriza-se por mal-estar, cefaleia, tosse, odinofagia, calafrios e febre. Ao exame físico, pode-se encontrar taquipneia, sinais de faringite, eritema timpânico (em um terço dos casos), miringite bolhosa (mais rara), erupções cutâneas, estertores e sibilância.

O exame radiológico pode ser normal nas primeiras 24 a 48 horas. Não há um padrão patognomônico, mas predomina infiltrado intersticial localizado preferencialmente em bases pulmonares, com acometimento segmentar ou subsegmentar, raras vezes ocupando todo o lobo. O infiltrado é tênue e homogêneo e tem limites imprecisos, podendo evoluir de forma a tornar-se mais denso na sua parte central, sendo acompanhado ou não de atelectasia.

Legionella sp.

A doença dos legionários é causada por um cocobacilo francamente gram-negativo denominado *Legionella pneumophila*. Esse agente causa cerca de 1 a 16% das pneumonias comunitárias nos Estados Unidos, na Europa, em Israel e na Austrália. A via de contágio é inalatória, por meio de partículas de aerossol. A infecção pode se iniciar com sintomas extrapulmonares gastrintestinais (diarreia, vômito e náusea), neurológicos (cefaleia, confusão mental, agitação), renais (hematúria, proteinúria e insuficiência), musculoesqueléticos (mialgias e artralgias) ou com manifestações laboratoriais eletrolíticas (hipocalemia e hiponatremia).

A doença pode ser grave, às vezes fatal, ou assumir uma forma subclínica, mais indolente, manifestando-se apenas por febre – a febre de Pontiac –, na qual as taxas de anticorpos específicos apresentam-se em níveis bem elevados. Sugerem o diagnóstico, conglomerados humanos em ambientes confinados, como escritórios com ar-condicionado, ou lugares com água parada (p. ex., casas de praia com suprimento de água provido por caixas d'água contamidas e pouco utilizadas e lagoas).

As alterações radiológicas são precoces, com um infiltrado de padrão tipicamente alveolar. Em geral esses infiltrados são localizados, unilaterais, de preferência comprometendo os lobos inferiores e muitas vezes se tornando bilaterais mesmo sob tratamento correto. Algumas vezes, pode simular síndrome da distrição respiratória do adulto (SDRA) e tromboembolismo pulmonar. As lesões podem evoluir para cavitações insufladas, sobremaneira em imunodeprimidos. Comumente compromete a pleura. A consolidação pode perdurar por até três meses em média, mesmo na vigência de antibioticoterapia.

Chlamydia sp.

As clamídias são germes gram-negativos ou lábeis e intracelulares obrigatórios. A penetração de *Chlamydophila psittaci* ocorre por aerossol nas vias respiratórias, onde o germe se multiplica disseminando-se pela corrente sanguínea para diversos órgãos nas duas semanas seguintes. Seguem-se febre, calafrios, odinofagia, cefaleia difusa e intensa, mialgia, anorexia, náusea, vômito, fotofobia, epistaxe, tosse e expectoração, às vezes sanguínea. Hepatoesplemomegalia é frequente. São raros os sinais de derrame pleural. Podem surgir manchas transitórias semelhantes às que aparecem na febre tifoide (manchas de Horder). A doença pode acometer um grande número de indivíduos que tenham tido contato com aves contaminadas.

Radiologicamente, observa-se infiltrado intersticial bilateral, podendo surgir consolidação lobar ou segmentar. Os gânglios mediastinais costumam estar comprometidos.

C. pneumoniae vem se tornando uma importante causa de infecção respiratória, além de também estar associada a arteriosclerose, coronariopatias, endocardite, miocardite e sarcoidose. Há uma predileção por idosos. A forma de apresentação da pneumonia costuma ser mais branda, simulando inicialmente um resfriado comum.

C. trachomatis acomete mais crianças, causando tracoma, ceratoconjuntivite crônica, podendo levar à cegueira, linfogranuloma venéreo e pneumonias em recém-nascidos. À radiografia de tórax, verifica-se infiltrado intersticial difuso, acompanhado de hiperinsuflação. O germe pode ser encontrado na secreção colhida da nasofaringe corada por Giemsa, que é positiva em 90% dos casos.

Anaeróbios (pneumonia aspirativa)

As espécies de anaeróbios gram-negativos isolados com maior frequência são *Bacterioides*, *Fusobacterium* e *Peptostreptococcus*, este gram-positivo. Menos comumente, tem-se *Eubacterium*, *Clostridium*, *Lactobacillus*, *Proprionibacterium* e *Actinomyces*, todos bacilos gram-positivos. Os anaeróbios costumam estar presentes em 20 a 30% das pneumonias em geral. Seu diagnóstico é sugerido pelo relato de episódio de perda de consciência e hálito fétido. O diagnóstico deve ser suspeitado em casos de pneumonias graves em pacientes com infecção periodontal, da faringe e da boca, dentes em mau estado de conservação e higiene precária da cavidade oral.

O quadro clínico é variável, com tosse, expectoração de material fétido, dor pleurítica, emagrecimento e febre. A evolução é crônica, podendo gerar complicações graves, como hemoptise maciça, abscesso cerebral e piopneumotórax.

Diversos padrões radiológicos são descritos dependendo da fase evolutiva da doença: infiltrados de padrão alveolar localizados nos segmentos gravitacionais-dependentes mais sujeitos à aspiração; consolidação segmentar, lobar ou irregular com uma ou mais áreas de necrose cavitária; imagem hidroaérea única ou múltipla (abscessos) de paredes espessas e irregulares; e empiema pleural.

Pneumonia por vírus

Cerca de 80% das doenças respiratórias agudas são causadas por vírus. Os principais vírus envolvidos são os da gripe (influenza), parainfluenza, respiratório sincicial, adenovírus, rinovírus e reovírus. Os vírus herpes simples, varicela-zóster, citomegalovírus e Epstein-Barr causam doença sistêmica, acometendo secundariamente o pulmão. Em boa parte dos casos, o envolvimento se restringe ao trato respiratório superior e de forma autolimitada. Pode haver acometimento subclínico do trato respiratório inferior. As pneumonias podem ocorrer como processo primário ou como infecção bacteriana secundária. A transmissão viral pode se dar pelo contato direto (p. ex., pelas mãos, seguida de autoinoculação do vírus na mucosa nasal ou conjuntival – rinovírus e respiratório sincicial); por inalação de pequenas partículas de aerossol (influenza, sarampo, varicela-zóster); e por inalação de partículas de aerossol maiores a curta distância (várias outras viroses).

Não há sintomas específicos dos vírus, e a distinção entre pneumonia bacteriana e viral é, muitas vezes, difícil. Embora muitos agentes bacterianos possam associar-se secundariamente a uma infecção virótica, os mais comuns são *S. aureus* e *S. pneumoniae*.

As alterações radiológicas em casos de pneumonia viral não são características o suficiente para distingui-las daquelas de causa bacteriana. Hiperinsuflação pulmonar pode estar presente. Adenopatia hilar e infiltrado reticulonodular são comuns nas infecções pelo vírus do sarampo, influenza e adenovírus. Pontilhados densos difusos, muitos deles calcificados, podem ser encontrados na pneumonia por varicela. O vírus respiratório sincicial pode estar associado a pequenas áreas de atelectasia intercaladas com parênquima de aspecto normal. Podem ocorrer infiltrados bilaterais e difusos, semelhantes aos encontrados na SDRA.

Quadro clínico

A forma de apresentação clínica da PAC varia em função de características do hospedeiro, como idade, estado imunológico e presença de comorbidades. Os achados clínicos não permitem a distinção entre os diversos agentes etiológicos, uma vez que a resposta inflamatória e o estado imunológico do hospedeiro são os seus principais determinantes. Dessa maneira, a denominação de pneumonia *típica* ou *atípica*, baseada na apresentação clínica, não deve ser utilizada como parâmetro de presunção do agente etiológico. Entretanto, uma história detalhada de exposição, viagens, hábitos de vida, história médica pregressa e alguns achados clínicos e radiológicos podem sugerir agentes etiológicos específicos e, dessa forma, permitir a utilização de esquemas antimicrobianos direcionados (QUADRO 38.1.1).

A maioria dos pacientes com PAC apresenta febre, calafrios, tosse, dispneia e, ocasionalmente, dor torácica. A tosse é o sintoma mais comum da PAC, podendo ser seca ou vir acompanhada de expectoração. O escarro pode ser purulento, hemático, com cor de tijolo ou ferruginoso na pneumonia pneumocócica, ao passo que na pneumonia por *K. pneumoniae* pode apresentar coloração vermelho-escura. No caso de abscesso pulmonar, o escarro é malcheiroso e pútrido, indicativo da presença de anaeróbios.

Algumas formas de apresentação, embora não patognomônicas da causa, são clássicas. Pacientes com pneumonia pneumocócica comumente apresentam calafrios, febre, escarro mucopurulento e dor torácica ventilatório-dependente. Diarreia pode surgir em casos de pneumonia causada por clamídia ou legionela. Tosse seca, otalgia, miringite bolhosa e ocasionalmente a presença de estado mental alterado podem sugerir pneumonia causada por micoplasma. Cefaleia é comum nos pacientes com pneumonia por legionela. A pneumonia por clamídia é frequentemente precedida por infecção prolongada no trato respiratório superior com laringite, simulando uma infecção viral.

QUADRO 38.1.1 → Condições clínico-epidemiológicas associadas a patógenos específicos em pacientes com pneumonia adquirida na comunidade

CONDIÇÃO	PATÓGENOS COMUMENTE ENCONTRADOS
Alcoolismo	*S. pneumoniae*, anaeróbios, bacilos gram-negativos, *M. tuberculosis*
DPOC/tabagismo	*S. pneumoniae*, *H. influenzae*, *M. catarrhalis*, *Legionella sp*.
Precária higiene oral	Anaeróbios
Exposição a morcegos	*Histoplasma capsulatum*
Exposição a pássaros	*C. psittaci*, *Cryptococcus neoformans*, *H. capsulatum*
Exposição a coelhos	*Francisella tularensis*
Suspeita de aspiração de grande volume	Anaeróbios, pneumonite química ou obstrução
Doença estrutural do pulmão (bronquiectasias, fibrose cística, etc.)	*P. aeruginosa*, *Burkholderia cepacia* ou *S. aureus*
Usuário de drogas ilícitas	*S. aureus*, anaeróbios, *M. tuberculosis*, *P. jirovecii*
Obstrução endobrônquica	Anaeróbios

Ao exame físico, os sinais mais comuns de pneumonia são taquipneia e taquicardia. A temperatura corporal está comumente elevada. O uso de musculatura acessória, cianose, confusão, taquipneia e hipotensão indicam disfunção respiratória grave. Bradicardia relativa (p. ex., temperatura axilar de 38,3°C e frequência cardíaca menor do que 110 bpm) em paciente não usuário de fármacos inotrópicos negativos é um achado que pode sugerir infecção por *Legionella sp.* (FIGURA 38.1.3).

Na ausculta pulmonar, podem estar presentes crepitações protoinspiratórias e roncos. Sinais de consolidação como macicez à percussão, aumento do frêmito toracovocal e diminuição ou abolição dos sons respiratórios podem estar presentes em consolidações maiores. Sinais de consolidação lobar são comumente encontrados na pneumonia bacteriana. Sinais de derrame pleural devem ser procurados.

A presença de confusão mental constitui fator preditor independente de mau prognóstico, devendo ser avaliada de forma objetiva. O Escore de Teste Mental Abreviado é o instrumento mais utilizado e envolve 10 perguntas simples, pontuando cada resposta correta com um ponto. Um escore de oito pontos ou menos define a sua presença.

Em pacientes idosos, as manifestações de pneumonia podem ser pouco específicas. Manifestações respiratórias e febre podem estar ausentes, e um estado mental alterado pode ser a única modificação. Em um estudo que avaliou 503

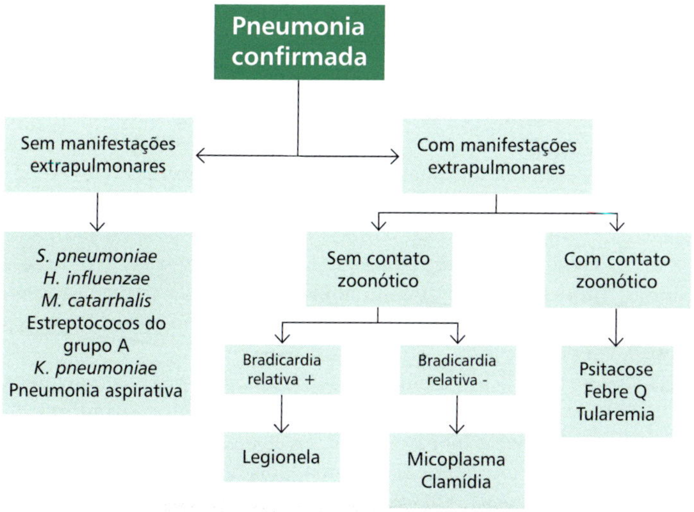

FIGURA 38.1.3 → Fluxograma para abordagem clínica de pacientes com pneumonia adquirida na comunidade.
Fonte: Adaptada de Cunha.[2]

pacientes idosos com PAC, a tríade de tosse, expectoração purulenta e dor torácica pleurítica esteve presente em apenas 30% dos casos.

Abordagem diagnóstica

Diagnóstico clínico

Os achados clínicos de PAC são inespecíficos. A probabilidade de pneumonia aumenta na presença de temperatura ≥ 37,8 °C, frequência respiratória > 25 mpm, expectoração purulenta, frequência cardíaca superior a 100 bpm, crepitações, diminuição dos sons respiratórios, mialgias e sudorese noturna. No entanto, a descoberta de um ou mais desses achados é insuficiente para se estabelecer definitivamente o diagnóstico.

Estudos têm demonstrado que somente 40% dos pacientes com sintomas respiratórios e sinais físicos de acometimento do trato respiratório inferior apresentam evidência radiológica de pneumonia. Sendo assim, o diagnóstico clínico de PAC é impreciso, sendo obrigatória a realização da radiografia de tórax.

Exames de imagem

Uma radiografia de tórax, nas incidências posteroanterior e de perfil, deve ser realizada em todo paciente com suspeita de pneumonia. As informações podem orientar o diagnóstico, sugerir diagnósticos diferenciais com condições que mimetizam pneumonia, identificar condições coexistentes, como obstrução brônquica, e complicações como derrame pleural e empiema, dentre outras, além de avaliar a extensão do acometimento. A avaliação radiológica auxilia também no seguimento do caso quanto à evolução e à resposta ao tratamento.

O acometimento multilobar com infiltrado de surgimento repentino ou a presença de cavitações são indicadores de maior morbidade e mortalidade. O achado de consolidação, de forma isolada, não é específico de pneumonia e, portanto, não confirma o diagnóstico de pneumonia infecciosa, uma vez que traduz, simplesmente, a presença de conteúdo patológico ocupando o espaço aéreo distal.

Eventualmente, em casos suspeitos, a radiografia de tórax é normal ou não sugestiva. Isso pode decorrer de desidratação grave, neutropenia profunda, estágio precoce da pneumonia ou pneumocistose (10 a 20% das radiografias são normais) ou da presença de lesões estruturais parenquimatosas prévias, como enfisema pulmonar. Embora a tomografia computadorizada (TC) de tórax helicoidal com cortes de alta resolução possua maior sensibilidade para a detecção de infiltrados pulmonares em alguns pacientes com radiografia de tórax não sugestiva, como ocorre em pacientes neutropênicos, ressalta-se que na maioria dos casos não é necessária a sua realização, excetuando-se aqueles em que a apresentação clínica é duvidosa ou um diagnóstico diferencial se torna imperioso.

No caso de pacientes de baixo risco de complicações ou óbito, tratados ambulatorialmente, a radiografia de tórax é o único exame subsidiário necessário.

Exames laboratoriais

Na avaliação inicial dos pacientes, a saturação periférica de oxigênio (SpO_2) deve ser verificada rotineiramente, antes do uso de oxigênio suplementar e logo no início da avaliação. Uma gasometria arterial deve ser realizada na presença de $SpO_2 \leq 90\%$ em ar ambiente e em casos de pneumonia considerada grave. A presença de hipoxemia indica o uso de oxigênio suplementar e admissão hospitalar.

O exame mais frequentemente solicitado é o hemograma. Pode haver leucocitose com desvio à esquerda, mas este é um achado de baixa especificidade e sensibilidade diagnóstica para PAC. Leucopenia em geral se correlaciona com pior prognóstico, independentemente do agente etiológico.

A dosagem de proteína C-reativa (PCR) tem baixa sensibilidade e especificidade para predição da etiologia bacteriana. O nível de proteína C-reativa inicial não apresenta boa associação com a gravidade da doença, mas 95% dos pacientes hospitalizados têm níveis superiores a 50 mg/L. Entretanto, a PCR pode ser útil no acompanhamento da resposta terapêutica, sobretudo naqueles cuja hospitalização é necessária. Falha ao tratamento ou complicações devem ser consideradas se o nível de PCR não se reduz por pelo menos 50% no quarto dia de terapia.

Dosagens de glicemia, eletrólitos e transaminases não têm valor diagnóstico, mas auxiliam na decisão da hospitalização, devido à identificação de comorbidades descompensadas. Cabe ressaltar que a elevação da ureia, independentemente do contexto do paciente, é o único achado laboratorial isolado com valor prognóstico adverso na PAC.

> **ATENÇÃO**
>
> Recomenda-se que pacientes com idade entre 15 e 55 anos portadores de PAC confirmada realizem, com consentimento pós-orientação, sorologia para o vírus da imunodeficiência humana (HIV), sobretudo se a gravidade do quadro exigir hospitalização.

Identificação do patógeno (microbiologia e sorologias)

A identificação do agente etiológico, mesmo quando extensa e invasiva, é de no máximo 60%. Além disso, os resultados não estão disponíveis no momento da decisão da terapêutica inicial. Em nível ambulatorial, não é necessária a investigação do agente etiológico da PAC.

A coloração de Gram e a cultura do escarro são recomendadas em pacientes que necessitam internação por PAC, principalmente quando houver suspeita de patógeno resistente ao tratamento ou um organismo não coberto pela terapia empírica.

Hemoculturas devem ser reservadas para os indivíduos com necessidade de internação hospitalar, portadores de PAC grave e no caso de pacientes internados não respondedores à terapêutica instituída, pois normalmente têm baixo rendimento.

A investigação sorológica não é útil para o tratamento dos pacientes individualmente. Sua indicação se restringe a levantamentos epidemiológicos de uma determinada região ou no caso de surtos epidêmicos. A pesquisa do agente etiológico está indicada nos casos de PAC grave, ou para pacientes internados nos quais ocorreu falha do tratamento inicial. Nesses casos, recomenda-se investigação microbiológica por hemocultura, cultura de escarro ou aspirado traqueal e amostras obtidas por broncoscopia nos pacientes em ventilação mecânica. A pesquisa de antígeno urinário de *S. pneumoniae* deve ser realizada em pacientes com PAC grave, e para *L. pneumophila* especificamente em todos os pacientes não responsivos ao tratamento prévio.

A sensibilidade gira em torno de 50 a 60%, e a especificidade é superior a 95%. Contudo, a positividade pode permanecer por muitos meses após a infecção aguda. A detecção do antígeno urinário do pneumococo por imunocromatografia de membrana é rápida (em torno de 15 minutos) e tem sensibilidade de 86% e especificidade de 94%. Entretanto, faltam evidências acerca do impacto da realização das sorologias e dos antígenos urinários no manejo do paciente em relação à escolha do esquema antimicrobiano, tendo portanto valor assistencial duvidoso.

Devido à alta prevalência de tuberculose em nosso meio, deve-se realizar pesquisa de bacilos álcool-ácido resistentes (BAAR) no escarro em casos suspeitos.

Por fim, nos casos de PAC grave, que obviamente serão hospitalizados, a investigação microbiológica deve ser extensa (exame de escarro, hemoculturas, antígenos urinários para pneumococo e legionela, lavado broncoalveolar, etc.).

Outros métodos diagnósticos

Métodos diagnósticos invasivos, como a broncoscopia, estão indicados em situações específicas (p. ex., suspeita de obstrução brônquica subjacente ou outra doença associada, suspeita de germes oportunistas, e em pacientes graves que necessitem de internação em UTI).

Derrame pleural significativo (acima de 50 mm de espessamento na radiografia em perfil ou loculado) deve ser puncionado, preferencialmente antes do início do tratamento, com o objetivo de se descartar empiema ou derrame pleural complicado. Pacientes com PAC e derrame pleural, em geral, devem ser hospitalizados para monitoramento da evolução.

Diagnóstico diferencial

O diagnóstico diferencial de PAC é amplo e inclui infecções do trato respiratório superior, traqueobronquite aguda, tromboembolia com infarto pulmonar, carcinoma brônquico, carcinoma bronquioloalveolar, linfoma, atelectasia, bronquiectasias infectadas, aspiração de corpo estranho, edema pulmonar cardiogênico, micoses pulmonares, fratura de costela, contusão pulmonar, infecção subdiafragmática, hemorragia alveolar, vasculites pulmonares, pneumonia eosinofílica, pneumonite por hipersensibilidade, doença pulmonar induzida por fármacos (com destaque para metotrexato, amiodarona, nitrofurantoína e sais de ouro), pneumonite aspirativa (pneumonia lipoídica), proteinose alveolar, aspiração de suco gástrico, pneumonia em organização criptogênica, pneumoconioses, pneumonite lúpica e doenças intersticiais.

Em função disso, os pacientes tratados em nível ambulatorial devem ser reavaliados pelo menos no terceiro dia de tratamento e até a resolução completa do quadro. No caso de falência terapêutica (ou resposta insatisfatória), deve-se iniciar a investigação para situações que mimetizam pneumonia, complicações da PAC ou germes resistentes a terapia.

Avaliação da gravidade

Partindo-se do princípio de que se está diante de um caso cujos achados correspondem a uma suspeita clínica de PAC, uma das decisões mais importantes a serem tomadas, a seguir, se não a principal, é o local onde será feito o tratamento. Tal decisão levará a condutas diagnósticas e terapêuticas que trarão reflexos no resultado final do tratamento bem como nos custos dele. Essa etapa constitui passo inicial dos diversos algoritmos atualmente disponíveis.

Neste momento, torna-se necessário avaliar de forma objetiva a gravidade inicial do caso. Dentre os sistemas de avaliação atualmente disponíveis, o escore denominado Pneumonia Severity Index (PSI) foi derivado e validado em mais de 50.000 pacientes e utilizado em outras dezenas de publicações como sistema de referência de gravidade. O PSI abrange 20 variáveis incluindo dados demográficos (sexo, idade e local de residência), comorbidades, alterações laboratoriais, radiológicas e do exame físico (**QUADRO 38.1.2**).

A pontuação das variáveis presentes em cada caso permite a estratificação da gravidade em cinco classes, baseadas no risco de morte. O objetivo maior desse escore foi identificar pacientes de baixo risco, os quais poderiam ser tratados ambulatorialmente. As classes I a III foram consideradas de baixo risco, e as classes IV e V, de alto risco (**TABELA 38.1.1**).

As maiores limitações de tal escore são a sua pouca praticidade para avaliação de casos em consultórios e clínicas comunitárias, devido à necessidade de dados laboratoriais e radiológicos imediatos, e o impacto exagerado da variável idade, responsável pela avaliação subestimada do risco da pneumonia grave em pacientes jovens portadores da doença e com poucas alterações clínicas iniciais, além do fato de não medir a gravidade específica da PAC. Assim, embora amplo ao refletir bem as comorbidades e anormalidades laboratoriais, o PSI foi considerado pouco prático e, adicionalmente, subestima o risco em pacientes mais jovens.

Outro modelo de estratificação de risco, sugerido pela Sociedade Britânica do Tórax,[3] identificou quatro variáveis relacionadas com as alterações agudas da PAC que formam a base do sistema CURB (C = confusão mental nova – Minimental Teste < 8; U = ureia 50 mg/dL; R [*de respiratory rate*] ≥ 30/min; B [de *blood pressure*] = pressão arterial sistólica < 90 mmHg ou diastólica ≤ 60 mmHg). Esse sistema apresenta valor preditivo negativo em torno de 97% para o diagnóstico de pneumonia grave, porém valor preditivo positivo inferior (16 a 39%).

QUADRO 38.1.2 → Escore de pontos de acordo com a presença de fatores demográficos, clínicos e laboratoriais

FATORES DEMOGRÁFICOS		ACHADOS LABORATORIAIS E RADIOLÓGICOS	
IDADE		- pH < 7,35	+30
- Homens	um ponto/ano de idade	- Ureia > 50 mg/dL	+20
- Mulheres	idade - 1	- Sódio < 130 mEq/L	+20
- Procedentes de asilos	+10	- Glicose > 250 mg/dL	+10
		- Hematócrito < 30%	+10
		- PO_2 < 60 mmHg	+10
		- Derrame pleural	+10
COMORBIDADES		EXAME FÍSICO	
- Neoplasia	+30	- Alteração do estado mental	+20
- Doença hepática	+20	- Frequência respiratória > 30/min	+20
- Insuficiência cardíaca congestiva	+10	- Pressão arterial sistólica < 90 mmHg	+20
- Doença cerebrovascular	+10	- Temperatura < 35° ou >40°C	+15
- Doença renal	+10		
- Pulso ≥ 125/min	+10		

Fonte: Fine e colaboradores.[4]

TABELA 38.1.1 → Estratificação dos pacientes com PAC por classes de risco

CLASSE	PONTOS	MORTALIDADE	LOCAL SUGERIDO DE TRATAMENTO
I	–	0,1%	Ambulatório
II	≤70	0,6%	Ambulatório
III	71-90	2,8%	Ambulatório ou internação breve
IV	91-130	8,2%	Internação
V	>130	29,2%	Internação

Fonte: Fine e colaboradores.[4]

Lim e colaboradores,[5] acrescentando a *idade superior a 65 anos* e um ponto a cada uma das variáveis, aperfeiçoaram o sistema em estudo de derivação e de validação, o qual passou a ser denominado CURB-65 (e sua forma simplificada CRB-65, **FIGURAS 38.1.4** e **38.1.5**), permitindo, assim, a avaliação do prognóstico de forma mais prática.

A principal limitação desse escore é a não inclusão das doenças associadas na estratificação do risco de óbito, como alcoolismo, insuficiências cardíaca e hepática e neoplasias, dentre outras.

Diretrizes elaboradas e recentemente publicadas pela Sociedade Americana do Tórax e pela Sociedade Americana de Doenças Infecciosas recomendam o uso de um dos dois sistemas como ferramentas adequadas de avaliação da gravidade da PAC, que deve ser precedido pela avaliação do contexto das condições sociais e econômico-culturais do paciente (evidência grau I).[6]

A Sociedade Brasileira de Pneumologia e Tisiologia (SBPT)[7] recomenda a utilização desse escore devido à sua simplicidade e facilidade de uso, reprodutibilidade e validação em comparação com escores mais complexos. A avaliação deve ser completada com fatores sociais, demográficos, presença de doenças associadas descompensadas e queda da saturação periférica de oxigênio, os quais também são determinantes na escolha do local ideal de tratamento **(QUADRO 38.1.3)**.

PAC grave

Uma definição prática de PAC como grave seria aquela que exige admissão em UTI. A apresentação clínica inclui a presença de falência respiratória, sepse grave ou choque séptico. A taxa de mortalidade é alta, entre 30 e 50%. Os critérios validados são a presença de dois dentre três critérios menores (PaO_2/FiO_2 < 250, envolvimento de mais de um lobo pulmonar, hipotensão arterial: pressão arterial sistólica < 90 mmHg ou diastólica < 60 mmHg) ou de pelo menos um dentre dois critérios maiores (necessidade de ventilação

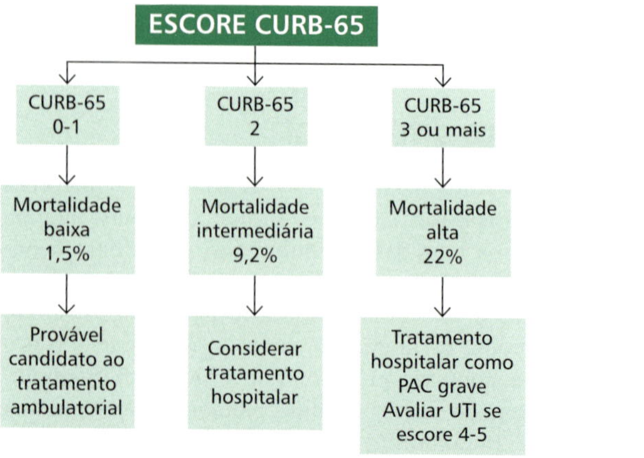

FIGURA 38.1.4 → Escore de avaliação CURB-65.

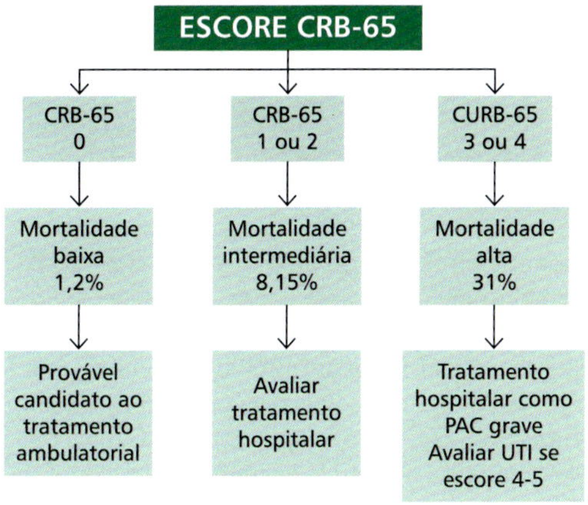

FIGURA 38.1.5 → Escore de avaliação CRB-65.

QUADRO 38.1.3 → Etapas para avaliação do local de tratamento em pacientes com PAC

1. Avaliar a presença de doenças associadas

2. Avaliar CRB-65 ou CURB-65

3. Avaliar grau de oxigenação e comprometimento radiológico
   - SpO_2 < 90%: indicação de internação
   - Radiografia de tórax:
     - Extensão radiológica
     - Derrame pleural suspeito de empiema

4. Avaliar fatores sociais e cognitivos
   - Ausência de familiar ou cuidador no domicílio
     - Necessidade de observação da resposta ao tratamento
   - Capacidade de entendimento da prescrição

5. Avaliar fatores econômicos
   - Acesso aos medicamentos
   - Retorno para avaliação

6. Avaliar aceitabilidade da medicação oral

7. Proceder julgamento clínico

mecânica ou presença de choque séptico) com sensibilidade de 78%, especificidade de 94%, valor preditivo positivo de 75% e valor preditivo negativo de 95%.

Uma diretriz americana recentemente publicada acrescentou aos critérios menores presença de frequência respiratória superior a 30/min; relação PaO_2/FiO_2 menor do que 250; presença de infiltrados multilobares; confusão mental; ureia sanguínea maior do que 20 mg/dL; leucopenia secundária à infecção; trombocitopenia e hipotermia ou hipotensão arterial que exija reposição volêmica agressiva. Embora ainda não validado prospectivamente, na presença de três critérios menores, haveria necessidade do tratamento em UTI. A SBPT,[7] em sua diretriz, considera os critérios originalmente descritos por Ewig e colaboradores (**QUADRO 38.1.4**).[8]

Tratamento

ATENÇÃO

Na grande maioria dos pacientes com PAC, não se obtém o diagnóstico etiológico no momento do diagnóstico clínico, o que é desnecessário nos casos não graves. A antibioticoterapia empírica é, portanto, dirigida aos microrganismos mais prevalentes e de acordo com o local de administração do tratamento (domicílio ou hospital), a gravidade da doença, a presença de comorbidades e de fatores de risco para germes específicos como bacilos entéricos gram-negativos e *P. aeruginosa*. A associação de germes pode estar presente, mesmo nos casos ambulatoriais, mas tem maior impacto nos casos que exigem hospitalização.

O início do tratamento não deve ser retardado em função da realização de exames ou por questões administrativas sob o risco de aumento da taxa de mortalidade em 30 dias. A recomendação atual é a de que se inicie o tratamento o mais rápido possível ainda no ambulatório ou no pronto-atendimento em que o paciente está sendo examinado.

As indicações atuais da SBPT para o tratamento ambulatorial de PAC em pacientes previamente hígidos são os macrolídeos ou betalactâmicos, mas caso o paciente apresente outras doenças associadas ou uso anterior de antibacterianos (período de três meses), deve-se prescrever uma fluoroquinolona isolada ou um betalactâmico associado a macrolídeo (**FIGURA 38.1.6**).

No caso de tratamento em nível ambulatorial, é essencial reavaliar o paciente em 48 a 72 horas (se possível, precedido por um contato telefônico após 24 horas do tratamento), pois este é o período crítico da evolução desfavorável.

Medidas gerais adicionais ao tratamento antimicrobiano são cessação do tabagismo, repouso, hidratação adequada e analgésicos/anti-inflamatórios não esteroides para controle da dor pleurítica, caso ocorra.

A gravidade da doença e fatores do hospedeiro, incluindo idade, comorbidades e alergias a fármacos, ajudam a determinar a terapia antimicrobiana empírica para pacientes hospitalizados com PAC. Um betalactâmico associado a um

QUADRO 38.1.4 → Critérios de PAC grave e indicação de internação em UTI

Critérios maiores – presença de um critério indica necessidade de UTI
- Choque séptico necessitando de vasopressores
- Insuficiência respiratória aguda com indicação de ventilação mecânica

Critérios menores – presença de dois critérios indica necessidade de UTI
- Hipotensão arterial
- Relação PaO_2/FiO_2 menor do que 250
- Presença de infiltrados multilobares

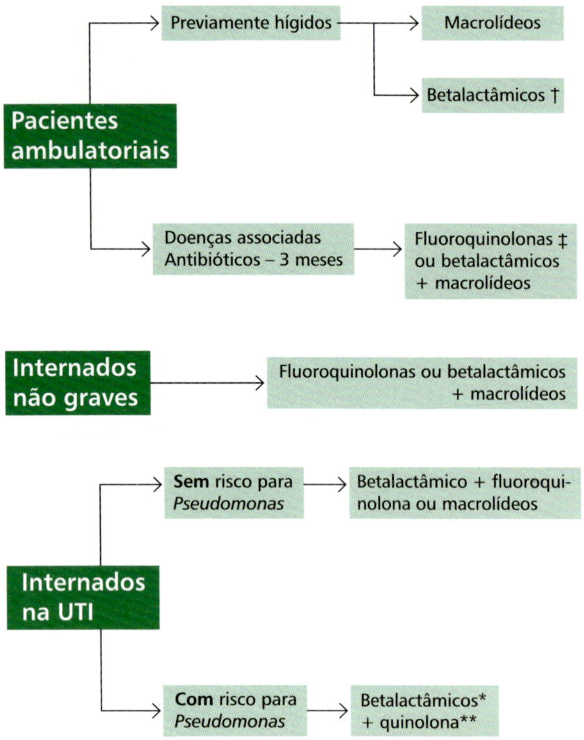

FIGURA 38.1.6 → Antibioticoterapia empírica sugerida para tratamento de pneumonia adquirida na comunidade.

† Com o uso de betalactâmico isolado, considerar a possibilidade de uma falha a cada 14 pacientes tratados. Amoxilicina: 500 mg 1 comp. por via oral de 8/8 horas por 7 dias; azitromicina: 500 mg, via oral, dose única diária por 3 dias ou 500 mg no primeiro dia, seguidos de 250 mg por dia por 4 dias; claritromicina de liberação rápida: 500 mg por via oral, de 12/12 horas por até 7 dias; claritromicina UD 500 mg (liberação prolongada): 1 comprimido por via oral por dia, por até 7 dias.

‡ Fluoroquinolonas: Levofloxacina 500 mg/dia; moxifloxacina: 400 mg/dia; gemifloxacina 325 mg/dia

* Antipneumococo/antipseudomonas: Piperacilina/tazobactam, cefepima, imipenem, meropenem mais

** Levofloxacina (750 mg) ou ciprofloxacina.

Fonte: Corrêa e colaboradores.[7]

inibidor de betalactamase ou uma cefalosporina de terceira ou quarta geração (ceftriaxona ou cefepima) com macrolídeo são apropriados para terapia inicial em pacientes hospitalizados com doença moderada que não precisam de internação em UTI.

Uma terapia antimicrobiana alternativa para tais pacientes inclui uma cefalosporina de segunda geração, como cefuroxima, um macrolídeo isolado (claritromicina ou azitromicina) ou uma fluoroquinolona com atividade contra *S. pneumoniae* (levofloxacina ou moxifloxacina). Fluoroquinolonas não são aprovadas para uso em crianças (menores de 18 anos).

Pacientes com PAC grave necessitando manejo em UTI precisam de um regime antibiótico empírico inicial de amplo espectro com atividade contra *S. pneumoniae* resistente à penicilina, *P. aeruginosa, S. aureus,* ou membros da família Enterobacteriaceae. A terapia antimicrobiana empírica deve incluir uma cefalosporina de terceira ou quarta geração ou uma combinação de betalactâmicos com inibidores da betalactamase, como piperacilina/tazobactam ou ticarcilina/clavulanato, com uma fluoroquinolona ou macrolídeo.

A terapia antimicrobiana de amplo espectro para PAC grave deve também incluir terapia contra organismos atípicos como *Legionella.* A coadministração de um macrolídeo ou uma fluoroquinolona junto com um antibiótico betalactâmico (uma cefalosporina de terceira ou quarta geração como cefotaxima, ceftriaxona ou cefepima; ou piperacilina/tazobactam) tem mostrado diminuir a mortalidade em pacientes com PAC grave. A monoterapia tanto com macrolídeo quanto com uma fluoroquinolona não é recomendada em tais pacientes. Em pacientes com PAC grave e doença pulmonar crônica estrutural subjacente, hospitalizações frequentes ou história de longa permanência em centros de cuidados (asilos), o uso de antimicrobianos com atividade antipseudomonas (como cefepima, ceftazidima, ou uma fluoroquinolona com atividade aumentada contra *S. pneumoniae* e *Pseudomonas aeruginosa* como levofloxacina) é recomendado.

A terapia antimicrobiana empírica pode ser modificada uma vez que tenha sido identificado o microrganismo específico e sua suscetibilidade esteja disponível. A penicilina G parenteral é o fármaco de escolha para pacientes internados com pneumonia pneumocócica sensível à penicilina. A pneumonia pneumocócica resistente à penicilina pode ser adequadamente tratada com altas doses de penicilina (24 milhões UI ao dia).

Antibióticos parenterais podem ser trocados para terapia oral assim que o paciente apresentar resposta clínica favorável e estabilidade hemodinâmica, se for capaz de tolerar medicações orais e se não houver indícios de má absorção. A maioria dos pacientes apresenta defervescência dos sintomas e mostra melhora da tosse, taquicardia e taquipneia dentro de 3 a 5 dias da terapia antimicrobiana efetiva. Pacientes com pneumonia pneumocócica bacteriêmica ou com *Legionella* habitualmente levam mais tempo para melhorar (6 a 7 dias). A duração ótima da terapia antimicrobiana para PAC não foi avaliada em estudos clínicos controlados. A maioria dos trabalhos tem administrado antimicrobianos por 10 a 14 dias nos casos de pneumonia moderada a grave. Nos casos leves e com boa resposta, o tratamento poderá ser feito por cinco dias.

ATENÇÃO

Para considerar alta hospitalar de um paciente, este não deve apresentar nas 24 horas prévias mais de um dos seguintes critérios: temperatura acima de 37,8°C, pulso acima de 100 bpm, frequência respiratória acima de 24 mpm, pressão arterial sistólica menor do que 90 mmHg, saturação de oxigênio menor do que 90% e ausência de via oral.

Resposta ao tratamento e falência terapêutica

A resposta ao tratamento em pacientes idosos, diabéticos e imunossuprimidos pode ser protraída, não justificando mudanças precoces do tratamento sem justificativa clínica. Na ausência destas e de outros fatores, espera-se estabilização do quadro por volta do terceiro dia.

A deterioração rápida, em 24 horas, ou uma resposta clínica insatisfatória após sete dias indicam reavaliação minuciosa do caso e o uso de diversos recursos propedêuticos para o esclarecimento diagnóstico. As situações comumente responsáveis por essa evolução incluem escolha inadequada do antibiótico; presença de microrganismos não usuais, inclusive dos oportunistas; presença de complicações (meningite, artrite, endocardite, pericardite, peritonite, empiema pleural); e presença de doença não infecciosa, que inclui extensa lista de doenças circulatórias, neoplásicas e inflamatórias.

Tratamento adjuvante

No caso de pacientes sépticos graves e hipotensos (pressão arterial média igual ou inferior a 65 mmHg), deve ser feita pronta reposição volêmica a fim de se alcançarem os níveis de estabilidade nas primeiras seis horas.

Na ausência de restabelecimento da pressão arterial após reposição volêmica adequada e uso de fármacos vasoativos, deve-se considerar a infusão intravenosa de hidrocortisona em baixas doses, habitualmente 200 mg em *bolus*, seguidos pela infusão de 10 mg/hora durante sete dias.

Prevenção por vacinas

Imunização anti-influenza

Indivíduos com mais de 50 anos, aqueles em maior risco de complicações associadas à gripe, pessoas em contato domiciliar com outras de alto risco, além de profissionais da saúde, devem receber vacina anti-influenza de vírus morto.

São suscetíveis às complicações da gripe pacientes portadores de doenças crônicas: cardiopatas e pneumopatas (inclusive asmáticos); portadores de doenças metabólicas, inclusive diabetes melito, disfunção renal, hemoglobinopatias ou imunossupressão induzida por fármacos e pelo HIV; gestantes; e residentes de asilos.

A vacina anti-influenza tem como contraindicação a hipersensibilidade à proteína do ovo. No caso de doença febril aguda, a vacinação deve ser feita após a resolução dessa manifestação.

Imunização antipneumocócica

A taxa de mortalidade por infecção bacteriêmica pneumocócica é alta, especialmente entre indivíduos com mais de 64 anos de idade ou portadores de doenças crônicas. Cerca de 50% dos pacientes hospitalizados por PAC ou bacteriemia pneumocócica apresentam história de internação nos últimos cinco anos e têm 6 a 9% de chance de reinternação. Nesses pacientes, a vacinação antipneumocócica pode reduzir o risco de morte e de hospitalizações pela doença.

A vacina atualmente disponível contém antígenos dos 23 sorotipos mais frequentes, e a sua eficácia, em indivíduos imunocompetentes, varia entre 64 e 71%. A resposta imunogênica em idosos varia de 40 a 60%, sendo menor do que a obtida em indivíduos mais jovens, e inferior também nos indivíduos imunocomprometidos. A vacina induz a formação de anticorpos contra a cápsula polissacarídea dos pneumococos. Estão em desenvolvimento e em investigação vacinas conjugadas para adultos, nos moldes das que são utilizadas em crianças, cujo objetivo é proporcionar maior poder imunogênico do que as vacinas polissacarídicas.

As indicações atuais da vacinação antipneumocócica são:

- Indivíduos com idade igual ou superior a 65 anos.
- Pacientes com idade entre 2 e 64 anos, portadores de enfermidades crônicas, particularmente vulneráveis às infecções invasivas e às suas complicações, como doenças cardiovasculares crônicas; DPOC; diabetes melito; alcoolismo; hepatopatias crônicas; fístula liquórica; portadores de implantes cocleares; asplenia funcional ou anatômica.
- Indivíduos imunocomprometidos: HIV/AIDS, doença oncológica e onco-hematológica, insuficiência renal crônica, síndrome nefrótica, usuários de corticoides e imunossupressores, bem como transplantados.
- Indivíduos residentes de asilos.

A maioria dos indivíduos requer uma única aplicação da vacina. A revacinação é recomendada, decorridos pelo menos cinco anos, para os imunocomprometidos e para aqueles que receberam a primeira dose antes dos 65 anos. Efeitos adversos incluem reações locais (edema, dor e hiperemia), sendo raras e autolimitadas as manifestações sistêmicas (reação febril, mialgia e artralgia).

▪ CASO CLÍNICO I

Feminina, 16 anos, há duas semanas com febre de 39°C, calafrios e prostração. Relatava episódio prévio de gripe. Tosse inicialmente seca e agora produtiva e purulenta. Gram do escarro sem bactérias. Hemograma sem leucocitose e DE. Usou amoxicilina sem melhora clínica. Raio X e TC de tórax com consolidação e broncograma aéreo. Lavado broncoalveolar mostrou BAAR positivo. Este caso ilustra o cuidado com o uso de fluoroquinolonas no Brasil. Se possibilidade de tuberculose, evitar o uso **(FIGURAS 38.1.7 A e B)**.

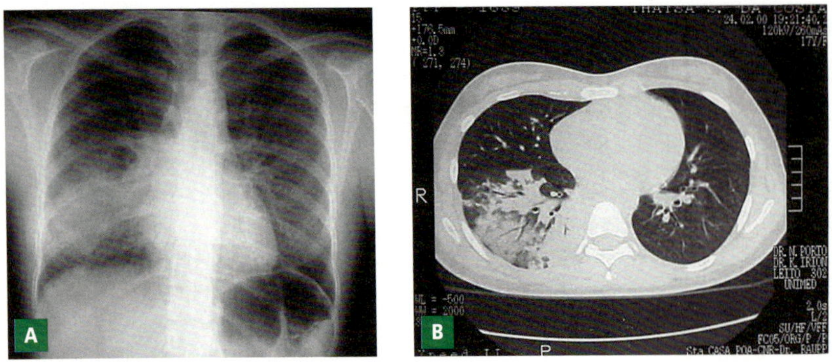

FIGURA 38.1.7 → Caso 1.

CASO CLÍNICO II

Feminina,75 anos, fumante, 60 anos-maço, calafrios tremulantes, dor torácica ventilatório-dependente HTE, escarro purulento, febre de 39°C. Radiografia de tórax com consolidação bilateral no lobo médio e língula (FIGURAS 38.1.8 A e B). Leucócitos: 24.000 com 17% de bastões. Hemoculturas positivas para *S. pneumoniae*. Gram do escarro com diplococos gram-positivos (FIGURA 38.1.8 C).

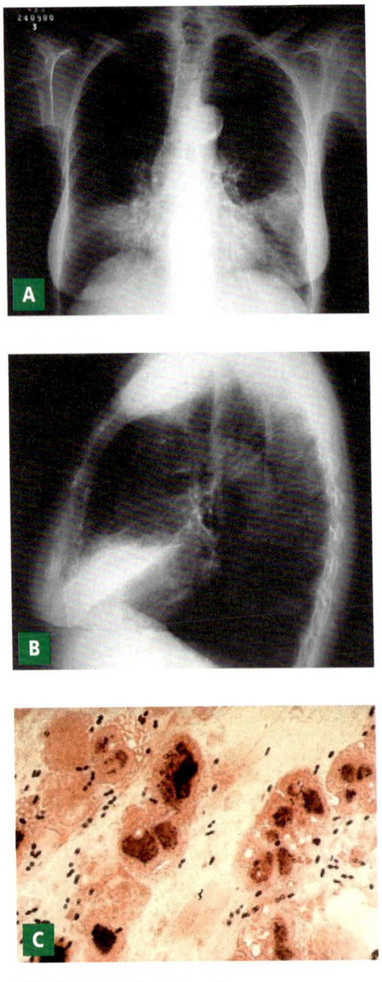

FIGURA 38.1.8 → Caso 2.

CASO CLÍNICO III

Mulher de 33 anos, tosse seca e febre de 38°C. Negava contato com animais. Estertores crepitantes no terço inferior do HTD. Hemograma sem desvio para a esquerda, mas com 16.000 leucócitos. Melhora após uso de fluoroquinolona por sete dias. Sorologia: *C. pneumoniae* 1: 386. Raio X: focos de consolidação e infiltração peribrônquica em lobo inferior direito (A); regressão das alterações (B). (FIGURAS 38.1.9 A e B)

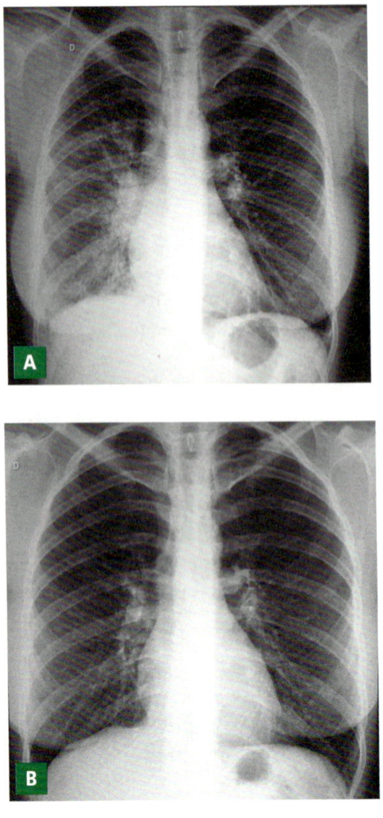

FIGURA 38.1.9 → Caso 3.

Referências

1. Arnold FW, Summersgill JT, Lajoie AS, Peyrani P, Marrie TJ, Rossi P, et al. A worldwide perspective of atypical pathogens in community-acquired pneumonia. Am J Respir Crit Care Med. 2007;175(10):1086-93.

2. Cunha BA. The atypical pneumonias: clinical diagnosis and importance. Clin Microbiol Infect. 2006;12 Suppl 3:12-24.

3. Lim WS, Baudouin SV, George RC, Hill AT, Jamieson C, Le Jeune I, et al. BTS guidelines for the management of community acquired pneumonia in adults: update 2009. Thorax. 2009;64 Suppl 3:iii1-55.

4. Fine MJ, Auble TE, Yealy DM, Hanusa BH, Weissfeld LA, Singer DE, et al. A prediction rule to identify low-risk patients with community-acquired pneumonia. N Engl J Med. 1997;336(4):243-50.

5. Lim WS, van der Eerden MM, Laing R, Boersma WG, Karalus N, Town GI, et al. Defining community acquired pneumonia severity on presentation to hospital: an international derivation and validation study. Thorax. 2003;58(5):377-82.

6. Mandell LA, Wunderink RG, Anzueto A, Bartlett JG, Campbell GD, Dean NC, et al. Infectious diseases society of America/American Thoracic Society consensus guidelines on the management of community-acquired pneumonia in adults. Clin Infect Dis. 2007;44 Suppl 2:S27-72.

7. Corrêa RA, Lundgren FLC, Pereira-Silva JL, Silva RLF, Cardoso AP, Lemos ACM, et al. Diretrizes brasileiras para pneumonia adquirida na comunidade em adultos imunocompetentes: 2009. J Bras Pneumol. 2009;35(6):574-601.

8. Ewig S, Ruiz M, Mensa J, Marcos MA, Martinez JA, Arancibia F, et al. Severe community-acquired pneumonia: assessment of severity criteria. Am J Respir Crit Care Med. 1998;158(4):1102-8.

Leitura recomendada

Wikler MA. Performance standards for antimicrobial susceptibility testing: eighteenth informational supplement. 18th ed. Wayne: Clinical and Laboratory Standards Institute; 2008.

38.1.1 Pneumonia Tuberculosa

José da Silva Moreira
Jamila Bellicanta Fochesatto
Marisa Pereira
Nelson Porto

Introdução e história natural

Na tuberculose primária, em geral incidindo em crianças, o componente ganglionar mediastinopulmonar constitui-se no achado radiográfico mais frequentemente encontrado. A tuberculose pós-primária do indivíduo adulto pode se apresentar sob diversas formas e acometer praticamente qualquer órgão; entretanto, os pulmões é que são mais vezes acometidos (em cerca de 80% dos casos). Pleura, gânglios linfáticos, ossos, aparelho geniturinário e sistema nervoso central são os outros locais mais comuns da localização extrapulmonar da doença.[1,2]

> **ATENÇÃO**
>
> Dentre as complicações que podem ocorrer durante a evolução da doença ganglionar, tem-se a fistulização do gânglio para o interior de outra estrutura, como pleura (causando o *pleuris tuberculoso*), pericárdio (pericardite tuberculosa), peritônio (peritonite tuberculosa), brônquio (pneumonia tuberculosa) e veia sistêmica (tuberculose miliar).

A região do pulmão correspondente ao brônquio envolvido, fistulizado, e sua ulterior consolidação, encontra-se na base da formação da "pneumonia tuberculosa". Clinicamente, tosse improdutiva irritante ("coqueluchoide"), manifestando-se por alguns dias antes de se estabelecer a fístula, em geral precede o quadro pneumônico agudo, este surgindo após dar-se a perfuração da parede brônquica, com tosse produtiva, expectoração purulenta sem mau cheiro, dor torácica de moderada intensidade, febre e comprometimento do estado geral do paciente,[3] cuja evolução pode configurar-se muito grave, e até mesmo fatal.[4]

A abertura do gânglio doente para dentro da árvore traqueobrônquica, com a formação de fístula, segundo Schwartz,[5] foi registrada de maneira mais explícita por Lalouette em 1780 e por Cayol em 1810, tendo este último se referido a casos similares encontrados por Morgagni e a observações anteriores feitas por Hipócrates, Arateus e Celsius, indicando ser o envolvimento traqueobrônquico por gânglios doentes certamente de conhecimento muito antigo.

Após esses primeiros relatos, numerosos outros se seguiram, a maioria deles fundamentados em achados de necropsia, tanto em crianças como em adultos, apontando para a importância da fistulização de gânglios para o interior de brônquios, esôfago e pleura, com a consequente progressão da doença para esses locais. Diversos desses trabalhos foram também reunidos, revisados e discutidos por Schwartz em 1959,[5] em excelente monografia – provavelmente a mais completa sobre o assunto –, onde analisa o papel dos gânglios linfáticos na tuberculose pulmonar em 1.000 casos, estudados sobretudo na Turquia.

Em estudos de necropsia realizados em um total de 1.654 pacientes, adultos e crianças portadores de tuberculose, efetuados entre 1942 e 1959 por Uehlinger,[6] Schwartz,[7] Könn[8] e Voegtli,[9] foram encontrados 145 casos (8,7%) de fístula gangliobrônquica, identificando-se em 70 deles a própria perfuração na parede do brônquio, e em 75 a cicatriz indicativa da presença prévia da fístula. As perfurações tinham desde diâmetros diminutos, de difícil observação, até amplas aberturas com mais de 3,0 cm de largura.

Os primeiros registros endoscópicos constatando as perfurações dos gânglios tuberculosos para a árvore brônquica foram feitos por Schrötter[10] nos anos de 1901 a 1905, seguindo-se diversas outras descrições, entre elas as efetuadas por Pollak em 1906,[11] Pauncz e Winternitz em 1908,[12] e em 1950 por Brock,[13] o qual preferiu utilizar o método sobremaneira nos casos mais graves. Dali para frente, a broncoscopia, tornando-se praticamente um exame de rotina na investigação das doenças pulmonares em geral, incluiu também a tuberculose, em especial quando havia evidência de envolvimento brônquico.

A lesão fistulizada causada pelo gânglio doente na parede do brônquio pode ser ampla, de fácil visualização à broncoscopia, ou muito estreita ("fístula capilar"), difícil de ser identificada, ou já se apresentar em fase de cicatrização. Em 1953, Jondot, utilizando esta ferramenta diagnóstica, encontrou 97 casos (3,5%) de cicatrizes dessas fístulas em 2.800 indivíduos adultos examinados.[5] Usando o mesmo método, Schwartz[5] identificou 121 casos de perfuração brônquica à direita, 110 à esquerda, e 101 de cicatrizes à direita e 98 à esquerda, em seus 1.000 casos estudados. Mais recentemente, os aspectos endoscópicos evolutivos da tuberculose endobrônquica foram registrados, entre outros, por Smith e colaboradores[14] e Lee e colaboradores.[3]

Tem sido verificado que a forma pneumônica da tuberculose mostra-se mais frequente em indivíduos não brancos e em HIV-positivos.[15] Em 59 casos dessa pneumonia, estudados em uma Unidade Sanitária de Porto Alegre (RS), nos anos de 2005 a 2007, encontrados entre 2.828 pacientes com diagnóstico de tuberculose, verificou-se que 20,0% dos pacientes eram HIV-positivos e 15,0% diabéticos.[16]

As fístulas mais frequentemente são únicas, podendo de forma ocasional ser múltiplas, e mais vezes observadas em brônquios lobares e segmentares. O material caseoso derramado, via brônquio, para dentro do pulmão do indivíduo já sensibilizado à tuberculoproteína desencadeia uma reação inflamatória aguda no local, com exsudação e consequente consolidação, configurando o quadro de "pneumonia".[5,17] Deve-se acentuar que a reatividade à tuberculina costuma atenuar-se nessa fase aguda que se segue à aspiração do material caseoso para o interior do pulmão, ficando ele em contato com a grande superfície alveolar, assim como ocorre em casos de derrame pleural tuberculoso, quando um foco caseoso abre-se para a pleura.[18] Leucocitose com desvio à esquerda no hemograma é também incomum nesse tipo de pneumonia, diferentemente do observado em casos de pneumonias causadas por bactérias piogênicas, dotadas de parede celular bem definida.

O que resta do gânglio, após a evacuação de seu conteúdo (caseoso, e geralmente poucos bacilos), pode se apresentar como uma lesão escavada junto à parede do brônquio perfurado, que com o tempo se fecha, deixando cicatriz fibrosa ou mesmo uma zona de calcificação, ou o gânglio todo desaparece sem deixar vestígio.[5,14,19]

Uma vez estabelecida a pneumonia pelo mecanismo da fistulização do gânglio para o brônquio, a evolução ulterior da doença dependerá basicamente da quantidade de bacilos presente no material que é aspirado para o pulmão. Se a zona consolidada contiver poucos germes e bastante *cáseo*, como resultado ter-se-á uma "pneumonia resolutiva"; por outro lado, havendo relativamente maior quantidade de bacilos, deverá se estabelecer uma "pneumonia tuberculosa evolutiva", com progressão para áreas de necrose e disseminação da doença para outros locais do órgão.

A pneumonia resolutiva faz parte do espectro da "epituberculose",[17] condição originariamente descrita em bases clinicorradiológicas por Eliasberg e Neuland,[20] apresentando-se como uma imagem radiográfica pulmonar transitória, com características de consolidação, verificada em indivíduos reatores à tuberculina. Lesões permanentes, entretanto, como estenoses ou bronquiectasias, podem resultar desse envolvimento brônquico – em especial do lobo médio ou da língula – levando a complicações tardias, como sangramentos ou pneumonias bacterianas de repetição, configurando a "síndrome do lobo médio".[21,22]

Radiologia

ATENÇÃO

Os achados radiográficos encontrados na pneumonia tuberculosa consistem em uma área de consolidação alveoloductal, cuja localização e extensão dependem do brônquio comprometido. Focos de extensão acinonodular situados no entorno do bloco maior, mas separados dele, ou a presença de imagens de "árvore em brotamento" à tomografia[23,24] sugerem a natureza tuberculosa da lesão como um todo. Adenomegalias mediastinopulmonares podem ser variavelmente identificadas à radiografia simples de tórax e à tomografia.

Diagnóstico

A comprovação da natureza da doença pulmonar é estabelecida, na maioria das vezes, por meio da identificação do bacilo tuberculoso (BAAR) no escarro dos pacientes, o que foi mostrado por Picon e colaboradores[25] em 1993, Costa e colaboradores em 1994[26] e Moreira e colaboradores em 2011.[16] Algumas vezes, entretanto, o material para comprovação deverá ser obtido por lavado broncoalveolar (LBA), aspiração ou biópsia da lesão brônquica (**TABELA 38.1.1.1**).

Tratamento

O tratamento da pneumonia tuberculosa em nada difere do que é proposto para a tuberculose em geral, com o esquema apropriado de fármacos tuberculostáticos, em uso regular.

Ilustram-se, a seguir, dois casos de pneumonia tuberculosa em pacientes adultos.

TABELA 38.1.1.1 → Comprovação microbiológica (presença de BAAR) em 59 casos de pneumonia tuberculosa. Fonte: Moreira e colaboradores.[16]

	N	%
Escarro	41	69,5
Lavado broncoalveolar	10	17,0
Biópsia brônquica	8	13,5

▪ CASO CLÍNICO I

Paciente feminina, 32 anos, de cor negra, HIV-positiva. Tosse seca por oito dias, seguindo-se o aparecimento e produção de escarro purulento, sem mau cheiro, febre de 39,0°C e dor torácica à esquerda nos últimos dois dias. Rápida perda de peso. Derivado proteico purificado – PPD (2 UT) negativo (FIGURAS 38.1.1.1 e 38.1.1.2).

▪ CASO CLÍNICO II

Paciente masculino, 23 anos, de cor branca, HIV-negativo. Tosse seca por 10 dias, tornando-se produtiva nos últimos cinco dias, com expectoração piossanguinolenta sem mau cheiro, febre de 39°C, astenia e perda de peso. PPD (2 UT) de 13,0 mm; leucograma normal; escarro negativo para BAAR em duas amostras. Amoxicilina por quatro dias, sem evidências de melhora (FIGURAS 38.1.1.3 e 38.1.1.4).

Referências

1. Hopewell PC. Tuberculosis and other mycobacterial diseases. In: Mason RJ, Murray JF, Broaddus VC, Nadel JA, editors. Murray and Nadel's textbook of respiratory medicine. 4th ed. Philadelphia: Saunders; 2005. p. 979-1043, cap. 33, v. 1.

2. Talavera WR, Miranda K, Lessnau L, Klapholz E. Extrapulmonary tuberculosis. In: Friedman LN, editor. Tuberculosis: current concepts and treatment. 2nd ed. Boca Raton: CRC; 2001. p. 139-90.

3. Lee JH, Park SS, Lee DH, Shin DH, Yang SC, Yoo BM. Endobronchial tuberculosis. Clinical and bronchoscopic features in 121 cases. Chest. 1992;102(4):990-4.

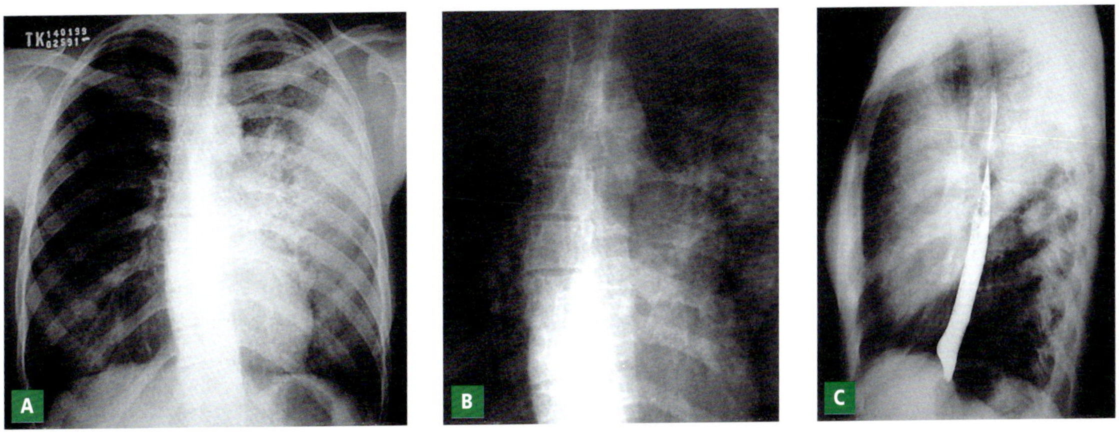

FIGURA 38.1.1.1 → Achados radiológicos: extenso bloco de consolidação no lobo superior esquerdo com pequenos focos circunjacentes; adenomegalias mediastinais do mesmo lado.

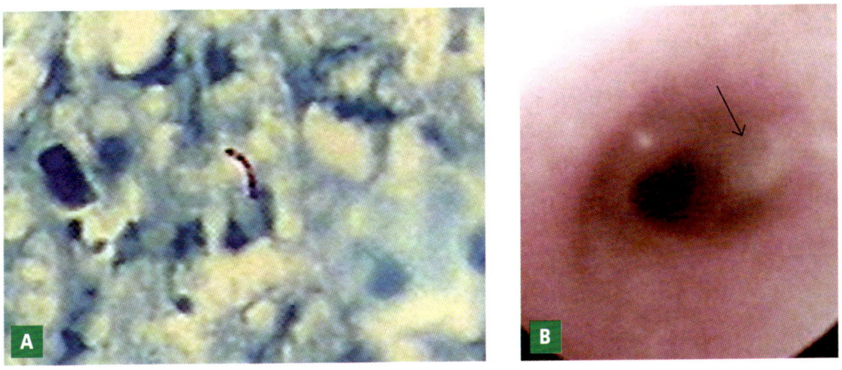

FIGURA 38.1.1.2 → (A) fibrobroncoscopia: lesão ulcerada, esbranquiçada, na parede do brônquio lobar superior esquerdo (seta) indicativa do local da fístula. (B) material colhido por aspiração da lesão: positivo para BAAR (Caso 1).

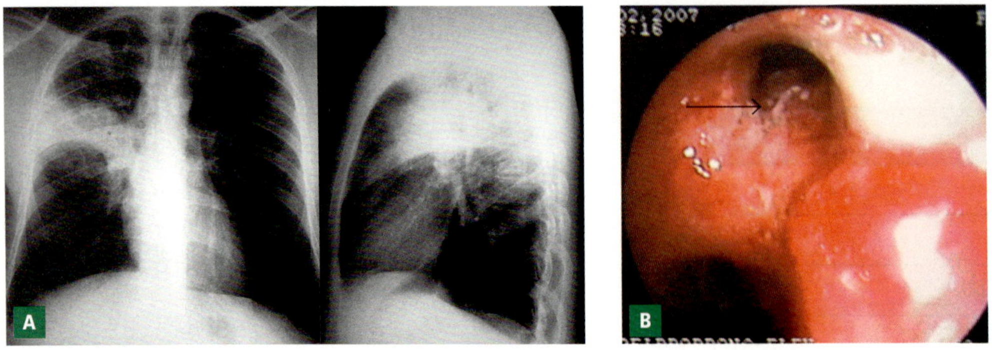

FIGURA 38.1.1.3 → (A) radiografia de tórax: bloco de consolidação no lobo superior do pulmão direito e pequenos outros focos separados da lesão maior. (B) broncoscopia: lesão granulosa, esbranquiçada, com secreção purulenta, ocluindo parcialmente o brônquio lobar superior direito (seta). Realizados aspirado e biópsia.

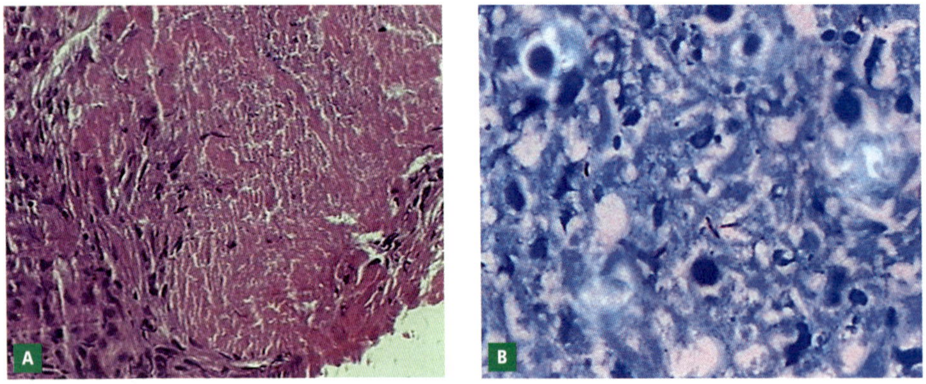

FIGURA 38.1.1.4 → (A) biópsia brônquica: lesão granulomatosa, com necrose caseosa. (B) aspirado da lesão brônquica: positivo para BAAR.

4. Paes A, Peçanha C, Ramalho S, Nakamura L, Araujo Junior MLC, Cordeiro ML, et al. Pneumonia tuberculosa. Pulmão RJ. 2004;13(2):127-30.

5. Schwartz P. Tuberculose pulmonaire: rôle des ganglions lymphatiques. Paris: Masson; 1959.

6. Uehlinger E. Die pathologische anatomie der bronchustuberkulose. Bibl tuberk. 1942;4(1):31-55.

7. Schwartz P. Die lymphadenogenen bronchialschädingungen und ihre bedeutung für die entwicklung der lungenswindsucht. Beitr Klin Tuberk. 1950;103(2-3):182-91.

8. Könn G. Ueber den einbruch tuberkulös verkäster lymphknoten in das bronchialsystem und seine folgen für die lungentuberkulose. Beitr Pathol Anat. 1953;113(1):59-89.

9. Voegtli J. Morphologie und eetiologie der bronchialwndnarben und ihre beziehungen zum primären bronchialkrebs. Pathologie und Bakteriologie. 1954;17:161-76.

10. Schrötter HV. Ein seltener fall von tuberkulose. Wien Klin Wschr. 1905;18:1110-21.

11. Pollak S. Bronchialdrüsentuberkulose mit perforation in die thrachea. Wien Klin Wschr. 1906;29:257.

12. Pauncz M, Winternitz AA. Beitrag zur direkten tracheo-bronchoskopie. Arch Laryng Rhinol. 1908;21(3):290-2.

13. Brock RC. Post-tuberculous broncho-stenosis and bronchiectasis of the middle lobe. Thorax. 1950;5(1):5-39.

14. Smith LS, Schillaci RF, Sarlin RF. Endobronchial tuberculosis: serial fiberoptic bronchoscopy and natural history. Chest. 1987;91(5):644-7.

15. Picon PD, Caramori ML, Bassanesi SL, Jungblut S, Folgierini M, Porto NS, et al. Differences in the clinical and radiological presentation of intrathoracic tuberculosis in the presence or absence of HIV infection. J Bras Pneumol. 2007;33(4):429-36.

16. Moreira J, Fochesatto JB, Moreira AL, Pereira M, Porto N, Hochhegger B. Tuberculous pneumonia: a study of 59 microbiologically confirmed cases. J Bras Pneumol. 2011;37(2):232-7.

17. Rich AR. The pathogenesis of tuberculosis. Springfield: Thomas; 1944.

18. Rossi GA, Balbi B, Manca F. Tuberculous pleural effusions: evidence for selective presence of PPD-specific T-lymphocytes at site of inflammation in the early phase of the infection. Am Rev Respir Dis. 1987;136(3):575-9.

19. Canetti G. Dynamic aspects of the pathology and bacteriology of tuberculous lesions. Am Rev Tuberc. 1956;74(2 Part 2):13-21; discussion, 22-7.

20. Eliasberg H, Neuland W. Die epituberkulose infiltration bei tuberkülosen säuglingen und kindern. Jb Kinderheilk. 1920;93(1):88-93.

21. Graham EA, Burford TH, Mayo JH. Middle lobe syndrome. Postgrad Med. 1948;4:29-34.

22. Kala J, Sahay S, Shah A. Bronchial anthracofibrosis and tuberculosis presenting as a middle lobe syndrome. Prim Care Respir J. 2008;17(1):51-5.

23. Lee KS. Pulmonary tuberculosis. In: Müller NL, Silva CIS, editors. Imaging of the chest. Philadelphia: Saunders; 2008. p. 322-41, cap. 13, v. 1.

24. Leung AN. Pulmonary tuberculosis: the essentials. Radiology. 1999;210(2):307-22.

25. Picon PD, Rizzon CF, Hoeffel F JR, Porto NS, Oliveira ME. Pneumonia tuberculosa. In: Picon PD, Rizzon CF, Ott WP, editores. Tuberculose: epidemiologia, diagnóstico e tratamento em clínica e saúde pública. Rio de Janeiro: Medsi; 1993. p. 291-306, cap. 11.

26. Costa PG, Mensch MR, Oliveira MJ de, Menezes JL, Gutierrez RS, Mattos WLL de. Pneumonia tuberculosa: estudo de 17 casos e revisão de literatura. Rev AMRIGS. 1994;38(4):299-303.

38.2 Pneumonia Adquirida no Hospital

Paulo José Zimermann Teixeira
Ricardo de Amorim Corrêa

Introdução

Define-se pneumonia adquirida no hospital (PAH) como aquela adquirida no ambiente hospitalar após 48 horas ou mais da internação, sendo a segunda causa mais frequente de infecções hospitalares, correspondendo a aproximadamente 15% destas e afetando de 0,5 a 2% dos pacientes hospitalizados.

A PAH representa cerca de 10 a 15% de todas as infecções nosocomiais e é a de maior mortalidade. Sua incidência é estimada em 5 a 10 casos por 1.000 admissões. Pacientes entubados na unidade de terapia intensiva (UTI) apresentam risco 20 vezes superior ao dos não entubados, com aumento entre 1 e 3% para cada dia adicional de ventilação mecânica. Em UTI, a incidência tem cifras variadas, entre 25 e 70%, dependendo da população estudada, do tipo de UTI e dos critérios diagnósticos utilizados. As taxas de mortalidade podem chegar até a 70%, mas quando se considera a mortalidade diretamente relacionada com a pneumonia, as taxas variam entre 30 e 50%.

Devido à gravidade da PAH e ao manejo terapêutico necessário, outro aspecto negativo da sua ocorrência é o grande aumento no custo do tratamento, seja pelas medidas de suporte necessárias, pelo uso de antibióticos de amplo espectro ou pelo aumento significativo no tempo de permanência no hospital.

Conceitos

Pneumonia adquirida no hospital

A PAH é aquela que ocorre após 48 horas da admissão hospitalar, geralmente tratada na unidade de internação (enfermaria/apartamento), não se relacionando com entubação endotraqueal e ventilação mecânica, podendo, entretanto, ser encaminhada para tratamento em UTI, quando se apresenta ou evolui de forma grave. Dentro desse conceito, deve ser considerado o tempo de incubação médio característico de cada germe.

Devido a implicações etiológicas, terapêuticas e prognósticas, a PAH tem sido classificada quanto ao tempo decorrido desde a admissão até o seu aparecimento. A PAH precoce é a que ocorre até o quarto dia de internação, sendo considerada tardia a que se inicia após cinco dias da hospitalização.

Pneumonia associada à ventilação mecânica

A pneumonia associada à ventilação mecânica (PAVM) é aquela que surge 48 a 72 horas após entubação endotraqueal e instituição da ventilação mecânica invasiva. De modo similar, a PAVM também é classificada em precoce e tardia. A PAVM precoce é a que ocorre até o quarto dia de entubação e início da ventilação mecânica, sendo a PAVM tardia a que se inicia após o quinto dia da entubação e ventilação mecânica.

Apesar da validade dessa classificação para muitos centros hospitalares e UTIs, a ocorrência de PAH causada por germes resistentes, comumente associados à de início tardio, tem sido relatada com relativa frequência em pacientes portadores de PAH de início precoce. Esse fato reforça a necessidade do conhecimento da microbiota local e do respectivo perfil de sensibilidade, essencial para a adoção de protocolos institucionais mais adaptados à realidade de cada unidade, permitindo o uso racional dos recursos diagnósticos e terapêuticos disponíveis.

Pneumonia relacionada com cuidados de saúde

A pneumonia relacionada com cuidados de saúde (PRCS) ocorre em pacientes com as seguintes características: residentes em asilos ou tratados em sistema de internação domiciliar, pacientes que receberam antimicrobianos via intravenosa ou quimioterapia nos 30 dias precedentes da atual infecção, pacientes em terapia renal substitutiva e aqueles que foram hospitalizados em caráter de urgência por dois ou mais dias nos últimos 90 dias antes da infecção.

Traqueobronquite hospitalar

A traqueobronquite hospitalar (TH) caracteriza-se pela presença dos sinais de pneumonia sem a identificação de opacidade radiológica nova ou progressiva, descartadas outras possibilidades diagnósticas que possam justificar tais sintomas, sobretudo a febre. O isolamento de germes em culturas, dissociado dos sinais, não permite o diagnóstico de TH, não devendo servir de estímulo à introdução de antibióticos ou eventual modificação da terapêutica vigente.

Causas

Os agentes etiológicos mais frequentes são os bacilos gram-negativos, incluindo *Pseudomonas*, enterobactérias e *Acinetobacter*, sendo implicados em 55 a 85% dos casos. Os cocos gram-positivos, principalmente o *Staphylococcus aureus*, respondem por 20 a 30% dos casos, mas estão presentes em 40 a 60% das situações em que a infecção é polimicrobiana.

As pneumonias hospitalares de início recente, isto é, aquelas que ocorrem até o quinto dia de internação, são muitas vezes causadas por patógenos comunitários, como o *Streptococcus pneumoniae*, o *Haemophilus* e o *S. aureus* oxacilino-sensível (SAOxa-S). Isso sugere que a ocorrência de germes resistentes seja muito pequena.

Por outro lado, quando o diagnóstico de pneumonia é estabelecido a partir do quinto dia de internação, os germes mais comuns passam a ser os hospitalares. Os bacilos gram-negativos aeróbios (*Pseudomonas*, enterobactérias, *Acinetobacter*) ou o *S. aureus* oxacilino-resistente (SAOxa-R) são responsáveis por 30 a 70% dos casos. É importante ressaltar que em muitos locais já existem *Pseudomonas* e *Acinetobacter* panresistentes como agentes etiológicos, o que faz com que a polimixina B se torne parte dos esquemas empíricos de tratamento.

O momento do diagnóstico da infecção e a presença de fatores de risco específicos para determinados microrganismos podem auxiliar na tomada da decisão terapêutica. Os fatores de risco capazes de indicar a maior probabilidade de um determinado agente são:

- Aspiração ou cirurgia abdominal recente: anaeróbios
- Coma, trauma cranioencefálico, episódio gripal prévio, uso de drogas intravenosas, diabetes melito, insuficiência renal: *S. aureus*
- Corticoides em altas doses: *Legionella*
- Internação prolongada em UTI, uso de corticoides, doença pulmonar estrutural, uso prévio de antibióticos, ventilação mecânica, desnutrição: *P. aeruginosa*
- Antibioticoterapia prévia, ventilação mecânica: *Acinetobacter*
- Antibioticoterapia prévia, ventilação mecânica: *S. aureus* oxacilino-resistente
- Cateteres por período prolongado: *S. coagulase negativo*

Patogenia

As bactérias invadem o trato respiratório inferior mediante aspiração de material da orofaringe, inalação de aerossóis contendo bactérias e, menos frequentemente, disseminação hematogênica a partir de outro sítio do corpo. A translocação bacteriana do trato gastrintestinal tem sido considerada um possível mecanismo de infecção. Dessas rotas, a aspiração é a mais importante.

Pacientes com maior probabilidade de aspirar são os que apresentam anormalidade de deglutição, a exemplo dos que têm depressão do nível de consciência, instrumentação das vias aéreas inferiores e/ou ventilação mecânica, instrumentação do trato gastrintestinal e em pós-operatório de cirurgia abdominal.

Os fatores que promovem a colonização da faringe por bactérias gram-negativas – responsáveis pela alta incidência das pneumonias hospitalares por essas bactérias – são os seguintes: coma, hipotensão, acidose, uremia, alcoolismo, diabetes melito, leucocitose, leucopenia, doença pulmonar, uso de antibióticos e tubo nasogástrico e endotraqueal. A colonização por bacilos gram-negativos começa com a aderência dessas bactérias nas células epiteliais da orofaringe ou da mucosa traqueobrônquica. A aderência pode ser afetada pelas bactérias, pelas células do hospedeiro e pelo ambiente. A fibronectina pode inibir a aderência de bacilos gram-negativos, e certas condições como desnutrição, enfermidade grave e estado pós-operatório podem aumentar tal aderência.

Por outro lado, o estômago é considerado um reservatório de microrganismos que causam PAH, e seu papel pode variar na dependência da condição subjacente do paciente e de intervenções terapêuticas ou profiláticas. Poucas bactérias podem sobreviver no estômago na presença de um pH menor do que 2. Já com um pH maior do que 4, os microrganismos se multiplicam, atingindo altas concentrações bacterianas.

A inalação de aerossóis contaminados, usados para terapia respiratória ou anestesia, constitui uma porta de entrada de bactérias para as vias aéreas inferiores. Os fluidos usados para aerossol, quando contaminados, podem conter altas concentrações de bactérias e são depositados nas pequenas vias aéreas. Isso se torna mais grave nos pacientes com traqueostomia ou tubo endotraqueal, pelo acesso direto do aerossol para as vias aéreas inferiores.

Fatores de risco

> **ATENÇÃO**
>
> Os fatores de risco mais importantes para o desenvolvimento de PAH são a necessidade de ventilação mecânica por período superior a 48 horas, o uso prévio de antibioticoterapia de amplo espectro, o tempo de permanência no hospital ou na UTI, a gravidade da doença de base e a ocorrência da síndrome da distrição respiratória do adulto (SDRA).

Pacientes em ventilação mecânica apresentam um risco 6 a 21 vezes maior de adquirir pneumonia, com um risco cumulativo de 1 a 3% por dia de ventilação. A ventilação mecânica prolongada é o principal fator de risco para o desenvolvimento de PAH, ocorrendo em 9 a 40% dos pacientes que permanecem em ventilação por mais de 48 horas.

A SDRA é complicada por PAH em 34 a 60% dos casos, ocorrendo mais frequentemente após o sétimo dia de ventilação mecânica. Um estudo envolvendo 243 pacientes demonstrou que a ocorrência de pneumonia era maior nos pacientes com SDRA (55%) do que naqueles sem SDRA (28%). Determinadas situações relacionadas com a condição do paciente predispõem à colonização e ao desenvolvimento de pneumonia, como doenças agudas e crônicas, coma, desnutrição, hospitalizações e pré-operatórios prolongados, hipotensão, acidose metabólica, tabagismo, doenças do sistema nervoso central, doença pulmonar obstrutiva crônica (DPOC), diabetes melito, alcoolismo, uremia, insuficiência respiratória e idade avançada. A utilização de fármacos como corticoides e agentes citotóxicos debilita a imunidade, e os depressores do sistema nervoso central aumentam o risco de aspiração. O QUADRO 38.2.1 resume os principais fatores de risco para o desenvolvimento de pneumonia.

Diagnóstico

O diagnóstico da PAH quando o paciente não se encontra em ventilação mecânica é baseado na presença de uma síndrome infecciosa e da observação de uma infiltração na radiografia de tórax. No entanto, o diagnóstico da PAVM é um desafio, visto que os critérios clínicos habitualmente utilizados, como febre ou hipotermia, leucocitose ou leucopenia, presença de secreção purulenta nas vias aéreas e piora ou surgimento de infiltrado pulmonar novo, podem ser decorrentes de outras doenças, de causa não infecciosa. Pacientes com infecções extrapulmonares ou processos pulmonares não infecciosos podem receber tratamento inadequado devido à alta sensibilidade e à baixa especificidade do diagnóstico clínico.

QUADRO 38.2.1 → Fatores de risco independentes para pneumonia associada à ventilação mecânica

Fatores maiores (razão de chances > 3,0)
- Trauma
- Queimadura
- Doença neurológica*
- Tempo de ventilação mecânica (>10 dias)**
- Broncoaspiração presenciada**
- Colonização do trato respiratório por bacilos gram-negativos
- Ausência de antibioticoterapia**
- Uso de pressão positiva ao final da expiração – PEEP (≥ 7,5 cmH_2O)
Fatores menores (razão de chances 1,5 a 3,0)
- Doença cardiovascular*
- Doença respiratória
- Doença gastrintestinal
- Cirurgia torácica ou abdominal
- Administração de bloqueadores neuromusculares**
- Tabagismo (≥20 maços-ano)
- Hipoalbuminemia na admissão (albumina ≤ 2,2 g/dL)
Outros fatores (análise univariada, não confirmados na regressão logística)
- Idade (>60 anos)
- Sexo masculino
- Paciente proveniente da emergência
- Piora do Sepsis related Organ Failure Assessment (SOFA)
- Nutrição nasoenteral
- Nutrição enteral por qualquer via
- Síndrome da angústia respiratória aguda
- Insuficiência renal
- Bacteriemia
- Dreno de tórax

*Diagnóstico principal.
**Variáveis tempo-dependentes.
Fonte: Adaptado de Diretrizes brasileiras para tratamento das pneumonias adquiridas no hospital e das associadas à ventilação mecânica: 2007.[1]

Pugin e colaboradores[2] criaram o Clinical Pulmonary Infection Score – CPIS – em que os achados clínicos, o Gram e as culturas do aspirado endotraqueal, presentes no momento da suspeita diagnóstica, são pontuados, gerando um escore total de, no máximo, 12 pontos (0 a 12). O CPIS superior a 6 associou-se a uma alta probabilidade da presença de PAVM, com sensibilidade e especificidade de 93 e 100%, respectivamente. Entretanto, em outros estudos, o CPIS alcançou sensibilidade de 72 a 77% e especificidade de 42 a 85%, em comparação com outros métodos, obtendo acurácia semelhante à dos critérios.

Embora pouco frequentes, hemoculturas positivas são úteis no diagnóstico etiológico, assim como exames bacteriológicos do líquido pleural, quando presente.

Em razão da dificuldade diagnóstica apenas com critérios clínicos, o Centers for Disease Control and Prevention (CDC)[3] norte-americano definiu como PAH aquela que ocorre após 72 horas de hospitalização, com presença de estertores, macicez à percussão ou surgimento de infiltrado pulmonar novo e um ou mais dos seguintes: a) escarro purulento; b) agente infeccioso isolado no sangue, aspirado traqueal, biópsia pulmonar ou escovado brônquico; c) isolamento de vírus nas secreções respiratórias; d) títulos de anticorpos para determinados patógenos; e e) evidência histológica de pneumonia. Como com qualquer outra doença infecciosa, a identificação do agente causador da infecção é importante para a conduta terapêutica adequada. Em vista disso, várias técnicas de coleta de material têm sido propostas, todas com vantagens e desvantagens.

A forma menos invasiva de coleta de material para exame microbiológico, quando o paciente não está entubado, é pela coleta do escarro. A coleta adequada de material e o seu rápido processamento podem melhorar o rendimento diagnóstico, chegando o Gram do escarro a apresentar uma sensibilidade e especificidade ao redor de 85%. A cultura do escarro, por outro lado, pode apresentar um grande número de falso-positivos, principalmente quando há crescimento de bactérias gram-negativas. No entanto, confrontando o achado do Gram do escarro com a cultura e com as características clínicas do paciente, é bem provável que o agente isolado seja o causador da pneumonia.

O aspirado endotraqueal pode ter rendimento comparável ao de outras técnicas, tanto não invasivas quanto invasivas, apresentando uma sensibilidade que varia entre 57 e 88%, mas uma especificidade muito baixa (0 a 33%) quando utilizadas culturas qualitativas. Um aspecto importante a ser considerado é que a cultura qualitativa negativa do aspirado endotraqueal apresenta alto valor preditivo negativo para o diagnóstico da PAVM.

O uso de culturas quantitativas pode auxiliar na valorização do exame, tendo sido geralmente utilizada como ponto de corte a presença de 10^6 unidades formadoras de colônias bacterianas (UFC)/mL.

A utilização do lavado broncoalveolar (LBA) por fibrobroncoscopia é considerada uma boa alternativa para o diagnóstico das pneumonias hospitalares, visto que uma grande quantidade de material pode ser coletada por esse método. A sensibilidade e a especificidade são altas, variando de 72 a 100% e 69 a 100%, respectivamente. Um grande empecilho à sua realização é a necessidade de uma equipe médica treinada em endoscopia respiratória e o aumento do custo.

O minilavado broncoalveolar protegido às cegas apresenta um rendimento semelhante ao do LBA convencional e elimina a necessidade da fibrobroncoscopia, não tendo utilização rotineira devido ao elevado custo do cateter de aspiração.

O escovado pulmonar protegido (EPP) tem a seu favor uma melhora na especificidade (89%), porém uma perda na sensibilidade (82%) decorrente do alto ponto de corte para diagnóstico (10^3 bactérias/mL) quando se utilizam culturas quantitativas e da pequena quantidade de material recuperado.

Uma metanálise sugere que os critérios clínicos representam a melhor referência para a prática clínica diária. Esses mesmos autores dizem que estudos avaliando a acurácia de testes diagnósticos não deveriam incluir os testes como parte da definição do que é PAVM. Mais recentemente, uma revisão publicada na Cochrane demonstrou que a investigação utilizando métodos invasivos ou não invasivos não influenciou na mortalidade, no tempo de internação, nos dias de ventilação mecânica nem na troca de antibióticos.[4] Esses mesmos achados ocorreram quando o aspecto analisado era o processamento das amostras por cultura qualitativa ou quantitativa.

Os biomarcadores têm sido utilizados para auxiliar no diagnóstico e avaliar o prognóstico dos pacientes com pneumonia. A proteína C-reativa, a procalcitonina, a copeptina e o peptídeo atrial natriurético têm sido estudados, e a redução dos seus valores quando dosados no terceiro ou quarto dia após o início do tratamento vem sendo associada a um melhor prognóstico.

Tratamento

O tratamento inicial das PAH é escolhido empiricamente, devendo-se considerar os seguintes fatores: padrão de sensibilidade da flora local, condições subjacentes do paciente, estado de imunidade, tipo de antimicrobiano usado previamente e sua capacidade de estimular a produção de endotoxinas e selecionar cepas resistentes.

> **ATENÇÃO**
>
> A terapia precoce e adequada da pneumonia hospitalar está diretamente relacionada com a sobrevida do paciente; já se demonstrou que a sobrevida foi, no mínimo, duas vezes maior naqueles pacientes que receberam antibioticoterapia adequada.

Os pontos fundamentais do tratamento são a adequação terapêutica desde o início, o que depende do conhecimento da microbiota local, e a sua instituição precoce. A estratégia de ampliação do espectro antibacteriano após a obtenção dos resultados das culturas – escalonamento – concorre para o aumento da mortalidade, ao passo que a estratégia de redução, desde que adaptada tão logo possível aos resultados microbiológicos, não eleva a taxa de letalidade nem aumenta a pressão seletiva sobre os agentes de maior resistência. Tal estratégia permitiria também o uso de fármacos de menor espectro e até a monoterapia em casos selecionados, quando não estão presentes bactérias multirresistentes.

Como enfatizado, a escolha do antibiótico inicial deve levar em conta a presença de fatores de risco para patógenos resistentes à terapêutica e seu perfil de sensibilidade, e inclui não apenas o tempo de início da PAH (precoce ou tardia), mas também a presença de comorbidades, o uso prévio de antibióticos, dentre outros. A estratégia deve ser individualizada para cada paciente e instituição/unidades de internação e de acordo com os dados microbiológicos locais. Esses dados apontam para a necessidade de um esquema antibiótico empírico que forneça cobertura adequada para os germes mais provavelmente envolvidos, não nos permitindo aguardar até que resultados de estudos microbiológicos estejam disponíveis.

Os esquemas terapêuticos sugeridos pela Sociedade Brasileira de Pneumologia e Tisiologia (SBPT) são:[5]

1. Pacientes de baixo risco para presença de bactérias potencialmente resistentes:

   Germes prováveis: *S. pneumoniae*, *H. influenzae*, *S. aureus* oxacilino-sensível, enterobactérias sensíveis: *Escherichia coli*, *Klebsiella pneumoniae*, *Enterobacter sp.*, *Serratia marcescens*

   Opções de tratamento, após considerar o padrão local de resistência:
   - Associação de betalactâmico-inibidor de betalactamases não ativos contra *Pseudomonas sp.*
   - Fluoroquinolonas
   - Cefalosporinas de terceira geração não ativas contra *Pseudomonas sp.*

2. Pacientes com fatores de risco para patógenos resistentes:

   Germes prováveis: *P. aeruginosa*, *Acinetobacter sp.*, *Stenotrophomonas maltophilia*, enterobactérias resistentes, *S. aureus* oxacilino-resistente

   Geralmente se emprega terapia combinada:
   - Betalactâmicos-inibidores de betalactamases ativos contra *Pseudomonas sp.*
   - Cefalosporinas de quarta geração
   - Carbapenêmicos
   - Quinolona com ação antipseudomonas
   - Aminoglicosídeos
   - Monobactâmicos
   - Fármacos antiestafilocócicos: glicopeptídeos (vancomicina), oxazolidinonas (linezolida) ou estreptograminas (quinupristin/dalfopristin)

Sugere-se incluir um agente antipseudomonas, podendo-se associar um fármaco antiestafilocócico, de acordo com a prevalência local do *S. aureus* oxacilino-resistente. A terapia antibiótica combinada deve ser empregada nos pacientes de alto risco para patógenos resistentes utilizando-se classes diferentes de antibióticos. Aminoglicosídeos devem ser evitados em idosos e em pacientes com disfunção renal e não devem ser usados isoladamente.

A monoterapia pode ser considerada nas seguintes circunstâncias:

- Presença de melhora clínica
- Estabilidade hemodinâmica
- *P. aeruginosa* e *Acinetobacter sp.* não são os agentes isolados. Este último é naturalmente resistente a betalactâmicos e cefalosporinas e a aminoglicosídeos em 70% das vezes, chegando a 97% no caso das fluoroquinolonas. Os antibióticos de preferência são carbapenêmicos ou ampicilina/sulbactam.

Duração do tratamento

> **ATENÇÃO**
>
> Na maior parte dos casos, a melhora clínica ocorre mais rápido, por volta de seis a sete dias. Tratamentos com duração prolongada elevam desnecessariamente o tempo de exposição aos antibióticos e contribuem para a seleção de germes resistentes.

Um importante estudo realizado por Chastre e Cols (2003) comparou tratamentos de 8 e 15 dias de duração e verificou que não houve diferenças significativas quanto à taxa de mortalidade, duração da ventilação mecânica e recorrência de PAVM, com exceção do caso de PAVM devido a *P. aeruginosa*, em que a taxa de recorrência foi superior à do tratamento prolongado.

De acordo com diretrizes atuais,[1] a duração do tratamento pode ser abreviada para oito dias, contanto que o tratamento tenha sido adequado microbiologicamente desde o seu início e que o paciente tenha apresentado melhora clínica. Quando o agente envolvido for *P. aeruginosa* ou outros agentes potencialmente resistentes (*S. maltophilia*, *Acinetobacter* e outros), o tratamento deve ser mantido por, pelo menos, 15 dias.

Falência terapêutica

As causas de falência terapêutica podem ser:

- Secundárias ao tratamento antibiótico e/ou ao agente causal
  - Antibiótico inadequado para o agente: início tardio, dose incorreta, propriedades farmacodinâmicas dos medicamentos, resistência microbiana
- Devidas à presença de complicações da PAH/PAVM
  - Necrose e cavitação, empiema
- Devidas à presença de infecções extrapulmonares
  - Presença de outros sítios de infecção: sinusite hospitalar, sepse relacionada com cateter intravenoso, sepse abdominal e suas diversas causas, sepse urinária, dentre outras
- Devidas à presença de condições não infecciosas
  - Com infiltrado pulmonar persistente: SDRA, atelectasias, hemorragia pulmonar, pneumonia organizante criptogênica, edema pulmonar cardiogênico, embolia pulmonar, pneumonite aspirativa, dentre outras causas

A abordagem desses pacientes deve ser individualizada com investigação rigorosa, podendo ser necessária a propedêutica broncoscópica, de exames de imagem tomográficos do tórax, convencional ou angiotomografia, ultrassonografia e até biópsia pulmonar a céu aberto em casos selecionados.

Prevenção

A prevenção da PAVM pode ser dividida em estratégias físicas, posicionais e farmacológicas.

- Estratégias físicas: quando necessário, preferir a entubação orotraqueal. Os circuitos dos respiradores deverão ser novos para cada paciente e trocados quando houver necessidade, mas sem uma troca sistemática. A troca de umidificadores deve ser feita em cada paciente e a cada 5 a 7 dias quando indicado. Também estão recomendados tubos com drenagem subglótica naqueles pacientes que irão necessitar de ventilação mecânica por mais de 72 horas.
- Estratégias posicionais: a elevação da cabeceira a 45 graus está recomendada.
- Estratégias farmacológicas: o uso de clorexidina para higiene oral deve ser considerado. Outra medida eficaz é o uso de higiene oral com iodopovidona em pacientes com lesão cerebral grave.

A diretriz brasileira para o manejo da PAH elencou alguns pontos fundamentais com nível de evidência A, conforme destacado a seguir e na **FIGURA 38.2.1**.

- A vigilância efetiva de pacientes de alto risco, a formação e a educação permanentes dos profissionais de saúde, técnicas de isolamento adequadas e práticas efetivas de controle como a lavagem das mãos formam a pedra fundamental para a prevenção da pneumonia hospitalar.
- A vigilância microbiológica com pronta disponibilidade de dados sobre os germes da unidade hospitalar em questão, o monitoramento e a retirada o mais precocemente possível de dispositivos invasivos e programas para prescrição racional de antimicrobianos também são estratégias universalmente recomendadas.
- A preferência pela via orotraqueal em lugar da nasotraqueal pode ser benéfica, reduzindo a incidência de sinusite adquirida no hospital e possivelmente de PAVM.

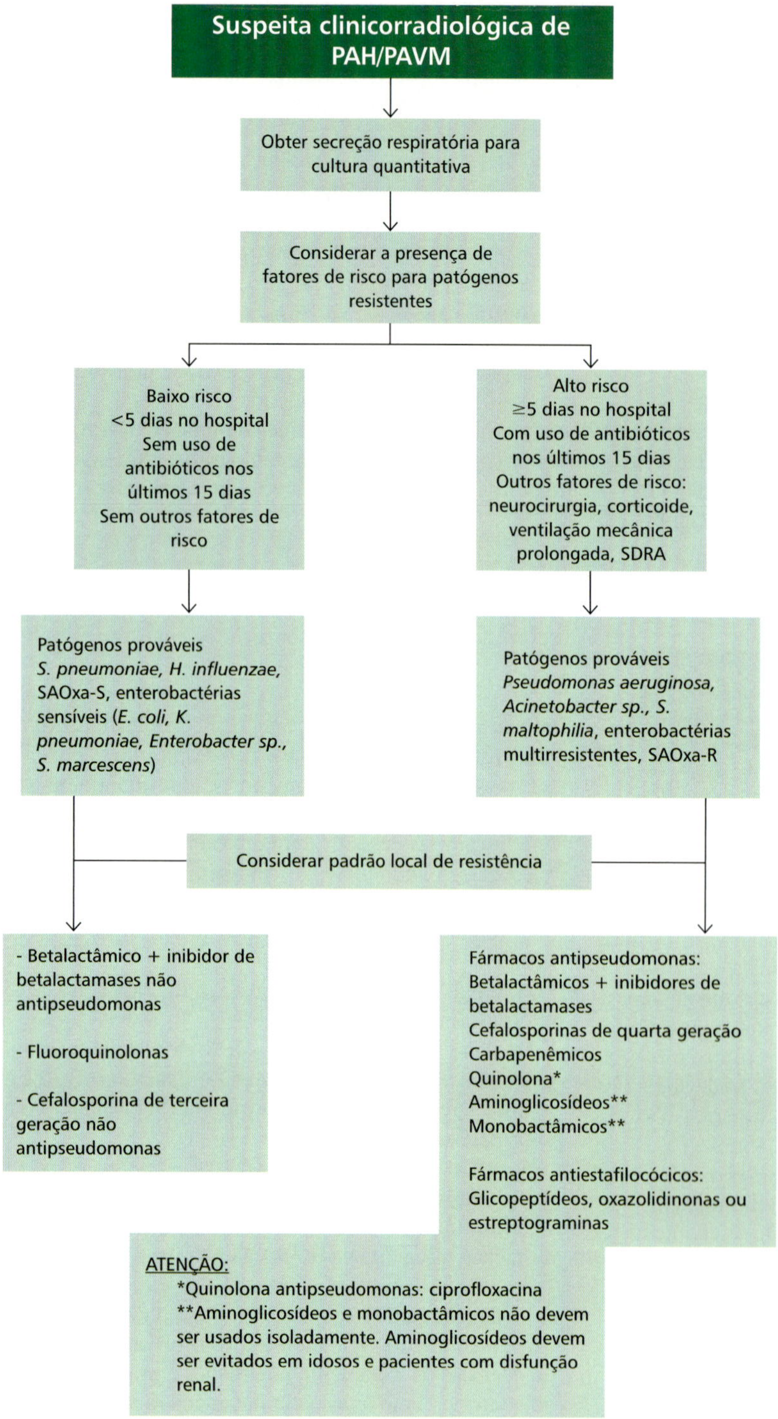

FIGURA 38.2.1 → Abordagem da pneumonia.
Fonte: Diretrizes brasileiras para tratamentos das pneumonias adquiridas no hospital e das associadas à ventilação mecânica: 2007.[1]

- A troca frequente dos circuitos dos respiradores não reduz a incidência de PAVM.
- Todos os dispositivos que favoreçam os episódios aspirativos devem ser removidos o mais cedo possível, assim que as condições clínicas do paciente o permitirem.
- Nos pacientes em pós-operatório, os exercícios resistivos inspiratórios são considerados medidas efetivas na prevenção de PAH.
- Se a profilaxia do sangramento gástrico por estresse for necessária, tanto o uso de sucralfato quanto de antagonista H_2 é aceitável.
- Os pacientes devem ser mantidos de preferência em posição semissentada (30 a 45 graus) em vez de em posição supina, para prevenir aspiração, especialmente se estiverem recebendo alimentação enteral.

- A nutrição enteral deve ser preferida em lugar da parenteral.
- Deve-se evitar o uso de sedação profunda e constante.

Referências

1. Diretrizes brasileiras para tratamento das pneumonias adquiridas no hospital e das associadas à ventilação mecânica: 2007. J Bras Pneumol. 2007;33(Supl 1):s1-30.

2. Pugin J, Auckenthaler R, Mili N, Janssens JP, Lew PD, Suter PM. Diagnosis of ventilator-associated pneumonia by bacteriologic analysis of bronchoscopic and nonbronchoscopic "blind" bronchoalveolar lavage fluid. Am Rev Respir Dis. 1991;143(5 Pt 1):1121-9.

3. Centers for Disease Control and Prevention. Guidelines for prevention of nosocomial pneumonia. MMWR. 1997;46(RR-1):1-79.

4. Berton DC, Kalil AC, Cavalcanti M, Teixeira PJ. Quantitative versus qualitative cultures of respiratory secretions for clinical outcomes in patients with ventilator-associated pneumonia. Cochrane Database of Syst Rev. 2008;(4):CD006482.

5. Sociedade Brasileira de Pneumologia e Tisiologia [Internet]. Brasília: SBPT; c2009 [capturado em 3 jun 2011]. Disponível em: http://www.sbpt.org.br/.

Leituras recomendadas

Bonten MJ, Gaillard CA, van der Geest S, van Tiel FH, Beysens AJ, Smeets HG, et al. The role of intragastric acidity and stress ulcus prophylaxis on colonization and infection in mechanically ventilated ICU patients: a stratified, randomized, double-blind study of sucralfate versus antacids. Am J Respir Crit Care Med. 1995;152(6 Pt 1):1825-34.

Celis R, Torres A, Gatell JM, Almela M, Rodríguez-Roisin R, Agustí-Vidal A. Nosocomial pneumonia: a multivariate analysis of risk and prognosis. Chest. 1988;93(2):318-24.

Chastre J, Fagon JY. Ventilator-associated pneumonia. Am J Respir Crit Care Med. 2002;165(7):867-903.

Chastre J, Wolff M, Fagon JY, Chevret S, Thomas F, Wermert D, et al. Comparison of 8 vs 15 days of antibiotic therapy for ventilator-associated pneumonia in adults: a randomized trial. JAMA. 2003;290(19):2588-98.

El-Ebiary M, Torres A, González J, de la Bellacasa JP, García C, Anta MTJ de, et al. Quantitative cultures of endotracheal aspirates for the diagnosis of ventilator-associated pneumonia. Am Rev Respir Dis. 1993;148(6 Pt 1):1552-7.

Fagon JY, Chastre J, Wolff M, Gervais C, Parer-Aubas S, Stéphan F, et al. Invasive and noninvasive strategies for management of suspected ventilator-associated pneumonia: a randomized trial. Ann Inter Med. 2000;132(8):621-30.

George DL, Falk PS, Wunderink RG, Leeper KV Jr, Meduri GU, Steere EL, et al. Epidemiology of ventilator-acquired pneumonia based on protected bronchoscopic sampling. Am J Respir Crit Care Med. 1998;158(6):1839-47.

Hospital-acquired pneumonia in adults: diagnosis, assessment of severity, initial antimicrobial therapy, and preventive strategies: a consensus statement, American Thoracic Society, November 1995. Am J Respir Crit Care Med. 1996;153(5):1711-25.

Kollef MH. The prevention of ventilator associated pneumonia. N Engl J Med. 1999;340(8):627-34.

Kollef MH, Ward S. The influence of mini-BAL cultures on patient outcomes: implications for the antibiotic management of ventilator--associated pneumonia. Chest. 1998;113(2):412-20.

Lisboa T, Seligman R, Diaz E, Rodriguez A, Teixeira PJ, Rello J. C-reactive protein correlates with bacterial load and appropriate antibiotic therapy in suspected ventilator-associated pneumonia. Crit Care Med. 2008;36(1):166-71.

Luna CM, Vujacich P, Niederman MS, Vay C, Gherardi C, Matera J, et al. Impact of BAL data on the therapy and outcome of ventilator--associated pneumonia. Chest. 1997;111(3):676-85.

Meduri GU. Diagnosis and differencial diagnosis of ventilator-associated pneumonia. Clin Chest Med. 1995;16(1):61-93.

Michaud S, Suzuki S, Harbarth S. Effect of design-related bias in studies of diagnostic tests for ventilator-associated pneumonia. Am J Respir Crit Care Med. 2002;166(10):1320-5.

Muscedere J, Dodek P, Keenan S, Fowler R, Cook D, Heyland D, et al. Comprehensive evidence-based clinical practice guidelines for ventilator-associated pneumonia: prevention. J Crit Care. 2008;23(1):126-37.

Seligman R, Meisner M, Lisboa TC, Hertz FT, Filippin TB, Fachel JM, et al. Decreases in procalcitonin and C-reactive protein are strong predictors of survival in ventilator-associated pneumonia. Crit Care. 2006;10(5):R125.

Wu CL, Yang DI, Wang NY, Kuo HT, Chen PZ. Quantitative culture of endotracheal aspirates in the diagnosis of ventilator--associated pneumonia in patients with treatment failure. Chest. 2002;122(2):662-8.

Wunderink RG, Woldenberg LS, Zeiss J, Day CM, Ciemins J, Lacher DA. The radiologic diagnosis of autopsy-proven ventilator-associated pneumonia. Chest. 1992;101(2):458-63.

Micobacterioses

39

39.1 Patogenia da Tuberculose

José da Silva Moreira

> **ATENÇÃO**
>
> A tuberculose é uma das doenças infecciosas mais prevalentes no ser humano, de longa trajetória histórica (milênios), manifestando-se em diversos órgãos ou sistemas, mas com os pulmões sendo comprometidos em torno de 80% das vezes, seguindo-se pleura, gânglios linfáticos, ossos e sistemas urinário e nervoso central.[1] Estima-se que um terço da população mundial encontre-se infectada, ocorrendo cerca de 90 milhões de casos clínicos (doentes) a cada 10 anos, ainda com expressiva mortalidade, mesmo com os eficientes recursos terapêuticos disponíveis.

O *Mycobacterium tuberculosis* – variedade humana das micobactérias – é o mais importante agente causador da doença. Esse germe é um aeróbio estrito, com metabolismo acentuadamente dependente de oxigênio, mas que, sob condições adversas, consegue sobreviver mantendo-se viável por longos períodos (anos). Tem parasitismo intracelular, estimulando os mecanismos de defesa do hospedeiro e provocando nele o surgimento de hipersensibilidade de tipo tardio (mediada por células), e exibe características estrutural e tintorial de um bacilo álcool-ácido resistente (BAAR).

Gotículas com menos de 10 μm de diâmetro, dessecadas na atmosfera, contendo de um a três bacilos (núcleos goticulares), eliminadas principalmente através da tosse por indivíduos adultos portadores de lesões pulmonares ativas, escavadas (densamente habitadas), uma vez inaladas, podem chegar ao compartimento alveolar de outro indivíduo. Esse aporte pode ocorrer por primeira vez (tuberculose primária), ou em vez subsequente (tuberculose pós-primária ou secundária). Em cada uma de tais situações, os fenômenos que se seguem costumam cursar diferentes caminhos.[2,3]

Quando por primeira vez (infecção primária, mais frequentemente ocorrendo em crianças), uma dessas gotículas chegando ao compartimento alveolar do pulmão, os bacilos que elas contêm serão englobados pelos macrófagos ali presentes, mas em geral não são inativados ou lisados. Em vez disso, usarão o interior dessas células para se multiplicar, destruindo-as, ficando liberados para ulteriores tentativas de fagocitose por outros macrófagos. Desse modo, uma pequena lesão vai se formando em qualquer local da zona cortical do pulmão (*cancro de inoculação*), em geral não visível na radiografia, com progressivamente maior número de unidades bacilares.

A partir dessa lesão inicial, os bacilos chegam aos gânglios mediastinopulmonares, formando-se o *complexo primário*, com seus polos parenquimatoso e ganglionar, este último mais vezes visível à radiografia (adenopatias) – lesões macroscópicas características da tuberculose primária. Via coletores linfáticos maiores, os germes acabam chegando ao confluente venoso júgulo-subclávio homolateral, e daí ganham a circulação sanguínea e, por conseguinte, órgãos diversos. Nessa fase inicial da infecção, não há evidência clínica ou imunológica de anormalidade (ausência de sintomas, reação tuberculínica negativa). Se tal fase for olhada sob a óptica do sangue, diz-se estar ocorrendo uma *bacilemia assintomática*; se vista pelo lado dos tecidos, onde os bacilos acabam sendo retidos no sistema macrofágico-monocítico, fala-se em *semeadura precoce* (FIGURA 39.1.1).

Toda essa permissividade, possibilitando a livre disseminação por diferentes órgãos no decorrer da primoinfecção, ocorre em indivíduos ainda sem o seu sistema imunológico especificamente ativado contra os germes. Todavia, tais indivíduos que são componentes de uma espécie que há muito tempo encontra-se em contato com o agente trazem em seu genoma a potencial capacidade de lutar contra ele.[4] Essa resistência natural, herdada, pode ser variável, em especial na dependência da raça, sendo maior nos brancos, há mais tempo em contato com o bacilo tuberculoso.[5] A ativação do mecanismo, desde o aporte alveolar dos bacilos, progride pelo tempo de três a oito semanas, após o que aparecem os sintomas, geralmente sistêmicos, incluindo febre, e o indivíduo passa a manifestar reatividade à tuberculina (viragem tuberculínica).

A partir desse ponto, na infecção primária, uma de duas situações ocorre: ou os sintomas se atenuam e terminam por desaparecer, caracterizando a situação de infecção tuberculosa primária não evolutiva, que é a mais frequente; ou os sintomas aumentam, com piora clínica progressiva, envolvimento multissistêmico, podendo incluir a forma miliar grave da doença, e meningite. Em ambos os casos, daí para frente, a reação tuberculínica manter-se-á positiva – enquanto houver bacilos vivos, viáveis, nos tecidos do hospedeiro.

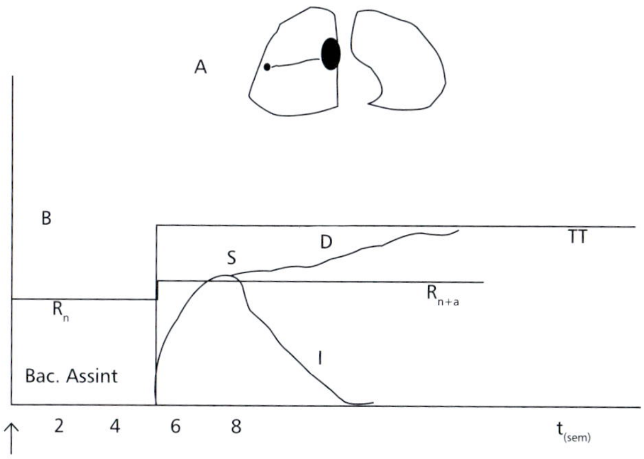

FIGURA 39.1.1 → Em A, cancro de inoculação na cortical do pulmão direito; adenopatia mediastinopulmonar homolateral, formando o complexo primário bipolar. Em B, fase de bacilemia assintomática (Bac. Assint.) ocorrendo nas primeiras semanas logo após a contaminação (seta), em uma criança com sua resistência natural (R_n), herdada. Surgimento de sintomas (S) e teste tuberculínico (TT) tornando-se positivo. Doença evolutiva (D), com persistência dos sintomas, ou involutiva (I), com regressão deles, na dependência do grau de resistência natural, especificamente organizada (R_{n+a}).

Uma criança com sintomas gerais, incluindo febre persistente por mais de 10 dias, sem uma causa alternativa para explicar as manifestações, deve levar à suspeita de tuberculose primária evolutiva, em especial se for comunicante de um adulto portador da doença. Um teste tuberculínico positivo e a radiografia de tórax mostrando a presença de adenomegalias mediastinopulmonares deverão corroborar o diagnóstico (FIGURA 39.1.2). Na grande maioria de tais casos, a identificação do bacilo não terá sucesso.

> **ATENÇÃO**
>
> As complicações mais importantes da tuberculose primária (pneumonia, derrame pleural, disseminação hemática, meningite) costumam ocorrer dentro do primeiro ano de sua evolução. Decorrido esse tempo, elas terão menos probabilidade de acontecer. Mais adiante, em geral na vida adulta, caso o mesmo indivíduo volte a apresentar a doença, ela ocorrerá revestindo o padrão secundário (pós-primária).

A tuberculose pós-primária (secundária), manifestando-se via de regra em indivíduos adultos, tem sua origem a partir de bacilos que causaram a primoinfecção e que persistiram nos tecidos desses indivíduos (patogenia endógena), ou em indivíduos adultos que já tiveram a primoinfecção e que voltam a se infectar, novamente inalando bacilos (patogenia exógena). No primeiro caso, a reativação costuma iniciar-se localizada, restrita a um órgão (pulmão mais frequentemen-

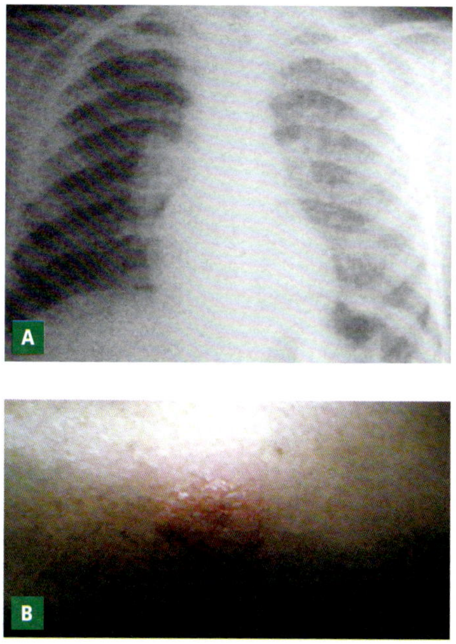

FIGURA 39.1.2 → Criança de 11 meses de idade, com febre persistente há duas semanas. Adenopatia mediastinopulmonar à direita à radiografia (A). Reação tuberculínica (Mantoux) fortemente positiva (B).

te, pleura, gânglio linfático, osso, rim, tuba uterina) para onde foram semeados germes na fase de bacilemia assintomática da infecção primária, e ali evoluir. No segundo caso, a doença se inicia e progride no pulmão.

De modo geral, todavia, as lesões pulmonares da tuberculose secundária predominam nos quadrantes posterossuperiores, o que se explica por ser mais vantajoso para os bacilos, devido ao teor mais alto de oxigênio ali disponível, e pelo fato de esses germes já não encontrarem toda a permissividade imunológica por parte do hospedeiro que havia na época da infecção primária.

Na maioria das vezes, a tuberculose pós-primária no pulmão inicia-se como uma lesão exsudativa (infiltrado precoce), que evolui e acaba necrosando, formando a caverna, contendo grande número de bacilos. Embora seja mais raro, pode manifestar-se como uma lesão produtiva encapsulada (tuberculoma), pobremente habitada.

O pulmão pode, ainda, ser comprometido secundariamente a partir de uma lesão extrapulmonar, como um gânglio com doença evolutiva fistulizando para o brônquio, determinando o aparecimento de pneumonia tuberculosa,[6,7] ou ser envolvido, junto com outros sistemas, na progressão da tuberculose miliar, também dependente da abertura de uma lesão ativa para o interior de veia sistêmica. Essas lesões caseosas, sobretudo as ganglionares linfáticas, podem ainda se abrir para a pleura, formando o derrame pleural tuberculoso, para o pericárdio (pericardite) ou peritônio (peritonite).

ATENÇÃO

Um indivíduo adulto com manifestações respiratórias, em especial tosse produtiva, acompanhadas de sintomas sistêmicos, incluindo febre persistente, por algumas semanas a poucos meses, deve sugerir o diagnóstico de tuberculose. Uma radiografia de tórax mostrando lesões em quadrante superior dos pulmões e a pesquisa direta de BAAR no escarro devem confirmar o diagnóstico (FIGURA 39.1.3). Indivíduos imunodeficientes (portadores de HIV), diabéticos ou em uso crônico de altas doses de corticoides podem apresentar-se com lesões com aspectos e localizações diferentes nos pulmões.[8,9]

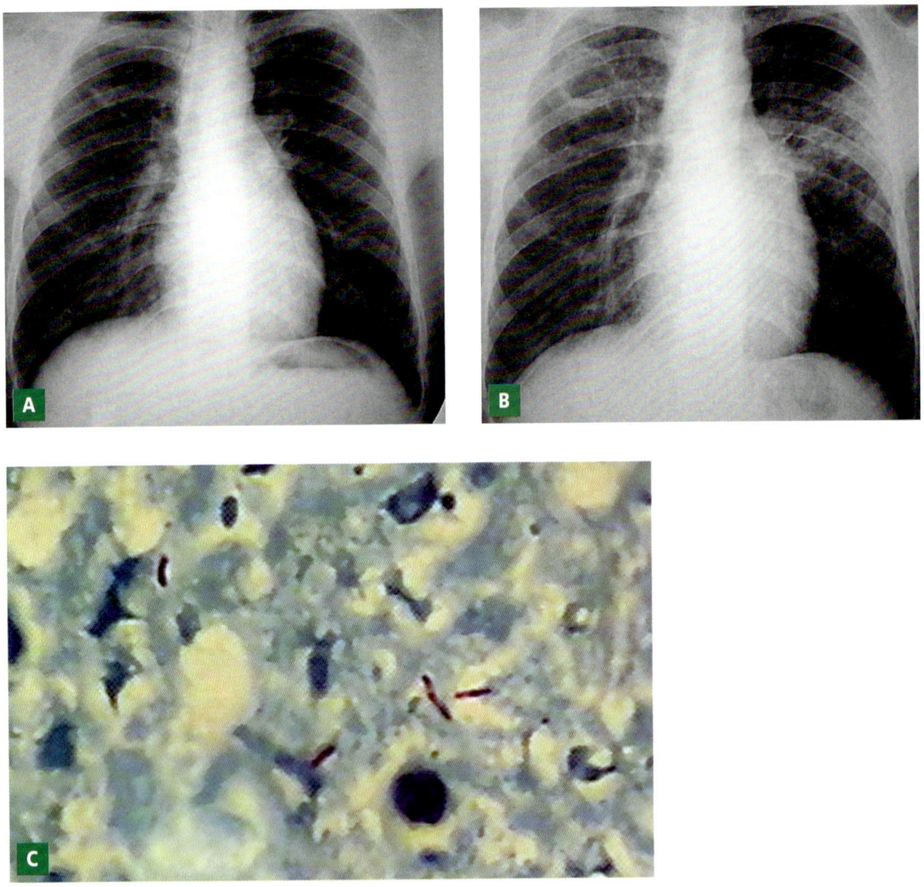

FIGURA 39.1.3 → Indivíduo adulto com tosse, expectoração e febre persistente há dois meses. Evolução das lesões pulmonares: radiografia nesse período, de pequena área de consolidação no terço superior do pulmão direito (infiltrado precoce) (A), para lesão escavada com focos pericavitários e de disseminação brônquica contralateral (B). Escarro positivo para BAAR (coloração de Ziehl-Neelsen) (C).

Referências

1. Hopewell PC. Tuberculosis and other mycobacterial diseases. In: Mason RJ, Broaddus VC, Murray JF, Nadel JA. Murray and Nadel's textbook of respiratory medicine. 4th ed. Philadelphia: Saunders; 2005. p. 979-1043, cap. 33, v. 1.

2. Rich A. The pathogenesis of tuberculosis. Springfield: C. C. Thomas; 1944.

3. Canetti G. Primo-infection et réinfection dans la tuberculose Pulmonaire. Paris: Flamarion; 1954. p. 143-156, cap. 11.

4. Dannenberg AM Jr. Immune mechanisms in the pathogenesis of pulmonary tuberculosis. Rev Infect Dis. 1989;11 Suppl 2:S369-S78.

5. Stead WW, Senner JW, Reddick WT, Lofgren JP. Racial differences in susceptibility to infection by Mycobacterium tuberculosis. New Engl J Med. 1990;322(7):422-7.

6. Schwartz P. Tuberculose Pulmonaire, role des Ganglions Lymphatiques. Paris: Masson; 1959.

7. Moreira JS, Fochesatto JB, Moreira AL, Pereira M, Hochhegger B. Tuberculous pneumonia: a study of 59 microbiologically confirmed cases. J Bras Pneumol. 2011;37(2):232-7.

8. Picon PD, Caramori ML, Bassanesi SL, Jungblut S, Folgierini M, Porto NS, et al. Differences in the clinical and radiological presentation of intrathoracic tuberculosis in the presence or absence of HIV infection. J Bras Pneumol. 2007;33(4):429-36.

9. Lee KS. Pulmonary tuberculosis. In: Muller NL, Silva CIS. Imaging of the chest. Philadelphia: Saunders; 2008. p. 322-41, cap. 13, v. 1.

39.2 Diagnóstico e Tratamento da Tuberculose

Marisa Pereira

Diagnóstico

O diagnóstico da tuberculose (TB) é confirmado pelo isolamento do microrganismo responsável (*Mycobacterium tuberculosis*) em secreções ou tecidos, sendo baseado em dados epidemiológicos, na clínica e no estudo radiológico. A radiografia de tórax e a pesquisa do bacilo álcool-ácido resistente (BAAR) no escarro são os principais exames a serem realizados.[1]

Os principais sintomas da TB são:

- Tosse com expectoração, ou não, por mais de duas a três semanas
- Inapetência
- Perda de peso
- Fraqueza
- Febre vespertina baixa
- Sudorese noturna
- Dor torácica
- Escarro hemático[1]

Em adultos e crianças maiores de 5 anos, o diagnóstico de TB é baseado na história e no exame físico que identificam o paciente de risco. Este deve submeter-se a uma radiografia de tórax; se as imagens sugerirem TB, três amostras de escarro devem ser submetidas à baciloscopia para pesquisa de BAAR e cultura.

Em crianças menores de 5 anos, o aspirado gástrico para cultura de micobactéria deve ser realizado, já que elas não têm habilidade para expectorar. Na suspeita de TB extrapulmonar, deve ser obtida amostra de secreção ou tecido para realização de exame histopatológico, microbiológico e teste molecular (amplificação de ácido nucleico da micobactéria por meio de reação em cadeia da polimerase – PCR).

A bacteriologia é a principal arma para o diagnóstico da TB. A sua identificação e o conhecimento do seu comportamento nas mais diferentes situações dão ao bacilo da tuberculose relevância diagnóstica.[2] O diagnóstico de TB pulmonar baseia-se, preferencialmente, na presença de duas baciloscopias diretas positivas no escarro ou uma cultura positiva para *M. tuberculosis*, radiografia de tórax compatível e reação de Mantoux positiva. Em casos sem expectoração e radiografia de tórax sugestiva, o escarro induzido com solução salina está indicado e tem rendimento semelhante em relação à broncoscopia com lavado broncoalveolar (LBA).[3]

A identificação das micobactérias se faz com a cultura, que também permite a realização de teste de sensibilidade. Os meios sólidos de cultura recomendados são Löwenstein-Jensen e Ogawa-Kudoha (este último dispensa o uso de centrífuga, podendo ser empregado em laboratórios de menor complexidade). Culturas em meio sólido levam de duas a oito semanas para fornecer o resultado, ao passo que culturas em meio líquido tipo Bactec MGIT 960 System podem reduzir esse tempo para 10 dias.[4]

> **ATENÇÃO**
>
> A principal abordagem da TB deve ser a identificação e a cura dos casos infectantes (transmissores da doença), cuja baciloscopia de escarro é positiva.

A radiografia de tórax é o exame de imagem de escolha na avaliação inicial e no acompanhamento da TB pulmonar. A TB primária é mais comum em crianças e adolescentes, mas pode ocorrer em adultos. Sua apresentação clínica costuma ser de doença aguda e grave, embora possa se manifestar de maneira insidiosa e lenta. Por vezes se acompanha de eritema nodoso, conjuntivite e artralgia de Poncet, que são manifestações de hipersensibilidade.

A apresentação radiológica da TB pulmonar primária inclui:

- Opacidades parenquimatosas unifocais
- Opacidades arredondadas (3 cm de diâmetro) nos lobos superiores e calcificações de linfonodos hilares

- Linfadenomegalia unilateral, hilar e paratraqueal direita (mais em crianças), podendo ocorrer em adultos, associadas ou não a opacidades e atelectasias
- Atelectasias devidas à compressão extrínseca das vias aéreas por linfonodos aumentados, mais em crianças com menos de 2 anos, nos segmentos anterossuperiores e no lobo médio
- Padrão miliar (opacidades de 1 a 3 mm de diâmetro) simétrico associado ou não a linfonodos aumentados
- Derrame pleural, manifestação tardia, raro em crianças.[5-8]

O diagnóstico na TB primária em muitas ocasiões é presuntivo, baseado na história de contato com TB pulmonar, no teste tuberculínico positivo e nas imagens radiológicas, pois tanto a baciloscopia como a cultura de escarro costumam ser negativas.[1,9]

As principais alterações deTB pós-primária ou de reativação ou secundária incluem:

- Opacidades parenquimatosas ápico-posteriores dos lobos superiores e segmentos superiores dos lobos inferiores
- Disseminação linfática (finas linhas entre as opacidades) e broncogênica (pequenas opacidades lineares e nodulares agrupadas), mais bem vistas na tomografia computadorizada de alta resolução
- Cavidade única ou múltipla nos segmentos apicais e dorsais, em média com 2 cm de diâmetro, sem nível líquido, sendo considerada o achado mais típico de TB pós-primária
- Lesões fibróticas, calcificadas, bronquiectasias de tração, desvio da estrutura do mediastino e tuberculoma.[5,7,8]

Em situações nas quais a radiografia de tórax é pouco esclarecedora, sugere-se realizar tomografia computadorizada (TC) de tórax. Os principais achados são nódulos do espaço aéreo ou nódulos acinares associados a ramificações lineares (padrão de árvore em brotamento), opacidades acinares e espessamento das paredes brônquicas. Na TB miliar, a TC define a distribuição dos micronódulos e avalia melhor o mediastino. Em imunossuprimidos e em pacientes com febre de origem desconhecida, a TC pode auxiliar, já que a apresentação radiológica costuma ser diferente do padrão habitual.[10]

A reação de Mantoux como método diagnóstico não distingue a infecção por *M. tuberculosis* da doença tuberculosa. A exposição à micobactéria não tuberculosa pode ocasionar um teste tuberculínico falso-positivo, e um teste tuberculínico negativo pode ocorrer em casos de tuberculose ativa. São exemplos infecção pelo vírus da imunodeficiência humana (HIV), desnutrição e tuberculose miliar.[1,11]

Em situações nas quais o BAAR de escarro é negativo, pode-se tentar um curso de antibiótico (evitando o uso de fluoroquinolonas pelo seu efeito em micobactérias) para a exclusão de infecção bacteriana. O teste terapêutico com tuberculostáticos não está indicado como diagnóstico.[12]

Diagnóstico da tuberculose extrapulmonar

A TB extrapulmonar é uma doença paucibacilar, mas mesmo assim o diagnóstico bacteriológico e histopatológico deve ser realizado. As formas mais comuns são pleural, linfática, do sistema nervoso central, pericárdica, ileocecal, peritoneal, da coluna vertebral, outras lesões ósseas e articulares. Não são comuns empiema, acometimento do trato geniturinário, renal, da glândula suprarrenal e da pele. Em HIV-negativos, a forma mais comum costuma ser a pleural; já em HIV-positivos, a mais comum é a linfática.

Diagnóstico anatomopatológico

Este diagnóstico baseia-se no achado de granuloma com necrose caseosa ou não, em espécime clínico, e não é específico da TB. Portanto, é fundamental que o material seja enviado em soro fisiológico para o laboratório, permitindo assim a cultura da micobactéria em meio específico.

Novas técnicas de diagnóstico da tuberculose

Testes moleculares são baseados na amplificação e detecção de sequências específicas de ácidos nucleicos (AAN) do complexo *Mycobacterium tuberculosis* em espécimes clínicos, com resultados em 24 a 48 horas (PCR para *M. tuberculosis*). Esses testes moleculares permitem o diagnóstico precoce de TB em casos de BAAR negativo e posterior cultura positiva, bem como a diferenciação entre TB e micobactérias não tuberculosas em pacientes com BAAR positivo. Não substituem o exame cultural para micobactérias e devem ser usados somente para amostras respiratórias.[1,13]

Diagnóstico da tuberculose em situações especiais

Tuberculose em HIV-positivos

O risco de um indivíduo infectado pelo HIV desenvolver TB doença é de 50%; portanto, ao avaliar portadores de HIV, deve-se procurar TB, principalmente onde sua prevalência é alta.[14] Em HIV-positivos, no momento em que ocorre progressão para doença, observa-se uma diminuição da subpopulação de linfócitos CD4, ocasionando perda da capacidade do sistema imune em controlar a replicação do vírus e a progressão de infecções oportunistas. Tal fato explica o aparecimento de formas extrapulmonares e disseminadas da TB. Pacientes HIV-positivos têm menor rendimento da pesquisa de BAAR no escarro, maior prevalência de infecção por micobactérias não tuberculosas e maior incidência de TB multirresistente. Por essa razão, além da pesquisa de BAAR, estão indicados cultura, identificação da espécie e teste de sensibilidade.[14]

Tuberculose em pacientes transplantados

A TB em tais pacientes costuma ser grave em função de dificuldades em reconhecer a doença, do retardo no seu diagnóstico e da complexa interação medicamentosa no seu tratamento. Ocorre mais frequentemente nos receptores de transplante pulmonar como resultado de infecção latente no receptor, mas pode não ter sido reconhecida no doador, ou pode ocorrer por uma nova infecção. Existem vários relatos de transmissão de tuberculose do doador para o receptor. A prevalência de TB em transplantados de pulmão em países desenvolvidos fica em torno de 1 a 6,5%, mas em regiões endêmicas chega a 10%.[15]

Fatores que influenciam o diagnóstico da tuberculose:

- Tosse por mais de duas semanas, linfadenopatia, febre, sudorese noturna e perda de peso
- História prévia de tuberculose-infecção ou doença (teste tuberculínico e detecção de gama interferon identificam infecção por *M. tuberculosis*, mas não fazem o diagnóstico de tuberculose-doença)
- Fatores epidemiológicos (exposição conhecida em região de alta prevalência)
- Quadro radiológico e/ou laboratorial compatível com tuberculose

Infecção latente por M. tuberculosis *ou tuberculose latente*

Este é o período entre a penetração do bacilo no organismo e o aparecimento da tuberculose-doença, momento ideal para oferecer tratamento e evitar sua progressão. O seu diagnóstico é feito pela positividade do teste tuberculínico (TT) associado à exclusão de tuberculose-doença.

O tamanho da induração cutânea do TT orienta a necessidade de tratamento em diferentes situações epidemiológicas.

Imunodeprimidos, curados da doença sem tratamento com medicamentos, pacientes com indicação de cirurgia pulmonar com suspeita ou evidência de doença anterior ou candidatos a transplantes devem ser incluídos nesse grupo, assim como grávidas e população indígena.[16]

Outro recurso para o diagnóstico de tuberculose latente (TBL), hoje feito pelo TT, são os chamados testes com base na detecção da liberação de interferon gama (IGRA), quando linfócitos do investigado são submetidos a fragmentos do bacilo não presentes no bacilo de Calmette-Guérin (BCG). Existem dois desses testes disponíveis comercialmente: QuantiFERON®-TB Gold (Cellestis Inc., Valencia, CA, EUA) e T-SPOT®. TB (Oxford Immunotec, Abdingdon, Reino Unido).[17] Atualmente, o teste do quantiferon (interferon gama) pode ser indicado para avaliação de TBL em imunodeprimidos, pois apresenta boa sensibilidade e especificidade, sendo que a sensibilidade é semelhante à do TT. Este último não está indicado para avaliação de TBL em imunodeprimidos.

Tratamento

O tratamento da TB é realizado com diferentes medicamentos combinados levando-se em conta as peculiaridades da população bacilar. O *M. tuberculosis* se multiplica em velocidades diferentes: alguns são de crescimento rápido e lento, outros somente lentos e alguns ainda permanecem latentes, tendo atividade esporádica. Portanto, a combinação de diferentes fármacos tem como objetivos uma ação bactericida precoce, a prevenção da seleção de bacilos resistentes e a esterilização das lesões.[1]

Esquema de tratamento da tuberculose no Brasil conforme recomendação do Programa Nacional de Controle da Tuberculose do Ministério da Saúde (PNCT/MS)[6]

O esquema básico (dois meses de rifampicina, hidrazida, pirazinamida e etambutol – RHZE/quatro meses de rifampicina e hidrazida – RH) está indicado para todos os casos novos de todas as formas clínicas (exceto meningoencefalite), bem como recidivas e retorno após abandono (QUADRO 39.2.1). Faz parte dessa composição o etambutol (E) como quarta droga e a adequação das doses de H e Z em adultos para 300 mg/dia e 1.600 mg/dia, respectivamente.[6]

> **ATENÇÃO**
>
> Segundo o PNCT, todo paciente que apresentar ao final do segundo mês de tratamento baciloscopia positiva no escarro deve ser submetido a exame cultural com identificação da micobactéria e teste de sensibilidade face à possibilidade de tratar-se de tuberculose resistente.[6]

Esquema para meningoencefalite

Consiste em dois meses de RHZE/sete meses de RH, uso concomitante de corticoide (prednisona na dose de 1 a 2 mg/kg/dia por quatro semanas) ou intravenosamente nos casos graves (dexametasona na dose de 0,3 a 0,4 mg/kg/dia por 4 a 8 semanas), com redução gradual da dosagem nas quatro semanas subsequentes.

Esquema para multirresistência

Consiste em dois meses de SELZT /quatro meses de SELZT/12 meses de ELT.

A estreptomicina (S) deve ser utilizada cinco dias por semana nos dois primeiros meses, seguida de três vezes por semana nos quatro meses subsequentes, em um total de 18 meses, supervisionados. Etambutol (E), Levofloxacina (L), e Tiacetazona (T) são usadas durante os 18 meses. Pirazinamida (Z), durante os primeiros 6 meses. Esse esquema deve ser

QUADRO 39.2.1 → Esquema básico para tratamento de tuberculose no Brasil

ESQUEMA	FÁRMACOS	PESO	DOSE	MESES
2RHZE Fase intensiva	RHZE	Até 20 kg	R: 10 mg/kg/dia H: 10 mg/kg/dia Z: 35 mg/kg/dia E: 25 mg/kg/dia	2
		20-35kg	2 comprimidos	
		36-50 kg	3 comprimidos	
		> 50 kg	4 comprimidos	
4 RH' Fase de manutenção	RH	Até 20 kg	R: 10 mg/kg/dia H: 10 mg/kg/dia	4
		20-35kg	2 comprimidos	
		36-50 kg	3 comprimidos	
		> 50 kg	4 comprimidos	

O número antecedendo a sigla indica o número de meses de tratamento; dose por comprimido: R = 150 mg; H = 75 mg; Z = 400 mg; E = 275 mg.
Fonte: Adaptada da III Diretrizes para Tuberculose da Sociedade Brasileira de Pneumologia e Tisiologia.[1]

acompanhado em unidade de referência terciária. Deve ser usado em caso de falência do esquema básico, com resistência à R + H ou R + H + outro fármaco de primeira linha e intolerância a dois ou mais fármacos do esquema básico. Na impossibilidade de usar S, substituí-la por amicacina na mesma frequência.[18]

Esquema de resistência a rifampicina*

Consiste em 2-3SHZE/8-10 HE.

Esquema de resistência a hidrazida*

Consiste em 2RZE/8-4 RE.

> **ATENÇÃO**
>
> Preferir sempre usar rifampicina ou hidrazida, por serem mais eficazes contra os bacilos.

Em crianças, é mantido o esquema RHZ, para evitar efeitos colaterais do etambutol (neurite ótica e sua dificuldade de identificação nessa faixa etária). Menores de 10 anos de idade continuam o tratamento atual com três medicamentos: R (10 mg/kg), H (10 mg/kg) e Z (35 mg/kg).

Em situação de super-resistência, o paciente deve ser encaminhado para referência terciária para utilização de fármacos de reserva como capreomicina, moxifloxacina, PAS e etionamida. No caso de polirresistência, deverá ser montado esquema conforme o teste de sensibilidade.[6]

* O número na frente da sigla do fármaco significa o tempo de utilização dele, em meses.

Esquema em caso de intolerância a um medicamento

- Intolerância à R: 2HZES$_5$*/10HE
- Intolerância à H: 2RZES$_5$/7RE
- Intolerância à Z: 2RHE/7RH
- Intolerância ao E: 2RHZ/4RH

(A estreptomicina deverá ser usada em cinco dias da semana.)

Tratamento da tuberculose latente (TBL)

É indicada hidrazida (H) na dose de 5 a 10 mg/kg de peso até 300 mg/dia por seis meses (efeitos colaterais são infrequentes). Caso ocorra intolerância à H, sugere-se R por dois a quatro meses. Contatos com portadores de bacilos resistentes podem ser tratados com fluoroquinolona e etambutol. O retratamento da TBL está indicado em imunossuprimidos enquanto persistirem a imunossupressão e a reexposição a focos bacilíferos (a cada 2 ou 3 anos).

> **ATENÇÃO**
>
> Tuberculose-doença deve sempre ser afastada antes de se iniciar o tratamento da TBL.[6,16]

Recomendações para hepatopatias

Solicitar provas de função hepática no início e durante o tratamento de adultos com história de consumo de álcool,

* O número no lado direito da letra, infradesnivelado, significa o número de dias na semana de uso do fármaco.

doença hepática ou hepatite (passada ou atual), em uso de outras medicações hepatotóxicas e infecção pelo HIV.[19]

Tratamento da tuberculose e hepatopatia

Sem cirrose

a) ALT/AST > 3 × LSN = RHE por nove meses
b) ALT/AST ≤ 3 × LSN = RHZE por seis meses

Com cirrose

a) Cirrose hepática = RE + (levofloxacina ou moxifloxacina ou ofloxacina ou ciclosserina) por 12-18 meses
b) Doença hepática crônica estabelecida
   - Sem evidência clínica de doença e com transaminases (ALT/AST) ≤ 3 × LSN (limite superior da normalidade): RHZE normalmente (mesmo que sejam portadores de vírus da hepatite ou tenham antecedentes de hepatite aguda ou hábitos alcoólicos excessivos). Acompanhar com exames laboratoriais periódicos.
   - Com evidência clínica de doença ou com ALT/AST > 3 × LSN: 2HRES/6HE ou 2HRE/6HE ou 2HSE/10HE ou 3SEO/9EO (adaptado da referência 19)

> **ATENÇÃO**
>
> - A tuberculose, por si mesma, pode alterar a função hepática (FH) e, nesta situação, a FH melhora com o tratamento específico.
> - Alcoolismo: utilizar piridoxina 50 mg/dia (para prevenir neurite periférica).

Tuberculose na gravidez

Os tuberculostáticos (RHZE) atravessam a placenta, mas não têm efeito nocivo para o feto e podem ser utilizados nas doses habituais. Deve-se evitar estreptomicina, etionamida, canamicina, amicacina, capreomicina e fluoroquinolonas, pois oferecem risco ao feto. Sugere-se que grávidas com TBL recebam hidrazida por seis meses, com suplementação de piridoxina (para evitar crise convulsiva no recém-nascido). Os fármacos de primeira escolha (RHZE) têm baixa concentração no leite materno; portanto, nestes casos a amamentação é recomendada.[20]

Tuberculose no diabético

Pode-se estender o tratamento para nove meses nos dependentes de insulina. Naqueles não dependentes, sugere-se manter o esquema habitual. Recomenda-se substituir o hipoglicemiante oral por insulina, quando houver necessidade (manter a glicemia de jejum igual ou menor a 160 mg/dL). Indica-se ainda o uso profilático da piridoxina.[3,19]

Tuberculose na insuficiência renal

R, H e Z podem ser prescritas nas dosagens normais. Deve-se modificar o tratamento em casos de insuficiência renal com depuração da creatinina ≤ 30 mL/min ou em diálise. É importante evitar S e E, ou administrá-las em doses reduzidas e com intervalos maiores. O esquema mais seguro é 2RHZE/4RH.[1,6]

Quando indicar tratamento cirúrgico da tuberculose pulmonar ativa

Em casos de TB-MDR (tuberculose multi-droga resistente); efeitos adversos graves aos tuberculostáticos; hemoptise não controlada; empiema; pneumotórax e fístula broncopleural; linfadenomegalia com compressão da árvore traqueobrônquica.[1,6]

Quando indicar tratamento cirúrgico da sequela de tuberculose

Em casos de resíduo sintomático; cavidade colonizada por fungo; hemoptise não controlada; empiema, fístula broncopleural e pneumotórax.[1,6]

Prevenção da tuberculose

A prevenção é feita pela vacina BCG na criança de 0 a 4 anos de idade. É obrigatória para menores de 1 ano. Ela protege a criança contra manifestações graves da primoinfecção tuberculosa, como a disseminação hematogênica e a meningoencefalite, embora crianças e adultos já vacinados possam ser contaminados pelo *M. tuberculosis* também.[21]

Biossegurança em tuberculose

A transmissão da TB em ambientes fechados, como unidades de saúde, prisões e asilos, tem aumentado, daí a preocupação com a adoção de medidas efetivas de proteção. Em todos os locais com chance alta de transmissão do *M. tuberculosis*, seja de paciente para indivíduos sadios, de paciente para paciente ou de paciente para profissionais de saúde, devem ser adotadas medidas de biossegurança. O que define quais medidas de biossegurança devem ser adotadas é o tipo de ambiente de exposição, ou seja, de risco baixo, médio ou alto. Essas medidas podem ser administrativas, de controle ambiental e de proteção respiratória, também orientadas conforme o ambiente de exposição.[1,6,11]

Tuberculose e tabagismo

O tabagismo pode dificultar a negativação do escarro durante o tratamento da tuberculose, bem como aumentar a taxa de recidiva da doença. Portanto, combater o tabagismo por meio de programas de cessação associados à rotina de atendimento dos portadores de tuberculose pode ser uma boa alternativa.[1,6,11]

Programa Nacional de Controle da Tuberculose

No Brasil, os casos de tuberculose diagnosticados devem ser encaminhados a uma unidade de saúde mais próxima ao domicílio do paciente para inscrição no programa, prescrição e fornecimento gratuito dos medicamentos. A inscrição do paciente no programa garante a notificação do caso e permite o controle epidemiológico da doença. Com o objetivo de aumentar a adesão ao tratamento, a Organização Mundial da Saúde (OMS), desde 1990, recomenda a adoção da estratégia de Tratamento Diretamente Observado (TDO), e desde 1998 o Brasil também recomenda tal estratégia. A adoção da estratégia TDO, bem como a integração do Programa de Controle da Tuberculose com outros programas (Saúde da Família, Agentes Comunitários de Saúde, Antitabagismo, AIDS), fazem parte de um conjunto de medidas para controlar a doença no Brasil.[1,6,11,18]

Referências

1. III Diretrizes para Tuberculose da Sociedade Brasileira de Pneumologia e Tisiologia. J Bras Pneumol. 2009;35(10):1018-48.

2. Rosemberg J, Tarantino AB, Sobreiro MC. Tuberculose. In: Tarantino AB, editor. Doenças pulmonares. 6. ed. Rio de Janeiro: Guanabara Koogan; 2008. p. 266-330

3. McWilliams T, Wells AC, A Harrison, Lindstrom S, Cameron R, Foskin E. Induced sputum and bronchoscopy in the diagnosis of pulmonary tuberculosis. Thorax. 2002;57(12):1010-4.

4. Kudoh S, Kudoh T. A simple technique for culturing tubercle bacilli. Bull World Health Organ. 1974;51(1):71-82.

5. Bombarda S, Figueiredo CM, Funari MBG, Soares Júnior J, Seiscento M, Terra Filho M. Imagem em tuberculose pulmonar. J Pneumol. 2001;27(6):329-40.

6. Brasil. Ministério da Saúde. Secretaria de Vigilância em Saúde. Programa Nacional de Controle da Tuberculose. Manual de recomendações para o controle da tuberculose no Brasil [Internet]. Brasília: Ministério da Saúde; 2010 [capturado em 08 jun. 2011]. Disponível em: http://portal.saude.gov.br/portal/arquivos/pdf/manual_de_ recomendacoes_controle_tb_novo.pdf.

7. Burrill J, Williams CJ, Bain G, Conder G, Hine AL, Misra RR. Tuberculosis: a radiologic review. RadioGraphics. 2007;27(5):1255-73.

8. McAdams HP, Erasmus J, Winter JA. Radiologic manifestations of pulmonary tuberculosis. Radiol Clin North Am. 1995;33(4):655-78.

9. Conde MB, Souza GRM, Mello FCQ. Tuberculose. In: Conde MB, Souza GRM. Pneumologia e tisiologia: uma abordagem prática. São Paulo: Atheneu; 2009.

10. Capone D, Mogami R, Miyagui T. Tomografia computadorizada de alta resolução nas doenças difusas pulmonares: correlação anatomopatológica. São Paulo: Atheneu; 2003.

11. American Thoracic Society; Centers for Disease Control and Prevention; Infectious Diseases Society of America. American Thoracic Society/Centers for Disease Control and Prevention/Infectious Diseases Society of America: controlling tuberculosis in the United States. Am J Respir Crit Care Med. 2005;172(9):1169-227.

12. Siddiqi K, Lambert ML, Walley J. Clinical diagnosis of smear-negative pulmonary tuberculosis in low-income countries: the current evidence. Lancet Infect Dis. 2003;3(5):288-96.

13. Centers for Disease Control and Prevention (CDC). Updated guidelines for the use of nucleic acid amplification tests in the diagnosis of tuberculosis. MMWR Morb Mortal Wkly Rep. 2009;58(1):7-10.

14. Kaplan JE, Benson C, Holmes KH, Brooks JT, Pau A, Masur H, et al. Guidelines for prevention and treatment of opportunistic infections in HIV-infected adults and adolescents: recommendations from CDC, the National Institutes of Health, and the HIV Medicine Association of the Infectious Diseases Society of America. MMWR Recomm Rep. 2009;58(RR-4):1-207; quiz CE1-4.

15. Torre-Cisneros J, Doblas A, Aguado JM, San Juan R, Blanes M, Montejo M, et al. Tuberculosis after solid-organ transplant: incidence, risk factors, and clinical characteristics in the RESITRA (Spanish Network of Infection in Transplantation) cohort. Clin Infect Dis. 2009;48(12):1657-65.

16. Targeted tuberculin testing and treatment of latent tuberculosis infection. This official statement of the American Thoracic Society was adopted by the ATS Board of Directors, July 1999. This is a Joint Statement of the American Thoracic Society (ATS) and the Centers for Disease Control and Prevention (CDC). This statement was endorsed by the Council of the Infectious Diseases Society of America. (IDSA), September 1999, and the sections of this statement. Am J Respir Crit Care Med. 2000;161(4 Pt 2):S221-47.

17. Pai M, Zwerling A, Menzies D. Systematic review: T-cell-based assays for the diagnosis of latent tuberculosis infection: an update. Ann Intern Med. 2008;149(3):177-84.

18. Guidelines for the programmatic management of drug-resistant tuberculosis: emergency update 2008. Geneva: World Health Organization; 2008.

19. Centers for Disease Control and Prevention. Managing drug interactions in the treatment of HIV-related tuberculosis [Internet]. Atlanta: CDC; 2007 [capturado em 07 jun. 2011]. Disponível em: http://www.uphs.upenn.edu/bugdrug/antibiotic_manual/ tbhiv.pdf.

20. Snider DE Jr, Layde PM, Johnson MW, Lyle MA. Treatment of tuberculosis during pregnancy. Am Rev Respir Dis. 1980;122(1):65-79.

21. Trunz BB, Fine P, Dye C. Effect of BCG vaccination on childhood tuberculous meningitis and military tuberculosis worldwide: a meta-analysis and assessment of cost-effectiveness. Lancet. 2006;367(9517):1173-80.

Leitura recomendada

John GT, Shankar V. Mycobacterial infections in organ transplant recipients. Semin Respir Infect. 2002;17(4):274-83.

39.3 Tuberculose: Grave Problema de Saúde Pública

Carla Adriane Jarczewski

Introdução

> **ATENÇÃO**
>
> A tuberculose (TB) faz parte da história da humanidade desde a era pré-histórica, tendo sido identificada em ossos humanos de habitantes da Alemanha que viveram cerca de 8.000 anos antes de Cristo.[1] Há mais de 3.000 anos o *Mycobacterium tuberculosis*, bacilo aeróbio estrito, de crescimento lento e de transmissão aerógena atinge de forma crescente indivíduos de todo o mundo, especialmente aqueles que vivem em áreas com recursos financeiros limitados.[2]

Na Grécia Antiga, deveu-se a Hipócrates a denominação de tísica, oriunda do termo *phthisikos* e que significa consumpção. Desde aquela época havia o entendimento de que repouso e climas amenos poderiam auxiliar na recuperação dos doentes. Foi a partir dos séculos XVII e XVIII, com os estudos de anatomia, que a doença passou a ser denominada tuberculose.

Durante o século XVIII, na Europa Ocidental, a TB chegou a apresentar taxas de mortalidade entre 200 e 400 óbitos por 100.000 habitantes, situação idêntica à relatada no Município de Porto Alegre – RS no início do século XX. Na segunda metade do século XVIII, com a Revolução Industrial na Inglaterra e o êxodo rural decorrente do crescimento dos latifúndios, gerando aglomerações urbanas e pobreza, a TB começou a se espalhar nesses locais, fato que continua ocorrendo até hoje nas grandes cidades e suas regiões metropolitanas. Cabe salientar que a doença atinge principalmente pessoas em fase produtiva da vida, sendo que cerca de 80% dos pacientes notificados têm idade entre 15 e 59 anos.

Embora Robert Koch tenha identificado o agente causal da TB em 1882 e logo em seguida Roentgen, em 1885, por meio da radiologia, tenha auxiliado no diagnóstico e acompanhamento dos doentes com sua descoberta, até a década de 1940 nenhum tratamento eficaz estava disponível para a enfermidade. A era sanatorial, com seu apogeu na primeira metade do século XX e baseada no isolamento do doente, oferecia aos pacientes como alternativa terapêutica o repouso absoluto no leito e ao ar livre, além de uma alimentação rica e o uso de medicamentos sem eficácia comprovada, como enxofre, preparados de ouro e bismuto, cálcio, creosoto e quinino. Tentativas cirúrgicas como ressecção pulmonar, toracoplastia e pneumotórax terapêutico também faziam parte do arsenal disponível na época.

Somente em 1944, com a descoberta da estreptomicina, surgiram fármacos antimicrobianos eficazes contra o bacilo de Koch. Em 1946, foi descoberto o ácido paraminossalicílico (PAS), e em 1952, a hidrazida, com um grande impacto nas taxas de mortalidade por TB no mundo inteiro. Na década de 1960, foram instituídos os tratamentos com no mínimo três fármacos, tendo sido considerados eficientes do ponto de vista teórico em mais de 95% dos casos, com a evolução para o tratamento ambulatorial e o fechamento dos sanatórios em todo o mundo.

A partir da descoberta dos fármacos com atividade confirmada sobre o bacilo de Koch, houve a expectativa de erradicação da doença até o final do século XX ou, pelo menos, a esperança de que ela estivesse limitada aos países pobres. No entanto, fatores como o surgimento da AIDS, a desorganização dos serviços de saúde pública e a crise financeira mundial impediram a concretização do controle da TB, como está evidenciado nos dados epidemiológicos relatados a seguir.

Tuberculose no mundo e propostas para o seu controle

A Organização Mundial da Saúde (OMS) estima que em 2009 tenham ocorrido 9,4 milhões de casos novos de TB no mundo (incidência de 137 casos/100.000 habitantes), sendo cerca de 1,2 milhões em pacientes infectados pelo vírus da imunodeficiência humana – HIV (80% deles no continente africano) e em torno de 3,3 milhões em mulheres. O continente asiático foi responsável por 55% desses casos, seguido pela África (30%), região leste do Mediterrâneo (7%), Europa (4%) e região das Américas (3%).[3]

Apenas 22 países notificam em torno de 80% de toda a carga mundial de TB, sendo que o Brasil é o único país das Américas que figura nesse grupo. Os cinco países que lideram a lista dos 22 prioritários no controle da TB são Índia (2 milhões), China (1,3 milhões), África do Sul (490 mil), Nigéria (460 mil) e Indonésia (430 mil casos).

A prevalência estimada da TB no mundo é um número ainda mais assustador, girando em torno de 14 milhões de casos. No mundo, apenas 27% dos pacientes notificados com TB realizam testagem para HIV, e destes, 26% têm resultado positivo, o que representa 7,2% de coinfecção TB/HIV. Dos coinfectados, 75% estão recebendo cotrimoxazol profilático, 37% estão sob terapia antirretroviral (TARV) e 85.416 estão recebendo isoniazida para tratamento da infecção latente por tuberculose (ILTB).[3]

Calcula-se que ocorram, a cada ano, 1,3 milhões de óbitos por TB em indivíduos HIV-negativos, com 380 mil mortes em mulheres. Em torno de 400 mil mortes em pacientes HIV-positivos devem-se à TB, totalizando 1,7 milhões de óbitos a cada ano (26 óbitos/100.000 habitantes). O indicador relativo à mortalidade, apesar de preocupante, sequer é um dado mensurado de maneira confiável em muitos países.

Em 2008, estima-se que tenham ocorrido 440 mil casos de tuberculose multidrogas-resistente (TB-MDR), sendo que 86% deles ocorreram em 27 países (15 países europeus), salientando-se que somente a China teve em torno de 100 mil casos, seguida pela Índia, com 99 mil. Em julho de 2010, 58 países já haviam notificado pelo menos um caso de tuberculose extensivamente resistente a drogas (TB-XDR).[3]

Apesar da situação epidemiológica alarmante nos dias atuais, desde 1993 a OMS declarou a TB uma emergência mundial e propôs a estratégia DOTS (*Directly Observed Treatment Short course*) para detecção de 70% dos casos estimados e obtenção de sucesso de tratamento (cura) em pelo menos 85% destes e abandono do tratamento menor do que 5%.

A estratégia DOTS baseia-se em cinco pilares: a) detecção de casos por meio de exames bacteriológicos de qualidade entre sintomáticos respiratórios (SR) que demandam os serviços de saúde; b) tratamento padronizado de curta duração, com supervisão da tomada da medicação e apoio ao paciente, monitorado em sua evolução; c) fornecimento regular de fármacos e gestão adequada dos medicamentos; d) sistema de registro e informação que assegure o monitoramento dos casos, desde sua notificação até o encerramento; e e) compromisso do governo colocando o controle da TB como prioridade entre as políticas de saúde.[4]

Em setembro de 2000, a Organização das Nações Unidas (ONU) aprovou e apresentou a Declaração do Milênio com as Metas de Desenvolvimento do Milênio. Na Meta 06 (Combater o HIV/AIDS, malária e outras doenças), o objetivo 08 contempla a TB: Até 2015, deter o aumento da incidência da malária e outras doenças importantes e iniciar a inverter a tendência atual. Dos indicadores pactuados, almeja-se que até 2015 consiga-se reduzir em 50% a taxa de incidência, prevalência e mortalidade por TB em relação ao ano de 1990.

A Parceria STOP TB, criada em 2006 para auxiliar no cumprimento das Metas do Milênio, tem ainda como objetivo reduzir a incidência global da TB ativa para menos de 1 caso/milhão de habitantes até o ano de 2050. Em 2010, considerando-se que faltavam apenas cinco anos para 2015, foram feitas atualizações no plano, a ser cumprido no período 2011 a 2015: a) diagnóstico, notificação e tratamento de 7 milhões de casos/ano; b) cura de pelo menos 90% dos pacientes com baciloscopia de escarro positiva; c) testagem de 100% dos pacientes com TB para HIV; d) cobertura de TARV (tratamento antirretrovial) e profilaxia com cotrimoxazol em 100% dos coinfectados TB/HIV; e) dispensação de isoniazida para todos os pacientes HIV-positivos com indicação de tratamento da ILTB; f) realização de cultura para micobactérias e teste de sensibilidade aos fármacos em 100% dos casos de retratamento, bem como naqueles de alto risco para TB-MDR (em torno de 20% de todos os novos pacientes); g) tratamento de todos os casos de TB-MDR de acordo com as normas internacionais; e h) mobilização de 7 bilhões de dólares ao ano para fomentar a estratégia STOP TB e 1,3 bilhão de dólares ao ano para a pesquisa de novos fármacos, novos métodos diagnósticos e vacinas.[3]

Tuberculose nas Américas

Nas Américas, embora os números nem de longe possam ser comparados com os continentes Asiático e Africano, a Organização Pan-Americana de Saúde (OPAS) tem tido grande preocupação no que se refere a serem atingidas as Metas de Desenvolvimento do Milênio.[5] No ano de 2009, foram estimados 270.000 casos novos de TB, com uma taxa de incidência de 29/100.000 habitantes e uma prevalência estimada de 350.000 casos. Foram efetivamente notificados 216.398 casos novos (110.598 pulmonares positivos), o que se traduz em uma taxa de detecção de 76%, valor este dentro das expectativas pactuadas anteriormente. Dos pacientes com TB, 41% foram testados para HIV em 2009 e, destes, 17% foram positivos. Entre os coinfectados TB/HIV, 61% estão recebendo cotrimoxazol profilático, 73% estão sob TARV e somente 4.568 estão tratando ILTB com isoniazida.[3]

> **ATENÇÃO**
>
> Apesar de haver uma detecção de casos adequada, a taxa de cura ainda decepciona, sendo que em 2008 foi de somente 77%, ainda abaixo do preconizado pela OMS. Os resultados obtidos devem-se, certamente, à epidemia de AIDS, à abordagem inadequada do paciente, que não tem garantido o tratamento diretamente observado (TDO), e à fragilidade do sistema de informação.[5] Considera-se que, exceto em alguns poucos países, com a adequada expansão da Estratégia DOTS e do TDO, seja possível atingir as Metas de Desenvolvimento do Milênio.

Tuberculose no Brasil

O Brasil figura como o 19º entre os 22 países responsáveis por 80% da carga mundial de TB e está em 108º lugar no mundo em taxa de incidência. Em 2009, notificou 71.641 casos novos da doença, com uma taxa de incidência de 38,4 casos/100.000 habitantes e uma prevalência estimada em torno de 100.000 casos. Os casos novos somados às recidivas totalizaram 75.040, atingindo uma taxa de detecção de 86% (a incidência estimada para o Brasil em 2009 foi de 87.000 casos). No mesmo ano, foram testados para HIV 49% dos pacientes, 18,5% deles com resultado positivo, o que representa uma taxa de coinfecção TB/HIV de 9,1%. Em torno de 92% dos coinfectados estão recebendo TARV, e não há dados acerca do tratamento da ILTB, nem do uso de cotrimoxazol profilático.[3] Em 2010 foram notificados cerca de 71.000 casos da doença, com taxa de incidência de 37,9 casos/100.000 habitantes.

Em 1998, o Brasil resolveu destacar a TB como um problema prioritário de saúde no país, estabelecendo uma série de medidas para o controle da doença mediante a criação do Plano Nacional de Controle da Tuberculose, a partir de uma decisão do Conselho Nacional de Saúde, em 06 de agosto daquele ano. Em 2003, o Ministério da Saúde determinou ser a TB uma das cinco doenças prioritárias no Brasil, e o Programa Nacional de Controle da Tuberculose do Ministério da Saúde (PNCT-MS) passou a intensificar suas ações de capacitação e de monitoramento e avaliação em todos os Estados da Federação, em especial nos 315 Municípios Prioritários (MP) para o controle da TB no Brasil, onde estão concentrados em torno de 70% do total de casos.[6]

A descentralização das ações de controle da TB para a Atenção Básica e para a Estratégia de Saúde da Família com a busca dos SR, o diagnóstico oportuno dos doentes e a realização do TDO em todos os pacientes com TB tem sido o objetivo de todas as abordagens e capacitações realizadas pelo PNCT-MS. Apesar do investimento contínuo em capacitação de gestores e das equipes de saúde para a detecção precoce de casos e seu tratamento adequado, a taxa de cura no país ficou em 72% em 2008 e a de abandono, em 9,9%, números ainda muito aquém dos preconizados pela OMS.[6]

O Brasil conseguiu reduzir, de 1990 a 2010, sua taxa de incidência de 51,7 para 37,9 casos/100.000 habitantes, com isso vislumbrando estar muito próximo do que está pactuado para 2015. No entanto, a queda na taxa de incidência não vem ocorrendo nas Regiões Norte e Sul do país, o que tem sido motivo de preocupação e priorização de ações nesses locais.[6]

Embora tenha ocorrido a expansão da Estratégia de Saúde da Família de norte a sul do Brasil, sua cobertura ainda não é uniforme, principalmente nos grandes centros urbanos, sendo que em 2010 somente 37,4% dos casos novos diagnosticados receberam TDO, o que pode justificar as taxas de cura ainda abaixo de 85%, no país.

A taxa de mortalidade, que era de 3,55 casos/100.000 habitantes em 1990, foi de 2,55 casos/100.000 habitantes em 2009, demonstrando uma tendência clara de queda em direção ao que foi pactuado nas Metas do Milênio. Cabe destacar que a mortalidade é maior entre os homens e os não brancos.

Em 2009, o Brasil notificou 411 casos de TB-MDR,[6] mas, com a mudança do esquema de tratamento ocorrida no país a partir de novembro daquele ano e dos critérios para definição de um caso de TB-MDR, é provável que esse número venha a ter um incremento importante nos próximos anos. Deve-se lembrar que a grande maioria dos casos de TB-MDR notificados no país é decorrente de resistência adquirida aos fármacos devido a tratamentos irregulares, altas taxas de abandono e não realização do TDO de maneira uniforme.

Tuberculose no Rio Grande do Sul

O Estado do Rio Grande do Sul, contrapondo o restante do Brasil e os outros dois Estados da Região Sul, não tem evoluído no controle da TB rumo a atingir as Metas do Milênio. O Programa Estadual de Controle da Tuberculose do RS (PECT-RS) foi implantado de 1971 a 1974, quando a unidade sanitária principal existente em cada um dos 232 municípios e vinculada ao Estado passou a ter condições de realizar o diagnóstico baciloscópico da TB e instituir o tratamento com fármacos de primeira linha. No período entre 1976 e 1986, ocorreu uma queda significativa nas taxas de incidência de TB no RS, mas, a partir de 1988, aconteceu um incremento no número de casos, fato que perdura até os dias atuais.[7]

As justificativas para a manutenção das elevadas taxas de incidência e mortalidade passam pela desestruturação político-administrativa da saúde pública no RS na década de 1980, pelo surgimento da epidemia de HIV/AIDS, bem como pela acelerada emancipação de muitos municípios e a conturbada municipalização da saúde, onde diversos municípios demoraram a reconhecer o controle da TB como sua responsabilidade.

Em 1990, a taxa de incidência da TB no RS era de 49,3 casos/100.000 habitantes e em 2010 ficou em 45,3 casos/100.000 habitantes, queda não considerada significativa e em descompasso com o Brasil. Considerando-se a última década (2001-2010), ocorreu um incremento da taxa, que em 2001 foi de 40,9 casos/100.000 habitantes.[8]

Apesar de as taxas de incidência não estarem caindo no Estado, a taxa de mortalidade em 2009 foi de 2,7 casos/100.000 habitantes, um pouco superior à do Brasil (2,6), o que poderia indicar uma melhoria dos indicadores, quando comparada com 1990 (3,6 mortes/100.000 habitantes).[6]

ATENÇÃO

Quando se avalia a taxa de coinfecção TB-HIV, a partir de 2001 ela tem se mantido em torno de 20%, que é pelo menos o dobro da média nacional, sendo que no Município de Porto Alegre, a capital brasileira com maiores taxas de incidência de TB em 2009 e 2010 (115 e 111 casos/100.000 habitantes, respectivamente), a coinfecção passa de 30%.[8]

Altas taxas de coinfecção TB-HIV aliadas a uma baixa cobertura de Estratégia de Saúde da Família (35%) e baixo percentual de pacientes em TDO (15%) resultaram em uma taxa de cura de somente 66% em 2008, com um abandono de 12%.

Desde 2001 o RS notifica anualmente entre 30 e 40 casos de TB-MDR, o que, assim como acontecerá no Brasil, deverá aumentar nos próximos anos, seja pela mudança de critérios para definição de caso, seja pela universalização da cultura para micobactérias com teste de sensibilidade aos fármacos disponível em menor período de tempo com o advento da automação, que tende a se expandir em nosso meio.

Considerações finais – por onde passa o controle da doença?

Sem dúvida alguma, o controle da TB passa pela utilização, de forma contínua e sistemática, de todo o arsenal diagnóstico e terapêutico existente e conhecido há mais de 30 anos, mas também – obrigatoriamente – por uma mudança de atitude em todos os níveis hierárquicos de nosso sistema de saúde, da sociedade civil organizada e dos gestores políticos, com vistas a uma nova estratégia de abordagem, atualmente passiva e que espera que os doentes procurem assistência, para um enfoque epidemiológico sobre a doença, identificando o bacilífero em seu meio e abordando seus contatos.[7]

A busca intensiva e emergencial dos doentes junto às populações especiais como indivíduos privados de liberdade, soropositivos para o HIV, pessoas em situação de rua e indígenas é fundamental para o diagnóstico precoce e a avaliação dos contatos dentro dessas comunidades. Feito o diagnóstico, é imprescindível o acompanhamento adequado de todo o tratamento, com vistas à redução das taxas de abandono e consequente aumento das taxas de cura.

A TB diagnosticada nos ambientes hospitalares, refletindo as falhas existentes na assistência primária em saúde, além de disseminar o bacilo em um ambiente em que outras comorbidades podem alterar o estado imunológico do indivíduo e acarretar formas mais graves da doença, expõe os profissionais de saúde que trabalham em áreas fechadas como emergências, centros de endoscopia e unidades de terapia intensiva a um maior risco de adoecimento por bacilos MDR. A criação de Programas de Controle da Tuberculose em Ambiente Hospitalar é necessária, sobretudo quando existem falhas no atendimento das redes periféricas de assistência à saúde da população.

> **ATENÇÃO**
>
> Não se pode almejar o controle da TB se não houver integração constante entre os Programas Municipais de Controle da TB, os Programas de DST/AIDS, a Atenção Primária em Saúde e a Vigilância Epidemiológica em suas três esferas de gestão. Da mesma forma, é imprescindível um Sistema de Informação adequado que permita o acompanhamento dos casos, bem como o monitoramento e a avaliação dos resultados obtidos.

Uma rede laboratorial bem dimensionada e com controle de qualidade contínuo é essencial, tanto para o diagnóstico de casos novos entre os SR, como para o acompanhamento da baciloscopia mensal e realização de cultura para micobactérias e teste de sensibilidade aos fármacos de acordo com o preconizado pelas organizações internacionais.

A revisão dos currículos universitários da área da saúde, onde pouco é abordado sobre a TB e seu controle, bem como a aproximação com a rede pública de atendimento, são atividades importantes para a sensibilização dos futuros profissionais de saúde que atuarão no país, os quais estarão mais motivados a diagnosticarem casos de TB e quiçá realizarem pesquisas para o desenvolvimento de métodos diagnósticos mais rápidos e custo-efetivos, bem como pesquisa de novos fármacos para o enfrentamento da TB, uma vez que o arsenal terapêutico é limitado e os casos de MDR aumentam a cada ano.

> **ATENÇÃO**
>
> Por fim, mas não menos importante, destaca-se o papel da sociedade civil organizada como parceira na divulgação de conhecimentos sobre a TB e cobrança de ações para o controle da enfermidade junto aos gestores políticos nas três esferas de governo.
>
> Concluindo, a melhoria dos indicadores epidemiológicos, o controle da doença e talvez, em um futuro muito distante, sua erradicação são responsabilidade de todos.

Referências

1. Kritski AL, Conde MB, Souza GRM. A história da tuberculose. In: Kritski AL, Conde MB, Souza GRM. Tuberculose: do ambulatório à enfermaria. 2. ed. São Paulo: Atheneu; 2000.

2. Raviglione MC, Snider DE Jr, Kochi A. Global epidemiology of tuberculosis. Morbidity and mortality of a worldwide epidemic. JAMA. 1995;273(3):220-6.

3. World Health Organization. Global tuberculosis control 2010: WHO report 2010. Geneva: WHO; 2010.

4. Ruffino-Netto A, Villa TCS, organizadores. Tuberculose: implantação do DOTS em algumas regiões do Brasil – histórico e peculiaridades regionais. Ribeirão Preto: REDE-TB; 2006.

5. Ramon-Pardo P, Del Granado M, Gerger A, Canela Soler J, Mir M, Armengol R, et al. Epidemiology of tuberculosis in the Americas: the Stop TB strategy and the millennium development goals. Int J Tuberc Lung Dis. 2009;13(8):969-75.

6. Brasil. Ministério da Saúde. Secretaria de Vigilância em Saúde. Departamento de Vigilância Epidemiológica. Programa Nacional de Controle da Tuberculose. Situação da tuberculose no Brasil [Internet]. Brasília: Ministério da Saúde; 2011 [capturado em 25 mar. 2011]. Disponível em: http://portal.saude.gov.br/portal/arquivos//pdf/apres_ padrao_pnct_2011.pdf.

7. Ott WP, Jarczewski CA. Combate à tuberculose sob novo enfoque no Rio Grande do Sul. Boletim Epidemiológico. 2007;9(5):1-8.

8. Rio Grande do Sul. Secretaria da Saúde. Centro Estadual de Vigilância em Saúde. Tuberculose no RS: avanços e perspectivas [Internet]. Porto Alegre: CEVS; 2010 [capturado em 04 mar. 2011]. Disponível em: http://www.saude.rs.gov.br/dados/1293727576139Situa%E7%E3o_TB_RS_2.pdf.

Leituras recomendadas

Brasil. Ministério da Saúde. Secretaria de Vigilância em Saúde. Programa Nacional de Controle da Tuberculose. Manual de recomendações para o controle da tuberculose no Brasil [Internet]. Brasília: Ministério da Saúde; 2010 [capturado em 08 jun. 2011]. Disponível em: http://portal.saude.gov.br/portal/arquivos/pdf/manual_de_ recomendacoes_controle_tb_novo.pdf.

Conde MB, Melo FAF, editors. III Brazilian Thoracic Association Guidelines on Tuberculosis. J Bras Pneumol. 2009;35(10):p. 1018-48.

Ferreira SRS, Glasenapp R, Flores R, organizadores. Tuberculose na atenção primária à saúde [Internet]. Porto Alegre: Hospital Nossa Senhora da Conceição; 2011 [capturado em 08 jun. 2011]. Disponível em: http://www2.ghc.com.br/GepNet/publicacoes/ tuberculosenaatencao.pdf.

Fundação Oswaldo Cruz. Escola Nacional de Saúde Pública Sergio Arouca. Controle da tuberculose: uma proposta de integração ensino-serviço. Rio de Janeiro: EAD/ENSP; 2008.

Picon PD, Rizzon CFC, Ott WP. Tuberculose: epidemiologia, diagnóstico e tratamento em clínica e saúde pública. Rio de Janeiro: Medsi; 1993.

39.4 Micobacterioses Atípicas

Fernanda Carvalho de Queiroz Mello

Introdução

O termo micobacterioses atípicas é utilizado para denominar as infecções causadas por todas as espécies de micobactérias que não pertencem ao complexo *Mycobacterium tuberculosis.*[1] As micobactérias atípicas podem receber outras denominações: oportunistas, ambientais, micobactérias outras que não a tuberculose (do inglês *mycobacteria other than tuberculosis* – MOTT) e micobactérias não tuberculosas (MNTBs).

As MNTBs foram identificadas em 1885, mas a patogenicidade em seres humanos foi descrita somente em meados do século XX. Na época, Ernest Runyon propôs uma classificação dessas micobactérias em quatro grupos:

- Grupo I: fotocromogênicas (com produção de pigmento na presença de luz)
- Grupo II: escotocromogênicas (com produção de pigmento independentemente da presença de luz)
- Grupo III: não fotocromogênicas (sem produção de pigmento algum)
- Grupo IV: de crescimento rápido (com crescimento em torno de sete dias).

As MNTBs dos grupos I, II e III são de crescimento menos rápido, necessitando de mais de sete dias em meio de cultura, variando de 1 a 3 semanas.

Atualmente, mais de 148 espécies de MNTBs já foram identificadas. Cabe ressaltar que os avanços das técnicas microbiológicas e, em especial, o desenvolvimento de métodos moleculares de identificação de micobactérias contribuíram para o aumento, nos últimos anos, não apenas do número de espécies descritas, mas também do número de casos diagnosticados de infecção por MNTBs. Soma-se a isso, como possíveis fatores associados ao aumento de casos, a maior suspeição clínica, o envelhecimento da população em geral, a maior sobrevida de pacientes com patologias predisponentes a micobacterioses atípicas, o maior número de pacientes sob imunossupressão e possivelmente a maior exposição ambiental a MNTBs.[2]

As MNTBs estão distribuídas mundialmente no meio ambiente, sendo encontradas no solo, na água (tratada ou não), no esgoto e na superfície de animais. Crescem em diferentes temperaturas, toleram alterações de pH, salinidade e variações de tensão de oxigênio, além de serem resistentes a desinfetantes, detergentes, ácidos, cloro e antissépticos. A sua hidrofobicidade facilita a aerossolização (transmissão) e a formação de biofilmes (persistência em superfícies). Não há evidências de transmissão a partir de animais ou entre seres humanos. A infecção ocorre com maior frequência por inalação de aerossóis gerados no ambiente, mas pode ocorrer ainda por ingestão (via digestiva) e por inoculação direta, associada ou não à realização de procedimentos invasivos.

A incidência real é desconhecida porque a notificação dos casos não é obrigatória junto aos órgãos governamentais da maioria dos países, mas há evidências de que a incidência e a prevalência estejam aumentando em várias nações.

Nem todas as MNTBs descritas até o momento foram identificadas como causadoras de doença. As manifestações pulmonares são descritas em 94% dos casos de isolamento de MNTBs. Entretanto, podem afetar tecido cutâneo, ossos e linfonodos. A forma disseminada pode ocorrer e, sem tratamento medicamentoso, frequentemente é fatal.

No Brasil, isolados de micobactérias recebidas de diferentes regiões do país e analisados no Laboratório Nacional de Referência de Micobactérias do Centro de Referência Professor Hélio Fraga no período de 1994 a 1999[3] mostraram a seguinte distribuição das MNTBs nas amostras estudadas: complexo *Mycobacterium avium* 44,4%, *Mycobacterium kansasii* 13,7%, *Mycobaterium fortuitum* 10,8%, *Mycobacterium abscessus* 9,5% e *Mycobacterium chelonae* 1,5%.

Nos últimos anos, foram relatados vários surtos hospitalares de MNTBs de crescimento rápido, associados a procedimentos cirúrgicos estéticos, ortopédicos, oftalmológicos e abdominais por videolaparoscopia. Os pacientes tinham história recente de videocirurgia (em sua maioria para colecistectomia), implante de prótese de silicone e lipoaspiração e apresentavam infecção de pele/subcutâneo, abscessos frios/piogênicos ou nódulos/fistulizações na porta de entrada, sem resposta ao uso de antimicrobianos para germes piogênicos. *Mycobacterium massiliense* foi considerado o agente responsável pelo surto.

Manifestações clínicas e radiológicas

Complexo *Mycobacterium avium*

Esse complexo inclui pelo menos duas espécies: *M. avium* e *Mycobacterium intracellulare*. *M. avium* é o patógeno mais importante na doença disseminada e *M. intracellulare* é o patógeno respiratório mais frequente.

Existem apresentações distintas da doença pulmonar associada ao complexo *M. avium*. A forma tradicional é aquela descrita pela presença de lesão fibrocavitária em lobo superior, em homens brancos, na faixa dos 40 aos 50 anos, com história de uso abusivo de álcool e tabagismo. Doenças pulmonares de base são comuns nesses pacientes e incluem doença pulmonar obstrutiva crônica (DPOC), bronquiectasias, fibrose cística, pneumoconioses e tuberculose (TB) prévia.

Os sintomas da forma tradicional são os seguintes: tosse, expectoração, hemoptise, febre baixa, calafrios, sudorese e perda de peso. O exame direto do escarro e a cultura geralmente são positivos, o que pode levar à suposição diagnóstica de TB, que é revista somente após a identificação da espécie da micobactéria isolada. Não é possível distinguir o complexo *M. avium* do complexo *M. tuberculosis* apenas pelo resultado positivo da cultura. Um paciente com micobacteriose atípica, se tratado inicialmente como um caso de TB, na ausência de resposta ao tratamento, poderia ser caracterizado (com base na resposta clínica) como caso de TB resistente. Daí a importância da cultura com identificação da micobactéria no caso de suspeita clínica de doença por MNTBs. Na telerradiografia de tórax, é possível encontrar, em comparação com a TB pulmonar, lesão cavitária com paredes mais finas e infiltrado associado discreto, menor disseminação broncogênica, porém maior disseminação por contiguidade, além de maior reação pleural adjacente.

A outra forma de apresentação caracteriza-se pela presença de nódulos e infiltrado intersticial acometendo lobo médio e língula, predominantemente em mulheres brancas, magras, não fumantes, pós-menopausa e com alterações posturais (escoliose e *pectus escavatum*) e/ou prolapso mitral.[4]

Os sintomas nessa apresentação são tosse prolongada, mal-estar e fadiga. Tal forma também é denominada doença bronquiectásica nodular. Na tomografia computadorizada de alta resolução (TCAR) de tórax, os achados são os seguintes: múltiplos nódulos pulmonares periféricos, localizados na árvore broncovascular, e bronquiectasias cilíndricas. As bronquiectasias podem apresentar complicações não relacionadas com a micobacteriose, como infecções inespecíficas por bactérias gram-negativas.

Finalmente, foi descrita uma síndrome semelhante à doença pulmonar de hipersensibilidade também associada ao complexo *M. avium*. Os casos foram descritos pela primeira vez em *spas*, nos quais havia um conjunto de banheiras de água quente e um sistema de ventilação específico, mas já foi relatado um caso relacionado com o uso de chuveiro doméstico. Há também descrições de outros casos associados à exposição ocupacional de metalúrgicos a fluidos como parafinas, óleo de pinha e hidrocarbonetos policíclicos aromáticos.

Os pacientes costumam ser mais jovens do que os indivíduos com as formas pulmonares clássicas, não fumantes, e apresentam-se com dispneia, tosse e febre de instalação subaguda. Em alguns casos, pode haver hipoxemia e necessidade de suporte ventilatório. Na telerradiografia de tórax e na TCAR, existem anormalidades em todos os casos. Observa-se a presença de infiltrado difuso com nódulos proeminentes. Além disso, a presença de lesão tipo vidro fosco é frequente, assim como o padrão de mosaico na TCAR.

Convém ressaltar ainda que o isolamento do complexo *M. avium* em espécimes respiratórios de pacientes HIV-positivos é uma questão particular. Geralmente, em pacientes com anormalidades na telerradiografia de tórax, os critérios para decisão terapêutica devem ser os mesmos aplicados aos imunocompetentes, mas com ênfase na exclusão de outros possíveis patógenos oportunistas como causadores da doença pulmonar. A doença pulmonar isolada em pacientes HIV-positivos não é usual, mas pode apresentar-se como doença localizada ou difusa e ainda na forma de doença endobrônquica.

O risco do uso de bloqueadores do fator de necrose tumoral alfa (TNFα) para a infecção por MNTBs ou sua progressão para doença não são exatamente conhecidos ainda. Contudo, sugere-se que o uso de bloqueadores de TNFα, em pacientes com doença causada pelas MNTBs, deva ser associado ao uso de adequada terapia anti-MNTBs.

Mycobacterium kansasii

A infecção por *M. kansasii* geralmente acomete homens de meia-idade, mas pode ser encontrada em pacientes adultos de qualquer idade, raça ou gênero. Os fatores de risco para infecção por *M. kansasii* são pneumoconioses, DPOC, TB prévia, fibrose pulmonar, doenças malignas e uso abusivo de álcool. Todavia, a combinação de infecção pelo vírus da imunodeficiência humana (HIV) e silicose resulta em acentuada suscetibilidade. A principal fonte do microrganismo é a água de torneira, não tendo sido descrito isolamento a partir do solo.

A doença pulmonar causada por *M. kansasii* apresenta grande semelhança com a TB. Os sintomas podem ser vagos, o que pode dificultar o diagnóstico na presença de doença pulmonar de base. As queixas mais frequentes são tosse, febre e adinamia. O achado radiográfico de lesão cavitária em lobo superior não permite distinção de TB ou de doença pulmonar por complexo *M. avium*, apesar de alguns autores descreverem as paredes de tais lesões como mais finas, com a possível existência de um infiltrado perilesional menos intenso na doença causada por *M. kansasii* também. Recentemente, foi descrita uma forma de doença pulmonar semelhante à apresentação bronquiectásica do complexo *M. avium*.

M. kansasii é a segunda causa mais comum de micobacteriose em pacientes com AIDS. Em contraste com a forma disseminada pelo complexo *M. avium*, o comprometimento pulmonar é visto em 50% dos casos.

Micobactérias de crescimento rápido: *M. abscessus*, *M. fortuitum* e *M. chelonae*

Dentre as micobactérias de crescimento rápido (grupo IV), *M. abscessus*, *M. fortuitum* e *M. chelonae* são as espécies associadas ao adoecimento de seres humanos. *In vitro*, esses microrganismos crescem em 3 a 10 dias, e a resposta imunológica desencadeada por eles pode ser dimórfica, com aspectos de inflamações granulomatosas e piogênicas. As formas de apresentação são pulmonar, cutânea, subcutânea e óssea.

Mycobacterium abscessus

A maioria dos pacientes com doença pulmonar por *M. abscessus* são mulheres brancas, não fumantes, com mais de 60 anos. Condições de base, que podem estar associadas, são as seguintes: doença prévia por micobactéria e/ou bronquiectasias. Outras condições, mais raramente associadas à doença pulmonar por *M. abscessus*, incluem distúrbios gastresofágicos, pneumonia lipoide e fibrose cística. Nos pacientes com essas condições, a manifestação do quadro pulmonar acontece mais cedo, em torno dos 40 ou 50 anos. Os sintomas são semelhantes àqueles das outras MNTBs, especialmente do complexo *M. avium*, incluindo tosse e fadiga.

Os achados radiográficos são de opacidades multilobares, reticulonodulares ou mistas (alveolointersticiais), com predomínio do comprometimento dos lobos superiores. Cavidades são evidenciadas em apenas 15% dos casos. Na TCAR, podem ser visualizados múltiplos pequenos nódulos (<5 mm) e bronquiectasias cilíndricas. Ou seja, de forma geral, o aspecto é bastante similar ao das bronquiectasias nodulares relacionadas com o complexo *M. avium*. De fato, em cerca de 15% dos pacientes há isolamento do complexo *M. avium*, além do isolamento de *M. abscessus* em amostras respiratórias, o que sugere uma estreita associação desses microrganismos.

Mycobacterium fortuitum

A doença pulmonar causada por *M. fortuitum* é similar àquela ocasionada por *M. abscessus*. Embora *M. abscessus* seja o responsável pela maioria dos casos de doença pulmonar causada por MNTBs de crescimento rápido, a exceção é formada pelos pacientes portadores de distúrbios gastresofágicos, nos quais ambas são isoladas com frequências iguais.

Mycobacterium chelonae

As apresentações clínica e radiográfica são semelhantes àquelas descritas para *M. abscessus* e *M. fortuitum*, mas geralmente é uma causa menos comum de doença pulmonar do que *M. abscessus*.

> **ATENÇÃO**
>
> O comprometimento pulmonar causado por MNTBs pode apresentar um destes quatro padrões: lesão fibrocavitária, bronquiectasias nodulares, nódulo solitário ou pneumonite de hipersensibilidade.

QUADRO 39.4.1 → Critérios para o diagnóstico de micobacteriose atípica pulmonar

Critérios clínicos (ambos necessários):

1. Sintomas pulmonares, cavidades ou opacidades nodulares na telerradiografia de tórax, ou uma TCAR com a presença de bronquiectasias multifocais com múltiplos pequenos nódulos associados E
2. Exclusão apropriada de outros diagnósticos (p. ex. TB, câncer, histoplasmose).

Critérios microbiológicos (pelo menos um deles):

1. Culturas positivas de pelo menos duas amostras distintas de escarro espontâneo OU
2. Uma cultura positiva de escovado ou lavado brônquico OU
3. Uma biópsia pulmonar, transbrônquica ou não, com achados histopatológicos sugestivos de doença micobacteriana (inflamação granulomatosa ou presença de bacilo álcool-ácido resistente – BAAR) e cultura positiva para MNTBs, ou biópsia com achados histopatológicos sugestivos de micobacteriose (inflamação granulomatosa ou presença de BAAR) e uma ou mais amostras de escarro ou lavado brônquico com culturas positivas para MNTBs.

Diagnóstico

O diagnóstico de doença pulmonar por MNTBs é dificultado pela possibilidade frequente de contaminação das amostras clínicas por essas micobactérias (p. ex., *Mycobacterium gordonae, Mycobacterium simiae*).

Portanto, o diagnóstico de infecção por MNTBs deve considerar aspectos clínicos e microbiológicos. O Consenso da American Thoracic Society (ATS) de 2007[5] sugere critérios para o diagnóstico da doença pulmonar, os quais estão descritos no **QUADRO 39.4.1**.

Uma rotina diagnóstica para a suspeita clínica de doença pulmonar por MNTBs é sugerida na **FIGURA 39.4.1**.

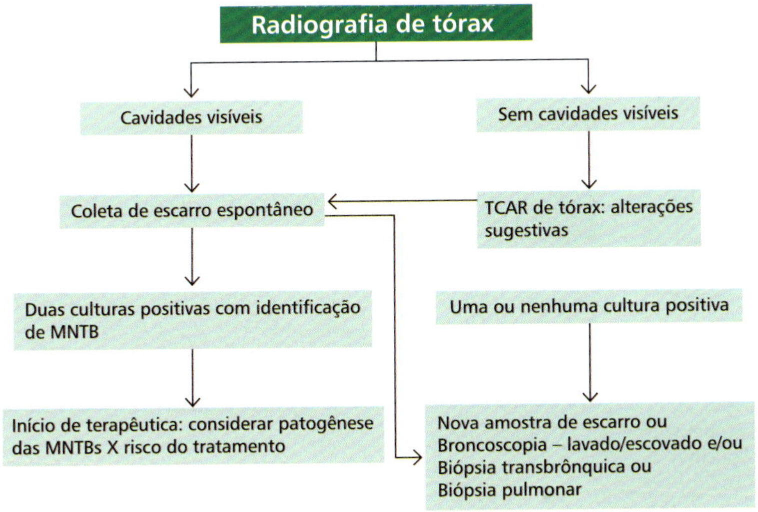

FIGURA 39.4.1 → Fluxograma para suspeita clínica de doença pulmonar por MNTBs.

Alguns aspectos merecem atenção para que seja obtido maior rendimento diagnóstico na investigação de doenças causadas por MNTBs:

- A coleta de amostras deve evitar possíveis fontes de contaminação, especialmente água de torneira.
- As amostras deverão ser encaminhadas em tubos estéreis e sem fixadores.
- Se a entrega das amostras demandar período superior a uma hora, deverá ser encaminhada refrigerada a 4°C.
- Tratamentos com macrolídeos e quinolonas podem comprometer o isolamento de MNTBs; portanto, se possível, devem ser evitados durante a investigação diagnóstica laboratorial.
- A coleta de espécimes respiratórios deve ser feita preferencialmente pela manhã, em dias distintos.
- Na suspeita de doença pulmonar e na ausência de expectoração, a broncoscopia, com ou sem biópsia associada, poderá ser necessária. Cabe, então, ressaltar que a limpeza dos broncoscópios deve ser feita sem a utilização de água de torneira.
- A maior quantidade de material clínico possível deve ser enviada ao laboratório de micobactérias, que deverá estar ciente da suspeita clínica e apto a realizar testes bioquímicos ou moleculares que pelo menos sejam capazes de distinguir o complexo *M. tuberculosis* das MNTBs.
- Dentre as técnicas de biologia molecular, as sondas genéticas comercializadas para o complexo *M. avium*, *M. kansasii* e *M. gordonae* podem ser úteis para a rápida identificação dessas espécies de MNTBs, apesar da existência de escassos estudos sobre sua reprodutibilidade e/ou custo-efetividade em diferentes cenários clínico-epidemiológicos, nos países em desenvolvimento. Outras técnicas, disponibilizadas em laboratórios de pesquisa ou de referência, como o sequenciamento do ácido desoxirribonucleico (DNA), a reação em cadeia da polimerase (PCR) com a análise de restrição da endonuclease (PRA), podem ser utilizadas para auxílio da identificação das espécies assumindo as restrições recém-mencionadas.

Como diferenciar doença de isolamento de MNTBs por contaminação ou colonização?

→ Deve-se considerar número de amostras positivas e sua natureza (escarro, lavado, biópsia), potencial patogênico da espécie micobacteriana isolada e características clínicas e radiológicas do paciente, bem como o seu padrão de progressão.

→ Os portadores de fibrose cística devem ser avaliados, ao menos uma vez ao ano, quanto à presença de infecção por MNTBs. Caso sejam candidatos ao uso de macrolídeos, devem ser investigados antes e periodicamente durante o seu uso para que seja afastada infecção por MNTBs. Além disso, se houver agravamento clínico da doença de base, sem resposta ao tratamento para patógenos que não as MNTBs, deve ser considerada a pesquisa de MNTBs em espécime respiratório, tanto em adultos como em crianças.

Tratamento

Pacientes que não preencham os critérios diagnósticos atuais devem ser seguidos até confirmação ou exclusão do diagnóstico de doença por MNTBs, o que pode determinar o seguimento por meses ou anos sem tratamento específico. Por outro lado, o estabelecimento do diagnóstico não determina obrigatoriamente o início do tratamento, porque a decisão deve ser baseada na relação de risco de efeitos adversos e benefícios do tratamento.

As MNTBs podem apresentar-se naturalmente resistentes aos fármacos utilizados para o tratamento da TB. Além disso, para a maioria das espécies de MNTBs, não há validação dos testes de suscetibilidade *in vitro*, tampouco uma boa relação entre os resultados *in vitro* e a resposta clínica. Portanto, os testes de sensibilidade devem ser utilizados com cautela na decisão terapêutica.

De fato, no momento, em nível internacional, as recomendações terapêuticas são baseadas no relato de séries de casos e considerando-se as premissas dos tratamentos do complexo *M. avium* e do *M. kansasii*, que são as espécies mais frequentemente isoladas, assim constituindo a maior parte dos casos descritos na literatura. Está contraindicada a monoterapia na abordagem terapêutica de MNTBs; então, de forma geral são utilizados esquemas com no mínimo dois fármacos, para os quais o patógeno seja sensível, a fim de se prevenir a seleção de resistentes.

Geralmente a tomada de medicamentos deve ser diária, e a cultura tende a negativar em 6 a 12 meses. O tratamento deve ser mantido por, no mínimo, 12 meses após a negativação da cultura. Dessa forma, o tratamento medicamentoso dura em média de 18 a 24 meses.[6]

Recidivas são comuns e podem não estar relacionadas com o resultado do teste de sensibilidade. A falência do tratamento ocorre mais frequentemente em pacientes que fizeram uso irregular dos medicamentos ou uso de esquema inapropriado, como macrolídeos em associação com quinolona. Como o resultado do tratamento nas recidivas tem menor eficácia, nos casos de lesão pulmonar focal, sem resposta clínica e bacteriológica nos primeiros seis meses, deve-se avaliar a possibilidade de terapêutica cirúrgica, antes da piora do quadro clinicorradiológico.

> **ATENÇÃO**
>
> O critério para suspensão do tratamento da doença pulmonar, ou alta, é a manutenção de escarro com culturas negativas por um período mínimo de 12 meses.
>
> A ressecção cirúrgica de nódulo pulmonar solitário é considerada curativa.

PROGNÓSTICO

Complexo *Mycobacterium avium*

- Doença fibrocavitária: essa forma, se não tratada, apresenta uma evolução progressiva em 1 a 2 anos, com destruição do parênquima pulmonar e insuficiência respiratória.
- Doença bronquiectásica nodular: apresenta uma evolução lenta, mas existem relatos de óbitos associados a ela.
- Pneumonite de hipersensibilidade: evolução subaguda, podendo haver hipoxemia e necessidade de suporte ventilatório.

Mycobacterium kansasii

A história natural da doença pulmonar por *M. kansasii* não tratada é de progressão clínica e radiológica.

Mycobacterium abscessus

A história natural da doença em pacientes sem condições associadas é indolente, mas lentamente progressiva. Nos demais pacientes, sobretudo naqueles com distúrbio gastresofágico e com fibrose cística, a evolução pode ser fulminante.

Mycobacterium fortuitum e *Mycobacterium chelonae*

O comportamento é similar ao de *M. abscessus.*

Medidas de higiene e prevenção de doença

- Broncofibroscópios: o uso de água corrente deve ser evitado na limpeza manual. As soluções empregadas para limpeza e desinfecção devem seguir as indicações das Comissões de Controle de Infecção locais.
- Coleta de escarro espontâneo: deve ser dada orientação ao paciente para que evite beber ou lavar a boca com água corrente antes da coleta do espécime respiratório.
- Reconhecimento de surtos: os profissionais de saúde devem estar familiarizados com as medidas de prevenção e com os microrganismos mais frequentemente isolados (em geral micobactérias de crescimento rápido), devendo intervir o mais rápido possível em conjunto com as Comissões de Controle de Infecção locais.

Situações clínicas

Situação 1

Paciente feminina, 55 anos, não fumante, com tosse e fadiga. Telerradiografia de tórax com escoliose leve e nódulos em lobo médio e língula. TCAR com bronquiectasias com nódulos centrolobulares na mesma topografia. Duas amostras de escarro com crescimento de *M. avium*.

Pergunta: Esta paciente deve ser tratada?

Resposta: Sim, porque os achados clínicos e radiológicos são compatíveis com doença pulmonar por *M. avium,* e duas amostras distintas de escarro foram positivas. O tratamento deve ser mantido por 12 meses após negativação da cultura.

Situação 2

Paciente masculino, 55 anos, fumante, com tosse, febre e adinamia. Passado de TB pulmonar com alta por cura. Telerradiografia de tórax com lesão cavitária em lobo superior direito de paredes finas e discreto infiltrado perilesional. Exames do escarro espontâneo: cultura negativa.

Pergunta: Como proceder?

Conduta: Devido à sintomatologia presente, prosseguir com a coleta de espécime respiratório por broncoscopia, com envio de material para cultura e teste de identificação de espécie para diagnóstico diferencial entre TB e micobacteriose atípica.

Referências

1. Field SK, Cowie RL. Lung disease due to the more common nontuberculous mycobacteria. Chest. 2006;129(6):1653-72.

2. Daley CL, Griffith DE. Pulmonary non-tuberculous mycobacterial infections. Int J Tuberc Lung Dis. 2010;14(6):665-71.

3. Barreto AMW, Campos CED. Micobactérias "não tuberculosas" no Brasil. Boletim de Pneumologia Sanitária. 2000;8(1):23-32.

4. Griffith DE. Therapy of nontuberculous mycobacterial disease. Curr Opin Infect Dis. 2007;20(2):198-203.

5. Griffith DE, Aksamit T, Brown-Elliott BA, Catanzaro A, Daley C, Gordin F, et al. An official ATS/IDSA statement: diagnosis, treatment, and prevention of nontuberculous mycobacterial diseases. Am J Respir Crit Care Med. 2007;175(4):367-416.

6. Thomson RM, Yew WW. When and how to treat pulmonary non-tuberculous mycobacterial diseases. Respirology. 2009;14(1):12-26.

Leituras recomendadas

Dalcomo MP. Micobacterioses não-tuberculosas. In: Marangoni DV, Schechter M. Doenças infecciosas: conduta diagnóstica e terapêutica. 2. ed. Rio de Janeiro: Guanabara Koogan; 1998.

Hopewell PC. Tuberculosis and other mycobacterial diseases. In: Mason RJ, Broaddus VC, Murray JF, Nadel JA. Murray and Nadel's textbook of respiratory medicine. 4th ed. Philadelphia: Saunders; 2005.

Mello FCQ, Kritski AL. Micobactérias não-tuberculosas. In: Conde MB, Souza GRM. Pneumologia e tisiologia: uma abordagem prática. São Paulo: Atheneu; 2009.

Rauscher C, Kerby G, Ruth WE. A ten-year clinical experience with Mycobacterium kansasii. Chest. 1974;66(1):17-9.

39.5 Novos Tratamentos para Tuberculose

Marcus B. Conde

Novos fármacos para o tratamento da tuberculose doença ativa

> **ATENÇÃO**
>
> O tratamento atual da tuberculose (TB) doença ativa pulmonar e extrapulmonar (exceto a TB do sistema nervoso central e alguns casos especiais em que um tempo maior de tratamento é sugerido) consiste em uma fase intensiva com duração de dois meses e uma fase de continuação com duração de quatro meses.
>
> Na fase intensiva de tratamento, o esquema inclui isoniazida (H), rifampicina (R), pirazinamida (Z) e etambutol (E); na fase de continuação, apenas RH. Embora esse esquema tenha eficácia de 95%, isto é, seja capaz de curar até 95% dos pacientes, a efetividade do tratamento (taxa de cura ao final do tratamento) varia muito de acordo com o local, estando em torno de 70% (50 a 90%) na média nacional. Isso significa que, em média, apenas 70% dos indivíduos que iniciam o tratamento para TB no Brasil receberão alta por cura ao final de seis meses.

A diferença entre a eficácia e a efetividade do tratamento anti-TB ocorre em todo o mundo e traduz problemas relacionados com a adesão ao tratamento como, por exemplo, o abandono ou o uso errado dos medicamentos e/ou o seu uso irregular. Uma das principais causas da baixa adesão é o longo tempo de tratamento, embora outros fatores também estejam associados, como a ocorrência de reações adversas, os problemas na relação médico-paciente ou serviço de saúde-paciente, o excessivo número de comprimidos e a falta de informação.

Com o objetivo de aumentar a adesão ao tratamento da TB e reestruturar os serviços de saúde, a Organização Mundial da Saúde (OMS) recomendou em 1994 a estratégia chamada Tratamento Diretamente Observado de Curta Duração (Directly Observed Treatment, Short course, DOTS strategy). Embora com bons resultados, o impacto da estratégia DOTS na efetividade do tratamento em todo o mundo não foi o esperado.[1] Em função disso, após mais de 30 anos, as atividades de pesquisa com objetivo de desenvolver novos fármacos para o tratamento da TB ressurgiram.

Idealmente, o novo medicamento para TB deve ter as características apresentadas no **QUADRO 39.5.1**.

QUADRO 39.5.1 → Características desejadas para o novo fármaco antituberculose

Permitir a redução do tempo de tratamento da TB sensível (≤2 meses)
Apresentar baixa toxicidade (<1%)
Permitir a administração intermitente
Simplificar o tratamento da TB
Permitir a administração concomitante com outros medicamentos anti-TB
Melhorar a eficácia do tratamento da TBMR
Não interferir com antirretrovirais

Estratégias para o desenvolvimento de um novo fármaco ou tratamento antituberculose

As principais fases de desenvolvimento de novos medicamentos são as fases pré-clínica e clínica.

Sumariamente, a fase pré-clínica inclui estudos químicos e de atividade antimicobacteriana *in vitro*, bem como estudos de avaliação de atividade, segurança, tolerabilidade, farmacodinâmica e farmacocinética em modelos animais. Na TB, desde 1956, o modelo animal com camundongos tem sido utilizado na demonstração da atividade de fármacos em cobaias infectadas pelo *Mycobacterium tuberculosis* e, pelo fato de reproduzir muito bem a resposta em humanos, é empregado até hoje.[2]

Após os estudos pré-clínicos, os fármacos com boa eficácia e segurança em modelos animais são avaliados em humanos. Os primeiros estudos são os de fase I, que avaliam segurança, tolerabilidade, farmacodinâmica e farmacocinética do medicamento em voluntários saudáveis.

A próxima fase são os estudos de fase II, nos quais o novo fármaco é avaliado em humanos portadores de TB. Inicialmente a atividade antimicobacteriana e as doses terapêuticas do novo medicamento são inferidas pela avaliação de atividade bactericida precoce (ou *early bactericidal activity*, EBA). A EBA é definida como a capacidade do antimicrobiano de matar micobactérias nas primeiras semanas de tratamento. Na prática, o paciente com TB recebe o fármaco como monoterapia nos primeiros 7 a 14 dias de tratamento, sendo realizadas culturas quantitativas diárias de escarro durante esse período. O estudo de fase II é aquele em que se avaliam a segurança e a eficácia do novo fármaco em associação com os outros medicamentos anti-TB.

O desfecho (ou *endpoint*) utilizado para avaliar a eficácia do tratamento nesses estudos é a conversão da cultura de *M. tuberculosis* no escarro ao final da fase intensiva de tratamento (final da oitava semana). Desde a década de 1970, estudos realizados pelo British Medical Research Council demonstraram que esse *endpoint* é capaz de predizer a atividade esterilizante do medicamento e, consequentemente, tanto a taxa de cura e de recidiva de doença quanto a possibilidade de o novo tratamento permitir o encurtamento do tempo de terapêutica.[3]

O estudo de fase III tem os mesmos objetivos dos estudos de fase II, porém com amostras de maior tamanho e critérios de inclusão e exclusão menos rígidos. No ensaio ou estudo clínico, o resultado do tratamento habitual é comparado com o novo tratamento.

No momento, vários fármacos estão sendo pesquisados e se encontram em diferentes fases de estudo. Neste capítulo somente são discutidos os fármacos que estão sendo avaliados em estudos clínicos de fase II ou III, enfatizando os aspectos clínicos e as perspectivas futuras. No **QUADRO 39.5.2** estão apresentados esses medicamentos, bem como um resumo das suas principais características.

Nitroimidazóis PA-824 e OPC-67683

O PA-824 é potente *in vitro* contra *M. tuberculosis* H37Rv e contra cepas multirresistentes e, em cobaias, demonstrou eficácia bactericida equivalente à da H durante a fase intensiva de tratamento e semelhante à da RH na fase de continuação.[4] Um estudo de EBA demonstrou que o PA-824 foi seguro, bem tolerado e teve atividade bactericida equivalente nas dosagens que variaram de 200 a 1.200 mg via oral

QUADRO 39.5.2 → Medicamentos em estudos clínicos de fase II e III para tuberculose

MEDICAMENTO	MECANISMO DE AÇÃO	FASE DE ESTUDO	VANTAGENS	LIMITAÇÕES
Nitroimidazol PA-824	Inibição da síntese da parede celular micobacteriana	Ensaio de EBA já realizado. Estudo de fase IIb sendo implementado para TB sensível e TBMR	Sem resistência cruzada com os fármacos atuais. Pode aumentar a eficácia dos esquemas para TBMR e tem pouca probabilidade de interagir com outros fármacos	Risco de toxicidade pela longa vida tecidual. Suscetível a interação com a rifampicina. Possibilidade de resistência
Nitroimidazol OPC-67683	Inibição da síntese da parede celular micobacteriana	Ensaio de EBA já realizado. Estudo de fase IIb sendo implementado para TB sensível e TBMR	Sem resistência cruzada com os fármacos atuais. Pode aumentar a eficácia dos esquemas para TBMR e tem pouca probabilidade de interagir com outros fármacos	A dose ideal ainda não foi determinada. As reações adversas bem como as possíveis interações com outros medicamentos ainda são pouco ou nada conhecidas
Fluoroquinolonas	Inibição da ADN girase micobacteriana	Ensaios de fase IIb para TB sensível em andamento	Já são produzidas e têm comprovada capacidade esterilizante	Parece que está ocorrendo um aumento na taxa de resistência em alguns locais. Ausência de dados sobre a segurança em crianças e mulheres grávidas
Diarilquinolina-TMC 207	Inibição da enzima ATP-sintase micobacteriana	Estudos de EBA já realizados e de fase II para TBMR em andamento	Sem resistência cruzada com os fármacos atuais. Pode aumentar a eficácia dos esquemas para TBMR	A longa meia-vida tecidual traz dúvidas sobre toxicidade. Parece ter interação com rifampicina e agentes antirretrovirais
Rifampicina em dose ajustada/rifapentina	Inibição do ARN polimerase (rpoB gene) micobacteriano	Ensaios de EBA já realizados. Estudos de fase IIb em andamento para TB sensível	Já produzidas e de fácil distribuição. Provavelmente poderão ser usadas em crianças e mulheres grávidas. Em modelos murinos, a rifapentina tem maior capacidade esterilizante do que a rifampicina	Sem atividade contra TBMR, e é possível que tenha interação com outros medicamentos

EBA = atividade bactericida precoce; ARN = ácido ribonucleico; ADN = ácido desoxirribonucleico; TB = tuberculose; MR = multirresistente (resistente à isoniazida e à rifampicina).

por dia.[5] No momento, um ensaio clínico de fase IIb está em andamento na África do Sul comparando a atividade bacteriana estendida do esquema habitual (RHZE) com vários esquemas terapêuticos experimentais, incluindo o PA-824 associado a outros fármacos como a moxifloxacina (M) e a Z.

O OPC-67683 é um composto potente *in vitro* contra *M. tuberculosis*. Sua MIC contra a estirpe H37Rv é de 0,012 mg/mL, e sua atividade é semelhante contra uma gama de cepas de TB multirresistentes (MR).[6] No momento, dois ensaios clínicos de fase II para pacientes portadores de TBMR utilizando OPC-67683 estão em andamento.

Nem o PA-824 nem o OPC-67683 parecem ter interações significativas com o sistema citocromo P450. Ambos têm boa biodisponibilidade oral e propriedades farmacocinéticas consistentes com administração uma vez ao dia.

Fluoroquinolonas

As fluoroquinolonas são uma classe de compostos que têm sido usados contra infecções bacterianas desde 1980. Além de sua excelente atividade contra uma variedade de diferentes tipos de bactérias, as fluoroquinolonas são ativas contra a maioria das linhagens de *M. tuberculosis*.[7]

Um estudo comparando RH e ciprofloxacina (cipro) com o esquema anti-TB padrão mostrou que a cultura permaneceu positiva para *M. tuberculosis* por um período de tempo maior no braço cipro e que houve uma tendência maior para recidiva nesses pacientes, sugerindo menor capacidade de esterilização no esquema RH-cipro do que no esquema-padrão.[8]

Outro estudo avaliou a eficácia da ofloxacina (O) 300 mg (em 10 pacientes) ou 800 mg (em 10 doentes) em associação com medicamentos anti-TB de segunda linha no tratamento de pacientes com TBMR.[9] Os achados demonstraram excelente tolerância aos fármacos e uma taxa de conversão de cultura mais rápida no grupo O 800 mg do que no grupo O 300 mg. Outra pesquisa avaliou diferentes esquemas de tratamento da TB com duração de 4 e 5 meses.[10] Nesse estudo, os pacientes tratados com 3RHZO, seguido de RH duas vezes por semana, durante 1 ou 2 meses, tiveram taxas de cura de 92 a 98%. Uma limitação desse estudo foi a não inclusão de um braço-controle com o esquema anti-TB usual.

Estudos avaliando a eficácia e a segurança de esquemas contendo O para o tratamento da TB em pacientes com doença hepática também foram realizados.[2,11] No primeiro estudo, 26% dos pacientes com doença hepática subjacente que usaram o esquema 2RHE/7RH desenvolveram hepatoxicidade em comparação com nenhum dos que utilizaram o esquema 2HZEO/10HEO ($p = 0,04$). Os achados sugeriram que o esquema contendo O foi menos hepatotóxico e tão eficaz quanto o esquema contendo R.[12] Outro estudo descreveu o desfecho do tratamento de pacientes com lesão hepática (induzida por fármacos ou não) utilizando o esquema com estreptomicina, E e O por três meses seguido de EO por nove meses sob condições de rotina.[13] O estudo concluiu que o esquema foi bem tolerado e teve boa efetividade (85%).[13]

Um ensaio clínico randomizado avaliando o efeito da levofloxacina sobre as taxas de conversão de cultura ao final de dois meses entre pacientes portadores de TB com coinfecção pelo vírus da imunodeficiência humana (HIV) não encontrou diferença estatisticamente significativa.[14] No entanto, as taxas de conversão da cultura ao final de dois meses foram excepcionalmente altas neste estudo (97%), diminuindo a capacidade de detectar uma diferença na taxa de conversão devido ao uso de levofloxacina.

Dois estudos publicados em 2004, avaliando a capacidade de esterilização de diferentes tratamentos nos pulmões de modelos murinos, demonstraram que esquemas terapêuticos contendo M – RMZ e RHZM – tinham maior atividade esterilizante do que o esquema RHZ ($p < 0,001$), sugerindo fortemente o potencial para redução do tempo de tratamento da associação da M ao esquema anti-TB.[15,16] Esses estudos pré-clínicos foram a base científica para três estudos clínicos de fase IIb: o estudo Moxi Rio, financiado pelo Food and Drug Administration (Rio/FDA) dos Estados Unidos, o estudo 27 do Tuberculosis Trial Consortium (TBTC) do Centers for Disease Control and Prevention (CDC) e o estudo 28 do TBTC.[11,17,18] Conforme pode ser visto no **QUADRO 39.5.3**, no estudo Rio/FDA, o braço utilizando o esquema RHZM teve a conversão de cultura de *M. tuberculosis* de positiva para negativa em mais pacientes e mais precocemente do que o braço usando o tratamento-padrão (RHZE).[17]

Com relação à segurança, todos os estudos mostraram que o uso das fluoroquinolonas foi seguro – e mesmo a náusea, a reação adversa previamente mais associada ao uso de fluoroquinolonas (em especial entre os pacientes tratados com moxifloxacina), raras vezes resultou em descontinuação do tratamento.

> **ATENÇÃO**
>
> Portanto, os estudos clínicos com fluoroquinolonas publicados até agora sugerem que a moxifloxacina e a ofloxacina seriam os medicamentos desta classe com maior potencial para novos estudos de fase IIb ou de fase III visando à redução no tempo de tratamento entre os portadores de TB sensível e o aumento da eficácia do tratamento da TBMR, respectivamente.

Diarilquinolina-TMC 207

O TMC 207 é um novo medicamento com atividade demonstrada *in vitro* contra cepas sensíveis e contra cepas resistentes do *M. tuberculosis*.[19] Um estudo com cobaias demonstrou que, embora a concentração sérica de TMC 207 tenha se reduzido em 50% quando administrado com rifampicina, uma boa atividade antimicobacteriana se mantém.[20] Estudos clínicos de EBA confirmaram a atividade em cepas sensíveis e multirresistentes em humanos.[21,22] Com base nos achados atuais e embora ainda não esteja bem claro o impacto da longa meia-vida sérica e nem estejam disponíveis os dados de segurança e tolerabilidade a longo prazo, é provável que

QUADRO 39.5.3 → Estudos com moxifloxacina

	TBTC* ESTUDO 27	TBTC ESTUDO 28	FDA ESTUDO MOXI RIO
Fase	II	II	II
Intervenção**	RHZM *vs*. RHZE	RMZE *vs*. RHZE	RHZM *vs*. RHZE
Centros de pesquisa	Estados Unidos, Canadá	Estados Unidos, Canadá, Brasil e África	Brasil
Desfecho (*endpoint*) primário	Cultura na oitava semana Tolerabilidade Segurança	Cultura na oitava semana Tolerabilidade Segurança	Cultura na oitava semana Tolerabilidade Segurança
Resultado	A diferença na taxa de conversão (4,3%) não foi estatisticamente significativa Bem tolerada	A diferença na taxa de conversão (5%) não foi estatisticamente significativa Bem tolerada	A diferença na taxa de conversão (17%) foi estatisticamente significativa (p = 0,02) O tempo mediano para conversão da cultura foi de 36 dias no braço experimental *vs*. 42 dias no tratamento habitual (p = 0,03)

* *Tuberculosis Trial Consortium*.

** A intervenção foi realizada na fase intensiva de tratamento (primeiras oito semanas). Na fase de manutenção, todos os pacientes usaram rifampicina com isoniazida. R = rifampicina; H = isoniazida; Z = pirazinamida; E = etambutol; M = moxifloxacina.

o TMC 207 venha a desempenhar um importante papel no futuro do tratamento dos pacientes com TBMR, bem como nos seus contatos infectados. Além disso, apesar da interação entre o TMC 207 e a rifampicina, não se pode descartar a possibilidade de que este fármaco venha a ter utilidade no tratamento de pacientes com TB sensível.

Rifamicinas em doses otimizadas

Apesar de seu uso no tratamento da TB há mais de 30 anos, existem evidências crescentes sugerindo que a dose de rifampicina utilizada atualmente é subótima. A dose hoje empregada de R (600 mg/dia, em torno de 10 mg/kg) foi determinada a partir dos resultados de dois estudos: um pequeno ensaio clínico de eficácia e um estudo que mostrou baixa tolerância às doses mais elevadas de R administrada de forma intermitente.[23,24] No entanto, os achados de um estudo pré-clínico e de um estudo clínico de EBA sugerem fortemente que a atividade esterilizante da R aumenta de modo considerável com doses mais elevadas e que mesmo doses de 1.200 mg/dia são bem toleradas quando administradas em uma base diária em vez de intermitentemente.[25-27]

Outra rifamicina, a rifapentina (P), foi inicialmente avaliada para utilização em esquemas intermitentes de tratamento em função da sua meia-vida longa (em torno de 15 horas), com resultados decepcionantes. No entanto, estudos recentes em modelos murinos demonstraram que, quando administrada em doses diárias, a rifapentina pode ser até quatro vezes mais ativa do que a rifampicina e que em associação com a M é capaz de produzir a cura em até três meses.[28,29]

Em função dos novos achados em relação à R e à P, vários estudos clínicos de fase IIb estão em vias de serem iniciados ou em andamento no momento para avaliar a atividade e a tolerabilidade de doses diárias elevadas de R e/ou P em associação com outros fámacos anti-TB como a H e a M. No QUADRO 39.5.4, os principais estudos em andamento são resumidamente apresentados.

Novos esquemas terapêuticos para o tratamento da tuberculose infecção latente

Até recentemente o tratamento da TB infecção latente (TBIL) nos contatos de TB no Brasil não era uma prioridade, e somente contatos próximos, com idade inferior a 15 anos e com prova tuberculínica cutânea com induração igual ou maior do que 15 mm ou contatos infectados pelo HIV eram considerados para o tratamento. No entanto, desde 2009, a recomendação é que todos os contatos próximos, crianças ou adultos, sejam avaliados para a presença de TBIL e que aqueles que preencham os critérios recebam isoniazida, da forma autoadministrada, durante 6 a 9 meses. Embora o tratamento com H (ainda chamado por alguns de quimioprofilaxia) reduza o risco de evolução de TBIL para TB doença ativa de 69 a 93%, sua efetividade é seriamente limitada pela taxa de conclusão do tratamento, que varia de 30 a 64%. Em função disso, estudos têm sido realizados com o objetivo de reduzir o tempo de tratamento da TBIL.

O esquema utilizando RZ por dois meses se mostrou tão eficaz quanto a H sozinha por 9 meses.[30] No entanto, em função da elevada taxa de hepatotoxicidade grave, não é utilizado.[31]

QUADRO 39.5.4 → Estudos clínicos com rifampicina/rifapentina em andamento no momento

	TBTC ESTUDO 29	FDA	ESTUDO RIOMAR
Fase	IIb	IIb	IIb
Intervenção (1)	2P10HZE 5/7 *vs.* 2R10HZE 5/7	2P7.5HZE 7/7 2P10HZE 7/7 2R10HZE 7/7	2P7.5HZM 7/7 *vs.* 2R10HZE 7/7
Centros de pesquisa	Estados Unidos, África, Espanha, Brasil	África do Sul	Brasil
Desfecho (*endpoint*) primário	Cultura na oitava semana Tolerabilidade Farmacocinética	Cultura na oitava semana Tolerabilidade Farmacocinética	Cultura na oitava semana Tolerabilidade Farmacocinética
Março de 2011	Inclusões finalizadas. Dados sendo avaliados	Em andamento	Em andamento

P = rifapentina; H = isoniazida; Z = pirazinamida; E = etambutol; R = rifampicina; M = moxifloxacina; número após a letra = dose por mg/peso/dia (p. ex., P10 = rifapentina na dose de 10 mg/kg/dia); números após a sigla do tratamento = número de dias de tratamento (p. ex., 5/7= medicamento administrado cinco dias por semana).

Recentemente, o PREVENT TB Study (estudo 26 do TBTC/CDC), que avaliou a eficácia e a tolerabilidade do esquema com rifapentina/isoniazida (3PH) em uma base semanal por três meses *versus* isoniazida (9H) diária por nove meses para o tratamento da TBIL foi concluído. Esse estudo avaliou mais de 8.000 casos de TBIL em um ensaio clínico de não inferioridade, multicêntrico, que envolveu Estados Unidos, Canadá e Brasil e deverá ter seus dados publicados ainda em 2011. A conclusão do estudo é que no braço que utilizou 3PH a taxa de incidência de TB doença ativa foi semelhante à do braço que utilizou 9H e que o esquema experimental apresentou maior taxa de conclusão do tratamento e, portanto, pode ser uma importante ferramenta para auxiliar na efetividade do tratamento da TBIL.

Referências

1. World Health Organization. Tuberculosis programme: framework for effective tuberculosis control. Geneva: WHO; 1994. (WHO/TB/94.179).

2. McCune RM Jr, McDermott W, Tompsett R. The fate of Mycobacterium tuberculosis in mouse tissues as determined by the microbial enumeration technique. II. The conversion of tuberculous infection to the latent state by the administration of pyrazinamide and a companion drug. J Exp Med. 1956;104(5):763-802.

3. East African/British Medical Research Council. Controlled clinical trial of short-course (6-month) regimens of chemotherapy for treatment of pulmonary tuberculosis. Lancet. 1973;301(7816):1331-9.

4. Stover CK, Warrener P, VanDevanter DR Sherman DR, Arain TM, Langhorne MH, et al. A small-molecule nitroimidazopyran drug candidate for the treatment of tuberculosis. Nature. 2000;405(6789):962-6.

5. Diacon AH, Dawson R, Hanekom M, Narunsky K, Maritz SJ, Venter A, et al. Early bactericidal activity and pharmacokinetics of PA-824 in smear-positive tuberculosis patients. Antimicrob Agents and Chemother. 2010;54(8):3402-7.

6. Matsumoto M, Hashizume H, Tomishige T, Kawasaki M, Tsubouchi H, Sasaki H, et al. OPC-67683, a nitro-dihydro-imidazooxazole derivative with promising action against tuberculosis in vitro and in mice. PLoS Med. 2006;3(11):e466.

7. Gosling RD, Uiso LO, Sam NE, Bongard E, Kanduma EG, Nyindo M, et al. The bacterial activity of moxifloxacin in patients with pulmonary tuberculosis. Am J Respir Crit Care Med. 2003;168(11):1342-5.

8. Kennedy N, Fox R, Kisyombe GM, Saruni AO, Uiso LO, Ramsay AR, et al. Early bactericidal and sterilizing activities of ciprofloxacin in pulmonary tuberculosis. Am Rev Respir Dis. 1993;148(6 Pt 1):1547-51.

9. Yew WW, Kwan SY, Ma WK, Chau PY. In-vitro activity of ofloxacin against Mycobacterium tuberculosis and its clinical efficacy in multiply resistant pulmonary tuberculosis. J Antimicrob Chemother. 1990;26(2):227-36.

10. Tuberculosis Research Centre. Shortening short course chemotherapy: a randomised clinical trial for treatment of smear positive pulmonary tuberculosis with regimens using ofloxacin in the intensive phase. Indian J Tub. 2002;49:27-38.

11. Burman WJ, Goldberg S, Johnson JL, Muzanye G, Engle M, Mosher AW, et al. Moxifloxacin versus ethambutol in the first 2 months of treatment for pulmonary tuberculosis. Am J Respir Crit Care Med. 2006;174(3):331-8.

12. Saigal S, Agarwal SR, Nandeesh HP, Sarin SK. Safety of an ofloxacin-based antitubercular regimen for the treatment of tuberculosis in patients with underlying chronic liver disease: a preliminary report. J Gastroenterol and Hepatol. 2001;16(9):1028-32.

13. Szklo A, Mello FC, Guerra RL, Dorman SE, Muzy-de-Souza GR, Conde MB. Alternative anti-tuberculosis regimen including ofloxacin for the treatment of patients with hepatic injury. Int J Tuberc Lung Dis. 2007;11(7):775-80.

14. El-Sadr WM, Perlman DC, Matts JP, Nelson ET, Cohn DL, Salomon N, et al. Evaluation of an intensive intermittent-induction regimen and duration of short-course treatment for human immunodeficiency virus-related pulmonary tuberculosis. Terry Beirn Community Programs for Clinical Research on AIDS (CPCRA) and the AIDS Clinical Trials Group (ACTG). Clin Infect Dis. 1998;26(5):1148-58.

15. Nuermberger EL, Yoshimatsu T, Tyagi S, Williams K, Rosenthal I, O'Brien RJ, et al. Moxifloxacin-containing regimens of reduced duration produce a stable cure in murine tuberculosis. Am J Respir Crit Care Med. 2004;170(10):1131-4.

16. Nuermberger EL, Yoshimatsu T, Tyagi S, O'Brien RJ, Vernon AN, Chaisson RE, et al. Moxifloxacin-containing regimen greatly reduces time to culture conversion in murine tuberculosis. Am J Respir Crit Care Med. 2004;169(3):421-6.

17. Conde MB, Efron A, Loredo C, Souza GRM, Graça NP, Cezar MC, et al. Moxifloxacin in the initial therapy of tuberculosis: a randomized, phase 2 trial. Lancet. 2009;373(9670):1183-9.

18. Dorman SE, Johnson JL, Goldberg S, Muzanye G, Padayatchi N, Bozeman L, et al. Substitution of Moxifloxacin for Isoniazid during Intensive Phase Treatment of Pulmonary Tuberculosis. Am J Respir Crit Care Med. 2009;180(3):273-80.

19. Andries K, Verhasselt P, Guillemont J, Göhlmann HWH, Neefs JM, Winkler H, et al. A diarylquinoline drug active on the ATP synthase of Mycobacterium tuberculosis. Science. 2005;307(5707):223-7.

20. Lounis N, Gevers T, Van Den Berg J, Andries K. Impact of the interaction of R207910 with rifampin on the treatment of tuberculosis studied in the mouse model. Antimicrob Agents Chemother. 2008;52(10):3568-72.

21. Rustomjee R, Diacon AH, Allen J, Venter A, Reddy C, Patientia RF, et al. Early bactericidal activity and pharmacokinetics of the diarylquinoline TMC207 in treatment of pulmonary tuberculosis. Antimicrob Agents Chemother. 2008;52(8):2831-5.

22. Diacon AH, Pym A, Grobusch M, Patientia R, Rustomjee R, Page-Shipp L, et al. The diarylquinoline TMC207 for multidrug-resistant tuberculosis. N Engl J Med. 2009;360(23):2397-405.

23. Long MW, Snider DE Jr, Farer LS. U.S. Public Health Service Cooperative trial of three rifampin-isoniazid regimens in treatment of pulmonary tuberculosis. Am Rev Respir Dis. 1979;119(6):879-94.

24. Aquinas SM, Allan WG, Horsfall PAL, Jenkins PK, Hung-Yan W, Girling D, et al. Adverse reactions to daily and intermittent rifampicin regimens for pulmonary tuberculosis in Hong Kong. Br Med J. 1972;1(5803):765-71.

25. Jayaram R, Gaonkar S, Kaur P, Suresh BL, Mahesh BN, Jayashree R, et al. Pharmacokinetics-pharmacodynamics of rifampin in an aerosol infection model of tuberculosis. Antimicrob Agents Chemother. 2003;47(7):2118-24.

26. Peloquin C. What is the 'right' dose of rifampin? Int J Tuberc Lung Dis. 2003;7(1):3-5.

27. Diacon AH, Patientia RF, Venter A, van Helden PD, Smith PJ, McIlleron H, et al. Early bactericidal activity of high-dose rifampin in patients with pulmonary tuberculosis evidenced by positive sputum smears. Antimicrob Agents Chemother. 2007;51(8):2994-6.

28. Rosenthal IM, Zhang M, Williams KN, Peloquin CA, Tyagi S, Vernon AA, et al. Daily dosing of rifapentine cures tuberculosis in three months or less in the murine model. PLoS Med. 2007;4(12):e344.

29. Rosenthal IM, Zhang M, Almeida D, Grosset JH, Nuermberger EL. Isoniazid or moxifloxacin in rifapentine-based regimens for experimental tuberculosis? Am J Respir Crit Care Med. 2008;178(9):989-93.

30. Gordin F, Chaisson RE, Matts JP, Miller C, de Lourdes Garcia M, Hafner R, et al. Rifampin and pyrazinamide vs isoniazid for prevention of tuberculosis in HIV-infected persons: an international randomized trial. Terry Beirn Community Programs for Clinical Research on AIDS, the Adult AIDS Clinical Trials Group, the Pan American Health Organization, and the Centers for Disease Control and Prevention Study Group. JAMA. 2000;283(11):1445-50.

31. Jasmer RM, Saukkonen JJ, Blumberg HM, Daley CL, Bernardo J, Vittinghoff E, et al. Short-course rifampin and pyrazinamide compared with isoniazid for latent tuberculosis infection: a multicenter clinical trial. Ann Intern Med. 2002;137(8):640-7.

Leitura recomendada

Cannon CP, Braunwald E, McCabe CH, Grayston JT, Muhlestein B, Giugliano RP, et al. Antibiotic treatment of Chlamydia pneumoniae after acute coronary syndrome. N Engl J Med. 2005;352(16):1646-54.

Micoses Pulmonares

40

40.1 Micoses Pulmonares Primárias

Cecília Bittencourt Severo
Flávio de Mattos Oliveira
Luiz Carlos Severo

Introdução

> **ATENÇÃO**
>
> As micoses humanas podem ser causadas por fungos patogênicos primários ou por fungos oportunistas. Os patogênicos são aqueles que têm capacidade de invadir os tecidos de um hospedeiro normal; já os oportunistas são invasores somente de tecidos de indivíduos com alterações graves do sistema imunodefensivo do organismo.

As micoses sistêmicas são basicamente doenças pulmonares, em que a porta de entrada dos propágulos fúngicos é quase invariavelmente inalatória. Os fungos são dimórficos térmicos; na natureza são filamentosos, e no hospedeiro ou a 37°C, no laboratório, apresentam forma de levedura, exceto *Cryptococcus gattii*. Esses fungos têm distribuição geográfica restrita e causam endemias.

> **ATENÇÃO**
>
> As micoses sistêmicas são blastomicose, coccidioidomicose, criptococose *gattii*, histoplasmose e paracoccidioidomicose.

Os agentes de tais micoses são patógenos primários, com capacidade de causar doença no hospedeiro normal, na dependência da densidade de propágulos no ambiente e do tempo de exposição (dose infectante). Paralelamente às defesas do hospedeiro (frente à imunidade celular), determinam o caráter de progressividade e a gravidade da doença.

Nessas micoses, todos os órgãos vitais podem ser afetados e as lesões podem ser extensas. As formas cutâneas e subcutâneas resultam de disseminação hematogênica, raras vezes consequência de inoculação direta após traumatismo, especialmente como acidente laboratorial.

Epidemiologia e ecologia

A blastomicose, causada pelo *Blastomyces dermatitidis* (teleomorfo: *Ajellomyces dermatitidis*), é endêmica nos Estados Unidos e no Canadá, tendo ocorrido mais raramente em Israel, na Arábia Saudita, na Índia e na África. Na América do Norte, o maior número de casos é procedente das bacias dos rios Mississipi e Ohio.

A coccidioidomicose atualmente é reconhecida como causada por duas espécies fúngicas: *Coccidioides immitis* e *Coccidioides posadasii.* A micose é endêmica no sudeste dos Estados Unidos, no norte do México, em áreas da América Central, Colômbia, Venezuela, Bolívia, Paraguai, Argentina e nordeste do Brasil (Bahia, Maranhão, Piauí e Ceará).

A criptococose *gattii,* doença causada por um patógeno primário, *C. gattii,* ocorre de forma preferencial em regiões tropicais e subtropicais, associada primariamente a eucaliptos, que foram considerados seu nicho ambiental. Entretanto, a emergência sem precedentes de muitos isolados de *C. gattii* na ilha de Vancouver mostra que a distribuição e ecologia desse fungo está mudando com a sua capacidade de associar-se a uma ampla variedade de árvores, como abetos e carvalhos, incluindo zona de clima temperado.

A histoplasmose *capsulati* é causada pelo *Histoplasma capsulatum* var. *capsulatum* (teleomorfo: *Ayellomyces capsulatus*), que habita o solo especialmente contaminado com fezes de morcegos e aves, em particular nos vales dos rios. Têm sido descritos casos de histoplasmose em todos os continentes, exceto na Antártida, sendo a maior prevalência observada nas Américas, sobretudo no vale do Mississipi. Os principais grupos de risco são pacientes com síndrome da imunodeficiência adquirida (AIDS) e transplantados. Indivíduos normais raramente são infectados em epidemias esporádicas nas áreas endêmicas; na maioria das vezes a infecção cursa de maneira assintomática e autolimitada.

Os agentes etiológicos da paracoccidioidomicose, *Paracoccidioides brasiliensis* e *Paracoccidioides lutzii*, vivem no ambiente rural: o solo é a fonte do agente, transmitido por via aérea. A infecção primária geralmente é assintomática ou subclínica autolimitada, detectada pela reação cutânea com paracoccidioidina.

Manifestações clínicas

Na blastomicose, a infecção pulmonar primária tem curso assintomático/sintomático autolimitado. A doença pulmonar crônica pode evoluir insidiosamente com ou sem manifestações extrapulmonares.

A coccidioidomicose tem amplo espectro de manifestações clínicas, variando desde síndrome tipo influenza até quadro típico de pneumonia, com escarro purulento, e às vezes com raias de sangue. As lesões pulmonares podem ser classificadas em quatro tipos principais: broncopneumonia, cavidades, nódulos e adenopatias hilares. O achado radiológico mais comum é o infiltrado pulmonar segmentar, com adenopatias hilares e/ou pequeno derrame pleural em 20% dos casos.

A criptococose *gattii* está associada a indivíduos imunocompetentes que têm massas inflamatórias significativas e comumente produz sequela neurológica que exige cirurgia e terapia antifúngica prolongada. Entretanto, a criptococose por *C. gattii* por vezes ocorre em pacientes imunodeprimidos, incluindo aqueles com AIDS, como micose oportunística.

Na histoplasmose *capsulati*, a maioria dos indivíduos normais não apresenta manifestações após a inalação de pequeno inóculo (pequeno período de exposição: minutos) de *H. capsulatum*. Exposições mais prolongadas (horas), sobremaneira quando de infecção primária, podem levar à histoplasmose pulmonar aguda (paciente previamente hígido), cavitária crônica (paciente enfisematoso) ou doença disseminada (paciente imunodeprimido frente imunidade celular). Nos pacientes infectados pelo vírus da imunodeficiência humana (HIV), a micose é disseminada e grave. São comuns as ulcerações orais e variado tipo de lesões cutâneas.

Na paracoccidioidomicose, o quadro clínico é insidioso e progressivo, podendo observar-se quatro formas clínicas: pulmonar aguda, pulmonar crônica, disseminada aguda/subaguda e disseminada crônica.

Diagnóstico diferencial

A blastomicose pode simular várias condições pulmonares, particularmente carcinoma brônquico, sarcoidose, micobacterioses e outras infecções micóticas. Nos tecidos, *B. dermatitidis* deve ser diferenciado de *Paracoccidioides*, esférulas jovens de *Coccidioides* e *Cryptococcus* sem cápsula.

> **ATENÇÃO**
>
> A coccidioidomicose deve ser reconhecida pelo clínico como uma grande imitadora de outras doenças. O acometimento pulmonar simula tuberculose, sarcoidose e câncer.
>
> A criptococose *gattii* é reconhecida pelo fato de causar lesões pulmonares que imitam neoplasias, muitas vezes seguidas de disseminação cerebral, simulando metástase.

Em imunocompetentes, nos quais a ocorrência de *C. gattii* é mais frequente, o comprometimento do sistema nervoso central (SNC) pode se apresentar como uma meningite mais prolongada e com resposta inflamatória mais intensa, com criptococomas e hidrocefalia no exame de imagem, quando comparado à infecção pelo *Cryptococcus neoformans*. No *Cryptococcus* com cápsula íntegra, as características micromorfológicas são diferenciadas e o diagnóstico é único. No fungo deficiente de cápsula, as características histológicas são bastante inespecíficas, encontrando-se em outras doenças de origem infecciosa. O *Cryptococcus* sem cápsula pode ser confundido com *H. capsulatum*, esférulas imaturas de *Coccidioides*, formas pequenas de *B. dermatitidis* e *Paracoccidioides, Candida glabarata* e *Sporothrix schenkii*. Nesses casos, a coloração histoquímica especial (Fontana-Masson) diferencia o *Cryptococcus* das outras leveduras.

Na histoplasmose *capsulati*, a apresentação clinicorradiológica é similar à de tuberculose, adiaspiromicose e sarcoidose. A diferenciação em cortes histológicos do

H capsulatum de *Leishmania* e *Toxoplasma* é feita pela coloração de Grocott, pois os dois últimos não coram.

> **ATENÇÃO**
>
> A paracoccidioidomicose frequentemente é confundida com tuberculose, e a associação entre as duas infecções ocorre em 4 a 10% dos casos; pode simular ainda histoplasmose, sarcoidose e carcinoma brônquico. As lesões cutâneas simulam histoplasmose *capsulati* e leishmaniose.

Achados histopatológicos

A blastomicose tem tropismo tecidual por pulmão, pele e ossos. Em geral, nos cortes histológicos, evidencia-se reação mista supurativa (precoce) e granulomatosa (tardia). Células gigantes costumam estar presentes, algumas contendo elementos fúngicos. O *B. dermatitidis* apresenta-se nos tecidos como leveduras grandes (8 a 15 μm de diâmetro, variação de 2 a 30 μm), com parede dupla e ligação de base larga (TABELA 40.1.1). Pode ser visto em cortes corados por hematoxilina-eosina (H&E), porém é mais facilmente demonstrado pela técnica da prata metanamina, método de Gomori-Grocott (GMS) (FIGURA 40.1.1A). Foram observadas em pacientes com AIDS células leveduriformes polimórficas, leveduras pequenas e hifas.

Na coccidioidomicose, o tropismo tecidual é por pulmão, pele, linfonodos, ossos e SNC. A reação tecidual costuma ser mista: supurativa (precoce) e granulomatosa (tardia). Ocasionalmente ocorrem fibrose e calcificações.

As esférulas do *Coccidioides* variam bastante em tamanho (10 a 200 μm): algumas podem conter endósporos, outras podem estar vazias (TABELA 40.1.1). Os endósporos lembram *H. capsulatum*, porém sem brotamento (FIGURA 40.1.1E).

Na criptococose *gattii*, a identificação histopatológica é realizada pelas técnicas histoquímicas básicas – H&E e GMS – e especiais – Mucicarmin de Mayer (MM) e Fontana-Masson (FM). A criptococose pode ser dividida em duas categorias histológicas, reativa e paucirreativa, com base nas reações teciduais do hospedeiro, e reveladas ao exame com H&E (TABELA 40.1.1).

No padrão reativo, existe a presença de resposta inflamatória granulomatosa composta por histiócitos, células gigantes multinucleadas e infiltração linfocitária; as leveduras são primariamente intracelulares.

Já no padrão paucirreativo, a resposta inflamatória é mínima ou ausente; há presença de numerosas leveduras esféricas e/ou ovais medindo 2 a 20 μm de diâmetro, circundadas por halo claro e dispostas extracelularmente (FIGURA 40.1.1C).

A coloração de GMS revela características morfológicas como parede celular e brotamentos, além de evidenciar halos claros perinucleares circundantes aos microrganismos. A coloração de MM é considerada um método específico para visualização da estrutura mucopolissacarídica capsular de *Cryptococcus*. A coloração de FM evidencia a melanina presente na parede celular fúngica, sendo alternativa para casos de infecções por organismos deficientes de cápsula.

Na histoplasmose *capsulati*, o tropismo tecidual é por pulmão, linfonodos, fígado, baço e medula óssea. A reação tecidual usual é o granuloma, com ou sem necrose caseosa (TABELA 40.1.1). Os achados característicos do *H. capsulatum* var. *capsulatum* no espécime clínico são células leveduriformes pequenas (2 a 5 μm), ovaladas, unibrotantes, com base estreita (FIGURA 40.1.1D); frequentemente estão agrupadas no

TABELA 40.1.1 → Características dos agentes etiológicos das micoses sistêmicas

	CARACTERÍSTICAS DO AGENTE ETIOLÓGICO			
MICOSE, AGENTE	**TAMANHO**	**FORMA**	**REAÇÃO E TROPISMO TECIDUAL**	**FIGURA**
Blastomicose, *Blastomyces dermatitidis*	8-15 μm	Esférico, brotamento com base larga	Mista supurativa e granulomatosa; pulmão, pele e ossos	40.1.1A
Coccidioidomicose, *Coccidioides immitis* e *Coccidioides posadasii*	10-200 μm	Esférula com endósporos	Granulomatosa, necrose caseosa; pulmão, pele, linfonodos, ossos e sistema nervoso central	40.1.1E
Criptococose *gattii*, *Cryptococcus gattii*	2-20 μm	Esférico a oval, encapsulado	Reativa e paucirreativa; tropismo cerebral	40.1.1C
Histoplasmose, *Histoplasma capsulatum*	2-5 μm	Oval, unibrotante com base estreita	Granuloma tuberculoide com necrose caseosa; pulmão, linfonodos, fígado, baço e medula óssea	40.1.1D
Paracoccidioidomicose, *Paracoccidioides brasiliensis* e *P. lutzii*	5-20 μm	Polimórfico, multibrotante	Mista supurativa e granulomatosa; pulmão, suprarrenal, transição mucocutânea, músculo estriado, tecido linfoide e zonas mais frias do corpo	40.1.1B

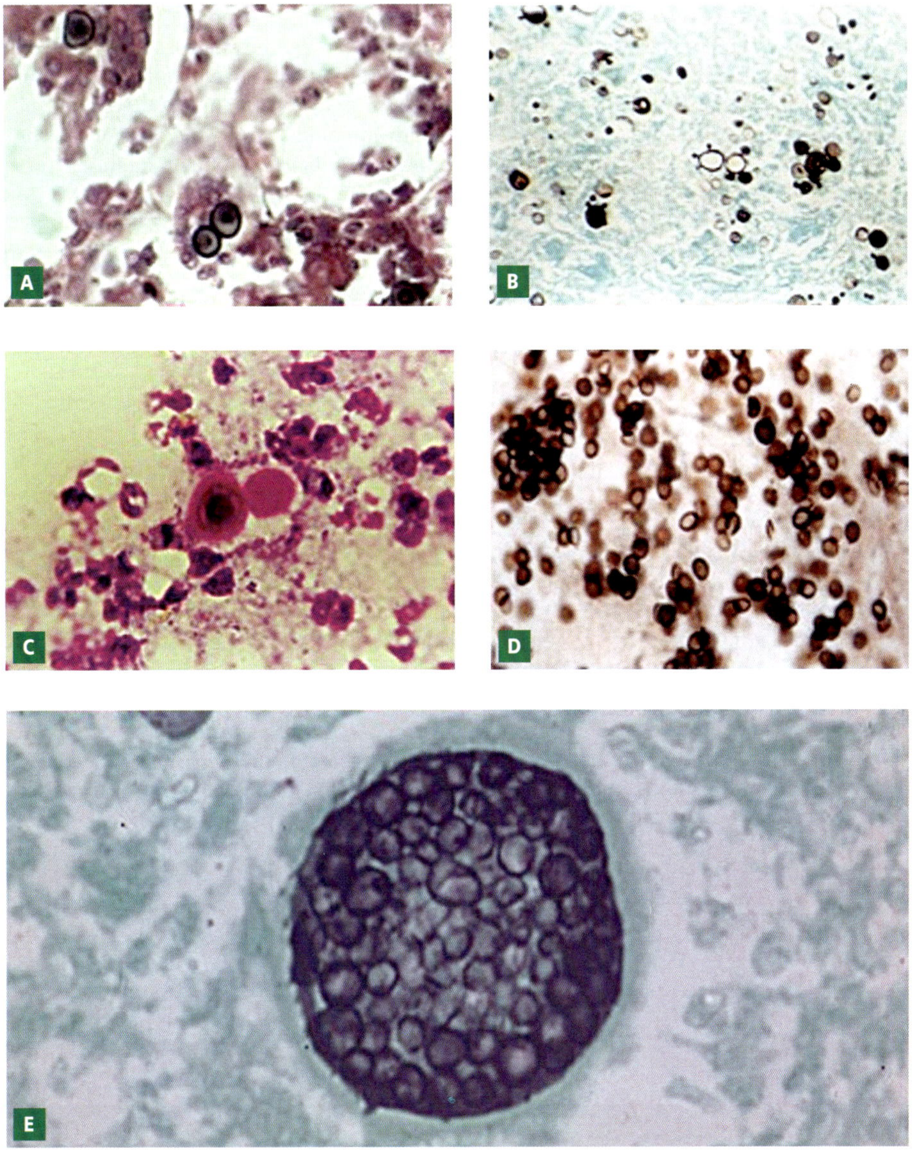

FIGURA 40.1.1 → (A) Elementos leveduriformes grandes, parede dupla, compatíveis com *Blastomyces* sp. (combinado H&E e GMS, 40x). (B) Elementos leveduriformes multibrotantes, compatíveis com *Paracoccidioides* sp. (GMS, 20x). (C) Elementos leveduriformes arredondados, circundados por um halo, compatíveis com *Cryptococcus* sp. (Giemsa, 40x). (D) Presença de elementos leveduriformes pequenos, ovalados, compatíveis com *Histoplasma capsulatum* (GMS, 40x). (E) Esférula contendo endósporos em seu interior, compatível com *Coccidioides* sp. (GMS, 40x).

interior de histiócitos; quando em pequeno número, é difícil sua identificação em secreções respiratórias.

Na paracoccidioidomicose, o tropismo tecidual é por pulmão, suprarrenal, transição mucocutânea, músculo estriado, tecido linfoide e zonas mais frias do corpo. A reação tecidual mais comum é a granulomatosa, com inflamação purulenta ou necrose central (TABELA 40.1.1). As células do *Paracoccidioides* geralmente são grandes (5 a 20 μm), circundadas por brotamentos múltiplos de base estreita (FIGURA 40.1.1B); células pequenas (2 a 5 μm) isoladamente podem simular *H. capsulatum*. Por vezes, elementos fúngicos alongados (pseudo-hifas) podem ser observados.

Estratégia diagnóstica

Na blastomicose, o exame microscópico a fresco do material clínico (escarro, biópsia transbrônquica, linfonodos e cortes de tecido) pode ser feito após clarificação com 10% de KOH. A imunodifusão (identifica a banda A) tem especificidade de 84 a 100% e sensibilidade de 57 a 62%; já o método de enzima imunoensaio (ELISA) é mais sensível (80%) e mais específico (98%).

Na coccidioidomicose, os testes sorológicos inicialmente usados são imunodifusão, aglutinação em partículas de látex e fixação de complemento (títulos de 1:32 ou mais), que podem ser utilizados como triagem soromicológica. O exame microscópico direto do material clínico é de grande importância no diagnóstico pela demonstração das esférulas características. A fase miceliana é extremamente infectante. O *Coccidioides* é considerado o fungo mais virulento dentre os agentes de micoses humanas, razão pela qual deve ser manuseado em capela de biossegurança de classe II.

Na criptococose *gattii*, a cultura de escarro, o lavado broncoalveolar, a biópsia pulmonar, o liquor ou espécimes da biópsia do cérebro em ágar seletivo (canavanina glicina azul de bromotimol – CGB) permitem a diferenciação entre *C. gattii* e *C. neoformans*. O teste do antígeno criptocócico no soro e liquor é um teste preliminar para infecção criptocócica e tem alta sensibilidade para a doença. Ele não faz distinção entre as diferentes espécies de *Cryptococcus*. As técnicas moleculares podem ser utilizadas para a especiação de *Cryptococcus* a partir de amostras quando não é possível o cultivo.

Na histoplasmose *capsulati*, é difícil detectar *H. capsulatum* em espécimes clínicos não corados, e os cultivos fornecem as principais provas diagnósticas: histoplasmose disseminada, 90%; histoplasmose pulmonar crônica, 60% no escarro. Contudo, os cultivos não são sensíveis em caso de histoplasmose pulmonar aguda (< 10%). Na histoplasmose disseminada, o sistema de hemocultivo por lise-centrifugação (Isolator®) mostrou-se um excelente e rápido método diagnóstico, evitando biópsias hepáticas e de medula óssea. A imunodifusão (bandas H e M) é um teste útil (disponível comercialmente) para triagem diagnóstica em pacientes não imunodeprimidos. Nos pacientes com AIDS, não está clara a utilidade do teste, porém, como é simples e não invasivo, deve ser realizado.

Na paracoccidioidomicose, o diagnóstico micológico é feito facilmente pelo exame microscópico a fresco do escarro. Cultivos nem sempre são obtidos. A triagem soromicológica pela imunodifusão é útil. O *Paracoccidioides* pode ser visualizado em cortes de tecidos corados por H&E, mas a coloração de GMS evidencia melhor a morfologia fúngica.

Tratamento e prognóstico

> **ATENÇÃO**
>
> Nos casos de blastomicose, o itraconazol é o fármaco de escolha para doença pulmonar aguda e crônica (taxa de cura de 90%). Pacientes criticamente enfermos podem precisar de tratamento com anfotericina B (Tabela 40.1.2).

A coccidioidomicose é uma das micoses endêmicas mais difíceis de tratar. Embora não haja consenso quanto ao fármaco de escolha, alguns autores concordam com a indicação de itraconazol para doença pulmonar aguda e itraconazol ou anfotericina B para doença pulmonar crônica. O fluconazol fica reservado para doença meníngea, em função da excelente penetração liquórica (**TABELA 40.1.2**).

Na criptococose, o tratamento difere segundo a espécie de *Cryptococcus. C. gattii* requer maior dose de anfotericina B e tratamento mais prolongado, frequentemente exigindo cirurgia (**TABELA 40.1.2**). Da mesma forma, as sequelas são mais frequentes e a mortalidade é maior.

TABELA 40.1.2 → Tratamento utilizado nas micoses sistêmicas

MICOSE	TRATAMENTO			
	ITRACONAZOL	ANFOTERICINA B (DEOXICOLATO)	FLUCONAZOL	VORICONAZOL
Blastomicose	200-400 mg/dia	0,25-1 mg/kg/dia	400-800 mg/dia	400 mg** 6 mg/kg***
Coccidioidomicose	400-600 mg/dia	0,25-1 mg/kg/dia	400-800 mg/dia	400 mg** 6 mg/kg***
Criptococose *gattii*	–	0,5-0,7 mg/kg/dia****	200-400 mg/dia	–
Histoplasmose	200-400 mg/dia	0,7-1 mg/kg/dia	400-800 mg/dia	400 mg** 6 mg/kg***
Paracoccidioidomicose*	200 mg/dia	0,7-1 mg/kg/dia	–	200-400 mg

*Sulfametoxazol/trimetoprim – 160-240 mg (segunda opção).
**Via oral.
***Via intravenosa.
****Associado a 5-fluocitosina (75-100 mg/kg/dia).

> **ATENÇÃO**
>
> Quanto à histoplasmose *capsulati*, poucos pacientes com doença pulmonar aguda necessitam de tratamento específico, pois a resolução espontânea é a regra. Itraconazol (400 mg/dia, durante 6 a 12 meses) é o fármaco de escolha para doença pulmonar crônica. A anfotericina B tem indicação formal no tratamento inicial de pacientes graves. A histoplasmose disseminada nos pacientes com AIDS é de difícil controle, devendo ser realizado tratamento supressivo crônico com itraconazol (Tabela 40.1.2).

Na paracoccidioidomicose, o itraconazol é o fármaco de escolha (100 mg/dia, por seis meses). Doença grave pode exigir tratamento inicial com anfotericina B e manutenção com itraconazol (TABELA 40.1.2). Nos pacientes que tiverem tuberculose associada, no momento do uso de rifampicina, deve ser usado sulfametoxazol-trimetoprim, pela incompatibilidade do itraconazol com a rifampicina.

Leituras recomendadas

Ampel NM. The diagnosis of coccidioidomycosis. F1000 Med Rep. 2010;2:2.

Antonello VS, Zaltron VF, Vial M, Oliveira FM de, Severo LC. Oropharyngeal histoplasmosis: report of eleven cases and review of the literature. Rev Soc Bras Med Trop. 2011;44(1):26-9.

Byrnes EJ 3rd, Li W, Lewit Y, Ma H, Voelz K, Ren P, et al. Emergence and pathogenicity of highly virulent Cryptococcus gattii genotypes in the northwest United States. PLoS Pathog. 2010;6(4):e1000850.

Catanzaro A. Coccidioidomycosis. Semin Respir Crit Care Med. 2004;25(2):123-8.

D'Souza CA, Kronstad JW, Taylor G, Warren R, Yuen M, Hu G, et al. Genome variation in Cryptococcus gattii, an emerging pathogen of immunocompetent hosts. MBio. 2011;2(1):e00342-10.

Hospenthal DR, Rinaldi MG. Diagnosis and treatment of human mycoses. Totowa: Humana; 2008.

Kauffman CA. Histoplasmosis: a clinical and laboratory update. Clin Microbiol Rev. 2007;20(1):115-32.

Li SS, Mody CH. Cryptococcus. Proc Am Thorac Soc. 2010;7(3):186-96.

MacDougall L, Fyfe M, Romney M, Starr M, Galanis E. Risck factors for Cryptococcus gattii infection, British Columbia, Canada. Emerg Infec Dis. 2011;17(2):193-9.

Marini MM, Zanforlin T, Santos PC, Barros RR, Guerra AC, Puccia R, et al. Identification and characterization of Tc1/mariner-like DNA transposons in genomes of the pathogenic fungi of the Paracoccidioides species complex. BMC Genomics. 2010;11:130.

Oliveira FM, Severo CB, Guazzelli LS, Severo LC. Cryptococcus gattii fungemia: report f a case with lung and brain lesions mimicking radiological features of malignancy. Rev Inst Med Trop São Paulo. 2007;49(4):263-5.

Pappas PG. Blastomycosis. Semin Respir Crit Care Med. 2004;25(2):113-21.

Rodrigues GS, Severo CB, Oliveira FM, Moreira JS, Prolla JC, Severo LC. Associação entre paracoccidioidomicose e câncer. J Bras Pneumol. 2010;36(3):356-62.

Severo CB, Gazzoni AF, Severo LC. Chapter 3-pulmonary cryptococcosis. J Bras Pneumol. 2009;35(11):1136-44.

Severo LC, Rizzon CFC, Roesch EW, Oliveira FM, Porto NS. Chronic pulmonary histoplasmosis in Brazil: report of two cases with cavitation diagnosed by transthoracic needle biopsy. Rev Inst Med Trop São Paulo. 1997;39(5):293-7.

Velagapudi R, Hsueh YP, Geunes-Boyer S, Wright JR, Heitman J. Spores as infectious propagules of Cryptococcus neoformans. Infect Immun. 2009;77(10):4345-55.

Wheat LJ, Conces D, Allen SD, Blue-Hnidy D, Loyd J. Pulmonary histoplasmosis syndromes: recognition, diagnosis, and management. Semin Respir Crit Care Med. 2004;25(2):129-44.

40.2 Micoses Pulmonares Oportunísticas

Cecília Bittencourt Severo
Flávio de Mattos Oliveira
Luiz Carlos Severo

Introdução

As micoses oportunísticas têm como agentes fungos filamentosos e fungos leveduriformes, de distribuição universal, habitando o meio ambiente ou fazendo parte da microbiota residente do hospedeiro (como *Candida albicans*). Pelo fato de serem fungos monomórficos, isto é, apresentam a mesma forma em vida saprobiótica e parasitária, devem ser isolados em cultivo para que sejam identificados. Têm crescimento rápido. Como possuem virulência relativamente baixa, para causarem doença, o hospedeiro deve ser imunocomprometido.

Qualquer parte do corpo pode ser porta de entrada para os elementos fúngicos. As doenças causadas por eles apresentam similaridades anatomopatológicas, sendo graves e progressivas, como resultado do fator predisponente, da doença de base ou do seu tratamento. Os QUADROS 40.2.1 e 40.2.2 resumem aspectos micromorfológicos, reações teciduais, apresentações clínicas e escolhas terapêuticas.

Epidemiologia e ecologia

Aspergilose

Na aspergilose, os microrganismos do gênero *Aspergillus* são ubíquos e comumente encontrados no solo, na água, em material orgânico e vegetação em decomposição. As principais espécies implicadas em casos de aspergiloses são *Aspergillus fumigatus*, *Aspergillus flavus* e *Aspergillus niger*, esta última sobretudo em pacientes diabéticos.

QUADRO 40.2.1 → Diagnóstico tecidual das micoses pulmonares oportunísticas

MICOSE	MORFOLOGIA NO TECIDO	REAÇÃO TECIDUAL
Aspergilose	Hifa hialina (3 a 5 μm), septada, ramificada dicotomicamente; conidióforos em lesões escavadas	Necrose supurativa; tropismo vascular
Candidose	Blastoconídios, pseudo-hifas e hifas hialinas (5 a 7 μm)	Supurativa, menos comum granulomatosa; tropismo renal
Criptococose	Leveduras (8 a 10 μm), cápsula gelatinosa, carminofílica; blastoconídios de base delgada	Ausência de reação (lesões císticas); granulomatosa em leveduras sem cápsula; neurotropismo
Feo-hifomicose	Blastoconídios, pseudo-hifas e hifas de cor marrom	Reação mista piogranulomatosa
Hialo-hifomicose	Hifas hialinas (3 a 5 μm), septadas, ramificadas	Abscessos, ocasionalmente granuloma
Pneumocistose	Elementos fúngicos ovalados (4 a 6 μm), não brotantes com ponto escuro central (coloração de GMS)	Exsudato espumoso alveolar e infiltrado intersticial, raramente granuloma
Scedosporiose	Hifa (3 a 5 μm), hialina em coloração de hematoxilina e eosina (H&E) e escura em Fontana-Masson; aneloconídios, especialmente em lesões escavadas	Necrose supurativa; tropismo vascular
Mucormicose	Hifa hialina, larga (6 a 25 μm), irregular, ramificações aleatórias	Necrose supurativa; marcado tropismo vascular

QUADRO 40.2.2 → Tratamento das micoses pulmonares oportunísticas

APRESENTAÇÃO CLÍNICA	TRATAMENTO DE ESCOLHA
Aspergilose	
– Aspergilose broncopulmonar alérgica	– Prednisona, itraconazol
– Colonização intracavitária (bola fúngica)	– Cirurgia, itraconazol
– Aspergilose necrosante crônica	– Anfotericina B ou itraconazol, cirurgia
– Aspergilose invasiva aguda	– Voriconazol, anfotericina B, itraconazol, caspofungina
Candidose	– Anfotericina B, fluconazol, caspofungina, micafungina, anidulafungina
Criptococose	
– Disseminada com meningite	– Anfotericina B, fluconazol, voriconazol
– Pulmonar	– Fluconazol ou itraconazol, cirurgia
Feo-hifomicose	– Itraconazol, cirurgia
Hialo-hifomicose	– Anfotericina B, cirurgia
Pneumocistose	– Trimetoprim-sulfametoxazol, pentamidina
Scedosporiose	– Itraconazol, cirurgia
Mucormicose	– Anfotericina B, cirurgia, posaconazol

A classificação clínica da doença identifica os grupos de risco para a micose:

- → Aspergilose invasiva aguda (AIA) – pacientes neutropênicos
- → Aspergilose pulmonar necrosante crônica (APNC) – diabete melito
- → Colonização intracavitária pulmonar aspergilar (CIPA, bola fúngica) – tuberculose curada
- → Aspergilose broncopulmonar alérgica (ABPA) – colonização das vias aéreas
- → Asma brônquica usual – alergênio comum

Candidose

Na candidose, a pneumonia por *Candida* continua sendo uma entidade pouco conhecida, independentemente de a candidose invasiva ser a causa frequente de infecção nosocomial. As espécies do gênero *Candida* são confinadas aos reservatórios humano e animal, embora tenham sido isoladas do solo, de alimentos e do ambiente hospitalar. *C. albicans* é o principal agente, seguido de *Candida tropicalis* e *Candida parapsilosis*.

Os fatores de risco para candidose incluem neutropenia grave, hospitalização prolongada, antibioticoterapia múltipla, cateter venoso central, corticoterapia e alimentação parenteral.

Criptococose neoformans

Cryptococcus neoformans (teleomorfo: *Filobasidiella neoformans*) é um basidiomiceto encapsulado de duas variedades: *C. neoformans* var. *grubii* e *C. neoformans* var. *neoformans*.

Os pacientes com risco para criptococose neoformans são deficientes de células T, portadores de Hodgkin, transplantados e com síndrome da imunodeficiência adquirida (AIDS).

Hialo-hifomicose

Fusarium é o principal agente de hialo-hifomicose. É sapróﬁta do solo e frequentemente fitopatógeno. Entre as mais de 50 espécies, é marcante o parasitismo humano com *Fusarium solani*. A incidência de hialo-hifomicose no ser humano não está clara. Contudo, a hialo-hifomicose emergiu nos últimos tempos nos hospitais terciários de tratamento para câncer como a segunda causa de micose invasiva por fungos filamentosos.

Feo-hifomicose

Na feo-hifomicose, os principais agentes são *Bipolaris spicifera*, *Cladophialophora bantiana*, *Exophiala jeanselmei*, *Phialophora parasitica* e *Curvularia lunata*. Contudo, qualquer fungo demácio (que possui melanina), habitante comum do solo, pode ocasionar doença, especialmente em hospedeiros imunodeprimidos. É uma infecção rara que envolve pele, tecido subcutâneo, seios da face, pulmões, ossos e sistema nervoso central.

Costuma ser secundária à implantação traumática. Alternativamente, pode ser adquirida por inalação (modelos experimentais em animais corroboram a porta de entrada pulmonar) dos conídios e disseminação hemática para órgãos distantes, sendo granulocitopenia o principal fator de risco para disseminação.

Pneumocistose

> **ATENÇÃO**
>
> *Pneumocystis jirovecii* – um eucarioto unicelular com distribuição geográfica ubíqua, no início considerado um protozoário – foi recentemente reclassificado por similaridade estrutural, características tintoriais e sequenciamento genético (padrão ribossomal) como fungo.

O microrganismo e seu ciclo vital continuam pouco entendidos. Existem dúvidas sobre partículas infectantes e nicho ecológico ambiental. Contudo, estudos experimentais mostraram que o *P. jirovecii* é transmitido por via aérea e tem porta de entrada pulmonar.

A pneumonia por *P. jirovecii* emergiu no início dos anos de 1980: evoluiu de uma entidade clínica incomum, vista raramente apenas em pacientes imunodeprimidos, para a mais frequente infecção oportunista pulmonar nos pacientes com AIDS.

Scedosporiose

O *Scedosporium apiospermum* (teleomorfo: *Pseudalleschereia boydii*) e o *Scedosporium prolificans* são hifomicetos oportunistas típicos, em geral adquiridos por traumatismo ou inalação. O *Scedosporium* é fungo habitante normal da água e do solo, amplamente distribuído na natureza. Esse fungo emergiu como novo agente de pneumonia oportunística em indivíduos que aspiram água poluída.

A scedosporiose disseminada é uma importante complicação na imunossupressão, sobretudo na granulocitopenia.

Mucormicose

A mucormicose é uma infecção fúngica rara, porém a mais fulminante (infrequentemente diagnosticada *antemortem*). Um espectro crescente de zigomicetos patogênicos tem sido descrito como causa de mucormicose em humanos. Predominam os membros da ordem dos *Mucorales*, mas infecções profundas pelo gênero *Entomophtorales* têm sido relatadas.

Os microrganismos que mais causam mucormicose pertencem aos gêneros *Rhizopus*, *Absidia* e *Mucor*. Infecções pelo gênero *Rhizopus* são provavelmente mais comuns, com *Rhizopus oryzae* sendo o mais agressivo. Outros menos frequentes são *Rhizomucor pusillus*, *Cunninghamella bertholletiae*, *Mucor indicus* e *Absidia corymbifera*.

Os fungos são filamentosos, ubíquos na natureza, habitando saprobioticamente solo, matéria em decomposição, pão e poeira. Devido à sua veiculação dos esporangiosporos no ar ambiente, pulmões e seios da face são os sítios primários de infecção.

Os fatores de risco para a doença pulmonar incluem diabete melito não controlado, linfoma, leucemia, neutropenia grave, transplante de órgãos, AIDS, corticoterapia e tratamento com deferoxamina. Ocasionalmente, pessoas hígidas podem ser infectadas.

Manifestações clínicas

Aspergilose

A aspergilose é doença espectral, de curso clínico variável com o hospedeiro. A AIA frequentemente é caracterizada por dor ventilatório-dependente, hemoptise e febre, com infiltrado pulmonar que não responde a antibiótico de amplo espectro, com subsequente escavação. A APNC é manifestada por tosse, febre, suores noturnos, emagrecimento e anemia. Na CIPA, predominam a tosse produtiva crônica e a hemoptise de repetição. Na ABPA, o paciente costuma ser asmático (atópico com eosinofilia) de difícil controle, com dispneia, tosse, expectoração purulenta (eosinofílica) e moldes brônquicos, podendo evoluir de maneira grave para um quadro supurativo com bronquiectasias e/ou para fibrose pulmonar – na situação de asma simples, o fungo faz o papel de um simples alergênico.

Candidose

A candidose pulmonar hemática (pneumonia secundária) é complicação de candidose disseminada, sobremaneira no paciente granulocitopênico. A broncopneumonia de aspiração (pneumonia primária) ocorre mais frequentemente em neonatos e em hospedeiros debilitados.

O aspecto radiológico depende da via de disseminação: a pneumonia secundária apresenta-se à radiografia de tórax como infiltrado pulmonar nodular difuso; já a pneumonia primária, como consolidações peribrônquicas.

Criptococose neoformans

A criptococose neoformans apresenta-se na maioria dos casos como doença disseminada, tendo o fungo um marcante tropismo pelo sistema nervoso central. Na espécie *C. neoformans*, predomina meningite ou meningoencefalite em paciente com radiografia torácica aparentemente normal.

Hialo-hifomicose

A manifestação clínica da hialo-hifomicose invasiva é inespecífica, e o estado imunológico do hospedeiro desempenha papel crucial na gravidade da doença. No hospedeiro normal, a doença é tipicamente localizada, por exemplo na pele ou nos olhos. Na doença invasiva, febre persistente que não responde aos antibióticos de amplo espectro é a principal característica.

Feo-hifomicose

A infecção costuma ser lentamente progressiva. As manifestações pulmonares incluem febre, tosse seca e hemoptise; nos achados radiológicos, observam-se infiltrados, consolidação e derrame pleural.

Em pacientes atópicos, achados clínicos e radiológicos indistinguíveis da ABPA (eosinofilia periférica e elevação dos níveis de IgE) foram registrados em pacientes com infecção por fungos dematiáceos.

Pneumocistose

A pneumocistose apresenta-se com febre, tosse, dispneia, calafrios e dor torácica. Infiltrado pulmonar misto, intersticial e alveolar é o achado radiológico clássico, embora várias manifestações torácicas tenham sido descritas: radiografia normal, infiltrados nodulares, cavitação, bolhas de enfisema, pneumotórax e derrame pleural.

Scedosporiose

O espectro das manifestações clínicas é similar – em termos de variedade e gravidade – ao da doença causada por *Aspergillus*, exceto pela predominância de micetoma devido à penetração traumática dos elementos fúngicos, através da pele, no tecido subcutâneo.

Nos pulmões, após a inalação dos conídios, podem ocorrer três manifestações clínicas: doença broncopulmonar alérgica, colonização intracavitária e doença invasiva.

Mucormicose

As infecções clínicas geralmente cursam em hospedeiros imunocomprometidos e manifestam-se por doença nasofaríngea, pulmonar ou disseminada. A mucormicose do trato respiratório é relatada mais em neutropênicos com leucemia, linfoma e corticoterapia.

> **ATENÇÃO**
>
> A mucormicose pulmonar é infecção agressiva, muitas vezes terminal. A micose tem início agudo, e as manifestações incluem febre, dor ventilatório-dependente, dispneia e hemoptise. Na radiografia de tórax, pode ser observada consolidação progressiva, com cavitação consequente à hemorragia e necrose tecidual.

Diagnóstico diferencial

Aspergilose

Na aspergilose, a doença invasiva tem aspectos clínicos e radiológicos semelhantes aos de feo-hifomicose, mucormicose, hialo-hifomicose e scedosporiose. A APNC lembra tuberculose, e a ABPA é indistinguível, clínica e radiologicamente, de outras doenças fúngicas broncopulmonares alérgicas.

Nos cortes histológicos de casos de aspergilose invasiva, as hifas devem ser diferenciadas dos agentes de hialo-hifomicose e de scedosporiose. Nas colonizações intracavitárias, os conidióforos aspergilares e os aneloconídios do *Scedosporium* permitem tal diferenciação quando não foi possível isolar o agente em cultivo.

Candidose

A candidose pulmonar deve fazer parte do diagnóstico diferencial de infecções bacterianas de aspiração e hemáticas. Na diferenciação laboratorial de criptococose, é necessário procurar cápsula, testar urease e produção de melanina (fenoloxidose) em ágar Staib.

Criptococose neoformans

ATENÇÃO

A criptococose muitas vezes é diagnosticada equivocadamente como neoplasia, sarcoidose, tuberculose ou outras micoses. Nódulos subpleurais com necrose caseosa podem mimetizar histoplasmoma ou tuberculoma. Nos cortes de tecido, leveduras acapsuladas devem ser diferenciadas de *Histoplasma capsulatum* ou formas pequenas de *Paracoccidioides*.

Hialo-hifomicose

As hifas são hialinas, estreitas, e a septação é frequente, o que as diferencia dos zigomicetos. Contudo, podem simular *Aspergillus* e *Scedosporium*. A presença de microconídios septados faz a diferença (FIGURA 40.2.1E).

Feo-hifomicose

Na infecção invasiva, os aspectos clínicos e radiológicos são indistinguíveis de aspergilose, hialo-hifomicose, mucormicose e scedosporiose. A feo-hifomicose broncopulmonar alérgica deve ser considerada no diagnóstico diferencial de ABPA, em que *Aspergillus* foi excluído.

Pneumocistose

O envolvimento pulmonar na pneumocistose costuma ser bilateral, difusamente distribuído pelos pulmões. Contudo, *P. jirovecii* pode ocasionar lesões focais, restritas aos lobos superiores, nodulares ou cavitárias, simulando tuberculose.

Scedosporiose

A scedosporiose deve ser incluída no espectro de infecções pulmonares oportunísticas graves, atualmente em expansão.

Como tanto *Scedosporium* quanto *Aspergillus* não são pigmentados nos tecidos e possuem hifas estreitas e septadas, é mandatório o cultivo para o diagnóstico etiológico adequado, principalmente se forem observados aneloconídios no exame microscópico (FIGURA 40.2.1D) ou se tenha teste de imunofluorescência específico positivo.

Mucormicose

Os aspectos clínicos e radiológicos são indistinguíveis das outras micoses por fungos filamentosos que apresentam tropismo vascular, como aspergilose.

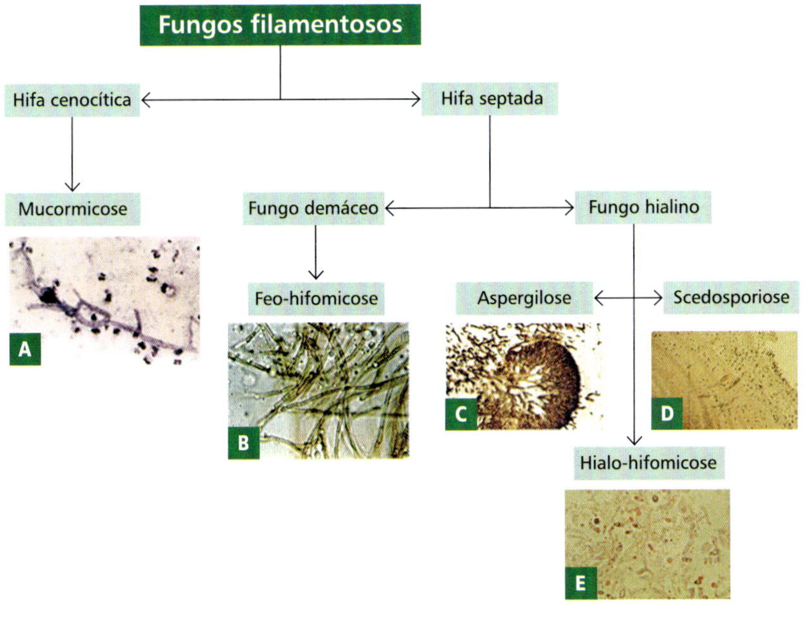

FIGURA 40.2.1 → (A) Hifa larga, tortuosa, não septada e ramificada em ângulo de 45 graus (Giemsa, 40x). (B) Exame a fresco mostrando hifa com parede regular, septada, de cor acastanhada, caracterizando um fungo negro (40x). (C) Corte de tecido renal. Hifas septadas, parede regular, ramificação dicotômica em ângulo de 45 graus, abrindo um leque, caracterizando aspergilose invasiva (GMS, 20x). (D) Corte de bola fúngica pulmonar por *Scedosporium apiospermum*, mostrando os aneloconídios no interior da massa fúngica, com crescimento zoniforme (H&E, 40x). (E) Hialo-hifomicose por *Fusarium*. Hifas hialinas com presença de microconídios septados (H&E, 40x).

Achados histopatológicos

Aspergilose

Na aspergilose, a necrose supurativa é a reação tecidual usual; por vezes, observa-se granuloma. Nos pacientes imunodeprimidos, o fungo prolifera nos alvéolos e invade os vasos sanguíneos. As espécies de *Aspergillus* apresentam hifas hialinas septadas (3 a 12 μm), ramificando-se dicotomicamente em ângulo de 45 graus (FIGURA 40.2.1C).

Candidose

> **ATENÇÃO**
>
> Na candidose, caracteristicamente observam-se microabscessos contendo blastoconídios, pseudo-hifas e hifas hialinas (FIGURA 40.2.2). Na candidose pulmonar hemática, verificam-se lesões em múltiplos órgãos, e os pulmões apresentam consolidações hemorrágicas e lesões nodulares esparsas. Por outro lado, na candidose pulmonar primária, observam-se úlceras traqueais e invasão da parede brônquica.

Criptococose neoformans

O padrão histopatológico depende do tempo de evolução da lesão: lesões recentes são mucoides, com reação tecidual mínima ou ausente; lesões antigas apresentam aspecto granulomatoso, evidenciando fagocitose, especialmente quando elementos fúngicos têm deficiência de cápsula. Nesses casos, os nódulos podem estar envoltos por uma camada fibrótica e apresentar necrose caseosa, sendo necessário utilizar a técnica de imunofluorescência direta para confirmação diagnóstica.

C. neoformans costuma apresentar-se no material clínico sob forma de levedura esférica (2 a 5 μm), encapsulada. Ocasionalmente podem aparecer pseudo-hifas; a cápsula pode não ser evidente (FIGURA 40.2.3).

Hialo-hifomicose

Os principais achados histopatológicos são abscesso, infarto e granuloma. Microscopicamente, os abscessos podem ocasionar trombo séptico e fungemia, sendo *Fusarium* o fungo filamentoso que mais se isola em hemocultivo.

Feo-hifomicose

A reação tecidual usual é piogranulomatosa, com abscessos circundados por células gigantes. Os achados de hifas (2 a 6 μm de largura), blastoconídios, pseudo-hifas e clamidoconídios pigmentados (cor marrom) confirmam o diagnóstico (FIGURA 40.2.1B).

Pneumocistose

O envolvimento misto – alveolar (exsudato espumoso consistindo em material eosinofílico relativamente hipocelular) e intersticial por monócitos e plasmócitos – é a reação tecidual usual. A impregnação argêntica de Gomori-Grocott revela um grande número de elementos fúngicos característicos no material alveolar: ovalados (4 a 6 μm), não brotantes, com ponto escuro central, alguns em forma de crescente e outros colapsados (FIGURA 40.2.4). Os achados histopatológicos podem não ser típicos: ausência de exsudato alveolar, presença de fibrose intersticial, granuloma e até mesmo calcificações podem ser observados em pacientes que não estão gravemente imunodeprimidos.

Scedosporiose

A scedosporiose invasiva é histopatologicamente similar à aspergilose (pneumonite necrosante, abscessos pulmonares e infartos nodulares).

Há presença de hifas septadas, randomicamente ramificadas (a ramificação progressiva é característica da infecção por *Aspergillus*), com 2 a 5 μm de largura; podem ser visualizados aneloconídios tipo *Scedosporium*, sobretudo em lesões cavitárias (FIGURA 40.2.1D).

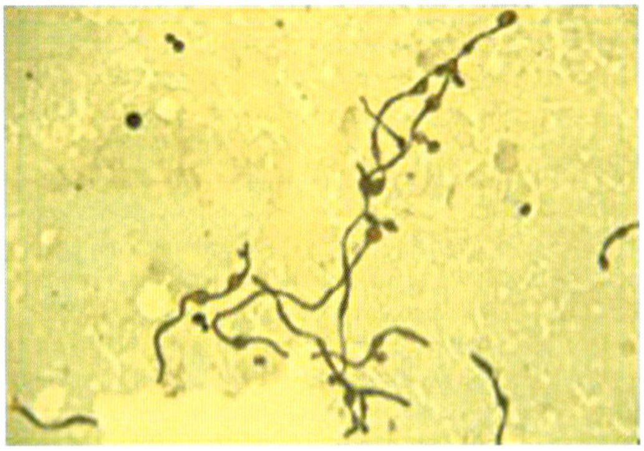

FIGURA 40.2.2 → Presença de blastoconídios, pseudo-hifas e hifas compatíveis com *Candida* sp. (GMS, 40x).

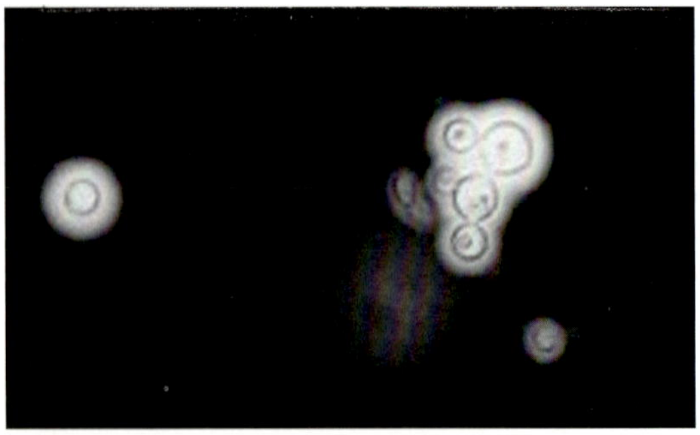

FIGURA 40.2.3 → Presença de elementos leveduriformes esféricos, encapsulados, com ou sem brotamentos, compatíveis com *Cryptococcus* sp. (Nigrosina, 40x).

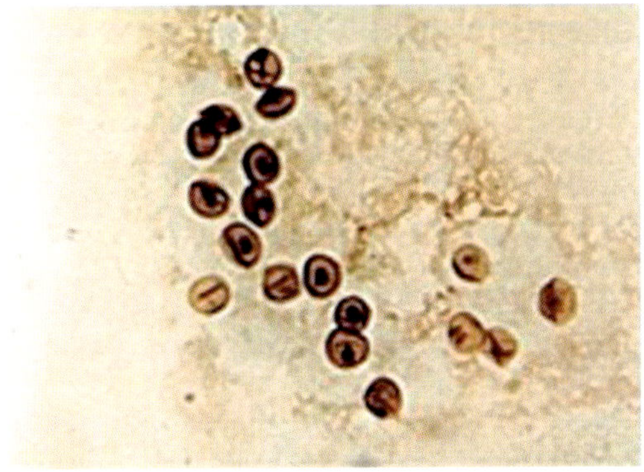

FIGURA 40.2.4 → Presença de elementos leveduriformes com ponto central, compatíveis com *Pneumocystis jirovecii* (GMS, 40x).

Mucormicose

A inflamação é esparsa e inespecífica: necrose supurativa, menos comumente granuloma. Os zigomicetos têm propensão para invadir a parede e o lume dos vasos sanguíneos com consequente hemorragia, formação de trombos e necrose tecidual.

Há hifas largas (6 μm), paredes finas, cenocíticas ou infrequentemente septadas, de contornos não paralelos, com ramificação em ângulo de 90 graus (FIGURA 40.2.1A).

Estratégia diagnóstica

Aspergilose

Para a aspergilose, a prova etiológica de uma espécie de *Aspergillus* isolada em cultivo exige demonstração do fungo ao exame microscópico do material clínico em paciente com manifestações clínicas compatíveis com aspergilose, e de preferência corroborada pela soromicologia. Embora as espécies de *Aspergillus* tenham angiotropismo positivo, elas raramente são isoladas a partir de hemocultivo.

Escarro e espécime broncoscópico positivos (microscopia e cultivo) não são sensíveis ou preditores de doença invasiva no transplantado de pulmão. Contudo, no paciente granulocitopênico febril com novos infiltrados pulmonares, são indicativos de aspergilose invasiva. A fibrobroncoscopia e a tomografia de alta resolução são instrumentos diagnósticos mutuamente complementares, devendo ser realizadas o mais cedo possível nos pacientes com pneumonia e risco para aspergilose invasiva.

O teste de imunodifusão, disponível comercialmente, é triagem – sobretudo em pacientes imunocompetentes – para colonização intracavitária e aspergilose alérgica, com sensibilidade de 90 e 70%, respectivamente. A detecção de antígenos no soro e na urina é importante na aspergilose invasiva, em razão do pouco auxílio da detecção de anticorpos nos pacientes com imunidade humoral variável ou ausente. O fator limitante de tais testes é sua restrição a estudos experimentais e laboratórios de referência.

Candidose

A presença de *Candida* em espécimes da árvore traqueobrônquica no paciente com infiltrado pulmonar é insuficiente para o diagnóstico. A caracterização definitiva da candidose pulmonar é feita pela demonstração do agente em fragmentos de tecidos obtidos por biópsia ou autópsia. A biópsia transbrônquica é de extrema utilidade, especialmente na apresentação broncopneumônica. O diagnóstico da forma disseminada pode ser feito por biópsia de lesões cutâneas. O hemocultivo é procedimento obrigatório em todo paciente com suspeita clínica. A colonização em número crescente de sítios correlaciona-se com o risco de candidose disseminada.

Quanto à soromicologia, os testes para anticorpos não são recomendados e os testes ora antígenos e metabólitos, embora necessários, não estão disponíveis. Uma perspectiva promissora para o fungo são as técnicas histoquímicas para resíduos de manose e antígenos citoplasmáticos de *Candida*.

Criptococose neoformans

Para a criptococose, o diagnóstico definitivo continua sendo feito pelo cultivo, fundamentalmente para a verificação da espécie fúngica implicada. O fungo pode ser isolado do sangue (a lisecentrifugação, pelo Isolator, é o método de escolha) em 20 a 35% dos pacientes. *C. neoformans* encapsulado pode ser detectado pela nigrosina em preparados a fresco de diferentes materiais clínicos, em especial liquor (FIGURA 40.2.3).

Além disso, o diagnóstico da criptococose é facilitado de maneira importante pela detecção de antígenos polissacarídicos da cápsula do fungo pela técnica de aglutinação de partículas de látex (sensibilidade e especificidade superiores a 90%). Todo paciente com criptococose deve ser submetido a exame liquórico para afastar a possibilidade de meningite; pacientes com criptococose disseminada devem ser investigados para AIDS.

Hialo-hifomicose

O diagnóstico definitivo exige o isolamento em cultivo e a identificação etiológica.

Feo-hifomicose

> **ATENÇÃO**
>
> A pigmentação das hifas devido à melanina e à reação positiva na coloração de Fontana-Masson facilita a identificação histopatológica e fornece diagnóstico provisório de feo-hifomicose. A identificação final é fornecida pela micromorfologia dos conídios em cultivo.

Pneumocistose

A fibrobroncoscopia com biópsia transbrônquica e lavado broncoalveolar é o principal método de colheita do espécime clínico para o diagnóstico. *P. jirovecii* não cresce em meios de cultivo da micologia tradicional. Por essa razão, o diagnóstico tem como base a sua demonstração microscópica.

Scedosporiose

Há necessidade de isolamento em cultivo para o diagnóstico definitivo da scedosporiose.

Mucormicose

O diagnóstico deve ter como base a demonstração microscópica de hifas características em material de biópsia (lesão necrótica) e a identificação do agente em cultivo. A identificação do microrganismo em cultivos seriados de escarro ou secreção brônquica auxilia no estabelecimento do diagnóstico, mas é necessário estabelecer se trata-se de contaminação ou infecção.

A biópsia transbrônquica e o teste imuno-histoquímico específico são comprovadamente de grande utilidade diagnóstica.

Tratamento e prognóstico

Aspergilose

A AIA é tratada com anfotericina B. A recuperação precoce da granulocitopenia é importante para a sobrevida. O prognóstico reservado dessa apresentação clínica da micose pode ser melhorado por investigação diagnóstica e abordagem terapêutica mais agressivas.

A APNC pode ser tratada com itraconazol (200 a 400 mg/dia) ou anfotericina B. Em alguns casos, é necessária abordagem cirúrgica.

O tratamento de escolha para a CIPA é a ressecção cirúrgica, especialmente para pacientes com hemoptise importante. O itraconazol é uma alternativa para aqueles pacientes em que a cirurgia está contraindicada.

A ABPA é tratada com corticoide (a prednisona é preferida). O itraconazol está indicado, possibilitando diminuição de dose de corticoide e de tempo de utilização, sobretudo para pacientes que apresentam escarro persistentemente colonizado por *Aspergillus*.

Candidose

O fármaco de escolha, em particular quando há risco à vida, é a anfotericina B (0,5 a 1,5 mg/kg/dia; dose total de 1 a 2 g). Triazóis (itraconazol e fluconazol) são opções menos tóxicas que podem ser utilizadas por via oral. O fluconazol (8 a 10 mg/kg/dia), que também tem apresentação parenteral, possui a vantagem da boa penetração no sistema nervoso central. O prognóstico varia conforme alguns fatores: precocidade do diagnóstico, possibilidade de remoção de fatores predisponentes (cateter, antibióticos, corticoides), doenças de base e locais acometidos.

Criptococose neoformans

A criptococose pulmonar pode ser tratada com fluconazol ou itraconazol. A associação de anfotericina B e 5-fluocitosina continua sendo o tratamento de escolha para pacientes imunocomprometidos com doença disseminada e meningite. O fluconazol na dose diária de 200 a 400 mg/dia é uma alternativa muito boa para os casos de meningite devido à sua pronta penetração liquórica.

Nos pacientes com AIDS, o tratamento para criptococose disseminada é dividido em duas fases: anfotericina B (0,5 a 0,7 mg/kg/dia) na fase aguda, com ou sem 5-fluocitosina (75 a 100 mg/kg/dia), seguida de fluconazol (200 mg/dia) para manutenção. São fatores potencialmente preditivos de mau prognóstico: alteração mental por ocasião do diagnóstico, títulos de antígenos criptocócicos elevados no liquor, diminuição da taxa de leucócitos (< 20 células/mm^3) no liquor, cultivos extraneurais positivos para *C. neoformans*, hiponatremia e idade abaixo de 35 anos.

A próstata pode ser reservatório para infecção, mantendo os elementos fúngicos sequestrados de onde poderia surgir reativação da doença. Por essa razão, deve-se assegurar, por meio de urocultivo negativo, especialmente após massagem prostática, de que a micose está controlada; isto tem particular importância para os pacientes com AIDS.

Hialo-hifomicose

> **ATENÇÃO**
>
> O tratamento de escolha não foi estabelecido, e os testes de sensibilidade aos antifúngicos não foram padronizados. Tem sido relatado tratamento com altas doses de anfotericina B e combinação com outros antifúngicos, com sucesso variável. Pacientes com neutropenia profunda e hialo-hifomicose irão a óbito independentemente do tratamento.

Feo-hifomicose

O itraconazol é o fármaco de escolha. A ressecção cirúrgica é um importante fator adjuvante ao tratamento. Em alguns casos, este procedimento é diagnóstico e curativo. É fundamental para a sobrevida a recuperação da granulocitopenia.

Pneumocistose

O trimetoprim (20 mg/kg/dia), associado ao sulfametoxazol (100 mg/kg/dia), em 3 a 4 doses diárias, durante três semanas, via oral ou intravenosa, é o tratamento de primeira linha. A pentamidina (4 mg/kg/dia), em infusão intravenosa durante 1 hora, diariamente, durante três semanas, é a segunda escolha. A mortalidade nos pacientes com AIDS varia de 5 a 43%. O melhor indicador prognóstico para a sobrevida é o nível de hipoxemia no momento do diagnóstico. Com a deterioração da PO_2, a mortalidade aumenta.

Scedosporiose

> **ATENÇÃO**
>
> A bola fúngica exige remoção cirúrgica da lesão pulmonar, especialmente no paciente com hemoptise importante.

Para infecção invasiva, o tratamento de escolha é o itraconazol. O fungo pode ter resistência absoluta à anfotericina B. A remoção cirúrgica é importante como tratamento adjuvante. A recuperação precoce da granulocitopenia parece aumentar as chances de resposta favorável.

O *S. prolificans* é multirresistente, podendo causar infecção disseminada rapidamente fatal em pacientes neutropênicos.

Mucormicose

O tratamento da mucormicose pulmonar é primariamente cirúrgico; há necessidade de vigoroso desbridamento para remover tecido necrótico, com altas doses de anfotericina B (1,0 a 1,5 mg/kg/dia), único antifúngico que deve ser usado para tratar focos residuais da micose. Em alguns casos de lesão confinada a uma única região do pulmão, a ressecção (p. ex., lobectomia) pode ser um tratamento curativo. Doenças subjacentes devem ser controladas.

A mucormicose é uma infecção tão rapidamente fatal que o diagnóstico precoce por biópsia, intervenção agressiva (clínica e cirúrgica) e controle ou remoção de fatores predisponentes não pode ser superenfatizado. Mesmo com essa abordagem, o curso costuma ser devastador, com alta mortalidade.

Leituras recomendadas

Campo M, Lewis RE, Kontoyiannis DP. Invasive fusariosis in patients with hematologic malignancies at a cancer center: 1998-2009. J Infect. 2010;60(5):331-7.

Catherinot E, Lanternier F, Bougnoux ME, Lecuit M, Couderc LJ, Lortholary O. Pneumocystis jirovecii pneumonia. Infect Dis Clin North Am. 2010;24(1):107-38.

Hartel PH, Shilo K, Klassen-Fischer M, Neafie RC, Ozbudak IH, Galvin JR, et al. Granulomatous reaction to pneumocystis jirovecii: clinicopathologic review of 20 cases. Am J Surg Pathol. 2010;34(5):730-4.

Marom EM, Holmes AM, Bruzzi JF, Truong MT, O'Sullivan PJ, Kontoyiannis DP. Imaging of pulmonary fusariosis in patients with hematologic malignancies. AJR Am J Roentgenol. 2008;190(6):1605-9.

Morio F, Horeau-Langlard D, Gay-Andrieu F, Talarmin JP, Haloun A, Treilhaud M, et al. Disseminated Scedosporium/Pseudallescheria infection after double-lung transplantation in patients with cystic fibrosis. 2010;48(5):1978-82.

Pasqualotto AC, Severo CB, Oliveira FM, Severo LC. Cryptococcemia: an analysis of 28 cases with emphasis on the clinical outcome and its etiologic agent. Rev Iberoam Micol. 2004;21(3):143-6.

Severo CB, Guazzelli LS, Severo LC. Chapter 7: Zygomycosis. J Bras Pneumol. 2010;36(1):134-41.

Severo CB, Xavier MO, Gazzoni AF, Severo LC. Cryptococcosis in children. Paediatr Respir Rev. 2009;10(4):166-71.

Severo LC, Oliveira FD, Dreher R, Teixeira PZ, Porto ND, Londero AT. Zygomycosis: a report of eleven cases and a review of the Brazilian literature. Rev Iberoam Micol. 2002;19(1):52-6.

Spellberg B, Edwards J Jr, Ibrahim A. Novel perspectives on mucormycosis: pathophysiology, presentation, and management. Clin Microbiol Rev. 2005;18(3):556-69.

Sites recomendados

Doctor Fungus [Internet]. Doctor Fungus; c2007 [capturado em 21 jun. 2011]. Disponível em: www.doctorfungus.org.

The Aspergillus Website [Internet]. Aspergillus Website; c2009 [capturado em 21 jun. 2011]. Disponível em: www.aspergillus.man.ac.uk.

The University of Adelaide. Mycology Online [Internet]. The University of Adelaide; c2011 [capturado em 21 jun. 2011]. Disponível em: www.mycology.adelaide.edu.au.

40.3 Aspergilose Broncopulmonar Alérgica

Alessandro C. Pasqualotto
Jorge Lima Hetzel

Introdução

Os fungos pertencentes ao gênero *Aspergillus* são de distribuição ubíqua, podendo ser encontrados no ar, no solo ou mesmo na água. Embora respiremos 100 a 200 conídios de *Aspergillus* spp. a cada dia, a coexistência entre seres humanos e *Aspergillus* costuma ser pacífica e harmônica. Na realidade, dependemos desses fungos para nossa sobrevivência, uma vez que são importantes recicladores de matéria orgânica em decomposição. Em hospedeiros suscetíveis, no entanto, a exposição a *Aspergillus* spp. pode resultar em doenças diversas.

> **ATENÇÃO**
>
> O espectro das manifestações clínicas da aspergilose é muito amplo: enquanto imunocomprometidos podem desenvolver aspergilose invasiva (particularmente no contexto de neutropenia prolongada ou corticoterapia), imunocompetentes podem apresentar formas cavitárias crônicas (em especial quando da presença de dano estrutural ao parênquima pulmonar). No outro polo da doença, pacientes alérgicos podem manifestar hipersensibilidade a *Aspergillus* spp., o que pode agravar quadros de asma e resultar em aspergilose broncopulmonar alérgica (ABPA).[1]

A ABPA é uma doença pulmonar atribuída à hipersensibilidade a fungos pertencentes ao gênero *Aspergillus*, em especial *Aspergillus fumigatus*.[2] Pacientes com ABPA costumam se apresentar com história de asma e habitualmente são atópicos.[3] O diagnóstico de ABPA em geral é tardio, após anos de evolução de uma doença respiratória resultante de dano inflamatório crônico relacionado com colonização persistente e sensibilização com *Aspergillus* spp. Embora a inalação de conídios de fungos presentes no ar seja o evento iniciador da doença, isto não parece ser suficiente para causar dano pulmonar em pacientes com ABPA. Na realidade, a injúria pulmonar na ABPA é devida fundamentalmente a uma resposta imune exacerbada do hospedeiro.

Em pacientes com ABPA, o crescimento da hifa de *Aspergillus* spp. no muco da árvore brônquica é seguido pela liberação de numerosos antígenos, com resultante estimulação de uma resposta imune que predominantemente envolve células CD4+ do tipo T *helper* (Th)-2, bem como anticorpos IgE e IgG.[4] O resultado global desse processo é uma intensa resposta inflamatória, levando a dano tecidual e remodelamento brônquico.

O curso clínico da ABPA é caracterizado por episódios repetidos de remissões e exacerbações. Em geral, a ABPA é uma doença reversível que responde bem à corticoterapia sistêmica; mais recentemente, tem-se empregado terapia antifúngica para esses pacientes, com resultados animadores. No entanto, se a doença não for reconhecida cedo, o processo inflamatório pode progredir de modo inexorável, resultando em disfunção pulmonar irreversível devido à presença de bronquiectasias e/ou fibrose pulmonar.[5]

Etiologia

Embora a maioria dos casos de ABPA associe-se a *A. fumigatus*, ocasionalmente o processo alérgico pode ser devido a outros fungos; nesses casos, a doença passa a ser chamada de "micose broncopulmonar alérgica" (ABPM),[1] uma condição que pode cursar com quadro clínico muito semelhante ao da ABPA. Exemplos de fungos já descritos em associação com ABPM incluem *Aspergillus niger*, *Aspergillus ochraceus*, *Aspergillus terreus*, *Bipolaris* spp., *Candida* spp., *Cladosporium* spp., *Curvularia* spp., *Drechslera* spp., *Fusarium* spp., *Helminthosporium* spp., *Penicillium* spp., *Pseudallescheria* spp., *Saccharomyces* spp., *Schizophyllum* spp. e *Stemphylium* spp.

Patogênese da aspergilose broncopulmonar alérgica

A ABPA é caracterizada por intenso infiltrado inflamatório broncocêntrico, com evidência de infiltrado de neutrófilos e eosinófilos, ativação de granulócitos e resposta linfocítica envolvendo ativação de vias Th-1 e Th-2. Em íntima associação com esse processo inflamatório intenso e destrutivo, está a presença de *A. fumigatus* na via aérea, sugerindo que a persistência de fungos viáveis seja central na condução de uma inflamação que é consideravelmente destrutiva para o hospedeiro, mas que não consegue erradicar o fungo.[1]

A importância de fatores ambientais

Em razão da onipresença dos fungos pertencentes ao gênero *Aspergillus*, é inevitável que os seres humanos sejam expostos a esses agentes ao longo de suas vidas. Entre as mais de 200 espécies do gênero *Aspergillus*, *A. fumigatus* possui vantagem competitiva, em especial devido ao pequeno diâmetro de seus conídios e à sua capacidade de crescer à temperatura corporal (37°C). Os conídios de *A. fumigatus* possuem 2 a 3 μm, pequenos o suficiente para que atinjam e se depositem nos alvéolos distais. Uma vez no corpo humano, a termotolerância de *A. fumigatus* – um fungo capaz de crescer a temperaturas tão altas quanto 53°C – permite que ele cresça e germine dentro do hospedeiro. Não está claro se o tamanho do inóculo (i. e., o número de conídios inalados) pode ser um fator causal envolvido na gênese da ABPA; fatores do hospedeiro (discutidos adiante) provavelmente desempenham importante papel.

Fatores genéticos envolvidos

A compreensão atual da ABPA é que fatores imunes/genéticos do hospedeiro sejam mais importantes do que fatores ambientais/ocupacionais na causa da doença. Na última década, vários fatores genéticos implicados na ocorrência de ABPA em pacientes com asma ou fibrose cística têm sido identificados.[6] Entre eles, destacam-se polimorfismos no antígeno maior de histocompatibilidade (HLA) DR2, no gene promotor da interleucina 10, interleucina 15, fator de necrose tumoral alfa, receptor de interleucina 4 e interleucina 13. A elevada frequência com que a ABPA ocorre em pacientes com fibrose cística indica a possibilidade de que distúrbios genéticos presentes em pacientes císticos estejam de alguma maneira envolvidos na patogênese da ABPA.

Condições predisponentes

> **ATENÇÃO**
>
> A ABPA é uma doença que tipicamente afeta pacientes com asma, seguida em frequência por pacientes com fibrose cística. Na ausência dessas duas condições, o diagnóstico de ABPA é muito incomum.

Frequência da doença

A despeito de avanços significativos na compreensão da fisiopatologia da doença, a exata prevalência de ABPA permanece desconhecida, embora se assuma que, nos dias atuais, a ABPA seja reconhecida com maior frequência e grau de certeza. A doença pode se iniciar na infância e permanecer não reconhecida por décadas. A ABPA não é reconhecida na *Classificação internacional de doenças e problemas relacionados à saúde* (CID-10), o que dificulta a revisão de dados hospitalares visando ao conhecimento da prevalência dessa condição. A relativa falta de uniformidade no diagnóstico de ABPA também torna difícil a comparação de resultados gerados em diferentes centros.

Aspergilose broncopulmonar alérgica em asmáticos

A prevalência relatada de hipersensibilidade a *Aspergillus* spp. (hipersensibilidade cutânea imediata a antígenos de *Aspergillus*) em asmáticos varia de 13 a 45%, em diferentes regiões do mundo.[1,7,8] A incidência exata de hipersensibilidade a *Aspergillus* spp. não é conhecida, uma vez que dados populacionais sobre essa condição não estão disponíveis; a maior parte dos dados disponíveis é oriunda de clínicas especializadas, com potencial para viés de seleção. Além disso, o significado clínico dessa hipersensibilidade permanece incerto.

Aspergilose broncopulmonar alérgica em pacientes com fibrose cística

O fato de a patogênese da fibrose cística envolver uma eliminação alterada do muco ciliar, resultando em obstrução ao fluxo aéreo, pode favorecer a germinação de conídios de *Aspergillus* spp. e a liberação de antígenos, tendo como consequência uma resposta imune complexa por parte do hospedeiro. A prevalência de ABPA em pacientes com fibrose cística tem variado nos estudos entre 1 e 15%,[9] podendo afetar mesmo crianças com menos de dois anos de idade. O desenvolvimento de ABPA nesses pacientes pode ser deletério, resultando em função pulmonar reduzida, bem como maior frequência de colonização microbiana, pneumotórax, hemoptise maciça e desnutrição.

Aspergilose broncopulmonar alérgica em indivíduos não asmáticos e sem fibrose cística

Ocasionalmente, a ABPA tem sido relatada como doença complicando outras condições, como bronquiectasias, doença pulmonar obstrutiva crônica (DPOC) e doença granulomatosa crônica em associação com síndrome hiper-IgE. Isto é, no entanto, o resultado de relatos de casos únicos, ou de pequenas coortes de pacientes.[1] Em um estudo recente envolvendo 200 pacientes com DPOC na Índia,[10] a frequência de hipersensibilidade a *Aspergillus* foi de 8,5%, não tendo sido detectado nenhum caso no grupo-controle, composto por 100 adultos voluntários. Dois pacientes (1,0%) com DPOC preencheram critérios sorológicos para ABPA, sugerindo que, embora infrequente, a DPOC pode ser um fator de risco para ABPA.

Aspectos clínicos

Não existe predileção de gênero para o desenvolvimento de ABPA, e a maioria dos casos é diagnosticada na terceira ou quarta década de vida. Embora as descrições iniciais envolvessem adultos, existe hoje uma melhor compreensão da doença, levando a um diagnóstico mais precoce, por vezes na infância.

Pacientes com ABPA podem às vezes ser completamente assintomáticos, com o diagnóstico sendo feito durante exames de rotina em paciente com asma. Por outro lado, a maioria possui sintomas, e a pista para o diagnóstico de ABPA costuma ser uma asma pouco controlada com medidas usuais, a despeito de boa adesão ao tratamento. As manifestações clínicas da ABPA são resumidas na **TABELA 40.3.1**.[8,11-14]

A ABPA pode se manifestar com febre de baixo grau, sibilância, hiper-reatividade brônquica, hemoptise ou tosse produtiva. Os pacientes também podem ter episódios de doença sistêmica, com febre, perda de peso e mal-estar. A expectoração de tampões mucosos amarronzados é vista em 31 a 69% dos pacientes; alguns autores acreditam que esta seja uma manifestação característica, que pode auxiliar no diagnóstico.[8,12,13] Deve-se reforçar, no entanto, que a ABPA pode complicar o curso de uma asma aparentemente bem controlada, devendo ser suspeitada em todos os asmáticos. Em uma grande série envolvendo 155 casos de ABPA, 19% dos pacientes com essa condição tinham asma bem controlada.[8]

Não existe característica ao exame físico que permita diagnosticar ABPA com confiança. O exame físico pode ser normal ou revelar achados de asma, com graus variáveis de sibilância polifônica. Hipocratismo digital é visto em apenas 16% dos pacientes, particularmente naqueles com bronquiectasias de longa evolução. À ausculta pulmonar, estertores crepitantes podem ser ouvidos em 15% dos pacientes.[8] O achado de sibilância no exame físico e opacidades pulmonares à radiografia de tórax podem sugerir ABPA. O exame físico também pode ser útil na busca de complicações da ABPA, como hipertensão pulmonar e/ou insuficiência respiratória.

Durante a exacerbação de ABPA, podem ocorrer achados localizados de consolidação (estertores localizados ou ruído broncofônico) **(FIGURA 40.3.1A e B)** e atelectasias (diminuição dos ruídos adventícios), sendo necessário diferenciar ABPA de outras doenças pulmonares. Geralmente é difícil diagnosticar ABPA com base apenas na avaliação clínica; nesse contexto, os valores de IgE são de grande importância diagnóstica.[1]

Pacientes com ABPA também podem apresentar, embora raramente, outras manifestações de aspergilose, como bolas fúngicas ou mesmo formas mais agressivas e complexas, como aspergilose pulmonar necrosante crônica.[1] Essas síndromes podem representar verdadeira hipersensibilidade consequente ao desenvolvimento de bolas fúngicas em cavidades pulmonares de longa evolução, resultando de doenças como tuberculose ou sarcoidose.

Alguns autores têm proposto que a presença de uma bola fúngica possa resultar em estimulação antigênica devido à liberação contínua de antígenos de *Aspergillus*, o que, em indivíduo geneticamente predisposto, poderia resultar em ABPA. Outra explicação seria que a colonização saprotrófica com *Aspergillus* spp. possa resultar na formação de bolas fúngicas em cavidades bronquiectásicas

TABELA 40.3.1 → Síntese das maiores séries de pacientes com aspergilose broncopulmonar alérgica

	BEHERA ET AL.[11]	KUMAR ET AL.[12]	CHAKRABARTI ET AL.[13]	AGARWAL ET AL.[14]	HETZEL[15]
Número de pacientes	35	32	89	155	128
Proporção homens:mulheres	14:21	14:18	53:35	79:76	ND
Idade média (anos)	34,3	34	36,4	33,4	ND
Duração média da asma (anos)	11,1	12	12,1	8,9	ND
História de asma	94%	100%	90%	100%	100%
Expectoração de tampões no escarro	ND	31%	69%	46%	72%
Eosinofilia sanguínea (> 500 células/μL)	43%	100%	100%	76%	79%
Infiltrados pulmonares	77%	69%	74%	40%	10%
História de uso de fármacos antituberculose	34%	ND	29%	44%	ND
Teste cutâneo contra *Aspergillus*					
Tipo 1	51%	100%	85%	100%	100%
Tipo 3	26%	100%	17%	83%	ND
IgE total elevada (%)	ND	100%	ND	100%	91%
IgE/IgG específica contra *Aspergillus*	ND	100%	ND	100%	100%
Anticorpos precipitantes contra *Aspergillus*	77%	70%	71,9%	86%	76%
Bronquiectasias centrais	71%	78%	69%	76%	69%

ND = dado não disponível.

Fonte: Agarwal e colaboradores,[8] Behera e colaboradores,[11] Chakrabarti e colaboradores,[12] Kumar e Gaur,[13] Hetzel.[14]

resultantes de ABPA. Qualquer que seja a causa, a maioria dos pacientes mostra pronta resposta à terapia com corticoides.

Embora a ABPA compartilhe mecanismos fisiopatológicos com a rinossinusite fúngica alérgica, a coexistência de ambas as doenças é um achado surpreendentemente incomum.

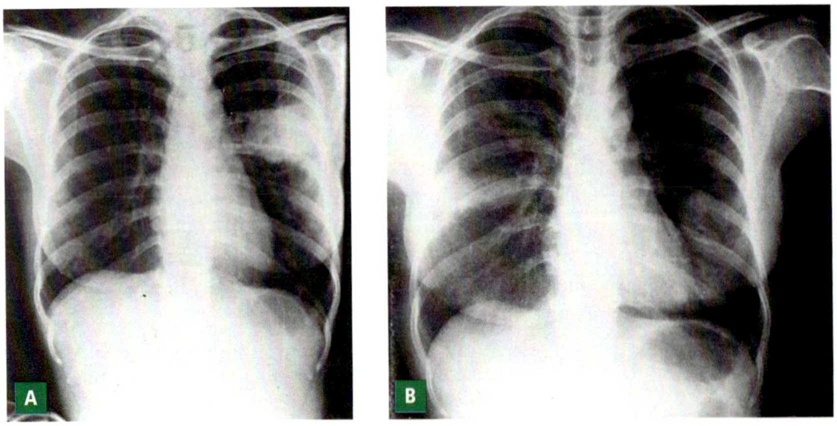

FIGURA 40.3.1 → (A) radiografia de tórax mostrando área de consolidação na zona média do pulmão esquerdo. (B) radiografia de tórax do mesmo paciente mostrado em (A), realizada cinco meses mais tarde. Houve resolução da consolidação anteriormente observada. No entanto, surgiram novas consolidações afetando o terço inferior do pulmão esquerdo, bem como o pulmão direito.

Aspectos radiológicos

Os achados radiológicos de ABPA incluem opacidades pulmonares transitórias ou fixas, frequentemente descritas como consolidações. Outros achados incluem *tramline shadows*, opacidades em dedos de luva ou em forma de pasta de dentes.[15,16] Todos esses achados são devidos à impactação de muco em cavidades bronquiectásicas. Com o seguimento dos pacientes, pode-se observar fibrose e colapso pulmonar, que mais comumente envolve os lobos superiores, podendo levar a aspergilose pulmonar cavitária crônica. A associação de bronquiectasias centrais com brônquios periféricos normais é altamente sugestiva de ABPA.

Os achados radiológicos em pacientes com ABPA podem ser divididos em transitórios e fixos.[1]

As alterações transitórias incluem:

- *Fleeting shadows*: consolidações representando áreas de colapso, podendo variar desde áreas segmentares (em geral nos lobos superiores) até o envolvimento de um lobo ou mesmo de todo um pulmão. Tais achados indicam doença em atividade, refletindo impactação mucoide.
- Opacidades parenquimatosas: em geral consolidações ou infiltrados não homogêneos, que tipicamente migram, como *fleeting shadows*, de uma área para outra. Podem envolver brônquios dilatados, que são preenchidos com secreções, por vezes na região peri-hilar.
- Anormalidades brônquicas: *tramline shadows*, representando edema da parede de brônquios de diâmetro normal. Impactações mucoides e retenção de secreções respiratórias em brônquios distorcidos podem levar a sombras em "pasta de dentes" ou em "dedos de luva".
- Envolvimento pleural: em geral ipsilateral, devido a efeitos mecânicos de colapso pulmonar.

Já as opacidades pulmonares permanentes refletem as alterações irreversíveis vistas nos estágios fibróticos da doença, afetando tanto as paredes brônquicas como o parênquima pulmonar. Todos os pacientes com suspeita de ABPA devem ser submetidos a uma tomografia computadorizada (TC) de alta resolução; em especial, deve-se buscar a presença de bronquiectasias centrais (**FIGURA 40.3.2**), presentes em 69 a 78% dos pacientes.[1] O aspecto tomográfico das bronquiectasias costuma ser o de "colar de pérolas" ou de "anel de brasão" (**FIGURA 40.3.3**). Na ABPA, as bronquiectasias centrais tendem a afetar mais os lobos superiores, o que contrasta com as bronquiectasias de outras causas, que em geral envolvem os lobos inferiores. A maioria do pacientes com ABPA sem bronquiectasias possui doença leve (do ponto de vista clínico e sorológico). A ABPA também pode estar associada a outros achados radiológicos, o que comumente se associa a manifestações clínicas mais exuberantes.

Além das bronquiectasias centrais, outros achados de ABPA incluem impactação mucoide, atenuação em mosaico, presença de nódulos centrilobulares e opacidades em dedos de luva. A impactação mucoide na ABPA pode mostrar densidade normal ou alta; uma alta atenuação de muco é um achado patognomônico em ABPA. Embora bronquiectasias mínimas possam ser encontradas em pacientes com asma, o achado de bronquiectasias afetando três lobos ou mais, nódulos centrilobulares e impactação mucoide são altamente sugestivos de ABPA. Manifestações radiológicas incomuns da ABPA incluem opacidades peri-hilares, que podem simular linfadenopatias, derrames pleurais e massas pulmonares.

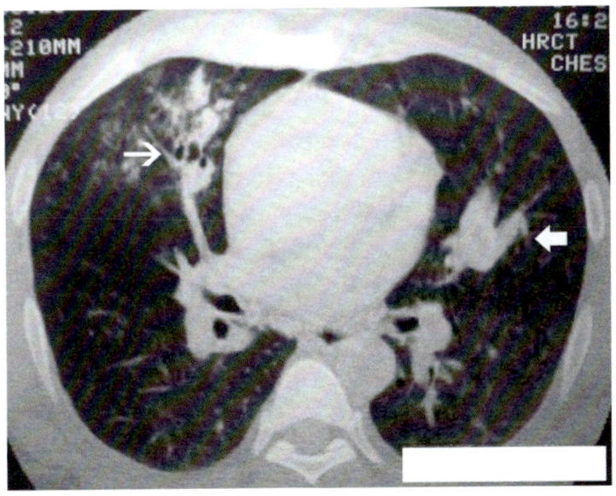

FIGURA 40.3.2 → Tomografia computadorizada de alta resolução do tórax mostrando bronquiectasias centrais (seta menor), bem como áreas de broncoceles, preenchidas por muco (seta maior).

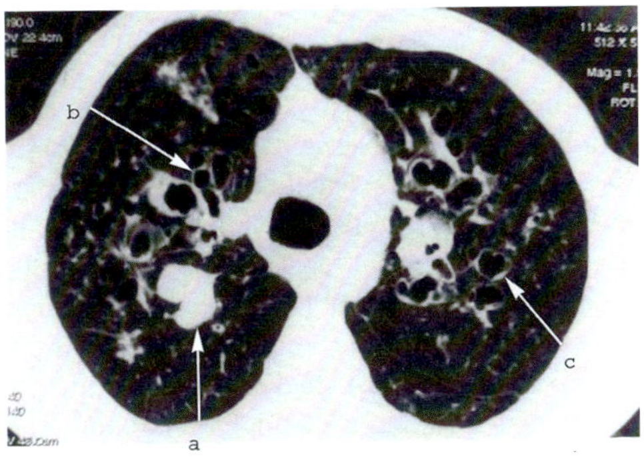

FIGURA 40.3.3 → Tomografia computadorizada de alta resolução do tórax mostrando a brônquios preenchidos por muco, b sinal do "colar de pérolas" (*string of pearls*) e c sinal do "anel de brasão" (*signet ring*).

Diagnóstico laboratorial

Exame do escarro

A quantidade de escarro expectorada em pacientes com ABPA varia muito, de volumes mínimos até cerca de meio copo ao dia. Pacientes sem bronquiectasias podem apresentar produção diminuta de escarro. Durante as fases agudas ou de exacerbação de ABPA, o volume e a purulência do escarro aumentam consideravelmente. Eosinofilia costuma ser observada no escarro expectorado, bem como cristais de Charcot-Leyden e espirais de Curshman. Em uma análise de 113 pacientes com ABPA, a produção de escarro foi documentada em 98%, sendo que tampões foram expectorados por 37% (podendo formar moldes brônquicos).[1]

Uma vez que a presença de *Aspergillus* spp. no escarro pode significar ou colonização ou contaminação, a presença de tampões de escarro amarronzados ou dourados e a cultura de escarro positiva para *Aspergillus* spp. auxiliam no diagnóstico de ABPA, embora como critérios menores. Culturas repetidamente positivas para *Aspergillus* spp. no escarro devem ser interpretadas como significativas. Fragmentos de hifas podem ser de difícil visualização na ABPA, de modo que colorações para fungos devem ser rotineiramente empregadas quando da avaliação de tampões mucosos alérgicos.

Dada a dificuldade com que *Aspergillus* spp. são eliminados da via aérea de pacientes com ABPA, culturas positivas obtidas de pacientes em vigência de terapia antifúngica devem ser submetidas a teste de sensibilidade *in vitro*. Resistência aos antifúngicos triazólicos já foi documentada neste contexto.[17]

Testes cutâneos

Uma vez que o diagnóstico de ABPA seja suspeitado com bases clinicorradiológicas, o próximo passo consiste em documentar a presença de hipersensibilidade a *Aspergillus*, o que geralmente é realizado pela injeção intradérmica de antígenos de *Aspergillus*.

As reações cutâneas podem ser classificadas como tipo I se houver surgimento de uma lesão maior do que 3 mm, em comparação com o controle; esta é uma reação imediata, que se inicia dentro de 1 minuto, atingindo um tamanho máximo em 15 a 20 minutos e resolvendo em 1 a 2 horas. As reações do tipo III são lidas entre 6 e 12 horas, sendo que qualquer quantidade de edema subcutâneo é considerada resultado positivo. As reações do tipo IV são lidas após 72 horas, sendo que indurações maiores do que 5 mm são consideradas positivas.

O teste intradérmico é considerado mais sensível do que o *skin prick test*. Em muitas instituições, o *skin prick test* é o primeiro a ser feito e, se negativo, realiza-se o teste intradérmico. Em uma série de 126 pacientes com ABPA, foi constatada reação cutânea tardia dos tipos III ou IV em 75% e 8% dos pacientes, respectivamente.[18]

Estudos imunológicos

> **ATENÇÃO**
>
> A ABPA é um diagnóstico que precisa ser excluído em todos os pacientes com asma, sendo posteriormente confirmado por investigações imunológicas.

Dessa forma, os testes imunológicos possuem importância central no diagnóstico de ABPA, como observado nos critérios diagnósticos de Rosenberg-Patterson.[19] No entanto, não existe definição clara quanto aos valores ótimos de pontos de corte a serem utilizados; além disso, em muitos casos não há padronização adequada dos antígenos de *Aspergillus*, nem mesmo dos ensaios empregados.

Em muitas situações, a diferenciação entre pacientes com ABPA e aqueles com hipersensibilidade a *Aspergillus* é difícil, o que pode ser facilitado pela detecção de níveis de IgE e IgE específicos contra *A. fumigatus*. Enquanto anticorpos precipitantes (IgG) podem ser detectados no soro de 69 a 90% dos pacientes com ABPA, estes estão presentes em apenas 9% dos pacientes com asma.[1] De modo semelhante, níveis de IgE específicos contra *Aspergillus* costumam ser muito mais elevados em pacientes com ABPA em comparação com pacientes asmáticos sem esse diagnóstico. Os níveis de IgE total são elevados no soro de todos os pacientes com ABPA. Todavia, não existe relação entre a intensidade dos achados imunológicos e a gravidade da doença.

Testes de função pulmonar

Embora o teste de broncoprovocação com antígenos de *Aspergillus* fosse recomendado no passado, o risco associado de broncospasmo fez com que ele caísse em desuso. Os testes de função pulmonar geralmente mostram a presença de um processo obstrutivo, com níveis variáveis de gravidade na redução da capacidade de difusão. Uma vez que os testes de função pulmonar podem ser normais em pacientes com ABPA, não constituem testes de rastreamento úteis.

Critérios diagnósticos propostos

O diagnóstico de ABPA exige o desenvolvimento de um número de respostas clínicas e imunológicas por parte do hospedeiro. Primeiramente, é necessário que o paciente tenha um diagnóstico preexistente de asma ou fibrose cística, além da presença de resposta de hipersensibilidade mediada por IgE (por meio de teste cutâneo ou resposta sorológica IgE-específica contra *A. fumigatus*), uma elevação nos valores de IgE total no soro (geralmente > 1.000 UI/mL), evidência de anticorpos do tipo IgG contra *A. fumigatus* e, durante a fase de exacerbação da doença, um aumento nos níveis de IgE total e eosinofilia sanguínea. Os critérios diagnósticos propostos para ABPA são resumidos nos **QUADROS 40.3.1**[19,20] e **40.3.2**.

A eosinofilia costuma estar presente em mais de 80% dos pacientes com ABPA. Entre os critérios maiores, é possível que nem todas as características estejam presentes ao mesmo tempo; alguns podem se manifestar apenas durante a fase aguda ou durante exacerbações da doença.

Durante as exacerbações agudas, a contagem de eosinófilos costuma variar entre 1.000 e 3.000 células/μL. Nesse contexto, é importante salientar que, uma vez que os pacientes iniciem tratamento com corticoides, diversos parâmetros podem sofrer alteração, em especial a contagem de eosinófilos, os resultados dos testes cutâneos e os valores séricos de IgE. Assim, alguns pacientes precisarão ser testados antes ou depois do término da corticoterapia, para que

QUADRO 40.3.1 → Critérios diagnósticos para aspergilose broncopulmonar alérgica

CRITÉRIOS MAIORES	
(i)	Asma
(ii)	Infiltrados pulmonares transitórios
(iii)	Reatividade cutânea imediata contra *A. fumigatus*
(iv)	IgE sérica total elevada
(v)	Anticorpos precipitantes contra *A. fumigatus*
(vi)	Eosinofilia no sangue periférico
(vii)	IgE e IgG séricos elevados contra *A. fumigatus*
(viii)	Bronquiectasias centrais/proximais com brônquios distais normais
CRITÉRIOS MENORES	
(i)	Expectoração de tampões amarronzados
(ii)	Cultura de escarro positiva para *Aspergillus* spp.
(iii)	Reatividade cutânea tardia (do tipo Arthus) para *A. fumigatus*

Fonte: Rosenberg e colaboradores,[19] Wang e colaboradores.[20]

o diagnóstico de ABPA seja estabelecido com maior grau de certeza.

Pacientes com ABPA de longa evolução podem passar a apresentar anticorpos precipitantes negativos no soro. Bronquiectasias centrais/proximais, na ausência de bronquiectasias distais, foram anteriormente consideradas condição *sine qua non* para o diagnóstico de ABPA. Entretanto, hoje se reconhece que bronquiectasias centrais podem não estar presentes nas fases iniciais da ABPA, bem como no subgrupo de pacientes com as formas mais leves da doença.

História natural e estadiamento da doença

A história natural da ABPA é ainda pouco caracterizada, sendo geralmente marcada por episódios recorrentes de remissão e recidivas. A evolução da doença é de difícil predição, pois a melhora espontânea dos sintomas e das opacidades pulmonares caracteriza um importante aspecto da doença. De qualquer modo, acredita-se que o diagnóstico e o tratamento precoces dessa condição possam reduzir os danos pulmonares em pacientes com ABPA.

Dois são os esquemas mais utilizados de classificação para ABPA: os estágios de Patterson e colaboradores (QUADRO 40.3.3),[21] em que a ABPA é dividida em cinco estágios, e a classificação de Greenberger e colaboradores,[5] baseada na presença ou ausência de bronquiectasias. Deve-se salientar que os cinco estágios de Patterson e colaboradores[21] não são fases da doença; dessa maneira, os pacientes não necessariamente progridem de um estágio para outro de modo sequencial.

Tratamento

O alvo terapêutico na ABPA é preservar a função pulmonar por meio da supressão da resposta imune a antígenos do *Aspergillus* e da resposta inflamatória da asma. Embora o tratamento precoce da ABPA pareça prevenir a progressão para fibrose pulmonar, o uso sistêmico de corticoides por longos períodos deve ser evitado, em função dos conhecidos efeitos adversos desses fármacos. O tratamento da ABPA deve ser direcionado para limitar as exacerbações da doença, erradicar a colonização e a proliferação de *Aspergillus* na via aérea e prevenir a progressão para fibrose pulmonar.

Corticoides

Embora inexistam estudos controlados duplo-cegos avaliando o impacto de corticoides em pacientes com ABPA, a corticoterapia sistêmica possui papel central no tratamento dessa doença.[1] Nos estágios agudos da ABPA, a corticoterapia reduz os níveis séricos de IgE, reduz a eosinofilia periférica, limpa os infiltrados pulmonares e melhora o broncospasmo associado.

Diversos regimes de doses têm sido propostos. Para as exacerbações agudas, a terapia por duas semanas com prednisona 0,5 mg/kg/dia tem sido sugerida, seguida de 0,5 mg/kg em dias alternados por 6 a 8 semanas adicionais. A dose de prednisona é então diminuída para 5 a 10 mg a cada duas semanas, de acordo com os sintomas. À medida que se reduz a dose de corticoides, pode haver leve agravamento das manifestações de asma, o que exige controle com broncodilatadores e/ou corticoides por via inalatória. A dosagem de corticoides orais e a duração da terapia deverão ser avaliadas com base em cada paciente individual, de acordo com a gravidade das manifestações de asma e a frequência das exacerbações.

Após descontinuação da prednisona, remissões prolongadas têm sido relatadas. Embora a manutenção de corticoterapia sistêmica não seja rotineiramente indicada, seguindo remissão inicial, muitos pacientes com ABPA tornam-se dependentes de corticoides. O uso de corticoides inalatórios em tais pacientes pode prevenir a dependência a corticoides sistêmicos e reduzir a chance de exacerbações recorrentes.

Estudos têm demonstrado que a beclometasona inalada pode melhorar a função ventilatória e o controle da asma, mas não afeta a frequência de infiltrados pulmonares eosinofílicos nesses pacientes. Entretanto, existe evidência preliminar de que altas doses de corticoides inalados possam trazer benefício para pacientes com ABPA. A terapia antifúngica, discutida a seguir, pode ter um importante papel como adjunto à corticoterapia, permitindo que se utilizem doses menores de corticoides.

Pacientes com ABPA fibrocavitária costumam apresentar bronquiectasias extensas bem como doença pulmonar obstrutiva que não se revertem com corticoterapia sistêmica.

QUADRO 40.3.2 → Critérios diagnósticos para aspergilose broncopulmonar alérgica em pacientes com fibrose cística

CASO CLÁSSICO
1. Deterioração aguda ou subaguda (tosse, sibilância, intolerância ao exercício, asma induzida pelo exercício, declínio na função pulmonar, aumento no volume expectorado), não atribuível a outra causa
2. Concentrações de IgE sérica total > 1.000 UI/mL (> 2.400 ng/mL), a menos que o paciente esteja recebendo corticoides (neste caso, retestar quando os corticoides forem descontinuados)
3. Reatividade cutânea imediata para *Aspergillus* (teste cutâneo com resultado > 3 mm em diâmetro, com edema associado, em paciente não recebendo anti-histamínicos por via sistêmica) ou presença de anticorpo IgE específico contra *A. fumigatus* no soro
4. Anticorpos precipitantes ou IgG contra *A. fumigatus* no soro
5. Anormalidade radiológica nova ou recente (infiltrados ou tampões mucosos) ou tomográficas (bronquiectasias) que não se resolveram com antibióticos ou fisioterapia
CRITÉRIOS DIAGNÓSTICOS MÍNIMOS
1. Deterioração aguda ou subaguda (tosse, sibilância, intolerância ao exercício, asma induzida pelo exercício, declínio na função pulmonar, aumento no volume expectorado), não atribuível a outra causa
2. Concentrações de IgE sérica total > 500 UI/mL (> 1.200 ng/mL); se há suspeita de ABPA, mas os valores de IgE estão entre 200 e 500 UI/mL, repetir a testagem em 1 a 3 meses; se o paciente estiver usando corticoide, repetir quando este for descontinuado
3. Reatividade cutânea imediata para *Aspergillus* (teste cutâneo com resultado > 3 mm em diâmetro, com edema associado, em paciente não recebendo anti-histamínicos por via sistêmica) ou presença de anticorpo IgE específico contra *A. fumigatus* no soro
4. Um dos seguintes: (a) anticorpos precipitantes ou IgG contra *A. fumigatus* no soro; ou (b) anormalidade radiológica nova ou recente (infiltrados ou tampões mucosos) ou tomográficas (bronquiectasias) que não se resolveram com antibióticos ou fisioterapia
SUGESTÕES DO GRUPO DE CONSENSO PARA RASTREAMENTO DE ABPA EM PACIENTES COM FIBROSE CÍSTICA
1. Manter um nível elevado de suspeição para ABPA em pacientes com mais de 6 anos de idade.
2. Determinar IgE sérica total anualmente. Se concentrações > 500 UI/mL, determinar reação cutânea imediata contra *A. fumigatus* ou determinar IgE específica contra *A. fumigatus*. Se os resultados forem positivos, considerar o diagnóstico baseado nos critérios diagnósticos mínimos.
3. Se IgE total entre 200 e 500 UI/mL, repetir a dosagem caso haja elevada suspeição de ABPA, como exacerbação de doença, e realizar testes diagnósticos adicionais (teste cutâneo ou IgE específica contra *A. fumigatus*, anticorpos contra *A. fumigatus*, precipitinas contra *A. fumigatus*, ou anticorpos IgG séricos contra *A. fumigatus*, além de radiografia de tórax).

Fonte: Stevens e colaboradores.[9]

Isso representa um estágio avançado da doença, geralmente associado a um mau prognóstico.

Terapia antifúngica

A erradicação de *Aspergillus* spp. da via aérea, por meio de terapia antifúngica, é outra abordagem no tratamento da ABPA (QUADRO 40.3.4).[1] O itraconazol é o antifúngico mais empregado nesse contexto, podendo ser utilizado como terapia adjunta, permitindo uma redução na dose de corticoides em pacientes dependentes desses medicamentos. Uma vez que o itraconazol interfere com o metabolismo dos corticoides, a dose de esteroides precisa ser reduzida quando o itraconazol for iniciado nesses pacientes. A duração ideal da terapia antifúngica não foi determinada para esses pacientes. Com base na evidência disponível, pelo menos 6 a 8 meses parecem ser necessários.[22]

Terapias adjuntas

Além do uso de corticoides sistêmicos, as exacerbações de ABPA devem ser manejadas de acordo com as diretrizes para manejo de asma, incluindo evitar desencadeadores de asma e o uso de beta-agonistas e outras medicações antiasmáticas não esteroides.

Terapias potenciais

Em 2007, Van der Ent e colaboradores[23] publicaram um relato de caso utilizando anticorpos anti-IgE (omalizumabe) em uma menina de 12 anos com fibrose cística e ABPA que apresentou importantes eventos adversos à corticoterapia. O mecanismo para essa melhora foi incerto, uma vez que a dose utilizada teria sido inadequada para neutralizar os altos níveis de IgE.

Além do omalizumabe, não há dados com o uso de outros imunomoduladores em pacientes com ABPA. Antagonistas

QUADRO 40.3.3 → Estadiamento de aspergilose broncopulmonar alérgica, com base nos critérios de Patterson e colaboradores

ESTÁGIO	DESCRIÇÃO	QUADRO CLÍNICO	ACHADOS RADIOLÓGICOS	ACHADOS IMUNOLÓGICOS
I	Fase aguda	Geralmente assintomático, febre, perda de peso, sibilância	Normal ou presença de opacidades radiológicas, simulando pneumonia	IgE > 1.000 UI/mL, aumento em precipitinas, IgE e IgG específicas contra *A. fumigatus*
II	Remissão	Assintomático	Geralmente normal ou resolução dos achados da fase aguda	IgE costuma declinar 30 a 50% nas semanas 6 a 12, podendo normalizar
III	Exacerbação	Sintomático como na fase aguda	Opacidades pulmonares transitórias ou fixas; achados podem ser pouco sugestivos	IgE dobra em comparação com o nível basal
IV	ABPA dependente de esteroides	Sintomático	Opacidades pulmonares transitórias ou fixas	Níveis variáveis de IgE; alguns pacientes mantêm níveis muito altos, que respondem a esteroides
V	ABPA em estágio avançado (fibrótico)	Sintomático, obstrução aérea fixa, grave disfunção pulmonar, *cor pulmonale*	Bronquiectasias, fibrose pulmonar, hipertensão pulmonar	IgE e imunoglobulinas específicas se mantêm altas na maioria dos casos

Fonte: Patterson e colaboradores.[21]

QUADRO 40.3.4 → Antifúngicos empregados no tratamento de aspergilose broncopulmonar alérgica

FÁRMACO	DOSE	EVIDÊNCIA DE EFICÁCIA	COMENTÁRIOS
Cetoconazol	400 mg ao dia	Estudos abertos com número limitado de pacientes	Resultados inconsistentes; potencial para eventos adversos graves.
Itraconazol	200 mg 12/12 horas	Relatos de casos, séries de casos e dois estudos randomizados controlados com placebo	Monitorar níveis de itraconazol e função hepática. A solução oral de itraconazol (não disponível no Brasil) resulta em melhores níveis, porém maior toxicidade gastrintestinal. Efeito inotrópico negativo (infrequente).
Voriconazol	150 a 200 mg 12/12 horas	Relatos de casos e séries de casos em pacientes com fibrose cística	A função hepática deve ser monitorada rotineiramente. Fotossensibilidade associada ao uso crônico. O monitoramento de níveis do fármaco também é necessário.
Posaconazol	400 mg 12/12 horas	Dados clínicos ainda não publicados	A função hepática deve ser monitorada rotineiramente. Menos interações medicamentosas do que outros azólicos. Resistência cruzada pode ocorrer entre os fármacos da classe.

dos leucotrienos D4 têm demonstrado atividade antieosinofílica *in vitro*, sendo potencialmente úteis no tratamento da ABPA.[24] O anticorpo monoclonal anti-IL5 mepolizumabe pode vir a ter um papel no tratamento da doença. A IL-5 é importante na maturação e proliferação de eosinófilos; os pacientes com ABPA poderiam ser beneficiados com a inibição de IL-5. Adicionalmente, o mepolizumabe tem sido utilizado com sucesso para casos refratários de síndrome hipereosinofílica primária, embora tenha falhado em mostrar qualquer benefício em pacientes com asma ou dermatite atópica. Outros agentes com potencial uso benéfico em pacientes com ABPA incluem os antagonistas do receptor da quimoquina 3, que bloqueiam a ativação de eosinófilos, e imunoterapia direcionada especificamente contra antígenos de *Aspergillus*. Entretanto, até o momento, esses agentes ainda não foram devidamente estudados para esse fim.

Seguimento pós-tratamento

Deve-se dar atenção ao monitoramento de sintomas pulmonares em pacientes com ABPA. Estes incluem não apenas sintomas típicos de asma, como sibilância, dispneia, tosse e dor torácica, mas também manifestações menos usuais de exacerbação de asma, como febre e expectoração de tampões amarelos a marrons. O desenvolvimento desses sintomas deve prontamente levar a testes que avaliem a possibilidade de se tratar de uma exacerbação de ABPA.

Pacientes com ABPA podem ter exacerbações assintomáticas, independentemente dos achados radiológicos. Assim, é importante monitorar os níveis de IgE depois do diagnóstico inicial. Sugere-se que isso seja feito a cada 1 a 2 meses, por pelo menos um ano após o diagnóstico. Melhora radiológica e resolução dos sintomas clínicos têm sido associadas a reduções em 35% nos níveis de IgE. Quando as concentrações de IgE se elevam duas vezes em pacientes assintomáticos, uma avaliação radiológica é recomendada. Se esses pacientes não demonstram um novo infiltrado pulmonar, se apresentam testes de função pulmonar estáveis e não têm sintomas pulmonares, eles devem ser novamente monitorados, sem ajuste da dose dos medicamentos. Na presença de novos infiltrados pulmonares ou sintomas respiratórios ou piora da função pulmonar, a terapia deve ser restituída ou intensificada.

Alguns investigadores têm sugerido que a TC deva ser usada para monitorar ABPA. Novas áreas bronquiectásicas ou impactação mucoide hiperatenuada na TC sugerem doença potencialmente destrutiva, que merece terapia. Entretanto, é possível que a radiografia simples de tórax seja igualmente efetiva no acompanhamento de tais pacientes. Esses exames devem ser repetidos a cada 4 a 8 semanas após o início da terapia, para confirmar a resolução ou melhora dos infiltrados pulmonares prévios.

O monitoramento com espirometria anual pode ser útil, pois um declínio na capacidade vital forçada $\geq$ 15% pode sugerir exacerbação de ABPA. Evidência de maior obstrução ao fluxo aéreo com um declínio no volume expiratório forçado no primeiro segundo (VEF_1) ou redução nos fluxos médios deve sugerir ABPA, devendo-se realizar adequada investigação laboratorial.

Se o paciente não manifestar qualquer exacerbação de ABPA ao longo dos próximos três meses após a cessação da terapia, muitos autores consideram-no como estando em "remissão completa". Pacientes que atinjam esse estado devem ser seguidos com IgE a cada seis meses no primeiro ano de doença, seguido de dosagem anual de IgE após esse período (com monitoramento mais frequente se clinicamente indicado). Mesmo em pacientes que atingiram remissão completa, os níveis de IgE costumam estar aumentados; na maioria dos pacientes com ABPA, os valores não retornam ao normal. Isso é uma importante consideração, pois o alvo da corticoterapia não é reduzir os valores de IgE a níveis normais, mas sim promover uma redução em 30 a 50% nos níveis, ao longo de 6 a 12 semanas. Alguns pacientes no estágio III da doença podem entrar em período prolongado de remissão ou mesmo em remissão permanente. Uma remissão completa, no entanto, não implica remissão permanente em cada caso, pois exacerbações da doença têm sido documentadas em pacientes com até sete anos de remissão.

Referências

1. Pasqualotto AC, editor. Aspergillosis: from diagnosis to prevention. Dordrecht: Springer, 2010. p. 695-706.

2. Greenberger PA. Allergic bronchopulmonary aspergillosis. J Allergy Clin Immunol. 2002;110(5):685-92.

3. McCarthy DS, Pepys J. Allergic bronchopulmonary aspergillosis: clinical immunology: (1) Clinical features. Clin Allergy. 1971;1:261-86.

4. Rosenberg M, Patterson R, Roberts M, Wang J. The assessment of immunologic and clinical changes occurring during corticosteroid therapy for allergic bronchopulmonary aspergillosis. Am J Med. 1978;64(4):599-606.

5. Greenberger PA, Miller TP, Roberts M, Smith LL. Allergic bronchopulmonary aspergillosis in patients with and without evidence of bronchiectasis. Ann Allergy. 1993;70(4):333-8.

6. Carvalho A, Pasqualotto AC, Pitzurra L, Romani L, Denning DW, Rodrigues F. Polymorphisms in toll-like receptor genes and susceptibility to pulmonary aspergillosis. J Infect Dis. 2008;197(4):618-21.

7. Campbell MJ, Clayton YM. Bronchopulmonary aspergillosis. A correlation of the clinical and laboratory findings in 272 patients investigated for bronchopulmonary aspergillosis. Am Rev Respir Dis. 1964;89:186-96.

8. Agarwal R, Gupta D, Aggarwal AN, Saxena AK, Chakrabarti A, Jindal SK. Clinical significance of hyperattenuating mucoid impaction in allergic bronchopulmonary aspergillosis: an analysis of 155 patients. Chest. 2007;132(4):1183-90.

9. Stevens DA, Moss RB, Kurup VP, Knutsen AP, Greenberger P, Judson MA, et al. Allergic bronchopulmonary aspergillosis in cystic fibrosis – state of the art: Cystic Fibrosis Foundation Consensus Conference. Clin Infect Dis. 2003;37 Suppl 3:S225-64.

10. Agarwal R, Hazarika B, Gupta D, Aggarwal AN, Chakrabarti A, Jindal SK. Aspergillus hypersensitivity in patients with chronic obstructive pulmonary disease: COPD as a risk factor for ABPA? Med Mycol. 2010;48(7):988-94.

11. Behera D, Guleria R, Jindal SK, Chakrabarti A, Panigrahi D. Allergic bronchopulmonary aspergillosis: a retrospective study of 35 cases. Indian J Chest Dis Allied Sci. 1994;36(4):173-9.

12. Chakrabarti A, Sethi S, Raman DS, Behera D. Eight-year study of allergic bronchopulmonary aspergillosis in an Indian teaching hospital. Mycoses. 2002;45(8):295-9.

13. Kumar R, Gaur SN. Prevalence of allergic bronchopulmonary aspergillosis in patients with bronchial asthma. Asian Pac J Allergy Immunol. 2000;18(4):181-5.

14. Hetzel JL. Aspergilose broncopulmonar alérgica: estudo de 128 casos [tese]. Porto Alegre: Universidade Federal do Rio Grande do Sul; 1990.

15. McCarthy DS, Simon G, Hargreave FE. The radiological appearances in allergic broncho-pulmonary aspergillosis. Clin Radiol. 1970;21(4):366-75.

16. Mintzer RA, Rogers LF, Kruglik GD, Rosenberg M, Neiman HL, Patterson R. The spectrum of radiologic findings in allergic bronchopulmonary aspergillosis. Radiology. 1978;127(2):301-7.

17. Howard SJ, Pasqualotto AC, Denning DW. Azole resistance in allergic bronchopulmonary aspergillosis and Aspergillus bronchitis. Clin Microbiol Infect. 2010;16(6):683-8.

18. Agarwal R, Gupta D, Aggarwal AN, Behera D, Jindal SK. Allergic bronchopulmonary aspergillosis: lessons from 126 patients attending a chest clinic in north India. Chest. 2006;130(2):442-8.

19. Rosenberg M, Patterson R, Mintzer R, Cooper BJ, Roberts M, Harris KE. Clinical and immunologic criteria for the diagno-

sis of allergic bronchopulmonary aspergillosis. Ann Intern Med. 1977;86(4):405-14.

20. Wang JL, Patterson R, Rosenberg M, Roberts M, Cooper BJ. Serum IgE and IgG antibody activity against Aspergillus fumigatus as a diagnostic aid in allergic bronchopulmonary aspergillosis. Am Rev Respir Dis. 1978;117(5):917-27.

21. Patterson R, Greenberger PA, Radin RC, Roberts M. Allergic bronchopulmonary aspergillosis: staging as an aid to management. Ann Intern Med. 1982;96(3):286-91.

22. Pasqualotto AC, Powell G, Niven R, Denning DW. The effects of antifungal therapy on severe asthma with fungal sensitization and allergic bronchopulmonary aspergillosis. Respirology. 2009;14(8):1121-7.

23. Van der Ent CK, Hoekstra H, Rijkers GT. Successful treatment of allergic bronchopulmonary aspergillosis with recombinant anti--IgE antibody. Thorax. 2007;62:276-7.

24. Virnig C, Bush RK. Allergic bronchopulmonary aspergillosis: a US perspective. Curr Opin Pulm Med. 2007;13(1):67-71.

Abscesso de Pulmão

41

José da Silva Moreira
Ana Luiza Moreira
José J. Camargo
Paulo Roberto Goldenfum

Introdução

O abscesso pulmonar é uma lesão necrótica, escavada, com mais de 2,0 cm de diâmetro, habitualmente única, contendo pus em seu interior. O termo é aplicado de modo geral quando a lesão é causada por germes piogênicos – com mais frequência bactérias anaeróbias, *Staphylococcus aureus* ou gram-negativos aeróbios.[1-2]

> **ATENÇÃO**
>
> O abscesso pulmonar primário, ocorrendo em indivíduos adultos imunocompetentes, seguindo-se à aspiração de secreções geralmente provenientes da boca com dentes em mau estado de conservação, perfaz apreciável contingente dessa doença. É mais comum em homens alcoolistas na faixa dos 30 aos 50 anos. Apresenta-se com frequência bem menos significativa em crianças, podendo aí surgir especialmente quando há concomitância de boca doente e doença neurológica.[3]
>
> No diagnóstico diferencial do abscesso pulmonar de aspiração devem ser incluídos, sobretudo, tuberculose escavada, carcinoma brônquico com necrose central, sequestração broncopulmonar intralobar, granulomatose de Wegener e, em zonas endêmicas, cisto hidático morto com retenção de membranas. Entram aí também as cavidades necróticas das pneumonias bacterianas como a estafilocócica, que costumam se apresentar acompanhadas por outros padrões lesionais, muitas vezes ocorrendo em mais de um lobo, em ambos os pulmões.[4]

No abscesso pulmonar primário, as secreções provenientes da boca doente, aspiradas durante episódio de inconsciência – muitas vezes causado por alcoolismo –, possuem grande quantidade de microrganismos de diversas espécies (flora mista, com predomínio de anaeróbios).[2,5] As localizações preferenciais onde ocorrem as aspirações para o pulmão são segmentos posteriores de lobos superiores e segmentos superiores de lobos inferiores, apresentando-se as lesões à radiografia como cavidades únicas de paredes irregulares, com nível hidroaéreo em seu interior, em geral sem evidências de focos de disseminação brônquica. Abscessos pulmonares de aspiração múltiplos, embora incomuns, também podem ocorrer.

Dentro de 24 a 48 horas a partir do momento do episódio aspirativo, o abscesso já deverá estar bem formado, exibindo em seu interior baixos pH e potencial de oxidorredução, o que favorece a multiplicação dos germes anaeróbios gram-positivos (*Peptostreptococcus* sp., estreptococo microaerófilo) e gram-negativos (*Prevotella* sp., *Bacteroides* e fusobactérias). Deve-se acentuar, contudo, que a presença do *Bacteroides fragilis* – bactéria resistente à penicilina – em infecções anaeróbias localizadas acima do diafragma costuma ser incomum,[1] sendo, por outro lado, frequente em estruturas infradiafragmáticas.

A visualização de flora mista ao exame bacterioscópico (Gram) das secreções indica fortemente a presença de microrganismos anaeróbios, o que é de grande valia para um rápido diagnóstico presuntivo. A identificação definitiva desses germes, todavia, demanda a necessidade de culturas em anaerobiose de material colhido com proteção, o que na prática, na maioria das vezes, não é necessário para a correta instituição do tratamento.

Diagnóstico

> **ATENÇÃO**
>
> O paciente com abscesso de aspiração ainda fechado, em geral apresenta-se com febre alta, tosse, acentuado comprometimento do estado geral com rápida perda de peso e frequentemente dor torácica.[2,6] Entre o final da segunda semana e a terceira semana de evolução da doença, em geral uma grande quantidade de secreção piossanguinolenta ou purulenta, de extremo mau cheiro (TABELA 41.1), ganha saída pela árvore brônquica e é eliminada pela tosse (vômica), deixando uma lesão escavada, necrótica, habitualmente com paredes espessas e mostrando nível hidroaéreo, localizada em zona preferencial de aspiração para o pulmão (FIGURA 41.1).

As lesões pulmonares costumam ser únicas, unilaterais, ocorrendo igualmente em qualquer um dos pulmões (TABELA 41.2). Focos de disseminação brônquica, pericavitários ou à distância, como regra não ocorrem. Lesões múltiplas em casos de abscesso de aspiração, ainda que infrequentes, também costumam predominar em regiões dorsais dos pulmões (FIGURA 41.2). Após a ocorrência da vômica, o paciente pode apresentar-se com menos febre e ter a gravidade de seu estado tóxico atenuada.

Um episódio de perda de consciência, em especial por alcoolismo, em um indivíduo adulto do sexo masculino, precedendo o cortejo dos demais sintomas, e o achado de dentes em mau estado de conservação ao exame físico são dados importantes que apontam para o diagnóstico de abscesso de aspiração.

Ocasionalmente, o conteúdo do abscesso pode ficar retido no interior da cavidade, quando há estenose de natureza inflamatória, ou mesmo neoplásica, do brônquio de drenagem. Nesses casos, a tomografia computadorizada e a fibrobroncoscopia auxiliam na demonstração da obstrução. A broncoscopia pode, ainda, desfazer a obstrução quando não neoplásica, com aspiração das secreções mais espessas, auxiliando no tratamento. Pode, ainda, ocorrer necrose da parede do abscesso, e o material purulento, infectado, ganhando o espaço pleural, acaba formando um empiema, com consequente agravamento dos sintomas.[1] Êmbolos sépticos podem aportar em outros órgãos, sendo particularmente grave a formação de abscesso cerebral.

TABELA 41.1 → Abscesso pulmonar de aspiração: dados clínicos de 269 pacientes estudados entre 1965 e 2010 no Pavilhão Pereira Filho – Santa Casa, Porto Alegre

	Nº	%
Tosse	269	100,0
Expectoração	269	100,0
Febre	269	100,0
Estado geral comprometido	265	98,5
Dor torácica	176	65,4
Dentes malconservados	226	84,0
Perda de consciência*	216	80,3
Estertores pulmonares	210	78,1
Odor fétido	191	71,0
Hipocratismo digital	80	29,7

Sintomas presentes há mais de quatro semanas em 34,0% dos pacientes.
*Em 86,6% das vezes, o episódio de perda de consciência esteve relacionado com alcoolismo; outras causas detectadas foram epilepsia, trauma cranioencefálico, acidente vascular cerebral, hipoglicemia e anestesia. A idade dos pacientes variou entre 8 e 78 anos (média de 41 anos), sendo que 82,5% eram do sexo masculino.

Leucocitose e desvio à esquerda no hemograma são achados comuns no abscesso de pulmão, especialmente nas fases mais iniciais de sua evolução, e antes do uso de antibiótico.

A maioria dos pacientes com abscesso pulmonar de aspiração procura auxílio médico em geral dentro das primeiras duas semanas de sintomas, pressionados pela agressividade da doença. Todavia, um contingente não desprezível (25 a 30%) o faz mais tardiamente, após quatro semanas ou mais,

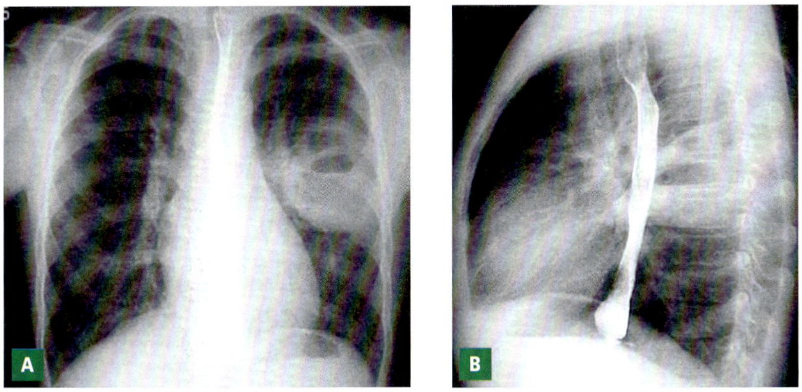

FIGURA 41.1 → Aspectos radiográficos de abscesso de aspiração, localizado em segmento superior de lobo inferior do pulmão esquerdo, vistos em projeções póstero-anterior (A) e de perfil (B). Lesão escavada, única, com paredes espessas e nível hidroaéreo em seu interior. Ausência de focos de disseminação brônquica .

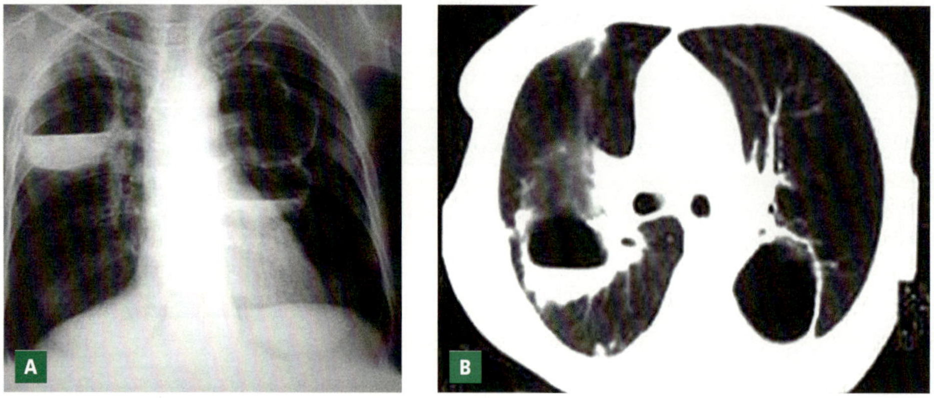

FIGURA 41.2 → (A) Abscessos múltiplos com níveis hidroaéreos, com localização preferencial em segmentos dorsais de ambos os pulmões. (B) Paciente feminina, alcoolista, com presença de flora mista no escarro e no material colhido por fibrobroncoscopia.

apresentando-se com a doença em fase crônica, emagrecidos, tossindo, expectorando o material purulento malcheiroso. Nesses pacientes com abscesso crônico, muitas vezes é observada a presença de hipocratismo digital.

Em exames microbiológicos do escarro, ou de material colhido por broncoscopia ou por toracocentese, a presença de "flora mista" à bacterioscopia é indicativa de germes anaeróbios, os quais obviamente não crescerão em meios aeróbios comuns. Todavia, o conjunto formado por achados clínicos e radiográficos e pela presença de flora mista nos materiais colhidos é, na maioria das vezes, suficiente para o manejo correto dos casos.

TABELA 41.2 → Abscesso pulmonar de aspiração: apresentação radiográfica das lesões em 269 pacientes estudados entre 1965 e 2010

	Nº	%	P
Lesões unilaterais*	260	96,6	0,001
Lesões bilaterais	9	3,4	
Em segmento posterior de lobo superior e/ou superior de lobo inferior**	231	85,9	0,001
Em pirâmide basal	30	11,1	
Em lobo médio ou língula	8	3,0	
Lesões de até 4,0 cm de diâmetro	41	15,2	
Lesões entre 4,0 e 8,0 cm de diâmetro	180	66,9	0,001
Lesões com mais de 8,0 cm de diâmetro	48	17,9	
Derrame pleural associado (empiema)	25	9,3	

*Igualmente distribuídas por ambos os pulmões.

**Incluídas 40 lesões contíguas em ambos os segmentos e 31 em subsegmentos axilares.

Tratamento

O tratamento dos pacientes com abscesso de pulmão é primariamente clínico, com antibióticos, drenagem postural e cuidados gerais;[2] todavia, uma proporção considerável deles acaba sendo submetida a algum procedimento cirúrgico,[7] como pneumostomia, ressecção pulmonar e drenagem de empiema (TABELA 41.3).

A penicilina e a clindamicina têm sido os antibióticos mais empregados no combate às infecções pulmonares por germes anaeróbios, com a preferência progressivamente se deslocando para a clindamicina,[8] embora outros antibióticos também se mostrem efetivos.[9] O tempo de uso da medicação deve se prolongar por pelo menos quatro semanas. A mortalidade causada por abscesso primário de pulmão, alta antes da era antibiótica, situa-se hoje em torno de 5%.

Como se pode observar na série apresentada na TABELA 41.3, pelo menos quatro em cada cinco pacientes com abscesso de aspiração são manejados com tratamento clínico

TABELA 41.3 → Abscesso pulmonar de aspiração: tratamento efetuado e seus resultados em 269 pacientes estudados entre 1965 e 2010

ANTIBIOTICOTERAPIA	269	100,0
– Penicilina G	190	70,6
– Clindamicina	56	20,8
– Outro	23	9,6
DRENAGEM POSTURAL	264	98,1
TRATAMENTO CIRÚRGICO	57	21,2
– Drenagem de empiema	25	9,3
– Ressecção pulmonar*	25	9,3
– Pneumostomia	7	2,5
CURA**	257	95,5
ÓBITO***	12	4,5

*Vinte e três casos de abscessos crônicos, quatro deles com broncostenose de natureza inflamatória, e dois pacientes com volumosas hemoptises.

**A maioria com algumas sequelas radiográficas; um paciente com abscesso cerebral secundário.

***Pacientes com grandes abscessos, cinco dos quais também com empiema.

que consiste, basicamente, em antibioticoterapia mais drenagem postural.

Alguns achados clinicorradiológicos têm valor preditivo negativo para o tratamento clínico e apontam para a necessidade de cirurgia.[10] Dentre eles, citam-se:

- mais de seis semanas de evolução,
- espessamento da parede da cavidade do abscesso,
- evidência tomográfica e/ou endoscópica de broncostenose,
- cavidades necróticas gigantes, e
- colonização por germes multirresistentes.

A efetividade da drenagem postural pode ser aumentada pelo uso de fibrobroncoscopia,[11] utilizada para aspiração direta das secreções mais espessas e, eventualmente, para dilatar o brônquio de drenagem do abscesso através da passagem de cateter de Fogarty. Esse cateter, depois de ultrapassar o brônquio edemaciado, tem o seu balonete inflado e puxado retrogradamente, determinando uma ampliação do brônquio de drenagem e o escoamento de grande quantidade de secreção pútrida. A repetição do procedimento a cada dois ou três dias acelera a cura do abscesso.

▪ CASO CLÍNICO I

Paciente masculino, 54 anos, dentes sépticos, alcoólatra e dependente de benzodiazepínicos, com quadro de infecção respiratória e tosse com expectoração fétida há uma semana. A fibrobroncoscopia, com intuito de excluir lesão brônquica primária, detectou uma acentuada redução de calibre do brônquio segmentar, de onde fluía secreção espessa e fétida. A passagem do cateter de Fogarty, com dilatação brônquica retrógrada, deu vazão a uma grande quantidade de secreção purulenta. A repetição do procedimento a cada três dias acelerou a evolução favorável, com redução gradual das dimensões da cavidade, até seu completo desaparecimento em quatro semanas (FIGURAS 41.3 e 41.4).

A indicação de ressecção é determinada por:

- → ausência de resposta ao tratamento clínico (muitas vezes por broncostenose indilatável),
- → hemoptise recorrente,
- → ruptura para a pleura,
- → suspeita de neoplasia associada,
- → sequela sintomática.

O procedimento em geral envolve uma lobectomia – tipo de cirurgia que mais facilmente garante a remoção da cavidade abscedida intacta –, prevenindo assim a contaminação da pleura. A propósito, quando o abscesso ocupa a pirâmide basal, é frequente a necessidade de abertura de uma toracotomia acessória, três ou quatro espaços intercostais abaixo do vão da toracotomia original, para liberação das densas aderências diafragmáticas, sob visão direta, evitando-se assim o risco de ruptura da cavidade abscedida. Cuidados com sutura brônquica sob clampeamento e ocupação precoce do espaço pleural residual pelos segmentos pulmonares remanescentes são altamente recomendáveis, como em toda ressecção pulmonar por doença supurativa.

Em pacientes criticamente doentes, para os quais a toracotomia representaria um procedimento de alto risco, a drenagem externa da cavidade através de cateteres ou de uma pneumostomia pode representar uma solução heroica e definitiva.

▪ CASO CLÍNICO II

Paciente masculino, 69 anos, com antecedente de abscesso dentário e história de expectoração abundante há seis semanas. O exame bacteriológico de escarro mostrou flora mista à bacterioscopia, mas crescendo múl-

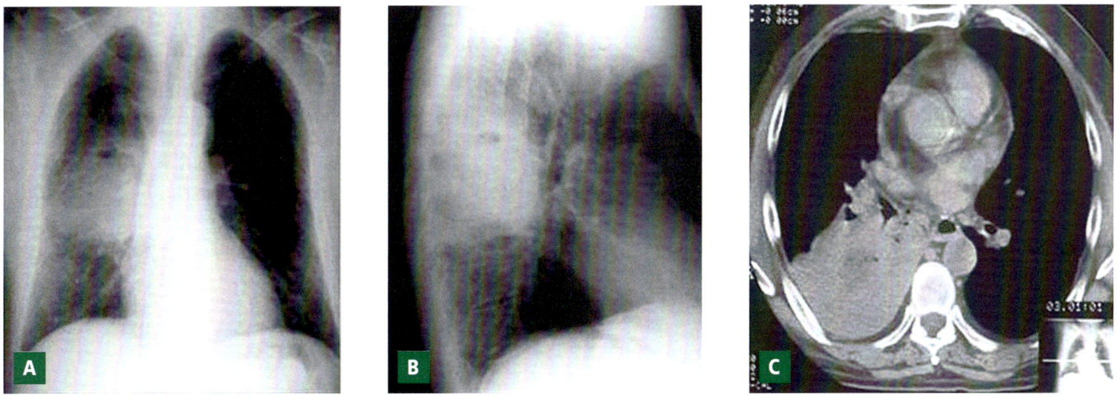

FIGURA 41.3 → (A) Cavidade abscedida no terço médio do pulmão direito. (B) Grande abscesso ocupando integralmente o segmento superior direito. (C) Corte tomográfico mostrando a lesão escavada com conteúdo necrótico e afilamento do brônquio segmentar.

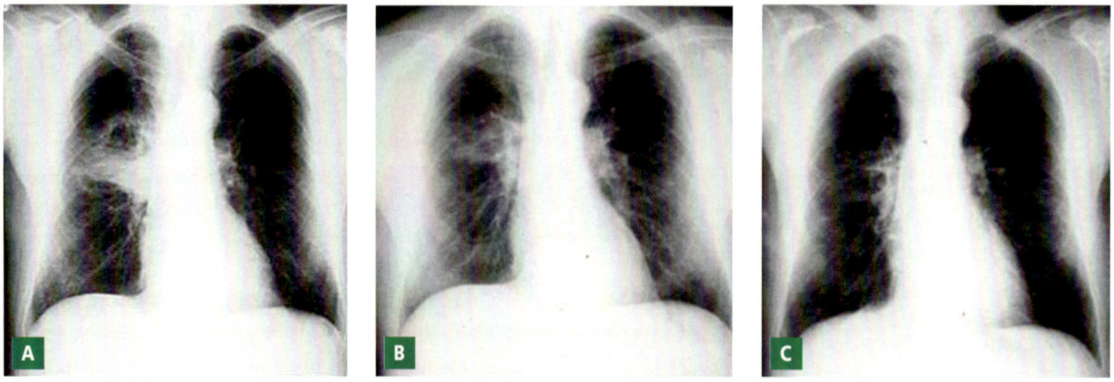

FIGURA 41.4 → Mesmo paciente da Figura 41.3. (A) Lesão escavada, persistente, mas significativamente menor, após passagem do cateter de Fogarty, com dilatação brônquica retrógrada. (B) Duas semanas depois, lesão inequivocamente reduzida. Paciente já assintomático. (C) Radiografia de tórax normal após quatro semanas; ausência de secreção brônquica.

tiplas colônias de *S. aureus*. A radiografia de tórax evidenciou grande cavidade no lobo inferior direito (FIGURA 41.5). A febre persistiu depois de quatro dias de antibioticoterapia incluindo vancomicina. Péssimo estado geral. A broncoscopia revelou uma broncostenose quase total do brônquio lobar inferior, aspirando-se pequena quantidade de secreção fétida. Diante de uma tentativa frustrada de dilatação brônquica com cateter de Fogarty, foi realizada uma pneumostomia, através da ressecção de um fragmento da nona costela em posição interescapulovertebral. A aspiração da cavidade abscedida removeu uma grande porção de tecido necrótico denso, submerso no líquido purulento e extremamente fétido, seguindo-se rápida melhora clínica. Após quatro semanas, o paciente estava assintomático e tinha recuperado 5 kg. As radiografias de controle mostravam a obliteração quase completa do espaço pleural por reexpansão pulmonar (FIGURA 41.6).

Referências

1. Bartlett JG. Anaerobic bacterial infections of the lung and pleural space. Clin Infect Dis. 1993;16 Suppl 4:S248-55.

2. Finegold SM. Lung abscess. In: Goldman L, Ausiello D, editors. Cecil medicine. 23rd ed. Philadelphia: Saunders Elsevier; 2008. p. 685-88, cap. 98.

3. Brook I. Anaerobic pulmonary infections in children. Pediatr Emerg Care. 2004;20(9):636-40.

4. Santos JWA dos, Nascimento DZ, Guerra VA, Rigo VS, Michel GT, Dalcin TC. Pneumonia estafilocócica adquirida na comunidade. J Bras Peumol. 2008;34(9):683-9.

5. Marina M, Strong CA, Civen R, Molitoris E, Finegold SM. Bacteriology of anaerobic pleuropulmonary infections: preliminary report. Clin Infect Dis. 1993;16 Suppl 4:S256-62.

6. Moreira JS, Camargo JJ, Felicetti JC, Goldenfun PR, Moreira AL, Porto NS. Lung abscess: analysis of 252 consecutive cases diagnosed between 1968 and 2004. J Bras Pneumol. 2006;32(2):136-43.

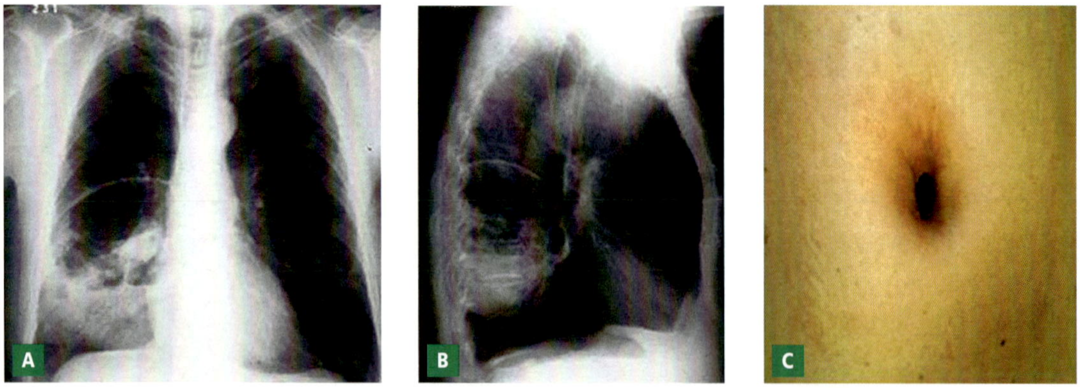

FIGURA 41.5 → (A) Grande cavidade necrótica, hiperinsuflada, com conteúdo de densidade heterogênea ocupando o segmento superior e parte da pirâmide basal à direita. (B) Imagem em perfil da cavidade que tem parede superior fina e lisa, e com grande extensão em contato com a pleura parietal. (C) Imagem depois de quatro semanas do estoma epitelizado, construído através da ressecção de um fragmento de costela, e da sutura da pele na pleura parietal.

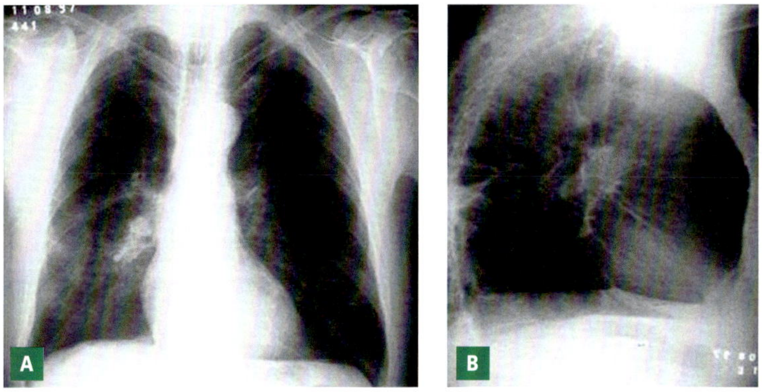

FIGURA 41.6 → Mesmo paciente da Figura 41.5. (A) Radiografia de tórax após quatro semanas do procedimento (pneumostomia) à direita, mostrando mínima sequela fibrótica no segmento superior do mesmo lado. (B) Na incidência de perfil, observa-se pequeno resíduo do que fora a grande cavidade necrótica que chegara a ocupar grande parte do lobo inferior direito.

7. Rice TW, Ginsberg RJ, Todd TR. Tube drainage of lung abscesses. Ann Thorac Surg. 1987;44:356-9.

8. Gudiol F, Manresa F, Pallares R, Dorca J, Rufi G, Boada J, et al. Clindamycin vs penicillin for anaerobic lung infections. High rate of penicillin failures associated with penicillin-resistant bacteroides melaninogenicus. Arch Intern Med. 1990;150(12):2525-9.

9. Allewelt M, Schüler P, Bölcskei PL, Mauch H, Lode H, Study Group on Aspiration Pneumonia. Ampicillin + sulbactam vs clindamycin +/– cephalosporin for the treatment of aspiration pneumonia and primary lung abscess. Clin Microbiol Infect. 2004;10(2):163-70.

10. Delarue NC, Pearson FG, Nelems JM, Cooper JD. Lung abscess: surgical implications. Can J Surg. 1980;23(3):297-302.

11. Herth F, Ernst A, Becker HD. Endoscopic drainage of lung abscesses: technique and outcome. Chest. 2005;127(4):1378-81.

Bronquiectasias

42

José da Silva Moreira
José J. Camargo
Bruno Hochhegger
Spencer Marcantonio Camargo

Introdução

Bronquiectasias – dilatações brônquicas permanentes – constituem-se em uma afecção bastante encontrada na clínica pneumológica, trazendo consigo expressiva morbidez, interferindo de maneira significativa na qualidade de vida de seus portadores. Costumam originar-se de episódios de bronquiolite obliterante, ocorridos em geral na infância, durante surto de infecção viral ou bacteriana que precede a instalação das dilatações.[1-3] Com a obliteração sustentada das pequenas vias aéreas laterais, a pressão inspiratória se redistribui, atuando principalmente sobre as paredes das vias brônquicas maiores, não ocluídas, que se dilatam (FIGURA 42.1).

A perpetuação do processo inflamatório, em parte mediado por citocinas[4] com liberação de produtos derivados sobretudo de neutrófilos, somada à reparação e à fibrose, acaba tornando definitivas as dilatações, levando a manifestações clínicas, como tosse, expectoração purulenta e hemoptises, refletindo a facilidade de retenção de secreções com infecção secundária e surgimento de exuberante circulação nas paredes dos brônquios dilatados.[5,6]

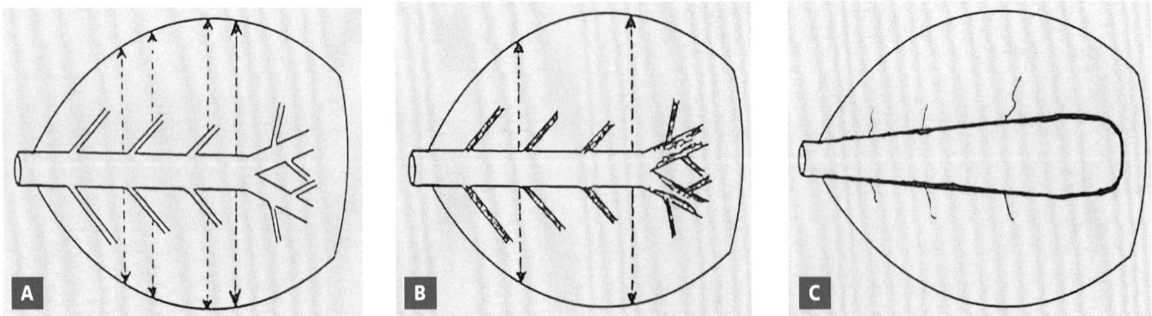

FIGURA 42.1 → Mecanismo inicial, proposto para a formação das bronquiectasias. (A) Via brônquica axial normal com seus ramos laterais permeáveis. Forças radiais homogeneamente distribuídas por todo o volume pulmonar. (B) Via brônquica lateral ocluída por processo infeccioso. Forças radiais se transmitem às paredes da via brônquica axial permeável, tracionando-a, resultando na dilatação (C) dessa via.

> **ATENÇÃO**
>
> A ocorrência de bronquiectasias está, assim, relacionada com o número e a gravidade das infecções na infância (sarampo, influenza, adenoviroses, coqueluche, primoinfecção tuberculosa, etc.) ou com situações que as propiciem (discinesia ciliar, fibrose cística, imunodeficiência, aspiração de corpo estranho) (QUADRO 42.1).

Uma vez estabelecidas, costumam constituir afecção crônica de expressiva morbidez. Em algumas situações, as dilatações brônquicas observadas durante surtos de infecções pulmonares agudas mostram-se reversíveis (pseudobronquiectasias), com a melhora do quadro infeccioso, o qual não foi tão grave e prolongado.[7]

A noção de bronquiectasias foi introduzida em 1819 por Läennec. Reynaud, em 1835, chamou a atenção para a obliteração dos pequenos brônquios constituintes da "via lateral" de um brônquio maior, dilatado. Churchill, em 1949 e, logo após, um discípulo seu, Duprez, em 1951, retomaram a ideia original, desenvolvendo-a em estudos de peças cirúrgicas.[8] Os achados anatômicos obtidos por Reid em 1950, ao estudar broncográfica e anatomopatologicamente casos de bronquiectasias, concordavam com a concepção da ocorrência prévia da bronquiolite obliterante, pois verificara uma redução do número de ramificações distais aos brônquios ectásicos (FIGURA 42.2).

Clínica

O modelo clínico de apresentação das bronquiectasias é a presença de manifestações respiratórias (especialmente tosse e expectoração purulenta) de longa duração (anos), os

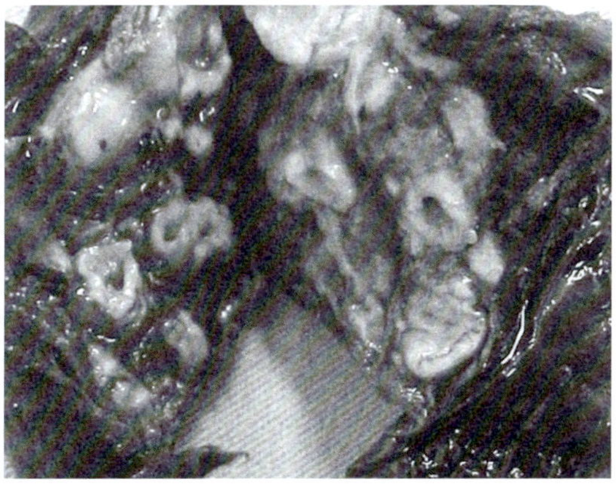

FIGURA 42.2 → Bronquiectasias (peça cirúrgica). Observam-se brônquios dilatados com paredes espessadas e presença de secreção em seu interior.

QUADRO 42.1 → Causas de bronquiectasias

Pós-infecciosas:
- Pneumonia por sarampo
- Traqueobronquite por *Bordetella pertussis*
- Tuberculose
- Pneumonia por adenovírus
- Vírus sincicial respiratório
- *Aspergillus fumigatus*
- Pneumonia por *Mycoplasma*
- Pneumonia necrosante bacteriana (*Staphylococcus, Klebsiella, Pseudomonas*)
- Vírus da imunodeficiência humana (HIV)
- Sequela de abscesso pulmonar

Congênitas:
- Cisto pulmonar congênito
- Fibrose cística
- Síndrome de Williams-Campbell
- Síndrome de Mounier-Kuhn
- Síndrome da unha amarela
- Deficiência de alfa$_1$-antitripsina

Imunodeficiências:
- Hipogamaglobulinemias
  - Deficiência de subclasses de IgG
  - Deficiência de IgA
  - Imunodeficiência combinada severa
  - Hipogamaglobulinemia variável comum
- Anormalidades na função dos neutrófilos
  - Síndrome de Shwachman-Diamond
  - Doença granulomatosa crônica
  - Síndrome de Chediak-Higashi
  - Síndrome de Job
- Deficiência de complemento
- AIDS

Anormalidades ciliares:
- Discinesia ciliar primária
- Síndrome de Kartagener
- Síndrome de Young

Pós-obstrutivas:
- Obstrução brônquica intrínseca
  - Tampão de muco
  - Corpo estranho
  - Neoplasia
- Obstrução brônquica extrínseca
  - Gânglios linfáticos hipertrofiados
  - Síndrome do lobo médio

Outras:
- Asma
- Aspergilose broncopulmonar alérgica
- Síndrome de aspiração crônica
  - Refluxo gastresofágico
  - Distúrbio da deglutição
- Síndrome de Marfan

quais costumam se iniciar na infância ou juventude, manifestando-se com intensidade variável.[9]

Podem ocorrer hemoptises, refletindo a exuberante circulação brônquica nas paredes das vias aéreas dilatadas. A presença de estertores úmidos é um achado constante, mesmo quando o paciente não apresenta expectoração. Hipocratismo digital é observado em cerca de um quarto a um terço dos casos. Pneumonias de repetição são comuns. O comprometimento da função pulmonar não costuma demonstrar marcada dessaturação arterial, e a ocorrência de insuficiência respiratória não é frequente, com exceção dos casos em que há lesões pulmonares muito extensas, bilaterais, ou importante comorbidade, como doença pulmonar obstrutiva crônica (DPOC).[10]

A **TABELA 42.1** enumera as manifestações clínicas encontradas em 170 pacientes internados em um serviço de doenças pulmonares da região sul do Brasil.

As bronquiectasias podem cursar com supuração crônica, o que ocorre por acúmulo de secreções de forma continuada, principalmente nas metades inferiores dos pulmões. Elas em geral são infectadas por hemófilo, pneumococo e anaeróbios, mas também podem ser encontrados *S. aureus* e germes gram-negativos aeróbios. Em situações especiais, como na fibrose cística, *Pseudomonas* (*aeruginosa* e *cepacia*) e *S. aureus* são altamente prevalentes.[3]

Hemoptises recorrentes são comuns em pacientes com bronquiectasias, sobretudo na vigência de surto infeccioso.[11] Quando as dilatações predominam em metades superiores, pode haver sangramento sem evidências de supuração (bronquiectasias "secas").

TABELA 42.1 → Bronquiectasias: achados clínicos em 170 pacientes (Pavilhão Pereira Filho – Porto Alegre)*

TIPO RADIO	Nº	%
Tosse	170	100,0
Expectoração	163	96,0
Estertores úmidos	112	66,0
Hemoptise	70	41,2
Pneumonias de repetição	67	39,4
Dispneia	55	32,4
Roncos e sibilos	55	32,4
Dor torácica	49	28,8
Hipocratismo digital	48	28,3
Tiragem	12	7,0
Edema de membros inferiores	7	4,1
Cianose	2	1,2

*Mulheres: 106 (62,4%); homens: 64 (37,6%). Idades entre 12 e 88 anos. Antecedentes registrados na infância: pneumonia (52,5%), tuberculose (19,8%), asma (8,8%).[9]

Radiologia

A radiologia tem papel preponderante no diagnóstico das bronquiectasias, seja na demonstração da presença delas seja na determinação de sua extensão e no estabelecimento do procedimento terapêutico **(FIGURA 42.3)**. Todavia, a radiografia simples de tórax, embora possa evidenciar áreas com brônquios dilatados e paredes espessadas, perda de volume pulmonar, hiperinsuflação compensatória, impactação mucoide e formações císticas, raramente fundamenta o diagnóstico definitivo da doença, uma vez que traz achados inespecíficos.

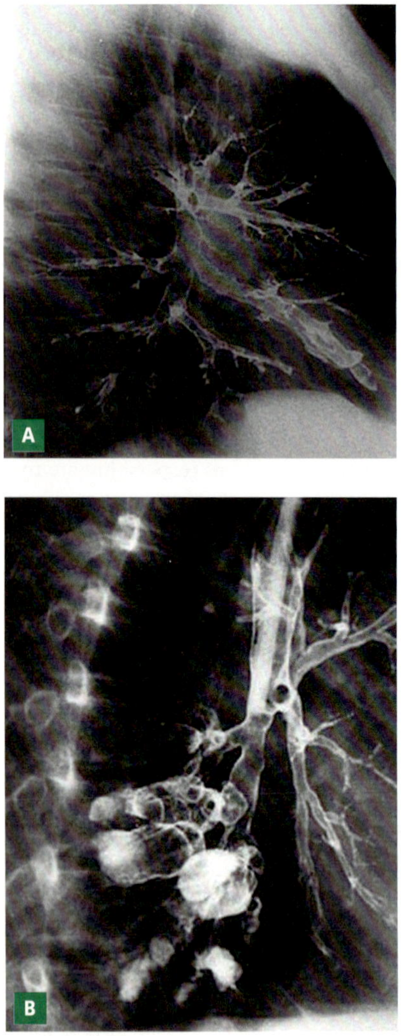

FIGURA 42.3 → Broncografia evidenciando bronquiectasias cilíndricas (A) e císticas (B).

> **ATENÇÃO**
>
> A tomografia computadorizada (TC) atualmente substituiu a broncografia (FIGURA 42.4), tendo se constituído no padrão-ouro de imagem para avaliação das bronquiectasias.[12]

O diagnóstico por TC das bronquiectasias baseia-se no reconhecimento de vários achados diretos e/ou indiretos. Achados diretos incluem dilatação brônquica, perda do afilamento brônquico usual e identificação de vias aéreas periféricas a menos de 1 cm da pleura.

Sinais indiretos envolvem espessamento de paredes brônquicas e irregularidade destas, bem como presença de impactação mucoide. Sinais associados têm sido descritos e incluem traqueomegalia, aprisionamento aéreo (como uma manifestação de doença de pequenas vias aéreas nas tomografias em expiração) e enfisema.

A TC consegue demonstrar a presença mesmo de pequenas bronquiectasias.[13,14] Um critério importante para decidir sobre a presença e o grau das dilatações brônquicas é compará-las com o diâmetro do ramo da artéria pulmonar adjacente e observar a perda do afilamento brônquico distal, o que é possível em cortes obtidos pela TC (FIGURAS 42.5 e 42.6). A utilidade da ressonância magnética (RM) na avaliação de bronquiectasias ainda precisa ser mais bem determinada.

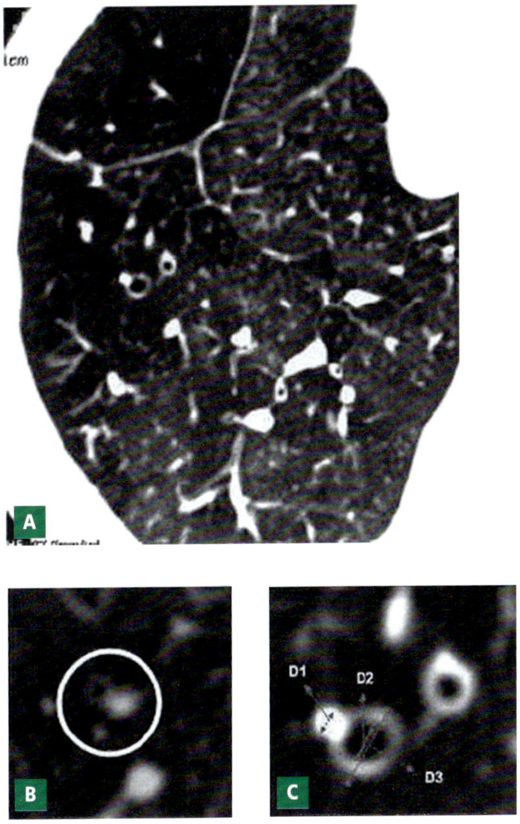

FIGURA 42.5 → O índice bronquioarterial (IBA) é definido como o diâmetro brônquico intraluminal dividido pelo diâmetro da artéria pulmonar adjacente. (A) Demonstração de um paciente com várias dilatações brônquicas com IBA > 1. Note algumas áreas de aprisionamento aéreo associadas às áreas de bronquiectasias. (B) IBA normal para comparação. (C) Mesmo paciente que em (A), com demonstração do cálculo de IBA (D2/D1). O índice de espessamento brônquico ([D3D2]/D3) e o índice do lúmen da luz brônquica (D2/D3) também podem ser calculados.

Classificação

Há diversos modos de se classificar as bronquiectasias. De acordo com a apresentação radiológico-patológica, elas são classificadas em:

- **Cilíndricas**: dilatações brônquicas grosseiramente uniformes, terminando de modo abrupto junto à superfície pleural. À broncografia, não se vê a via lateral (ocluída) dos brônquios maiores, dotados de bainha conjuntivo-cartilaginosa, os quais mantêm sua forma cilíndrica com o diâmetro transverso aumentado (FIGURA 42.3A).
- **Císticas-saculares**: as dilatações aumentam progressivamente em direção à periferia do pulmão ou tendem à forma esférica (FIGURA 42.3B). Elas envolvem três ou quatro gerações brônquicas mais terminais, destituídas de bainha conjuntivo-cartilaginosa. Essas pequenas vias, tendo ocluídas suas vias laterais menores, dilatam-se, assumindo a forma esférica ou sacular junto à superfície pleural.
- **Varicosas**: os brônquios dilatados possuem tamanho e forma irregulares, com constrições em vários locais e, caracteristicamente, apresentam dilatação terminal.

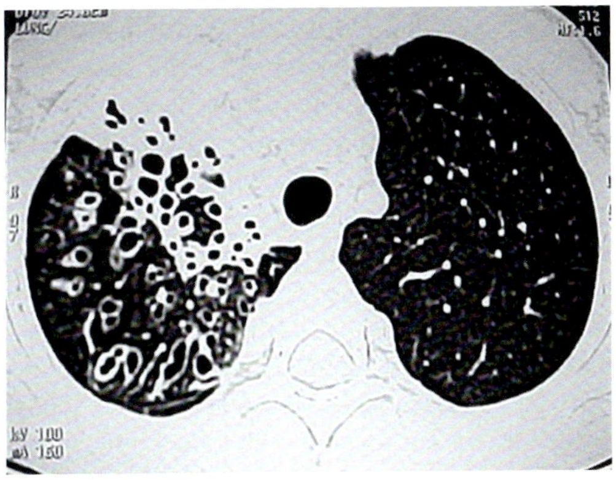

FIGURA 42.4 → Aspecto da tomografia computadorizada de bronquiectasias em lobo superior do pulmão direito. Brônquios dilatados com paredes espessadas.

Função pulmonar

Funcionalmente, as alterações observadas refletem a extensão das próprias bronquiectasias e das condições asso-

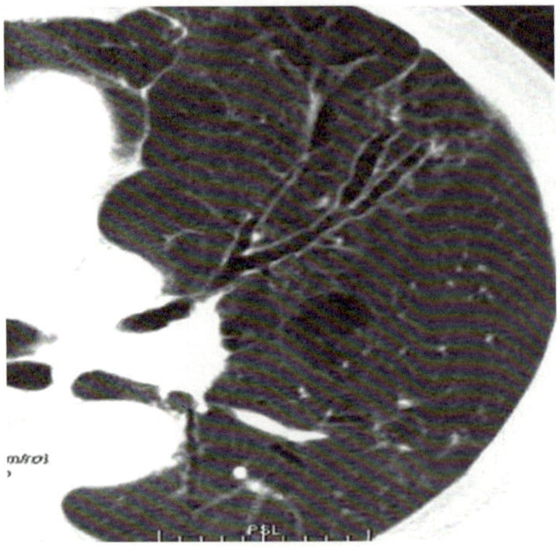

FIGURA 42.6 → Tomografia computadorizada com imagem axial no nível da emergência do brônquio da língula demonstrando a perda do afilamento brônquico usual, o que é compatível com o diagnóstico de bronquiectasias.

ciadas (em especial bronquite crônica e enfisema pulmonar). O padrão usual é o de obstrução das vias respiratórias com eventual componente restritivo, proporcional ao grau de atelectasia (se presente), e alterações gasométricas secundárias à desuniformidade V/Q. Hipoxemia grave não é comum e hipercapnia é infrequente, mas podem ocorrer em fases terminais, em geral associadas à hipertensão arterial pulmonar e ao *cor pulmonale*, em casos de lesões extensas.[15]

Condições associadas a bronquiectasias

Bronquiectasias podem fazer parte da história natural de diversas condições, as quais alteraram a estrutura morfofuncional das vias aéreas, favorecendo a instalação de infecções. Dentre elas, podem ser citadas fibrose cística, síndrome da discinesia ciliar, síndrome de Young, síndrome de Williams-Campbell, imunodeficiências, traqueobroncomegalia, síndrome da unha amarela, aspergilose broncopulmonar alérgica e AIDS **(QUADRO 42.1)**. Ocasionalmente, têm sido identificadas bronquiectasias em indivíduos portadores de artrite reumatoide ou síndrome de Sjögren.

É fundamental que, na avaliação de pacientes com bronquiectasias, fique esclarecido se elas representam uma afecção associada a uma infecção grave ocorrida geralmente na infância ou se fazem parte de uma das entidades crônicas.[16] No último caso, o comprometimento costuma ser generalizado na árvore brônquica, e a doença das vias aéreas é progressiva. Em tais condições, o tratamento deve ser dirigido também para a condição básica (se isso for possível), além de para as próprias bronquiectasias e infecções de repetição.[3,9]

Tratamento

> **ATENÇÃO**
>
> A base do tratamento das bronquiectasias consiste em controlar os sintomas, prevenir complicações e proporcionar melhor qualidade de vida para os pacientes, utilizando-se procedimentos clínicos e/ou cirúrgicos.

Em razão da contínua produção de secreções, frequentemente infectadas, tornam-se essenciais o uso de antimicrobianos e as manobras fisioterapêuticas, em especial a drenagem postural. A utilização da fibrobroncoscopia tem apresentado papel importante tanto no diagnóstico quanto no tratamento dessa afecção. Muitas vezes, a aspiração brônquica endoscópica auxilia na retirada de secreções mais espessas, difíceis de serem mobilizadas somente por fisioterapia, principalmente em crianças. Além disso, a broncoscopia fornece informações valiosas quanto à estrutura e ao aspecto da árvore brônquica e propicia material para análise microbiológica.[17]

A seleção dos pacientes para eventual tratamento cirúrgico depende de uma avaliação completa que, além do estado geral do paciente e de exames funcionais e laboratoriais de rotina, deve dimensionar a extensão das bronquiectasias com a máxima exatidão, o que atualmente é realizado por TC helicoidal, que substituiu com vantagem a broncografia.

Aqueles pacientes portadores de bronquiectasias localizadas, unilaterais, significativamente sintomáticos e com boa reserva funcional têm, em princípio, indicação de cirurgia de ressecção.[18] Estes costumam ser pacientes mais jovens, constituindo-se nos casos ideais para a cirurgia. A análise comparativa entre grupos de pacientes tratados cirúrgica e clinicamente, com doença de extensão semelhante, demonstrou que a população “cirúrgica” tem expectativa de vida maior e de qualidade consideravelmente superior,[19] sendo que tal diferença é significativa sobretudo a partir dos 60 anos de idade, quando o declínio imunológico decorrente do envelhecimento torna as pessoas mais vulneráveis às infecções. Além disso, a mortalidade operatória em casos de bronquiectasias tem se mostrado baixa, situando-se entre 0 e 1,0%.[20]

Em consequência dessas observações, e em virtude do estímulo proporcionado pelos avanços no tratamento cirúrgico que permitiram intervenções de baixa morbidade, o modo de encarar a terapêutica tem se modificado. No passado próximo, considerava-se apenas a possibilidade de tratamento cirúrgico naqueles casos de difícil controle clínico e com doença restrita a um segmento ou lobo. Também são cirúrgicos os casos com sangramento importante e reserva funcional adequada.[10]

> **ATENÇÃO**
>
> Hoje, todo paciente bronquiectásico deve, em princípio, ser considerado candidato em potencial para cirurgia, buscando-se em cada caso fatores que pioram o prognóstico ou eventualmente inviabilizam a indicação da cirurgia,[21] como broncospasmo associado, envolvimento de lobos superiores, comprometimento multissegmentar, sinusopatia grave de difícil controle e evidências de *cor pulmonale*.

Um segundo avanço significativo, fruto de experiências institucionais bem-sucedidas, foi o tratamento cirúrgico de lesões pulmonares bilaterais localizadas,[9,22] o que é ilustrado na **FIGURA 42.7**.

No começo da experiência com esta população selecionada, iniciava-se o tratamento pelo lado mais grosseiramente afetado, procedendo-se a ressecção contralateral depois de 4 a 6 semanas. Algumas vezes, a melhora clínica com a remoção dos segmentos mais comprometidos era tão expressiva que a segunda ressecção era protelada ou considerada desnecessária.

Em um segundo momento, encorajados pelo extraordinário benefício da analgesia peridural, ressecções bilaterais passaram a ser sequenciais, realizadas no mesmo tempo anestésico (**FIGURA 42.8**). Dessa nova conduta, afloraram duas vantagens: o paciente passava por uma recuperação pós-operatória única e, como se podia prever, facilitada pela expressiva redução da quantidade de secreção, visto que todos os focos bronquiectásicos haviam sido removidos.

O terceiro avanço, ainda mais ambicioso, incluiu o tratamento cirúrgico de pacientes portadores de doenças sistêmicas (fibrose cística, discinesia ciliar, agamaglobulinemia) com acúmulos localizados da doença em um determinado segmento ou lobo.[23] As metas desta estratégia (**FIGURA 42.9**), em uma população portadora de doença difusa e progressiva são melhorar a qualidade de vida, reduzindo a necessidade de fisioterapia e de internações hospitalares tão frequentes e, possivelmente, postergar a necessidade de transplante pulmonar.

A experiência do serviço com 18 pacientes foi construída predominantemente em fibrose cística (16 casos), mostrando-se gratificante: houve redução de 75% da necessidade de internação hospitalar em três anos, além de definida melhora na qualidade de vida desses pacientes.

A preparação para a cirurgia inclui:

- Reabilitação nutricional.
- Antibioticoterapia múltipla durante três semanas.
- Fisioterapia intensiva com o paciente internado (quatro sessões diárias).

Alguns cuidados técnicos, intraoperatórios, são considerados fundamentais, em se tratando de pacientes invariavelmente colonizados por germes multirresistentes:

- Entubação seletiva.
- Manipulação cuidadosa do parênquima para evitar traumatismo da pleura visceral.
- Uso de suturas mecânicas.
- Amputação e sutura brônquica sob clampeamento.
- Ocupação precoce do espaço pleural pelo(s) lobo(s) remanescente(s).

> **ATENÇÃO**
>
> Tradicionalmente, o tratamento clínico fundamenta-se no uso de antibióticos, conforme o tipo de germe e sua sensibilidade, e manobras fisioterapêuticas, sobretudo drenagem postural.

Esses pacientes devem usar antibióticos com frequência, pelo menos durante as exacerbações. A preferência é pelo emprego de antibióticos de amplo espectro por via oral como amoxicilina e similares, tetraciclinas e cefalosporinas de primeira ou segunda geração.[3] Eventualmente, outros antimicrobianos podem se fazer necessários, como quinolonas, aminoglicosídeos, penicilinas semissintéticas ou vancomici-

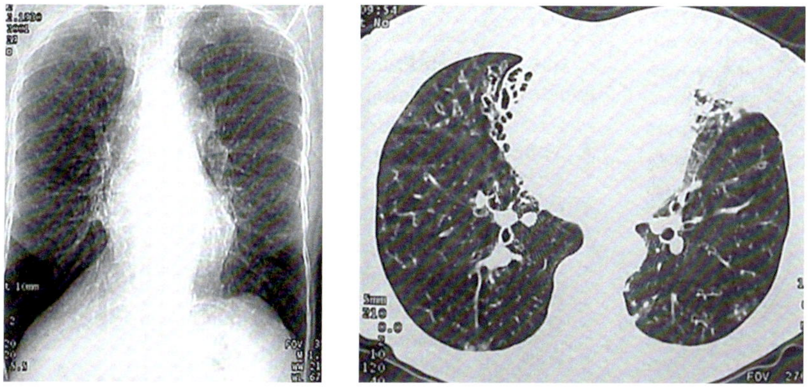

FIGURA 42.7 → Paciente feminina de 64 anos, com pneumonias de repetição e escarros hemáticos frequentes, bronquiectasias no lobo médio e na língula.

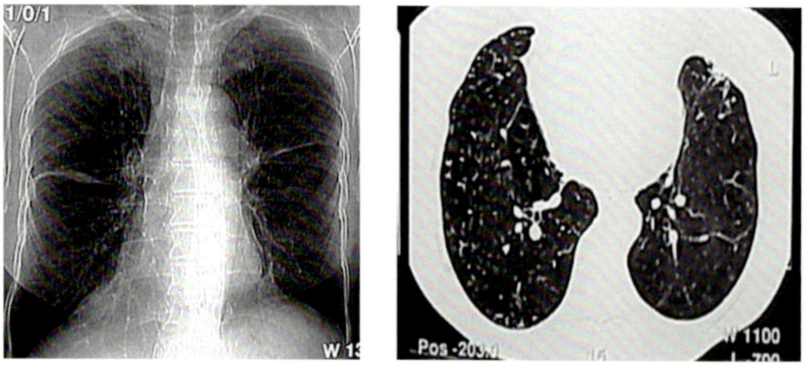

FIGURA 42.8 → Radiografia de tórax pós-operatória de ressecção sequencial (paciente da Figura 42.7), com identificação das estrias da sutura mecânica pós-lobectomia média e lingulectomia e tomografia computadorizada de tórax normal.

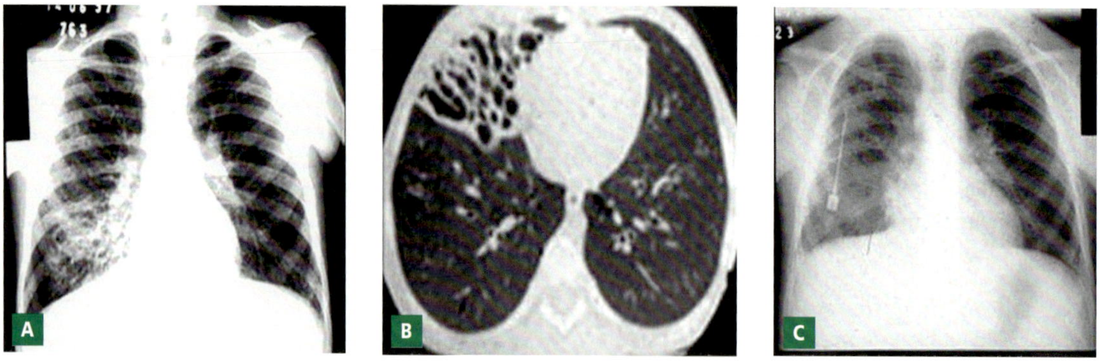

FIGURA 42.9 → (A) Radiografia de tórax mostrando doença grosseira em lobo médio. (B) Tomografia computadorizada de tórax confirmando a presença de bronquiectasias concentradas neste lobo, com os demais minimamente comprometidos. (C) Radiografia de tórax pós-operatória de lobectomia média, mostrando excelente evolução.

na, sobretudo em casos de pacientes portadores de fibrose cística.

O benefício de antibióticos nebulizados em bronquiectasias ainda precisa ser determinado. Alguns estudos têm demonstrado que a terapia com corticoides inalados está associada a uma menor infiltração de células T e interleucina-8 no interior da mucosa brônquica, principalmente com o uso de propionato de fluticasona em altas doses.[24] No entanto, estudos adicionais ainda são necessários para a avaliação dos efeitos da terapia inalatória com corticoides sobre os componentes inflamatórios nas bronquiectasias. Vacinações de rotina, em especial para pneumococo, são recomendadas.

O uso de broncodilatadores, mesmo naqueles pacientes sem evidências de obstrução reversível ao fluxo aéreo, tem sido recomendado por sua ação benéfica na depuração mucociliar. Mucolíticos podem ser utilizados, especialmente nos portadores de fibrose cística. Os pacientes devem ser vigiados quanto ao estado nutricional, uma vez que apresentam um catabolismo aumentado devido às infecções de repetição.

Nos pacientes com hemoptises de repetição e função pulmonar significativamente comprometida, há a alternativa da embolização de artérias brônquicas, método de baixa morbidade e de apreciável rendimento no controle imediato do sangramento, embora um número não desprezível de pacientes volte a sangrar semanas ou meses após o procedimento.[25]

> **ATENÇÃO**
>
> Pacientes com quadro grave de bronquiectasias, bilaterais e extensas, com *cor pulmonale* incipiente ou estabelecido, quase sempre infectados por germes multirresistentes, são potenciais candidatos a transplante pulmonar bilateral.[26]

São critérios para a indicação de transplante em bronquiectasias:

- Volume expiratório forçado no primeiro segundo (VEF_1) < 25%.
- *Cor pulmonale* progressivo.
- Hipercapnia.
- Quadro clínico em declínio, hipoxemia, internações mais frequentes e prolongadas.
- Perda de peso.
- Ausência de doença sistêmica associada.

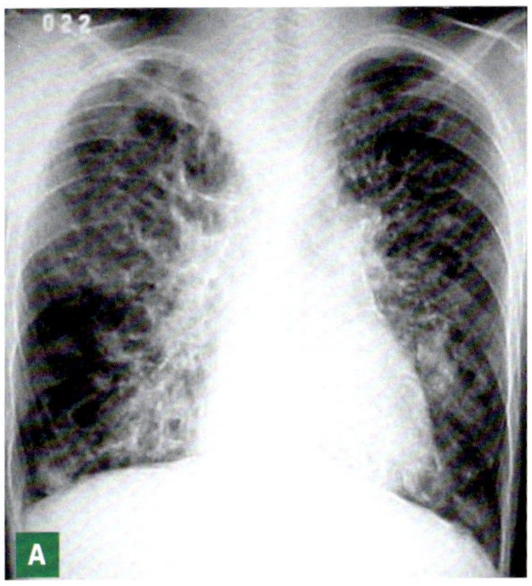

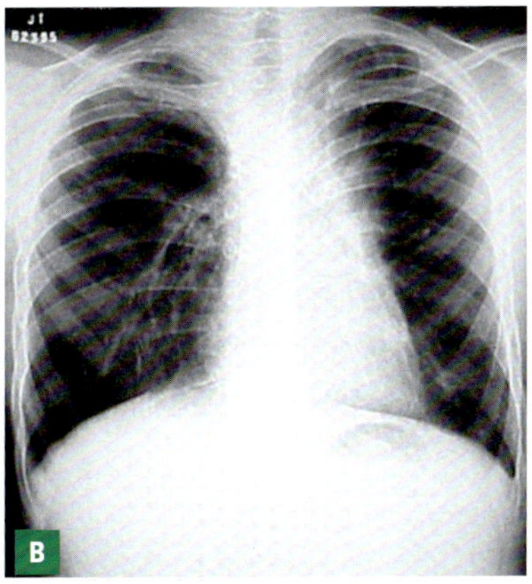

FIGURA 42.10 → (A) Radiografia de tórax mostrando pulmões destruídos por bronquiectasias em paciente com fibrose cística (VEF_1 de 23%). (B) Pós-operatório tardio (dois anos) do transplante pulmonar bilateral com VEF_1 de 107% do previsto.

- Condição ambulatorial preservada.
- Perfil emocional e condições socioeconômicas favoráveis.

Nos adultos, o transplante com doador cadavérico é a única alternativa plausível para um transplante que, por motivos óbvios, deverá ser sempre bilateral (FIGURA 42.10). A expectativa de sobrevida em cinco anos nesta população, em geral jovem, atualmente é de 60%.

Na infância e adolescência, quando a morte encefálica é mais rara, tornando-se muito improvável haver doador cadavérico, uma alternativa interessante e audaciosa é o transplante bilobar com doadores vivos. Para se cogitar essa possibilidade terapêutica, é necessário:

- Um receptor com caixa torácica compatível com o tamanho de lobos inferiores de adultos (entre 10 e 15 anos de idade).
- Dois doadores, determinados a doar.
- Doadores com compatibilidade sanguínea.

A tendência é que os doadores sejam familiares próximos, preferentemente pai e mãe (o que ocorreu em 19 dos 26 pacientes que foram transplantados no Serviço), contando com o presumível benefício da similitude imunológica.

A perda funcional média dos doadores é de 16%, e os lobos transplantados para receptores que ainda tenham o hormônio do crescimento crescem enquanto crescer o receptor.

O grupo que iniciou a experiência com transplante intervivos em 1990, nos Estados Unidos, descreveu o aprendizado de 10 anos e observou que idade, sexo, indicação, parentesco dos doadores, condição pré-hospitalização, uso prévio de corticoide e compatibilidade HLA-A, HLA-B e HLA-DR não mostraram impacto significativo na sobrevida.[26,27] Infecção tem sido a causa mais frequente de morte (53,4%), seguida de bronquiolite (12,7%) e falência precoce do enxerto (7,9%) nesses pacientes.

Ainda que não haja na literatura relato de morte por lobectomia realizada para este fim, a morbimortalidade do doador e a necessidade de envolver duas pessoas sadias no procedimento são as grandes críticas que se fazem a um programa de transplante intervivos.

Referências

1. Culiner MM. Obliterative bronchitis and bronchiolitis with bronchiectasis. Dis Chest. 1963;44:351-61.

2. Lindskog GE. Bronchiectasis revisited. Yale J Biol Med. 1986;59(1):41-53.

3. Barker AF. Bronchiectasis. N Engl J Med. 2002;346(18):1383-93.

4. Ho JC, Tipoe G, Zheng L, Leung TM, Tsang KW, Shum DK, et al. In vitro study of regulation of IL-6 production in bronchiectasis. Respir Med. 2004;98(4):334-41.

5. Liebow AA, Hales MR, Lindskog GE. Enlargement of the bronchial arteries, and their anastomoses with the pulmonary arteries in bronchiectasis. Am J Pathol. 1949;25(2):211-31.

6. Reid L. Reduction in bronchial subdivision in bronchiectasis. Thorax. 1950;5:233-47.

7. Gaillard EA, Carty H, Heaf D, Smyth RL. Reversible bronchial dilatation in children: comparison of serial high-resolution computer tomography scans of the lungs. Eur J Radiol. 2003;47(3):215-20.

8. Duprez A. [The anatomical limits of dilatation of the bronchi; obstruction of the small bronchi]. J Fr Med Chir Thorac. 1951;5(5):442-53.

9. Camargo JJP, Felicetti JC, Cardoso PFG, Moreira ALS, Andrade CF. Bronquiectasias: aspectos diagnósticos e terapêuticos. Estudo de 170 pacientes. J Pneumol. 2003;29(5):258-63.

10. Morrissey BM, Evans SJ. Severe bronchiectasis. Clin Rev Allergy Immunol. 2003;25(3):233-47.

11. Gomes Neto A, Medeiros ML de, Gifoni JMM. Bronquiectasia localizada e multissegmentar: perfil clínico-epidemiológico e resultado do tratamento cirúrgico em 67 casos. J Pneumol. 2001;27(1):1-6.

12. Naidich DP, Harkin TJ. Airways and lung: CT versus bronchography through the fiberoptic bronchoscope. Radiology. 1996;200(3):613-4.

13. Bayramoglu S, Cimilli T, Aksoy S, Yildiz S, Salihoglu B, Hatipoglu S, et al. The role of HRCT versus CXR in children with recurrent pulmonary infections. Clin Imaging. 2005;29(5):317-24.

14. Hochhegger B, Irion K, Bello R, Marchiori E, Moreira J, Porto NS, et al. Understanding the classification, physiopathology and the diagnostic radiology of bronchiectasis. Rev Port Pneumol. 2010;16(4):627-39.

15. Balkanli K, Genç O, Dakak M, Gürkök S, Gözübüyük A, Caylak H, et al. Surgical management of bronchiectasis: analysis and short-term results in 238 patients. Eur J Cardiothorac Surg. 2003;24(5):699-702.

16. Marostica PJ, Fischer GB. Non-cystic-fibrosis bronchiectasis: a perspective from South America. Paediatr Respir Rev. 2006;7(4):275-80.

17. Chang AB, Boyce NC, Masters IB, Torzillo PJ, Masel JP. Bronchoscopic findings in children with non-cystic fibrosis chronic suppurative lung disease. Thorax. 2002;57(11):935-8.

18. Do an R, Alp M, Kaya S, Ayrancio lu K, Tastepe I, Unlü M, et al. Surgical treatment of bronchiectasis: a collective review of 487 cases. Thorac Cardiovasc Surg. 1989;37(3):183-6.

19. Sanderson JM, Kennedy MCS, Johnson MF, Manley DCE. Bronchiectasis: results of surgical and conservative management: a review of 393 cases. Thorax. 1974;29(4):407-16.

20. Andrade CF, Cassanelo CA, Bustos MEF, Mocelin HT, Fischer GB, Felicetti JC. Tratamento cirúrgico de bronquiectasias em crianças: análise de 58 casos. J Bras Pneumol. 2006;32(Supl 5):S231.

21. Agasthian T, Deschamps C, Trastek VF, Allen MS, Pairolero PC. Surgical management of bronchiectasis. Ann Thorac Surg. 1996;62(4):976-8.

22. George SA, Leonardi HK, Overholt RH. Bilateral pulmonary resection for bronchiectasis: a 40-year experience. Ann Thorac Surg. 1979;28(1):48-53.

23. Schneiter D, Meyer N, Lardinois D, Korom S, Kestenholz P, Weder W. Surgery for non-localized bronchiectasis. Br J Surg. 2005;92(7):836-9.

24. Tsang KW, Tan KC, Ho PL, Ooi GC, Ho JC, Mak J, et al. Inhaled fluticasone in bronchiectasis: a 12 month study. Thorax. 2005;60(3):239-43.

25. Mal H, Rullon I, Mellot F, Brugière O, Sleiman C, Menu Y, et al. Immediate and long-term results of bronchial artery embolization for life-threatening hemoptysis. Chest. 1999;115(4):996-1001.

26. Orens JB, Estenne M, Arcasoy S, Conte JV, Corris P, Egan JJ, et al. International guidelines for the selection of lung transplant candidates: 2006 update – a consensus report from the Pulmonary Scientific Council of the International Society for Heart and Lung Transplantation. J Heart Lung Transplant. 2006;25(7):745-55.

27. Starnes VA, Bowdish ME, Woo MS, Barbers RG, Schenkel FA, Horn MV, et al. A decade of living lobar lung transplantation: recipient outcomes. J Thorac Cardiovasc Surg. 2004;127(1):114-22.

Fibrose Cística

43

Paulo de Tarso Roth Dalcin

Introdução[1,2]

A fibrose cística (FC) é uma doença genética cujo padrão de hereditariedade é autossômico recessivo. A expressão clínica da doença é muito variada. Em geral, apresenta-se como um envolvimento multissistêmico, caracterizado por doença pulmonar progressiva, disfunção pancreática exócrina, doença hepática, problemas na motilidade intestinal, infertilidade masculina (azoospermia obstrutiva) e concentrações elevadas de eletrólitos no suor.

Epidemiologia

A FC é a doença genética mais comum que afeta indivíduos brancos. A incidência varia de acordo com grupos étnicos: 1 para cada 2.500 a 1 para cada 3.200 nascidos vivos em brancos, 1 para cada 15.000 em afro-americanos e 1 para cada 31.000 em asiáticos.[3]

No Brasil, a incidência estimada para a Região Sul é próxima à da população branca europeia, isto é, 1 para 2.500 nascidos vivos. Uma hipótese para essa semelhança estaria na grande imigração de europeus para essa região. Em outras regiões do país, estudos que utilizam dados da triagem neonatal mostram que a incidência diminui para cerca de 1 para 9.520 nascidos vivos.[4]

A mutação encontrada com mais frequência é a F508del (antes designada ΔF508), que compreende 66% das mutações identificadas globalmente, seguida pela G451X, com 2,4%, e pela G551D, com 1,6%. Entretanto, a prevalência das mutações identificadas na FC varia de maneira acentuada, de acordo com as diferentes populações. Assim, na América Central e na América do Sul, a mutação F508del compreende apenas 45% das mutações identificadas na FC.[5] No Brasil, a mutação F508del foi identificada em 47% dos casos, com variação de 23 a 57% em cinco diferentes estados.[6]

A sobrevida dos pacientes com FC tem aumentado progressivamente nos últimos anos. Em uma série histórica de 1943 a 1964, os pacientes com íleo meconial fatalmente morriam no período neonatal, sendo que apenas 15% sobreviviam no primeiro ano de vida; já os pacientes sem íleo meconial tinham uma mediana de sobrevida de apenas nove meses, sendo que apenas 20% sobreviviam até o quarto ano de vida. Em 1985, a mediana de sobrevida já atingia 27 anos nos Estados Unidos. A partir de 2002, diversos países relataram medianas de sobrevida próximas de 37 anos.[5]

Atualmente, há mais de 30.000 indivíduos com FC nos Estados Unidos e são estimados cerca de 100.000 indivíduos com a doença no mundo.[7]

Com a crescente sobrevida, o número de adultos com FC tem aumentado progressivamente. A partir de 2008, cerca de 50% dos pacientes tinham mais de 18 anos nos países desenvolvidos.[5]

O aumento da longevidade na FC resultou em uma proporção maior de problemas médicos relacionados com a idade e com a progressão da doença, modificando as necessidades na assistência da saúde. Exigiu, sobretudo, que profissionais de diferentes especialidades na área de saúde do adulto se envolvessem no atendimento desses pacientes.[2]

Um estudo recente[8] mostrou redução, ainda que modesta, na prevalência de nascidos vivos com FC. Isso foi atribuído à triagem neonatal, que leva ao diagnóstico precoce da doença e motiva os casais sob risco a se submeterem a subsequentes testes pré-natais.

Bases moleculares da doença e fisiopatologia

A FC é causada por mutações em um gene localizado no braço longo do cromossomo 7. O gene CFTR foi clonado em 1989, e é o responsável pela codificação de uma proteína com 1.480 aminoácidos, denominada proteína reguladora da condutância transmembrana da FC (*cystic fibrosis transmembrane condutance regulator* – CFTR). Essa proteína se constitui em um canal de cloretos na membrana apical das células epiteliais exócrinas, regulando e participando do transporte de eletrólitos através das membranas celulares.[5,9]

Ainda que nem todos os aspectos da patogênese da FC tenham sido elucidados, tem sido aceito que as mutações na CFTR causem a doença por interferirem no transporte iônico epitelial. Mais de 1.500 mutações já foram identificadas como capazes de levar à disfunção da proteína CFTR e resultar em fenótipo de FC.[5,7]

A FC apresenta o padrão de herança genética autossômica recessiva, sendo necessário que duas mutações estejam presentes para que a doença se manifeste. Portadores de uma única mutação não apresentam anormalidades fenotípicas.[7]

As mutações descritas para a FC podem ser agrupadas em cinco classes, de acordo com o tipo de defeito produzido na CFTR (QUADRO 43.1). As mutações de classe 1, 2 ou 3 estão associadas a doença mais grave, pior função pulmonar e insuficiência pancreática. As mutações de classe 4 ou 5 estão associadas a doença pulmonar mais leve e suficiência pancreática.[5]

A CFTR é encontrada em glândulas sudoríparas, ductos pancreáticos, intestino, túbulos seminíferos, vias aéreas, canalículos hepáticos e muitos outros tecidos.[9]

No epitélio respiratório, a CFTR transporta cloreto para a luz das vias aéreas. A saída do cloreto desencadeia a movimentação de sódio pela via intercelular também para a luz da via aérea de modo a manter o equilíbrio necessário de cargas elétricas na região. A movimentação de cloreto de sódio para o meio externo arrasta água por gerar forças osmóticas, e essa água se incorpora ao líquido superficial das vias aéreas.[9]

As mutações da FC fazem com que a CFTR não atinja a membrana apical ou, atingindo-a, tenha uma função reduzida. Isso resulta em um transporte de cloretos reduzido na superfície apical das células epiteliais. Além disso, a absorção do sódio a partir das vias aéreas se torna aumentada. Isso porque o funcionamento normal da CFTR inibe a atividade dos canais de sódio, enquanto as mutações na CFTR provocam aumento na absorção de sódio na FC. Assim, o defeito básico na FC é uma diminuição na condutância do cloreto através das membranas apicais, acompanhada por um aumento na captação dos íons sódio.[9]

Nas células glandulares e no epitélio das vias aéreas, a disfunção da CFTR resulta em uma diminuição da camada do líquido superficial das vias aéreas, aumento da viscosidade das secreções e diminuição da capacidade de remover infecções bacterianas. O muco espesso favorece a colonização e a persistência bacteriana nas vias aéreas.[5]

A lesão pulmonar inicial na FC é uma bronquiolite. A oclusão de bronquíolos por impactação de secreção ou estenose cicatricial, associada à progressão do processo inflamatório ao longo da parede de vias aéreas maiores, explicam o aparecimento de bronquiectasias. A distorção brônquica originada desse processo irá proporcionar ainda maior obstrução e retenção de secreção, aumentando o processo infeccioso.[10]

Decorre dessa cascata de eventos uma predisposição única à infecção no trato respiratório no indivíduo com FC, sendo que patógenos específicos serão adquiridos em uma sequência dependente da idade.[10]

Clínica

O QUADRO 43.2 apresenta as principais características fenotípicas da FC.

QUADRO 43.1 → Classes de mutações de acordo com o tipo de defeito produzido na CFTR

CLASSE	EFEITO NA CFTR	FUNÇÃO DA CFTR	PRESENÇA DA CFTR NA MEMBRANA
I	RNA instável Produção de proteína truncada	Nenhuma	Não
II	Prejuízo no processamento proteico no complexo de Golgi	Nenhuma	Não A CFTR é degradada no citoplasma
III	Regulação defeituosa	Nenhuma	Sim
IV	Prejuízo da função causando redução no transporte de cloretos	Sim, mas reduzida	Sim
V	Redução da síntese de CFTR com função normal	Depende do número de CFTR funcional	Sim, depende do número de CFTR funcional

QUADRO 43.2 → Achados fenotípicos consistentes com diagnóstico de fibrose cística

1. Doença sinusopulmonar crônica manifestada por: - Colonização/infecção persistente com patógenos típicos de FC, incluindo *Staphylococcus aureus*, *Haemophilus influenza* não tipável, *Pseudomonas aeruginosa* mucoide e não mucoide e *Burkholderia cepacia*. - Tosse e expectoração crônicas. - Anormalidades persistentes no exame radiológico de tórax (bronquiectasias, atelectasias, infiltrados e hiperinsuflação). - Obstrução das vias aéreas com sibilância e alçaponamento aéreo. - Pólipos nasais, anormalidades radiográficas ou tomográficas dos seios paranasais. - Baqueteamento digital.
2. Anormalidades gastrintestinais e nutricionais, incluindo: - Intestinal: íleo meconial, síndrome da obstrução intestinal distal e prolapso retal. - Pancreática: insuficiência pancreática e pancreatite recorrente. - Hepática: doença hepática crônica manifestada por evidências clínicas ou histológicas de cirrose biliar focal ou cirrose multilobular. - Nutricional: prejuízo de desenvolvimento (desnutrição proteicocalórica), hipoproteinemia e edema, complicações secundárias à deficiência de vitaminas lipossolúveis.
3. Síndromes perdedoras de sal: depleção aguda de sal e alcalose metabólica crônica.
4. Anormalidades urogenitais masculinas resultando em azoospermia obstrutiva (ausência congênita bilateral dos ductos deferentes).

Fonte: Adaptado de Rosenstein e Cutting.[11]

Período neonatal[12]

O íleo meconial ocorre em 6 a 20% dos neonatos com FC. A apresentação usual é de obstrução intestinal dentro de 48 horas do nascimento.

A síndrome do plugue meconial é uma entidade caracterizada pelo surgimento de sintomas obstrutivos intestinais após vários dias da passagem do mecônio. A obstrução ocorre no cólon, sendo causada por um plugue de mecônio.

Pode ocorrer icterícia obstrutiva prolongada, presumivelmente secundária à obstrução dos ductos biliares extra-hepáticos pela bile espessa e consequente estase biliar intra-hepática.

As manifestações respiratórias podem surgir no primeiro mês de vida. As manifestações incluem tosse, sibilância, tiragem e taquipneia.

Infância[12]

Na infância, os achados que levam ao diagnóstico de FC costumam ser sintomas respiratórios ou esteatorreia, em geral associados a algum grau de retardo no crescimento. A presença de esteatorreia em crianças é altamente sugestiva de FC.

O achado de hipocratismo digital é muito frequente na FC após a idade de quatro anos. Sua presença em um paciente com sintomas respiratórios crônicos exige a realização do teste do suor.

O trato respiratório superior costuma ser envolvido com secreção anormal das glândulas mucosas, hipertrofia e edema da mucosa. Pólipos nasais ocorrem frequentemente. A apresentação pode ocorrer na forma de sinusites recorrentes ou crônicas.

O aumento na concentração de eletrólitos no suor pode resultar no gosto salgado da pele, na formação de cristais de sais na pele ou na alcalose metabólica hipocalêmica secundária à perda crônica de sal. A alcalose metabólica hipoclorêmica é comum em climas quentes.

Vida adulta[12]

Em 8 a 10% dos pacientes com FC, o diagnóstico da doença é feito durante a adolescência ou vida adulta. Muitos desses casos apresentam desde a infância história típica de sintomas respiratórios ou gastrintestinais de intensidade mais leve, geralmente associados a algum grau de deficiência de crescimento. Em alguns pacientes, entretanto, os sintomas respiratórios só surgem após a idade de 13 anos. Tosse crônica, expectoração, sibilância, pneumonias recorrentes, sinusite crônica e alterações radiológicas no tórax são achados clínicos usuais.

Menos frequentemente, pode ocorrer envolvimento do fígado com doença hepática crônica ou cirrose, do pâncreas com pancreatite recorrente ou do intestino com intussuscepção e obstrução intestinal, na ausência de sintomas respiratórios.

A azoospermia obstrutiva está presente em 98% dos pacientes masculinos. Na maior parte das vezes, a azoospermia decorre da ausência ou atresia dos vasos deferentes.

Exames de imagem

Ainda que as anormalidades radiológicas pulmonares não sejam diagnósticas de FC, algumas alterações podem contribuir para a suspeita da doença. As manifestações mais precoces na radiografia de tórax consistem em opacidades lineares arredondadas ou maldefinidas, medindo 3 a 5 mm de diâmetro, localizadas 2 a 3 cm abaixo da pleura. Também são observados espessamento de paredes brônquicas e hiperinsuflação.

A progressão da doença é caracterizada por aumento do diâmetro dos brônquios, aumento da espessura da parede brônquica, aumento do volume pulmonar e aumento do número e tamanho das opacidades nodulares periféricas. Surgem áreas de impactação mucoide e consolidações focais. Passam a ser evidenciadas bronquiectasias disseminadas ou predominando nos lobos superiores. Atelectasias lobares ou segmentares, em especial no lobo superior direito, são sugestivas de FC.[13]

Em pacientes com FC, a tomografia computadorizada de alta resolução é particularmente útil na identificação do componente precoce de vias aéreas periféricas, sob a forma de pequenas opacidades nodulares no centro de lóbulos secundários. Esse padrão de árvore em brotamento corresponde a bronquíolos ramificados cujas paredes estão espessadas devido ao tecido fibroso e às células inflamatórias e cujas luzes estão cheias de secreção. Outra característica de acometimento de pequenas vias aéreas na FC é o padrão de atenuação em mosaico com áreas de hipoatenuação que mantêm geralmente uma distribuição lobular.[13]

Diagnóstico[11]

O **QUADRO 43.3** apresenta os critérios diagnósticos de FC. A FC é diagnosticada pela presença de no mínimo um achado fenotípico, história familiar de FC ou triagem neonatal positiva, acompanhada de evidência laboratorial de disfunção da CFTR (teste do suor positivo ou diferença do potencial nasal positivo), ou pela identificação de duas mutações conhecidas como causa de FC nos genes da CFTR.

Os critérios diagnósticos para FC são os mesmos tanto para crianças como para adultos.

Teste do suor[11]

O teste do suor através da iontoforese quantitativa pela pilocarpina é o padrão-áureo para a confirmação do diagnóstico de FC. Os métodos de coleta são o procedimento de Gibson-Cooke e o sistema de coleta de suor Macroduct. Em ambos, o suor é estimulado pela iontoforese pela pilocarpina e coletado em papel filtro ou gaze (Gibson-Cooke) ou em tubo *microbore* (Macroduct). A amostra é, então, analisada para concentração de cloreto e sódio. O volume de suor mínimo aceitável é de 75 mg no procedimento de Gibson-Cooke e de 15 μL para o sistema Macroduct.

Outros métodos, como a medida de condutividade (medida não seletiva de íons) e a medida da osmolaridade, podem ser utilizados como teste de triagem. Nesse caso, valores alterados ou equívocos devem ser confirmados por um teste quantitativo do suor.

QUADRO 43.3 → Critérios diagnósticos de fibrose cística

ACHADOS DE FC		EVIDÊNCIA LABORATORIAL DE DISFUNÇÃO DA CFTR
≥ 1 achado fenotípico ou		Teste do suor positivo ou
Triagem neonatal positiva ou	mais	DP nasal positiva ou
História familiar positiva		2 mutações* na CFTR

FC = fibrose cística; CFTR = proteína reguladora da condutância transmembrana da fibrose cística; DP = diferença de potencial.

*As mutações na CFTR devem ser conhecidas como causadoras de FC.

Fonte: Adaptado de Rosenstein e Cutting.[11]

> **ATENÇÃO**
>
> O teste do suor deve ser sempre interpretado em face do contexto clínico. O cloreto fornece a melhor discriminação diagnóstica. A medida do sódio é útil para controle de qualidade. Valores muito discordantes indicam problemas na coleta ou análise. Uma concentração de cloreto maior do que 60 mmol/L é consistente com diagnóstico de FC. Os valores de cloretos entre 40 e 60 mmol/L são considerados limítrofes.

O teste do suor deve ser realizado pelo menos duas vezes em cada paciente, de preferência com intervalo de semanas entre eles. Todo teste do suor positivo deve ser repetido ou confirmado por análise de mutações. O teste do suor com valor limítrofe deve ser repetido. Se o resultado continuar indeterminado, testes diagnósticos adicionais deverão ser realizados.

Análise de mutações

A identificação de mutações conhecidas como causa de FC em cada um dos genes da CFTR, frente a um contexto clínico ou história familiar compatível, estabelece o diagnóstico de FC. Entretanto, o achado de uma ou de nenhuma mutação no gene da CFTR não exclui o diagnóstico de FC. Além disso, já foram relatados pacientes com FC não clássica sem evidência de mutações nos genes da CFTR. Portanto, a existência de genótipos complexos, de fatores modificadores e de mutações atenuadoras exige que o diagnóstico de FC seja feito com a contribuição dos achados clínicos.[5,9,11]

> **ATENÇÃO**
>
> A análise de mutações para confirmar o diagnóstico de FC tem alta especificidade, porém baixa sensibilidade. A baixa sensibilidade decorre da existência de um grande número de mutações conhecidas como causa de FC (mais de 1.500) e do fato de que os painéis comerciais disponíveis para essa análise só estudam uma minoria dessas mutações.

Poucos centros de referência podem disponibilizar painéis com maior número de mutações ou realizar o sequenciamento genético para o diagnóstico dos casos mais atípicos.[5,9,11]

Diferença no potencial nasal[5,9,11]

As anormalidades do transporte iônico no epitélio respiratório na FC estão associadas a um padrão alterado na diferença de potencial (DP) nasal. Especificamente, três características distinguem a FC: a) uma DP basal mais elevada; b) uma inibição maior da DP após a perfusão nasal com amilorida; c) pouca ou nenhuma alteração na DP após a perfusão do epitélio nasal com uma solução livre de cloreto em conjunção com isoproterenol.

Uma DP nasal aumentada, em associação com quadro clínico ou história familiar positiva, fundamenta o diagnóstico de FC. Entretanto, a ausência de aumento na DP nasal não exclui o diagnóstico de FC, pois um resultado falso-negativo pode ocorrer na presença do epitélio inflamado. É recomendado que a DP nasal seja realizada pelo menos duas vezes em momentos diferentes. Todavia, essa técnica só está disponível em centros altamente especializados e exige uma padronização rigorosa.

Triagem neonatal

A triagem neonatal é um meio de se diagnosticar precocemente diversas doenças congênitas que não apresentam sintomas no período neonatal, a fim de intervir no seu curso natural, impedindo a instalação dos sintomas decorrentes delas.[14]

No Brasil, as fases com suas respectivas doenças contempladas pelo Programa Nacional de Triagem Neonatal são estas: fase I – hipotireoidismo congênito e fenilcetonúria; fase II – hipotireoidismo congênito, fenilcetonúria e hemoglobinopatias; e fase III – hipotireoidismo congênito, fenilcetonúria, hemoglobinopatias e FC.[4]

O teste é realizado após 48 horas de vida (porém sem ultrapassar 30 dias) por punção do calcanhar do recém-nascido. Para a pesquisa da FC, é feita a leitura quantitativa da tripsina imunorreativa. O ponto de corte utilizado para definir o teste positivo tem sido valor maior do que 70 ng/mL. Se a primeira dosagem for positiva, uma segunda dosagem deve ser realizada após duas semanas. As crianças cujos testes permanecerem positivos devem ser submetidas ao teste do suor ou a estudo genético. Uma dificuldade na realização da tripsina imunorreativa é a falta de consenso quanto ao ponto de corte do teste para a triagem.[4]

São argumentos a favor da realização da triagem neonatal para FC os indiscutíveis ganhos em relação ao diagnóstico precoce e as repercussões sobre o estado nutricional, com suas implicações sobre o aparelho respiratório e cognitivo. Com o advento da triagem neonatal, é possível a confirmação do diagnóstico no segundo mês de vida.[14]

Exames complementares[5,9,11]

Na avaliação diagnóstica inicial, outros exames complementares são utilizados. Eles contribuem de forma secundária para o diagnóstico, bem como para avaliar a gravidade da doença e para planejar abordagens terapêuticas específicas. Incluem avaliação da função pancreática, avaliação funcional pulmonar, avaliação microbiológica do escarro, avaliação dos seios da face e avaliação geniturinária masculina (azoospermia obstrutiva).

Terminologia

Os pacientes com diagnóstico de FC podem ser classificados como portadores de doença típica (clássica) ou de doença atípica (não clássica).[5]

Os pacientes diagnosticados como doença típica apresentam uma ou mais características fenotípicas associadas a uma concentração de cloreto no suor maior do que 60 mmol/L. Pode haver suficiência ou insuficiência pancreática, e a evolução da doença pode ser variável. Abrange a maioria dos pacientes com FC. Geralmente, pode ser identificada uma mutação conhecida de FC em cada gene CFTR. Pode tanto ter um curso grave com rápida deterioração ou um curso mais leve com uma deterioração mais lenta.[5,9]

Os pacientes portadores de doença não clássica ou de FC atípica possuem achado fenotípico em pelo menos um órgão ou sistema, porém o teste de cloreto no suor é normal (menor do que 40 mmol/L) ou limítrofe (40 a 60 mmol/L). Nesses pacientes, a confirmação diagnóstica requer esforço adicional para diagnóstico como pesquisa ampla de mutações ou medida do potencial nasal. Tal definição inclui tanto pacientes com envolvimento orgânico único quanto múltiplo. A maioria desses pacientes apresenta suficiência pancreática exócrina e doença pulmonar leve. Quando as duas mutações são identificadas, pelo menos uma é classificada como "leve".[5,9]

> **ATENÇÃO**
>
> Nos casos de FC atípica, o teste do suor com valor normal ou limítrofe não afasta o diagnóstico de FC. Esses casos são frequentemente vistos pelo pneumologista de adultos e exigem esforço diagnóstico adicional.

Tratamento

A FC é uma doença complexa que exige uma abordagem holística para o seu tratamento. A utilização do modelo de abordagem multidisciplinar para tratar a doença se fundamenta na observação de que a formação de centros abrangentes de cuidados em FC está relacionada com o progressivo melhor prognóstico dos pacientes.[2,5]

A despeito do grande avanço sobre o conhecimento da FC, o tratamento da doença é baseado na terapêutica sintomática e na correção das disfunções orgânicas.[1]

A FC é uma doença multissistêmica, mas o envolvimento pulmonar é a causa principal de morbidade e mortalidade. Embora o curso da doença pulmonar seja invariavelmente de deterioração progressiva, a abordagem terapêutica adequada pode retardar a progressão da doença pulmonar.[2,5]

O regime terapêutico padrão para a doença pulmonar inclui: a) antibioticoterapia, b) higiene das vias aéreas e exercício, c) agentes mucolíticos, d) broncodilatadores, e) agentes anti-inflamatórios, f) suporte nutricional e g) suplementação de oxigênio.[2,5]

Antibioticoterapia

Os antibióticos são a pedra fundamental do tratamento da doença pulmonar na FC. Os pacientes com FC devem ser avaliados rotineiramente, de preferência a cada quatro meses, quanto à microbiologia e ao antibiograma do escarro.[1,5,9]

Os antibióticos podem ser utilizados em quatro situações clínicas específicas na FC: a) no tratamento das exacerbações infecciosas, b) na erradicação ou no tratamento a longo prazo para *Staphylococcus aureus*, c) na erradicação precoce da infecção por *Pseudomonas aeruginosa* e d) no tratamento supressivo da infecção crônica por *P. aeruginosa*.[1,5,9]

O tratamento intermitente das exacerbações infecciosas pode ser feito com antibióticos por via oral ou intravenosa, dependendo da gravidade do quadro clínico. Para os pacientes com exacerbações mais graves, é preconizado o tratamento com antibióticos intravenosos por 14 a 21 dias, em geral exigindo hospitalização.

A escolha dos antibióticos é baseada na revisão das culturas de escarro e dos antibiogramas mais recentes. O alvo do tratamento antibiótico abrange os patógenos especificamente relacionados com a FC, como *P. aeruginosa*, *S. aureus* e *Burkholderia cepacia*. Como *P. aeruginosa* é o patógeno mais isolado em adultos com FC, em geral se utiliza o tratamento com fluoroquinolonas para as exacerbações leves, enquanto a combinação de um betalactâmico com um aminoglicosídeo está indicada para o tratamento das exacerbações mais graves.[1,5,9]

S. aureus costuma ser a primeira bactéria cultivada na secreção respiratória em crianças com FC, permanecendo como um importante patógeno no adulto. As abordagens para o tratamento de *S. aureus* incluem, além do curso antibiótico na exacerbação, um curso curto de antibiótico frente à identificação da cultura de escarro positiva e antibioticoterapia prolongada a partir do diagnóstico de FC. Muitos centros recomendam a erradicação precoce dessa bactéria, utilizando curso de antibiótico por duas a quatro semanas, mesmo na ausência de sintomas. Embora o sucesso da erradicação seja de 75%, ocorre recidiva da infecção após a cessação do antibiótico.

A antibioticoterapia contínua com flucloxacilina, iniciada a partir do diagnóstico de FC, resultou em menores taxas de cultura de *S. aureus*, menos tosse e menores taxas de internação. Entretanto, o tratamento antiestafilocócico contínuo resultou em taxas de aquisição de *P. aeruginosa* mais elevadas. No estado atual, existem evidências insuficientes para definir a utilização da antibioticoterapia profilática para *S. aureus* nessas duas situções.[1,5,9]

A aquisição e a persistência de *P. aeruginosa* no trato respiratório inferior de pacientes com FC estão associadas a maior morbidade e mortalidade. Inicialmente, as cepas isoladas têm aparência não mucoide e são multissensíveis aos antibióticos. Essas cepas de infecção recente podem ser erradicadas por tratamento antibiótico agressivo. No entanto, com o tempo, desenvolvem-se cepas de *P. aeruginosa* com fenótipo mucoide que se associam a declínio mais acelerado na função pulmonar e maior risco de morte.

A infecção crônica por *P. aeruginosa* de fenótipo mucoide costuma ser impossível de erradicar, e a meta do tratamento antibiótico passa a ser, então, a supressão do patógeno. Assim, frente à identificação inicial de *P. aeruginosa*, o tratamento precoce e agressivo para tentar a erradicação e prevenir a infecção crônica tem sido recomendado. Entretanto, uma área de incerteza no manejo da erradicação precoce de *P. aeruginosa* é qual o melhor regime terapêutico e a sua duração. Uma alternativa prática para essa abordagem consiste na combinação de ciprofloxacina oral com colistin inalatório por um período de três a seis semanas. Naqueles pacientes com recidiva ou naqueles com identificação inicial de cepas mucoides, é sugerido um curso mais prolongado de três meses. A utilização da tobramicina inalatória por 28 dias também obteve uma significativa taxa de erradicação. A erradicação também foi demonstrada com a combinação de antibióticos por via intravenosa com antibióticos inalatórios, porém com desvantagens econômicas e logísticas.[1,5,9]

Os antibióticos inalatórios têm sido utilizados como forma de tratamento supressivo da infecção crônica por *P. aeruginosa*, com evidências de melhora nos desfechos funcionais e no curso clínico. Estudos iniciais utilizaram os aminoglicosídeos, em especial a tobramicina, nas doses de 60 a 80 mg, nebulizadas duas a três vezes ao dia. O colistin (polimixina E) tem sido largamente utilizado na Europa nas doses de 500.000 a 1.000.000 UI, nebulizado duas vezes ao dia. Uma preparação de tobramicina inalatória livre de fenol, na dose de 300 mg por ampola, administrada duas vezes ao dia, por 28 dias com intervalo livre de 28 dias, tem sido a forma de tratamento mais estudada por ensaios clínicos. A despeito desses avanços, ainda faltam evidências para definir qual o melhor fármaco para a supressão crônica.[1,5,9]

As evidências para o uso oral crônico de antibióticos em adultos com FC são muito precárias. Todavia, tem sido demonstrado que o tratamento oral com macrolídeo melhora a função pulmonar e diminui a frequência de exacerbações em pacientes com *P. aeruginosa*. Os principais efeitos adversos demonstrados são náuseas e diarreia. Hepatotoxicidade e ototoxicidade também têm sido evidenciadas. Os macrolídeos parecem exercer seus efeitos por meio de ação sobre a bactéria patogênica (afetando a formação do biofilme de *P. aeruginosa*) e sobre o hospedeiro (efeitos imunomodulatórios). O benefício do uso prolongado da azitromicina parece se estender também aos pacientes sem infecção por *P. aeruginosa*. Existe uma grande heterogeneidade na resposta à azitromicina. As doses utilizadas de azitromicina foram 250 a 500 mg ao dia e 250 mg (peso < 40 kg) a 500 mg três vezes por semana.[1,5,9]

Higiene das vias aéreas e exercício

As medidas mecânicas para aumentar o *clearance* mucociliar têm se constituído em um dos pilares fundamentais no tratamento da FC. Existe uma variedade de técnicas fisioterápicas para a higiene das vias aéreas. As técnicas convencionais incluem drenagem postural e percussão torácica em posições anatômicas diferentes, de forma a facilitar – por ação da gravidade – a remoção de secreções. A despeito das evidências de benefícios com essas técnicas, elas podem acarretar hipoxia, particularmente em pacientes com doenças graves, e refluxo gastresofágico. Além disso, essas técnicas exigem assistência para sua realização, consumindo tempo e tornando o paciente dependente de seus cuidadores, resultando em baixa adesão. À medida que o paciente se torna adulto, a autonomia passa a ser uma prioridade.

Mais recentemente, foram desenvolvidas técnicas fisioterápicas que permitem a higiene das vias aérea sem assistência. Esses métodos incluem drenagem autogênica, drenagem autogênica modificada, ciclo ativo da respiração, técnica de expiração forçada, pressão expiratória positiva aplicada por máscara, técnicas com dispositivos oscilatórios orais, compressões torácicas de alta frequência e ventilação percussiva intrapulmonar. O paciente deve ser orientado na escolha, na realização correta das manobras e na melhor combinação de técnicas. A frequência e a duração do tratamento devem ser individualizadas. Pacientes com sintomas respiratórios mínimos podem necessitar apenas uma sessão de fisioterapia por dia, enquanto pacientes com doença pulmonar mais grave ou com grande quantidade de secreção podem precisar de três ou mais sessões por dia.[1,5,9]

A atividade física aumenta o *clearance* das vias aéreas e se constitui em um importante adjuvante nas medidas de higiene brônquica. O exercício atenua o declínio da função pulmonar, melhora o desempenho cardiovascular, aumenta a capacidade funcional e melhora a qualidade de vida. Por essas razões, o exercício deve ser recomendado aos pacientes adultos com FC. Pacientes com doença pulmonar mais grave devem ser avaliados quanto à necessidade de receber suplementação de oxigênio durante a atividade física.[1,5,9]

Agentes mucolíticos[1,5,9]

A viscosidade anormal do escarro na FC é causada pelo ácido desoxirribonucleico (DNA) extracelular liberado pelos neutrófilos. A preparação de DNase humana recombinante ou alfa-dornase, administrada por via inalatória, diminui a viscosidade do escarro na FC mediante degradação do DNA extracelular em pequenos fragmentos. Foi demonstrado benefício da alfa-dornase em pacientes com mais de 5 anos de idade e com volume expiratório forçado no primeiro segundo (VEF_1) maior que 40% do previsto, com redução na taxa de exacerbação da doença pulmonar de 22% e melhora no VEF_1 de 5,8%. Em pacientes com doença pulmonar mais grave ($VEF_1 < 40\%$ do previsto), foi observado benefício funcional pulmonar, mas não redução nas exacerbações. A dose recomendada da alfa-dornase é de 2,5 mg, nebulizada uma vez ao dia. Os principais efeitos adversos são rouquidão, alteração da voz e faringite. Na maioria dos casos, esses sintomas são autolimitados.

A nebulização de solução salina hipertônica aumenta o transporte ciliar, melhora as propriedades reológicas do escarro e melhora a hidratação da superfície das vias aéreas. A nebulização com solução salina de 3 a 7% na FC melhora o *clearance* mucociliar e a função pulmonar em curto período de tempo. Mais recentemente, um ensaio clínico estudou a nebulização de 4 mL de solução salina hipertônica a 7% durante um período de 48 semanas, mostrando significativa melhora funcional pulmonar e redução de 56% nas taxas de exacerbação e não se associando a piora na infecção bacteriana ou na inflamação. Assim, a nebulização de solução salina hipertônica, precedida pela inalação de um broncodilatador, é uma medida terapêutica barata e segura na FC, cujos benefícios terapêuticos parecem ser independentes do uso da alfa-dornase.

Embora a N-acetilcisteína, na forma nebulizada, tenha sido usada na FC para reduzir a viscosidade do escarro, sua utilização carece de evidências suficientes. Além disso, esse fármaco pode ser irritante para as vias aéreas e causar broncoconstrição. A forma oral da medicação tampouco possui fundamentação para sua utilização.

Broncodilatadores[1,5,9]

A hiper-reatividade brônquica é muito frequente na FC, ocorrendo em cerca da metade dos pacientes. Assim, os broncodilatadores inalatórios têm sido utilizados como parte do tratamento-padrão da FC. Os agentes mais empregados são os agonistas $beta_2$-adrenérgicos de curta ação. São utilizados geralmente antes da fisioterapia respiratória, para facilitar o *clearance* das vias aéreas. A maioria dos pacientes apresenta melhora funcional com sua utilização. O emprego do brometo de ipratrópio como broncodilatador na FC tem dados limitados, porém a maioria dos estudos mostra um modesto benefício funcional. Assim, todos os pacientes com FC devem ser avaliados quanto à hiper-reatividade brônquica e um teste terapêutico com medicações broncodilatadoras deve ser realizado.

Agentes anti-inflamatórios[1,5,9]

A busca de uma estratégia anti-inflamatória que detenha a progressão do processo fisiopatológico na FC tem sido alvo de inúmeras pesquisas. Apesar de todos os esforços, ainda não foi identificado um fármaco que seja eficaz e seguro para esse fim.

A prednisona na dose de 1 a 2 mg/kg em dias alternados parece retardar a progressão da doença pulmonar, mas os benefícios são contrabalançados pela ocorrência de importantes efeitos adversos, especialmente desenvolvimento de catarata e prejuízo no crescimento. Faltam evidências para o uso dos corticoides sistêmicos nas exacerbações. Entretanto, os corticoides sistêmicos têm sido utilizados como recurso terapêutico em pacientes com exacerbações graves, sobretudo na presença de hiper-reatividade brônquica.

Os corticoides inalatórios também têm sido estudados na FC com o objetivo de reduzir o processo inflamatório e diminuir a lesão pulmonar. Entretanto, no estado atual, as evidências são insuficientes para estabelecer se há benefício com o seu uso.

Doses elevadas de ibuprofeno (20 a 30 mg/kg ao dia) foram estudadas em pacientes com FC, evidenciando redução na taxa de declínio do VEF_1, redução nas hospitalizações e melhora no estado nutricional. Contudo, a incidência de insuficiência renal e de hemorragia gastrintestinal duplicou, limitando a sua utilização. Também existe a necessidade de monitorar o nível sérico da medicação. Uma revisão demonstrou a falta de evidências para recomendar o uso do ibuprofeno na rotina clínica.

Suporte nutricional[15]

O estado nutricional desempenha um importante papel no curso clínico da FC. Prejuízos no estado nutricional acarretam alterações na função pulmonar e interferem na sobrevida do paciente. A intervenção nutricional deve ser precoce. Todo paciente deve ser avaliado regularmente, a fim de monitorar o estado nutricional e assegurar uma adequada ingestão calórica. A recomendação inclui uma dieta rica em gordura, com 35 a 40% das calorias a partir dessa fonte. O paciente com FC pode necessitar 120 a 150% das necessidades diárias estimadas. Suplementos orais comerciais podem ser utilizados em casos selecionados. A meta é manter o índice de massa corporal ≥ 22 kg/m^2 nas mulheres e ≥ 23 kg/m^2 nos homens. Ainda, são componentes importantes da abordagem nutricional o tratamento da insuficiência pancreática exócrina e do diabetes melito relacionado com a FC.

Suplementação de oxigênio

A doença pulmonar na FC tem caráter progressivo e, nas fases mais avançadas, acompanha-se de hipoxemia e hipertensão pulmonar. O tratamento da hipoxemia é importante para retardar a progressão da hipertensão pulmonar. Porém, os dados disponíveis sobre oxigenoterapia na FC são muito limitados. Assim, os critérios utilizados para oxigenoterapia contínua na FC são extrapolados dos estudos com doença pulmonar obstrutiva crônica: pressão arterial de oxigênio menor do que 55 mmHg na vigília e em ar ambiente; ou pressão arterial de oxigênio menor do que 59 mmHg na presença de edema de membros inferiores, policitemia ou evidência eletrocardiográfica ou ecocardiográfica de aumento de câmaras direitas ou hipertensão pulmonar. Ainda, uma porcentagem de pacientes com FC apresenta hipoxemia somente durante o exercício ou durante o sono.

A oxigenoterapia durante o exercício está indicada se a saturação de oxigênio cair abaixo de 88 a 90%. A oxigenoterapia noturna está indicada se a saturação de oxigênio for menor do que 88 a 90% por 10% ou mais do tempo total de sono. Algumas situações específicas podem exigir pressão positiva contínua nas vias aéreas durante o sono. A ventilação mecânica não invasiva pode ser uma medida de suporte temporária para os pacientes com insuficiência respiratória crônica que aguardam transplante pulmonar.

Abordagem das manifestações extrapulmonares

Os pacientes com FC e fenótipo de insuficiência pancreática exócrina devem receber suplementação de enzimas pancreáticas nas refeições e nos lanches. A dose inicial de enzimas para o adulto é de aproximadamente 500 U de lípase/kg/refeição e metade dessa dose nos lanches. As doses devem ser ajustadas de acordo com as necessidades clínicas até o máximo de 2.500 U de lípase/kg/refeição. Os pacientes com insuficiência pancreática estão predispostos à má absorção das vitaminas lipossolúveis A, D, E e K. A suplementação dessas vitaminas é recomendada de rotina.[15]

Cerca de 20 a 25% dos pacientes com FC desenvolvem doença hepática, mas apenas 6 a 8% deles evoluem para cirrose. Os testes de função hepática têm baixa sensibilidade e especificidade para o diagnóstico. Um sistema de escore ultrassonográfico pode contribuir para a identificação da doença hepática crônica em adultos. Há evidências de benefício do ácido ursodeoxicólico na doença hepática relacionada com a FC. A dose apropriada é de 20 mg/kg/dia em duas tomadas. O transplante hepático tem sido uma estratégia terapêutica importante para os pacientes com doença hepática crônica avançada.[5,9]

A prevalência de diabetes melito e de intolerância à glicose aumenta com a idade. O estado clínico e a função pulmonar deterioram-se nos anos precedentes ao diagnóstico do diabetes, e ocorre piora na sobrevida. O rastreamento regular com testes orais de tolerância à glicose permite a intervenção precoce com insulina.[5,9]

A prevalência de osteoporose varia de 38 a 77% em pacientes adultos. Os princípios para prevenir a doença óssea consistem em vigilância intensa, principalmente durante a puberdade, associada a exercício físico e suplementação com cálcio e vitaminas D e K. Os bifosfonados, por via oral ou intravenosa, são úteis para tratar doença estabelecida.[5,9]

Noventa e cinco por cento dos homens com FC são inférteis. A infertilidade decorre de anormalidades no trato reprodutivo, resultando em azoospermia obstrutiva. A ausência de espermatozoides no espermograma confirma a infertilidade. Técnicas como aspiração microcirúrgica de esperma do epidídimo, aspiração percutânea de esperma do epidídimo e biópsia testicular permitem obter espermatozoides. A técnica de concepção assistida de injeção intracitoplasmática do espermatozoide no oócito permite a paternidade biológica desses pacientes. Porém, é um processo caro, disponível somente em grandes centros e com uma taxa de sucesso por ciclo de 12 a 45%.[5,9]

Embora existam relatos sobre a redução na fertilidade feminina na FC, essa afirmativa tem sido questionada. A escolha do contraceptivo é difícil e exige que seja individualizada caso a caso. O uso de contracepção oral pode acarretar piora do diabetes, da má absorção e da disfunção hepática. Por outro lado, o uso de antibióticos de largo espectro pode afetar a absorção e a eficácia dos contraceptivos orais. Os desfechos fetais e maternos da gestação na FC, em geral, são favoráveis. O risco da gestação está aumentado na doença pulmonar avançada (VEF_1 < 50% do previsto), no diabetes melito e na desnutrição, porém o ponto de corte para a contraindicação clínica da gestação não está estabelecido.[5,9]

Transição da equipe pediátrica para a equipe de adultos[5,9]

O processo de transição dos cuidados de saúde entre equipes que lidam com diferentes faixas etárias é uma estratégia importante a ser desenvolvida em todos os centros de FC. Além da vantagem da abordagem mais direcionada a problemas clínicos específicos da idade, o programa de adulto deve priorizar a independência e autonomia do indivíduo. Embora seja sugerido que a transição ocorra entre os 16 e os 18 anos, deve haver flexibilidade, levando em consideração a maturidade e o estado clínico do paciente. Em geral, a transição requer estabilidade clínica da doença.

Transplante pulmonar

O transplante pulmonar está relacionado com a perspectiva de maior sobrevida e de maior qualidade de vida na doença pulmonar avançada. Em razão da natureza supurativa da FC, existe a necessidade de pneumonectomia bilateral para evitar infecção no pulmão enxertado. A técnica mais utilizada é o transplante pulmonar duplo, por meio de procedimento cirúrgico sequencial bilateral, com doador cadavérico. O transplante lobar de doador vivo é uma alternativa, em especial para os pacientes que não podem aguardar na lista por um doador cadavérico, e exige pequena estatura do receptor e proporcionalidade de volume com os órgãos a serem enxertados.

Os critérios para referenciar o paciente incluem: VEF_1 < 30% do previsto; hipoxemia grave; hipercapnia; prejuízo funcional crescente ou aumento na duração e frequência do tratamento hospitalar para exacerbações; complicações pulmonares ameaçadoras à vida, como hemoptise; aumento da resistência dos patógenos bacterianos aos antibióticos. Em função da maior sobrevida dos pacientes com FC, a utilização do VEF_1 < 30% do previsto tem sido revista como critério de referenciamento para transplante. A taxa de declínio da função pulmonar tem sido sugerida como um critério mais fidedigno. Um novo modelo para referenciamento e predição de mortalidade tem sido proposto a partir da pontuação de múltiplas variáveis clínicas e funcionais. A sobrevida pós-transplante em cinco anos tem sido de 50%.[5,9]

Avanços e perspectivas

O princípio da terapia gênica envolve a administração de ácido ribonucleico ou ácido desoxirribonucleico para as células epiteliais das vias aéreas, a fim de compensar o defeito genético. As dificuldades técnicas incluem a necessidade de readministrações contínuas devido ao *turnover* das células-alvo. Além disso, a administração do material gênico nas vias aéreas precisa vencer as defesas sistêmicas e locais pulmonares.

A utilização de vetores virais para essa administração tem maior eficiência de transdução, porém não se tem encontrado solução para evitar a resposta imunológica que surge com as readministrações. A utilização de vetores não virais está associada a uma resposta imunológica bem menos intensa, porém possui uma eficiência menor de transdução. Além disso, a baixa expressão da CFTR e o curso episódico da doença pulmonar tornam difícil a utilização dos desfechos convencionais como medida de eficácia da terapêutica gênica. Dessa forma, a terapia gênica não se converteu ainda em realidade clínica, a despeito de inúmeros ensaios clínicos.[5,9]

> **ATENÇÃO**
>
> Uma perspectiva de tratamento consiste na terapêutica com células-tronco. Várias populações celulares derivadas da medula óssea adulta ou do cordão umbilical podem localizar uma variedade de órgãos e adquirir características fenotípicas e funcionais de células orgânicas específicas maduras. Isso permitiria corrigir o defeito genético mediante regeneração de células epiteliais respiratórias. Entretanto, o conhecimento das células-tronco pulmonares é muito escasso e a pesquisa está em fase muito inicial.[5,9]

Referências

1. Ratjen F, Döring G. Cystic fibrosis. Lancet. 2003;361(9358):681-9.

2. Yankaskas JR, Marshall BC, Sufian B, Simon RH, Rodman D. Cystic fibrosis adult care: consensus conference report. Chest. 2004;125(1 Suppl):1S-39S.

3. Strausbaugh SD, Davis PB. Cystic fibrosis: a review of epidemiology and pathobiology. Clin Chest Med. 2007;28(2):279-88.

4. Santos GP, Domingos MT, Wittig EO, Riedi CA, Rosario NA. [Neonatal cystic fibrosis screening program in the state of Paraná: evaluation 30 months after implementation]. J Pediatr (Rio J). 2005;81(3):240-4.

5. Hodson M, Geddes D, Bush A. Cystic fibrosis. 3rd ed. London: Hodder Arnold; 2007.

6. Raskin S, Pereira-Ferrari L, Reis FC, Abreu F, Marostica P, Rozov T, et al. Incidence of cystic fibrosis in five different states of Brazil as determined by screening of p.F508del, mutation at the CFTR gene in newborns and patients. J Cyst Fibros. 2008;7(1):15-22.

7. Boyle MP. Adult cystic fibrosis. JAMA. 2007;298(15):1787-93.

8. Massie J, Curnow L, Gaffney L, Carlin J, Francis I. Declining prevalence of cystic fibrosis since the introduction of newborn screening. Arch Dis Child. 2010;95(7):531-3.

9. Bush A. Cystic fibrosis in the 21st century. Basel: Karger; 2006.

10. Gibson RL, Burns JL, Ramsey BW. Pathophysiology and management of pulmonary infections in cystic fibrosis. Am J Respir Crit Care Med. 2003;168(8):918-51.

11. Rosenstein BJ, Cutting GR. The diagnosis of cystic fibrosis: a consensus statement. Cystic Fibrosis Foundation Consensus Panel. J Pediatr. 1998;132(4):589-95.

12. Orenstein DM, Stern R, Rosenstein BJ. Cystic fibrosis: medical care. Philadelphia: Lippincott Williams & Wilkins; 2000.

13. Müller NL, et al. Radiologic diagnosis of diseases of the chest. Philadelphia: W.B. Saunders; 2001.

14. Rock MJ. Newborn screening for cystic fibrosis. Clin Chest Med. 2007;28(2):297-305.

15. Milla CE. Nutrition and lung disease in cystic fibrosis. Clin Chest Med. 2007;28(2):319-30.

Doença Pulmonar Obstrutiva Crônica

44

44.1 Definição, Epidemiologia, Fisiopatogenia e História Natural

Mara Rúbia André Alves de Lima

Definição

> **ATENÇÃO**
>
> A doença pulmonar obstrutiva crônica (DPOC) é uma doença caracterizada por limitação crônica do fluxo aéreo, na maioria das vezes progressiva e parcialmente reversível, estando associada a uma resposta inflamatória anormal do pulmão à exposição de gases e partículas nocivas, principalmente os contidos na fumaça do cigarro. É, portanto, uma condição prevenível e tratável, embora não exista tratamento curativo.

Além da limitação do fluxo aéreo, uma gama de alterações patológicas do pulmão decorrentes de DPOC somadas a repercussões significativas extrapulmonares e comorbidades, contribuem individualmente para a gravidade dos sintomas de dispneia e limitação da capacidade de exercício. Esses múltiplos fatores determinam a conduta terapêutica mais adequada para cada paciente.

Desde a publicação de sua primeira versão, em 2001, a diretriz Global Initiative for Obstructive Lung Disease (GOLD) preconiza que se destaque a denominação DPOC em vez dos termos enfisema pulmonar e bronquite crônica, que não são nem mencionados na definição da versão GOLD 2010.[1] Porém, ambos os termos permanecem ainda presentes, tanto entre os profissionais da saúde quanto entre os pacientes.

Enfisema pulmonar é uma das alterações patológicas que podem ocorrer na DPOC e descreve a destruição da superfície onde ocorrem as trocas gasosas nos pulmões, ou seja, nos alvéolos. Bronquite crônica refere-se à presença de tosse e expectoração ao longo de pelo menos três meses, durante dois anos consecutivos.

Epidemiologia

Prevalência

Apesar de várias dificuldades metodológicas, uma revisão sistemática e metanálise de estudos efetuados em 28 países entre 1990 e 2000 e outro estudo do Japão (GOLD) sugerem que a prevalência da DPOC é maior em fumantes e ex-fumantes do que em não fumantes, acima dos 40 anos e em homens.

Na América Latina, em 1991, na cidade de Pelotas (RS), a prevalência da população com sintomas de bronquite crônica foi de 12,7%, sendo que 39% da população eram fumantes.[2] Em 2002, o Projeto Latino-Americano para Investigação da Doença Pulmonar Obstrutiva (PLATINO)[3] avaliou a prevalência e os fatores de risco associados à DPOC em cinco grandes cidades: São Paulo (Brasil), Santiago (Chile), Cidade do México (México), Montevidéu (Uruguai) e Caracas (Venezuela). Essas cidades representaram diferentes áreas geográficas da América Latina, sendo as maiores áreas metropolitanas de cada um dos países participantes. Foram investigados, aleatoriamente, indivíduos com mais de 40 anos, que responderam a um questionário sobre sintomas e fatores de risco e realizaram espirometria antes e depois do uso de broncodilatador. Segundo o estudo PLATINO,[3] a prevalência da DPOC variou de 7 a 8% (78/1.000) na Cidade do México a quase 20% (174/885) em Montevidéu. Em São Paulo, a prevalência foi de 15,8%. Foi constatada maior prevalência em homens e também em indivíduos mais idosos, com menor escolaridade, com menor índice de massa corporal (IMC) e com maior exposição ao tabaco.

Os estudos de prevalência da DPOC precisam ser interpretados levando-se em consideração que ainda não há consenso quanto aos critérios mais adequados para o diagnóstico de tal doença nesse tipo de pesquisa. Tanto os estudos com base em levantamentos epidemiológicos quanto aqueles com base em diagnóstico clínico prévio da DPOC apresentam diversas fontes de variações. Algumas dessas fontes, segundo a GOLD, são representadas pelos seguintes aspectos:

- O diagnóstico da DPOC define-se na presença de obstrução irreversível das vias aéreas identificada quando a relação volume expiratório forçado no primeiro segundo/capacidade vital forçada (VEF_1/CVF) < 0,70 ocorrer no teste pós-broncodilatador. Porém, esse ponto de corte fixo desconsidera alterações de volume pulmonar que ocorrem com a idade. Assim, podem ocorrer diagnósticos de DPOC falso-negativos em adultos jovens e falso-positivos em adultos acima dos 50 anos (GOLD). Para corrigir essa distorção, foi sugerido o uso do limite inferior da normalidade (LIN) da relação VEF_1/CVF pós-broncodilatador.
- Amostragens podem não ser representativas da população-alvo.
- As taxas de resposta ao broncodilatador são variáveis.
- O controle de qualidade da espirometria exige cuidados rigorosos.
- O uso de valores pré-broncodilatador, em vez de valores pós-broncodilatador, pode aumentar o número de casos.
- O esvaziamento inadequado dos pulmões durante as manobras de espirometria é comum e aumenta artificialmente o valor de VEF_1/CVF com consequente subdiagnóstico da DPOC.

Morbidade

Os dados de morbidade são menos fidedignos do que os de mortalidade, pois dependem da disponibilidade de dados sobre consultas médicas, atendimentos nas emergências e hospitalizações e do acesso que o paciente tenha a esses cuidados médicos. Além disso, a morbidade também é influenciada por outras comorbidades, como doença musculoesquelética e diabete. Apesar disso, nos Estados Unidos, no ano de 2000, houve 8 milhões de consultas ambulatoriais, 1,5 milhão de atendimentos nas emergências e 673.000 hospitalizações por DPOC.

Mortalidade

Em 2000, houve 2,74 milhões de óbitos no mundo por DPOC, sendo esta a quarta causa de morte. Em um estudo sobre o impacto global da doença, foi considerado que uma epidemia poderia ocorrer devido ao aumento mundial do tabagismo (principalmente na África e na Ásia), à mudança da estrutura etária da população e ao declínio de outras causas de morte, como diarreia e doenças relacionadas com o vírus da imunodeficiência humana (HIV). A análise de tendência das seis principais causas de mortalidade nos Estados Unidos, entre 1970 e 2002, indicou que, enquanto a mortalidade causada por outras doenças crônicas está declinando ou estabilizada, a mortalidade por DPOC está aumentando.[4]

No Brasil, a DPOC foi a causa de morte que mais cresceu no período de 1980 a 1999, sendo que em 1999 foi a quinta causa de morte entre adultos. Em 2008, no Brasil, houve um total de 1.077.007 mortes por todas as causas, sendo 9,74% delas por doenças do sistema respiratório. Nesse grupo, 37.930 óbitos foram atribuídos à DPOC, que representou a 10ª principal causa de óbito e a segunda principal causa de óbito por doenças do sistema respiratório, perdendo apenas para a pneumonia.

Impacto social e econômico da doença pulmonar obstrutiva crônica

Do ponto de vista social, existe uma medida chamada Disability Adjusted Life Year (DALY), que soma os anos perdidos pela mortalidade prematura e aqueles vividos com limitações, sendo ajustada para a gravidade da limitação causada por uma doença. A DPOC, em 1990, era a 12ª colocada de acordo com a DALY no mundo, e poderá ser a quinta, em 2020, devido ao tabagismo e ao aumento da faixa etária da população.

Do ponto de vista econômico, há custos diretos com diagnóstico e cuidados médicos e custos indiretos relacionados com faltas ao trabalho, mortes prematuras e gastos com cuidadores, sejam profissionais ou membros da família. Nos países em desenvolvimento, devido à DPOC e por falta de suporte adequado, duas pessoas deixam de ir ao trabalho, ou seja, o doente e o familiar encarregado de seus cuidados.

Fatores de risco

Existem associações e interações entre os múltiplos fatores de risco para a DPOC que incluem, entre outros, fatores genéticos, exposição a inalantes nocivos aos pulmões (principalmente fumaça de cigarros), características do desenvolvimento e crescimento pulmonar, estresse oxidativo, gênero, infecções, condições socioeconômicas, nutrição e asma.

Fatores genéticos

A DPOC é uma doença poligenética e um exemplo de interação entre genética e ambiente. A deficiência hereditária de alfa$_1$-antitripsina é uma condição recessiva rara que apresenta enfisema panlobular em não fumantes. Um dado interessante é que familiares não fumantes em primeiro grau de pacientes com DPOC têm, com maior frequência, uma função pulmonar menor em relação àqueles sem histórico de DPOC na família.

Exposição a inalantes

Os efeitos nocivos da exposição a inalantes são aditivos e estão relacionados com cigarro, exposição ocupacional, poluição interna e poluição externa.

O tabagismo contribui com 80 a 90% das causas identificáveis de DPOC. Um trabalho desenvolvido na Espanha demonstrou que 15% dos fumantes apresentarão DPOC.[5] Todavia, acredita-se que uma porcentagem maior de indivíduos possa ter função pulmonar alterada se continuar a fumar.[6] Nem todos os fumantes seguem o clássico curso evolutivo da DPOC do diagrama de Fletcher e Peto, que é na realidade uma média de muitas evoluções individuais diferentes.[7]

Cachimbo, charuto e outros tipos de uso do tabaco, populares em muitos países, bem como a exposição passiva à fumaça do cigarro, inclusive durante a gestação, também são fatores de risco para DPOC. As consequências do tabagismo são dose-dependentes e proporcionais à idade do início, ao total de cigarros fumados e à condição de fumante ou ex-fumante, que são preditivos de mortalidade.

A exposição ocupacional a químicos irritantes, a vapores e poeiras orgânicas ou inorgânicas representa mais um fator de risco, sendo que 10 a 20% dos sintomas ou da perda funcional relacionados com a DPOC podem ser de causas ocupacionais.

A poluição interna está relacionada com a fumaça oriunda da queima de biomassa (lenha, excrementos de animais e carvão) em ambientes com pouca ventilação. Esses métodos empregados para aquecimento das habitações e utilizados em fogões para o preparo da alimentação são usados por três bilhões de pessoas, principalmente por mulheres e crianças.

A poluição externa relaciona-se com a emissão de motores de carros em centros urbanos. A curto prazo, tem efeito mais prejudicial para cardiopatas.

Fatores que alterem o desenvolvimento e o crescimento pulmonar

São aqueles que atuam durante a gestação, durante o nascimento (baixo peso ao nascer) e durante infecções graves nos primeiros anos de vida.

Estresse oxidativo

Os pulmões são expostos a oxidantes endógenos provenientes dos fagócitos e de outras células, assim como oxidantes exógenos oriundos da poluição e dos cigarros. Quando há um desequilíbrio entre os sistemas enzimáticos e não enzimáticos, ativam-se mecanismos moleculares inflamatórios.

Gênero

As mulheres parecem ser biologicamente mais suscetíveis (dose e exposição menores para um maior efeito). Além disso, tem ocorrido um aumento do tabagismo entre mulheres.

Infecções virais e bacterianas

São fatores de risco para o início e também para as exacerbações da DPOC. Infecções respiratórias graves na infância, que podem depender de baixo peso ao nascer ou hiper-reatividade brônquica, relacionam-se com sintomas respiratórios na idade adulta. A infecção pelo HIV acelera o aparecimento da DPOC em fumantes. Pacientes com tuberculose pulmonar prévia têm maior risco de apresentar obstrução ao fluxo aéreo, independentemente do tabagismo, reduzindo-se o reconhecimento da DPOC em países nos quais a tuberculose é frequente.

Condição socioeconômica desfavorecida

É fator de risco para DPOC, podendo depender de maior risco de exposição à poluição interna e externa, desnutrição, além do convívio em aglomerados e na pobreza.

Nutrição

Seu papel isolado é duvidoso, mas a desnutrição em animais de experimentos produziu DPOC e a tomografia computadorizada de tórax em mulheres anoréxicas mostrou alterações semelhantes às do enfisema. O baixo peso ao nascer é fator de risco para DPOC.

Asma

Asma e DPOC podem coexistir, mas a asma poderia ser um fator de risco para limitação fixa do fluxo aéreo, embora essa hipótese aguarde comprovação. Entretanto, sabe-se que asmáticos fumantes apresentam maior risco de DPOC do que fumantes não asmáticos.

Fisiopatogenia

A fisiopatogenia da DPOC parece ter influência genética e piorar com o estresse oxidativo e o excesso de proteinases pulmonares, levando às alterações patológicas características da doença. O estresse oxidativo gerado, entre outros fatores, pela fumaça do cigarro aumenta nas exacerbações da doença, agrava a DPOC, ativa genes da inflamação e estimula a exsudação plasmática, reduzindo a ação anti-inflamatória dos glicocorticoides. O desequilíbrio entre proteases e antiproteases pulmonares leva à destruição irreversível da elastina.

A inflamação das vias respiratórias na DPOC representa um exagero da resposta inflamatória normal diante da exposição do pulmão a irritantes inalados, sendo que o mecanismo que leva a essa resposta exagerada ainda é pouco entendido. As alterações patológicas envolvem células inflamatórias, como neutrófilos, macrófagos e linfócitos. Os mediadores inflamatórios são de diversos tipos, podendo ser mediadores quimiotáticos que atraem células inflamatórias da circulação, citocinas pró-inflamatórias que aumentam o processo inflamatório ou fatores de crescimento que induzem mudanças estruturais.

As diferenças entre a inflamação da DPOC e a inflamação da asma se associam a diversos efeitos fisiopatológicos, sintomas e resposta ao tratamento. Porém, pode haver uma mescla da inflamação da DPOC com a inflamação da asma, mostrando um aumento dos eosinófilos. Além disso, alguns asmáticos que fumam apresentam achados patológicos característicos de DPOC.

História natural

A DPOC é uma doença prevenível, desde que se eliminem os fatores de risco para o seu desenvolvimento, principalmente se for impedida a iniciação ao consumo de cigarros. O tabagismo é a maior causa de DPOC, e de muitas outras doenças também. Contudo, não é a única causa e nem todos os fumantes desenvolvem DPOC clinicamente significativa, levando a se considerar que fatores adicionais agem tanto como fatores de risco quanto na suscetibilidade individual ao tabagismo. A exposição à fumaça proveniente da queima de madeira e de outras biomassas também aumenta o risco de DPOC.

ATENÇÃO

Apesar de poder variar de um paciente para outro, uma vez estabelecida, geralmente a evolução da DPOC é progressiva. Ainda que seja uma condição progressiva, interromper a exposição à fumaça de cigarros, ou a outro fator de risco para a doença, tende a retardar a progressão da perda da função pulmonar. A DPOC é uma doença tratável, e o tratamento deve ser contínuo. Embora não leve à cura, o tratamento alivia os sintomas, melhora a qualidade de vida e pode reduzir as exacerbações e a mortalidade.

De forma simplificada e por motivos principalmente didáticos, a DPOC, que é uma doença complexa por definição, pode ser classificada em quatro estágios de acordo com as alterações espirométricas (**QUADRO 44.1.1**). Porém, os pontos de corte dessa classificação ainda aguardam validação clínica.

A relação VEF_1/CVF pós-broncodilatador é útil para o diagnóstico, ao passo que o valor percentual do VEF_1, isoladamente, informa sobre a gravidade. Porém, a intensidade da dispneia e a redução da capacidade de exercício podem não acompanhar os estádios da classificação da DPOC baseada na redução do VEF_1. Além de a dispneia na DPOC ser crônica e progressiva, a tosse e a expectoração podem vir muitos anos antes da obstrução ao fluxo aéreo, ou seja, enquanto a espirometria permanece normal. A resposta ao

QUADRO 44.1.1 → Classificação espirométrica da gravidade da DPOC conforme o VEF_1 pós-broncodilatador segundo a GOLD 2010

Estádio I DPOC leve	VEF_1/CVF < 70%	Leve limitação do fluxo aéreo VEF_1 = ou > 80% do previsto
Estádio II DPOC moderada	VEF_1/CVF < 70%	Limitação moderada do fluxo aéreo 50% ≤ VEF_1 < 80% do previsto
Estádio III DPOC grave	VEF_1/CVF < 70%	Limitação grave do fluxo aéreo 30% ≤ VEF_1 < 50% do previsto
Estádio IV DPOC muito grave	VEF_1/CVF < 70%	Muito grave limitação do fluxo aéreo VEF_1 < 30% do previsto

broncodilatador e ao corticoide não é mais recomendada como de utilidade para o diagnóstico diferencial da DPOC com asma, nem mesmo para predizer a resposta ao tratamento com broncodilatadores ou corticoides.

De acordo com o relatório da GOLD 2010,[1] o estádio 0 ou em risco para a DPOC não existe mais nessa classificação porque nem todos os pacientes progridem do estádio zero para o estádio I, e uma limitação significativa do fluxo aéreo pode vir desacompanhada de tosse e expectoração.

- Estádio I – DPOC leve: nesse estádio, encontra-se leve limitação do fluxo aéreo com $VEF_1/CVF < 70\%$, mas $VEF_1 \geq 80\%$ do previsto e, geralmente, tosse crônica com produção de expectoração. Nesse estádio, o indivíduo pode não estar ciente de que sua função pulmonar está anormal.
- Estádio II – DPOC moderada: nesse estádio, ocorre agravamento da limitação do fluxo aéreo com $VEF_1/CVF < 70\%$, VEF_1 entre 50 e 80% do previsto e em geral progressão dos sintomas, com falta de ar tipicamente desenvolvida ao esforço. As exacerbações dos sintomas têm um impacto sobre a qualidade de vida e o prognóstico da doença, e os pacientes procuram cuidados médicos.
- Estádio III – DPOC grave: nesse estádio, ocorre grave limitação do fluxo aéreo com $VEF_1/CVF < 70\%$ e VEF_1 entre 30 e 50% do previsto, aparecendo exacerbações mais frequentes dos sintomas, dispneia grave, capacidade reduzida para os exercícios e fadiga.
- Estádio IV – DPOC muito grave: nesse estádio, aparece grave limitação do fluxo aéreo com $VEF_1/CVF < 70\%$, com $VEF_1 < 30\%$ do previsto. Os pacientes podem ter DPOC muito grave (Estádio IV) mesmo se o VEF_1 for > 30% do previsto, sempre que as complicações a seguir estiverem presentes: a) insuficiência respiratória crônica definida como PaO_2 < 60 mmHg com ou sem $PaCO_2$ > 50 mmHg respirando ar ambiente ao nível do mar; ou b) presença de sinais clínicos de insuficiência ventricular direita ou *cor pulmonale* (pressão venosa jugular elevada e

edema de membros inferiores). Nesse estádio, a qualidade de vida está bastante comprometida e as exacerbações podem ser uma ameaça à vida.

O impacto da DPOC em um paciente não depende somente da gravidade das anormalidades espirométricas, que representam apenas um método pragmático, didático e indicativo geral para a abordagem inicial do paciente. A história natural se relaciona não somente com a limitação crônica do fluxo aéreo, mas também com as alterações patológicas nos pulmões, os efeitos extrapulmonares da DPOC e a presença de comorbidades. Além da DPOC, pacientes adultos, fumantes ou ex-fumantes, de meia-idade, com frequência apresentam outras doenças associadas ao tabagismo ou à faixa etária. Os efeitos extrapulmonares da DPOC incluem perda de peso, anormalidades nutricionais e disfunção dos músculos esqueléticos.

A DPOC aumenta o risco para carcinoma brônquico, infarto do miocárdio, angina, osteoporose, infecção respiratória, fratura óssea, depressão, diabete, alterações do sono, anemia e glaucoma.

Além de o prognóstico da DPOC estar relacionado com a gravidade da obstrução ao fluxo aéreo, atualmente evidências valorizam também outros parâmetros, como a mensuração da dispneia por meio da escala modificada do Medical Research Council (MRC), o IMC e a distância percorrida no teste da caminhada dos seis minutos, como preditores mais fidedignos de mortalidade do que o VEF_1.[8] Ver índice de BODE no Capítulo "Diagnóstico Clínico e Funcional".

Referências

1. Global Initiative for Chronic Obstructive Lung Disease. Guidelines: Global strategy for diagnosis, management and prevention of Chronic Obstructive Pulmonary Disease: Updated 2010. [S.l.]: GOLD, 2010. Disponível em: <http://www.goldcopd.org/uploads/users/files/GOLDReport_April112011.pdf>. Acesso em: 16 fev. 2011.

2. Menezes AM, Victora CG, Rigatto M. Prevalence and risk factors for chronic bronchitis in Pelotas, RS, Brazil: a population-based study. Thorax. 1994;49(12):1217-21.

3. Menezes AM, Perez-Padilla R, Jardim JR, Muiño A, Lopez MV, Valdivia G, et al. Chronic obstructive pulmonary disease in five Latin American cities (the PLATINO study): a prevalence study. Lancet. 2005;366(9500):1875-81.

4. Jemal A, Ward E, Hao Y, Thun M. Trends in the leading causes of death in the United States, 1970-2002. JAMA. 2005;294(10):1255-9.

5.Sobradillo V, Miravitlles M, Jiménez CA, Gabriel R, Viejo JL, Masa JF, et al. Epidemiological study of chronic obstructive pulmonary disease in Spain (IBERPOC): prevalence of chronic respiratory symptoms and airflow limitation. Arch Bronconeumol. 1999;35(4):159-66.

6. Becklake MR. Occupational exposures: evidence for a casual association with chronic obstructive pulmonary disease. Am Rev Respir Dis. 1989;140(3 Pt 2):S85-91.

7. Trupin L, Earnest G, San Pedro M, Balmes JR, Eisner MD, Yelin E, et al. The occupational burden of chronic obstructive pulmonary disease. Eur Respir J. 2003;22(3):462-9.

8. Celli BR, Cote CG, Marin JM, Casanova C, Montes de Oca M, Mendez RA, et al. The body-mass index, airflow obstruction, dyspnea, and exercise capacity index in chronic obstructive pulmonary disease. N Engl J Med. 2004;350(10):1005-12.

44.2 Fisiopatologia da Limitação ao Exercício

Danilo Cortozi Berton

A intolerância ao exercício físico, comumente associada à dispneia, é a principal característica clínica da doença pulmonar obstrutiva crônica (DPOC). Tal fenômeno é resultante de uma complexa interação de fatores, que incluem aumento da demanda e limitação da capacidade ventilatória resultando em hiperinsuflação pulmonar dinâmica; suprimento energético inadequado aos músculos respiratórios e locomotores; e disfunção da musculatura esquelética dos membros inferiores.[1-3]

As controvérsias relativas a qual desses fatores dominaria a cena da limitação ao exercício na DPOC são, ainda, exacerbadas pelos efeitos de eventuais comorbidades presentes individualmente e da comparação inadvertida de pacientes, visto que diferentes mecanismos fisiopatológicos poderiam prevalecer em um dado momento da história natural da doença.

Se, por um lado, a maior taxa de trabalho sustentável (potência crítica) em pacientes com DPOC tem sido associada ao desenvolvimento de limitação ventilatória[4] e hiperinsuflação pulmonar dinâmica,[5] têm surgido novas evidências indicando um suprimento energético inadequado da musculatura locomotora como um mecanismo relevante na limitação ao exercício de pacientes com doença mais avançada.[6,7] Quanto mais avançada a doença, mais esses fatores entrariam em cena de uma forma integrada e complexa.

> **ATENÇÃO**
>
> Assim, uma interpretação aceitável para a limitação ao exercício na DPOC seria a de que os distúrbios da mecânica toracopulmonar secundários à limitação do fluxo aéreo causariam consequências perceptivas (dispneia) e fisiopatológicas (hiperinsuflação pulmonar com consequente aumento do trabalho respiratório), as quais poderiam modular a oferta energética para a musculatura periférica.[8]

Um indivíduo é considerado como tendo limitação ventilatória se, no pico do exercício, é atingida a sua capacidade ventilatória máxima (normalmente estimada pela manobra da ventilação voluntária máxima – VVM), enquanto outras funções fisiológicas, como a frequência cardíaca, estão abaixo de sua capacidade máxima.

A maneira clássica de se estabelecer a presença de limitação ventilatória é feita pela identificação de diminuição ou ausência de reserva ventilatória, ou seja, uma razão entre a ventilação pulmonar de pico ($V_E$máx)/VVM estimada, geralmente acima de 0,8, o que indica uma reserva ventilatória (1 – $V_E$máx/VVM) menor do que 20% (FIGURA 44.2.1). Entretanto, uma reserva ventilatória ampla não exclui a presença de disfunção ventilatória durante o exercício.

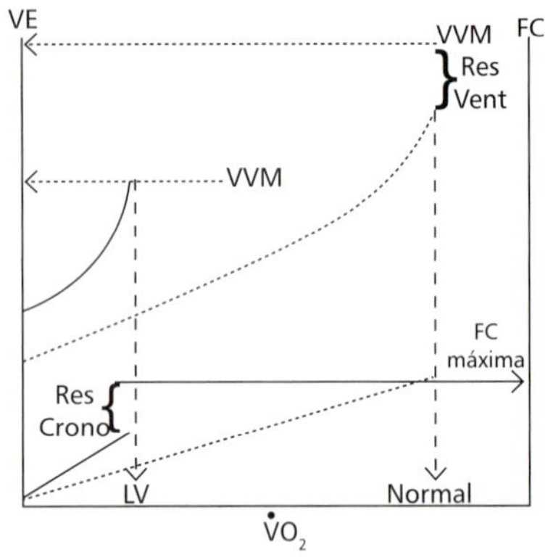

FIGURA 44.2.1 → Resposta ventilatória e cardiovascular em um indivíduo normal e em um paciente com limitação ventilatória (LV) ao exercício progressivo. Note a ausência de reserva ventilatória (Res Vent) quando o paciente com DPOC interrompe precocemente o exercício (a ventilação máxima atinge a VVM), embora haja ampla reserva cronotrópica (a frequência cardíaca máxima não atinge a prevista – Res Crono). VE = ventilação-minuto; VVM = ventilação voluntária máxima; FC = frequência cardíaca; VO_2 = consumo de oxigênio.

Dessa forma, a análise simultânea da curva fluxo-volume durante o exercício pode revelar limitações na geração de fluxo e expansão do volume mesmo na presença de uma reserva ventilatória aparentemente adequada estimada pela relação $V_E$máx/VVM. Ou seja, quando a limitação do fluxo expiratório atinge um nível crítico (FIGURA 44.2.2), o esvaziamento pulmonar torna-se incompleto durante a respiração corrente e o volume pulmonar não diminui até o seu ponto natural de equilíbrio (i. e., o volume de relaxamento do sistema respiratório). Isso resulta no desenvolvimento de hiperinsuflação pulmonar, definida como um aumento anormal do volume de ar que permanece nos pulmões ao final de uma expiração espontânea.[9]

A presença de pulmões hiperinsuflados significa que a capacidade do paciente de aumentar a ventilação quando necessário, como ocorre durante o exercício, é seriamente restringida. O encurtamento do tempo expiratório, que ocorre com o aumento da ventilação, resulta em um acréscimo adicional do volume pulmonar expiratório final (VPEF). A consequência mecânica mais importante desse fenômeno é que o indivíduo passa a ventilar em altos volumes pulmonares, nos quais a complacência do sistema toracopulmonar é menor, ou seja, são necessárias maiores pressões pleurais para promover uma determinada expansão do volume corrente (V_T); logo, há pronunciado aumento do trabalho elástico respiratório, com consequente dispneia (FIGURA 44.2.3).[9]

Com a progressão da hiperinsuflação pulmonar, há grande dificuldade em aumentar ainda mais o V_T, e a elevação da ventilação depende criticamente do aumento da frequência respiratória. Isso acaba resultando em maior redução do tempo expiratório, aumentando ainda mais os volumes pulmonares operantes e a dispneia. Uma forma prática de se estimar a hiperinsuflação pulmonar dinâmica no exercício é a mensuração seriada da capacidade inspiratória (CI), já que, com o aumento do VPEF, a CI (capacidade pulmonar total – VPEF) será tanto menor quanto maior a hiperinsuflação pulmonar (FIGURA 44.2.4).[10]

A CI é quantificada após a realização de uma manobra inspiratória máxima até a capacidade pulmonar total (CPT),

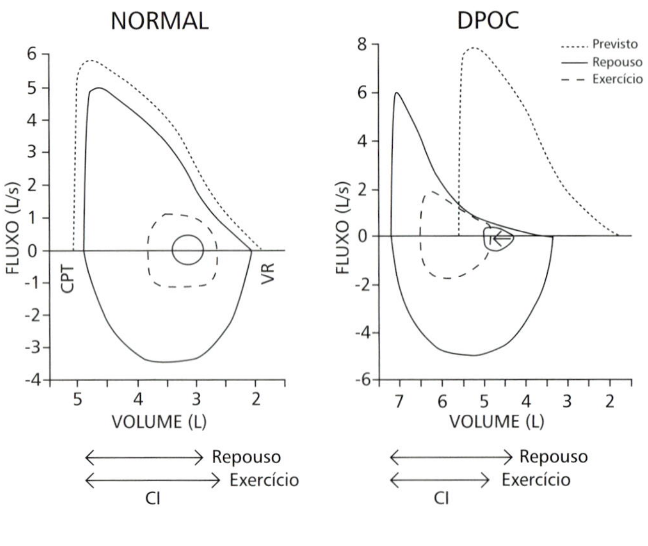

FIGURA 44.2.2 → Comparação da alça fluxo-volume corrente no repouso (alça menor contínua) e em um nível padronizado de exercício (alça tracejada) com a máxima alça de repouso em pacientes com DPOC e indivíduos saudáveis. A porção positiva representa os fluxos expiratórios, e a negativa, os fluxos inspiratórios. Observe a sobreposição entre as alças fluxo-volume corrente e a máxima na DPOC, ou seja, limitação do fluxo expiratório. Consequentemente, com o aumento da demanda ventilatória no esforço e a redução do tempo expiratório, há deslocamento da alça de exercício para maiores volumes pulmonares (hiperinsuflação pulmonar dinâmica) com redução da capacidade inspiratória (CI). CPT = capacidade pulmonar total; VR = volume residual.
Fonte: Adaptada de O'Donnell.[11]

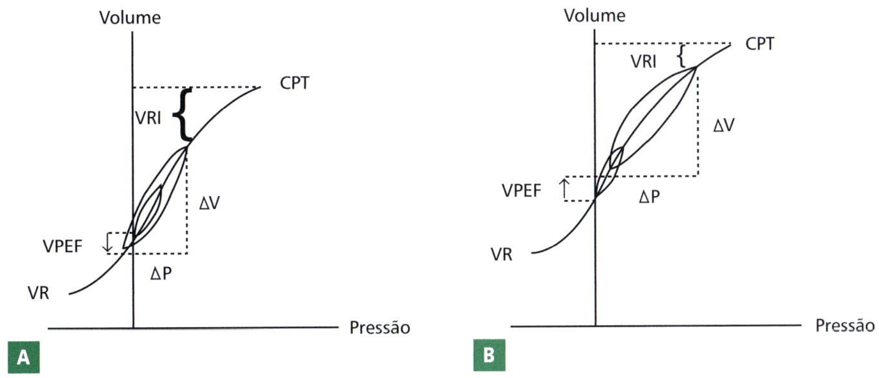

FIGURA 44.2.3 → Curva pressão-volume (P-V) estática do sistema respiratório em indivíduo normal (A) e portador de DPOC (B). As alças menores representam esta relação no repouso, e as maiores, durante o exercício. Observe que indivíduos normais conseguem obter um aumento da capacidade inspiratória (CI) durante o exercício, mantendo a curva na posição central mais inclinada da relação onde variações (Δ) maiores de volume são obtidas com variações menores de pressão (maior complacência do sistema respiratório). Na DPOC, em razão da limitação do fluxo expiratório durante o exercício (ver Figura 44.2.2), ocorre uma redução da CI (com redução do VRI) e deslocamento da curva para as partes mais superiores e achatadas da curva P-V. Logo, maiores variações de pressão são necessárias para obter os mesmos níveis de variações de volume (menor complacência), com aumento do trabalho elástico respiratório. CPT = capacidade pulmonar total; VRI = volume de reserva inspiratório; VPEF = volume pulmonar expiratório final; VR = volume residual.

Fonte: Modificada de O'Donnel e colaboradores.[9]

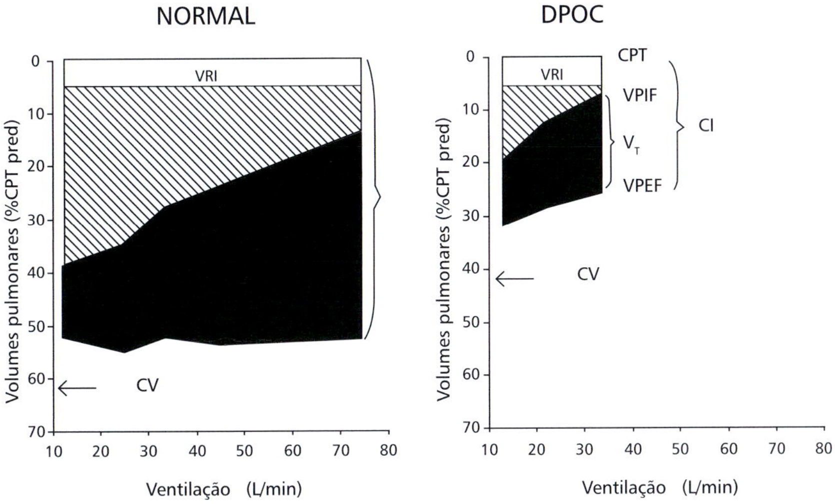

FIGURA 44.2.4 → Mudanças nos volumes pulmonares operantes em pacientes com DPOC e indivíduos normais com o aumento da demanda ventilatória em teste de exercício incremental. Na DPOC, devido à limitação do fluxo expiratório (ver Figura 44.2.2), ocorre um aumento progressivo do volume pulmonar expiratório final (VPEF) com consequente redução da capacidade inspiratória (CI). Adicionalmente, o volume pulmonar inspiratório final (VPIF) atinge níveis elevados, muito próximos da capacidade pulmonar total (CPT), causando uma redução importante do volume de reserva inspiratório (VRI). Logo, há importante aumento do trabalho elástico (ver Figura 44.2.3) e o paciente apresenta uma limitação significativa para a expansão do volume corrente (V_T).

Fonte: Modificada de O'Donnell e colaboradores.[10]

solicitada periodicamente pelo examinador durante o teste de exercício. Tal metodologia tem como premissa fisiológica a constatação de que a CPT permanece relativamente constante no exercício, mesmo em pacientes com DPOC.[12-14] Desse modo, pode-se confirmar e graduar a hiperinsuflação pulmonar na DPOC por meio da queda da CI correspondente à elevação do VPEF no decorrer do exercício. (ver Figura 44.2.4).[10,15-17]

De fato, em um importante estudo que avaliou os motivos da intolerância ao exercício em pacientes com DPOC (n=105), 14% daqueles com uma reserva ventilatória aparentemente dentro da normalidade ($V_E$máx/VVM < 75 a 80%) apresentaram uma limitação ventilatória indicada por aumento de volumes operantes em valores muito próximos da CPT (volume pulmonar inspiratório final > 95% da CPT) e queda significativa da CI.[10]

Assim, a redução da hiperinsuflação em paciente com DPOC é um mecanismo-chave na melhora da tolerância ao exercício físico. Diversas intervenções que aumentam a capacidade de exercício estão associadas a redução da hiperinsuflação pulmonar: terapia broncodilatadora (FIGURA 44.2.5),[11] uso de mistura gasosa de baixa densidade contendo 79% de gás hélio e 21% de oxigênio (heliox), suplementação de oxigênio durante atividade física e programa de reabilitação pulmonar com treinamento físico.[18] Ressalta-se, ainda, que uma melhora na tolerância ao exercício tem potencial de promover efeitos positivos no nível de atividade dos pacientes, o que, por sua vez, pode levar à melhora adicional da capacidade física.

Conforme comentado antes, além da limitação ventilatória, os pacientes com DPOC apresentam um aumento da demanda ventilatória. Isso ocorre, principalmente, devido à ineficiência ventilatória pulmonar resultante de alterações na relação entre ventilação alveolar e perfusão capilar (VA/Qc). Assim, as áreas com alta relação VA/Qc resultam em aumento da fração respirada desperdiçada no espaço morto (aumento da relação espaço morto/volume corrente – VEM/VC), gerando a necessidade de maior ventilação para eliminar o CO_2 produzido no exercício. Hipoxemia e aumento do gradiente alvéolo-arterial de O_2 [$P(A\text{-}a)O_2$] são resultantes da perfusão de unidades pobremente ventiladas (baixa relação VA/Qc), porém não ocorrem de forma sistemática como nas doenças do interstício e da vasculatura pulmonar.[19] Outros fatores que contribuem para a demanda ventilatória aumentada na DPOC incluem acidose láctica precoce, alta demanda metabólica, baixo ponto de ajuste do CO_2 arterial em alguns pacientes e outras fontes de origem não metabólica de estímulo ventilatório, como os reflexos vagais toracopulmonares.[20]

Por fim, a disfunção do sistema cardiovascular e da musculatura esquelética muitas vezes está associada ou é uma consequência desses mecanismos recém-descritos, potencialmente contribuindo para a intolerância ao exercício na DPOC.[21]

O sistema cardiovascular pode estar comprometido de diversas maneiras, sendo a mais importante o aumento na pós-carga do ventrículo direito devido a um aumento na resistência vascular pulmonar por lesão vascular direta, vasoconstrição hipóxica e/ou eritrocitose. O aprisionamento aéreo e o consequente aumento na pressão atrial direita também podem comprometer a função cardíaca durante o exercício.

A disfunção muscular esquelética periférica pode ser resultante de emagrecimento com consequente sarcopenia, descondicionamento físico por inatividade, inflamação sistêmica, estresse oxidativo, distúrbios na troca gasosa e uso de corticoide sistêmico. Uma capacidade aeróbia reduzida dos músculos periféricos pode afetar a tolerância ao exercício, principalmente pelo aumento desproporcional da acidose láctica para uma dada carga de exercício. Isso acarreta aumento das necessidades ventilatórias, impondo uma carga adicional para músculos respiratórios já sobrecarregados.

Referências

1. Aliverti A, Macklem PT. Point-counterpoint: the major limitation to exercise performance in COPD is inadequate energy supply to the respiratory and locomotor muscles. J Appl Physiol. 2008;105:749-51.

2. Debigaré R, Maltais F. Point-counterpoint: the major limitation o exercise performance in COPD is lower limb muscle dysfunction. J Appl Physiol. 2008;105(2):751-3.

3. O'Donnell DE, Webb KA. Point-counterpoint: the major limitation to exercise performance in COPD is dynamic hyperinflation. J Appl Physiol. 2008;105(2):753-5.

4. Neder JA, Jones PW, Nery LE, Whipp BJ. Determinants of the exercise endurance capacity in patients with chronic obstructive pulmonary disease: the power-duration relationship. Am J Respir Crit Care Med. 2000;162(2):497-504.

5. Puente-Maestu L, García de Pedro J, Martínez-Abad Y, Ruíz de Oña JM, Llorente D, Cubillo JM. Dyspnea, ventilatory pattern, and changes in dynamic hyperinflation related to the intensity of constant work rate exercise in COPD. Chest. 2005;128(2):651-6.

6. Borghi-Silva A, Oliveira CC, Carrascosa C, Maia J, Berton DC, Queiroga F Jr, et al. Respiratory muscle unloading improves leg

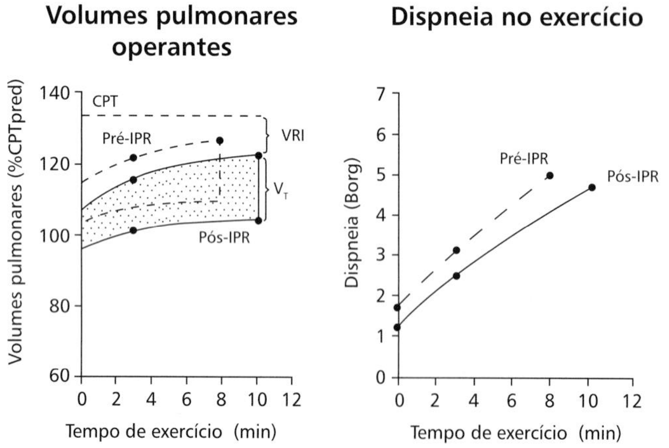

FIGURA 44.2.5 → Volumes pulmonares operantes e dispneia durante o exercício em pacientes com DPOC antes (pré-IPR) e depois (pós-IPR) da administração de brometo de ipratrópio 500 μg via nebulização. Observe a redução nos volumes pulmonares operantes e o consequente aumento do volume de reserva inspiratório (VRI) no pico do exercício, proporcionando menor restrição mecânica para expansão do volume corrente (V_T). Isso promove melhora da dispneia e aumento do tempo de exercício.
Fonte: Adaptada de O'Donnell.[11]

muscle oxygenation during exercise in patients with COPD. Thorax. 2008;63:910-5.

7. Chiappa GR, Borghi-Silva A, Ferreira LF, Carrascosa C, Oliveira CC, Maia J, et al. Kinetics of muscle deoxygenation are accelerated at the onset of heavy intensity exercise in patients with COPD: relationship to central cardiovascular dynamics. J Appl Physiol. 2008;104(5):1341-50.

8. Neder JA. The major limitation to exercise performance in COPD is inadequate energy supply to the respiratory and locomotor muscles vs. lower limb muscle dysfunction vs. dynamic hyperinflation. Interpretation of exercise intolerance in COPD requires an integrated, multisystemic approach. J Appl Physiol. 2008;105(2):758-9.

9. O'Donnell DE. Hyperinflation, dyspnea, and exercise intolerance in chronic obstructive pulmonary disease. Proc Am Thorac Soc. 2006;3(2):180-4.

10. O'Donnell DE, Revill SM, Webb KA. Dynamic hyperinflation and exercise intolerance in chronic obstructive pulmonary disease. Am J Respir Crit Care Med. 2001;164(5):770-7.

11. O'Donnell DE. Assessment of bronchodilator efficacy in symptomatic COPD: is spirometry useful? Chest. 2000;117(2 Suppl):42S-7S.

12. Stubbing DG, Pengelly LD, Morse JL, Jones NL. Pulmonary mechanics during exercise in subjects with chronic airflow obstruction. J Appl Physiol. 1980;49(3):511-5.

13. Vogiatzis I, Georgiadou O, Golemati S, Aliverti A, Kosmas E, Kastanakis E, et al. Patterns of dynamic hyperinflation during exercise and recovery in patients with severe chronic obstructive pulmonary disease. Thorax. 2005;60(9):723-9.

14. Georgiadou O, Vogiatzis I, Stratakos G, Koutsoukou A, Golemati S, Aliverti A, et al. Effects of rehabilitation on chest wall volume regulation during exercise in COPD patients. Eur Respir J. 2007;29(2):284-91.

15. O'Donnell DE, Webb KA. Exertional breathlessness in patients with chronic airflow limitation. The role of lung hyperinflation. Am Rev Respir Dis. 1993;148(5):1351-7.

16. Yan S, Kaminski D, Sliwinski P. Reliability of inspiratory capacity for estimating end-expiratory lung volume changes during exercise in patients with chronic obstructive pulmonary disease. Am J Respir Crit Care Med. 1997;156(1):55-9.

17. Gelb AF, Gutierrez CA, Weisman IM, Newsom R, Taylor CF, Zamel N. Simplified detection of dynamic hyperinflation. Chest. 2004;126:1855-60.

18. Casaburi R, Porszasz J. Reduction of hyperinflation by pharmacologic and other interventions. Proc Am Thorac Soc. 2006;3(2):185-9.

19. Wasserman K, Hansen JE, Sue DY, Stringer WW, Whipp BJ. Pathophysiology of disorders limiting exercise. In: Wasserman K, Hansen JE, Sue DY, Stringer WW, Whipp BJ. Principles of exercise testing and interpretation: including pathophysiology and clinical applications. 4th ed. Philadelphia: Lippincott Williams & Wilkins; 2005. p. 111-32.

20. O'Donnell DE. Exercise limitation and clinical exercise testing in chronic obstructive pulmonary disease. In: Weisman IM, Zeballos RJ, editors. Clinical exercise testing. Basel: Karger; 2002. p. 138-58.

21. Nici L, Donner C, Wouters E, Zuwallack R, Ambrosino N, Bourbeau J, et al. American Thoracic Society/European Respiratory Society statement on pulmonary rehabilitation. Am J Respir Crit Care Med. 2006;173:1390-413.

44.3 Diagnóstico

Luciano Müller Corrêa da Silva
Luiz Carlos Corrêa da Silva

Introdução

A doença pulmonar obstrutiva crônica (DPOC) continua sendo uma doença subdiagnosticada, concorrendo para isso fatores como longo período inicial de evolução clinicamente assintomática; adaptação dos pacientes à limitação lenta e progressiva do fluxo aéreo, o que diminui sua percepção da enfermidade nas fases iniciais; presença de comorbidades, o que pode gerar confusão no diagnóstico; frequente não realização, por parte dos médicos, do diagnóstico precoce pelo fato de não terem experiência ou não avaliarem de forma adequada os pacientes; e negligência comum, por parte dos pacientes fumantes, para com os cuidados com a saúde.

Embora a maioria dos fumantes desenvolva algum tipo de limitação do fluxo aéreo,[1] somente 15 a 20% são detectados como portadores de DPOC em algum momento da vida. Portanto, faz-se necessário um grande avanço na avaliação dos fumantes, mesmo que não apresentem manifestações clínicas ostensivas de DPOC. Para isso, a avaliação funcional pulmonar pode fornecer grande contribuição, por possibilitar um diagnóstico mais preciso e em fase evolutiva relativamente precoce em que a doença é silenciosa em termos clínicos.

Dentre os objetivos da investigação diagnóstica, devem-se incluir respostas para as seguintes questões específicas, com vistas à conduta terapêutica:

- → Está confirmado o diagnóstico de DPOC?
- → O tabagismo ainda é problema?
- → Qual é a relevância dos componentes bronquítico e enfisematoso?
- → Há resposta ao broncodilatador?
- → Qual é a gravidade?
- → Há indicação de oxigenoterapia contínua?
- → Há indicação de reabilitação pulmonar?
- → Poderá haver indicação de algum tratamento cirúrgico?
- → Existe hipertensão arterial pulmonar?
- → Que outros problemas clínicos apresenta?
- → Qual é a repercussão da doença na qualidade de vida?

Avaliação clínica

Na prática assistencial, pacientes com DPOC podem se apresentar de três formas:

- Assintomáticos, ou com poucos sintomas, em particular aqueles que apresentam estilo de vida sedentário. Nesse caso, frequentemente subestimam a intensidade das manifestações e devem ser interrogados sobre os tipos de atividades que podem levar a algum tipo de limitação. Muitos atribuem, de forma errônea, a limitação funcional ao avançar da idade.
- Sintomáticos crônicos, com tosse, expectoração, sibilância e dispneia. A dispneia costuma ser o sintoma mais importante e de maior impacto na qualidade de vida do paciente. Em geral é descrita como de intensidade progressiva aos esforços, aliviando com o repouso. Somente nos casos mais graves ocorre ao repouso. O paciente muitas vezes a descreve como uma sensação de "maior esforço para respirar". Nos casos mais graves, ou agudos, relata sensação de "fome por ar" ou "urgência para respirar". Na presença de escarro, este costuma ser mucoide e em pequena quantidade. Uma expectoração crônica, purulenta e em maior quantidade deve alertar para a presença de bronquiectasias. Esse dado é importante, pois o fenótipo da *DPOC com bronquiectasias* constitui uma situação de maior risco de exacerbação e colonização bacteriana. A tosse na DPOC quase sempre costuma ser acompanhada de alguma quantidade de expectoração. Fora da exacerbação, não costuma ser um sintoma dominante. Nesse caso, outros diagnósticos devem ser considerados (rinossinusite, doença do refluxo gastresofágico, bronquiectasias, câncer de pulmão).
- Em exacerbação aguda. Em algumas ocasiões, o primeiro contato do paciente com algum tipo de serviço médico é na emergência, na vigência de uma exacerbação, cujas manifestações principais são tosse, escarro frequentemente purulento, dispneia e sibilância. Na exacerbação, todos esses sintomas devem apresentar-se com maior intensidade do que o habitual. No diagnóstico diferencial da exacerbação aguda, é importante considerar que outros diagnósticos concomitantes são possíveis, como insuficiência cardíaca, tromboembolismo pulmonar e pneumonia. A presença concomitante de asma também é possível, pois uma parcela significativa de pacientes com DPOC apresenta história de asma brônquica.

Na anamnese, os seguintes itens devem ser avaliados:

- Fatores de risco: história familiar, tabagismo (idade de início, quantidade média diária de cigarros, períodos em que tentou ou conseguiu cessar o tabagismo), exposição ambiental (poeiras inorgânicas como em minas de carvão, produtos de combustão de biomassa em ambientes fechados por várias horas do dia como na exposição a fogão à lenha).
- Sintomas: *dispneia* (caráter, intensidade do esforço necessário para desencadear o sintoma, tipos de atividades que deixa de fazer em função dela), *tosse* (se crônica e acompanhada por alguma expectoração, se variou em intensidade recentemente), *sibilância*, número de *exacerbações* nos últimos dois anos. Câncer de pulmão deve sempre ser considerado em caso de hemoptise, ou em alteração recente do caráter da tosse (qualidade e intensidade).
- Diagnósticos concomitantes: deve-se avaliar sempre a presença de sintomas de doença coronariana e depressão. É de fundamental importância questionar sobre o tempo e a qualidade do sono. A presença de síndrome das apneias obstrutivas do sono agrava sobremaneira os sintomas da DPOC (*overlapping syndrome*). Outros diagnósticos sempre a considerar são osteoporose e descondicionamento físico (fraqueza muscular). Importante também é o questionamento sobre medicações utilizadas e o nível de adesão ao tratamento, caso este já tenha sido previamente instituído. Alergias ou intolerâncias medicamentosas devem sempre ser consideradas.

No exame físico, na maioria das vezes, os achados são inespecíficos. Sibilância pode ocorrer, mas não é comum fora da exacerbação. Achados mais contundentes costumam estar presentes nos pacientes com doença mais grave: redução bilateral e difusa do murmúrio vesicular, tórax hiperexpandido ("em barril"), respiração frenolabial, uso da musculatura respiratória acessória, retração dos espaços intercostais, uso dos pontos de ancoragem (fixação dos membros superiores, em abdução, para melhorar a eficácia da musculatura respiratória). Edema de membros inferiores e cianose central são característicos nos pacientes com *cor pulmonale*. Hipocratismo digital é incomum e sua presença deve alertar para possibilidade de câncer de pulmão, bronquiectasias ou doença pulmonar intersticial concomitante. A determinação do índice de massa corporal (IMC) deve sempre ser realizada, e achados de possível desnutrição devem ser pesquisados.

Avaliação funcional

Espirometria

A realização de espirometria, com as medidas do volume expiratório forçado no primeiro segundo (VEF_1), da capacidade vital forçada (CVF) e da relação VEF_1/CVF, é fundamental para o diagnóstico de DPOC, junto com a história clínica.

A obstrução ou limitação do fluxo aéreo é caracterizada pelo achado de uma relação VEF_1/CVF inferior a 0,7 após o uso de broncodilatador, sendo o VEF_1 um dos indicadores mais importantes para estratificar a gravidade da doença,[2] conforme o QUADRO 44.3.1. Para pacientes acima dos 60 anos, recomenda-se utilizar o limite inferior da normalidade para a relação VEF_1/CVF a fim de que não seja superestimado o diagnóstico de DPOC nessa faixa etária.[3]

É muito importante salientar que, em pacientes com DPOC, frequentemente a capacidade vital lenta (CVL) é maior do que a CVF. Isso ocorre, em parte, pela maior compressão dinâmica das vias aéreas na manobra forçada, o que provoca deslocamento do ponto de igual pressão na direção

QUADRO 44.3.1 → Classificação de gravidade da DPOC

Estádio I (leve)	Leve limitação do fluxo aéreo ($VEF_1/CVF < 0,7$ ou < limite inferior para indivíduos > 60 anos e $VEF_1 \geq 80\%$ do previsto), acompanhada ou não de tosse e expectoração.	Nesse estágio, em geral não há queixa de dispneia.
Estádio II (moderado)	VEF_1/CVF reduzida segundo os critérios acima e VEF_1 entre 50 e 80% do previsto. Nessa fase, costuma haver queixa de dispneia aos esforços.	Nessa fase, os pacientes podem procurar assistência médica por sintomas respiratórios crônicos ou por alguma exacerbação.
Estádio III (grave)	VEF_1/CVF reduzida segundo os critérios acima e VEF_1 entre 30 e 50% do previsto. Nessa fase, costuma haver dispneia mais intensa, capacidade aos esforços bem reduzida e exacerbações frequentes, com importante prejuízo na qualidade de vida.	Frequentemente há procura por assistência médica. O encaminhamento ao pneumologista é essencial.
Estádio IV (muito grave)	Obstrução ao fluxo aéreo muito grave (VEF_1/CVF reduzida segundo os critérios acima e $VEF_1 < 30\%$ do previsto), ou $VEF_1 < 50\%$ do previsto + manifestações de insuficiência respiratória crônica.	Insuficiência respiratória crônica: $PaO_2 < 60$ mmHg (8 kPa), com ou sem $PaCO_2 > 50$ mmHg (6,7 kPa) ao nível do mar, em ar ambiente. Qualidade de vida pobre.

Obs.: O VEF_1 é medido após o uso de broncodilatador (p. ex., salbutamol 400 µg).
Fonte: Adaptado de Global Initiative for Chronic Obstructive Lung Disease.[2]

das vias aéreas de maior calibre, resultando em menor volume de ar expirado. Naqueles pacientes com relação VEF_1/CVF limítrofe, o uso da relação VEF_1/CVL pode aumentar a sensibilidade do diagnóstico de limitação do fluxo aéreo.

O uso do volume expiratório forçado em seis segundos (VEF_6) não pode ser mais utilizado como desfecho substituto da CVF. A relação VEF_1/VEF_6 não apresenta sensibilidade adequada para o diagnóstico de obstrução ao fluxo aéreo em relação à VEF_1/CVF.[4]

Outra variável útil para mensuração é a capacidade inspiratória (CI). A CI, principalmente em pacientes mais graves, pode estar reduzida por efeito da hiperinsuflação pulmonar. Essa redução apresenta correlação com limitação ao exercício em pacientes com DPOC (consumo máximo de O_2 na ergoespirometria e maior dispneia no teste de caminhada).[5] Uma melhora da CI após o uso de broncodilatador correlaciona-se mais com a redução da dispneia do que o VEF_1.

Casanova e colaboradores[6] publicaram um artigo validando um novo índice denominado "fração inspiratória", definida como a relação capacidade inspiratória/capacidade pulmonar total (CI/CPT). Esse índice refletiria o grau de hiperinsuflação pulmonar estática (em repouso), a exemplo do grau de disfunção ventricular esquerda medida pela fração de ejeção na ecocardiografia. Utilizando como ponto de corte para a relação CI/CPT o valor de 25%, constatou-se que a mortalidade em pacientes com CI/CPT ≤ 25% foi de 71% *versus* 29% em pacientes com CI/CPT > 25% em um seguimento médio de três anos. Em análise multivariada, a relação CI/CPT foi um fator preditor independente de mortalidade, o que faz desse novo índice uma variável adicional para a avaliação do prognóstico em DPOC. Contudo, a CI, em relação ao VEF_1, ainda tem duas grandes desvantagens: menor reprodutibilidade e ausência de tabelas de referência confiáveis e estudos a longo prazo que avaliem a sua evolução em pacientes com DPOC.

A análise da resposta ao broncodilatador é fundamental, pois o VEF_1 utilizado para classificar a gravidade da DPOC é o obtido após o seu uso. Em pacientes com DPOC, a ausência de resposta imediata ao broncodilatador (10 a 15 minutos) não tem nenhum valor em predizer a resposta ao tratamento. Um mesmo paciente, em momentos diferentes, pode apresentar ou não variação significativa do VEF_1 ao broncodilatador. Os critérios de resposta ao broncodilatador em pacientes com obstrução ao fluxo aéreo variam conforme as sociedades médicas.

O Consenso da American Thoracic Society/European Respiratory Society (ATS/ERS) considera resposta ao broncodilatador uma variação ≥ 12% e ≥ 200 mL do VEF_1, ou da CVF.[7]

Já o Consenso Brasileiro sobre Espirometria[8] valoriza muito mais a mudança das variáveis em relação aos valores previstos. Esse modo de avaliar a resposta ao broncodilatador apresenta vantagens (avaliação da resposta independentemente do grau de obstrução e melhor correção para tamanho, idade e sexo do indivíduo). Nesse caso, considera-se resposta ao broncodilatador uma variação do $VEF_1 \geq 200$ mL e > 7% em relação ao previsto em paciente com obstrução ao fluxo aéreo. Se, junto com a resposta ao broncodilatador, ocorrer normalização do VEF_1 (> 80% do previsto), o diagnóstico de DPOC pode ser questionado. Para a CVF, costuma-se utilizar como ponto de corte na resposta broncodilatadora uma variação ≥ 350 mL; para a CVL, uma variação ≥ 400 mL; e para a CI, ≥ 300 mL. Para a CI, uma variação absoluta > 15%, ou > 10% em relação ao previsto, também pode ser considerada critério de resposta ao broncodilatador. Essas variações correlacionaram-se com melhor desempenho ao exercício.[9,10]

Na análise da variação da CVF ou da CVL, é importante que não haja diferença muito grande entre o tempo expiratório pré e pós-broncodilatador (>10%) e que o aumento da CVF ou da CVL pré *versus* pós seja verificado no mesmo tempo expirado pré *versus* pós. Contudo, mesmo esses critérios podem ser questionados. Um estudo recente de análise da variação individual de variáveis de esforço inspiratório[11] sugere que uma variação absoluta significativa para a CI seria de 20%, e não 15%. Seja como for, esses são os melhores critérios dos quais se dispõe até o momento.

Uma consideração importante é que resposta ao broncodilatador, isoladamente, não pode ser considerada como critério para diferenciar DPOC de asma.

Volumes pulmonares estáticos

A determinação da capacidade pulmonar total (CPT), do volume residual (VR) e de outros índices derivados dessas variáveis não pode ser feita pela espirometria simples. A medida do VR é sempre indireta, sendo derivada da capacidade residual funcional (CRF). Várias técnicas são empregadas nesse sentido: pletismografia de corpo inteiro, lavagem de nitrogênio (N_2), técnica de diluição de gases.

De forma geral, a CRF medida pela pletismografia tem a vantagem de incluir tanto as áreas ventiladas quanto as não ventiladas, medindo de forma mais acurada, por exemplo, áreas de enfisema bolhoso ou áreas de ar aprisionado. Por outro lado, a CRF medida pela pletismografia pode medir ar de vísceras abdominais que estejam presentes no tórax. Além disso, em pacientes com obstrução grave ao fluxo aéreo, uma frequência de *panting* > 1 Hz pode superestimar a medida da CRF. Já as técnicas de lavagem de N_2 e diluição de gases tendem a subestimar a CRF, mas são de execução mais fácil.

Para fins práticos, pode-se estabelecer como ponto de corte para hiperinsuflação grave uma CPT > 133%.[12] Para fins de resposta ao broncodilatador, não existe um critério definido para a variação do VR. Empiricamente, admite-se que uma redução do VR > 20% seja significativa. Sempre deve ser lembrado que a relação CI/CPT parece ter importância prognóstica, conforme discutido antes.

Difusão

A capacidade de difusão dos pulmões para o monóxido de carbono (DLco) é um teste relativamente fácil de realizar e que pode ser importante no diagnóstico diferencial da DPOC. Em geral, a técnica mais empregada é a de respiração única. No entanto, para pacientes com função pulmonar muito limitada (capacidade vital < 1,5 L) ela torna-se inviável.

A DLco é um bom marcador do grau de enfisema em pacientes obstrutivos. Uma DLco reduzida tem alta correlação com uma densidade média baixa de tecido pulmonar medida pela tomografia computadorizada de tórax de alta resolução.[13] Pacientes fumantes com obstrução ao fluxo aéreo que apresentam uma DLco totalmente normal muitas vezes mostram predomínio de um componente bronquítico. Uma DLco normal ou aumentada em paciente com resposta muito importante ao broncodilatador (variação do VEF_1 > 10% do previsto) geralmente significa asma, e não DPOC.

É importante salientar que pacientes moderadamente obesos também podem apresentar uma DLco alta.[14] No caso de apresentarem DPOC concomitante, a DLco pode estar compensatoriamente normal. Na DPOC, a redução da DLco costuma ocorrer somente após um declínio mais significativo do VEF_1. Se a DLco está muito reduzida em um paciente com DPOC com leve obstrução ao fluxo aéreo, outra causa, além do enfisema, deve ser considerada.

Em pacientes com DPOC e restrição pulmonar associada, como quando da concomitância de enfisema e pneumonia intersticial fibrosante, a DLco pode estar muito reduzida, sendo essa redução desproporcional em relação a VEF_1, CVF e CPT. Em pacientes jovens com obstrução ao fluxo aéreo e DLco baixa, deficiência de alfa$_1$-antitripsina deve ser considerada.

Para fins prognósticos, uma DLco mais baixa ainda apresenta valor incerto, ao contrário do VEF_1. O teste é de fundamental importância para avaliação de risco operatório em paciente com DPOC, pois uma DLco ≤ 40% do previsto (medida diretamente, ou estimada caso haja ressecção pulmonar) indica risco muito alto de mortalidade cirúrgica. Todo paciente que vai se submeter a uma cirurgia de ressecção pulmonar deve realizar medida da DLco, independentemente do valor do VEF_1.[15]

Gasometria arterial e oximetria digital não invasiva (SpO_2)

O papel da gasometria na avaliação ambulatorial eletiva de pacientes com DPOC é bem mais limitado do que qualquer outro teste funcional. Ela não costuma ser recomendada, pois não é isenta de efeitos adversos decorrentes de punção arterial.

Ao contrário, a oximetria digital não invasiva, pela simplicidade e rapidez da técnica, deve sempre fazer parte do exame físico. A gasometria arterial pode ser indicada para pacientes com SpO_2 < 95%, em ar ambiente e em repouso, e em pacientes com obstrução ao fluxo aéreo mais grave (VEF_1 < 50% do previsto). Hipercapnia ocorre com mais frequência em pacientes com VEF_1 < 1 L.

Testes de exercício

O teste de caminhada dos 6 minutos é o teste mais bem validado e mais prático a ser realizado em pacientes com DPOC. É um exame que frequentemente se correlaciona com o desempenho do paciente em suas atividades diárias. Auxilia, também, como um dos indicadores prognósticos no índice de BODE (ver adiante). Além disso, permite detectar dessaturação sanguínea (da hemoglobina) ao exercício. A ergoespirometria tem valor, sobretudo, na avaliação do risco operatório. Em pacientes com DLco alterada (< 80%), pode ser útil na estratificação do risco operatório.

Outros estudos funcionais

A polissonografia ou a monitoração noturna por oximetria podem ser indicadas ante a suspeita de síndrome das apneias obstrutivas do sono (SAOS), principalmente em pacientes obesos, ou no caso de policitemia e/ou sinais de *cor pulmonale*. A função pulmonar (VEF_1 previsto) não parece ser um fator preditor na triagem de pacientes para a realização de polissonografia.[16] A determinação das pressões respiratórias máximas, inspiratória e expiratória, tem indicação sobretudo nos pacientes com DPOC e disfunção muscular, ou com dispneia desproporcional às medidas da função pulmonar.

O índice de BODE

O sistema de classificação da Global Initiative for Obstructive Lung Disease (GOLD) baseia-se unicamente no VEF_1 para o estadiamento da gravidade e, consequentemente, do prognóstico em pacientes com DPOC. No entanto, o índice de BODE (QUADRO 44.3.2) apresenta um melhor valor preditivo para risco de mortalidade em pacientes com DPOC.

As quatro variáveis incluídas nesse índice são índice de massa corporal (***B**ody mass index*), VEF_1 (***O**bstruction*), grau de dispneia (***D**yspnea,* medida pelo Modified Medical Research Council – MMRC – dyspnea score) e distância percorrida no teste da caminhada dos seis minutos (***E**xercise*).[17] O índice de BODE apresenta melhores correlações com mortalidade, qualidade de vida e risco de exacerbação do que o VEF_1 ou qualquer outro índice já validado. O maior número de pontos possíveis é 10. O quartil mais alto (quarto quartil – BODE 7-10) esteve associado a uma mortalidade de 80% em 52 meses no trabalho de validação original. Para cada aumento de 1 ponto no escore, existiu um aumento na razão de mortalidade de 1,34 (34%). Indivíduos no quarto quartil apresentam um risco quatro vezes maior de sintomas depressivos e de exacerbações.

Atualmente, o índice de BODE é um cálculo obrigatório que deve constar na avaliação inicial de pacientes com DPOC por ser um dos poucos preditores fidedignos e de fácil acesso em qualquer contexto, seja em uma clínica de atenção primária ou em um centro de referência.

Pontos-chave

O diagnóstico de pacientes com DPOC costuma incluir os seguintes achados:

1. Idade > 40 anos.
   - Fumante ou ex-fumante (costumeiramente ≥ 20 anos-maço), ou com exposição a produtos de combustão de biomassa em ambientes fechados (pelo menos 10 horas/dia).
   - Sintomas respiratórios crônicos, particularmente tosse, expectoração mucoide e dispneia, com períodos de exacerbação. A dispneia crônica aos esforços é o sintoma mais importante.
   - Obstrução ao fluxo aéreo (VEF_1/CVF reduzida, irreversível, ou apenas parcialmente reversível, e progressiva).
2. A realização de espirometria com broncodilatador é fundamental para o diagnóstico e a estratificação da gravidade.
3. Comorbidades devem sempre ser avaliadas. Fatores de risco, sinais e sintomas de doença cardiovascular são de fundamental importância, considerando sua prevalência em pacientes com DPOC.
4. Grau de dispneia (MMRC), IMC, hemograma, radiografia de tórax, eletrocardiograma e oximetria digital não invasiva são itens fundamentais na avaliação clínica inicial de qualquer paciente com suspeita de DPOC (Figura 44.3.1).
5. Outros exames dependem das variáveis avaliadas no item 4 e dos dados clínicos (Figura 44.3.1).
6. É importante identificar pacientes que apresentam exacerbações frequentes, pois eles representam um subgrupo de maior risco.
7. Para pacientes com DPOC moderada, grave ou muito grave, pela classificação da GOLD, é importante o cálculo do índice de BODE na avaliação inicial para fins prognósticos.

QUADRO 44.3.2 → Índice de BODE

	PONTOS NO ÍNDICE DE BODE			
VARIÁVEL	0	1	2	3
VEF_1 (% do previsto)	≥ 65	50-64	36-49	≤ 35
Distância no teste da caminhada dos seis minutos	≥ 350	250-349	150-249	≤ 149
Escala de dispneia MRC-modificada*	0-1	2	3	4
Índice de massa corporal	> 21	≤ 21		

*Escala de dispneia MRC-modificada (MMRC):

0. Dispneia a exercícios intensos.
1. Dispneia andando rápido no plano ou subindo ladeiras leves.
2. Caminha mais devagar do que pessoas da mesma idade devido à dispneia ou precisa parar para respirar andando normalmente no plano.
3. Precisa parar para respirar após caminhar 90 metros ou alguns minutos no plano.
4. Não sai de casa devido à dispneia.

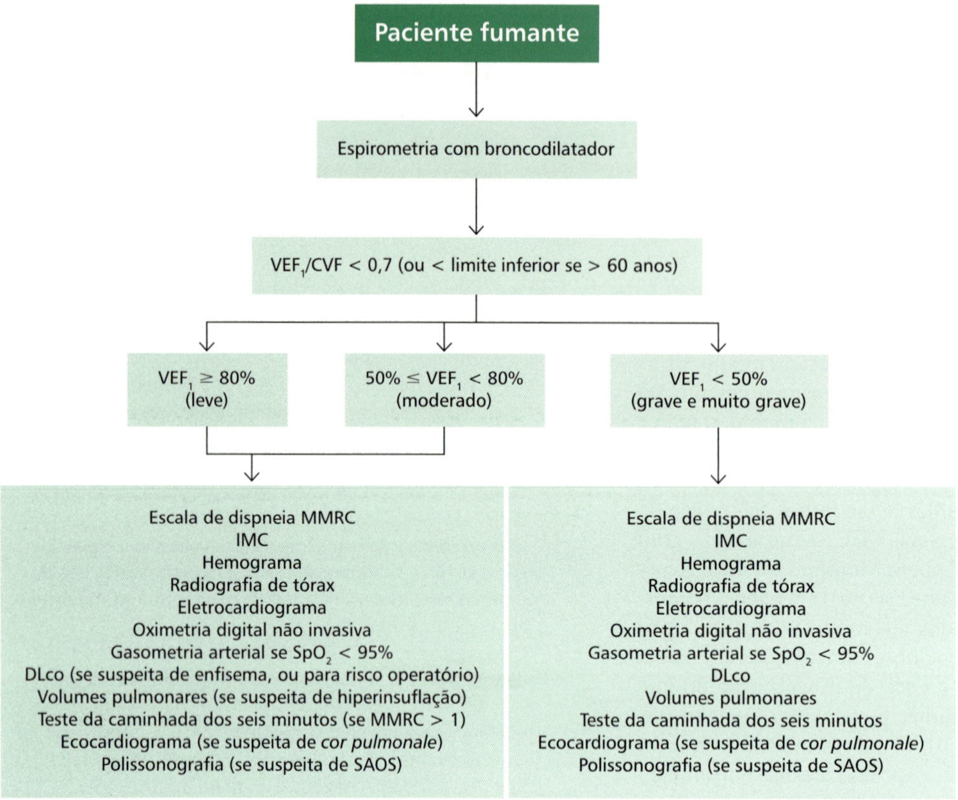

FIGURA 44.3.1 → Algoritmo para avaliação clínica e funcional do paciente com DPOC. (Adaptada da referência 18.)

Referências

1. Rennard SI, Vestbo J. COPD: the dangerous underestimate of 15%. Lancet. 2006;367(9518):1216-9.

2. Global Initiative for Chronic Obstructive Lung Disease. Guidelines: pocket guide to COPD diagnosis, management and prevention: a guide for health care professionals: updated 2010. [S.l.]: GOLD, 2010.

3. Hardie JA, Buist AS, Vollmer WM, Ellingsen I, Bakke PS, Mørkve O. Risk of over-diagnosis of COPD in asymptomatic elderly never--smokers. Eur Respir J. 2002;20(5):1117-22.

4. Soares AL, Rodrigues SC, Pereira CA. Airflow limitation in brazilian caucasians: FEV1/FEV6 vs. FEV1/FVC. J Bras Pneumol. 2008;34(7):468-72.

5. Marin JM, Carrizo SJ, Gascon M, Sanchez A, Gallego B, Celli BR. Inspiratory capacity, dynamic hyperinflation, breathlessness, and exercise performance during the 6-minute-walk test in chronic obstructive pulmonary disease. Am J Respir Crit Care Med. 2001;163(6):1395-9.

6. Casanova C, Cote C, Torres JP de, Aguirre-Jaime A, Marin JM, Pinto-Plata V, et al. Inspiratory-to-total lung capacity ratio predicts mortality in patients with chronic obstructive pulmonary disease. Am J Respir Crit Care Med. 2005;171(6):591-7.

7. Pellegrino R, Viegi G, Brusasco V, Crapo RO, Casaburi R, Coates A, et al. Interpretative strategies for lung function tests. Eur Respir J. 2005;26(5):948-68.

8. Pereira CAC. Espirometria. J Pneumol. 2002;28(Supl 3):S1-82.

9. O'Donnell DE, Lam M, Webb KA. Spirometric correlates of improvement in exercise performance after anticholinergic therapy in chronic obstructive pulmonary disease. Am J Respir Crit Care Med. 1999;160(2):542-9.

10. Rodrigues Junior R, Pereira CAC. Resposta a broncodilatador na espirometria: que parâmetros e valores são clinicamente relevantes em doenças obstrutivas? J Pneumol. 2001;27(1):35-47.

11. Visser FJ, Ramlal S, Pelzer B, Dekhuijzen PN, Heijdra YF. Random variation of inspiratory lung function parameters in patients with COPD: a diagnostic accuracy study. BMC Pulm Med. 2010;10:28.

12. Dykstra BJ, Scanlon PD, Kester MM, Beck KC, Enright PL. Lung volumes in 4,774 patients with obstructive lung disease. Chest. 1999;115(1):68-74.

13. Gould GA, Redpath AT, Ryan M, Warren PM, Best JJ, Flenley DC, et al. Lung CT density correlates with measurements of airflow limitation and the diffusing capacity. Eur Respir J. 1991;4(2):141-6.

14. Saydain G, Beck KC, Decker PA, Cowl CT, Scanlon PD. Clinical significance of elevated diffusing capacity. Chest. 2004;125(2):446-52.

15. Brunelli A, Refai MA, Salati M, Sabbatini A, Morgan-Hughes NJ, Rocco G. Carbon monoxide lung diffusion capacity improves risk stratification in patients without airflow limitation: evidence for systematic measurement before lung resection. Eur J Cardiothorac Surg. 2006;29:567-70.

16. Sharma B, Feinsilver S, Owens RL, Malhotra A, McSharry D, Karbowitz S. Obstructive airway disease and obstructive sleep apnea: effect of pulmonary function. Lung. Epub 2010 Dec 5.

17. Celli BR, Cote CG, Marin JM, Casanova C, Oca MM de, Mendez RA, et al. The body-mass index, airflow obstruction, dyspnea, and exercise capacity index in chronic obstructive pulmonary disease. N Engl J Med. 2004;350:1005-12.

18. Guia de Practica Clínica de Diagnóstico y Tratamiento de la Enfermedad Obstructiva Cronica. SEPAR-ALAT, 2009. www.separ.es

44.4 Avaliação Radiológica

Bruno Hochhegger
Klaus L. Irion
Arthur S. Souza Jr.
Edson Marchiori

Introdução

Atualmente, o enfisema pulmonar e a bronquite crônica são referidos em conjunto sob o acrônimo DPOC (doença pulmonar obstrutiva crônica). Estima-se que a DPOC afete de 6 a 15,8% da população com idade superior a 40 anos, generalizando-se para a população brasileira os dados obtidos no estudo PLATINO,[1] em São Paulo. A DPOC é a quinta maior causa de internamento no sistema público de saúde do Brasil em maiores de 40 anos, com 196.698 internações, sendo gastos ao redor de 72 milhões de reais por ano.

A DPOC é uma enfermidade respiratória prevenível e tratável, caracterizada pela presença de obstrução crônica do fluxo aéreo que não é totalmente reversível. A obstrução do fluxo aéreo costuma ser progressiva e está associada a uma resposta inflamatória anormal dos pulmões à inalação de partículas ou gases tóxicos, causada, sobretudo, pelo tabagismo.

O processo inflamatório crônico pode produzir alterações nos brônquios (bronquite crônica), nos bronquíolos (bronquiolite obstrutiva) e no parênquima pulmonar (enfisema pulmonar). Essas alterações anatomopatológicas, causadas sobremaneira pelo tabagismo, encontram-se em proporções variáveis em cada indivíduo afetado pela doença, tendo correlação com as manifestações clínicas apresentadas. Os extremos de tais alterações são o enfisema pulmonar (dano predominante no parênquima pulmonar) e a bronquite crônica (dano, principalmente, broncobronquiolar).

O enfisema é definido hoje em dia como "aumento anormal e permanente dos espaços aéreos distais ao bronquíolo terminal acompanhado de destruição das paredes alveolares, sem fibrose óbvia".[2] A caracterização de um paciente como bronquítico crônico não é baseada apenas em alterações histopatológicas, mas fundamenta-se em critérios clínicos que compreendem episódios de tosse persistente e produtiva cujo tempo de duração perfaz três meses por ano, ao longo de dois anos consecutivos, pelo menos.

Radiografia de tórax

> **ATENÇÃO**
>
> A correlação entre anatomia patológica e radiologia no estudo de enfisema deriva do conceito de que "o excesso de radiotransparência na radiografia torácica resulta de um aumento do volume de ar em relação à quantidade de tecidos pulmonares e sangue que os feixes de raios X encontram em seu trajeto" (FIGURA 44.4.1).[2]

O rendimento da avaliação do enfisema pelo estudo radiológico simples é bastante limitado, não havendo anormalidade na radiografia se não existir aprisionamento de ar. Nesses casos, a principal alteração é a redução da vasculatura, perceptível apenas muito tarde na história natural da doença, além de ser um critério de extrema subjetividade.

Quando há aprisionamento de ar, os critérios mais seguros são descritos no QUADRO 44.4.1.

Quando todos os critérios estão presentes, o diagnóstico é de certeza. Dentro do diagnóstico diferencial desses achados, o aumento de câmaras direitas do coração, com redução da vasculatura intrassegmentar, também pode ser identificado em hipertensão arterial pulmonar sem enfisema. Os critérios, apesar de específicos quando positivos, são pouco sensíveis, tendo como exemplo as bolhas, que só estarão presentes em um terço dos casos.

Em revisões atualizadas, reafirmam-se algumas proposições de extrema importância:[2]

- "Se os pulmões são levemente afetados por enfisema, a radiografia com frequência é normal."
- "Enfisema pode ser diagnosticado pela radiografia quando a doença está avançada."
- "Somente metade dos pacientes com enfisema de extensão moderada tem o diagnóstico feito pela radiografia de tórax."
- "A radiografia de tórax não é considerada uma ferramenta confiável para o diagnóstico ou a quantificação do enfisema."

Na bronquite crônica, o outro espectro da DPOC, o espessamento de paredes brônquicas é o único achado signi-

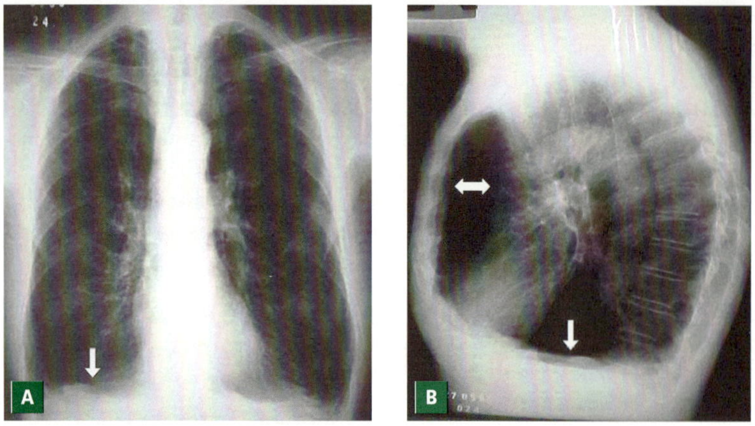

FIGURA 44.4.1 → Radiografia de tórax em incidência posteroanterior (A) e perfil (B) demonstrando o rebaixamento das hemicúpulas diafragmáticas (setas simples) e o aumento do espaço retroesternal (seta de ponta dupla). Note também o espessamento de feixes broncovasculares difuso e bilateral, presumivelmente representando algum grau de bronquite crônica.

QUADRO 44.4.1 → Critérios para aprisionamento de ar

1. Excesso de ar nos pulmões	Diafragma rebaixado, ou retificado, abaixo do sexto espaço intercostal, anterior, na inspiração máxima. Aumento do espaço claro retroesternal (maior do que 3 cm). Persistência do aumento do espaço claro retroesternal na expiração. Redução da mobilidade diafragmática (menor do que 3 cm) entre inspiração e expiração profundas. O deslocamento usual encontra-se entre 3 e 10 cm.
2. Alterações cardiovasculares	Coração alongado e verticalizado, com o diâmetro transverso, na sua maior extensão, inferior a 11,5 cm, permanecendo afilado mesmo com aumento do ventrículo direito. A artéria pulmonar pode estar dilatada, com exagero do abaulamento subaórtico. Os ramos hilares da artéria pulmonar podem estar alargados. Pode ocorrer mudança de direção da perfusão sanguínea para as áreas menos acometidas.
3. Presença de bolhas	A presença de bolhas é inferida pela identificação de área de maior radiotransparência, avascular, podendo ou não estar delimitada linha branca fina.

ficativo e sua avaliação por meio da radiografia de tórax é muito limitada.

> **ATENÇÃO**
>
> Em relação à apresentação radiológica e ao prognóstico, um estudo de sobrevida realizado por Simon e Medvei[3] mostrou que 53% dos pacientes com bronquite crônica e enfisema diagnosticáveis na radiografia de tórax estavam mortos em cinco anos, e 70% em 10 anos.[3]

Tomografia computadorizada de tórax

Na opinião de vários autores, a quantificação de enfisema pela radiologia convencional é falha. Por isso, a tomografia computadorizada (TC) adquiriu tamanha importância na avaliação por imagem do enfisema pulmonar. Vários estudos têm sido dedicados à detecção, à correlação com a anatomia patológica e à quantificação de enfisema por TC.[2]

Uma das maiores vantagens da TC é a possibilidade de classificação anatomopatológica do enfisema pulmonar. A classificação anatomopatológica atual do enfisema foi proposta por Reid,[4] fundamentada na sua distribuição em relação ao ácino, e dividida em quatro grandes grupos: centriacinar (**FIGURA 44.4.2**), parasseptal ou periacinar (**FIGURA 44.4.3**), panacinar (**FIGURA 44.4.4**) e irregular.

O tipo centriacinar, como o nome sugere, acomete a porção central do ácino junto aos bronquíolos respiratórios. Na TC, identificam-se áreas de hipoatenuação de localização centrolobular.

O tipo parasseptal só ocorre naqueles ácinos delimitados por tecido conjuntivo, sejam septos conjuntivos periféricos, pleuras e bainhas de tecido conjuntivo, peribrônquicas ou perivasculares. Tomograficamente, esse tipo de enfisema aparece como áreas de hipoatenuação subpleurais delimitadas às vezes por septos conjuntivos.

O tipo panacinar acomete todo o ácino. Esse enfisema, na maioria das situações, ocasiona apenas uma redução da atenuação pulmonar, simplificando a arquitetura pulmonar, sem que haja identificação da área hipoatenuante difusa.

A classificação em enfisema irregular fica reservada aos casos em que não é possível classificá-lo nos outros três tipos. Quando o enfisema encontra-se às margens de uma cicatriz nos pulmões, pode ser denominado enfisema paracicatricial.

A quantificação por escore visual geralmente utiliza escala de 1 a 4 ou 5, graduando a doença conforme acometimento de 0, 25, 50, 75 ou 100% dos pulmões. A correlação dessa técnica com a anatomia patológica é de r = 0,91 *in vitro* (com espécimes pulmonares de cadáveres). *In vivo*, essa correlação é de r = 0,81. Deve-se considerar, contudo, que existem limitações naturais quando se utiliza análise subjeti-

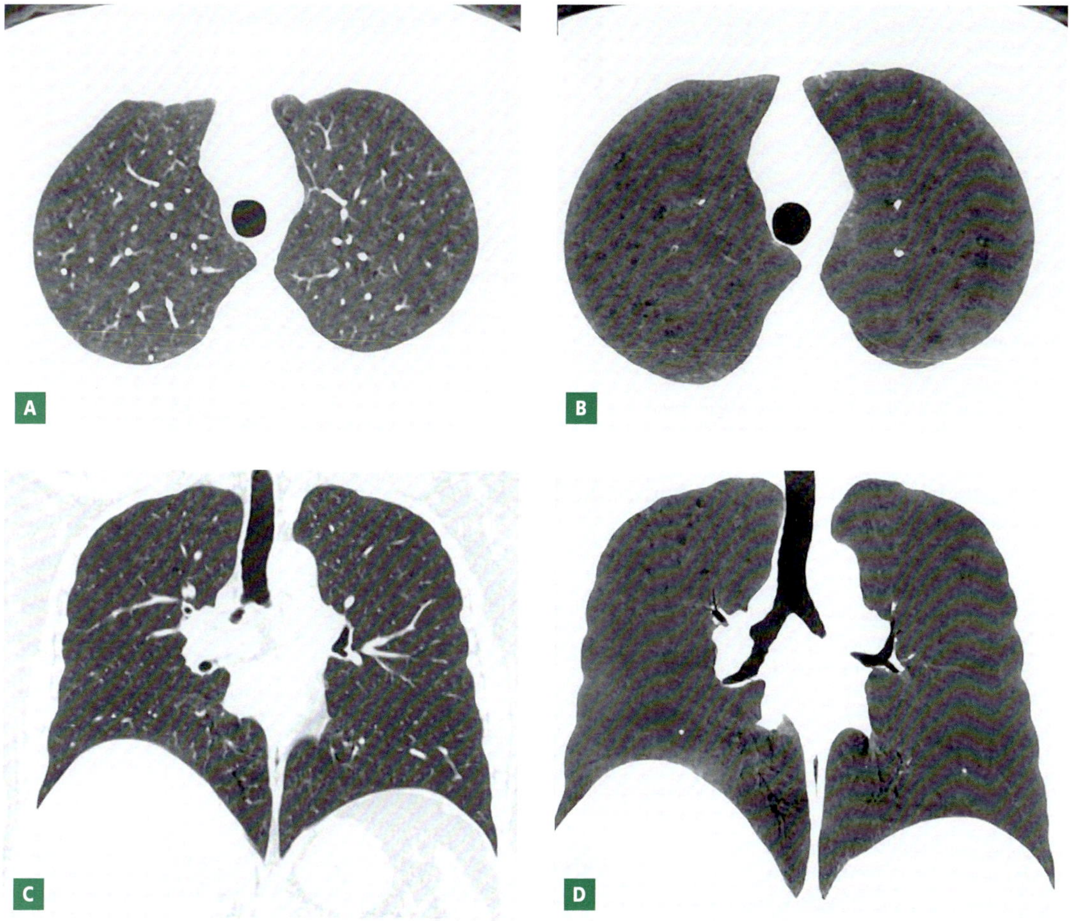

FIGURA 44.4.2 → Tomografia computadorizada com reconstrução axial (A) e coronal (C). (B) e (D) foi aplicada a técnica de projeção de intensidades mínimas, que ressalta as áreas de hipodensidade, como o enfisema neste caso. A predominância em lobo superior e a localização centrolobular são compatíveis com diagnóstico de enfisema centriacinar.

va para a quantificação de enfisema, seja por método radiológico ou por avaliação macro ou microscópica da anatomia patológica.

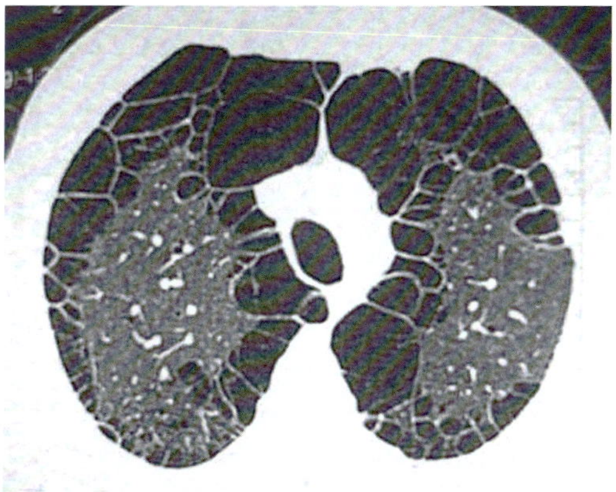

FIGURA 44.4.3 → Note as várias áreas de hipoatenuação de localização parasseptal em paciente usuário de maconha. Este tipo de enfisema é classificado como parasseptal.

Como se poderia prever, a comparação entre os métodos de quantificação por escores visuais e aqueles realizados automaticamente com computação gráfica demonstrou diferença significativa a favor da automação.

A máscara de densidades apresentada por Müller e colaboradores[5] foi uma das técnicas de maior importância na avaliação automatizada do enfisema, estando citada em praticamente todos os demais artigos. Este foi o primeiro estudo em grande escala cujo objetivo era o diagnóstico do enfisema utilizando-se a TC com auxílio computadorizado. A correlação da graduação por máscaras de densidades com a anatomia patológica chega a r = 0,89.

> **ATENÇÃO**
>
> A introdução da TC helicoidal de múltiplas fileiras de detectores (TCMD) abriu novos horizontes. Com esse tipo de equipamento, é possível realizar uma varredura contínua, na extensão de todo o tórax, em uma única apneia de, aproximadamente, cinco segundos.

O resultado dessa varredura é um volume de dados, e não mais uma matriz de dados, como no caso da TC de alta resolução (TCAR). Hoje, os equipamentos de TCMD já estão bastante difundidos no mercado. Com eles, o volume de dados referentes aos pulmões pode ser adquirido em cinco segundos, o que é um tempo curto. Graças à TCMD, é possível criar reconstruções tridimensionais dos volumes mensurados, recurso tecnológico que vem ganhando cada vez mais espaço na investigação das alterações do tórax.

A densitovolumetria pulmonar é uma técnica de pós-processamento em TCMD, na qual o foco de interesse está nas mensurações de diferentes faixas de densidades do parênquima pulmonar, separadas (segmentadas) pelas densidades contidas em duas faixas estabelecidas com base (i) nos estudos de Gevenois e colaboradores,[6] (ii) no filtro de reconstrução sem reforço de contornos, (iii) na colimação dos feixes de raios X, e (iv) na densidade própria do ar à escala Hounsfield. Com base nesses dados, é selecionada a faixa entre -950 (-970) UH e -250 UH para as densidades de pulmões normais, e a faixa das densidades menores que -950 (-970) HU para as zonas anormais.

Essa técnica tomográfica é derivada do exame de quantificação da densidade mineral óssea, a densitometria óssea. O elemento volumetria foi acrescentado para transmitir a informação de que os resultados são apresentados por imagens tridimensionais com valores em volume (mL). O exame pode medir volumes pulmonares dentro de qualquer faixa de densidade. No caso da pesquisa de hiperdistensão ou enfisema, as densidades são separadas em duas: uma representando as porções com densidade pulmonar usual e outra representando as porções dos pulmões cuja densidade esteja muito próxima da densidade do ar (os índices de enfisema, IE-950, IE-970), como explicado antes (FIGURA 44.4.5).

Com tal recurso, a avaliação por imagem do enfisema deixa de ser baseada nos achados de uma restrita amostra dos pulmões, dada por alguns cortes isolados de TCAR (onde grandes áreas de parênquima pulmonar não são avaliadas), pois este exame efetua suas aferições com base nos dados mensurados em todo o volume de ambos os pulmões. A identificação e a quantificação do enfisema tornam-se, desse modo, automatizadas, independentemente da subjetividade do radiologista. O exame mede todo o volume pulmonar com densidade anormal e, também, todo o volume de pulmão com densidade normal.

A densitovolumetria tem sido objeto de estudo por parte de outros autores, que demonstraram a aplicabilidade do método ao compará-lo com os métodos tradicionais de detecção e quantificação do enfisema (escore visual e análise por histogramas). Essa técnica vem sendo cada vez mais acreditada pelos pesquisadores de enfisema, tendo como expressão importante a recomendação da Sociedade Europeia de Pneumologia (European Respiratory Society) para o uso da TC como ferramenta de mensuração nos estudos para testes terapêuticos do enfisema.[7]

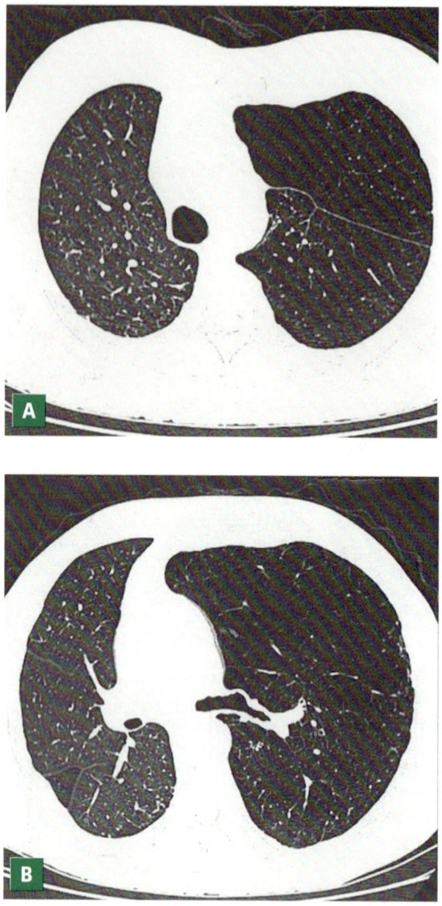

FIGURA 44.4.4 → Paciente com transplante pulmonar à direita por enfisema pulmonar. Pode ser notada redução difusa da atenuação pulmonar à esquerda neste paciente com deficiência de alfa$_1$-antitripsina. Essa redução/simplificação da arquitetura pulmonar é compatível com grau avançado de enfisema panacinar.

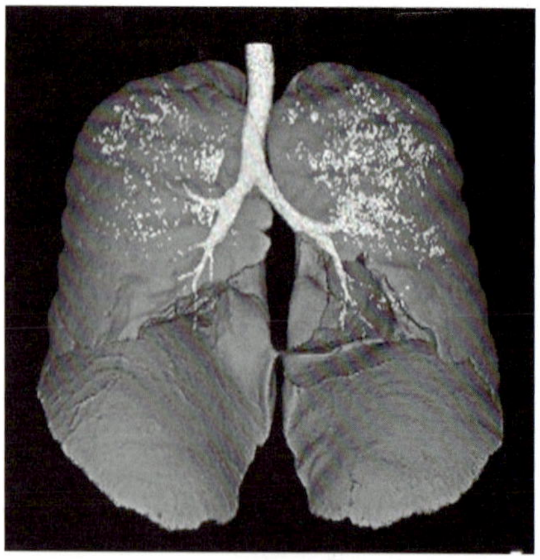

FIGURA 44.4.5 → Densitovolumetria pulmonar demonstrando as várias áreas de enfisema pulmonar centrolobular nos lobos superiores. O volume dessas áreas de enfisema é aferido em mililitros e anexado ao exame, bem como o volume pulmonar total.

A avaliação do fenótipo de bronquite crônica tem crescido muito atualmente, e a medida da espessura e da densidade da parede brônquica vem mostrando boa correlação com os testes funcionais. Tais quantificações automatizadas por TC são de especial interesse nos ensaios clínicos que testam novos produtos.

Por fim, a TC representa um importante avanço na investigação de pacientes com DPOC, permitindo uma melhor discriminação entre o predomínio de bronquite ou enfisema, a identificação das lesões em uma fase ainda precoce e a quantificação da extensão da doença. Essas técnicas de imagem já vêm sendo bastante empregadas na prática clínica, e muitas novas possibilidades de aplicação encontram-se em franca expansão.

Referências

1. Lopez Varela MV, Montes de Oca M, Halbert RJ, Muiño A, Perez-Padilla R, Tálamo C, et al. Sex-related differences in COPD in five Latin American cities: the PLATINO study. Eur Respir J. 2010;36(5):1034-41.

2. Irion KL, Hochhegger B, Marchiori E, Porto N da S, Baldisserotto S de V, Santana PR. [Chest X-ray and computed tomography in the evaluation of pulmonary emphysema]. J Bras Pneumol. 2007;33(6):720-32.

3. Simon G, Medvei VC. Chronic bronchitis: radiological aspects of a five-year follow-up. Thorax. 1962;17(1):5-8.

4. Reid L. The pathology of emphysema. London: Lloyd-Luke; 1967.

5. Müller NL, Staples CA, Miller RR, Abboud RT. "Density mask": an objective method to quantitate emphysema using computed tomography. Chest. 1988;94(4):782-7.

6. Gevenois PA, De Vuyst P, de Maertelaer V, Zanen J, Jacobovitz D, Cosio MG, et al. Comparison of computed density and microscopic morphometry in pulmonary emphysema. Am J Respir Crit Care Med. 1996;154(1):187-92.

7. Newell JD Jr, Hogg JC, Snider GL. Report of a workshop: quantitative computed tomography scanning in longitudinal studies of emphysema. Eur Respir J. 2004;23(5):769-75.

Leituras recomendadas

Nakano Y, Van Tho N, Yamada H, Osawa M, Nagao T. Radiological approach to asthma and COPD: the role of computed tomography. Allergol Int. 2009;58(3):323-31.

Nishino M, Washko GR, Hatabu H. Volumetric expiratory HRCT of the lung: clinical applications. Radiol Clin North Am. 2010;48(1):177-83.

Pipavath SN, Schmidt RA, Takasugi JE, Godwin JD. Chronic obstructive pulmonary disease: radiology-pathology correlation. J Thorac Imaging. 2009;24(3):171-80.

Washko GR. Diagnostic imaging in COPD. Semin Respir Crit Care Med. 2010;31(3):276-85.

44.5 Tratamento medicamentoso

Danilo Cortozi Berton
Paulo José Zimermann Teixeira

Introdução

O tratamento da doença pulmonar obstrutiva crônica (DPOC) é orientado pela gravidade da condição, levando em consideração os sintomas do paciente, o grau da limitação do fluxo aéreo, a frequência e a gravidade das exacerbações, a presença de complicações e comorbidades, a ocorrência de insuficiência respiratória e o estado geral de saúde.[1]

Tratamento de manutenção

ATENÇÃO

As evidências atualmente disponíveis sugerem que a cessação do tabagismo,[2] a suplementação de oxigênio em pacientes com hipoxemia crônica em repouso,[3,4] a ventilação não invasiva (VNI) em pacientes com insuficiência respiratória aguda[5] e a cirurgia redutora de volume pulmonar (CRVP) em um grupo seleto de pacientes graves com predomínio de enfisema nos lobos superiores e capacidade funcional ruim são as únicas intervenções que demonstraram prolongar a sobrevida em pacientes com DPOC.

Além da redução da mortalidade, o tratamento ideal para o portador de DPOC teria como objetivos fundamentais:

- evitar a progressão da doença;
- aliviar os sintomas;
- aumentar a tolerância ao exercício físico;
- prevenir e tratar as exacerbações e as complicações da doença; e
- prevenir ou minimizar os efeitos colaterais provenientes do tratamento.

A medida isolada mais simples e efetiva para diminuir o risco de desenvolvimento da DPOC e reduzir a sua progressão é a cessação do tabagismo. Além disso, devido ao fato de o tabagismo passivo também causar dano pulmonar, a redução da exposição ao tabagismo passivo, sobretudo em crianças, deve fazer parte das orientações a serem passadas não somente pelos médicos, mas por qualquer profissional da saúde. O questionamento sobre o hábito tabágico deve ser rotineiramente incorporado na prática clínica, e todo fumante deve receber a oportunidade de tratar essa condição.

> **ATENÇÃO**
>
> As intervenções farmacológicas disponíveis para o tratamento da DPOC incluem a classe dos broncodilatadores, anti-inflamatórios esteroides e, mais recentemente, inibidores da fosfodiesterase 4 (PD4). Antibióticos e vacinas também são, em situações específicas, recomendados.

Os broncodilatadores são medicações essenciais para o tratamento sintomático do portador de DPOC. Devem ser empregados preferencialmente por via inalatória, pois assim apresentam eficácia igual ou superior e menos efeitos colaterais. Conforme o mecanismo de ação, os principais broncodilatadores inalatórios utilizados na prática clínica podem ser classificados em beta$_2$-agonistas ou anticolinérgicos. São subdivididos como de curta ação (4 a 8 horas de duração), usados quando necessário, como uma medicação de resgate para aliviar sintomas intermitentes ou que se agravam, e de longa ação (12 a 24 horas de duração), usados de forma regular, para prevenir ou reduzir os sintomas persistentes.

A escolha entre beta$_2$-agonistas, anticolinérgicos e uma terapia de combinação baseia-se no resultado de ensaios clínicos randomizados, bem como em aspectos práticos e adaptados à realidade de cada população, como a disponibilidade dos medicamentos e a resposta individual de cada paciente em termos de alívio dos sintomas e efeitos colaterais.

Em pacientes com sintomas leves intermitentes, é razoável iniciar a terapia com broncodilatador de curta ação da classe dos beta$_2$-agonistas (salbutamol ou fenoterol) ou anticolinérgicos (ipratrópio) via inalador dosimetrado ou nebulizador em uma estratégia "se necessário" para alívio dos sintomas.

Em indivíduos com sintomas persistentes, está indicado o uso de broncodilatadores de longa ação de forma continuada. Os beta$_2$-agonistas de longa ação (formoterol e salmeterol, cerca de 12 horas de duração), além da melhor conveniência posológica, promovem broncodilatação mais sustentada, aumento na tolerância ao exercício e melhora na qualidade de vida.[6,7,8]

Com o advento dos broncodilatadores de ação mais prolongada, tem-se considerado que uma broncodilatação ainda mais sustentada reduziria a flutuação na patência da via aérea com resultados positivos em desfechos clínicos. Nesse sentido, o indacaterol é um novo beta$_2$-agonista considerado de duração ultralonga (superior a 24 horas), promovendo dilatação sustentada dos brônquios com administração uma vez ao dia. Comparado ao formoterol administrado duas vezes ao dia, resultou em aumento no volume expiratório forçado no primeiro segundo – VEF$_1$ (100 mL), melhora da dispneia nas atividades da vida diária e redução no uso de broncodilatador de curta ação de resgate.[9]

Do mesmo modo, o uso do broncodilatador anticolinérgico tiotrópio de longa ação (24 horas), uma vez ao dia, resulta em melhora da dispneia, tolerância ao exercício, redução de exacerbações e melhora na qualidade de vida comparado com placebo[10] e mesmo com ipratrópio.[11]

O formoterol é usado na dose de 12 μg a cada 12 horas. O salmeterol é efetivo na dose de 50 μg, também a cada 12 horas. O tiotrópio e o indacaterol são recomendados uma vez ao dia nas doses de 5 μg e 150 a 300 μg, respectivamente.

O emprego de beta$_2$-agonistas, tanto de curta quanto de longa duração, promove broncodilatação e alívio dos sintomas, mas efeitos do tratamento continuado com esses fármacos demonstraram resultados conflitantes relativos ao declínio da função pulmonar na DPOC. A longo prazo, o uso dessas medicações não parece alterar a história natural da doença.[12-14]

A combinação de fármacos com diferentes mecanismos de ação pode aumentar o grau de broncodilatação para efeitos colaterais equivalentes ou de menor intensidade. Uma melhora significativa no VEF$_1$ de cerca de 25% foi observada nos pacientes que usaram a combinação de beta$_2$-agonista de curta ação e ipratrópio inalados em comparação com cada um desses fármacos utilizados isoladamente.[15] Além disso, não houve aumento significativo nos eventos adversos. De modo similar, a combinação de broncodilatadores de longa ação de diferentes classes farmacológicas (formoterol + tiotrópio) resultou em maior nível de broncodilatação, redução da dispneia e maior tolerância ao exercício.[16]

Como broncodilatadores de segunda linha, as metilxantinas por via oral (aminofilina, teofilina, bamifilina) têm sido usadas durante décadas no manejo da DPOC. Existe uma evidência limitada a partir de um pequeno ensaio clínico controlado, randomizado, de um efeito broncodilatador das teofilinas nos indivíduos com DPOC. Os eventos adversos da teofilina são comuns e incluem náusea, diarreia, dor de cabeça, irritabilidade, convulsões e arritmias cardíacas. Esses eventos adversos ocorrem com concentrações sanguíneas variáveis, inclusive dentro dos níveis terapêuticos. A dose das xantinas deve ser individualmente ajustada, de acordo com hábito tabágico, presença de infecções e tratamentos concomitantes. A teofilina é efetiva na DPOC, mas, devido à sua toxicidade potencial e à interação medicamentosa (p. ex., com quinolonas, cimetidina e propranolol), os broncodilatadores inalados são preferíveis quando disponíveis. A aminofilina é utilizada na dose de 200 mg a cada 8 ou 6 horas. A teofilina de longa duração e a bamifilina são recomendadas duas vezes ao dia nas doses de 200 a 300 mg e 300 a 600 mg, respectivamente.

Os corticoides orais e inalados são muito menos efetivos na DPOC quando comparados com o tratamento da asma, e seu papel no manejo da DPOC estável é limitado a indicações específicas. A maioria dos estudos não demonstrou que o uso regular de corticoides inalados modifica o declínio a longo prazo do VEF$_1$ em pacientes com DPOC.[17,18] Entretanto, o tratamento regular com corticoides inalados demonstrou redução na frequência de exacerbações em pacientes com DPOC grave (VEF$_1$ < 50%) e histórico de exacerbações de repetição.[19]

Quando combinados com beta$_2$-agonistas de longa ação, os corticoides inalados foram mais efetivos do que cada componente individualmente na redução de exacerbações, melhora da função pulmonar e da qualidade de vida.[20]

É válido ressaltar ainda que, em um único grande estudo clínico randomizado, embora não se tenha demonstrado efeito em termos de sobrevida,[21] a terapia com corticoide inalado, $beta_2$-agonista de longa ação e a combinação desses dois agentes demonstrou redução na taxa de declínio da função pulmonar em pacientes com DPOC e VEF_1 abaixo de 60% do predito.[14]

O tratamento a longo prazo com corticoides orais não é mais recomendado, embora haja evidência do seu benefício quando usado por curto período durante as exacerbações agudas (ver a seguir).

Recentemente, tem sido muito estudada uma nova classe de anti-inflamatório que vem demonstrando benefício como opção terapêutica na DPOC estável. O roflumilast, administrado por via oral na dose de 500 μg/dia, é um inibidor seletivo da fosfodiesterase do tipo 4 (PDE4). A inibição da PDE4 resulta em inibição da inflamação e do remodelamento tecidual.

Apenas para relembrar, a teofilina (indicada para o manejo da DPOC estável quando outros broncodilatadores não estão disponíveis ou o paciente permanece com controle sintomático inadequado) é um inibidor não seletivo da PDE sem atividade inibitória relevante sobre a isoforma PDE4 em doses clínicas (adicionalmente à inibição não seletiva da PDE, as xantinas têm outros mecanismos propostos para explicar sua broncodilatação, como o antagonismo à adenosina).

Em estudos clínicos randomizados, placebo-controlados, o roflumilast produziu modesto aumento no VEF_1, porém redução significativa na taxa de exacerbação em pacientes com DPOC moderada a grave (VEF_1 < 50% do previsto), presença de expectoração crônica e história de exacerbação (pelo menos um episódio/ano).[22] Além disso, apresentou esses mesmos benefícios quando associado a broncodilatadores de longa ação (salmeterol e tiotrópio).[23]

A vacina contra gripe reduz em 50% as doenças graves e a morte em pacientes com DPOC. A vacinação contra pneumococo, adicionalmente ou não à vacinação contra influenza, tem mostrado redução de hospitalização por DPOC, porém resultados conflitantes em termos de redução de mortalidade geral.[24]

Os antibióticos não são recomendados na DPOC estável, exceto para tratamento de exacerbações infecciosas e outras infecções bacterianas agudas.

Os agentes mucocinéticos (mucolíticos, mucorreguladores) apresentam o benefício teórico de reduzir a viscosidade da expectoração e sua adesividade na via aérea, favorecendo sua eliminação (ambroxol, carbocisteína, glicerol iodado). Entretanto, o único estudo clínico controlado avaliando esse tipo de agente (iodeto orgânico) para manejo a longo prazo da DPOC sugere apenas alívio sintomático, em uma época em que não estavam disponíveis os atuais broncodilatadores de longa duração.[25] O uso de acetilcisteína, embasado em seus efeitos antioxidantes, não demonstrou efeito vantajoso para pacientes que já estavam utilizando anti-inflamatórios corticoides por via inalada.[25] Essas classes de medicação não são, portanto, recomendadas de rotina.

O tratamento não farmacológico da DPOC estável inclui reabilitação pulmonar, oxigenoterapia, suporte ventilatório não invasivo e intervenções cirúrgicas, discutidos em outros capítulos deste livro.

A oxigenoterapia domiciliar prolongada (ODP), durante no mínimo 15 horas diárias, para pacientes com insuficiência respiratória crônica hipoxêmica, como previamente salientado, prolonga a sobrevida dos pacientes com DPOC.[3] Além disso, o uso de oxigênio na maior parte do dia (cerca de 19 horas) proporciona redução de mortalidade ainda maior do que o uso somente durante a noite.[4]

A indicação de ODP baseia-se em dados gasométricos e clínicos. A gasometria arterial em ar ambiente é indispensável para indicação e prescrição de ODP e deve ser realizada sempre durante a doença estável, sem agudização. As indicações clássicas de ODP são:

- Pressão arterial de oxigênio (PaO_2) ≤ 55 mmHg ou SpO_2 ≤ 88% em repouso
- PaO_2 entre 56 e 59 mmHg com evidências clínicas de *cor pulmonale* ou policitemia (hematócrito ≥ 55%)

A prescrição do fluxo ideal de oxigênio deve ser realizada por titulação individual, usando-se o oxímetro de pulso, adequando-se o fluxo de oxigênio até obtenção de uma saturação da oxiemoglobina (SpO_2) maior ou igual a 90% (de preferência entre 90 e 92%). Recomenda-se que, à prescrição de oxigênio durante o dia em repouso, adicione-se 1 L a mais para uso noturno e, quando possível, que a dose ideal para os esforços seja titulada individualmente por simulação das atividades de vida diária ou pelo teste de esforço (como o teste da caminhada dos seis minutos).

Em casos de exacerbação de DPOC, deve sempre ser realizada nova gasometria arterial após 90 dias para confirmar se a hipoxemia ainda está presente (ou seja, durante doença estável), pois a hipoxemia pode ser transitória nessas situações. Já foi documentado que a hipoxemia transitória pode reverter em aproximadamente 25 a 50% dos casos após estabilização da doença pulmonar.

O oxigênio costuma ser fornecido por máscara facial (que permite titular a fração inspiratória de 24 a 35%, útil sobremaneira para pacientes com propensão a retenção de CO_2) ou cânula nasal (que não impede a alimentação e conversação, sendo preferida pela maioria dos pacientes). As fontes de oxigênio incluem gás comprimido, oxigênio líquido e concentradores de oxigênio.

Um resumo das características e do tratamento recomendado em cada nível de gravidade da DPOC orientada por VEF_1 e gravidade dos sintomas é esquematizado na **FIGURA 44.5.1**.

Tratamento da exacerbação

A DPOC costuma estar associada a períodos de exacerbação da doença, caracterizados como eventos agudos de intensificação da dispneia basal, tosse e/ou expectoração além da variação diária habitual, normalmente exigindo mudanças no tratamento regular do paciente.

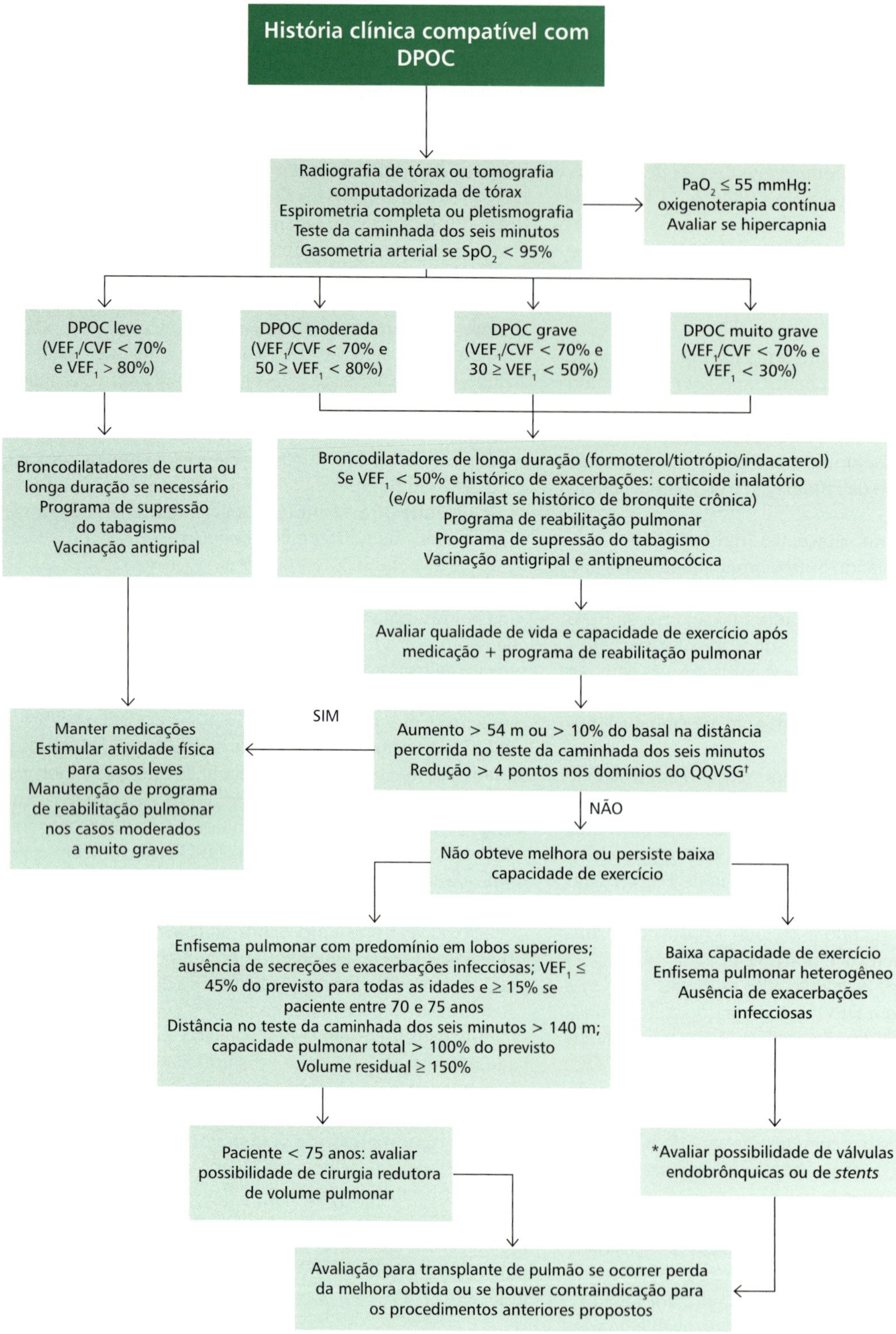
História clínica compatível com DPOC
Radiografia de tórax ou tomografia computadorizada de tórax
Espirometria completa ou pletismografia
Teste da caminhada dos seis minutos
Gasometria arterial se SpO_2 < 95%
$PaO_2 \leq 55$ mmHg: oxigenoterapia contínua
Avaliar se hipercapnia
DPOC leve (VEF_1/CVF < 70% e VEF_1 > 80%)
DPOC moderada (VEF_1/CVF < 70% e 50 ≥ VEF_1 < 80%)
DPOC grave (VEF_1/CVF < 70% e 30 ≥ VEF_1 < 50%)
DPOC muito grave (VEF_1/CVF < 70% e VEF_1 < 30%)
Broncodilatadores de curta ou longa duração se necessário
Programa de supressão do tabagismo
Vacinação antigripal
Broncodilatadores de longa duração (formoterol/tiotrópio/indacaterol)
Se VEF_1 < 50% e histórico de exacerbações: corticoide inalatório
(e/ou roflumilast se histórico de bronquite crônica)
Programa de reabilitação pulmonar
Programa de supressão do tabagismo
Vacinação antigripal e antipneumocócica
Avaliar qualidade de vida e capacidade de exercício após medicação + programa de reabilitação pulmonar
SIM
Manter medicações
Estimular atividade física para casos leves
Manutenção de programa de reabilitação pulmonar nos casos moderados a muito graves
Aumento > 54 m ou > 10% do basal na distância percorrida no teste da caminhada dos seis minutos
Redução > 4 pontos nos domínios do QQVSG†
NÃO
Não obteve melhora ou persiste baixa capacidade de exercício
Enfisema pulmonar com predomínio em lobos superiores; ausência de secreções e exacerbações infecciosas; VEF_1 ≤ 45% do previsto para todas as idades e ≥ 15% se paciente entre 70 e 75 anos
Distância no teste da caminhada dos seis minutos > 140 m; capacidade pulmonar total > 100% do previsto
Volume residual ≥ 150%
Baixa capacidade de exercício
Enfisema pulmonar heterogêneo
Ausência de exacerbações infecciosas
Paciente < 75 anos: avaliar possibilidade de cirurgia redutora de volume pulmonar
*Avaliar possibilidade de válvulas endobrônquicas ou de *stents*
Avaliação para transplante de pulmão se ocorrer perda da melhora obtida ou se houver contraindicação para os procedimentos anteriores propostos

FIGURA 44.5.1 → Tratamento de manutenção recomendado na DPOC estável.

*Fase experimental.

†QQVSG – Questionário de Qualidade de Vida Saint George.

As principais causas de exacerbação da DPOC são infecção ou aumento na poluição do ar. Entretanto, em cerca de um terço das vezes, a causa não pode ser identificada. A exacerbação é responsável por grande parte da morbidade e pelos custos diretos relacionados com a DPOC. Exacerbações frequentes (especialmente aquelas levando a setor de emergência, internação hospitalar ou em unidade de terapia intensiva – UTI) reduzem a atividade física, aceleram o declínio da função pulmonar e aumentam a mortalidade. Embora o tratamento agudo seja importante, ele não reduz o risco da próxima exacerbação.

A exacerbação da DPOC deve ser considerada como um evento-sentinela para sinalizar ao clínico a necessidade de se iniciar ou aperfeiçoar o tratamento de manutenção da doença, buscando redução de morbidade, incapacidade e, provavelmente, mortalidade.

Conforme já comentado, no manejo de manutenção da DPOC estável, a terapia com tiotrópio está associada a uma redução de exacerbações em todos os pacientes, ao passo que o uso da combinação salmeterol/fluticasona e o novo inibidor da fosfodiesterase 4 por via oral roflumilast (em pacientes com tosse e catarro crônicos) são indicados para reduzir as exacerbações da doença em pacientes com DPOC grave (VEF_1 < 50%) e histórico de exacerbações prévias. Também a combinação formoterol/budesonida demonstrou prolongar o tempo até a próxima exacerbação (em comparação com placebo) e reduzir o número de exacerbações por paciente (em comparação com placebo e formoterol). Por fim, as vacinas contra influenza e pneumococo reduzem as infecções disparadoras de exacerbação e a reabilitação pulmonar reduz a recorrência das exacerbações.[24]

O tratamento agudo de uma exacerbação tem como base broncodilatadores de curta ação, para alívio da dispneia aguda (um agente beta$_2$-adrenérgico e um anticolinérgico podem ser combinados se a resposta a um agente isolado estiver inadequada), corticoides sistêmicos, para redução da inflamação, e antibióticos (escolhidos de acordo com gravidade do paciente, fatores de risco para pior desfecho e suscetibilidade microbiológica local; **FIGURA 44.5.2**) se houver evidências de infecção bacteriana (aumento da tosse, da dispneia e do volume e purulência da secreção ou apenas purulência).[1]

O tratamento ambulatorial é apropriado para paciente com DPOC leve a moderada, sem comorbidades significativas, em estabilidade hemodinâmica e sem desconforto ventilatório ou alterações na gasometria arterial.

As seguintes atitudes são recomendadas:[1]

- Broncodilatadores: aumentar a dose e/ou a frequência da terapia broncodilatadora existente. Se ainda não forem usados, acrescentar anticolinérgicos antes que os sintomas progridam.
- Corticoides: acrescentar ao regime broncodilatador corticoide sistêmico (oral ou intravenoso) durante, pelo menos, 7 a 10 dias.
- Antibióticos: a presença de pelo menos dois critérios (aumento de *dispneia* e/ou *tosse* e/ou *expectoração* mais purulenta ou volumosa) indica cobertura antibiótica. A infecção respiratória é a principal causa de exacerbação. Sua origem, contudo, pode ser viral, principalmente quando o escarro é mucoide e, nesses casos, os antibióticos não estão recomendados. Alguns autores sugerem que o aspecto purulento do escarro já é indicativo de infecção bacteriana, sendo que, em geral, *Haemophilus influenzae* é a bactéria responsável, seguida por pneumococo. Os germes gram-negativos, sobremaneira *Pseudomonas*, devem ser considerados naqueles pacientes mais graves, com produção crônica de escarro e alterações pulmonares estruturais, como bronquiectasias. A cobertura antibiótica, quando indicada, deve prever os agentes etiológicos mais frequentes, levando em consideração as características do paciente e o risco de infecção por *Pseudomonas*. Dessa forma, uma classificação para uso de antibióticos estratificando os pacientes em três grupos e sugerindo a seleção do antibiótico é apresentada na **FIGURA 44.5.2**.

Os pacientes com as características listadas no **QUADRO 44.5.1** devem ser hospitalizados. A realização de gasometria arterial e radiografia de tórax é útil para avaliar a gravidade de uma exacerbação da doença e afastar diagnósticos alternativos ou complicações. Uma PaO_2 < 60 mmHg e/ou uma SpO_2 < 90% em ar ambiente indicam insuficiência respiratória. PaO_2 < 50 mmHg, $PaCO_2$ > 70 mmHg e pH < 7,25 sugerem um episódio de ameaça à vida, havendo necessidade de monitoração constante ou tratamento em UTI (**FIGURA 44.5.3**). Outros testes laboratoriais como a cultura do escarro e o antibiograma podem identificar a infecção e orientar o tratamento com antibiótico, na inexistência de resposta ao tratamento escolhido inicialmente. Testes bioquímicos podem detectar distúrbios eletrolíticos, diabete e nutrição precária, entre outros dados.

A principal medida quando o paciente chega ao setor de emergência é fornecer terapia suplementar com oxigênio e avaliar se a exacerbação envolve risco de vida. São indicações para admissão imediata em UTI: dispneia grave com resposta inadequada ao manejo no setor de emergência; alteração no estado mental (confusão, letargia, coma); hipoxemia persistente ou em deterioração (PaO_2 < 40 mmHg), e/ou hipercapnia severa e/ou em deterioração ($PaCO_2$ > 60 mmHg), e/ou acidose respiratória grave (pH < 7,25) apesar de oxigênio suplementar ou VNI; necessidade de ventilação mecânica invasiva; e instabilidade hemodinâmica.

QUADRO 44.5.1 → Indicações para admissão hospitalar durante exacerbações

- Aumento considerável na intensidade dos sintomas (p. ex., manifestação repentina de dispneia ao repouso)
- DPOC grave de base
- Surgimento de novos sinais físicos (p. ex., cianose, edema periférico)
- Ausência de resposta da exacerbação ao tratamento médico inicial
- Exacerbações frequentes
- Comorbidades significativas
- Arritmias de ocorrência recente
- Incerteza do diagnóstico
- Idade mais avançada
- Apoio domiciliar insuficiente

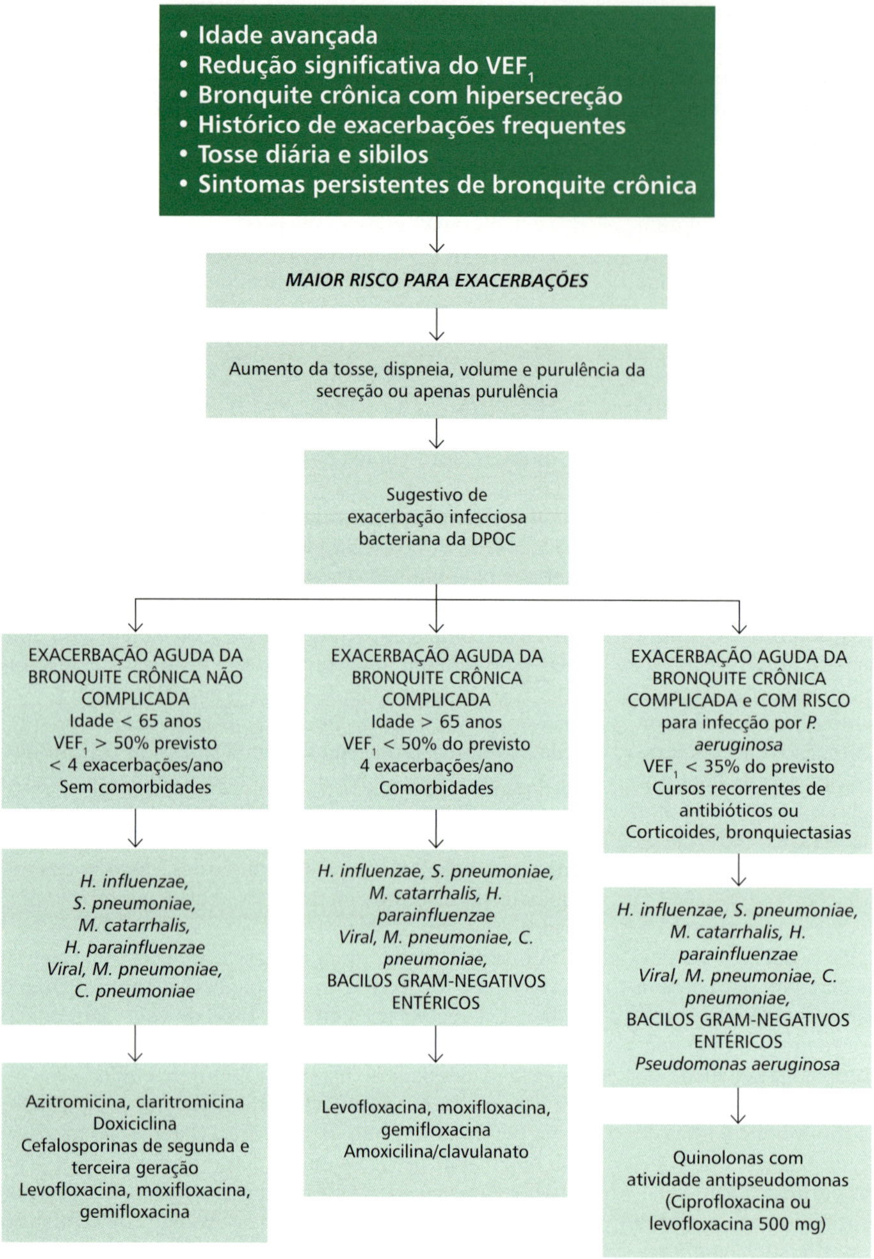

FIGURA 44.5.2 → Fatores de risco para exacerbação da DPOC e sugestão de escolha antibiótica na exacerbação infecciosa bacteriana.

Os demais aspectos do manejo hospitalar do paciente com exacerbação aguda de DPOC envolvem os mesmos princípios do tratamento ambulatorial: intensificação dos broncodilatadores de curta ação, corticoides sistêmicos e uso de antibióticos em pacientes que apresentam aumento em pelo menos dois dos sintomas cardinais: dispneia, volume e purulência do escarro.

O emprego de VNI em exacerbações moderadas a graves (uso de musculatura acessória e frequência respiratória > 25/min, pH arterial ≤ 7,35 e/ou hipercapnia > 45 mmHg) melhora a acidose respiratória e a gravidade da dispneia, além de reduzir o tempo de internação hospitalar e a mortalidade.[5]

> **ATENÇÃO**
>
> Um aspecto importante a ser considerado é não suspender a reabilitação pulmonar nos pacientes que apresentam exacerbação e que demandam internação hospitalar. Já foi demonstrado que os pacientes exacerbados que mantêm o programa de reabilitação, mesmo com modificação do treinamento, demoram menos para recuperar a tolerância às atividades de vida diária e a qualidade de vida.

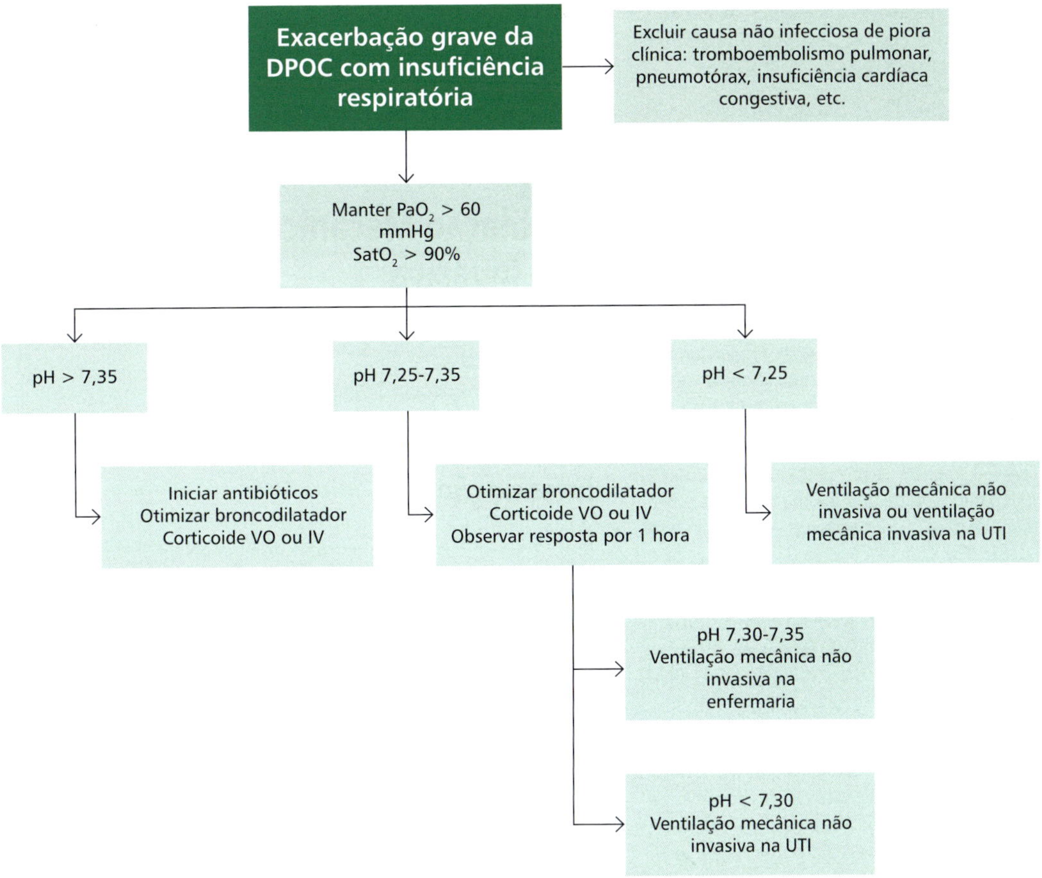

FIGURA 44.5.3 → Manejo da exacerbação grave da DPOC.

Referências

1. Global Initiative for Chronic Obstructive Lung Disease. Guidelines: Global strategy for diagnosis, management and prevention of Chronic Obstructive Pulmonary Disease: Updated 2010 [Internet]. [S.l.]: GOLD; 2010 [capturado em 16 fev. 2011]. Disponível em: http://www.goldcopd.org/uploads/ users/files/GOLDReport_April112011.pdf.

2. Anthonisen NR, Skeans MA, Wise RA, Manfreda J, Kanner RE, Connett JE, et al. The effects of a smoking cessation intervention on 14.5-year mortality: a randomized clinical trial. Ann Intern Med. 2005;142(4):233-9.

3. Medical Research Council Working Party. Long term domiciliary oxygen therapy in chronic hypoxic cor pulmonale complicating chronic bronchitis and emphysema. Lancet. 1981;1(8222):681-6.

4. Continuous or nocturnal oxygen therapy in hypoxemic chronic obstructive lung disease: a clinical trial. Nocturnal Oxygen Therapy Trial Group. Ann Intern Med. 1980;93(3):391-8.

5. Brochard L, Mancebo J, Wysocki M, Lofaso F, Conti G, Rauss A, et al. Noninvasive ventilation for acute exacerbations of chronic obstructive pulmonary disease. N Engl J Med. 1995;333(13):817-22.

6. Dahl R, Greefhorst LA, Nowak D, Nonikov V, Byrne AM, Thomson MH, et al. Inhaled formoterol dry powder versus ipratropium bromide in chronic obstructive pulmonary disease. Am J Respir Crit Care Med. 2001;164(5):778-84.

7. Rennard SI, Anderson W, ZuWallack R, Broughton J, Bailey W, Friedman M, et al. Use of a long-acting inhaled beta2-adrenergic agonist, salmeterol xinafoate, in patients with chronic obstructive pulmonary disease. Am J Respir Crit Care Med. 2001;163(5):1087-92.

8. Dahl R, Chung KF, Buhl R, Magnussen H, Nonikov V, Jack D, et al. Efficacy of a new once-daily long-acting inhaled beta2-agonist indacaterol versus twice-daily formoterol in COPD. Thorax. 2010;65(6):473-9.

9. Casaburi R, Mahler DA, Jones PW, Wanner A, San PG, ZuWallack RL, et al. A long-term evaluation of once-daily inhaled tiotropium in chronic obstructive pulmonary disease. Eur Respir J. 2002;19(2):217-24.

10. van Noord JA, Bantje T, Eland M, Korducki L, Cornelissen P. A randomised controlled comparison of tiotropium and ipratropium in the treatment of chronic obstructive pulmonary disease. Thorax. 2000;55(4):289-94.

11. Anthonisen NR, Connett JE, Kiley JP, Altose MD, Bailey WC, Buist AS, et al. Effects of smoking intervention and the use of an inhaled anticholinergic bronchodilator on the rate of decline of FEV1. The Lung Health Study. JAMA. 1994;272(19):1497-505.

12. Tashkin DP, Celli B, Senn S, Burkhart D, Kesten S, Menjoge S, et al. A 4-year trial of tiotropium in chronic obstructive pulmonary disease. N Engl J Med. 2008;359(15):1543-54.

13. Celli BR, Thomas NE, Anderson JA, Ferguson GT, Jenkins CR, Jones PW, et al. Effect of pharmacotherapy on rate of decline of lung function in chronic obstructive pulmonary disease: results from the TORCH study. Am J Respir Crit Care Med. 2008;178(4):332-8.

14. In chronic obstructive pulmonary disease, a combination of ipratropium and albuterol is more effective than either agent alone. An 85-day multicenter trial. COMBIVENT Inhalation Aerosol Study Group. Chest. 1994;105(5):1411-9.

15. van Noord JA, Aumann JL, Janssens E, Smeets JJ, Verhaert J, Disse B, et al. Comparison of tiotropium once daily, formoterol twice daily and both combined once daily in patients with COPD. Eur Respir J. 2005;26(2):214-22.

16. Vestbo J, Søorensen T, Lange P, Brix A, Torre P, Viskum K. Long-term effect of inhaled budesonide in mild and moderate chronic obstructive pulmonary disease: a randomised controlled trial. Lancet. 1999;353(9167):1819-23.

17. Burge PS, Calverley PM, Jones PW, Spencer S, Anderson JA, Maslen TK. Randomised, double blind, placebo controlled study of fluticasone propionate in patients with moderate to severe chronic obstructive pulmonary disease: the ISOLDE trial. BMJ. 2000;320(7245):1297-303.

18. Jones PW, Willits LR, Burge PS, Calverley PM; Inhaled Steroids in Obstructive Lung Disease in Europe study investigators. Disease severity and the effect of fluticasone propionate on chronic obstructive pulmonary disease exacerbations. Eur Respir J. 2003;21(1):68-73.

19. Calverley P, Pauwels R, Vestbo J, Jones P, Pride N, Gulsvik A, et al. Combined salmeterol and fluticasone in the treatment of chronic obstructive pulmonary disease: a randomised controlled trial. Lancet. 2003;361(9356):449-56.

20. Calverley PM, Anderson JA, Celli B, Ferguson GT, Jenkins C, Jones PW, et al. Salmeterol and fluticasone propionate and survival in chronic obstructive pulmonary disease. N Engl J Med. 2007;356(8):775-89.

21. Calverley PM, Rabe KF, Goehring UM, Kristiansen S, Fabbri LM, Martinez FJ. Roflumilast in symptomatic chronic obstructive pulmonary disease: two randomised clinical trials. Lancet. 2009;374(9691):685-94.

22. Fabbri LM, Calverley PM, Izquierdo-Alonso JL, Bundschuh DS, Brose M, Martinez FJ, et al. Roflumilast in moderate-to-severe chronic obstructive pulmonary disease treated with longacting bronchodilators: two randomised clinical trials. Lancet. 2009;374(9691):695-703.

23. Anzueto A. Primary care management of chronic obstructive pulmonary disease to reduce exacerbations and their consequences. Am J Med Sci. 2010;340(4):309-18.

24. Petty TL. The National Mucolytic Study: results of a randomized, double-blind, placebo-controlled study of iodinated glycerol in chronic obstructive bronchitis. Chest. 1990;97(1):75-83.

25. Decramer M, Rutten-van Mölken M, Dekhuijzen PN, Troosters T, van Herwaarden C, Pellegrino R, et al. Effects of N-acetylcysteine on outcomes in chronic obstructive pulmonary disease (Bronchitis Randomized on NAC Cost-Utility Study, BRONCUS): a randomised placebo-controlled trial. Lancet. 2005;365(9470):1552-60.

44.6 Ventilação Mecânica Invasiva e Não Invasiva

Jorge Amilton Hoher
Cassiano Teixeira
Paulo José Zimermann Teixeira

Introdução

A inflamação, a hipersecreção brônquica e o broncospasmo causam aumento da obstrução do fluxo aéreo, sobrecarregando o sistema ventilatório e determinando um agravamento da hiperinsuflação pulmonar dinâmica, com aumento da "auto-PEEP" (ou pressão positiva ao final da expiração – PEEP – intrínseca). Essas alterações levam à fadiga muscular e à instalação da insuficiência ventilatória do tipo hipercápnica. Nas exacerbações mais graves, ocorrem hipoxia e a hipoxemia, decorrentes do desequilíbrio ventilação/perfusão e da hipoventilação alveolar, provocando acidose.

Quando a oferta de oxigênio suplementar não corrige a hipoxemia grave e o uso da estratégia medicamentosa não é suficiente para reduzir a sobrecarga do sistema respiratório, a hipoventilação alveolar se mantém, levando à acidose, e nessas situações está indicado o suporte ventilatório (**FIGURA 44.6.1**).

Hiperinsuflação pulmonar

A hiperinsuflação pulmonar caracteriza-se pelo aumento do volume pulmonar no final da expiração acima da capacidade

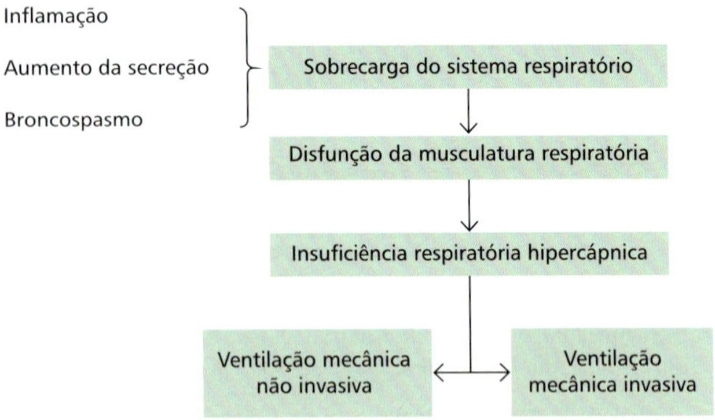

FIGURA 44.6.1 → Situações que levam à indicação de suporte ventilatório.

residual funcional. Essa manifestação que altera as relações cardiopulmonares recebe a denominação de PEEP intrínseca ou "auto-PEEP". Três mecanismos são responsáveis por seu surgimento:

- Contração vigorosa da musculatura expiratória durante a expiração: fisiologicamente é diferente, pois não apresenta o componente obstrutivo fixo endobrônquico.
- Colapso total precoce das vias aéreas ("alçaponamento de ar"): caracterizado pela obstrução das vias aéreas de pequeno calibre por secreção respiratória ou hiper-reatividade brônquica.
- Colapso parcial das vias aéreas (hiperinsuflação dinâmica): devido ao tempo expiratório demasiadamente curto, em proporção ao tempo inspiratório.

> **ATENÇÃO**
>
> A probabilidade de hiperinsuflação pulmonar deve sempre ser averiguada pela equipe assistente de pacientes com doença pulmonar obstrutiva crônica (DPOC) assistidos por pressão positiva. A suspeita clínica deve surgir em casos de hipotensão ou arritmias graves, especialmente após início de ventilação mecânica, esforço inspiratório excessivo para o disparo do respirador ou assincronia paciente-respirador com necessidade de sedação demasiada.

Consequências da "auto-PEEP"

Algumas consequências da "auto-PEEP" são descritas a seguir; na FIGURA 44.6.2 estão descritas as consequências da hiperinsuflação pulmonar dinâmica.

Aumento do trabalho muscular em respiração espontânea

Ocorre devido ao aumento da pressão intratorácica e à necessidade de maior esforço do paciente para desencadear o fluxo inspiratório.

Consequências da hiperinsuflação dinâmica

↓

Redução da complacência estática
Aumento do trabalho respiratório para expandir o tórax
Ocorrência de "auto-PEEP" e *trigger* aumentado
Aumento do espaço morto
Colapso pulmonar

URA 44.6.2 → Consequências da hiperinsuflação dinâmica.

Aumento do espaço morto

O aumento progressivo do volume pulmonar leva à retificação do diafragma com redução de sua função e consequente redução da capacidade de eliminação do CO_2.

Risco de barotrauma

Ocorre por rupturas alveolares secundárias ao aumento da pressão intra-alveolar com consequente acúmulo de ar no espaço extra-alveolar. As manifestações clinicorradiológicas da presença de barotrauma são enfisema intersticial, pneumomediastino, pneumoperitônio, enfisema subcutâneo, formações císticas justapleurais e pneumotórax.

Colapso cardiovascular

Ocorre pela redução do débito cardíaco secundário à queda do retorno venoso e ao aumento da pós-carga no ventrículo direito, com consequente hipotensão arterial não responsiva à ressuscitação volêmica ou ao uso de vasopressores. As medidas hemodinâmicas demonstram falsas elevações da pressão capilar pulmonar (PCP) e da pressão atrial direita (PAD), as quais não refletem sobrecarga volêmica, mas sim a elevação das pressões intratorácicas. As alterações são graves e, se não manejadas adequadamente, ocasionam parada cardiorrespiratória por atividade elétrica sem pulso.

Técnicas para estimativa da "auto-PEEP"

1. Método da oclusão da válvula expiratória no fim da expiração imediatamente antes do movimento inspiratório seguinte. Esta pausa expiratória deve ser mantida por um período de 1,5 a 2 segundos. No final da expiração, a pressão das vias aéreas abertas é zero. Quando é ocluída a válvula expiratória, a pressão média das vias aéreas entra em equilíbrio com a pressão alveolar, o que permite a estimativa do valor da PEEP.
2. Avaliação em-tempo-real (*on-line*) da curva fluxo-tempo em respiradores que demonstrem graficamente as curvas de pressão, fluxo, volume e tempo. Estima-se a presença da "auto-PEEP" quando a curva de fluxo não atinge a linha de base (valor zero) antes da próxima inspiração.
3. Método de substituição da PEEP: são oferecidos níveis progressivamente maiores de PEEP ao paciente com acompanhamento das variações de pressão inspiratória de pico (PIP). Até ser atingida a "auto-PEEP", o aumento da PIP é mínimo. Quando o valor da "auto-PEEP" é suplantado (ponto no qual a pressão alveolar e a pressão das vias aéreas aumentam em conjunto), a PIP começa a subir proporcionalmente à PEEP extrínseca oferecida.
4. Método de Tuxen: permite a avaliação da presença da "auto-PEEP", porém não quantifica o seu valor.
5. Medidas através do balão esofágico: estima-se a pressão negativa necessária para desencadear um fluxo inspiratório, a qual se relaciona com a "auto-PEEP".

> **ATENÇÃO**
>
> Para a avaliação da "auto-PEEP", as manobras devem sempre ser realizadas sem interferência ventilatória do paciente, mesmo que paralisantes musculares sejam necessários previamente às medidas.

Escolha do suporte ventilatório

A ventilação mecânica não invasiva (VMNI) com pressão positiva é a primeira escolha desde que o paciente esteja colaborativo. Ela poderá ser aplicada na enfermaria ou mesmo na unidade de terapia intensiva (UTI), pois apresenta vantagens, conforme mostra o QUADRO 44.6.1.

Embora o procedimento de escolha seja a VMNI, a descompensação grave e aguda conduz a maioria dos casos à entubação traqueal e à ventilação mecânica invasiva (VMI). As situações que levam à indicação de VMI na exacerbação do DPOC estão descritas no QUADRO 44.6.2.

O ajuste do respirador no modo controlado, associado à sedação e analgesia, permite nas primeiras 24 a 48 horas repouso dos músculos respiratórios, promovendo a reversão da fadiga. A regulagem inicial pode ser subfisiológica, com hipercapnia permissiva.

A fração inspirada de oxigênio (FiO_2) deve evitar hiperóxia, mas garantir uma SaO_2 superior a 90%. Tanto pressão controlada como volume controlado podem ser usados na descompensação da DPOC, mas na pressão controlada o risco de causar hiperdistensão dos alvéolos é menor, com melhora da complacência, evitando a lesão pulmonar induzida pelo ventilador.

QUADRO 44.6.1 → Vantagens da ventilação mecânica não invasiva na descompensação da doença pulmonar obstrutiva crônica

Evita a entubação em 50 a 70% dos casos.
Reduz o tempo de permanência na UTI.
Reduz as complicações.
Reduz a mortalidade.
Proporciona maior conforto ao paciente.
Reduz as necessidades de sedação.
Permite comunicação, expectoração e alimentação.
Preserva os mecanismos de defesa das vias aéreas superiores contra aspiração e infecção respiratória (manutenção do mecanismo de tosse).
Apresenta facilidade na aplicação e remoção.
Reduz as complicações traumáticas das vias aéreas relacionadas com introdução e permanência do tubo endotraqueal.

QUADRO 44.6.2 → Indicações de ventilação mecânica invasiva na doença pulmonar obstrutiva crônica

Iminente parada cardiorrespiratória	Depressão do sensório (narcose carbônica)
Agitação psicomotora	Pneumonia
Obstrução das vias aéreas superiores	Hipersecreção
Depressão do reflexo de tosse	Outras situações clínicas como choque, arritmias cardíacas, hemorragia digestiva, encefalopatia

A redução da hiperinsuflação pulmonar pode ser obtida pela redução do volume-minuto (VM = VT × FR). Reduzir o volume de ar corrente para 6 a 8 mL/kg ajuda a diminuir o tempo inspiratório e aumentar o tempo expiratório, o que permite mais tempo para expirar e reduzir a hiperinsuflação.

A frequência respiratória deve ser baixa, como 10 a 12 rpm, possibilitando a hipercapnia permissiva, desde que o pH esteja em 7,2 e 7,4. O fluxo inspiratório na pressão controlada é livre, mas no volume controlado o fluxo recomendado é 40 a 80 L/min ou 5 a 6 vezes o volume-minuto. O fluxo constante (onda quadrada) é preferível ao desacelerado (em rampa). A relação I:E de preferência deve ficar inferior a 1:3, isto é, 1:4, 1:5, e até menos se consegue diminuindo o tempo inspiratório com tempo expiratório prolongado para garantir o esvaziamento alveolar (objetivando uma meta de três vezes a constante de tempo).

A colocação de PEEP extrínseca reduz o trabalho respiratório sem causar aumento da hiperinsuflação e do volume pulmonar expiratório final. Com vistas ao desmame, objetiva-se uma PEEP extrínseca de aproximadamente 85% da PEEP intrínseca, visando facilitar o disparo do respirador.

Leituras recomendadas

Davidson A. The pulmonary physician in critical care 11: critical care management of respiratory failure resulting from COPD. Thorax. 2002;57(12):1079-84.

III Consenso Brasileiro de Ventilação Mecânica. J Bras Pneumol. 2007;33(Supl 2):S51-3.

Jezler S, Holanda MA, José A, Franca S. Ventilação mecânica na doença pulmonar obstrutiva crônica (DPOC) descompensada. J Bras Pneumol. 2007;33(Supl 2): 111-8.

Moretti M, Cilione C, Tampieri A, Fracchia C, Marchior… Incidence and causes of non-invasive mechanical… after initial success. Thorax. 2000;55:819-25

O'Donoghue F, Catcheside P, Jo… Effect of CPAP on intrinsic P… me in severe stable CO…

Plant P, Elliot… gement …

44.7 Reabilitação Pulmonar

Danilo Cortozi Berton
Paulo José Zimermann Teixeira

Introdução

> **ATENÇÃO**
>
> A reabilitação pulmonar (RP) representa uma intervenção abrangente, multidisciplinar, baseada em evidências para pacientes com doenças respiratórias crônicas que são sintomáticos e apresentam redução de suas atividades diárias. Integrada dentro de um tratamento individualizado, a RP comprovadamente reduz sintomas, melhora o estado funcional, reduz custos de saúde e estabiliza ou reverte as manifestações sistêmicas da doença.

A RP para paciente com doença pulmonar crônica é uma maneira bem estabelecida de auxiliar a terapia-padrão (sobretudo medicamentosa) em termos de controlar e aliviar sintomas e otimizar a capacidade funcional. O objetivo primário dessa estratégia é restabelecer o maior nível de independência funcional possível. Isso é alcançado ajudando o paciente a se tornar fisicamente mais ativo e aprender mais sobre a doença pulmonar obstrutiva crônica (DPOC), suas opções de tratamento e como lidar com a doença. A maior parte das estratégias de reabilitação foi estudada em pacientes com DPOC, embora mais recentemente diversos estudos tenham sido realizados em pacientes com outras doenças pulmonares.

Assim, independentemente da doença respiratória crônica, a RP pode ter benefícios em qualquer paciente que apresente sintomas respiratórios relacionados com a diminuição da capacidade funcional ou a redução da qualidade de vida associada à saúde. Entretanto, esse capítulo enfatiza os resultados derivados dos principais estudos envolvendo somente pacientes com DPOC. Ademais, os outros aspectos além do exercício físico envolvidos no programa abrangente e multidisciplinar de RP (avaliação do paciente, intervenção nutricional, instrução de técnicas fisioterápicas, educação e suporte psicológico) são discutidos em capítulos específicos.

Bases fisiológicas

O treinamento físico, considerado a pedra fundamental da RP, acarreta aumento da tolerância ao exercício de forma complementar aos efeitos obtidos com a farmacoterapia. Enquanto a terapia medicamentosa melhora a função pulmonar e, possivelmente, reduz a inflamação, a RP tem impacto sobre os efeitos sistêmicos (extrapulmonares) da doença (fisiológicos, psicológicos e na percepção dos sintomas).

Os ganhos da função muscular esquelética após o treinamento físico resultam em aumento da capacidade de exercício, apesar de nenhum aumento ser observado na função pulmonar. Nesse sentido, o treinamento físico resulta em melhora de diferentes aspectos da disfunção muscular periférica: há aumento da área seccional transversa e da densidade capilar das fibras musculares, aumento na capacidade das enzimas oxidativas musculares, redução da acidemia láctica, declínio do pH intracelular e da relação fosfocreatina/fósforo inorgânico, indicando um aumento no uso de oxigênio para obtenção de energia.

Assim, além da melhora intrínseca da capacidade de gerar e manter força, essa melhora da capacidade oxidativa e eficiência do músculo esquelético, associada à melhora da função cardiovascular com o treinamento físico, resulta em redução da ventilação alveolar para uma dada carga de trabalho. Como a alteração fisiopatológica fundamental desses pacientes é a limitação do fluxo expiratório, essa menor ventilação para uma dada atividade resulta em menor hiperinsuflação pulmonar dinâmica, reduzindo, então, a dispneia e melhorando a tolerância ao exercício.

Duração e frequência

Existe notável controvérsia acerca da duração mínima de um programa de RP na DPOC. Ganhos significativos na tolerância ao exercício, dispneia e qualidade de vida foram observados tanto em pacientes internados após RP de 10 dias quanto em programas ambulatoriais de 24 meses.

Alguns estudos sugerem a realização de duas a três sessões semanais de exercícios, em um período que varia de 4 a 7 semanas, sendo que tais sessões devem ser sustentadas por 20 a 45 minutos. Programas curtos de exercícios, em que 20 sessões são condensadas em 3 a 4 semanas, também são considerados benéficos, e programas tradicionais de 20 sessões são mais efetivos quando comparados com programas de 10 sessões de exercício.

> **ATENÇÃO**
>
> As evidências apontam que, para haver êxito em proporcionar mudanças fisiológicas em pacientes com DPOC, programas com um mínimo de oito semanas e um maior número de sessões (em média, 28 sessões) ou um programa com mais de seis meses de treinamento surtem maiores efeitos do que programas compostos de poucas sessões.

Intensidade do exercício físico

Embora o treinamento físico de baixa intensidade resulte em melhora das manifestações, da qualidade de vida e do desempenho em atividades diárias, maiores benefícios fisiológicos são obtidos com treinos em maiores intensidades. Se, para indivíduos saudáveis, o exercício físico de alta intensidade pode ser definido como aquele que leva ao aumento dos níveis de lactato, em pacientes pneumopatas não há uma definição precisa para treino de alta intensidade, visto que, devido à limitação ventilatória, o exercício pode ser interrompido antes da ocorrência desse aumento do lactato.

Uma intensidade de treino que exceda 60% da capacidade de pico de exercício (idealmente obtido a partir de um teste cardiopulmonar de exercício incremental máximo) costuma ser considerada, de modo empírico, suficiente para promover os efeitos fisiológicos do treinamento, embora porcentagens ainda mais altas tenham mais probabilidade de gerar benefícios maiores e ser bem toleradas.

Desse modo, os estudos prévios que avaliaram intensidades diferentes de treinamento constataram que a realização de exercícios de alta intensidade pode gerar maiores benefícios fisiológicos, com aumento do consumo de oxigênio de pico ($\dot{V}O_2$ pico), redução da ventilação e dos níveis de lactato, redução da dispneia em repouso e em exercício submáximo, além de maior incremento no teste da caminhada dos 12 minutos.

Na prática clínica, por sua vez, quando o teste cardiopulmonar de exercício não estiver disponível, a intensidade dos sintomas pode ser utilizada para ajustar a intensidade do exercício. Um escore de Borg de 4 a 6 (pouco intenso a muito intenso) de dispneia e/ou fadiga é uma intensidade razoável.

Especificidade do treinamento físico

O programa de exercício físico da RP tem tradicionalmente concentrado-se no treinamento da musculatura dos membros inferiores, com frequência utilizando esteira ergométrica ou cicloergômetro. Entretanto, muitas das atividades diárias envolvem os membros superiores. Assim, como a melhora obtida com o treinamento físico é específica para o músculo treinado, exercícios de membros superiores devem ser incorporados ao programa de RP, resultando em redução da dispneia durante atividades envolvendo as extremidades superiores e reduzindo a demanda ventilatória durante a sua elevação.

Assim, o programa de RP deve visar idealmente atingir os efeitos fisiológicos máximos do treinamento físico, embora talvez haja necessidade de se modificar essa abordagem devido à gravidade da doença, à limitação por sintomas, a comorbidades e ao nível de motivação. Dessa forma, empregando estratégias adicionais que possibilitem compensar parcialmente as limitações fisiopatológicas de indivíduos pneumopatas, seria possível alcançar intensidades maiores de treinamento físico durante programa de reabilitação, de tal modo que maiores benefícios fisiológicos poderiam ser obtidos.

Treinamento de resistência e força

O treinamento de resistência pedalando ou caminhando é a forma mais comum de exercício aplicada à RP, sendo que o tempo de treinamento deve idealmente exceder 30 minutos. Contudo, para alguns pacientes, pode ser difícil atingir esse tempo ou a alta intensidade de treinamento necessária para se obter os maiores benefícios clínicos e fisiológicos, mesmo sob intensa supervisão. Isso porque o treinamento de resistência pode se associar a importante demanda ventilatória, com redução da tolerância a altas intensidades de exercício.

Nesse contexto, tem-se dado nova ênfase ao treinamento intervalado como uma alternativa interessante nesses pacientes. Durante o treinamento intervalado, pequenas "explosões" de exercício de alta intensidade são intercaladas com períodos de repouso ou exercício de leve intensidade. Desse modo, o curto tempo de atividade intensa, e levando-se em consideração a menor cinética da resposta ventilatória desses pacientes, não permite que a taxa ventilatória se eleve o suficiente para reduzir criticamente a reserva ventilatória, elevar os volumes pulmonares operantes e, portanto, interromper o exercício.

O treinamento intervalado tem efeitos comparáveis aos do treino de resistência de alta intensidade contínuo e leva à hipertrofia da musculatura esquelética. Os pacientes, todavia, relatam menos manifestações durante esse regime de treinamento, e menos interrupções inesperadas do exercício são observadas.

O treinamento de força também tem se mostrado importante para pacientes com DPOC. Seu grande potencial está em aumentar a massa e a força muscular (dois aspectos da função muscular pouco melhorados com o treino de resistência), além de se associar a uma significativa melhora na qualidade de vida e percepção da incapacidade. As sessões de treinamento incluem duas a quatro séries de 6 a 12 repetições, com intensidades entre 50 e 85% de uma repetição máxima (RM).

A combinação do treinamento de resistência e força provavelmente seja a melhor estratégia para manejar a disfunção muscular periférica de pacientes com DPOC, visto que resulta em uma melhora combinada da força muscular e da tolerância geral ao exercício de resistência, sem acarretar aumento significativo no tempo da sessão de treinamento.

O conjunto das evidências demonstra, entretanto, que a associação do treinamento de força ao de resistência melhora diversos indicadores de desempenho funcional muscular, embora não pareça adicionar valor ao treinamento aeróbio isolado (resistência) no que diz respeito à qualidade de vida e tolerância ao exercício de corpo inteiro.

Com base no conjunto de evidências apresentadas, o **QUADRO 44.7.1** fornece algumas recomendações práticas para o exercício físico durante programa de RP.

Leituras recomendadas

Bernard S, Whittom F, Leblanc P, Jobin J, Belleau R, Bérubé C, et al. Aerobic and strength training in patients with chronic obstructive pulmonary disease. Am J Respir Crit Care Med. 1999;159(3):896-901.

Casaburi R, Patessio A, Ioli F, Zanaboni S, Donner CF, Wasserman K. Reductions in exercise lactic acidosis and ventilation as a result of

QUADRO 44.7.1 → Guia prático para exercício físico durante programa de reabilitação pulmonar em pacientes com DPOC

PROGRAMA DE REABILITAÇÃO	RECOMENDAÇÕES
Duração	Pelo menos 7 a 8 semanas
Frequência	3x/semana (supervisão) 2x/semana (supervisão) e 1x/domiciliar
Treinamento de resistência (MMII):	
Modalidade	Esteira ou cicloergômetro
Intensidade	60 a 75% da carga máxima atingida em teste incremental durante 30 minutos; ou atingir Borg 4 a 6 de dispneia
Treinamento de resistência (MMSS):	
Modalidade	Cicloergômetro de braço
Intensidade	60 a 75% da carga máxima atingida em teste incremental; ou atingir Borg 4 a 6 de dispneia
Treinamento de força (MMSS e MMII):	
Modalidade	Pesos livres
Intensidade	2 a 4 séries, 6 a 12 repetições, 50 a 85% de 1 RM
Treinamento intervalado (MMSS e MMII):	
Modalidade	Esteira ou cicloergômetro/pesos livres
Intensidade	Altas intensidades intercaladas com períodos de repouso ou exercícios de baixa intensidade

MMSS = membros superiores; MMII = membros inferiores; RM = repetição máxima.

exercise training in patients with obstructive lung disease. Am Rev Respir Dis. 1991;143(1):9-18.

Casaburi R, Porszasz J, Burns MR, Carithers ER, Chang RS, Cooper CB. Physiologic benefits of exercise training in rehabilitation of patients with severe chronic obstructive pulmonary disease. Am J Respir Crit Care Med. 1997;155(5):1541-51.

Maltais F, LeBlanc P, Jobin J, Bérubé C, Bruneau J, Carrier L, et al. Intensity of training and physiologic adaptation in patients with chronic obstructive pulmonary disease. Am J Respir Crit Care Med. 1997;155(2):555-61.

Maltais F, LeBlanc P, Simard C, Jobin J, Bérubé C, Bruneau J, et al. Skeletal muscle adaptation to endurance training in patients with chronic obstructive pulmonary disease. Am J Respir Crit Care Med. 1996;154(2 Pt 1):442-7.

Nici L, Donner C, Wouters E, Zuwallack R, Ambrosino N, Bourbeau J, et al. American Thoracic Society/European Respiratory Society statement on pulmonary rehabilitation. Am J Respir Crit Care Med. 2006;173(12):1390-413.

O'Shea SD, Taylor NF, Paratz J. Peripheral muscle strength training in COPD: a systematic review. Chest. 2004;126(3):903-14.

Porszasz J, Emtner M, Goto S, Somfay A, Whipp BJ, Casaburi R. Exercise training decreases ventilatory requirements and exercise-induced hyperinflation at submaximal intensities in patients with COPD. Chest. 2005;128(4):2025-34.

Puhan M, Schunemann H, Frey M, Scharplatz M, Bachmann L. How should COPD patients exercise during respiratory rehabilitation? Comparison of exercise modalities and intensities to treat skeletal muscle dysfunction. Thorax. 2005;60(5):367-75.

Ries AL, Bauldoff GS, Carlin BW, Casaburi R, Emery CF, Mahler DA, et al. Pulmonary rehabilitation: joint ACCP/AACVPR evidence-based clinical practice guidelines. Chest. 2007;131(5 Suppl):4S-42S.

Whittom F, Jobin J, Simard PM, Leblanc P, Simard C, Bernard S, et al. Histochemical and morphological characteristics of the vastus lateralis muscle in patients with chronic obstructive pulmonary disease. Med Sci Sports Exerc. 1998;30(10):1467-74.

44.8 Alternativas Cirúrgicas para o Tratamento do Enfisema Pulmonar

José J. Camargo
Tiago Noguchi Machuca

Introdução

O enfisema pulmonar é caracteristicamente uma doença de tratamento clínico. Entretanto, após inúmeros avanços não somente no campo da cirurgia torácica, mas também na compreensão das alterações fisiológicas decorrentes do enfisema, a literatura registra uma série de modalidades cirúrgicas idealizadas para pacientes bem selecionados.

> **ATENÇÃO**
>
> Com o acúmulo de experiência dos centros de referência na área, destacam-se três tipos de procedimento que possuem indicações e técnicas bem estabelecidas, sendo eles a bulectomia para enfisema bolhoso, a cirurgia redutora de volume pulmonar e o transplante de pulmão.

Cirurgia para enfisema bolhoso

A bolha enfisematosa é definida como um espaço com conteúdo aéreo, com pelo menos 1 cm de diâmetro, localizado no parênquima pulmonar. Quando a bolha se insufla e distende a ponto de ocupar pelo menos 30% do hemitórax, recebe a denominação de bolha gigante. No caso de pacientes com parênquima subjacente normal, acredita-se que a histopatologia envolva a destruição pulmonar por enfisema acinar distal (ou também chamado de enfisema parasseptal), caracterizado pelo envolvimento dos ductos e dos sacos alveolares. As áreas de destruição alveolar tendem a coalescer, formando então a bolha gigante. Quando o parênquima subjacente também é enfisematoso, a histopatologia pode seguir os padrões habituais do enfisema centrilobular em fumantes e panacinar em pacientes com deficiência de alfa$_1$-antitripsina.

A fisiopatologia do enfisema bolhoso é bastante discutida na literatura, mas as principais hipóteses contemplam a formação de um mecanismo de válvula com fluxo unidirecional de ar,[1,2] bem como a criação de áreas com fluxo preferencial de ar, em razão da alta complacência das áreas com parênquima destruído.[3]

Dentre as classificações do enfisema bolhoso, uma das mais utilizadas foi formulada por Reid[4] e data de 1967. O principal elemento em que se baseia tal classificação é a relação da bolha com o parênquima subjacente (QUADRO 44.8.1).

QUADRO 44.8.1 → Classificação de Reid quanto aos tipos de enfisema bolhoso

TIPO	CARACTERÍSTICAS
1	Raras bolhas ou nenhum septo, com pé de implantação fino e base de implantação pediculada.
2	Um conglomerado de bolhas de diferentes tamanho, com base de implantação mais ampla. O parênquima subjacente também costuma ser enfisematoso.
3	Um complexo enfisematoso amplo que envolve parte do lobo ou todo ele, com septações no seu interior.

Fonte: Reid.[4]

Indicações cirúrgicas

As indicações consensuais para a ressecção do enfisema bolhoso são as seguintes:

- → Bolha enfisematosa ocupando ≥ 30% do hemitórax
- → Parênquima subjacente normal
- → Paciente sintomático (dispneia)

O não preenchimento desses critérios torna a indicação questionável, apesar de o emprego da cirurgia para pacientes com bolhas gigantes com parênquima enfisematoso ou assintomáticos também encontrar defensores. Um dos principais argumentos a favor dessa conduta é apoiado por estudos como o de Boushy e colaboradores,[5] que realizaram o acompanhamento de 49 pacientes portadores de enfisema bolhoso. Com o seguimento radiológico disponível em 32 pacientes, ao longo de 10 anos, observou-se que o enfisema bolhoso tem uma clara tendência a progredir, com aumento da obstrução das vias aéreas, refletindo-se em piora clínica.[5]

O enfisema bolhoso também é passível de complicações características e que geralmente demandam tratamento cirúrgico.

A complicação mais frequente é a ocorrência de pneumotórax espontâneo secundário à ruptura da bolha. O escape aéreo é de grande volume e, por se tratar de uma região pulmonar com destruição parenquimatosa, raramente melhora com a simples drenagem fechada.

A infecção da bolha pode causar um quadro crônico semelhante a um abscesso pulmonar. Quando ocorre colonização da bolha por agente fúngico, como *Aspergillus fumigatus*, a manifestação clínica pode ser de hemoptise.

Por fim, a hiperinsuflação progressiva acarreta problemas mecânicos, com repercussão hemodinâmica, nos casos mais graves.

Avaliação pré-operatória

A avaliação pré-operatória dos candidatos a bulectomia é fundamental, uma vez que tem por objetivo selecionar os pacientes com o melhor potencial de benefício ao mesmo tempo em que obrigatoriamente deve apontar para lesões em outros órgãos que poderiam inviabilizar uma cirurgia segura. Apesar da experiência inicial negativa em pacientes com *cor pulmonale*, hipoxemia, hipercapnia e bronquite crônica, esses achados não mais figuram como contraindicação absoluta para o tratamento cirúrgico do enfisema bolhoso.

Na avaliação respiratória, dois exames merecem destaque: a espirometria e a tomografia computadorizada (TC). A espirometria avalia muito mais a situação do parênquima subjacente do que o comprometimento da função pulmonar pela bolha. Entretanto, acredita-se que, naqueles pacientes em que a bolha ocupe mais do que 30% do hemitórax e o pulmão restante seja normal, possa haver, sim, uma correlação entre o tamanho da bolha, o decréscimo no volume expiratório forçado no primeiro segundo (VEF$_1$) e, consequentemente, o seu ganho funcional pós-operatório.[6]

Naqueles pacientes em que o parênquima pulmonar já apresente dano significativo por enfisema, a espirometria ajuda a detectar uma população que se assemelha àquela da cirurgia redutora de volume. Nesses casos, os ganhos são semelhantes aos obtidos com a cirurgia redutora formal. Todavia, os riscos e as complicações pós-operatórias saltam do patamar da "simples" bulectomia para índices próximos aos descritos para aquele procedimento.[7,8]

Com o notável avanço nas técnicas de imagem, a radiografia de tórax atualmente tem utilidade apenas como exame inicial em que a bolha é detectada, além de avaliar a sua progressão quando filmes antigos estiverem disponíveis. É a TC que fornece informações mais detalhadas a respeito do tamanho da bolha, sua localização, grau de compressão e grau de comprometimento do parênquima pulmonar restante.

Ocasionalmente, a TC de tórax é solicitada para avaliar o parênquima pulmonar adjacente a uma câmara pleural de pneumotórax espontâneo secundário à doença pulmonar obstrutiva crônica (DPOC). A identificação de parênquima adjacente normal ou relativamente preservado é fundamental para a perspectiva terapêutica com vistas à recuperação funcional **(FIGURA 44.8.1)**.

Todos esses dados são cruciais para a definição da estratégia cirúrgica. Técnicas de imagem adicionais, como a cintilografia de perfusão pulmonar, raramente são necessárias, sendo reservadas para casos específicos como, por exemplo, em pacientes com doença bolhosa e evidências de enfisema grave no pulmão subjacente, com indicação eventual de bulectomia com cirurgia redutora de volume pulmonar.

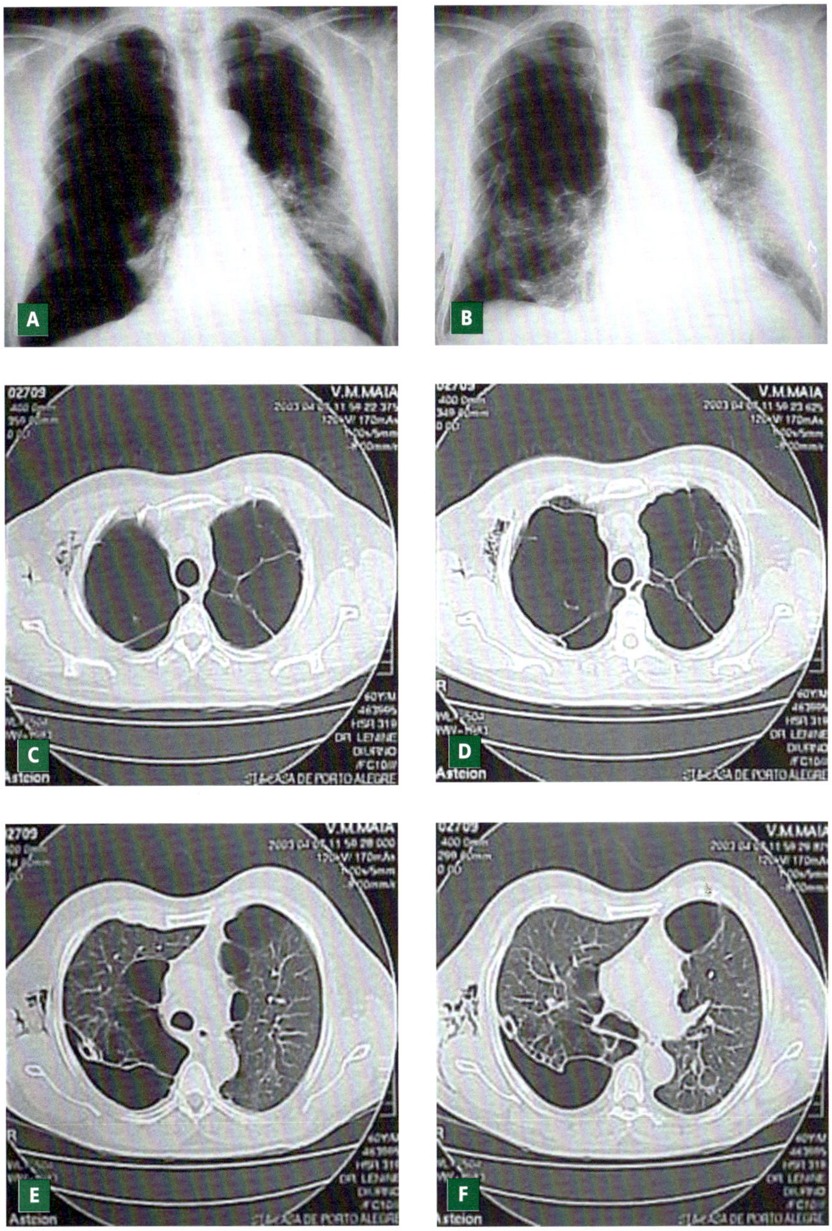

FIGURA 44.8.1 → Paciente masculino, 59 anos, grande fumante, apresentando um pneumotórax espontâneo à direita (A). Com a drenagem pleural, a reexpansão pulmonar é apenas parcial (B) e a tomografia computadorizada de tórax mostra grande quantidade de bolhas, especialmente à direita (C, D, E, F).

pleural. Caso contrário, o espaço residual, principalmente quando associado à frequente fuga aérea, fornece o substrato ideal para o empiema pós-ressecção pulmonar. Para evitar isso, a preservação de pequenas áreas com enfisema é até preferível para permitir a total ocupação da cavidade torácica. Quando, apesar de todos os esforços, essa situação não ocorrer, pode-se dispor de alternativas como a tenda pleural, a anestesia transitória do nervo frênico ou ainda o pneumoperitônio.

Resultados

Em casos bem selecionados, o ganho funcional do paciente tende a ser surpreendente. Na série clássica de Fitzgerald e colaboradores,[6] 84 pacientes foram submetidos a tratamento cirúrgico para enfisema bolhoso. A mortalidade operatória foi de 2,1%. Aqueles pacientes com bolhas ocupando mais de 50% da cavidade torácica e com pulmão subjacente normal tiveram os maiores ganhos de função (aumento do VEF_1 de 50 a 200%). Os pacientes com bolhas ocupando menos de 30% do hemitórax, bronquite crônica ou enfisema difuso apresentaram os piores resultados.

A metanálise de Snider,[7] agregando os resultados de 22 estudos prévios, permitiu traçar importantes conclusões. A maioria dos pacientes se apresentava com dispneia e possuía bolhas do tipo II e III de Reid. Bolhas do tipo I são infrequentes.

Os principais fatores relacionados com o desfecho são o tamanho da bolha, a presença de compressão pulmonar e o grau de comprometimento do parênquima restante. Aqueles pacientes com bolhas menores do que um terço do hemitórax, com pouco comprometimento clínico ou ainda com o parênquima restante muito enfisematoso apresentaram melhora muito discreta. Os melhores resultados foram obtidos naqueles pacientes com bolhas gigantes causando atelectasia compressiva de parênquima pulmonar sadio, principalmente quando havia perda funcional, expressa por um VEF_1 menor do que 50% do previsto. Os principais ganhos observados se referem à melhora gasométrica da hipoxemia e da hipercapnia. Ganhos objetivos em provas de função pulmonar costumam ser pequenos.

Na casuística da Washington University, já com a aplicação dos critérios de seleção modernos (todos pacientes sintomáticos com dispneia limitante, com bolhas gigantes e evidência de compressão do parênquima pulmonar), 43 pacientes foram operados, com apenas um caso de mortalidade operatória.[15] Reforçando a importância da fuga aérea prolongada em qualquer paciente enfisematoso, essa complicação ocorreu em não menos do que 53% dos casos. A sobrevida em cinco anos foi de 89%, e o ganho funcional pôde ser demonstrado por espirometria: o VEF_1 médio de 34 aumentou para 55% em seis meses e 49% em três anos. Esses excelentes resultados ressaltam a importância da seleção criteriosa dos pacientes para o procedimento.

Outro estudo interessante que merece destaque foi publicado por Palla e colaboradores.[16] Ao contrário da maioria, os autores realizaram uma análise prospectiva e com seguimento mais longo, de cinco anos. Com 41 pacientes incluídos, as mortalidades em um e cinco anos foram de 7,3 e 12,2%, respectivamente. Entretanto, quando analisaram à parte o grupo de 18 pacientes com enfisema bolhoso e enfisema difuso associado, a mortalidade em cinco anos foi de 27,8%. Clinicamente, os pacientes apresentaram melhora progressiva nos escores de dispneia até o quarto ano, havendo uma piora nesses quesitos ao atingir o quinto ano. Contudo, essa piora ainda fica longe do valor basal relatado no pré-operatório. Com relação à espirometria, o VEF_1 atinge seus valores máximos com dois anos após o procedimento, sendo que após esse período existe algum declínio (novamente, apesar dessa piora, os valores ainda ficam longe dos basais pré-cirurgia).

Cirurgia redutora de volume pulmonar

A história da cirurgia redutora de volume pulmonar é relativamente recente. Dentre várias modalidades cirúrgicas idealizadas com o intuito de tratar pacientes com enfisema difuso, a cirurgia redutora de volume pulmonar foi a única que sobreviveu a investigações científicas como possuindo benefício comprovado em pacientes selecionados. Modalidades como costocondrectomia e manipulação do nervo frênico atualmente possuem apenas valor histórico.[17,18]

A proposta inicial da cirurgia redutora de volume pulmonar data de 1957 e é creditada a Otto Charles Brantigan.[19] Com base em observações prévias com uma série de pacientes com enfisema bolhoso, ele começou a empregar a redução de volume em pacientes com enfisema difuso. Através de uma toracotomia unilateral, realizava ressecção de áreas periféricas de parênquima pulmonar claramente enfisematoso e hiperinsuflado. O procedimento ainda associava uma extensa denervação hilar com o objetivo de reduzir a produção de secreções brônquicas. De acordo com Brantigan e colaboradores,[19] a redução do volume pulmonar permitiria uma recuperação da retração elástica do pulmão, situação que impediria o colapso alveolar durante a expiração. Apesar da melhora global em 75% dos pacientes, resultados mais quantitativos não foram apresentados. Essa incerteza de benefício, somada à mortalidade operatória de 16%, rendeu duras críticas quando o autor apresentou sua experiência em um simpósio de enfisema em 1958.

Esse cenário negativo começou a ser modificado quando Joel Cooper observou dois fenômenos importantes em pacientes submetidos a transplante pulmonar:[20]

- Primeiro, a restauração da caixa torácica a padrões quase normais era observada após o transplante bilateral em pacientes com enfisema. A distensão da parede torácica e dos espaços intercostais diminui, assim como o diafragma adota uma posição mais curva. Essas mesmas modificações eram observadas em menor grau, inclusive no lado do pulmão nativo, em pacientes submetidos a transplante unilateral.
- Segundo, nos casos de transplante pulmonar unilateral por enfisema, o pulmão nativo, a despeito da avançada destruição parenquimatosa, invariavelmente conseguia manter estabilidade respiratória durante o implante sem a necessidade de circulação extracorpórea. Com essa fun-

damentação, o grupo da Washington University realizou a cirurgia redutora de volume pulmonar em 20 pacientes e promoveu uma extensa documentação objetiva dos resultados.[21] A técnica descrita preconizava a remoção de 20 a 30% de parênquima pulmonar de cada lado através de uma esternotomia mediana. O parênquima era ressecado com o auxílio de grampeadores mecânicos. Após a experiência inicial mostrar que havia importante escape aéreo através dos orifícios criados pelos grampos, o grupo começou a utilizar um revestimento das cargas com pericárdio bovino. Com nenhum caso de óbito hospitalar e quatro reintervenções por escape aéreo prolongado, os pacientes obtiveram melhora nas provas de função pulmonar (melhora média de 82%), na necessidade de oxigenoterapia, no teste da caminhada dos seis minutos e em escores de dispneia e questionários de qualidade de vida. Trinta e sete anos após o estudo inicial de Brantigan e colaboradores,[19] a mortalidade nula e os benefícios muito mais detalhados e convincentes retomam as discussões sobre a cirurgia redutora de volume pulmonar.

Pode-se dizer que o estudo de Cooper[20] representou o renascimento da cirurgia redutora de volume pulmonar e, apesar do número pequeno de pacientes e do seguimento médio de apenas seis meses, várias equipes começaram a empregar o procedimento clinicamente e em larga escala.

O grande número de candidatos potenciais, as complicações frequentes com morbimortalidade elevada, a realização indiscriminada em centros sem infraestrutura para a alta complexidade e, em especial, a perspectiva de gastos exorbitantes impuseram ao governo dos Estados Unidos, através do National Heart Lung and Blood Institute e do Center for Medicare and Medicaid Services, a organização de um ensaio clínico randomizado (National Emphysema Treatment Trial) comparando a cirurgia em questão com o tratamento clínico otimizado, amparado em muito na reabilitação pulmonar.

Bases fisiológicas da cirurgia redutora de volume pulmonar

Existem vários mecanismos responsáveis pela melhora da função pulmonar. Entretanto, os mais estudados se referem ao National Emphysema Treatment Trial (NETT).

O NETT[22] tinha por objetivo comparar a cirurgia redutora de volume pulmonar com o melhor tratamento clínico em termos de aumento de sobrevida e melhora da função pulmonar, da capacidade de exercício e da qualidade de vida. Critérios de inclusão e de exclusão do NETT estão listados no **QUADRO 44.8.2**. O braço clínico do estudo oferecia estratégias de cessação do tabagismo, broncodilatadores, oxigenoterapia, vacinação para influenza e pneumococo e programa de reabilitação pulmonar. Os pacientes do braço cirúrgico foram submetidos a ressecção de 20 a 35% do parênquima pulmonar de cada hemitórax com o auxílio de sutura mecânica. A cobertura da linha de sutura com proteção de pericárdio bovino e a via de acesso (por esternotomia mediana ou cirurgia videoassistida bilateral) ficavam a critério de cada centro. Além disso, todos os pacientes do estudo participaram de um programa de reabilitação por 6 a 10 semanas antes da randomização. Com 608 pacientes randomizados para tratamento cirúrgico e 610 para tratamento clínico, os resultados a curto prazo foram publicados em 2002. Apesar de uma mortalidade em 90 dias mais elevada para o grupo cirúrgico (7,9 % vs. 1,3%), os índices se equivaliam após esse período. As melhoras da capacidade de exercício, do teste de caminhada dos seis minutos e do VEF_1 foram todas significativamente maiores no grupo submetido à cirurgia.

À medida que os dados eram coletados e as análises preliminares realizadas, pôde-se destacar um grupo de pacientes de alto risco para a cirurgia redutora.[23] Os fatores que diferenciavam esse grupo foram VEF_1 menor do que 20%, difusão de CO menor do que 20% e um padrão de enfisema homogêneo.[23] Dos 70 pacientes com essas características submetidos a cirurgia redutora, 16% morreram em 30 dias. A partir desses resultados, o grupo do NETT passou a considerar essas características como critérios de exclusão.

QUADRO 44.8.2 → Principais critérios de inclusão e exclusão do NETT

Inclusão

- História e exame físico consistentes com enfisema
- Tomografia de tórax compatível com enfisema bilateral
- CPT pré-reabilitação pós-broncodilatador ≥ 100%
- VR pré-reabilitação pós-broncodilatador ≥ 150%
- VEF_1 pré-reabilitação pré e pós-broncodilatador ≤ 45%
- Pré-reabilitação de $PaCO_2$ ≤ 55 mmHg e de PaO_2 ≥ 45 mmHg
- IMC ≤ 31,1 em homens e ≤ 32,3 em mulheres
- Cessação do tabagismo há quatro meses
- Completar o programa de reabilitação

Exclusão

- VEF_1 ≤ 20% pós-reabilitação + DLCO ≤ 20% ou enfisema homogêneo*
- Evidência tomográfica de enfisema difuso não passível de cirurgia
- Doença pleural ou intersticial que impeça a cirurgia
- Bolha gigante (maior ou igual a um terço do pulmão ipsilateral)
- Bronquiectasias significativas
- Nódulo pulmonar com indicação cirúrgica
- Lobectomia ou esternotomia prévias
- Infarto agudo do miocárdio ou insuficiência cardíaca há seis meses com FE < 45%
- Hipertensão pulmonar (média ≥ 35 mmHg, sistólica ≥ 45 mmHg no cateterismo)
- Cateterismo necessário caso sistólica ≥ 45 mmHg no ecocardiograma
- Uso de corticoide sistêmico em dose equivalente a 20 mg/dia de prednisona
- Infecções respiratórias de repetição com produção significativa de escarro
- Doença sistêmica ou neoplásica que comprometa a evolução
- Teste da caminhada dos seis minutos com distância ≤ 140 m pós-reabilitação

CPT = capacidade pulmonar total; VR = volume residual; VEF_1 = volume expiratório forçado no primeiro segundo; IMC = índice de massa corporal; DLCO = difusão de monóxido de carbono; FE = fração de ejeção.

*Critérios incluídos em maio de 2001.

Fonte: National Emphysema Treatment Trial Research Group.[22]

Na tentativa de destacar fatores preditores de resposta ao tratamento proposto, os investigadores estratificaram os participantes em quatro grupos de acordo com duas características: a presença ou não de enfisema heterogêneo do lobo superior e a capacidade de exercício (considerada como alta ou baixa a partir de um ponto de corte de 25 Watts para mulheres e de 40 Watts para homens).

Pacientes sem enfisema predominante no lobo superior e com alta capacidade de exercício apresentaram maior mortalidade e nenhum benefício adicional em termos de capacidade de exercício ou qualidade de vida quando submetidos a cirurgia redutora. Pacientes sem enfisema predominante no lobo superior e com baixa capacidade de exercício não demonstraram diferença em termos de mortalidade ou melhora na capacidade de exercício, mas houve melhora na qualidade de vida desses pacientes quando randomizados para cirurgia. No caso de pacientes com doença predominante no lobo superior e alta capacidade de exercício, a cirurgia redutora conferiu melhora na qualidade de vida e na carga de exercício máxima atingida. O último grupo foi o que demonstrou os melhores resultados após a cirurgia: pacientes com doença predominante no lobo superior e baixa capacidade de exercício tiveram não somente melhorias na qualidade de vida e na capacidade de exercício, mas também um aumento na sobrevida quando comparados com pacientes que receberam tratamento clínico otimizado. Interessantemente, esses benefícios se mantiveram até o seguimento por cinco anos.

Após uma análise de custo-benefício, as agências de saúde norte-americanas liberaram a cobertura da cirurgia redutora para pacientes sem critérios de alto risco e com enfisema predominante nos lobos superiores ou enfisema não predominante nos lobos superiores, porém com baixa capacidade de exercício.

Em uma análise de morbimortalidade dos pacientes submetidos a cirurgia que não faziam parte do grupo de alto risco previamente descrito, obteve-se uma mortalidade operatória de 5,5%, com 29,8% de complicações pulmonares.[23] O fator associado à maior mortalidade foi a presença de enfisema não predominante no lobo superior, ao passo que idade avançada, menor VEF_1 e menor difusão de CO estiveram mais associados a morbidade respiratória.

Portanto, o NETT[22] mostrou, de forma consistente, que a cirurgia redutora de volume pulmonar possui indicações precisas e que, com base em critérios de seleção bem estabelecidos, pode-se realizar o procedimento com resultados bastante favoráveis.

Seleção dos candidatos: avaliação funcional

Para ser considerado um candidato adequado à cirurgia redutora de volume pulmonar, o paciente deve apresentar o seguinte perfil funcional:

- VEF_1 pós-broncodilatador entre 20 e 35% do previsto
- Pressão média na artéria pulmonar < 35 mmHg e pressão sistólica na artéria pulmonar < 45 mmHg
- $PaCO_2$ < 55 mmHg
- Difusão de CO > 20 a 25% do previsto
- Volume residual > 150% do previsto
- Teste da caminhada dos seis minutos > 250 a 300 m

O recente estabelecimento desses critérios funcionais representou um importante avanço na seleção dos melhores candidatos. O VEF_1 deve ser menor do que 35%, uma vez que valores acima desse patamar geralmente representam uma condição funcional compatível com atividade física razoável. Entretanto, deve ser maior do que 20%, pois valores inferiores sugerem um dano pulmonar tão acentuado que haveria uma quantidade muito pequena de parênquima viável capaz de manter a função respiratória no pós-operatório. Pacientes com esse grau de obstrução devem ser avaliados para transplante pulmonar.[24]

Hipercapnia e difusão de CO inferior a 20% também representam fatores de mau prognóstico em cirurgia redutora. A hipertensão pulmonar é incomum em pacientes com DPOC, de modo que uma pressão média na artéria pulmonar superior a 35 mmHg em geral representa um marcador severo de gravidade da doença e dificilmente será uma contraindicação isolada ao procedimento. O volume residual acima de 150% do previsto revela de maneira inequívoca a hiperinsuflação do parênquima pulmonar. O teste da caminhada dos seis minutos é uma forma relativamente simples de avaliar a capacidade cardiopulmonar. Uma análise dos primeiros 47 pacientes submetidos a cirurgia redutora no Massachusetts General Hospital mostrou que os principais preditores de permanência hospitalar prolongada e de mortalidade foram um teste da caminhada dos seis minutos com distância inferior a 200 m e uma pCO_2 igual ou superior a 45 mmHg no pré-operatório.[25]

A avaliação cardíaca deve receber atenção especial, uma vez que muito se progrediu a respeito do conhecimento das repercussões sistêmicas da DPOC e do seu comprometimento do coração.[26] Exames cardiológicos como ecocardiograma em repouso, avaliação de estresse com dipiridamol e teste de esforço podem ser inviáveis em pacientes com DPOC em função da hiperinsuflação da caixa torácica, do risco de broncospasmo e da incapacidade de realizar exercício até uma frequência cardíaca desejada, respectivamente. A cintilografia de perfusão miocárdica com tálio e a cinecoronariografia devem ser consideradas nesses casos. Embora os pacientes com morbidade cardiológica significativa tenham sido excluídos no NETT,[22] uma revisão[27] recente mostra uma interessante abordagem a esse tipo de paciente. Com resultados animadores e em casos muito bem selecionados, realizou-se a revascularização do miocárdio através de uma esternotomia e, após a reversão da anticoagulação requerida pela circulação extracorpórea, procedeu-se à redução do volume pulmonar no mesmo tempo anestésico e pela mesma incisão.[27] Portanto, doença coronariana isolada não figura como contraindicação absoluta à cirurgia redutora, devendo ser avaliada a particularidade de cada caso.

Seleção dos candidatos: avaliação por imagem

As radiografias de tórax em inspiração e expiração forçada ilustram a notada incapacidade dos pulmões de expelirem o ar aprisionado nas unidades respiratórias terminais. Todavia, o método de imagem que mais auxilia na seleção dos candidatos e na escolha da estratégia operatória é a TC de alta resolução.

Entre os dados fornecidos pela TC, os de maior validade são a distribuição e a gravidade do enfisema. Para tanto, utiliza-se um protocolo que obtém imagens durante a inspiração máxima e divide o pulmão, do ápice até sua base, em três regiões. Um radiologista experiente então avalia cada região e a classifica de acordo com a extensão do enfisema (escala de 0 a 4, onde 0 significa ausência de enfisema e 4 significa presença de enfisema em mais de 75% da área estudada). O enfisema é denominado heterogêneo quando existe diferença em pelo menos duas das três áreas analisadas de um pulmão.[28,29]

Pacientes com enfisema composto por bolhas maiores são maus candidatos visto que a aerostasia nesses casos pode se tornar uma tarefa quase inatingível. O enfisema heterogêneo predominante nas bases (geralmente pacientes com deficiência de alfa$_1$-antitripsina) também representa um fator de mau prognóstico.

Com os avanços da tomografia helicoidal, é possível realizar a volumetria pulmonar. Por meio de programas digitais, também é possível determinar as áreas que apresentam maior aprisionamento aéreo associando uma cor específica ao ar. Essas contribuições da tomografia são fundamentais para se eleger quais áreas de parênquima pulmonar serão ressecadas (FIGURA 44.8.3).

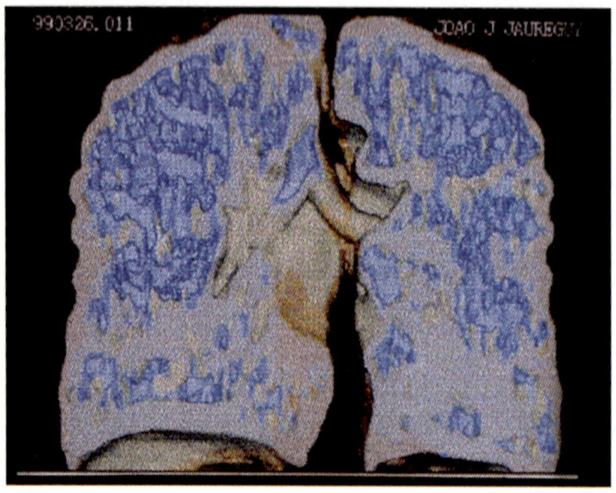

FIGURA 44.8.3 → Áreas de alçaponamento de ar coradas em azul na tomografia computadorizada helicoidal em expiração.

A cintilografia de perfusão pulmonar também fornece uma representação gráfica das regiões mais afetadas. Contudo, é muito provável que, com a disponibilidade de programas de computação gráfica, a tomografia substitua esse método de imagem, pois não somente determina as regiões mais afetadas pelo enfisema, mas também estima o grau de destruição do parênquima (FIGURA 44.8.4).

Contraindicações

Uma vez que se trata de procedimento de risco, mas sobretudo por abordar uma população com um estado funcional muito comprometido e frequentemente com importantes comorbidades, a avaliação do candidato à cirurgia redutora de volume pulmonar deve atentar para a exclusão de contraindicações.

Apesar de não figurar como contraindicação absoluta, os riscos da cirurgia dificilmente se justificam em pacientes acima dos 75 anos. Além disso, muitas vezes essa população especial apresenta outros fatores que pesam no momento da indicação.

> **ATENÇÃO**
>
> Fumantes ativos devem ser encaminhados para programas de cessação do tabagismo e considerados para a cirurgia somente após um período de seis meses de abstinência. Além de contribuir para reduzir a morbidade pós-operatória de forma significativa, a cessação do tabagismo pode trazer melhora importante na função pulmonar, a ponto de alguns pacientes, com esta simples medida, ocasionalmente ultrapassarem a indicação da cirurgia.[30]

Pacientes com obesidade ou desnutrição não são bons candidatos para a cirurgia, indicando a correção do distúrbio nutricional no pré-operatório. Pacientes com deformidades acentuadas da coluna vertebral, como cifose ou escoliose, também não apresentam os ganhos funcionais esperados. Essa situação ocorre porque a modificação da posição do diafragma não traz tantos benefícios em uma caixa torácica deformada.

As aderências causadas por cirurgia torácica prévia podem transformar a tentativa de redução cirúrgica do volume

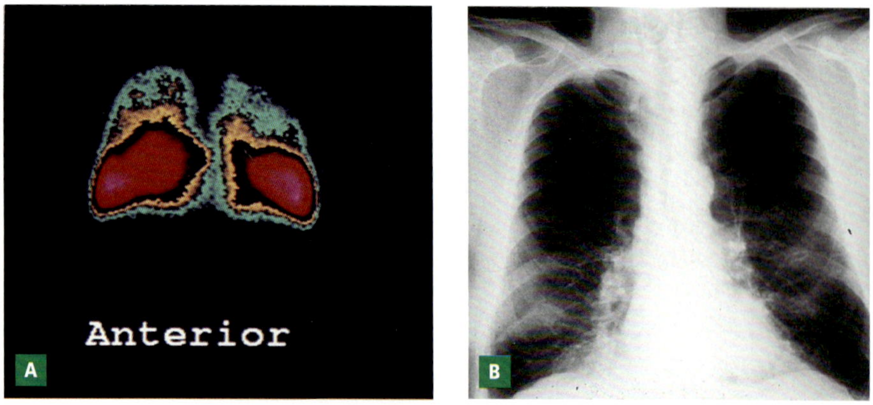

FIGURA 44.8.4 → Cintilografia perfusional, confirmando as áreas enfisematosas sugeridas pela radiografia de tórax.

pulmonar em uma verdadeira catástrofe, uma vez que sua liberação invariavelmente resulta em laceração do parênquima pulmonar enfisematoso, com um risco enorme de escape aéreo prolongado.

Apesar de alguns poucos grupos realizarem a cirurgia em pacientes com enfisema homogêneo, essa condição foi listada pelo NETT como de alto risco de mortalidade. Por essa razão, pacientes que não possuam enfisema heterogêneo predominante em lobos superiores são desconsiderados para a cirurgia.[22,31]

Uma importante exceção para essa regra diz respeito a pacientes com deficiência de alfa$_1$-antitripsina. Esses pacientes frequentemente desenvolvem doença pulmonar avançada antes dos 50 anos de idade, de forma que uma terapia que possa postergar o transplante por alguns anos contribuirá muito para prolongar a sobrevida. Os dados do NETT[22] não permitem conclusões quanto a essa condição, uma vez que ela esteve presente em apenas 1,3% de toda a população estudada e resultados específicos não foram divulgados.

Uma metanálise recente mostrou que existem 66 pacientes com deficiência de alfa$_1$-antitripsina submetidos a cirurgia redutora relatados na literatura, com melhoras substanciais em termos de dispneia, teste da caminhada dos seis minutos e provas de função pulmonar.[32] Caracteristicamente, não há correlação entre a melhora clínica e o ganho espirométrico nessa população, uma observação que fortalece o papel da hiperinsuflação pulmonar na sensação de dispneia. De qualquer modo, o benefício funcional da redução de volume na população com deficiência de alfa$_1$-antitripsina é fugaz, com o paciente retornando à condição basal depois de alguns anos. Todavia, não se pode ignorar o significado positivo dessa postergação, especialmente considerando-se que tais pacientes estão a 20 ou 25 anos da idade-limite para o transplante e a redução de volume pode significar uma ponte para o procedimento definitivo.

Uma questão fundamental para obtenção de bons resultados é a avaliação da doença de base do paciente. Aqueles com componente bronquítico exuberante ou com broncospasmo de difícil controle são péssimos candidatos, com elevado risco de exacerbações pós-operatórias. Portanto, esses pacientes, a exemplo daqueles com DPOC associada a bronquiectasias, não devem ser submetidos a cirurgia redutora.

Questões como incapacidade de acompanhamento ambulatorial, impossibilidade de realizar um programa de reabilitação pulmonar e necessidade de ventilação mecânica também figuram como contraindicações ao procedimento.

O preparo do paciente

> **ATENÇÃO**
>
> A real vontade do paciente de se submeter a um tratamento que demandará reabilitação pré e pós-operatória, além de procedimento cirúrgico e permanência em unidade de terapia intensiva, deve ser cuidadosamente avaliada. Uma estrutura hospitalar diferenciada para auxiliar em todos os passos desde o preparo até o acompanhamento relativo à cirurgia redutora de volume também é imprescindível.

Um aspecto muito importante é a reabilitação nutricional, visando prevenir os riscos de procedimentos cirúrgicos agressivos em pacientes desproteinizados.

Caso o paciente preencha os critérios de indicação, inicia-se um programa de reabilitação que se estende por um período de 6 a 10 semanas. O objetivo desse programa é atingir a melhor condição clínica possível para que o paciente possa se submeter ao estresse cirúrgico com menores índices de morbidade e mortalidade. Como descrito pelo NETT,[23] o programa de reabilitação ainda pode detectar pacientes que foram erroneamente considerados bons candidatos na avaliação inicial ou, de maneira interessante, melhorar tanto a capacidade de exercício a ponto de ficarem satisfeitos com a nova condição adquirida e não mais desejarem o procedimento cirúrgico.

O tratamento clínico da DPOC deve ser otimizado. A eficácia de uma combinação de broncodilatadores de longa duração com corticoides inalatórios deve ser avaliada. Em especial, regimes com tiotrópio inalatório associado a salmeterol-fluticasona inalatório já foram estudados previamente com bons resultados.[32] Por todos os seus efeitos deletérios, sobretudo em um paciente que se submeterá ao estresse metabólico de uma cirurgia sobre parênquima pulmonar bastante comprometido, os corticoides sistêmicos devem ser reduzidos à menor dose possível. Aceitam-se para a avaliação cirúrgica pacientes em uso de uma dose equivalente a 20 mg/dia de prednisona. A avaliação do NETT destacou a repercussão negativa dos corticoides sistêmicos no pós-operatório da cirurgia redutora, mostrando que pacientes nessa condição apresentaram um índice de complicações cardiovasculares significativamente maior.[24]

Um dado importante em nossa experiência de 146 pacientes operados é que um grupo significativo de pacientes encaminhados para avaliação cirúrgica estava na verdade sendo subtratado para DPOC.

Em vários dos pacientes, depois de otimizado o tratamento clínico e corrigidos os problemas como sinusite, traqueobronquite, uso inadequado de broncodilatadores ou corticoides e eventualmente refluxo gastresofágico, os novos valores das provas funcionais tornaram-se superiores àqueles recomendados para a indicação da cirurgia redutora.

Cuidados anestésicos

É fundamental que haja uma boa interação com a equipe anestésica para obtenção de sucesso com a cirurgia redutora. O controle da dor inicia-se na sala de cirurgia e deve incluir a colocação de um cateter peridural torácico para analgesia em bomba de infusão contínua, preferencialmente com ropivacaína e fentanil. O círculo vicioso de dor, tosse ineficaz, retenção de secreções, infecção pulmonar e insuficiência respiratória aguda pode comprometer de modo significativo o desfecho pós-operatório.

Os candidatos à cirurgia redutora possuem doença pulmonar avançada e um elevado risco para infecções respiratórias. Além disso, esses pacientes geralmente apresentam algum grau de imunossupressão decorrente da idade e do uso crônico de corticoides. Por esses motivos, a via aérea deve ser manejada de forma asséptica em todos os momentos, de modo semelhante aos pacientes do transplante pulmonar.

A estratégia ventilatória também merece comentários. A ventilação com volume corrente elevado e com tempo expiratório curto antes da abertura da cavidade torácica pode ocasionar choque circulatório obstrutivo, uma vez que a hiperinsuflação do pulmão pode levar a tamponamento cardíaco. Para evitar essa ocorrência, volumes correntes de 7 a 8 mL/kg devem ser utilizados com uma relação inspiração:expiração de 1:3.

Como o trauma da pressão positiva da ventilação mecânica sobre a linha de sutura do parênquima pulmonar pode contribuir para o tão temido escape aéreo prolongado, todos os esforços devem ser empregados para extubar o paciente na sala de cirurgia. Para tanto, a administração de anestésicos halogenados deve ser interrompida uma hora antes do término do procedimento. A anestesia intravenosa com agentes de curta duração facilita muito essa tarefa.

Estratégia cirúrgica

Existem várias vias de acesso que podem ser empregadas para realizar a cirurgia redutora de volume pulmonar. Entre elas, destacam-se a esternotomia mediana (popularizada pelo estudo inicial de Cooper),[21] a videotoracoscopia e a toracotomia bilateral.

Durante a realização do NETT, uma comparação quanto à abordagem por esternotomia ou por videocirurgia também foi realizada. Não foram observadas diferenças significativas em termos de mortalidade em 90 dias (5,9 vs. 4,6%), complicações intraoperatórias (7 vs. 13,8%) ou complicações pós-operatórias (58,4 vs. 52%). Os resultados funcionais após um e dois anos também foram semelhantes. Entretanto, o tempo de internação hospitalar foi um dia menor para os pacientes do grupo da cirurgia minimamente invasiva, e o número de pacientes que haviam retornado às suas atividades habituais após um mês de pós-operatório foi 10,4% maior.[24] Em nosso entendimento, a principal limitação da esternotomia mediana reside na dificuldade de se liberar eventuais aderências pleurais.

Quanto à opção pela realização do procedimento bilateral ou unilateral, os defensores da primeira abordagem argumentam que os ganhos fisiológicos são muito maiores e fundamentais para que o paciente suporte o trauma cirúrgico. Já os entusiastas da segunda abordagem destacam que os ganhos funcionais com a cirurgia redutora geralmente se perdem após dois a três anos, havendo então a possibilidade de uma nova abordagem contralateral com o objetivo de prolongar os benefícios e postergar o transplante.

A indicação do procedimento unilateral é absoluta quando o enfisema é muito heterogêneo e assimétrico, existe cirurgia torácica ou pleurodese contralateral prévia, neoplasia no pulmão a ser ressecado, complicação intraoperatória no primeiro lado que impeça o prosseguimento para o outro ou, ainda, no caso peculiar de paciente com enfisema submetido previamente a transplante unilateral que apresenta hiperinsuflação acentuada do pulmão nativo.

Após a escolha da via de acesso e do lado a ser abordado, a cirurgia em si consiste na remoção de cerca de 30% do volume pulmonar através da ressecção de 4 a 5 cunhas da superfície pulmonar envolvendo as áreas mais afetadas (previamente identificadas por tomografia ou cintilografia perfusional ou, ainda, detectadas no intraoperatório).

A ressecção pulmonar se faz com o auxílio de um grampeador linear, o qual pode ou não ter a sua superfície de grampos reforçada por pericárdio bovino. Uma análise prévia comparou essas duas situações com base na randomização de 123 pacientes e demonstrou uma redução no tempo de internação em 2 a 3 dias no grupo do pericárdio bovino. No entanto, o custo adicional do pericárdio bovino tornou os gastos finais equivalentes.[33] No NETT, apenas 4,7% dos pacientes não receberam reforço na linha de sutura, dificultando a comparação dos resultados.

Apesar da hiperinsuflação decorrente do enfisema, é necessário cautela para não se realizar uma ressecção muito extensa, de modo que o pulmão remanescente não preencha toda a cavidade pleural. Caso isso ocorra, uma opção razoável é o descolamento da pleura parietal apical com cuidado para formar uma tenda pleural.

Complicações pós-operatórias

A persistência do escape aéreo após o sétimo dia pós-operatório continua sendo a complicação mais frequente da cirurgia redutora, inclusive nos casos em que se emprega o reforço na linha de sutura com pericárdio bovino ou politetrafluoretileno (PTFE). No estudo inicial de Cooper[21] em 1995 e na sua sequência em 2003,[34] essa ocorrência foi registrada em 11 de 20 e 113 de 250 pacientes, respectivamente. A preocupação é maior quando o pulmão não ocupa toda a cavidade e existe uma câmara de ar residual. Nessa situação, existe o risco de infecção pleural, que é maior em pacientes com contaminação da via aérea. Além do escape aéreo prolongado, complicações respiratórias como pneumonia, reentubação, necessidade de traqueostomia ou ventilação mecânica prolongada não são incomuns.

A drenagem pleural em aspiração contínua só tem sentido no caso de espaço pleural residual. É importante destacar que, caso a radiografia pós-operatória não mostre uma câmara de pneumotórax, o uso da aspiração contínua nos drenos é nocivo e somente perpetua a fístula alveolar, tornando-se uma barreira para a cicatrização. Com o intuito de diminuir o tempo de drenagem e estimular a formação de aderências pleuropulmonares, a pleurodese abrasiva ao final do procedimento tem sido realizada com frequência. A pleurodese química com tetraciclina pode ser utilizada em casos de escape aéreo inalterado após 5 a 6 dias de pós-operatório. Atenção especial deve ser empregada no momento da realização da pleurodese. O cirurgião deve ter em mente que o paciente pode ser um potencial candidato para transplante pulmonar no futuro e que uma pleurectomia extensa nesse caso pode dificultar muito a pneumonectomia.

A experiência com 552 pacientes do NETT que possuíam dados detalhados a respeito do escape aéreo foi detalhada por DeCamp e colaboradores.[35] Esse grupo mostrou que 90% dos pacientes apresentaram escape aéreo no pós-operatório, com uma média de duração de sete dias. Pacientes com menor difusão de CO, predominância do enfisema nos lobos superiores e aderências pleurais no intraoperatório tiveram maior incidência e maior duração do escape aéreo. A raça branca, o uso de corticoides inalatórios e um VEF_1 menor também estiveram associados a um escape aéreo mais prolongado. No caso de pacientes com escape aéreo, a incidência de outras complicações foi maior (57 vs. 30%), assim como o tempo de internação, quase duas vezes maior (11,8 vs. 6,5 dias).

Na avaliação dos pacientes do NETT, Naunheim e colaboradores[24] destacaram uma mortalidade de 5,5%, com morbidade pulmonar de 29,8% e cardíaca de 20%. Um fator independentemente relacionado com mortalidade na análise multivariada foi a não predominância do enfisema nos lobos superiores, enquanto idade avançada, VEF_1 e difusão de CO menores estiveram associados a complicações respiratórias e, finalmente, idade avançada, uso de corticoides sistêmicos e não predominância do enfisema nos lobos superiores foram preditores de complicações cardíacas.

Os resultados do NETT,[22] publicados em 2003, visavam responder algumas perguntas cruciais:

- Qual a população que realmente se beneficia da cirurgia de redução de volume?
- Quanto tempo dura o benefício?
- A cirurgia redutora de volume pulmonar aumenta a expectativa de vida do paciente com enfisema?
- Há vantagem em termos de qualidade de vida na população cirúrgica?
- A cirurgia videoassistida oferece alguma vantagem em relação à técnica aberta?

De todos os elementos estudados, ficou evidente que a distribuição do enfisema (apical ou basal) e a capacidade inicial de exercício (alta ou baixa) eram os elementos de maior impacto no resultado cirúrgico.

Todos os pacientes foram avaliados quanto à capacidade máxima de exercício (na bicicleta ergométrica com um aumento de 5 ou 10 W por minuto após três minutos pedalando, com o ergômetro iniciando em 0 W e o paciente respirando oxigênio a 30%).

Uma avaliação tomográfica de alta resolução permitiu que os pacientes fossem classificados quanto à distribuição de sua enfermidade em predominantemente apical, predominantemente basal ou uniforme, sendo que este último grupo foi excluído (**QUADRO 44.8.3**).

A análise dos grupos clínico (n = 610) e cirúrgico (n = 608), perfeitamente randomizados, e com um tempo de seguimento de 24 meses, permitiu as seguintes conclusões:

- A mortalidade nos dois grupos foi comparável no período de observação, ou seja, a cirurgia de redução de volume pulmonar não aumenta a expectativa de vida.
- O aumento da capacidade de exercício (definido como um aumento maior do que 10 W) foi observado em 28, 22 e 15% dos pacientes cirúrgicos, em 6, 12 e 24 meses, ao passo que melhora equivalente foi observada em apenas 4, 5 e 3% dos pacientes, em idênticos períodos de observação.
- A qualidade de vida foi considerada superior no grupo cirúrgico.
- A máxima capacidade de exercício (alta ou baixa) e a distribuição do enfisema (apical ou basal) foram identificadas como os elementos de maior valor preditivo da evolução pós-operatória e permitiram a identificação de quatro grupos de pacientes com prognósticos diversos:
  - Entre os 290 pacientes com doença apical e baixa capacidade inicial de exercício, os pacientes do grupo cirúrgico tinham menor risco de morte do que os do grupo clínico (taxa de risco de 0,47; P = 0,005), maior probabilidade de aumentar mais de 10 W na capacidade de desempenho físico aos 24 meses (30 vs. 0%; P < 0,001) e maior probabilidade de aumentar 8 ou mais pontos no St. George's Respiratory Questionnaire aos 24 meses (48 vs. 10%; P < 0,001).
  - Entre os 419 pacientes com doença apical e alta capacidade inicial de exercício, a mortalidade foi similar nos dois grupos. Contudo, os pacientes do grupo cirúrgico tinham maior capacidade de tolerância ao exercício (15 vs. 3%; P = 0,001) e melhor qualidade de vida (41 vs. 11%; P < 0,001) do que o grupo clínico, quando comparados ao final de 24 meses.

QUADRO 44.8.3 → Quatro grupos resultantes das combinações entre a distribuição da doença (apical/basal) e a capacidade inicial de exercício (alta/baixa)

RESULTADOS DO NETT TRATAMENTO CIRÚRGICO VS. TRATAMENTO CLÍNICO			
DOENÇA APICAL	**DOENÇA APICAL**	**DOENÇA BASAL**	**DOENÇA BASAL**
Baixa capacidade de exercício	Alta capacidade de exercício	Baixa capacidade de exercício	Alta capacidade de exercício
Mortalidade menor no grupo cirúrgico	Mortalidade igual nos dois grupos	Mortalidade igual nos dois grupos	Mortalidade maior no grupo cirúrgico
Desempenho físico em 24 meses maior no grupo cirúrgico	Desempenho físico em 24 meses maior no grupo cirúrgico	Desempenho físico em 24 meses igual nos dois grupos	Desempenho físico em 24 meses igual nos dois grupos
Melhor qualidade de vida no grupo cirúrgico	Melhor qualidade de vida no grupo cirúrgico	Melhor qualidade de vida no grupo cirúrgico	Qualidade de vida igual nos dois grupos

- Entre os 149 pacientes com doença basal e baixa capacidade de exercício, a comparação demonstrou igual risco de morte nos dois grupos, bem como uma probabilidade semelhante de aumentar a capacidade de desempenho físico em dois anos (12% no grupo cirúrgico vs. 7% no grupo clínico; P = 0,50), mas os pacientes cirúrgicos tiveram melhor qualidade de vida no período estudado (37 vs. 7%; P = 0,001).
- E, finalmente, entre os 220 pacientes com doença basal e alta capacidade inicial de exercício, o grupo cirúrgico revelou uma mortalidade maior no período de dois anos (P = 0,02), e probabilidades similares de aumentar o desempenho físico (3% em ambos os grupos) e uma qualidade de vida igualmente comparável ao final dos 24 meses (15 *vs*. 12%; P = 0,61).

Ultrapassada a fase experimental e a curva de aprendizado, a cirurgia redutora de volume pulmonar alcançou depois do protocolo do NETT a sua plena maturidade, com indicações precisas e resultados previsíveis. Em casos rigorosamente selecionados, conduz a benefícios indiscutíveis, com uma paliação transitória, porém inegável.

As dificuldades do manejo pós-operatório restringem a sua utilização a centros experimentados em procedimentos de alta complexidade.

Os dados do NETT,[22] perfeitamente corroborados pela experiência internacional, permitem identificar quatro grupos com perspectivas e resultados distintos.

Os órgãos financiadores da saúde devem obrigatoriamente pagar a cirurgia dos pacientes do primeiro grupo (doença apical e baixa capacidade inicial de exercício), certamente não pagarão os pacientes do quarto grupo (doença basal e alta capacidade de exercício) e vão seguramente exigir uma avaliação individualizada dos pacientes dos grupos intermediários.

Cirurgia redutora de volume pulmonar e câncer de pulmão

Sendo o tabagismo um importante fator de risco tanto para o enfisema quanto para a neoplasia primária de pulmão, a ocorrência sincrônica dessas duas situações é frequente (FIGURA 44.8.5). A avaliação desses pacientes por uma equipe experiente é fundamental, pois a análise de estudos funcionais isoladamente muitas vezes pode, à primeira vista, contraindicar uma ressecção pulmonar. A maior incidência de tumores nos lobos superiores, em geral os mais afetados pelo enfisema, permite, com alguma frequência, a feliz circunstância de que a cirurgia que removerá o tumor seja também redutora de volume, aumentando a capacidade pulmonar do paciente.

Outra situação que merece destaque é o achado inesperado da neoplasia somente no intraoperatório ou no relatório do patologista após o estudo do material proveniente da cirurgia redutora. Essa ocorrência foi relatada em 11 dos 325 pacientes operados por McKenna e colaboradores,[36] todos com tumores precoces (T1).

Transplante pulmonar

A experiência inicial do transplante pulmonar em enfisema foi desastrosa. O estudo de Stevens e colaboradores,[37] de 1970, mostrou que o procedimento era tecnicamente factível, mas questionou a tolerabilidade fisiológica do transplante unilateral nesses pacientes. O problema enfrentado nos dois casos relatados foi a hiperinsuflação do pulmão nativo, com hipoxemia severa por desproporção ventilação/perfusão. Como conclusão, os autores destacaram que o enfisema era uma contraindicação ao transplante pulmonar e, por quase duas décadas, isso foi aceito.

Em 1989, um grupo francês publicou o primeiro caso bem-sucedido de transplante pulmonar unilateral por enfisema.[38] A partir desse relato, somado à experiência clínica adquirida com 15 anos de transplante, conceitos antigos foram revisados: nos casos previamente descritos e malsucedidos, a hiperinsuflação do pulmão nativo se devia basicamente à redução de volume do pulmão transplantado em função de rejeição crônica. Algum grau de hiperinsuflação do pulmão nativo sempre ocorre pós-transplante unilateral por enfisema, mas em apenas uma minoria dos casos essa ocorrência se torna significativa a ponto de provocar instabilidade ven-

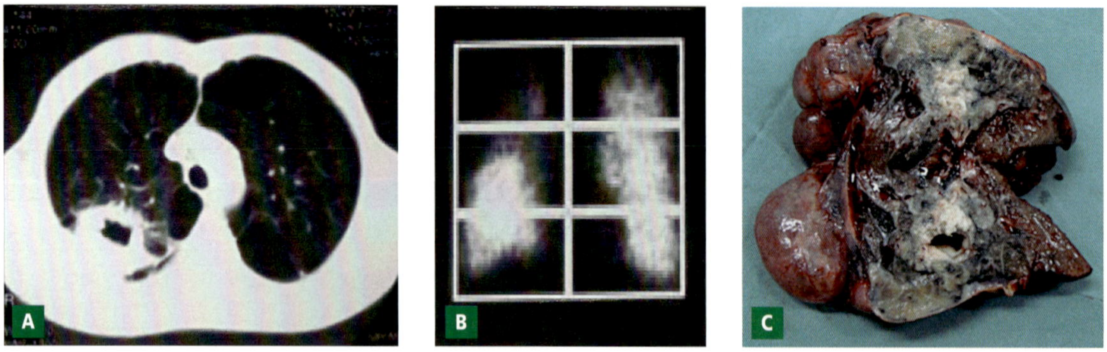

FIGURA 44.8.5 → Paciente de 58 anos, ex-fumante, com quadro de dispneia, dor torácica e perda de peso. Investigação com achado de lesão escavada no lobo superior direito, além de enfisema heterogêneo concentrado nos ápices (A). A cintilografia pulmonar mostrou mínima perfusão no lobo superior direito (6%) (B). O paciente foi submetido a lobectomia superior direita (C) com linfadenectomia mediastinal – carcinoma epidermoide, estadiamento patológico T2N0. O seguimento espirométrico mostra VEF_1 pré-operatório de 0,94 L (26%), com melhora para 1,54 L (43%) no terceiro mês de pós-operatório.

tilatória ou hemodinâmica. Uma vez que o pulmão transplantado apresenta menor resistência ao fluxo de ar, alguma desproporção ventilação/perfusão é esperada, porém essa situação não impossibilita a realização do transplante.

O candidato ao transplante pulmonar

O momento da indicação do transplante em pacientes com enfisema é uma tarefa muito delicada. Pacientes com doença avançada podem tomar um curso relativamente estável com um bom prognóstico.

> **ATENÇÃO**
>
> Como características gerais, o candidato ideal ao transplante pulmonar deve possuir pneumopatia com grave limitação funcional e sem outras alternativas terapêuticas, expectativa de vida inferior a 18 meses, ausência de comorbidades, idade inferior a 65 anos, condição psicossocial e suporte familiar adequados, além de muita motivação para viver.

Critérios específicos de indicação de transplante em enfisema são listados no QUADRO 44.8.4.

Idealmente, o paciente ainda deve apresentar pouca tosse, componente bronquítico mínimo, quadro clínico estável, condição nutricional adequada, sem sinais de *cor pulmonale*, e ausência de hipertensão pulmonar. O índice de BODE é um escore recente que inclui IMC, grau de dispneia (de acordo com a escala de dispneia Modified Medical Research Council – MMRC), VEF_1 e teste da caminhada dos seis minutos.[39]

Os pacientes com deficiência de $alfa_1$-antitripsina geralmente são mais jovens e têm um curso pós-operatório mais previsível do que os pacientes com enfisema tabágico, o que se explica pela enorme heterogeneidade de idade e de critérios de gravidade adotados nesse segundo grupo.

O candidato deve ser incluído em um programa de reabilitação pulmonar. O teste da caminhada dos seis minutos é um importante fator prognóstico, apontando para um desfecho desfavorável quando a distância percorrida é inferior a 300 m.[40]

Contraindicações ao transplante pulmonar

O QUADRO 44.8.5 apresenta as contraindicações absolutas ao transplante pulmonar em indivíduos com enfisema pulmonar.

QUADRO 44.8.4 → Critérios de indicação de transplante em enfisema

Índice de BODE entre 7 e 10 associado a pelo menos um dos seguintes achados: 1. História de hospitalização por exacerbação com hipercapnia 2. Hipertensão pulmonar ou *cor pulmonale* a despeito de oxigenoterapia 3. VEF_1 < 20% + DLCO < 20% ou enfisema homogêneo

QUADRO 44.8.5 → Contraindicações absolutas ao transplante pulmonar

Instabilidade clínica grave
Infecção extrapulmonar ativa
Disfunção de órgãos-alvo, especialmente rim e fígado (agressão por imunossupressores)
Neoplasia tratada há menos de dois anos (com exceção dos carcinomas escamoso e basocelular de pele)
Infecção pelo vírus da imunodeficiência humana (HIV)
Positividade para antígeno da hepatite B
Hepatite C com dano hepático comprovado anatomopatologicamente
Coronariopatia intratável (mesmo com angioplastia ou revascularização cirúrgica) ou associada a disfunção ventricular esquerda grave (em casos muito bem selecionados, pode ser considerado o transplante coração-pulmão)
Tabagismo ativo
Ausência de adequada estrutura social e familiar de apoio

Contraindicações relativas

A experiência tem demonstrado que certas condições clínicas aumentam o risco do transplante (ventilação mecânica e cirurgia torácica prévia), ou tendem a se agravar pelo tratamento medicamentoso indispensável pós-transplante (hipertensão, osteoporose, diabete melito), e nesses casos a relação risco-benefício precisa ser analisada individualmente.

Analfabetismo

Ainda que represente uma condição desfavorável, pode ser compensada pela disponibilidade de um familiar que possa administrar os cuidados indispensáveis.

Altas doses de corticoide

O uso prévio de corticoide é muito frequente entre os candidatos a transplante de pulmão, e no início da experiência a utilização foi proscrita no perioperatório pela suspeita de interferência com a cicatrização brônquica. Atualmente se sabe que uma dose de 0,2 a 0,3 mg/kg de prednisona é tolerável no pré-operatório, sem interferir com risco cirúrgico.[7] Por outro lado, a necessidade de doses maiores do que 20 mg/dia não é frequente, pelo menos a partir do momento em que se admite a falência do tratamento clínico e se cogita transplante.

Coronariopatia

Mesmo que assintomáticos, pacientes com mais de 45 anos devem ser submetidos a rastreamento para coronariopatia. Em caso de confirmação, a gravidade e a alternativa de tratamento devem ser avaliadas para então se decidir pela indicação ou contraindicação do transplante. Existem relatos de revascularização miocárdica realizada no mesmo tempo anestésico que o transplante.[41] Na série de 268 pacientes transplantados na Washington University, os 33 pacientes com coronariopatia leve (obstrução < 30%) ou moderada (obstrução de 30 a 50%) apresentaram resultados semelhantes aos demais.[42]

Osteoporose

A osteoporose sintomática ou assintomática pode se agravar com a manutenção da corticoterapia. Muitas vezes, o retorno a uma atividade física normal pós-transplante evidencia a péssima condição osteoarticular desses pacientes que eram assintomáticos enquanto sedentários. A densitometria óssea deve fazer parte da avaliação dos pacientes em uso crônico de corticoide, e o tratamento ou a prevenção precisam ser iniciados precocemente.

Ventilação mecânica

Na análise da base de dados da United Network for Organ Sharing (UNOS), os resultados dos pacientes transplantados em ventilação mecânica são piores, porém ainda aceitáveis, com sobrevida em 1 e 2 anos de 62 e 57%, respectivamente.[43]

Infecção crônica

Em pacientes com enfisema, o que se pode observar são indivíduos com exacerbações frequentes ou colonização da via aérea. Ao contrário de pacientes portadores de fibrose cística com colonização por *Burkholderia cepacia*, os germes colonizantes não contraindicam o procedimento, mas apontam para necessidade de transplante bilateral.

Cirurgia torácica prévia

Procedimentos simples como drenagem de pneumotórax, biópsia a céu aberto ou uma lobectomia não complicada não aumentam o risco cirúrgico pós-transplante pulmonar,[44] porém operações mais complicadas como cirurgia cardíaca prévia, pleurodese ou pleurectomia aumentam as dificuldades de retirada do órgão a ser transplantado e acrescem risco de sangramento, sobremaneira quando há necessidade de circulação extracorpórea, pela heparinização indispensável durante o procedimento.[29] Uma situação específica envolve a população com enfisema submetida em um primeiro momento à cirurgia redutora de volume pulmonar (CRVP) e que posteriormente foi encaminhada ao transplante. A experiência, ainda que limitada, sugere que a CRVP prévia não reduz a perspectiva de sucesso de ulterior transplante de pulmão.[45]

Estado nutricional

Os pacientes nos extremos de nutrição, os obesos e os malnutridos, representam risco aumentado no pós-operatório. Usando-se como referência o IMC, demonstrou-se que ele tinha valor preditivo de mortalidade e que os grupos de IMC < 17 kg/m^2 e IMC > 27 kg/m^2 apresentavam mortalidade maior nos primeiros 90 dias de pós-operatório.[46] Em recente avaliação dos dados da UNOS, observou-se maior mortalidade em pacientes desnutridos (IMC < 18,5 kg/m^2), com sobrepeso (IMC de 25 a 29,9 kg/m^2) e obesos (IMC > 30 kg/m^2). Entretanto, essa limitação foi significativa apenas no primeiro ano pós-transplante.[47]

Neoplasia prévia

O risco de recidiva de uma neoplasia previamente tratada sempre existe, e sua progressão pode ser acelerada pela imunossupressão. Em um relato que descreve receptores renais submetidos a tratamento de neoplasia antes do transplante, 22% desenvolveram recidiva pós-transplante e 53% dessas recorrências aconteceram naqueles que haviam sido transplantados de rim nos dois primeiros anos após o tratamento da neoplasia de base.[48]

Alossensibilização

Um potencial receptor altamente sensibilizado é um problema grave. A geração de anticorpos aos antígenos dos leucócitos humanos (HLA) pode ser induzida por transfusões sanguíneas, gestação ou transplante prévio. Os aloanticorpos específicos são identificados *in vitro* por um teste que confronta o soro do receptor com os linfócitos de pessoas da população geral (30 a 40 indivíduos), constituindo o que se chama "painel de células".

Quando os anticorpos estão presentes, há risco de rejeição hiperaguda.[49] Com um painel positivo para mais do que 5 a 10%, torna-se imperiosa a realização de prova cruzada cada vez que surge um potencial doador. Como esse exame demanda 4 a 6 horas, essa situação representa uma desvantagem para o candidato a transplante de pulmão, e algumas vezes se opta por outro receptor, com painel negativo, para não atrasar o processo de retirada dos órgãos.

Para exemplificar o impacto negativo do painel positivo no transplante, Shah e colaboradores[50] analisaram 10.237 pacientes e observaram decréscimo na sobrevida à medida que havia um aumento da reatividade imunológica do painel. Com a consolidação de novos métodos de preservação pulmonar, principalmente a perfusão *ex vivo*, haverá um maior intervalo entre a captação do órgão e seu implante, possibilitando a realização da prova cruzada sem detrimento da função do enxerto.[51]

Fisiologia do pulmão transplantado

O seguimento com espirometrias seriadas mostrou que os maiores ganhos funcionais ocorrem do sexto ao nono mês pós-transplante. Durante as avaliações, uma queda da capacidade vital forçada (CVF) ou do VEF$_1$ superior a 12% sugere complicação infecciosa ou rejeição aguda.[52]

Em geral, pacientes transplantados bilateralmente atingem valores normais de espirometria (VEF$_1$ e CVF > 80%). Entretanto, alguns podem apresentar valores moderadamente inferiores que costumam ser atribuídos a alterações restritivas da toracotomia/esternotomia ou a algum grau de disfunção diafragmática pós-operatória. Uma vez que as alterações na caixa torácica de pacientes enfisematosos são reversíveis, os volumes pulmonares pós-transplante tendem a retornar a valores normais, independentemente do grau de hiperinsuflação pré-operatória do tórax. Em uma casuística britânica, a capacidade pulmonar total de pacientes com enfisema havia retornado a valores normais no primeiro mês pós-transplante.[53]

No transplante bilateral, a relação VEF_1/CVF, a gasometria arterial e a pressão na artéria pulmonar também voltam rapidamente a valores normais. No caso do transplante unilateral, o desempenho funcional dependerá sobretudo da interação entre o pulmão transplantado e o pulmão nativo. No pós-operatório imediato, a hiperinsuflação pulmonar pode restringir a ventilação do pulmão transplantado, assim como limitar o retorno venoso para o ventrículo direito, ocasionando colapso circulatório. Para reduzir esses riscos, muitas vezes prefere-se a utilização de pulmões ligeiramente maiores do que o previsto para o tamanho do receptor.

No pós-operatório tardio, o pulmão transplantado parece menor do que o nativo, o qual aparece com algum grau de hiperinsuflação. Apesar dessas discrepâncias volumétricas, observa-se uma melhora substancial tanto nas provas espirométricas quanto nos valores da gasometria arterial. Com a melhora da função diafragmática, a função pulmonar ganha um incremento durante o primeiro ano pós-transplante.

Em uma análise de pacientes submetidos a transplante unilateral, observou-se melhora em um ano do VEF_1 (de 16 para 54%), da CVF (de 43 para 62%) e da PaO_2 (de 58 para 90 mmHg). A cintilografia nesses pacientes mostrou que o pulmão transplantado respondia por 84% da ventilação e 80% da perfusão pulmonar total.[54] Apesar dessas melhorias, a conformação torácica não volta totalmente ao normal, permanecendo a capacidade pulmonar total em 110 a 120% do previsto após o transplante unilateral.

A despeito dos ganhos funcionais e de gasometria, as provas de exercício físico não apresentam evolução tão pronunciada. Em análises de pacientes transplantados, o consumo máximo de oxigênio foi diminuído, havendo também achado de uma capacidade oxidativa muscular reduzida. Além disso, limitações em exercícios de desempenho foram atribuídas a uma capacidade de trabalho muscular reduzida na musculatura periférica. Entre outras explicações, implica-se o descondicionamento frequente desses pacientes, assim como alguma contribuição da miopatia induzida pelo uso crônico de corticoides.[55,56]

A escolha do tipo de transplante: bilateral *versus* unilateral

As informações do registro da International Society for Heart and Lung Transplantation apontam para uma forte tendência ao procedimento bilateral em pacientes com enfisema. O aumento foi progressivo, com menos de 20% de procedimentos bilaterais em 1994 e mais de 60% em 2007.[57s]

O transplante unilateral por enfisema é o procedimento mais simples em termos técnicos **(FIGURA 44.8.6)**, e os casos que exigem circulação extracorpórea são raros, com tempos de isquemia obviamente mais curtos e menor incidência de complicações pós-transplante.

Outra vantagem do transplante unilateral é a possibilidade de utilizar-se o outro pulmão em outro receptor, o que deve ser sempre festejado considerando-se a crônica escassez de doadores.

Já o transplante bilateral consiste em um procedimento cirúrgico mais complexo, exigindo o uso de circulação extracorpórea em pelo menos 20% dos casos, com tempos de isquemia mais prolongados.

Em termos de sobrevida, os dois tipos de transplante se equivalem até o primeiro ano, havendo contudo uma vantagem a favor do bilateral após esse período.

Na análise de 306 pacientes transplantados entre 1988 e 2000 pelo Grupo de Saint Louis,[58] com 220 pacientes portadores de enfisema difuso e 86 pacientes com deficiência de alfa$_1$-antitripsina, a mortalidade cirúrgica e a sobrevida em cinco anos foram comparáveis nos dois grupos, mas a sobrevida em cinco anos foi superior no grupo tratado com transplante bilateral (66,7%) quando comparado com o grupo de transplante unilateral (44,9%; $P < 0,005$).

Também no campo funcional os ganhos com o transplante bilateral são nitidamente superiores. Em uma análise da casuística da Washington University, os ganhos espirométricos com o transplante bilateral são claramente maiores já a partir dos três meses (com quase 1 L de VEF_1 de vantagem).[58,59] Ao atingir o primeiro ano de transplante, essa diferença se torna ainda mais pronunciada (próximo de 1,5 L). Com a inclusão dos pacientes submetidos à CRVP nessa análise, observou-se que os valores de espirometria dos transplantados unilaterais estavam muito mais próximos

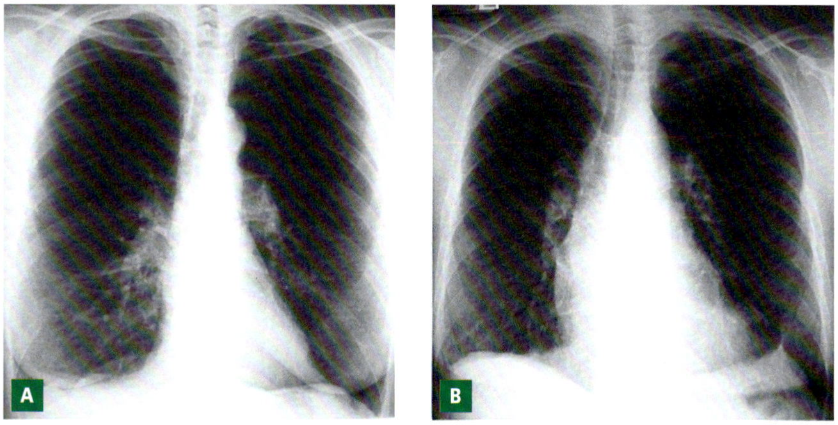

FIGURA 44.8.6 → Paciente de 52 anos com enfisema pulmonar. A avaliação pré-transplante mostrou padrão homogêneo de doença, com VEF_1 de 19%, sem hipertensão pulmonar associada.

desse grupo do que dos transplantados bilaterais. Entretanto, quando se parte para a avaliação da capacidade de exercício, expressa pela distância no teste da caminhada dos seis minutos, as diferenças entre os procedimentos não são tão evidentes assim.

> **ATENÇÃO**
>
> Atualmente, o transplante bilateral tem indicações precisas em pacientes jovens, com menos de 50 anos, portadores de deficiência de alfa$_1$-antitripsina, portadores de colonização da via aérea ou com componente bronquítico ou bronquiectásico. Já o transplante unilateral deve ser a escolha para pacientes mais idosos, com mais de 60 anos, que possuem doença muito assimétrica evidenciada pela tomografia e especialmente pela cintilografia de perfusão pulmonar. Quanto aos pacientes que não se encaixam nesses grupos, existe forte tendência ao transplante bilateral pelos ganhos antes demonstrados, devendo-se, no entanto, levar em consideração a realidade de cada centro (disponibilidade de doadores, experiência com o procedimento, cuidados pós-operatórios).

A escolha do lado a ser transplantado

O transplante unilateral, como exposto antes, é uma opção técnica mais simples. A ausência de aderências pleuropulmonares e a amplitude da caixa torácica fazem com que o portador de enfisema seja um candidato excelente para o transplante unilateral e, certamente, ideal para o início de um programa de transplante pulmonar. A exemplo das outras doenças, a tendência natural é de se realizar o transplante do lado mais afetado. Essa seleção se faz com base nos dados da cintilografia perfusional e da TC.

Quando a doença enfisematosa for simétrica, a opção é pelo pulmão direito. Uma das vantagens dessa estratégia é o uso do pulmão maior. A outra vantagem é que, se ocorrer hiperinsuflação do pulmão nativo, os danos funcionais de compressão mecânica serão menos evidentes se o pulmão hiperinsuflado estiver à esquerda, onde há maior facilidade de reacomodação espacial pelo descenso mais fácil do fígado e, muito importante, a compressão cardíaca se fará sobre cavidades de pressão alta, com mínima ou nenhuma repercussão hemodinâmica. Exatamente o contrário do que ocorre à direita, onde a compressão menos significativa, mas sobre cavidades de pressão baixa, repercutirá de forma drástica no retorno venoso.

O uso de regime ventilatório adequado ao enfisema no transoperatório e o desmame precoce da ventilação mecânica no pós-operatório são as recomendações mais importantes para evitar a hiperinsuflação do pulmão nativo.

O risco de hiperinsuflação também aumenta quando se usam pulmões menores do que a cavidade pleural no transplante unilateral por enfisema. Na experiência do serviço, a escolha de doadores maiores do que o receptor, ou seja, um pulmão de doador capaz de preencher a caixa torácica do receptor distendida pelo enfisema, é uma medida importante, porque o pulmão grande compete por espaço com o pulmão nativo hiperinsuflado, desfavorecendo o desvio homolateral do mediastino quando se usam pulmões menores do que a cavidade.

Riscos e benefícios do transplante pulmonar

De acordo com o último relatório da International Society for Heart and Lung Transplantation (ISHLT), a sobrevida em um e em cinco anos para pacientes submetidos a transplante pulmonar foi de 79 e 52%, respectivamente, com uma sobrevida média de 5,4 anos.[57] Quando essa avaliação é estratificada de acordo com o diagnóstico pré-transplante, observam-se as melhores sobrevidas em três meses para pacientes com DPOC e com fibrose cística (91% para ambos), com os piores resultados para fibrose intersticial e hipertensão pulmonar (86 e 78%, respectivamente). Entretanto, quando a análise é focada na sobrevida a longo prazo, incluindo pacientes que sobreviveram pelo menos até o primeiro ano, os portadores de DPOC e fibrose têm os piores resultados (28 e 30% de sobrevida em 10 anos, contra 48% para pacientes com fibrose cística). Esse dado provavelmente reflete o fato de pacientes com DPOC apresentarem uma idade mais avançada, além de maior comprometimento multissistêmico pela doença de base.

Em uma análise dos dados da UNOS com o objetivo de determinar o benefício conferido pelo transplante, foram comparadas as curvas de sobrevida de pacientes em lista de espera com a expectativa de sobrevida após o procedimento.[59] A partir de um modelo estatístico, foi observado um aumento no risco relativo de morte imediatamente após o transplante, refletindo as complicações do perioperatório.

Para pacientes com fibrose cística e fibrose idiopática, esse risco precoce conferido pelo transplante foi menor do que o risco de mortalidade durante a permanência em lista de espera, refletindo a gravidade dessas duas condições. No caso do enfisema, uma vez que a doença tende a seguir um curso estável e os tempos de espera são longos, o risco relativo do transplante é maior do que o de permanência em lista.

Obviamente, deve-se pesar os ganhos funcionais e de qualidade de vida contra os riscos do procedimento. Uma crítica a essa análise da UNOS é que, extraoficialmente, uma vez que a escolha do paciente a receber um órgão partia sobretudo do tempo em lista de espera, os médicos tinham uma tendência a incluir mais cedo os seus pacientes. Essa situação – de forma evidente – aumentava muito a sobrevida durante a espera, podendo conferir um importante viés para esse estudo.

Com o objetivo de evitar que isso continue se repetindo, os Estados Unidos passaram a alocar os pulmões disponíveis de acordo com um escore que contempla o risco de óbito durante a espera pelo órgão. Implantado desde 2005, análises recentes mostram que já se observa uma redução do tempo de espera assim como uma redução na mortalidade em lista de espera.[60]

Referências

1. Cooke FN, Blades B. Cystic disease of the lung. J Thorac Surg. 1952;23:546.

2. Stone DJ, Schwartz A, Feltman JA. Bullous emphysema: a long--term study of the natural history and the effects of therapy. Am Rev Respir Dis. 1960;82:493-507.

3. Mehran RJ, Deslauriers J. Indications for surgery and patient work-up for bullectomy. Chest Surg Clin N Am. 1995;5(4):717-34.

4. Reid L. The pathology of emphysema. London: Lloyd-Luke; 1967. p. 211-40.

5. Boushy SF, Kohen R, Billig DM, Heiman MJ. Bullous emphysema: clinical, roentgenologic and physiologic study of 49 patients. Dis Chest. 1968;54(4):327-34.

6. Fitzgerald MX, Keelan PJ, Cugell DW, Gaensler EA. Long term results of surgery for bullous emphysema. J Thorac Cardiovasc Surg. 1974;68:566-87.

7. Snider GL. Reduction pneumoplasty for giant bullous emphysema: implications for surgical treatment of nonbullous emphysema. Chest. 1996;109(2):540-8.

8. De Giacomo T, Rendina EA, Venuta F, Moretti M, Mercadante E, Mohsen I, et al. Bullectomy is comparable to lung volume reduction in patients with end-stage emphysema. Eur J Cardiothorac Surg. 2002;22(3):357-62.

9. Shields TW. General thoracic surgery. 3rd ed. Philadelphia: Lea & Febiger; 1989.

10. Cooper JD. Technique to reduce air leaks after resection of emphysematous lung. Ann Thorac Surg. 1994;57(4):1038-9.

11. Greenberg JA, Singhal S, Kaiser LR. Giant bullous lung disease: evaluation, selection, techniques and outcomes. Chest Surg Clin N Am. 2003;13(4):631-49.

12. Monaldi V. Endocavitary aspiration; its practical applications. Tubercle. 1947;28(11):223-8.

13. Macarthur AM, Fountain SW. Intracavity suction and drainage in the treatment of emphysematous bullae. Thorax. 1977;32:668-72.

14. Saad Junior R, Dorgan Neto V, Botter M, Stirbulov R, Rivaben JH, Gonçalves R. Therapeutic application of collateral ventilation with pulmonary drainage in the treatment of diffuse emphysema: report of the first three cases. J Bras Pneumol. 2009;35(1):14-9.

15. Schipper PH, Meyers BF, Battafarano RJ, Guthrie TJ, Patterson GA, Cooper JD. Outcomes after resection of giant emphysematous bullae. Ann Thorac Surg. 2004;78(3):976-82.

16. Palla A, Desideri M, Rossi G, Bardi G, Mazzantini D, Mussi A, et al. Elective surgery for giant bullous emphysema: a 5-year clinical and functional follow-up. Chest. 2005;128(4):2043-50.

17. Naef AP. History of emphysema surgery. Ann Thorac Surg. 1997;64(5):1506-8.

18. Crenshaw GL, Rowles DF. Surgical management of pulmonary emphysema. J Thorac Cardiovasc Surg. 1952;24:398-410.

19. Brantigan OC, Kress MB, Mueller E. A surgical approach to pulmonary emphysema. Am Rev Resp Dis. 1959;80:194-7.

20. Cooper JD. The history of surgical procedures for emphysema. Ann Thorac Surg. 1997;63:312-9.

21. Cooper JD, Trulock EP, Triantafillou AN. Bilateral pneumectomy (volume reduction) for chronic obstructive pulmonary disease. J Thorac Cardiovasc Surg. 1995;109:106-19.

22. National Emphysema Treatment Trial Research Group. A randomized trial comparing lung-volume-reduction surgery with medical therapy for severe emphysema. N Eng J Med. 2003;348:2059-73.

23. National Emphysema Treatment Trial Research Group. Patients at high-risk of death after lung-volume-reduction surgery. N Eng J Med. 2001;345(15):1075-83.

24. Naunheim KS, Wood DE, Krasna MJ, DeCamp MM Jr, Ginsburg ME, McKenna RJ Jr, et al. Predictors of operative mortality and cardiopulmonary morbidity in the National Emphysema Treatment Trial. J Thorac Cardiovasc Surg. 2006;131(1):43-53.

25. Szekely LA, Oelberg DA, Wright C, Johnson DC, Wain J, Trotman-Dickenson B, et al. Preoperative predictors of operative morbidity and mortality in COPD patients undergoing bilateral lung volume reduction surgery. Chest. 1997;111(3):550-8.

26. Barnes PJ, Celli BR. Systemic manifestations and comorbidities of COPD. Eur Respir J. 2009;33(5):1165-85.

27. Choong CK, Schmid RA, Miller DL, Smith JA. Combined cardiac and lung volume reduction surgery. Thorac Surg Clin. 2009;19(2):217-21.

28. Shane E, Silverberg SJ, Donovan D, Papadopoulos A, Staron RB, Addesso V, et al. Osteoporosis in lung transplantation candidates with end-stage pulmonary disease. Am J Med. 1996;101(3):262-9.

29. Detterbeck FC, Egan TM, Mill MR. Lung transplantation after previous thoracic surgical procedures. Ann Thorac Surg. 1995;60(1):139-43.

30. Ziedalski TM, Ruoss SJ. Smoking cessation: techniques and potential benefits. Thorac Surg Clin. 2005;15(2):189-94.

31. Weder W, Tutic M, Bloch KE. Lung volume reduction surgery in nonheterogeneous emphysema. Thorac Surg Clin. 2009;19(2):193-9.

32. Donahue JM, Cassivi SD. Lung volume reduction surgery for patients with alpha-1 antitrypsin deficiency emphysema. Thorac Surg Clin. 2009;19(2):201-8.

33. Hazelrigg SR, Boley TM, Naunheim KS, Magee MJ, Lawyer C, Henkle JQ, et al. Effect of bovine pericardial strips on air leak after stapled pulmonary resection. Ann Thorac Surg. 1997;63(6):1573-5.

34. Ciccone AM, Meyers BF, Guthrie TJ, Davis GE, Yusen RD, Lefrak SS, et al. Long-term outcome of bilateral lung volume reduction in 250 consecutive patients with emphysema. J Thorac Cardiovasc Surg. 2003;125(3):513-25.

35. DeCamp MM, Blackstone EH, Naunheim KS, Krasna MJ, Wood DE, Meli YM, et al. Patient and surgical factors influencing air leak after lung volume reduction surgery: lessons learned from the National Emphysema Treatment Trial. Ann Thorac Surg. 2006;82:197-207.

36. McKenna RJ Jr, Fischel RJ, Brenner M, Gelb AF. Combined operations for lung volume reduction surgery and lung cancer. Chest. 1996;110(4):885-8.

37. Stevens PM, Johnson PC, Bell RL, Beall AC Jr, Jenkins DE. Regional ventilation and perfusion after lung transplantation in patients with emphysema. N Engl J Med. 1970;282(5):245-9.

38. Mal H, Andreassian B, Fabrice P, Duchatelle JP, Rondeau E, Dubois F, et al. Unilateral lung transplantation in end-stage pulmonary emphysema. Am Rev Respir Dis. 1989;140(3):797-802.

39. Orens JB, Estenne M, Arcasoy S, Conte JV, Corris P, Egan JJ, et al. International guidelines for the selection of lung transplant candidates: 2006 update – a consensus report from the Pulmonary Scientific Council of the International Society for Heart and Lung Transplantation. J Heart Lung Transplant. 2006;25(7):745-55.

40. Arcasoy SM, Kotloff RM. Lung transplantation. N Eng J Med. 1999;340(14):1081-91.

41. Lee R, Meyers BF, Sundt TM, Trulock EP, Patterson GA. Concomitant coronary artery revascularization to allow successful lung transplantation in selected patients with coronary artery disease. J Thorac Cardiovasc Surg. 2002;124(6):1250-1.

42. Choong CK, Meyers BF, Guthrie TJ, Trulock EP, Patterson GA, Moazami N. Does the presence of preoperative mild or moderate coronary artery disease disease affect the outcomes of lung transplantation? Ann Thorac Surg. 2006;82(3):1038-42.

43. Mason DP, Thuita L, Nowicki ER, Murthy SC, Pettersson GB, Blackstone EH. Should lung transplantation be performed for patients on mechanical respiratory support? The US experience. J Thorac Cardiovasc Surg. 2010;139(3):765-73.

44. Dusmet M, Winton TL, Kesten S, Maurer J. Previous intrapleural procedures do not adversely affect lung transplantation. J Heart Lung Transplant. 1996;15(3):249-54.

45. Meyers BF, Yusen RD, Guthrie TJ, Davis G, Pohl MS, Lefrak SS, et al. Outcome of bilateral lung volume reduction in patients with emphysema potentially eligible for lung transplantation. J Thorac Caridovasc Surg. 2001;122:10-7.

46. Madill J, Gutierrez C, Grossman J, Allard J, Chan C, Hutcheon M, et al. Nutritional assessment of the lung transplant patient: body mass index as a predictor of 90-day mortality following transplantation. J Heart Lung Transplant. 2001;20(3):288-96.

47. Allen JG, Arnaoutakis GJ, Weiss ES, Merlo CA, Conte JV, Shah AS. The impact of recipient body mass index on survival after lung transplantation. J Heart Lung Transplant. 2010;29(9):1026-33.

48. Penn I. Kidney transplantation in patients previously treated for renal carcinomas. Transplant Int. 1993;6(6):350.

49. Camargo JJP, Camargo SM, Schio SM, Machuca TN, Perin FA. Hyperacute rejection after single lung transplantation: a case report. Transplant Proc. 2008;40(3):867-9.

50. Shah AS, Nwakanma L, Simpkins C, Williams J, Chang DC, Conte JV. Pretransplant panel reactive antibodies in human lung transplantation: an analysis of over 10,000 patients. Ann Thorac Surg. 2008;85(6):1919-24.

51. Cypel M, Yeung JC, Hirayama S, Rubacha M, Fischer S, Anraku M, et al. Technique for prolonged normothermic ex vivo lung perfusion. J Heart Lung Transplant. 2008;27(12):1319-25.

52. Martinez JA, Paradis IL, Dauber JH, Grgurich W, Richards T, Yousem SA, et al. Spirometry values in stable lung transplant recipients. Am J Respir Crit Care Med. 1997;155(1):285-90.

53. Tamm M, Higenbottam TW, Dennis CM, Sharples LD, Wallwork J. Donor and recipient predicted lung volume and lung size after heart-lung transplantation. Am J Respir Crit Care Med. 1994;150(2):403-7.

54. Levine SM, Anzueto A, Peters JI, Cronin T, Sako EY, Jenkinson SG, et al. Medium term functional results of single-lung transplantation for endstage obstructive lung disease. Am J Respir Crit Care Med. 1994;150(2):398-402.

55. Evans AB, Al-Himyary AJ, Hrovat MI, Pappagianopoulos P, Wain JC, Ginns LC, et al. Abnormal skeletal muscle oxidative capacity after lung transplantation by 31P-MRS. Am J Resp Crit Care Med. 1997;155(2):615-21.

56. Lands LC, Smountas AA, Mesiano G, Brosseau L, Shennib H, Charbonneau M, et al. Maximal exercise capacity and peripheral skeletal muscle function following lung transplantation. J Heart Lung Transplant. 1999;18(2):113-20.

57. Christie JD, Edwards LB, Aurora P, Dobbels F, Kirk R, Rahmel AO, et al. The registry of the International Society for Heart and Lung Transplantation: twenty-sixth official adult lung and heart-lung transplantation report – 2009. J Heart Lung Transplant. 2009;28(10):1031-49.

58. Cassivi SD, Meyers BF, Battafarano RJ, Guthrie TJ, Trulock EP, Lynch JP, et al. Thirteen-year experience in lung transplantation for emphysema. Ann Thorac Surg. 2002;74(5):1663-9.

59. Gaissert HA, Trulock EP, Cooper JD, Sundaresan RS, Patterson GA. Comparison of early functional results after volume reduction or lung transplantation for chronic obstructive pulmonary disease. J Thorac Cardiovasc Surg. 1996;111(2):296-306.

60. Denlinger CE, Meyers BF. Update on lung transplantation for emphysema. Thorac Surg Clin. 2009;19(2):275-83.

Leituras recomendadas

Aaron SD, Vandemheen KL, Fergusson D, Maltais F, Bourbeau J, Goldstein R, et al. Tiotropium in combination with placebo, salmeterol, or fluticasone-salmeterol for treatment of chronic obstructive pulmonary disease: a randomized trial. Ann Inter Med. 2007;146(8):545-55.

Takahashi SM, Garrity ER. The impact of the lung allocation score. Semin Respir Crit Care Med. 2010;31(2):108-14.

44.9 Outras Intervenções Mecânicas

Paulo F. Guerreiro Cardoso
Adalberto Sperb Rubin

Introdução

No enfisema avançado, a hiperinsuflação reduz a mobilidade diafragmática, aumenta a pressão pleural de repouso, intensifica o recrutamento da musculatura expiratória e reduz a retração elástica pulmonar. Durante o exercício, a limitação do fluxo expiratório leva ao prolongamento do tempo expiratório com hiperinsuflação dinâmica e redução da tolerância ao exercício. Esses fatores, somados à predisposição às infecções respiratórias, ao consumo da massa muscular, à perda ponderal e à desnutrição, constituem-se em fatores preditivos de mortalidade em doença pulmonar obstrutiva crônica (DPOC).

O tratamento dessa condição inclui o uso de broncodilatadores, corticoides e oxigênio e o tratamento das exacerbações e infecções, cujo resultado depende da gravidade do acometimento pela doença. A associação de um programa de reabilitação pulmonar às medidas terapêuticas usuais reduz a sensação de dispneia, melhora a qualidade de vida e reduz o número de internações hospitalares sem, no entanto, causar impacto significativo na sobrevida.[1]

As opções atuais de tratamento cirúrgico do enfisema incluem a bulectomia, a cirurgia redutora de volume pulmonar (CRVP) e o transplante pulmonar. Apesar de seus benefícios, todas possuem indicações específicas e morbimortalidades consideráveis.

A CRVP surgiu ainda nos anos de 1950,[2] mas a primeira série de casos realizada com sucesso foi publicada somente na década de 1990.[3] Os estudos randomizados demonstraram que os benefícios funcionais e a redução da mortalidade por doença restringem-se aos pacientes com baixa capacidade de exercício e doença acometendo predominantemente os lobos superiores.[4] A despeito dos resultados da CRVP, ainda permanecem controvérsias fundamentadas na sua elevada mortalidade, na duração dos benefícios e nas conclusões dos estudos multicêntricos como o National Emphysema Treatment Trial (NETT).[5] Uma análise recente dos dados do NETT revelou que somente 45% das CRVP haviam sido realizadas em portadores de enfisema heterogêneo acometendo os lobos superiores, e que mais da metade dos pacientes havia se perdido do acompanhamento de cinco anos, o mesmo ocorrendo no grupo de tratamento médico, cuja perda de acompanhamento foi de 51% dos pacientes em cinco anos.[6]

Atualmente, tem sido observada uma evolução dos métodos de quantificação e mapeamento das áreas enfisematosas mediante a introdução de novos *softwares* de análise que se utilizam da aquisição normal das tomografias helicoidais. Isso permite um melhor planejamento dos procedimentos, bem como uma previsão dos resultados das intervenções propostas.

> **ATENÇÃO**
>
> Em paralelo aos estudos para a avaliação da eficácia da CRVP, diferentes métodos endoscópicos vêm sendo desenvolvidos e observados experimentalmente e testados em estudos clínicos, em uma tentativa de se encontrar alternativas não cirúrgicas para a redução volumétrica do pulmão enfisematoso.[7]

Este capítulo tem como objetivo descrever os dispositivos em uso para a obtenção de redução volumétrica por via transbroncoscópica, tanto aqueles ainda sob avaliação quanto os já validados para uso clínico, apresentando os resultados dos estudos clínicos atuais.

Dispositivos e resultados

Os dispositivos para o tratamento endoscópico do enfisema heterogêneo podem ser divididos em dispositivos bloqueadores (p. ex., válvulas unidirecionais), não bloqueadores reversíveis ou removíveis (p. ex., *coils* ou molas) e não bloqueadores não reversíveis ou definitivos (ablação térmica por vapor e obstrução endobrônquica por polímeros). Dentre os procedimentos direcionados para o enfisema homogêneo, os *bypass* das vias aéreas interno (endobrônquico) e externo (transcutâneo) têm sido os mais estudados.

Dispositivos bloqueadores

Válvulas unidirecionais

As válvulas unidirecionais são os únicos dispositivos já validados para uso clínico. O modelo Zephyr® (Pulmonx, Redwood City – CA, EUA) (**FIGURA 44.9.1**) é de instalação broncoscópica, podendo ser removido em caso de necessidade. A redução volumétrica pulmonar endoscópica tem por objetivo promover uma desinsuflação progressiva, levando a uma reconfiguração diafragmática e melhora funcional pulmonar, da capacidade de exercício e da qualidade de vida. O sucesso do método estaria relacionado com a presença de cissura completa, o que reduziria a ventilação colateral que tende a reinsuflar o lobo após o procedimento.

Um novo método de quantificação da ventilação colateral foi proposto recentemente. Compõe-se de um dispositivo de análise dos fluxos e pressões segmentares realizado por via broncoscópica, por meio de um sistema de oclusão endobrônquica seletiva por balão (Chartis™, Pulmonx, Redwood City – CA, EUA). Esse sistema auxilia na orientação dos segmentos a receberem as válvulas mediante determinação do índice de ventilação colateral e fluxo aéreo em cada lobo e segmento durante o exame broncoscópico.[8] O lobo ou segmento que apresentar o menor índice de ventilação colateral será o local escolhido para a instalação das válvulas. Um estudo clínico recente com tal sistema revelou uma correlação positiva (90%) entre os achados do método de avaliação de resistência e os casos em que se obteve redução volumétrica com atelectasia após a instalação das válvulas unidirecionais.[9]

Os estudos clínicos com dispositivos valvulares são realizados em população heterogênea, o que reduz o impacto dos resultados. Por exemplo, a eficácia em 90 dias pós-implante

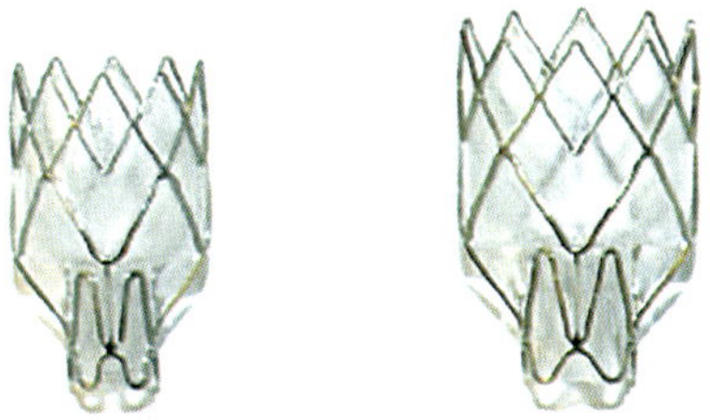

FIGURA 44.9.1 → Válvula unidirecional do tipo Zephyr® (Pulmonx, Redwood City – CA, EUA).

em um estudo clínico não controlado que incluiu 98 pacientes tratados com válvulas unidirecionais[10] revelou 4,9% de redução do volume residual (VR) e 10% de incremento no volume expiratório forçado no primeiro segundo (VEF_1), tendo apresentado 8% de efeitos adversos graves e 1% de mortalidade.

Um estudo realizado no Brasil[11] com as mesmas válvulas unidirecionais incluiu 19 pacientes com difusão de monóxido de carbono (DLCO) < 45% e VR > 130%. Os resultados após 30 dias revelaram aumento do VEF_1 de 28 para 31% do previsto após três meses de acompanhamento. Apenas 4 dos 18 pacientes seguidos apresentavam um incremento acima de 10% do VEF_1, o mesmo ocorrendo em 3 de 14 pacientes aos seis meses de acompanhamento.[11] Concluiu-se que os critérios de seleção e resposta deveriam ser refinados, e que a atelectasia lobar deveria ser removida do protocolo como pré-requisito para o sucesso do procedimento.

O maior estudo utilizando válvulas unidirecionais (Valve for Emphysema PalliatioN Trial – VENT) foi realizado com dispositivos do tipo EBV-Zephyr®.[12] Os desfechos primários incluíram aumento no VEF_1 e no teste de tolerância ao exercício até seis meses após o procedimento. Os desfechos secundários foram melhoras na qualidade de vida e no escore de dispneia e redução na volumetria pulmonar avaliada por imagem.

O estudo[12] incluiu 321 pacientes em 31 centros nos Estados Unidos e 171 pacientes em 23 centros na Europa. Os critérios de elegibilidade foram presença de enfisema heterogêneo, VEF_1 entre 15 e 45%, VR ≥ 150% e capacidade pulmonar total (CPT) ≥ 100% do previsto. Todos os pacientes passaram por 6 a 8 semanas de reabilitação antes do procedimento. Seguindo uma randomização de 2:1 (tratamento com válvulas:tratamento médico), 214 dentre os 220 inicialmente alocados receberam válvulas e 101 foram acompanhados para tratamento clínico.

Os resultados do acompanhamento após seis meses do procedimento demonstraram melhora discreta embora significativa no VEF_1 ($p = 0,005$), representada por um aumento de 6,8% comparado ao grupo-controle, e um aumento na tolerância ao exercício no teste da caminhada dos seis minutos de 5,8% ($p = 0,04$). Observou-se uma redução discreta porém significativa no índice de dispneia entre os pacientes no grupo que recebeu as válvulas, uma redução no uso de oxigênio suplementar (-12 L/dia) e melhora da qualidade de vida em doença respiratória (-3,4 pontos no questionário St. George).[12]

Na avaliação de 12 meses após o procedimento, somente os portadores de heterogeneidade entre lobos acima de 25% à tomografia de alta resolução mantiveram alterações significativas no VEF_1 e capacidade de exercício ao teste da caminhada dos seis minutos. Aqueles que receberam válvulas apresentaram redução significativa à volumetria do lobo tratado aos seis meses se comparados aos controles (378 mL *versus* 16 mL, respectivamente; $p < 0,002$), efeito que foi mais evidente nos portadores de cissuras completas (redução de 712 mL no grupo tratado com válvulas *versus* 2,2 mL nos controles; $p < 0,001$).[12] Hopkinson e colaboradores[13] demonstraram em uma série de 19 pacientes acompanhados por seis anos que aqueles que apresentavam atelectasia lobar até um mês após a colocação de válvulas tinham melhor sobrevida em relação aos demais.

O pneumotórax espontâneo foi a complicação mais frequente (até 10% dos casos), sendo que a quase totalidade foi resolvida espontaneamente, com exceção de um caso no qual houve a necessidade de remoção da válvula para a sua resolução.[11,13] O órgão regulatório dos Estados Unidos (Food and Drug Administration – FDA) ainda não aprovou seu uso clínico fora de protocolos de pesquisa sob a alegação de a resposta funcional não ter sido clinicamente significativa (aumento de 6% no VEF_1 em seis meses) e na comparação entre as incidências de eventos adversos (exacerbações da DPOC) no grupo tratado com válvulas *versus* o controle (23 vs. 10%; $p = 0,01$). Em contrapartida, os resultados do estudo foram considerados favoráveis na Europa e tiveram como consequência a validação da válvula Emphasis Zephyr® para uso clínico naquele continente. O mesmo ocorreu no Brasil, sendo este o único dispositivo validado pela Agência Nacional de Vigilância Sanitária para uso clínico em território nacional.

Outro dispositivo valvular que tem sido testado possui um desenho diferente, porém seu mecanismo de ação é semelhante ao dos demais (IBV®, Olympus Co., Spiration, Redmond – WA, EUA) (**FIGURA 44.9.2**). O dispositivo tem por objetivo obstruir o fluxo aéreo seletivamente nos segmentos broncopulmonares em que é posicionado, atuando como válvula unidirecional cujo formato permitiria a drenagem de secreções.

Um estudo realizado em 30 pacientes com o implante de válvulas do tipo IBV® demonstrou melhora na qualidade de vida, porém sem diferença significativa na função pulmonar.[14] Esse estudo usou critérios de seleção e desfechos similares aos da CRVP. Mais recentemente, as válvulas do tipo IBV® têm sido propostas e utilizadas clinicamente com sucesso no tratamento de fístula aérea parenquimatosa persistente após ressecções pulmonares em pacientes enfisematosos,[15] tendo sido validadas nos Estados Unidos para este fim.[16]

Os estudos realizados até o momento com válvulas unidirecionais concluíram que elas são procedimentos seguros com baixa mortalidade relacionada (≤ 1%), tendo se

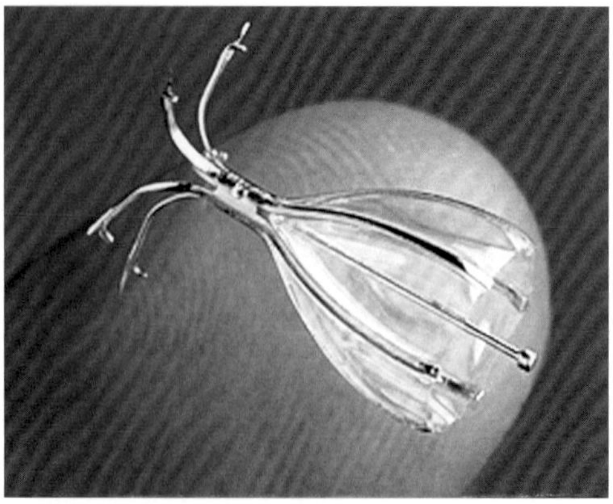

FIGURA 44.9.2 → Válvula unidirecional do tipo IBV® (Spiration, Redmond – WA, EUA).

mostrado eficazes no que se refere aos parâmetros objetivos e subjetivos de avaliação.

Dispositivos não bloqueadores reversíveis (removíveis)

Coils (molas)

O dispositivo consiste em um fio de nitinol (liga metálica de níquel e titânio) com memória que, ao ser introduzido no brônquio subsegmentar, curva-se trazendo consigo o parênquima pulmonar em um movimento rotatório sobre o seu eixo, reduzindo assim o volume do parênquima por esse mecanismo de torção (RePneu® Lung Volume Reduction Coil, PneumRx Inc, Mountain View, Califórnia, EUA) (FIGURA 44.9.3). Para se obter a redução volumétrica desejada com esse método, é necessário que vários *coils* sejam instalados através do canal de trabalho de um broncoscópio flexível em um lobo com menor perfusão, até que se produza a redução desejada.

O dispositivo passou por um estudo clínico no qual 11 pacientes foram submetidos a 21 procedimentos para a instalação dos *coils*. Os procedimentos duraram em média 45 minutos, tendo sido colocados 4,9+/-0,6 *coils* por procedimento. Após um acompanhamento de 7 a 11 meses, concluiu-se que a eficácia foi superior nos portadores de enfisema heterogêneo.[17,18]

Dispositivos não bloqueadores definitivos

Ablação térmica por vapor

Trata-se de nova tecnologia que utiliza vapor d'água aquecido e administrado por broncoscopia flexível através de cateter de oclusão endobrônquica por balão posicionado na área a ser tratada (lobo, segmento). O sistema foi desenvolvido para administrar uma quantidade de vapor controlada por peso em gramas de tecido pulmonar (*bronchial thermal vapor ablation* – BTVA; Uptake Medical Corporation, Seattle – WA, EUA) (FIGURA 44.9.4).

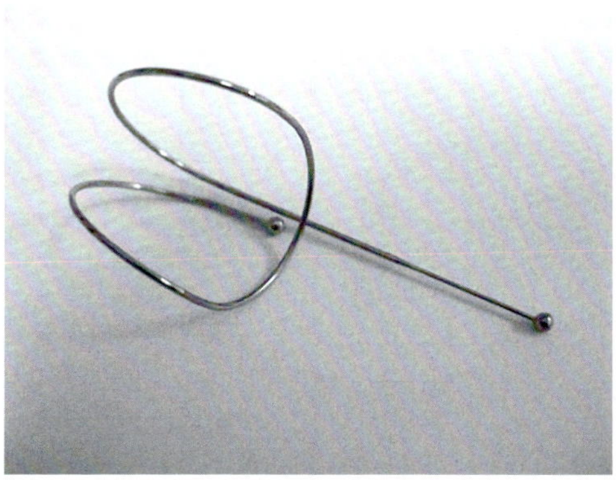

FIGURA 44.9.3 → Mola ou *coil* endobrônquico utilizado para redução volumétrica transbroncoscópica (RePneu® Lung Volume Reduction Coil, PneumRx Inc, Mountain View – CA, EUA).

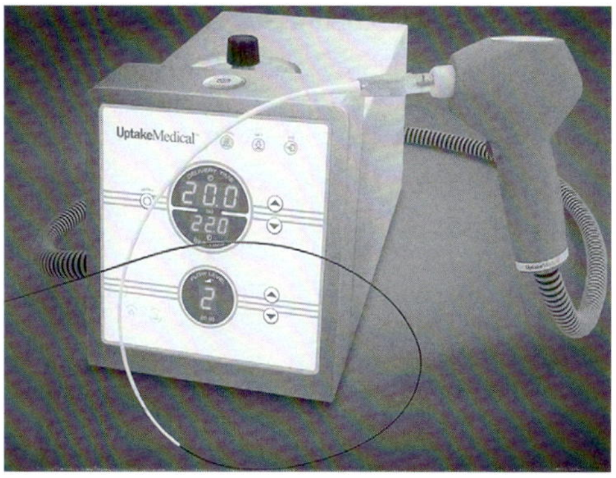

FIGURA 44.9.4 → Gerador de vapor e cateter empregados na termoablação brônquica por vapor (*bronchial thermal vapor ablation* – BTVA; Uptake Medical Corporation, Seattle – WA, EUA).

Em estudos experimentais realizados em modelos animais de enfisema pulmonar, concluiu-se inicialmente que uma quantidade de vapor equivalente a 5 cal/g de tecido pulmonar causa uma lesão térmica com retração fibrótica e consequente redução volumétrica. Um estudo clínico preliminar concluído recentemente com 11 pacientes portadores de enfisema heterogêneo revelou que, após serem submetidos à termoablação unilateral por vapor, observaram-se melhoras nas trocas gasosas e no escore de dispneia.[19]

As complicações mais frequentes do procedimento foram pneumonia bacteriana e exacerbações da DPOC. Essa nova tecnologia ainda está em avaliação, e novos estudos clínicos estão sendo empreendidos com quantidades de vapor diferentes.

Redução volumétrica biológica (polímeros)

A redução volumétrica biológica (BLVR) compreende a obstrução endobrônquica por polímeros biodegradáveis instilados nos brônquios subsegmentares por meio de um broncofibroscópio causando obstrução local com atelectasia da área hiperinsuflada. Essas substâncias também causam uma reação inflamatória local com formação de tecido cicatricial que perpetua a desinsuflação local.[20]

A substância utilizada é um polímero veiculado por um composto fibrínico e trombina (*Aeriseal*®, Aeris Therapeutics Woburn – MA, EUA). A mistura dos componentes no local administrado se polimeriza, resultando na formação de um gel adesivo que oclui os brônquios. Esse método tem sido aplicado para enfisema homogêneo e heterogêneo com predomínio nos lobos superiores. A avaliação pré-clínica experimental em animais demonstrou que o componente gel do polímero causa oclusão alveolar, bloqueando assim a ventilação colateral.

Estudos clínicos não randomizados com a aplicação de BLVR em portadores de enfisema homogêneo foram concluídos recentemente.[21,22] Dentre os 25 pacientes tratados por oclusão brônquica com adesivo biológico, 17 receberam 10 mL e 8 receberam 20 mL do polímero por local tratado.

O grupo de pacientes que recebeu a dose maior obteve os melhores benefícios após seis meses. Em relação aos valores pré-tratamento, o VEF_1 reduziu-se em 8%, o escore de dispneia reduziu-se em 0,4 pontos e a pontuação no St. George's Respiratory Questionnaire, em 4,9%. Os autores concluíram que o procedimento era seguro e eficaz em pacientes portadores de enfisema homogêneo. O número de brônquios subsegmentares tratados parece ter impacto na redução volumétrica obtida com a BLVR.[23]

A maior série publicada nesta modalidade terapêutica incluiu 50 pacientes portadores de enfisema predominando em lobos superiores, e seus resultados demonstraram um aumento do VEF_1 de 15,6% aos seis meses em relação aos valores pré-tratamento ($p = 0{,}002$) nos indivíduos que receberam alta dose de polímero e 8% de eventos adversos graves relacionados, incluindo pneumonia, tromboembolismo pulmonar e aspiração.[24]

Dispositivos para enfisema homogêneo

Bypass *transcutâneo (externo)*

Embora este seja um procedimento cirúrgico e não endoscópico, também foi desenvolvido para portadores de enfisema homogêneo e fundamentou-se nos mesmos princípios que nortearam a criação do *bypass* endobrônquico, ou seja, na abundante ventilação colateral existente nos pulmões hiperinsuflados dos indivíduos enfisematosos.

As primeiras tentativas de se utilizar a ventilação colateral para a desinsuflação foram propostas em 1978 por Macklem,[25] que sugeriu a instalação de espiráculos comunicando o parênquima pulmonar com o meio externo por via transcutânea através da parede torácica. Mais tarde, a técnica foi aplicada para o tratamento de bolhas enfisematosas pelo grupo do Hospital Brompton de Londres[26] e em nosso meio por Saad Junior e colaboradores.[27]

Moore e colaboradores[28] descreveram quatro casos nos quais um dreno era inserido por via transcutânea em um dos lobos superiores e mantido por até três meses, verificando-se um aumento médio do VEF_1 de 23%, e concluíram que esse método poderia ser útil em portadores de enfisema homogêneo e hiperinsuflação. Em nosso meio, há apenas um relato recente de três casos nos quais o método foi utilizado para a realização de drenagens transcutâneas, resultando em melhora funcional.[29]

Bypass *endobrônquico (interno)*

Os pacientes portadores de destruição extensa, bilateral, homogênea e com hiperinsuflação grave não são elegíveis para redução volumétrica cirúrgica, restando o transplante como opção de tratamento definitivo. Esta é a população de enfisematosos na qual o *bypass* das vias aéreas foi avaliado. O procedimento é realizado por broncoscopia flexível e inclui a produção de orifícios (fenestrações) endobrônquicos na via aérea distal (brônquios subsegmentares), os quais são mantidos permeáveis mediante instalação de dispositivos (*stents*) eluidores de fármacos.[30]

O fundamento do procedimento baseia-se na abundante ventilação colateral existente nesses pulmões hiperinsuflados. Tal procedimento exige localização transmural dos vasos adjacentes à parede brônquica, o que é obtido pela passagem de uma sonda Doppler pelo canal de trabalho do broncoscópio flexível. Uma vez detectada a área avascular (silenciosa) ao Doppler, cria-se a fenestração com um cateter acoplado a uma agulha retrátil e um balão dilatador. A seguir, o cateter contendo o *stent* é avançado até a fenestração e expandido no local com o auxílio de um balão hidrostático **(FIGURA 44.9.5)**. Assim são instalados três a quatro *stents* farmacológicos eluidores de paclitaxel em cada pulmão, cujo objetivo será o de manter as fenestrações permeáveis.[31]

Os dispositivos utilizados no *bypass* das vias aéreas (Exhale Emphysema Treatment System™, Broncus Technologies Inc., Mountain View – CA, EUA) foram desenvolvidos para serem passados pelo canal de trabalho de um broncoscópio flexível. Os estudos de viabilidade e segurança do procedimento[30,32] foram seguidos por estudos clínicos[33,34] que avaliaram sua eficácia e segurança.

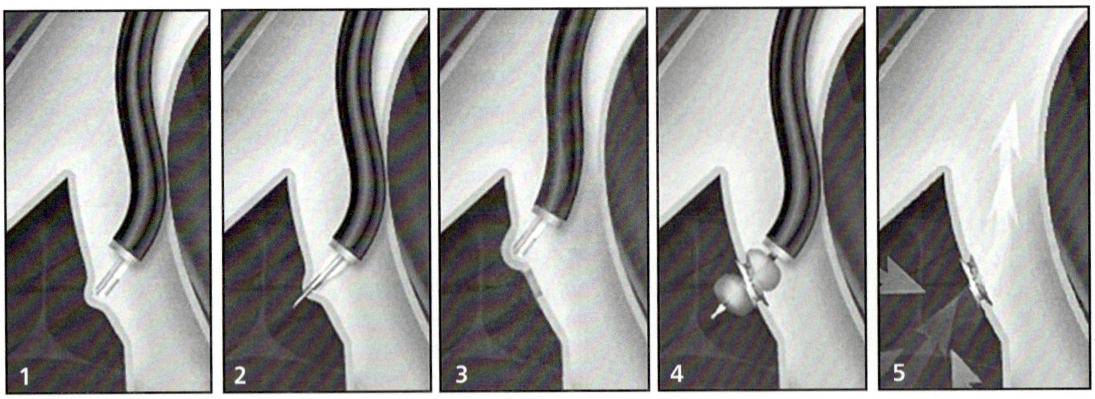

FIGURA 44.9.5 → Principais etapas utilizadas no procedimento de *bypass* das vias aéreas (Exhale Emphysema Treatment System™, Broncus Technologies Inc., Mountain View – CA, EUA): (1) localização da área "silenciosa" (avascular) com sonda Doppler; (2) criação da passagem por punção pela área avascular e dilatação com balão hidrostático; (3) reavaliação da área avascular após a punção com sonda Doppler; (4) colocação do *stent* por insuflação de balão hidrostático na passagem criada; (5) saída de ar através da passagem mantida aberta com o *stent*.

Um estudo multicêntrico com 35 pacientes demonstrou que após 30 dias havia melhora significativa nos parâmetros funcionais (VR, CPT, capacidade vital forçada, escala de dispneia e teste da caminhada dos seis minutos). Seis meses depois, a melhora no volume residual e na dispneia persistia. Os achados foram mais evidentes nos pacientes com hiperinsuflação marcada (VR/CPT ≥ 67%), nos quais o VR reduziu em 1.040 mL em um mês e 400 mL em seis meses, o mesmo ocorrendo com a escala de dispneia.[34] Tais resultados ensejaram a confecção de um estudo multicêntrico de fase III com mais de 300 pacientes e braço controle[35] cujos resultados do primeiro ano de avaliação estão em fase de análise.[36]

Conclusão

Apesar dos benefícios mostrados pelos vários procedimentos endoscópicos propostos para o enfisema avançado, os resultados não são uniformes nem suficientes para sua aplicação clínica imediata em larga escala.

Ainda não está definido o número de dispositivos (válvulas, *stents*, *coils*, etc.) a serem colocados, nem se sua aplicação deve ser unilateral ou bilateral. Da mesma forma, ainda estão em discussão quais são os melhores parâmetros de avaliação após o procedimento. Neste particular, são promissores os novos métodos, como os de avaliação de hiperinsuflação que utilizam parâmetros de mensuração direta como a pletismografia optoeletrônica,[37] a tomografia de impedância elétrica,[38] a quantificação volumétrica por imagem[39] e a avaliação da mobilidade diafragmática.

Os estudos disponíveis ainda calcam seus desfechos nos parâmetros utilizados para a CRVP funcionais (p. ex., VEF_1) e subjetivos (p. ex., escore de dispneia, qualidade de vida), parâmetros estes de obtenção difícil, mormente nos portadores de grave comprometimento funcional pela DPOC.

A destruição parenquimatosa pelo enfisema, bem como o grau de hiperinsuflação pulmonar e a resposta pós-procedimento, tem sido avaliadas por métodos de quantificação e resposta utilizados em outros estudos (p. ex., NETT), cujos critérios de alocação diferem dos da população atualmente tratada por via transbroncoscópica.

Comentários finais

> **ATENÇÃO**
>
> As alternativas endoscópicas para o tratamento do enfisema avançado incluem uma ampla variedade de dispositivos, a maioria ainda em estudos clínicos de fase II e III. O tratamento clínico em conjunto com a reabilitação pulmonar e a cessação do tabagismo formam as bases do manejo do paciente portador de DPOC, ao passo que os procedimentos endoscópicos são essencialmente adjuvantes e paliativos.

Assim sendo, terminologias como "tratamento endoscópico" e "tratamento do enfisema por redução volumétrica broncoscópica" devem ser empregadas com cautela, pois possuem um apelo terapêutico sujeito a interpretações errôneas, sobretudo em indivíduos cuja vida é devastada por doença crônica e incapacitante como a DPOC.

Não obstante, quando bem indicados e aplicados em pacientes cujo tratamento médico esteja sendo bem conduzido e otimizado, os procedimentos endoscópicos podem melhorar consideravelmente a qualidade de vida, amenizando o desconforto dos pacientes com limitação funcional importante.

Por serem procedimentos de baixo risco, sua aplicabilidade clínica poderá ser estendida a pacientes com alto risco cirúrgico e baixa reserva funcional. Futuramente, poderão até ser empregados como "ponte" para outras modalidades terapêuticas, como o transplante pulmonar. Para isso, contudo, muitos estudos ainda necessitam ser empreendidos, novos dispositivos precisam ser propostos e os atuais, desenvolvidos com o intuito de que essas novas tecnologias endoscópicas tornem-se aplicáveis clinicamente nos pacientes portadores de enfisema pulmonar avançado.

Referências

1. American Thoracic Society. Pulmonary rehabilitation: 1999. Am J Respir Crit Care Med. 1999;159(5 Pt 1):1666-82.

2. Brantigan OC, Mueller E, Kress MB. A surgical approach to pulmonary emphysema. Am Rev Respir Dis. 1959;80(1 Pt 2):194-206.

3. Cooper JD, Patterson GA, Sundaresan RS, Trulock EP, Yusen RD, Pohl MS, et al. Results of 150 consecutive bilateral lung volume reduction procedures in patients with severe emphysema. J Thorac Cardiovasc Surg. 1996;112(5):1319-29; discussion 1329-30.

4. Ciccone AM, Meyers BF, Guthrie TJ, Davis GE, Yusen RD, Lefrak SS, et al. Long-term outcome of bilateral lung volume reduction in 250 consecutive patients with emphysema. J Thorac Cardiovasc Surg. 2003;125(3):513-25.

5. Fishman A, Martinez F, Naunheim K, Piantadosi S, Wise R, Ries A, et al. A randomized trial comparing lung-volume-reduction surgery with medical therapy for severe emphysema. N Engl J Med. 2003;348(21):2059-73.

6. Sanchez PG, Kucharczuk JC, Su S, Kaiser LR, Cooper JD. NETT redux. In: American Association for Thoracic Surgery. Abstract book of 89th Annual Meeting; 2009 May 9-13; Boston, Massachusetts. Boston: AATS; 2009.

7. Herth FJ, Gompelmann D, Ernst A, Eberhardt R. Endoscopic lung volume reduction. Respiration. 2010;79(1):5-13.

8. Aljuri N, Freitag L . Validation and pilot clinical study of a new bronchoscopic method to measure collateral ventilation before endobronchial lung volume reduction. J Appl Physiol. 2009;106(3):774-83.

9. Gompelmann D, Eberhardt R, Michaud G, Ernst A, Herth FJ. Predicting atelectasis by assessment of collateral ventilation prior

to endobronchial lung volume reduction: a feasibility study. Respiration. 2010;80(5):419-25.

10. Wan IY, Toma TP, Geddes DM, Snell G, Williams T, Venuta F, et al. Bronchoscopic lung volume reduction for end-stage emphysema: report on the first 98 patients. Chest. 2006;129(3):518-26.

11. Oliveira HG de, Macedo-Neto AV, John AB, Jungblut S, Prolla JC, Menna-Barreto SS, et al. Transbronchoscopic pulmonary emphysema treatment: 1-month to 24-month endoscopic follow-up. Chest. 2006;130(1):190-9.

12. Sciurba FC, Ernst A, Herth FJ, Strange C, Criner GJ, Marquette CH, et al. A randomized study of endobronchial valves for advanced emphysema. N Engl J Med. 2010;363(13):1233-44.

13. Hopkinson NS, Toma TP, Hansell DM, Goldstraw P, Moxham J, Geddes DM, et al. Effect of bronchoscopic lung volume reduction on dynamic hyperinflation and exercise in emphysema. Am J Respir Crit Care Med. 2005;171(5):453-60.

14. Wood DE, McKenna RJ Jr, Yusen RD, Sterman DH, Ost DE, Springmeyer SC, et al. A multicenter trial of an intrabronchial valve for treatment of severe emphysema. J Thorac Cardiovasc Surg. 2007;133(1):65-73.

15. Ferguson JS, Sprenger K, Van Natta T. Closure of a bronchopleural fistula using bronchoscopic placement of an endobronchial valve designed for the treatment of emphysema. Chest. 2006;129(2):479-81.

16. Wood DE, Cerfolio RJ, Gonzalez X, Springmeyer SC. Bronchoscopic management of prolonged air leak. Clin Chest Med. 2010;31(1):127-33, Table of Contents.

17. Herth FJ, Eberhard R, Gompelmann D, Slebos DJ, Ernst A. Bronchoscopic lung volume reduction with a dedicated coil: a clinical pilot study. Ther Adv Respir Dis. 2010;4(4):225-31.

18. Herth FJ, Eberhardt R, Ernst A. Pilot study of an improved lung volume reduction coil for the treatment of emphysema. Am J Respir Crit Care Med. 2009;179:A6160.

19. Snell GI, Hopkins P, Westall G, Holsworth L, Carle A, Williams TJ. A feasibility and safety study of bronchoscopic thermal vapor ablation: a novel emphysema therapy. Ann Thorac Surg. 2009;88(6):1993-8.

20. Ingenito EP, Tsai LW. Evolving endoscopic approaches for treatment of emphysema. Semin Thorac Cardiovasc Surg. 2007;19(2):181-9.

21. Reilly J, Washko G , Pinto-Plata V, Velez E, Kenney L, Berger R, et al. Biological lung volume reduction: a new bronchoscopic therapy for advanced emphysema. Chest. 2007;131(4):1108-13.

22. Refaely Y, Dransfield M, Kramer MR, Gotfried M, Leeds W, McLennan G, et al. Biologic lung volume reduction therapy for advanced homogeneous emphysema. Eur Respir J. 2010;36(1):20-7.

23. Murgu SD, Colt HG. Interventional bronchoscopy from bench to bedside: new techniques for central and peripheral airway obstruction. Clin Chest Med. 2010;31(1):101-15, Table of Contents.

24. Criner GJ, Pinto-Plata V, Strange C, Dransfield M, Gotfried M, Leeds W, et al. Biologic lung volume reduction in advanced upper lobe emphysema: phase 2 results. Am J Respir Crit Care Med. 2009;179(9):791-8.

25. Macklem PT. Collateral ventilation. N Engl J Med. 1978;298(1):49-50.

26. Shah SS, Goldstraw P. Surgical treatment of bullous emphysema: experience with the Brompton technique. Ann Thorac Surg. 1994;58(5):1452-6.

27. Saad Junior R, Mansano MD, Botter M, Giannini JA, Dorgan Neto V. Tratamento operatório de bolhas no enfisema bolhoso: uma simples drenagem. J Pneumol. 2000;26(3):113-8.

28. Moore AJ, Cetti E, Haj-Yahia S, Carby M, Björling G, Karlsson S, et al. Unilateral extrapulmonary airway bypass in advanced emphysema. Ann Thorac Surg. 2010;89(3):899-906.

29. Saad R Jr, Dorgan Neto V, Botter M, Stirbulov R, Rivaben J, Gonçalves R. Therapeutic application of collateral ventilation in diffuse pulmonary emphysema: study protocol presentation. J Bras Pneumol. 2008;34(6):430-4.

30. Choong CK, Haddad FJ, Gee EY, Cooper JD. Feasibility and safety of airway bypass stent placement and influence of topical mitomycin C on stent patency. J Thorac Cardiovasc Surg. 2005;129(3):632-8.

31. Choong CK, Phan L, Massetti P, Haddad FJ, Martinez C, Roschak E, et al. Prolongation of patency of airway bypass stents with use of drug-eluting stents. J Thorac Cardiovasc Surg. 2006;131(1):60-4.

32. Rendina EA, De Giacomo T, Venuta F, Coloni GF, Meyers BF, Patterson GA, et al. Feasibility and safety of the airway bypass procedure for patients with emphysema. J Thorac Cardiovasc Surg. 2003;125(6):1294-9.

33. Macklem P, Cardoso P, Snell G, Hopkins P, Sybrecht G, Pierce J, et al. Airway bypass: a new treatment for emphysema. In: American Association for Thoracic Surgery. Annual Meeting; 2006 May 19-24; San Diego, California.

34. Cardoso PF, Snell GI, Hopkins P, Sybrecht GW, Stamatis G, Ng AW, et al. Clinical application of airway bypass with paclitaxel-eluting stents: early results. J Thorac Cardiovasc Surg. 2007;134(4):974-81.

35. Shah PL, Slebos DJ , Cardoso PF, Cetti EJ, Sybrecht GW, Cooper JD. Design of the exhale airway stents for emphysema (EASE) trial: an endoscopic procedure for reducing hyperinflation. BMC Pulm Med. 2011;11:1.

36. Choong CK, Cardoso PF, Sybrecht GW, Cooper JD. Airway bypass treatment of severe homogeneous emphysema: taking advantage of collateral ventilation. Thorac Surg Clin. 2009;19(2):239-45.

37. Aliverti A, Dellacà R, Pedotti A. Optoelectronic plethysmography: a new tool in respiratory medicine. Recenti Prog Med. 2001;92(11):644-7.

38. Costa EL, Lima RG, Amato MB. Electrical impedance tomography. Curr Opin Crit Care. 2009;15(1):18-24.

39. Bon JM, Leader JK, Weissfeld JL, Coxson HO, Zheng B, Branch RA, et al. The influence of radiographic phenotype and smoking status on peripheral blood biomarker patterns in chronic obstructive pulmonary disease. PLoS One. 2009;4(8):e6865.

44.10
DPOC: Onde Estamos, para Onde Vamos

José R. Jardim
Oliver A. Nascimento

Introdução

A doença pulmonar obstrutiva crônica (DPOC) alcançou, no início da primeira década deste século, talvez o seu ponto mais alto em importância ao longo da história. Estudos como o PLATINO[1] e o BOLD[2] trouxeram uma enorme carga de conhecimentos na América Latina e na Ásia e Europa, respectivamente.

Onde estamos no Brasil?

O estudo PLATINO[1] teve como objetivo primário avaliar a prevalência da DPOC em cinco grandes áreas da América Latina. Contudo, ele não se limitou à prevalência. Um questionário extenso trouxe uma série de outras informações, tendo sido publicados, até 2011, 30 artigos sobre os mais variados assuntos.

No Brasil, estudou-se a área metropolitana de São Paulo, tendo sido visitadas 1.000 residências escolhidas de modo randomizado (de acordo com a classificação econômica da região); foram avaliadas as pessoas com mais de 40 anos, incluindo peso, altura, cintura abdominal, espirometria pré e pós-broncodilatador, bem como as respostas a um questionário com mais de 150 perguntas.

O diagnóstico de DPOC, como é aceito em estudos epidemiológicos internacionais, foi definido pelo achado de uma relação volume expiratório forçado no primeiro segundo/capacidade vital forçada (VEF_1/CVF) inferior a 0,7. Tal definição é sujeita a críticas, mas assim foi definida no documento GOLD[3] e aceita pelo estudo BOLD[2].

Prevalência

A prevalência da DPOC em São Paulo em pessoas acima de 40 anos foi de 15,8%, sendo 18% entre os homens e 14% entre as mulheres. Um dado importante foi ter-se encontrado 9% de pessoas com DPOC na faixa entre 40 e 50 anos, chamando a atenção para o fato de que esta não é uma doença somente de pessoas idosas. A prevalência aumentou com a idade, chegando a 16,2% entre 50 e 60 anos e a 25,7% após os 60 anos.

Essa taxa de prevalência global foi semelhante à de 12,8% que Menezes e colaboradores[4] haviam encontrado em Pelotas (RS), em estudo populacional baseado em sintomas e sem a realização de espirometria. Essa prevalência leva a crer que deve haver em torno de 6 a 7 milhões de pacientes com DPOC no Brasil, mas somente estão diagnosticados por volta de meio milhão de casos. A maioria dos indivíduos diagnosticados com DPOC em São Paulo se distribuía, basicamente, entre graus leve (62,2%) e moderado (29,9%) da doença; os graves e muito graves perfaziam somente 7,6%.

Sub e sobrediagnóstico prévio

Somente 12,5% dos indivíduos que receberam o diagnóstico de DPOC no estudo PLATINO[1] tinham anteriormente o diagnóstico de DPOC ou bronquite crônica ou enfisema, mostrando a alta taxa de subdiagnóstico. Em acréscimo, houve uma alta taxa errônea de DPOC (ou bronquite ou enfisema) em indivíduos com espirometria normal ou que revertia com o broncodilatador.

Talvez uma das razões para essa baixa taxa de diagnóstico deva-se ao precário conhecimento da população em geral sobre as manifestações da DPOC. Se as pessoas os conhecessem, poderiam procurar atendimento médico mais precoce.

Além desse motivo, há o fato de os médicos habitualmente atenderem um paciente com sintomas sugestivos de DPOC mas não pensarem no diagnóstico e não solicitarem uma espirometria. A taxa de realização de espirometria no estudo PLATINO[1] foi muito baixa: somente 12% da população visitada havia realizado uma espirometria na vida. No entanto, caso se considere como indicação para a realização do procedimento a resposta positiva a três das cinco perguntas do GOLD[3] e da Sociedade Brasileira de Pneumologia e Tisiologia[5] (mais de 40 anos; ser fumante ou ex-fumante; ter tosse diária; ter catarro matinal; cansar-se mais do que uma pessoa da mesma idade), 27% dos entrevistados já deveriam ter realizado uma espirometria.

A não realização de espirometria pode ser devida a muitos fatores, mas os principais são a baixa taxa de espirômetros em centros de atenção à saúde e o escasso conhecimento dos médicos não pneumologistas sobre a espirometria. Ainda existe a crença de que esse exame é complicado e de entendimento difícil. Muito provavelmente, esse fato decorre do ensino deficiente nesse aspecto nos cursos de medicina.

Manifestações

O PLATINO,[1] em São Paulo, mostrou claramente que os pacientes e os médicos não valorizam as manifestações. Pelo menos 50% dos pacientes não diagnosticados como tendo DPOC apresentavam, no mínimo, um dos sintomas usuais dessa doença. Ficou evidente que os médicos estão diagnosticando a DPOC tardiamente, pois houve uma nítida diferença de prevalência de sintomas entre os grupos com diagnóstico prévio e os sem diagnóstico prévio, com inequívoca diferença a favor daqueles com diagnóstico prévio; isto é, somente quando os pacientes apresentam-se com alta taxa de sintomas é que o diagnóstico é realizado.

Onde estamos na América Latina?

Prevalência

Além do estudo PLATINO,[1] há outro estudo na América Latina, o PREPOCOL,[6] que estudou a prevalência de DPOC na Colômbia. Esse estudo avaliou a prevalência em cinco cidades colombianas com altitudes diferentes. Os métodos utilizados foram semelhantes aos do PLATINO, o que permite a comparação dos resultados.

A prevalência média de DPOC na Colômbia foi de 8,9%, mas variou entre as cidades, de 6,2% em Barranquilha a 13,5% em Medelin. Um dado muito interessante advindo do PREPOCOL é que os volumes pulmonares (capacidade vital – CV – e VEF_1) aumentavam à medida que a altitude das cidades aumentava.

Em relação às outras cidades estudadas pelo PLATINO,[1] as prevalências foram de 19,7% em Montevidéu, 16,9% em Santiago do Chile, 12,1% em Caracas (na Venezuela) e 7,9% na Cidade do México, demonstrando grande variabilidade. É possível que a taxa mais elevada de Montevidéu relacione-se com a maior idade da população. Por outro lado, fica sem explicação o fato de a Cidade do México ter uma prevalência tão baixa em relação a outras cidades, quando o índice de tabagismo assemelha-se ao do Brasil.

Função pulmonar

Um estudo muito prático decorrente do PLATINO foi o relacionado com a resposta broncodilatadora na população com e sem DPOC. Segundo Enright,[7] no editorial referente a essa publicação, dois aspectos são importantes. O primeiro é que se deve realizar a espirometria quando se suspeita de DPOC. O estudo deixa claro que, nos suspeitos com baixa probabilidade, não seria necessária a espirometria; foram considerados como tendo baixa probabilidade os indivíduos que fumaram por menos de 10 anos, não apresentavam sintomas, não tinham história de asma e tinham baixa exposição a algum fator de risco no ambiente de trabalho. O outro aspecto que ele destaca é que os resultados reforçam a necessidade da realização da espirometria com uso de broncodilatador. Um terço dos indivíduos que apresentaram espirometria com obstrução brônquica reverteu-a após o uso de broncodilatador, afastando a hipótese inicial de DPOC. A realização de espirometria sem o uso de broncodilatador poderia fazer com que esses indivíduos fossem diagnosticados como tendo DPOC, quando, na realidade, eram, muito provavelmente, asmáticos.

A resposta aguda ao broncodilatador ainda é uma área de discussão. Avaliou-se no estudo PLATINO[1] a resposta espirométrica após a inalação de 200 μg de salbutamol e constatou-se que, nos indivíduos reconhecidamente tendo DPOC, a resposta variou de 15,0 a 25,2%, considerando-se a resposta positiva como aumento do VEF_1 de, pelo menos, 200 mL e 12% em relação à linha de base; ou o aumento de 15%; ou o aumento de 10% sobre o valor previsto. Nos indivíduos com obstrução reversível, a melhora do VEF_1 variou de 11,4 a 21,6%. Por fim, nos indivíduos saudáveis, houve aumento do VEF_1 entre 2,7 e 7,2%. A melhora absoluta do VEF_1 ficou em 110,6±7,8 mL nos indivíduos com DPOC contra 164,7±11,8 mL nos indivíduos com obstrução reversível. A resposta positiva da CVF nos pacientes com DPOC foi de 146,5±14,2 mL, atestando a desinsuflação desses indivíduos após o uso de broncodilatador. Contudo, deve-se ressaltar que dois terços dos indivíduos com DPOC não mostraram resposta aguda ao broncodilatador. Por outro lado, a avaliação da resposta broncodilatadora foi testada com 200 μg de salbutamol e não 400 μg, como é o habitual mais recentemente.

Ainda em relação à função pulmonar, Perez-Padilla e colaboradores[8] associaram a população do PLATINO, por volta de 5.800 pessoas, com as populações dos primeiros estudos BOLD, constituindo uma população total de 13 mil indivíduos, e avaliaram qual seria o papel do pico do fluxo expiratório (PFE) no diagnóstico da DPOC, considerando que o PFE é medido no início da expiração forçada, durante a realização da espirometria. Embora o valor preditivo positivo tenha sido baixo, um valor pré-broncodilatador do PFE > 70% efetivamente descarta DPOC nos estágios III e IV. Entre os pacientes com, pelo menos, um fator de risco, só 12% necessitariam espirometria confirmatória usando esse critério.

Diferença da doença pulmonar obstrutiva crônica entre os gêneros

Um tópico que ainda não está definido, mas que tem sido muito considerado ultimamente, relaciona-se com a diferença de possibilidade de desenvolvimento de DPOC pelos dois gêneros. Uma das mais antigas e consistentes informações é proveniente do Lung Health Study, nos Estados Unidos, que avaliou mais de cinco mil pacientes com DPOC e mostrou que as mulheres apresentavam mais hiper-reatividade das vias aéreas do que os homens, o que poderia fazer supor que as mulheres têm maior probabilidade de desenvolver DPOC, mantidos os mesmos fatores. Um estudo mais recente de pacientes com DPOC grave e com uso de oxigênio suplementar contínuo na cidade de São Paulo relatou dados muito interessantes: Machado e colaboradores[9] mostraram que as mulheres tinham maior mortalidade do que os homens em igualdade de condições clínicas e oxigenoterapia.

Um estudo derivado do PLATINO[10] mostrou outros aspectos dos dois gêneros, ainda não abordados anteriormente. Os autores avaliaram 362 mulheres e 397 homens com DPOC, dentre 5.314 pessoas de cinco grandes áreas metropolitanas da América Latina, e mostraram que, em geral, as mulheres relataram mais dispneia e limitação física do que os homens. As mulheres relataram igual qualidade de vida, independentemente de terem DPOC, ao passo que os homens com DPOC relataram pior qualidade de vida do que os homens sem DPOC. No entanto, em geral, as mulheres apresentavam pior qualidade de vida relacionada com a saúde do que os homens. Um dado interessante é que as mulheres fumantes com DPOC apresentavam grau de obstrução brônquica mais intenso do que os homens fumantes com DPOC, apesar de a carga tabágica ser igual. Esse estudo mostra a possibilidade de as mulheres serem afetadas de modo diferente, em relação aos homens, pela DPOC.[10]

Para onde vamos?

O desfecho mais importante na DPOC é mortalidade. O estudo PLATINO II, que está programado para se desenrolar entre 2009 e 2012, tem por finalidade estudar a história natural da DPOC, avaliando os mesmos indivíduos estudados no PLATINO I. Os dados preliminares, obtidos em Montevidéu, mostram que os pacientes na fase moderada da DPOC têm uma chance de morte quase quatro vezes maior, quando não ajustada, seis anos após o diagnóstico, no estudo PLATINO I, do que os indivíduos sem DPOC. Nos pacientes com doença grave e muito grave, a chance de morte foi em torno de nove vezes maior em relação aos sem DPOC.

> **ATENÇÃO**
>
> Diminuir a mortalidade na DPOC implica, no futuro, modificar o curso da doença. No entanto, o aumento da sobrevida deve ser acompanhado pelo aumento da qualidade de vida.

Há vários caminhos para se modificar o curso da DPOC, mas, em essência, eles sempre envolvem o tratamento. Em uma primeira fase, modificar o curso da DPOC não necessariamente obriga ao desenvolvimento de novos fármacos. Na fase atual, existe a premente necessidade de que se compreenda melhor o papel de cada um dos componentes do tratamento, tanto farmacológico quanto não farmacológico, e que se possa aplicá-los o mais cedo possível. Certamente, o desenvolvimento de fármacos anti-inflamatórios mais específicos para DPOC será essencial, mas para isso deve-se compreender melhor a inflamação da DPOC e toda a sua patogênese.

> **ATENÇÃO**
>
> No momento, discute-se muito se a DPOC é uma doença única ou se teria múltiplas facetas que permitissem agrupar pacientes em *clusters* ou fenótipos. Caso seja possível agrupá-los por fenótipos, provavelmente os tratamentos serão distintos para os diferentes fenótipos.

Fenotipagem

Já é possível distinguir que há pacientes com DPOC que respondem de modos diferentes à terapêutica broncodilatadora, outros que perdem mais peso, alguns que são mais tossidores, outro grupo que apresenta mais limitação aos esforços, alguns que evoluem com excesso de peso, ao passo que outros são mais insuflados. Por que existem essas diferenças? Seria a DPOC uma síndrome, como já se cogitou chamá-la?

> **ATENÇÃO**
>
> A busca de fenótipos está associada à tentativa de se dar explicação a essas perguntas e a obter melhores esquemas terapêuticos e cuidados.

A fenotipagem pode ser definida como atributos de uma doença que, de modo único ou em combinação, descreve diferenças entre indivíduos com DPOC que se relacionam com desfechos clinicamente significativos (sintomas, exacerbações, resposta à terapêutica, taxa de progressão da doença ou morte).

Grupos de fenótipos

Os fenótipos com mais probabilidade de serem estudados no futuro devem estar relacionados com os grupos clínico, fisiológico e radiológico.

No *grupo clínico*, muito provavelmente, os estudos deverão procurar avaliar a importância de grupos de pacientes que tenham um comportamento semelhante, compreendendo indivíduos com hiperinsuflação, exacerbadores, índice de massa corporal baixa, caquexia pulmonar, resposta ao corticoide inalatório, depressão e ansiedade, e não fumantes.

No *grupo fisiológico*, os fenótipos se agrupam naqueles que apresentam limitação do fluxo de ar, perda rápida da função pulmonar, resposta ao broncodilatador, hiper-reatividade brônquica, hipercapnia, baixa tolerância ao exercício, hiperinsuflação, baixa difusão e hipertensão arterial pulmonar.

No *grupo radiológico*, os estudos deverão relacionar-se com as imagens tomográficas associadas às alterações específicas dos componentes da árvore brônquica e as do enfisema. Alguns estudos iniciais têm procurado relacionar maior mortalidade com enfisema.

Fenótipo exacerbador frequente

Um fenótipo recentemente descrito no estudo ECLIPSE[11] é o do exacerbador frequente. Talvez este seja o fenótipo mais bem avaliado até o momento. Esse estudo acompanhou uma população de 2.000 pacientes com DPOC durante três anos e, dentre muitos aspectos avaliados, a exacerbação recebeu especial atenção.

A primeira constatação foi de que havia um aumento proporcional à gravidade da doença: um pouco mais de 20% dos pacientes do grupo moderado apresentou exacerbações, subindo para um pouco mais de 30% dos pacientes do grupo grave, e em torno de 45% daqueles inseridos no grupo muito grave. No entanto, chamou a atenção o fato de que o melhor preditor de uma exacerbação era a ocorrência de uma exacerbação no ano anterior; ter duas exacerbações *versus* nenhuma aumentava a chance em mais de cinco vezes; nos casos com duas *versus* uma exacerbação, a chance era mais de 2,5 vezes. Além da exacerbação no ano anterior, eram preditores de exacerbação futura refluxo gastresofágico, número aumentado de leucócitos, pior qualidade vida e maior perda de VEF_1.

Todavia, quando os pacientes foram divididos em três grupos – os que não tiveram nenhuma exacerbação no primeiro ano, os que tiveram uma exacerbação e os que tiveram duas ou mais exacerbações – e o comportamento foi avaliado nos dois anos seguintes, viu-se que 71% dos pacientes que tiveram duas ou mais exacerbações no primeiro e segundo anos tiveram outra exacerbação no terceiro ano. A esse grupo de pacientes, deu-se o nome de exacerbador frequente.

Outra constatação interessante: esses pacientes distribuíam-se entre os três grupos de gravidade de pacientes. Ao contrário, 74% dos pacientes que não haviam tido exacerbação no primeiro e segundo anos também não apresentaram nenhuma exacerbação no terceiro ano.

Talvez este tenha sido o primeiro estudo que mostrou um fenótipo de pacientes com DPOC. As implicações são muitas, mas ainda precisam ser avaliadas no próprio estudo ECLIPSE[11] e em estudos futuros. Serão estes os pacientes que perderão mais função pulmonar ao longo do tempo? Muito provavelmente, eles são os pacientes que mais serão hospitalizados e, por conseguinte, deverão ter maior mortalidade, conforme já descrito. Estes também serão os pacientes que demandarão maiores cuidados de saúde, acarretando maiores gastos da saúde pública e despesas autossustentadas, com aposentadoria mais precoce.

Seriam, então, estes pacientes os que deveriam ser assistidos com tratamento mais intensivo de modo a prevenir exacerbações? Por exemplo, já se mostrou que o uso intermitente de moxifloxacino, por cinco dias, a cada dois meses, em pacientes com presença constante de catarro purulento, consegue diminuir em pouco mais de 40% o número de exacerbações. Também já se conseguiu mostrar a diminuição de exacerbações com o uso diário de 250 mg de eritromicina.

Ainda em relação ao paciente portador de DPOC com o fenótipo das exacerbações, inclui-se um subgrupo que se beneficia do uso diário de um comprimido de 500 μg de roflumilast. Estudos mostraram que pacientes com sintomas de bronquite crônica, isto é, que apresentam tosse e catarro diários, com duas ou mais exacerbações no ano anterior e função pulmonar com distúrbio obstrutivo grave, diminuíam em até 40% o número de exacerbações com essa terapêutica.

Tratamento precoce

É muito provável que, em um futuro bem próximo, os estudos estejam direcionados à avaliação das fases iniciais da DPOC e à possibilidade de tratamento precoce. No momento atual, as diretrizes terapêuticas preconizam que os pacientes devem receber tratamento quando apresentarem sintomas. Entretanto, não deixa de ser lógico que o tratamento deveria ser iniciado o mais cedo possível, quando o processo ainda tem predominância inflamatória. Infelizmente, até agora, não existem estudos destinados ao objetivo primário de avaliar a resposta ao tratamento da DPOC em suas fases iniciais.

Contudo, a análise de subgrupos dos estudos TORCH[12] e UPLIFT[13] parece abrir caminho para que haja um estímulo à intervenção precoce na DPOC.

O estudo TORCH[12] incluiu pacientes com VEF_1 a partir de 60% do previsto, e a análise *post hoc* do grupo entre 60 e 50%, tratado com a combinação fluticasona e salmeterol, considerado estágio moderado, mostrou que mortalidade, qualidade de vida e exacerbações tinham melhor desfecho em relação aos estágios mais graves.

Do mesmo modo, o estudo UPLIFT,[13] que incluiu pacientes em fase ainda mais precoce do que o estudo TORCH – já que permitiu a inclusão de pacientes com VEF_1 a partir de 70% do previsto –, também mostrou que esses pacientes em fase moderada tinham uma excelente resposta ao tratamento com tiotrópio associado ao tratamento usual que vinham recebendo.

Em relação à função pulmonar, os dois estudos[12,13] demonstraram que os pacientes que receberam a associação corticoide-broncodilatador, ou o tratamento usual mais tiotrópio, apresentaram melhor resposta do VEF_1 do que os grupos-controle, mostrando uma alteração do declínio da função pulmonar, o que pode ser tomado como uma modificação do curso da doença.

Esses dois ensaios clínicos mostraram ainda, em que pese a controvérsia sobre os resultados estatísticos, que em pacientes recebendo o tratamento preconizado nos estudos houve redução de 15% na mortalidade.[12,13]

No momento, existem dois grandes estudos em andamento, com admissão de mais de 10 mil pacientes em cada um, que estão avaliando pacientes com DPOC desde a fase leve. Os resultados deles, naturalmente, ainda levarão alguns anos para serem analisados e publicados, mas a expectativa é de que trarão uma nova concepção sobre o tratamento precoce da DPOC.

Diagnóstico precoce pela função pulmonar

Uma pergunta que deve ser respondida no futuro próximo é como avaliar a função pulmonar desses pacientes para que o diagnóstico possa ser precoce. Existe consenso de que o VEF_1 não é o parâmetro mais adequado, uma vez que não reflete as fases iniciais da doença. Não há dúvida de que, pela fisiopatologia da DPOC, um parâmetro que revele o acometimento das pequenas vias aéreas seria o ideal para a detecção precoce da DPOC.

No estágio atual do conhecimento, a avaliação por parâmetros que indicam a hiperinsuflação consegue orientar melhor do que a simples medida do VEF_1. Em termos de medicina individual, essa avaliação é possível e deve ser incentivada. No entanto, o exame da pletismografia corporal ainda não é homogeneamente distribuído no país. Outro motivo que mantém o VEF_1 como exame rotineiro e orientador do tratamento é o fato de ele continuar sendo o padrão-ouro para avaliação da resposta aos broncodilatadores pelas agências regulatórias do Ministério da Saúde de diversos países.

A abordagem mais objetiva seria a avaliação direta das pequenas vias aéreas. Os testes mais antigos são as medidas dos fluxos de ar na parte final da curva expiratória forçada da espirometria, observando-se mais especificamente o segmento entre os pontos 25 e 75% da curva. Já se tentou padronizar um segmento mais curto, entre 75 e 85%, mas essas avaliações não podem ser aplicadas na clínica diária, pois não são reprodutíveis.

O mesmo se aplica a um teste que não é tão recente, a técnica de oscilação forçada. Ele preencheria alguns critérios do exame ideal, pois não necessita de cooperação ativa do paciente: o indivíduo respira tranquilamente e são superpostas à sua respiração oscilações de diferentes comprimentos de onda, que, na acepção dos que desenvolveram o método, permitiriam estudar os diferentes compartimentos das vias aéreas. No entanto, os estudos mostram uma grande variação e falta de reprodutibilidade dos resultados que ainda impedem sua ampla utilização nessa fase de desenvolvimento do aparelho.

> **ATENÇÃO**
>
> O futuro deve caminhar rapidamente para a mudança do paradigma do VEF_1.

Diagnóstico precoce por biomarcadores

A DPOC é uma doença com desenvolvimento inflamatório complexo, já tendo sido descritos inúmeros mediadores envolvidos no processo. Por muito tempo, descreveu-se que a gravidade da DPOC se associava à presença desses mediadores. Entretanto, a análise inicial do estudo ECLIPSE mostrou que é possível que se esteja equivocado e que tais mediadores não refletiriam a gravidade da doença.

Nesse sentido, os resultados iniciais mostram que o fator de necrose tumoral alfa (TNFα) e as interleucinas 6 e 8 apresentavam a mesma concentração independentemente do estágio em que os pacientes se encontravam. Os biomarcadores com provável utilidade na DPOC deveriam ser os que podem avaliar o processo biológico normal, o processo patogênico e a resposta farmacológica à intervenção terapêutica.

Biomarcadores seriam os indicadores ideais da doença, pois permitiriam que a DPOC fosse diagnosticada precocemente, ainda quando as lesões estivessem ocorrendo em nível celular ou molecular.

Os biomarcadores podem ser avaliados em diversos espécimes: plasma, ar exalado, escarro induzido, lavado broncoalveolar, ar exalado condensado ou biópsia pulmonar. Todas as fontes para coleta de biomarcadores têm suas limitações. Por exemplo, o escarro é uma amostra de material predominantemente das vias aéreas de maior calibre e não reflete a periferia pulmonar, além de existir uma variabilidade dos biomarcadores ao longo do tempo. Os biomarcadores plasmáticos são fáceis de coletar, podem ser repetidos e poderiam ser medidos em condições estáveis e de exacerbação, mas persiste o questionamento sobre refletirem ou não as condições locais de doença pulmonar.

Faltam estudos que possam definir o material mais custo-efetivo, associando-se a melhor capacidade de diagnosticar precocemente com o meio menos invasivo. O fato de os biomarcadores não serem capazes de definir a gravidade da DPOC não invalida a possibilidade de seu surgimento indicar o início molecular da DPOC. No entanto, essa hipótese fica ainda restrita à especulação até que os resultados definitivos do estudo ECLIPSE[11] sejam publicados e mais bem avaliados e se possa entender melhor toda a cascata anti-inflamatória. É possível que, no futuro, sejam avaliados múltiplos biomarcadores, já que podem refletir diferentes processos. Esses biomarcadores poderiam incluir em um grupo, por exemplo, os reparadores inflamatórios.

A posição do Food and Durg Administration (FDA) é clara no momento: com exceção dos testes de função pulmonar, não há biomarcadores validados que possam ser usados para estabelecer a eficácia de um fármaco para DPOC.

Comorbidades

O pneumologista que trata de pacientes com DPOC vai ter a obrigação de ser um médico mais completo no futuro. Hoje, está bem consolidado o conhecimento de que os pacientes com DPOC apresentam várias comorbidades que são mais prevalentes neles do que nos sem DPOC. O tratamento dessas comorbidades é imperioso para que o paciente possa ter melhor qualidade de vida. Há aumento da prevalência de ansiedade, depressão, osteoporose, miocardiopatia, hipertensão, miopatia e câncer de pulmão.

> **ATENÇÃO**
>
> Comorbidade é definida como uma relação que existe entre duas doenças que afetam o mesmo indivíduo substancialmente mais do que apenas por chance. O novo conceito de medicina em rede mostra que os seres humanos se associam por meio de redes e que estas acontecem mediante composições de genética e proteômica e que tais alterações observadas nos pacientes não ocorrem por acaso.

Referências

1. Menezes AM, Perez-Padilla R, Jardim JR, Muiño A, Lopez MV, Valdivia G, et al. Chronic obstructive pulmonary disease in five Latin American cities (the PLATINO study): a prevalence study. Lancet. 2005;366(9500):1875-81.

2. Buist S, McBurnie MA, Vollmer WM, Gillespie S, Burney P, Mannino DM, et al. International variation in the prevalence of COPD (The BOLD Study): a population-based prevalence study. Lancet. 2007;370(9589):741-50.

3. University of Cambridge. Cambridge Institute for Medical Research. Genetics of Learning Disability (GOLD): Welcome to the GOLD Study – Finding the Genetic Basis of Learning Disability [In-

ternet]. Cambridge: University of Cambridge; c2009 [capturado em 15 jul. 2011]. Disponível em: http://goldstudy.cimr.cam.ac.uk/.

4. Menezes AM, Victora CG, Rigatto M. Prevalence and risk factors for chronic bronchitis in Pelotas, RS, Brazil: a population-based study. Thorax. 1994;49:1217-21.

5. II Consenso Brasileiro sobre Doença Pulmonar Obstrutiva Crônica – DPOC. J Bras Pneumol. 2004;30(5):S1-42.

6. Caballero A, Torres-Duque CA, Jaramillo C, Bolívar F, Sanabria F, Osorio P, et al. Prevalence of COPD in five Colombian cities situated at low, medium and high altitude (PREPOCOL study). Chest. 2008;133(2):343-9.

7. Enright P. Check the FEV_1 for all adult smokers, even patients without respiratory symptoms. Prim Care Respir J. 2010;19(2):91-2.

8. Perez-Padilla R, Vollmer WM, Vázquez-García JC, Enright PL, Menezes AM, Buist AS, et al. Can a normal peak expiratory flow exclude severe chronic obstructive pulmonary disease? Int J Tuberc Lung Dis. 2009;13(3):387-93.

9. Machado MCL, Queiroga Jr FJP, Oliveira MVC, Camargo LAC, Scuarcialupi ME, Santoro IL. A associação de co-morbidades interfere na sobrevida de pacientes com DPOC avançada hipoxêmica? Pneumologia Paulista. 2007;20(4):24. Resumo de trabalho apresentado no 12º Congresso Paulista de Pneumologia e Tisiologia.

10. Varela MVL, De Oca MM, Halbert R, Muiño A, Perez-Padilla R, Talamo C, et al. Gender related difference in COPD in five Latin American cities: the PLATINO study. Am J Respir Crit Care Med. 2010;181:A4113.

11. Agusti A, Calverley PM, Celli B, Coxson HO, Edwards LD, Lomas DA, et al. Characterisation of COPD heterogeneity in the ECLIPSE cohort. Respir Res. 2010;11:122.

12. Vestbo J; TORCH Study Group. The TORCH (towards a revolution in COPD health) survival study protocol. Eur Respir J. 2004;24(2):206-10.

13. Corhay JL, Louis R. [The UPLIFT study (understanding potential long-term impacts on function with tiotropium)]. Rev Med Liege. 2009;64(1):52-7.

Leituras recomendadas

Barnes PJ, Celli BR. Systemic manifestations and comorbidities of COPD. Eur Respir J. 2009;33(5):1165-85.

Hurst JR, Vestbo J, Anzueto A, Locantore N, Müllerova H, Tal-Singer R, et al. Susceptibility to exacerbation in chronic obstructive pulmonary disease. New Eng J Med. 2010;363(12):1128-38.

Sites recomendados

Global Initiative for Chronic Obstructive Lung Disease [Internet]. [S.l.]: GOLD; 2009 [capturado em 6 jul. 2011]. Disponível em: http://www.goldcopd.org/.

GOLDBrasil [Internet]. [S.l.]: GOLDBrasil; c2003-2011 [capturado em 6 jul. 2011]. Disponível em: http://www.golddpoc.com.br.

Asma Brônquica

45

45.1 Definição, Epidemiologia e Fisiopatologia

Emilio Pizzichini
Marcia M. M. Pizzichini

Introdução

A asma é uma das doenças mais comuns encontradas na prática clínica, seja em adultos ou em crianças. De acordo com a Iniciativa Global para a Asma (GINA),[1,2] essa doença pode afetar cerca de 300 milhões de pessoas, sendo que as prevalências de asma nos Estados Unidos, no Canadá, no Brasil, na Austrália e no Reino Unido podem exceder 10% da população. Embora seja uma condição classicamente descrita há mais de 2.000 anos, ainda hoje é subdiagnosticada e não possui uma definição única. Se, do ponto de vista conservador, compararmos com os números de 10 anos atrás (7%), houve um acréscimo superior a quatro milhões no número absoluto de asmáticos no Brasil nesse período, o que não seria explicado apenas pelo crescimento populacional.

A maioria dos asmáticos tem asma muito leve e intermitente, e 5 a 10% podem ter doença muito grave. Além disso, apesar do tratamento contínuo, cerca de 40 a 50% dos asmáticos apresentam falta de controle ideal, tendo manifestações persistentes da doença.[3] A despeito disso, a morbidade e a mortalidade da asma têm diminuído na última década, provavelmente em decorrência do melhor tratamento.[4] Embora seja inegável que as abordagens terapêuticas contemporâneas sejam efetivas, muitos pacientes apresentam comprometimento residual significativo e alguns com asma mais grave respondem de forma inadequada mesmo aos melhores tratamentos disponíveis.[5]

Do ponto de vista fisiopatológico, os conceitos de que a asma é uma doença inflamatória crônica complexa e heterogênea das vias aéreas e de que o controle é objetivo do tratamento vêm sendo atualizados constantemente. Essa heterogeneidade tem levado à conceituação de diferentes fenótipos de asmáticos (com base nas características observáveis de subgrupos)[6] e, mais recentemente, ao surgimento de endotipos (subtipos de asma caracterizados do ponto de vista de mecanismos funcionais ou fisiopatológicos) (**FIGURA 45.1.1**).[7] Neste capítulo, são discutidas a definição atual de asma, sua epidemiologia, o impacto e os aspectos relacionados com sua fisiopatologia.

Definição

Ainda não existe uma definição de consenso para a asma.[8] Do ponto de vista descritivo, a asma é caracterizada clinicamente pela ocorrência de episódios intermitentes de dispneia, sobretudo noturna, tosse (que pode ser manifestação isolada) associada ou não à presença de sibilos expiratórios e opressão torácica. Esses sintomas são decorrentes da principal característica fisiológica da asma, que é a limitação (obstrução) reversível ao fluxo de ar das vias aéreas, causada por aumento anormal da responsividade das vias aéreas a

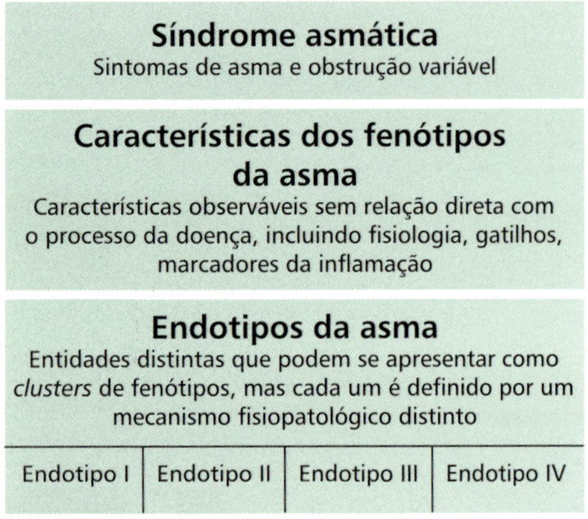

Síndrome asmática
Sintomas de asma e obstrução variável
Características dos fenótipos da asma
Características observáveis sem relação direta com o processo da doença, incluindo fisiologia, gatilhos, marcadores da inflamação
Endotipos da asma
Entidades distintas que podem se apresentar como *clusters* de fenótipos, mas cada um é definido por um mecanismo fisiopatológico distinto
Endotipo I
Endotipo II
Endotipo III
Endotipo IV

FIGURA 45.1.1 → Esquema ilustrando o conceito de que a síndrome asmática é composta de diferentes fenótipos. Postula-se que em cada fenótipo existam diferentes endotipos (grupos de pacientes definidos por mecanismos biológicos distintos).

Fonte: Adaptada de Lötrall e colaboradores.[7]

diversos estímulos inespecíficos. Tais anormalidades são desencadeadas por um processo inflamatório crônico das vias aéreas, considerado o principal determinante da expressão clínica da asma, da ocorrência dos riscos futuros e talvez das alterações estruturais subsequentes (remodelamento das vias aéreas), o que leva à persistência das anormalidades clínicas (sintomas, limitação ao fluxo de ar das vias aéreas e hiper-responsividade), mesmo quando a inflamação está controlada.[9-12]

A definição clássica proposta por Scadding,[13,14] que em 1959 definiu asma como "uma doença caracterizada por grande variação, em curtos períodos de tempo, da resistência ao fluxo de ar das vias aéreas", ainda é uma das mais acuradas.[9,15] O aumento da resistência (ou limitação) ao fluxo de ar das vias aéreas pode ocorrer espontaneamente, como na variação diurna, ou em resposta a agentes específicos (alérgenos) ou não específicos (metacolina, histamina, etc.). Idealmente, a limitação ao fluxo de ar das vias aéreas deveria ser revertida de forma espontânea ou por tratamento (broncodilatadores ou corticoides).

> **ATENÇÃO**
>
> A definição adotada pela maioria das diretrizes considera a asma como uma doença inflamatória crônica das vias aéreas da qual participam muitas células e elementos celulares. A inflamação crônica está associada à hiper-responsividade das vias aéreas, que leva a episódios recorrentes de sibilos, falta de ar, aperto no peito e tosse, particularmente à noite ou no início da manhã. Esses episódios são uma consequência da obstrução ao fluxo aéreo intrapulmonar generalizada e variável, reversível de forma espontânea ou com tratamento.[10]

Mais recentemente, têm havido tentativas de encontrar definições que acompanhem o conhecimento obtido nos últimos anos sobre a heterogeneidade da asma, quer do ponto de vista clínico, fisiológico ou inflamatório.[9,16] Contudo, ainda não existe consenso a esse respeito. Em nossa opinião, o uso do nome "asma" tem um impacto e uma história muito grandes para ser abandonado. Talvez a melhor alternativa seja utilizar diferentes "sobrenomes" (fenótipos) na conceituação da doença, como asma eosinofílica, asma induzida por exercício, asma aspirina-sensitiva, asma com limitação fixa no fluxo aéreo, asma com exacerbações frequentes, etc.

No entanto, independentemente da definição empregada, é consenso que alguns componentes (características) da asma sejam sublinhados e enfatizados (FIGURA 45.1.2):

- Obstrução ao fluxo aéreo (podendo ser apenas parcial em alguns pacientes) reversível espontaneamente ou com tratamento.
- Inflamação heterogênea na qual muitas células têm um papel importante.
- Aumento da responsividade das vias aéreas.
- Episódios recorrentes de sibilos, dispneia, opressão torácica e tosse, particularmente à noite ou pela manhã, ao acordar.

Epidemiologia

A asma é uma das condições crônicas mais comuns que afeta tanto crianças quanto adultos, sendo um problema mundial de saúde com estimativas de afetar 300 milhões de indivíduos.[1] Com base nas prevalências médias da asma em crianças,[17] adolescentes[18] e adultos,[19] pode-se estimar que no Brasil existam cerca de 20 milhões de asmáticos, se for considerada uma prevalência global de 10%.

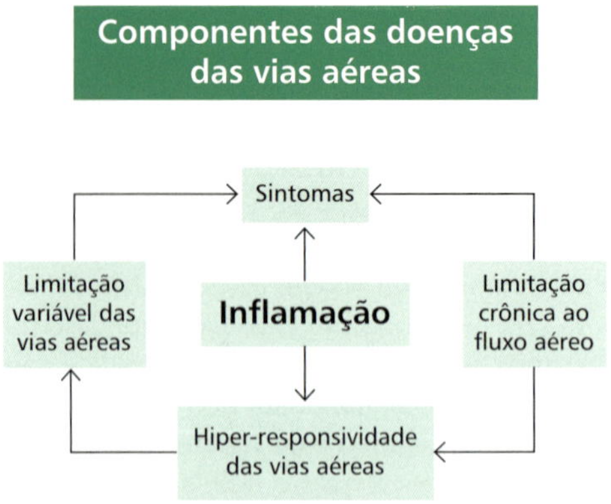

FIGURA 45.1.2 → Relação entre os diferentes componentes das vias aéreas implicados na asma. A inflamação das vias aéreas influencia todos os componentes envolvidos na asma. A hiper-responsividade é um determinante importante da limitação variável no fluxo aéreo e também é influenciada pela própria limitação ao fluxo aéreo. A inflamação ativa das vias aéreas é considerada a causa de todas as manifestações clínicas da asma.

Embora a predisposição genética seja clara, a epidemiologia da asma está intimamente relacionada com a interação genético-ambiental para alergias respiratórias em geral e asma, em particular.[20] Fatores ambientais como exposição a infecções e endotoxinas podem ser tanto fatores de proteção como de risco, dependendo da época em que acontecerem na infância. Possíveis fatores de risco pré-natal incluem tabagismo materno, dieta, estado nutricional, uso de antibióticos, tipo de parto. Destes, apenas o tabagismo materno é um fator de risco bem estabelecido.[21] Durante a infância, aleitamento materno, tamanho e estrutura da família e gênero podem atuar como fatores de risco para a asma. O aparecimento da asma na idade adulta pode ocorrer como asma de início tardio ou estar relacionado com a exposição ocupacional.

Ainda que inúmeros estudos epidemiológicos tenham documentado um aumento na prevalência de asma em diferentes áreas do mundo e registrado uma ampla variação na prevalência dessa condição entre os diversos países, até recentemente considerava-se que uma avaliação precisa dessas informações era dificultada por diferenças metodológicas e na definição de asma. Além disso, a acurácia da interpretação da epidemiologia da asma em adultos poderia sofrer influência de diversos fatores que incluem duração da doença, tipo e tempo de tratamento, exposição ocupacional, exposição ambiental, tabagismo, comorbidades, etc.

Apesar dessas dificuldades, três grandes iniciativas internacionais recentes, fundamentadas em questionários padronizados e validados para crianças e adolescentes[17] e para adultos,[19,22] documentaram a prevalência da asma em diversos países. Uma delas, o International Study for Asthma and Allergies in Childhood (ISAAC Fase I),[17] envolveu cerca de 250.000 crianças com idades entre 6 e 7 anos e cerca de 450.000 adolescentes com idades entre 13 e 14 anos em 56 países. Os resultados desse estudo mostraram ampla variação entre os diversos países participantes e dentro de um mesmo país, sendo que a prevalência da asma variou entre 1,0 e 36,8%.[18] No Brasil, a prevalência média de asma baseada no estudo ISAAC realizado em diversas cidades (São Paulo,[23] Porto Alegre,[23] Florianópolis,[24] Curitiba,[25] Recife,[26] Itabira,[27] Campos Gerais[28] e Cuiabá[29]) é de 14,7%. A prevalência de sintomas de asma em alguma vez na vida, nessas cidades, respectivamente, foi de 21,9%, 10,9%, 11,6%, 21,0%, 4,8%, 5,8%, 15,1% e 26,4%. A magnitude da variabilidade da asma nessas cidades brasileiras espelha o que aconteceu em nível mundial.

Repetido 5 a 10 anos após o estudo ISAAC Fase I, o estudo ISAAC Fase III[30] avaliou as tendências na prevalência da asma ao longo do tempo, mostrando que houve uma diminuição nas diferenças de prevalência entre os diversos países. Enquanto nos países de língua inglesa a prevalência de sintomas de asma parece ter diminuído (especialmente na faixa etária de 13 a 14 anos), na América Latina, na África e em partes da Ásia a prevalência continua aumentando.

A prevalência da asma em adultos em diferentes países europeus foi investigada pelo European Community Respiratory Health Survey (ECRHS), que objetivou determinar a prevalência de sintomas respiratórios sugestivos de asma, presença de alergias e uso de tratamento em asmáticos com idades entre 20 e 44 anos.[22] Similarmente ao estudo ISAAC Fase I, os resultados do ECRHS demonstraram ampla variação na prevalência de sintomas de asma entre os diversos países estudados.

Mais recentemente, a Organização Mundial da Saúde (OMS) implementou o World Health Survey (WHS), com o objetivo de avaliar amostras representativas de adultos com 18 anos ou mais em 70 países, dos quais 64 relataram o diagnóstico de asma.[19] Os resultados desse estudo mostraram que o Brasil tem a maior prevalência de autorrelato de sibilância (24,3%) e o sexto maior autorrelato de diagnóstico médico de asma (12%; IC 95% 11,0-13,1). Em outro inquérito, o autorrelato do diagnóstico médico de asma ajustado para sexo, idade e região era 28% mais baixo em áreas rurais em comparação às urbanas,[31] o que é consistente com achados de outros estudos latino-americanos e está de acordo com a hipótese de que a industrialização e a urbanização estão relacionadas com a sua ocorrência.[32]

Outro aspecto importante da asma é o de que essa condição se acompanha de grande morbidade, sendo responsável por incontáveis consultas ambulatoriais e de emergência e elevado absenteísmo no trabalho e na escola. Embora as taxas de hospitalização por asma em adultos com idade superior a 20 anos tenham diminuído em 34,1% entre 2000 e 2007,[32] segundo informações do DATASUS[33] do Ministério da Saúde brasileiro, anualmente ocorrem em média 300.000 a 350.000 internações por asma, constituindo-se entre a terceira e quarta causa de hospitalização pelo Sistema Único de Saúde (SUS). Na faixa entre 20 e 29 anos de idade, a asma foi durante alguns anos a primeira causa de internação. A taxa média de mortalidade no país no período de 1998 a 2007 foi de 1,52/100.000 habitantes com estabilidade na tendência temporal desse período.[33]

Fisiopatologia

Os fatores que determinam o aparecimento da asma em um determinado indivíduo ainda não são completamente conhecidos, e o reconhecimento dos mecanismos fisiopatológicos responsáveis pelas manifestações da asma vem mudando nos últimos anos. Apesar de ser inquestionável que a inflamação das vias aéreas é central na patogênese da asma, tem se tornado cada vez mais aparente que esse processo inflamatório é complexo e heterogêneo. Essa resposta inflamatória complexa na asma pode ser responsável pelo reconhecimento de diferentes fenótipos clínicos, pela resposta diferenciada ao tratamento e por diferenças na sua história natural.

Histopatologia

As vias aéreas de um indivíduo asmático são muito diferentes daquelas de indivíduos saudáveis ou com doença pulmonar obstrutiva crônica (DPOC). Parte do que se sabe hoje se originou de estudos anatomopatológicos em pulmões de asmáticos que morreram devido a uma exacerbação grave. Tais observações permitiram a descrição do aspecto macroscópico dos pulmões, do grau de envolvimento dos brônquios e de sua luz e das alterações microscópicas encontradas nesses casos. Os achados clássicos da asma fatal incluem a presença, na luz brônquica, de exsudato víscido composto por muco, células inflamatórias incluindo eosinófilos e células broncoepiteliais, espessamento da membrana basal, da musculatura lisa e das glândulas brônquicas, eosinofilia tissular e vasodilatação capilar.[34]

Com a introdução da fibrobroncoscopia na década de 1990, um número de alterações estruturais tem sido consistentemente relatado em biópsias de asmáticos, sobretudo naqueles com doença mais leve: 1) infiltrado por células inflamatórias (eosinófilos, mastócitos, linfócitos e neutrófilos) na lâmina própria, no epitélio e no lúmen das vias aéreas de pequeno e grosso calibre; 2) descolamento do epitélio; 3) espessamento da camada reticular da membrana basal por deposição aumentada de colágeno; 4) hiperplasia das glândulas mucosas com aumento da secreção brônquica; 5) aumento da permeabilidade capilar com formação de edema; e 6) hiperplasia/contração da musculatura lisa dos brônquios e aumento do número de vasos (angiogênese).[35-37]

Mais recentemente, o exame do escarro induzido tem sido utilizado para determinar com maior facilidade e em uma diversidade de situações o processo inflamatório da asma. Com o uso de métodos invasivos e não invasivos, foi possível documentar nos últimos 20 anos, de forma incontestável, a importância da inflamação das vias aéreas na asma. Hoje em dia, acredita-se que a inflamação das vias aéreas, independentemente do mecanismo desencadeador, é a causa primária da asma e um determinante maior de sua gravidade, das exacerbações e de alterações estruturais subsequentes (remodelamento) que levam à persistência de anormalidades clínicas como sintomas, limitação variável ao fluxo aéreo e hiper-responsividade das vias aéreas quando a infiltração com células inflamatórias inexiste ou é mínima.[38]

O modelo teórico mais comum propõe que a inflamação das vias aéreas na asma ocorre, primariamente, em resposta à inalação de um antígeno, em geral um aeroalérgeno (**FIGURA 45.1.3**).[35,39] Isso se segue ao reconhecimento desse antígeno por células residentes das vias aéreas, no caso as células dendríticas ou macrófagos. Essas células, conhecidas como células apresentadoras de antígeno (APCs), desempenham um papel importante no processo inflamatório porque permitem o reconhecimento desses antígenos principalmente por linfócitos auxiliares (*helper*) (Th2) e mastócitos. Como resultado, os linfócitos Th2 se diferenciam e passam a produzir diversas citocinas, incluindo as interleucinas (IL) IL-2, IL-3, IL-4, IL-5, IL-9, IL-13 e o fator estimulador do crescimento de colônias de granulócitos e macrófagos (GM-CSF), o que culmina na diferenciação isotípica dos linfócitos B para produção de imunoglobulina E (IgE) e na manutenção dos linfócitos Th2 com sua capacidade aumentada para secretar citocinas e para recrutar e manter a sobrevida de eosinófilos, mastócitos e basófilos nas vias aéreas. Por outro lado, as células dendríticas respiratórias também podem induzir a ativação de células T regulatórias (Tregs) e de células Th1, que poderão evitar o desenvolvimento de reações imunes prejudiciais ao brônquio.[39,40]

Papel das diferentes células e citocinas na inflamação das vias aéreas

Mastócitos

Os mastócitos são essenciais na asma pela liberação de diversos agentes broncoconstritores pré-formados (histamina)

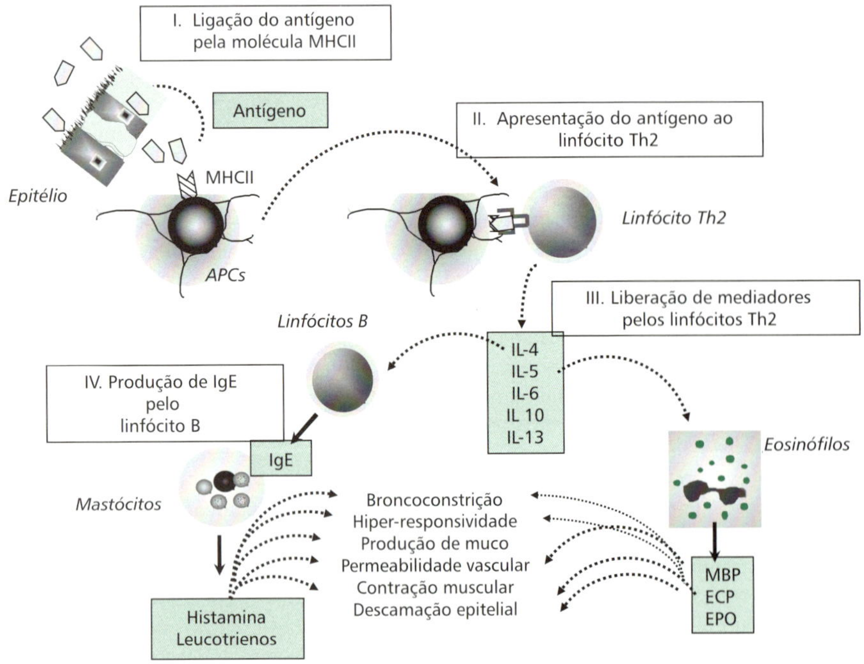

FIGURA 45.1.3 → Esquema simplificado dos eventos iniciadores da inflamação das vias aéreas e a subsequente cascata inflamatória, que ocorre após a inalação de um antígeno e de sua apresentação aos linfócitos T *helper* (Th2) por uma célula apresentadora de antígeno (APCs).

ou produzidos *de novo* (leucotrienos). Além disso, eles também liberam citocinas ligadas à inflamação alérgica (IL-4, IL-5 e IL-13), estão presentes nas células da musculatura lisa das vias aéreas e estão envolvidos no desenvolvimento de hiper-responsividade das vias aéreas.[35-37]

Granulócitos

A inflamação que ocorre na asma é geralmente eosinofílica, ao passo que aquela da DPOC é neutrofílica. Essa diferença costuma ser explicada pela presença das citocinas envolvidas na asma, como IL-4, IL-5 e eotaxina. Contudo, um grupo de asmáticos apresenta resposta neutrofílica principalmente ligada à ativação do mecanismo inato e liberação de IL-8.

O papel funcional dos eosinófilos na asma continua em debate. Embora sejam pouco importantes na gênese da hiper-responsividade das vias aéreas, as evidências sugerem um papel mais importante no desenvolvimento da fibrose subepitelial e na ocorrência de exacerbações. Tais suposições foram confirmadas bloqueando-se especificamente a ação da IL-5 com anticorpo monoclonal anti-IL-5 (mepolizumabe) em asmáticos mais graves e com inflamação eosinofílica apesar do uso de doses adequadas de esteroides inalatórios ou orais. Nesta situação, o bloqueio da IL-5 é capaz de abolir a inflamação eosinofílica das vias aéreas, reduzir o número de exacerbações eosinofílicas e diminuir a dose de corticoides de manutenção. Esses resultados indicam que, pelo menos em um subgrupo (fenótipo) de indivíduos com asma, os eosinófilos são células efetoras críticas na asma grave e nas exacerbações.[35,41,42]

Linfócitos

Especialmente os linfócitos do tipo Th2 parecem ser essenciais no desenvolvimento e na manutenção do processo inflamatório crônico da asma. A infiltração das vias aéreas por linfócitos Th2 ativados é um achado consistente (embora não exclusivo) da asma, qualquer que seja a sua gravidade. Existe quantidade considerável de evidências indicando que a infiltração contínua das vias aéreas por eosinófilos e mastócitos, nos pulmões dos asmáticos, ocorre sob a regulação de produtos derivados dos linfócitos. Dentre as citocinas primariamente produzidas pelos linfócitos, duas são de particular importância: a IL-4 e a IL-5.[35,37,39]

Macrófagos

Os macrófagos são derivados dos monócitos circulantes que migram para os pulmões em resposta a substâncias quimioatrativas como a MCP1. Aparentemente, estão mais envolvidos na fisiopatologia da DPOC e podem apresentar um papel na resposta neutrofílica vista na asma com este fenótipo.[39]

Células dendríticas

As células dendríticas demonstram a cada dia um papel mais relevante na fisiopatologia da asma. Elas se abrigam entre as células epiteliais das vias aéreas e lançam seus dendritos para a luz brônquica para captar antígenos inalados, processá-los e apresentar peptídeos relevantes para os linfócitos T nos órgãos linfoides periféricos, como os gânglios linfáticos mediastinais, fazendo a ponte entre a imunidade inata e a adaptativa. As células dendríticas têm, assim, um papel central na ativação de linfócitos Th2 e no início da cascata de ativação da inflamação alérgica, presente na maioria dos portadores de asma.[35,39,40]

Interleucina 4

A IL-4 aumenta a síntese de IgE pelos linfócitos B. A IgE, por sua vez, penetra na circulação e infiltra os tecidos das vias aéreas, sensibilizando os mastócitos (células residentes efetoras das vias aéreas que podem ser identificadas por seus receptores de alta afinidade para IgE). Os mastócitos, previamente sensibilizados pela IgE, em contato com um antígeno específico, liberam uma série de mediadores.

Esses mediadores podem ser de três tipos: 1) pré-formados, incluindo a histamina e a endotelina, ambos potentes broncoconstritores; 2) neoformados, os quais compreendem os produtos da via da lipoxigenase do metabolismo do ácido araquidônico ou leucotrienos, também potentes broncoconstritores e substâncias com atividade pró-inflamatória; e 3) citocinas sintetizadas *de novo*, envolvidas no recrutamento e na ativação de outras células efetoras como eosinófilos, neutrófilos, monócitos/macrófagos e linfócitos. A lista de citocinas produzidas pelos mastócitos é grande, estando entre elas IL-1, IL-3, IL-4, IL-5, IL-6, IL-8, IL-13, fator de necrose tumoral alfa (TNF-α), fator transformador de crescimento beta (TGF-β), interferon gama (IFN-γ) e proteína inflamatória macrofágica (MIP-2).[35,36]

Interleucina 5

A IL-5 é a citocina que sinaliza a medula óssea para a produção de eosinófilos, os quais serão recrutados para o interior das vias aéreas. Ela também é importante no recrutamento, na diferenciação e na ativação dos eosinófilos. A presença dos eosinófilos na asma não se restringe às vias aéreas superiores. Existem evidências de que os eosinófilos também infiltram as pequenas vias aéreas e o parênquima pulmonar.

Uma vez dentro das vias aéreas, os eosinófilos liberam as chamadas proteínas eosinofílicas [proteína eosinofílica catiônica (ECP), proteína eosinofílica principal (MBP) e peroxidase eosinofílica (EPO)], as quais têm atividade pró-inflamatória, estimulam a degranulação dos mastócitos e basófilos, a secreção de muco e provocam o descolamento do epitélio brônquico. Os eosinófilos também produzem grande quantidade de citocinas, incluindo IL-1, IL-2, IL-3, IL-4, IL-5, IL-6, IL-8, IL-10, IL-11, IL-12, TGF, TNF-α, GM-CSF, MIP-1α e RANTES.

Assim, os eosinófilos não apenas defendem o hospedeiro, mas também contribuem para a manutenção do dano tissular causado pelo agente invasor e desempenham um papel imunorregulatório. A presença de eosinófilos no escarro parece ser um bom preditor da resposta ao tratamento com corticoides.[35,36,42]

Remodelamento das vias aéreas

A inflamação crônica é um processo no qual existe um ciclo contínuo de agressão e reparo (FIGURA 45.1.4). O reparo pode resultar em resolução (cura) ou remodelamento (cicatrização). Tipicamente, na inflamação crônica, a agressão tissular repetida leva a uma resposta inflamatória composta por um infiltrado celular (em geral por células mononucleares) e, como consequência, em vez de reparo completo com desaparecimento da inflamação (resolução), ocorre um processo de reparo envolvendo a proliferação de pequenos vasos e fibroblastos, deposição de colágeno e cicatrização.[43-45]

A resolução ou regeneração é uma resposta biológica benéfica, finamente regulada e consiste na reposição das células lesadas por células viáveis. A resolução não tem consequências funcionais.

Em contraste com a resolução, o remodelamento representa um processo de reparo exagerado cujas consequências funcionais dependerão da localização, extensão e duração da resposta inflamatória.[43,44]

O processo de reparo na asma é similar ao encontrado em outras inflamações crônicas, resultando em resolução e remodelamento das vias aéreas (FIGURA 45.1.5). Dá-se o nome de remodelamento das vias aéreas ou remodelamento brônquico às alterações estruturais persistentes das vias aéreas que ocorrem na asma como resultado da inflamação crônica.

Do ponto de vista histológico, o remodelamento das vias aéreas na asma é caracterizado por aumento da espessura das paredes brônquicas devido ao espessamento da camada reticular da membrana basal (também conhecido como fibrose subepitelial), aumento do tecido da adventícia, aumento da espessura da camada muscular e formação de edema devido ao extravasamento microvascular.[35,44]

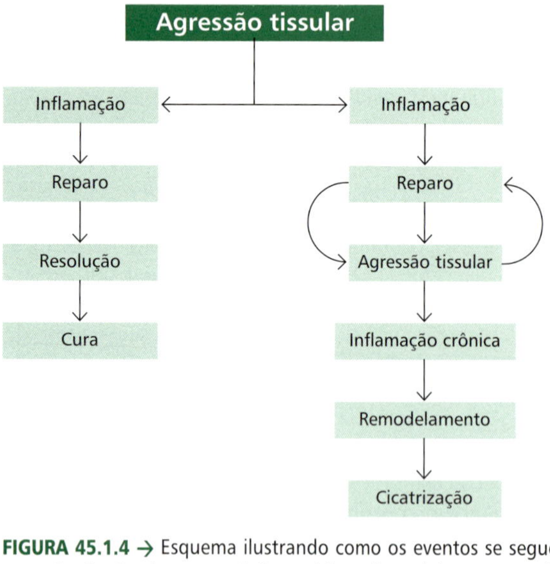

FIGURA 45.1.4 → Esquema ilustrando como os eventos se seguem à agressão tissular. A resposta inflamatória pode evoluir para a resolução com cura ou para o remodelamento com cicatrização. A predisposição genética e o envolvimento de fatores do meio ambiente são os determinantes finais do tipo de resposta.

> **ATENÇÃO**
>
> Do ponto de vista fisiopatológico, o remodelamento das vias aéreas é um processo dinâmico e heterogêneo que representa o desequilíbrio entre produção e destruição de matriz extracelular, iniciado pelo recrutamento, diferenciação, migração e ativação de células inflamatórias e que culmina com alterações na deposição de tecido conectivo e alterações definitivas das vias aéreas.

O mecanismo preciso pelo qual o processo inflamatório leva ao remodelamento das vias aéreas na asma ainda é desconhecido. Contudo, acredita-se que a perda da integridade do epitélio brônquico e a resposta inflamatória possam estar associadas ao processo de injúria e reparo das vias aéreas.[45]

Evidências oriundas de estudos recentes sugerem que a fibrose subepitelial é uma consequência do dano ao epitélio brônquico, o qual, por sua vez, é um dos aspectos inerentes da asma.[46] A integridade do epitélio brônquico parece ser um dos fatores mais críticos na regulação das funções das células do tecido conectivo e na composição da matriz extracelular. A perda da barreira protetora oferecida pelo epitélio brônquico aumentaria o acesso de uma grande variedade de agentes agressores às camadas mais profundas da parede brônquica. Em consequência dessa exposição–agressão contínua, o epitélio brônquico é estimulado e responde entrando em uma fase de reparo.

A lesão do epitélio brônquico, na asma, resulta do efeito aditivo da ação das proteínas eosinofílicas básicas (ECP, EDN e MBP) e da quebra proteolítica das estruturas de adesão interepitelial, bem como do estroma subepitelial, causado por metaloproteases da matriz extracelular – um grupo de proteases secretadas por macrófagos, neutrófilos e células do estroma cuja ação principal é degradar todos os componentes da matriz extracelular, das quais as mais importantes são a metaloendoproteinase G (MMP-9) e a gelatinase B (FIGURA 45.1.6).

Durante o processo de reparo do epitélio brônquico, que pode ser exuberante, as células broncoepiteliais passam a ter um papel importante na regulação do remodelamento das vias aéreas mediante liberação de fatores de crescimento, regulação da proliferação de fibroblastos e liberação de metaloproteases.[35,42] Além disso, as células broncoepiteliais também liberam proteínas da matriz extracelular e fibronectina.[47] Essas evidências sustentam a noção de que o dano do epitélio brônquico leva à fibrose subepitelial, uma vez que esta é causada pelo espessamento dos componentes da lâmina reticular da membrana basal pela substituição do colágeno fisiológico (colágeno dos tipos IV e VII) pelo colágeno cicatricial (colágeno dos tipos I, III e V), assim como por fibronectina.[47]

O aumento da camada reticular da membrana basal, contudo, não é exclusivo da asma e pode ocorrer na DPOC. O que diferencia essas duas situações é a magnitude e a composição do espessamento. Na asma, a camada reticular da membrana basal está espessada de forma homogênea, en-

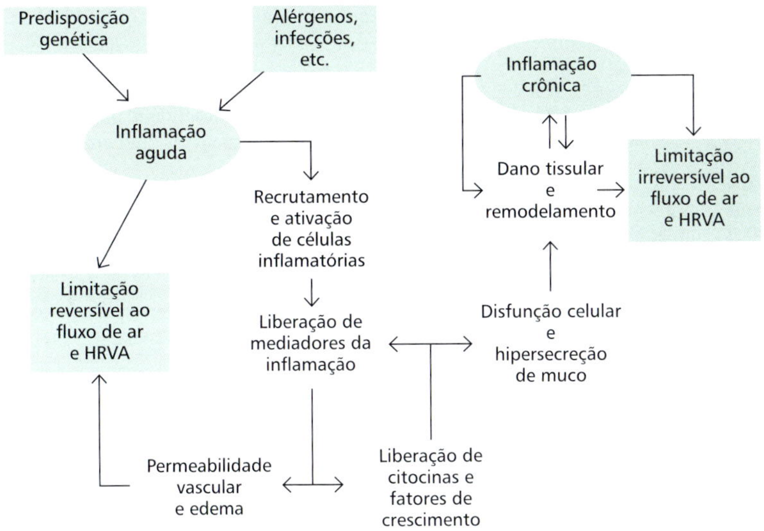

FIGURA 45.1.5 → Esquema demonstrando a integração do processo inflamatório (agudo e crônico) e suas principais consequências na asma (limitação ao fluxo de ar, hiper-responsividade das vias aéreas [HRVA] e remodelamento).

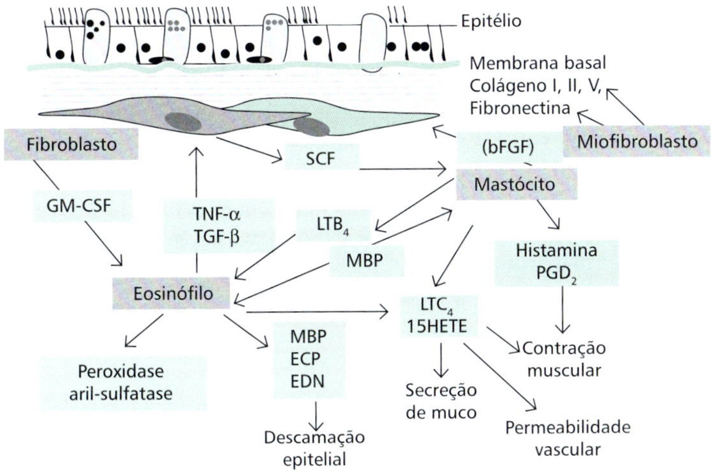

FIGURA 45.1.6 → Esquema mostrando a relação entre as células inflamatórias e as alterações de remodelamento, especialmente quanto ao espessamento da camada reticular da membrana basal.

quanto na bronquite crônica ou na DPOC a espessura dessa camada é variável ou normal.[39] Além disso, na asma existe um infiltrado e proliferação de fibroblastos, basicamente refletindo o remodelamento brônquico, ao passo que na DPOC o espessamento reflete um processo de fibrose.

Do ponto de vista clínico, o remodelamento das vias aéreas resulta em um componente de irreversibilidade da limitação ao fluxo aéreo (vista principalmente em asmáticos com doença grave ou de longa duração).[37] Diversos estudos epidemiológicos têm comprovado a existência de perda longitudinal da função pulmonar nos asmáticos. Tal perda funcional se caracteriza por declínio no volume expiratório forçado no primeiro segundo (VEF_1) significativamente maior do que aquele esperado para sexo e idade.[48,49] Essa perda da função pulmonar parece ser persistente, a despeito do tratamento ótimo da asma, mas poderia ser prevenida pela introdução precoce do tratamento anti-inflamatório. Isso é clinicamente relevante e tem implicações terapêuticas óbvias.

Prospecções

A asma é e continuará sendo uma condição comum na prática clínica. Até há pouco tempo, acreditava-se que fosse uma doença relativamente simples e tratada com um número limitado de fármacos. Hoje, entende-se que, embora ainda não se possa prevenir o seu surgimento e que ainda não haja cura para a asma, essa é uma condição que deve ser controlada. O reconhecimento de que se trata de uma condição heterogênea em termos de fatores ambientais associados, expressão clínica, resposta às diferentes intervenções terapêuticas e história natural tem demonstrado que atribuir a fisiopatologia da asma apenas à sensibilização alérgica é insuficiente. O que se espera compreender em um futuro próximo é por que algumas pessoas desenvolvem asma e, outras, não. É apenas com um maior conhecimento da fisiopatologia dessa doença que reais mudanças na história natural da asma poderão ser obtidas.

Referências

1. Masoli M, Fabian D, Holt S, Beasley R; Global Initiative for Asthma (GINA) Program. The global burden of asthma: executive summary of the GINA Dissemination Committee report. Allergy. 2004;59(5):469-78.

2. Bateman ED, Hurd SS, Barnes PJ, Bousquet J, Drazen JM, FitzGerald M, et al. Global strategy for asthma management and prevention: GINA executive summary. Eur Respir J. 2008;31(1):143-78.

3. Anderson HR, Gupta R, Strachan DP, Limb ES. 50 years of asthma: UK trends from 1955 to 2004. Thorax. 2007;62(1):85-90.

4. Demoly P, Gueron B, Annunziata K, Adamek L, Walters RD. Update on asthma control in five European countries: results of a 2008 survey. Eur Respir Rev. 2010;19(116):150-7.

5. O'Byrne PM, Reddel HK, Eriksson G, Ostlund O, Peterson S, Sears MR, et al. Measuring asthma control: a comparison of three classification systems. Eur Respir J. 2010;36(2):269-76.

6. Wenzel SE. Asthma: defining of the persistent adult phenotypes. Lancet. 2006;368(9537):804-13.

7. Lötvall J, Akdis CA, Bacharier LB, Bjermer L, Casale TB, Custovic A, et al. Asthma endotypes: a new approach to classification of disease entities within the asthma syndrome. J Allergy Clin Immunol. 2011;127(2):355-60.

8. Hargreave FE, Nair P. The definition and diagnosis of asthma. Clin Exp Allergy. 2009;39(11):1652-8.

9. Global Initiative for Asthma. Guidelines: GINA report, global strategy for asthma management and prevention [Internet]. Vancouver: GINA; 2010 [capturado em 29 jun. 2011]. Disponível em: http://www.ginasthma.org/guidelines-gina-report-global-strategy-for-asthma.html.

10. Sociedade Brasileira de Pneumologia e Tisiologia. IV Consenso brasileiro no manejo da asma. J Pneumol. 2006;32(Supl 7):S447-74.

11. British Thoracic Society; Scottish Intercollegiate Guidelines Network. British guideline on the management of asthma: a national clinical guideline [Internet]. London: British Thoracic Society; 2008 [capturado em 14 maio 2011]. Disponível: www.sign.ac.uk/pdf/sign101.pdf.

12. U.S. Department of Health & Human Services. National Heart Lung and Blood Institute. Expert panel report 3 (EPR 3): guidelines for the diagnosis and management of asthma [Internet]. Bethesda: National Heart Lung and Blood Institute; 2007 [capturado em 12 abr. 2011]. Disponível em: www.nhlbi.nih.gov/guidelines/ asthma/asthgdln.htm.

13. Scadding JG. Principles of definition in medicine with special reference to chronic bronchitis and emphysema. Lancet. 1959;273(7068):323-5.

14. Terminology, definitions and classification of chronic pulmonary emphysema and related conditions. Thorax. 1959;14(4):286-99.

15. American Thoracic Society. Definitions and classification of chronic bronchitis, asthma and pulmonary emphysema and related conditions. Am Rev Respir Dis. 1962;85:762-8.

16. Hargreave FE, Parameswaran K. Asthma, COPD and bronchitis are just components of airway disease. Eur Respir J. 2006;28(2):264-7.

17. The International Study of Asthma and Allergies in Childhood (ISAAC) Steering Committee. Worldwide variations in the prevalence of asthma symptoms: the International Study of Asthma and Allergies in Childhood (ISAAC). Eur Respir J. 1998;12(2):315-35.

18. The International Study of Asthma and Allergiesin Childhood (ISAAC) Steering Committee. Worldwide variation in prevalence of symptoms of asthma, allergic rhinoconjunctivitis, and atopic eczema: ISAAC. Lancet. 1998;351(9111):1225-32.

19. Sembajwe G, Cifuentes M, Tak SW, Kriebel D, Gore R, Punnett L. National income, self-reported wheezing and asthma diagnosis from the World Health Survey. Eur Respir J. 2010;35(2):279-86.

20. Subbarao P, Mandhane PJ, Sears MR. Asthma: epidemiology, etiology and risk factors. CMAJ. 2009;181(9):E181-90.

21. Stein RT, Holberg CJ, Sherrill D, Wright AL, Morgan WJ, Taussig L, et al. Influence of parental smoking on respiratory symptoms during the first decade of life: The Tucson Children's Respiratory Study. Am J Epidemiol. 1999;149(11):1030-7.

22. Burney PGJ, Luczynska C, Chinn S, Jarvis D. The European Community Respiratory Health Survey. Eur Respir J. 1994;7(5):954-60.

23. Solé D, Yamada E, Vana AT, Costa-Carvalho BT, Naspitz CK. Prevalence of asthma and related symptoms in school-age children in São Paulo, Brazil- International Study of Asthma and Allergies in Children (ISAAC). J Asthma. 1999;36(2):205-12.

24. Piazza HE. Prevalência dos sintomas de asma e rinite em adolescentes da cidade de Florianópolis [dissertação]. Florianópolis: Universidade Federal de Santa Catarina; 2001.

25. Ferrarri FP, Rosário Filho NA, Ribas LFO, Callefe LG. Prevalência de asma em escolares de Curitiba: projeto ISAAC (International Study of Asthma and Allergies in Childhood). J Pediatr. 1998;74(4):299-305.

26. Britto MC de, Bezzerra PG, Ferreira OS, Maranhão IC, Trigueiro GA. Asthma prevalence in schoolchildren in a city in north-east Brazil. Ann Trop Paediatr. 2000;20(2):95-100.

27. Werneck G, Ruiz S, Hart R, White M, Romieu I. Prevalence of asthma and other childhood allergies in Brazilian schoolchildren. J Asthma. 1999;36(8):677-90.

28. Maia JGS, Marcopito LF, Amaral AN, Tavares BF, Santos FANL. Prevalência de asma e sintomas asmáticos em escolares de 13 e 14 anos de idade. Rev Saúde Pública. 2004;38(2):292-9.

29. Costa LDC, Neto AC. Prevalência de asma e sintomas relacionados em adolescentes de Goiânia avaliados pelo questionário ISAAC. Rev Bras Alergia Imunopatol. 2005;28:309-14.

30. Pearce N, Aït-Khaled N, Beasley R, Mallol J, Keil U, Mitchel ED, et al. Worldwide trends in the prevalence of asthma symptoms: phase III of the International Study of Asthma and Allergies in Childhood (ISAAC). Thorax. 2007;62:758-66.

31. Barros MBA, César CLG, Carandina L, Torre GD. Desigualdades sociais na prevalência de doenças crônicas no Brasil, PNAD-2003. Ciênc Saúde Coletiva. 2006;11(4):911-26.

32. Schmidt MI, Duncan BB, Silva GA, Menezes AM, Monteiro CA, Barreto SM, et al. Chronic non-communicable diseases in Brazil: burden and current challenges. Lancet. 2011;377(9781):1949-61.

33. Brasil. Ministério da Saúde. Departamento de Informática do SUS [Internet]. Brasília: DATASUS; c2008 [capturado em 9 set. 2010]. Disponível em: www.datasus.gov.br.

34. Dunnill MS. The pathology of asthma, with special reference to changes in the bronchial mucosa. J Clin Pathol. 1960;13(1):27-33.

35. Holgate ST. Pathogenesis of asthma. Clin Exp Allergy. 2008;38(6):872-97.

36. Murphy DM, O'Byrne PM. Recent advances in the pathophysiology of asthma. Chest. 2010;137(6):1417-26.

37. Wegmann M. New aspects in the immunopathology of severe asthma. Immun Endoc & Metab Agents Med Chem. 2009;9(4):234-45.

38. Hargreave FE, Pizzichini E, Pizzichini MMM. Assessment of airway inflammation. In: Barnes P, Grunstein M, Leff A, Woolcock A, editors. Asthma. Philadelphia: Lippincott-Raven; 1997. p. 1433-50, v. 2.

39. Barnes PJ. Immunology of asthma and chronic obstructive pulmonary disease. Nat Rev Immunol. 2008;8(3):183-192.

40. Lambrecht BN, Hammad H. The role of dendritic and epithelial cells as master regulators of allergic airway inflammation. Lancet. 2010;376(9743):835-43.

41. O'Byrne PM. Allergen-induced airway inflammation and its therapeutic intervention. Allergy Asthma Immunol Res. 2009;1(1):3-9.

42. Nair P, Pizzichini MM, Kjarsgaard M, Inman MD, Efthimiadis A, Pizzichini E, et al. Mepolizumab for prednisone-dependent asthma with sputum eosinophilia. N Engl J Med. 2009;360(10):985-93.

43. Frew AJ. Chronic mucosal inflammation. Eur Respir Rev. 1988;8:994-8.

44. Holgate ST. Airway wall remodelling. Eur Respir Rev. 2000;10:58-63.

45. Moore WC, Pascual RM. Update in asthma 2009. Am J Respir Crit Care Med. 2010;181:1181-7.

46. Laitinen A, Karjalainen EM, Altraja A, Laitinen LA. Histopathologic features of early and progressive asthma. J Allergy Clin Immunol. 2000;105(2 Pt 2):S509-13.

47. Bousquet J, Jeffery PK, Busse WW, Johnson M, Vignola AM. Asthma: from bronchoconstriction to airways inflammation and remodeling. Am J Respir Crit Care Med. 2000;161(5):1720-45.

48. Fish JE, Peters SP. Airway remodeling and persistent airway obstruction in asthma. J Allergy Clin Immunol. 1999;104(3 Pt 1):509-16.

49. Lange P, Parner J, Vestbo J, Schnohr P, Jensen G. A 15-year follow-up study of ventilatory function in adults with asthma. New Engl J Med. 1998;339(17):1194-200.

45.2 História Natural

Mara Rúbia André Alves de Lima

O reconhecimento das características da história natural de uma doença é de execução complexa, uma vez que exige estudos longitudinais e de longo prazo, com o acompanhamento de populações durante muitas décadas, desde a infância até a idade adulta e em diferentes partes do mundo.

No caso da história natural da asma, soma-se a isso o fato de ser uma doença com heterogeneidade tanto de manifestações clínicas quanto de resposta ao tratamento, possivelmente sendo essa heterogeneidade atribuída à interação individual entre fatores genéticos e ambientais.[1]

De acordo com as Diretrizes Brasileiras de 2006,[2] o diagnóstico e os critérios de controle da asma consideram como componentes essenciais a variabilidade e a reversibilidade dos sintomas e das anormalidades do fluxo aéreo, que ocorrem de forma espontânea ou após intervenção terapêutica.

Convencionalmente, a variabilidade da asma reflete a melhora ou a deterioração dos sintomas ou da função pulmonar durante a evolução da doença no tempo. Como tempo, deve-se entender a duração de um único dia, vários dias, semanas ou anos.

A reversibilidade da asma é um termo que indica melhora nos resultados dos testes espirométricos. A reversibilidade, em geral, refere-se ao aumento dos valores de volume expiratório forçado no primeiro segundo (VEF_1) ou de pico de fluxo expiratório (PFE) após a inalação de um beta-agonista de ação rápida. Porém, reversibilidade também pode significar uma melhora gradual observada ao longo de dias ou semanas após a utilização de medicação controladora efetiva.

De maneira condizente com os desafios que permeiam o delineamento da história natural da asma, a versão do Global Initiative for Asthma (GINA)[1] disponibilizada em 2010 aborda alguns aspectos da história natural em um capítulo intitulado "Diagnostic Challenges and Differential Diagnosis". No entanto, apesar de limitações, resultados contraditórios ou apenas parcialmente esclarecidos, o conhecimento da história natural da asma revela aspectos sobre a gênese, a progressão e os fatores de risco, sendo fundamental para a escolha da conduta mais adequada diante de um paciente com tal doença.

Muitos estudos mostram que 50 a 80% das crianças asmáticas desenvolvem os sintomas iniciais antes dos cinco anos, mas, frequentemente, é muito difícil fazer um diagnóstico definitivo até que a criança tenha mais idade.[2] Devido às dificuldades para comprovação diagnóstica por meio da realização de provas de função pulmonar, o diagnóstico de asma é fundamentalmente clínico e a indicação de um teste terapêutico fica justificada nesse período da vida.[3]

A asma pode começar durante os primeiros meses de vida, mas o início do quadro clínico no período neonatal, mormente se associado a vômito, leva à necessidade de se investigarem outros diagnósticos diferenciais, como alterações graves pulmonares e cardíacas.

Alguns episódios de sibilância e asma parecem estar relacionados principalmente com alérgenos, enquanto outros parecem estar associados a vírus ou, ainda, uma interação de desencadeantes atópicos e infecciosos. As infecções respiratórias virais parecem ser mais importantes do que os alérgenos nas crianças mais jovens, sobretudo nos lactentes. Os alérgenos assumem um papel mais preponderante nas crianças em idade escolar. Um estudo demonstrou que a maioria das crianças com 7 anos de idade e com hiper-reatividade das vias aéreas tinham apresentado também atopia, quando lactentes.[3]

Consideram-se diferentes categorias de chiadores entre as crianças abaixo dos 5 anos. O chiado precoce transitório, em geral, desaparece em três anos, ocorrendo mais em bebês prematuros ou filhos de pais fumantes. O chiado persistente de início precoce também aparece antes dos 3 anos de idade, associa-se a infecções respiratórias agudas comumente causadas pelo vírus respiratório sincicial, ocorre em pacientes sem história pessoal ou familiar de atopia e pode durar até os 12 anos de idade.[1]

Há uma correlação entre chiado precoce e redução da função pulmonar antes mesmo do desenvolvimento dos sintomas, sugerindo que pulmões pequenos podem ser responsáveis por bebês chiadores que, contudo, podem deixar de ter esse sintoma com o crescimento. O desenvolvimento pulmonar parece ser relativamente normal na maioria das crianças com asma, mas pode estar reduzido ao longo da infância e da adolescência em pacientes com sintomas graves e persistentes.

Na revisão de 2002 da Global Strategy for Asthma Management and Prevention[3] encontra-se o relato dos seguintes estudos que averiguaram a evolução da função pulmonar em indivíduos com hiper-reatividade brônquica, atopia ou asma. Um estudo longitudinal de crianças realizado na Nova Zelândia, concluiu que os valores alcançados nos testes de função pulmonar foram menores na presença de hiper-reatividade das vias aéreas e/ou alergia a ácaros domésticos ou gatos. Estudos realizados na Austrália mostraram que as crianças com hiper-reatividade das vias aéreas apresentam, quando chegaram aos seus 18 anos, redução da função pulmonar avaliada através de espirometria. E um outro estudo concluiu que adultos que tiveram asma na infância podem apresentar uma redução de 20% na sua função pulmonar. Se esses estudos refletem possível efeito deletério da asma no desenvolvimento do pulmão com uma impossibilidade de chegar a pleno crescimento e funcionalidade ou se somente espelham a presença de pulmões congenitamente pequenos é algo que ainda precisa ser esclarecido.

Alguns dos estudos que relataram crescimento pulmonar reduzido em crianças com asma mediram a função pulmonar antes da terapêutica broncodilatadora e analisaram, por conseguinte, apenas a medida da obstrução reversível das vias aéreas. A maioria dos estudos que mediram a função pulmonar pós-broncodilatador tem mostrado muito pouco efeito da asma sobre o desenvolvimento da função pulmonar a longo prazo.[3]

> **ATENÇÃO**
>
> Sibilância no primeiro ano de vida não é um preditivo nem de asma nem de asma mais grave no futuro. No entanto, são sugestivos de asma a presença de mais de um episódio de chiado por mês; chiado ou tosse induzidos pelo exercício; tosse noturna sem virose concomitante; ausência de variação sazonal; e a persistência das manifestações clínicas após os 3 anos de idade.

As crianças que continuam com sibilância após os 5 anos aparentemente têm asma mais relacionada com atopia, o que predispõe à sensibilização das vias aéreas pelos alérgenos ambientais ou pelos irritantes inaláveis. Porém, as infecções virais continuam sendo um importante fator associado a exacerbações de asma. Muitas crianças com asma também sofrem de rinite alérgica, conforme documentado no estudo ISAAC.[1]

> **ATENÇÃO**
>
> Até dois terços das crianças com asma continuam a sofrer de asma na puberdade e na idade adulta. O prognóstico da asma parece ser pior quando a criança tem eczema ou história familiar de eczema. Também deve ser notado que 5 a 10% das crianças com asma leve poderão apresentar asma grave na vida adulta. Além disso, mesmo quando a asma tenha clinicamente desaparecido, muitas vezes permanecem a hiper-responsividade das vias aéreas ou a tosse.

Apesar das dificuldades metodológicas nos estudos longitudinais, estima-se que a asma desaparece clinicamente em 30 a 50% das crianças, sobretudo nas do sexo masculino, na puberdade, ainda que muitas vezes os sintomas da doença possam reaparecer na vida adulta.[3]

Em adultos, a asma pode começar em resposta à sensibilização a agentes ocupacionais ou do local de trabalho ou a partir do desenvolvimento de atopia na idade adulta. Infecções virais seguem ainda, na vida adulta, sendo um importante gatilho para as exacerbações da asma.

O tabagismo também parece ser um fator desencadeante importante. Em adultos jovens fumantes com história de asma na infância, há maior risco de recrudescimento da doença em relação aos não fumantes. É difícil aferir a proporção exata de pacientes com asma de início tardio que, na realidade, tinham já sido diagnosticados com asma no passado, pois o próprio paciente pode não se recordar ou não ter sido informado a esse respeito por seus cuidadores na infância.

Estudos a longo prazo da asma na infância sugerem que quanto mais grave tiver sido a asma na infância, mais grave será a asma na vida adulta e que muitos dos pacientes asmáticos continuaram a ter função pulmonar anormal ou hiper-reatividade das vias aéreas a despeito de terem deixado de apresentar sintomas de asma.[3]

Na asma com início após os 50 anos de idade, o quadro clínico pode se acompanhar de um aumento na taxa de declínio do VEF_1. Em pacientes fumantes e idosos, é praticamente impossível separar a doença pulmonar obstrutiva crônica da asma valendo-se apenas do VEF_1. No entanto, esse possível efeito da asma é variável. Estudos utilizando testes de função pulmonar e tomografia computadorizada mostraram que, em adultos com asma, a limitação permanente do fluxo aéreo não é frequente, mas também não pode ser considerada rara.[3]

A história natural complexa da asma favorece expectativas equivocadas por parte do leigo. Os pais podem acreditar que a criança irá ficar sem asma ao crescer simplesmente, e os pacientes adultos podem entender de forma errônea que o controle dos seus sintomas obtido com o tratamento equivaleria à cura definitiva da doença. Dessa forma, tanto a asma infantil quanto a do adulto podem ser perigosamente negligenciadas. Cabe ao pneumologista esclarecer esses fatos junto ao próprio paciente – ou aos familiares no caso da criança – almejando proporcionar a conduta mais adequada para cada indivíduo asmático.

Referências

1. Global Initiative for Asthma. Guidelines: GINA report, global strategy for asthma management and prevention [Internet]. Vancouver: GINA; 2010 [capturado em 29 jun. 2011]. Disponível em: http://www.ginasthma.org/guidelines-gina-report-global-strategy-for-asthma.html.

2. IV Diretrizes brasileiras para o manejo da asma. J Bras Pneumol. 2006;32(Supl 7):S447-74.

3. Global Initiative for Asthma. Global strategy for asthma management and prevention [Internet]. Vancouver: GINA; 2002 [capturado em 22 fev. 2011]. Disponível em: http://www.sbpt.org.br/downloads/arquivos/Dir_Asma_Int/Gina_Workshop_2002.pdf.

45.3 Diagnóstico

Luciano Müller Corrêa da Silva
Luiz Carlos Corrêa da Silva

Introdução

O diagnóstico da asma costuma ser feito com facilidade nos casos em que a doença se inicia na infância, a história familiar é positiva, existe um evidente componente alérgico e, quando nas crises, o quadro apresenta-se caracteristicamente com dispneia, sibilância, sensação de asfixia, opressão no tórax e tosse intensa. O componente de ansiedade pode levar a um exagero da percepção das alterações ventilatórias, mesmo quando é relativamente pequena a intensidade da broncoconstrição. Ao exame físico, é comum a presença de sibilância à ausculta pulmonar e taquicardia; em situações mais graves (exacerbação), pode haver tiragem intercostal e uso da musculatura acessória e dos pontos de ancoragem, com um relativo silêncio auscultatório.

Fora das crises, o paciente costuma ser assintomático e o exame físico é normal, podendo haver evidências de sibilos à ausculta pulmonar apenas durante expiração forçada. A espirometria pode ser normal ou apresentar obstrução das vias aéreas de pequena intensidade, com ou sem resposta ao broncodilatador. Sendo a espirometria normal, pode-se realizar o teste de broncoprovocação, que em geral será positivo. Esse teste é obtido pela medida repetida do volume expiratório forçado no primeiro segundo (VEF_1), antes e depois da exposição do paciente a nebulizações com soluções progressivamente mais concentradas de substância provocativa, como a metacolina.

A presença das manifestações a seguir, que não são típicas de asma, deve alertar para outros diagnósticos: febre, expectoração purulenta crônica, sibilância localizada, hemoptise, perda de peso, hipocratismo digital, estertores crepitantes, hipoxemia, falta de alívio sintomático com broncodilatadores.

Avaliação breve

A investigação inicial do paciente com asma deve ser dirigida para confirmar o diagnóstico, identificar fatores desencadeantes de crises, reconhecer a gravidade do quadro clínico, avaliar criticamente os tratamentos anteriores e planejar uma estratégia terapêutica imediata.

A história clínica é o núcleo da avaliação da asma, devendo ser minuciosa, abrangente e reavaliada em diversas oportunidades para que não se deixem passar despercebidas informações importantes para o esclarecimento do caso e para que o planejamento terapêutico seja o mais apropriado às necessidades do paciente, em momentos diferentes.

No exame físico, os principais achados devem-se à obstrução brônquica, podendo ser observados desde a simples presença de sibilância na ausculta pulmonar até sinais de hiperinsuflação pulmonar e uso da musculatura inspiratória acessória nas crises mais graves.

A *avaliação funcional pulmonar*, mediante espirometria, é essencial para o diagnóstico de asma, pois possibilita a confirmação da presença de obstrução das vias aéreas, seu grau e a resposta ao broncodilatador. A medida do pico de fluxo expiratório (PFE), por sua simplicidade, baixo custo e disponibilidade para monitoração do paciente, é uma boa alternativa, não apenas para o diagnóstico, mas também para o automanejo terapêutico da doença, porém é mais limitada do que a espirometria. A função pulmonar auxilia tanto para diagnosticar como para excluir o diagnóstico de asma. Se um paciente com aparente exacerbação apresentar espirometria normal, outro diagnóstico deve ser considerado.

A *radiologia*, como não costuma evidenciar alterações devidas à asma propriamente dita – uma vez que demonstra, geralmente, apenas espessamento de paredes brônquicas –, contribui de maneira essencial para o diagnóstico diferencial e para a detecção de complicações, como pneumonia, atelectasia e pneumotórax.

> **ATENÇÃO**
>
> Com o conjunto de informações iniciais, clínicas e funcionais, como regra, estará confirmado o diagnóstico de asma e estabelecida sua gravidade, estando descartadas outras possibilidades diagnósticas.

O **QUADRO 45.3.1** demonstra um conjunto de critérios simples que costumam ser utilizados para o diagnóstico de asma.

QUADRO 45.3.1 → Critérios usuais para o diagnóstico de asma

Clínico	Dispneia/tosse/sibilância "Aperto no peito"
Funcional	Obstrução variável
Hiper-reatividade	Teste de broncoprovocação positivo

Avaliação especializada

A avaliação clínica especializada do paciente com asma deve ser orientada em torno de alguns objetivos fundamentais:

- Confirmação diagnóstica
- Identificação de fatores desencadeantes de sintomas
- Reconhecimento da gravidade
- Caracterização de atopia
- Caracterização da presença de rinossinusite
- Confirmação da presença de hiper-reatividade
- Avaliação crítica da história terapêutica
- Planejamento da estratégia terapêutica imediata e a longo prazo

O paciente com asma costuma apresentar, durante os episódios de exacerbação (crises), o quadro obstrutivo clássico, com *dispneia, sibilância* (chiado no peito), *tosse seca* e outras queixas vagas como "congestão no peito", "aperto no peito" e cansaço. As crises ocorrem mais comumente à noite, de maneira que a perturbação do sono é um achado muito frequente. As manifestações noturnas em geral são impactantes para a qualidade de vida, devendo ser sempre muito bem avaliados e nunca esquecidos. Como regra, as crises duram algumas horas ou dias e cedem espontaneamente ou sob efeito de medicações, em particular broncodilatadores e corticoides.

Por ocasião da crise, deve-se avaliar a gravidade e a duração dos sintomas, a duração da falta de controle, a quantidade de beta-adrenérgico inalado nas últimas 24 horas, as doses e o tempo de uso de outros medicamentos, bem como a(s) causa(s) mais provável(is) da exacerbação.

Em especial, uma rápida piora dos sintomas, atendimentos de emergência recentes e recorrentes, internação prévia em unidade de terapia intensiva (UTI), com ou sem uso de ventilação mecânica, e a necessidade de manter corticoterapia prolongada são dados sugestivos de asma grave e devem servir como mais um subsídio para o plano terapêutico e, se necessário, para indicação de hospitalização. Devem ser reconhecidas causas comuns de exacerbação: infecção respiratória, exposição a aeroalergênios, ingestão de alimentos ou conservantes (p. ex., metabissulfito) aos quais há grande hipersensibilidade, ou uso de fármacos (p. ex., anti-inflamatórios não esteroides, betabloqueadores).

Na maioria dos casos, um ou mais fatores podem ser reconhecidos como responsáveis pelo desencadeamento das crises, enquanto em outros nenhum fator desencadeante é identificado. Sempre se deve procurar fatores que desencadeiam ou pioram os sintomas de asma, já que a maioria dos pacientes saberá referir relação exposição-sintomas quando se abordam fatores ambientais. Fatores que podem contribuir para o desencadeamento de crises incluem infecções respiratórias, mudanças climáticas, poeira domiciliar, mofos, determinadas vestimentas (p. ex., lã), medicamentos, entre outros. Deve-se buscar em todos os ambientes do paciente (não apenas no domicílio) fatores que costumam causar sintomas em asmáticos: no trabalho, nos locais que frequenta rotineiramente e até em exposições ocasionais. O **QUADRO 45.3.2** apresenta a maioria das perguntas que devem ser aplicadas ao paciente e/ou cuidadores.

A caracterização ou não de atopia pessoal e/ou familiar deve sempre ser buscada pela presença de rinite alérgica, dermatite alérgica, reações a fármacos e da própria asma brônquica. O **QUADRO 45.3.3** apresenta uma lista de perguntas que podem ser utilizadas para caracterizar o papel da atopia no diagnóstico da asma.

A história detalhada dos tratamentos anteriores sempre será fundamental para o melhor entendimento da situação do paciente e para o estabelecimento de um novo esquema terapêutico.

Ao *exame físico*, é possível constatar sibilos apenas na expiração prolongada. Os sibilos podem ser expiratórios, inspiratórios ou percebidos em ambas as fases. Ocasionalmente, o exame físico do tórax é normal; nesse caso, uma expiração forçada ou uma manobra de tosse suscitará o surgimento de sibilos. Na asma aguda grave, os sibilos podem atenuar-se ou desaparecer à medida que a obstrução se intensifique e a

QUADRO 45.3.2 → Questões que devem ser feitas ao paciente e seus cuidadores

- Início da doença
- Frequência das crises
- Ocasião em que ocorrem as crises
- Intensidade das crises (consultas em emergências, hospitalizações, internações em UTI)
- Sintomas noturnos e matutinos
- Fatores desencadeantes
- Fatores de alívio
- Influência dos sintomas nas atividades habituais ou vice-versa
- Tratamentos anteriores e sua regularidade
- Uso de corticoide sistêmico (frequência de uso e doses)
- Uso de anti-inflamatórios inaláveis (se continuado ou não)
- Uso de broncodilatadores (quais e como usa)
- Infecções respiratórias de repetição, principalmente sinusite e pneumonia
- Sintomas de refluxo gastresofágico
- Outros medicamentos usados (anti-hipertensivos, colírios para glaucoma, anti-inflamatórios não esteroides, etc.)
- Atopia pessoal e familiar (asma, rinite alérgica, dermatite atópica, alergia a fármacos)
- Exposições ambientais (quarto, cama, forração, cortinas, locais úmidos e com mofo)
- Tabagismo (ativo e passivo)
- Animais domésticos (cães, gatos, pássaros)

QUADRO 45.3.3 → Perguntas para avaliar o papel da atopia em asma*

1. Os sintomas pioram em certos meses? Se sim, existem sintomas de rinite alérgica, espirros, prurido, coriza e obstrução nasal ao mesmo tempo? (Pólen e mofo)
2. Os sintomas surgem ao visitar um domicílio com animais de estimação? (Pelos e outros elementos biológicos derivados de animais)
3. Se existem animais de estimação no domicílio do paciente, os sintomas melhoram quando o paciente permanece fora por uma semana ou mais? Os sintomas nasais, oculares e torácicos melhoram? Os sintomas pioram nas primeiras 24 horas após o retorno ao domicílio? (Pelos e outros elementos biológicos derivados de animais)
4. Apresenta prurido e eritema ocular após ter contato com algum animal? (Pelos e outros elementos biológicos derivados de animais)
5. Os sintomas aparecem no cômodo onde tapete ou carpete foi aspirado? (Produtos de animais ou ácaros)
6. Há sintomas ao arrumar a cama? (Ácaros)
7. Há sintomas quando se abre alguma peça ou armário com roupas há algum tempo fechados? (Mofo)
8. Os sintomas estão relacionados com certos tipos de trabalho ou atividades laborais?
9. Os sintomas melhoram após o paciente permanecer alguns dias fora do trabalho?

*Os possíveis fatores causais foram indicados entre parênteses.

insuficiência respiratória progrida. Nas crises graves, é possível detectar, também, hiperinsuflação torácica, contratura dos músculos inspiratórios acessórios, ortopneia e cianose.

Os sinais físicos geralmente associados a *grave limitação ao fluxo aéreo* (VEF1 < 40%) são taquicardia (frequência cardíaca > 120 bpm), taquipneia (frequência respiratória > 30 mpm), uso dos músculos respiratórios acessórios, pulso paradoxal (18 mmHg ou mais), fala monossilábica ou total incapacidade de falar, exaustão, dispneia intensa, ausência de ruídos adventícios ("tórax silencioso"), hipoxemia (SpO2 < 92%), alteração da consciência, cianose e choque.

Na fase pós-crise, sibilos e importantes alterações espirométricas podem estar presentes mesmo quando o paciente já esteja assintomático e se julgue livre do episódio. Tem grande importância a avaliação funcional (pico do fluxo, ou espirometria), pois é comum que o paciente apresente, na pós-crise, baixa percepção do grau de obstrução ao fluxo aéreo.

A *ausculta* é útil para corroborar o diagnóstico da asma, mas deve *sempre* ser complementada pela espirometria como parte da avaliação pneumológica mínima. Em alguns pacientes, os sintomas e os sinais clínicos de limitação ao fluxo aéreo podem estar ausentes mesmo com um VEF_1 inferior a 50%.

A presença de *obstrução das vias aéreas* inferiores (broncoconstrição) é *suspeitada* pela história (dispneia com chiado), *confirmada* pelo exame físico (sibilância) e *mensurada* pela espirometria ou pela determinação do PFE.

A espirometria costuma demonstrar obstrução ao fluxo aéreo, reversível seja imediatamente pelo uso de broncodilatador ou de modo mais lento pela remissão natural da doença. Interessam em particular a medida do VEF_1 e a capacidade vital forçada (CVF). Costuma-se fazer a medida do VEF_1 e da CVF antes e depois do broncodilatador, frequentemente verificando-se uma diferença significativa. No caso do VEF_1, para considerar-se significativa, tal diferença deve ser ≥ 200 mL e 10% em relação ao previsto.

Fora das crises, em que o fenômeno obstrutivo pode estar ausente, os *testes de broncoprovocação* (TBP) podem trazer esclarecimento sobre a presença ou não de hiper-reatividade das vias aéreas. Os TBP são particularmente importantes para pacientes com sintomas incaracterísticos ou tosse persistente com espirometria normal. Um TBP negativo deve obrigar o clínico a reconsiderar outros diagnósticos caso o paciente não esteja sendo tratado. Já um TBP positivo nem sempre significa, necessariamente, o diagnóstico de asma. Outras situações estão relacionadas com teste de broncoprovocação positivo: rinite alérgica e atopia, doença pulmonar obstrutiva crônica (DPOC), fibrose cística, insuficiência cardíaca, bronquite infecciosa e infecção respiratória recente. A correlação com a clínica é fundamental.

É muito importante salientar que, mesmo em pacientes com obstrução ao fluxo aéreo na espirometria, a ausência de resposta ao broncodilatador não exclui o diagnóstico de asma!

O *componente alérgico* é mais bem caracterizado pela história clínica, interessando particularmente estabelecer a relação exposição-sintomas com pequeno intervalo de tempo. Antecedentes de atopia (alergia) como crosta láctea ao nascimento, dermatite atópica, rinite alérgica e reações alérgicas a medicamentos, tanto no próprio paciente quanto em familiares, são de grande importância para o diagnóstico de asma alérgica.

A identificação de eosinofilia no hemograma, a dosagem elevada de imunoglobulina E (IgE) e os *testes cutâneos* a antígenos inaláveis fornecem subsídios importantes, sobretudo quando houver suspeita clínica menos consistente de atopia. Nesse aspecto, vale ressaltar que é desnecessária a utilização de grande número de antígenos. Em caso de alergia respiratória, o teste cutâneo com os antígenos inaláveis mais frequentes, como poeira domiciliar (*Dermatophagoides*), fungos e pólens, permite a identificação de aproximadamente 90% dos casos. Embora sem fazer parte da rotina, o *radioallergosorbent test* (RAST) possibilita o diagnóstico específico dos alergênios responsáveis pelo desencadeamento de alergia respiratória. Todavia, é importante ressaltar que a ausência de atopia não exclui, necessariamente, o diagnóstico de asma!

Na **FIGURA 45.3.1**, é proposto um algoritmo para o diagnóstico de asma baseado na histórica clínica e na avaliação funcional.

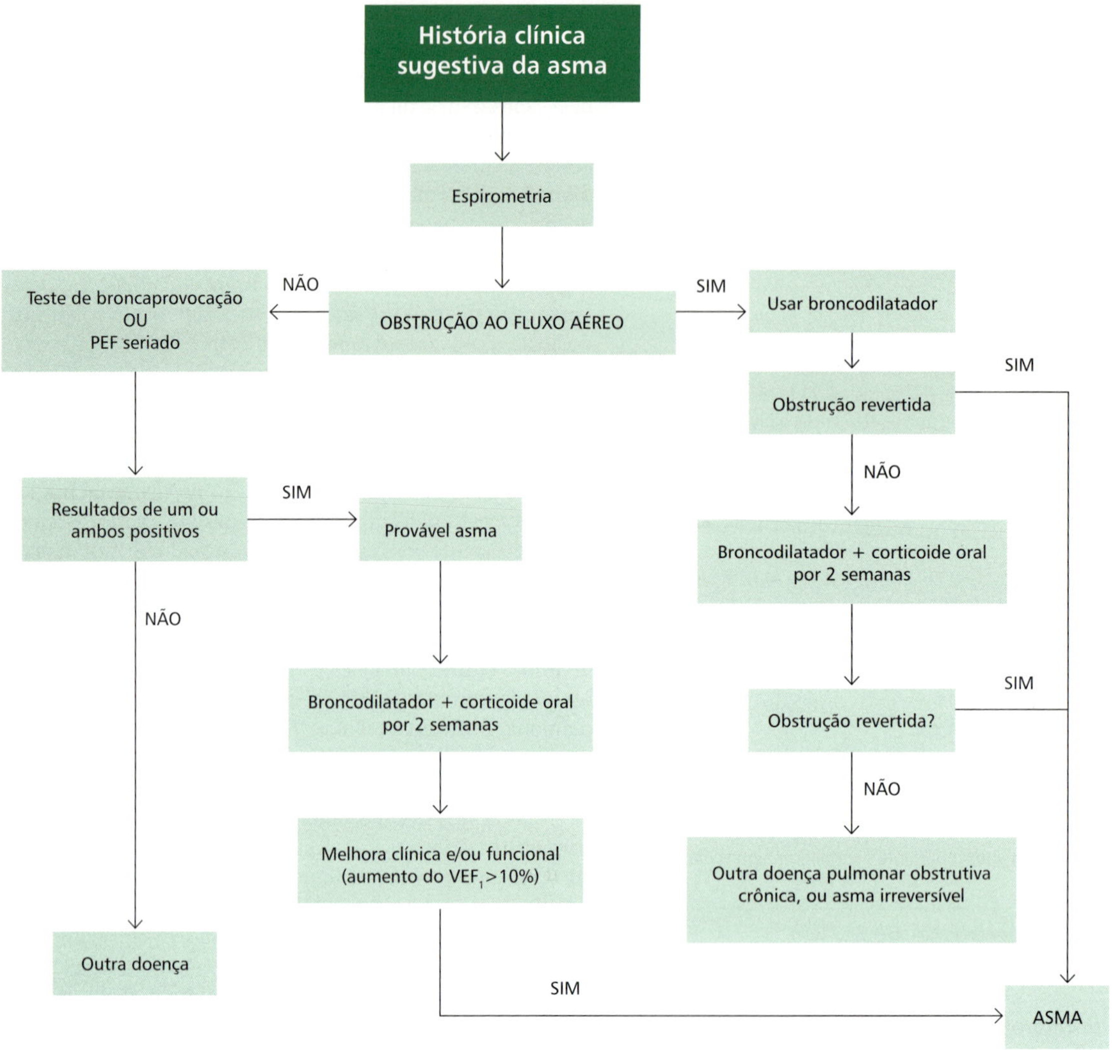

FIGURA 45.3.1 → Algoritmo para diagnóstico de asma.

Diagnóstico diferencial

As condições que podem simular asma são descritas no QUADRO 45.3.4. A falta de uma definição clara para a asma – que incluísse todos os pacientes e fosse confirmada pela maioria dos médicos e excluísse todos aqueles que a maior parte dos profissionais concordasse não ter a doença – explica a incerteza de grande parcela dos critérios diagnósticos para essa enfermidade.

Para propósitos clínicos e epidemiológicos, pode-se descrever características da asma que ocorrem frequentemente, tanto que sua coincidência serve como substituto razoável para um verdadeiro padrão-ouro. Dois dos achados aceitos internacionalmente podem ser determinados de forma direta: obstrução das vias aéreas reversível de modo espontâneo ou como resultado do tratamento e exagerada reatividade brônquica a estímulos inalados.[1]

Quando as manifestações são características, o diagnóstico da asma brônquica pode ser feito com recursos clínicos de rotina. A segurança no estabelecimento do diagnóstico da asma depende não apenas da presença de achados característicos – obstrução brônquica variável desencadeada por diversos fatores, parcial ou totalmente reversível – mas também da ausência de achados que possam sugerir outras doenças. Os problemas diagnósticos existem em particular nos casos em que as manifestações são protraídas ou atípicas, ou quando os pacientes têm extrema dificuldade de perceber e/ou de relatar seus sintomas.

Uma forma objetiva de confirmar o diagnóstico de asma é medir a variação da obstrução brônquica após o uso de broncodilatador de curta duração (beta-adrenérgico). Grande resposta aponta para asma, mas resposta pequena ou ausente, como pode ocorrer na vigência de crise grave ou na fase de remissão, não exclui a doença. Infelizmente, não há um ponto de corte na resposta broncodilatadora que permita utilizar a espirometria como critério isolado para o diagnóstico de asma.

A ocorrência de sintomas noturnos é tão comum na asma sem controle que sua ausência na história clínica leva clínicos

QUADRO 45.3.4 → Diagnóstico diferencial em asma brônquica

- DPOC
- Insuficiência cardíaca congestiva
- Bronquiolopatia
- Infecções respiratórias (epiglotite, traqueobronquite, bronquiolite)
- Hiper-reatividade pós-infecciosa
- Fibrose cística
- Bronquite eosinofílica
- Reações alérgicas em pacientes sem asma
- Isquemia cardíaca
- Cardiopatias congênitas
- Malformações vasculares
- Inalação de gases tóxicos
- Aspiração de corpo estranho
- Refluxo gastresofágico
- Compressão extrínseca de via aérea de grosso calibre (tumores mediastinais, aneurisma de aorta torácica, anéis vasculares, bócio, tumores cervicais)
- Traqueobroncomalácia
- Obstrução de via aérea (neoplasias traqueais e laríngeas, trauma, estenose traqueal pós-entubação, tumores centrais, hipertrofia de adenoides e tonsilas)
- Bronquiectasias
- Rinossinusobronquite
- Doença de Churg-Strauss
- Disfagia orofaríngea
- Tromboembolismo pulmonar
- Síndrome de hiperventilação
- Discinesia de prega vocal
- Aspergilose broncopulmonar alérgica (ABPA)

experientes a duvidarem do diagnóstico. Também é raro que o surgimento dos sintomas de asma seja súbito, pois geralmente os sintomas iniciais são de evolução progressiva, podendo tornar-se frequentes e graves.

Pode ser difícil distinguir asma de outras condições que apresentem sintomas obstrutivos. Uma das maiores dificuldades é a distinção com DPOC, particularmente pela frequência e mesmo pela coexistência dessa última. No **QUADRO 45.3.5**, destacam-se as principais diferenças entre asma e DPOC. Se a variabilidade da obstrução brônquica não puder ser demonstrada por outro meio, pode-se fazer um curso com corticoide oral ou medida seriada do pico do fluxo durante duas semanas; se não houver resposta significativa (melhora do VEF_1 < 10% com corticoide sistêmico, ou variabilidade < 20% no pico do fluxo), o diagnóstico de asma deve ser questionado.[2]

Há outras causas específicas de obstrução crônica das vias aéreas intrapulmonares que podem ser confundidas com asma: *malformações congênitas* sempre devem ser consideradas no primeiro episódio de desconforto respiratório em crianças com menos de um ano de idade.

Quando as primeiras crises ocorrem no primeiro ano de vida, pode ser difícil estabelecer o diagnóstico de asma, confundindo-se o quadro com *bronquiolite viral* e outras *infecções do trato respiratório*. De qualquer maneira, caso o quadro obstrutivo se estabeleça após um episódio infeccioso ou se a resposta à terapêutica convencional da asma for pobre, deve-se considerar a possibilidade de bronquiolite obliterativa.

Corpo estranho deve ser considerado quando ocorrer um primeiro episódio de início súbito, caracterizado por tosse intensa, sensação de asfixia e alterações localizadas no exame físico e no estudo radiológico de tórax. Nessa circunstância, a endoscopia respiratória é fundamental.

Fibrose cística, discinesia ciliar e imunodeficiências podem associar-se a quadro de dificuldade respiratória. Nessas situações, o principal achado é a ocorrência de infecções respiratórias de repetição. Dosagem de eletrólitos no suor, microscopia eletrônica de fragmento de mucosa respiratória e testes para imunidade humoral (dosagem de imunoglobulinas) e celular devem ser indicados em casos especiais.

QUADRO 45.3.5 → Dados para diagnóstico diferencial entre asma e DPOC

	ASMA	DPOC
Início	Principalmente na infância	A partir da meia-dade (> 40 anos)
Tabagismo	Frequentemente não fumante	Quase sempre fumante
Tosse e expectoração crônicas	Ausentes	Frequentes (bronquite crônica)
Dispneia	Variável e reversível ao tratamento	Constante, pouco reversível e progressiva
Sintomas noturnos	Relativamente comuns	Incomuns
Obstrução ao fluxo aéreo	Maior variabilidade diurna	Variabilidade diurna normal
Resposta a broncodilatador	Boa	Menor
Hiper-reatividade	Na maioria dos pacientes, com ou sem obstrução ao fluxo aéreo na espirometria	Na maioria dos pacientes, mas sempre com limitação ao fluxo aéreo na espirometria
Gatilho nas exacerbações	Alergênios e variações climáticas	Infecções bacterianas
Resposta a corticoide	Aumento do VEF_1 de pelo menos 10% em relação ao basal	Não costuma haver melhora da função pulmonar

Aspergilose broncopulmonar alérgica pode manifestar-se pela presença de eosinofilia sanguínea (> 500 mm^3) e/ou nas secreções respiratórias, tampões mucosos, infiltrações pulmonares, elevação excessiva dos níveis de IgE sérica (> 1.000 UI) e dificuldade no controle dos sintomas, com cronificação e estabelecimento de bronquiectasias e fibrose pulmonar.

Quando o primeiro episódio de "asma" ocorrer em um adulto, e particularmente quando não houver boa resposta ao tratamento, considerem-se *condições que propiciem obstrução traqueobrônquica* (*bronquiectasias, estenose pós-traqueostomia, traqueomalácia* ou outra causa de *colapso traqueobrônquico*), *tumores endobrônquicos* (*câncer de pulmão*), *tromboembolismo pulmonar, vasculite, insuficiência cardíaca congestiva, infecções fúngicas crônicas, bissinose, deficiência de alfa1-antiprotease* e *bronquiolite crônica* associada a *doenças do tecido conjuntivo, lesões químicas, infecções virais graves*.

Também se confunde obstrução das vias aéreas superiores com asma; a espirometria não detecta anormalidades facilmente observadas na curva fluxo-volume (achatamento das curvas inspiratória e expiratória). A obstrução da laringe pode resultar de paralisia das pregas vocais, artrite das articulações cricoaritenóideas, alterações pós-traumáticas, pólipos e tumores da laringe.

Uma forma de obstrução das vias aéreas superiores bastante confundida com asma é a *disfunção das pregas vocais* (pseudoasma), um distúrbio funcional da laringe que parece associado a síndrome conversiva, factícia, ou outro transtorno psicológico, com ganho secundário. Essa condição deve-se à adução dos dois terços anteriores dos músculos adutores das pregas vocais, deixando apenas uma fenda posterior de 4 a 5 mm. Costuma ser vista em mulheres obesas de 20 a 40 anos, muitas vezes exercendo atividades paramédicas. Elas frequentemente têm asma, o que pode dificultar o diagnóstico. Em alguns casos, são rotuladas como corticoide-resistentes. Durante o sono não têm chiado, mas este piora durante o exame físico. A gasometria pode ser normal ou com hipocapnia. Na espirometria, o esforço costuma ser subótimo (redução do PFE), o VEF_1 é quase normal e, na curva fluxo-volume, existe redução do fluxo inspiratório.

O diagnóstico exige visualização das pregas vocais durante período sintomático, observando-se adução das pregas vocais com fluxo aéreo através de uma fenda glótica posterior. O manejo da disfunção das pregas vocais é difícil, sendo o confronto direto e a abordagem psiquiátrica raramente úteis. A terapia vocal, a hipnoterapia e o *neurofeedback* podem ter resultados satisfatórios. Deve-se suspender os corticoides orais e inaláveis, mantendo o uso de beta-adrenérgicos de demanda.

A *asma no idoso* pode ser confundida com outras condições, pois frequentemente é subdiagnosticada devido a um diagnóstico diferencial mais amplo, a dificuldades nas medidas da função pulmonar e ao sub-relato de sintomas que ocorre nessa faixa etária. É importante, nesse grupo, excluir doença cardíaca, aspiração por disfagia orofaríngea neurogênica, tromboembolismo pulmonar, neoplasias e, é claro, jamais esquecer-se da DPOC. O **QUADRO 45.3.6** resume o conjunto de critérios que torna a asma uma doença de diagnóstico multidimensional.

QUADRO 45.3.6 → O diagnóstico da asma deve ter critérios bem definidos

Sintomas
Dispneia/sibilância/tosse/"aperto no peito" (isolados ou em combinação)
Padrão
Episódico ou variável; piora noturna típica
Desencadeantes
Exercício, inalação de ar frio, exposição a alergênios, infecção viral das vias aéreas superiores, uso de anti-inflamatórios não esteroides ou sulfitos
Avaliação funcional
Obstrução variável
Presença de hiper-reatividade brônquica
Teste de broncoprovocação positivo
Resposta ao tratamento com corticoide
Melhora dos sintomas e da função pulmonar

Referências

1. U.S. Department of Health and Human Services. National Heart, Lung, and Blood Institute. National asthma education and prevention program: expert panel report III: guidelines for the diagnosis and management of asthma. Bethesda: National Heart, Lung, and Blood Institute; 2007.

2. Scottish Intercollegiate Guidelines Network. British guideline on the management of asthma: a national clinical guideline. London: British Thoracic Society; 2008. Revised May 2011.

Leituras recomendadas

Barnes PJ, Drazen JM, Rennard SI, Thomson NC. Asthma and COPD: basic mechanisms and clinical management. 2. ed. London: Academic Press; 2009.

Corrêa da Silva LC, Hetzel JL. Asma brônquica: manejo clínico. Porto Alegre: Artmed; 1998.

Enright PL, Lebowitz MD, Cockroft DW. Physiologic measures: pulmonary function tests: asthma outcome. Am J Respir Crit Care Med. 1994;149(2 Pt 2):S9-18.

Fahy JV, O'Byrne PM. "Reactive airways disease". A lazy term of uncertain meaning that should be abandoned. Am J Respir Crit Care Med. 2001;163(4):822-3.

Global Initiative for Asthma. Guidelines: GINA report, global strategy for asthma management and prevention [Internet]. Vancouver: GINA; 2010 [capturado em 29 jun. 2011]. Disponível em: http://www.ginasthma.org/guidelines-gina-report-global-strategy-for-asthma.html.

Irvin CG, Eidelman D. Airways mechanics in asthma. In: Holgate ST, Busse WW, editors. Rhinitis and asthma. Boston: Blackwell Scientific; 1995.

Irwin RS, Curley FJ, French CL. Chronic cough: the spectrum and frequency of causes, key components of the diagnostic evaluation, and outcome of specific therapy. Am Rev Respir Dis. 1990;141(3):640-7.

Meltzer EO. The relationships of rhinitis and asthma. Allergy Asthma Proc. 2005;26(5):336-40.

Pratter MR, Hingston DM, Irwin RS. Diagnosis of bronchial asthma by clinical evaluation: an unreliable method. Chest. 1983;84(1):42-7.

Smith HR, Irvin CG, Cherniack RM. The utility of spirometry in the diagnosis of reversible airways obstruction. Chest. 1992;101(6):1577-81.

45.4 Avaliação Radiológica

Bruno Hochhegger
Candice Santos
Klaus L. Irion

Introdução

A asma é uma doença causada pela inflamação das vias aéreas. As alterações patológicas envolvem tanto a via aérea proximal quanto a distal e resultam em limitação ao fluxo aéreo. A resposta inflamatória aguda envolve o aumento do tônus muscular liso peribroncovascular, bem como o aumento das secreções na via aérea e a consequente impactação mucoide em via aérea distal.

Os efeitos fisiopatológicos da obstrução aérea incluem aprisionamento de ar e hiperinsuflação dinâmica, resultando no aumento da capacidade residual funcional e no aumento da carga diafragmática. A consequência de um episódio agudo, especialmente quando recorrente ou refratário, é uma resposta inflamatória crônica das vias aéreas periféricas, que pode ser determinante no remodelamento irreversível da via aérea.

Historicamente, os métodos radiológicos, quando usados para o estudo da asma, tinham como único intuito excluir outras causas de dispneia e sibilos. O aumento da disponibilidade, assim como a evolução tecnológica dos equipamentos, sobretudo da tomografia computadorizada de múltiplos detectores (TCMD), trouxeram novos paradigmas e métodos de estudo para esses pacientes. Com os atuais tomógrafos, é possível estudar a totalidade do tórax em cortes menores do que um milímetro em uma única apneia respiratória. Esses achados são muito importantes para o estudo da via aérea, em especial das grandes vias aéreas. Além disso, essa análise de dados proporciona um singular detalhamento da morfologia da via aérea em todos os planos, até a via aérea terminal.

Radiografia simples de tórax

O raio X de tórax não é útil no estadiamento e nas avaliações de conduta na asma. A utilidade da radiografia de tórax é excluir outras condições que podem simular esta entidade. Exemplos incluem edema pulmonar cardiogênico, tumores de via aérea, pneumotórax e/ou processos inflamatórios parenquimatosos pulmonares.

> **ATENÇÃO**
>
> Os achados da asma nas radiografias simples geralmente se restringem a identificar a hiperinsuflação causada pela pressão expiratória positiva exercida pelos pacientes (FIGURA 45.4.1). Achados adicionais incluem a redução da prevalência vascular (também chamada de oligemia), sobretudo nos lobos superiores; um borramento das margens vasculares por espessamento parietal brônquico; pneumotórax e pneumomediastino nos casos mais graves (comumente encontrado em pacientes em ventilação mecânica por asma). Quando há suspeita de pneumotórax e pneumomediastino, o estudo em expiração é necessário para a melhora da acurácia do estudo radiográfico simples.

Não obstante a limitação do estudo radiológico simples de tórax para o diagnóstico de asma, ele é parte fun-

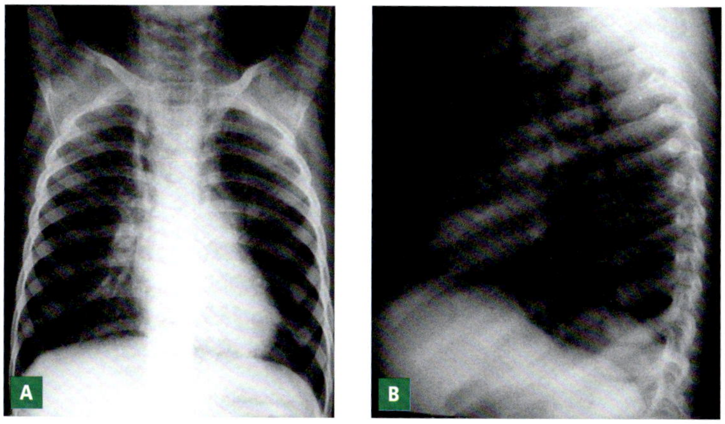

FIGURA 45.4.1 → Radiografia em incidência anteroposterior (A) e em perfil (B). Note-se a hiperinsuflação pulmonar representada pelo rebaixamento das hemicúpulas diafragmáticas e o aumento do espaço retroesternal. Existe também pneumomediastino e enfisema subcutâneo, mais pronunciado no mediastino superior e em região cervical.

damental da avaliação pneumológica na primeira abordagem clínica do paciente.

Tomografia computadorizada

Atualmente, um grande número de métodos para avaliar a doença da via aérea em pacientes asmáticos tem sido proposto, em sua maioria utilizando a tomografia computadorizada de alta resolução volumétrica.

Tanto sinais diretos quanto indiretos de alterações na via aérea têm sido descritos.

> **ATENÇÃO**
>
> Os sinais diretos de avaliação da gravidade da asma e do comprometimento da via aérea incluem a medida da espessura das paredes dos brônquios,[1] o índice do diâmetro brônquico em relação ao diâmetro das artérias e a perda do afilamento brônquico usual (FIGURA 45.4.2).

Outro achado direto inclui a relação do diâmetro máximo do brônquio em relação à artéria pulmonar. Deve-se ter cuidado, pois em crises agudas o paciente com asma apresenta hipoxia pulmonar, o que pode causar vasoconstrição das arteríolas, levando o paciente a apresentar um diâmetro brônquico muito superior ao da artéria pulmonar, o que por vezes é ocasionado pela vasoconstrição arteriolar associada à hipoxia.

Os sinais indiretos incluem focos de impactação mucoide em via aérea distal (também conhecido como padrão de nódulo em "árvore em brotamento", sugestivo de bronquiolite; e o padrão de atenuação em mosaico, que indica a presença de áreas geométricas de diminuição da densidade pulmonar por hiperinsuflação. Este último achado também pode ser visto em pacientes com embolia pulmonar crônica e doença infiltrativa, mas ao estudo em expiração essas áreas na asma permanecem hiperinsufladas e, nas demais doenças, tendem a apresentar desinsuflação usual ao parênquima restante. Tal achado também é comumente encontrado em indivíduos normais, conforme descrito antes.

Avaliação tomográfica da espessura da via aérea

A avaliação tomográfica da espessura da via aérea é o método mais seguro e promissor de avaliação do remodelamento da via aérea e da diminuição luminal dela nos pacientes asmáticos. Histologicamente, tal processo nada mais é do que um espessamento da membrana reticular basal da via aérea causada por inflamação crônica. Esse espessamento das paredes das vias aéreas pode ser avaliado de modo quantitativo ou qualitativo. Entretanto, com o uso de novos *softwares,* evidenciou-se que a avaliação quantitativa é mais segura e preditiva de doença de pequena via aérea. Como em todos os testes não invasivos, os achados tomográficos não mais são do que a representação de uma doença de base.

A maneira como a tomografia computadorizada reflete a progressão histológica em pacientes asmáticos ainda está sob investigação e tem mostrado resultados muito animadores. Está demonstrado que os achados de tomografia computadorizada de alta resolução se correlacionam fortemente com o espessamento da membrana basal reticular nos adultos com asma. Achados semelhantes também são descritos em pacientes pediátricos com asma de difícil controle. Os achados de espessamento parietal brônquico e perda do afilamento brônquico usual são mais prevalentes em pacientes adultos, provavelmente pelo fato de uma inflamação mais crônica propiciar maior alteração histológica.

Avaliação da via aérea periférica

A avaliação da via aérea periférica é baseada em achados indiretos, e os principais incluem atenuação em mosaico e nódulos com padrão de "árvore em brotamento". Quando existem bronquiolectasias, tais achados também são úteis. Os brônquios são geralmente considerados dilatados quando o lúmen deles é maior do que o diâmetro das artérias pul-

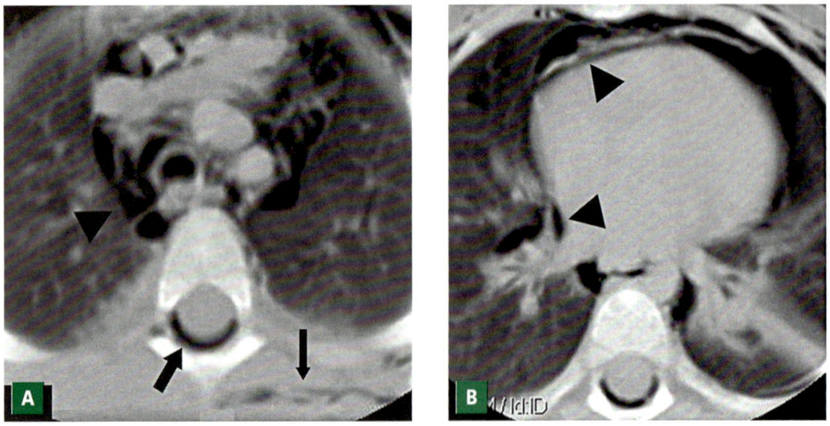

FIGURA 45.4.2 → (A) tomografia computadorizada demonstrando pneumomediastino (pontas de setas) e setas indicando pneumorraquia (ar dissecando o espaço subdural) e enfisema subcutâneo. (B) tomografia computadorizada demonstrando pneumopericárdio (pontas de setas).

monares. Entretanto, o achado mais confiável de dilatação brônquica é a perda do afilamento brônquico usual e/ou a identificação dele a menos de 2,0 cm da superfície pleural.

Como antes mencionado, achados indiretos de dilatação de bronquíolos podem ser facilmente identificados, em particular o preenchimento bronquiolar por muco resultando em nódulos centrolobulares com padrão de "árvore em brotamento". Está bem demonstrado que os achados de dilatação brônquica e impactação mucoide em via aérea distal são mais prevalentes do que em controles não asmáticos. No entanto, o achado mais comumente encontrado nos pacientes com asma é o padrão de atenuação em mosaico, que reflete a obstrução brônquica distal em grau muito incipiente. Este tipo de achado, apesar de não específico para asma, apresenta uma prevalência importante nos pacientes com hiper-reatividade brônquica.

Ao contrário do padrão de atenuação em mosaico, as dilatações brônquicas são achados marcadores de gravidade na asma. Cabe ressaltar que as áreas de dilatação brônquica na asma são potencialmente reversíveis, devendo-se ter cuidado e atenção com o uso dos termos bronquiectasias e bronquiolectasias devido à possibilidade de reversão das lesões. Estas, muitas vezes, não são reconhecidas como entidades reversíveis por clínicos.

A correlação dos achados tomográficos com critérios funcionais

Existem vários estudos que correlacionaram achados tomográficos computadorizados com testes funcionais na asma. A maioria desses estudos usou avaliação quantitativa da espessura da parede brônquica, bem como mensuração das áreas de hipoatenuação do parênquima pulmonar para a correlação com testes de função pulmonar. A medida da espessura da via aérea brônquica é realizada por consenso no brônquio do lobo superior direito, devido à facilidade de identificação e mensuração automatizada do mesmo (FIGURA 45.4.3). Este é um ponto falho nas avaliações de via aérea, pois é sabido que a asma pode ter um aspecto heterogêneo nos pulmões e a maioria dos estudos utiliza a mensuração apenas em um brônquio como sendo representativa de toda a árvore traqueobrônquica.

A avaliação de um sinal secundário como padrão de aprisionamento de ar é frequentemente utilizada. Para isso, são usados pontos de corte para se diferenciar pulmão normal de área de aprisionamento de ar, e esses testes são correlacionados com teste de função. Os estudos têm encontrado dados estatisticamente significativos quando correlacionam a espessura da via aérea com os testes de função pulmonar, especialmente o volume expiratório forçado no primeiro segundo (VEF_1).

> **ATENÇÃO**
>
> No entanto, está bem descrito que o VEF_1 não é fator de prognóstico na asma. Este critério é útil para estratificar a gravidade da obstrução, mas a história clínica e demais testes de função são necessários para a devida classificação do paciente. Em um estudo, Little[2] realizou a mensuração da espessura da parede brônquica e a correlacionou com testes de função pulmonar e sintomas clínicos. O autor descreveu que o VEF_1 não teve correlação com a espessura da parede brônquica; no entanto, existiram correlações significativas entre VEF_1, sintomas e difusão de monóxido de carbono.

Cabe ressaltar que esses dados são úteis para estudos clínicos, embora ainda não sejam aplicados amplamente na prática.

Diagnóstico diferencial da asma por meio de testes radiológicos

Muitas outras doenças que afetam a via aérea superior e inferior podem apresentar sintomas que mimetizam a asma e são facilmente identificadas por testes radiológicos.

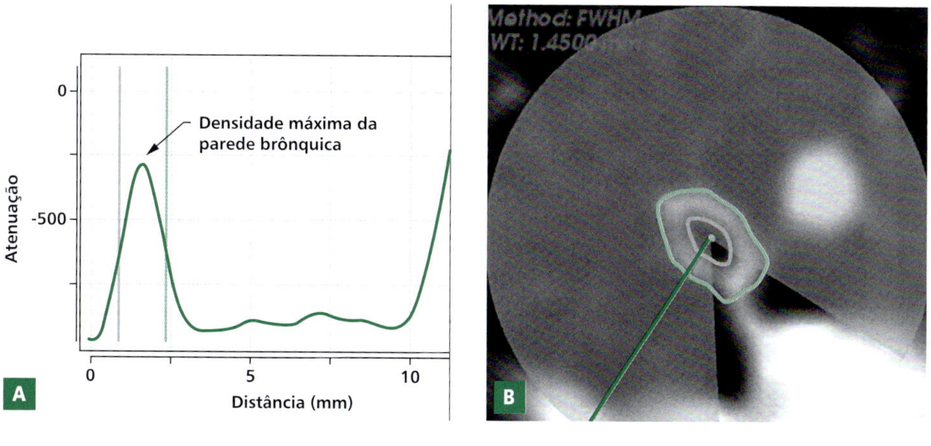

FIGURA 45.4.3 → Demonstração de programa computadorizado de mensuração automática da espessura da via aérea e mensuração de sua densidade.

A traqueobroncomalácia (FIGURA 45.4.4) é uma doença da via aérea proximal, muitas vezes não reconhecida e facilmente confundida com asma. Em termos funcionais, a traqueobroncomalácia ocasiona uma obstrução intratorácica variável. A fisiopatologia desta entidade consiste no fato de que, durante a expiração, a pressão intrapleural excede a pressão intratraqueal, ocorrendo um colabamento da traqueia que dificulta o fluxo expiratório. Esse é um achado importante, e a tomografia computadorizada de tórax em expiração pode facilmente fazer o diagnóstico. Cabe ressaltar que uma diminuição de até 50% da área seccional luminal de brônquios principais e traqueia é esperada em indivíduos normais. Obstruções superiores a 75% devem ser consideradas patológicas.

Os tumores de via aérea (FIGURA 45.4.5) apresentam-se, geralmente, como pontos focais e unilaterais de sibilo. Embora esses tumores sejam raros, a faixa etária de acometimento é semelhante à da asma. Em especial, os tumores carcinoides e os adenoidocísticos podem se apresentar em pacientes jovens com dispneia progressiva e tosse. A demonstração de dados quantitativos é importante para a demonstração estatística de que intervenções, farmacológicas

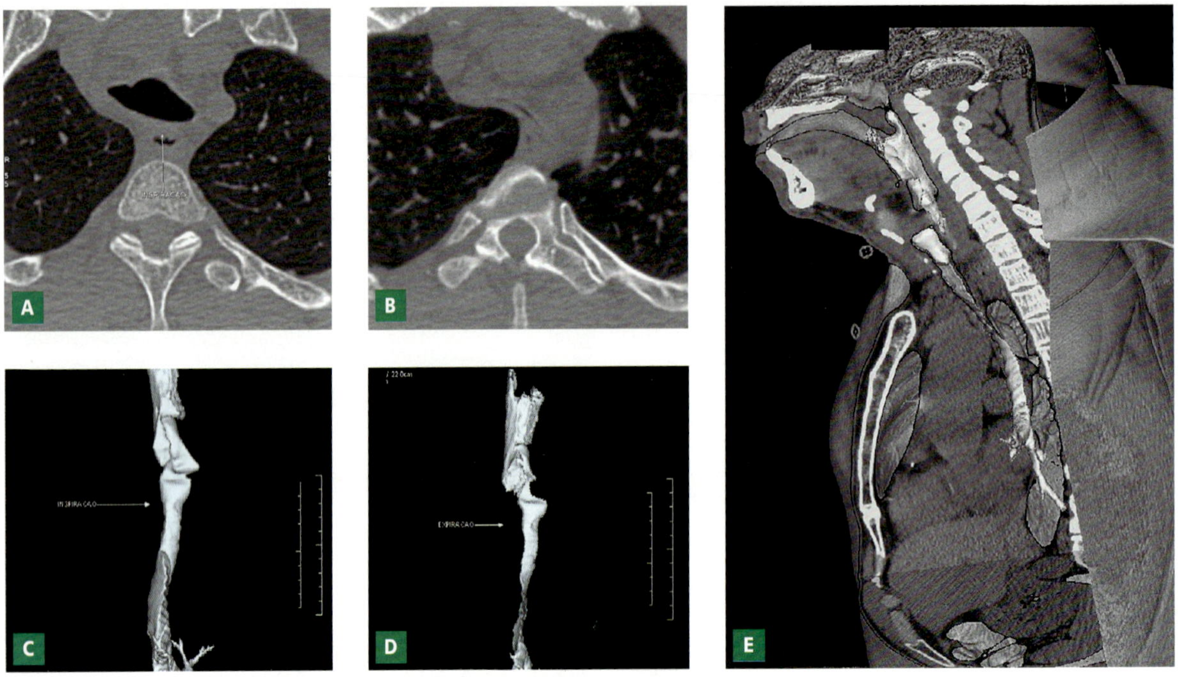

FIGURA 45.4.4 → Exemplo de traqueobroncomalácia. (A) tomografia computadorizada em inspiração; (B) tomografia computadorizada em expiração. Note-se o fechamento total da via aérea. (C e D) representação da via aérea em 3D em inspiração e expiração, respectivamente. (E) reconstrução tridimensional demonstrando a traqueia em expiração e sua relação com o mediastino.

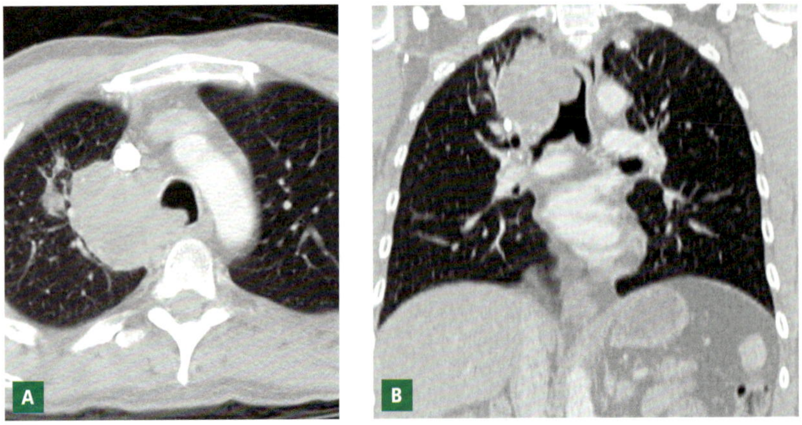

FIGURA 45.4.5 → Tomografia computadorizada demonstrando paciente, tratado como asmático, com neoplasia pulmonar que invadia a traqueia torácica.

ou não, são eficazes em estudos randomizados. Além dessa vantagem, dados quantitativos possibilitam que um número menor de pacientes seja incluído nos estudos, diminuindo os custos. Na suspeita de outras doenças no diagnóstico diferencial da asma, a tomografia computadorizada é de fundamental importância, pois pode excluir os principais diagnósticos diferenciais, incluindo traqueobroncomalácia e neoplasias traqueais.

Referência

1. Woods AQ, Lynch DA. Asthma: an imaging update. Radiol Clin North Am. 2009;47(2):317-29.

Leituras recomendadas

Corren J. Small airways disease in asthma. Curr Allergy Asthma Rep. 2008;8(6):533-9.

Little S, Sproule M, Cowan M, Macleod K, Robertson M, Love J, et al. High resolution computed tomographic assessment of airway wall thickness in chronic asthma: reproducibility and relationship with lung function and severity. Thorax. 2002;57(3):247-53.

Nakano Y, Müller NL, King GG, Niimi A, Kalloger SE, Mishima M, et al. Quantitative assessment of airway remodeling using high-resolution CT. Chest. 2002;122(6 Suppl):271S-5S.

Nakano Y, Van Tho N, Yamada H, Osawa M, Nagao T. Radiological approach to asthma and COPD: the role of computed tomography. Allergol Int. 2009;58(3):323-31.

Tashkin DP, de Lange EE. Imaging of the distal airways. J Allergy Clin Immunol. 2009;124(6 Suppl):S78-83.

45.5 Tratamento

Luciano Müller Corrêa da Silva
Luiz Carlos Corrêa da Silva

Introdução

O tratamento da asma apresenta os seguintes objetivos:[1,2]

- → Proporcionar ao asmático um tratamento simples, mas eficaz, utilizando como pilar as medicações inalatórias.
- → Melhorar a qualidade de vida.
- → Obter o melhor controle possível dos sintomas, particularmente os noturnos.
- → Reduzir o número de exacerbações.
- → Reduzir visitas à emergência e hospitalizações.
- → Diminuir a variabilidade da obstrução ao fluxo aéreo.
- → Educar o paciente para automanejo com um plano escrito estruturado que auxilie no reconhecimento de crises potencialmente graves e no tratamento inicial adequado.
- → Identificar os pacientes com maior gravidade da doença de acordo com o nível de resposta ao tratamento inicial.
- → Obter a máxima eficácia com os mínimos efeitos adversos, titulando o mais corretamente possível a dose das medicações mediante uma avaliação adequada dos sintomas, função pulmonar e exacerbações.

Hoje em dia, o enfoque do tratamento está mais direcionado para o controle da doença do que propriamente para um nível de gravidade medido de forma arbitrária por tabelas de classificação. O reconhecimento da gravidade é necessário para um melhor direcionamento do tempo e dos recursos para aqueles pacientes que apresentam risco de exacerbações mais severas.

História de entubação, hospitalização (seja na enfermaria ou em unidade de terapia intensiva – UTI) e de crises quase-fatais, uso excessivo de medicações broncodilatadoras, doença psiquiátrica, baixa função pulmonar e exacerbação grave recente com uso de corticoide sistêmico (< 3 meses) são variáveis que devem ser consideradas no tratamento inicial porque indicam um paciente de alto risco. Por outro lado, um tratamento baseado no controle auxilia na sua melhor adaptação às necessidades individuais do paciente, e não simplesmente em uma classificação estanque de gravidade. Deve haver flexibilidade tanto do paciente quanto do médico para que haja a oportunidade de uma constante reavaliação e mudança das intervenções terapêuticas. A asma, como doença dinâmica, exige monitoração regular.

> **ATENÇÃO**
>
> O tripé do tratamento de manutenção da asma baseia-se no emprego de medicações inalatórias (corticoides e broncodilatadores) em doses adequadas, no controle ambiental e no automanejo.

Quanto aos fármacos, para o tratamento de manutenção, a associação corticoide inalatório + broncodilatador de longa ação é a mais eficaz. Já na asma aguda grave, o uso de broncodilatadores inalatórios em dose alta associado ao corticoide sistêmico continua sendo o esquema principal, com melhor custo-efetividade. O controle ambiental nunca deve ser esquecido, pois tanto o domicílio quanto o trabalho são fontes de gatilhos e alergênios capazes de gerar má resposta ao tratamento farmacológico. Na outra ponta, está o automanejo, que consiste, por meio de intervenções educativas, em tornar o paciente suficientemente orientado para realizar modificações em seu tratamento que permitam obter maior controle e reduzir o risco de exacerbações graves.

Medicamentos para asma

Atualmente, devem ser destacados, por serem os mais eficazes, mais seguros e mais testados, os grupos de fármacos mencionados no **QUADRO 45.5.1**.

Anti-inflamatórios esteroides inalatórios – ou corticoides inalatórios

> **ATENÇÃO**
>
> Os corticoides inalados são o tratamento de manutenção de primeira linha na asma brônquica!

Citem-se budesonida, fluticasona, mometasona, ciclesonida e beclometasona. Os corticoides inalatórios (CI) agem sobre as células do epitélio brônquico suprimindo a transcrição de genes envolvidos na resposta inflamatória. O mecanismo envolvido é a redução da liberação de citocinas, do nível de enzimas, peptídeos e moléculas de adesão responsáveis pelo recrutamento de células inflamatórias. O início da supressão da inflamação da mucosa respiratória é relativamente rápido, com uma redução significativa dos eosinófilos em seis horas e consequente diminuição da hiper-responsividade das vias aéreas.[3,4] A reversão da hiper-responsividade das vias aéreas pode demorar vários meses para atingir um platô, provavelmente o reflexo da recuperação de alterações estruturais na via aérea.[5] Isso parece justificar a necessidade de manutenção a longo prazo do uso do corticoide inalatório para a obtenção de um efeito mais sustentado.

O efeito dos corticoides inalados na redução do processo inflamatório brônquico presente na asma determina melhor controle de sintomas, redução das exacerbações da doença, melhora da resposta ao tratamento da crise (aumento da sensibilidade aos beta-agonistas), redução da suscetibilidade aos fatores desencadeantes, melhora da qualidade de vida e, até mesmo, do próprio risco de mortalidade da doença.[6]

Os efeitos adversos mais frequentes são aqueles relacionados com a ação local (candidíase oral, disfonia). Eles podem ser bastante minimizados enxaguando-se a boca com água após o uso. No caso de nebulímetros com corticoide inalado, recomenda-se uso do espaçador. Para pacientes com candidíase oral refratária, a substituição por ciclesonida (que apresenta ativação somente no epitélio respiratório) pode ser de algum benefício. Quanto às ações sistêmicas, os corticoides inalados não apresentam efeitos adversos importantes, justificando seu uso pela alta relação benefício-risco.[7] Deve-se ter muito cuidado em utilizar o corticoide inalado pela nebulização, pois há sempre a possibilidade de vazamento da dose aplicada para a região ocular, o que pode desencadear catarata e/ou glaucoma. A possibilidade desse efeito local em órgão nobre deve servir de alerta para que o uso de corticoide nebulizado seja cada vez mais restrito!

Broncodilatadores

Os principais broncodilatadores são os beta-agonistas, que proporcionam rápido alívio de sintomas pelo seu efeito broncodilatador.

QUADRO 45.5.1 → Medicamentos mais utilizados no tratamento da asma

ANTI-INFLAMATÓRIOS	BRONCODILATADORES
Corticoides	**Beta2-adrenérgicos (beta-agonistas)**
1. Corticoides inalatórios (nebulímetro, pó seco) Beclometasona Budesonida Ciclesonida Fluticasona Mometasona	1. Inalatórios (nebulímetro, pó seco, nebulização) De curta ação (com efeito de 4 a 6 horas) Fenoterol Salbutamol De longa ação (com efeito de 12 horas) Formoterol (pode ser utilizado na exacerbação) Salmeterol (*não* pode ser utilizado na exacerbação)
2. Corticoides orais Prednisona Prednisolona	2. Subcutâneos ou intravenosos Terbutalina (SC) Salbutamol (IV) Adrenalina (SC)
3. Corticoides intravenosos Metilprednisolona Hidrocortisona	**Xantinas (via oral ou intravenosa)** Teofilina (VO) Aminofilina (VO, IV) Bamifilina (VO)
Antileucotrienos Montelucaste (Singulair)	**Anticolinérgicos (nebulímetro e nebulização)** Brometo de ipratrópio (nunca deve ser utilizado isoladamente em asma)

Beta-agonistas de longa ação

Os beta-agonistas de longa ação (BALA ou LABA) são o formoterol e o salmeterol. Seu efeito broncodilatador é eficaz e duradouro (12 horas). O formoterol pode ser utilizado na crise pela sua curta latência de efeito (5 a 10 minutos); o salmeterol não deve ser usado para crise, pela maior latência de efeito (até 60 minutos).

> **ATENÇÃO**
>
> Os beta-agonistas de longa ação NUNCA devem ser usados isoladamente no tratamento de manutenção: somente em associação com os corticoides inalatórios!

Pacientes tratados isoladamente com beta-agonistas apresentam maior risco de crises graves e potencialmente fatais.[8] O uso do indacaterol (broncodilatador de ultralonga ação – > 24 horas – com rápido início de ação), apesar de promissor, ainda não está liberado para uso em casos de asma, mesmo em associação com corticoide inalado.

O efeito adverso mais frequente dos beta-agonistas de longa ação nas doses usuais é taquicardia, mas em proporção bem menor do que os beta-agonistas de curta duração. Em pequena proporção, também foram registrados tremores, náusea e cefaleia.

Beta-agonistas de curta ação

Os beta-agonistas de curta ação (BACA) são o salbutamol, o fenoterol e a terbutalina.

> **ATENÇÃO**
>
> Os broncodilatadores beta-agonistas constituem o tratamento de primeira linha para exacerbações agudas de asma. Em crises graves, na emergência, a preferência é pelos beta-agonistas de curta ação inalatórios (salbutamol, fenoterol, terbutalina).

Têm efeito curto (4 a 6 horas), devendo ser utilizados apenas na crise e não como tratamento de manutenção. Não há vantagens em usá-los em esquema fixo se o paciente não se encontra em exacerbação.[9] Os efeitos adversos mais frequentes são palpitação, taquicardia e tremores. Em doses mais altas, pode haver hipopotassemia. É importante salientar que, em asma aguda grave, devem ser utilizadas doses altas e efetivas. O uso de subdoses em exacerbação grave de asma apresenta riscos muito maiores devido à possibilidade de complicações graves pela crise (hospitalização, ventilação mecânica e até óbito).

Anticolinérgicos

Os anticolinérgicos são ipratrópio e tiotrópio.

Quanto ao brometo de ipratrópio, não é recomendável seu uso isolado para o tratamento da exacerbação, devido à sua menor eficácia broncodilatadora e maior latência de efeito. No entanto, em crises mais graves (volume expiratório forçado no primeiro segundo – VEF_1 < 35% do previsto), a associação com um beta-agonista de curta ação parece conferir vantagem broncodilatadora adicional, além de reduzir em até 25% a taxa de hospitalização.[10] Seu uso como tratamento de manutenção não é recomendado.

Com relação ao tiotrópio, parece ter equivalência ao salmeterol, quando adicionado a um corticoide inalatório em pacientes com dificuldade de controle com doses mais altas de corticoide inalado.[11] Todavia, considerando o estado do conhecimento atual, não se recomenda que haja substituição de um BALA pelo tiotrópio. No entanto, em pacientes com asma grave que já utilizam a associação CI + BALA no tratamento de manutenção, o tiotrópio pode acrescentar algum benefício. Um estudo demonstrou melhora do VEF_1 tanto com a dose de 5 μg quanto com 10 μg nesse contexto, embora não tenha apresentado poder suficiente para detectar diferenças relacionadas com exacerbações.[12] Mais estudos devem ser realizados para que haja liberação oficial do uso dessa medicação, principalmente em asmáticos graves. O efeito adverso mais frequente é xerostomia, que pode ocorrer em até 14% dos pacientes. Deve-se ter maior cuidado em seu uso em pacientes com prostatismo, glaucoma de ângulo fechado, insuficiência renal grave. É importante instruir o paciente a nunca deixar o aerossol entrar em contato com os olhos.

Corticoides sistêmicos

Incluem prednisona e prednisolona por via oral (VO), e metilprednisona e hidrocortisona por via intravenosa (IV). São fundamentais no tratamento das exacerbações mais graves. Previnem a recidiva rápida dos sintomas e a exacerbação após a resolução imediata de uma crise mais grave com o uso dos broncodilatadores. Só devem ser utilizados como tratamento de manutenção quando há esgotamento de todas as opções de tratamento inalatório, devido aos seus efeitos colaterais.

Na exacerbação, não há vantagem aparente em se usar doses muito altas de corticoide IV (p. ex., metilprednisolona 1 g), pois isso só aumenta o risco de efeitos adversos (hiperglicemia e suscetibilidade a infecções). Corticoides IV são indicados em asma aguda se a função pulmonar for menor do que 30% do previsto em pacientes que não apresentem melhora significativa com um beta-agonista de curta ação em doses adequadas. O tratamento IV é geralmente utilizado até uma resposta satisfatória ser obtida, quando, então, pode ser iniciado o corticoide oral. A prednisona/prednisolona (40 a 60 mg) oral tem eficácia similar à da hidrocortisona IV. Dessa forma, em pacientes que apresentem estabilização clínica da exacerbação após o uso inicial de doses adequadas de beta-agonista, a via preferida será sempre a oral.

Os efeitos adversos dos corticoides sistêmicos, principalmente em uso a longo prazo, são osteoporose, hipertensão arterial sistêmica, hiperglicemia ou diabetes, supressão do eixo hipotálamo-hipófise-adrenal, obesidade cushingoide, catarata, glaucoma, atrofia cutânea com fácil abrasão da epiderme, fraqueza muscular por miopatia.

Anticorpo monoclonal anti-IgE (omalizumabe)

A imunoglobulina E (IgE) é um importante mediador das reações alérgicas e tem um papel central na inflamação das vias aéreas e nos sintomas relacionados com a asma. A anti-IgE tem a capacidade potencial de bloquear uma etapa importante na cascata alérgica e, dessa forma, reduzir o remodelamento das vias aéreas. A redução dos níveis da IgE livre após a terapia anti-IgE diminui a expressão do receptor de alta afinidade da IgE (FcåRI) nos mastócitos, nos basófilos e nas células dendríticas. O efeito conjunto dessas ações resulta na atenuação de vários marcadores inflamatórios, incluindo eosinofilia periférica e brônquica e dos níveis do fator estimulante de colônias macrofágico-granulocítico, interleucina-2, interleucina-4, interleucina-5 e interleucina-13.[13]

O omalizumabe reduz o número de exacerbações, o número de visitas à emergência, aumenta a qualidade de vida e melhora a função pulmonar em asmáticos graves.[14] Em nosso meio, devido ao custo do tratamento e à necessidade de manutenção por tempo indeterminado, o omalizumabe está indicado caso haja o preenchimento dos seguintes critérios:

- Pacientes com asma grave que não apresentam controle aceitável com as doses máximas da associação CI + BALA em uso correto e supervisionado por pelo menos seis meses.
- Aplicação de um protocolo que envolva monitoramento da adesão ao tratamento e avaliação psiquiátrica.
- IgE total entre 30 e 700 UI/L. Brevemente, o uso do omalizumabe poderá ser liberado para pacientes com IgE > 700 UI/L.
- Teste cutâneo positivo, ou IgE específica para pelo menos um alérgeno perene (atopia).
- Tratamento de todos os possíveis fatores que podem agravar o estado da asma, ou que façam parte do diagnóstico diferencial de asma grave. Seguir um protocolo de avaliação de asma grave conforme o quadro clínico (identificação de apneia do sono grave, doença do refluxo gastresofágico grave, aspergilose broncopulmonar alérgica, hipertireoidismo, etc.).

A dose de omalizumabe varia de acordo com o peso e o nível inicial de IgE do paciente. Deve ser enfatizado que não existe nenhuma utilidade em dosar a IgE total sérica no decorrer do tratamento, pois o omalizumabe é incluído na dosagem total da IgE. Não existe um marcador específico que selecione de forma inequívoca os pacientes potencialmente respondedores. Para a avaliação da resposta, é necessário um período mínimo de 3 a 4 meses de uso, que coincide com o tempo necessário para o esgotamento das reservas de IgE. Uma vez incluído, o paciente deve seguir o tratamento por período indeterminado.

Um estudo[15] demonstrou que existe recidiva dos sintomas com a descontinuação do fármaco, o que coincidiu com a diminuição dos níveis de omalizumabe e aumento da IgE livre. Nesse estudo, os pacientes haviam utilizado o omalizumabe por cerca de sete meses, sendo acompanhados nos quatro meses seguintes.

Em relação aos efeitos adversos, o omalizumabe é muito bem tolerado. A reação potencial mais significativa é a anafilaxia, ou reações anafilactoides. Estima-se que dois em 1.000 pacientes possam exibir essa reação.[16] Por isso, é aconselhável que os pacientes sejam monitorados por pelo menos três horas após a aplicação, principalmente no início do tratamento. Alguns efeitos ainda estão em vigilância (aumento do risco de eventos cardiovasculares, malignidade, síndrome de Churg-Strauss), mas, até o momento, não há nada conclusivo que justifique a interrupção ou a não indicação desse fármaco. Em populações de risco (países em desenvolvimento), pode haver um leve aumento na taxa de infecções helmínticas, embora esse aumento não tenha sido estatisticamente significativo. Não houve relato de infestação maciça em população de baixa renda estudada (136 pacientes).[17] Conforme a literatura, o omalizumabe é um dos agentes biológicos mais seguros que existe até o momento.

Antileucotrienos

Os antileucotrienos são anti-inflamatórios menos potentes e eficazes do que os corticoides inalatórios. Agem na inibição específica da produção do LTB4, tendo por isso uma ação terapêutica limitada. Os antileucotrienos parecem ter uma equivalência terapêutica comparável a apenas 200 μg diários de beclometasona.

Apenas um quarto dos pacientes pode ter benefício clínico mensurável. O grupo que pode ter algum benefício é de pacientes com broncospasmo por exercício, asma associada à polipose nasal, asma com história de alergia a ácido acetilsalicílico (AAS). Outras indicações: paciente que não aceita uso de corticoide inalatório, asma leve totalmente controlada com baixa dose de corticoide inalado em uso isolado, tratamento coadjuvante da rinite alérgica.

Não foi demonstrado benefício do acréscimo de antileucotrieno a CI + BALA em doses altas em pacientes graves. A associação CI + antileucotrieno é menos eficaz do que CI + BALA, sendo essa última a única indicada para uso em pacientes com asma moderada a grave. Em termos de custo-efetividade, o emprego de corticoide inalatório associado ou não a beta-agonista de longa ação como tratamento de manutenção ainda é o esquema mais recomendado.

Xantinas

A teofilina de liberação lenta foi, por muito tempo, a primeira opção no tratamento preventivo e de manutenção da asma. Com o advento dos corticoides inalatórios e sua associação com os broncodilatadores beta-agonistas de longa ação (CI + BALA), seu uso tornou-se bem mais restrito. Devido ao custo cada vez mais acessível, à grande eficácia e aos mínimos efeitos colaterais demonstrados com o uso da associação CI + BALA, a teofilina foi gradativamente perdendo seu espaço. No entanto, não é incorreto acrescentá-la ao paciente que se mantém sintomático com o uso do corticoide inalatório isolado.

Pelo menos em um estudo,[18] em pacientes com asma moderada, a eficácia de acrescentar teofilina a uma dose menor de corticoide inalatório isolado (400 μg/dia de budesonida) foi a mesma em relação ao uso do dobro da dose dele (800 μg/dia de budesonida). Entretanto, a associação CI + BALA ainda é mais eficaz do que a CI + teofilina, além de ter um custo menor atualmente. Embora não haja evidências demonstradas por ensaio clínico, não seria incorreto acrescentar a teofilina para pacientes que se mantêm sintomáticos com a associação CI + BALA em dose alta.

O efeito adverso mais comum das xantinas, e na maioria das vezes motivo para descontinuação, é náusea. Outros efeitos possíveis são taquicardia, palpitação, arritmias, convulsão, principalmente na administração intravenosa.

> **ATENÇÃO**
>
> O uso de aminofilina IV não é mais indicado para o tratamento das exacerbações de asma. Seu uso constitui erro de prescrição médica!

Dispositivos de inalação

A via inalatória é a melhor via de introdução de medicações para o tratamento da asma, uma vez que possibilita menor dose e uma deposição dos medicamentos diretamente no local de ação (QUADRO 45.5.2). As medicações inalatórias são usadas na forma de aerossol e liberadas por três tipos de dispositivos: inaladores de pó seco, nebulímetros e nebulizadores.

O aerossol é uma suspensão de partículas microscópicas sólidas ou fluidas em um gás, podendo variar em forma, densidade ou tamanho (0,01 a 100 μm). Uma névoa (*mist*) é um aerossol de partículas líquidas, ao passo que uma poeira (causada por dispersão) e uma fumaça (por consolidação) são aerossóis de partículas sólidas. A possibilidade de os aerossóis serem veiculados pelo ar, entrarem nas vias aéreas e depositarem-se nos pulmões depende do tamanho das partículas: enquanto as partículas com diâmetro aerodinâmico entre 2 e 5 μm depositam-se nas vias aéreas inferiores, as maiores de 10 μm impactam na boca e nas vias aéreas superiores, e as menores de 1 μm tendem a permanecer dispersas no ar em deslocamento, não sendo sedimentadas.

QUADRO 45.5.2 → Vantagens da inaloterapia em relação à via oral

- Aplicação direta no sítio de ação (sistema respiratório inferior)
- Menor dose dos fármacos necessária para obter a mesma eficácia
- Pequena absorção sistêmica
- Menores efeitos adversos
- Início de ação muito mais rápido

Um aerossol pode ser constituído de partículas com forma e tamanho semelhantes (monodisperso) ou por uma variedade de formas e tamanhos (heterodisperso). Os monodispersos são gerados por processos sofisticados (em laboratório); a maioria dos aerossóis achados na natureza e usados em medicina respiratória são heterodispersos.

Como o nebulímetro (bombinha) produz um aerossol heterodisperso, é necessário um sistema que permita que as partículas do aerossol apresentem um tamanho mais adequado para a deposição no sistema respiratório inferior. Daí a importância da aerocâmara ou espaçador. Os espaçadores foram introduzidos para diminuir a deposição orofaríngea dos fármacos e eliminar a necessidade de coordenação mão-respiração. Esses dispositivos melhoraram a eficácia terapêutica dos inaladores dosimetrados a ponto de possibilitarem seu emprego para assistência mesmo em situações agudas e críticas. Com seu uso, a eficácia dos nebulímetros torna-se equivalente à dos melhores sistemas de nebulização.

Os espaçadores devem, idealmente, possuir um volume mínimo de 300 mL e apresentar formato cônico, com a base acoplada à bombinha e o vértice à boca do paciente. Tal formato permite maior separação do propelente e aproveitamento da medicação. Já os nebulímetros sem clorofluorcarbono (CFC ou "gás freon") estão sendo gradativamente substituídos pelos baseados no hidrofluoroalcano (HFA – HFA134a).

Além de não agredir a camada de ozônio, a vantagem do HFA é a maior taxa de produção de partículas inaláveis. Enquanto os nebulímetros baseados em CFC conseguem apenas uma deposição média de partículas de 10 a 15% no sistema respiratório inferior, aqueles com HFA podem alcançar taxas que variam de 40 a 60%. Além disso, como os nebulímetros com HFA produzem um aerossol muito menos heterodisperso do que aqueles com CFC, mesmo o seu uso sem aerocâmara permite um aproveitamento muito maior, com menor deposição orofaríngea. No entanto, mesmo com nebulímetros com HFA, o uso do espaçador também é recomendado, pelo aumento da deposição e por permitir, principalmente, melhor coordenação do paciente entre o disparo da medicação e a inalação.

Os inaladores de pó seco são outra forma em que ocorre a inalação de fármacos na forma de partículas micronizadas (< 5 μm) junto com partículas carreadoras de lactose (geralmente > 30 μm) ou partículas micronizadas ligadas entre si em agrupamentos que se dispersam após o esforço inalatório do paciente. Essa modalidade tornou-se muito popular devido ao seu baixo custo, bem como pelo fato de não utilizar gás propelente (CFCs), não necessitar de uso de espaçadores para o melhor aproveitamento da medicação e não exigir uma coordenação tão eficiente quanto o nebulímetro. No entanto, é limitada pela necessidade de uma força inspiratória mínima para a geração de partículas inaláveis. Entre os dispositivos de pó seco disponíveis no mercado, o que melhor funciona em fluxos inspiratórios mais baixos é o Handihaler, mesmo em fluxos de até 20 L/min.

Os nebulizadores podem ser a jato ou ultrassônicos. Nos nebulizadores a jato, um jato de ar, sob alta pressão, é canalizado para um orifício estreito onde ocorre o encontro com o líquido a ser aerossolizado (que aí pode chegar por capilaridade). À medida que a solução é succionada para a corrente gerada pelo jato de ar, produzem-se gotículas – estas por sua vez vão fragmentar-se ainda mais ao se chocarem com um anteparo. Como o tamanho das partículas tende a ser inversamente proporcional ao fluxo do gás, nebulizadores com baixa pressão produzem partículas maiores – que podem ser inadequadas para a aerossolterapia.

Um nebulizador ultrassônico usa um vibrador de cristal piezoelétrico em alta frequência (acima de 1 MHz) para criar um aerossol. O transdutor de cristal, composto de substâncias como titanato de quartzo-bário, converte eletricidade em som. O feixe de som é focado no líquido acima do transdutor, criando ondas no líquido imediatamente acima do transdutor. Se a frequência é alta o suficiente e a amplitude do sinal forte o bastante, a crista da onda de oscilação rompe a superfície do líquido e cria um gêiser de gotículas.

Os nebulizadores ultrassônicos costumam ter maiores débitos (0,5 a 7,0 L/min) e maior densidade do aerossol do que os convencionais. O tamanho das partículas tem relação inversa com a frequência de vibração dos cristais, sendo tal frequência específica do dispositivo selecionado e raramente ajustável pelo usuário.

Inaladores para a administração das medicações para pacientes asmáticos

Procura-se utilizar alternativas que possibilitem o melhor resultado (eficácia e adesão) com o menor custo possível. Ainda não existe um inalador ideal, mas algumas considerações devem ser feitas em relação aos diversos dispositivos:

- O uso de nebulímetro é mais prático do que a nebulização, pois esta implica equipamento de maior porte e que exige fonte de energia elétrica ou gás comprimido. Enquanto o nebulímetro pode ser levado junto com o paciente em quaisquer circunstâncias, o nebulizador requer condições especiais para uso fora do domicílio.
- O nebulímetro é de uso relativamente simples (sobretudo com espaçador), sendo executado em tempo bem menor (< 1 minuto) do que a nebulização (> 10 minutos).
- O nebulímetro tem custo mais baixo para o paciente individualmente.
- O nebulímetro com espaçador é mais eficaz (QUADRO 45.5.3): para que a nebulização seja efetiva na liberação de partículas adequadas para a deposição no sistema respiratório inferior, vários pressupostos devem ser atendidos: fluxo de ar adequado (6 L/minuto), volume de solução diluente (soro fisiológico) adequado (entre 3 e 4 mL), adaptação correta da máscara facial ao paciente durante toda a nebulização (mínimo de 10 minutos) e higiene adequada. Um grande problema dos nebulizadores a jato é que dificilmente eles produzem um fluxo de ar constante de 6 L/minuto ao longo de seu tempo de vida útil. Muitos nem sequer vêm de fábrica com a garantia dessa especificação. No caso de ser utilizado ar comprimido em ambiente hospitalar, outro problema é o frequente desajuste dos fluxômetros de ar. Outra desvantagem é em relação ao nebulizador ultrassônico. Os fármacos administrados por esse nebulizador podem tornar-se mais concentrados durante o processo de nebulização devido à evaporação mais rápida do solvente. Pode, também, haver rompimento da estrutura molecular de alguns fármacos. Os nebulizadores ultrassônicos não são adequados para liberação de corticoides inalatórios porque estes últimos existem apenas em suspensão (e não em solução). Dessa forma, ao formar-se um aerossol, o fármaco de interesse fica sedimentado e as partículas aerossolizadas conterão predominantemente as outras substâncias (diluentes, dispersantes, propelentes, etc.).

Já o nebulímetro com espaçador permite uma dose administrada mais confiável, mais rápida e sem o risco de contaminação (QUADROS 45.5.4 e 45.5.5). Engana-se quem pensa que a nebulização é mais eficaz do que a bombinha

QUADRO 45.5.3 → Vantagens do nebulímetro com e sem espaçador

NEBULÍMETRO COM ESPAÇADOR	NEBULÍMETRO SEM ESPAÇADOR
- Menor deposição orofaríngea - Menos efeitos adversos dos corticoides inalatórios (disfonia e candidose) - Maior deposição pulmonar com mais aproveitamento da dose nominal (10 a 15% para CFC e até 40% para HFA) e, consequentemente, maior eficácia - Melhora significativa da coordenação mão-respiração (acionamento do jato no início da inspiração) - Possibilidade de uso com fluxos inspiratórios baixos, ou mesmo em volume corrente (no caso de espaçadores adaptados à máscara facial) - Eficácia semelhante à da nebulização em doses equivalentes - Menor reação local ao propelente (no caso de uso do CFC)	- Maior deposição orofaríngea - Mais efeitos adversos dos corticoides inalatórios (disfonia e candidose) - Menor deposição pulmonar com menos aproveitamento da dose nominal (5%) e, consequentemente, menor eficácia. Para nebulímetros com HFA, a deposição pode ser aceitável, mesmo sem espaçador (15 a 20%) - Dificuldade na coordenação mão-respiração (acionamento do jato com o início da inspiração) - Dificuldade de uso com fluxos inspiratórios baixos e impossibilidade em volume corrente - Possibilidade de reação local ao propelente (no caso de uso do CFC)

QUADRO 45.5.4 → Como utilizar o nebulímetro com espaçador em adultos

- Agitar o nebulímetro.
- Acoplar corretamente o nebulímetro à aerocâmara.
- Agarrar de forma correta o espaçador e o nebulímetro, deixando este na posição vertical.
- Exalar normalmente (sem expiração forçada!).
- Colocar o bocal do espaçador de modo correto na boca (entre os dentes, com os lábios cerrados), sem respirar.
- Pressionar adequadamente o nebulímetro, liberando a medicação, acionando somente UM jato.
- Inalar devagar e profundamente o aerossol com os lábios cerrados durante a inalação.
- Aguardar 5 a 10 segundos em apneia na capacidade pulmonar total e, a seguir, expirar de forma suave.
- O processo pode ser repetido logo a seguir, sem a necessidade de um tempo de latência para realizar o número de jatos necessário.

QUADRO 45.5.5 → Utilização do nebulímetro com espaçador em crianças pequenas ou em indivíduos sem qualquer coordenação (p. ex., idosos)*

- Agitar o nebulímetro.
- Acoplar corretamente o nebulímetro à aerocâmara.
- Agarrar de forma correta o espaçador e o nebulímetro, deixando este na posição vertical.
- Acoplar corretamente a máscara à face.
- Pressionar adequadamente o nebulímetro, liberando a medicação, acionando somente UM jato.
- Aguardar quatro ciclos respiratórios (inspiração e expiração) do paciente.
- O processo pode ser repetido logo a seguir, sem a necessidade de um tempo de latência para realizar o número de jatos necessário.
- CUIDADO COM VAZAMENTOS PARA A REGIÃO OCULAR EM CASO DE USO DE CORTICOIDE INALADO!

*Nesta situação, recomenda-se que o espaçador seja acoplado a uma máscara facial.

na administração de broncodilatadores para uma crise de asma. Desde que utilizados de forma correta e usadas doses equivalentes, tais dispositivos possuem a mesma eficácia. O motivo dessa falsa impressão é que, geralmente, quem prescreve a nebulização costuma empregar doses maiores do que usaria com a bombinha.

> **ATENÇÃO**
>
> Entre nebulímetro e nebulizador, a preferência deve recair sobre o nebulímetro com espaçador.

Quanto à preferência pelo nebulímetro ou pó seco, o último apresenta a vantagem de mais fácil utilização, apesar de exigir um fluxo inspiratório maior. O importante na escolha de um dispositivo é a adequada adaptação do paciente ao sistema e a supervisão médica constante. Porém, de forma geral, pode-se dizer que o número de variáveis relacionadas com o paciente e com o dispositivo envolvidas na efetividade da liberação do fármaco é menor para os inaladores de pó seco. Em geral, o aprendizado dos pacientes com os inaladores de pó seco costuma ser mais reprodutível do que com o nebulímetro. No entanto, em crises asmáticas graves, a preferência sempre deve ser o nebulímetro com a aerocâmara, devido à dificuldade do paciente em crise grave gerar fluxos inspiratórios adequados para a inalação do pó seco. Para crises mais leves, os inaladores de pó seco podem ser utilizados sem receio.

Como usar o nebulímetro sem espaçador

Caso não haja alternativa, o nebulímetro pode ser utilizado sem espaçador. O problema é que essa situação gera um potencial grande de erros de administração. O paciente necessita de uma coordenação perfeita entre o acionamento do nebulímetro e a inspiração, que nesse caso deve ser sempre forçada, ao contrário do espaçador. E, por melhor que seja essa coordenação, a deposição orofaríngea com o nebulímetro sem espaçador é sempre menor.

Recomendações para situações em que o paciente vai usar o nebulímetro sem espaçador:

- Prepará-lo para uso (retirar tampa do bocal, etc.).
- Sacudi-lo vigorosamente (3 a 5 segundos).
- Mantê-lo verticalmente, a uma distância de 4 cm (ou dois dedos) da boca (pode ficar entre os lábios, mas isso aumenta a deposição oral).
- Após uma expiração normal, inspirar rapidamente enquanto dispara uma dose ao mesmo tempo.
- Inspirar até encher completamente os pulmões (até a capacidade pulmonar total).
- Fazer apneia de 10 a 15 segundos.
- A segunda dose pode ser iniciada logo após, sem necessidade de intervalo.

Tratamento da asma aguda (FIGURA 45.5.1)

Alívio imediato dos sintomas na crise

O uso de broncodilatador beta-adrenérgico, na forma inalatória, seja de ação curta (salmeterol, fenoterol) ou longa (formoterol), possibilita alívio imediato dos sintomas. No caso dos beta-adrenérgicos de curta ação, deve-se utilizá-los repetidamente, sob a forma de aerossol (nebulímetro com aerocâmara ou nebulização) até a melhora dos sintomas e/ou do pico do fluxo (QUADRO 45.5.6). No caso do nebulímetro, são usados o fenoterol e o salbutamol, associados ou não ao ipratrópio. Em crises mais graves (VEF_1 na admissão à emergência < 30% do previsto), a associação salbutamol ou fenoterol + ipratrópio sob a forma de nebulímetro com aerocâmara tem eficácia superior ao uso de fenoterol ou salbutamol isolados quanto à melhora da função pulmonar e diminuição do risco de internação.

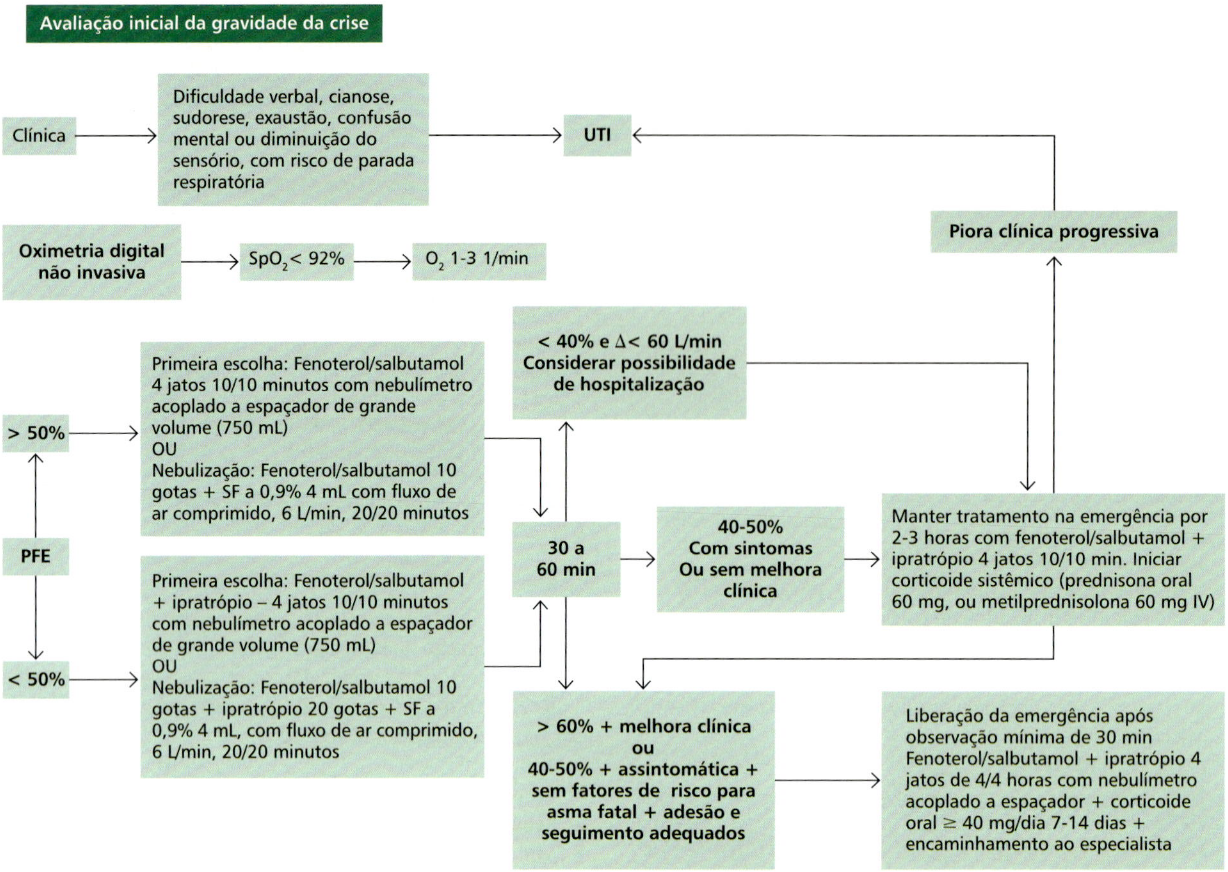

FIGURA 45.5.1 → Fluxograma para o tratamento da crise de asma na emergência em adultos.

QUADRO 45.5.6 → Dose recomendada dos broncodilatadores de curta ação, para crises

Nebulímetro com aerocâmara: salbutamol/fenoterol com ou sem ipratrópio: 2 a 4 jatos de 10 em 10 minutos. A maioria dos pacientes responde com até 12 a 16 jatos, mas podem ser utilizados por até três horas nessa frequência em caso de falta de resposta. Nesse caso, isso sempre dever ser realizado no hospital, ou em emergência, sob supervisão médica.
Nebulização com ar comprimido: fenoterol ou salbutamol (10 gotas) + ipratrópio (20 gotas) + soro fisiológico a 0,9% (3 mL), com fluxo de ar comprimido a 6 litros/minuto, de 20 em 20 minutos.

Enfatize-se que o ipratrópio não apresenta ação na asma, quando utilizado isoladamente, nem no tratamento de manutenção. No tratamento com nebulização, ele pode ser usado. É importante lembrar que, no tratamento da crise de asma, o uso das doses corretas das medicações é fundamental. Em muitos casos, são utilizadas subdoses por receio de possíveis efeitos colaterais no sistema cardiovascular. Nas doses recomendadas, os broncodilatadores são totalmente seguros e o clínico não deve temer o seu uso.

Tratamento da crise de asma na emergência

Em primeiro lugar, devem ser administrados ao paciente os broncodilatadores de curta ação fenoterol ou salbutamol, associados ao ipratrópio. O ipratrópio não deve ser utilizado isoladamente na crise de asma! Um dos grandes erros cometidos é utilizar subdoses de broncodilatadores nas crises de asma tratadas na emergência. Em muitos casos, perde-se tempo com o uso de aminofilina (sem eficácia relevante demonstrada na crise de asma) ou de corticoide sistêmico intravenoso, ocorrendo demora na administração dos fármacos mais eficazes, que são os broncodilatadores de curta ação.

Como a latência de ação do corticoide sistêmico ocorre entre 6 e 24 horas da sua administração, seu uso imediato não é relevante. O corticoide pode ser administrado posteriormente, após a estabilização da crise, por exemplo. A eficácia do corticoide oral e intravenoso é semelhante. O corticoide intravenoso é administrado, em geral, naquele paciente com indicação de internação hospitalar.

Na avaliação do asmático em crise na emergência, é importante a estratificação da gravidade da crise. Para o paciente que já se apresenta com sinais de falência respiratória (dificuldade verbal, cianose, sudorese, exaustão, confusão mental ou diminuição do sensório, uso da musculatura respiratória acessória com respiração paradoxal, hipoxemia com $SpO_2 \leq 90\%$, bradicardia, ou taquicardia com frequência cardíaca > 140 bpm), a pronta admissão na UTI deve ser considerada.

Murmúrio vesicular diminuído bilateralmente indica crise grave. Se diminuído unilateralmente, pode sugerir pneumotórax. Nesse contexto, na dificuldade de administração de medicações inalatórias, podem ser associados broncodilatadores por via subcutânea (terbutalina ou adrenalina), sempre se mantendo os inalatórios em uso contínuo. O uso de sulfato de magnésio pode ser considerado como terapia adicional somente nos casos mais refratários, ou em pacientes com crises graves ($VEF_1 < 25\%$ do previsto).

A oxigenoterapia sempre deve ser administrada quando a SpO_2 (medida por oximetria) for < 92%. A SpO_2 deve-se manter ≥ 92%. A administração de fluxos altos de oxigênio pode acarretar aumento da $PaCO_2$ e diminuição do pico do fluxo expiratório. Logo, é sempre útil titular o fluxo necessário de oxigênio através da oximetria. O corticoide intravenoso é administrado, mas isso não deve retardar as medidas de suporte ventilatório do paciente, no caso de necessidade de entubação.

O uso de broncodilatadores por via intravenosa (salbutamol, terbutalina), além de não ser superior ao uso inalatório ou subcutâneo, pode acrescentar efeitos adversos, especialmente arritmias, hipopotassemia e acidose, mas podem ser utilizados em casos extremos. A ventilação não invasiva para crise de asma não é recomendada. O uso de corticoide inalatório em doses elevadas, junto com fenoterol/salbutamol + ipratrópio, tem sido proposto no tratamento da crise de asma, sobremaneira naqueles pacientes com $VEF_1 < 30\%$ do previsto na admissão. Esse efeito mais imediato do corticoide inalatório em dose alta estaria relacionado com uma diminuição do edema da via aérea pelo efeito vasoconstritor do corticoide. No entanto, não foi uma abordagem que demonstrou custo-efetividade para uso generalizado.

> **ATENÇÃO**
>
> Os corticoides inalatórios, mesmo em dose alta, nunca devem substituir o corticoide sistêmico em crises graves! Depois de resolvida a crise, podem ser prescritos em dose mais alta como tratamento de manutenção.

Para os demais pacientes, que constituem a maioria, o uso de fenoterol/salbutamol + ipratrópio costuma ser o suficiente para a melhora da crise. Para a administração deste, não há diferença de eficácia entre o uso da nebulização ou do nebulímetro com espaçador de grande volume (> 300 mL). Também não há diferenças entre a nebulização intermitente ou contínua. No entanto, em função da possibilidade de administração de uma dose maior em um menor espaço de tempo e da menor perda da medicação administrada, além do custo menor, o uso de nebulímetro com espaçador de grande volume deve ser sempre preferido.

A maioria dos pacientes apresenta melhora da crise após 12 a 16 jatos do nebulímetro com a associação fenoterol/salbutamol + ipratrópio com espaçador de grande volume. Após a melhora da crise e liberação do paciente da emergência, é obrigatória a administração diária de corticoide sistêmico entre 7 e 14 dias (≥ 40 mg/dia de prednisona) e encaminhamento ao clínico de referência para reavaliação imediata do tratamento.

Para pacientes com crise mais leve, uma alternativa proposta pela literatura ao emprego de corticoide sistêmico após a liberação da emergência é o uso de corticoide inalatório em dose alta (1.600 μg/dia de budesonida) em um período de pelo menos 10 a 15 dias, até a reavaliação pelo clínico. No entanto, a dificuldade de tal alternativa é que o paciente pode ter pouca adesão a esse esquema e o ambiente de emergência pode não ser muito propício para o ensino desse tipo de medicação. Em tal contexto, o corticoide oral ainda é a terapêutica mais recomendada na liberação do paciente, junto com os broncodilatadores de curta ação.

Avaliação da efetividade do tratamento da crise de asma na emergência

A simples avaliação clínica da resposta do paciente ao tratamento da crise de asma muitas vezes é errônea. É muito comum, especialmente na situação da crise de asma, uma dissociação importante entre os sintomas e o grau de obstrução ao fluxo aéreo. Após o tratamento inicial, muitos pacientes podem apresentar poucos sintomas, apesar da presença de um grau importante de obstrução brônquica. Dessa forma, a avaliação objetiva do grau de obstrução brônquica é importante. A melhor forma de realizar isso é por meio do VEF_1 (obtido somente pela espirometria) ou do pico do fluxo expiratório (PFE). A avaliação deste último é bem mais simples pelo fato de necessitar apenas de um medidor portátil de PFE, acessível a qualquer emergência.

> **ATENÇÃO**
>
> Um lembrete importante: a resposta ao tratamento da crise de asma nos primeiros 30 a 60 minutos é o melhor preditor da gravidade de uma crise. Um aumento do PFE > 60 L/min ou um PFE > 40% do previsto após 30 minutos de tratamento indicam uma crise de asma com melhor prognóstico e menor chance de hospitalização (< 10%).

Hospitalização do paciente com crise de asma

O paciente deve ser hospitalizado se, apesar de duas a três horas de tratamento intensivo na emergência, ainda houver sibilância significativa, uso da musculatura respiratória acessória, necessidade permanente de oxigenoterapia para manter uma $SpO_2 \geq 92\%$ ou prejuízo importante da função pulmonar (PFE ≤ 40% do previsto).

A presença de fatores de risco relacionados com a morte por asma também deve ser avaliada na indicação da hospitalização, independentemente das variáveis recém-citadas: história de crises prévias quase-fatais, asma lábil com marcada variação do PFE ou do VEF_1 (>30%), má percepção do grau de obstrução brônquica, problemas psicossociais, dificuldade de acesso às medicações, dificuldade de acesso ao atendimento médico, visitas à emergência no último mês e possibilidade de má adesão às medidas prescritas após a liberação da emergência.

Caso o paciente esteja assintomático e apresente um PFE ≥ 60% do previsto após duas a três horas de tratamento, pode haver pronta liberação da emergência com corticoide oral diário por 7 a 15 dias (≥ 40 mg/dia de prednisona, ou prednisolona) e broncodilatadores de curta ação. Se o PFE estiver entre 40 e 60% do previsto após duas a três horas, é recomendável a manutenção do tratamento. Esse grupo de pacientes até pode ser liberado da emergência, caso haja garantia de acompanhamento e adesão ao tratamento, na ausência dos fatores de risco citados antes. É recomendável que, antes da liberação da emergência, o paciente seja mantido em observação por pelo menos 30 minutos após a última dose de broncodilatador, a fim de garantir a estabilidade do quadro clínico.

Tratamento de manutenção (FIGURA 45.5.2)

O tratamento da asma está muito mais fundamentado na tentativa de controle total, ou de um controle aceitável, do que propriamente engessado em indicações baseadas em uma classificação de gravidade verificada em uma consulta inicial. No QUADRO 45.5.7, estão demonstrados os critérios da Global Initiative for Asthma (GINA)[2] para a avaliação do controle da asma. Nos últimos anos, várias abordagens foram estudadas e refinadas no sentido de proporcionar referências mais seguras para o tratamento ambulatorial de manutenção da asma.

As principais diretivas para o tratamento ambulatorial de manutenção da asma são as seguintes:

- O tratamento deve ser sempre escalonado ou reduzido conforme o controle da doença,[2] ou seja, promover ausência de sintomas diurnos e noturnos, de limitação das atividades diárias, de necessidade de medicação de resgate, de exacerbações, com a melhor estabilização possível da função pulmonar e do processo inflamatório associado à doença. O controle total deve ser sempre perseguido!
- O corticoide inalado é a medicação mais eficaz para o tratamento de manutenção da asma. Em pacientes inicialmente sintomáticos, seu uso é totalmente recomendado. O emprego isolado de medicação de resgate (beta-agonistas) para o tratamento de manutenção da asma deve ser considerado erro de prescrição médica.
- A associação beta-agonista de longa ação (formoterol ou salmeterol) + corticoide inalado representou um grande avanço no tratamento.[19-21] Três tipos de abordagens têm sido descritas:
  1. No paciente que não apresenta controle adequado com uma dose menor de corticoide inalado (equivalente a 100-200 μg de beclometasona, diariamente), antes de aumentar o corticoide, pode-se obter controle semelhante com a associação de um beta-agonista de longa ação.
  2. O uso da associação CI + BALA permite um controle inicial mais rápido e está formalmente indicado em pacientes com asma moderada a grave.
  3. O uso da associação CI + BALA em um único inalador (estudou-se mais a associação budesonida + formoterol), em doses menores, permite que o paciente utilize esse esquema tanto para o tratamento de manutenção quanto para a crise no nível ambulatorial. Esse esquema foi denominado SMART (*single maintenance and reliever therapy*).
- O uso dos inaladores deve ser sempre simplificado. Para a associação CI + BALA, deve-se optar por um inalador

QUADRO 45.5.7 → Níveis de controle de asma

CARACTERÍSTICA	CONTROLADA (TODOS OS CRITÉRIOS)	PARCIALMENTE CONTROLADA	DESCONTROLADA
Sintomas diários	Nenhum (≤ 2x/semana)	> 2x/semana	Três ou mais características de asma parcialmente controlada presentes em qualquer semana
Limitação nas atividades	Nenhuma	Qualquer	
Sintomas noturnos/despertar	Nenhum	Qualquer	
Necessidade de medicação de resgate	Nenhuma (≤ 2x/semana)	> 2x/semana	
Função pulmonar (VEF_1 ou PFE)	Nenhuma	< 80% previsto ou do melhor valor (se conhecido)	
Exacerbações graves*	Nenhuma	≥ 1/ano	Uma em qualquer semana

*Que necessitam de corticoide sistêmico.

Fonte: Adaptada de Global Initrative for Asthma.[2]

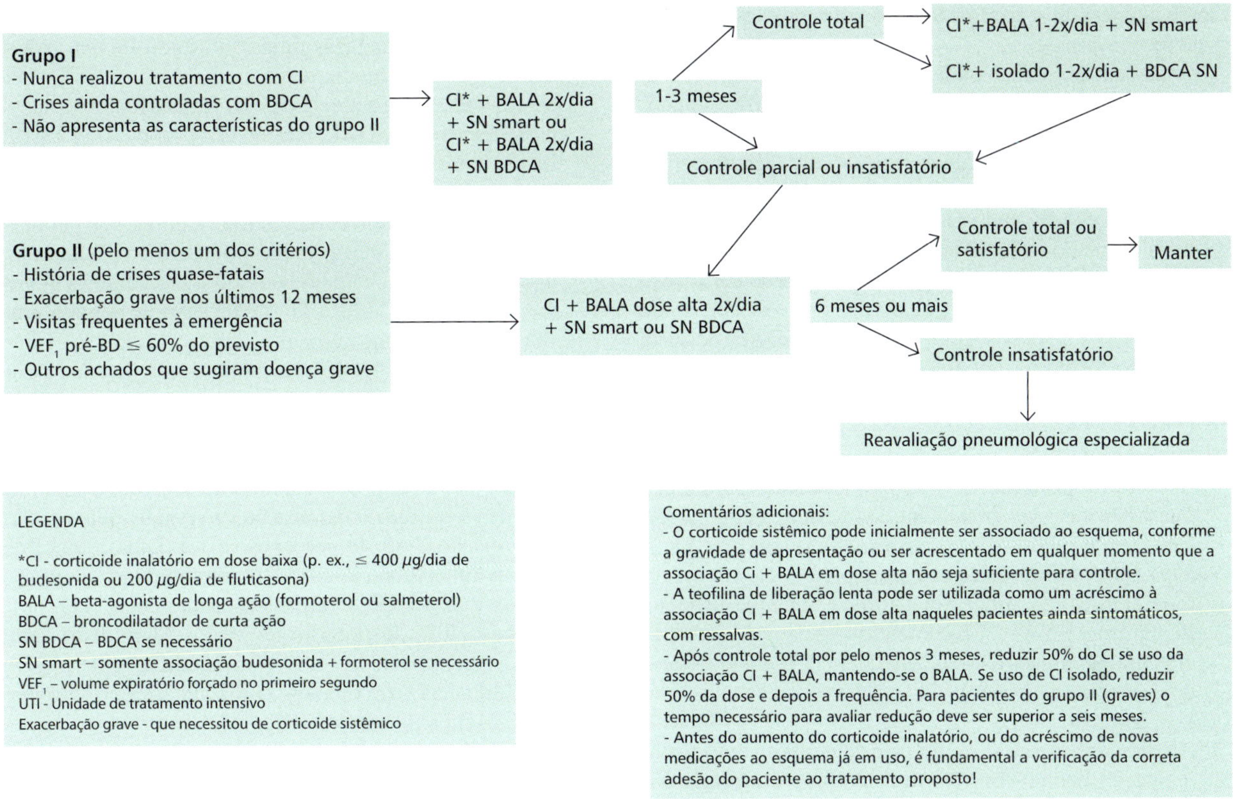
Grupo I
- Nunca realizou tratamento com CI
- Crises ainda controladas com BDCA
- Não apresenta as características do grupo II
CI* + BALA 2x/dia + SN smart ou CI* + BALA 2x/dia + SN BDCA
1-3 meses
Controle total
CI*+BALA 1-2x/dia + SN smart
CI*+ isolado 1-2x/dia + BDCA SN
Controle parcial ou insatisfatório
Grupo II (pelo menos um dos critérios)
- História de crises quase-fatais
- Exacerbação grave nos últimos 12 meses
- Visitas frequentes à emergência
- VEF1 pré-BD ≤ 60% do previsto
- Outros achados que sugiram doença grave
CI + BALA dose alta 2x/dia + SN smart ou SN BDCA
6 meses ou mais
Controle total ou satisfatório
Manter
Controle insatisfatório
Reavaliação pneumológica especializada
LEGENDA
*CI - corticoide inalatório em dose baixa (p. ex., ≤ 400 µg/dia de budesonida ou 200 µg/dia de fluticasona)
BALA – beta-agonista de longa ação (formoterol ou salmeterol)
BDCA – broncodilatador de curta ação
SN BDCA – BDCA se necessário
SN smart – somente associação budesonida + formoterol se necessário
VEF1 – volume expiratório forçado no primeiro segundo
UTI - Unidade de tratamento intensivo
Exacerbação grave - que necessitou de corticoide sistêmico
Comentários adicionais:
- O corticoide sistêmico pode inicialmente ser associado ao esquema, conforme a gravidade de apresentação ou ser acrescentado em qualquer momento que a associação Ci + BALA em dose alta não seja suficiente para controle.
- A teofilina de liberação lenta pode ser utilizada como um acréscimo à associação CI + BALA em dose alta naqueles pacientes ainda sintomáticos, com ressalvas.
- Após controle total por pelo menos 3 meses, reduzir 50% do CI se uso da associação CI + BALA, mantendo-se o BALA. Se uso de CI isolado, reduzir 50% da dose e depois a frequência. Para pacientes do grupo II (graves) o tempo necessário para avaliar redução deve ser superior a seis meses.
- Antes do aumento do corticoide inalatório, ou do acréscimo de novas medicações ao esquema já em uso, é fundamental a verificação da correta adesão do paciente ao tratamento proposto!

FIGURA 45.5.2 → Fluxograma para o tratamento de manutenção da asma em adultos.

único. Preferencialmente, utilizam-se inaladores com o mesmo tipo de dispositivo para tornar mais acessível o aprendizado da técnica de uso.

- Jamais deve ser esquecido o tratamento da rinite alérgica. O descontrole sintomático da rinite alérgica resulta em pior qualidade de vida e até mesmo em maior risco de exacerbação.
- O controle ambiental adequado é fundamental para o tratamento preventivo. São medidas fundamentais não expor-se a tabagismo ativo ou passivo, usar travesseiro adequado com capa antialérgica, manter higiene corporal e limpeza doméstica satisfatórias, evitar utensílios ou móveis no domicílio que sabidamente aumentam a proliferação de ácaros, fungos e insetos, usar roupas adequadas para o clima, lavar as mãos para diminuir o risco de infecções, realizar vacinação anual para influenza, evitar áreas muito poluídas e identificar fatores ocupacionais no trabalho que possam agravar a doença.
- Em cada visita, devem ser avaliados grau de controle da asma, função pulmonar, técnica do uso do inalador, fatores com risco potencial para exacerbações (p. ex., infecção viral recente, alterações no domicílio ou trabalho), dose das medicações baseada no grau de controle (mínima dose necessária para o controle), temores do paciente relacionados com a doença ou a medicação.
- De forma indireta, deve-se procurar indícios que atestem possível falta de adesão – que é a maior causa de descontrole da doença. A falta de adesão não inclui somente avaliar o uso da medicação, mas também a técnica de uso, as concepções e percepções que o paciente apresenta em relação à doença e ao tratamento, a capacidade financeira para aquisição das medicações, o suporte social, bem como o estado mental e cognitivo.

As FIGURAS 45.5.1 e 45.5.2 trazem dois fluxogramas que representam propostas de tratamento farmacológico para asma aguda grave na emergência e para manutenção em adultos, considerando-se a atual custo-efetividade das intervenções. Esses fluxogramas foram estruturados com base no estado atual da literatura e na experiência dos autores. Outras abordagens podem ser possíveis, conforme julgamento médico individualizado.

Abordagens no tratamento de manutenção da asma para controle e prevenção de exacerbações graves

Sistema SMART (single maintenance and reliever therapy)

Uma nova modalidade proposta de tratamento da asma é o tratamento com um único inalador tanto para manutenção quanto para períodos com exacerbação da doença, considerando-se que a asma é uma doença variável. Essa forma de tratamento aproveitaria o efeito anti-inflamatório do corticoide inalatório e a possibilidade de tratamento da exacerbação com um beta2-adrenérgico de longa ação com rápida latência de ação (formoterol) antes da evolução para exacerbação grave.

A associação mais estudada nesse aspecto foi budesonida + formoterol com o inalador de pó seco Turbuhaler. Estudos demonstraram que a associação pode ser utilizada em doses baixas, uma ou duas vezes ao dia de forma fixa, sendo que, nos períodos de exacerbação, é aumentada segundo as necessidades do paciente. Esse esquema pareceu ser mais eficaz do que o uso apenas fixo da associação (budesonida + formoterol) + beta2-adrenérgico de curta ação nos períodos de exacerbação, ou do que o uso de corticoide inalatório em doses mais altas + beta2-adrenérgico de curta ação na exacerbação. No entanto, algumas considerações devem ser feitas em relação ao estudos[22-25] com essa modalidade de uso:

- O desfecho primário foi o tempo necessário para a primeira exacerbação grave. Este foi definido como necessidade de uso de corticoide sistêmico e queda do PFE > 30% em dois dias consecutivos. No entanto, em recente publicação da American Thoracic Society/European Respiratory Society,[26] recomendou-se não utilizar mais em ensaios clínicos o uso de queda do PFE como critério de exacerbação grave devido à falta de evidências para esse desfecho.
- Atualmente, busca-se como principal objetivo no tratamento da asma o controle total. Mesmo utilizando critérios que podem não ser os mais fidedignos, o estudo GOAL[21] pelo menos empregou um escore composto para definir o grau de controle da doença e escalonou o tratamento conforme esse controle. O mesmo não se procedeu com os estudos sobre a terapia SMART na época em que foram realizados. Em uma análise retrospectiva recente sobre esses estudos, Bateman e colaboradores[27] relataram que somente 17,1% dos pacientes poderiam ser considerados controlados, 38,7% parcialmente controlados e 44,2% sem controle. Nessa análise final, a terapia SMART foi semelhante no grau de controle em relação aos demais tratamentos. Em termos de classificação de controle, tanto a GINA como o GOAL parecem ser similares.[28] Não há evidências, portanto, sobre qual benefício a terapia SMART poderia promover se fosse utilizada em um contexto semelhante ao do estudo GOAL. Um estudo recente,[29] em análise *post-hoc* (retrospectiva) dos principais estudos SMART (> 12.000 pacientes), descreveu o efeito da terapia budesonida/formoterol fixa e, se necessário, sobre o controle da asma e o risco de exacerbação em comparação com esquemas fixos de CI isolado ou CI + LABA adicionados a beta-agonista de curta duração. Nessa análise retrospectiva, os pacientes foram estratificados conforme a etapa de tratamento da GINA no início do estudo. Somente pacientes das etapas 2, 3 e 4 foram incluídos (2: uso de CI em baixa dose; 3: CI em dose média a alta, ou CI em dose baixa + LABA ou antileucotrieno ou xantina de liberação lenta; 4: CI em dose média a alta + LABA ou antileucotrieno ou xantina de liberação lenta). Mesmo usando os critérios de controle da GINA estratificados para cada etapa, ao final dos estudos, os níveis de controle total não ultrapassaram 20% e de controle satisfatório 60%, inferiores às taxas finais do estudo GOAL. Além disso, o número médio de exacerbações graves por paciente/ano chama a atenção pelos valores maiores em relação ao estudo GOAL, mesmo nos grupos CI + LABA fixo + beta-agonista de curta ação, se necessário.
- Apesar de a terapia SMART ter promovido um tempo maior até a primeira exacerbação, muitos dos parâmetros de controle diário ainda podem ser considerados insuficientes. Praticamente em todos os estudos, em média, os pacientes utilizaram medicação de resgate uma vez ao dia, tiveram sintomas noturnos a cada 7 a 10 dias, experimentaram menos da metade dos dias livres de sintomas de asma e obtiveram uma taxa de exacerbação grave de cerca de 1 em 5 pacientes/ano.
- A terapia SMART baseia-se, exclusivamente, na percepção do paciente sobre a falta de controle e ainda no fato de ele utilizar a medicação de resgate. Sabe-se que essa relação controle-percepção é por demais imperfeita. Em um estudo clássico, Rubinfeld e Pain[30] demonstraram que um em sete pacientes não percebiam uma queda < 50% do previsto no VEF_1. Além disso, também existem pacientes que usam medicação de resgate além do necessário ou nem a utilizam, mesmo sintomáticos. Menos de um terço dos pacientes tem a capacidade de fazer uso da medicação de resgate conforme a função pulmonar.[31]
- Propaga-se que o sistema SMART apresentaria maior eficácia na prevenção de exacerbações pelo fato de o paciente utilizar maior dose de corticoide inalatório logo no início da exacerbação. No entanto, esse dado baseou-se, exclusivamente, no preenchimento de diários pelos pacientes. A falta de adesão em ensaios clínicos não parece ser muito diferente da prática diária. Por exemplo, no Lung Health Study foi detectado, por monitoração cronometrada, uso de doses que não correspondiam ao relatado nos diários em uma parcela significativa dos pacientes.[32] Muitas das doses foram utilizadas logo antes e logo depois das visitas do estudo. Somente no grupo que foi informado que o nebulímetro era cronometrado houve melhor adesão. Nos estudos SMART, geralmente foram alocados pacientes utilizando CI ou CI + LABA. É possível que a seleção de pacientes mal controlados por problemas de má adesão, que só usam medicação justamente em períodos de exacerbação, possa ter afetado os resultados. Seriam necessários mais estudos utilizando inaladores eletrônicos para que fosse possível monitorar o padrão de uso nessa modalidade de tratamento.
- Outro dado que chama a atenção é o tratamento do processo inflamatório a longo prazo na terapia SMART. Em um estudo,[33] pacientes que recebiam cerca de 800 µg/dia de budesonida foram transferidos para o uso de 200/6 µg budesonida/formoterol duas vezes ao dia + se necessário ou 400/12 µg budesonida/formoterol duas vezes ao dia em dose fixa. A dose média utilizada no sistema SMART foi 600 µg/dia. A contagem de eosinófilos no escarro induzido e em biópsia brônquica diminuiu significativamente com a combinação fixa, enquanto na terapia SMART não houve

modificação na eosinofilia do escarro e ocorreu até um aumento significativo na eosinofilia da biópsia brônquica. Dados recentes parecem reforçar o fato de que uma dose fixa maior de corticoide inalado proporciona maior eficácia, mesmo utilizando-se terapia SMART. Em recente estudo,[34] um total de 8.424 pacientes com asma sintomática utilizando CI com ou sem LABA foram randomizados para budesonida/formoterol 200/6 μg duas vezes ao dia + se necessário (grupo 1x2) e 400/12 μg (duas inalações de 200/6 μg) duas vezes ao dia + se necessário (grupo 2x2). O desfecho primário foi o tempo necessário para a primeira exacerbação grave. No resultado final, o tempo necessário para a primeira exacerbação grave foi 18% maior no grupo 2x2 em relação ao grupo 1x2 ($p = 0{,}03$). A dose média de budesonida usada foi 737 μg/dia no 2x2 e 463 μg/dia no 1x2. Os pacientes com maior benefício do esquema 2x2 foram aqueles com pior função pulmonar. Esse estudo demonstra que, mesmo no sistema SMART, uma dosagem fixa maior de corticoide inalatório diminui adicionalmente o risco de exacerbação considerada severa, em particular nos pacientes mais graves. O antigo estudo FACET[20] já havia demonstrado que doses adicionais de CI associados ao LABA reduzem adicionalmente o risco de exacerbações graves.

Considerando-se esses dados, conclui-se que a terapia SMART não pode ser utilizada de forma indiscriminada, sem uma readaptação regular da dose de corticoide inalatório, esperando-se por um benefício que seja tão clinicamente significativo como em geral tem sido propagado. Ainda não houve um ensaio clínico com estratificação randomizada conforme a resposta a uma dose de corticoide inicial e que usasse uma metodologia de escalonamento do tratamento semelhante à do estudo GOAL como intervenção, associando-se a terapia SMART. Nesse contexto, a terapia SMART ainda não foi testada.

No entanto, a terapia SMART parece ser realmente segura e proporciona ao paciente a facilidade de utilizar um único inalador para manutenção e para a crise. Jamais deve ser usada como substituta da avaliação do grau de controle e da adesão pelo médico ao colocar no paciente a maior parte da responsabilidade para o ajuste da medicação conforme sua percepção.

Aumento da dose de corticoide inalado para a prevenção de exacerbação grave

Outra estratégia possível para a prevenção de exacerbações graves (com necessidade de corticoide oral) seria duplicar ou quadruplicar a dose de corticoide inalado no início da exacerbação com base em um plano por escrito. No entanto, uma revisão sistemática do banco de dados Cochrane,[35] que incluiu também um estudo de quadruplicação da dose do CI,[36] não demonstrou eficácia em reduzir o risco de exacerbações com necessidade de corticoide oral utilizando-se dessa prática. Até o momento, não existe nenhuma abordagem validada para o emprego prático desse esquema de tratamento na prática clínica rotineira.

O tratamento de manutenção da asma para as pequenas vias aéreas

Corticoides inalados aerossolizados em partículas menores (< 5 μm) foram recentemente desenvolvidos como parte do plano mundial (Protocolo Montreal) de reduzir os propelentes com CFC, substituindo-os pelos que utilizam HFA. Dois tipos de corticoide estão disponíveis nessa formulação: beclometasona e ciclesonida. Ambos apresentam deposição pulmonar três a quatro vezes maior do que aqueles com formulação com CFC.

Uma aparente vantagem é a possibilidade de obtenção de controle clínico e inflamatório da doença com doses menores de CI (em média, metade da dose de CI utilizado com CFC ou pó seco). Por depositarem uma dose menor na orofaringe, o risco de candidose oral seria minimizado. No entanto, devido à maior absorção sistêmica pela maior deposição pulmonar, seu efeito sistêmico não pode ser subestimado e ainda não foi avaliado a longo prazo.

Estudos mais numerosos e detalhados são ainda necessários para demonstrar uma clara vantagem desse tipo de inalador, particularmente no impacto sobre a evolução mais tardia da doença.[37] Ainda estão sendo desenvolvidas abordagens que sejam mais fidedignas para melhor avaliação das pequenas vias aéreas, a fim de estabelecer-se correlação entre esses marcadores e resposta clínica ao tratamento.[38]

Em pacientes com asma moderada a grave, a associação beclometasona/formoterol 200/12 μg, duas vezes ao dia, pareceu semelhante ao uso do sistema Turbuhaler, em doses maiores, budesonida/formoterol 400/12 μg, duas vezes ao dia. Contudo, o desfecho primário foi o PFE, não havendo poder e tempo suficientes (três meses de seguimento) para maiores conclusões.[39] O mesmo acontece com outros estudos,[40-42] embora um dado interessante seja a melhora de parâmetros relacionados com a hiperinsuflação pulmonar (p. ex., capacidade vital, volume residual, volume de oclusão) em pacientes moderados a graves em comparação com a fluticasona em CFC ou fluticasona/salmeterol em Diskus. No entanto, nada pode ser inferido sobre o impacto clínico futuro desse efeito.

Referências

1. U.S. Department of Health and Human Services. National Heart, Lung, and Blood Institute. National asthma education and prevention program: expert panel report III: guidelines for the diagnosis and management of asthma. Bethesda: National Heart, Lung, and Blood Institute; 2007.

2. Global Initiative for Asthma. Guidelines: GINA report, global strategy for asthma management and prevention [Internet]. Vancouver: GINA; 2010 [capturado em 29 jun. 2011]. Disponível em: http://www.ginasthma.org/guidelines-gina-report-global-strategy-for-asthma.html.

3. Gibson PG, Saltos N, Fakes K. Acute anti-inflammatory effects of inhaled budesonide in asthma: a randomized controlled trial. Am J Respir Crit Care Med. 2001;163(1):32-6.

4. Ketchell RI, Jensen MW, Lumley P, Wright AM, Allenby MI, O'Connor BJ. Rapid effect of inhaled fluticasone propionate on

airway responsiveness to adenosine 5'-monophosphate in mild asthma. J Allergy Clin Immunol. 2002;110(4):603-6.

5. Juniper EF, Kline PA, Vanzieleghem MA, Ramsdale EH, O'Byrne PM, Hargreave FE. Long-term effects of budesonide on airway responsiveness and clinical asthma severity in inhaled steroid-dependent asthmatics. Eur Respir J. 1990;3(10):1122-7.

6. Suissa S, Ernst P, Benayoun S, Baltzan M, Cai B. Low-dose inhaled corticosteroids and the prevention of death from asthma. N Engl J Med. 2000;343(5):332-6.

7. Li JT, Ford LB, Chervinsky P, Weisberg SC, Kellerman DJ, Faulkner KG, et al. Fluticasone propionate powder and lack of clinically significant effects on hypothalamic-pituitary-adrenal axis and bone mineral density over 2 years in adults with mild asthma. J Allergy Clin Immunol. 1999;103(6):1062-8.

8. Sears MR. Safe use of long-acting -agonists: what have we learnt? Expert Opin Drug Saf. Epub 2011 Apr 27.

9. Lazarus SC. Clinical practice: emergency treatment of asthma. N Engl J Med. 2010;363(8):755-64.

10. Rodrigo GJ, Rodrigo C. First-line therapy for adult patients with acute asthma receiving a multiple-dose protocol of ipratropium bromide plus albuterol in the emergency department. Am J Respir Crit Care Med. 2000;161(6):1862-8.

11. Peters SP, Kunselman SJ, Icitovic N, Moore WC, Pascual R, Ameredes BT, et al. Tiotropium bromide step-up therapy for adults with uncontrolled asthma. N Engl J Med. 2010;363(18):1715-26.

12. Kerstjens HA, Disse B, Schröder-Babo W, Bantje TA, Gahlemann M, Sigmund R, et al. Tiotropium improves lung function in patients with severe uncontrolled asthma: a randomized controlled trial. J Allergy Clin Immunol. Epub 2011 May 31.

13. Noga O, Hanf G, Brachmann I, Klucken AC, Kleine-Tebbe J, Rosseau S, et al. Effect of omalizumab treatment on peripheral eosinophil and T-lymphocyte function in patients with allergic asthma. J Allergy Clin Immunol. 2006;117(6):1493-9.

14. Bousquet J, Cabrera P, Berkman N, Buhl R, Holgate S, Wenzel S, et al. The effect of treatment with omalizumab, an anti-IgE antibody, on asthma exacerbations and emergency medical visits in patients with severe persistent asthma. Allergy. 2005;60(3):302-8.

15. Slavin RG, Ferioli C, Tannenbaum SJ, Martin C, Blogg M, Lowe PJ. Asthma symptom re-emergence after omalizumab withdrawal correlates well with increasing IgE and decreasing pharmacokinetic concentrations. J Allergy Clin Immunol. 2009;123(1):107-13.e3.

16. Corren J, Casale TB, Lanier B, Buhl R, Holgate S, Jimenez P. Safety and tolerability of omalizumab. Clin Exp Allergy. 2009;39(6):788-97.

17. Cruz AA, Lima F, Sarinho E, Ayre G, Martin C, Fox H, et al. Safety of anti-immunoglobulin E therapy with omalizumab in allergic patients at risk of geohelminth infection. Clin Exp Allergy. 2007;37(2):197-207.

18. Evans DJ, Taylor DA, Zetterstrom O, Chung KF, O'Connor BJ, Barnes PJ. A comparison of low-dose inhaled budesonide plus theophylline and high-dose inhaled budesonide for moderate asthma. N Engl J Med. 1997;337(20):1412-8.

19. Greening AP, Ind PW, Northfield M, Shaw G. Added salmeterol versus higher-dose corticosteroid in asthma patients with symptoms on existing inhaled corticosteroid. Allen & Hanburys Limited UK Study Group. Lancet. 1994;344(8917):219-24.

20. Pauwels RA, Löfdahl CG, Postma DS, Tattersfield AE, O'Byrne P, Barnes PJ, et al. Effect of inhaled formoterol and budesonide on exacerbations of asthma. Formoterol and Corticosteroids Establishing Therapy (FACET) International Study Group. N Engl J Med. 1997;337(20):1405-11.

21. Bateman ED, Boushey HA, Bousquet J, Busse WW, Clark TJ, Pauwels RA, et al. Can guideline-defined asthma control be achieved? The Gaining Optimal Asthma Control study. Am J Respir Crit Care Med. 2004;170(8):836-44.

22. Rabe KF, Pizzichini E, Ställberg B, Romero S, Balanzat AM, Atienza T, et al. Budesonide/formoterol in a single inhaler for maintenance and relief in mild-to-moderate asthma: a randomized, double-blind trial. Chest. 2006;129(2):246-56.

23. Scicchitano R, Aalbers R, Ukena D, Manjra A, Fouquert L, Centanni S, et al. Efficacy and safety of budesonide/ formoterol single inhaler therapy versus a higher dose of budesonide in moderate to severe asthma. Curr Med Res Opin. 2004;20(9):1403-18.

24. O'Byrne PM, Bisgaard H, Godard PP, Pistolesi M, Palmqvist M, Zhu Y, et al. Budesonide/formoterol combination therapy as both maintenance and reliever medication in asthma. Am J Respir Crit Care Med. 2005;171(2):129-36.

25. Rabe KF, Atienza T, Magyar P, Larsson P, Jorup C, Lalloo UG. Effect of budesonide in combination with formoterol for reliever therapy in asthma exacerbations: a randomised controlled, double--blind study. Lancet. 2006;368(9537):744-53.

26. Reddel HK, Taylor DR, Bateman ED, Boulet LP, Boushey HA, Busse WW, et al. An official American Thoracic Society/European Respiratory Society statement: asthma control and exacerbations: standardizing endpoints for clinical asthma trials and clinical practice. Am J Respir Crit Care Med. 2009;180(1):59-99.

27. Bateman ED, Reddel HK, Eriksson G, Peterson S, Ostlund O, Sears MR, et al. Overall asthma control: the relationship between current control and future risk. J Allergy Clin Immunol. 2010;125(3):600-8.

28. O'Byrne PM, Reddel HK, Eriksson G, Östlund O, Peterson S, Sears MR, et al. Measuring asthma control: a comparison of three classification systems. Eur Respir J. 2010;36(2):269-76.

29. Bateman ED, Harrison TW, Quirce S, Reddel HK, Buhl R, Humbert M, et al. Overall asthma control achieved with budesonide/formoterol maintenance and reliever therapy for patients on different treatment steps. Respir Res. 2011;12:38.

30. Rubinfeld AR, Pain MC. Perception of asthma. Lancet. 1976;307(7965):882-4.

31. Mawhinney H, Spector SL, Heitjan D, Kinsman RA, Dirks JF, Pines I. As-needed medication use in asthma usage patterns and patient characteristics. J Asthma. 1993;30(1):61-71.

32. Simmons MS, Nides MA, Rand CS, Wise RA, Tashkin DP. Trends in compliance with bronchodilator inhaler use between follow-up visits in a clinical trial. Chest. 1996;109(4):963-8.

33. Pavord ID, Jeffery PK, Qiu Y, Zhu J, Parker D, Carlsheimer A, et al. Airway inflammation in patients with asthma with high--fixed or low-fixed plus as-needed budesonide/formoterol. J Allergy Clin Immunol. 2009;123(5):1083-9.

34. Aubier M, Buhl R, Ekström T, Ostinelli J, van Schayck CP, Selroos O, et al. Comparison of two twice-daily doses of budesonide/formoterol maintenance and reliever therapy. Eur Respir J. 2010;36(3):524-30.

35. Quon BS, Fitzgerald JM, Lemière C, Shahidi N, Ducharme FM. Increased versus stable doses of inhaled corticosteroids for exacerbations of chronic asthma in adults and children. Cochrane Database Syst Rev. 2010;(10):CD007524.

36. Oborne J, Mortimer K, Hubbard RB, Tattersfield AE, Harrison TW. Quadrupling the dose of inhaled corticosteroid to prevent asthma exacerbations: a randomized, double-blind, placebo-controlled, parallel-group clinical trial. Am J Respir Crit Care Med. 2009;180(7):598-602.

37. Gentile DA, Skoner DP. New asthma drugs: small molecule inhaled corticosteroids. Curr Opin Pharmacol. 2010;10(3):260-5.

38. Kanazawa H, Kyoh S, Asai K, Hirata K. Validity of measurement of two specific biomarkers for the assessment of small airways inflammation in asthma. J Asthma. 2010;47(4):400-6.

39. Papi A, Paggiaro PL, Nicolini G, Vignola AM, Fabbri LM; Inhaled Combination Asthma Treatment versus SYmbicort (ICAT SY) Study Group. Beclomethasone/formoterol versus budesonide/formoterol combination therapy in asthma. Eur Respir J. 2007;29(4):682-9.

40. Papi A, Paggiaro P, Nicolini G, Vignola AM, Fabbri LM; ICAT SE study group. Beclomethasone/formoterol vs fluticasone/salmeterol inhaled combination in moderate to severe asthma. Allergy. 2007;62(10):1182–8.

41. Thongngarm T, Silkoff PE, Kossack WS, Nelson HS. Hydrofluoroalkane-134A beclomethasone or chlorofluorocarbon fluticasone: effect on small airways in poorly controlled asthma. J Asthma. 2005;42(4):257-63.

42. Tunon-de-Lara JM, Laurent F, Giraud V, Perez T, Aguilaniu B, Meziane H, et al. Air trapping in mild and moderate asthma: effect of inhaled corticosteroids. J Allergy Clin Immunol. 2007;119(3):583-90.

45.6 Ventilação Não Invasiva e Invasiva na Asma Aguda Grave

Josué Almeida Victorino

Introdução

> **ATENÇÃO**
>
> A asma continua tendo morbidade e mortalidade significativas, uma vez que cerca de 10% dos indivíduos admitidos no hospital serão atendidos em unidade de terapia intensiva, sendo 2% de todos os pacientes entubados. Quando a morte ocorre, esta se deve a complicações de grave aprisionamento de ar. As complicações incluem barotrauma, choque e acidose respiratória grave. A compreensão da fisiopatologia do aprisionamento aéreo e o manejo da ventilação mecânica são medidas fundamentais para a redução da morbimortalidade.

A crise grave de asma é marcada por aumento importante da resistência das vias aéreas, hiperinsuflação e elevado espaço morto fisiológico, que juntos levam à hipercapnia e ocasionam risco de parada respiratória. A hipercapnia, isoladamente, não implica entubação, visto que a maioria dos episódios responde à terapia farmacológica. Em alguns pacientes, a entubação pode ser evitada pela utilização de ventilação mecânica não invasiva e também pelo uso de inalação de mistura de hélio e oxigênio (Heliox), ambos operando na redução do trabalho respiratório.

A indicação de entubação é baseada em critérios clínicos. Marcadores da deterioração incluem exaustão (fadiga progressiva), depressão do sensório, instabilidade hemodinâmica e hipoxemia refratária. A entubação oral deve ser preferida, e o médico mais experiente deve ser destacado para fazê-la, uma vez que a manipulação repetida da via aérea pode ser catastrófica. Para facilitar a entubação, a utilização da combinação de cetamina e benzodiazepínico tem sido sugerida por evitar depressão significativa do sensório e do estado hemodinâmico. O uso de propofol, etomidato e succinilcolina ainda carece de maior experiência, mas também merece destaque como uma alternativa para entubação rápida. A ventilação manual com máscara e Ambu® deve ser executada com baixa frequência respiratória e tempo expiratório prolongado, para limitar o agravamento da hiperinsuflação.

Fármacos na entubação

Cetamina

- Apresentação: 1 ampola = 10 mL = 500 mg
- Diluição: 10 mL + NaCl a 0,9% 240 mL = 2.000 μg/mL
- Dose de ataque: 1 a 2 μg/kg
- Infusão contínua: 10 a 30 μg/kg/min

Midazolam

- Apresentação: 1 ampola = 10 mL = 50 mg
- Diluição: 50 mL + NaCl a 0,9% 200 mL = 1 mg/mL
- Dose de ataque: 0,1 a 0,3 mg/kg
- Infusão contínua: 0,05 a 0,2 mg/kg/min

A hipotensão pós-entubação deve ser antecipada, e sua rápida correção exige manejo com administração efetiva de cristaloides.

Manejo ventilatório

O objetivo tradicional da ventilação mecânica em pacientes com insuficiência respiratória é fornecer oxigenação adequada com níveis não tóxicos de fração inspirada para obtenção de tensão de dióxido de carbono e pH arterial normais. No *status asmaticus*, contudo, a tentativa de corrigir a acidose respiratória pelo aumento do volume-minuto pode levar à hiperinsuflação pulmonar extrema, com consequente risco de pneumotórax e hipotensão arterial.

Por essa razão, há 25 anos foi proposta a hipoventilação controlada com hipercapnia permissiva, que subsequentemente obteve larga aceitação. Existem diversas revisões e algoritmos recomendando a abordagem inicial de manipulação das variáveis dos ventiladores mecânicos na asma grave. Os detalhes desta ou de outra abordagem não são tão cruciais quanto a merecida atenção aos seguintes princípios:

- emprego de volumes correntes e frequência respiratória baixos;
- prolongamento do tempo expiratório tanto quanto possível;
- redução do tempo inspiratório o quanto possível e monitoração do desenvolvimento de hiperinsuflação dinâmica.

Ventilação mecânica não invasiva

> **ATENÇÃO**
>
> A ventilação mecânica não invasiva (VMNI), quando possível, é preferível à entubação. Em geral, o emprego bem-sucedido da VMNI depende de uma série de condições básicas, como equipe médica e assistencial preparada para o uso do método, facilidade de vários modelos de máscaras (especialmente facial e facial total) e respeito às contraindicações (sobretudo risco de parada, alto risco de aspiração, estabilidade hemodinâmica, claustrofobia, arritmia instável, hemorragia digestiva e encefalopatia grave).

A despeito da interface escolhida, a umidificação do tipo aquecimento/umidificação (filtros MDI®) é preferida e aumenta o conforto.

A pressão de suporte é o modo mais utilizado para garantir conforto e sincronia. A ventilação assistida proporcional (PAV) oferece uma pressão inspiratória proporcional ao esforço do paciente. Especificamente, é determinada pela geração de fluxo e volume do próprio paciente. Como consequência, melhora de maneira automática a sincronia entre o paciente e a ciclagem ventilatória. A ventilação em dois níveis de pressão oferece pressão inspiratória (IPAP) e expiratória (EPAP). Pode ser uma alternativa em aparelhos da Respironics (BIPAP) ou ventiladores da Drager Medical Company.

A base racional da utilização de VMNI na asma é sempre ancorada na ideia de "janela de tempo", com pequenos estudos mostrando benefício quanto à redução da entubação e diminuição do tempo de hospitalização. Todavia, estudos randomizados consistentes ainda são necessários para desfechos mais impactantes, o que faz do uso da VMNI em exacerbação de asma uma recomendação de grau 2b.

Heliox

A mistura de gases hélio-oxigênio (80:20 ou 70:30) tem viscosidade semelhante à do ar, porém densidade inferior. Em tese, isso resulta em menor resistência ao fluxo e aumenta o fluxo laminar, reduzindo o trabalho respiratório e melhorando a oferta de medicamentos inalados à custa de redução da oferta da fração inspirada de oxigênio (FiO_2). Contudo, revisões sistemáticas fornecem evidência do não benefício no uso em asma grave com insuficiência respiratória.

Ventilação mecânica invasiva

Em 2009, Brenner e colaboradores[1] publicaram um estudo de revisão da melhor evidência para o uso da entubação e a prática da ventilação mecânica em pacientes com insuficiência respiratória por asma. A busca na revisão resultou em 41 estudos randomizados controlados, seis metanálises para entubação, quatro metanálises e cinco estudos randomizados controlados para ventilação mecânica. A maioria das recomendações após análise dos autores no cenário específico de asma gerou indicações de categoria D. Um sumário dessas recomendações é apresentado a seguir.

Critério para entubação

- Indicações clínicas
  - Parada respiratória
  - Parada cardíaca
  - Alteração do estado mental
  - Exaustão progressiva
  - Tórax silencioso
- Indicações laboratoriais
  - Hipoxia grave com máxima FiO_2
  - Falência da reversão da acidez respiratória a despeito de terapia intensiva
  - pH < 7,2, $PaCO_2$ aumentando mais do que 5 mmHg/hora ou maior do que 55 a 70 mmHg ou PaO_2 < 60 mmHg

Técnica de entubação

Em geral, a entubação orotraqueal com sedação e o bloqueio neuromuscular são as formas escolhidas. O uso de cetamina e propofol pode ser preferido sobre outros sedativos.

> **Propofol**
>
> → Apresentação: 1 ampola = 20 mL, 50 mL, 100 mL = 10 mg/mL
>
> → Dose de ataque: 0,5 a 3,0 mg/kg
>
> → Infusão contínua: 5 a 50 μg/kg/min

Recomendações para regulagem das variáveis do ventilador

- Controle de hiperinsuflação e auto-PEEP.
- A redução da frequência respiratória pode ajudar no controle da hiperinsuflação.
- A redução do volume corrente pode ajudar no controle da hiperinsuflação.
- Um ajuste inicial de 80 L/min do fluxo com uma configuração de onda desacelerante pode ser apropriada em adultos.
- A redução do tempo inspiratório (< 0,5 s) com padrão de onda quebrada e fluxo inspiratório de 60 L/min proporciona maior tempo para exalação em cada ciclo respiratório e pode ajudar no controle da hiperinsuflação (tempo expiratório > 4 s).
- A auto-PEEP e a pressão de platô devem ser monitoradas durante a ventilação mecânica.
- A hipercapnia é preferível à hiperinsuflação, salvo na urgência de aumento da pressão intracraniana.
- Um nível aceitável de hipercapnia e acidose é um pH em torno de 7,15 e uma $PaCO_2$ de até 70 a 80 mmHg .

O QUADRO 45.6.1 apresenta os ajustes iniciais do ventilador para pacientes entubados com asma.

Novamente, o reconhecimento da fisiopatologia é mandatório e a fórmula a seguir orienta o manejo:

$$V = Pel/Rus$$

Onde:

V = fluxo respiratório máximo

Pel = pressão de recolhimento elástico pulmonar (inversamente relacionada com a complacência)

Rus = resistência da via aérea

Manejo medicamentoso em pacientes entubados com asma

Devido à presença de broncospasmo, o uso de corticoides e broncodilatadores deve ser mantido. Em 2001, uma revisão sistemática da literatura da Cochrane[2] determinou que 40 mg a cada seis horas de metilprednisolona (ou equivalente) são apropriados, e doses maiores não são mais eficazes.

Quanto aos beta-agonistas inalatórios, a dose mais efetiva ainda é controversa. O uso de dispositivos inalatórios dosificados exige cuidados, como colocar o espaçador na linha inspiratória, proporcionar pausa de 3 a 5 segundos, permitir exalação passiva, repetir o jato após 20 a 30 segundos, buscar volume corrente resultante > 500 mL e reduzir o fluxo inspiratório durante a inalação a 40 L/min. A dose ótima de jatos em ventilação mecânica é de 4 a 6 em nebulímetro (MDI), e a mecânica ventilatória deve ser mensurada para monitorar a resposta broncodilatadora.

QUADRO 45.6.1 → Ajustes iniciais do ventilador para paciente entubado com asma

FiO_2 = 1,0
Ventilação mecânica controlada
Frequência respiratória = 10 mpm
Volume corrente = 7 a 8 mL/kg (peso ideal)
Pico de fluxo 60 L/min (constante) ou 80 a 90 L/min
Pressão de platô < 30 cmH_2O
Auto-PEEP < 15 cmH_2O
PEEP extrínseca < 5 cmH_2O ou 80% da auto-PEEP

Prevenção e tratamento das complicações da ventilação mecânica

A manipulação da via aérea, seja na entubação ou na extubação, pode induzir broncospasmo. Entretanto, não se conhece estudo com efeito benéfico comprovado na redução da hiper-reatividade brônquica em extubação de paciente acordado. Porém, o pré-tratamento com broncodilatador parece reduzir ou prevenir essa complicação na entubação de pacientes com via aérea hiper-reativa.

A miopatia – seja por ventilação mecânica prolongada ou pelo uso de fármacos (corticoide e bloqueador neuromuscular) – deve ser motivo de cuidado permanente. O racional empregado deve ser o de pensar, imediatamente após a entubação, em desmame da ventilação mecânica, uso econômico de bloqueador neuromuscular e redução logo que possível da dose de corticoide.

Quanto à hipoxemia, é mandatória a atenção para entubação seletiva, formação de tampões mucosos (associados à má umidificação) e barotrauma. A incidência de pneumotórax é relatada em até 30% em algumas séries, mas é relativamente infrequente (6%) com a estratégia de hipoventilação controlada. A monitoração radiológica ou por tomografia de impedância elétrica pode mitigar essa complicação. A utilização de volumes expiratórios finais maiores do que 20 mL/kg deve ser evitada.

Com relação à hipotensão, deve-se considerar desde cedo a possibilidade de pneumotórax hipertensivo. Uma manobra simples à beira do leito, permitindo apneia ou hipopneia para redução da pressão intratorácica, pode ser surpreendentemente positiva no alívio da hipotensão. A exclusão de infarto do miocárdio em sepse, além da hipovolemia relativa, é mandatória.

> **ATENÇÃO**
>
> Como dizia Thomas L. Petty,[3] a melhor maneira de tratar a asma fatal é tratá-la três dias antes que ela ocorra.

Referências

1. Brenner B, Corbridge T, Kazzi A. Intubation and mechanical ventilation of the asthmatic patient in respiratory failure. Proc Am Thorac Soc. 2009;6(4):371-9.

2. Hondras MA, Linde K, Jones AP. Manual therapy for asthma. Cochrane Database Syst Rev. 2001;(1):CD001002.

3. Petty TL. Treat status asthmaticus three days before it occurs. J Intensive Care Med. 1989;4(4):135-6.

Leituras recomendadas

Hess D, Chatmongkolcharts S. Techniques to avoid intubation: noninvasive positive pressure ventilation and heliox therapy. Int Anesthesiol Clin. 2000;38(3):161-87.

Camargo CA, Krishnan JA. Mechanical ventilation in adults with acute exacerbations of asthma [Internet]. Waltham: UpToDate; c2011 [capturado em 29 jun. 2011]. Disponível em: http://www.uptodate.com/contents/topic.do?topicKey=PULM/570.

Leatherman JW. Mechanical ventilation for severe asthma. In: Tobin MJ. Principles and practice of mechanical ventilation. 2nd ed. New York: McGraw-Hill Medical; 2006. p. 649-62.

45.7 Asma de Difícil Controle

Adalberto Sperb Rubin

Definição

> **ATENÇÃO**
>
> Entre a população asmática, existe um subgrupo de pacientes com a chamada asma de difícil controle (ADC), os quais, a despeito de tratamento adequado e tratamento por especialista, persistem sintomáticos. Tal apresentação representa cerca de 10% dos casos de asma, porém é nesse grupo que se observam maior mortalidade e maior consumo de recursos relativos à doença.[1]

Diversos fatores determinam pouca resposta à terapêutica, incluindo-se uma avaliação diagnóstica incorreta e a não exclusão de doenças concomitantes. A definição mais utilizada para asma difícil é a da American Thoracic Society – ATS (QUADRO 45.7.1).[2]

Vários fatores estão envolvidos na gênese da ADC, dentre eles fatores genéticos, ambientais, alterações estruturais de vias aéreas e a própria existência de diferentes fenótipos de asma. Existem fenótipos clínicos, inflamatórios e genéticos para caracterizar portadores de ADC.

QUADRO 45.7.1 → Definição de asma difícil

DEFINIÇÃO DE ASMA DIFÍCIL (PELO MENOS UM CRITÉRIO MAIOR E DOIS MENORES)
– Critérios maiores 1. Corticoterapia contínua ou > 50% do tempo no último ano 2. Necessidade de corticoide inalado em dose elevada
– Critérios menores 1. Uso de medicação adicional 2. Necessidade quase diária de β_2-agonista 3. Obstrução persistente, volume expiratório forçado no primeiro segundo (VEF_1) < 80% e variabilidade do pico de fluxo expiratório (PFE) > 20% 4. Mais de uma visita ao setor de emergência/ano 5. Três ou mais cursos de corticoide oral/ano 6. Piora com tentativa de redução da corticoterapia 7. Episódio quase fatal

Diagnóstico de asma de difícil controle

O passo inicial no manejo da ADC é confirmar o diagnóstico, o que é feito mediante cuidadosa anamnese e exame físico seguidos de avaliação da função pulmonar (FIGURA 45.7.1). A adesão ao tratamento e um seguimento por um período longo são fundamentais na determinação do diagnóstico de ADC, além da avaliação de comorbidades, principalmente doença do refluxo gastresofágio (DRGE), rinossinusites e transtornos psiquiátricos que podem contribuir para a ausência de controle da asma.

> **ATENÇÃO**
>
> Um dos principais fatores que levam a um controle ruim é a falta de adesão ao tratamento, e alguns casos acabam sendo erroneamente considerados casos de ADC.

Fatores agravantes (comorbidades)

Diversas condições podem causar sintomas respiratórios e coexistir com asma, provocando confusão diagnóstica com resistência ao tratamento. No QUADRO 45.7.2 estão descritas as comorbidades mais encontradas em portadores de asma difícil e que podem ser úteis no diagnóstico diferencial dessa entidade.

Tratamento

O tratamento inicial do paciente asmático com ADC segue as orientações existentes nas diretrizes internacionais (Global Initiative for Asthma – GINA – e National Asthma Education and Prevention Program – NAEEP). As etapas de tratamento

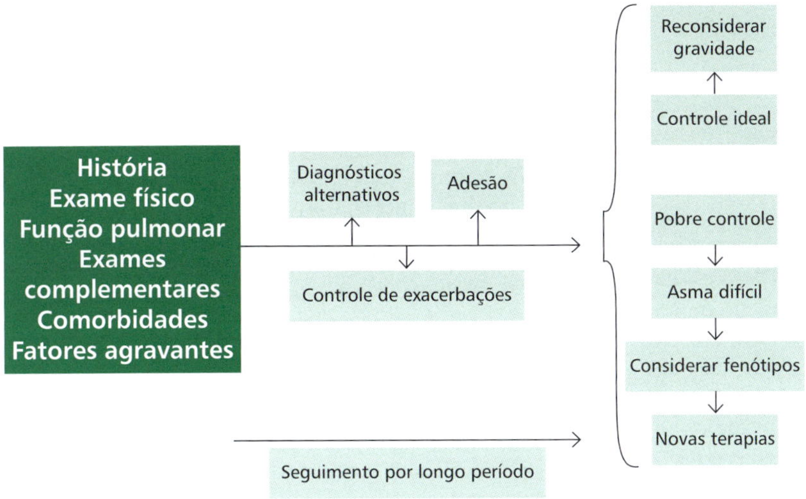

FIGURA 45.7.1 → Diagnóstico da asma difícil.

QUADRO 45.7.2 → Confirmação diagnóstica e avaliação das comorbidades em asma difícil

CONFIRMAÇÃO DIAGNÓSTICA E AVALIAÇÃO DAS COMORBIDADES

1. Anamnese: característica da dispneia, história familiar de asma, fatores precipitantes (clima, exercício, aspirina), exposição ocupacional, sintomas de DRGE, rinossinusite, apneia do sono.
2. Exame físico: avaliação da conformação torácica, presença de sibilos, estridor laríngeo, ausculta cardíaca, cianose labial e de extremidades, presença de baqueteamento digital, pólipo nasal, lesões de urticária e dermatite atópica.
3. Função pulmonar: espirometria com teste de broncodilatador avaliando reversibilidade ou obstrução fixa e teste de broncoprovocação com metacolina.
4. Hemograma, avaliação de eosinófilos e IgE séricos, testes para alergia.
5. Radiografia e tomografia computadorizada de alta resolução: enfisema, bronquiectasias e outros diagnósticos alternativos.

AVALIAÇÃO DA ADESÃO AO TRATAMENTO E APOIO

1. Programa de educação em asma: equipe multidisciplinar com apoio psicológico, ensino de técnicas e uso de medicações inalatórias.
2. Questionamento ativo acerca de uso da medicação, dose e horário e determinação sérica no caso de corticoide oral e/ou teofilina.
3. Diário de sintomas e plano de ação por escrito.
4. Apoio médico na cessação do tabagismo.

propostas nas diretrizes GINA,[3] NAEPP[4] e da Sociedade Brasileira de Pneumologia e Tisiologia (SBPT)[5] têm como meta obter o controle atual dos sintomas e reduzir os riscos futuros.

A etapa de tratamento empregada em cada caso é determinada pela gravidade da doença. Por definição, o paciente é considerado portador de ADC quando não apresenta controle de sua doença na etapa 4 das diretrizes GINA. O manejo adequado da ADC busca, além da obtenção do controle dos sintomas, prevenir ou reduzir ao máximo a ocorrência de exacerbações, impedir a perda funcional, que é mais frequente em pacientes graves, e minimizar os efeitos adversos dos tratamentos utilizados.

Terapia não farmacológica

Diversos aspectos não farmacológicos devem ser avaliados na busca do controle da ADC. Esses aspectos (QUADRO 45.7.3) devem ser constantemente reavaliados, pois alguns fatores de risco podem contribuir para a gravidade da doença.

QUADRO 45.7.3 → Fatores não medicamentosos em asma de difícil controle

- Adesão ao tratamento
- Uso de fármacos agravantes (betabloqueadores, ácido acetilsalicílico, etc.)
- Tabagismo
- Comorbidades
- Transtornos psiquiátricos
- Drogadição
- Exposição ocupacional
- Alergênios ambientais

Terapia farmacológica inicial

Assim como em casos de asma persistente não grave, a base do tratamento farmacológico da ADC consiste na busca da redução do processo inflamatório das vias aéreas.[3] Quando o controle da doença não puder ser alcançado mesmo com o cumprimento dessas etapas, deve-se tentar obter os melhores resultados possíveis com os mínimos efeitos adversos.

O tratamento farmacológico inicial deve sempre incluir o uso de:

- Corticoide inalatório em doses elevadas (beclometasona > 1.000 μg/dia ou equivalente)

- $Beta_2$-agonista de ação prolongada 2x/dia
- Corticoide oral (prednisona 40 mg/dia por 2 a 4 semanas), com o objetivo de alcançar o controle dos sintomas ou a melhor resposta possível
- $Beta_2$-agonista de curta duração como medicação de resgate

Terapia medicamentosa avançada

Em pacientes nos quais o controle adequado não é obtido pela terapia medicamentosa inicial ou que necessitem uso contínuo de corticoide oral, está indicado o uso de terapias mais avançadas, medicamentosas ou não. Alguns desses medicamentos, como o omalizumabe, já estão incluídos em recentes diretrizes internacionais para o manejo da ADC.

Omalizumabe

É um anticorpo monoclonal recombinante humanizado que se liga à IgE livre circulante e evita que esta se una aos receptores nos mastócitos, evitando sua degranulação (FIGURA 45.7.2). O omalizumabe inibe as respostas induzidas pelos alergênios, independentemente de especificidade.

O omalizumabe está indicado para portadores de ADC acima de 12 anos, atópicos e com níveis de IgE entre 30 e 700 UI/mL, sendo prescrito por via subcutânea a cada 2 ou 4 semanas.[6] Para pacientes sem controle da asma em vigência da etapa 4 de tratamento das diretrizes GINA, indica-se o uso dessa medicação por um período de 16 semanas, quando então será avaliada sua eficácia. Em caso de sucesso terapêutico, o tratamento é mantido por tempo indeterminado. Estudos recentes[7] têm demonstrado uma significativa melhora em diversos desfechos clínicos em ADC: redução de visitas a emergências, hospitalizações e consultas não agendadas; redução da dose de corticoide oral e inalatório; melhora na qualidade de vida.

Com relação à segurança, alguns efeitos adversos têm sido observados.[8] A anafilaxia está presente em cerca de 0,1% dos casos, sendo em 40% das vezes na primeira dose e também com mais frequência nas primeiras horas após a aplicação. Reações locais também são raras e, até o momento, não existe risco demonstrado em relação a aumento de parasitoses intestinais, neoplasias ou cardiotoxicidade.

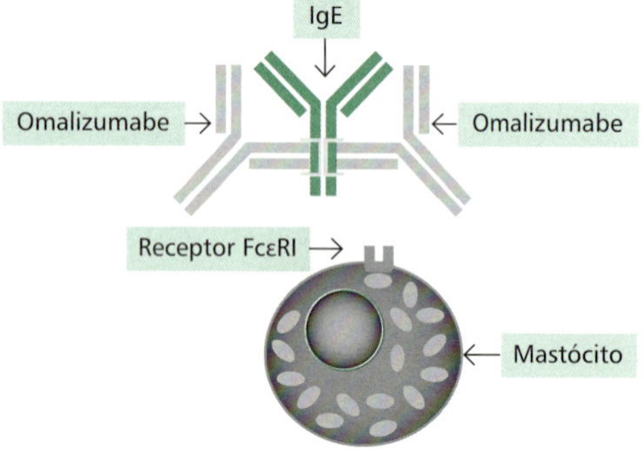

FIGURA 45.7.2 → Complexo omalizumabe/IgE.

Outros medicamentos

Macrolídeos, antagonista do fator de necrose tumoral e inibidores da fosfodiesterase-4 também têm sido estudados. Ainda não há informações suficientes para indicar tais classes terapêuticas nessa população. Relatos do emprego de sais de ouro, metotrexato, ciclosporina, azatioprina, imunoglobulinas intravenosas e anti-interleucina 4 em ADC têm sido publicados na literatura, mas também, até o momento, sem evidências suficientes para recomendar seu uso.

Termoplastia brônquica

A musculatura lisa (ML) das vias aéreas de asmáticos apresenta-se hipertrofiada e com anormalidades em seu funcionamento, sendo importante na fisiopatologia da doença. A termoplastia brônquica é um método de ablação da ML brônquica por meio da liberação de energia térmica por radiofrequência.[9] Um cateter ligado a um gerador de energia é introduzido nas vias aéreas através de um broncoscópio (FIGURAS 45.7.3 e 45.7.4). Os filamentos de uma cesta expandida liberam energia térmica em contato com a parede das vias aéreas, de forma que a quase totalidade da ML envolvida no processo de broncoconstrição seja tratada.

Vários estudos demonstraram melhora na qualidade de vida e redução de exacerbação em asmáticos.[10] A principal indicação deste procedimento seria no tratamento de asmáticos graves não controlados com a terapêutica usual. Os principais efeitos adversos da técnica foram principalmente um aumento dos sintomas de asma, com resolução em torno de uma semana. Pacientes acompanhados por cinco anos não apresentaram complicações a longo prazo.

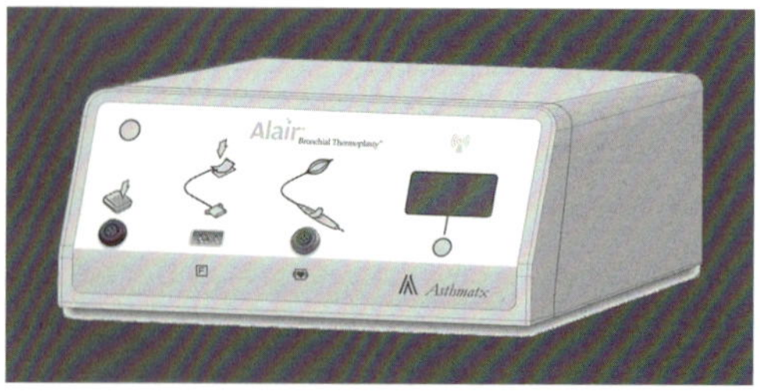

FIGURA 45.7.3 → Gerador de energia.

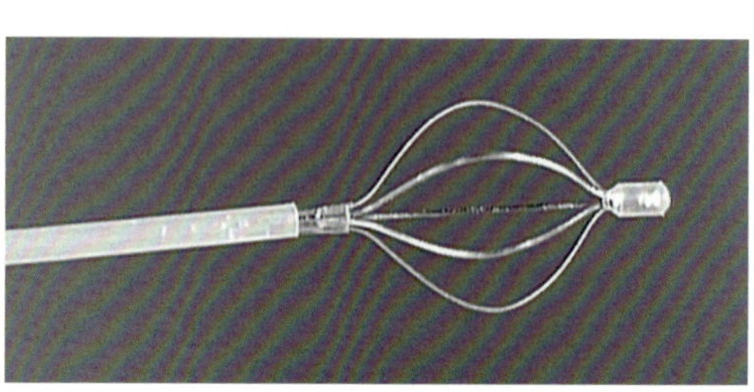

FIGURA 45.7.4 → Cateter.

Referências

1. Chung KF, Godard P, Adelroth E, Ayres J, Barnes N, Barnes P, et al. Difficult/therapy-resistant asthma: the need for an integrated approach to define clinical phenotypes, evaluate risk factors, understand pathophysiology and find novel therapies. ERS Task Force on Difficult/Therapy-Resistant Asthma. European Respiratory Society. Eur Respir J. 1999;13(5):1198-208.

2. Proceedings of the ATS workshop on refractory asthma: current understanding, recommendations, and unanswered questions. American Thoracic Society. Am J Respir Crit Care Med. 2000;162(6): 2341-51.

3. Global Initiative for Asthma. Guidelines: GINA report, global strategy for asthma management and prevention [Internet]. Vancouver: GINA; 2010 [capturado em 29 jun. 2011]. Disponível em: http://www.ginasthma.org/guidelines-gina-report-global-strategy-for-asthma.html.

4. National Asthma Education and Prevention Program. Expert Panel Report 3 (EPR-3): guidelines for the diagnosis and management of asthma – summary report 2007. J Allergy Clin Immunol. 2007;120(5 Suppl):S94-138.

5. IV Diretrizes brasileiras para o manejo da asma. J Bras Pneumol. 2006;32(Supl 7):S447-74.

6. Bousquet J, Cabrera P, Berkman N, Buhl R, Holgate S, Wenzel S, et al. The effect of treatment with omalizumab, an anti-IgE antibody, on asthma exacerbations and emergency medical visits in patients with severe persistent asthma. Allergy. 2005;60(3):302-8.

7. Ayres JG, Higgins B, Chilvers ER, Ayre G, Blogg M, Fox H. Efficacy and tolerability of anti-immunoglobulin E therapy with omalizumab in patients with poorly controlled (moderate-to-severe) allergic asthma. Allergy. 2004;59(7):701-8.

8. Vignola AM, Humbert M, Bousquet J, Boulet LP, Hedgecock S, Blogg M, et al. Efficacy and tolerability of anti-immunoglobulin E therapy with omalizumab in patients with concomitant allergic asthma and persistent allergic rhinitis: SOLAR. Allergy. 2004;59(7):709-17.

9. Cox G, Laviolette M, Rubin A, Thomson N. Long term safety of bronchial thermoplasty (BT): 3 year data from multiple studies. Am J Respir Crit Care Med. 2009;179:A2780.

10. Castro M, Rubin AS, Laviolette M. Efficacy of bronchial thermoplasty (BT) in patients with severe asthma: the AIR2 trial. Am J Respir Crit Care Med. 2009;179:A3644.

Leituras recomendadas

Miller MK, Johnson C, Miller DP, Deniz Y, Bleecker ER, Wenzel SE, et al. Severity assessment in asthma: an evolving concept. J Allergy Clin Immunol. 2005;116(5):990-5.

Taylor DR, Bateman ED, Boulet LP, Boushey HA, Busse WW, Casale TB, et al. A new perspective on concepts of asthma severity and control. Eur Respir J. 2008;32(3):545-54.

The ENFUMOSA cross-sectional European multicentre study of the clinical phenotype of chronic severe asthma. European Network for Understanding Mechanisms of Severe Asthma. Eur Respir J. 2003;22(3):470-7.

Wenzel S. Physiologic and pathologic abnormalities in severe asthma. Clin Chest Med. 2006;27(1):29-40.

45.8 Asma na Criança

Gilberto Bueno Fischer
Helena Teresinha Mocelin

Introdução

Os aspectos referentes a epidemiologia, diagnóstico e tratamento da asma já foram contemplados em capítulos anteriores. No presente capítulo, são ressaltadas determinadas características próprias da asma em pediatria com alguns destaques para o diagnóstico e o tratamento da doença a partir de casos clínicos.

Diagnóstico

O diagnóstico da asma em pediatria é essencialmente clínico, baseado em dados de história e exame físico já destacados antes. Muitas vezes, em pediatria, são necessários vários atendimentos ao paciente para definir o diagnóstico. Informações sobre atopia pessoal (dermatite atópica, rinite alérgica), história familiar de asma (pai, mãe, irmãos) e evidências de atopia (eosinofilia > 4% no leucograma, IgE sérica ou específica elevada para alérgenos comuns ou testes cutâneos) podem apoiar o diagnóstico. Em crianças com menos de três anos apresentando quadro de sibilância repetida, o índice preditivo de asma é um instrumento simples e de fácil aplicação (QUADRO 45.8.1).[1]

Diagnóstico diferencial

Em crianças, as manifestações de asma geralmente iniciam antes dos 5 anos de idade. Sibilância recorrente é a mais comum. Como nessa faixa etária várias doenças podem se manifestar com sintomas comuns aos apresentados pelas crianças asmáticas, faz-se necessário o diagnóstico diferencial.[2-4] As doenças mais frequentes que devem ser diferenciadas de asma são comentadas a seguir (QUADRO 45.8.2).

QUADRO 45.8.1 → Índice preditivo de asma

CRITÉRIOS MAIORES	CRITÉRIOS MENORES
Asma (em pai ou mãe) diagnosticada por médico	Diagnóstico médico de rinite alérgica na criança
Eczema atópico diagnosticado por médico	Episódio de sibilância fora de episódios virais
	Eosinofilia (> 4%)

Interpretação: criança com menos de 3 anos com episódios de sibilância que apresenta um critério maior ou dois critérios menores tem alto risco de diagnóstico de asma.

QUADRO 45.8.2 → Diagnóstico diferencial de sibilância não asmática em pediatria

ACHADOS CLÍNICOS	DOENÇA
Déficit no desenvolvimento pôndero-estatural, esteatorreia	Fibrose cística
Infecções bacterianas frequentes ou por bactérias incomuns	Imunodeficiência
Rinite crônica desde as primeiras semanas de vida, otites recorrentes	Discinesia ciliar
Vômitos e/ou regurgitações recorrentes associados à irritabilidade e/ou baixo peso	Refluxo gastresofágico
Sibilância persistente após quadro de bronquiolite, ou pneumonia viral grave	Bronquiolite obliterante
Sintomas desde o nascimento, doença neonatal grave, prematuridade	Doença respiratória crônica neonatal
Sibilância persistente após episódio agudo de sufocação	Aspiração de corpo estranho
Sibilância persistente em contato de tuberculose Radiografia sugestiva	Tuberculose
Sibilância persistente sem os fatores acima citados	Malformação congênita com compressão de via aérea (anel vascular e outros)
Respiração ruidosa (piora durante a alimentação) Déficit neurológico	Distúrbio de deglutição
Respiração ruidosa presente na inspiração e na expiração	Laringotraqueomalácia

Sibilância episódica (viral)

Na faixa etária pediátrica, as infecções virais são muito comuns. Uma criança saudável apresenta, em média, cinco infecções ao ano. Contudo, mais de 10% das crianças tem 10 ou mais resfriados ao ano. Crianças que frequentam creches podem ter um número ainda mais elevado. As manifestações clínicas são obstrução nasal, coriza, tosse e febre. A presença de sintomas virais com sibilância pode levar ao diagnóstico equivocado de asma em muitos casos.

A presença de sibilância recorrente em crianças pequenas, especialmente lactentes, quase sempre é causada por infecções virais recorrentes. Vários vírus podem produzir repetidas infecções respiratórias com desencadeamento de crise de sibilância. Os mais frequentes são rinovírus, vírus respiratório sincicial, coronavírus, metapneumovírus humano, parainfluenza e adenovírus. O rinovírus é reconhecido como o principal desencadeante de crises em pediatria.

Algumas crianças apresentam seus episódios de crises de sibilância somente desencadeados por vírus que tendem a ser sazonais. Na maioria das vezes, não há sinais de gravidade associados, embora possam causar morbidade significativa. Não é necessária investigação complementar. As crianças com episódios de maior gravidade, como necessidade de internação, devem ser investigadas.

A laringite viral aguda é outra infecção que pode se manifestar por sibilância, além do estridor inspiratório característico.

A diferenciação com asma somente pode ser feita se a evolução mostrar tendência a episódios de obstrução brônquica independentes de quadros virais típicos.

Bronquiolite viral aguda

A bronquiolite viral aguda (BVA) ocorre em cerca de 10% das crianças menores de um ano, geralmente causada pelo vírus respiratório sincicial, que determina o primeiro episódio de sibilância caracterizando o diagnóstico de bronquiolite. Essa doença é epidêmica, ocorrendo sobretudo nos meses de inverno, e apresenta maior incidência no primeiro semestre de vida, sendo rara após um ano de idade.

O quadro clínico inicia-se com sinais e sintomas de infecção de vias aéreas superiores, recusa alimentar, irritabilidade, hipertermia (que não costuma ultrapassar 38°C), coriza e espirros por 1 a 3 dias. A dificuldade ventilatória, em grau variável, evolui em 24 a 48 horas, podendo ser necessária a oxigenoterapia. Após o episódio de bronquiolite viral aguda, são comuns episódios de sibilância recorrente.

O diagnóstico é definido na evolução, pois, após a bronquiolite, os episódios tendem a diminuir de frequência e intensidade, até desaparecerem por volta dos 2 anos de idade.

Bronquiolite obliterante

Cerca de 1% das crianças que apresentam BVA, especialmente por adenovírus, apresentam um episódio inicial grave, na maioria das vezes exigindo ventilação mecânica e oxigenoterapia prolongada. Os pacientes mantêm sibilância contínua não responsiva a broncodilatador e a corticoide sistêmico em períodos de exacerbação, muitas vezes com necessidade de novas internações.

O diagnóstico é baseado no quadro clínico e na tomografia de tórax, cujo padrão característico é o de perfusão em mosaico e aprisionamento aéreo, após exclusão de outras causas.[5]

Refluxo gastresofágico

A relação entre refluxo gastresofágico (RGE) e doença respiratória é complexa. A doença respiratória pode piorar a aspiração por vários mecanismos, e o RGE pode causar doença respiratória por aspiração direta, reflexo esofagobrônquico, ou pode ser apenas um achado acidental. Deve-se distinguir o RGE chamado fisiológico da doença do refluxo. Pacientes com RGE fisiológico, particularmente os lactentes, em geral apresentam episódios de vômito, mas não existem manifestações pulmonares ou sistêmicas. Nos pacientes com doença do refluxo gastresofágico, além de vômitos, há manifestações respiratórias como sibilância, tosse, laringite, pneumonia, apneia, com possível repercussão sobre o ganho de peso e irritabilidade. Crianças com refluxo fisiológico não precisam de investigação ou tratamento.

O diagnóstico de RGE também é controverso. O padrão-ouro para o diagnóstico de RGE ácido é a pHmetria esofágica de 24 horas, que permite a detecção de refluxo desencadeado por tosse, alimentação e associado à variação de decúbito. As limitações do exame incluem a não identificação de RGE não ácido, a pouca disponibilidade e o custo. A identificação de RGE não ácido, também realizada durante 24 horas, possui uma variabilidade maior e não parece acrescentar benefícios na prática clínica. O diagnóstico de doença de refluxo por meio de exame radiológico contrastado com bário, cintilografia ou ecografia apresenta limitações, pois tais exames permitem detectar episódios eventuais, não possibilitando a avaliação quantitativa prolongada.

Embora o RGE seja frequentemente demonstrado em crianças com sibilância, o benefício com o tratamento não tem sido demonstrado.[6]

Síndromes aspirativas devido a distúrbios da deglutição

A sibilância recorrente pode ser uma manifestação de distúrbios de deglutição. A suspeição clínica baseia-se na presença de "engasgos", em crises de tosse ou sibilância associadas à alimentação, sobretudo em crianças com neuromiopatias e malformações de orofaringe. A comparação da ausculta pulmonar antes e depois de mamadas, identificando piora da sibilância, permite o diagnóstico, que pode ser confirmado por exame contrastado de deglutição, preferencialmente acompanhado por fonoaudiólogo. A fibrobroncoscopia rígida pode identificar malformações.

Fibrose cística

A fibrose cística (FC) acomete cerca de 1:2.500 nascidos vivos em regiões de colonização europeia. O quadro clínico caracteriza-se por episódios repetidos de sibilância, que evoluem para sibilância contínua, mas o sintoma predominante é tosse produtiva com secreção purulenta, esteatorreia e baixo ganho pôndero-estatural.

Deve-se suspeitar do diagnóstico sobretudo se a criança tiver sintomas extrapulmonares associados à FC ou pela identificação no trato respiratório inferior de microrganismos característicos de FC típica. O achado radiológico precoce é hiperinsuflação. A dosagem de eletrólitos no suor (cloro > 60 mEq/L) em duas amostras realizadas em momentos diferentes confirma o diagnóstico em mais de 98% dos casos. Uma minoria de casos pode ter uma apresentação fenotípica atípica ou leve, com dosagem de eletrólitos no suor normal, exigindo exames mais sofisticados. A triagem neonatal (teste do pezinho) com tripsina imunorreativa com valores elevados indica necessidade de prosseguir com a investigação para esta doença (ver Capítulo Fibrose Cística).

Malformações congênitas da via aérea

As crianças com anormalidades estruturais macroscópicas congênitas geralmente apresentam manifestações precoces nos primeiros meses de vida. A detecção da malformação baseia-se na avaliação clínica em crianças com sibilos inspiratórios e expiratórios ou estridor inspiratório persistentes. A fibrobroncoscopia e – em alguns casos – a tomografia computadorizada de tórax com contraste são os exames indicados para a confirmação diagnóstica.

A traqueobroncomalácia é um distúrbio congênito da cartilagem brônquica. Caracteriza-se mais por estridor inspiratório do que por sibilância, devido ao colapso da área afetada durante a expiração.

Doença respiratória crônica neonatal (displasia broncopulmonar)

A doença respiratória crônica é uma complicação comum de recém-nascidos prematuros, principalmente aqueles que tiveram displasia broncopulmonar. Lactentes com sibilância que apresentaram prematuridade, doença respiratória neonatal grave, sintomas respiratórios após os 30 dias de vida, que fizeram uso prolongado de oxigenoterapia (em geral por mais do que 28 dias) ou que foram submetidos à ventilação mecânica devem ser investigados para displasia broncopulmonar. O exame radiológico de tórax apresenta infiltrado em faixa e áreas bolhosas.

Tuberculose

É necessário um alto índice de suspeição para tuberculose, sobremaneira em crianças com quadro de sibilância contínua que não se modifica com uso de broncodilatador. Pode haver sibilância predominante no lado afetado.

O diagnóstico é feito pela história clínica (contato com portador de tuberculose, febre e tosse prolongada) associado a teste de Mantoux. Eventualmente, pode ser feito por pesquisa de bacilos álcool-ácido resistentes (BAAR) em lavado brônquico ou gástrico ou, ainda, por exame em amostra de sangue ou escarro.

Cardiopatias

As cardiopatias congênitas ou adquiridas podem causar sibilância por compressão de vasos ou câmaras cardíacas na árvore brônquica. O diagnóstico é feito pelos sinais clínicos de cardiopatia (sopro, cianose, taquipneia), radiografia de tórax e exames específicos (eletrocardiograma, ecocardiografia, cateterismo cardíaco, tomografia computadorizada de tórax).

Aspiração de corpo estranho

Neste caso, a sibilância tem início abrupto e gravidade variável, após síndrome de sufocação, observada no momento da aspiração ("engasgo" súbito com algum alimento ou objeto na boca), sobretudo em criança previamente hígida. Em geral, não há resposta ao broncodilatador.

O diagnóstico é feito pela história clínica e radiografia de tórax em inspiração e expiração. Os segmentos pulmonares afetados não desinsuflam na manobra expiratória. Na presença de história clínica, a ausência de alterações radiológicas não exclui o diagnóstico. A broncoscopia rígida confirma o diagnóstico e remove o corpo estranho.

Tratamento

Os aspectos gerais do tratamento da asma não diferem muito do que é aplicado em adultos. Entretanto, especialmente em crianças com menos de 6 anos de idade, várias peculiaridades devem ser levadas em conta, como o potencial efeito colateral de medicamentos (corticoides e crescimento), a falta de estudos sobre alguns fármacos como os beta-agonistas de longa duração em menores de 4 anos, a necessidade de fluxos inspiratórios para determinados medicamentos (inaladores de pó seco) e a necessidade de treinamento da inaloterapia com espaçadores valvulados.

Dispositivos

A via inalatória é a mais indicada para o tratamento da asma em qualquer idade, mas, em crianças, vários são os fatores limitantes: tamanho da via aérea, alta deposição na orofaringe e falta de cooperação ou coordenação para o uso dos dispositivos.

A escolha do dispositivo para o tratamento da asma em crianças deve ser adequada à idade e capacidade do paciente em realizar a técnica adequada, à habilidade de gerar fluxo inspiratório suficientemente alto para liberação efetiva do fármaco e a estudos que demonstrem evidências para determinada faixa etária.[7]

Em lactentes e pré-escolares, dois sistemas podem ser considerados: inaladores pressurizados com espaçador ou nebulizadores. Embora a técnica de uso de inaladores pressurizados seja complexa, devido à necessidade de coordenação entre a liberação do fármaco e a inspiração, tal dificuldade pode ser contornada pelo uso de espaçador de grande volume.

Os espaçadores recomendados aumentam a disponibilidade do fármaco para as vias aéreas inferiores e diminuem a deposição na orofaringe. Quando os inaladores pressurizados são utilizados sem espaçador, em torno de 80% do fármaco se deposita na orofaringe e cerca de 10 a 15% nas vias aéreas inferiores. Com o uso do espaçador, aproximadamente 56% do fármaco é retido no espaçador (grande parte das partículas que se depositaria em orofaringe pode ser absorvida) e há aumento da deposição em vias aéreas inferiores para cerca de 21%.

Espaçadores de pequeno volume (em torno de 300 mL) valvulados podem ser utilizados com máscara em crianças menores de três anos. Com um espaçador bem adaptado na face, três inalações profundas podem ser suficientes para obter o máximo de aproveitamento da medicação.

Espaçadores de grande volume (em torno de 750 mL), valvulados e com bucal podem ser usados em crianças maiores. Os espaçadores devem ser confortáveis, a máscara deve ficar completamente adaptada à face e a criança precisa ter fluxo inspiratório suficiente para a abertura da válvula. Espaçadores caseiros artesanais, de baixo custo, também podem ser utilizados em crianças.

O uso de broncodilatador por nebulizadores para tratamento de sibilância em emergência tem demonstrado resultados inferiores em relação aos inaladores pressurizados com espaçador. Deve-se considerar ainda que os inaladores pressurizados com espaçador são mais práticos, mais bem tolerados pela criança e de custo mais baixo do que os nebulizadores.

Os dispositivos de pó seco ativados pela inspiração podem ser utilizados com alguns medicamentos já a partir dos 3 anos e o Turbuhaler após os 7 anos, se a criança gerar fluxo inspiratório adequado.

Deve-se treinar e checar a técnica de uso do dispositivo, bem como avaliar o estado e o funcionamento da válvula do espaçador em todas as consultas.

O tratamento da asma em pediatria segue os mesmos objetivos consagrados nos consensos no que se refere à busca do controle da doença utilizando-se o fármaco de menor risco de efeitos colaterais e que mantenha a doença bem controlada.[8] Outro aspecto importante é que o tratamento com corticoides inalatórios pode potencialmente influenciar, ainda que de modo temporário, o crescimento da criança. Um estudo local em condições próprias de atendimento em saúde pública onde a medicação não é a ideal (corticoides de maior risco de efeito colateral como a beclometasona 250 μg com propelente de CFC) mostrou ausência de influência sobre o crescimento das crianças tratadas.[9]

Destacam-se, a seguir, dois exemplos de tratamento da doença em grupos etários com peculiaridades específicas: crianças de 3 e de 7 anos de idade.

Crianças menores de 3 anos

Nesse grupo etário, sobretudo acima de 1 ano, a criança já pode apresentar manifestações sugestivas de asma, embora devam ser pesquisados, minuciosamente, aspectos que possam diferenciar a sibilância de outras causas (**QUADRO 45.8.2**).

Busca-se o equilíbrio de sintomas e a redução da morbidade, levando-se em consideração que nossas ações são sempre temporárias, pois a evolução de cada caso é o que permite decisões futuras. A seguir, um caso clínico ilustra a sibilância nesse grupo etário com ênfase na conduta.

■ CASO CLÍNICO: SIBILÂNCIA EM MENINO DE 3 ANOS

Menino de 3 anos de idade, filho de mãe asmática e pai com rinite alérgica, vem à consulta referido pelo pediatra, que não está conseguindo controlar o quadro clínico.

No primeiro ano de vida, teve alguns episódios de sibilância na vigência de infecções virais que se acentuaram depois dos 6 meses de idade, quando entrou na pré-escola. Em várias ocasiões, precisou consultar em sala de emergência, onde recebeu tratamento com broncodilatador via nebulização, às vezes complementado com uso de corticoide oral. A mãe refere que, na maioria dos episódios, só percebia boa melhora com o uso de corticoide oral.

Ao exame físico, o menino apresenta-se bem nutrido, com boas condições de saúde e sibilos expiratórios somente audíveis com expiração forçada. Perguntada sobre outros sintomas, a mãe relata que essa era a sua única preocupação. Em relação ao ambiente e a exposições ambientais, a mãe nega fator com possível implicação no controle da doença. Também informa que foi tentado tratamento com uso contínuo de beclometasona 250 μg duas vezes por dia por dois meses, sem aparente melhora.

Ao se testar a técnica inalatória com espaçador valvulado, percebe-se total inadequação na execução da manobra (mãe e criança). Conclui-se por diagnóstico possível de asma e troca-se o corticoide inalatório por antileucotrieno, recomendando-se revisão em 30 dias. Treina-se a técnica inalatória, fornecendo-se um plano de crise detalhado.

Após 30 dias, a criança volta com melhora clínica importante. Em apenas um dia de uso da medicação de resgate (quatro jatos de salbutamol com espaçador), já foi observada melhora importante e rápida.

Mantém-se esse tratamento, com revisões a cada dois meses.

Esse caso clínico ensina o seguinte:

1. Diagnóstico provável de asma com descontrole.
2. Inadequação de técnica inalatória com espaçador.
3. Provável resposta anti-inflamatória com antileucotrienos.[10]
4. Adequação da orientação em relação a manejo domiciliar de crise de asma.

Asma em escolar

Nesse grupo etário, as decisões terapêuticas são semelhantes às do paciente adulto. No entanto, as peculiaridades do caso a seguir mostram o que é importante observar para melhor sucesso terapêutico.

■ CASO CLÍNICO: ASMA EM ESCOLAR

Menina de 7 anos com diagnóstico de asma desde os 3 anos de idade, já com vários tratamentos profiláticos sem melhora suficiente. Nos últimos seis meses precisou de cinco visitas à sala de emergência, sendo que, em uma delas, foi internada com uso de oxigênio e broncodilatador intravenoso por 24 horas.

Já usou corticoides inalados em doses altas (800 a 1.000 μg/dia de beclometasona e budesonida). Recentemente, iniciou-se a associação de beta-agonista de longa duração com budesonida através de dispositivo Turbuhaler. Iniciou-se também uso de corticoide tópico nasal diário.

A mãe e a criança referem não ter havido melhora, encontrando-se muito ansiosas, pois a criança não consegue praticar esportes nem brincar em função de sua dificuldade ventilatória. A criança informa ainda que, nas últimas semanas, tem acordado duas vezes por semana com falta de ar que melhora com uso de salbutamol *spray*.

Até o momento, as investigações consistiam em radiografia de tórax e de seios paranasais, pesquisa de IgE sérica e IgE específica para pó caseiro. Os exames radiológicos foram normais, havendo um valor elevado de IgE sérica total e IgE específica para o pó caseiro.

Ao exame, a criança apresenta bom desenvolvimento físico, e o tórax aparenta um aumento discreto do diâmetro anteroposterior e sibilos difusos sem dificuldade ventilatória. À rinoscopia, percebe-se hipertrofia e palidez acentuada de cornetos nasais. Ao ser testada a técnica inalatória, percebe-se que seu fluxo inspiratório não passa de 40 litros por minuto, embora inale de maneira correta.

Solicita-se uma espirometria que revela uma técnica adequada com curvas expiratórias completas e reprodutíveis com padrão obstrutivo reversível de intensidade moderada e responsivo ao uso de broncodilatadores.

Troca-se a medicação, utilizando-se uma associação de beta-agonista de longa duração com corticoide inalatório em dispositivo de pó seco que permite inalação com fluxo de 30 litros por minuto (Diskhaler®). Fornece-se um plano de automanejo para a crise, indica-se uso de beta-agonista de curta duração antes de exercícios e marca-se revisão em 30 dias.

No retorno, mãe e filha mostram-se muito satisfeitas com o resultado, incluindo melhora no desempenho físico e nos sintomas noturnos. Verifica-se a técnica inalatória do dispositivo de pó seco e do espaçador valvulado (750 mL de volume), as quais estão corretas.

Esse caso clínico ensina o seguinte:

1. Paciente com asma de gravidade moderada com dispositivo inadequado.
2. Restrição de atividade física impondo limitação de qualidade de vida.

3. Falta de um teste consagrado como a espirometria para avaliação em criança com idade suficiente para realizá-la.

Conclusões

O diagnóstico e o tratamento da asma em pediatria apresentam algumas peculiaridades que precisam ser consideradas para o sucesso terapêutico. Na criança, o diagnóstico diferencial é importantíssimo, pois várias doenças podem apresentar sibilância recorrente ou contínua. Os princípios do tratamento são similares aos do adulto, mas itens como a técnica inalatória, a escolha do dispositivo apropriado e a repetição de orientações são indispensáveis.

Referências

1. Castro-Rodriguez JA. The asthma predictive index: a very useful tool for predicting asthma in young children. J Allergy Clin Immunol. 2010;126(2):212-6.

2. Fischer GB. Lactente sibilante. Pneumoatual [Internet]. 2009 [capturado em 7 jun. 2011];3. Disponível em: www.pneumoatual.com.br. Acesso restrito.

3. Fuchs SC, Faccin CS, Fischer GB. Asma. In: Duncan BB, Schmidt MI, Giugliani ERJ, organizadores. Medicina ambulatorial. 3. ed. Porto Alegre: Artmed; 2004. p. 753-69.

4. Brand PL, Baraldi E, Bisgaard H, Boner AL, Castro-Rodriguez JA, Custovic A, et al. Definition, assessment and treatment of wheezing disorders in preschool children: an evidence-based approach. Eur Respir J. 2008;32(4):1096-110.

5. Fischer GB, Sarria EE, Mattiello R, Mocelin HT, Castro-Rodriguez JA. Post-infectious bronchiolitis obliterans in chidren. Paediatr Respir Rev. 2010;11(4):233-9.

6. Thakkar K, Boatright RO, Gilger MA, El-Serag HB. Gastroesophageal reflux and asthma in children: a systematic review. Pediatrics. 2010;125(4):e925-30.

7. Schultz A, Le Souëf TJ, Venter A, Zhang G, Devadason SG, Le Souëf PN. Aerosol inhalation from spacers and valved holding chambers requires few tidal breaths for children. Pediatrics. 2010;126(6):e1493-8.

8. Szefler SJ. Advances in pediatric asthma in 2009: gaining control of childhood asthma. J Allergy Clin Immunol. 2010;125(1):69-78.

9. Fischer GB, Arend EE, Debiasi M, Schmid H. Corticosteróides inalatórios e crescimento em crianças asmáticas ambulatoriais. J Pediatr. 2006;82(3):197-203.

10. O'Byrne PM, Gauvreau G, Murphy DM. Efficacy of leukotriene receptor antagonists and synthesis inhibitors in asthma. J Allergy Clin Immunol. 2009;124(3):397-403.

Leituras recomendadas

Global Initiative for Asthma. Guidelines: global strategy for the diagnosis and management of asthma in children 5 years and younger [Internet]. Vancouver: GINA; 2009 [capturado em 29 jun. 2011]. Disponível em: http://www.ginasthma.org/pdf/ GINA_Under5_Report_0519.pdf.

Gulliver T, Morton R, Eid N. Inhaled corticosteroids in children with asthma : pharmacologic determinants of safety and efficacy and other clinical considerations. Pediatr Drugs. 2007;9(3):185-94.

Kovesi T, Schuh S, Spier S, Bérubé D, Carr S, Watson W, McIvor A. Achieving control of asthma in preschoolers. CMAJ. 2010;182(4):E172-83.

Site recomendado

PneumoAtual [Internet]. São Paulo: PneumoAtual; c2000-2011 [capturado em 7 fev. 2011];3. Disponível em: www.pneumoatual.com.br. Acesso restrito.

Educação em Asma e Doença Pulmonar Obstrutiva Crônica

46

Luciano Müller Corrêa da Silva
Luiz Carlos Corrêa da Silva
Elton Xavier Rosso

Introdução

Com a experiência adquirida pela assistência continuada de pacientes com doença crônica, o médico percebe o quanto é difícil manter a adesão do paciente para o uso regular das medicações e o seguimento das medidas não farmacológicas. Isso ocorre, em particular, nas seguintes situações: períodos de remissão dos sintomas com doença estável e relativamente controlada, problemas emocionais e psiquiátricos, bem como relação custo-benefício que inviabiliza a manutenção do tratamento. Por vezes, embora seja evidente a irregularidade do tratamento, o paciente pode acreditar estar seguindo corretamente a prescrição e as recomendações médicas somente por falta de entendimento e revisão das intervenções prescritas.

> **ATENÇÃO**
>
> A adesão é um dos maiores desafios do médico para que seu paciente crônico mantenha o uso regular das medicações, persista no seguimento das recomendações e faça rotineiramente as revisões agendadas.

Para aumentar a adesão, torna-se importante que o paciente crônico adquira conhecimentos que lhe permitam entender melhor o seu problema de saúde, os fatores que intervêm na evolução (tanto os que agravam quanto os que melhoram sua condição), a forma como as intervenções podem ajudá-lo a melhorar sua saúde, o modo de usar os medicamentos inalatórios com a máxima eficiência, a maneira de avaliar seu estado de saúde nos momentos sucessivos, sobretudo nas fases de exacerbação, e as medidas a serem tomadas nas diversas situações.

O médico, por sua vez, deve dispor de condições para desempenhar seu trabalho de modo a facilitar ao máximo a assistência dos seus pacientes: usar protocolos, ter uma agenda com boa disponibilidade e, obviamente, dispor de um local acolhedor e onde o processo assistencial seja qualificado. A comunicação com seus pacientes deve ser clara e sempre esclarecedora sobre os diversos itens do programa assistencial.

Para maior facilidade no entendimento do tema, são abordados os fundamentos da educação dos pacientes crônicos, a educação para pacientes com asma e doença pulmonar obstrutiva crônica (DPOC) e as técnicas de uso dos dispositivos inalatórios para aerossolterapia. Muitos itens são discutidos a partir de questões comuns dos pacientes.

Educação em saúde

> **ATENÇÃO**
>
> A educação do paciente pode ser definida como uma experiência de aprendizado durante a qual o médico ou educador utiliza uma combinação de avaliação das necessidades educacionais e também intervenções práticas, mecânicas, motivacionais ou de reforço, comportamentais e instrucionais que influenciam o conhecimento, as atitudes e o comportamento do paciente em relação à sua saúde.[1]

Esse comportamento engloba um amplo conjunto de atividades relacionadas com a saúde que inclui a procura pelos serviços de atendimento, a manutenção de visitas regulares e programadas ao médico ou agente de saúde, o uso de tratamento (medicamentoso ou não) conforme prescrição, o uso de medidas preventivas (p. ex., vacinas), alterações no estilo de vida ou ambiente de trabalho e/ou domiciliar e a resolução adequada de problemas com base em treinamento e orientação prévios.

É, com frequência, um processo contínuo, que se desenvolve no decorrer de várias visitas e que inclui ciclos sucessivos de avaliação seguida de intervenção. A efetividade da intervenção educacional depende da acurácia dessa avaliação, bem como da habilidade do médico em utilizar intervenções adequadas. A avaliação deve considerar primeiramente as concepções do paciente sobre saúde e doença. Se os modelos de doença e tratamento do médico e do paciente não são congruentes, a possibilidade de falta de adesão às medidas terapêuticas é alta. Se um paciente com DPOC e hipoxemia, com necessidade de uso de oxigênio contínuo, acha este ineficaz porque "não alivia a falta de ar", a falta de adesão é certa. O mesmo ocorre com o asmático que acredita que sua doença só deva ser tratada episodicamente nas crises.

A abordagem na relação médico-paciente pode estar baseada no uso da autoridade do médico (o paciente, neste caso, é um agente passivo) ou na participação mútua. O processo educacional do paciente não envolve, necessariamente, o uso exclusivo de uma ou outra estratégia. Em geral, deve existir um balanço entre uma e outra abordagem, dependendo do contexto da relação médico-paciente.

Existem indivíduos que acreditam ser a sua saúde uma consequência de seu próprio empenho. Tais pacientes preferem assumir para si um alto nível de responsabilidade em relação aos cuidados com sua saúde. Nestes, a estratégia de participação mútua é mais válida, sendo o médico encarado como um consultor e orientador para a resolução de problemas específicos.

Outros acreditam que sua saúde seja resultante do esforço de uma segunda pessoa. Tais pacientes preferem o fornecimento de orientações explícitas por parte de seu médico, sendo que o uso de uma posição mais autoritária é mais adequado.

Um terceiro grupo, que em nosso meio pode ser mais frequente do que se imagina, crê que o estado de saúde ou doença é determinado pelo destino, sendo dessa forma incontrolável. Neste caso, o médico deve avaliar mais detalhadamente as raízes de tal crença, procurando situar o paciente em uma posição mais adequada, sem desconsiderar a sua realidade e suas vivências.[2]

A experiência clínica e as pesquisas nessa área demonstram que o conhecimento é necessário, mas não suficiente, quando se precisa fazer uma alteração de estilo de vida ou comportamento. Intervenções educacionais que são dirigidas em vários níveis, incluindo conhecimento, atitudes, comportamento e meio ambiente, são as mais efetivas e apresentam um impacto mais duradouro.

Nessa tentativa de mudança, é fundamental saber qual o nível de aceitabilidade do paciente em relação a uma determinada mudança de comportamento, a fim de planejar adequadamente estratégias que facilitem a alteração desejada. A suscetibilidade do paciente para essa alteração comportamental pode ser medida, considerando que existem cinco estágios nesse processo: pré-contemplação, contemplação, ação, manutenção e recaída.[3]

Um paciente pode passar várias vezes por essas etapas antes de consolidar uma mudança. A identificação adequada da etapa na qual o paciente se encontra auxilia o médico na escolha da atitude a ser adotada. Por exemplo, se o paciente nem considera a possibilidade de cessação do tabagismo (pré-contemplativo), a abordagem seria transferi-lo para um estágio contemplativo, por meio da identificação de fatores que possam auxiliá-lo na busca de razões para parar de fumar. Se já está em uma fase contemplativa, o objetivo seria o de identificar facilitadores ou barreiras para alcançar tal mudança. Na fase da ação, o estabelecimento de objetivos bem específicos e a solução antecipada de problemas são as melhores condutas. Nas fases de manutenção ou recaída, a solução de problemas com base em reações específicas é mais apropriada.

De acordo com estudos na área de aprendizagem, o fator mais importante e que prevê uma alteração comportamental bem-sucedida é a chamada autoeficácia. A autoeficácia consiste na convicção de um indivíduo em realizar um determinado comportamento. Ela deve ser sempre o foco de atenção em um plano de educação.

Existem quatro estratégias para melhorar a autoeficácia.[4] A primeira e mais influente é a chamada "aquisição pela prática", em que um paciente na verdade pratica o comportamento a ser aprendido. Por exemplo, o uso correto e diário do aerossol com aerocâmara para tratar a asma auxilia a melhorar a autoeficácia, ainda mais se acompanhado da percepção do paciente de melhora dos sintomas da doença.

A segunda estratégia é a chamada "experiência vicária", que consiste em observar outro indivíduo realizando satisfatoriamente um determinado comportamento, o que gera nos observadores uma expectativa de que eles também poderão realizá-lo. Por exemplo, a interação com pacientes com os mesmos problemas que conseguiram parar de fumar ou que se sentem melhores após um programa de reabilitação para DPOC aumenta a credulidade de um paciente em suas habilidades para alterar satisfatoriamente seu estilo de vida.

A terceira é a "persuasão verbal", que talvez seja a estratégia mais utilizada na educação dos pacientes. Consiste na tentativa de convencer o paciente de que ele será bem-sucedido na prática de um determinado comportamento. Essa modalidade só é efetiva se o paciente for realmente capaz de realizar a tarefa desejada pelo médico. Aumentar as expectativas de competência pessoal sem facilitar sua realização efetiva é ineficaz e muitas vezes resulta até no reforço do comportamento indesejado.[5]

A quarta e última estratégia para melhorar a autoeficácia é a "redução da resposta emocional" mediante técnicas de dessensibilização e de redução da ansiedade em momentos críticos. O objetivo é que haja adequado cumprimento das medidas previamente combinadas entre médico e paciente em uma determinada situação (p. ex., seguir o plano de crise em uma exacerbação aguda da asma).

No caso de pacientes adultos, a literatura sugere que esse grupo aprecia um envolvimento ativo e autodirigido no processo de aprendizagem, devendo compartilhar com o médico a maioria das decisões, sejam elas terapêuticas ou não.[6] Como os adultos frequentemente baseiam suas necessidades de aprendizagem em problemas enfrentados na vida real, os programas de educação ou intervenções comportamentais devem ser organizados em categorias de aplicação na vida rotineira e desenvolvidos conforme a suscetibilidade do paciente para a aprendizagem.[7] Os médicos que fornecem explicações e negociam com os pacientes planos de manejo que façam sentido ao contexto das crenças em saúde deles possuem maior chance de satisfazê-los e, ao mesmo tempo, de obter a desejada alteração comportamental.

Além dessas variáveis consideradas, uma que interfere frequentemente no processo de educação do paciente, sendo muitas vezes esquecida, é o chamado suporte social. Este é definido como todos os recursos externos que auxiliam no esforço do paciente em lidar com exigências internas e externas. Existe uma relação bem documentada entre o apoio social e o nível de adesão às recomendações médicas.[8] Não só a intensidade, mas também a qualidade desse apoio social é importante. Por exemplo, um casamento insatisfatório pode ser até pior do que a ausência de um cônjuge em termos de saúde.[9] Pacientes cujos membros da família possuem um comportamento que o paciente está tentando evitar (p. ex., parar de fumar) apresentam muitas vezes grandes dificuldades de manejo. Não importa quantas possibilidades de apoio social possa haver. O importante é saber do paciente, baseado em suas próprias percepções, se as possibilidades de apoio que o médico julgue que possam existir não sejam, na verdade, barreiras para a mudança comportamental desejada.

Outro fator importante a ser considerado é a infraestrutura de assistência à saúde. A facilidade para a assistência ambulatorial, o treinamento de outros profissionais e sua congruência com a assistência médica (p. ex., enfermagem), a habilidade de comunicação e a cordialidade dos atendentes em diferentes setores, a adequada localização do serviço de saúde a ser frequentado, entre outros, são fatores que também influenciam a educação e a adesão do paciente às medidas propostas.

ATENÇÃO

O manejo da doença crônica representa um grande desafio, pois, apesar dos progressos científicos, seu controle dependerá fundamentalmente da adesão do paciente, entendendo-se por adesão a sua maior ou menor participação na dinâmica do programa de tratamento. E, sem dúvida, a melhor adesão será conseguida com uma adequada *relação médico-paciente* e com um *esquema terapêutico individualizado*.

A FIGURA 46.1 resume a intrincada relação entre os diversos fatores envolvidos no processo educacional na área da saúde.

Educação em Asma

Para auxiliar no controle da doença e tentar melhorar a qualidade de vida dos asmáticos, têm sido propostos programas de educação em asma das mais diversas formas. Em adultos, especificamente, ainda há na literatura uma relativa escassez de trabalhos e evidências suficientes que proponham um modelo de intervenção eficaz e padronizado.

Uma das limitações que devem ser ressaltadas é a falta de um desfecho que possa avaliar de forma mais precisa os resultados de um programa de educação em asma. Embora não exista um consenso, utilizam-se geralmente os dados provenientes da frequência de uso dos serviços de saúde (número de hospitalizações, número de visitas à emergência, frequência de visitas médicas não agendadas) como os

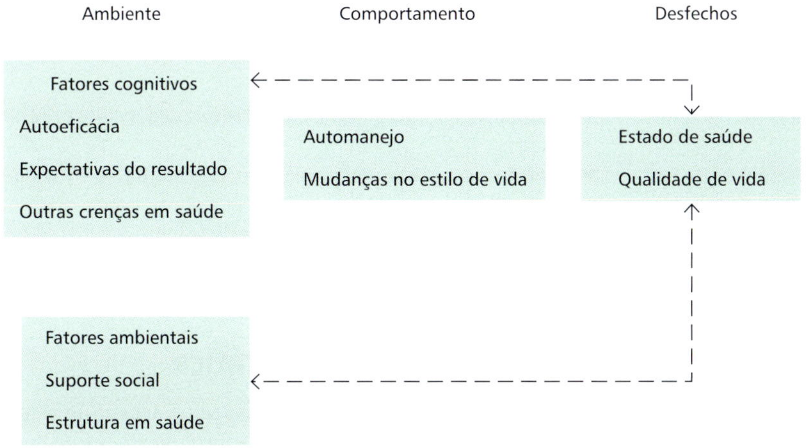

FIGURA 46.1 → Relações entre os fatores cognitivos e ambientais que influenciam os desfechos em saúde.

principais indicadores da eficiência de um programa. Outros eventos de interesse que também devem ser considerados são qualidade de vida (por meio de questionários específicos e validados), escore de sintomas pelo uso de diários, frequência de uso de medicações para crises (corticoides sistêmicos, broncodilatadores), nível de adesão às medidas farmacológicas e ambientais, bem como função pulmonar.

Os métodos de intervenção em educação em asma baseiam-se fundamentalmente em dois modelos:

- Programas baseados em reuniões isoladas ou estudo de materiais educacionais como fitas de vídeo, áudio ou manuais e material impresso.
- Programas educacionais realizados em várias sessões, com seguimento em maior prazo de tempo.

Os modelos que demonstraram melhores resultados parecem ser aqueles em que o processo de educação e acompanhamento dos pacientes é mais longo. Isso demonstra que todas as etapas do processo devem ser revisadas de forma contínua e por tempo teoricamente indeterminado.

De qualquer forma, alguns pontos são básicos em um programa de educação em asma e merecem ser citados:

- Ensinar ao paciente conceitos fundamentais sobre a doença com uma linguagem apropriada. Isso permite ao paciente dimensionar a importância do uso regular das medicações e das medidas de controle da doença. O paciente deve saber diferenciar asma de enfisema pulmonar, bronquite crônica e outras doenças obstrutivas.
- Ensinar e revisar continuamente o uso das medicações inalatórias. A escolha do método de administração do corticoide inalatório e do broncodilatador deve basear-se nas características individuais de cada sistema adaptadas às peculiaridades do paciente, a fim de proporcionar a melhor adesão possível. Deve ser evitado o uso de inaladores de diferentes tipos no mesmo paciente sob pena de dificuldade de compreensão e adesão. O adequado cuidado com a via aérea superior não deve ser negligenciado. Na presença de rinossinusopatia, a lavagem nasal apropriada e a correta aplicação do corticoide tópico nasal são fatores fundamentais para o controle das manifestações neste nível. É necessário que o médico ensine diretamente o paciente com demonstrações práticas em ambos, a fim de aumentar a autoeficácia do paciente para tais tarefas.
- Identificar os fatores ambientais que possam colaborar para o inadequado controle da doença ou permitir, com seu manejo, uma diminuição quantitativa do uso das medicações. Para tanto, um questionário padronizado e mais completo possível auxilia médico e paciente na detecção dos potenciais fatores desencadeantes. Uma vez discriminados, ao paciente devem ser fornecidos instrumentos que permitam sua modificação efetiva. A história ocupacional não deve ser esquecida e muitas vezes é fundamental neste processo. A visita domiciliar ou no local de trabalho é particularmente importante em casos de manejo mais difícil para identificação de fatores insuspeitos até para o paciente.
- Propor um esquema de monitoração e intervenção efetiva e precoce para a prevenção e o controle rápido das exacerbações. Nesse sentido, os modelos propostos são baseados na monitoração por sintomas, uso de medicação broncodilatadora e pico do fluxo. O uso de diário e a utilização de um plano por escrito que facilite ao paciente classificar o nível de intensidade da exacerbação e as medidas cabíveis para seu controle é um item importante. O papel do pico do fluxo em um programa de educação em asma ainda não está definido. Poucos estudos avaliam-no nesse contexto, sendo muitos sem grupo-controle. Alguns estudos são contraditórios, embora as metodologias e o enfoque sejam diferentes. No entanto, para o subgrupo de pacientes com asma grave ou naqueles com percepção ruim dos sintomas, o pico do fluxo parece ser particularmente importante.

> **ATENÇÃO**
>
> O objetivo de um programa de educação em asma não é somente a transmissão de informações, mas sim uma modificação no comportamento do paciente baseada em condutas que permitam atitudes eficazes e positivas frente à doença, incluindo nesse processo familiares e pessoas ligadas diretamente ao paciente.

A efetividade de um programa de educação em asma depende dos seguintes fatores:

- Uso regular e contínuo da terapêutica adequada e proposta, medicamentosa e não medicamentosa (adesão).
- Comportamento baseado em respostas conhecidas que se ajustam à solução de um problema (automanejo).

Existe uma lista de comportamentos identificados por alguns autores que parecem diferenciar os pacientes com melhores resultados obtidos em seu tratamento, conforme discriminado a seguir:

- Comparecimento rotineiro e correto em consultas agendadas.
- Rotina na prática de prevenção (ambiental e medicamentosa).
- Tratamento adequado dos sintomas (plano escrito).
- Manutenção do bem-estar geral físico e mental.

Educação em asma na prática

A seguir, são abordados diversos aspectos acerca da asma na forma de perguntas e respostas sobre questões que costumam estar presentes na abordagem desse tema, tanto por parte dos profissionais quanto dos pacientes, e de quem, por diversos motivos, tenha interesse pelo assunto. É empregada uma linguagem acessível com vistas ao entendimento de pessoas não médicas, com a máxima clareza e consistência técnica, de modo que o médico possa utilizar esses conteúdos para a educação dos seus pacientes e familiares, seja nas consultas ou na interação com grupos educativos. Sugere-se usar tais conceitos e informações também quando houver oportunidade de comunicação com a população, através da imprensa e outros meios.

Qual é a importância de os pacientes com asma serem informados sobre sua doença?

O sofrimento dos pacientes com asma continua nos nossos tempos apesar da disponibilidade de recursos terapêuticos modernos, que nada valem se não forem utilizados ou caso sejam empregados de forma inadequada. Entre os motivos que concorrem para o problema, destacam-se estes: o tratamento não chega ao paciente em função de retardo no diagnóstico; a gravidade da doença é subestimada, sendo usado um tratamento pouco efetivo ou equivocado; o paciente recebe orientação adequada, mas, por uma variedade de razões, não adere ao tratamento. Embora nenhum asmático – ou os pais de uma criança com asma – possa continuar ignorando o que fazer no caso de piora da doença, as evidências sugerem que poucos recebem instruções sobre como perceber e de que forma proceder quando a doença se agrava, situação que pode levar até a risco de mortalidade. Aos médicos, cabe transmitir as informações fundamentais, seja durante as consultas ou a partir de programas específicos de educação em asma.

O que não deve acontecer com o paciente asmático?

> **ATENÇÃO**
>
> Os pacientes com asma que não recebem orientação médica adequada ou que, por diversos motivos, não fazem tratamento corretamente sofrem com as repetidas crises, tendo dificuldades de manter suas atividades habituais e uma pior qualidade de vida. Manifestações noturnas, uso frequente de broncodilatador inalatório ("bombinha"), uso repetido e até contínuo de corticoide sistêmico, necessidade de consultas frequentes em setor de emergência e até de hospitalização, além de faltas à escola e ao trabalho, são prejuízos importantes. Tudo isso pode ser evitado pela adesão a um programa de tratamento cuja base seja a Educação em Asma.

O que é Educação em Asma?

Toda e qualquer intervenção educacional não envolve somente a simples transmissão de informações, mas visa, acima de tudo, à modificação do comportamento do paciente em relação à sua doença.

Muitos itens podem ser incluídos e individualizados no processo de educação do paciente asmático, mas os já sabidamente importantes e fundamentais que o médico deve sempre considerar são estes:

- Transmitir conhecimentos básicos e acessíveis sobre a doença: o que é asma, diferença da asma em relação a outras doenças respiratórias, manifestações e sintomas, o que são medicamentos anti-inflamatórios e broncodilatadores, etc.
- Ensinar e revisar, repetidamente, em cada consulta de revisão médica, a técnica de uso dos dispositivos de liberação das medicações inalatórias.
- Aconselhar sobre o controle, ou pelo menos a redução, dos fatores desencadeantes.
- Treinar o paciente no reconhecimento de uma crise potencialmente grave.
- Treinar o paciente na monitoração de sinais e sintomas que sinalizam piora da doença.
- Fornecer ao paciente um plano, por escrito, sobre como deve proceder em uma situação de agravamento progressivo dos sintomas ou de uma crise grave.

O que é mais importante em um Programa de Educação em Asma?

Um programa educativo é necessário para auxiliar as pessoas a reconhecerem sintomas e buscarem atendimento quando das crises de asma. Os profissionais de saúde devem ser treinados uniformemente para que todos os responsáveis pelo atendimento usem a terapêutica mais eficiente. Tal programa também é necessário para auxiliar pacientes e familiares a aprenderem que os asmáticos podem controlar sua asma e manter uma vida ativa. Para atingir esses objetivos, pode ser necessário remover grandes barreiras. Os clínicos devem estar preparados não apenas tecnicamente, pois também precisam ter uma melhor compreensão das crenças e dos medos de seus pacientes. Os pacientes devem adquirir as informações e as habilidades necessárias para prevenir e controlar a asma, desenvolvendo confiança para usar tais habilidades apropriadamente.

O que é asma?

Define-se asma como uma doença inflamatória crônica das vias aéreas (brônquios), sendo este o principal mecanismo que torna os brônquios mais sensíveis aos diversos fatores desencadeantes das crises. Por ser uma doença de caráter hereditário, não pode ser curada. Todavia, é passível de controle bem-sucedido quando o tratamento é adequado, possibilitando que o paciente tenha vida normal, inclusive praticando esportes competitivos. As crises de asma podem ser desencadeadas por diversos fatores como infecções virais, poeira domiciliar, mofos, cheiros fortes, umidade, emoções e mudanças climáticas.

> **ATENÇÃO**
>
> A asma costuma ser caracterizada clinicamente por crises de falta de ar, chiado, tosse intensa e sensação de aperto no peito que variam em intensidade.

A asma não é doença de natureza estritamente psicológica, e tampouco há evidências de que possa ser controlada com eficácia por meio de recursos que atuem de maneira não inteligível ao raciocínio científico.

Por que ocorre a obstrução dos brônquios na asma?

Os brônquios do paciente asmático, particularmente durante as crises, têm algumas alterações características que concorrem para seu fechamento:

- Broncospasmo (contratura do músculo liso que circunda a parede brônquica).
- Edema da mucosa (acúmulo de líquido).
- Infiltração de células inflamatórias (este é o substrato mais importante da asma).
- Acúmulo de secreções (devido ao excesso de produção de muco).
- Tampões mucosos (o dessecamento do muco excessivo pode levar à formação de verdadeiras "rolhas" ou "tampões" no interior dos brônquios).
- Hipertrofia da musculatura dos brônquios (devido a um estado de contratura prolongado).

Asma é a mesma coisa que bronquite asmática?

A asma brônquica é também conhecida como "bronquite asmática", "bronquite alérgica" ou simplesmente "bronquite", particularmente quando se trata de criança. Com o objetivo de simplificar e uniformizar a nomenclatura, deve-se preferir a expressão "asma brônquica" ou simplesmente "asma".

Quais são as principais concepções sobre asma?

Nas últimas cinco décadas, o conceito de asma apresentou modificações significativas na proporção dos progressos terapêuticos. Do broncospasmo à inflamação, os conhecimentos foram agregados paulatinamente e permitiram que se chegasse ao manejo atual.

O maior avanço foi a correlação asma – inflamação das vias aéreas – hiper-reatividade brônquica, o que determinou o conceito atual e orientou as indicações terapêuticas.

Por que ocorre a asma?

Indivíduos que tenham predisposição genética e sejam expostos repetidamente a fatores ambientais sensibilizantes podem tornar-se sensibilizados, hiper-reativos e desenvolverem sintomas respiratórios (tosse, dispneia, chiado, sensação de peso no tórax) consequentes ao processo inflamatório crônico das vias aéreas e às suas flutuações (exacerbações e remissões) quando das sucessivas exposições.

> **ATENÇÃO**
>
> Ainda não se sabe exatamente por que certos indivíduos desenvolvem e outros não este comportamento, nem por que determinantes hereditários e ambientais podem ter ou não o desfecho esperado.

Como ainda existem muitas incógnitas, futuramente, diversos mecanismos até então desconhecidos serão mais bem desvendados, e características individuais poderão contribuir mais para o entendimento da doença.

A asma tem cura?

A asma, sendo uma doença hereditária, não tem cura. Sempre poderá haver predisposição para crises, em qualquer época da vida. Mais da metade das crianças que apresentam manifestações atribuíveis à asma nos primeiros anos de vida, com o passar do tempo, não terão sintomas. Talvez, na vigência de infecções respiratórias ou por ocasião de exercícios intensos, poderão ter limitação respiratória ou tosse mais intensa e mais prolongada do que pessoas não asmáticas.

Muitos asmáticos apresentam crises frequentes, costumando usar broncodilatador e corticoide nesses períodos. Se apresentarem sintomas continuados ou crises repetidas, deverão manter tratamento continuado, pelo menos, com anti-inflamatório inalatório. Nos dias de hoje, em que se dispõe de recursos terapêuticos eficazes, não se justifica que um asmático fique sujeito a sintomas repetidamente, iniciando tratamento apenas quando em crise franca. O uso judicioso de alguns recursos simples possibilita um razoável controle da doença. Portanto, pode-se afirmar que, embora a asma não tenha cura, com tratamento adequado pode ser controlada.

Qual é o impacto da asma sob o ponto de vista estatístico?

A asma é uma doença muito frequente, atingindo 10% da população, o que confere uma prevalência de 10.000 casos/100.000 habitantes. No Brasil, é responsável por quase 400.000 internações hospitalares por ano, a um custo superior a 200 milhões de reais; 2.000 brasileiros morrem a cada ano devido à doença, isto é, 1 óbito/100.000 habitantes.

Com os recursos disponíveis para o tratamento da asma, não se justifica que um asmático não tenha sua doença sob controle e possa levar uma vida normal. Os responsáveis pela assistência da asma devem avaliar periodicamente o processo de controle da doença e adequar o planejamento assistencial às necessidades dos pacientes. Se a assistência da asma fosse mais qualificada, certamente as hospitalizações e a mortalidade seriam reduzidas.

Como ter certeza do diagnóstico de asma?

Os dados clínicos costumam ser suficientes para estabelecer o diagnóstico de asma: sintomas, muitas vezes episódicos, presentes desde a infância (ou, menos frequentemente, a partir de qualquer idade), desencadeados por diversos estímulos, e a constatação na espirometria de um padrão obstrutivo com resposta ao broncodilatador, conforme se descreve no QUADRO 46.1.

As manifestações da asma são variadas: desde episódios de tosse até falta de ar com chiado no peito. Algumas pessoas sentem aperto ou peso no peito. Conforme a situação, os asmáticos podem levar uma vida normal, apenas apresentando sintomas em crises agudas que ocorrem preferencialmente nos meses frios ou por ocasião de infecções respiratórias ("gripes"). Em alguns casos, a doença manifesta-se por tosse intensa, ou mesmo por falta de ar apenas em certos momentos, como à noite ou pela manhã. Um especialista não tem dificuldades de confirmar o diagnóstico de asma desde que seja feita a investigação básica, incluindo-se radiografia de tórax e espirometria. Em certas ocasiões, as manifestações não são muito claras para asma, fazendo-se necessários testes especializados, como o teste de broncoprovocação.

Fora da crise de asma, quais são as manifestações que podem ocorrer?

A asma não se manifesta apenas por forte crise de dispneia (falta de ar), tosse intensa e muito desconforto. Muitos pacientes apresentam manifestações que podem não ser reconhecidas como sendo devidas à asma, e isso pode dificultar que se institua o melhor tratamento para controle do processo. No QUADRO 46.2 são listadas essas apresentações.

QUADRO 46.1 → Critérios para o diagnóstico da asma

Sintomas	Dispneia, sibilância, tosse, "aperto no peito" (isolados ou em combinação)
Padrão	Episódico ou variável; piora noturna típica
Desencadeantes	Exercício, inalação de ar frio, exposição a alergênios, infecção viral das vias aéreas superiores, ingestão de anti-inflamatórios não esteroides ou sulfitos
Avaliação funcional (espirometria)	Obstrução variável
Presença de hiper-reatividade brônquica	Teste de broncoprovocação positivo
Resposta terapêutica	Melhora dos sintomas e função pulmonar com o uso de corticoide e broncodilatadores

QUADRO 46.2 → Manifestações clínicas da asma que podem ocorrer fora das crises

- Apenas tosse, episódica ou persistente
- Intolerância a esforços físicos
- Manifestações noturnas
- Manifestações episódicas, aliviados prontamente com uso de broncodilatador
- Síndrome da hiperventilação, dispneia psicogênica, suspirosa, principalmente em mulheres
- Ausculta pulmonar com sibilos apenas durante expiração forçada
- Espirometria normal não exclui asma (nesse caso, o teste de broncoprovocação* pode ser indicado)
- Espirometria com distúrbio ventilatório obstrutivo, com ou sem resposta ao broncodilatador

*Este teste é obtido pela medida repetida do VEF_1 antes e depois da exposição do paciente a nebulizações com soluções progressivamente mais concentradas de substâncias provocativas, como metacolina, histamina e carbacol. A provocação também pode ser feita pelo exercício ou pela exposição a fatores específicos.

O que desencadeia uma crise de asma?

Embora os motivos que podem iniciar uma crise sejam variados e geralmente múltiplos, certos pacientes podem ter fatores desencadeantes peculiares. Deve ser feita uma revisão metódica sobre eles, pois é comum que o paciente não lembre ou não dê importância a muitos deles.

Os desencadeantes mais importantes são alergia (poeira domiciliar, mofos, pólens), infecções respiratórias (viroses, gripes), exercícios, clima e estações do ano (ar frio), poluição atmosférica (fumaças, odores fortes, perfumes), tabagismo ou mesmo a simples inalação da fumaça ambiental do tabaco (tabagismo passivo), medicamentos (p. ex., propranolol, aspirina), alimentos e produtos industriais (conservantes, corantes e antioxidantes), refluxo gastresofágico (passagem anômala do conteúdo do estômago para o esôfago), além de fatores psicológicos.

O médico deve ouvir do paciente sobre como costuma iniciar a crise e tentar identificar um ou mais fatores que possam ser desencadeantes do problema. Isso poderá ser fundamental para a prevenção de futuras crises, desde que possa ser evitada a exposição aos fatores desencadeantes.

O controle de fatores desencadeantes é importante?

Hoje, sabe-se que o controle da asma envolve, na maioria dos casos, o uso de medicações preventivas (corticoide inalatório, associado ou não a beta-adrenérgico de longa ação). Com o tratamento medicamentoso, muitos dos fatores desencadeantes que normalmente exacerbam sintomas em um asmático não tratado (variação de temperatura ambiental, poeira doméstica, emoções, etc.) podem perder sua importância no paciente tratado com medicação preventiva regular. No entanto, o controle dos fatores desencadeantes não pode ser negligenciado. É importante que o médico saiba quais fatores têm realmente importância individual para o paciente (p. ex., alergia específica a certas substâncias, como tartrazina e outros corantes utilizados em alimentos).

Na anamnese, é fundamental a busca sistemática de reações alérgicas na história pregressa, procurando, na presença delas, identificar um possível fator envolvido (ou vários). Um dado fundamental é a própria atividade profissional do paciente. Muitos tipos de trabalho envolvem a exposição a certas substâncias que podem provocar crise e até o aparecimento de asma em indivíduo previamente hígido – a denominada asma ocupacional.

O uso de certos medicamentos também deve ser avaliado, como os betabloqueadores e o ácido acetilsalicílico (AAS). No caso deste último, é importante uma ressalva, pois nem todos os asmáticos apresentam reação ao AAS. Em um paciente que não apresente história de reação e tenha indicação formal de uso (p. ex., prevenção secundária de infarto do miocárdio), ele pode ser utilizado com o devido acompanhamento do paciente. Já os betabloqueadores apresentam indicação bem mais restrita, pois frequentemente podem desencadear exacerbações.

Um fator que todo asmático deve evitar é a exposição ao tabagismo, tanto ativo quanto passivo. As infecções virais também são importantes no desencadeamento de exacerbações, mesmo em indivíduos bem tratados. No caso de infecção pelo vírus da influenza, é de fundamental importância o uso da vacina anual para sua prevenção. A vacina para a prevenção da gripe já foi testada na população asmática, tendo se mostrado segura. Somente deve-se ter cuidado naqueles indivíduos com alergia a ovo, ou à neomicina, sejam asmáticos ou não.

Quanto aos cuidados com o domicílio, não é necessário o uso de nenhum produto ou equipamento específico (p. ex., Sterilair®) para garantir uma boa proteção. Basta que seja mantida a higiene adequada e se evitem certos fatores como plantas dentro do quarto, travesseiro de pena, carpete, utensílios que possam acumular muito pó ou mofo ou atraiam a presença de insetos, etc.

A asma pode ser controlada? Como?

Sim, a asma pode ser totalmente controlada. A melhor maneira de controlar a asma é com o uso contínuo, inalatório, da associação de anti-inflamatório (corticoide inalatório) mais broncodilatadores de longa ação (formoterol ou salmeterol). Outros medicamentos, embora de menor eficácia, também podem ser de auxílio para o controle da asma, como é o caso dos antileucotrienos.

Para o tratamento das crises de asma, exige-se o uso imediato de broncodilatadores por inalação, e de maneira bastante liberal no sentido quantitativo – devendo-se, sempre que necessário, exagerar para mais. Tanto para corticoides inalatórios quanto para broncodilatadores, recomenda-se o uso de dispositivos de liberação para uso inalatório, práticos e eficazes, como bombinhas com espaçador, inaladores de pó seco e, ainda, nebulizadores. Com o uso regular desses medicamentos, consegue-se o controle da doença e os pacientes podem ter uma vida normal, inclusive praticando esportes competitivos.

Para a assistência de pacientes que não conseguem o controle da asma, é necessário usar o protocolo para manejo da chamada "asma de difícil controle". Seguindo os passos indicados e com a individualização assistencial, sempre será possível obter os melhores resultados.

> **ATENÇÃO**
>
> O uso de corticoide inalatório é fundamental no controle da asma. O emprego isolado de qualquer tipo de broncodilatador é proibitivo, pois não trata o processo inflamatório da doença.

> **ATENÇÃO**
>
> Para o tratamento adequado da asma, é fundamental que o médico explique detalhadamente os principais dados sobre a doença, em particular conceito, evolução e prognóstico, e como deve ser feito o tratamento. Por sua vez, o paciente deve fazer sua parte, isto é, usar os medicamentos de modo correto e fazer as revisões médicas agendadas.

Quando a asma é de difícil controle?

Pacientes que fazem uso pleno de medicação inalatória e, ainda, corticoide oral, repetida e prolongadamente, têm a condição chamada de "asma de difícil controle". É fundamental seguir de maneira rigorosa recomendações que incluam medicamentos em aerossol veiculados por nebulímetro (bombinha) ou outro dispositivo de liberação de pó seco. Nos cuidados ambientais, recomenda-se evitar contato com fatores julgados realmente importantes; neste sentido , mencione-se que não se expor ao tabagismo ativo ou passivo com frequência é omitido de tais cuidados.

Também se faz necessária uma revisão ordenada e sequencial de diversos fatores que podem tornar o problema de difícil solução (QUADRO 46.3). Dentre eles, destacam-se exposição ambiental, sinusite, refluxo gastresofágico, medicamentos (p. ex., aspirina, propranolol e certos colírios) e outras doenças que podem ser confundidas com asma ou mesmo agravá-la. Problemas psiquiátricos não devem ser esquecidos.

QUADRO 46.3 → Condições associadas à asma de difícil controle

Dificuldade de adesão :	– Técnica inadequada das medicações inalatórias
Perfil psicossocial inadequado:	– Não aceitação da doença – Recusa ou dificuldades com medicações
Problemas agravantes e/ou desencadeantes:	– Refluxo gastresofágico – Sinusite crônica – Hiper-reatividade brônquica – Exposição ambiental

Os profissionais que atendem pacientes com asma grave devem reunir atributos essenciais como metodologia científica, equipamentos modernos e, acima de tudo, interesse na busca de soluções.

> **ATENÇÃO**
>
> Quase metade dos pacientes com "asma de difícil controle", na verdade, não utiliza tratamento adequado por problemas de adesão ou por falta de orientação quanto ao uso das medicações. É fundamental revisar detalhadamente a técnica inalatória do paciente!

Quais são as alternativas para pacientes com asma difícil?

Para casos selecionados de asma difícil, deve-se utilizar um protocolo que auxilie na tomada de condutas, priorizando-se os seguintes itens:

- Avaliação e solução de diversos fatores que sabidamente dificultam o controle a asma:
  - Adesão: otimizar o uso das medicações eficazes habituais, se necessário, sob supervisão.
  - Aspectos psicossociais: mediante processo educativo, mudar o comportamento do paciente, particularmente naquilo que dificulta o controle da asma.
  - Pesquisa de outras doenças, medicamentos e circunstâncias que possam sobrepor-se ou até agravar a asma.
- Busca de novas opções terapêuticas:
  - Anti-IgE (omalizumabe ou Xolair): constituído por anticorpos monoclonais bloqueadores da IgE circulante.
  - "Novos" broncodilatadores (p. ex., indacaterol e tiotrópio, em estudo), "novos" anti-inflamatórios.
  - Técnicas em fase de pesquisa: termoplastia endoscópica.

Como é a evolução da asma?

Mais da metade das crianças que apresentam sintomas nos primeiros anos de vida futuramente não terão manifestações clínicas da doença. Pelo menos uma parte dessa melhora natural pode ser explicada pelo aumento do calibre das vias aéreas, que ocorre com o crescimento do indivíduo, e pela redução da incidência de viroses após os primeiros anos de vida.

Menos de 5% dos pacientes que apresentam sintomas de asma na primeira infância terão asma crônica com crises repetidas e dificuldade de controle, o que exige, além do tratamento continuado com broncodilatadores e anti-inflamatórios inalatórios, o uso frequente de corticoide sistêmico.

Em geral, os homens têm melhor prognóstico do que as mulheres, e as evidências sugerem que crianças com crises desencadeadas apenas por infecções virais do trato respiratório (*bronquite sibilante*) provavelmente no futuro se tornarão assintomáticas. Nem todas as crianças com sibilância episódica induzida apenas por infecção viral têm asma.

A história natural e o prognóstico da asma nos adultos são menos conhecidos do que em crianças devido à escassez de estudos nesse grupo etário.

Para o melhor entendimento da progressão da asma a partir de episódios de sibilância na infância, algumas questões devem ser respondidas. Quando se inicia a asma? Qual o papel da sensibilização alérgica precoce? A sensibilização precoce causa a asma ou a asma favorece a sensibilização? É possível fazer diagnóstico correto da asma na infância?

No prognóstico da asma iniciada na infância, têm importância os episódios de sibilância no primeiro ano de vida, a baixa função respiratória, as infecções virais, o aumento da IgE sérica, testes cutâneos positivos a alergênios inaláveis e alterações no desenvolvimento do sistema imunológico.

O asmático tem perda funcional pulmonar superior ao não asmático e, se tiver outros fatores de risco, como tabagismo e infecções respiratórias, poderá apresentar deterioração funcional acelerada e manifestações clínicas mais graves.

A história natural da asma não foi definida precisamente. Embora alguns dados sugiram que possam desenvolver-se alterações irreversíveis na função pulmonar em um pequeno número de casos, sendo muitos desses fumantes, esta não é a regra – a asma não é uma doença progressiva. Mesmo sem tratamento, ela não costuma progredir de leve a grave, sendo seu curso intercalado por períodos de exacerbação e remissão. Embora nem mesmo a asma grave seja capaz de evoluir para enfisema, em certos indivíduos pode progredir para uma doença obstrutiva crônica irreversível.

Como o curso natural da obstrução brônquica continuada não é conhecido, criou-se um dilema terapêutico: deve o paciente ser tratado até que a função pulmonar seja totalmente normal ou até que tenha condições clínicas satisfatórias a despeito do estado da função pulmonar? Observaram-se dados sugestivos de que o tratamento prolongado da asma com anti-inflamatórios inalatórios esteroides pode retardar a taxa de declínio na função pulmonar, e de que um retardo no seu início pode reduzir a melhora na função pulmonar que poderia ser conseguida. No entanto, esses dados ainda não estão totalmente definidos.

Quais são os indicadores para classificação da gravidade da crise de asma?

Os seguintes achados indicam gravidade de uma crise de asma:

- Dispneia ("falta de ar").
- Frequência respiratória e/ou frequência cardíaca elevadas.
- Batimento da asa do nariz.
- Dificuldade para falar.
- Tiragem intercostal.
- Uso da musculatura respiratória acessória.
- Cianose.
- Sonolência ou agitação.
- Sibilância acentuada ou silêncio torácico.
- Decréscimo acentuado do pico de fluxo expiratório.

Quais são os objetivos do tratamento da asma?

O tratamento do paciente com asma visa a que ele tenha uma vida normal, atingindo total ou pelo menos parcialmente os objetivos descritos a seguir:

- Desempenho normal das rotinas.
- Sono normal.
- Não absenteísmo à escola ou ao trabalho.
- Capacidade de praticar exercícios e esportes.
- Ausência de crises.
- Ausência de sintomas mesmo quando exposto às situações em que a asma possa se manifestar.

Qual é a melhor forma de administrar medicações para pacientes com asma?

Por via inalatória. Engana-se quem acha que a via oral é a melhor forma de administração de medicações para asma, como broncodilatadores e corticoides em comprimidos ou xaropes. Hoje, considera-se que a terapêutica inalatória tem várias vantagens sobre outras vias de administração para o tratamento das doenças pulmonares (QUADRO 46.4).

Para se ter uma ideia, pode ser necessária uma dose por via oral até 20 vezes maior em relação à via inalatória para garantir a mesma eficácia broncodilatadora. Xarope ou comprimido com broncodilatador adrenérgico, tanto para tratamento regular quanto para uma crise de asma, atualmente é considerado erro terapêutico.

As medicações para asma são utilizadas de preferência na forma de aerossol e liberadas por três tipos de dispositivos: nebulímetro, nebulizador e inalador de pó seco (disco, *turbuhaler* ou cápsula). Ao final deste capítulo, aborda-se este tema.

QUADRO 46.4 → Vantagens da inaloterapia em relação à via oral

- Aplicação direta no sítio de ação (sistema respiratório inferior)
- Menor dose dos fármacos necessária para obter a mesma eficácia
- Pequena absorção sistêmica
- Menores efeitos adversos
- Início de ação muito mais rápido

Quais são os medicamentos mais eficazes e mais usados para asma?

Como a asma é uma doença inflamatória, entende-se que anti-inflamatórios, em especial corticoides inalatórios, quando indicados, devem ser usados continuamente. Os corticoides sistêmicos devem ser reservados para crises mais importantes e para os casos de asma crônica de difícil controle. Os broncodilatadores, por terem efeito mais rápido para o controle dos sintomas, particularmente da dispneia, devem ser usados sobretudo nas crises. Os antibióticos são úteis nos episódios de infecção respiratória. Na grande maioria das crises de asma, não é necessário antibiótico! Muitas delas estão associadas a infecções virais, agravamento da própria doença ou exposição a algum agente. O oxigênio deve ser usado em crises graves na vigência de insuficiência respiratória e nunca em fluxos altos!

O tratamento da asma, para ser eficaz, deve incluir os medicamentos descritos a seguir, em geral com preferência pela via inalatória (aerossóis), que possibilita a sua chegada diretamente aos brônquios.

Os mais usados (QUADRO 46.5) são estes:

- *Anti-inflamatórios inalatórios esteroides ou corticoides* (budesonida, fluticasona, beclometasona, ciclesonida e mometasona): eles têm a propriedade de diminuir o processo inflamatório brônquico da asma. Dessa forma, diminuem o risco de exacerbações da doença melhorando seu controle e diminuindo a suscetibilidade do paciente a fatores desencadeantes comuns. Devem ser mantidos em uso contínuo diário, prolongadamente.

> **ATENÇÃO**
>
> Os corticoides inalatórios são as medicações mais importantes para o tratamento de manutenção e o controle da asma.

- *Corticoides sistêmicos*: prednisona, prednisolona, deflazacort, hidrocortisona e metilprednisolona.
- *Broncodilatadores inalatórios:* ***em especial*** *beta-agonistas de longa ação* (formoterol e salmeterol), cuja eficácia para o controle da asma está bem estabelecida. Particularmente, o formoterol, que tem um rápido efeito broncodilatador, deve ser usado tanto no tratamento de manutenção quanto por ocasião das exacerbações. Os beta-adrenérgicos de curta ação (salbutamol e fenoterol) são utilizados somente para alívio dos sintomas, não devendo ser recomendados para uso contínuo regular. O formoterol e o salmeterol são usados sempre em associação com os corticoides inalatórios. Um novo broncodilatador de "ultralonga ação", o indacaterol, ainda não tem uma posição definida na terapêutica da asma, pois até o momento os estudos com esse produto foram feitos apenas com pacientes portadores de DPOC. Porém, pela sua eficácia broncodilatadora e pelo efeito mais prolongado em relação aos demais beta-adrenérgicos, deverá ter utilidade também na asma.

A associação corticoide inalatório mais beta-adrenérgico de longa ação, em uso contínuo e diário, tem eficácia superior em relação ao uso isolado de corticoide inalatório em asma moderada e grave. O beta-adrenérgico de longa ação formoterol também pode ser utilizado como medicação para alívio de sintomas em crises não graves. O salmeterol, que tem o início do seu efeito broncodilatador em até uma hora, não está indicado em crises.

QUADRO 46.5 → Medicamentos mais usados para asma

ANTI-INFLAMATÓRIOS	BRONCODILATADORES
Corticoides	Beta$_2$-adrenérgicos
1. Corticoides inalatórios (bombinhas, pó seco, nebulização) Beclometasona Budesonida Ciclesonida Fluticasona Mometasona	1. Inalatórios (bombinha, pó seco, nebulização) De curta ação (com efeito de 4 a 6 horas) Fenoterol Salbutamol De longa ação (com efeito de 12 horas) Formoterol Salmeterol
2. Corticoides orais Prednisona Prednisolona Deflazacort	2. Subcutâneos ou intravenosos Terbutalina Salbutamol Adrenalina
3. Corticoides intravenosos Metilprednisolona Hidrocortisona	**XANTINAS** (pouco usadas; VO ou IV) Teofilina Aminofilina Bamifilina
OUTROS ANTI-INFLAMATÓRIOS (bombinha, nebulização, via oral) 1. Antileucotrienos Montelucaste (Singulair)	**ANTICOLINÉRGICOS** (bombinha e pó seco) Ipratrópio

> **ATENÇÃO**
>
> A associação corticoide inalatório mais broncodilatador de longa ação é de uso fundamental nos casos de asma moderada, asma grave ou asma com sintomas predominantemente noturnos.

Como escolher as medicações para o tratamento da asma?

A escolha dos medicamentos a serem usados depende do seguinte:

- Necessidades individuais do paciente.
- Experiência do profissional.
- Adesão do paciente.
- Gravidade da doença.
- Custeio para uso continuado.
- Análise crítica de tratamentos anteriores.
- Preconceitos e tabus do paciente.

Como obter alívio imediato dos sintomas na crise ("plano de crise")?

No momento de uma crise, o paciente com asma deve ser instruído a iniciar logo os medicamentos fundamentais para crise, principalmente broncodilatador inalatório e corticoide sistêmico, e, conforme o quadro, comunicar-se com seu médico e/ou dirigir-se imediatamente a uma emergência.

O uso de broncodilatador beta-adrenérgico, na forma inalatória, seja de ação curta (salbutamol, fenoterol) ou longa (somente o formoterol), possibilita alívio imediato de sintomas. No caso dos beta-adrenérgicos de curta ação, deve-se utilizá-los repetidamente, sob a forma de aerossol (nebulímetro com aerocâmara, ou nebulização) até a melhora dos sintomas. Podem ser usados tanto o fenoterol como o salbutamol, associados ou não ao ipratrópio. Em crises mais graves, a associação salbutamol ou fenoterol com ipratrópio sob a forma de nebulímetro com aerocâmara tem eficácia superior ao uso de fenoterol ou salbutamol isolados quanto à melhora da função pulmonar e diminuição do risco de internação. Enfatiza-se que o ipratrópio costuma não apresentar efeito na asma quando utilizado isoladamente.

É importante lembrar que, no tratamento da crise de asma, o uso das doses corretas das medicações é fundamental. Em muitos casos, são empregadas subdoses em função do receio quanto a possíveis efeitos colaterais no sistema cardiovascular, o que não é adequado, uma vez que, nas doses recomendadas, os broncodilatadores são totalmente seguros, não havendo motivos para o clínico temer o seu uso. A utilização de corticoides inalatórios com broncodilatadores na crise pode ser bastante proveitosa, sobretudo porque trata os componentes obstrutivo e inflamatório da doença.

Bombinha faz mal para o coração?

Os nebulímetros, também chamados de bombinhas, podem conter basicamente dois tipos de remédios: broncodilatadores e anti-inflamatórios. Portanto, é importante que a pessoa saiba bem qual tipo de bombinha lhe foi prescrita. Os anti-inflamatórios esteroides (p. ex., beclometasona, budesonida, fluticasona, mometasona) não têm efeito adverso para o coração. Aliás, geralmente podem ser usados com segurança tanto por adultos quanto por crianças. Os broncodilatadores (p. ex., fenoterol, salbutamol, terbutalina, formoterol e salmeterol) são muito eficientes no controle da dispneia, e sua dose nas bombinhas é muito mais baixa do que nos comprimidos e nos xaropes. Também por esse motivo se prefere usá-los por inalação, e não por via oral.

O uso de bombinha com broncodilatador pode dar sensação de palpitação devido ao aumento da frequência cardíaca, que é um efeito fisiológico desses medicamentos. Essa manifestação não representa risco algum e passa rapidamente. Algumas pessoas têm tremores musculares devido à ação do medicamento nos músculos estriados dos membros, o que também não apresenta risco algum. O uso excessivo de broncodilatador em bombinha deve ser relatado ao médico, pois em geral constitui um indício de que a asma está malcontrolada, sendo necessário revisar a situação com vistas à presença de alguma complicação e reavaliar o tratamento.

> **ATENÇÃO**
>
> O uso excessivo de medicações broncodilatadoras indica asma malcontrolada!

Cortisona faz mal?

O grupo de medicamentos denominado corticoides ("cortisona", em linguagem popular) é muito usado para o tratamento de pacientes com asma brônquica, doenças reumáticas, distúrbios alérgicos, etc. No caso da asma, existem dois tipos de corticoides.

Os corticoides inalatórios, introduzidos nas vias respiratórias na forma de aerossol, através de inalação pela boca, quando usados em doses adequadas, não costumam apresentar efeitos adversos significativos. Seu principal efeito é anti-inflamatório, sendo este um grande recurso terapêutico para o controle da asma.

Os corticoides sistêmicos, geralmente de uso oral (nas crises, costumam ser usados por via intravenosa), são utilizados por curtos períodos e não causam problemas. Quando em uso prolongado e em doses elevadas, podem apresentar efeitos adversos que lhes são inerentes, sendo necessárias muitas precauções. De qualquer maneira, o uso de medicamentos sempre deve ter orientação médica.

Qual o papel do antileucotrieno montelucaste (Singulair) no tratamento da asma?

Em numerosos estudos, comprovou-se que o antagonista dos receptores dos leucotrienos "montelucaste" é capaz de bloquear a broncoconstrição induzida por exercícios, bem como exercer efeito protetor à resposta da aspirina em pacientes sensíveis. No manejo clínico da asma, o antagonista do leucotrieno se apresenta como uma alternativa aos corticoides inalatórios em baixas doses e como poupador de corticoides em pacientes que precisem, para seu controle, de corticoterapia em doses mais altas. Considere-se que esse produto tem efeitos adversos desprezíveis, sendo administrado por via oral e muito bem tolerado.

Qual o papel do anticorpo monoclonal anti-IgE (omalizumabe) no tratamento da asma?

Os eventos mediados pela imunoglobulina E (IgE) exercem um importante papel nos processos inflamatórios aos quais se atribuem os sintomas da asma alérgica. Os primeiros estudos com esse fármaco evidenciaram uma diminuição nas concentrações séricas da IgE livre, demonstrando-se potencialmente útil no tratamento das doenças alérgicas, não importando quais sejam os alergênios específicos envolvidos. A via de administração mais efetiva para esse fim é a subcutânea. Sabe-se que, sobremaneira nos pacientes com asma moderada a grave, pode ser muito difícil o controle total da doença na maior parte do tempo, mesmo com o uso da associação corticoide inalatório mais beta-adrenérgico de longa ação em dose alta. É justamente nesse grupo de pacientes que o omalizumabe tem se revelado mais promissor.

O que é termoplastia brônquica e qual o seu papel no tratamento da asma?

A termoplastia brônquica é uma técnica que tem sido testada para o tratamento de pacientes cujo controle da asma está muito difícil e que, apesar do uso das medicações habitualmente eficazes, permanecem bastante sintomáticos. Essa modalidade terapêutica continua em estudo, sendo necessário ainda o preenchimento de algumas exigências dos órgãos controladores antes da sua liberação para uso clínico.

Qual é o papel da teofilina (aminofilina) no tratamento de manutenção da asma?

A teofilina foi, há quatro décadas, uma das primeiras opções no tratamento preventivo e de manutenção da asma. No entanto, com o advento dos corticoides inalatórios e sua associação com os broncodilatadores beta-agonistas de longa ação (CI + BALA), seu uso tornou-se muito restrito. Uma opção a considerar é acrescentá-la, no caso de paciente com asma difícil, ao conjunto de medicamentos do esquema terapêutico.

Qual é o papel da aminofilina intravenosa na crise de asma?

A aminofilina, há várias décadas, não é considerada como tratamento de primeira linha na assistência ao paciente asmático na emergência. Diversos estudos não demonstraram eficácia desse fármaco no tratamento da crise. Seu uso está muito restrito, podendo ser utilizado naqueles pacientes que evoluem com insuficiência respiratória grave com indicação de internação em unidade de terapia intensiva (UTI) e ventilação mecânica. Porém, mesmo nessa situação, não há evidências de sua eficácia.

Vacinas antialérgicas podem ser feitas para o tratamento da asma?

Os estudos realizados até o momento para avaliar o papel das vacinas antialérgicas no tratamento da asma não mostraram vantagem significativa em comparação com placebo. Portanto, considera-se que tal intervenção não está indicada para o controle da asma.

O que é rinite alérgica?

É a expressão do processo alérgico na mucosa nasal, apresentando-se com coriza, hipersecreção, obstrução nasal e espirros. Os sintomas costumam surgir rapidamente logo após a exposição a alergênios, podendo desaparecer também com rapidez. A rápida alternância de ter ou não sintomas é uma característica da rinite alérgica. Tem alta prevalência na população geral, ao redor de 30%, constituindo um importante problema para a qualidade de vida em função do desconforto dos sintomas e das consequências (rinossinusite, respiração bucal, ronco, síndrome das apneias obstrutivas do sono).

Qual é a importância da rinite para os pacientes com asma?

Cerca de 80% dos pacientes asmáticos também têm rinite alérgica, devendo sempre ser enfatizado que o controle da rinite é muito importante para o controle da asma, uma vez que existe interdependência de vias aéreas superiores e inferiores. Uma das principais consequências da rinite alérgica, a obstrução nasal, costuma ter efeitos importantes no estado da asma, pois com a respiração bucal o ar inalado não é adequadamente filtrado, aquecido e umidificado – o resultado pode ser um aumento da irritação e inflamação das vias aéreas inferiores, causando piora da asma.

O tratamento da rinite alérgica é importante no controle da asma?

Sim. Hoje, na asma, já se admite a existência de uma inter-relação importante entre a via aérea superior e a inferior. O controle do processo inflamatório na via aérea superior mediante uso principalmente do corticoide tópico nasal pode beneficiar o controle da asma de forma indireta. Além disso, a repercussão dos sintomas da rinite alérgica sobre a qualidade de vida do paciente pode ser muitas vezes igual ou superior à da própria asma. A via aérea superior jamais deve ser esquecida na avaliação e no acompanhamento do asmático.

O tabagismo é importante para os pacientes asmáticos?

Sim, é muito importante. Uma criança normal, se conviver com pais (ou outras pessoas próximas) fumantes, será um fumante passivo, e nesse caso terá maior chance de desenvolver asma. Se uma criança asmática for fumante passivo, terá crises mais frequentes e graves, bem como maior dificuldade para controlar a asma. Nesse último caso, a doença terá pior evolução.

Se um asmático fumar, tudo será pior no que se refere à asma, e ainda haverá perda acelerada da função pulmonar.

Na FIGURA 46.2, resumem-se as relações entre tabagismo e asma.

Estima-se que a eliminação da exposição *in utero* ao tabagismo materno reduz entre 5 e 15% os casos de asma em crianças. A redução do tabagismo dos pais, durante o crescimento dos filhos, segundo Rothman,[10] reduz enormemente sintomas e exacerbação de doenças broncopulmonares crônicas nos seus filhos, como é o caso da asma.

Segundo Strachan e Cook,[11] crianças com asma persistente cujos pais fumam têm asma mais grave.

Em uma revisão de prontuários ambulatoriais de pacientes asmáticos adultos com idade média de 37 anos, entre os quais 52% eram do gênero feminino, Corrêa da Silva[12] verificou os seguintes dados sobre tabagismo: 5% eram fumantes, 17%, ex-fumantes e 78%, não fumantes.

Sobre o risco relativo (RR) de mortalidade por asma, Ulrik e Frederiksen[13] encontraram os seguintes dados: não fumantes, 1,0; fumantes < 20 maços-ano, 2,6; e fumantes > 20 maços-ano, 5,9.

> **ATENÇÃO**
>
> Se um paciente asmático for fumante, passivo ou ativo, o médico deve dedicar toda a atenção para a premência de corrigir esse problema. Deverá, dentro do necessário, tratar ou encaminhar pais fumantes de crianças asmáticas a tratamento especializado para cessação do tabagismo.

Existe algum esporte específico que auxilie no tratamento da asma?

Nenhum esporte tem especificidade para pacientes asmáticos no sentido de concorrer para o controle da asma. Como qualquer pessoa, o asmático deve fazer exercícios físicos aeróbicos, com vistas à promoção da sua saúde e prevenção de doenças, particularmente as cardiocirculatórias.

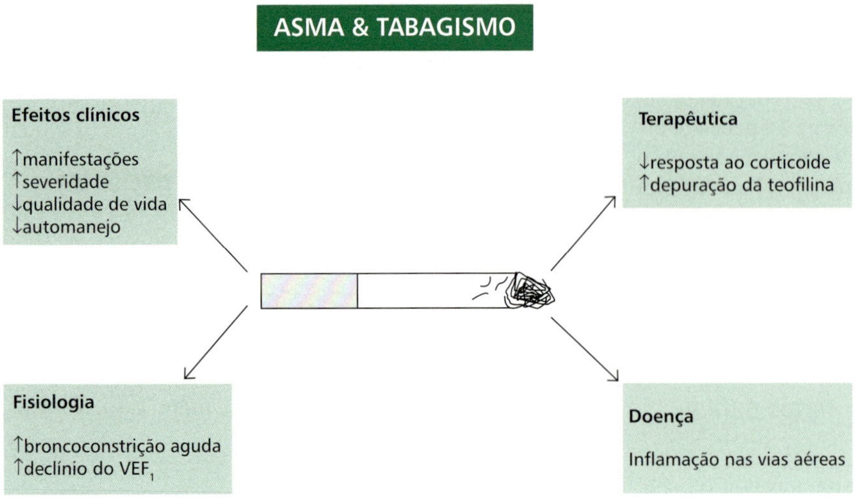

FIGURA 46.2 → Relações entre tabagismo e asma.
Fonte: Thomson e colaboradores.[14]

> **ATENÇÃO**
>
> O mais importante é o paciente realizar tratamento preventivo regular e escolher a modalidade esportiva que mais se adapta às suas necessidades e desejo.

Qual é a importância da medicina alternativa no tratamento da asma?

Em princípio, nenhuma. Para a homeopatia e a acupuntura, por exemplo, a própria qualidade dos ensaios clínicos é bastante discutível e os resultados permitem concluir pela falta de eficácia dessas intervenções. Apesar disso, é incrivelmente alta a proporção de pacientes que já utilizou ou procurou esse tipo de terapia. O paciente deve ser conscientizado, mas não necessariamente reprimido, caso seja sua intenção utilizar-se de algumas dessas técnicas. No entanto, estudos têm revelado que técnicas de treinamento respiratório (p. ex., ioga) podem melhorar a percepção exacerbada dos sintomas da doença, embora não exerçam qualquer tipo de efeito no processo inflamatório desta.

É fundamental que não se deixe de utilizar as medicações prescritas autorizadas pelos órgãos técnicos controladores e pelo médico!

Tem asma uma pessoa que apresenta, há vários anos, períodos de febre, tosse, chiado no peito, às vezes dispneia (falta de ar) e alterações na radiografia de tórax?

Tal dúvida procede, pois há muitas situações em que as manifestações clínicas podem ser assemelhadas às da asma, mas a doença básica é outra. A seguir, mencionam-se alguns exemplos de circunstâncias que podem ser confundidas com asma ou que se apresentam como se fossem apenas asma:

- A inalação de certas partículas e gases pode causar uma reação dos pulmões, capaz de incluir sintomas semelhantes aos da asma, denominada "pneumonia por hipersensibilidade".
- A presença de um fungo (*Aspergillus*) nos brônquios pode originar reações brônquicas e pulmonares por vezes sobreponíveis ao quadro de asma – a esta situação denomina-se "aspergilose broncopulmonar alérgica".
- A ocorrência de refluxo gastresofágico (retorno do conteúdo do estômago para o esôfago) pode manifestar-se como azia e também como sintomas respiratórios que vão desde tosse crônica até asma.

Muitas dessas condições, se não identificadas cedo e tratadas corretamente, podem levar a consequências como fibrose pulmonar, bronquiectasias e até insuficiência respiratória e morte. Por isso, nesses casos, sempre deve ser feita uma avaliação por pneumologista para estabelecerem-se diagnóstico e tratamento adequados.

Como procurar assistência para a asma e quais as principais necessidades para seu atendimento?

O paciente deve informar-se sobre médicos, clínicas e hospitais especializados em asma. Deve optar por um centro de referência próximo à sua residência, onde preferencialmente existam médicos pneumologistas disponíveis, ambulatório que preste atendimento de emergência e hospital com UTI.

É importante ter acesso ao mesmo médico ou à sua equipe a qualquer momento.

Inicialmente, será fundamental confirmar o diagnóstico e realizar uma avaliação da gravidade do caso. Costuma-se fazer radiografia de tórax, espirometria e alguns exames laboratoriais. De imediato, deve ser debelada a crise (se presente) com um tratamento eficaz e um programa para tratamento de manutenção e prevenção.

Quando o asmático deve procurar um especialista?

O paciente asmático deve procurar recurso especializado sempre que sua doença estiver malcontrolada. São indicadores da falta de controle da asma um ou mais dos seguintes achados: ocorrência de mais de uma crise por semana, acordar à noite ou pela manhã com falta de ar, limitação para a prática de esportes, faltas à escola ou ao trabalho por causa da asma, presença comum de chiado, tosse, falta de ar ou opressão no peito e uso frequente de broncodilatador (bombinha).

Os pneumologistas são os especialistas mais indicados para atender os pacientes asmáticos, particularmente se oferecerem uma assistência integral com oportunidades de cursos de educação, prevenção, assistência ambulatorial, hospitalar e de emergência (QUADRO 46.6).

O esquema a seguir resume o conjunto de condições e intervenções que podem ser utilizadas em um programa assistencial e de educação em asma, tanto no nível individual quanto coletivo (FIGURA 46.3).

QUADRO 46.6 → Recursos que qualificam a assistência da asma

- Profissionais capacitados
- Acesso à assistência médica
- Acesso a medicamentos eficazes
- Educação de pacientes para entender a doença e os recursos terapêuticos
- Adesão dos pacientes ao programa de tratamento

Pontos críticos para o manejo da asma

Embora os princípios básicos para o manejo da asma estejam bem estabelecidos, a pesquisa avance continuamente e os medicamentos sejam eficazes, considerando o conjunto de resultados no nível populacional, percebe-se que o problema da asma ainda carece de melhores soluções. Pacientes continuam sofrendo e profissionais da saúde continuam ignorando a melhor prática. Os recursos mais eficazes com frequência não são oferecidos, e os de menor eficácia, por vezes, ainda ocupam espaço devido à desinformação técnica e à incompetência gerencial. E o desfecho almejado – a me-

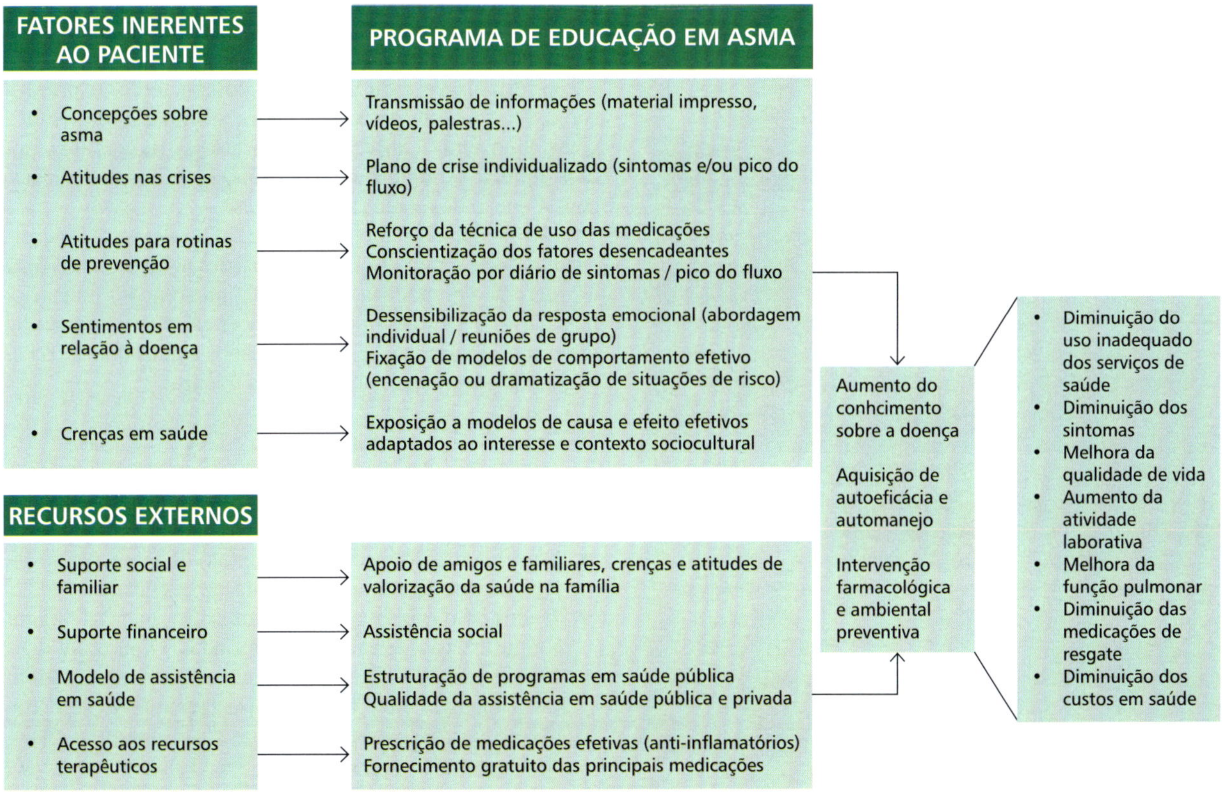

FIGURA 46.3 → Esquema geral de um programa assistencial e de educação em asma.

lhora da qualidade de vida dos pacientes asmáticos – ainda está longe de ser atingido.

A atitude mais viável para o momento é estender as regras básicas de manejo para o maior número de pacientes de ambulatórios, unidades assistenciais, serviços e demais setores pertinentes, conduzindo os casos individuais mais difíceis a partir de protocolos e, se possível, em centros de referência, tudo isso devendo ser planejado com bases sólidas, recursos eficazes e com a melhor relação custo-benefício.

> **ATENÇÃO**
>
> **O principal objetivo das considerações feitas a seguir é chamar a atenção sobre os pontos críticos para o manejo da asma, ou seja, o que é fundamental e não pode ser deixado de lado:**
>
> - Sendo uma doença inflamatória crônica das vias aéreas, o tratamento tem por base o uso contínuo de anti-inflamatório inalatório. Considerando a relação custo-benefício, preferem-se os corticoides inalatórios.
> - Sendo uma doença com características hereditárias, ainda não tem cura.
> - Com os recursos disponíveis e sua adequada utilização, a quase totalidade dos pacientes portadores de asma pode ter sua doença controlada.
> - Sendo caracterizada por obstrução variável das vias aéreas, tanto para seu diagnóstico quanto para sua monitoração, deve-se medir o fluxo aéreo pela espirometria ou pela medida do pico de fluxo expiratório.
> - Sendo doença frequente, deve haver atenção também, e principalmente, no nível da Saúde Pública. Nesse sentido, deve ser desenvolvido um Programa Nacional de Controle da Asma – e de fato funcionar – sob a responsabilidade do Ministério da Saúde.
> - Por apresentar risco de mortalidade, que pode ocorrer de forma imprevisível e antes do acesso à assistência médica emergencial, deve haver um plano de crise que possibilite o início imediato de medicação e rápido acesso à emergência e internação hospitalar.
> - Embora a doença conte com grande número de fármacos para seu controle, estes podendo ser classificados de forma resumida em dois grandes grupos – broncodilatadores e anti-inflamatórios –, deve-se sempre esclarecer aos pacientes com a máxima objetividade o papel de um e outro como "aliviadores" e "preventivos", respectivamente.
> - Como a gravidade da doença e o comportamento do paciente asmático são muito variáveis, deve haver um programa individualizado de tratamento.
> - Como fatores ambientais podem ter extrema importância no desencadeamento de sintomas, especial atenção deve ser dispensada ao ambiente de vida do paciente.
> - Como os conceitos errôneos e os tabus dos pacientes e familiares sobre asma são muito comuns, deve ser dada especial atenção a esse aspecto (p. ex., medo dos corticoides).
> - Como um dos maiores problemas do controle da doença é a falta de adesão dos pacientes, um Programa de Educação em Asma é fundamental para pacientes e familiares.

Educação em Doença Pulmonar Obstrutiva Crônica

Muitos conceitos e considerações feitas antes sobre educação em asma valem para outras doenças crônicas e, obviamente, também para DPOC. A abordagem a seguir inicia-se com os itens a ser aplicados aos pacientes portadores de DPOC, uma doença na qual quase todas as características essenciais são bem diferentes da asma, como se pode ver no QUADRO 46.7.

Os maiores objetivos do manejo do paciente com DPOC são alívio sintomático imediato (melhora dos sintomas de limitação ao fluxo aéreo), melhora da qualidade de vida, prevenção de problemas futuros e, se possível, aumento do tempo de sobrevida. Tais objetivos podem ser atingidos com o tratamento da inflamação das vias aéreas e da broncoconstrição responsável pela limitação ao fluxo aéreo. A prevenção e o tratamento de complicações secundárias da DPOC, como hipoxemia e infecções respiratórias recorrentes, podem reduzir o número de exacerbações e hospitalizações, com redução dos custos assistenciais.

Outros objetivos incluem melhorar a tolerância ao exercício, reduzir o número de exacerbações agudas e modificar a progressão da doença.[15] O uso de intervenções educacionais para DPOC, assim como para asma, tem fundamental importância para que sejam alcançados alguns objetivos básicos do controle mais adequado da doença:

- Cessação do tabagismo.
- Tratamento do componente reversível da obstrução e uso adequado das medicações inalatórias e, quando for o caso, de corticoide inalatório (pacientes mais graves).
- Controle da produção e do acúmulo de secreções respiratórias por fisioterapia e hidratação adequadas.
- Tratamento e prevenção das infecções das vias aéreas com utilização de vacinas apropriadas. O paciente deve estar informado a respeito dos sinais que podem significar o início de infecção brônquica e estar consciente dos riscos das infecções respiratórias virais quanto à evolução para potenciais complicações. O paciente deve ser orientado a procurar orientação médica nestes casos.

QUADRO 46.7 → Diferenças e semelhanças entre asma e doença pulmonar obstrutiva crônica

CARACTERÍSTICA	ASMA	DPOC
Início	Infância	Após os 40 anos
Relação com tabagismo	Pequena	Grande
Papel da inflamação	Muito relevante	Em estudo
Dispneia	Episódica	Continuada
Sibilância	Presente na fase sintomática	Pouco frequente
Gatilhos das exacerbações	Diversos fatores ambientais: alergênios, infecções virais, mudanças climáticas e outros	Infecções respiratórias, geralmente bacterianas, e outros
Resposta ao broncodilatador	Importante	Costuma ser irrelevante
Resposta ao anti-inflamatório esteroide inalatório	Costuma ser muito boa	Pouco responsiva
Evolução	Não costuma ser progressiva	Doença progressiva
Prognóstico	Costuma ser bom	Nos estágios avançados (III e IV), é reservado

- Controle da hipoxemia (quando for o caso) com uso adequado de oxigênio suplementar, adaptando-o às condições domiciliares e ambulatoriais a fim de obter a melhor adesão possível. A individualização de um sistema de suplementação adequado com a participação ativa do paciente e da família em sua escolha é de fundamental importância. A manutenção de adequada assistência técnica, com pronta resolução dos problemas, e um sistema de vigilância rotineiro para avaliar necessidades não percebidas pelo próprio paciente são igualmente essenciais. Outra questão é o custo do tratamento. Muitos pacientes abandonam o tratamento somente por esse fator. Hoje em dia, alguns convênios e mesmo o sistema público de saúde estão se conscientizando de que o adequado fornecimento de oxigenoterapia acarreta diminuição de custos, com redução do número de internações e melhora da qualidade de vida.
- Evitação de fatores agravantes da doença.
- Alívio da ansiedade e da depressão.
- Para os pacientes com DPOC grave e prejuízo do desempenho social, a entrada em um programa de reabilitação com equipe multidisciplinar é fundamental. Nesse programa, devem estar presentes todas as abordagens educacionais mencionadas antes.

Educação e cessação do tabagismo

O sucesso das abordagens terapêuticas para cessar a drogadição pela nicotina dependerá de dois fatores cruciais: motivação do paciente para parar de fumar e manejo dos sintomas da síndrome de abstinência com reposição de nicotina associada (ou não) à psicofarmacoterapia.

O papel do médico é fundamental. Breves aconselhamentos em cada consulta (fato frequentemente esquecido) podem aumentar de forma significativa as taxas de abandono do tabaco.[16] Um aumento da taxa de abandono do tabagismo entre 1 e 3% pode ser esperado se os médicos simplesmente lembrarem em cada visita sobre a importância de abandonar o hábito (apenas uma frase). O fornecimento de um plano escrito com dicas e sugestões sobre como parar de fumar (p. ex., um panfleto) pode aumentar essas taxas entre 7 e 12%. O uso de um tempo mais longo, que envolva uma negociação mútua entre médico e paciente sobre uma data-limite para a cessação do hábito, pode elevar essa taxa para até 15%. Dependendo do contexto do paciente, esses resultados podem ser ainda melhores (p. ex., no pré-natal, após infarto do miocárdio).

Existem muitos programas para orientar os médicos a abordarem de forma sistemática e sem perda excessiva de tempo o problema do tabagismo. Um deles, o consenso de 1996 da Agency for Health Care Policy and Research (AHCPR),[17] é baseado na revisão abrangente de aproximadamente 3.000 publicações. Consiste em cinco ações: perguntar, aconselhar, identificar, apoiar, planejar. Cada etapa é planejada para durar cerca de três minutos ou menos, dependendo da situação. Tal estratégia se baseia em vários fundamentos educacionais comentados antes.

Junto com essa abordagem, o uso de tratamento farmacológico também é válido, sobretudo naqueles cujo grau de dependência é maior, o que pode ser facilmente identificado por meio do questionário de Fagerström. Em geral, após quatro semanas, as taxas de sucesso estão em torno de 30 a 50%, em comparação com 10 a 30% do grupo-placebo. Elas declinam aproximadamente pela metade após 6 a 12 meses de tratamento. Apesar disso, a eficácia em relação ao placebo ainda é maior e permanece entre diferentes populações, níveis de aconselhamento e períodos de seguimento. De todas essas abordagens, as mais importantes ainda são a insistência do médico e o nível de motivação do paciente.

Informações úteis para pacientes e profissionais

A seguir, são abordados diversos aspectos acerca da DPOC na forma de perguntas e respostas sobre questões que costumam estar presentes na abordagem desse tema por pacientes, familiares e outros interessados no assunto. Sugere-se que este material seja utilizado na divulgação para a população leiga em geral, através da imprensa e em ocasiões de interação entre universidades, hospitais, clínicas e pessoas da comunidade.

O que é educação em doença pulmonar obstrutiva crônica?

Uma intervenção educacional que propicie informações ao paciente e, principalmente, resulte na modificação do seu comportamento em relação à sua doença. O paciente deve ser conscientizado de que é portador de uma doença crônica, progressiva, que não tem cura, mas que pode ser controlada na dimensão de sintomas e nas suas consequências para a qualidade de vida.

O que é doença pulmonar obstrutiva crônica?

A DPOC é uma doença caracterizada por limitação ao fluxo aéreo, pouco responsiva aos broncodilatadores, progressiva, geralmente devida à inalação de substâncias químicas, na forma gasosa ou particulada, provenientes da queima de tabaco; há um processo inflamatório crônico associado a essa doença. O tabagismo é o principal fator relacionado com essa condição, verificando-se que um em cada cinco fumantes tem ou terá DPOC.

Por que as pessoas têm doença pulmonar obstrutiva crônica? Essa doença deve-se principalmente ao tabagismo?

A DPOC é uma doença multifatorial. Fatores genéticos e ambientais concorrem para a sua ocorrência. No entanto, não se tem como prever quem terá ou não DPOC.

Sim, o tabagismo é o principal fator de risco para DPOC, pois 85% dos pacientes são ou foram fumantes. Pelo menos 20% dos fumantes têm ou terão DPOC.

Como fazer o diagnóstico precoce da doença pulmonar obstrutiva crônica? Ou seja, qual o perfil do caso?

A busca ativa de casos deve ser feita nas pessoas que fumam e têm mais de 40 anos. A existência de sintomas aumenta a probabilidade do diagnóstico. De qualquer maneira, nessas situações, deve-se realizar uma espirometria. Se houver padrão obstrutivo, está caracterizado o diagnóstico. Sabe-se que, em fase inicial, medidas como parar de fumar e evitar a inalação de fumaças e partículas ambientais nocivas, fazer vacinas antigripais e tratar precocemente as infecções respiratórias desaceleram a evolução da doença.

Doença pulmonar obstrutiva crônica é a mesma coisa que enfisema?

A DPOC tem dois componentes: bronquite crônica e enfisema pulmonar. A bronquite crônica caracteriza-se por uma elevação do número de células produtoras de muco e de glândulas mucosas, o que leva ao aumento do volume do escarro e ao surgimento de tosse crônica ou pigarro, diariamente. No enfisema, ocorre uma degeneração do parênquima pulmonar, com perda da sua elasticidade, aumento do volume dos alvéolos e o consequente aumento de volume do pulmão. Embora o enfisema seja um dos componentes da DPOC, pelo fato de muitas vezes constituir-se no principal problema da doença, confunde-se como se fosse a própria DPOC.

> **ATENÇÃO**
>
> Enquanto a bronquite crônica é caracterizada por tosse e catarro, o enfisema manifesta-se por dispneia (falta de ar) e aumento do volume dos pulmões (tórax em barril).

O que ocorre no pulmão do paciente com doença pulmonar obstrutiva crônica?

Nas **FIGURAS 46.4** e **46.5**, pode-se ver o que ocorre no enfisema e na bronquite crônica. No enfisema, existe dilatação dos espaços aéreos distais ao bronquíolo terminal, com destruição das suas paredes; portanto, é uma doença do parênquima pulmonar. Na bronquite crônica, ocorre uma hiperplasia de células mucosas e hipertrofia das glândulas da mucosa brônquica, o que leva à hipersecreção e tosse; portanto, trata-se de uma doença da parede brônquica.

Qual a importância, frequência e mortalidade da doença pulmonar obstrutiva crônica?

Um de cada cinco fumantes, após 20 anos ou mais de tabagismo, terá DPOC; portanto, é uma doença muito frequente. Embora no Brasil, a cada ano, morram cerca de 30.000 pessoas devido à DPOC, essa frequência está caindo graças à redução da prevalência do tabagismo das últimas décadas. A DPOC é a quinta causa de morte mais comum no mundo, e a Organização Mundial da Saúde (OMS) estima que em 2020 será a terceira. É a única causa de morte que cresceu nos Estados Unidos nos últimos 40 anos.

Nas últimas décadas, o volume expiratório forçado no primeiro segundo (VEF_1) foi usado como preditor de mortalidade, mas na última década surgiram outros índices como o de BODE, que utiliza quatro medidas para pontuação, conforme mostra o **QUADRO 46.8**: B para índice de massa

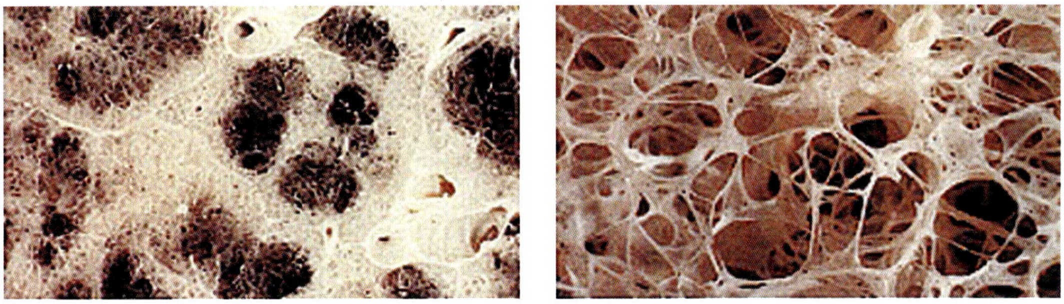

Enfisema centriacinar | Enfisema panacinar

FIGURA 46.4 → Enfisema pulmonar: dilatação dos espaços aéreos distais ao bronquíolo terminal.

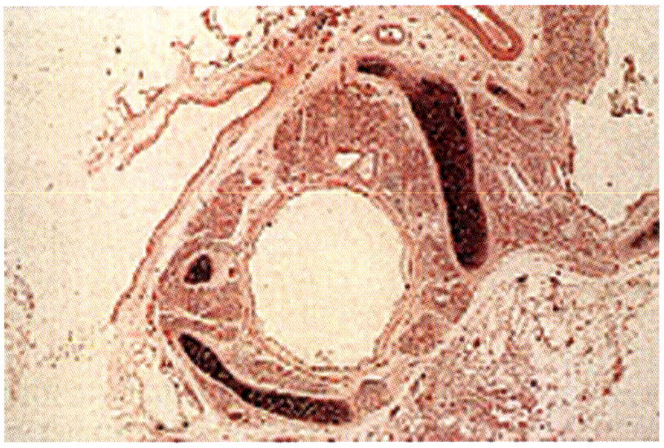

FIGURA 46.5 → Bronquite crônica: aumento da camada glandular da mucosa brônquica.

QUADRO 46.8 → Doença pulmonar obstrutiva crônica: prognóstico de mortalidade – índice de BODE*

B – Índice de massa corporal (IMC) (*Body mass*)
O – Obstrução – VEF_1
D – Dispneia – graduação pelos critérios do MRC
E – Exercício – teste da caminhada

*Utiliza-se pontuação conforme os achados.

corporal – IMC (***B****ody mass index*); O para VEF_1, que mede o grau de obstrução (***O****bstruction*); D para grau de **D**ispneia (medido pelo índice do Medical Research Council – MRC); e E para exercício (*Exercise*), medido pelo teste da caminhada dos seis minutos.

Quais são as principais concepções sobre doença pulmonar obstrutiva crônica?

Os efeitos danosos da fumaça de cigarro na mucosa dos brônquios e no parênquima pulmonar promovem uma inflamação crônica que, a longo prazo, pode gerar bronquite crônica e enfisema. Infecções respiratórias e quaisquer outras condições capazes de danificar as vias aéreas periféricas (bronquíolos) podem ter o mesmo desfecho. Também pode ocorrer enfisema devido a problemas genéticos, como é o caso da deficiência de $alfa_1$-antitripsina, e a outros fatores ambientais e ocupacionais lesivos aos pulmões.

Como ter certeza do diagnóstico de doença pulmonar obstrutiva crônica?

Um conjunto de dados – idade acima de 40 anos, história de tabagismo e sintomas respiratórios como tosse crônica e expectoração mucoide diária – leva à suspeita clínica de DPOC, achados radiológicos permitem descartar outras causas e podem demonstrar dados sugestivos da doença, mas o que confirma mesmo o diagnóstico é a presença de obstrução ao fluxo aéreo, detectada pela espirometria. Considera-se que existe obstrução ao fluxo aéreo quando a relação volume expiratório forçado no primeiro segundo/capacidade vital forçada (VEF_1/CVF), ou índice de Tiffeneau, é igual ou inferior a 0,7 ou 70%.

Por que ocorre doença pulmonar obstrutiva crônica?

Não existe apenas um fator isolado capaz de causar a doença. Entram em jogo diversas condições intervenientes: fator externo inalado (fumaça de cigarros, de queima de lenha e outras fontes), fatores genéticos que tornam o indivíduo suscetível e outros que ainda serão mais bem estudados e entendidos.

Como se classifica a doença pulmonar obstrutiva crônica quanto à gravidade?

A classificação do Global Initiative for Chronic Obstructive Lung Disease (GOLD)[18] utiliza o valor do VEF_1 como principal critério de gravidade, conforme se observa no **QUADRO 46.9**.

Como é a evolução da doença pulmonar obstrutiva crônica?

A maioria dos pacientes portadores de DPOC tem doença leve e de baixo impacto na saúde, a qual progredirá mais ra-

QUADRO 46.9 → Classificação da doença pulmonar obstrutiva crônica quanto à gravidade (é condição indispensável que a relação VEF_1/CVF seja ≤ 70%)

NÍVEL DE GRAVIDADE	VEF_1 PÓS-BRONCODILATADOR (%)
0 – Em risco	Espirometria normal/sintomas crônicos
I – Leve	80% ou mais
II – Moderada	Entre 80 e 50%
III – Grave	Entre 50 e 30%
IV – Muito grave	Abaixo de 30%/qualquer VEF_1 com IRC**

**IRC = insuficiência respiratória crônica: PaO_2 < 60 mmHg com ou sem hipercapnia ($PaCO_2$ ≥ 50 mmHg) ao nível do mar, respirando ar ambiente.

pidamente se persistirem fumando, com uma perda anual de função pulmonar (VEF_1) da ordem de 50 a 150 mL. Parando de fumar, ocorrerá desaceleração da queda funcional, ficando em um paralelismo do que acontece com pessoas que nunca fumaram.

> **ATENÇÃO**
>
> A única intervenção capaz de modificar o curso da DPOC de forma importante, em qualquer fase da doença, é deixar de fumar.

Em fases avançadas da doença, podem ser vistos insuficiência respiratória (hipoxemia), hipertensão arterial pulmonar e *cor pulmonale* crônico, bem como um grande comprometimento sistêmico consuntivo com tendência à síndrome depressiva. Nessa fase, pode haver benefício com oxigenoterapia, uso de diversos broncodilatadores associados com diferentes mecanismos de ação, reabilitação pulmonar, seleção de casos para tratamento cirúrgico (transplante, cirurgia redutora de volume) e outros procedimentos.

Quais são os objetivos do tratamento da doença pulmonar obstrutiva crônica?

O tratamento da DPOC, de maneira distinta da asma, não costuma apresentar benefícios imediatos e pode ser percebido, tanto por pacientes quanto por médicos, de maneira pouco gratificante. Os objetivos incluem redução do número de exacerbações e melhora da qualidade de vida.

Segundo o GOLD,[18] os objetivos principais do tratamento da DPOC são estes:

- Prevenir o progresso da doença.
- Aliviar sintomas.
- Melhorar a tolerância ao exercício.
- Melhorar a qualidade de vida.
- Tratar e prevenir exacerbações.
- Tratar e prevenir complicações.
- Reduzir a mortalidade.
- Evitar ou minimizar efeitos adversos.

Qual é a melhor forma de administrar medicações para pacientes com doença pulmonar obstrutiva crônica?

Geralmente, por via inalatória. As vantagens da via inalatória já foram discutidas antes neste capítulo. Algumas exceções são roflumilaste (inibidor da PDE4) e xantinas.

Quais são os medicamentos mais eficazes para doença pulmonar obstrutiva crônica?

Para alívio da dispneia, broncodilatadores. Para diminuição da tosse e expectoração, anti-inflamatórios. Para redução do número de exacerbações, tiotrópio, roflumilaste, corticoides inalatórios, entre outros. Para controle da hipoxemia, oxigênio. Para tratamento das infecções, antibióticos com eficácia contra os germes colonizantes mais comuns – *Pneumococcus*, *Haemophilus*, *Moraxella* –, sendo recomendada amoxicilina (sem ou com clavulanato) ou quinolona. Para casos mais graves, com infecções frequentes, particularmente se colonizados por *Pseudomonas*, pode-se indicar antibióticos de uso mais restrito. Se necessário, deve-se fazer cultivo do escarro e teste de sensibilidade aos antimicrobianos.

O que é exacerbação da doença pulmonar obstrutiva crônica?

Exacerbação é definida por uma piora significativa dos sintomas, em particular da dispneia, tosse e expectoração, em geral devido a uma infecção respiratória. Quando o catarro aumenta de volume e o aspecto é purulento (amarelado ou esverdeado), caracteriza-se a exacerbação infecciosa, e o paciente deve usar antibiótico imediatamente.

> **ATENÇÃO**
>
> É fundamental que o médico eduque o paciente no reconhecimento precoce de uma exacerbação de DPOC.

Quando se deve indicar oxigenoterapia contínua e por quê?

Pacientes com hipoxemia em que a PaO_2 é igual ou inferior a 55 mmHg, em fase de estabilidade da doença, respirando ar atmosférico, em repouso e ao nível do mar, devem receber oxigenoterapia continuamente, pelo menos durante 15 horas por dia. Tal intervenção aumenta o tempo de sobrevida, reduz o número de exacerbações e hospitalizações e melhora a qualidade de vida.

O que é reabilitação pulmonar para pacientes com doença pulmonar obstrutiva crônica?

A reabilitação pulmonar consiste em um programa de educação estruturado, exercícios e fisioterapia que tem mostrado resultados positivos para melhorar a capacidade de exercício e a qualidade de vida dos pacientes com DPOC grave, levando também à redução das exacerbações e hospitalizações.

> **ATENÇÃO**
>
> A reabilitação pulmonar é hoje uma intervenção importante no plano de manejo dos pacientes com DPOC, particularmente nos casos graves e muito graves.[18] Ela tem impacto na sobrevida dos pacientes e deve ser recomendada em todos os graus de DPOC!

Qual é a importância do peso corporal e da alimentação na doença pulmonar obstrutiva crônica?

Sabe-se que pacientes que perdem peso têm pior prognóstico e sobrevivem menos, ao passo que pacientes com excesso de peso costumam apresentar problemas ventilatórios, particularmente durante o sono. Os dois casos devem ser corrigidos.

Qual é o papel da cirurgia torácica no tratamento de pacientes com doença pulmonar obstrutiva crônica?

A cirurgia torácica pode contribuir para o manejo dos pacientes com DPOC grave e muito grave, principalmente mediante duas intervenções:

- Cirurgia redutora de volume: essa intervenção está indicada para pacientes portadores de DPOC com predomínio de enfisema em lobos superiores e baixa capacidade de exercício, nos quais houve esgotamento do uso das medidas habituais. Além disso, deve haver hiperinsuflação grave (capacidade pulmonar total > 120% e volume residual > 200%), VEF_1 entre 20 e 35% e perfil psicossocial adequado.
- Transplante de pulmão: esse procedimento está indicado para casos de DPOC com predomínio de enfisema, sobrevida estimada inferior a dois anos, dependência de oxigenoterapia contínua, VEF_1 abaixo de 20%, para os quais houve esgotamento das medidas terapêuticas habituais; os pacientes devem ter um perfil psicossocial muito adequado para as necessidades que envolvem todo o processo do transplante e dos cuidados pós-intervenção.

Como obter o alívio mais breve dos sintomas na exacerbação?

Não retardando a busca da assistência médica e usando com a maior brevidade broncodilatadores, corticoide sistêmico e, se necessário, antibiótico, oxigênio e outros recursos indicados.

O controle de fatores desencadeantes da exacerbação é importante?

Sempre é importante evitar ou controlar melhor os fatores potencialmente desencadeantes de exacerbações com as seguintes medidas:

- Prevenir infecções respiratórias por meio das vacinas antigripais e antipneumocócica e evitar contato com pessoas gripadas ou resfriadas.
- Lavar as mãos repetidamente (o paciente); verificar se os profissionais também o fazem.
- Evitar mudanças bruscas de temperatura.
- Evitar respirar em ambientes com alta contaminação por gases e partículas irritantes.

Qual é o papel da aminofilina na exacerbação da doença pulmonar obstrutiva crônica?

Segundo as metanálises (fonte Cochrane), não se confirmou vantagem no uso de aminofilina intravenosa na emergência ou UTI.

Qual é o papel da teofilina no tratamento de manutenção da doença pulmonar obstrutiva crônica?

Pequeno, pois até o momento nenhum ensaio clínico confirmou sua utilidade. Mas ela pode ser utilizada nos casos mais graves.

Existe algum esporte específico que auxilie no tratamento da doença pulmonar obstrutiva crônica?

Não. É muito importante a prática de exercícios para manter a musculatura hígida e o condicionamento físico, sem nenhuma especificidade. Para pacientes com quadros mais graves, os programas de reabilitação providenciam exercícios controlados por profissionais.

Pacientes com doença pulmonar obstrutiva crônica podem ter relações sexuais?

Pacientes com DPOC podem ter relações sexuais normalmente desde que tomem algumas precauções:

- Manter relações sexuais durante o dia, quando a fadiga está no nível mais baixo.

- Limpar as vias aéreas antes do ato sexual.
- Usar broncodilatador antes do ato sexual e mantê-lo ao seu alcance.
- Se o paciente é dependente de oxigênio, usar tubulação com flexibilidade.
- Não comer refeição farta ou praticar atividades forçadas antes do ato sexual.
- Utilizar posições que permitam suporte e que não dificultem a respiração.

Quais são os itens para organizar um plano de assistência do paciente com doença pulmonar obstrutiva crônica?

- Aplicar vacina antigripal para reduzir complicações da influenza e vacina antipneumocócica.
- Fazer espirometria para confirmar diagnóstico e avaliar gravidade da doença.
- Usar medicação por via inalatória.
- Quando necessário, usar broncodilatador para alívio sintomático.
- Manter broncodilatador de efeito prolongado (tiotrópio, indacaterol).
- Manter associação de corticoide inalatório e beta-agonista de longa ação.
- Utilizar oxigenoterapia contínua quando houver insuficiência respiratória.
- Realizar reabilitação pulmonar para casos com limitações de exercício.
- Instituir programa de educação em DPOC para melhorar a adesão.
- Selecionar pacientes para tratamento cirúrgico.

Pontos críticos para o manejo da doença pulmonar obstrutiva crônica

→ A medida mais importante, independentemente de quaisquer circunstâncias, é que o paciente com DPOC pare de fumar. Se tiver dificuldades para a cessação, deve ser tratado dentro de um programa especializado, e não poderá ser liberado deste até que consiga ficar, pelo menos, um ano sem fumar. Pacientes com DPOC que não conseguem parar de fumar costumam não ter adesão ao tratamento e não se beneficiar do programa estabelecido.

→ É essencial verificar o grau de adesão do paciente ao uso de medicações e ao cumprimento das medidas recomendadas para assistência da sua saúde. Baixa adesão é importante fator negativo para obtenção de resultados. A população com DPOC é particularmente mais idosa e pode ter dificuldades cognitivas que devem ser levadas em conta no momento do treinamento das medicações inalatórias.

→ Deve-se avaliar com que recursos poderá contar para o custeio do tratamento: Sistema Único de Saúde (SUS), convênio, autossustentação, ou outro.

→ É importante estabelecer em que fase de gravidade o paciente se encontra. Para isso, usa-se a classificação do GOLD (estágios de I a IV). Conforme a fase, serão utilizados os recursos de intervenção terapêutica.

→ Uma vez iniciado o programa de tratamento, deve-se avaliar periodicamente os resultados, a evolução da doença e se o paciente está de fato seguindo as recomendações.

→ É fundamental verificar a existência de comorbidades e avaliar/proceder seu controle. O setor cardiovascular deve ser particularmente muito bem revisado.

→ Há que se verificar complicações e repercussões da DPOC em setores relacionados, como é o caso da circulação pulmonar, bem como saber se existe algum grau de hipertensão arterial pulmonar (HAP). Se houver HAP, o prognóstico da DPOC é mais grave e medidas específicas deverão ser tomadas, como uso de oxigênio domiciliar contínuo e vasodilatadores da circulação pulmonar.

→ Em se tratando de situações mais graves, é necessário definir se o paciente poderá ou não se beneficiar de tratamento cirúrgico, desde cirurgias para recuperação funcional, como bulectomia e cirurgia redutora de volume pulmonar, até transplante de pulmão.

Aerossolterapia

Treinamento do paciente no uso dos dispositivos de liberação de aerossóis

A melhor forma de administrar medicações para asma é, definitivamente, por via inalatória, sob a forma de aerossol. Existem três tipos de dispositivos:

- Nebulímetros dosimetrados.
- Inaladores de pó seco.
- Nebulizadores.

O aerossol é uma suspensão de partículas microscópicas sólidas ou fluidas em um gás, podendo variar em forma, densidade ou tamanho (0,01 a 100 μm). Uma névoa (*mist*) é um aerossol de partículas líquidas, enquanto uma poeira e uma fumaça são aerossóis de partículas sólidas. A deposição dos aerossóis nos pulmões depende do tamanho das partículas (FIGURA 46.6). Enquanto partículas com diâmetros entre 0,5 e 3 μm depositam-se nas vias aéreas inferiores, as maiores do que 10 μm impactam na boca, na faringe e nas vias aéreas superiores, e as menores do que 0,5 μm tendem a permanecer dispersas no ar em deslocamento, não sendo sedimentadas.

O uso de espaçadores é recomendado principalmente para crianças, mas também para adultos com dificuldade na coordenação da inspiração com a administração do fármaco (FIGURA 46.7). Os espaçadores preferíveis são os de grande volume (maiores do que 600 mL) e valvulados (FIGURA 46.8).

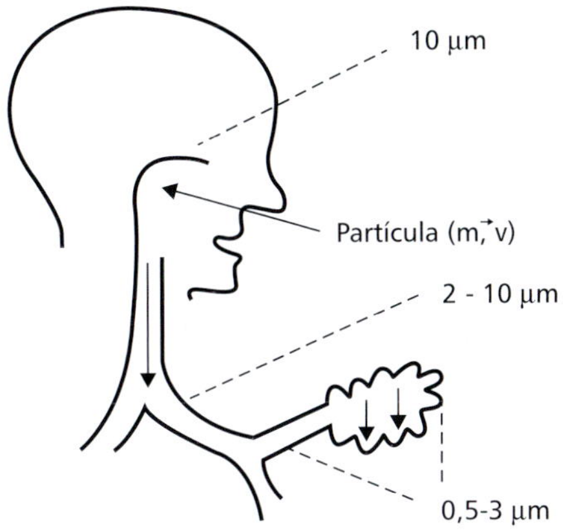

FIGURA 46.6 → Deposição de partículas nas vias aéreas e pulmões, conforme seu tamanho.

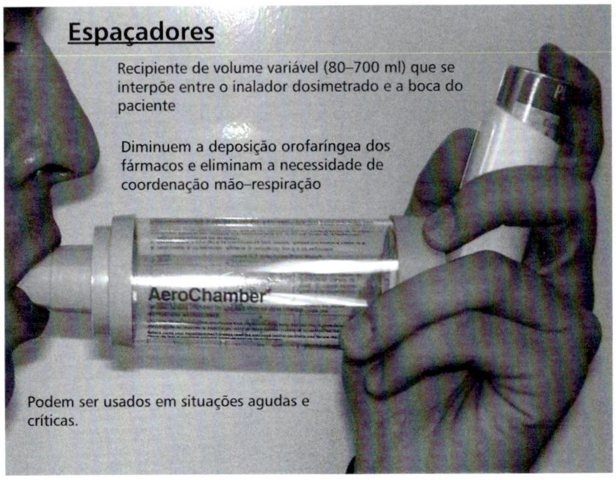

FIGURA 46.7 → Uso do espaçador para melhor eficácia do nebulímetro.

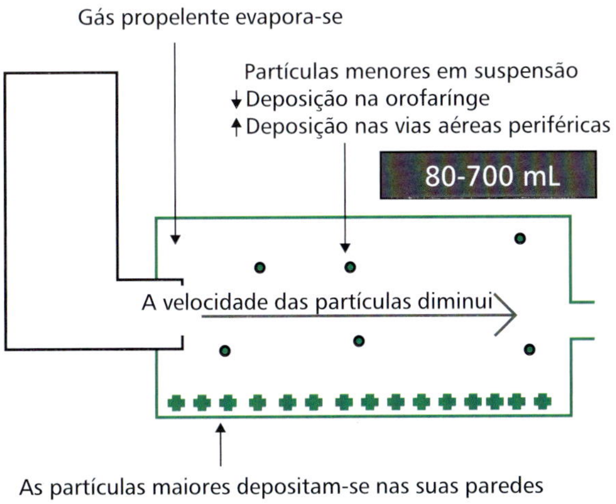

FIGURA 46.8 → Vantagens do uso do espaçador para aerossolterapia com nebulímetro dosimetrado.

Devem, idealmente, possuir um volume mínimo de 300 mL e apresentar um formato cônico, com a base acoplada à bombinha e o vértice à boca do paciente. Uma alternativa de baixo custo é a confecção doméstica com dois frascos de refrigerante de 600 mL, vazios, cortados pela metade, preservando os bocais e adaptando um deles à forma do bocal do nebulímetro, aquecendo levemente a extremidade em água morna.

Dispositivos para administração de fármacos por inalação e instruções para seu uso

Nebulímetros dosimetrados (bombinhas)

Produzem um aerossol heterodisperso e, por isso, necessitam um sistema que permita que as partículas do aerossol apresentem tamanhos mais adequados para a deposição no sistema respiratório inferior. Os espaçadores foram introduzidos para diminuir a deposição orofaríngea dos fármacos e eliminar a necessidade de coordenação mão-respiração. Com seu uso, a eficácia dos nebulímetros torna-se equivalente aos melhores sistemas de nebulização.

O uso de nebulímetros dosimetrados (FIGURAS 46.9 e 46.10) é mais prático e barato do que a nebulização, pois esta implica equipamento de maior porte e que exige fonte de energia elétrica ou gás comprimido. Enquanto o nebulímetro pode ser transportado facilmente pelo paciente, o nebulizador requer condições especiais para uso fora do domicílio. Os novos inaladores que contêm HFA para substituir aqueles com CFC apresentam a vantagem de já formarem uma partícula com tamanho adequado para deposição pulmonar.

Etapas do uso do nebulímetro:

1. Retirar a tampa.
2. Acoplar o dispositivo ao espaçador.
3. Agitar o dispositivo.
4. Expirar normalmente.
5. Colocar o espaçador na boca e fechar os lábios em torno do bocal.
6. Disparar um jato do nebulímetro coordenando o acionamento do dispositivo no início da inspiração lenta e profunda.
7. Fazer pausa pós-inspiratória de 5 a 10 segundos.
8. Repetir aplicação se necessário após 15 a 30 segundos.

Caso a utilização do nebulímetro seja feita sem espaçador, deve-se posicionar a saída do bocal verticalmente 2 a 3 cm (dois dedos) de distância da boca. Pode ficar entre os lábios, mas isso aumenta a deposição oral. Isso é minimizado pelo uso de bombinhas com HFA.

Inaladores de pó seco

Constituem outra maneira de inalação de fármacos na forma de partículas micronizadas (menores do que 5 μm) junto com partículas carreadoras de lactose (maiores do que 30 μm) ou partículas micronizadas ligadas entre si em agrupamentos que se dispersam após o esforço inalatório do paciente.

As vantagens dessa modalidade são o baixo custo, o fato de não utilizar gás propelente (CFC), não necessitar

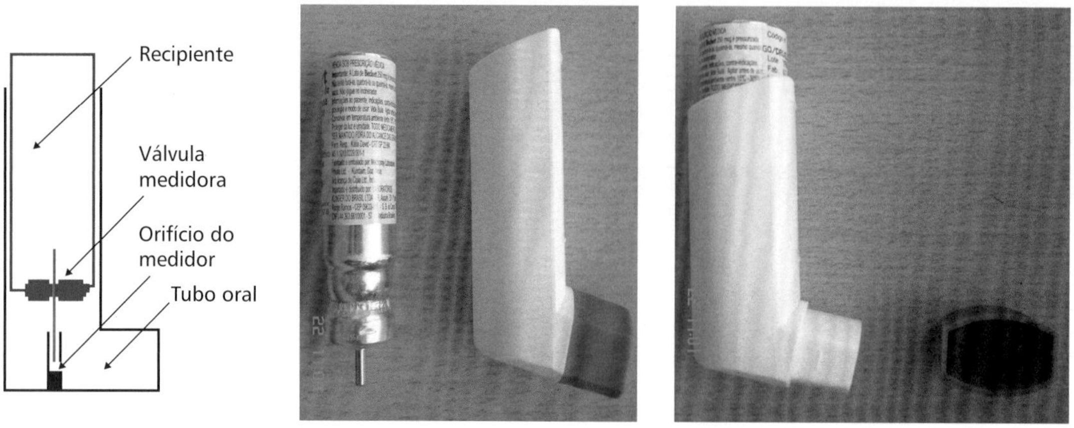

FIGURA 46.9 → (A) Nebulímetro dosimetrado - componentes. (B) Nebulímetro dosimetrado – pronto para uso.

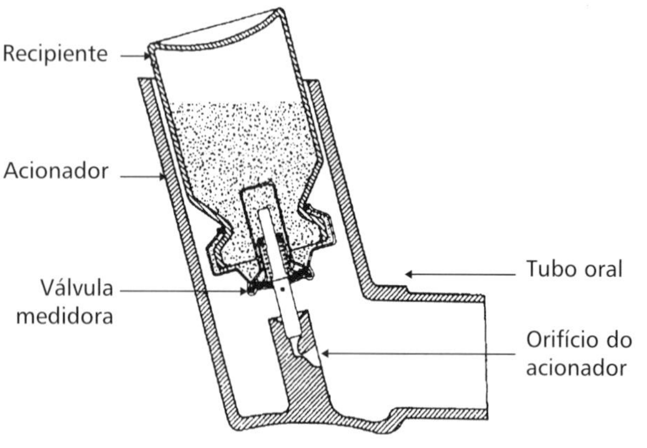

FIGURA 46.10 → Vista longitudinal de um inalador dosimetrado.

do uso de espaçadores nem de uma coordenação tão eficiente quanto o nebulímetro. No entanto, seu uso pode não ser eficaz quando houver dificuldades na realização de uma força inspiratória mínima para a geração de partículas inaláveis, o que pode ocorrer particularmente em crianças e idosos.

Etapas do uso do inalador de pó seco:

Preparo da dose

1. Diskus (**FIGURA 46.11**): abrir o inalador rodando o disco no sentido anti-horário. Em seguida, puxar sua alavanca para trás até escutar um clique.
2. Turbuhaler (**FIGURA 46.12**): retirar a tampa, manter o dispositivo na vertical, girar a base no sentido anti-horário e depois no sentido horário até ouvir o clique.
3. Inaladores de pó em cápsula (Aerolizer) (**FIGURA 46.13**): retirar a tampa do inalador, colocar uma cápsula e perfurá-la, comprimindo uma vez o dispositivo acionador das agulhas e soltando-o.

Instruções de uso

1. Expirar normalmente e colocar o inalador na boca.
2. Inspirar o mais rápido e profundo possível.
3. Fazer pausa pós-inspiratória de 10 segundos.
4. No caso dos inaladores de pó em cápsula, após inalação do produto, verificar se há resíduos de pó na cápsula. Em caso positivo, repetir as manobras anteriores.

Nebulizadores

Podem ser acionados com jato de ar ou ultrassônicos. Nos primeiros (**FIGURA 46.14**), um jato sob alta pressão é canali-

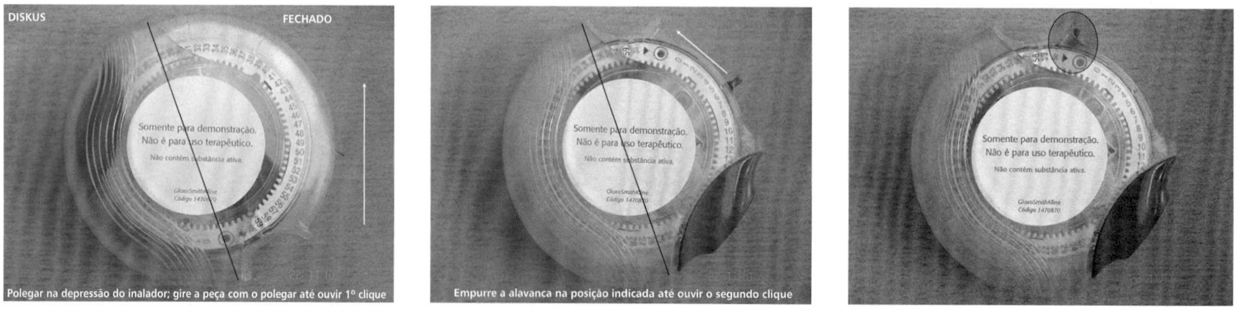
DISKUS
FECHADO
Polegar na depressão do inalador; gire a peça com o polegar até ouvir 1º clique
Empurre a alavanca na posição indicada até ouvir o segundo clique
Somente para demonstração.
Não é para uso terapêutico.
Não contém substância ativa.

FIGURA 46.11 → (A) Inaladores de pó seco (Diskus). (B) Inaladores de pó seco (Diskus). (C) Inaladores de pó seco (Diskus).

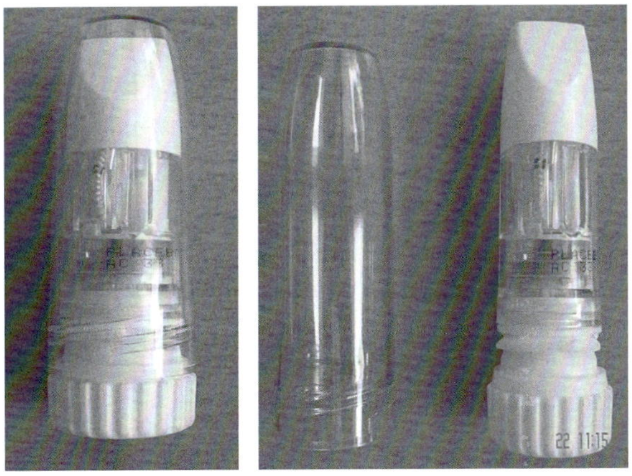

FIGURA 46.12 → Turbuhaler.

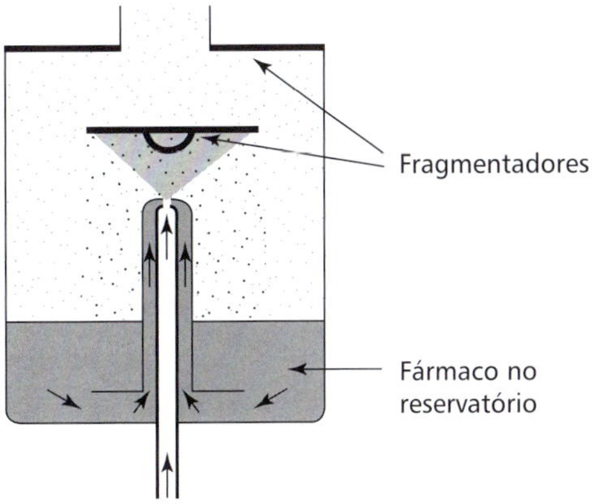

FIGURA 46.14 → Nebulizadores.

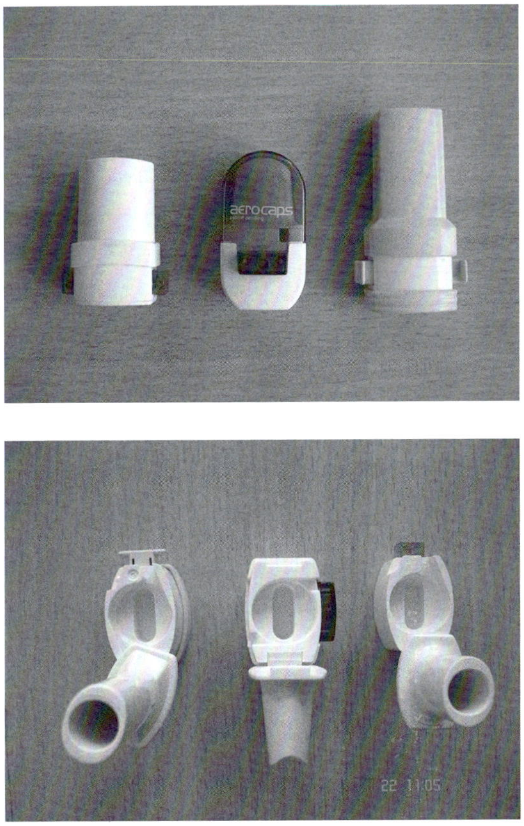

FIGURA 46.13 → (A) Inaladores de pó seco. (B) Inaladores de pó seco.

zado para um orifício estreito onde ocorre o encontro com o líquido a ser aerossolizado, que aí pode chegar por capilaridade. À medida que a solução é succionada para a corrente gerada pelo jato de ar, as partículas vão fragmentar-se ainda mais ao se chocarem com um anteparo. Como o tamanho das partículas tende a ser inversamente proporcional ao fluxo de gás, nebulizadores com baixa pressão produzem partículas maiores, que podem ser inadequadas para a aerossolterapia.

Um nebulizador ultrassônico usa um vibrador de cristal piezelétrico em alta frequência (acima de 1 MHz) para criar um aerossol. O transdutor de cristal converte eletricidade em som. Este é focado no líquido imediatamente acima dele. Se a frequência é alta o suficiente e a amplitude do sinal forte o bastante, a crista da onda de oscilação rompe a superfície do líquido e cria um gêiser de gotículas.

Instruções de uso

1. Colocar no copo do nebulizador a solução (fármaco, medido em gotas associado a 3 a 4 mL de soro fisiológico em temperatura próxima à corporal).
2. Ajustar a máscara na face.
3. Respirar de forma profunda e lenta, pela boca, durante o tempo planejado ou até acabar a solução.

Referências

1. Kern DE, Cole KA. Patient education, behaviour, change and compliance. In: Barker RL, Burton JR, Zieve PD, editors. Principles of ambulatory medicine. 5th ed. Baltimore: Lippincott Williams & Wilkins; 1999. p. 41-62.

2. Wallston KA, Wallston BS, DeVellis R. Development of the multidimensional health locus of control (MHLC) scales. Health Educ Behav. 1978;6(1):160-70.

3. Prochaska JO, DiClemente CC, Norcross JC. In search of how people change: applications to addictive behaviors. Am Psychol. 1992;47(9):1102-14.

4. Bandura A. Self-efficacy theory: toward a unifying theory of behavioral change. Psychol Rev. 1977;84(2):191-215.

5. Mcnabb WL, Elpren EH. Behaviour modification in COPD. In: Cherniak NS, editors. Chronic obstructive pulmonary disease. Philadelphia: Saunders; 1991. p. 535-41.

6. Flint LS Jr, Billi JE, Kelly K, Mandel L, Newell L, Stapleton ER. Education in adult basic life support training programs. Ann Emergency Med. 1993;22(2 Pt 2):468-74.

7. Brookfield SD. Andragogy: alternative interpretations and applications. In: Brookfield SD. Understanding and facilitating adult learning: a comprehensive analysis of principles and effective practices. San Francisco: Jossey-Bass; 1986. p. 90-122.

8. Cohen S, Lichtenstein E. Partner behaviors that support quitting smoking. J Consult Clin Psychol. 1990;58(3):304-9.

9. Coyne JC, DeLongis A. Going beyond social support: the role of social relationships in adaptation. J Consult Clin Psychol. 1986;54(4):454-60.

10. Rothman KJ. Modern epidemiology. Boston. Little, Brown; 1986.

11. Strachan DP, Cook DG. Health effects of passive smoking. 6. Parental smoking and childhood asthma: longitudinal and case-control studies. Thorax. 1998;53(3):204-12.

12. Corrêa da Silva LC. Tratamento da asma: estudo de casos e atualização. Revista AMRIGS. 2005;49(2):86-93.

13. Ulrik CS, Frederiksen J. Mortality and markers of risk of asthma death among 1,075 outpatients with asthma. Chest. 1995;108(1):10-5.

14. Thomson NC, Chaudhuri R, Livingston E. Asthma and cigarette smoking. ERJ. 2004;24(5):822-33.

15. Celli BR. Standards for the optimal management of COPD: a summary. Chest. 1998;113(4 Suppl):283S-7S.

16. Cummings SR, Rubin SM, Oster G. The cost-effectiveness of counseling smokers to quit. JAMA. 1989;261(1):75-9.

17. The Agency for Health Care Policy and Research Smoking Cessation Clinical Practice Guideline. JAMA. 1996;275(16):1270-80.

18. Rabe KF, Hurd S, Anzueto A, Barnes PJ, Buist SA, Calverley P, et al. Global strategy for the diagnosis, management and prevention of chronic obstructive pulmonary disease: GOLD executive summary. Am J Respir Crit Care Med. 2007;176(6):532-55.

Leituras recomendadas

American Thoracic Society. Chronic bronchitis, asthma and pulmonary emphysema. Am Rev Respir Dis. 1987;136:224-5.

Anthonisen NR, Skeans MA, Wise RA Manfreda J, Kanner RE, Connett JE, et al. The effects of a smoking cessation intervention on 14.5-year mortality: a randomized clinical trial. Ann Intern Med. 2005;142(4):233-9.

Barnes PJ, Stockley RA. COPD: current therapeutic interventions and future approaches. Eur Respir J. 2005;25(6):1084-106.

Center for Disease Control and Prevention (CDC). Asthma: United States, 1982-1992. MMWR Morb Mortal Wkly Rep. 1995;43(51-52):952-5.

Corrêa da Silva LC, Corrêa da Silva LM, Hetzel JL. Manual de educação em asma do Pavilhão Pereira Filho. Porto Alegre: [s.n]; 2005.

Corrêa da Silva LC, Hetzel JL, organizadores. Asma brônquica: manejo clínico. Porto Alegre: Artmed; 1998.

Evans D. To help patients control asthma the clinician must be a good listener and teacher. Thorax. 1993;48(7):685-7.

Fernandes ALG, Cabral ALB, Faresin SM, organizadoras. I Consenso Brasileiro de Educação em Asma. J Pneumol. 1996;22 Supl 1:1-24.

Fletcher C, Peto R. The natural history of chronic airflow obstruction. Br Med J. 1977;1(6077):1645-8.

Global Initiative for Asthma (GINA) [Internet]. [S.l.: s.n; 2011] [capturado em 21 jun. 2011]. Disponível em: http://www.ginasthma.com.

II Consenso Brasileiro sobre Doença Pulmonar Obstrutiva Crônica – DPOC. J Pneumol. 2004;30 Supl 5: S1-S42.

IV Diretrizes Brasileiras para o Manejo da Asma. J Bras Pneumol. 2006;32 Supl 7: S447-74.

McNabb WL, Cook S. Asthma education in adults. In: Barnes PJ, editor. Asthma. Philadelphia: Lippincott-Raven; 1997.

Ministério da Saúde. Secretaria Nacional de Assistência à Saúde. Instituto Nacional do Câncer. Coordenação Nacional de Controle do Tabagismo e Prevenção Primária de Câncer (Contapp). Ajudando seu paciente a deixar de fumar. Rio de Janeiro: INCA; 1997.

National Institutes of Health. Global initiative for asthma: global strategy for asthma management and prevention. Proceedings of an NHLBI/WHO workshop, National Heart, Lung and Blood Institute publication no. 95-3659; 1995.

Partridge MR. Asthma education: more reading or more viewing? J R Soc Med. 1986;79(6):326-8.

Pneumonias Intersticiais Difusas

47

Adalberto Sperb Rubin
Ana Luiza Moreira
Geraldo Resin Geyer

Introdução

As doenças pulmonares intersticiais difusas (DPIDs) compreendem um grupo heterogêneo de afecções em que o interstício pulmonar é predominantemente afetado. Embora numerosas, são classificadas no mesmo grupo por apresentarem achados clínicos, radiológicos e funcionais semelhantes. Dentre as DPIDs, as chamadas pneumonias intersticiais difusas são um grupo peculiar, cujo comprometimento intersticial costuma ser homogêneo com relação ao acometimento do parênquima pulmonar. Neste capítulo, são discutidos conceitos gerais sobre a avaliação, o diagnóstico e a terapêutica das DPIDs, bem como a abordagem das pneumonias intersticiais difusas mais frequentes.

Classificação

As DPIDs podem ser agudas, crônicas ou recorrentes. As doenças crônicas, em geral, são não infecciosas. As mais comuns são fibrose pulmonar idiopática, sarcoidose, doença pulmonar intersticial associada a colagenoses, pneumoconioses, pneumonia de hipersensibilidade e doenças induzidas por drogas. Algumas DPIDs podem ser recorrentes, como a pneumonia em organização criptogênica, a pneumonia de hipersensibilidade e a pneumonia eosinofílica crônica.

As DPIDs podem ter causa definida/conhecida (exposições ambientais e ocupacionais, fármacos, colagenoses, doenças infecciosas, neoplasias) ou, mais frequentemente, causas desconhecidas (histiocitose de células de Langerhans, linfangioliomiomatose e outras).

> **ATENÇÃO**
>
> As DPIDs também podem ser classificadas em quatro categorias: DPIDs de causas ou associações conhecidas, pneumonias intersticiais idiopáticas, doenças granulomatosas e outras.[1] A vantagem deste esquema é colocar em uma categoria à parte as pneumonias intersticiais idiopáticas (FIGURA 47.1).

História e exame físico

Apresentação clínica

Pacientes com DPID costumam consultar por dispneia progressiva ou tosse persistente, geralmente não produtiva. A história detalhada fornece as informações mais relevantes nos casos de DPIDs. A presença de exposições ocupacional ou domiciliar, o uso de medicações fibrogênicas para o pulmão, história de doenças sistêmicas (p. ex., colagenoses, neoplasias) são questões que devem, obrigatoriamente, ser pesquisadas. A duração dos sintomas agudos (dias, semanas) *versus* crônicos (meses, anos), bem como a progressão da doença, devem ser analisadas. A avaliação de radiografias anteriores pode demonstrar a presença de doença não diagnosticada previamente por meses ou anos.

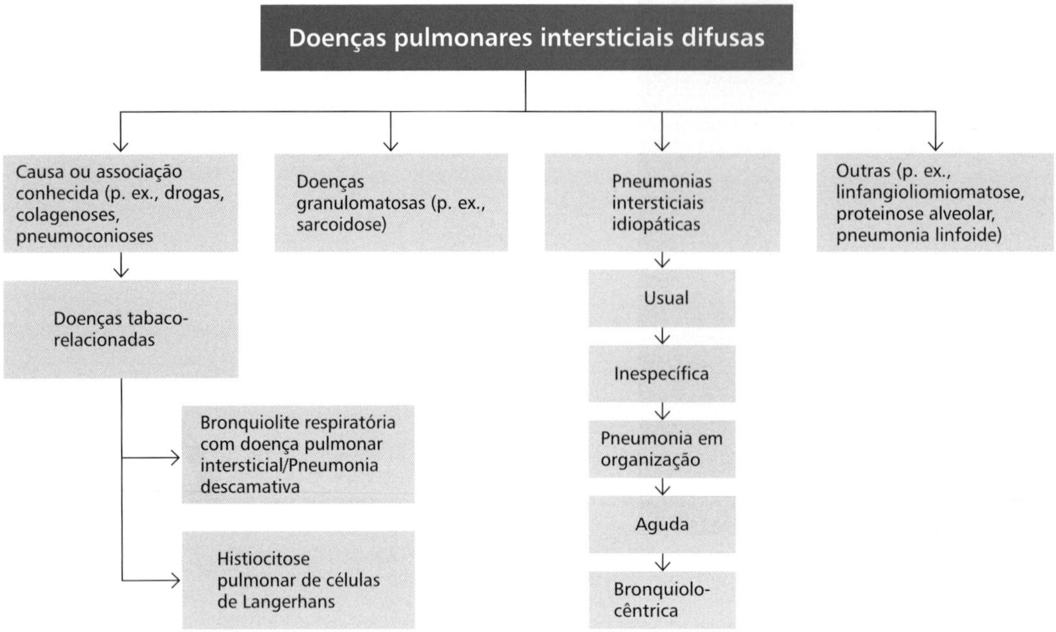

FIGURA 47.1 → Classificação das doenças pulmonares intersticiais difusas.

Avaliação inicial

A avaliação inicial deve incluir história e exame físico completos, seguidos de testes laboratoriais, testes hematológicos de rotina, radiografia de tórax, tomografia computadorizada (TC) de alta resolução, testes de função pulmonar incluindo difusão e medida da SpO_2 no esforço e gasometria arterial.[2]

Algumas DPIDs são mais comuns em certos grupos etários. Linfangioliomiomatose, doenças intersticiais associadas a colagenoses e histiocitose de células de Langerhans são mais comuns em indivíduos abaixo dos 50 anos. A fibrose pulmonar idiopática é rara abaixo dos 50 anos; a sarcoidose incide em qualquer idade, porém, metade dos casos ocorre em pacientes com menos de 40 anos. Sarcoidose, DPIDs associadas a colagenoses e pneumonia de hipersensibilidade predominam em mulheres, já a fibrose pulmonar idiopática predomina no sexo masculino na proporção de 2:1. Devido à exposição ocupacional, os homens têm maior risco de desenvolver pneumoconioses. A linfangioliomiomatose e a manifestação pulmonar da esclerose tuberosa ocorrem exclusivamente em mulheres, em geral em idade fértil. O tabagismo pode alterar tanto o desenvolvimento da DPID quanto o seu curso. Doenças intersticiais são estatisticamente mais prevalentes em fumantes.

A associação entre refluxo, microaspiração e lesão pulmonar crônica não está bem caracterizada. Alguns estudos observaram maior frequência de doença do refluxo gastresofágico em portadores de fibrose pulmonar idiopática, porém a relação de causa e efeito é incerta. Um número crescente de drogas afeta adversamente os pulmões, com morbidade e mortalidade significativas. Diversos fármacos antineoplásicos novos estão sendo acrescentados ao arsenal terapêutico, e muitos resultam em lesões pulmonares, frequentemente agudas. As manifestações clínicas, radiológicas e histológicas dessas lesões costumam ser inespecíficas. Casos familiares correspondem a 0,5 a 2,0% dos casos de fibrose pulmonar idiopática.

Exame físico

Um exame físico detalhado deve ser feito em todos os pacientes com doença pulmonar intersticial, buscando especialmente dados que sustentem as hipóteses de doenças sistêmicas – sobretudo as colagenoses – como causadoras do comprometimento pulmonar. Achados extrapulmonares podem estreitar os diagnósticos diferenciais. Outros achados de particular relevância nas doenças pulmonares intersticiais são os estertores em velcro, grasnidos e o hipocratismo digital, achado que sugere fibrose de padrão usual.

O exame do setor cardiológico costuma ser normal, exceto em fases avançadas das doenças fibrosantes, quando então surge hiperfonese de segunda bulha e, mais tardiamente, elevação das pulsações venosas jugulares, sopros de insuficiência pulmonar e tricúspide e impulsão do ventrículo direito com galope de terceira bulha. A hipertensão pulmonar pode acompanhar qualquer colagenose, em especial a esclerodermia (ver Capítulo "Colagenoses").

Função pulmonar e exercício

O padrão espirométrico característico das doenças intersticiais é o restritivo, com redução da capacidade vital (CV) que é, em geral, proporcionalmente maior do que aquela do volume residual (VR). Como consequência, a capacidade pulmonar total (CPT) costuma ser menos reduzida do que a CV, e a relação VR/CPT pode ser maior do que o normal.

A capacidade de difusão (DCO) é tipicamente reduzida nas doenças pulmonares intersticiais e representa o teste mais sensível de função respiratória nessas condições.

Quedas da PaO_2 e saturação de O_2 são observadas em muitos casos de doença pulmonar intersticial em repouso e especialmente no exercício. Os testes de função pulmonar têm papel essencial na determinação de gravidade e resposta ao tratamento nas diversas doenças pulmonares intersticiais. A DCO é o teste que melhor reflete a extensão da fibrose pulmonar idiopática. Diversos investigadores têm identificado uma DCO basal reduzida como o melhor preditor de mortalidade na fibrose pulmonar idiopática e na pneumonia intersticial não específica. Os testes de função pulmonar são comumente utilizados para monitorar a evolução e a resposta ao tratamento nas doenças pulmonares intersticiais. Os testes de exercício nessas doenças podem envolver teste cardiopulmonar incremental ou feito em carga constante, bem como testes mais simples, como o de caminhada ou o do degrau.

Radiografia e tomografia de tórax

Muitas vezes, a DPID é evidenciada por achados anormais de infiltração difusa ou redução de volume na radiografia simples de tórax. As principais características dessas afecções são observadas no exame tomográfico de tórax. Os principais padrões tomográficos encontrados nas DPIDs são opacidades nodulares, padrão de árvore em brotamento, opacidades lineares e reticulares, lesões císticas, opacidades em vidro fosco, consolidações e atenuação em mosaico. O reconhecimento de tais padrões tomográficos e sua distribuição, bem como das características clínicas que acompanham essas anormalidades, direciona para o diagnóstico mais provável de DPID. As alterações radiológicas também são fundamentais para selecionar e direcionar o tipo de biópsia tecidual a ser obtida.

Exames complementares

Os exames de rotina incluem hemograma, velocidade de sedimentação globular, proteína C-reativa, ureia, creatinina, glicemia, cálcio, fósforo, desidrogenase láctica, transaminases oxalacética (TGO) e pirúvica (TGP), fosfatase alcalina, creatinofosfoquinase (CPK), aldolase, fator antinuclear (FAN), fator reumatoide (FR) e urina I. Havendo suspeita de pneumonia de hipersensibilidade, solicita-se a dosagem de anticorpos precipitantes (precipitinas IgG) para um painel de antígenos causadores ou suspeitos. Na suspeita de colagenoses, se o FAN for positivo ($\geq$ 1:160), deve-se solicitar exames de acordo com a suspeita clínica:

a. Suspeita de lúpus eritematoso sistêmico: anti-dsDNA, anti-Sm, anti-U1 snRNP, anti-Ro e anti-La
b. Suspeita de doença mista do tecido conjuntivo (DMTC): anti-U1 RNP
c. Suspeita de síndrome de Sjögren: anti-Ro, anti-La
d. Suspeita de esclerodermia: anti-Scl-70 (ou topoisomerase I) e anticentrômero
e. Polimiosite/dermatomiosite: anti-Jo-1
f. Em caso de suspeita forte de colagenose com FAN negativo: anti-SSA, anti-SSB, anti-Jo-1 e anticorpos antifosfolipídeos
g. Se CPK/aldolase elevadas ou FAN positivo: anti-Jo-1
h. Se FR positivo, anti-CCP e radiografia de mãos e pés

Biópsia transbrônquica

A decisão de indicar broncoscopia ou biópsia cirúrgica é tomada conforme o padrão tomográfico, a idade do paciente e o estado funcional. Em pacientes com padrão nodular e padrão de consolidação em vidro fosco, o rendimento da biópsia transbrônquica (BTB) é elevado. Por outro lado, em portadores de padrão reticular com faveolamento, em mosaico, e na suspeita de vasculites, o rendimento é baixo.

Lavado broncoalveolar

Não existem estudos indicando o quanto a realização do lavado broncoalveolar (LBA) aumentaria a taxa de diagnósticos, considerando-se a probabilidade diagnóstica baseada nos dados clínicos e tomográficos. Também não há estudos comparando o rendimento isolado do LBA e da BTB.

Biópsia cirúrgica

Biópsias pulmonares cirúrgicas (BPCs) são obtidas em 10 a 30% dos casos de doenças pulmonares intersticiais, com as porcentagens maiores sendo observadas em centros de referência. A decisão de realização de biópsia cirúrgica deve ser tomada em casos mais difíceis, após consulta a um centro de referência ou a um colega experiente.

A prática de observar piora clínica e radiológica, com ou sem uso empírico de corticoides antes da obtenção de uma biópsia, é condenável porque retarda o diagnóstico, reduz a probabilidade de que a doença seja corretamente identificada e, não raro, resulta em tratamentos desnecessários e inadequados. Os achados típicos de fibrose pulmonar idiopática na TC de alta resolução são suficientemente característicos para seu diagnóstico, tornando desnecessária a biópsia pulmonar cirúrgica. Entretanto, a sensibilidade e a especificidade dos achados tomográficos para o diagnóstico de fibrose pulmonar idiopática variam dependendo da população estudada e da habilidade de quem os interpreta.

O papel da biópsia pulmonar pode ser fundamental para a confirmação ou exclusão de diagnósticos alternativos, como sarcoidose, pneumonia de hipersensibilidade, carcinomatose linfática ou presença de uma doença ocupacional.[3] Em pacientes com quadro subagudo de febre, emagrecimento, hemoptise ou doença progressiva, sem diagnóstico por métodos menos invasivos, a BPC não deve ser postergada. Os padrões histológicos das pneumonias intersticiais permitem, além do diagnóstico, o estabelecimento de prognóstico. Na presença de doença fibrosante progressiva, não definida pelos demais dados, deve-se suspeitar de fibrose pulmonar idiopática atípica. Tais casos devem ser biopsiados. Nessa situação, o diagnóstico de outra condição que não fibrose pulmonar idiopática (p. ex., pneumonia intersticial não específica fibrótica, pneumonia de hipersensibilidade) pode permitir estabilização ou melhora com o tratamento.

Biópsia transcutânea

A biópsia transcutânea (guiada por ultrassom ou tomografia) pode facilmente determinar o diagnóstico em pacientes com consolidações/massas pulmonares periféricas.

Conduta terapêutica

> **ATENÇÃO**
>
> A terapêutica empregada para as diversas doenças pulmonares intersticiais depende do seu diagnóstico específico, tendo cada entidade uma rotina terapêutica apropriada.[4]

Em muitos casos nos quais a doença se encontra em fase avançada (fibrótica) e o diagnóstico específico não é possível, a conduta deve ser individualizada, evitando-se danos iatrogênicos.

Pneumonias intersticiais idiopáticas

> **ATENÇÃO**
>
> As pneumonias intersticiais idiopáticas constituem um grupo heterogêneo de doenças pulmonares de causa desconhecida, decorrentes de dano ao parênquima pulmonar, resultando em graus variáveis de inflamação e fibrose.[5]

Histologicamente, essas pneumonias são divididas nas seguintes categorias: pneumonia intersticial aguda, usual, inespecífica, descamativa, bronquiolite respiratória com doença pulmonar intersticial, pneumonia em organização criptogênica e pneumonia intersticial linfoide.

A *pneumonia intersticial usual*, conhecida clinicamente como fibrose pulmonar idiopática, é caracterizada por áreas de fibrose intercaladas com áreas de parênquima normal, focos de fibrose ativa (denominados focos fibroblásticos), faveolamento e distribuição da fibrose nas regiões subpleurais. Ela é o substrato anatomopatológico da fibrose pulmonar idiopática, mas pode eventualmente ter outras causas.

A *pneumonia intersticial não específica* é caracterizada por inflamação e/ou fibrose de distribuição homogênea. Ela é a pneumonia intersticial mais comum em portadores de colagenoses, sendo tambémm expressão frequente de lesão pulmonar por drogas e da pneumonia de hipersensibilidade. A sobrevida dos portadores de fibrose pulmonar idiopática varia entre dois e cinco anos, e a sobrevida é maior em pacientes com pneumonia intersticial inespecífica, mesmo entre aqueles pacientes com achados mistos na biópsia.

A *pneumonia intersticial aguda (síndrome de Hamman-Rich)* caracteriza-se por achados anatomopatológicos de dano alveolar difuso na biópsia pulmonar, em geral em fase proliferativa, sem causa aparente, como sepse, trauma, aspiração, infecção, colagenose ou uso de fármacos.

A *pneumonia em organização* (anteriormente chamada de bronquiolite obliterante com pneumonia em organização – BOOP) caracteriza-se por fibrose intraluminal em organização nos espaços aéreos distais, embora haja algum grau de inflamação intersticial. A pneumonia em organização de causa não infecciosa pode não ter causa aparente (idiopática) ou ser decorrente do uso de fármacos, de radiação ou de colagenoses, além de diversas outras situações menos frequentes. O prognóstico, em geral, é bom.

A *pneumonia intersticial descamativa* e a *bronquiolite respiratória associada à doença intersticial pulmonar* são doenças associadas ao tabagismo e caracterizadas por acúmulo de macrófagos nos alvéolos e bronquíolos respiratórios. A bronquiolite respiratória é um achado incidental muito comum em fumantes, consistindo no acúmulo de macrófagos pigmentados dentro dos bronquíolos respiratórios e alvéolos adjacentes.

A *pneumonia linfoide* é uma doença linfoproliferativa, que pode ser classificada no grupo de outras, quando sem causa ou associação aparente, ou no grupo de causas ou associações conhecidas, quando associada a colagenoses, infecção pelo vírus da imunodeficiência adquirida (HIV), imunodeficiência comum variável e outras.

Doenças intersticiais pulmonares

Fibrose pulmonar idiopática (FPI)

É a doença intersticial mais frequente, tendo o padrão histológico de pneumonia intersticial usual como seu substrato anatomopatológico.[6] Acomete indivíduos entre 50 e 70 anos, sendo mais comum em fumantes, e não tem predominância por sexo ou raça. Os sinais e sintomas mais usuais são tosse seca e dispneia progressivas, acompanhados de estertores em velcro inicialmente basais e hipocratismo digital.

O padrão radiológico de infiltrado bilateral reticulonodular e redução da CPT é o mais frequente. A TC de tórax torna mais clara a presença de faveolamento progressivo, junto a bronquiolectasias de tração (**FIGURA 47.2**). Na função pulmonar, a presença de distúrbio restritivo associado à redução na medida do coeficiente de difusão é o padrão. Nos testes de exercício, é comum a ocorrência precoce de dessaturação, mesmo no teste da caminhada de seis minutos ou do degrau.

> **ATENÇÃO**
>
> O diagnóstico definitivo de FPI é baseado na biópsia pulmonar a céu aberto, sendo que a presença de padrão histológico de pneumonia intersticial usual em conjunto com as características clínicas comprova o diagnóstico. Em pacientes nos quais não é possível obter uma amostra do tecido, um diagnóstico de FPI pode ser feito com um alto grau de confiança para aqueles com todos os quatro critérios maiores e, pelo menos, três dos quatro critérios menores descritos no **QUADRO 47.1**.

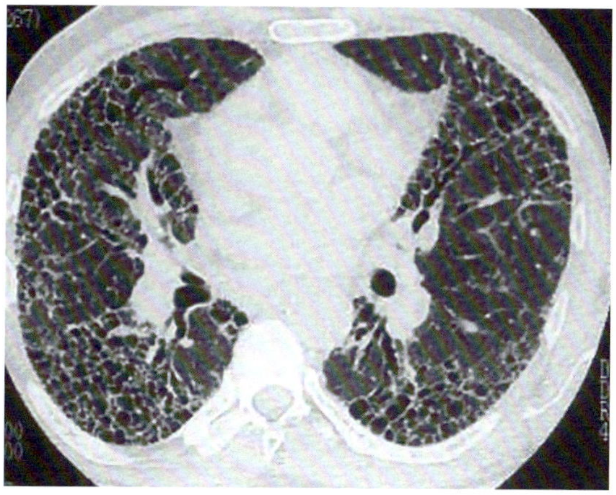

FIGURA 47.2 → TC em um caso de fibrose pulmonar idiopática.

QUADRO 47.1 → Diagnóstico de fibrose pulmonar idiopática

Critérios diagnósticos maiores:
1. Exclusão de outras causas conhecidas de doença pulmonar intersticial
2. Função pulmonar anormal com evidência de restrição (capacidade vital forçada reduzida, frequentemente associada a uma relação volume expiratório forçado no primeiro segundo/capacidade vital forçada – VEF_1/CVF – elevada) e troca gasosa anormal ($PA\text{-}aO_2$ elevada) em repouso ou no exercício, ou DCO reduzida
3. Anormalidades reticulares bibasilares e faveolamento, com opacidades em vidro fosco mínimas na TC de alta resolução e
4. Biópsia transbrônquica ou LBA não evidenciando nenhum achado de diagnóstico alternativo

Critérios diagnósticos menores:
1. Idade superior a 50 anos
2. Início insidioso de dispneia inexplicada aos esforços
3. Duração dos sintomas de três meses ou mais e
4. Estertores inspiratórios bibasilares, do tipo velcro

O estabelecimento do diagnóstico de FPI é importante devido ao prognóstico reservado, com mediana de sobrevida de dois a três anos. A evolução da doença é acompanhada pelo quadro clínico, pela deterioração de provas funcionais e pelo aumento do comprometimento radiológico.

Até o presente momento, o único tratamento com reais evidências de efetividade é o transplante pulmonar. Os consensos mais recentes ainda preconizam o emprego de terapia tríplice com corticoides, imunossupressores e antioxidantes (QUADRO 47.2).

Os critérios de resposta ao tratamento são apresentados no QUADRO 47.3.

Outras medidas como reabilitação pulmonar, oxigenoterapia e sedação da tosse, também são utilizadas com frequência em casos de fibrose pulmonar progressiva e sintomática. O transplante de pulmão tem sido indicado e realizado com sucesso em diversos centros, sendo muitas vezes a única alternativa terapêutica indicada para casos avançados.

QUADRO 47.2 → Tratamento de fibrose pulmonar idiopática

Corticoides:
- Prednisona 0,5 mg/kg/dia por 4 semanas
  - 0,25 mg/kg/dia por 8 semanas
  - 0,125 mg/kg/dia ou 0,25 mg/kg em dias alternados

Azatioprina:
- 2 a 3 mg/kg/dia (máx. 150 mg/dia) ou
- Ciclofosfamida 2 mg/kg/dia (máx. 150 mg/dia)

N-acetilcisteína:
- 600 mg 3x/dia

QUADRO 47.3 → Critérios de resposta ao tratamento em fibrose pulmonar idiopática

Seis meses de tratamento
- Falência: suspender tratamento, substituir imunossupressor ou considerar transplante pulmonar.
- Resposta ou estabilização: manter tratamento com as mesmas doses

12 meses de tratamento
- Falência: suspender tratamento ou considerar transplante pulmonar
- Resposta ou estabilização: manter tratamento com as mesmas doses

18 meses de tratamento
- Resposta ou estabilização: manter tratamento indefinidamente

Pneumonia intersticial não específica

O diagnóstico de pneumonia intersticial não específica exige colaboração entre os clínicos, radiologistas e patologistas (QUADRO 47.4). Uma cuidadosa avaliação é necessária para diferenciar a pneumonia intersticial não específica idiopática das condições clínicas associadas a um padrão histológico de pneumonia intersticial não específica, como colagenoses, pneumonia de hipersensibilidade, drogas, infusões e imunossupressão, incluindo HIV.[7] Ela é o padrão histológico mais

QUADRO 47.4 → Diagnóstico de pneumonia intersticial não específica

- Doença difusa (dados clínicos, funcionais, radiológicos)
- TC de alta resolução: padrão em vidro fosco/reticular sem faveolamento em lobos inferiores, bilateral
- Doença do tecido conjuntivo aparente ou oculta – presente → diagnóstico clínico
- Outras possíveis causas presentes (pneumonia de hipersensibilidade, drogas, tabagismo): broncofibroscopia com BTB e LBA
- Possíveis causas ausentes → broncopneumonia
- Discussão multidisciplinar

comum encontrado nas colagenoses, incluindo esclerose sistêmica progressiva, polimiosite e dermatomiosite, síndrome de Sjögren, artrite reumatoide e DMTC. Também pode ser a manifestação inicial de diversas doenças reumatológicas.

Os sinais e sintomas da pneumonia intersticial não específica são semelhantes aos da FPI, embora muitas vezes associados a sintomas de colagenoses (FIGURA 47.3). A evolução costuma ser mais lenta, assim como se observam melhor prognóstico e resposta terapêutica. Os casos de pneumonia intersticial não específica apresentam melhor resposta à combinação entre corticoterapia e imunossupressores, sendo este o tratamento padrão. Alguns podem evoluir de maneira insatisfatória, exigindo terapêutica mais agressiva no futuro, inclusive transplante pulmonar.

Pneumonia intersticial aguda (PIA)

A PIA é uma doença pulmonar intersticial caracterizada por dano alveolar difuso, proliferação fibroblástica e fibrose intersticial, de causa inaparente. O achado radiológico de infiltrado simétrico difuso bilateral costuma ser confundido com a síndrome da distrição respiratória do adulto (SDRA) (FIGURA 47.4).

A doença é rapidamente progressiva (< 2 meses), com frequência levando à insuficiência renal aguda. Febre é observada na metade dos casos. A presença de bronquiectasias de tração em áreas de atenuação aumentada sugere fase tardia, que pode ser observada após 7 dias do início do quadro. Lesões císticas podem surgir após 30 dias do início da doença. Devem ser excluídas doenças intersticiais crônicas que podem agudizar com dano alveolar difuso. A biópsia transbrônquica pode mostrar achados de dano alveolar difuso, mas a biópsia cirúrgica costuma ser necessária para o diagnóstico.

O tratamento da PIA é de suporte ventilatório, invasivo ou não. O diagnóstico e o tratamento mais precoce parecem resultar em melhor prognóstico. A maioria dos clínicos usa corticoides em doses diárias de metilprednisolona de 2 a 4 mg/kg, embora não haja evidências conclusivas. Alguns prescrevem pulsos diários por três dias de metilprednisolona seguidos por 1 mg/kg/dia de metilprednisolona intravenosa ou prednisona oral. Alguns autores sugerem associar ciclofosfamida. Em oito séries, incluindo 105 pacientes, a mortalidade foi de 54%.

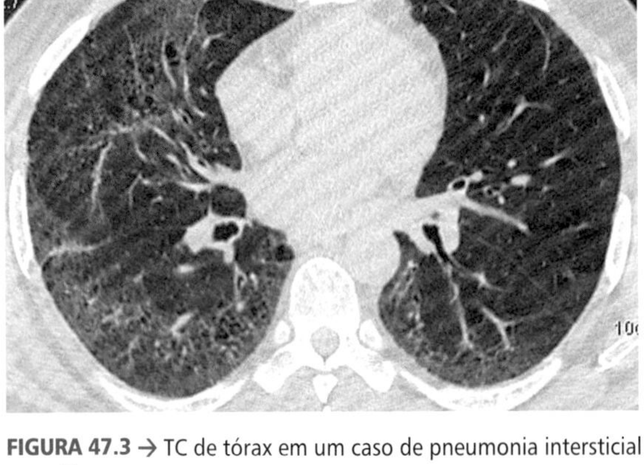

FIGURA 47.3 → TC de tórax em um caso de pneumonia intersticial não específica.

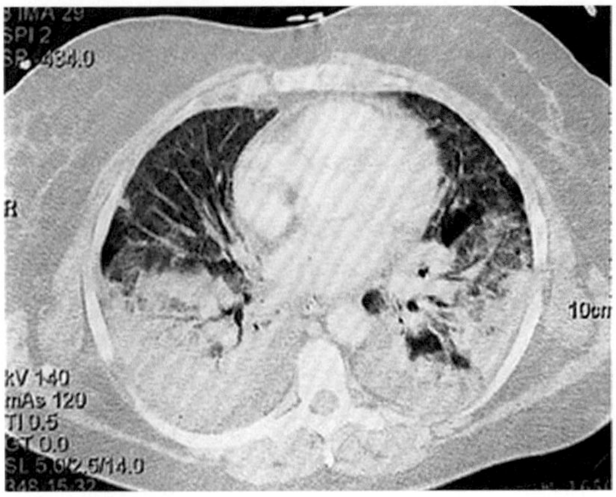

FIGURA 47.4 → Pneumonia intersticial aguda.

Pneumonia em organização

A pneumonia em organização é um padrão histológico inespecífico, que pode ser encontrado em diversas condições.[8] Quando idiopática e associada à bronquiolite, a pneumonia em organização é comumente denominada BOOP. Pode ser uma reação associada a neoplasias, granulomatoses infecciosas e vasculites, bem como ser um achado menor em pneumonia de hipersensibilidade e pneumonia intersticial não específica. As pneumonias em organização são comuns em pneumonias em fase de resolução ou organizadas, doença do tecido conjuntivo e toxicidade por drogas e aspiração crônica.

A doença costuma se desenvolver após um quadro semelhante ao da gripe, acompanhado de fadiga, tosse não produtiva, dispneia e perda de peso, as quais duram várias semanas, lembrando tuberculose. A radiografia mostra consolidações, muitas vezes bilaterais, com ou sem febre e sem resposta à antibioticoterapia instituída (FIGURA 47.5). Essas características, em conjunto com exame físico inespecífico, costumam retardar o diagnóstico em 4 a 10 semanas. As provas funcionais, em geral, são normais ou pouco alteradas, na dependência da extensão do comprometimento pulmonar. A comprovação diagnóstica é feita por biópsia, embora, nas situações em que a suspeita clínica é muito forte, um teste terapêutico positivo possa solidificar tal hipótese.

Em cerca de dois terços dos casos a resolução é completa, permanecendo sinais da pneumonia em organização em apenas um terço deles. Embora sejam frequentes as taxas de remissão completa, um número significativo de pacientes apresentará recidiva em alguns meses após a suspensão da corticoterapia. Nesses casos, um esquema terapêutico de manutenção com doses baixas de prednisona ou ciclofosfamida é indicado. A terapia costuma ser iniciada com predni-

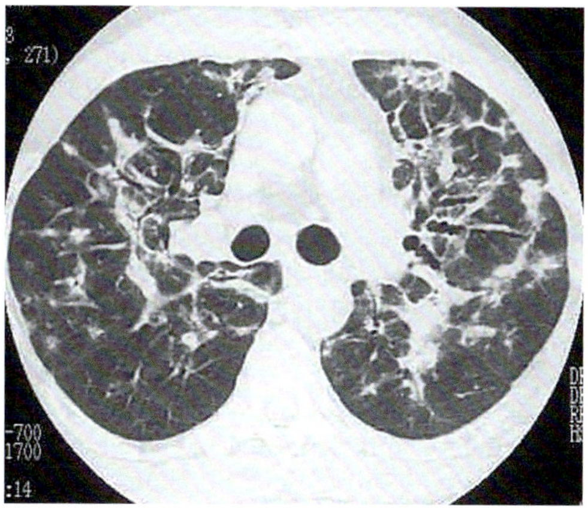

FIGURA 47.5 → Aspecto radiológico de pneumonia organizante.

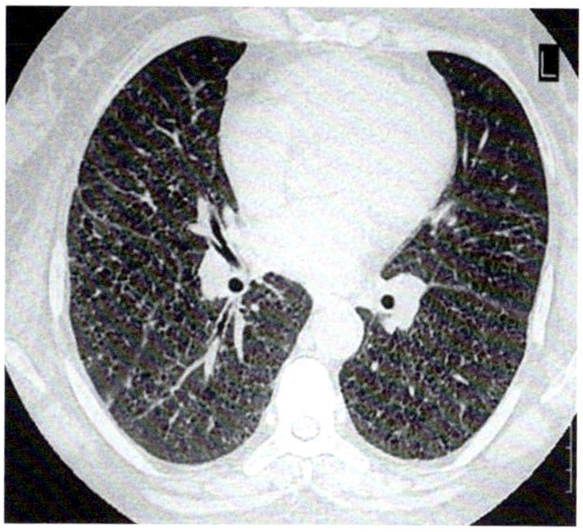

FIGURA 47.6 → Pneumonia intersticial descamativa.

sona em 1,0 a 1,5 mg/kg/dia, por 4 a 8 semanas. Se o paciente estiver estável, ou melhorar, a dose de prednisona é gradualmente reduzida para 0,5 a 1,0 mg/kg/dia.

Pneumonia intersticial descamativa

A pneumonia intersticial descamativa (PID) é uma das doenças intersticiais consideradas tabaco-dependentes, embora também possa, raramente, estar associada a exposições ocupacionais.[9] Os achados histológicos mais comuns são o espessamento alveolar septal difuso, a hiperplasia dos pneumócitos do tipo II e o acúmulo intra-alveolar intenso de macrófagos. Hipocratismo ocorre em 25 a 50% dos pacientes. Opacidades em vidro fosco estão invariavelmente presentes na PID, e são bilaterais, simétricas e predominantes nas regiões basais e periféricas na metade dos casos **(FIGURA 47.6)**.

A evolução para fibrose não ocorre na doença pulmonar intersticial associada à bronquiolite respiratória (BR-DPI), mas não é incomum na PID. O infiltrado reticular é basal, associado à distorção anatômica, bronquiectasias de tração e pequenos cistos periféricos. Na PID, o LBA mostra, além dos macrófagos pigmentados, linfócitos ou neutrófilos aumentados, com ou sem eosinófilos. As alterações funcionais são, em geral, mais importantes do que as observadas na BR-DPI.[7] A DCO está geralmente reduzida.[9]

Um diagnóstico definitivo de doença pulmonar intersticial pode ser estabelecido apenas por biópsia pulmonar cirúrgica, já que, quando há predominância de vidro fosco em lobos inferiores, não é possível distinguir de maneira confiável a PID da pneumonia intersticial não específica ou da BR-DPI grave por critérios clínicos radiológicos e broncoscópicos, ou mesmo da pneumonia de hipersensibilidade em fumantes.

A PID apresenta um prognóstico muito superior ao das outras pneumonias intersticiais. A sobrevida em 10 anos é de cerca de 70%, com muitos casos apresentando remissão espontânea, mesmo sem tratamento. Uma resposta inicial à corticoterapia é observada em quase todos os pacientes. Uma grande parcela entra em remissão da doença, sendo que os demais manterão acompanhamento e corticoterapia por tempo indeterminado. Não são raros, no entanto, os relatos de pacientes que apresentam persistência do infiltrado, mesmo após o abandono do tabagismo. Nessas situações, pode persistir alguma alteração funcional, determinando, em casos mais graves, sintomas clínicos persistentes.

Pneumonia de hipersensibilidade

A pneumonia de hipersensibilidade (PH) envolve um grupo de doenças pulmonares causadas pela inalação de vários materiais antigênicos que são geralmente orgânicos.[9] As três maiores categorias de antígenos que causam PH são agentes microbianos, proteínas animais e substâncias químicas de baixo peso molecular.[2-4] Dentre os agentes microbianos, citam-se as bactérias, os fungos e as amebas. Embora a PH seja classicamente associada à exposição a antígenos, a inalação de alguns compostos químicos de baixo peso molecular também pode provocar a doença, possivelmente após conjugação com proteínas humanas. Na história, é importante avaliar se o paciente é fumante – o fumo protege contra o desenvolvimento de PH.

A apresentação clínica pode ser aguda, subaguda ou crônica, de acordo com as características biológicas do agente inalado, a intensidade e a frequência da exposição, a intensidade da resposta imunológica do paciente e as sequelas da reação inflamatória. A forma aguda é semelhante a um quadro gripal. Os sintomas se iniciam dentro de 4 a 8 horas após a exposição em indivíduos sensibilizados e incluem febre, mialgias, cefaleia, mal-estar, tosse e dispneia.

Ao exame físico, estertores bilaterais podem ser detectados. Os achados laboratoriais são de pouco auxílio. Os achados radiológicos têm correlação pobre com a intensidade dos sintomas e com as alterações funcionais e de troca gasosa. Frequentemente, essas são extensas apesar de poucos achados radiológicos aparentes ou mesmo alterações radiológicas inexistentes. O achado tomográfico mais comum são alterações em vidro fosco (até 75% dos casos).

A forma subaguda resulta de uma exposição menos intensa, mas contínua a antígenos inalados, em geral, no ambiente doméstico, como exposição a pássaros e mofo. Os principais sintomas são dispneia aos esforços, fadiga, tosse com expectoração mucoide, anorexia, mal-estar e perda de peso. A TC de alta resolução mostra nódulos centrolobulares esparsos, opacidades em vidro fosco e aprisionamento de ar lobular (mais bem evidenciado em expiração). Opacidades em vidro fosco e nódulos costumam indicar lesões reversíveis. A extensão do aprisionamento de ar correlaciona-se diretamente com o VR, expressão da bronquiolite, e a extensão das áreas de vidro fosco correlaciona-se diretamente com a CVF e com a extensão da pneumonia intersticial.

Na forma crônica, o principal sintoma é a dispneia de exercício. Pode-se encontrar hipocratismo digital, o que sugere progressão, mesmo afastada a exposição. Na TC de alta resolução, os achados podem ser superponíveis aos encontrados na fibrose pulmonar idiopática. Porém, a possibilidade de PH deve ser considerada na presença de acometimento preferencial de lobos superiores, ou em terços médios, achados associados de nódulos centrolobulares, ou áreas de vidro fosco fora das regiões de fibrose ou diversas áreas de aprisionamento de ar lobular e presença peribrônquica de fibrose ou vidro fosco.

Na forma clássica, a biópsia pulmonar mostra inflamação intersticial crônica com infiltração de células plasmáticas, mastócitos, histiócitos e linfócitos em geral com granulomas não necrosantes malformados. A pneumonia intersticial se apresenta como uma pneumonia inespecífica, com aparência temporal uniforme, inicialmente se distribuindo nas regiões peribronquiolares. A fibrose intersticial, com frequência, está presente em extensão variável.

A descrição dos três achados histológicos adiante pode ser considerada diagnóstica desta entidade, mesmo na ausência de uma exposição conhecida:

1. Pneumonia intersticial crônica temporalmente uniforme com predomínio peribronquiolar
2. Granulomas não necróticos e/ou acúmulo de histiócitos epitelioides
3. Focos de bronquiolite obliterante

O diagnóstico de PH é feito por associação de diversos achados: exposição identificada por história, achados clínicos, radiológicos e funcionais compatíveis, e LBA com linfocitose acima de 30%. A biópsia com achados característicos pode ser conclusiva isoladamente.

O afastamento do antígeno é a chave para o tratamento. Na forma aguda, apenas o afastamento da exposição pode ser suficiente para a resolução da doença. Nos casos crônicos, a persistência do antígeno, seja por impossibilidade seja pela não determinação do agente causal, pode determinar um prognóstico desfavorável.

O tratamento preconizado para PH, baseado em experiências clínicas, é com corticoides. A posologia recomendada, para todas as formas dessa doença, é prednisona 0,5 a 1,0 mg/kg de peso ideal (não ultrapassar 60 mg/dia). A dose é mantida por uma a duas semanas, sendo, em seguida, reduzida e retirada lentamente nas próximas duas a quatro semanas.

Se as anormalidades pulmonares recorrem ou pioram durante a fase de redução da dose do corticoide, o tratamento deve ser mantido indefinidamente. Sempre é necessário investigar se o paciente está mantendo exposição ao agente causal. Uma piora, entretanto, pode ser observada após a retirada do corticoide em pacientes que se afastaram da exposição. Os pacientes com PH em fase fibrosante podem ser tratados com imunossupressor, associado ao corticoide, em regime semelhante ao utilizado na FPI, com aparente estabilidade; porém, excetuando-se os casos com padrão de pneumonia inespecífica, respostas objetivas não são observadas. Na PH em geral, em pacientes com achados clínicos indicativos de hiper-responsividade brônquica, o uso de broncodilatadores associados a corticoides inalados pode estar indicado (FIGURA 47.7).

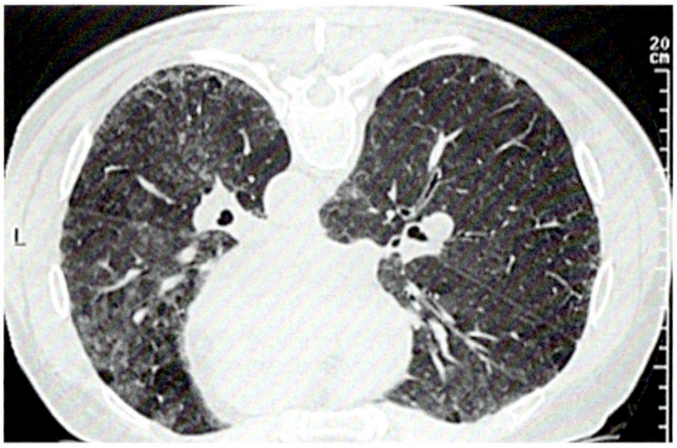

FIGURA 47.7 → TC em um caso de pneumonia de hipersensibilidade.

Referências

1. American Thoracic Society. Idiopathic pulmonary fibrosis: diagnosis and treatment. International consensus statement. American Thoracic Society (ATS), and the European Respiratory Society (ERS). Am J Respir Crit Care Med. 2000;161(2 Pt 1):646-64.

2. American Thoracic Society, European Respiratory Society. American Thoracic Society/European Respiratory Society international multidisciplinary consensus classification of the idiopathic interstitial pneumonias. This joint statement of the American Thoracic Society (ATS), and the European Respiratory Society (ERS) was adopted by the ATS board of directors, June 2001 and by the ERS Executive Committee, June 2001. Am J Respir Crit Care Med. 2002;165(2):277-304.

3. Wells AU, Hirani N. Interstitial lung disease guideline. Thorax. 2008;63(Suppl 5):1-58.

4. King TE. Approach to diagnosis and management of the idiopathic interstitial pneumonias. In: Mason RJ, editor. Murray and Nadel's textbook of respiratory medicine. 4th ed. Philadelphia: Saunders; 2005.

5. Raghu G. Interstitial lung disease. In: Goldman L, Ausiello D, editors. Cecil medicine. 23rd ed. Philadelphia: Saunders Elsevier; 2008.

6. Katzenstein AL, Mukhopadhyay S, Myers JL. Diagnosis of usual interstitial pneumonia and distinction from other fibrosing interstitial lung diseases. Hum Pathol. 2008;39(9):1275-94.

7. Travis WD, Hunninghake G, King TE Jr, Lynch DA, Colby TV, Galvin JR, et al. Idiopathic nonspecific interstitial pneumonia: report of an American Thoracic Society project. Am J Respir Crit Care Med. 2008 ;177(12):1338-47.

8. Cordier JF. Cryptogenic organising pneumonia. Eur Respir J. 2006;28(2):422-46.

9. Lima MS, Coletta EN, Ferreira RG, Jasinowodolinski D, Arakaki JS, Rodrigues SC, et al. Subacute and chronic hypersensitivity pneumonitis: histopathological patterns and survival. Respir Med. 2009;103(4):508-15.

Leituras recomendadas

Collard HR, King TE. Approach to the diagnosis of diffuse parenchymal lung disease. In: Lynch III JP, editor. Interstitial pulmonary and bronchiolar disorders. New York: Informa Healthcare; 2008. p. 1-12.

Elicker B, Pereira CA, Webb R, Leslie KO. High-resolution computed tomography patterns of diffuse interstitial lung disease with clinical and pathological correlation. J Bras Pneumol. 2008;34(9):715-44.

Flaherty KR, King TE Jr, Raghu G, Lynch JP 3rd, Colby TV, Travis WD, et al. Idiopathic interstitial pneumonia: what is the effect of a multidisciplinary approach to diagnosis? Am J Respir Crit Care Med. 2004;170(8):904-10.

Ryu JH, Myers JL, Capizzi SA, Douglas WW, Vassallo R, Decker PA. Desquamative interstitial pneumonia and respiratory bronchiolitis-associated interstitial lung disease. Chest. 2005;127(1):178-84.

Pneumopatias por Fármacos

48

Adalberto Sperb Rubin
Paulo Roberto Goldenfum

Introdução

Com o constante surgimento de novos medicamentos e o aumento da possibilidade de interações medicamentosas, tem merecido atenção especial o diagnóstico das pneumopatias induzidas por fármacos.[1] Medicamentos como quimioterápicos, antimicrobianos, drogas ilícitas, fármacos cardiovasculares, anti-inflamatórios, elementos transfusionais, contrastes radiográficos e uma miscelânea de outros fármacos podem provocar alterações pulmonares.[2] O diagnóstico é de exclusão com outras doenças intersticiais. A retirada do fármaco ou fator causal, muitas vezes resolve o processo de agressão ao parênquima pulmonar.

Apresentação clínica

> **ATENÇÃO**
>
> O comprometimento intersticial pulmonar é o mais comum. Ocorrem dois tipos de apresentação clínica: uma forma subaguda, que pode se tornar crônica, evoluindo para fibrose, e uma forma aguda, que pode ser reconhecida como "síndrome de hipersensibilidade".

Pneumopatias induzidas por fármacos cardiovasculares

Um número considerável de fármacos cardiovasculares apresenta potencial de induzir algum tipo de toxicidade pulmonar. Quatro tipos diferentes de injúria já foram identificados: pneumonite intersticial crônica, bronquiolite obliterante, síndrome da distrição respiratória do adulto e nódulos ou opacidades pulmonares. O diagnóstico diferencial com insuficiência cardíaca e tromboembolismo pulmonar deve sempre ser considerado.

Amiodarona

A amiodarona é um potente antiarrítmico, sendo a toxicidade pulmonar seu efeito adverso mais sério, podendo evoluir para fibrose crônica.[3] A incidência de toxicidade pulmonar é de cerca de 5 a 15%, com mortalidade em torno de 10 a 20%.[4]

A apresentação clínica se caracteriza por início insidioso de tosse não produtiva, dispneia e perda de peso. A radiografia de tórax evidencia opacidades intersticiais focais ou difusas, que ficam mais nítidas na tomografia computadorizada (TC) de tórax **(FIGURA 48.1)**. A pneumonite intersticial geralmente é diagnosticada após 60 dias do início do tratamento com dose superior a 400 mg/dia de amiodarona.[4] Além da dose, o uso por mais de dois meses, idade avançada, doença pulmonar e cirurgia prévia são fatores de risco para

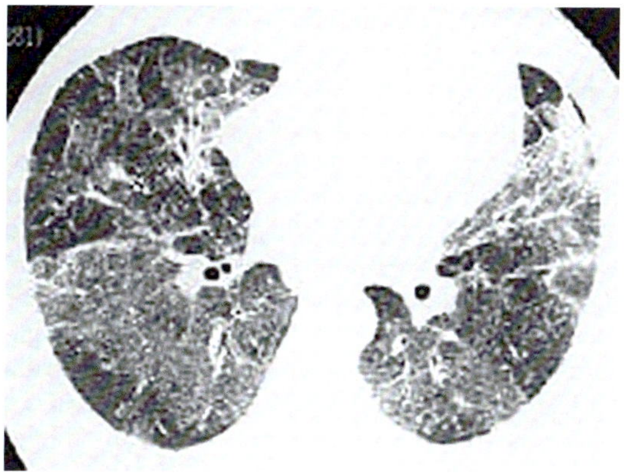

FIGURA 48.1 → Toxicidade pulmonar por amiodarona.

o desenvolvimento da pneumopatia. Pode ocorrer queda superior a 20% na difusão. O tratamento consiste na retirada do fármaco e no uso de prednisona.[5] O prognóstico costuma ser favorável. Nos casos avançados de fibrose por amiodarona com irreversibilidade das lesões, está indicado o transplante de pulmão.

Inibidores da enzima conversora da angiotensina II

Os inibidores da enzima conversora da angiotensina II induzem tosse seca, persistente e noturna. Em torno de 3 a 20% dos pacientes precisam cessar o tratamento. O captopril raramente está associado ao desenvolvimento de pneumonite intersticial difusa, porém têm sido descritas pneumonite de hipersensibilidade e pneumonite eosinofílica.

Betabloqueadores

Os betabloqueadores não causam doenças pulmonares, porém exacerbam as doenças de base, como doença pulmonar obstrutiva crônica, asma e hipertensão portopulmonar. Os betabloqueadores não seletivos (propranolol) causam broncoconstrição em indivíduos suscetíveis.

Procainamida

Entre 10 e 20% dos pacientes em uso de procainamida por mais de dois meses podem apresentar uma síndrome lúpus eritematoso sistêmico-símile. Ocorrem febre, artralgias, miosites, erupções, vasculite, serosite e fenômeno de Raynaud. Há relatos do surgimento de derrame pleural.

Quinidina

A quinidina possui efeitos tóxicos em vários órgãos, podendo desenvolver síndrome lúpus eritematoso sistêmico-símile com quadro de pleurite, miastenia grave e pneumonite intersticial aguda.

Pneumopatias induzidas por anti-inflamatórios

Os anti-inflamatórios podem desencadear vários tipos de toxicidade pulmonar.

Anti-inflamatórios não esteroidais (AINEs)

Os AINEs são medicamentos de uso rotineiro na prática clínica diária, sendo empregados em quase todas as especialidades médicas. A forma mais comum de toxicidade pulmonar é a pneumonia de hipersensibilidade, sendo que todos os fármacos deste grupo podem ocasioná-la. A apresentação clínica é de tosse, dispneia, febre e dor torácica. Infiltrado pulmonar bilateral é a manifestação radiológica mais frequente. A velocidade de sedimentação globular (VSG) está aumentada e pode ocorrer eosinofilia sanguínea. A retirada do fármaco e a corticoterapia são medidas necessárias para a reversão da toxicidade.

Metotrexato

O Metotrexato é o fármaco mais comumente usado em pacientes com artrite reumatoide. As alterações pulmonares podem ocorrer mesmo com doses baixas do medicamento.[6] É comum a ocorrência de infecção respiratória devido à imunossupressão. Pneumonite aguda pode ocorrer por mecanismo tipo hipersensibilidade ao metotrexato. Há reversão do quadro na maioria dos casos com o uso de corticoides. O risco de ocorrer pneumonite durante o tratamento com metotrexato é de 0,3 a 11,6%. A apresentação clínica se caracteriza por dispneia, febre, tosse, cianose e presença de estertores crepitantes ao exame físico. Hipoxemia e distúrbio restritivo são observados na gasometria arterial e nos testes de função pulmonar. A radiografia de tórax demonstra um infiltrado intersticial bilateral, linfadenopatia hilar e padrão reticulonodular. A TC de tórax de alta resolução pode evidenciar uma apresentação em vidro fosco e eventualmente alterações fibróticas. O tratamento exige a retirada do medicamento, e o uso de prednisona (50 mg/dia) é importante nos casos mais graves.

Anticorpo monoclonal anti-TNF

O uso de anti-TNF em alguns casos pode evoluir para severa pneumonia organizante e óbito. Pode haver desenvolvimento de tuberculose ou reativação de doença latente.

Ouro

É utilizado no tratamento da artrite reumatoide, podendo ocasionar, em 1% dos casos, comprometimento pulmonar, como a pneumonia de hipersensibilidade. É dose-dependente (acima de 500 mg), e o quadro clínico é de tosse, dispneia e estertores crepitantes ao exame físico. A retirada do fármaco e o uso de corticóide sistêmico são as medidas indicadas como tratamento.

Penicilamina

O uso deste fármaco pode causar bronquiolite obliterante em pacientes portadores de artrite reumatoide em 1 a 3% dos casos. Os pacientes apresentam tosse e dispneia aos esforços. A TC de tórax apresenta padrão em mosaico, vidro fosco e aprisionamento aéreo em expiração. O prognóstico é bom com a retirada do fármaco e o uso de corticoide.

Ciclofosfamida

A ciclofosfamida, além de serem antineoplásico, é usada em doenças autoimunes como agente único ou em combinação com corticoides. A injúria pulmonar é rara, mas o risco aumenta com o uso concomitante de radioterapia e oxigenoterapia. A radiografia de tórax e a TC evidenciam comprometimento intersticial com ou sem imagem em vidro fosco. A retirada do medicamento e a introdução de corticoides resultam, na maioria dos casos, em recuperação clinicorradiológica.

Pneumopatias induzidas por antibióticos

As pneumopatias induzidas por antibióticos ocasionam reação de hipersensibilidade manifestada por infiltrados pulmonares acompanhados de eosinofilia sanguínea e no lavado broncoalveolar, febre, tosse e dispneia.[7] O prognóstico é bom com reversão do quadro após a retirada do fármaco. Os antibióticos que conhecidamente causam essa síndrome estão listados no **QUADRO 48.1**.

A nitrofurantoína é um modelo de comprometimento pulmonar por antibióticos. A injúria pulmonar é a reação adversa mais grave. A média de idade de acometimento de injúria pulmonar por nitrofurantoína é de 60 a 70 anos. As reações crônicas observadas são fibrose intersticial difusa, esclerose vascular, espessamento do septo alveolar e inflamação intersticial. A bronquiolite obliterante com pneumonia organizante também é descrita. As formas agudas de injúria resultam de reação de hipersensibilidade, e as formas crônicas, de respostas tóxicas e alérgicas.

QUADRO 48.1 → Antibióticos associados a toxicidade pulmonar

Penicilinas
Cefalosporinas
Sulfas
Antimaláricos
Eritromicina
Etambutol
Isoniazida
Rifampicina
Nitrofurantoína

As manifestações mais comuns são febre, dispneia, tosse não produtiva, erupção cutânea, dor torácica e cianose. Os sintomas de apresentações subagudas e crônicas são dispneia, tosse e fadiga. No exame físico, estão presentes estertores crepitantes bilaterais. Ocorre redução dos volumes pulmonares com padrão restritivo. Em 30% dos casos, os pacientes apresentam alterações parenquimatosas difusas com mais intensidade nas zonas inferiores. Achados tomográficos de atenuação em vidro fosco bilaterais são comuns em pacientes com uso crônico da nitrofurantoína.

O diagnóstico diferencial da reação aguda se faz com insuficiência cardíaca congestiva, pneumonia bacteriana, asma exacerbada, infarto agudo do miocárdio, pericardite e influenza. Os corticoides são usados concomitantemente com a retirada do fármaco, mesmo que o benefício não tenha sido provado. O prognóstico é bom, sendo que a maioria dos pacientes melhora em 15 dias. As formas subagudas e crônicas duram entre poucas semanas e três meses.

Pneumopatias induzidas por fármacos utilizados em oncologia

O diagnóstico diferencial da injúria pulmonar causada pelos quimioterápicos muitas vezes se confunde com os achados típicos da própria neoplasia, como metástases, carcinomatosa linfática e infecções oportunísticas.

Bleomicina

Pode ocorrer fibrose pulmonar intersticial em 10% dos pacientes fazendo uso desse fármaco. Outras formas menos comuns são pneumonite de hipersensibilidade e nódulos pulmonares. O mecanismo de injúria pulmonar não é muito claro, mas pode estar associado à toxicidade da bleomicina com dano oxidativo importante. A incidência de fibrose pulmonar é descrita em torno de 10%.[8] Em uma série de 141 pacientes tratados com bleomicina para linfoma de Hodgkin, a incidência de toxicidade pulmonar foi de 18%, e 24% desses pacientes (4% do total) evoluiram para óbito. Idade, dose da bleomicina, função renal, gravidade da neoplasia, uso de oxigênio, radioterapia e outros agentes quimioterápicos podem influenciar na toxicidade pulmonar. Podem ocorrer sintomas como dispneia, dor torácica, tosse não produtiva, febre, taquicardia e estertores crepitantes. A restrição pulmonar, a queda da difusão e a hipoxemia são achados comuns. A biópsia pulmonar pode ser necessária para definição do diagnóstico. Ocorre uma distribuição subpleural com o desenvolvimento de fibrose e dano alveolar difuso (**FIGURA 48.2**). O tratamento envolve a interrupção do uso do fármaco, sendo a utilização do corticoide questionável, porém há estudos que comprovam o benefício, com a melhora em torno de 50 a 70% dos pacientes tratados.

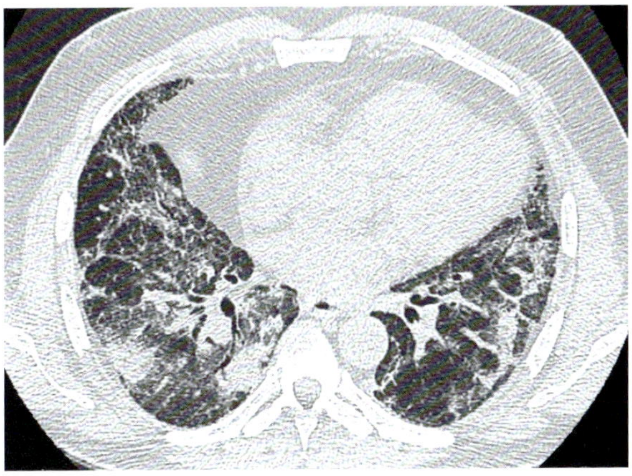

FIGURA 48.2 → Toxicidade pulmonar por bleomicina.

Clorambucil

A incidência de toxicidade pulmonar é inferior a 1%. A pneumonite intersticial crônica é a manifestação mais comum. Ocorre início de tosse não produtiva, dispneia, perda de peso e febre. A TC de tórax evidencia disseminação difusa de micronódulos em ambos os pulmões. A biópsia pulmonar pode ser uma alternativa para o diagnóstico. A interrupção imediata do uso do fármaco deve ser feita ao se suspeitar de toxicidade. O uso de corticoide é controverso, porém indicado quando não há melhora rápida após interrupção do tratamento e nos casos de insuficiência respiratória. O prognóstico em geral é ruim. Casos fatais são descritos em 11 de 21 casos relatados.

Mitomicina-C

A fibrose ocorre em 2 a 12% dos casos. A mielossupressão é o efeito adverso mais grave. As doenças pulmonares ocasionadas pela mitomicina-C são broncospasmo, fibrose pulmonar, doença pleural e hemorragia pulmonar em síndrome hemolítico-urêmica. O tratamento com corticoide diminui o risco de toxicidade, mas não elimina o desenvolvimento de injúria pulmonar. A resposta ao corticoide é parcial. O uso concomitante de O_2 e radioterapia aumenta a ocorrência dos sintomas, que podem surgir após 6 a 12 meses de tratamento. Ocorre dispneia, tosse e estertores crepitantes ao exame físico. A radiografia de tórax evidencia opacidades difusas bilaterais. O tratamento com corticoide resulta em rápida melhora da dispneia e das opacidades intersticiais. O tratamento inicia-se com 60 mg de prednisona por dia durante três semanas, com retirada lenta do fármaco.

Paclitaxel

O paclitaxel tem sido usado no controle de tumores sólidos, como neoplasias de ovário, mama e pulmão. Pode ocorrer o surgimento de infiltrados pulmonares transitórios com frequência desconhecida, associado a febre e tosse. O tratamento envolve a retirada do fármaco e o uso de corticoide em casos selecionados.

Pneumopatias induzidas por anticonvulsivantes

Difenil-hidantoína

O fármaco pode provocar pneumonia de hipersensibilidade, pneumonia intersticial linfocítica e síndrome pseudolinfoma. A pneumonia de hipersensibilidade ocorre um mês após o início do tratamento. A frequência e os fatores de risco para o seu desenvolvimento são desconhecidos. A radiografia de tórax evidencia um infiltrado intersticial que provoca hipoxemia e distúrbio ventilatório restritivo nos exames de função pulmonar. A retirada do fármaco não impede que as manifestações clínicas perdurem por longo período.

Carbamazepina

A carbamazepina provoca uma reação de hipersensibilidade semelhante à da difenil-hidantoína. Os fatores de risco e a frequência são desconhecidos, sendo a suspensão do fármaco indicação absoluta.

Pneumopatias induzidas por drogas ilícitas

Embora seja um tipo de acometimento pulmonar de reconhecimento recente, este diagnóstico é cada vez mais frequente em razão do aumento do uso de drogas ilícitas, especialmente na população jovem.[9]

Cocaína

A cocaína é usada sob a forma inalada, injetável ou fumada sob a forma básica conhecida como *crack*. O *crack* pode ocasionar queimadura das vias aéreas superiores, broncospasmo, barotrauma, bronquiolite obliterante com pneumonia organizante, doença eosinofílica pulmonar, tosse, podendo determinar a ocorrência de dano alveolar difuso. A radiografia de tórax evidencia atelectasias, pneumotórax, hemopneumotórax, pneumopericárdio, pneumomediastino, edema pulmonar e infiltrado migratório. O tratamento é de suporte com uso de broncodilatadores e corticoides quando necessário. O edema pulmonar é tratado com diuréticos e oxigênio, porém muitos pacientes necessitam de ventilação mecânica.

Miscelânea

Oxigênio

A exposição a altas concentrações de oxigênio pode contribuir ou agravar a síndrome da distrição respiratória do adulto.[10] Ocorre liberação de radicais livres com dano ao DNA, destruição da membrana lipídica e inativação de enzimas intracelulares. Pode ocorrer traqueobronquite, queimação retroesternal, aperto torácico, tosse seca, redução da capacidade vital e da difusão do monóxido de carbono. A toxicidade ao oxigênio é dividida em duas fases, a aguda, ou exsudativa, e a subaguda, ou proliferativa. A primeira fase inicia-se em 48 a 72 horas dependendo da exposição à fração de oxigênio inspirado. A hipoxemia necessita de alta fração de oxigênio e ventilação assistida, piorando o quadro. A radiografia de tórax evidencia um padrão alveolointersticial de distribuição irregular com atelectasias e perda de volume pulmonar. A biópsia de pulmão tem valor na exclusão de outras causas de injúria pulmonar. O barotrauma pode estar associado ao quadro.

Sangue e derivados

Ocorre dano alveolar agudo após transfusão como resultado de reação imune aos derivados sanguíneos, podendo ocorrer em 5% dos casos. O quadro clínico inicia-se com dispneia, tosse e hipotensão poucas horas após a transfusão. Pode ocorrer urticária em 50% dos pacientes. Está indicado o uso de corticoide em dose elevada e por curto período.

Supressores do apetite

A hipertensão pulmonar pode estar associada ao uso de dexfenfluramina, fenfluramina e fenteramina. Doença cardíaca valvular pode ocorrer com o uso desses agentes.

Conclusão

Todo acometimento pulmonar em paciente previamente hígido exige o diagnóstico diferencial de pneumopatia induzida por fármacos. Uma boa anamnese deve incluir qualquer tipo de medicamento utilizado pelo paciente, tanto no momento do diagnóstico quanto em período prévio.

O Pneumotox: on line[11] apresenta praticamente todos os possíveis efeitos adversos pulmonares causados por medicamentos, sendo sempre atualizado com novos relatos. A identificação precoce da pneumopatia induzida por fármacos e seu manejo adequado são fundamentais para prevenir um dano extenso ao pulmão, muitas vezes irreversível.

Referências

1. Cooper JA Jr, White DA, Matthay RA. Drug-induced pulmonary disease. Part 1: cytotoxic drugs. Am Rev Respir Dis. 1986;133(2):321-40.

2. Cooper JA Jr, White DA, Matthay RA. Drug-induced pulmonary disease. Part 2: Noncytotoxic drugs. Am Rev Respir Dis. 1986;133(3):488-505.

3. Martin WJ 2nd, Rosenow EC 3rd. Amiodarone pulmonary toxicity: recognition and pathogenesis (part I). Chest. 1988;93(5):1067-75.

4. Weinberg BA, Miles WM, Klein LS, Bolander JE, Dusman RE, Stanton MS, et al. Five-year follow-up of 589 patients treated with amiodarone. Am Heart J. 1993;125(1):109-20.

5. Dean PJ, Groshart KD, Porterfield JG, Iansmith DH, Golden EB Jr. Amiodarone-associated pulmonary toxicity: a clinical and pathologic study of eleven cases. Am J Clin Pathol. 1987;87(1):7-13.

6. Kremer JM, Alarcón GS, Weinblatt ME, Kaymakcian MV, Macaluso M, Cannon GW, et al. Clinical, laboratory, radiographic and histopathologic features of methotrexate-associated lung injury in patients with rheumathoid arthritis: a multicenter study with literature review. Arthritis Rheum. 1997;40(10):1829-37.

7. Holmberg L, Boman G. Pulmonary reactions to nitrofurantoin: 447 cases reported to the Swedish Adverse Drug Reaction Committee 1966-1976. Eur J Respir Dis. 1981;62(3):180-9.

8. Jules-Elysee K, White DA. Bleomycin-induced pulmonary toxicity. Clin Chest Med. 1990;11(1):1-20.

9. Heffner JE, Harley RA, Schabel SI. Pulmonary reactions from illicit substance abuse. Clin Chest Med. 1990;11(1):151-62.

10. Jackson RM. Pulmonary oxygen toxicity. Chest. 1985;88(6):900-5.

11. Pneumotox: on line [Internet]. Dijon: Pneumotox; c2006 [capturado em 18 maio 2011]. Disponível em: www.pneumotox.com.

Doenças Pulmonares Ocupacionais

49

José da Silva Moreira
Leonardo Gilberto Haas Signori
Marli Maria Knorst

Introdução

Doenças pulmonares ocupacionais são as doenças cuja ocorrência depende fundamentalmente da inalação de substâncias presentes no ambiente de trabalho. Pela sua natureza, incide mais vezes em homens adultos, em fase produtiva. O tipo e a quantidade do agente agressor (poeiras, gases ou vapores) presentes no ar, bem como o grau de suscetibilidade do indivíduo exposto, são os fatores que mais pesam para o surgimento dessas doenças.[1]

Historicamente, há quase 2.000 anos, referências vinham sendo feitas sobre os efeitos nocivos das poeiras minerais sobre a saúde humana, com progressivo interesse quanto aos perigos inerentes a certas ocupações. Com o advento da Revolução Industrial, o risco de aparecimento das doenças profissionais foi se multiplicando, tornando-se cada vez mais evidente que a saúde dos trabalhadores deveria ser protegida, por meio de cuidados médicos e legais apropriados.

Hoje, a legislação pertinente inclui regras rígidas de profilaxia, com fiscalização atuante, leis e portarias periodicamente revisadas,[2] sobretudo no que concerne às pneumoconioses mais bem estudadas – silicose, pneumoconiose dos mineiros de carvão e asbestose. Tais medidas de proteção à saúde do trabalhador, fundamentadas principalmente na redução do teor de poeiras "respiráveis" nos ambientes de trabalho, têm sido aplicadas nos últimos 20 a 30 anos,[3] refletindo-se no correspondente declínio do número de casos dessas doenças.

Uma exceção é a asbestose, a qual tem mostrado aumento progressivo de incidência, mesmo em países desenvolvidos, pelo uso disseminado do amianto em numerosas atividades,[4] o que certamente torna problemática a avaliação do risco que ele oferece, com consequentes dificuldades para o controle das doenças que causa.

O comprometimento do aparelho respiratório por gases sabidamente tóxicos é menos frequente em virtude dos cuidados que são tomados; entretanto, pode ocorrer – sobremaneira em acidentes industriais, quando tanques ou tubulações contendo tais substâncias se rompem.[5] Intoxicações por fertilizantes[6] e agrotóxicos,[7] tanto em sua industrialização como em seu uso no campo, não são incomuns.

Em relação às doenças pulmonares ocasionadas pela inalação de poeiras orgânicas, o conhecimento é mais restrito. Dentre elas, a bissinose – a qual ocorre em pessoas que trabalham com algodão, linho, cânhamo, etc. – tem sido bem documentada.[8] A asma e os sintomas de vias aéreas superiores, que ocorrem sobremaneira em indivíduos atópicos que se expõem continuadamente a produtos orgânicos, em geral constituem-se em problemas bastante frequentes, cuja solução pode ser difícil, muitas vezes passando pelo afastamento dos indivíduos afetados de seu ambiente de trabalho.[9]

No Brasil, a partir do trabalho pioneiro de Nunes, em 1886, publicações versando principalmente sobre silicose têm sido registradas. Dentre elas, destacam-se os estudos nas minas de ouro de Morro Velho, em Minas Gerais, efetuados em 1940-42, nas minas de carvão no Rio Grande do Sul, em 1943, em indústrias (1952-57) e em pedreiras (1972) no Estado de São Paulo. Mendes, em 1979, fez um completo apanhado sobre o assunto até então, e relatou 119 casos de silicose entre 3.440 pacientes internados por tuberculose em hospitais da Região Sudeste do Brasil.[10]

Em 1980, Morrone apresentou 195 casos da doença em 18.000 trabalhadores cadastrados no Serviço Social da Indústria (SESI) no Estado de São Paulo[11] e, no mesmo ano, em estudo desenvolvido no Rio Grande do Sul, de 3.800 trabalhadores em minas e indústrias, foram encontrados 250 casos com alterações radiográficas compatíveis com silicose, achado que manteve estreita correlação com os níveis de sílica livre determinados nos ambientes onde se desenvolviam as ocupações.[12] Em 2006, Terra Filho e Santos revisaram o problema da silicose no Brasil e em outros países;[13] em 2008, 1.147 casos de pneumoconiose na região de Campinas (SP) foram minuciosamente estudados por Lido e colaboradores, 92,5% sendo de silicose e 93,7% ocorrendo em indivíduos do sexo masculino.[14]

Com o avanço do progresso tecnológico, na busca de satisfazer as necessidades cada vez maiores da humanidade em termos de energia, alimentação, conforto e segurança, inúmeros novos produtos químicos são lançados anualmente no mercado; além disso, a pesquisa de substâncias minerais segue sempre intensa, e a produção anual de grãos e de outros alimentos tem aumentado. Um enorme contingente de pessoas é envolvido nessas atividades, ficando elas em exposição direta a ambientes de trabalho potencialmente nocivos, nos quais, muitas vezes, o reconhecimento dos poluentes não é feito de imediato, tardando, assim, as medidas de proteção. O problema reveste-se de tal magnitude e complexidade, exigindo solução de tamanha grandeza, que excede muito o âmbito da atividade médica isolada. Para resolvê-lo, faz-se necessário um esforço conjunto de engenheiros, geólogos, higienistas e governantes.

> **ATENÇÃO**
>
> As pneumoconioses são as doenças pulmonares ocupacionais mais diagnosticadas no mundo; entretanto, nos países desenvolvidos, a asma é a doença pulmonar ocupacional mais prevalente.

Na abordagem das doenças ocupacionais, alguns princípios devem ser considerados:

- As doenças pulmonares ocupacionais geralmente são subdiagnosticadas, e o quadro clínico é indistinguível do de doenças sem etiologia ocupacional.
- Muitas vezes, a relação entre exposição ocupacional e doença resultante é difícil de ser estabelecida, porque a doença é multifatorial e o fator ocupacional pode reagir sinergicamente com outro fator, multiplicando o risco (um exemplo é a exposição ao asbesto associada ao tabagismo).
- A exposição no ambiente de trabalho a um mesmo agente pode causar quadros clínicos e patológicos diferenciados, e a relação entre dose da exposição e gravidade da doença também varia de acordo com o tipo de agente. A relação dose-efeito é muito mais importante nos processos não imunológicos. Nas doenças com base imunológica ou neoplásica, a magnitude da exposição se correlaciona melhor com a incidência do que com a gravidade da doença.
- A suscetibilidade a determinado agente varia entre indivíduos, sofrendo a influência de fatores genéticos, próprios do indivíduo, e adquiridos.
- Existe um período de latência conhecido para cada tipo de exposição. Manifestações recorrentes logo após exposições repetidas sugerem asma ocupacional. Doenças crônicas, como pneumoconioses ou câncer, têm período de latência prolongado.

Patogenia

A doença ocupacional pulmonar tem como principais fatores para sua ocorrência o aporte e a permanência do agente nocivo no aparelho respiratório, inalado junto com o ar a partir do ambiente de trabalho. Nesse sentido, tal agente deve existir em quantidades significativas, por um lado, e, por outro, os mecanismos de defesa que se opõem à sua entrada no organismo devem ser vencidos. Para cada agente agressor presente no ambiente de trabalho, há um limite de tolerância (LT), concentração acima da qual a chance de aparecimento de doença começa a aumentar. As técnicas de determinação do tipo e da quantidade dessas substâncias agressoras são diferentes, conforme se trate de gases ou de material "particulado".

Os mecanismos de defesa do aparelho respiratório são basicamente de três tipos: 1) aqueles que tendem a impedir que o agente agressor atinja as estruturas mais nobres, como a interrupção da respiração, a umidade das superfícies mucosas e a tortuosidade e angulação dos condutos; 2) os que retiram o material que chega a essas estruturas, como o tapete mucociliar, o sistema de transporte alveolar e a tosse; e 3) os que procuram inativar ou detoxificar as substâncias estranhas que ganham a intimidade dos tecidos, como a fagocitose.[15] Tamanho, forma, densidade e grau de higroscopicidade das partículas são fatores importantes na determinação da deposição delas, bem como frequência e amplitude dos movimentos respiratórios.[16]

> **ATENÇÃO**
>
> Tem sido estimado que a deposição máxima de partículas no compartimento alveolar do pulmão ocorre quando elas possuem um diâmetro aerodinâmico da ordem de 1,0 a 2,0 μm.

Esse compartimento mais nobre no homem adulto tem cerca de 70,0 m^2 de área, e para ali são mobilizados, através da ventilação, em torno de 8,0 a 12,0 m^3 de ar por dia – podendo isso ser triplicado durante exercício físico.

O diâmetro aerodinâmico (DA) é uma grandeza que permite expressar o comportamento de uma partícula não esférica em movimento no ar como se fosse esférica. É o diâmetro de uma esfera de densidade unitária que teria a mesma velocidade terminal de deposição da partícula em estudo (não esférica). De modo geral, as partículas com mais de 5,0 μm de DA, ou com menos de 0,01 μm, ficam retidas nos compartimentos nasofaríngeo e traqueobrônquico, por meio de colisão inercial e por difusão, respectivamente. As poeiras depositadas na porção ciliada do compartimento nasofaríngeo e nas estruturas traqueobrônquicas são rapidamente removidas desses locais, ao passo que, da fração que atinge o compartimento pulmonar, cerca de 40% são dali retiradas em 24 horas.

Uma vez estabelecida a permanência do agente inalado nas estruturas respiratórias, a reação fisiopatológica que se segue dependerá fundamentalmente da natureza dele, mas também da qualidade e da intensidade da resposta tecidual. Os gases tóxicos irritantes, como a amônia, o cloro e os óxidos do nitrogênio, em função do elevado grau de solubilidade que possuem, causam importante reação inflamatória nas membranas mucosas do trato respiratório e uma broncopneumonia química aguda, muitas vezes fatal.

Os gases asfixiantes, como o monóxido de carbono e os cianetos, levam a um envenenamento celular, ao interferirem quimicamente nos processos de transporte do oxigênio; ou, ainda, como o nitrogênio, o dióxido de carbono e o metano, ao deslocarem o oxigênio do ar inspirado, podem acarretar hipoxemia de graves consequências.

Indivíduos atópicos expostos a poeiras orgânicas podem, dentro de quatro a cinco anos de atividade, desenvolver crises de broncospasmo durante o trabalho, o que constitui a asma ocupacional, a qual tem sido descrita em trabalhadores que lidam com cereais, madeira, goma-arábica, detergentes enzimáticos, etc.[17] Essas pessoas mostram uma resposta imunológica de tipo I, segundo a classificação de Gell e Coombs em 1975, mediada por IgE. Indivíduos não atópicos também podem, após exposição prolongada a um antígeno particular, apresentar crises asmatiformes. Substâncias inorgânicas como isocianatos, amplamente utilizadas na produção industrial de poliuretano, e sais complexos de platina, além de atuarem como irritantes, são capazes, ainda, de desencadear episódios de broncospasmo, cujo mecanismo não é bem esclarecido.

A inalação repetida de partículas orgânicas de diâmetro suficientemente pequeno pode, ainda, provocar o aparecimento de uma resposta pulmonar denominada broncopneumonia de hipersensibilidade (alveolite alérgica extrínseca), dependente de anticorpos precipitadores do tipo IgG.[18] Essa manifestação de hipersensibilidade de tipo III – ou tipo Arthus – manifesta-se pelo surgimento de febre, tosse e dispneia, após 4 a 8 horas do momento da exposição ao antígeno. Ocupações em que o trabalhador fique em contato com mofo de feno, de bagaço de cana, de cevada, de queijo, ou com poeira de cortiça, grão de café, excrementos de pássaros, entre outros, possibilitam a ocorrência da doença. Nessas diversas situações, têm sido encontradas precipitinas contra vários materiais proteicos, como pequenos esporos de fungos, soro de pássaro, etc.

Outra maneira de o pulmão responder à presença de substâncias inaladas é por meio de uma reação fibrótica – focal ou maciça – que, caracteristicamente, verifica-se nas pneumoconioses, como silicose, asbestose e pneumoconiose dos mineiros de carvão.

Por último, o desenvolvimento de neoplasia pode ocorrer devido à presença de substâncias cancerígenas no ambiente de trabalho. Bem conhecida é a relação entre mesotelioma e asbesto, especialmente a crocidolita (asbesto azul).[19,20] A exposição a materiais radioativos, arsênico, níquel e cromo também tem sido relacionada com o aparecimento de tumores no pulmão. O período que decorre entre a exposição e a identificação clínica da doença costuma ser bastante longo.

Uma das indagações mais frequentes é o porquê da doença não afetar igualmente todos os trabalhadores expostos. A explicação estaria no polimorfismo genético que produziria diferenças na suscetibilidade às substâncias inaladas pelos trabalhadores. Interações entre exposição, predisposição atópica, estado nutricional, exposição doméstica e fatores individuais (refluxo gastresofágico, tabagismo e infecções virais) são comuns, e também podem estar envolvidas na patogenia dessas doenças.

Investigação

A investigação da doença ocupacional respiratória deve ser orientada em dois sentidos: um deles diz respeito ao paciente, com seus achados clínicos, funcionais, radiográficos e anatomopatológicos; o outro se refere ao ambiente de trabalho contendo o agente agressor inalável, o qual é, de fato, o principal responsável pela possibilidade de ocorrência de uma doença específica.

A avaliação clínica do indivíduo exposto fundamenta-se, principalmente, em um questionário objetivo e sumário, no qual deve constar a identificação, o local de trabalho e o material trabalhado, a atividade específica e o tempo de exposição. Além disso, os demais itens de uma anamnese e os dados de exame físico devem fazer parte da avaliação.

Também, do ponto de vista da análise funcional respiratória, deve-se preferir simplicidade nas determinações, mas sem perda da qualidade. Utilizando-se um espirômetro prático, de bom desempenho, devem ser rotineiramente verificados a capacidade vital forçada, o volume expiratório forçado no primeiro segundo e o pico de fluxo. Outros parâmetros, como resistência de vias aéreas, capacidade de difusão, entre outros, exigem equipamento mais complexo, de difícil aplicação no trabalho de rotina, e seu emprego fica, em geral, destinado a casos selecionados nos quais se deseja um estudo mais aprofundado.

A investigação radiológica ocupa lugar de destaque na avaliação da doença profissional, constituindo-se no critério mais importante na documentação das pneumoconioses.[21] Permanece como maneira única de detectar, no vivo, a retenção pulmonar de poeiras minerais, como sílica, carvão, entre outros; por isso, uma radiografia de tórax anormal tem sido aceita como evidência legal da exposição a tais poeiras e, ainda, com base nesse exame, é decidida a compensação devida ao trabalhador acometido.

Duas são as classificações radiológicas de uso comum nas pneumoconioses: a ILO 1958 (International Labour Office) e a Classificação UICC 1970 (Union Internationale Contre le Cancer), as quais foram combinadas, resultando na classificação ILO/UICC 1971, podendo ser usada para todas as pneumoconioses, incluindo a asbestose. Essa classificação foi revisada em 1980 e em 2000.[22] A classificação valoriza: a) o tamanho das opacidades pulmonares à radiografia, as quais podem ser pequenas, com diâmetro inferior a 1,0 cm, e b) o grau de profusão (número por unidades de área) das pequenas opacidades. O tamanho das opacidades é medido diretamente na radiografia obtida em projeção póstero-anterior, e o grau de profusão é estabelecido por meio de comparação com filmes padronizados, cuja coleção é fornecida aos interessados.

Quando em uma radiografia existem somente pequenas opacidades, a pneumoconiose presente é dita "pneumoconiose simples" (**FIGURA 49.1**); quando, porém, houver grandes opacidades, trata-se de uma "pneumoconiose complicada" (**FIGURA 49.2**).

Uma pneumoconiose simples pode ser constituída por pequenas opacidades redondas ou irregulares. As pequenas opacidades redondas podem ser de tipo p (com diâmetro de até 1,5 mm), q (com diâmetro entre 1,5 e 3,0 mm) e r (com diâmetro entre 3,0 e 10,00 mm); as pequenas opacidades irregulares podem ser de tipo s (irregularidades finas), t (irregularidades médias) e u (irregularidades grosseiras). Segundo o grau de profusão das pequenas opacidades, uma pneumoconiose simples pode pertencer às categorias intermediárias, à esquerda ou à direita destas. Há, ao todo, 12 possibilidades de classificação quanto ao grau de profusão dessas lesões, indo desde uma radiografia absolutamente normal, indicada por 0/-, radiografia normal 0/0, radiografia decidida como normal, mas na qual a categoria I deveria ser considerada, indicada por 0/1, radiografia indicativa da categoria 1, mas na qual a categoria 0 também deveria ser considerada, dada por 1/0, até as radiografias definidamente anormais, representativas das categorias 1/1, 1/2, 2/1, 2/2, 2/3, 3/2, 3/3, 3/+.

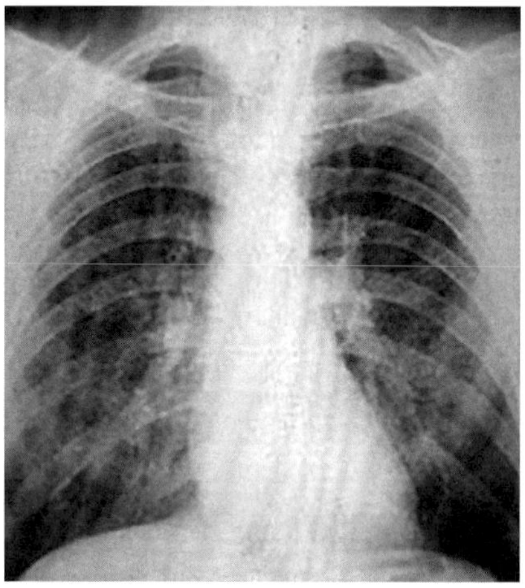

FIGURA 49.1 → Caso de pneumoconiose simples (pequenas opacidades): silicose.

Uma pneumoconiose complicada – caracterizada pela presença de grandes opacidades – pode encontrar-se em um destes três estágios (categorias): A – quando houver uma opacidade cujo maior diâmetro estiver entre 1,0 e 5,0 cm, ou mais de uma opacidade com 1,0 cm ou mais de diâmetro, mas cuja soma desses diâmetros não ultrapasse 5,0 cm; B – uma ou mais opacidades cujo diâmetro combinado seja maior do que 5,0 cm, mas que tenha área total menor do que um terço de um pulmão; C – uma ou mais opacidades cuja área exceda um terço de um pulmão. A pneumoconiose complicada também é chamada de "fibrose maciça progressiva" e costuma se manifestar sobre um fundo constituído de uma pneumoconiose simples de categoria 2 ou 3.

O que foi apresentado antes sobre a classificação das pneumoconioses pode ser reunido no seguinte esquema:

I. PNEUMOCONIOSE SIMPLES (opacidades com menos de 1,0 cm de diâmetro):

a. De pequenas opacidades redondas
   1. Tipo p – diâmetro de até 1,5 mm.
   2. Tipo q – diâmetro entre 1,5 e 3,0 mm.
   3. Tipo r – diâmetro entre 3,0 e 10,0 mm.

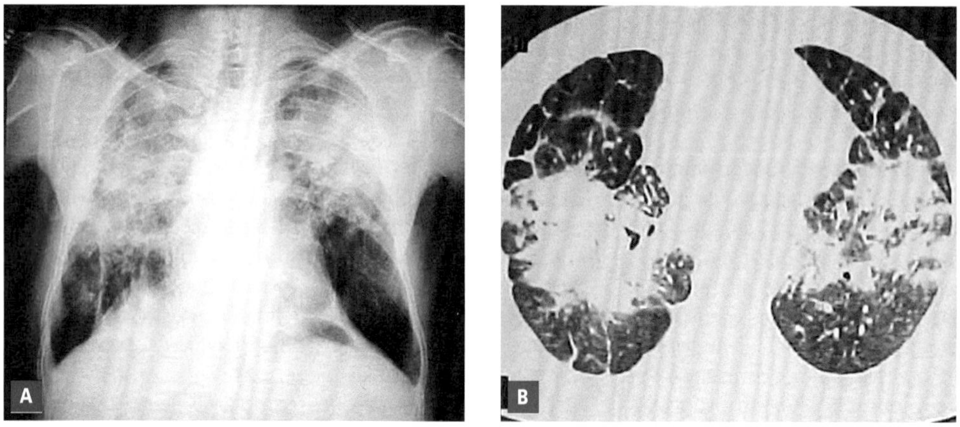

FIGURA 49.2 → Caso de pneumoconiose complicada (grandes opacidades): silicose. (A) aspectos radiográficos; (B) aspectos tomográficos, verificando-se a presença de massas conglomeradas e áreas de enfisema paracicatricial.

b. De pequenas opacidades irregulares
   1. Tipo s – diâmetro de até 1,5 mm.
   2. Tipo t – diâmetro entre 1,5 e 3,0 mm.
   3. Tipo u – diâmetro entre 3,0 e 10,0 mm.
   Obs.: Os graus de profusão são 1/1, 2/2, etc.

II. PNEUMOCONIOSE COMPLICADA (opacidades com mais de 1,0 cm de diâmetro):

a. Categoria A – opacidades com diâmetro de 1,0 a 5,0 cm.
b. Categoria B – opacidades com mais de 5,0 cm de diâmetro e menos de um terço do pulmão.
c. Categoria C – opacidades com área maior do que um terço de um pulmão.

O exame anatomopatológico, embora seja em muitos casos o exame comprobatório da doença, não costuma estar incluído na investigação de rotina das doenças ocupacionais. Entretanto, acaba sendo executado quando há dúvida diagnóstica ou falta de coerência entre os demais achados.

A avaliação do ambiente de trabalho, no que concerne à potencialidade de o agente inalado causar doenças respiratórias, é efetuada mediante análises qualitativa e quantitativa dos contaminantes do ar que está sendo inalado pelos indivíduos que atuam no ambiente. Existem técnicas de coleta e de análise especiais para cada tipo de poluente do ar.

Uma vez identificada a presença de um agente nocivo e determinada sua concentração, os achados são, então, comparados com dados previamente fixados, denominados "limites permissíveis de exposição" ou "limites de tolerância" para aqueles agentes.

Os gases como o dióxido de nitrogênio são recolhidos do ambiente através de tubos coletores e analisados por meio de processos cromatográficos, espectrofotométricos, entre outros, e os resultados encontrados costumam ser expressos em "partes por milhão" (ppm), ou em "mg/m^3". Quando o agente se apresenta sob a forma de partículas em suspensão no ar, como o caso da sílica, a caracterização da fração respirável pode ser feita pela contagem, utilizando-se um conímetro, com os resultados expressos em "número de partículas por m^3", ou pela pesagem, empregando-se um coletor gravimétrico seletivo, exprimindo-se os resultados em "mg por m^3". A difração de raios X, a espectrofotometria de infravermelho e a colorimetria são técnicas utilizadas para identificar a natureza da partícula.

Pneumoconioses

O termo "pneumoconiose" foi criado por Zenker, em 1866, para designar um grupo de doenças pulmonares decorrentes de exposição a poeiras fibrosantes. Kussmaul, em 1867, demonstrou ser a sílica o componente mais importante dessas poeiras, como agente causador das doenças, o que já havia sido previamente registrado por Ramazzini. O termo "silicose", entretanto, foi empregado pela primeira vez por Visconti, em 1870, indicando de forma específica a doença pulmonar causada pela poeira de sílica. Até o primeiro quarto do século XX, doença ocupacional era praticamente sinônimo de silicose.[23]

Com o desenvolvimento da radiologia, com a execução de maior número de exames anatomopatológicos e com a realização de estudos epidemiológicos e experimentais, outras causas de doença foram sendo mais bem caracterizadas e identificadas em indivíduos envolvidos nas atividades do crescente progresso industrial. Paralelamente, surgiu a necessidade de o termo "pneumoconiose" ser redefinido, o que foi feito em 1971, como sendo "o acúmulo de poeira nos pulmões e a reação tecidual à sua presença", com "poeira" significando "um aerossol composto de partículas sólidas inanimadas".

As pneumoconioses mais comuns são a pneumoconiose dos mineiros de carvão, a silicose e a asbestose. Outras, menos frequentes, são a baritose, a siderose, a caulinose, a talcose e a beriliose.

Pneumoconiose dos mineiros de carvão

Resulta da exposição à poeira "respirável" proveniente do carvão mineral, desprendida durante a mineração. Dos quatro tipos de carvão – lignito, subbetuminoso, betuminoso e antracito – este último é o que encerra maior quantidade de energia, sendo também responsável pelo maior número de casos de doença e de doença progressiva, especialmente quando minerado no subsolo. Quanto maiores forem a intensidade e a duração da exposição, maiores serão as chances de desenvolvimento da doença, ocorrendo ela mais vezes nos operários de "frente de trabalho", como os perfuradores e carregadores com mais de 10 anos de trabalho.[24] As múltiplas pequenas lesões nodulares da pneumoconiose não complicada, visualizadas radiologicamente, representam sobretudo focos de fibrose no nível de bronquíolos respiratórios, circundados por enfisema focal.

Cerca de 1 a 2% dos indivíduos portadores de pneumoconiose simples desenvolvem "fibrose pulmonar maciça" a cada ano que passa. Essa pneumoconiose complicada caracteriza-se pela presença de grandes massas fibróticas predominando nos lobos superiores de ambos os pulmões e que podem até escavar. Algumas teorias tentam explicar a ocorrência dessas massas conglomeradas. Evidências clínicas e experimentais em animais sugerem que micobactérias, incluindo as atípicas, poderiam estar envolvidas em sua patogênese. Do ponto de vista clínico, a pneumoconiose dos mineiros de carvão não complicada não costuma determinar manifestações significativas, bem como do ponto de vista funcional respiratório, em que se observa, via de regra, um padrão obstrutivo. Entretanto, quando a pneumoconiose é complicada, sintomas importantes como dispneia podem surgir, indicando a grave perturbação funcional subjacente.

A pneumoconiose reumatoide, ou síndrome de Caplan, foi descrita em 1953 em mineiros de carvão portadores de doença reumatoide, ou que apresentavam títulos séricos elevados de fator reumatoide. Caracteriza-se pelo rápido desenvolvimento de nódulos circunscritos, de até 5,0 cm de diâmetro, com ou sem evidência adicional de uma pneumoconiose simples. Os nódulos exibem anéis concêntricos de inflamação ativa, necrose e poeira de carvão. Há dados sugerindo a presença de um fator imunológico humoral no doente reumatoide que, em interação com a poeira no pulmão, levaria ao surgimento da lesão nodular. A síndrome de Caplan tem sido verificada também em outras pneumoconioses.[25]

As pessoas envolvidas na indústria do carvão mineral devem ser submetidas a um exame médico pré-admissão, que inclua radiografia de tórax e avaliação funcional respiratória, o que deve ser repetido pelo menos a cada cinco anos enquanto durar a exposição. Detectada a pneumoconiose simples, o trabalhador deve ser afastado do contato com a poeira. Existem evidências de que, se tal conduta for seguida, a progressão para fibrose pulmonar maciça pode ser evitada.

Com relação à concentração de poeira respirável do carvão mineral, é desejável que, nos ambientes de trabalho, ela não ultrapasse 2,0 mg/m^3. Os locais identificados como de alto risco, nos quais a concentração é elevada, exigem a adoção de medidas efetivas para redução dos teores de poeira, especialmente através de ventilação adequada.

Silicose

É a pneumoconiose resultante da exposição à poeira de sílica. Tem sido a mais amplamente estudada de todas as doenças profissionais.[13] O dióxido de silício (SiO_2) é de ocorrência comum, constituindo-se no mais frequente componente da crosta terrestre, onde se apresenta sob três variedades cristalinas principais: quartzo, tridimita e cristobalita.

A inalação das pequenas partículas insolúveis de sílica cristalina e a permanência delas nos pulmões acabam determinando a doença, caracterizada pela presença de múltiplos nódulos fibrosos discretos, em geral com diâmetro de 2,0 a 6,0 mm, distribuídos bilateralmente. Esses nódulos podem, entretanto, coalescer, formando massas conglomeradas de tecido fibroso. Histologicamente, o nódulo silicótico é formado por um centro avascular, relativamente acelular, constituído por fibras de reticulina hialinizadas concentricamente, misturadas com fibras colágenas situadas mais na periferia.

As partículas de sílica, responsáveis pela reação, podem ser visualizadas usando-se luz polarizada, uma vez que são birrefringentes. A identificação da sílica no pulmão pode ser feita pela difração de raios X, ou pela análise química da cinza proveniente do órgão incinerado. O início do processo lesional parece ocorrer a partir do momento em que os macrófagos carregados de poeira morrem, com liberação de sílica, que estimula a atividade fibroblástica. No colágeno hialinizado, identifica-se um material proteico rico em gamaglobulina, fato este que sugere fortemente a atuação de algum mecanismo imunológico responsável pela propagação da fibrose.[26]

Radiologicamente, a evidência da pneumoconiose costuma surgir em indivíduos com 10 a 20 anos de exposição à poeira. Há indicações sugerindo uma fase humoral da silicose, precedendo por vários anos os achados radiográficos. Por vezes, entretanto, quando a exposição é intensa, as lesões radiológicas podem se manifestar em um período muito curto (dois anos, por exemplo). Neste caso, em geral, representam formas graves, rapidamente progressivas, de silicose aguda.

Tanto a forma aguda da silicose – mais rara – como a forma crônica – mais comum –, uma vez instaladas, geralmente progridem, mesmo que as pessoas acometidas sejam afastadas de contato ulterior com a poeira. A nodularidade da pneumoconiose não complicada costuma distribuir-se igualmente por ambos os pulmões, mas sua densidade pode ser modificada pela presença de infecção e de outras poeiras. Cerca de 20 a 30% dos indivíduos portadores de silicose simples acabam desenvolvendo a doença complicada, com fibrose pulmonar grave.

Calcificações "em casca de ovo" de gânglios mediastinopulmonares (FIGURA 49.3) são virtualmente patognomônicas de silicose. O rápido desenvolvimento das lesões pulmonares, em particular se delas fizerem parte cavitações, deve levar à suspeita da coexistência de tuberculose. É reconhecido que a silicose pode favorecer o desenvolvimento de tuberculose, e a incidência de tuberculose pulmonar tem sido registrada como maior em silicóticos do que na população geral.[10,27]

A silicose simples em geral é assintomática, não costumando determinar perturbação funcional detectável pelos testes de uso rotineiro. Na doença complicada, surge dispneia de esforço, progressiva, e, com a evolução da fibrose pulmonar maciça, a hipertensão arterial pulmonar se evidencia, acabando pela instalação de *cor pulmonale*. O curso clínico na silicose aguda é fulminante, em geral muito curto e com início abrupto dos sintomas.

A exposição à sílica, em intensidade suficiente para resultar na pneumoconiose, ocorre em diversas ocupações, entre as quais se destacam mineração, fundição, indústria de cerâmica, construções de estradas, pontes e túneis, trabalhos com jatos de areia, em pedreiras e manufatura de sabões abrasivos. Quanto mais próxima das vias respiratórias estiver a fonte das

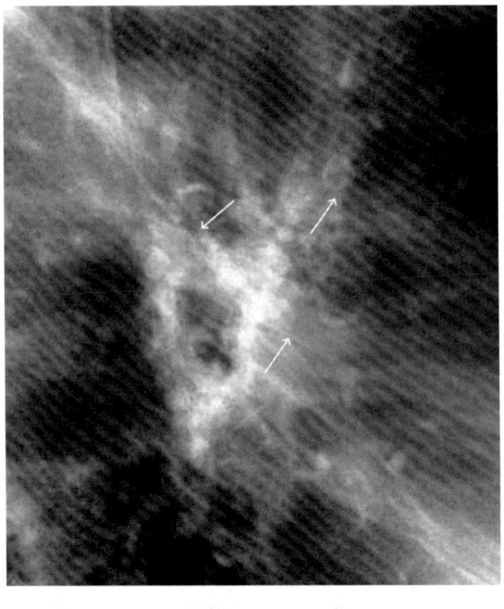

FIGURA 49.3 → Calcificações ganglionares "em casca de ovo" (setas). Aspecto tomográfico. Caso de silicose.

partículas ou quanto mais concentradas estiverem tais partículas – o que é muito mais comum em ambientes fechados –, maiores serão os riscos de desenvolvimento da doença.

A determinação do LT (limite de tolerância) para a sílica leva em conta múltiplas variáveis, como a patogenicidade dos diversos tipos de sílica, o efeito da exposição concomitante às outras poeiras, a variabilidade da resposta individual, entre outras. Para partículas de quartzo, o valor do LT, no Brasil, para 48 horas semanais de trabalho, é dado pela seguinte fórmula:

$$LT = \frac{8}{\%\ SiO_2 + 2}\ (\text{em mg/m}^3)$$

A determinação da "% SiO_2" é feita pela difração de raios X ou pela espectrofotometria de infravermelho na amostra de poeira total colhida por método gravimétrico. Para as variedades mais patogênicas de sílica cristalina – cristobalita e tridimita –, o LT é calculado pela mesma fórmula utilizada para o quartzo, mas com o resultado expresso como a metade do valor encontrado.

Uma vez reconhecida a presença de sílica respirável no ambiente de trabalho, medidas gerais, objetivando manter os teores de poeira em níveis aceitáveis, devem ser tomadas, com ventilação adequada e umidificação. Nos locais em que a concentração persiste elevada, como nas situações de construção de túneis ou aplicação de jato de areia, a proteção efetiva ao trabalhador pode ser obtida isolando-o da poeira, suprindo-o de ar proveniente de fonte exterior ao ambiente. Quando possível, a sílica deve ser substituída por outro material, como o pó de alumínio, o qual tem sido atualmente empregado no polimento de peças de cerâmica.

Os indivíduos expostos à sílica devem, periodicamente, ser submetidos a uma avaliação médica que inclua radiografia de tórax. Detectada anormalidade compatível com a doença, a pessoa acometida deve ser afastada do contato com a poeira e orientada quanto aos cuidados médicos e direitos que a legislação lhe faculta. Uma vez estabelecida, a doença não tem tratamento medicamentoso.

Asbestose

Esta pneumoconiose é consequência da exposição ao asbesto. Asbesto é um termo geral usado para descrever seis variedades distintas de silicatos minerais fibrosos. A *crisotila* (asbesto branco), cujas fibras se apresentam sob forma de serpentina, é constituída por um silicato hidratado de magnésio; representa cerca de 95% da produção mundial do mineral, tendo-se o Canadá como principal produtor. A *crocidolita* (asbesto azul), a *amosita* (asbesto marrom), a *antofilita* e a *tremolita* formam a família dos anfíbolos, cujas fibras têm configuração retilínea, incluem ferro em sua composição e perfazem os 5% restantes da produção. A crocidolita e a amosita são encontradas na África do Sul e na União Soviética; a antofilita e a tremolita, na Finlândia.

A grande resistência à destruição por agentes físicos e químicos faz do asbesto material de escolha para um grande número de aplicações, como na construção civil, na indústria têxtil, em dispositivos isolantes, em tintas, em plásticos, em lonas de freio de automóveis, entre outros. O risco de exposição ao asbesto existe desde a obtenção do mineral, em seu transporte, em seus usos, e até na destruição daquilo que foi usado, como é o caso das demolições.

O uso do asbesto, cada vez mais amplo em todo o mundo, tem levado ao aumento do número de pessoas expostas, com a consequente maior quantidade de casos de asbestose notificados anualmente. No Brasil, em 2001, uma revisão sobre os problemas causados pelo asbesto foi efetuada por Mendes.[28]

Em geral, as evidências radiológicas ou clínicas de asbestose não aparecem antes de 20 anos de exposição. Contudo, exposições tão curtas como 2 a 6 meses podem desencadear a doença, a qual se manifesta 20 a 30 anos mais tarde.

A patogenia da asbestose não é conhecida de modo preciso. Pensa-se que possa haver lenta liberação de ácido silícico, ou uma reação imunológica, com a partícula inalada servindo como antígeno. A fibra de asbesto, em geral com menos de 3 μm de diâmetro, mas com comprimento de 20 μm ou até mais de 100 μm, é capaz de penetrar profundamente no trato respiratório inferior. O edema das células alveolares parece ser a resposta inicial do pulmão à presença da fibra. Seguem-se uma alveolite descamativa e o espessamento das paredes alveolares com tecido colágeno, e, por fim, obliterações de alguns alvéolos por feixes de colágeno. A reação fibrótica é relativamente acelular, com ocasionais linfócitos e células plasmáticas, em especial junto à pleura.

Os corpos de asbesto (corpos ferruginosos), que aparecem como fibras de coloração marrom ou negra, medindo até 100 μm de comprimento, costumam ser encontrados em grupos tanto no tecido conjuntivo fibroso como nos espaços alveolares adjacentes às áreas de fibrose, podendo ser identificados no lavado broncoalveolar. Apresentam as extremidades mais espessas **(FIGURA 49.4)** e são formados por uma fibra em posição central, envolvida por uma camada proteica contendo grânulos de ferritina. Há evidências de que os corpos de asbesto constituam uma reação dos tecidos no sentido de atenuar os efeitos fibrogênicos da fibra inalada. Além das le-

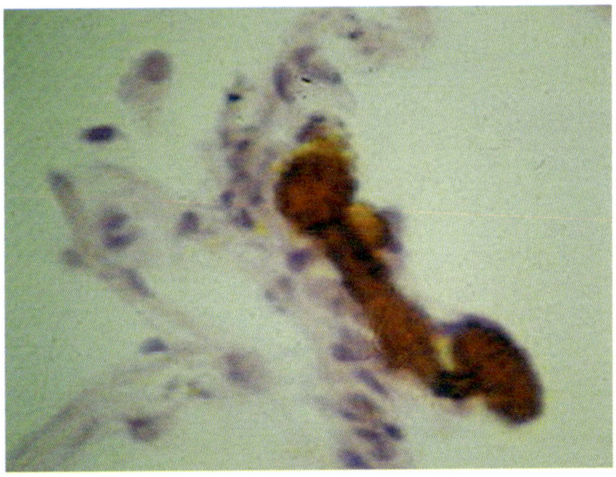

FIGURA 49.4 → Corpo de asbesto. Note as extremidades mais espessas. Corte histológico.

sões pulmonares, são frequentes as placas de fibrose pleural, que podem calcificar (FIGURA 49.5).

Radiologicamente, espessamento e placas pleurais são as anormalidades mais detectadas na asbestose. Em geral são bilaterais e podem conter significativas quantidades de cálcio. As lesões de fibrose pulmonar intersticial, visualizáveis em 50% dos casos, seguem o padrão reticular e costumam iniciar-se pelas metades inferiores dos pulmões. A adenopatia hilar não constitui achado proeminente, mas às vezes pode ser maciça, mesmo na ausência de tumor. Derrame pleural pode estar presente, seja unilateral ou bilateralmente. Em uma série de 133 indivíduos adultos (131 do sexo masculino), os quais haviam sido expostos ao asbesto e que eram portadores de doença não neoplásica, 80% apresentaram achados de fibrose pulmonar e 85%, espessamento pleural difuso à tomografia computadorizada de alta resolução.[29]

As manifestações iniciais mais comuns na asbestose são dispneia e tosse improdutiva irritante que surgem, via de regra, somente após 20 a 30 anos de exposição. À medida que a doença evolui, essas manifestações progridem, estertores subcrepitantes finos de bases pulmonares podem ser auscultados e, nos estágios avançados, cianose e hipocratismo digital podem se manifestar. Quando há derrame pleural, dor torácica do tipo ventilatório-dependente é referida.

Existem evidências de que os primeiros efeitos da exposição ao asbesto se fazem sentir no nível das pequenas vias aéreas, e, desse modo, não serão detectados pelos testes rotineiros de função pulmonar. As anormalidades radiográficas podem ser extensas, sem a correspondente perturbação funcional demonstrável. Testes mais sensíveis, por outro lado, podem evidenciar redução na capacidade de difusão e aumento do gradiente alveoloarterial do oxigênio em pacientes que não apresentam tradução clínica da doença. Nos casos mais avançados, um padrão restritivo se exterioriza.

A associação de mesotelioma pleural e de carcinoma brônquico com a exposição ao asbesto é bem documentada,[19,20] e há indicações de que o contato com esse mineral aumenta o risco de desenvolvimento de outras neoplasias, como carcinoma de estômago, colo, ovário e laringe. Habitualmente, o período de latência desde o início da exposição até a detecção do tumor é longo – em geral superior a 20 anos. A crocidolita (asbesto azul) é a variedade que mantém a mais estreita correlação com o aparecimento de mesotelioma, o qual costuma ser do tipo maligno difuso (FIGURA 49.6). Também em relação ao risco de surgimento de carcinoma brônquico – que pode ser de qualquer tipo histológico –, parece que a crocidolita e a amosita oferecem maior perigo do que a crisotila e a antofilita.

A avaliação do risco ambiental ao asbesto é efetuada coletando-se uma determinada quantidade de ar sobre uma membrana de filtro e contando-se as fibras por meio de um microscópio de contraste de fase em ampliação de 400 a

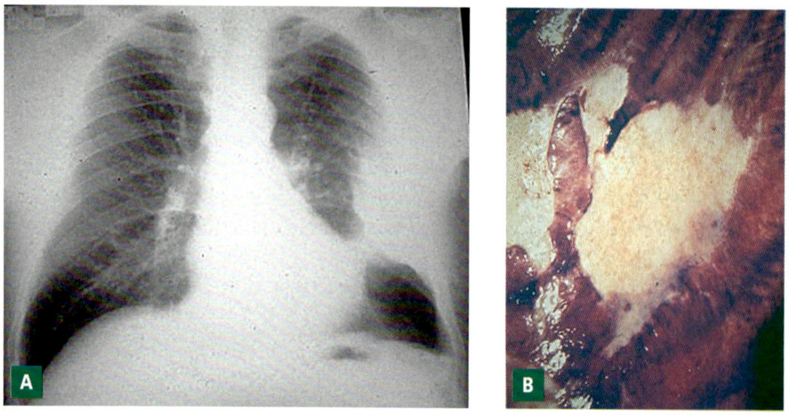

FIGURA 49.5 → Caso de asbestose. Presença de placas pleurais calcificadas. (A) aspecto radiográfico; (B) aspecto macroscópico à cirurgia.

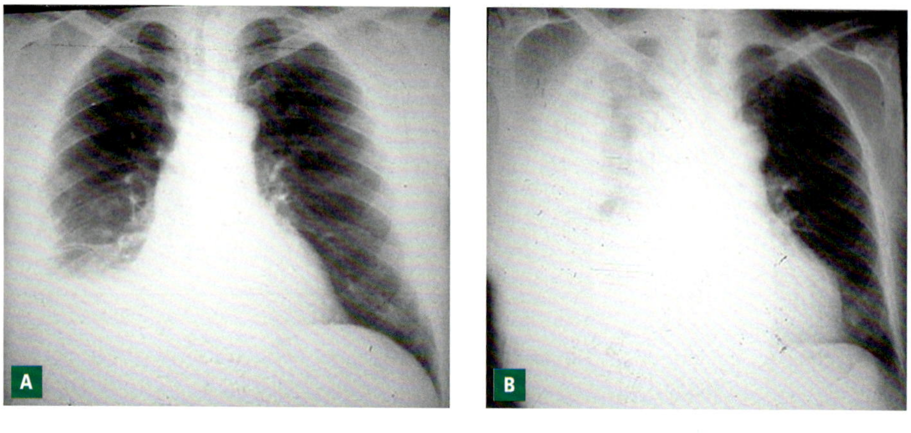

FIGURA 49.6 → Mesotelioma pleural maligno difuso. Extenso comprometimento do hemitórax direito, progressivo no tempo (**A** para **B**).

450x. O limite atualmente estabelecido é de 0,1 fibra por cm^3 de ar.

Ventilação exaustora, umidificação e limpeza dos ambientes de trabalho por aspiração, e não por varredura, são cuidados importantes que devem ser tomados no sentido da manutenção dos teores de poeira em níveis aceitáveis. Em locais onde não é possível essa manutenção, uma fonte de ar exterior ao ambiente de trabalho deve ser providenciada. Sempre que possível, é preferível não usar a crocidolita, mas, quando for utilizada, cuidados maiores deverão ser tomados.

Outras doenças ocupacionais

Exposições a substâncias minerais ou orgânicas diversas podem levar a outras doenças das vias aéreas, tanto superiores como inferiores (**QUADROS 49.1** e **49.2**), frequentemente desencadeando manifestações mediadas por estados de hipersensibilidade do indivíduo.

Rinite e laringite

A rinite ocupacional apresenta sintomas semelhantes aos da rinite alérgica perene ou sazonal – rinorreia, espirros, congestão nasal, prurido.[30] A diferença consiste no fato de somente ocorrerem sintomas quando há exposição a partículas no ambiente de trabalho. A rinite geralmente precede a asma ocupacional.[31]

Trabalhadores na indústria de fertilizantes químicos, onde a rocha fosfática é manipulada, apresentam alta prevalência de sintomas de rinite (43%), de conjuntivite (35%) e de tosse (30%); entretanto, achados radiográficos intratorácicos anormais e alterações significativas da função pulmonar são quase inexistentes nesses indivíduos.[6] Esses sintomas de vias aéreas superiores e oculares também são prevalentes entre trabalhadores expostos a poeiras de grãos vegetais, os quais manifestam algumas vezes tosse e sibilância, e raramente alteração radiológica ou funcional pulmonar.[9]

O principal sintoma da laringite ocupacional é a rouquidão. A inflamação e o edema das cordas vocais podem ser desencadeados pela inalação inadvertida de detergentes com amônia ou cloro. A presença de disfunção de cordas vocais pode, em determinado momento, mimetizar crises asmáticas.

QUADRO 49.1 → Causas comuns de doença ocupacional de vias aéreas superiores

Rinite e laringite	
– Poeira de confeitaria – Etilenodiamina – Polens – Ácido anídrico – Ácido hipoclorídrico – Dióxido sulfúrico	– Poeira de animais e gramíneas – Látex – Proteínas de cobaias – Amônia – Metais pesados – Solventes e tíner
Rinorreia	
– Ar frio	– Pesticidas
Úlcera nasal	
– Arsênico – Poeira de gaiolas	– Ácido crômico e cromatos

Traqueítes, bronquites e bronquiolites

A traqueíte e a bronquite resultam da inflamação da mucosa, reacional ao material inalado, sendo os sintomas mais frequentes a tosse e a expectoração. A irritação crônica leva a hiperplasia e hipersecreção glandular e, em casos graves, pode determinar hiper-responsividade brônquica como sequela quando a bronquite for solucionada. Quadros de bronquite ocupacional são verificados em indústrias com presença de gases e poeiras, em atividades de limpeza, produção de alimentos, com grãos, algodão e uso de soldas.[32,33] Dispneia, dor torácica e um quadro obstrutivo com sibilância frequentemente são encontrados e confundidos com fenômenos asmáticos A presença de infiltrados pulmonares é comum em casos mais graves. A terapêutica precoce com corticoterapia pode reduzir a mortalidade a longo prazo.

Asma

Mais de 250 substâncias têm sido identificadas em ambientes de trabalho relacionadas com asma ocupacional, podendo ser divididas em dois grupos: as de alto peso molecular (maior do que 1.000 dáltons), habitualmente alergênios (orgânicos), e as de baixo peso molecular (inferior a 1.000 dáltons), em geral agentes químicos, como o tolueno isocianato.[17,34]

QUADRO 49.2 → Causas comuns de doenças ocupacionais de vias aéreas inferiores

Bronquite		
– Dióxido sulfúrico – Cimento	– Poeira de minerais e rochas – Tabaco	
Bronquiolite		
– Acetaldeído – Gás clorínico – Dióxido de nitrogênio	– Amônia – Hidrogênio – Fosgênio	
Asma		
– Ácido anídrico – Proteínas animais – Poeira de madeira – Isocianatos – Ácidos fortes	– Aldeído – Cobalto – Etilenodiamina – Látex – Alvejantes	– Acrilatos – Poeira de grãos e farinhas – Formaldeído e glutaraldeído – Gás clorínico
DPOC		
– Carvão – Cádmio	– Sílica – Tolueno diisocianato	– Algodão

A asma ocupacional, que se caracteriza por limitação variável ao fluxo e/ou hiper-reatividade das vias aéreas devido a condições presentes em determinados ambientes de trabalho, pode significar exacerbação de asma subclínica ou em remissão, início de asma previamente em latência ou asma devida exclusivamente a um potente irritante respiratório. Cerca de 5 a 15% dos casos novos de asma em trabalhadores podem estar relacionados com exposição ocupacional.

A exacerbação de um processo de asma subclínica costuma ser causada pela irritação de vias aéreas por poeiras e substâncias químicas. O desencadeamento das crises por exposição a proteínas de alto peso molecular (partículas de madeira, de fibras têxteis, grãos ou crustáceos), que estimulam a produção de IgE específica, é mais observado em indivíduos atópicos. Já as crises provocadas por substâncias de baixo peso molecular (isocianatos) podem ocorrer tanto em atópicos como em não atópicos.

O diagnóstico de asma ocupacional fundamenta-se, em geral, no quadro clínico do paciente: piora ou surgimento dos sintomas durante a exposição ambiental e melhora ou desaparecimento deles quando de seu afastamento do ambiente. A confirmação diagnóstica pode ser realizada a partir da dosagem de IgE específica para a substância em estudo, ou, de modo mais simples, pela medida da variação do pico de fluxo no ambiente de trabalho.

Broncopneumonia de hipersensibilidade

As pneumonias por hipersensibilidade (alveolites alérgicas extrínsecas) podem ocorrer nos ambientes de trabalho, secundárias à exposição a substâncias orgânicas e microrganismos sensibilizantes.[18] O afastamento do contato e o uso de corticoterapia estão indicados em tais casos. O berílio, além de causar doença granulomatosa crônica, também poderia levar a manifestações de hipersensibilidade.

Doença granulomatosa crônica

Esse tipo de envolvimento pulmonar, praticamente indistinguível da sarcoidose, do ponto de vista anatomopatológico, é causado pela inalação de poeiras ou fumaça de berílio, um metal de amplo uso sobretudo em indústrias de alta tecnologia, como aeroespacial, eletrônica, nuclear e de computadores.[35] Formas agudas de uma pneumonite química e manifestações iniciais de hipersensibilidade poderiam anteceder a forma crônica da doença.[36,37]

Doença pulmonar obstrutiva crônica

O tabagismo é o principal fator externo envolvido em casos de doença pulmonar obstrutiva crônica (DPOC), mas gases e partículas liberadas em ambientes de trabalho também podem causar bronquite crônica ou enfisema ou contribuir para o seu surgimento.[38] A silicose e a beriliose associam componente obstrutivo ao quadro de pneumoconiose. A doença pode progredir por décadas após a suspensão da exposição. Cádmio, algodão e poeiras minerais também podem estar envolvidos no processo de obstrução irreversível do fluxo aéreo em pacientes expostos por tempo prolongado.

Carcinoma brônquico

Existem diversas substâncias com reconhecido potencial carcinogênico nos ambientes de trabalho (QUADRO 49.3). Estima-se que em torno de 5% dos casos de câncer de pulmão possam ser devidos à exposição a tais substâncias, que podem, por exemplo, fazer parte da composição de tintas diversas, aumentando o risco dessa neoplasia em pintores.[39]

Profilaxia – tratamento

> **ATENÇÃO**
>
> As medidas mais importantes no manejo das doenças ocupacionais são as profiláticas.

O objetivo que deve ser sempre perseguido é a máxima diminuição dos riscos, reduzindo-se a concentração do fator nocivo presente, ou eliminando tal fator nos ambientes de trabalho. A existência de normas efetivas de fiscalização e de controle é essencial para que isso se cumpra.[3] Os processos de ventilação e de umidificação, bem como protetores faciais, devem ser adequados e testados periodicamente mediante determinações da concentração ambiental de poeiras e/ou gases, que não deverão ultrapassar seus respectivos limites de tolerância. Havendo possibilidade de contato com substância altamente tóxica, como é o caso de alguns gases, a prevenção deve ser rigorosa, sendo necessário ter-se sempre à mão condições para cuidados médicos imediatos.

Quando não for possível a redução do teor dos poluentes para níveis seguros, fontes de ar exteriores aos ambientes de trabalho deverão ser providenciadas. A substituição de uma substância potencialmente nociva por outra inócua – como a troca de areia por pó de alumínio em polimentos – é algo sempre desejável.

Para a doença pulmonar ocupacional estabelecida, em geral não existe tratamento específico. Deve-se evitar ulterior contato do indivíduo acometido com o agente causal, e, dependendo do dano funcional ocorrido, os cuidados médicos gerais apropriados deverão ser tomados – podendo variar desde a simples sedação de uma tosse improdutiva, caso

QUADRO 49.3 → Causas ocupacionais de carcinoma brônquico

SUBSTÂNCIAS POTENCIALMENTE CANCERÍGENAS	
Asbesto	Sílica
Arsênico	Gás mostarda
Clorometil éter	Níquel
Cádmio	Radiação ionizante e radônio
Cromo	Óleos minerais

de broncodilatadores e corticoides para as crises de asma, até a necessidade de hospitalização.

No caso das pneumoconioses fibrosantes, o emprego de corticoide não introduziu nenhuma modificação na evolução de tais doenças. Quando existe marcado comprometimento funcional, pode ser necessário o uso de oxigênio e até cuidados intensivos. Hoje, nesse tipo de acometimento, a possibilidade de transplante pulmonar deve ser considerada.[40]

Referências

1. Beckett WS. Occupational respiratory diseases. New Engl J Med. 2000;342(6):406-13.

2. Brasil. Segurança e Medicina do Trabalho: Lei n. 6514, de 22 de dezembro de 1977. 46. ed. São Paulo: Atlas; 2000.

3. Coggon D, Harris EC, Brown T, Rice S, Palmer KT. Work-related mortality in England and Wales, 1979-2000. Occup Environ Med. 2010;67(12):816-22.

4. Centers for Disease Control and Prevention. Changing patterns of pneumoconiosis mortality – United States, 1968-2000. MMWR. 2004;53(28):627-32.

5. Gross P, Rinehart WE, De-Treville RT. The pulmonary reactions to toxic gases. Am Ind Hyg Assoc J. 1967;28(4):315-21.

6. Hüttner MD, Moreira JS. Avaliação ambiental e epidemiológica do trabalhador da indústria de fertilizantes de Rio Grande, RS. J Pneumol. 2000;26(5):245-53.

7. Faria NMX, Facchini LA, Fassa AG, Tomasi E. Trabalho rural e intoxicações por agrotóxicos. Cad Saúde Pública. 2004;20(5):1298-308.

8. Khan AJ, Nanchal R. Cotton dust lung diseases. Curr Opin Pulm Med. 2007;13(2):137-41.

9. Tietboehl Filho CN, Moreira JS, Edelweiss MK. Os efeitos respiratórios da exposição à poeira de grãos de cereais: uma revisão sucinta da literatura e um estudo epidemiológico em trabalhadores de silos do Rio Grande do Sul. J Pneumol. 1994;20(4 n. esp.):193-206.

10. Mendes R. Estudo epidemiológico sobre a silicose pulmonar na região sudeste do Brasil, através de inquérito em pacientes internados em hospitais de tisiologia. Rev Saude Pública. 1979;13:7-19.

11. Morrone LC. Epidemiologia da silicose no estado de São Paulo. Rev Bras Saúde Ocup. 1980;8(1):6-30.

12. Lyra MAT, Moreira JS, Andrade EO. Epidemiologia da silicose no Rio Grande do Sul: contribuição ao estudo de sua prevalência. J Pneumol. 1980;6(Supl):51.

13. Terra Filho M, Santos UP. Silicose. J Bras Pneumol. 2006;32(Supl 2):S41-S47.

14. Lido AV, Kitamura S, Oliveira JI, Lucca SR de, Azevedo VAZ de, Bagatin E. Exposição ocupacional e ocorrência de pneumoconioses na região de Campinas (SP) Brasil, 1978-2003. J Bras Pneumol. 2008;34(6):367-72.

15. Moreira JS, Andrade CF. Mecanismos de defesa do aparelho respiratório. In: Tarantino AB, editor. Doenças pulmonares. 6. ed. Rio de Janeiro: Guanabara-Koogan; 2008. p. 131-9, cap. 9.

16. Oberdorster G. Significance of particle parameters in the evaluation of exposure-dose-response relationships of inhaled particles. Inhal Toxicol. 1996;8 Suppl:73-89.

17. Dykewicz MS. Occupational asthma: current concepts in pathogenesis, diagnosis, and management. J Allergy Clin Immunol. 2009;123(3):519-28.

18. Mohr LC. Hypersensitivity pneumonitis. Curr Opin Pulm Med. 2004;10(5):401-11.

19. Wagner JC, Sleggs CA, Marchand P. Diffuse pleural mesothelioma and asbestos exposure in the North Western Cape Province. Brit J Ind Med. 1960;17(4):260-71.

20. Selikoff IJ, Churg J, Hammond EC. Relation between exposure to asbestos and mesothelioma. N. Engl J Med. 1965;272:560-5.

21. Meirelles GSP, Kavakama JI, Rodrigues RT. Imagem nas doenças ocupacionais pulmonares. J Bras Pneumol. 2006;32(Supl 2):S85-92.

22. International Labour Organization. Guidelines for the use of the ILO international classification of radiographs of pneumoconiosis. Geneva: International Labour Office; 2002. Occupational Safety and Health Series, n. 22 (Rev. 2000).

23. Corn JK. Historical aspects of industrial hygiene--II. Silicosis. Am Ind Hyg Assoc J. 1980;41(2):125-33.

24. Algranti E, Souza Filho AJ de, Mendonça EMC de, Silva RCC da, Alice SH. Pneumoconiose de mineiros de carvão: dados epidemiológicos de minas da bacia carbonífera brasileira. J Pneumol. 1995;21(1):9-12.

25. Schreiber J, Koschel D, Kekow J, Waldburg N, Goette A, Merget R. Rheumatoid pneumoconiosis (Caplan's syndrome). Eur J Intern Med. 2010;21(3):168-72.

26. Ferreira A, Moreira JS, Caetano R, Gabetto JM, Quirico-Santos T. Caracterização imunofenotípica das subpopulações de linfócitos do lavado broncoalveolar de pacientes com silicose. J Pneumol. 2000;26(3):107-12.

27. Barboza CE, Winter DH, Seiscento M, Santos UP, Terra Filho M. Tuberculosis and silicosis: epidemiology, diagnosis and chemoprophylaxis. J Bras Pneumol. 2008;34(11):959-66.

28. Mendes R. Asbesto (amianto) e doença: revisão do conhecimento científico e fundamentação para uma urgente mudança da atual política brasileira sobre a questão. Cad Saúde Pública. 2001;17(1):7-29.

29. Copley SJ, Lee YC, Hansell DM, Sivakumaran P, Rubens MB, Taylor AJN, et al. Asbestos-induced and smoking related disease: apportioning pulmonary function deficit by using thin-section CT. Radiology. 2007;242(1):258-66.

30. Gautrin D, Desrosiers M, Castano R. Occupational rhinitis. Curr Opin Allergy Clin Immunol. 2006;6(2):77-84.

31. Vandenplas O. Asthma and rhinitis in the workplace. Curr Allergy Asthma Rep. 2010;10(5):373-80.

32. Medina-Ramón M, Zock JP, Kogevinas M, Sunyer J, Torralba Y, Borrell A, et al. Asthma, chronic bronchitis, and exposure to irritant agents in occupational domestic cleaning: a nested case-control study. Occup Environ Med. 2005;62(9):598-606.

33. Kanwal R. Bronchiolitis obliterans in workers exposed to flavoring chemicals. Curr Opin Pulm Med. 2008;14(2):141-6.

34. Saetta M, Maestrelli P, Di Stefano A, De Marzo N, Milani GF, Pivirotto F, et al. Effect of cessation of exposure to toluene diisocyanate (TDI) on bronchial mucosa of subjects with TDI-induced asthma. Amer Rev Respir Dis. 1992;145(1):169-74.

35. Henneberger PK, Goe SK, Miller WE, Doney B, Groce DW. Industries in the United States with airborne beryllium exposure and estimates of the number of current workers potentially exposed. J Occup Environ Hyg. 2004;1(10):648-59.

36. Meyer KC. Beryllium and lung disease. Chest. 1994;106(3):942-6.

37. Santo Tomas LH. Beryllium hypersensitivity and chronic beryllium lung disease. Curr Opin Pulm Med. 2009;15(2):165-9.

38. Kurmi OP, Semple S, Simkhada P, Smith WCS, Ayres JG. COPD and chronic bronchitis risk of indoor air pollution from solid fuel: a systematic review and meta-analysis. Thorax. 2010;65(3):221-8.

39. Guha N, Merletti F, Steenland NK, Altieri A, Cogliano V, Straif K. Lung cancer risk in painters: a meta-analysis. Environ Health Perspect. 2010;118(3):303-12.

40. Chida M, Fukuda H, Araki O, Tamura M, Umezu H, Miyoshi S. Lung transplantation for aspiration-induced silicosis of the lung. Gen Thorac Cardiovasc Surg. 2010;58(3):141-3.

Sarcoidose

50

Luiz Carlos Corrêa da Silva

Introdução

A sarcoidose é uma doença multissistêmica, granulomatosa, com atividade imunocelular aumentada – particularmente de células CD4 e macrófagos – de causa desconhecida. Embora possa afetar qualquer parte do organismo, pulmões e gânglios intratorácicos são os locais preferidos.

Mecanismos imunes são importantes na patogenia, presumindo-se que diversos gatilhos possam desencadear a sequência de eventos imunológicos e inflamatórios que caracterizam a doença. Fatores genéticos também podem determinar maior suscetibilidade à sarcoidose. Antes de ser uma única doença com uma única causa, é possível que diversos fatores genéticos e ambientais ou infecciosos possam estimular uma resposta imune que resulte no desencadeamento da sarcoidose.

Em geral, os primeiros achados que levantam suspeita de sarcoidose são vistos em uma radiografia do tórax: adenopatias hilares bilaterais e simétricas e adenopatias mediastinopulmonares (principalmente paratraqueais direitas e subcarinais), acompanhadas ou não de infiltração pulmonar difusa. Winterbauer e colaboradores1 chamaram a atenção para o fato de que "o achado radiológico de adenopatias hilares bilaterais e paratraqueais, em indivíduo assintomático, é específico para sarcoidose". A presença de granuloma não caseoso, sem causa conhecida, e evidências de comprometimento multissistêmico característico, como eritema nodoso, alterações oculares, aumento das parótidas e hipercalciúria, favorecem esse diagnóstico. O achado histopatológico de granuloma exige sempre que se considerem doenças de causa conhecida e de alta prevalência em nosso meio, como tuberculose e micoses.

O diagnóstico da sarcoidose é feito, essencialmente, por exclusão: isto é, outras causas de doença granulomatosa devem ser afastadas. A decisão de tratar ou não com corticoterapia sistêmica dependerá da presença de sintomas, alterações funcionais, comprometimento de setores importantes do organismo e, enfim, da evolução da doença.

Avaliações epidemiológicas realizadas em regiões distintas demonstraram diferenças consideráveis na prevalência, sazonalidade e apresentação clínica da sarcoidose. A doença costuma acometer adultos entre 20 e 50 anos, ocorrendo igualmente em homens e mulheres. Em alguns países, como Suécia e Japão, há um segundo pico na meia-idade, sobretudo em mulheres. Nos Estados Unidos, a sarcoidose é mais frequente em negros do que em brancos, com uma incidência anual ajustada de 35,5 e 10,9/100.000, respectivamente. Em termos mundiais, entretanto, cerca de 80% dos pacientes são brancos. O eritema nodoso é comum em pacientes escandinavos e britânicos, mas raro em afro-americanos e japoneses. O envolvimento cardíaco e ocular é particularmente comum no Japão. Em países onde a tuberculose e outras doenças granulomatosas infecciosas têm alta prevalência, como no Brasil, a frequência da doença é mais baixa do que em países desenvolvidos. Nessas regiões, há dificuldade de determinar a frequência real da sarcoidose por causa da ausência de programas de rastreamento e da falta de notificação. Sem dúvida, a sarcoidose é uma doença subdiagnosticada.

Estudos sobre a imunopatogênese da sarcoidose indicam que uma sequência de eventos nos locais de atividade da doença pode explicar por que a resposta das células Th1 ou Th2 é importante para os mecanismos envolvidos na formação do granuloma e no remodelamento dos tecidos. Na resposta Th1, observa-se a participação de IL-2 e do IFN-g para a formação do granuloma sarcoide (este último suprime a atividade fibroblástica e a produção de colágeno). Um desvio para Th2 favorece a atividade da IL-4 que, aumentando a atividade fibroblástica e a produção de colágeno, resulta no desenvolvimento de fibrose.

Principais características da sarcoidose

- → Doença granulomatosa e multissistêmica
- → Causa desconhecida
- → Atividade imunocelular aumentada
- → Preferência por adultos jovens, frequentemente assintomáticos
- → Critérios diagnósticos:
  - Síndrome clínica compatível/sugestiva
  - Achados radiológicos consistentes
  - Granulomas não caseosos de células epitelioides
  - Exclusão de outras causas de doença granulomatosa (tuberculose/micose)
- → Estadiamento:
  - Doença pulmonar evolutiva?
  - Doença extrapulmonar?
- → Tratamento: Corticoterapia/observação
- → Prognóstico: Geralmente favorável

Clínica

Os sintomas da sarcoidose variam consideravelmente e dependem de características do paciente, como HLA e etnia, além da gravidade da doença. Pode ocorrer uma síndrome clínica característica com adenopatias hilares bilaterais e eritema nodoso, frequentemente com febre e artralgias (síndrome de Löfgren). Cerca de metade dos pacientes, na ocasião do diagnóstico, são assintomáticos ou têm manifestações de pequena intensidade. Sintomas torácicos como tosse e dispneia são frequentes, e sintomas inespecíficos como febre, emagrecimento e fadiga também podem estar presentes. Lesões cutâneas, eritema nodoso, adenopatias superficiais, alterações oculares, hepatomegalia e esplenomegalia podem ser observadas.

Exames de imagem

Adenopatias hilares bilaterais simétricas, com envolvimento das cadeias paratraqueal direita e subcarinal, em associação ou não com infiltração pulmonar difusa, intersticial, micronodular, junto aos feixes broncovasculares, aos septos interlobulares e às regiões subpleurais, predominando nas metades superiores dos pulmões, são achados radiológicos e tomográficos característicos de sarcoidose (**FIGURAS 50.1**, **50.2** e **50.3**). Em pacientes com sarcoidose, as avaliações radiológica e tomográfica da gravidade da doença mostram correlação similar com os dados clínicos e funcionais.

Podem ocorrer apresentações radiológicas atípicas como adenopatias intratorácicas unilaterais, calcificações ganglionares, lesões pulmonares acinares, nodulares e mesmo escavadas, infiltração pulmonar unilateral, broncostenose, atelectasias, derrame pleural, pneumotórax e, ainda, alterações sugestivas de hipertensão arterial pulmonar e de comprometimento cardíaco. Tais achados atípicos são mais frequentes em pacientes acima dos 50 anos.

A tomografia computadorizada de alta resolução deve ser realizada, particularmente quando os achados clínicos não são típicos, quando existe suspeita clínica de sarcoidose com raio X de tórax normal e quando há suspeita de complicações ou infecções superpostas.

As alterações radiológicas do tórax na sarcoidose são classificadas conforme o Consenso de Sarcoidose da American Thoracic Society (ATS), European Respiratory Society (ERS), World Association of Sarcoidosis and Other Granulomatous Disorders (WASOG)[2] (**QUADRO 50.1**).

Na prática, consideram-se apenas os tipos radiológicos I, II e III, pois o tipo 0 significa raio X de tórax normal (um achado raro e que pouco acrescenta na avaliação do paciente) e o tipo radiológico IV (correspondendo à fase fibrótica em que a doença está curada e inativa) só pode ser considerado quando as lesões são estáveis em controles sucessivos.

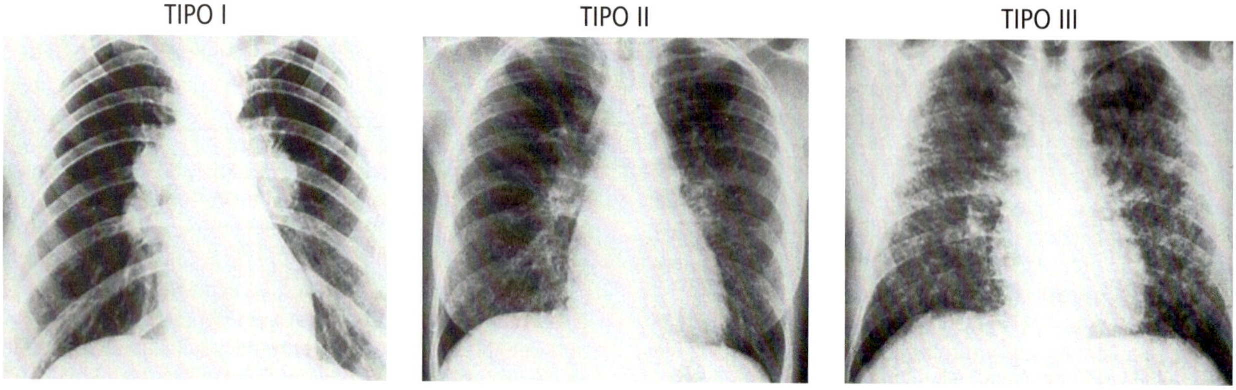

FIGURA 50.1 → Classificação radiológica da sarcoidose: tipos I, II e III.

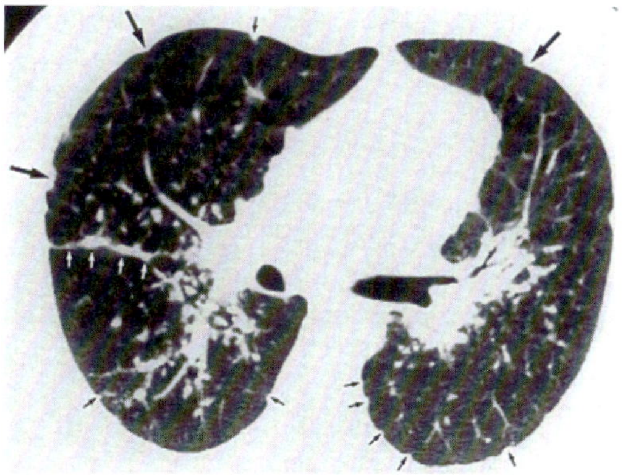

FIGURA 50.2 → Aspectos tomográficos típicos da sarcoidose: nódulos ao longo de feixes broncovasculares, septos interlobulares e regiões subpleurais, incluindo cissuras (suas dimensões são variáveis, desde micronódulos até nódulos maiores do que 1 cm).

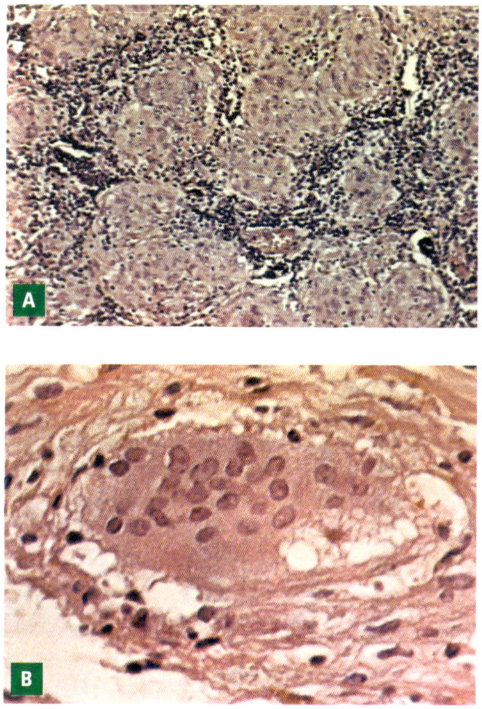

FIGURA 50.3 → Aspectos histopatológicos da sarcoidose. (A) Granuloma de células epitelioides, sem necrose, em linfonodo. (B) Gigantócito tipo Langhans, multinucleado, com corpúsculos de inclusão citoplasmática.

Diagnóstico

O diagnóstico de sarcoidose é de exclusão e depende de um conjunto de achados clínicos, radiológicos e laboratoriais **(QUADRO 50.2)**, sendo muito importante a identificação anatomopatológica de granuloma não caseoso, sem necrose, bem formado, com abundantes células epitelioides e gigantócitos multinucleados, circundados por um anel de linfó-

QUADRO 50.1 → Classificação radiológica da sarcoidose:* características dos tipos radiológicos

TIPO RADIOLÓGICO	ACHADOS NA RADIOGRAFIA DE TÓRAX
Tipo 0	Radiografia normal
Tipo I	Adenopatias (hilares bilaterais e mediastinais), sem infiltração pulmonar
Tipo II	Adenopatias (hilares bilaterais e mediastinais), com infiltração pulmonar
Tipo III	Infiltração pulmonar, sem adenopatias
Tipo IV	Fibrose pulmonar

*Esta classificação refere-se ao exame radiológico convencional.

QUADRO 50.2 → Princípios em que se baseia o diagnóstico da sarcoidose

O DIAGNÓSTICO DE SARCOIDOSE É DE EXCLUSÃO E SE BASEIA EM UM CONJUNTO DE DADOS CLÍNICOS, RADIOLÓGICOS E PATOLÓGICOS
Síndrome clínica
Alterações radiológicas
Biópsia: - Granuloma de células epitelioides - Ausência de necrose - Ausência de microrganismos (BAAR e fungos) e de cristais
Exclusão de outras causas de doenças: - Granulomatosas infecciosas (p. ex., tuberculose e micoses) - Pulmonares intersticiais (p. ex., pneumonia de - hipersensibilidade, pneumonia intersticial fibrosante padrão usual) - Neoplásicas (p. ex., linfomas) - Pneumoconioses

citos **(FIGURA 50.3)** em um ou mais locais. Micobactérias ou fungos devem ser procurados insistentemente no material de biópsia, sobretudo nas regiões de alta prevalência de tuberculose. Os espécimes para exame anatomopatológico costumam ser obtidos por fibrobroncoscopia, recomendando-se biópsia endobrônquica tanto de lesões visíveis quanto de mucosa aparentemente normal. A biópsia transbrônquica sempre deve ser realizada por causa de sua elevada sensibilidade. A mediastinoscopia ou a biópsia pulmonar a céu aberto ou a biópsia de lesões superficiais (gânglio ou pele) são opções, conforme a situação individual.

Ao final da avaliação, quatro objetivos devem ser atingidos: 1) caracterizar o quadro histológico, 2) verificar a extensão e a gravidade do envolvimento do órgão (p. ex., pulmão), 3) constatar se a doença é estável ou progressiva e 4) averiguar se o paciente terá benefícios com o tratamento. Embora tenham surgido muitos recursos laboratoriais para avaliar a atividade da doença, os dados clínicos ainda permanecem sendo o melhor critério: características do paciente, modo de início, sintomas, lesões cutâneas, achados radiológicos e testes de função pulmonar.

O diagnóstico de sarcoidose pode ser aceito sem a realização de biópsia em casos selecionados que tenham as seguintes características: paciente assintomático com achados de imagem muito sugestivos da doença (p. ex., tipo radiológico I ao raio X de tórax, ou achados tomográficos típicos) e avaliação funcional pulmonar normal.1 Nessa situação, não se usa corticoterapia e devem ser feitos controles a cada 3 a 6 meses. A biópsia apenas será realizada se a evolução for desfavorável e/ou se a corticoterapia estiver indicada.

ATENÇÃO

As lesões da sarcoidose podem aparecer e desaparecer, insidiosamente, sem deixar sequelas. No entanto, vpodem provocar lesões extensas com fibrose e disfunção orgânica grave.

O pulmão é o órgão mais comumente afetado, e a gravidade da doença costuma depender de seu comprometimento.

Segundo a experiência da maior clínica de sarcoidose da Itália (Milão), ocorre envolvimento extratorácico em cerca de 30% dos pacientes com sarcoidose. Segundo a experiência de Rizzato:3 12% dos pacientes tinham sarcoidose com manifestações apenas extrapulmonares; calculose renal foi a forma de apresentação da doença em 3,6% dos casos; uveíte associada a sarcoidose ocorreu em 1,5% dos casos, precedendo o diagnóstico da doença em até 11 anos, às vezes devido à inadequada investigação inicial; adenomegalias periféricas foram observadas em 11,7% dos casos, sendo um achado de apresentação da doença em metade desses pacientes. No entanto, tais dados têm limitações, uma vez que, como regra, são retrospectivos; além disso, todos os pacientes são brancos e a população assistida naquele centro de referência é provavelmente constituída de casos mais graves da doença.

ATENÇÃO

A sarcoidose – por ser uma doença sistêmica – pode apresentar-se nas formas mais variadas, devendo frequentemente ser incluída no diagnóstico diferencial.

O envolvimento sistêmico da sarcoidose e o achado de alterações em diversas partes do organismo variam conforme as regiões e as características dos centros de referência:

- Fígado e baço: órgãos frequentemente comprometidos pelas lesões granulomatosas, raras vezes com repercussão clínica.
- Coração: em até 5% dos casos podem ocorrer arritmias; raramente, bloqueio de alto grau e até parada cardíaca.
- Lesões cutâneas (25%): raramente ocorre lúpus pérnio, que se constitui em um comprometimento facial deformante que exige tratamento prolongado.
- Olhos (11 a 83%): as lesões predominam na câmara anterior; os japoneses apresentam alterações oculares com elevada frequência.
- Neurossarcoidose: é rara, com predileção pela base do sistema nervoso central (SNC); paralisia facial é mais comum.
- Artralgias (25 a 39%): podem ser agudas e passageiras ou crônicas, persistentes e de difícil controle.
- Hipercalciúria (em até 40%).
- Hipercalcemia (5 a 10%).

A avaliação funcional pulmonar deve incluir, pelo menos, espirometria. As medidas da difusão (DCO) e dos volumes pulmonares, sempre que possível, devem ser realizadas. O teste da caminhada dos 6 minutos apresenta relação com sintomas sistêmicos e também tem sido recomendado.

Tratamento

O tratamento visa ao controle dos sintomas, à recuperação funcional e à regressão das lesões. Como regra, pacientes assintomáticos devem ser observados e não precisam de tratamento. A corticoterapia sistêmica tem se firmado nas últimas décadas como a melhor terapêutica para pacientes tanto com doença crônica quanto em períodos de exacerbação, sendo indicada em cerca de 60% dos casos, na experiência do Serviço de Pneumologia, Pavilhão Pereira Filho, Complexo Hospitalar Santa Casa de Porto Alegre.4

Considerando os tipos radiológicos, recebem corticoide quase todos os pacientes do tipo III, muitos do tipo II e poucos do tipo I. Costuma-se usar 40 mg, em dias alternados, durante os primeiros três meses. Havendo resposta favorável, reduz-se 10 mg a cada três meses, mantendo 10 a 20 mg durante 12 a 24 meses. Quando a doença pulmonar é grave ou há comprometimento extrapulmonar em "órgão nobre" (p. ex., SNC, coração, olho), inicia-se com 1 mg/kg/dia de prednisona, até o controle da doença, continuando-se em dias alternados e com redução conforme recém-sugerido.

O uso de outros anti-inflamatórios inespecíficos – como metotrexato, azatioprina, ciclofosfamida, talidomida, etc. – pode ser uma alternativa à corticoterapia. Novas estratégias imunossupressoras vêm sendo estudadas, mas ainda não têm impacto na prática assistencial. Segundo Baughman e colaboradores5, pentoxifilina, talidomida, infliximab, etanercept e remicade têm sido úteis em casos selecionados, sendo sua efetividade devida ao bloqueio do fator de necrose tumoral (TNF), especialmente no tratamento da sarcoidose crônica.

Anti-inflamatórios não esteroides podem ser usados para artralgias, hidroxicloroquina para lesões tegumentares e corticoides inalatórios quando a tosse é problema, visando ao controle da hiper-reatividade das vias aéreas.

Como a remissão espontânea da doença é muito comum, as principais questões quanto ao tratamento são: "quem deve ser tratado?", "quando?", "como?" e "por quanto tempo?". A experiência do profissional e a individualização dos cuidados assistenciais são sempre fundamentais na tomada de decisões.

Evolução e prognóstico

Quanto ao prognóstico da sarcoidose, costuma-se dizer que, em geral, a doença tem caráter autorremissivo, evoluindo para a cura. São indicadores de bom prognóstico tipo radiológico I (remissão espontânea em 55 a 90% dos casos) e quadro clínico-radiológico agudo ou subagudo (p. ex., eritema nodoso, febre, poliartrite, síndrome de Löfgren) associado aos tipos radiológicos I e II. São indicadores de prognóstico reservado tipo radiológico III (remissão espontânea em 10 a 30%), quadro clínico-radiológico crônico (p. ex., lúpus pérnio, uveíte crônica, envolvimento pulmonar prolongado) e anormalidades espirométricas, particularmente uma severa redução da capacidade vital (abaixo de 1,5 L).

As remissões costumam ocorrer em 1 a 3 anos, e as recaídas tardias são observadas em apenas 2 a 8% dos pacientes. Se não houver remissão dentro de 24 meses, provavelmente a doença terá um curso crônico.

Sequelas permanentes podem ocorrer em até 30 a 50% dos casos.

A mortalidade pela sarcoidose é rara (1 a 5%), ocorrendo por falência de órgãos vitais, como pulmões, coração, rins, fígado e SNC, sendo devida à fibrose irreversível. A indicação de transplante pulmonar é rara; até 2008, nenhum paciente do Serviço foi submetido a essa intervenção.

Recomenda-se fazer controles periódicos: a cada três meses no período de tratamento ou de observação inicial, a cada seis meses nos primeiros cinco anos e anualmente a longo prazo.[2]

■ SARCOIDOSE: SITUAÇÕES ESPECIAIS E CONDUTA RECOMENDADA

→ **Situação I:** Paciente assintomático, jovem, com adenomegalias paratraqueais direitas, hilares e mediastinais bilaterais e simétricas, e subcarinais, sem alterações pulmonares significativas (apenas pequenos nódulos intrapulmonares, subpleurais e ao longo de feixes broncovasculares). Há forte suspeita clínico-radiológica de sarcoidose. Não existem achados de doença extratorácica.

Pergunta: É indispensável a realização de biópsia?

Resposta: Em princípio, não, desde que não vá ser indicada a corticoterapia sistêmica (CS). Geralmente, o acompanhamento desses casos evidencia remissão espontânea dentro de alguns meses.1,6

→ **Situação II:** Paciente com alta suspeita de sarcoidose, tipo radiológico I, sem envolvimento extratorácico.

Pergunta: Precisa ser tratado com CS?

Resposta: Em princípio, não. Deve ficar em observação e ser submetido a controles a cada 3 a 6 meses. Como regra, ocorre remissão espontânea.2

→ **Situação III:** Paciente com sarcoidose em tratamento com CS há mais de seis meses.

Pergunta: Por quanto tempo deve usar CS?

Resposta: Deve usar CS durante, no mínimo, 12 meses. Depois que a doença entra em remissão ou se estabiliza, deve-se revisar a cada três meses. Quando os sintomas são controlados e os marcadores (imagem, calciúria, etc.) normalizam ou se estabilizam, deve-se retirar a CS lentamente.2

→ **Situação IV:** Paciente com sarcoidose crônica, usando CS prolongadamente, começa a desenvolver efeitos adversos intoleráveis.

Pergunta: Qual é a conduta?

Resposta: Introduzir metotrexato, 10 mg/semana, e reduzir lentamente a dose de corticoide sistêmico.[5]

■ CASO CLÍNICO I

33 anos, branca, casada, natural e residente em Pelotas (RS). Há dois meses, artralgias em grandes articulações, com edema em pernas e pés; alívio com indometacina. Raio X de tórax: adenopatias mediastinopulmonares e infiltração pulmonar intersticial difusa leve. Espirometria, calciúria de 24 horas, exame oftalmológico e eletrocardiograma normais. Hipótese diagnóstica: sarcoidose tipo radiológico II, baixa atividade. Conduta: não realizar biópsia e observar. Evolução clínico-radiológica favorável (FIGURA 50.4).

■ CASO CLÍNICO II

28 anos, branco, casado, natural e residente em Porto Alegre (RS). Há alguns meses, dispneia leve a grandes esforços. Raio X de tórax e tomografia computadorizada de tórax: infiltração pulmonar difusa. Biópsia pulmonar a céu aberto: granuloma sarcoide; BAAR e fungos negativos. Espirometria: CVF = 3,92 L = 75%, VEF1 = 3,0 L = 72%. Calciúria de 24 horas elevada (567 mg). Exame oftalmológico e eletrocardiograma normais. Conclusão: sarcoidose em atividade. Conduta: prednisona, 40 mg, em dias alternados. Boa evolução clínico-radiológica após seis meses, com normalização da calciúria e da CVF (4,52 L = 87%) (FIGURA 50.5).

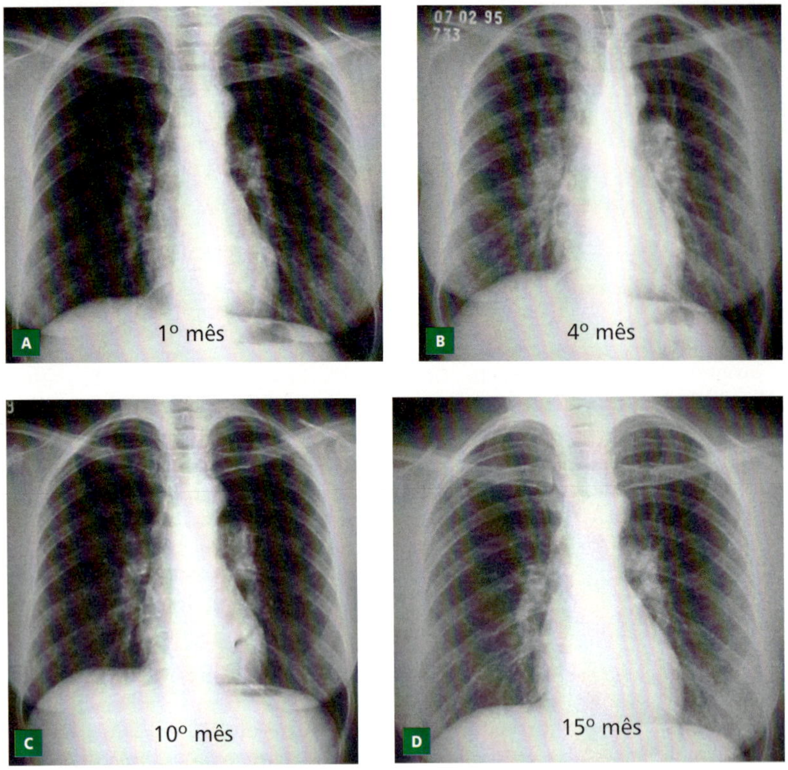

FIGURA 50.4 → Radiografias de tórax mostrando a evolução do caso I.

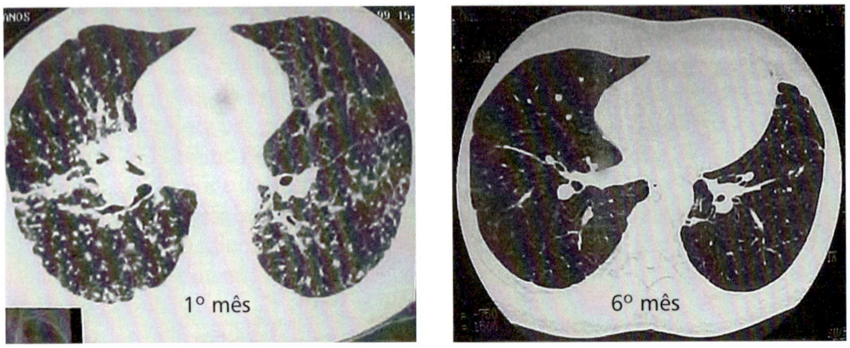

FIGURA 50.5 → Tomografias computadorizadas de tórax mostrando a evolução do caso II.

Referências

1. Winterbauer RH, Belic N, Moores KD. Clinical interpretation of bilateral hilar adenopathy. Ann Intern Med. 1973;78(1):65-71.

2. Statement on sarcoidosis. Joint Statement of the American Thoracic Society (ATS), the European Respiratory Society (ERS) and the World Association of Sarcoidosis and Other Granulomatous Disorders (WASOG) adopted by the ATS Board of Directors and by the ERS Executive Committee, February 1999. Am J Respir Crit Care Med. 1999;160(2):736-55.

3. Rizzato G. Extrapulmonary presentation of sarcoidosis. Curr Opin Pulm Med. 2001;7(5):295-7.

4. Corrêa da Silva LC, Hertz FT, Cruz DB, Caraver F, Fernandes JC, Fortuna FP, et al. Sarcoidose no sul do Brasil: estudo de 92 pacientes. J Bras Pneumol. 2005;31(5):398-406.

5. Baughman RP, Lower EE, du Bois RM. Sarcoidosis. Lancet. 2003;361(9363):1111-8.

6. Judson MA. An approach to the treatment of pulmonary sarcoidosis with corticosteroids: the six phases of treatment. Chest. 1999;115(4):1158-65.

Leituras recomendadas

Agostini C, Costabel U, Semenzato G. Sarcoidosis news: immunologic frontiers for new immunosupressive strategies. Clin Immunol Immunopathol. 1998;88(2):199-204.

Baughman RP, Teirstein AS, Judson MA, Rossman MD, Yeager H Jr, Bresnitz EA, et al. Clinical characteristics of patients in a case control study of sarcoidosis. Am J Respir Crit Care Med. 2001;164(10 Pt 1):1885-9.

Baughman RP, Winget DB, Lower EE. Methotrexate is steroid sparing in acute sarcoidosis: results of a double blind, randomized trial. Sarcoidosis Vasc Diffuse Lung Dis. 2000;17(1):60-6.

Bethlem N, Bethlem EP, Lemle A, Capone D, Souza GRM, Corrêa JC, et al. Revisão e sugestões de normas para o diagnóstico, tratamento e acompanhamento da sarcoidose gangliopulmonar. J Pneumol. 1995;21(3):123-31.

Corrêa da Silva LC. Sarcoidose. In: Corrêa da Silva LC. Condutas em pneumologia. Rio de Janeiro: Revinter; 2001. p. 494-505, v. 1.

Costabel U. Sarcoidosis: clinical update. Eur Respir J Suppl. 2001;32:56s-68s.

Design of a case control etiologic study of sarcoidosis (ACCESS). ACCESS Research Group. J Clin Epidemiol. 1999;52(12):1173-86.

Johns CJ, Michele TM. The clinical management of sarcoidosis. A 50-year experience at the Johns Hopkins Hospital. Medicine (Baltimore). 1999;78(2):65-111.

Judson MA, Baughman RP, Teirstein AS, Terrin ML, Yeager H Jr. Defining organ involvement in sarcoidosis: the ACCESS proposed instrument. ACCESS Research Group. A case control etiologic study of sarcoidosis. Sarcoidosis Vasc Diffuse Lung Dis. 1999;16(1):75-86.

Judson MA, Thompson BW, Rabin DL, Steimel J, Knattereud GL, Lackland DT, et al. The diagnostic pathway to sarcoidosis. Chest. 2003;123(2):406-12.

Newman LS, Rose CS, Maier LA. Sarcoidosis. N Engl J Med. 1997;336(17):1224-34.

Paramothayan S, Jones PW. Corticosteroid therapy in pulmonary sarcoidosis: a systematic review. JAMA. 2002;287(10):1301-7.

Pereira M. Sarcoidose: análise de 138 casos [dissertação]. Porto Alegre: Universidade Federal do Rio Grande do Sul; 1994. Orientador: Luiz Carlos Corrêa da Silva.

Pietinalho A, Tukiainen P, Haahtela T, Persson T, Selroos O, Finnish Pulmonary Sarcoidosis Study Group. Early treatment of stage II sarcoidosis improves 5-year pulmonary function. Chest. 2002;121(1):24-31.

Reich JM. What is sarcoidosis? Chest. 2003;124(1):367-71.

Roman J, Galis ZS. Sarcoidosis: a mysterious tale of inflammation, tissue remodeling, and matrix metalloproteinases. Hum Pathol. 2002;33(12):1155-7.

Thomas KW, Hunninghake GW. Sarcoidosis. JAMA. 2003;289(24):3300-3.

Wells A. High resolution computed tomography in sarcoidosis: a clinical perspective. Sarcoidosis Vasc Diffuse Lung Dis. 1998;15(2):140-6.

Wirnsberger RM, de Vries J, Wouters EF, Drent M. Clinical presentation of sarcoidosis in The Netherlands an epidemiological study. Neth J Med. 1998;53(2):53-60.

Doenças Reumáticas Autoimunes

51

José da Silva Moreira
Ana Luiza Moreira
Lilian Scussel Lonzetti
Tatiana Freitas Tourinho

Introdução

Abordam-se, neste capítulo, as doenças reumáticas, inflamatórias sistêmicas, de causas desconhecidas, cujas manifestações predominam em um ou mais sistemas, especialmente aquelas que podem cursar com envolvimento pleuropulmonar: as doenças autoimunes ou doenças difusas do tecido conjuntivo, antes chamadas de colagenoses, as espondiloartrites e a febre reumática.

> **ATENÇÃO**
>
> As doenças do tecido conjuntivo, de modo geral, incidem mais vezes em mulheres,[1] comprometendo o aparelho respiratório em cerca de dois terços dos casos, sobretudo o lúpus eritematoso sistêmico, com predomínio do acometimento pleural, e a esclerose sistêmica, na qual principalmente o pulmão se encontra envolvido.[2] Todos os elementos do sistema respiratório podem estar comprometidos, de forma isolada ou em conjunto.

O diagnóstico de cada uma delas fundamenta-se em critérios clínicos, laboratoriais, dados de imagem de órgãos envolvidos (radiológicos e tomográficos) e na descrição anatomopatológica associada.[3] As manifestações clínicas dependem dos locais comprometidos de modo mais importante. No acometimento do aparelho respiratório, é comum a ocorrência de tosse, dor torácica e dispneia e, algumas vezes, hemoptise. Os achados radiográficos e tomográficos mais frequentes incluem anormalidades intersticiais difusas, em geral bilaterais, e derrame pleural.[4] Funcionalmente, costumam ocorrer um padrão ventilatório restritivo, difusão de monóxido de carbono diminuída e hipoxemia.

O tratamento dessas doenças baseia-se em anti-inflamatórios, corticoides e imunossupressores, empregados de acordo com a gravidade do caso.[5] Medidas gerais de suporte são importantes, mas, quando necessário, o tratamento da insuficiência respiratória deverá ser instituído. Outros recursos terapêuticos têm sido vislumbrados, explorando células e autoanticorpos envolvidos em algumas dessas doenças.[6]

Lúpus eritematoso sistêmico

O lúpus eritematoso sistêmico (LES) é uma doença autoimune inflamatória de causa desconhecida. Entretanto, sabe-se que nela ocorre a interação entre múltiplos genes e fatores ambientais, os quais podem contribuir para a perda da tolerância imunológica, estabelecendo-se lesões celulares e teciduais por autoanticorpos e imunocomplexos, ou por outros mecanismos.[7]

Estima-se a prevalência da doença como sendo um caso para cada 2.000 indivíduos, com as mulheres em idade fértil mais frequentemente acometidas (em 90% das vezes). A ocorrência aumentada de neoplasias malignas, como linfomas e câncer de pulmão, tem sido descrita associada ao LES.[8]

A frequência do envolvimento das estruturas intratorácicas nos indivíduos portadores de LES varia entre 50 e 70% nas diversas séries relatadas. Pleurite fibrinosa com derrame tipo exsudato com celularidade mista, onde a célula LE pode ser encontrada, geralmente se desenvolvem no curso da doença, muitas vezes associada a pericardite. O derrame pleural, na maioria das vezes bilateral, não costuma ser de grandes proporções. Em menos de 10% dos casos ele pode ser o primeiro sinal do lúpus. Quanto ao comprometimento parenquimatoso, pode-se encontrar tão-somente uma progressiva diminuição de volume pulmonar, podendo estar acompanhada de infiltração intersticial, porém raramente com fibrose bem definida.[9]

Os achados radiográficos e tomográficos mais encontrados são derrames pleural e pericárdico, por vezes com leve grau de infiltração intersticial pulmonar associada (FIGURA 51.1). Não havendo envolvimento de serosas, entretanto, as manifestações na radiografia de tórax mostram-se muitas vezes inexpressivas, desproporcionais às alterações das provas de função pulmonar (capacidade pulmonar total – CPT, capacidade vital forçada – CVF – e complacência pulmonar diminuídas, e algumas vezes hipoxemia).

> **ATENÇÃO**
>
> Os pacientes portadores de LES com envolvimento pleural e/ou pulmonar, além dos sintomas sistêmicos, costumam apresentar tosse (produtiva ou não), dor uni ou bilateral de tipo pleurítico, ocasionalmente dispneia e raras vezes hemoptise.

A hipertensão arterial pulmonar é incomum, mas sempre significa mau prognóstico quando presente. A síndrome da distrição respiratória do adulto e a alveolite hemorrágica difusa, embora infrequentes, são condições associadas à elevada mortalidade.[10] A presença concomitante de infecção pode exacerbar os sintomas respiratórios da doença.

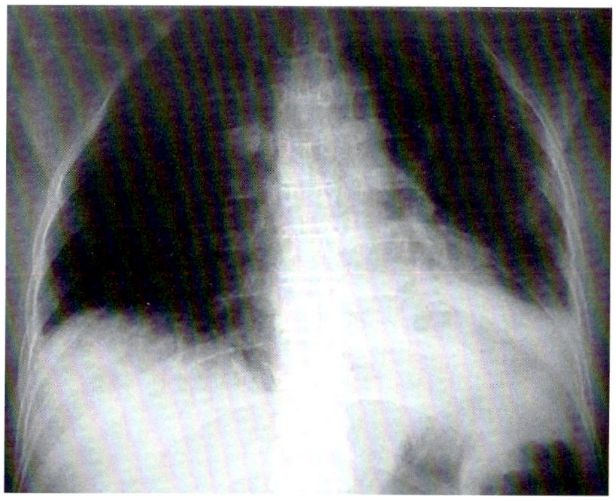

FIGURA 51.1 → Lúpus eritematoso sistêmico em paciente do sexo feminino, 36 anos. Derrame pleural à esquerda, elevação da terço inferior do pulmão direito e pericardite.

O LES comumente evolui intercalando fases de atividade e de remissão. As medidas terapêuticas dependem dos órgãos ou sistemas envolvidos e da gravidade do acometimento, e incluem o uso de anti-inflamatórios não hormonais, glicocorticoides e, nos casos mais graves, fármacos imunossupressores no intuito de induzir remissão.

Em geral, quando há comprometimento pleuropulmonar pelo lúpus, este costuma ser de moderado a grave. Em tais casos, o tratamento de escolha é com glicocorticoide, como a prednisona, inicialmente em doses de 1,0 a 2,0 mg/kg/dia, fracionadas a cada 8 ou 12 horas. No seguimento, passa-se para dose única diária matinal, diminuindo-se progressivamente até 10 a 20 mg/dia, como esquema de manutenção.

Os pacientes agudamente comprometidos podem ser tratados com pulsos parenterais de metilprednisolona (1.000 mg/dia) durante três dias, mantendo-os, a partir daí, com glicocorticoide oral. Fármacos imunossupressores, como agentes alquilantes (ciclofosfamida) e antimetabólitos (azatioprina), podem ser utilizados como poupadores de corticoide, buscando reduzir os efeitos colaterais da corticoterapia, ou por falta de resposta a ela; além disso, estão indicadas medidas gerais no sentido de atenuar diversas complicações que ocorrem no curso da doença.[11]

Esclerose sistêmica

A esclerose sistêmica (ES) é uma doença reumática crônica autoimune caracterizada por envolvimento vascular, ativação fibroblástica e produção excessiva de colágeno (tipo 2), levando ao surgimento de fibrose em diversos órgãos, com preferência por pele, trato digestivo, sistema musculoesquelético e pulmões.[12]

A causa da ES é desconhecida. A doença afeta todas as raças, é mais frequente no sexo feminino, e a prevalência varia com a população estudada. Casos de ES na mesma família ou presença de autoanticorpos em parentes de pacientes portadores de ES sugerem predisposição genética para a doença, havendo uma relação mais consistente entre certos tipos de HLA (HLA-DR1 e/ou DQB1 DR4) e a ocorrência desses autoanticorpos específicos, como anticentrômero e anti-Scl70.[13]

> **ATENÇÃO**
>
> O envolvimento pulmonar na ES – que varia de 70 a 100% em estudos *post-mortem* e ocorre em até 80% dos casos em séries clínicas – manifesta-se predominantemente como fibrose intersticial difusa, o que contribui de forma significativa para a morbimortalidade.

A fibrose pulmonar é praticamente indistinguível daquela que ocorre na fibrose intersticial de tipo usual, inclusive no que se refere a achados do lavado broncoalveolar (LBA);[14]

entretanto, há dados sugerindo que os pacientes com fibrose pulmonar e ES são mais jovens e apresentam hipocratismo digital clínico com menos frequência.[15]

Cerca de 30 a 50% dos pacientes com ES apresentam hipertensão arterial pulmonar relacionada com processo fibroproliferativo primário vascular, o qual pode coexistir com as lesões intersticiais. O envolvimento pleural significativo detectado *in vivo* na ES é incomum e costuma estar associado a anormalidades parenquimatosas do pulmão.

O quadro mais encontrado é o de um paciente com diagnóstico estabelecido de ES, com tosse improdutiva, dispneia e infiltração intersticial difusa, atualmente mais bem documentada pela tomografia computadorizada (TC) de alta resolução – atenuação com aspectos de "vidro fosco", reticularidade subpleural ou faveolamento.[16] Todavia, é incomum existirem manifestações clinicorradiológicas pulmonares precedendo os demais sintomas da doença.

Trata-se provavelmente da doença que mais apresenta alveolite ou bronquiolite obliterante (BOOP), com disseminação do processo inflamatório vascular, clínica dramática e prognóstico muito reservado. Com o advento dos inibidores da enzima conversora de angiotensina, o qual promoveu o controle da manifestação renal da doença, o envolvimento pulmonar é a principal causa de óbito desses pacientes.

A presença de dilatação no terço inferior do esôfago, com diminuição do peristaltismo, pode ser verificada em cerca de 90% dos pacientes com ES **(FIGURA 51.2)** – desde que usadas técnicas radiográficas com contraste ou outras mais sensíveis (cintilografia e manometria esofágicas). A alteração nem sempre é acompanhada de sintomas de disfagia ou decorrentes de refluxo gastresofágico, ou o paciente pouco se queixa, a menos que seja questionado.[17]

O tratamento do paciente com ES e envolvimento pulmonar progressivo se fundamenta no uso de glicocorticoides em doses baixas e ciclofosfamida em infusões intravenosas regulares, geralmente mensais, seguidas de azatioprina.[18] Doses altas de glicocorticoides em pacientes com ES de início difuso podem desencadear crise renal esclerodérmica.[19]

A resposta terapêutica – semelhante à que ocorre na pneumonia intersticial fibrosante (de tipo usual) – depende do estágio da doença, com os melhores resultados observados quando o diagnóstico de infiltração pulmonar é mais precoce, condição sugerida pelo LBA com maior número de linfócitos ou mesmo de eosinófilos em relação ao de neutrófilos e pela TC de alta resolução mostrando atenuação tipo "vidro fosco" em vez de faveolamento **(FIGURA 51.3)**.

A hipertensão arterial pulmonar (HAP) é definida como elevação na pressão média da artéria pulmonar maior do que 25 mmHg no repouso. Ocorre nas formas cutâneas limitada e difusa, apresentando alta mortalidade. A HAP resultante de alterações fibroproliferativas na vasculatura intrínseca pulmonar, patologicamente indistinguível da idiopática, é a mais comum, com uma prevalência de cerca de 10 a 15%. O segundo padrão de HAP ocorre em associação com fibrose intersticial por destruição do leito vascular pulmonar pela hipoxemia.

O tratamento da HAP envolve anticoagulação oral, espironolactona e suplementação de oxigênio, como terapia de suporte. Tratamentos específicos para HAP devem ser iniciados apenas para doença avançada (classe funcional III ou IV): o tratamento para classe III inclui bloqueador de receptor de endotelina-1 oral (bosentan) e inibidor de fosfodiesterase (sildenafil). Terapias alternativas incluem análogos de prostaciclina inalatória e subcutânea. Agentes intravenosos são reservados para pacientes com HAP grave ou avançada.

Artrite reumatoide

A artrite reumatoide (AR) é uma doença inflamatória crônica de causa desconhecida que envolve diversos sistemas, na qual predomina o comprometimento poliarticular simétrico, caracterizado por uma sinovite inflamatória persistente. A inflamação leva à destruição de sinóvia, partes moles, cartilagens e erosões ósseas com desarranjo da integridade das articulações. Outras estruturas extra-articulares também podem ser acometidas, como a pele, os vasos sanguíneos, os pulmões e a pleura, o pericárdio, o sistema nervoso e mais raramente o olho. Ocorre em indivíduos de todas as raças, com uma prevalência entre 0,5 e 1,0% dos adultos.

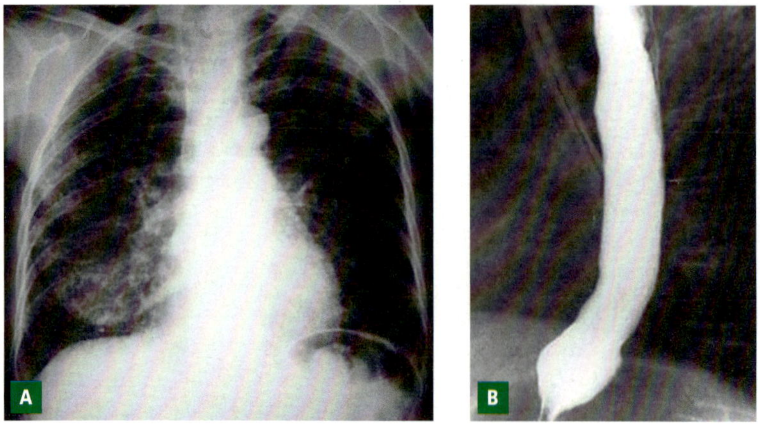

FIGURA 51.2 → Esclerose sistêmica em paciente do sexo feminino, 49 anos. (A) Fibrose pulmonar difusa, bilateral; (B) dilatação do esôfago (contrastado).

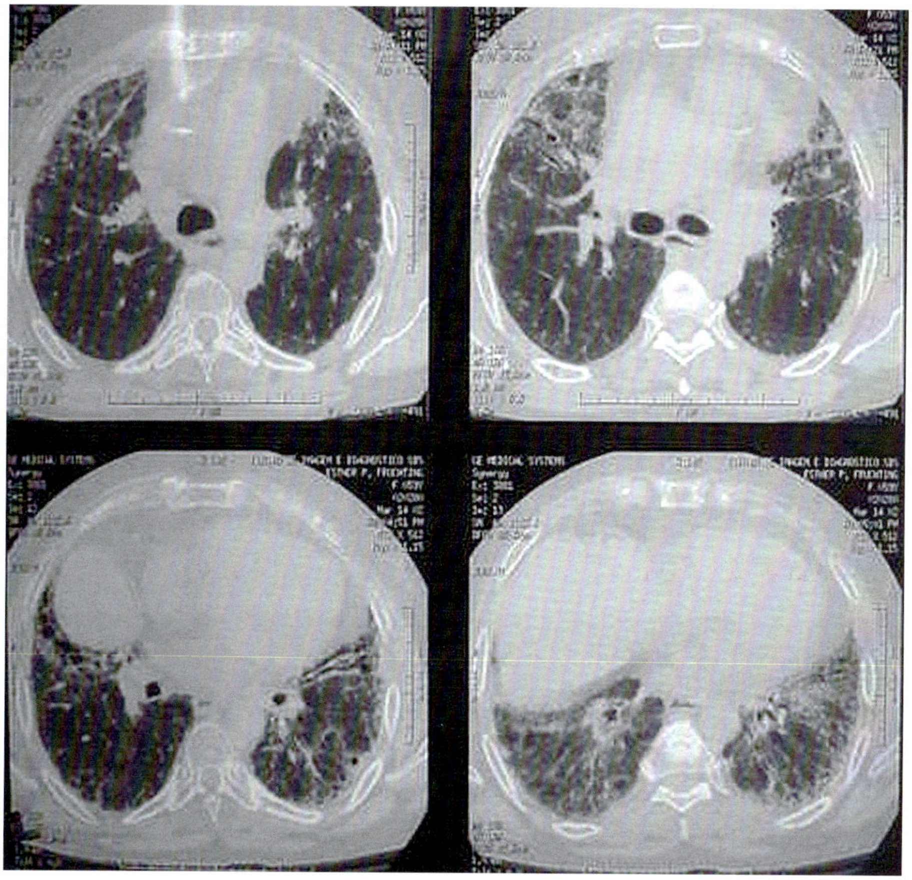

FIGURA 51.3 → Esclerose sistêmica. Tomografia computadorizada mostrando atenuação das estruturas pulmonares revestindo o aspecto de "vidro fosco", bandas subpleurais e alteração na forma do esôfago, sugestiva de hipotonia.

É três vezes mais frequente em mulheres, e sua incidência aumenta com a idade. Aproximadamente 10% dos parentes em primeiro grau de um portador de AR também apresentam a doença, e gêmeos univitelinos são acometidos três vezes mais do que os dizigóticos, indicando predisposição genética para a condição.[20]

Recentemente, os critérios foram redefinidos pelo American College of Rheumatology para a classificação diagnóstica da AR **(QUADRO 51.1)**, focalizando sobretudo os achados mais precoces e progressivos da doença,[21] os quais se relacionam com a presença de anticorpos a peptídeos e/ou proteínas contendo citrulina, aminoácido formado pela remoção de aminogrupos da arginina, o que parece ocorrer muito cedo na evolução da AR.[22]

Um escore ≥ 6/10 das categorias de A a D é necessário para que se conclua por definida artrite reumatoide.

O envolvimento pleuropulmonar na AR ocorre em mais de 50% dos casos, geralmente quando a doença se encontra bem definida: pleurite com ou sem derrame, doença intersticial pulmonar, nódulos necrobióticos, não pneumoconióticos ou pneumoconióticos (síndrome de Caplan), doença vascular pulmonar e doença das vias aéreas – sobretudo nos pacientes em que os sintomas articulares se apresentam mais graves, com elevados títulos de fator reumatoide.[23] Além disso, doença intersticial pulmonar, pleurite e ocasionalmente bronquiolite obliterativa podem se apresentar como a primeira manifestação da doença, algumas vezes até mesmo em indivíduos sem fator reumatoide positivo.[24] Embora a AR seja mais frequente em mulheres, suas manifestações pleuropulmonares são mais prevalentes entre os homens **(FIGURA 51.4)**.

Em séries de necropsia, encontra-se pleurite com ou sem derrame em até 40% dos pacientes com AR; entretanto, o envolvimento pleural é clinicamente aparente em torno de 20% deles, mais em homens, e em 80% das vezes em casos já com a doença articular avançada e/ou com presença de nódulos subcutâneos. Em 75% dos casos, o derrame pleural é unilateral, podendo alternar o lado afetado.

À análise do líquido, costumam ser observados exsudato com celularidade mista, pH baixo (inferior a 7,32), glicose geralmente bastante baixa, complemento diminuído, desidrogenase láctica (DHL) elevada e altos títulos de fator reumatoide. Em cerca de três quartos dos casos, ocorre reabsorção espontânea do derrame em um período de três meses, mas há recorrência em um a cada três deles. Nos casos em que o derrame persiste por longos períodos (dois anos ou mais), é comum a presença de cristais de colesterol.[25] O uso de corticos-

QUADRO 51.1 → Critérios para classificação da artrite reumatoide

ENVOLVIMENTO ARTICULAR	ESCORE
A. 1 grande articulação	0
2-10 grandes articulações	1
1-3 pequenas articulações (com ou sem grande articulação)	2
4-10 pequenas articulações (com ou sem grande articulação)	3
>10 articulações (pelo menos uma pequena articulação)	5
B. Sorologia (resultado de pelo menos um teste)	
FR e ACPA negativos	0
FR ou ACPA fracamente positivos	2
FR ou ACPA fortemente positivo	3
C. Reagentes de fase aguda (resultado de pelo menos um teste)	
PCR e VSG normais	0
PCR ou VSG anormal	1
D. Duração dos sintomas	
<6 semanas	0
>6 semanas	1

População-alvo a ser testada: 1) pacientes que têm uma articulação com definida sinovite (edema); 2) pacientes com sinovite sem explicação alternativa.
FR = fator reumatoide; ACPA = anticorpo antiproteína citrulinada; PCR = Reação em cadeia da Polimerase; VSG = Velocidade de sedimentação globular.
Fonte: Aletaha e colaboradores.[21]

teroides favorece a reabsorção do derrame. Eventualmente, em pacientes com derrames crônicos com espessamento pleural e encarceramento pulmonar, a descorticação é indicada.

> **ATENÇÃO**
>
> A presença de doença intersticial pulmonar é considerada relativamente comum em pacientes com AR, mostrando-se variável, dependendo do método de detecção empregado, podendo chegar a 40% quando se usam TC de alta resolução e LBA, este indicando a presença de inflamação.[26] Costuma surgir em fases avançadas da AR, mais vezes nos homens, e em cerca de 20% dos casos acompanha-se de envolvimento pleural. Ocasionalmente, o comprometimento pulmonar pode preceder as demais manifestações da doença.

O alívio sintomático significativo pode ser obtido com glicocorticoides e, eventualmente, com imunossupressores, fazendo parte do conjunto de medidas adotado no manejo da doença.[27] Mais recentemente, outros recursos terapêuticos têm sido testados, mas ainda sem clara definição de resultados.[28]

> **ATENÇÃO**
>
> A síndrome de Sjögren (ceratoconjuntivite seca e xerostomia, com achados histopatológicos característicos em material de biópsia de glândula salivar ou presença de autoanticorpos como anti-SS-A) pode apresentar-se de forma isolada ou associar-se a AR, ES ou LES, ocorrendo em frequência significativamente maior (90% das vezes) em mulheres pós-menopáusicas. Qualquer glândula exócrina pode ser acometida, reduzindo a secreção produzida. Nas glândulas do epitélio brônquico, o muco se torna espesso, provocando tosse seca. O envolvimento extraglandular ocorre em outros órgãos, inclusive pulmões, onde uma infiltração difusa pode aparecer, com predomínio nas metades superiores, com sintomas de dispneia e tosse seca, somados àqueles próprios da síndrome.[29]

Polimiosite e dermatomiosite

A polimiosite e a dermatomiosite (PM-DM) encontram-se classificadas no grupo das miopatias inflamatórias idiopáticas, junto com miosite associada a outras doenças reumáticas autoimunes, miosite com corpos de inclusão e as relacionadas com neoplasias malignas. Caracterizam-se por fraqueza muscular proximal simétrica e inflamação não supurativa dos músculos esqueléticos.[30] No **QUADRO 51.2** são apresentados os critérios que devem ser preenchidos para o diagnóstico dessas miopatias.

As miopatias idiopáticas não são frequentes, tendo como prevalência máxima 8,5 casos por milhão de habitantes, sendo mais comuns em negros e em mulheres entre 15 e 44 anos – sobretudo quando associadas a outra doença autoimune. Acredita-se que sejam processos mediados imunologicamente em indivíduos com suscetibilidade genética expostos a fatores ambientais.

> **ATENÇÃO**
>
> As manifestações pulmonares mais comuns em pacientes com PM e DM decorrem da fraqueza muscular, com consequente hipoventilação, aspiração, retenção de secreções e broncopneumonia.

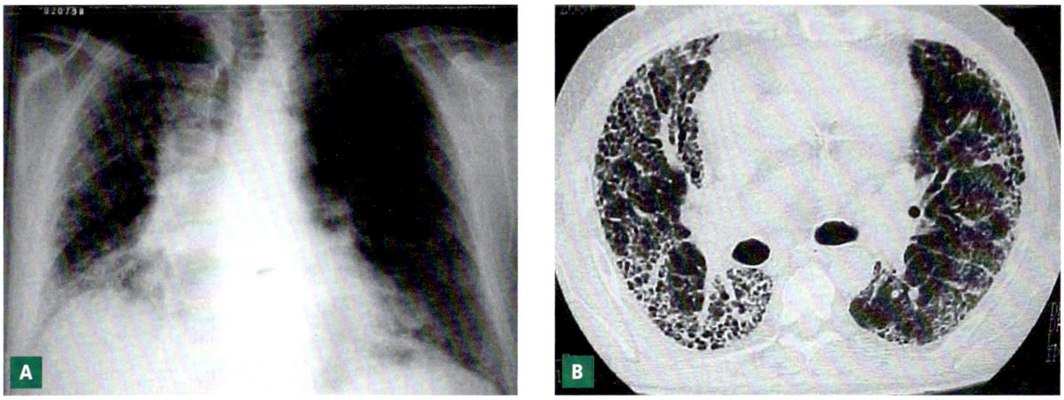

FIGURA 51.4 → Artrite reumatoide. (A) Achados radiográficos; (B) achados tomográficos de fibrose pulmonar difusa, com zonas de faveolamento.

QUADRO 51.2 → Critérios de definição de miopatia inflamatória idiopática

- Fraqueza da musculatura proximal simétrica dos membros e dos músculos flexores anteriores do pescoço, com ou sem disfagia.
- Elevação sérica de enzimas dos músculos esqueléticos, especialmente creatinofosfoquinase (a mais sensível) e aldolase (a mais específica).
- Alterações eletromiográficas características com miopatia inflamatória.
- Biópsia muscular evidenciando necrose de fibras, fagocitose e regeneração; variação no tamanho das fibras; exsudato inflamatório.*
- Lesões cutâneas características:**
  - Lesões de Gottrön: pápulas ou placas eritematodescamativas nas articulações dos quirodáctilos.
  - Sinal de Gottrön: pápulas hiperemiadas evidentes na região periarticular das articulações interfalângicas proximais e metacarpofalângicas, periungueal, cotovelos, joelhos, colo, malar e glabela.
  - Heliotropo: pálpebras purpúricas.
  - Quatro dos critérios indicam doença definida; três, provável; dois, possível.

*Na dermatomiosite, há também presença de atrofia perifascicular.
**A manifestação cutânea é condição fundamental para o diagnóstico.

Áreas subsegmentares ou segmentares de consolidação unilateral ou bilateral nas porções pendentes dos pulmões e atelectasias laminares são achados radiográficos usuais, encontrados em até 50% dos casos. Doença intersticial, semelhante à da fibrose pulmonar usual, apresentando-se como infiltração reticulonodular até a presença de áreas de faveolamento bem estabelecido, manifesta-se em 5 a 30% dos pacientes, com estertores crepitantes, padrão funcional restritivo e difusão de monóxido de carbono diminuída. Também são referidos casos de BOOP e de dano alveolar difuso, mais comumente em pacientes com polimiosite aguda ou subaguda.[31]

A presença do autoanticorpo miosite-específico (MAS) Anti-Jo1, mais encontrado em jovens e com polimiosite, associa-se com frequência elevada a fibrose pulmonar, assim como o anticorpo miosite associado (MAA) Anti-PM/Scl, que caracteriza a síndrome de superposição de esclerose sistêmica e polimiosite.

> **ATENÇÃO**
>
> A síndrome antissintetase (a presença do autoanticorpo antissintetase contra tRNA-histidil) expressa quadro clínico mais agressivo, com miosite, poliartrite simétrica não erosiva de pequenas articulações, fator reumatoide positivo, mãos de mecânico, eritema difuso e febre. Ocorre simultaneamente ao Anti-Jo1 em 20% dos pacientes com PM e DM.

O tratamento das complicações pulmonares da PM-DM fundamenta-se no uso de corticoides e imunossupressores. A ciclofosfamida administrada em infusões mensais pode ser empregada para os casos mais graves de acometimento pulmonar. Nos casos refratários, pode-se usar imunoglobulina humana via intravenosa.[32] Havendo infecção, administram-se, concomitantemente, antibióticos e fisioterapia respiratória com manobras de drenagem postural.[33]

Doença mista do tecido conjuntivo

A doença mista do tecido conjuntivo (DMTC) é uma entidade nosológica identificada em 1971 por Sharp,[34] cuja condição diagnóstica é a presença do autoanticorpo anti-U1-RNP (antígeno nuclear) e reação positiva na análise do fator antinuclear (FAN).

Os pacientes – mais comumente do sexo feminino – apresentam manifestações de LES, PM e ES, sendo usuais fenômeno de Raynaud, edema de dedos ou mãos e envolvimento esofágico. O acometimento pleuropulmonar ocorre entre 20 e 80% dos casos.[35]

> **ATENÇÃO**
>
> Achados radiográficos de broncopneumonia de aspiração, BOOP, infiltração intersticial com ou sem evidência de fibrose, HAP e pleurite podem ser encontrados em pacientes com DMTC.[36] Funcionalmente, em geral, as manifestações traduzem um padrão restritivo com redução da difusão, e os achados anatomopatológicos coincidem com aqueles das doenças a que se encontram associadas.

Espondiloartrites

As espondiloartrites são doenças inflamatórias crônicas, caracterizadas por dor lombar e comprometimento das articulações sacroilíacas, com ou sem artrite periférica. Há forte associação com o antígeno leucocitário humano HLA-B27.[37]

> **ATENÇÃO**
>
> Na espondilite anquilosante, ocorre anquilose intervertebral e costovertebral, com deformidade torácica e limitação da expansibilidade dos pulmões, levando à alteração das provas funcionais respiratórias, que exibem um padrão restritivo.

A doença tem início entre 17 e 25 anos, com predileção pelo sexo masculino, na proporção de 2 para 1, apresentando marcada tendência de se manifestar em membros de uma mesma família.[38] Achados extra-articulares incluem uveíte anterior e acometimento pleuropulmonar. O envolvimento intersticial pode ocorrer nos terços superiores dos pulmões e costuma ser complicação tardia da doença.[39]

Febre reumática

O diagnóstico de febre reumática (FR) se fundamenta nos critérios de Jones, maiores e menores. Os critérios maiores (mais específicos) incluem cardite, poliartrite migratória, coreia, nódulos subcutâneos e eritema marginado; os menores (menos específicos) englobam febre, artralgias, provas de atividade inflamatória aguda alteradas e aumento do intervalo PR no eletrocardiograma. A presença de dois critérios maiores ou de um maior e dois menores, bem como a evidência de infecção estreptocócica do grupo A prévia, recente, sugerem fortemente o diagnóstico.

> **ATENÇÃO**
>
> Uma lesão pulmonar específica da FR não tem sido encontrada. A assim chamada "pneumonia reumática" parece ser, na verdade, uma complicação pulmonar da grave insuficiência cardíaca subjacente que costuma se estabelecer durante a evolução da doença.[40,41]

Os achados radiográficos intratorácicos mais expressivos são os de um coração aumentado de tamanho, sinais de edema pulmonar com áreas de consolidação e derrame pleural (**FIGURA 51.5**).

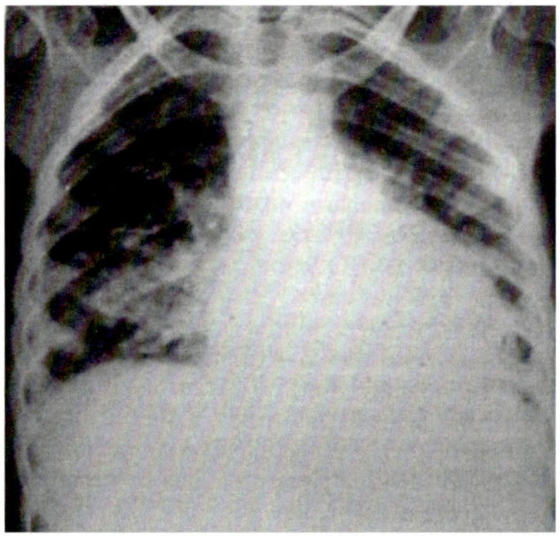

FIGURA 51.5 → Febre reumática em paciente do sexo feminino, 16 anos. Cardite grave e envolvimento pulmonar bilateral.

Referências

1. Crowson CS, Matteson EL, Myasoedova E, Michet CJ, Ernste FC, Warrington KJ, et al. The lifetime risk of adult-onset rheumatoid arthritis and other inflammatory autoimmune rheumatic diseases. Arthritis Rheum. 2011;63(3):633-9.

2. Lamblin C, Bergoin C, Saelens T, Wallaert B. Interstitial lung diseases in collagen vascular diseases. Eur Respir J Suppl. 2001;32:69s-80s.

3. Kang J, Litmanovich D, Bankier AA, Boiselle PM, Eisenberg RL. Manifestations of systemic diseases on thoracic imaging. Curr Probl Diagn Radiol. 2010;39(6):247-61.

4. Lynch DA. Lung disease related to collagen vascular disease. J Thorac Imaging. 2009;24(4):299-309.

5. Schnabel A, Reuter M, Gross WL. Intravenous pulse cyclophosphamide in the treatment of interstitial lung disease due to collagen vascular diseases. Arthritis Rheum. 1998;41(7):1215-20.

6. Tyndall A, Matucci-Cerinic M, Müller-Ladner U. Future targets in the management of systemic sclerosis. Rheumatology. 2009;48 Suppl 3:iii49-53.

7. McHugh NJ, Owen P, Cox B, Dunphy J, Welsh K. MHC class II, tumour necrosis factor alpha, and lymphotoxin alpha gene haplotype associations with serological subsets of systemic lupus erythematosus. Ann Rheum Dis. 2006;65(4):488-94.

8. Bernatsky S, Ramsey-Goldman R, Clarke AE. Malignancy in systemic lupus erythematosus: what have we learned? Best Pract Res Clin Rheumatol. 2009;23(4):539-47.

9. Toya SP, Tzelepis GE. Association of the shrinking lung syndrome in systemic lupus erythematosus with pleurisy: a systematic review. Semin Arthritis Rheum. 2009;39(1):30-7.

10. Keane M, Lynch J. Pleuropulmonary manifestations of systemic lupus erythematosus. Thorax. 2000;55(2):159-66.

11. Sibilia J. Treatment of systemic lupus erythematosus in 2006. Joint Bone Spine. 2006;73(6):591-8.

12. Varga J. Systemic sclerosis: an update. Bull NYU Hosp Jt Dis. 2008;66(3):198-202.

13. Reveille JD. The genetic basis of autoantibody production. Autoimmun Rev. 2006;5(6):389-98.

14. Nagao T, Nagai S, Kitaichi M, Hayashi M, Shigematsu M, Tsutsumi T, et al. Usual interstitial pneumonia: idiopathic pulmonary fibrosis versus collagen vascular diseases. Respiration. 2001;68(2):151-9.

15. Ishioka S, Nakamura K, Maeda A, Hiyama K, Watanabe K, Maeda H, et al. Clinical evaluation of idiopathic interstitial pneumonia and interstitial pneumonia associated with collagen vascular disease using logistic regression analysis. Intern Med. 2000;39(3):213-9.

16. Tanaka N, Newell JD, Brown KK, Cool CD, Lynch DA. Collagen vascular disease-related lung disease: high-resolution computed tomography findings based on the pathologic classification. J Comput Assist Tomogr. 2004;28(3):351-60.

17. Ebert EC. Esophageal disease in scleroderma. J Clin Gastroenterol. 2006;40(9):769-75.

18. Hoyles RK, Ellis RW, Wellsbury J, Lees B, Newlands P, Goh NS, et al. A multicenter, prospective, randomized, double-blind, placebo-controlled trial of corticosteroids and intravenous cyclophosphamide followed by oral azathioprine for the treatment of pulmonary fibrosis in scleroderma. Arthritis Rheum. 2006;54(12):3962-70.

19. Naniwa T, Banno S, Takahashi N, Maeda S, Hayami Y, Ueda R. Normotensive scleroderma renal crisis with diffuse alveolar damage after corticosteroid therapy. Mod Rheumatol. 2005;15(2):134-8.

20. Orozco G, Rueda B, Martin J. Genetic basis of rheumatoid arthritis. Biomed Pharmacother. 2006;60(10):656-62.

21. Aletaha D, Neogi T, Silman AJ, Funovits J, Felson DT, Bingham CO 3rd, et al. 2010 rheumatoid arthritis classification criteria: an American College of Rheumatology/European League Against Rheumatism collaborative initiative. Ann Rheum Dis. 2010;69(9):1580-8.

22. Van Venrooij WJ, Van Beers JJ, Pruijn GJ. Anti-CCP antibody, a marker for the early detection of rheumatoid arthritis. Ann N Y Acad Sci. 2008;1143:268-85.

23. Walker WC, Wright V. Pulmonary lesions and rheumatoid arthritis. Medicine. 1968;47(6):501-20.

24. Kim DS. Interstitial lung disease in rheumatoid arthritis: recent advances. Curr Opin Pulm Med. 2006;12(5):346-53.

25. Balbir-Gurman A, Yigla M, Nahir AM, Braun-Moscovici Y. Rheumatoid pleural effusion. Semin Arthritis Rheum. 2006;35(6):368-78.

26. Fujii M, Adachi S, Shimizu T, Hirota S, Sako M, Kono M. Interstitial lung disease in rheumatoid arthritis: assessment with high-resolution computed tomography. J Thorac Imaging. 1993;8(1):54-62.

27. Cohen MD. Improving the treatment of rheumatoid arthritis. Manag Care. 2006;15(7 Suppl 4):4-14.

28. McInnes IB, O'Dell JR. State-of-the-art: rheumatoid arthritis. Ann Rheum Dis. 2010;69:1898-906.

29. Fox RI. Sjögren's syndrome. Lancet. 2005;366(9482):321-31.

30. Faria AC, Andrade LEC. Miopatias inflamatórias idiopáticas. In: Sato E. Guias de medicina ambulatorial e hospitalar da Unifesp-Epm: reumatologia. São Paulo: Manole; 2004. parte 3-9.

31. Mino M, Noma S, Taguchi Y, Tomii K, Kohri Y, Oida K. Pulmonary involvement in polymyositis and dermatomyositis: sequential evaluation with CT. AJR Am J Roentgenol. 1997;169(1):83-7.

32. Ytterberg SR. Treatment of refractory polymyositis and dermatomyositis. Curr Rheumatol Rep. 2006;8(3):167-73.

33. Alarcón GS. Infections in systemic connective tissue diseases: systemic lupus erythematosus, scleroderma, and polymyositis/dermatomyositis. Infect Dis Clin North Am. 2006;20(4):849-75.

34. Sharp GC, Irvin WS, LaRoque RL, Velez C, Daly V, Kaiser AD, et al. Association of autoantibodies to different nuclear antigens with clinical patterns of rheumatic disease and responsiveness to therapy. J Clin Invest. 1971;50(2):350-9.

35. Saito Y, Terada M, Takada T, Ishida T, Moriyama H, Ooi H, et al. Pulmonary involvement in mixed connective tissue disease: comparison with other collagen vascular diseases using high resolution CT. J Comput Assist Tomogr. 2002;26(3):349-57.

36. Prakash UB. Lungs in mixed connective tissue disease. J Thorac Imaging. 1992;7(2):55-61.

37. Gaston H. Mechanisms of disease: the immunopathogenesis of spondyloarthropathies. Nat Clin Pract Rheumatol. 2006;2(7):383-92.

38. Pang SW, Davis JC. Clinical aspects of ankylosing spondylitis. In: Weisman MH, Reveille JD, Van der Heijde D. Ankylosing spondylitis and the spondyloarthropathies. St. Louis: Mosby/Elsevier; 2006. p. 145-53.

39. Casserly IP, Fenlon HM, Breatnach E, Sant SM. Lung findings on high-resolution computed tomography in idiopathic ankylosing spondylitis: correlation with clinical findings, pulmonary function testing and plain radiography. Br J Rheumatol. 1997;36(6):677-82.

40. Grunow WA, Esterly JR. Rheumatic pneumonitis. Chest. 1972;61(3):298-301.

41. De La Fuente J, Nodar A, Sopeña B, Martinez C, Fernández A. Rheumatic pneumonia. Ann Rheum Dis. 2001;60(10):990-1.

Vasculites (Angiites) Sistêmicas

52

José da Silva Moreira
Nelson Porto

Introdução

Kussmaul e Maier,[1] em 1866, descreveram a anatomia patológica do que denominaram periarterite nodosa (PAN): "presença de numerosas formações nodulares ao longo de pequenas artérias (musculares), generalizadamente distribuídas pelo corpo". Tais lesões originavam-se na camada média ou na adventícia dessas artérias, e consistiam no acúmulo de células inflamatórias e conjuntivas em focos de degeneração.

Clinicamente, o quadro caracterizava-se por manifestações urinárias, gastrintestinais, febre, comprometimento progressivo da musculatura voluntária, ocorrendo o óbito em um período de cinco semanas.[1] A partir dessa descrição inicial, alguns outros casos semelhantes foram sendo relatados, com lesões arteriais disseminadas por todo o corpo, exceto nos pulmões e no cérebro.

Mönckeberg,[2] em 1905, descreveu um caso incomum, no qual encontrou as lesões da PAN predominantemente nos pulmões de um paciente masculino jovem, e outro caso semelhante a esse foi relatado, em 1923, por Ophüls,[3] em que também havia o envolvimento das artérias pulmonares. Esses dois casos eram diferentes dos quase 70 outros de PAN até então descritos, uma vez que neles as lesões no pulmão é que se mostravam proeminentes.

A partir de 1925, aproximadamente, o número de casos registrados de PAN aumentara muito, mas era também evidente que o termo foi adquirindo um significado mais amplo, englobando lesões vasculares de natureza alérgica, reações de hipersensibilidade a diversos agentes – infecciosos ou não – e até mesmo lesões da febre reumática.

Em 1936, Wegener[4] identificou um tipo de angiite em que predominavam formação de granulomas e áreas de necrose nos pulmões, nas vias aéreas superiores e nos rins; em 1951, Churg e Strauss[5] descreveram a granulomatose alérgica, que incluía achados de asma grave e pronunciada eosinofilia. Zeek,[6] em 1952, sugeriu que todas essas lesões vasculares, arteriais ou venosas, caracterizadas por necrose fibrinoide e inflamação envolvendo as três camadas da parede dos vasos, poderiam ser convenientemente englobadas pela designação genérica de angiites necrosantes, ficando aí incluídas – mas em separado – as angiites de hipersensibilidade e as poliarterites.

As poliarterites, com seus achados anatomopatológicos específicos, poderiam ser sistêmicas de início (PAN clássica), ou então iniciar pelo pulmão, generalizando-se posteriormente. Rose e Spencer,[7] todavia, mostraram em 1952 que nem sempre as poliarterites que iniciavam pelo pulmão exibiam à anatomia patológica lesões típicas nesse órgão, e em alguns casos surgiam lesões na boca (estomatite ou glossite) no decorrer da doença.

As angiites (ou vasculites) necrosantes são, assim, processos clinicopatológicos caracterizados por inflamação e necrose de paredes de vasos de qualquer tamanho, tipo ou localização, levando a consequências que podem incluir alterações isquêmicas dos tecidos supridos pelos vasos acometidos. Artérias musculares grandes, de médio e pequeno tamanho, e arteríolas, vênulas, veias e capilares podem ser envolvidos.[8] A condição pode se constituir em um processo primário, ou ser um componente de outra situação subjacente, como doença infecciosa, sugerido-se que a medida quantitativa de CD64 pode auxiliar na distinção entre essas duas condições.[9]

A deposição de imunocomplexos circulantes (formados na presença de excesso de antígeno) nas paredes dos vasos é atualmente considerada o principal evento imunopatológico inicial associado à maioria das síndromes que se apresentam sob forma de angiite. Seguem-se a ativação de vários componentes do complemento, especialmente o C5a, a infiltração das paredes dos vasos por neutrófilos e a subsequente lesão delas por enzimas, como colagenase e elastase liberadas por esses leucócitos.

A inflamação granulomatosa em torno dos vasos sanguíneos que ocorre em algumas das vasculites costuma envolver mecanismos de hipersensibilidade de tipo tardio, mas os imunocomplexos também podem, por si só, desencadear a formação de granulomas.[10] Tem sido mostrado que as paredes dos vasos, ao mesmo tempo em que são sítios da deposição dos imunocomplexos, participam de forma ativa do processo inflamatório, produzindo localmente citocinas pró-inflamatórias, as quais atraem células diversas, inclusive aquelas que são envolvidas na imunidade celular. A possível participação de algum microrganismo na patogenia das vasculites primárias vem sendo considerada; entretanto, além do que se sabe sobre associações das hepatites por vírus B ou C com síndromes vasculíticas, permanece a especulação.[11,12]

> **ATENÇÃO**
>
> As angiites podem ser classificadas em grupos, de acordo com suas características clinicopatológicas preponderantes ou com o tamanho dos vasos envolvidos. As que mais frequentemente comprometem o pulmão são as vasculites de pequenos vasos associadas a anticorpo citoplasmático antineutrófilo (ANCA): granulomatose de Wegener, granulomatose de Churg-Strauss e poliangiite microscópica, cujas apresentações clínica e radiológica, e achados histopatológicos, em conjunto, apontam para o diagnóstico.[13,14]

Granulomatose de Wegener

A granulomatose de Wegener é uma angiite granulomatosa (c-ANCA associada) que, em sua apresentação plena, envolve pulmões, trato respiratório superior e rins, levando a uma glomerulonefrite necrosante, mostrando-se com prevalência entre 24 e 157 casos por milhão de habitantes, em países europeus, sendo mais frequente em mulheres brancas, com pico de incidência entre 45 e 65 anos.[15,16] Formas incompletas da doença também existem, nas quais pode faltar algum dos componentes. Os pulmões, todavia, quase sempre se encontram comprometidos, especialmente sob a forma de múltiplos nódulos ou massas, sem predominância de localização, podendo haver escavação com paredes espessas em cerca de 50% das vezes (**FIGURA 52.1**). Entretanto, em 25% dos casos a lesão pulmonar circunscrita pode ser única.

Áreas localizadas ou difusas de consolidação também podem ser encontradas, correspondendo à ocorrência de hemorragia, infarto pulmonar ou pneumonia. À tomografia computadorizada (TC), um maior número de lesões e de escavações é identificado, ocasionalmente podendo-se visualizar a relação do nódulo ou da massa com a extremidade de um vaso sanguíneo.[17]

Os sintomas respiratórios mais frequentemente encontrados em pacientes com granulomatose de Wegener são referentes às vias aéreas superiores, tosse, hemoptise, dispneia e dor torácica. Manifestações sistêmicas como astenia, anorexia, perda de peso e febre encontram-se quase sempre presentes. A identificação do c-ANCA no sangue ou no lavado broncoalveolar de indivíduos com quadro clinicorradiológico compatível faz aumentar significativamente as chances do diagnóstico.[18]

Espessamentos da mucosa ou submucosa da traqueia e dos brônquios podem ser detectados pela TC, com estreitamentos dessas vias e eventual presença de calcificações. Comprometimentos pleural e ganglionar mediastinal são infrequentes na granulomatose de Wegener. Os achados radiográficos em vias aéreas superiores são em geral os de uma rinite com envolvimento do septo nasal cartilaginoso e sinusite, sobretudo maxilar. Infecções secundárias dessas estruturas comprometidas não são incomuns, principalmente por *Staphylococcus aureus*, ao qual tem sido imputada uma participação mais estreita na própria patogenia das lesões.[19]

Os achados anatomopatológicos mais encontrados em tecidos pulmonares são os de um quadro inflamatório inespecífico de fundo; uma vasculite podendo envolver artérias, veias ou capilares do septo alveolar; e inflamação granulomatosa com necrose.[20] A hemorragia alveolar que ocasionalmente ocorre na granulomatose de Wegener é, em geral, indistinguível de outras hemorragias alveolares; no entanto, em alguns casos, a presença de lesões granulomatosas e necróticas pode auxiliar na diferenciação.[21]

> **ATENÇÃO**
>
> O diagnóstico diferencial da granulomatose de Wegener deve ser feito com as outras vasculites, síndrome de Goodpasture, lúpus eritematoso sistêmico, granulomatose linfomatoide, infecções principalmente por micobactérias e fungos e neoplasia maligna.

A associação de corticoide com ciclofosfamida constitui-se no tratamento de escolha utilizado em pacientes com granulomatose de Wegener, levando à remissão em 75% e melhora em 90% dos casos.[22,23] Entretanto, as recidivas são comuns, podendo ocorrer dentro de meses ou anos após a suspensão do fármaco citotóxico. Esquemas terapêuticos alternativos têm sido empregados usando metotrexato, azatioprina, ciclosporina e imunoglobulinas, e ainda há outros

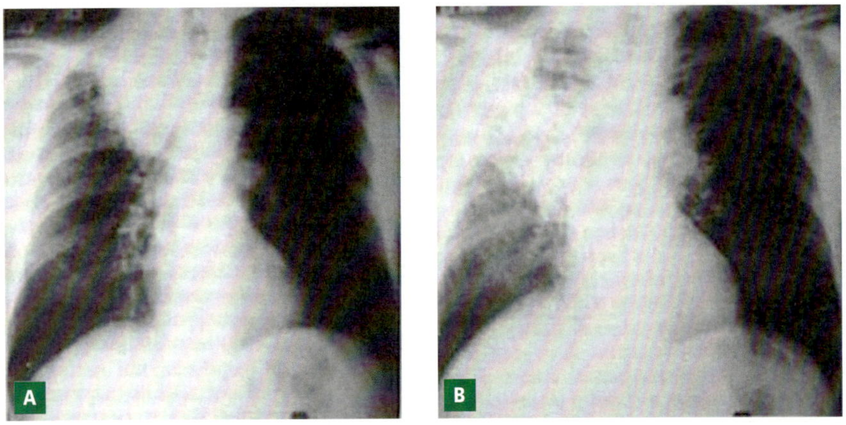

FIGURA 52.1 → Granulomatose de Wegener. Aspectos radiográficos. (A) Lesão tumescente em lobo superior do pulmão direito; (B) sofrendo processo de necrose e alastrando-se caudalmente. Paciente masculino, 48 anos, branco, com febre, dor torácica, hemoptises, manifestações de vias aéreas superiores (sinusopatia) e urinárias (glomerulonefrite).

sendo testados.[24] Mais recentemente, em casos refratários da doença, o emprego de anticorpo monoclonal, anti-CD20 (rituximabe), tem-se mostrado promissor.[25,26]

Granulomatose alérgica de Churg-Strauss

A granulomatose alérgica de Churg-Strauss é uma síndrome angiítica (p-ANCA associada) caracterizada por achados de asma grave, febre e hipereosinofilia. A presença de marcada eosinofilia sanguínea ou de infiltração eosinofílica dos tecidos constitui condição inicial essencial para o diagnóstico, o que não deixa de existir mesmo nas formas limitadas ou frustas da doença.[27,28] Encontram-se vasculite de pequenas artérias e veias, necrose tecidual e formação de granulomas extravasculares **(FIGURA 52.2)**. A presença de uma diátese alérgica parece ser um fator complementar importante. No pulmão, além da infiltração eosinofílica e das alterações na mucosa brônquica compatíveis com asma, consolidações parenquimatosas com áreas de necrose podem ser observadas.[29]

Clinicamente, manifestações ocorrem por conta dos diversos sistemas envolvidos, sendo mais comuns sobretudo as respiratórias (episódios de tosse, sibilância e dispneia, caracterizando asma difícil), as neurológicas especialmente periféricas e as cutâneas (nódulos subcutâneos em faces extensoras dos membros, petéquias e infartos).

Os achados radiográficos nos pulmões são variáveis, com baixa especificidade, podendo existir infiltrados irregulares, áreas de consolidação sugestivas de pneumonia eosinofílica e, por vezes, múltiplos pequenos nódulos imprecisos não escavados. Nos casos em que há hemorragia alveolar, pode haver um infiltrado pulmonar difuso bilateral.[17] A presença de rinite e sinusite não é incomum **(FIGURA 52.3)**. Funcionalmente, o padrão respiratório encontrado é obstrutivo, com resposta aos broncodilatadores.

O tratamento fundamenta-se no uso de corticoides e imunossupressores, em especial ciclofosfamida, e de fármacos broncodilatadores, com os quais os sintomas se atenuam, a infiltração eosinofílica dos tecidos diminui e os títulos de

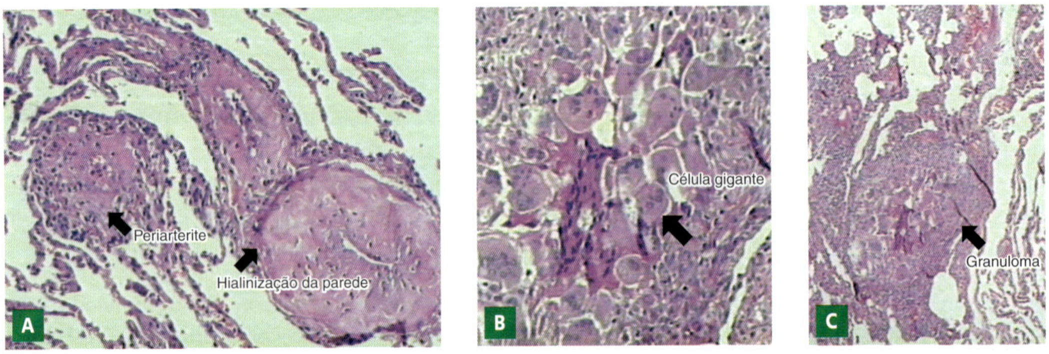

FIGURA 52.2 → Granulomatose de Churg-Strauss. Achados histopatológicos de biópsia pulmonar. (A) Periarterite; (B) célula gigante; (C) granuloma. Paciente masculino, 62 anos, com asma, sinusopatia e leucocitose (66% de eosinófilos).

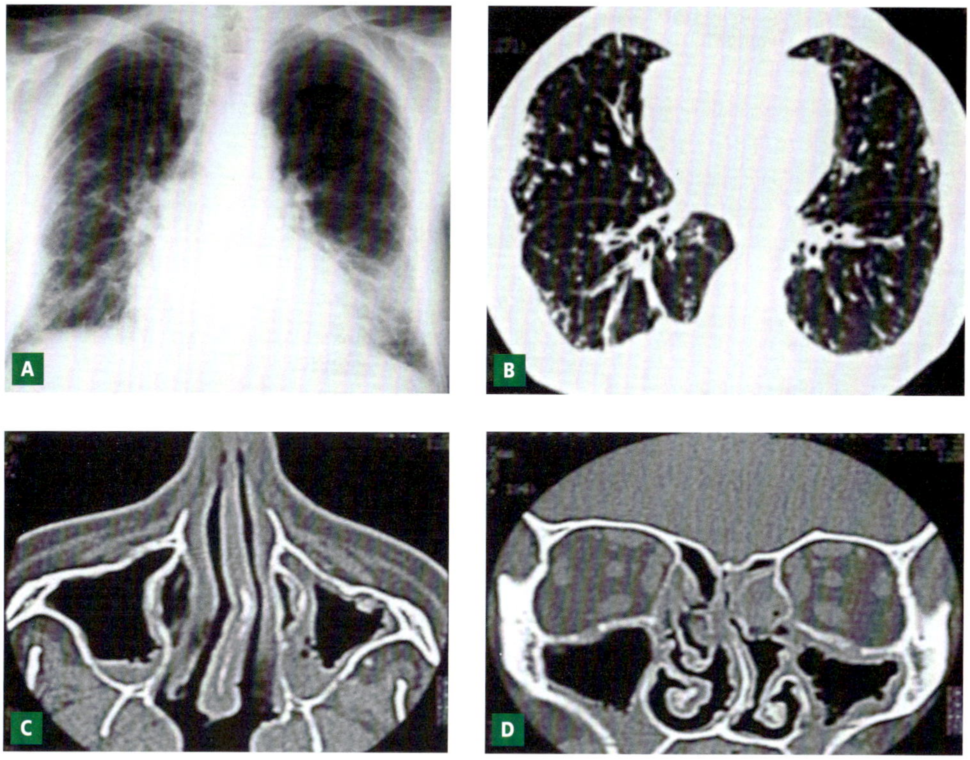

FIGURA 52.3 → Granulomatose alérgica de Churg-Strauss. Lesões pulmonares bilaterais. (A) Radiografia simples; (B) TC de tórax. (C) e (D) Sinais de rinossinusite à TC de seios paranasais. Mesmo caso da Figura 52.2.

p-ANCA se reduzem.[28] A variação dos títulos desse anticorpo pode ser utilizada como marcador indicativo do curso da doença. A taxa de sobrevida em cinco anos situa-se em torno de 60% dos pacientes tratados com corticoides.[27] Um curto intervalo entre o início da asma e o surgimento da vasculite implica pior prognóstico, e o envolvimento cardíaco associa-se à maior mortalidade.

> **ATENÇÃO**
>
> Alguns pacientes têm manifestações e apresentam achados combinados da poliarterite nodosa e da granulomatose alérgica de Churg-Strauss. O manejo desses casos não difere significativamente daquele utilizado para os demais pacientes do grupo das poliarterites.

Poliangiite microscópica

A poliangiite microscópica é uma forma de vasculite necrosante de pequenos vasos sanguíneos: capilares, vênulas, arteríolas e pequenas artérias. Ocasionalmente, entretanto, pode envolver artérias de médio tamanho. Glomerulonefrite necrosante segmentar e hemorragia pulmonar por capilarite são achados comuns nesse tipo de doença.[30,31] Os princípios do tratamento são semelhantes aos das demais vasculites ANCA-associadas, fundamentando-se no uso de corticoides e imunossupressores.

Referências

1. Kussmaul A, Maier K. Über eine bischer nicht beschreibene eigenthümliche Arterienerkrankankung (Periarteritis nodosa), die MIT Morbus Brighitii und rapid fortschreitender allgemeiner Muskellähmung einhergeht. Dtsch Arch Klin Med. 1866;1:484-517.

2. Mönckeberg JG. Über periarteritis nodosa. Beitr Pat Anat. 1905;38:101-34.

3. Ophüls W. Periarteritis acuta nodosa. Arch Intern Med. 1923;32(6):870-98.

4. Wegener F. Über generalisierte, septische Gefä erkrankungen. Verh Dtsch Ges Pathol. 1936;29:202-10.

5. Churg J, Strauss L. Allergic granulomatosis, allergic angiitis, and periarteritis nodosa. Am J Pathol. 1951;27(2):277-301.

6. Zeek PM. Periarteritis nodosa: a critical review. Am J Clin Pathol. 1952;22(8):777-90.

7. Rose GA, Spencer H. Polyarteritis nodosa. Q J Med. 1957;26(101):43-81.

8. Travis WD. Pathology of pulmonary vasculitis. Semin Respir Crit Care Med. 2004;25(5):475-82.

9. Allen E, Bakke AC, Purtzer MZ, Deodhar A. Neutrophil CD64 expression: distinguishing acute inflammatory autoimmune disease from systemic infections. Ann Rheum Dis. 2002;61(6):522-5.

10. Mansi IA, Opran A, Rosner F. ANCA-associated small-vessel vasculitis. Am Fam Physician. 2002;65(8):1615-20.

11. Rodríguez-Pla A, Stone JH. Vasculitis and systemic infections. Curr Opin Rheumatol. 2006;18(1):39-47.

12. Pagnoux C, Cohen P, Guillevin L. Vasculitides secondary to infections. Clin Exp Rheumatol. 2006;24(2 Suppl 41):S71-81.

13. Queluz TT, Yoo HHB. Vasculites pulmonares: novas visões de uma velha conhecida. J Bras Pneumol. 2005;31(Supl 1):s1-3.

14. Barbas CSV, Borges ER, Antunes T. Vasculites pulmonares: quando suspeitar e como fazer o diagnóstico. J Bras Pneumol. 2005;31(Supl 1):s4-8.

15. Abdou NI, Kullman GJ, Hoffman GS, Sharp GC, Specks U, McDonald T, et al. Wegener's granulomatosis: survey of 701 patients in North America. Changes in outcome in the 1990s. J Rheumatol. 2002;29(2):309-16.

16. Mahr AD, Neogi T, Merkel PA. Epidemiology of Wegener's granulomatosis: lessons from descriptive studies and analyses of genetic and environmental risk determinants. Clin Exp Rheumatol. 2006;24(2 Suppl 41):S82-91.

17. Choi YH, Im JG, Han BK, Kim JH, Lee KY, Myoung NH. Thoracic manifestation of Churg-Strauss syndrome: radiologic and clinical findings. Chest. 2000;117(1):117-24.

18. Manganelli P, Fietta P, Carotti M, Pesci A, Salaffi F. Respiratory system involvement in systemic vasculitides. Clin Exp Rheumatol. 2006;24(2 Suppl 41):S48-59.

19. Popa ER, Tervaert JW. The relation between Staphylococcus aureus and Wegener's granulomatosis: current knowledge and future directions. Intern Med. 2003;42(9):771-80.

20. Capelozzi VL, Parras ER, Ab'Saber AM. Apresentação anatomopatológica das vasculites pulmonares. J Bras Pneumol. 2005;31(Supl 1):s9-15.

21. Collard HR, Schwarz MI. Diffuse alveolar hemorrhage. Clin Chest Med. 2004;25(3):583-92.

22. Fauci AS, Haynes BF, Katz P, Wolff SM. Wegener's granulomatosis: prospective clinical and therapeutic experience with 85 patients for 21 years. Ann Intern Med. 1983;98(1):76-85.

23. Wung PK, Stone JH. Therapeutics of Wegener's granulomatosis. Nat Clin Pract Rheumatol. 2006;2(4):192-200.

24. White ES, Lynch JP. Pharmacological therapy for Wegener's granulomatosis. Drugs. 2006;66(9):1209-28.

25. Eriksson P. Nine patients with anti-neutrophil cytoplasmic antibody-positive vasculitis successfully treated with rituximab. J Intern Med. 2005;257(6):540-8.

26. Keogh KA, Ytterberg SR, Fervenza FC, Carlson KA, Schroeder DR, Specks U. Rituximab for refractory Wegener's granulomatosis: report of a prospective, open-label pilot trial. Am J Respir Crit Care Med. 2006;173(2):180-7.

27. Chumbley LC, Harrison EG Jr, DeRemee RA. Allergic granulomatosis and angiitis (Churg-Strauss syndrome): report and analysis of 30 cases. Mayo Clin Proc. 1977;52(8):477-84.

28. Pagnoux C. Churg-Strauss syndrome: evolving concepts. Discov Med. 2010;9(46):243-52.

29. Lanham JG, Elkon KB, Pusey CD, Hughes GR. Systemic vasculitis with asthma and eosinophilia: a clinical approach to the Churg-Strauss syndrome. Medicine. 1984;63(2):65-81.

30. Jennette JC, Thomas DB, Falk RJ. Microscopic polyangiitis (microscopic polyarteritis). Semin Diagn Pathol. 2001;18(1):3-13.

31. Lee AS, Specks U. Pulmonary capillaritis. Semin Respir Crit Care Med. 2004;25(5):547-55.

Câncer de Pulmão

53

José da Silva Moreira
Geraldo Resin Geyer
Bruno Hochhegger
José J. Camargo

Introdução

O câncer de pulmão (carcinoma brônquico, ou câncer brônquico) é o tumor maligno primitivo de natureza epitelial mais comum do trato respiratório inferior, representando 85 a 90% de todos os tumores primários que ali ocorrem, sendo atualmente responsável por cerca de 30% do número de óbitos causados por doenças malignas no ser humano, constituindo-se na mais letal das neoplasias para ambos os sexos.

Seu pico de incidência se verifica em indivíduos em torno dos 60 anos de idade, sendo infrequente antes dos 40 e raro antes dos 30 anos. De doença poucas vezes identificada no início do século XX, passou a constituir grave problema nos últimos 40 a 50 anos, atingindo em algumas regiões do mundo números alarmantes, próximos de 100 casos por 100.000 indivíduos do sexo masculino e mais de 25:100.000 do sexo feminino.[1] Ultimamente, todavia, o aumento da incidência tem se mostrado mais lento entre os homens do que entre as mulheres,[2] as quais têm evidenciado pelo menos igual suscetibilidade aos agentes carcinogênicos do fumo.[3]

> **ATENÇÃO**
>
> O tabagismo sob forma de cigarros tem sido continuadamente identificado como o fator de risco mais importante associado ao surgimento de câncer de pulmão.[4] Características genéticas e exposições ocupacionais e ambientais (radiações ionizantes, materiais radioativos, clorometilação) são consideradas de menor significado, mas não desprezíveis.

Cerca de 90% dos casos de câncer de pulmão ocorrem em indivíduos fumantes atuais ou em ex-fumantes. Em relação aos que nunca fumaram, a probabilidade de surgimento desse tumor nos fumantes ativos aumenta com a quantidade e o tempo de fumo, podendo ser 30 vezes maior nos que consomem 25 cigarros/dia por 25 anos ou mais e 50 vezes maior nos fumantes de mais de 40 cigarros/dia por muitos anos. Em ex-fumantes, abstêmios há mais de 10 anos, a chance ainda é cerca de três vezes maior de desenvolver a neoplasia, e nos fumantes passivos, uma vez e meia maior em relação aos nunca expostos.[5,6] Esse aumento de risco para câncer de pulmão entre fumantes passivos, como esposas de fumantes, foi mostrado e tem sido confirmado.[7,8]

Dentre as numerosas substâncias contidas na fumaça do cigarro, os hidrocarbonetos policíclicos aromáticos (3,4-benzopireno, metilfenantreno, etc.) e as nitrosaminas são considerados as de maior poder carcinogênico, com ação direta produzindo alterações no genoma. Esses hidrocarbonetos, durante sua metabolização, dão origem a produtos intermediários (dióis-epóxidos) altamente lesivos para o DNA.[9] Há sugestões de que alguns componentes lipídicos da dieta, especialmente o colesterol, o qual tem também estrutura policíclica aromática, poderiam atuar como fator de risco na carcinogênese brônquica, enquanto outros, como os retinoides, confeririam alguma proteção contra o desenvolvimento da neoplasia, embora com eficácia controversa. Mais recentemente, têm surgido evidências de que indivíduos HIV-positivos têm maiores chances de desenvolver câncer de pulmão, em particular de tipos não de pequenas células.[10]

Derivados carcinogênicos relacionados com a nicotina (NNK) são igualmente formados na fumaça do cigarro, e células de todos os tipos de câncer de pulmão expressam receptores para nicotina, podendo, assim, este alcaloide também desempenhar algum papel na patogênese da doença. A exposição ao asbesto tem definida correlação com o surgimento de mesoteliomas em pleura e peritônio, mas sabe-se, além disso, que este silicato atua como poderoso potencializador dos agentes carcinógenos – presentes na fumaça do cigarro – na gênese do carcinoma brônquico, aumentando em 20 a 30% o risco de desenvolvimento dessa neoplasia.[11] Estudos que levam em conta fatores de confusão atribuem à poluição atmosférica 3 a 7% dos casos de câncer de pulmão.[12]

O câncer de pulmão não é considerado doença genética no sentido de expressar-se com claro padrão de herança mendeliana, mas é sabido que – controlando-se para o hábito do fumo – descendentes em primeiro grau de indivíduos que tiveram esse tumor têm duas a três vezes mais chances de tê-lo também, o que indica possível existência de alguma suscetibilidade familiar aumentada para essa condição.[13] Por outro lado, diversas lesões gênicas adquiridas se encontram presentes no DNA de células do carcinoma brônquico em indivíduos expostos ao tabaco, levando à ativação de oncogenes dominantes e à inativação de genes supressores.[14]

Nos oncogenes dominantes, verificam-se mutações por ponto em regiões codificadoras da família *K-ras*, particularmente no adenocarcinoma. Amplificação, perda do controle transcricional de membros da família *myc* e hiperexpressão de *bcl-2*, *Her-2/neu* e gene da telomerase são alterações também encontradas tanto nos carcinomas não de pequenas células como nos de pequenas células. Tumores não de pequenas células, em especial adenocarcinomas, com mutações em genes *K-ras*, e de pequenas células com amplificação de *c-myc* costumam apresentar-se com prognóstico pior.[15] Nos genes supressores, ocorrem deleções envolvendo diversas regiões cromossômicas, como *11p13* no gene *rb*, *15q* e *17p13* no *p53*, entre outras. Esses dois genes (*rb* e *p53*) encontram-se modificados em mais de 90% dos casos de carcinomas de pequenas células, ao passo que, em 50% dos carcinomas não de pequenas células, somente o *p53* apresenta-se alterado (ROBLES AI et al., 2002). A mutação em somente um dos alelos é requerida para a transformação maligna de oncogenes dominantes, enquanto em genes supressores parece ser necessária a perda homozigótica.[9]

No momento do diagnóstico, somente 20% dos pacientes com câncer de pulmão apresentam-se com doença localizada; em aproximadamente 25% dos casos, a neoplasia se encontra também nos linfonodos regionais, e em 55% ou mais das vezes, o tumor já se mostra com extensão intratorácica maior ou com metástases à distância. Mesmo quando a doença é considerada localizada, a taxa média de sobrevida dos pacientes, em cinco anos, fica em torno de 50%, podendo subir para 70% em casos muito especiais de lesões nodulares periféricas pequenas (de detecção incomum). Havendo extensão regional, a sobrevida em cinco anos cai para menos de 20%.[16]

ATENÇÃO

A sobrevida global, para todos os casos, situa-se hoje em torno de 12 a 15%, maior do que se observava 30 a 40 anos atrás, quando era de apenas 8%. Essa mudança é atribuída principalmente à evolução da terapêutica, com combinações de modalidades (cirurgia, radioterapia e quimioterapia com fármacos mais modernos), nos casos em que a neoplasia já se apresenta com alguma extensão mediastinal. Os efeitos da luta antitabagismo, como medida preventiva, fazem-se sentir de modo mais lento, mas é provável que os benefícios também já estejam aparecendo, pelo menos entre os indivíduos do sexo masculino.

Espera-se para um futuro próximo que o conjunto de medidas, como a continuidade da educação antifumo, o diagnóstico de lesões em fases mais precoces e o emprego de novas abordagens terapêuticas com associações mais potentes e específicas,[17,18] consiga controlar de forma mais eficiente a doença, diminuindo sua ocorrência e beneficiando um maior número dos já acometidos. Aguarda-se para um pouco mais adiante que progressos na terapia gênica possam ser explorados e aplicados com eficácia e segurança nesta área da oncologia.

Na atualidade, o que se tem de melhor para enfrentar a doença já presente são a busca de casos precoces, o estabelecimento do diagnóstico histológico, o judicioso estadiamento e a aplicação do tratamento corretamente indicado, tendo-se a preocupação de manter os cuidados de suporte adequados para cada caso.

Incidência

Estima-se que, em todo o mundo, cerca de 1.500.000 casos novos de câncer de pulmão sejam atualmente diagnosticados a cada ano, três quartos deles em homens e 30% na China e nos Estados Unidos.[19,20] Cerca de 85% são carcinomas não de pequenas células. Nos Estados Unidos, no ano de 2010, ocorreram 222.000 casos – 116.000 em homens e 106.000 em mulheres –, correspondendo a 14,6% dos casos novos de neoplasia em homens e 14,3% em mulheres, levando ao óbito cerca de 72% dos acometidos.[2]

O câncer de pulmão nas diversas regiões do Brasil apresenta incidência e mortalidade semelhantes, com exceção da Região Sul, onde são significativamente superiores às das demais, em ambos os sexos, mas ainda inferiores ao que é verificado em países desenvolvidos do Hemisfério Norte. O número de casos novos estimados para o Brasil em 2010 foi de aproximadamente 18.000 entre homens e 10.000 entre mulheres, correspondendo a um risco estimado de 18 casos novos para cada 100.000 homens e de 10 para cada 100.000 mulheres.[21] Na Região Sul do Brasil, dentre todas as neoplasias, é a que causa o maior número de óbitos entre os homens; nos Estados Unidos, é a primeira em ambos os sexos.

Classificação

Diversas classificações do carcinoma brônquico surgiram na literatura nas últimas décadas, e todas elas sofreram modificações à medida que novos conhecimentos foram emergindo, em especial no que se refere às características biológicas do tumor, aos achados morfológicos e ao comportamento frente à terapêutica. De modo geral, entretanto, a divisão inicial do câncer de pulmão em quatro grupos principais tem sido mantida: carcinoma escamoso, carcinoma de pequenas células, adenocarcinoma e carcinoma de grandes células.

A classificação da Organização Mundial da Saúde (OMS), elaborada em bases histológicas e publicada pela primeira vez em 1967, tem sido reeditada e amplamente utilizada. O QUADRO 53.1 traz a seção de tumores pulmonares epiteliais malignos da última edição da OMS.[22]

O carcinoma escamoso é o tipo histológico que tem mostrado ocorrência mais frequente entre os carcinomas brônquicos, perfazendo, em diversas séries, 40 a 50% de todos os casos. O adenocarcinoma, que até há alguns anos representava cerca de 20% dos cânceres de pulmão, agora responde por porcentagem significativamente maior. Isso ocorre, em parte, porque sua incidência está de fato aumentando, e em parte porque casos antes classificados como indiferenciados de grandes células, por força de alteração de critérios com o desenvolvimento das ferramentas de identificação, são hoje rotulados como adenocarcinomas. O QUADRO 53.2 mostra a distribuição dos principais tipos histológicos encontrada em uma série estudada no Sul do Brasil.

A precisão diagnóstica na definição do tipo histológico do câncer de pulmão situa-se em torno de 95%. Sabe-se que tal definição nem sempre é possível, em especial quando o material enviado ao patologista for fragmento obtido por biópsia, frequentemente exíguo e sofrendo a ação de artefatos.[23]

São resumidos, a seguir, os principais aspectos dos diferentes tipos histológicos de carcinoma brônquico.[22]

O **carcinoma escamoso** (FIGURA 53.1) caracteriza-se por massas, trabéculas e/ou pequenos aglomerados de células

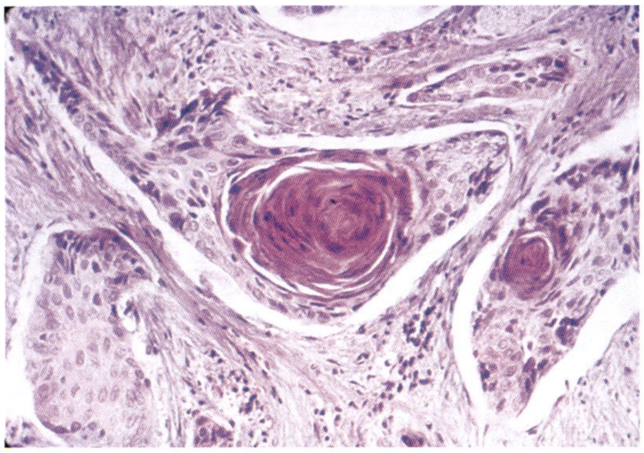

FIGURA 53.1 → Carcinoma escamoso. Células escamosas moderadamente polimorfas formam trabéculas anastomosadas, algumas contendo focos de queratinização. Entre as trabéculas, há abundante estroma fibroso com células inflamatórias (hematoxicilina-eosina – HE, 40x).

QUADRO 53.1 → Classificação histológica dos tumores de pulmão, OMS

TUMORES EPITELIAIS
Carcinoma de células escamosas (carcinoma epidermoide)
Papilar
De células claras
De pequenas células
Basaloide
Carcinoma de pequenas células
Carcinoma de pequenas células combinado
Adenocarcinoma
Adenocarcinoma, subtipo misto
Adenocarcinoma acinar
Adenocarcinoma papilar
Carcinoma bronquioloalveolar
Não mucinoso
Mucinoso
Misto não mucinoso e mucinoso ou indeterminado
Adenocarcinoma sólido com produção de mucina
Variantes
Adenocarcinoma fetal
Carcinoma mucinoso ("coloide")
Cistoadenocarcinoma mucinoso
Adenocarcinoma mucinoso
Adenocarcinoma de células em anel de sinete
Adenocarcinoma de células claras
Carcinoma de grandes células
Carcinoma neuroendócrino de grandes células
Carcinoma neuroendócrino de grandes células combinado
Carcinoma basaloide
Carcinoma linfoepitelioma-símile
Carcinoma de células claras
Carcinoma de grandes células com fenótipo rabdoide
Carcinoma adenoescamoso
Carcinoma sarcomatoide
Carcinoma pleomórfico
Carcinoma de células fusiformes
Carcinoma de células gigantes
Carcinossarcoma
Blastoma pulmonar
Tumor carcinoide
Típico
Atípico
Tumores do tipo glândula salivar
Carcinoma mucoepidermoide
Carcinoma adenoide-cístico
Carcinoma epitelial-mioepitelial

Fonte: Travis e colaboradores.[22]

QUADRO 53.2 → Tipos histológicos de 2.877 casos de carcinoma brônquico

TIPO HISTOLÓGICO	NÚMERO DE CASOS	%
Carcinoma escamoso	1.162	40,4
Adenocarcinoma	1.073	37,3
Carcinoma de pequenas células	281	9,8
Carcinoma de grandes células	118	4,1
Carcinoma não de pequenas células	150	5,2
Tipo não determinado	93	3,2
TOTAL	2.877	100,0

Fonte: Pavilhão Pereira Filho, Porto Alegre, 1990-2006.

poligonais ou escamosas, com ou sem estratificação, e com citoplasma geralmente abundante e eosinófilo. Os núcleos podem ser uniformes, polimorfos ou gigantes. É critério essencial para a inclusão nesse grupo a presença de pérolas córneas, células queratinizadas isoladas, ou ainda pontes intercelulares. A quantidade e a qualidade desses elementos, por sua vez, são fatores básicos na determinação do grau de diferenciação do tumor.

O **carcinoma de pequenas células** é formado por massas, ninhos, cordões e/ou infiltrados difusos de células pequenas, com núcleos ovais, redondos ou fusiformes, com cromatina fina e difusamente distribuída; nucléolos em geral pequenos e indistintos; citoplasma escasso ou inaparente e limites celulares também indistintos (FIGURA 53.2). Encontra-se, amiúde, "amoldamento" nuclear. O estroma costuma ser delicado, havendo pouca produção de colágeno. O subtipo puro, destituído de outros elementos celulares que não as próprias células pequenas, constitui mais de 90% desse grupo. Para ser classificado como carcinoma de pequenas células combinado, um tumor deve conter pelo menos 10% de um dos carcinomas não de pequenas células.

No **adenocarcinoma,** observam-se, focal ou difusamente, estrutura acinar e/ou papilar, com ou sem a presença de muco intra ou extracelular (FIGURA 53.3). Incluem-se nessa categoria os tumores sólidos, sem estrutura glandular, mas que contêm muco intracelular.

O **carcinoma bronquioloalveolar** é um subtipo peculiar de adenocarcinoma em que as células neoplásicas se proliferam recobrindo a estrutura alveolar preexistente (crescimento lepídico), sem evidência de invasão do estroma, de vasos ou da pleura. Pode se apresentar como lesão localizada, multifocal ou consolidativa, sendo as duas últimas formas, por vezes, extensas e bilaterais. Costuma apresentar padrão papilar mais simples do que o dos adenocarcinomas papilares infiltrantes, preservando a estrutura alveolar.[24]

A variante mucinosa do carcinoma bronquioloalveolar é um tumor de baixo grau constituído por células colunares altas produtoras de mucina. Já a variante não mucinosa, que pode ser bem ou moderadamente diferenciada, apresenta diferenciação como células de Clara e/ou pneumócitos do tipo II. Produz espessamento fibroelastótico de septos alveolares com maior frequência do que a mucinosa, trazendo dificuldade no diagnóstico diferencial com adenocarcinoma invasivo.

O **carcinoma de grandes células** é constituído por grandes células poligonais, com núcleos também grandes e/ou vesiculosos, nucléolos proeminentes e citoplasma moderadamente abundante (FIGURA 53.4). As células não mostram sinais de diferenciação escamosa ou glandular. Todavia, elementos diferenciados podem ser encontrados restritos a uma ou poucas áreas do tumor.

O **carcinoma neuroendócrino de grandes células** e suas variantes combinadas (que incluem componentes de carcinoma de células escamosas, adenocarcinoma, carcinoma de células fusiformes ou carcinoma de células gigantes) passaram a ser classificados na categoria de carcinoma de grandes células, assim como o carcinoma basaloide e outros subtipos raros.

Os carcinomas pleomórfico, de células fusiformes e de células gigantes estão incluídos no grupo dos carcinomas sarcomatoides, junto com o carcinossarcoma e o blastoma pulmonar.

No carcinoma adenoescamoso, coexistem elementos com diferenciação escamosa e glandular em proporções va-

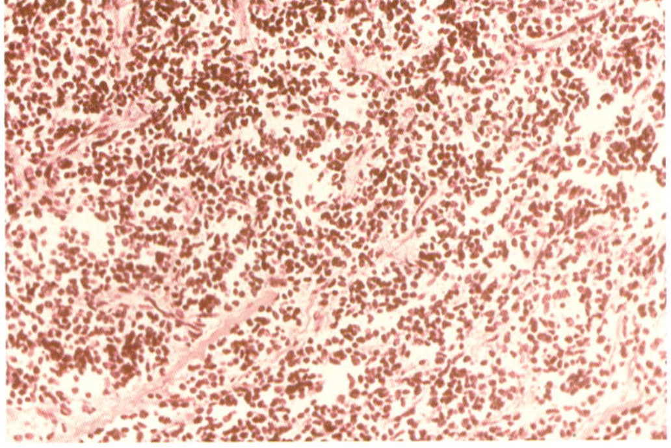

FIGURA 53.2 → Carcinoma de pequenas células. Células redondas com núcleos densos, sem nucléolos aparentes. Citoplasma escasso ou inaparente (HE, 400x).

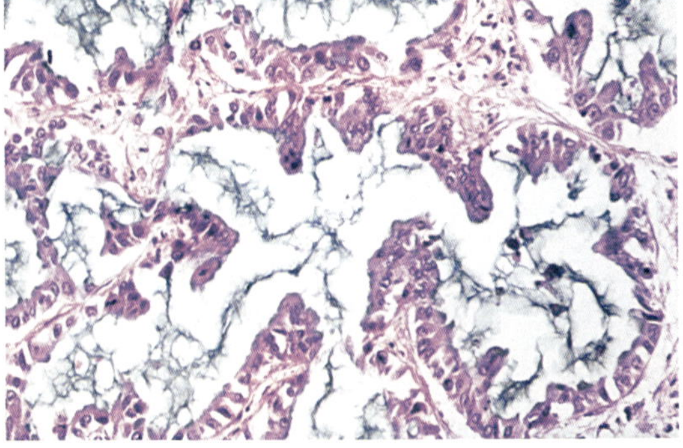

FIGURA 53.3 → Adenocarcinoma. Ácinos formados por células prismáticas polimorfas, com hipercromatismo nuclear. Secreção mucosa em algumas luzes acinares. Estroma moteado neste campo (HE, 100x).

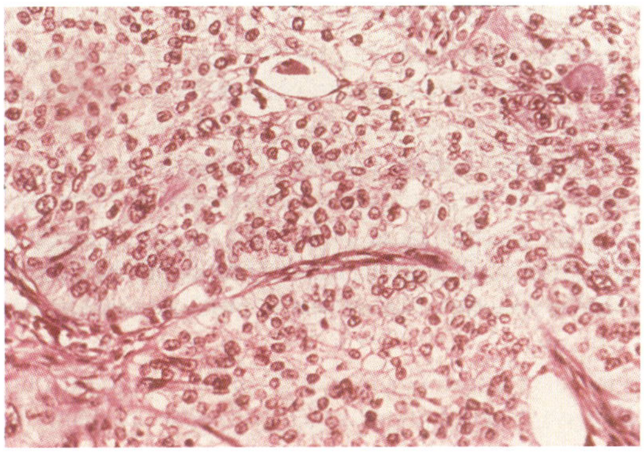

FIGURA 53.4 → Carcinoma de células gigantes. Volumosas células anaplásicas, algumas gigantes, pouco coesas, com grandes núcleos vesiculosos e pleomórficos, e núcleos proeminentes. Estroma escasso (HE, 100x).

riadas, sendo exigido que o componente minoritário represente pelo menos 10% da massa tumoral.

À imuno-histoquímica, a quase totalidade (cerca de 99%) dos carcinomas de células escamosas expressa citoqueratinas de alto peso molecular (34betaE12) e citoqueratina 5 (CK5/6), e muitos expressam antígeno carcinoembriônico (CEA) e citoqueratina de baixo peso molecular. Muito poucos são positivos para o fator 1 de transcrição da tireoide (TTF-1), citoqueratina 7 (CK7), surfactante A e marcadores neuroendócrinos, como cromogranina e sinaptofisina.[25]

Cerca de 90% dos carcinomas de pequenas células são positivos para TTF-1, até 97% são positivos para NCAM (CD56), e a maioria expressa cromogranina, sinaptofisina e bombesina. Menos de 10% desses carcinomas são negativos para todos os marcadores neuroendócrinos. A maioria expressa citoqueratina de baixo peso molecular e CEA. Os carcinomas de pequenas células puros são negativos para surfactante A.

A maioria dos adenocarcinomas pulmonares é positiva para citoqueratina 7 (CK7) e negativa para citoqueratina 20 (CK20). Cerca de 75% são positivos para TTF-1, e um menor número expressa surfactante A. Os adenocarcinomas mucinosos, especialmente os carcinomas bronquioloalveolares mucinosos, apresentam perfil imuno-histoquímico diverso dos demais adenocarcinomas, sendo muitas vezes negativos para TTF-1 e positivos tanto para CK7 como para CK20, e 100% deles são positivos para CEA-P.

Para o diagnóstico de carcinoma neuroendócrino de grandes células (CNGC), é necessária a expressão de marcadores neuroendócrinos, como cromogranina, sinaptofisina e NCAM (CD56). Um marcador positivo é suficiente, desde que a coloração seja nítida. Cerca de 50% dos CNGCS são positivos para TTF-1 e mais de 50% para CEA. Geralmente são negativos para 34betaE12, ao contrário de outros carcinomas não de pequenas células.

Os carcinomas adenoescamosos expressam citoqueratinas de pesos moleculares variados, incluindo CK7, mas em geral são negativos para CK20. A positividade para TTF-1 costuma estar restrita ao componente glandular.

Nos carcinomas sarcomatoides, pode haver positividade de diferentes células neoplásicas ou coexpressão de citoqueratinas, vimentina, CEA e marcadores de músculo liso. Há dificuldades na diferenciação com sarcomas quando um carcinoma totalmente constituído por células fusiformes não expressar marcadores epiteliais.

Enquanto a imuno-histoquímica costuma ter pouca utilidade no diagnóstico diferencial entre carcinomas escamosos primários e metastáticos, pode ser de grande valia quando se trata de um adenocarcinoma. Com essa finalidade, além das diferentes combinações de resultados frente às citoqueratinas 7 e 20, uma série de marcadores direciona a investigação de sítio primário de forma bastante específica, como GCDFP-15 (mama), mamoglobulina (mama), vilina (colo e reto), CDX2 (colo e reto), HepPar-1 (hepatocarcinoma), TTF-1 (pulmão e tireoide), WT-1 (carcinoma seroso de ovário), PSA (próstata), PAP (próstata), surfactante A (pulmão) e tireoglobulina (tireoide).

Menos específicos, outros marcadores contribuem para a pesquisa de sítio primário, principalmente quando associados a outros anticorpos, como é o caso dos receptores de estrógeno (RE) e de progesterona (RP), no diagnóstico diferencial entre carcinoma de mama e de pulmão. RE e RP são expressos em cerca de dois terços dos carcinomas de mama, mas raras vezes nos de pulmão.

Comportamento biológico

É incomum que o câncer de pulmão dê origem a algum sintoma antes de atingir 1 a 2 cm de diâmetro, com peso de 1 a 2 gramas – quando já sofreu 30 duplicações de volume e já cursou cerca de seis sétimos de sua evolução no hospedeiro.[26] Também é incomum que a radiografia simples de tórax o detecte antes que ele tenha 1 cm de diâmetro, e é pouco provável que o citologista ou o patologista tenham a chance de examinar material colhido de indivíduos assintomáticos.

Além disso, como não existe até agora um marcador confiável indicativo da doença em evolução, é forçoso que seu diagnóstico seja quase sempre tardio, na maioria das vezes quando a massa neoplásica se encontra próxima das 40 duplicações de volume, pesando 1 kg, e já com metástases à distância, as quais, quando pequenas, dificilmente são detectadas pelos métodos hoje disponíveis.

Uma vez iniciada a proliferação da célula maligna, após ela ter se livrado dos mecanismos moleculares controladores e da vigilância imunológica do hospedeiro, o aumento da massa tumoral segue seu curso exponencial por longo período de tempo, até que fatores restritivos (insuficiência de estroma, falta de nutrição, morte celular) comecem também a operar, atenuando-se, então, sua velocidade de crescimento. Uma função gompertziana seria a forma de traduzir de modo mais apropriado o comportamento do crescimento tumoral, cuja expressão é dada por

$$V = V_0 \, e^{\frac{A}{B}(1-e^{-Bt})},$$

onde V é o tamanho do tumor em qualquer tempo t considerado, V_0 é seu volume inicial, A e B são constantes e "e " é o número 2,71418..., base dos logaritmos naturais.

Para o cálculo do tempo de duplicação de volume dos tumores sólidos, têm sido empregadas fórmulas mais simples, como a de Schwartz,[27] que exploram variações de diâmetro da lesão observada em radiografias efetuadas em diferentes momentos. A fórmula de Schwartz é esta:

$$TD = t (\log 2) / 3 (\log D2/D1),$$

onde TD é o tempo de duplicação de volume do tumor, t é o tempo transcorrido entre duas observações, D_1 é o diâmetro inicial e D_2 é o diâmetro final da lesão medidos em radiografias obtidas com o mesmo grau de ampliação.

O tempo médio de duplicação de volume do adenocarcinoma é de 183 dias, do carcinoma escamoso, de 100 a 120 dias, do carcinoma de grandes células, de 90 a 100 dias, e do carcinoma de pequenas células, de 33 dias. Neoplasias com tempos de duplicação curtos costumam ser mais agressivas.

A ocorrência de regressão espontânea de algumas neoplasias sólidas, especialmente carcinoma de rim e melanoma, tem sido registrada na literatura; entretanto, em câncer de pulmão, este fato é muito raro.[28]

Diagnóstico

O carcinoma brônquico costuma ser diagnosticado "em indivíduos com mais de 50 anos de idade, grandes fumantes, que vêm apresentando há poucos meses ou há algumas semanas sintomas torácicos, em geral acompanhados por manifestações sistêmicas, mas sem febre persistente". O diagnóstico, sugerido por dados clínicos e indicado por achados radiográficos, deverá ser comprovado pela descoberta de células esfoliadas (escarro, lavados ou aspirados) ou por exame histopatológico de fragmento da lesão obtido por biópsia através de fibrobroncoscopia, punção transcutânea ou por excisão.[29]

O exame citopatológico de escarro, usando a coloração de Papanicolau, efetuado em três amostras adequadamente colhidas, mostra uma sensibilidade de cerca de 65% e especificidade superior a 99%; além disso, é destituído de qualquer risco para o paciente. Em lesões centrais, a sensibilidade sobe para mais de 80%, decrescendo para menos de 50% nos tumores periféricos do pulmão.[30] O exame citológico de espécimes colhidos por meio de punções aspirativas com agulha de pequeno calibre (pulmonares, pleurais, ganglionares, ósseas, hepáticas) tem sido cada vez mais utilizado, devido à relativa facilidade de execução do procedimento, à elevada correlação com a histopatologia e aos mínimos riscos que acarreta. Pacientes com pequenos nódulos pulmonares periféricos isolados, cuja natureza neoplásica não pode ser excluída, têm o diagnóstico geralmente estabelecido à videotoracoscopia ou à toracotomia.[31]

O câncer de pulmão pode originar-se em brônquios de grosso calibre (pré-segmentares), em brônquios menores mais periféricos, ou no próprio compartimento alveolar. Sintomas clínicos, apresentação radiográfica e o método a ser escolhido para a colheita de material comprobatório dependem em grande parte da situação central ou periférica da neoplasia.

O **carcinoma brônquico central** manifesta-se de modo mais frequente por tosse, escarros hemáticos e pneumonias de repetição no mesmo local, pela lesão da mucosa brônquica com a estenose que acaba determinando (**FIGURA 53.5**). Se o paciente já era portador de algum grau de doença pulmonar obstrutiva crônica (DPOC) – o que é frequente em fumantes na faixa etária dos 50 aos 70 anos –, mudança do caráter da tosse e surgimento ou agravamento da dispneia são achados comuns quando surge a neoplasia. À ausculta, podem-se detectar sibilância ou roncos localizados indicando o sítio da obstrução da via respiratória.

Radiologicamente, o tumor central costuma apresentar-se como uma massa tumescente junto ao hilo pulmonar com ou sem indícios de complicação obstrutiva, como pneumonia e/ou atelectasia (**FIGURA 53.6**); às vezes, entretanto, ele pode se desenvolver alastrando-se pela superfície da mucosa, formando um "manguito" que diminui o lúmen do brônquio sem contudo ocluí-lo completamente. Neste caso, a visualização à radiografia simples se torna mais difícil, mas uma radiografia penetrada de mediastino, ou em especial a tomografia, pode tornar evidente tal forma de apresentação da lesão. Os carcinomas centrais (**FIGURA 53.7**) são de fácil acesso à biópsia endoscópica e também, em um número elevado de casos, têm suas células esfoliadas identificadas no escarro.

O **carcinoma brônquico periférico**, por ter sua origem nas vias aéreas de pequeno calibre, não costuma provocar sintomas respiratórios significativos. Ele cresce no seio do parênquima pulmonar, mostrando-se ao exame macroscópi-

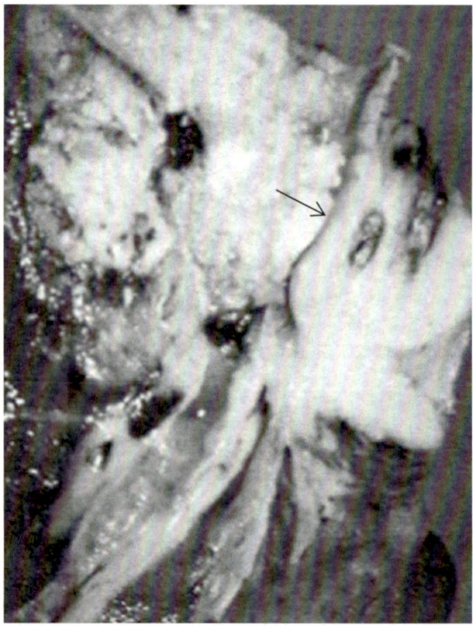

FIGURA 53.5 → Estenose oclusiva em brônquio pré-segmentar (seta) com doença supurativa distal à obstrução. Peça cirúrgica.

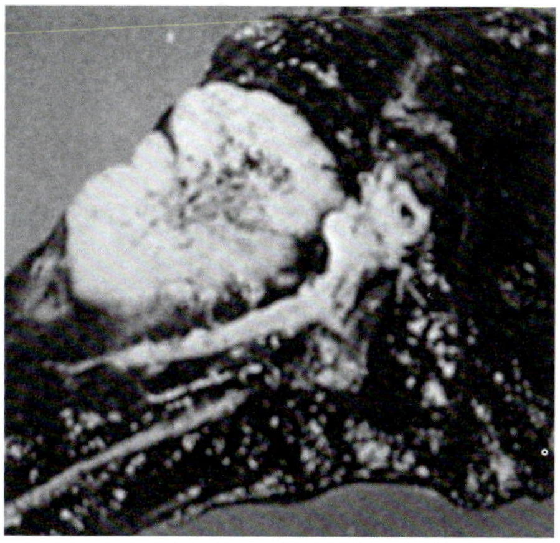

FIGURA 53.6 → Peça cirúrgica de pneumonectomia. Massa tumescente, bosselada no lobo superior do pulmão direito. Adenocarcinoma.

co sob forma de massa grosseiramente circunscrita de contornos crenados, com frequência exibindo um halo de infiltração periférica (FIGURA 53.8). Pode apresentar-se escavado, com mamelões intracavitários, sobretudo se for de tipo escamoso (FIGURA 53.9). Invasões diretas, por contiguidade, da parede torácica (FIGURA 53.10) e do mediastino são comuns, determinando o surgimento de manifestações como dor, disfonia, síndrome de veia cava superior e paralisia frênica. A extensão para o diafragma é menos frequente, mas quando ocorre pode levar ao aparecimento de soluços. Um tumor periférico pode "centralizar-se", isto é, ao invadir um brônquio de grosso calibre, comportar-se como uma lesão central.

O tumor de Pancoast (via de regra, um carcinoma não de pequenas células) localiza-se perifericamente no extremo terço superior do pulmão, de onde invade as estruturas contíguas, configurando a síndrome de mesmo nome.[32] A síndrome de Pancoast apresenta-se com três componentes: a) síndrome de Tobias-Claude Bernard-Horner, decorrente de invasão do simpático cervical (gânglio estrelado), exteriorizando-se por miose, enoftalmia e ptose palpebral do mesmo lado da neoplasia pulmonar; b) síndrome de Déjérine-Klümpke, que se deve ao envolvimento de ramos inferiores do plexo braquial (T1), provocando dor na face medial e impotência funcional do membro superior homolateral; e c) erosão ou destruição de arco posterior de costela superior, levando à "dor no ombro" do mesmo lado da lesão pulmo-

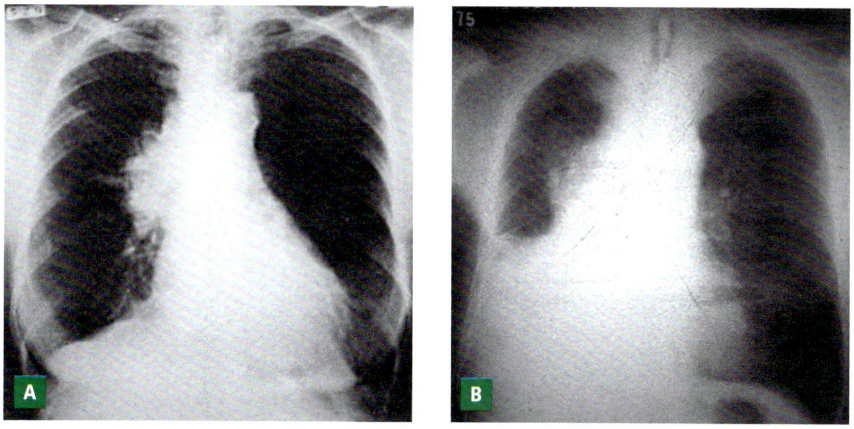

FIGURA 53.7 → Carcinomas brônquicos centrais. (A) De tipo escamoso, na região hilar do pulmão direito. (B) De tipo pequenas células, determinando atelectasia dos lobos inferior e médio à direita e com volumosas adenopatias mediastinais.

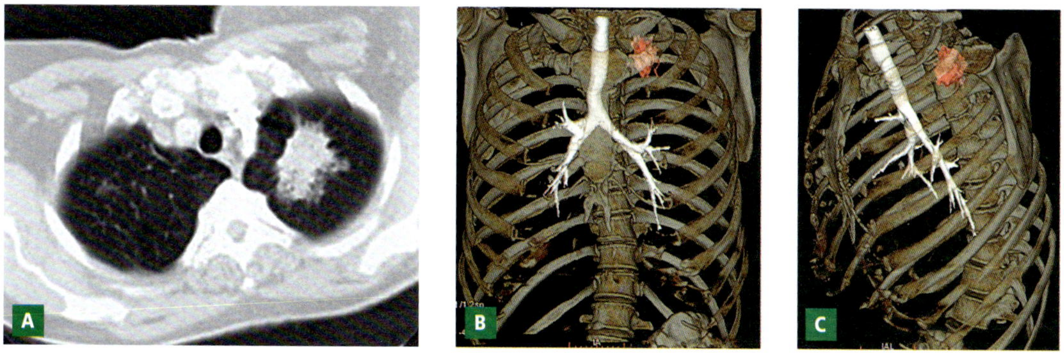

FIGURA 53.8 → (A) Aspecto tomográfico: tumor periférico (adenocarcinoma) no lobo superior do pulmão esquerdo. Massa grosseiramente circunscrita, bosselada, com halo de infiltração periférica. (B) e (C) Reconstrução: situação do tumor dentro da caixa torácica.

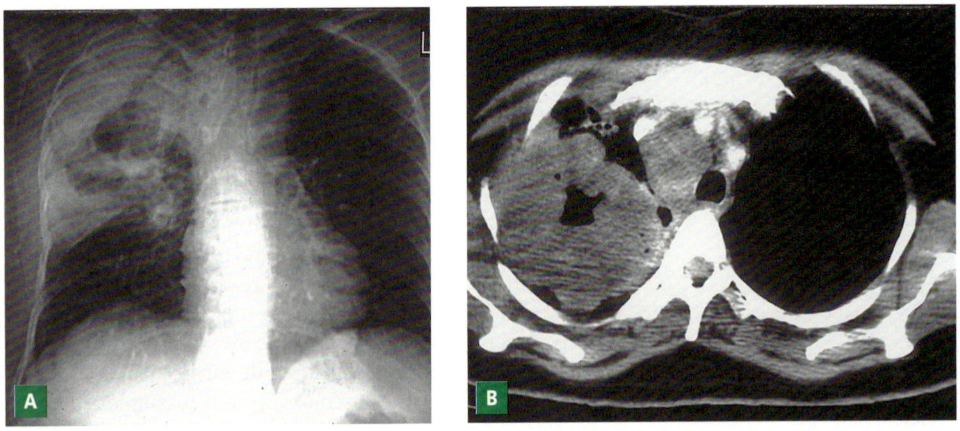

FIGURA 53.9 → Carcinoma de tipo escamoso, escavado, em lobo superior do pulmão direito, com paredes espessas e irregulares, e adenomegalias paratraqueais do mesmo lado. (A) Aspectos radiográficos; (B) aspectos tomográficos.

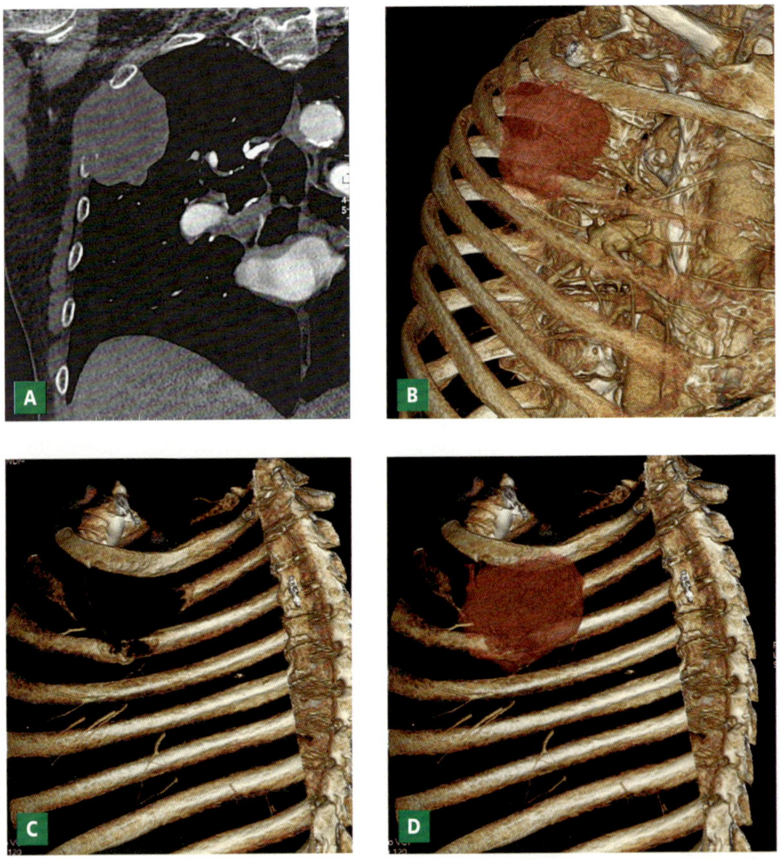

FIGURA 53.10 → Carcinoma escamoso dos subsegmentos axilares do pulmão esquerdo, com destruição de arcos costais posteriores. (A) TC com reconstrução axial. (B) Reconstrução 3D do tumor e dos arcos costais. (C) Reconstrução 3D dos arcos costais. (D) Reconstrução 3D focada do tumor e dos arcos costais.

nar (FIGURA 53.11). A síndrome de Pancoast, na maioria das vezes, se deve a câncer de pulmão; ocasionalmente, entretanto, ela pode ter outras causas.

A apresentação do câncer periférico sob a forma de "nódulo isolado, ou solitário, do pulmão", com menos de 3 cm de diâmetro (FIGURA 53.12), reveste-se de especial interesse, pois é nesse tipo de apresentação que se observam os melhores resultados do tratamento cirúrgico, com as mais altas porcentagens de cura, superiores a 60%. Assim, uma lesão pulmonar isolada, circunscrita, com densidade de partes moles, sem calcificações em seu interior, ou que tenha sofrido alguma modificação radiológica em um período de dois anos, deve ser ressecada, uma vez que pode tratar-se de um carcinoma brônquico em fase de maior probabilidade de cura.

Calcificação central ou calcificações múltiplas parecem ser critérios mais seguros de benignidade do que a inalte-

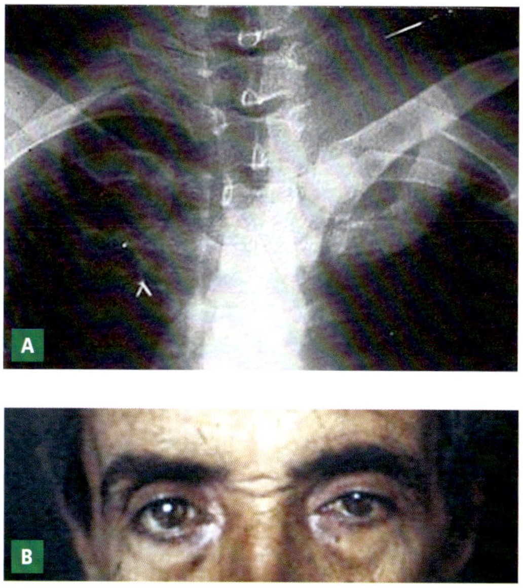

FIGURA 53.11 → Tumor de Pancoast. Carcinoma escamoso no terço superior do pulmão esquerdo. (A) Destruição de porções de arcos costais posteriores; (B) manifestações oculares homolaterais (síndrome de Claude Bernard-Horner).

rabilidade do tamanho do nódulo em controles subsequentes. Alguns casos de adenocarcinoma bem diferenciados, entretanto, podem permanecer sem modificação do volume por longos períodos de tempo.[33] Atualmente, com os recursos da tomografia computadorizada (TC) helicoidal, a detecção desses nódulos e a descrição de suas características tornaram-se bastante facilitadas; todavia, a maioria dos pequenos nódulos pulmonares encontrados à TC em indivíduos assintomáticos não é de natureza neoplásica maligna.[34] Métodos que associam a dinâmica da evolução de nódulos solitários de pulmão com fatores de crescimento e comportamento da microvasculatura têm se revestido de sensibilidade e valor preditivo negativo elevados, mas com baixa especificidade na diferenciação entre malignidade e benignidade das lesões.

Lesão pulmonar única localizada em segmento anterior do pulmão muito provavelmente deve ser neoplásica, uma vez que é incomum a ocorrência de lesões de outras naturezas, sobretudo infecciosas, nesse segmento. Também uma lesão situada na zona "medular" do pulmão (distante de superfície pleural) tem maior probabilidade de ser neoplásica, pois dificilmente algum mecanismo patogênico explicaria o surgimento de doença inflamatória sem envolver a zona mais cortical do órgão.

O carcinoma bronquioloalveolar pode tanto apresentar-se como pequena lesão nodular periférica como assumir o aspecto de extensas lesões pulmonares, uni ou bilaterais, sob forma de consolidação alveoloductal (FIGURA 53.13), podendo ser confundido com pneumonia.[35] Achados à TC de alta resolução podem auxiliar na diferenciação de lesões nodulares devidas a carcinoma bronquioloalveolar de outras lesões.[36]

Metástases

Sintomas decorrentes de metástases são comuns no paciente com carcinoma brônquico, central ou periférico. As metástases ganglionares no mediastino são frequentes, ocorrendo em mais de 80% dos casos estudados à necropsia; vêm, a seguir, as das regiões supraclaviculares. Lesões ganglionares mediastinais com diâmetro inferior a 2 cm geralmente são difíceis de visualizar em uma radiografia convencional, fazendo-se necessários outros métodos de detecção e de esclarecimento de sua natureza, como TC, ressonância nuclear magnética (RNM) e mediastinoscopia. Todos os tipos histológicos do câncer brônquico podem disseminar-se para os gânglios mediastinais; todavia, quando o envolvimento for maciço, extenso, a possibilidade de se tratar de um carcinoma de pequenas células deve ser primariamente considerada (FIGURA 53.14).

As metástases hemáticas do câncer de pulmão ocorrem preferencialmente para ossos, fígado e cérebro, sendo também comum o comprometimento da glândula suprarrenal. Os êmbolos metastáticos originam-se, via de regra, em trombos que se soltam de veias pulmonares que haviam sido inva-

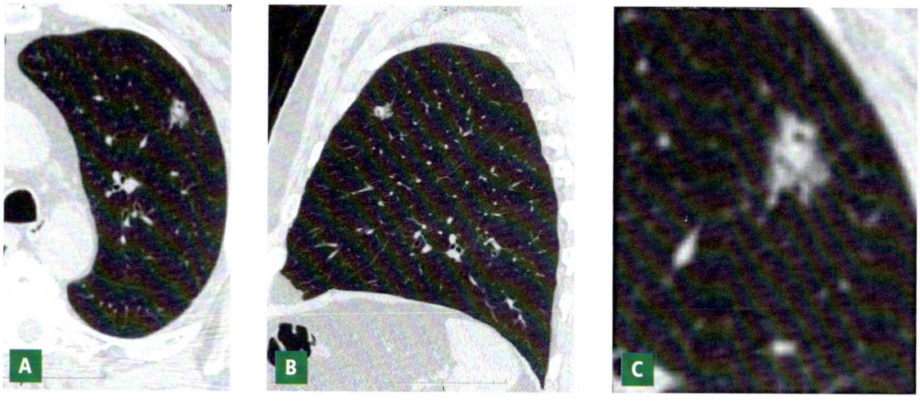

FIGURA 53.12 → Nódulo solitário de pulmão (adenocarcinoma). (A) TC com reconstrução axial; (B) TC de tórax com reconstrução sagital; (C) TC focada no nódulo que tem áreas de broncograma aéreo no seu interior, o que sugere padrão de crescimento lepídico.

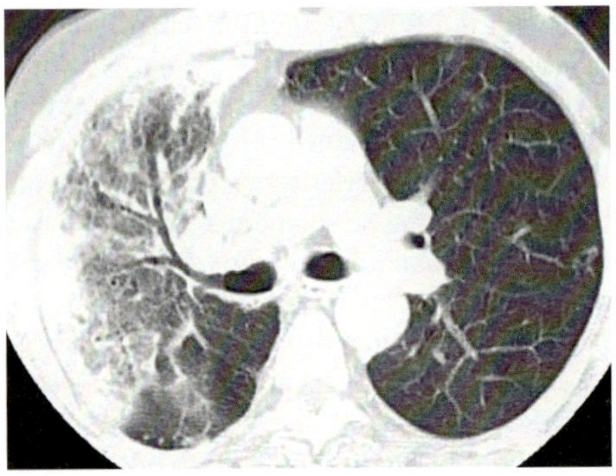

FIGURA 53.13 → Carcinoma bronquioloalveolar. Extensas lesões pulmonares bilaterais, de aspecto consolidativo, observando-se o achado de "broncograma aéreo".

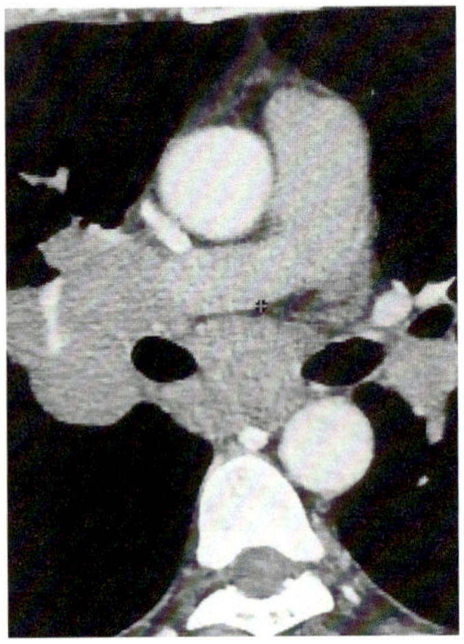

FIGURA 53.14 → Carcinoma de pequenas células. Extenso envolvimento ganglionar mediastinal.

didas pelo tumor, e são constituídos por várias células – um verdadeiro fragmento neoplásico.[37]

Os sintomas decorrentes do envolvimento hepático – aumento de tamanho do órgão, irregularidade de sua superfície, dor e icterícia – são em geral tardios. A dor causada pela metástase óssea, ao contrário, costuma manifestar-se precocemente, com frequência antecedendo o achado radiológico, embora raras vezes deixe de ser precedida pela alteração cintilográfica. As manifestações mais comuns das metástases cerebrais – perda motora, alteração de conduta, cefaleia, convulsões – podem ser facilmente detectáveis se pesquisadas com atenção pela semiologia neurológica. O comprometimento metastático das suprarrenais, como regra unilateral, costuma ser assintomático, a não ser que haja invasão de estruturas contíguas, quando então poderá ocorrer dor.

Pelo fato de as metástases extratorácicas do câncer de pulmão muitas vezes não se expressarem clinicamente de maneira tão evidente, procedimentos outros com maiores sensibilidade e especificidade, como provas funcionais hepáticas, ultrassonografia (sobremaneira nas lesões do abdome), cintilografia óssea, TC e RNM, têm sido bastante utilizados, com apreciável rendimento para demonstrar a presença de tais lesões; todavia, a prova definitiva para a tomada da decisão terapêutica é em geral histopatológica. O uso mais recente da tomografia com emissão de pósitrons (PET-CT), que evidencia o metabolismo celular aumentado da glicose pelas células malignas, ainda que não totalmente específico, tem contribuído de forma significativa para o rastreamento das metástases do câncer de pulmão.[38]

Sintomas sistêmicos como astenia, anorexia, perda de peso e diminuição da libido são comuns em pacientes com carcinoma brônquico. A febre, embora também de ocorrência comum, se deve, em geral, à complicação broncopneumônica de um tumor central, não se constituindo, portanto, em manifestação primária da neoplasia.

Metástases hemáticas do carcinoma brônquico para o pulmão são menos frequentes do que para os outros órgãos, mas podem ocorrer, especialmente seguindo-se invasão de artéria pulmonar ou veia brônquica pelo tumor.

Síndromes paraneoplásicas

São conjuntos de sinais e sintomas que se manifestam à distância de uma neoplasia da qual dependem; instalam-se e persistem por meio de mecanismos até o momento pouco entendidos, e costumam desaparecer após o tratamento efetivo do tumor, podendo retornar com a recidiva da doença.

As síndromes paraneoplásicas (SPNs) se apresentam em cerca de um terço dos pacientes com câncer de pulmão (**QUADRO 53.3**). Dentre elas, as síndromes osteoarticulares (hipocratismo digital e osteoartropatia hipertrófica – OAPH) são mais prevalentes em pacientes portadores de carcinomas escamosos ou adenocarcinomas, ao passo que as endócrino-metabólicas e neuromusculares ocorrem principalmente associadas a carcinomas de pequenas células.

A síndrome de OAPH, na verdade, quase nunca é observada junto com carcinoma de pequenas células, provavelmente porque não haja tempo suficiente para que ela se desenvolva.[39] Dentre todas as manifestações paraneoplásicas, o hipocratismo digital é a mais registrada, verificando-se em torno de um quarto dos pacientes com câncer de pulmão (**FIGURA 53.15**). Já a frequência de manifestações cutâneas no câncer brônquico é baixa. A presença de sintoma sistêmico e/ou de SPN costuma significar mau prognóstico.

Um número cada vez maior de substâncias tem sido identificado no tumor, no sangue circulante e nos tecidos de indivíduos portadores de neoplasias malignas diversas, algumas delas envolvidas na patogenia de SPNs. Tais substâncias poderiam, de certo modo, conferir algum grau de especificidade diagnóstica ou prognóstica quanto ao tipo de tumor ao qual estão associadas. No que se refere ao câncer de pulmão, entretanto, tal grau de especificidade não tem se mostrado tão significativo a ponto de criar normas que sejam conclusivas para a adoção de condutas terapêuticas; todavia, pode auxiliar trazendo subsídios a outros dados que formam o lastro para o manejo do caso.

QUADRO 53.3 → Síndromes paraneoplásicas associadas a câncer de pulmão

Osteoconjuntivas – Hipocratismo digital – Osteoartropatia hipertrófica
Endócrino-metabólicas – Produção ectópica de hormônio adrenocorticotrófico – ACTH (síndrome de Cushing) – Secreção inapropriada de hormônio antidiurético – HAD (síndrome de Schwatz-Barter) – Síndrome carcinoide – Hipercalcemia – Ginecomastia
Neuromusculares – Encefalopatia cerebral – Degeneração cerebelar cortical – Mielopatia necrosante – Neuropatias periféricas – Miastenia-símile (síndrome de Eaton-Lambert) – Polimiosite
Cardiovasculares – Tromboflebite migratória (síndrome de Trousseau) – Endocardite trombótica não bacteriana
Hematológicas – Coagulação intravascular – Trombocitose – Púrpura – Reação leucemoide – Eosinofilia
Cutâneas – Acantose negra – Penfigoide – Dermatose psoriasiforme (síndrome de Basex) – Hipertricose lanuginosa adquirida – Dermatomiosite – Esclerodermia – Herpes zóster

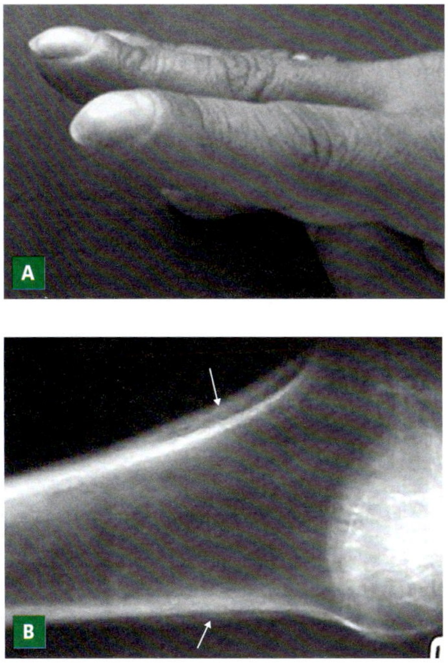

FIGURA 53.15 → Osteoartropatia hipertrófica. (A) Hipocratismo em dedo da mão; (B) periostite embainhante (setas) em fêmur. Paciente com adenocarcinoma periférico de pulmão.

Tratamento

> **ATENÇÃO**
>
> O tratamento do câncer de pulmão deve, em primeiro lugar, visar à cura do paciente acometido e, em segundo, prolongar-lhe a vida com a melhor qualidade possível. O conhecimento da doença e o domínio das intervenções a serem utilizadas (cirurgia, radioterapia e quimioterapia), com seus rendimentos e limitações – e emprego correto em cada caso – são premissas fundamentais no manejo dessa neoplasia de morbimortalidade tão elevada.

O estado clínico do paciente, suas condições funcionais, em especial cardiorrespiratórias, o tipo histológico e a extensão do tumor são os fatores mais importantes para a tomada da decisão terapêutica.

O estado clínico do paciente pode ser avaliado segundo a opinião do médico em bom, regular ou mau, ou preferencialmente pelo uso de escalas de Karnofsky ou de Zubrod, que traduzem a condição de desempenho (*Performance Status* – PS), com implicações prognósticas (**QUADRO 53.4**).

A cirurgia de ressecção pulmonar (lobectomia ou pneumonectomia) é a modalidade terapêutica de escolha para pacientes portadores de carcinoma não de pequenas células, alcançando índice médio de cura (sobrevida em cinco anos) em torno de 35% dos casos, podendo, todavia, lograr índices superiores a 70% em pequenas lesões nodulares.[16] Sabe-se todavia que, no momento atual, dentro do universo de pacientes com câncer de pulmão, somente cerca de 20% deles têm indicação correta de cirurgia e, destes, raros são os casos em que a doença se encontra em fases mais precoces.

Aproximadamente 30 a 40% dos doentes apresentam indicação de radioterapia como principal modalidade de tratamento, logrando índice de cura, a partir do momento em que têm sua doença diagnosticada, entre 5 e 10%.[40] Considerando-se o universo dos pacientes com câncer de pulmão, em torno da metade deles já se encontra impossibilitada de se beneficiar de alguma dessas intervenções potencialmente curativas quando a doença é descoberta.

Diversos fatores concorrem para o baixo rendimento global do tratamento deste tumor no que diz respeito à cura dos pacientes. Dentre eles, encontram-se o insuficiente en-

QUADRO 53.4 → Escala Zubrod (ECOG) para a condição de desempenho e sua correspondência (K) com a escala de Karnofsky

GRAU	DEFINIÇÃO
0	Paciente apto a desempenhar todas as atividades que efetuava antes de adoecer, sem restrição (K 90-100).
1	Paciente ambulatorial, com restrição para desempenhar atividades físicas extenuantes, mas capaz de executar trabalhos leves ou de natureza sedentária (K 70-80).
2	Paciente ambulatorial, capaz de cuidar-se, mas incapaz de realizar qualquer outro tipo de trabalho; fica fora do leito por mais de 50% de seu tempo de vigília (K 50-60).
3	Paciente capaz de cuidar-se, mas com limitações; confinado ao leito por mais de 50% de seu tempo de vigília (K 50-60).
4	Paciente totalmente incapacitado, não podendo movimentar-se por si mesmo; permanentemente confinado ao leito ou cadeira (K 10-20).

tendimento do comportamento biológico da neoplasia, as dificuldades para estabelecer seu diagnóstico precoce, a falta de abrangência e especificidade dos métodos terapêuticos e a idade avançada de muitos dos pacientes, frequentemente portadores de outras doenças concomitantes (DPOC, cardiopatia, doença neurológica, etc.). Contudo, o surgimento de fármacos de ação mais eficiente, e sua associação com cirurgia e/ou radioterapia, tem trazido alguma contribuição para o conjunto de medidas objetivando um melhor controle da doença. O emprego de novas estratégias, explorando mecanismos controladores de fatores de crescimento celular e da angiogênese, associadas a modalidades já conhecidas, poderá contribuir com vantagens adicionais.

Estadiamento

O estadiamento oncológico inclui a aplicação de um conjunto de processos diagnósticos e de conhecimentos acerca de comportamento, grau de evolução da neoplasia e experiência prévia acumulada sobre seu manejo, objetivando indicar a modalidade atual de tratamento que seja a mais adequada, devendo-se levar em conta sintomas, estado clínico-funcional e eventuais comorbidades presentes, porém mantendo-se como foco principal a probabilidade de cura do paciente. Os critérios utilizados no estadiamento têm sofrido modificações com o tempo, evoluindo à medida que novos progressos diagnósticos e conquistas terapêuticas vão surgindo.

No que se refere ao câncer de pulmão, o estadiamento, desde que foi instituído, sofreu algumas alterações, a última delas ocorrendo em 2009,[41] quando foram adotadas pela International Association for Study of Lung Cancer proposições de modificações no T e no M da classificação anterior,[42] mais detalhadas especialmente para casos de carcinoma não de pequenas células (**QUADROS 53.5** e **53.6**). Também no carcinoma de pequenas células, antes classificado em doença limitada ou extensa, tem sido empregado o mesmo sistema TNM, ainda que, na maioria das vezes, esse tipo de tumor acabe sendo encaminhado para tratamento combinado quimioterápico e radioterápico.

As modificações no sistema TNM propostas por Mountain em 1997 visaram atualizá-lo, criando os estágios I-A (T1NoMo) e 1-B (T2NoMo) e II-A (T1N1Mo) e II-2 (T2N1Mo e T3NoMo) depois que foi demonstrado que a expectativa de vida em cinco anos é comparável nos grupos T2N1Mo e T3NoMo (24 e 22%, respectivamente).

As outras formas de T3 associadas a N1 ou N2 (T3N1Mo e T3N2Mo) seguem como estágio III-A, e os casos mais avançados, porém ainda sem metástases à distância (T4 com qualquer N, ou N3 com qualquer T), caracterizam o estágio III-B. Também passou a ser incluída no estágio T4 a presença de nódulo neoplásico satélite no mesmo lobo.

O estágio IV é formado por todas as formas de M1 (especificar o local).

Vê-se, pela estrutura da classificação TNM, a especial importância que tem a avaliação do mediastino em pacientes com carcinoma não de pequenas células, sendo o compartimento que costuma oferecer as maiores dificuldades no estadiamento. Muitas vezes – após excluir-se a presença de metástases extratorácicas – e em razão do que for nele encontrado, a decisão sobre o emprego ou não de tratamento cirúrgico será tomada, e o prognóstico quanto à probabilidade de cura do paciente poderá ser presumido. Os estudos de imagem, principalmente TC com reforço de meio de contraste (**FIGURA 53.16**) ou RNM, têm mostrado ser de grande valia para localizar as anormalidades no mediastino, em especial linfonodos aumentados de tamanho. Esses exames, todavia, não conseguem decidir sobre a natureza da lesão – se neoplásica ou não.

Não é incomum que adenomegalias reacionais ou inflamatórias mediastinopulmonares coexistam com um carcinoma brônquico central (mais vezes de tipo escamoso) causando broncopneumonia obstrutiva. A sensibilidade e a especificidade da TC, ao considerar como neoplásicos linfonodos com seu maior diâmetro superior a 1,5 cm, não são elevadas, ficando em geral abaixo de 75%. Já o emprego da PET-CT aumenta a especificidade e a sensibilidade da avaliação por imagem, com uma acurácia acima de 90%.[38] Entretanto, também esse exame, que se baseia em metabolismo celular, pode apresentar resultados falso-positivos em lesões benignas com intensa reação inflamatória, como linfonodos mediastinais reacionais à pneumonia obstrutiva de um tumor central.

Como o envolvimento mediastinal tem um enorme impacto na terapêutica e no prognóstico do paciente portador

QUADRO 53.5 → Definições para o estadiamento do câncer de pulmão não de pequenas células (2009)

Tumor primário (T)

Tx. Tumor diagnosticado pelo achado de células malignas no escarro, mas não visualizado radiológica ou endoscopicamente.

T1s. Carcinoma *in situ*.

T1. Tumor com 3 cm ou menos no maior diâmetro, envolto por parênquima pulmonar ou pleura visceral, e não visualizável na endoscopia (os tumores superficiais, pouco invasivos, situados em brônquios calibrosos, também são classificados como T1, independentemente do tamanho).

Na proposta atual, o T1 foi desmembrado em T1-A (até 2 cm) e T1-B (entre 2 e 3 cm).

T2. Tumor com mais de 3 cm no maior diâmetro, ou tumor de qualquer tamanho que invade a pleura visceral, ou tumor situado a mais de 2 cm da carina da traqueia, ou que está associado a atelectasia ou pneumonia obstrutiva que comprometa menos que todo o pulmão. Na revisão atual do TNM, o T2 foi dividido em dois subgrupos:

- T2a (>3 cm a ≤ 5 cm ou T2 por outro fator e ≤ 5 cm).
- T2b (> 5 cm a ≤ 7 cm). Reclassificar os tumores T2 > 7 cm como T3.

T3. Tumor de qualquer tamanho com extensão direta para parede torácica (incluindo tumor de Pancoast), diafragma, pleura mediastinal, pericárdio, sem invasão do coração, grandes vasos, traqueia, esôfago, corpo vertebral. Tumor situado a menos de 2 cm da carina da traqueia, sem invadi-la.

Na revisão atual, o nódulo tumoral dentro do mesmo lobo, anteriormente classificado como T4, passará a ser considerado como T3.

T4. Tumor de qualquer tamanho com invasão de estrutura irressecável (mediastino, coração, grandes vasos, traqueia, esôfago, corpo vertebral ou carina da traqueia). Os nódulos satélites em outro lobo do mesmo pulmão anteriormente classificados como M1 serão considerados como T4.

Reclassificar disseminação pleural (derrame pleural ou pericárdico maligno e nódulos pleurais) como M1.

Envolvimento ganglionar (N)

N0. Ausência de gânglios regionais.

N1. Envolvimento metastático de gânglios peribrônquicos ou hilares ipsilaterais (incluindo invasão por extensão direta).

N2. Metástases mediastinais homolaterais ou subcarinais.

N3. Metástases mediastinais e hilares contralaterais, ou metástases supraclaviculares homo ou contralaterais.

Metástases à distância (M)

M0. Sem metástases à distância.

Reclassificar a disseminação pleural (derrame pleural ou pericárdico maligno ou nódulos pleurais) de T4 para M1a.

Subclassificar M1 por nódulo adicional em pulmão contralateral como M1a.

Subclassificar M1 por metástases à distância (fora do pulmão/pleura) como M1b.

QUADRO 53.6 → Estádios do câncer de pulmão, segundo as definições (no Quadro 53.5)

T1NoMo	-	Estágio I-A
T2NoMo	-	Estágio I-B
T1N1Mo	-	Estágio II-A
T3NoMo	-	Estágio II-B
T1-2-3N2Mo	-	Estágio III-A
T4qqNMo		
	-	Estágio III-B
qqTN3Mo		
qqTqqNM1	-	Estágio IV

Estadiamento TNM (qq = qualquer); T (tumor), N (linfonodo), M (metástase).

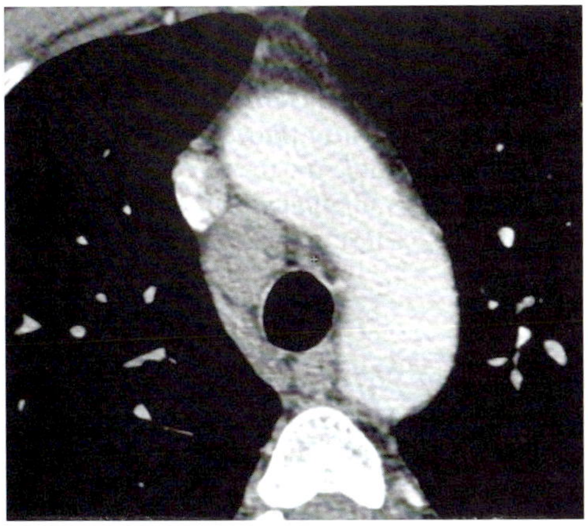

FIGURA 53.16 → Exploração tomográfica do mediastino, empregando reforço de contraste. Carcinoma escamoso do pulmão direito. Presença de adenomegalias mediastinais.

de câncer de pulmão, é mandatório que todo candidato à cirurgia tenha seu mediastino previamente estudado por exame de imagem apropriado e seus resultados conferidos por exame anatomopatológico de material obtido por biópsia transbrônquica (EBUS), biópsia transesofágica, videotoracoscopia ou, de forma mais adequada, mediastinoscopia.[43]

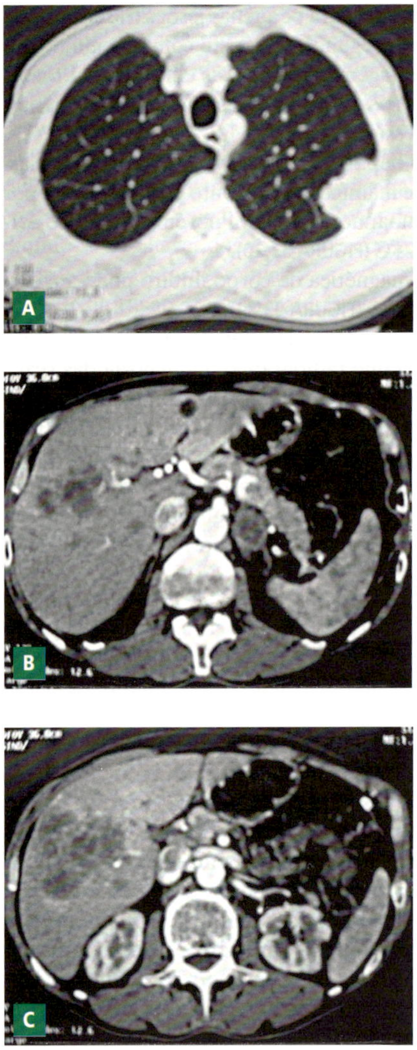

FIGURA 53.20 → Metástases hepáticas de adenocarcinoma de pulmão. TC de abdome com reforço de contraste.

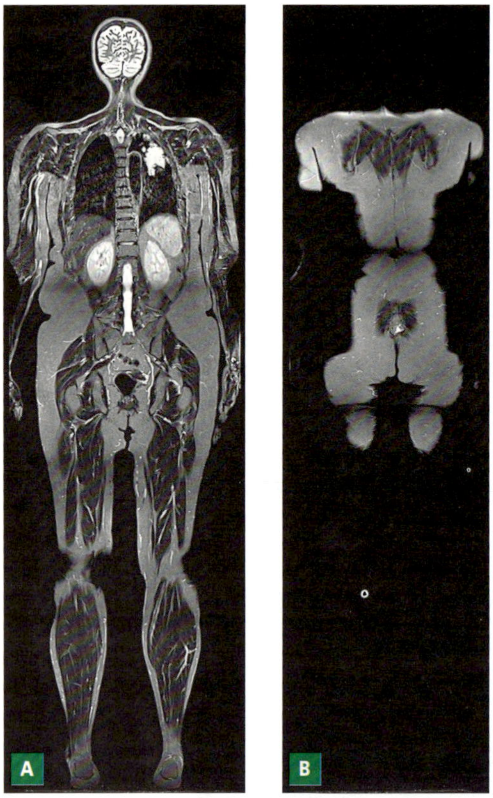

FIGURA 53.21 → RNM de corpo inteiro mostrando áreas de hipersinal (A) no lobo superior do pulmão esquerdo (neoplasia) e (B) no sacro (metástase). Adenocarcinoma.

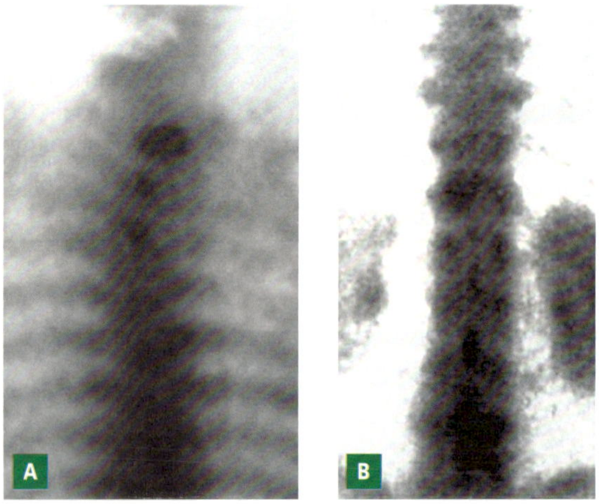

FIGURA 53.22 → Cintilografia óssea mostrando captação aumentada do radionuclídeo em vértebras torácicas e lombares. Metástases de adenocarcinoma.

ça quanto à eficácia terapêutica,[48] vem sendo amplamente empregado com resultados comparáveis aos da cirurgia aberta e com menor morbidade. A única ressalva que se pode fazer em relação ao seu uso rotineiro diz respeito ao custo mais elevado.

Os riscos da cirurgia, quanto à ocorrência de complicações e mortalidade pós-operatória, podem ser previstos de modo aproximado.[49] Aumentam com a idade a partir dos 60 anos, com o tamanho da ressecção e com a presença de comorbidade, especialmente pulmonar e/ou cardiovascular, variando a mortalidade operatória de 3,5 a 10%. Todavia, mesmo indivíduos idosos, desde que bem avaliados, podem se beneficiar da cirurgia.[50] A estimativa do risco em cada tipo de paciente e a implementação de cuidados perioperatórios são medidas importantes no sentido da redução das chances de complicações.

O transplante pulmonar em câncer de pulmão é tema controverso. É efetuado em alguns casos avançados de carcinoma bronquioloalveolar, com boa resposta em termos de alívio de sintomas, mas mostra elevada recorrência da doença no pulmão transplantado.[51]

Atualmente, mesmo com modernas máquinas de megavoltagem que se encontram disponíveis, diversos esquemas de fracionamento da dose empregados e associações com quimioterapia, o índice de cura do câncer brônquico pela radioterapia tem se mantido em torno de 6%. A dose de radiação emitida por fonte externa, potencialmente curativa, é de 6.000 a 6.500 cGy, e as indicações básicas para seu uso em pacientes com carcinoma não de pequenas células são extensão do tumor para o mediastino, invasão da parede torácica e ressecção incompleta da lesão pulmonar.

As contraindicações mais importantes desta radioterapia radical são mau estado geral do paciente, metástases extratorácicas (exceto supraclaviculares e cerebrais), presença de derrame pleural neoplásico, reserva funcional respiratória muito baixa (VEF_1 inferior a 800 mL), necessidade de irradiar grandes volumes pulmonares e tratamento radioterápico prévio com altas doses dirigido ao tórax.

A radioterapia pré-operatória, hoje geralmente usada em associação com quimioterapia, tem sido o esquema terapêutico de escolha, com os melhores resultados; em casos de tumores de Pancoast, entretanto, seu uso em lesões pulmonares de outras localizações, com invasão de parede, não tem mostrado rendimento apreciável.[52] O emprego da radioterapia pós-operatória também não tem trazido vantagens substanciais sobre a cirurgia exclusiva, a não ser em alguns casos selecionados de carcinomas escamosos de lobos superiores.[53] Todavia, costuma ser conduta generalizada aplicar radioterapia pós-operatória em pacientes que à cirurgia mostram presença de doença nodal ganglionar mediastinal.

O uso da radioterapia como medida paliativa em pacientes com câncer de pulmão logra apreciáveis benefícios em algumas situações especiais: síndrome de veia cava superior, hemoptise e dor. A tosse, decorrente muitas vezes da estenose brônquica parcial causada pela neoplasia, também pode ser aliviada pela radioterapia; a atelectasia da porção de pulmão envolvida, contudo, raramente é desfeita.

As complicações mais comuns da radioterapia torácica são esofagite, broncopneumonia actínica e fibrose pulmonar. Nos dias atuais, com o refinamento das técnicas de dosimetria e de administração da radiação, complicações mais graves com envolvimento da medula espinal e do coração são menos frequentes.

A quimioterapia isolada, mesmo com os esquemas múltiplos mais modernos, não tem, até o momento, mostrado ser capaz de curar câncer de pulmão; no entanto, é de seu uso – especialmente com o surgimento de novos fármacos mais potentes e seletivos – que se esperam as maiores conquistas para o futuro. Hoje, fármacos como a carboplatina e o paclitaxel realmente são capazes de restringir, dentro de certos limites, a extensão ganglionar mediastinal e a progressão de lesões metastáticas extratorácicas do câncer brônquico. Protocolos de associações desses fármacos com radioterapia e cirurgia em pacientes com carcinomas não de pequenas células têm indicado resultados favoráveis.[54]

Os benefícios do emprego da quimioterapia antes da cirurgia em casos inicialmente operáveis de câncer de pulmão, sobretudo em estádios mais iniciais, parecem promissores. Trabalhos em andamento deverão tornar mais claras as possibilidades dessa estratégia terapêutica, cujo embasamento teórico é bastante razoável.

Nos portadores de carcinoma de pequenas células, os quais via de regra se apresentam com a doença alastrada no momento do diagnóstico, a cirurgia não é a modalidade terapêutica indicada. A quimioterapia (etoposide-cisplatina), em geral combinada com radioterapia, constitui-se no tratamento inicial de escolha. Com esses regimes terapêuticos, o prolongamento da sobrevida dos pacientes tem sido substancial, passando de algumas semanas em passado recente para até mais de um ano nos dias atuais; todavia, após resposta inicial, a recidiva da doença é quase a regra, com surgimento de resistência aos fármacos comumente utilizados em primeira linha, fazendo-se muitas vezes necessária a substituição deles por outros, como ciclofosfamida, vincristina e adriamicina. Às vezes, entretanto, esse tipo de tumor estranhamente se apresenta sob a forma de lesão nodular periférica (5% dos casos), sem a presença de metástases ganglionares ou hemáticas, com crescimento mais lento e menor agressividade. Em tais raros casos, certamente de comportamento biológico diferente, a ressecção cirúrgica logra obter sobrevida mais longa.

O manejo das metástases para o sistema nervoso central, de frequente ocorrência em pacientes com câncer de pulmão, constitui-se em sério problema terapêutico, ainda de difícil solução, e que deverá persistir como desafio futuro. A cirurgia raramente consegue remover com sucesso metástases intracranianas, a quase totalidade dos fármacos usados em quimioterapia antineoplásica não consegue ultrapassar a barreira hematoliquórica, e a dose da radioterapia externa que pode ser administrada ao cérebro é baixa, não potencialmente tumoricida. Estudos em fase II de implantação glial de material radioativo, pós-excisão da lesão, encontram-se, todavia, em andamento.

A elevada frequência de metástases cerebrais, em especial nos casos de carcinoma de pequenas células, faz com que o emprego de radioterapia dirigida ao crânio, profilaticamente ou não, podendo trazer algum benefício, seja quase uma constante.

O uso de corticoides (dexametasona) é medida paliativa eficiente no alívio transitório dos sintomas neurológicos dessas metástases, atuando na diminuição do edema perilesional, reduzindo a hipertensão intracraniana.

Em casos selecionados de câncer de pulmão não de pequenas células, metástases intracranianas podem se manifestar solitariamente, ocorrência que também tem sido registrada em uma das glândulas suprarrenais. Nesses casos, a ressecção cirúrgica de tais metástases tem se mostrado vantajosa em relação a outros procedimentos terapêuticos alternativos.[55,56]

Referências

1. Pirozynski M. 100 years of lung cancer. Respir Med. 2006;100(12):2073-84.

2. Jemal A, Siegel R, Xu J, Ward E. Cancer statistics, 2010. CA Cancer J Clin. 2010;60(5):277-300.

3. Patel JD. Lung cancer in women. J Clin Oncol. 2005;23(14):3212-8.

4. Sasco AJ, Secretan MB, Straif K. Tobacco smoking and cancer: a brief review of recent epidemiological evidence. Lung Cancer. 2004;45 Suppl 2: S3-9.

5. Doll R, Peto R, Wheatley K, Gray R, Sutherland I. Mortality in relation to smoking: 40 years' observations on male British doctors. BMJ. 1994;309(6959):901-11.

6. Dresler CM , León ME, Straif K, Baan R, Secretan B. Reversal of risk upon quitting smoking. Lancet. 2006;368(9533):348-9.

7. Hirayama T. Non-smoking wives of heavy smokers have a higher risk of lung cancer: a study from Japan. BMJ. 1981;282:183-5.

8. Wen W, Shu XO, Gao YT, Yang G, Li Q, Li H, et al. Environmental tobacco smoke and mortality in Chinese women who have never smoked: prospective cohort study. BMJ. 2006;333(7564):376.

9. Bishop JM. Molecular themes in oncogenesis. Cell. 1991;64(2):235-48.

10. Engels EA, Biggar RJ, Hall HI, Cross H, Crutchfield A, Finch JL, et al. Cancer risk in people infected with human immunodeficiency virus in the United States. Int J Cancer. 2008;123(1):187-94.

11. Saracci R. Asbestos and lung cancer: an analysis of the epidemiological evidence on the asbestos-smoking interaction. Int J Cancer. 1977;20(3):323-31.

12. Le ND, Sun L, Zidek JV. Air pollution. Chronic Dis Can. 2010;29(Suppl 2):144-63.

13. Bailey-Wilson JE, Amos CI, Pinney SM, Petersen GM, Andrade M de, Wiest JS, et al. A major lung cancer susceptibility locus maps to chromosome 6q23-25. Am J Hum Genet. 2004;75(3):460-74.

14. Schwartz AG, Prysak GM, Bock CH, Cote ML. The molecular epidemiology of lung cancer. Carcinogenesis. 2007;28(3):507-18.

15. Silini EM, Bosi F, Pellegata NS, Volpato G, Romano A, Nazari S, et al. K-ras gene mutations: an unfavorable prognostic marker in stage I lung adenocarcinoma. Virchows Archiv. 1994;424(4):367-73.

16. Strand TE, Rostad H, Møller B, Norstein J. Survival after resection for primary lung cancer: a population based study of 3211 resected patients. Thorax. 2006;61(8):710-5.

17. Dy GK, Adjei AA. Novel targets for lung cancer therapy: part I. J Clin Oncol. 2002;20(12):2881-94.

18. Dy GK, Adjei AA. Novel targets for lung cancer therapy: part II. J Clin Oncol. 2002;20(13):3016-28.

19. Alberg AJ, Ford JG, Samet JM; American College of Chest Physicians. Epidemiology of lung cancer. ACCP evidence-based clinical practice guidelines (2nd edition). Chest. 2007;132(3 Suppl):29S-55S.

20. Youlden DR, Cramb SM, Baade PD. The international epidemiology of lung cancer: geographical distribution and secular trends. J Thorac Oncol. 2008;3(8):819-31.

21. Brasil. Ministério da Saúde. Instituto Nacional de Câncer. Incidência de câncer no Brasil: estimativa 2010. Rio de Janeiro: INCA; 2009.

22. Travis WD, Brambilla E, Müller-Hermelink H, Harris CC. Tumours of the lung. In: Travis WD, Brambilla E, Müller-Hermelink HK, Harris CC, editors. Pathology and genetics of tumours of the lung, pleura, thymus and heart. Lyon: IARC; 2004. p. 9-124.

23. Paech DC, Weston AR, Pavlakis N, Gill A, Rajan N, Barraclough H, et al. A systematic review of the interobserver variability for histology in the differentiation between squamous and nonsquamous non-small cell lung cancer. J Thorac Oncol. 2011;6(1):55-63.

24. Raz DJ, He B, Rosell R, Jablons DM. Bronchioloalveolar carcinoma: a review. Clin Lung Cancer. 2006;7(5):313-22.

25. Camilo R, Capelozzi VL, Siqueira SA, Bernardi FDC. Expression of p63, keratin 5/6, keratin 7, and surfactant-A in non-small cell lung carcinomas. Hum Pathol. 2006;37(5):542-6.

26. Garland LH, Coulson W, Wollin E. The rate of growth and apparent duration of untreated primary bronchial carcinoma. Cancer. 1963;16:694-707.

27. Schwartz M. A biomathematical approach to clinical tumor growth. Cancer. 1961;14:1272-94.

28. Horino T, Takao T, Yamamoto M, Geshi T, Hashimoto K. Spontaneous remission of small cell lung cancer: a case report and review of the literature. Lung Cancer. 2006;53(2):249-52.

29. Schreiber G, McCrory DC. Performance characteristics of different modalities for diagnosis of suspected lung cancer: summary of published evidence. Chest. 2003;123(1 Suppl):115S-28S.

30. Rosa UW, Prolla JC, Gastal ES. Cytology in diagnosis of cancer affecting the lung. Results in 1,000 consecutive patients. Chest. 1973;63:203-7.

31. Roviaro GC, Varoli F, Vergani C, Maciocco M. State of the art in thoracospic surgery: a personal experience of 2000 videothoracoscopic procedures and an overview of the literature. Surg Endosc. 2002;16(6):881-92.

32. Arcasoy SM, Jett JR. Superior pulmonary sulcus tumors and Pancoast's syndrome. New Engl J Med. 1997;337(19):1370-6.

33. Flehinger BJ, Kimmel M. The natural history of lung cancer in a periodically screened population. Biometrics. 1987;43(1):127-44.

34. Black C, Bagust A, Boland A, Walker S, McLeod C, De Verteuil R, et al. The clinical effectiveness and cost-effectiveness of computed tomography screening for lung cancer: systematic reviews. Health Technol Assess. 2006;10(3):iii-iv, ix-x, 1-90.

35. Thompson WH. Bronchioloalveolar carcinoma masquerading as pneumonia. Respir Care. 2004;49(11):1349-53.

36. Oda S, Awai K, Liu D, Nakaura T, Yanaga Y, Nomori H, et al. Ground-glass opacities on thin-section helical CT: differentiation between bronchioloalveolar carcinoma and atypical adenomatous hyperplasia. AJR Am J Roentgenol. 2008;190(5):1363-8.

37. Willis RA. The spread of tumors in the human body. 3rd ed. London: Butterworths; 1973. p. 19-30, cap. 24.

38. Gupta NC, Graeber GM, Bishop HA. Comparative efficacy of positron emission tomography with fluorodeoxyglucose in evaluation of small (<1 cm), intermediate (1 to 3 cm), and large (>3 cm) lymph node lesions. Chest. 2000;117(3):773-8.

39. Yacoub MH. Relation between histology of bronchial carcinoma and hypertrophic pulmonary osteoarthropathy. Thorax. 1965;20(6):537-9.

40. Carvalho HA. Radioterapia no câncer de pulmão. J Pneumol. 2002;28(6):345-50.

41. Rami-Porta R, Crowley JJ, Goldstraw P. The revised TNM staging system for lung cancer. Ann Thorac Cardiovasc Surg. 2009;15(1):4-9.

42. Mountain CF. Revisions in the international system for staging lung cancer. Chest. 1997;111(6):1710-7.

43. Cerfolio RJ, Bryant AS, Eloubeidi MA. Routine mediastinoscopy and esophageal ultrasound fine-needle aspiration in patients with non-small cell lung cancer who are clinically N2 negative: a prospective study. Chest. 2006;130(6):1791-5

44. Detterbeck FC, Jantz MA, Wallace M, Vansteenkiste J, Silvestri GA; American College of Chest Physicians. Invasive mediastinal staging of lung cancer: ACCP evidence-based clinical practice guidelines (2nd edition). Chest. 2007;132(3 Suppl):202S-20S.

45. Scott WJ, Howington J, Feigenberg S, Movsas B, Pisters K; American College of Chest Physicians. Treatment of non-small cell lung cancer stage I and stage II: ACCP evidence-based clinical practice guidelines (2nd edition). Chest. 2007;132(3 Suppl):234S-42S.

46. Takeda S, Maeda H, Okada T, Yamaguchi T, Nakagawa M, Yokota S, et al. Results of pulmonary resection following neoadjuvant therapy for locally advanced (IIIA-IIIB) lung cancer. Eur J Cardiothorac Surg. 2006;30(1):184-9.

47. Bueno R, Richards WG, Swanson SJ, Jaklitsch MT, Lukanich JM, Mentzer SJ, et al. Nodal stage after induction therapy for stage IIIA lung cancer determines patient survival. Ann Thorac Surg. 2000;70(6):1826-31.

48. Luketich JD, Meehan MA, Landreneau RJ, Christie NA, Close JM, Ferson PF, et al. Total videothoracoscopic lobectomy versus open thoracotomy for early-stage non small-cell lung cancer. Clin Lung Cancer. 2000;2(1):56-60.

49. Gerardo Sánchez P, Vendrame GS, Madke GR, Pilla ES, Camargo JJP, Andrade CF, et al. Lobectomia por carcinoma brônquico: análise das co-morbidades e seu impacto na morbimortalidade pós-operatória. J Bras Pneumol. 2006;32(6):495-504.

50. Dominguez-Ventura A, Allen MS, Cassivi SD, Nichols FC 3rd, Deschamps C, Pairolero PC. Lung cancer in octogenarians: factors affecting morbidity and mortality after pulmonary resection. Ann Thorac Surg. 2006;82(4):1175-9.

51. Zorn GL Jr, McGiffin DC, Young KR Jr, Alexander CB, Weill D, Kirklin JK. Pulmonary transplantation for advanced bronchioloalveolar carcinoma. J Thorac Cardiovasc Surg. 2003;125(1):45-8.

52. Voltolini L, Rapicetta C, Luzzi L, Ghiribelli C, Ligabue T, Paladini P, et al. Lung cancer with chest wall involvement: predictive factors of long-term survival after surgical resection. Lung Cancer. 2006;52(3):359-64.

53. Kirsh MM, Sloan H. Mediastinal metastases in bronchogenic carcinoma: influence of postoperative irradiation, cell type, and location. Ann Thorac Surg. 1982;33(5):459-63.

54. Kwong KF, Edelman MJ, Suntharalingam M, Cooper LB, Gamliel Z, Borrows W, et al. High-dose radiotherapy in trimodality treatment of Pancoast tumors results in high pathologic complete response rates and excellent long-term survival. J Thorac Cardiovasc Surg. 2005;129(6):1250-7.

55. Schuchert MJ, Luketich JD. Solitary sites of metastatic disease in non-small cell lung cancer. Curr Treat Options Oncol. 2003;4(1):65-79.

56. Iwanami T, Uramoto H, Baba T, Takenaka M, Yokoyama E, Oka S, et al. [Treatment recommendations for adrenal metastasis of non-small cell lung cancer]. Kyobu Geka. 2010;63(13):1101-6; discussion 1106-8.

Outras Neoplasias Pulmonares

54

José J. Camargo
Nelson Porto

Introdução

Excetuando-se o carcinoma brônquico, os outros tumores representam apenas 10% das neoplasias pulmonares e constituem variada e complexa gama de lesões com grande diversidade de manifestações clínicas, mas comportamento quase permanentemente benigno.

Quando de localização endobrônquica, central, apresentam sintomas sugestivos de infecção respiratória renitente e recidivante, característicos da chamada síndrome de obstrução brônquica. O crescimento lento de uma lesão tumoral em um brônquio de grande calibre provoca, a princípio, pouca repercussão clínica; entretanto, a dificuldade crescente na remoção de secreções favorece infecções locais repetidas que resultam em broncopneumonias obstrutivas, bronquiectasias e abscessos que representam, junto com a atelectasia, etapas evolutivas dessa síndrome que pode culminar na destruição do parênquima pulmonar a jusante da referida broncostenose.

Algumas vezes, a ocorrência de sangramento, devido ao pânico que suscita, ou ocasionalmente o surgimento de sibilância localizada ou a queixa de tosse irritativa conduzem a uma investigação mais acurada, permitindo o reconhecimento precoce da lesão, com possibilidades de terapêuticas cirúrgicas mais conservadoras.

Condroadenoma (hamartoma, hamartoma condromatoso)

O termo "hamartoma" foi empregado pela primeira vez por Albrecht,[1] em 1904, para descrever uma lesão localizada, com presença anárquica de tecidos próprios de um órgão, sem crescimento autônomo. Trata-se, portanto, de malformação tumoroide, que só cresce enquanto o indivíduo biológico portador da lesão crescer. Chamar um condroadenoma de hamartoma constitui, portanto, erro conceitual, pois em verdade se trata de neoplasia genuína, e não uma malformação tumoroide.

O condroadenoma é, verdadeiramente, um tumor misto, constituído por elementos próprios do pulmão, com crescimento autônomo e continuado, de surgimento mais frequente na sexta década de vida, desconhecido na lactância e com apenas três casos referidos na infância, e que tem sido diagnosticado em pacientes com radiografias prévias normais. Willis,[2] ao preferir considerá-lo um tumor misto da parede brônquica, acentuou seu caráter neoplásico, e Adams,[3] ao chamá-lo de condroadenoma, deu o nome apropriado a essa lesão. Por outro lado, a malformação adenomatoidocística parece representar o melhor equivalente pulmonar da lesão inicialmente descrita por Albrecht[1] no fígado e rim, e por ele denominada hamartoma.

O condroadenoma representa cerca de 8% dos nódulos pulmonares solitários e é o tumor benigno de pulmão mais frequente. Em aproximadamente 90% dos casos, a lesão é intrapulmonar, apresentando-se à radiologia como um nódulo cortical, quase sempre assintomático. A lesão endobrônquica que representa menos de 10% dos casos restantes seria, segundo alguns, um condroma com inclusão epitelial. A presença de condroadenoma endobrônquico é uma situação rara,[4] mas tivemos a oportunidade de operar três casos nos últimos anos, dois dos quais tratados com ressecção e broncoplastia, e outro com lobectomia.

Na maior parte das vezes, o condroadenoma se apresenta à radiologia como um nódulo periférico, arredondado ou levemente ovoide, de limites precisos, com leve bosselamento, sem micronódulos satélites, contendo calcificações em cerca de um terço dos casos e sem indício de infiltração dos brônquios adjacentes. Na série de Bateson e Abbott,[5] apenas 18% das lesões tinham mais de 5 cm de diâmetro, e a presença de calcificação foi nitidamente mais frequente a partir de 3 cm de diâmetro, ocorrendo em 75% das lesões maiores do que 4,5 cm. Essas calcificações são típicas e classicamente descritas como calcificações "pipoca símile" **(FIGURA 54.1)**.

A confirmação diagnóstica sem toracotomia, naqueles casos em que o tratamento cirúrgico é considerado desaconselhável ou de risco proibitivo, pode ser obtida pela tomografia de alta resolução, que revela uma lesão de limites precisos e com densidade heterogênea atribuível ao componente lipídico desses tumores.

A importância da comprovação diagnóstica pré-decisão terapêutica por meio da biópsia ou de achados da tomografia computadorizada (TC) tem sido exaltada por autores que defendem uma atitude conservadora nesses tumores, sobretudo quando menores do que 2,5 cm, como recomendam Siegelman e colaboradores.[6]

O risco potencial de malignização sugerido por alguns autores e principalmente o crescimento continuado desses tumores, tantas vezes documentado, têm mantido a indicação cirúrgica como a melhor opção terapêutica. A exérese é na maioria dos casos feita por enucleação, ficando a ressecção como alternativa muito esporádica para as lesões situadas mais profundamente no parênquima pulmonar. Nos poucos casos em que o diagnóstico pré-operatório não foi cogitado, a palpação de um nódulo de consistência pétrea deve alertar o cirurgião para a possibilidade de condroadenoma. Essa cogitação diagnóstica durante o ato cirúrgico é fundamental para que se proceda à manobra de enucleação do tumor e se evite uma ressecção pulmonar mais extensa e desnecessária. Atualmente, a ressecção é procedida por videotoracoscopia na maioria dos casos.

Há relatos de malignização a partir de condroadenomas,[7] o que tem levado alguns a sugerirem ressecções mais radicais nesses tumores, porém tais relatos são tão anedóticos que essa recomendação não vem encontrando respaldo na literatura.

Por outro lado, uma série europeia que revisou 65 pacientes operados,[8] a maioria dos quais tratados com enucleação, e os comparou com um grupo-controle da mesma faixa etária, verificou que a probabilidade de desenvolvimento de carcinoma neste grupo é maior do que na população geral. Esses autores recomendaram que os pacientes operados de condroadenoma sejam acompanhados a longo prazo.

Entretanto, a maior série da literatura de uma única instituição,[9] que descreveu 215 pacientes operados em 17 anos, mostrou uma relação homem:mulher de 2:1, com predomínio de idade na sétima década, e a maioria absoluta (208 pacientes) era assintomática e foi encaminhada para tratamento cirúrgico de provável carcinoma brônquico. O tamanho médio das lesões foi de 1,5 cm (variando de 0,2 a 6,0 cm). Sessenta e três pacientes (29,3%) tinham uma neoplasia concomitante, geralmente um carcinoma brônquico, cujo tratamento cirúrgico permitiu acesso a um nódulo pulmonar associado que se comprovou tratar-se de um condroadenoma. Esses autores não encontraram casos de malignização de condroadenoma.

Adenomas brônquicos

Esta denominação abrange neoplasia de origem e apresentação as mais diversas, de comportamento menos agressivo

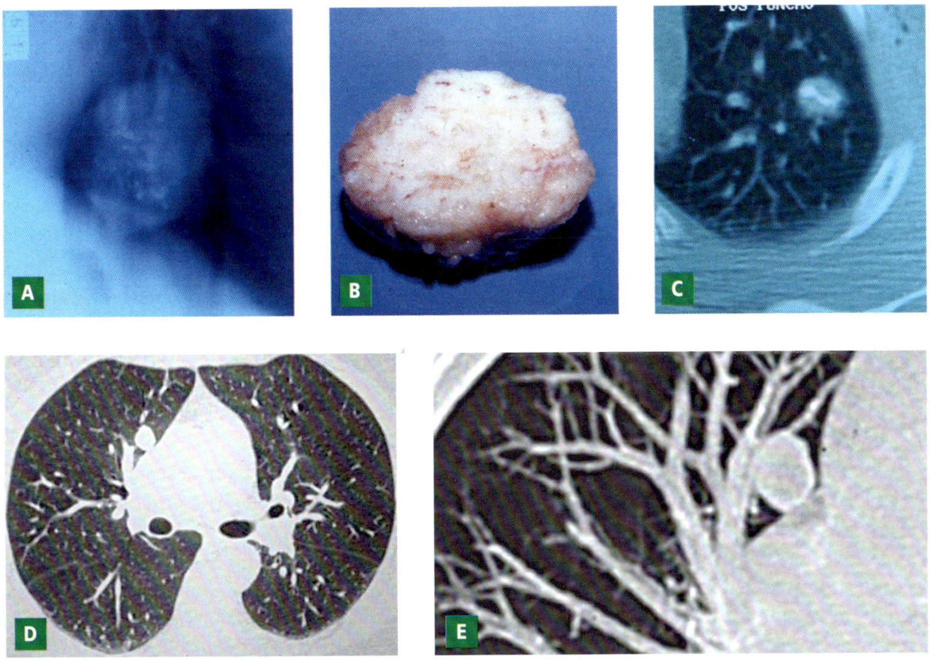

FIGURA 54.1 → Casos de condroadenoma. (A) Massa de cerca de 4,5 cm na face interna do lobo inferior esquerdo com múltiplas calcificações "pipoca símile". (B) Lesão enucleada do pulmão com facilidade. (C) Tomografia computadorizada mostrando nódulo de 2,3 cm com as calcificações características. (D) Nódulo de 1,2 cm, periférico, na face mediastinal do lobo superior direito. (E) Tomografia computadorizada helicoidal mostrando densidade heterogênea do condroadenoma, com uma pseudocápsula.

do que o carcinoma brônquico, embora não seja tão benigna quanto se supôs inicialmente. A primeira referência a essa entidade se deve a Müller,[10] em 1882, ao descrever os achados em necropsia do pulmão de uma mulher com infecção respiratória crônica e hemoptise.

Em 1936, Hamperl[11] demonstrou que os "adenomas" eram formados, na verdade, por dois tipos de neoplasia: os tumores similares ao carcinoide do intestino e os cilindromas, assim denominados devido à semelhança com os tumores das glândulas salivares. Em 1956, foi descrito um quarto tipo, o adenoma das glândulas brônquicas, considerado um adenoma brônquico verdadeiro, tumor raro e de benignidade constante.

Payne e colaboradores[12] relataram dois casos de tumores histologicamente semelhantes aos tumores mistos das glândulas salivares, e ambos revelaram tendência à infiltração local, um deles exigindo uma segunda ressecção para tratar a recidiva. A sobrevida nos dois casos foi superior a 10 anos.

Os adenomas brônquicos são hoje considerados neoplasias semimalignas ou de malignidade atenuada, com potencial invasor e tendência à metastatização variável nos diferentes tipos histológicos.

Tumor carcinoide de pulmão

O tumor carcinoide representa 1 a 4% dos tumores broncopulmonares e, ainda que a incidência se mantenha estável, seu percentual relativo entre os tumores pulmonares tem diminuído em função do aumento do câncer de pulmão.

As revisões de literatura sobre tumor carcinoide têm sido dificultadas pela imprecisão terminológica com que esse tipo de tumor vem sendo referido. Em muitas séries, esse tumor faz parte de um grupo de neoplasias heterogêneas enquadradas sob a denominação comum de "adenomas brônquicos", mas com comportamentos biológicos diversos. Enquanto isso, o carcinoide atípico tem sido chamado de carcinoide maligno, carcinoide metastatizante, carcinoide carcinoma, tumor neuroendócrino bem diferenciado e até de carcinoma de células de Kulchitsky grau II.

Os tumores brônquicos, em 75 a 80% dos casos, são centrais e se manifestam geralmente por escarro hemático e pneumonia obstrutiva.

A história de pneumonia de repetição no mesmo lobo, com ou sem escarro hemático, impõe a exploração broncoscópica que conduz ao diagnóstico. A imagem de uma lesão de superfície rosada lisa, que vegeta no brônquio como um dedo de luva, deixando um sulco anular livre, é altamente sugestiva. A maioria dessas lesões brônquicas apresenta rica vascularização e sangra abundantemente durante a biópsia endoscópica. As lesões periféricas, minoritárias, são em geral assintomáticas e constituem um achado radiológico insuspeito de um nódulo ou massa de limites precisos cujo diagnóstico diferencial inclui lesões benignas (p. ex., condroadenoma) ou metastáticas.

Em 20 a 25% dos carcinoides pulmonares, a lesão se apresenta como um nódulo ou uma massa pulmonar periférica.

Classificação

Os tumores carcinoides estão incluídos na categoria de tumores neuroendócrinos, por possuírem células que podem secretar e estocar neuroaminas e neuropeptídeos. Os tumores neuroendócrinos do pulmão incluem um tumor de baixa agressividade, o chamado "carcinoide típico", que pode produzir 11 substâncias neuroendócrinas; uma forma um pouco mais invasiva, o "carcinoide atípico"; o mais agressivo de todos os tumores pulmonares, o carcinoma indiferenciado de pequenas células; e o mais recentemente descrito tumor neuroendócrino de grandes células.

Muitos dos tumores carcinoides brônquicos (69 a 87%) são histologicamente "típicos" e representam uma neoplasia de baixa agressividade que pode ocorrer tanto nos brônquios quanto na periferia do pulmão. É um tumor localmente invasivo e em cerca de 10% dos casos apresenta metástases ganglionares regionais. Em uma fase avançada da doença, pode metastatizar à distância, porém mesmo nessas formas disseminadas a expectativa de vida ainda é longa.

O carcinoide atípico foi definido por Arrigoni e colaboradores[13] em 1972 como um tumor com histologia carcinoide, mas que apresenta um ou mais dos seguintes elementos histológicos à microscopia: aumento da atividade mitótica; pleomorfismo e irregularidade do núcleo com proeminência do nucléolo, hipercromatismo e uma relação núcleo/citoplasma anormal; áreas de aumentada celularidade com desorganização da arquitetura; e áreas de necrose. Invasão vascular e linfática pode ser reconhecida. Os carcinoides atípicos constituem de 13 a 31% dos carcinoides broncopulmonares. É preferível, do ponto de vista prognóstico, um tumor carcinoide típico com metástases ganglionares a um carcinoide atípico sem metástases.

Epidemiologia

Não existe diferença quanto ao sexo na incidência de carcinoides típicos, e a faixa etária é muito ampla, podendo ocorrer dos 13 aos 83 anos, com uma média de 55 anos. Não há fator causal conhecido, e por motivos ignorados é menos prevalente em negros.

Achados clínicos

Independentemente do tipo de tumor carcinoide envolvido, os achados clínicos mais comuns são aqueles que se relacionam com obstrução brônquica: tosse, hemoptise, pneumonia de repetição e febre. Com menos frequência, há relato de mal-estar, dispneia e sibilância. Dor torácica também tem sido descrita, sobretudo em pacientes com tumores atípicos. De 2 a 50% dos pacientes com tumores carcinoides são assintomáticos, com a lesão representando um achado radiográfico acidental.

Naqueles pacientes que apresentam escarro hemático, esse sintoma antecipa a realização de broncoscopia e, consequentemente, o diagnóstico.

A síndrome carcinoide é rara em tumores pulmonares, ocorrendo em cerca de 3% dos casos. Outras manifestações endocrinológicas como síndrome de Cushing têm sido descritas em menos de 1% dos pacientes.

Achados radiológicos

A radiografia de tórax em pacientes com tumores centrais geralmente mostra atelectasia lobar ou pneumonia obstrutiva, algumas vezes com indícios de bronquiectasias. A evolução lenta desses tumores de localização central é responsável por esse tipo de apresentação e pode conduzir à destruição do parênquima. Os cortes tomográficos podem mostrar a lesão arredondada, de limites lisos, sem infiltração grosseira da parede brônquica.

A lesão periférica se apresenta como um nódulo ou massa, redonda ou ovoide, com limites lisos. Uma pequena cavidade no interior da lesão pode ser identificada, bem como alguma calcificação resultante de metaplasia óssea. Esporadicamente, podem ser visualizados nódulos satélites. A evidência de uma adenopatia regional é infrequente e, quando ocorre, muitas vezes resulta de processo inflamatório crônico.

O carcinoide atípico costuma se apresentar como uma massa ovoide ou redonda, com diâmetro variável entre 1,5 e 10 cm, com eventuais lobulações e borda espiculada ou lisa.

A presença de atelectasia é menos comum em carcinoide atípico.

O seguimento radiológico de pacientes que morreram de carcinoides atípicos geralmente mostra a disseminação linfangítica dentro do pulmão afetado, além de massas envolvendo pleura, fígado, cérebro, rins, suprarrenais e retroperitônio.

A distinção, pela TC, entre carcinoma brônquico e tumor carcinoide em geral é impossível. Os carcinoides típicos costumam se apresentar como lesões centrais com tamanho variável de 1,8 ± 0,7 cm de diâmetro, com uma boa correlação entre a informação da TC e os achados anatomopatológicos ulteriores. A extensão extrabrônquica da lesão é considerada sugestiva de tumor de origem neuroendócrina (FIGURA 54.2).

O crescimento endobrônquico também pode ser bem documentado pela TC. O achado de calcificações ou ossificações é raramente registrado pela radiografia simples, mas as calcificações focais em nódulos periféricos têm sido descritas pela TC. O aumento da densidade do nódulo após a injeção de contraste, tão comum em carcinoma, também tem sido descrito em carcinoide.

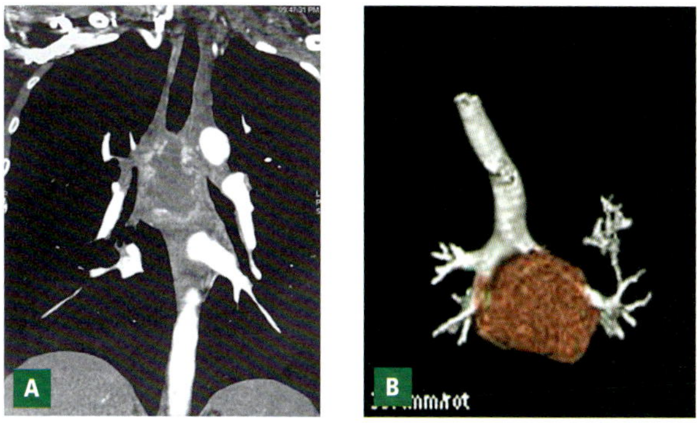

FIGURA 54.2 → (A) Massa com densidade heterogênea assentada sobre a carina da traqueia. (B) Tomografia helicoidal demonstrando o componente extrabrônquico da neoplasia. Tumor carcinoide atípico.

Na TC de tórax, os tumores carcinoides atípicos são significativamente maiores do que os típicos, com diâmetro médio de 3,9 cm, ainda que as bordas dos carcinoides atípicos também sejam bem definidas. A presença de linfoadenomegalias tem sido descrita em 40% dos casos de tumores atípicos. Por outro lado, o crescimento endobrônquico e a consequente pneumonia obstrutiva têm sido menos comuns nos tumores atípicos.

O baixo metabolismo celular, especialmente no carcinoide típico, explica o alto índice de falso-negativos na avaliação desses tumores por tomografia computadorizada por emissão de pósitrons (PET-TC).[14]

Achados endoscópicos

Na inspeção broncoscópica, os tumores centrais, típicos ou atípicos, apresentam-se como lesões de superfície lisa, polipoide, de cor rosada e brilhante. O "sulco anular livre", que é a imagem da fenda que circunda o tumor e permite a passagem do fibrobroncoscópio pelas suas laterais, é altamente característico das lesões benignas ou de baixa malignidade.

Em cerca de três quartos dos pacientes, a lesão é visível endoscopicamente, o que resulta em alto índice de positividade na biópsia brônquica.

O risco de sangramento durante a biópsia nos tumores carcinoides é reconhecidamente maior do que nos carcinomas, mas, com as modernas pinças de biópsia do fibrobroncoscópio, as hemoptises catastróficas relatadas durante biópsias realizadas com as pinças grosseiras do broncoscópio rígido se tornaram muito improváveis.

Anatomopatologia

Os tumores carcinoides de localização broncopulmonar podem ser encontrados desde a traqueia até a periferia do pulmão, ainda que o envolvimento traqueal seja incomum. Os tumores típicos são de localização central em 80% das vezes, ao passo que os tumores atípicos mais frequentemente se encontram no parênquima periférico.

No exame macroscópico, o tumor carcinoide central se apresenta como uma massa exofítica ou polipoide que pode envolver ou não a cartilagem brônquica. A imagem em dedo de luva é comum, com a porção invasiva podendo se estender para além da cartilagem, fazendo com que o componente intraluminar corresponda à ponta do *iceberg*. A lesão periférica em geral mostra bordas lisas e bem definidas.

As lesões centrais, determinantes de retenção de secreção e infecção crônica, podem determinar a evolução para bronquiectasias e destruição do lobo ou do pulmão.

Ao corte, o tumor se apresenta como uma lesão amarelada ou rosada, dependendo da extensão da vascularização. O tamanho varia de 0,5 a 10 cm de diâmetro, com tendência de que os tumores atípicos alcancem maiores dimensões.

Em uma revisão da doença, as metástases ganglionares foram descritas em 48% dos tumores atípicos e em 11% dos tumores típicos.

Imuno-histoquímica

Na coloração com imuno-histoquímica, os tumores carcinoides típicos mostram neuropeptídeos, sobretudo serotonina, bombesina, peptídeo intestinal vasoativo e somatostatina. Na variante típica, outros elementos, como o hormônio adrenocorticotrófico, têm sido identificados.

A enolase específica para neurônio tem sido encontrada em 93% dos carcinoides típicos, mas tal marcador vem sendo igualmente encontrado em outros tumores não neuroendócrinos, o que lhe retira a especificidade.

A propósito, o anticorpo com a mais alta especificidade para diferenciação de tumores neuroendócrinos é a cromogranina-A.

Terapêutica e resultados no carcinoide brônquico

O tratamento clássico do tumor carcinoide consiste em ressecção pulmonar, com a recomendação de que as ressecções sejam econômicas na medida do possível, considerando-se a baixa agressividade do tumor, em especial na variante típica. Como muitos desses tumores têm localização central, o emprego da broncoplastia associada à ressecção lobar é altamente recomendável.

Uma experiência recente, que ainda merece comprovação, foi relatada por um grupo francês[15] que, extrapolando o uso de crioterapia para tratamento de carcinoma *in situ*, decidiu empregá-la em tumores carcinoides típicos, tendo observado apenas uma recidiva em 18 casos tratados, com seguimento médio de 55 meses. A recidiva ocorreu sete anos depois do tratamento endoscópico.

Nos pacientes com carcinoides brônquicos típicos, tratados cirurgicamente, a sobrevida é de cerca de 94% em 10 anos. Quando os linfonodos hilares estão comprometidos (N1), a expectativa de vida cai para 71% em cinco anos.

A presença de metástase à distância é considerada rara em carcinoides típicos, tendo sido diagnosticada em apenas 4/203 casos no momento do diagnóstico. De qualquer maneira, mesmo aqueles elementos considerados classicamente como ominosos em neoplasias pulmonares (p. ex., derrame pleural) não impedem sobrevidas longas.

Em pacientes com carcinoides atípicos ressecados, a sobrevida chega a 69% em cinco anos.

Pacientes com lesões maiores do que 3 cm, com metástases ganglionares e histologia de tumor carcinoide atípico definem um grupo de pacientes de pior prognóstico. Em uma revisão recente da Mayo Clinic,[16] os pacientes com carcinoides típicos e metástases ganglionares tiveram prognóstico significativamente melhor do que os atípicos com metástases ganglionares ($p > 0,01$).

As lesões periféricas pequenas podem eventualmente ser tratadas com ressecção em cunha com linfadenectomia associada. Os tumores centrais costumam ser tratados com lobectomia, e quando a lesão está próxima de uma carina interlobar, pode ser necessária uma ressecção em braçadeira, a broncoplastia. Este recurso técnico é um procedimento adequado do ponto de vista oncológico, preserva a função pulmonar dos lobos não diretamente envolvidos pelo tumor e apresenta uma morbimortalidade menor do que a pneumonectomia (FIGURA 54.3).

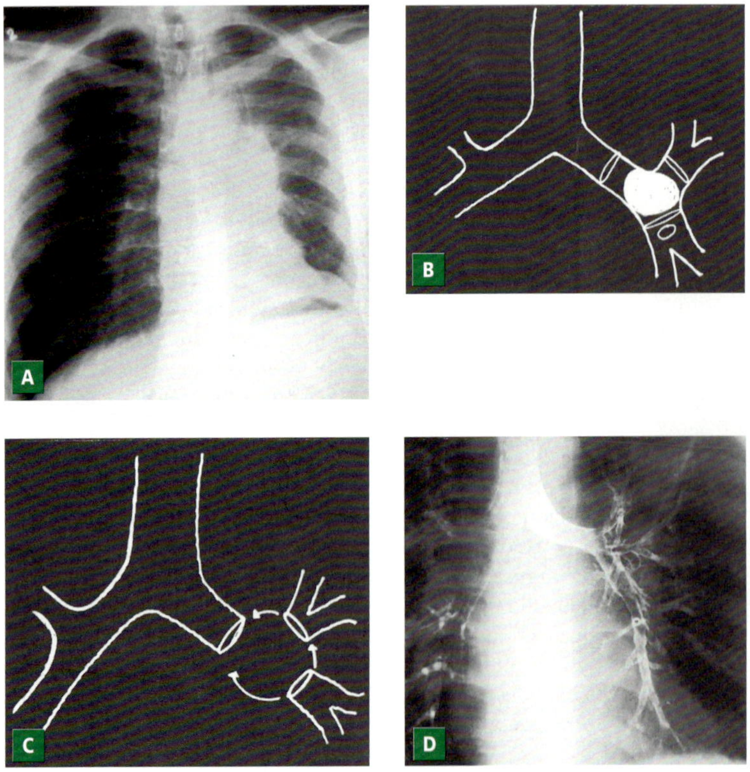

FIGURA 54.3 → Carcinoide brônquico. (A) Paciente jovem com atelectasia do lobo superior esquerdo. (B) A endoscopia e a exploração cirúrgica mostram uma massa com pé de implantação na carina interlobar. Brônquios lobares normais. (C) Representação esquemática da ressecção da carina interlobar e construção de uma neocarina. (D) Broncografia tardia mostrando todos os brônquios lobares esquerdos pérvios, depois da broncotomia sem ressecção pulmonar.

Os tumores atípicos, pelo potencial maior de agressividade, são tratados com lobectomia, ou eventualmente pneumonectomia, com esvaziamento mediastinal radical, à semelhança do que se faz em carcinoma brônquico.

Radioterapia e quimioterapia têm sido usadas em pacientes com carcinoides atípicos com metástases à distância.

Baixas doses de radioterapia têm sido usadas em metástases ósseas, visando ao alívio sintomático. Nesta situação, a quimioterapia tem sido esporadicamente empregada, mas não há comprovação de que ela aumente a expectativa de vida.

Na experiência do Pavilhão Pereira Filho,[17] computada entre dezembro de 1974 e julho de 2007, foram operados 126 pacientes com tumor carcinoide. Destes, apenas 12,6% (16 casos) apresentavam histologia atípica e quatro deles, metástase linfonodal mediastinal (N2). Na análise de sobrevida, apenas idade e tipo histológico (típico *vs.* atípico) apresentaram correlação significativa com o prognóstico. A sobrevida foi > 90% nos carcinoides típicos e > 60% nos tumores atípicos. Metástases linfonodais foram detectadas em 43% dos pacientes com tumor atípico e 8,6% dos pacientes com carcinoide típico.

Carcinoma adenoidocístico (cilindroma)

O carcinoma adenoidocístico, também chamado de cilindroma, é uma neoplasia de crescimento lento porém invasivo e de pior prognóstico do que o tumor carcinoide. Representa cerca de 10% dos chamados adenomas brônquicos, compromete a traqueia em dois terços dos casos e ocorre com maior frequência na quinta década de vida. Os sinais clínicos estão intimamente relacionados com a predileção pela localização central, e as metástases, ainda que tardias, estão presentes em cerca de um terço dos casos por ocasião do diagnóstico e comprometem mais os gânglios regionais, fígado, ossos e rim. As lesões periféricas no pulmão são raras e, na maioria das vezes, têm sido consideradas metastáticas. Esse tumor se origina nas células dos ductos ou das glândulas secretoras de muco e se propaga à distância pelo plano submucoso, excepcionalmente ulcerando a mucosa.

Os achados radiológicos são em parte sobreponíveis aos descritos no tumor carcinoide de localização central, exceto pelo envolvimento da traqueia, dado que por si só deve levantar a suspeita de carcinoma adenoidocístico. A história clínica é caracteristicamente lenta, e o achado de pneumonias de repetição, cornagem, sibilância esternal, aliado a evidências radiológicas de tumor comprometendo a traqueia ou sua bifurcação, constituem os elementos mais relevantes para a suspeição diagnóstica, a ser confirmada em geral por biópsia endoscópica.

■ CASO CLÍNICO

Paciente do sexo masculino, 46 anos, com história de dispneia e sibilância tratado como portador de asma brônquica sem melhora clínica durante dois anos. Quando passou a ter escarro hemático e dispneia, foi submetido a uma fibrobroncoscopia, que revelou massa vegetante ocluindo completamente o brônquio principal direito. O resultado da biópsia evidencia carcinoma adenoidocístico (FIGURA 54.4).

O tratamento depende em grande parte da localização e extensão do tumor. As lesões muito extensas ou que comprometem ambos os brônquios principais podem ser tratadas de forma paliativa com tunelizações endoscópicas. O tratamento de eleição é evidentemente a ressecção cirúrgica, que para ter pretensões curativas exige ampla margem de segurança devido à tendência de infiltração submucosa que caracteriza esse tumor. Mesmo quando o exame anatomopatológico revela limites livres, está indicada a radioterapia como estratégia para reduzir o risco de recidiva local, dada a frequência com que se encontram ninhos de células neoplásicas na submucosa.

A radioterapia tem indicação nas lesões muito extensas, nos tumores irressecáveis e nas recidivas locais. Utiliza-se uma dose alta, cerca de 6.000 rads, e, segundo alguns, pode-se obter sobrevida sem recorrência do tumor em um terço dos casos.

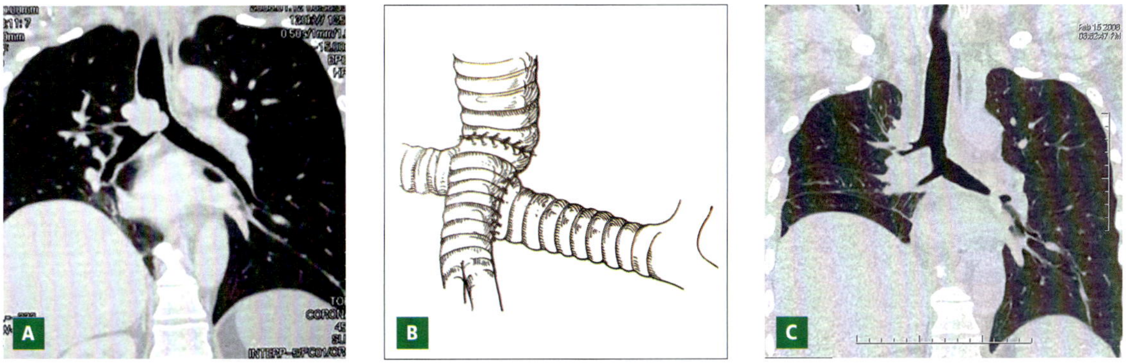

FIGURA 54.4 → (A) Tomografia computadorizada helicoidal ilustrando a oclusão do brônquio principal direito por massa polilobada. (B) Esquema da ressecção que incluiu a carinectomia com anastomose do brônquio direito na traqueia distal e o implante do brônquio esquerdo no brônquio intermediário. (C) A tomografia helicoidal pós-operatória mostra a reconstrução da via aérea central.

Tumor mucoepidermoide

Sua localização preferencial assemelha-se à do tumor carcinoide. A história clínica arrastada, a presença de uma lesão brônquica de superfície lisa, endoscopicamente semelhante ao tumor carcinoide, e um laudo anatomopatológico equivocado de carcinoma epidermoide constituem um relato frequente em casos desse tumor.

O carcinoma mucoepidermoide é uma neoplasia rara que representa 0,1 a 0,2% de todos os tumores do pulmão. Ocorre em geral na quinta década de vida, embora já tenha sido descrito em pacientes com 10 a 75 anos de idade, e não apresenta predileção por gênero.

Sua etiologia é indeterminada, mas supõe-se que esses tumores sejam originados das glândulas brônquicas. Os locais mais acometidos são os brônquios principais e a traqueia. Histologicamente, são compostos de células escamosas, mucosas e intermediárias e, dependendo do índice mitótico e do pleomorfismo nuclear, classificados em alto e baixo grau. Os tumores de baixo grau apresentam grande número de células mucosas, enquanto naqueles de alto grau a proporção de células escamosas é maior.

Nos 29 casos relatados por Reichle e Rosemond,[18] em 1966, 20 tumores estavam localizados em brônquios lobares, oito em brônquios principais e em um caso a lesão comprometia a porção distal da traqueia. A experiência de nosso serviço é de 10 pacientes, todos com tumores situados em brônquios lobares. Pneumonectomia (duas), lobectomia convencional (três) e lobectomia com broncoplastia (cinco) foram os procedimentos cirúrgicos empregados nesses 10 casos (**FIGURA 54.5**).

A maioria dos tumores é de baixa malignidade, e a previsão do comportamento biológico dessa neoplasia depende do grau de diferenciação histológica. Nos tumores bem diferenciados (*low grade*), o prognóstico é tão bom quanto o do tumor carcinoide típico.

Com relação aos índices de sobrevida, na série da Mayo Clinic com um total de 12 pacientes, a sobrevida em 5 e 10 anos foi de 56% e 43%, respectivamente. Na série do Armed Forces Institute of Pathology,[19] foram avaliados 41 pacientes com tumor de baixo grau e 13 pacientes com tumor de alto grau, com sobrevidas em cinco anos de 95% no primeiro grupo e 69% no segundo. A terapêutica cirúrgica é a de eleição.

Adenoma de glândulas mucosas brônquicas

É o mais raro dos adenomas brônquicos, com apenas 25 casos relatados na literatura até 1988, e tem origem nas glândulas mucosas brônquicas. Mantém-se confinado à parede brônquica, sem ultrapassar a camada cartilaginosa ou provocar erosões na mucosa que o reveste. Desprovida da capacidade de metastatizar, essa lesão é considerada o verdadeiro adenoma brônquico e passível de tratamento cirúrgico curativo. Dos 25 casos relatados, 23 situavam-se em brônquios pré-segmentares, um envolvia a traqueia e um tinha localização periférica. A ressecção é a mais econômica possível, devendo, se factível, restringir-se à broncotomia. A possibilidade de ressecção endoscópica, com ou sem a utilização de raios *laser*, deve ser cogitada nos casos em que não houver doença supurativa associada.

Granuloma de células plasmáticas

A denominação granuloma de células plasmáticas, sugerida por Lane e colaboradores[20] em 1955 e definida por Liebow[21] em 1973, pretende substituir a de pseudotumor inflamatório ou de tumor pós-inflamatório. Essa lesão é constituída por uma proliferação localizada, composta predominantemente por células plasmáticas maduras, com corpúsculos de Russel, células reticuloendoteliais e formas intermediárias e sustentada por um estroma de tecido de granulação. Outros elementos celulares, incluindo linfócitos e células mononucleares grandes, podem estar presentes e coexistir com as células plasmáticas. As células mononucleares grandes po-

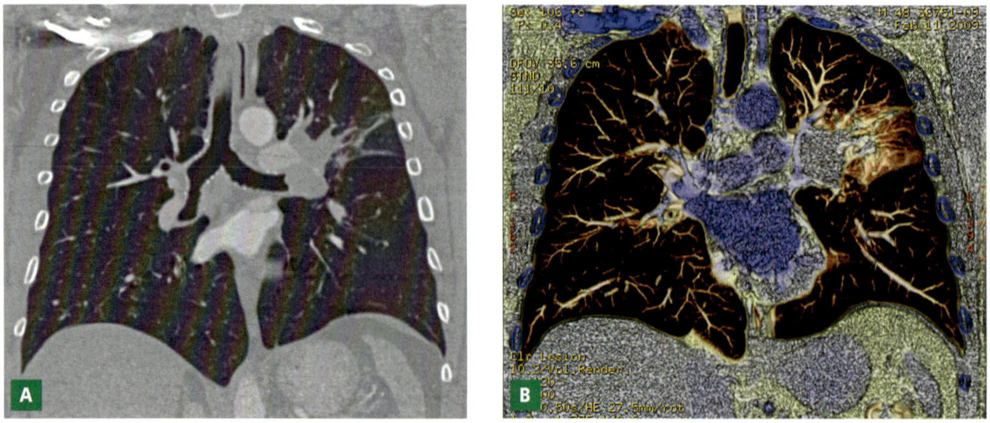

FIGURA 54.5 → (A) Tomografia computadorizada de tórax mostrando lesão obstrutiva do brônquio lobar superior esquerdo. (B) Tomografia helicoidal evidenciando invasão das estruturas hilares que determinaram a necessidade de pneumonectomia (T3NoMo).

dem apresentar abundante componente citoplasmático de gordura, donde a denominação xantoma ou fibroxantoma, utilizada por alguns.

As expressões tumor pós-inflamatório ou pseudotumor inflamatório do pulmão são ambíguas ou abrangentes, referindo-se ora ao granuloma de células plasmáticas isoladamente, ora ao conjunto desta lesão, do hemangioma esclerosante e do pseudolinfoma. Tal inconveniente ditou o abandono dessas expressões para categorização diagnóstica mais precisa.

Essas lesões são em geral assintomáticas ou acompanhadas de história clínica bastante inexpressiva. Na maioria dos casos, são reconhecidas casualmente como nódulos ou massas pulmonares isoladas, periféricas, circunscritas. Em pequeno percentual de casos, apresentam-se como lesões infiltrativas imprecisas ou com nódulos satélites, ou como lesões polipoides intrabrônquicas associadas então a quadro clínico de obstrução brônquica. Raras vezes apresentam calcificações granulares.

São lesões estáticas ou de crescimento muito lento, diagnosticadas em pacientes de 11 meses a 65 anos de idade, com mais de dois terços dos casos reconhecidos antes dos 30 anos e que constituem destacada hipótese no diagnóstico diferencial de massas pulmonares em crianças. Essa entidade é duas vezes mais comum em mulheres.

A estabilidade radiológica de uma lesão circunscrita e a cura com a exérese cirúrgica – aliadas ao achado anatomopatológico de fibrose de permeio com uma celularidade sem mitoses – reforçam a hipótese de que essa lesão seria mais um granuloma reparativo ou uma cicatriz de um processo infeccioso prévio do que neoplasia verdadeira. Muitas vezes, no entanto, não há o antecedente de infecção pulmonar prévia que pudesse explicar o surgimento ulterior de tal lesão.

O tratamento é cirúrgico, com ressecções tão econômicas quanto possível, em geral seguidas de cura, sem recidivas. Raramente tem sido descrita invasão do mediastino ou da coluna vertebral e, por vezes, o surgimento de uma lesão semelhante homo ou contralateral em pacientes tratados com cirurgia. Nossa experiência é constituída por 11 casos, em pacientes com 4 a 45 anos, todos tratados por cirurgia. Em um dos casos, a lesão comprometia apenas a pleura, tendo sido removida por descorticação e de início considerada um neurofibrossarcoma, um equívoco anatomopatológico suscitado pela semelhança histológica com tumores dessa linhagem. Outro caso foi diagnosticado em um paciente de 33 anos, portador de grande massa periférica do lobo superior esquerdo, tratado por lobectomia.

Os demais casos eram adultos jovens com massas pulmonares irregulares, sem adenopatias regionais ou envolvimento brônquico.

Um paciente apresentou lesão contralateral dois anos depois da primeira ressecção. A segunda lesão foi tratada por segmentectomia e o paciente permanece bem 20 anos depois.

Em uma revisão da Mayo Clinic[22] de 23 pacientes com pseudotumor inflamatório, seis pacientes tinham menos de 18 anos de idade (26%). Ressecção em cunha foi realizada em sete pacientes, lobectomia em seis, pneumonectomia em seis, ressecção de parede em dois, segmentectomia em um e bilobectomia em um. A sobrevida em cinco anos foi de 91%. Houve recidiva em três dos cinco pacientes com ressecção incompleta e dois desses tiveram nova ressecção e curaram.

Um relato de Bando e colaboradores[23] descreveu a interessante experiência do uso de corticoide (prednisona, 30 mg/dia) com resposta completa e sem recidiva em dois pacientes que tinham o diagnóstico prévio confirmado por biópsia. Embora tal indicação não tenha ainda recebido confirmação na literatura, ela se anuncia como uma alternativa em tumores irressecáveis e nas recidivas.

Hemangioma esclerosante

Este é um tumor benigno raro, descrito por Liebow e Hubbell,[24] e se apresenta como uma lesão circunscrita, redonda ou ovoide, comprometendo em geral mulheres de meia-idade, assintomáticas. Na série de Sugio, de 1992, representou o segundo tumor benigno mais frequente, depois do condroadenoma. As lesões têm entre 1,3 e 8 cm de diâmetro e podem exibir calcificações. Na série de Im e colaboradores, de 1994, de oito pacientes revisados e que tiveram os elementos da TC relacionados com os achados cirúrgicos, sete eram mulheres, todas assintomáticas, sendo os tumores achados radiológicos casuais. Segundo esses autores, uma massa justa pleural bem definida, com marcado acréscimo de densidade depois da injeção de contraste na TC, e que mostra áreas de baixa atenuação adjacentes a focos de calcificação, representa o modelo de diagnóstico na TC de tórax, especialmente quando encontrada em mulheres assintomáticas.

Segundo estudos imuno-histoquímicos, a célula de origem seria uma célula epitelial respiratória primitiva, e não uma célula mesenquimal. Por essa razão, talvez esse tumor devesse ser chamado, mais adequadamente, de plasmocitoma alveolar. O tratamento cirúrgico é curativo.

Tumores de origem mesenquimal

São tumores em geral benignos e raríssimos.

Fibroma

São tumores mesenquimais menos raros, benignos, ainda que a diferenciação maligna possa ocorrer (fibrossarcoma). Na maioria dos casos, localizam-se nas paredes dos brônquios ou da traqueia, onde podem dar todos os sinais e sintomas resultantes da broncostenose. Podem, no entanto, situar-se na periferia do pulmão, onde se apresentam como nódulos sem características radiológicas peculiares, ou ainda na superfície pleural (mesotelioma fibroso), dificultando a determinação exata do local de origem. Em alguns casos, a lesão endobrônquica tem sido tratada com êxito por meio de ressecção endoscópica, mas via de regra a exérese cirúrgica é exigida, seja por broncotomia, seja pela ressecção pulmonar econômica.

Neurilemoma

O neurilemoma traqueal é uma neoplasia benigna derivada das células de Schwann, podendo ser também chamado de schwanoma. Costuma acometer o terço inferior da traqueia, de aspecto séssil ou pedunculado, geralmente encapsulado. O schwanoma representa 2,2% dos tumores benignos de vias aéreas, havendo somente 29 casos na literatura até 1983. Na maioria dos casos, acomete homens com menos de 50 anos.

O tratamento clássico consiste na ressecção do segmento de via aérea que serviu de pé de implantação da lesão, com margem econômica, considerando-se a benignidade da lesão **(FIGURA 54.6)**.

O tratamento endoscópico já foi descrito com sucesso em algumas séries de casos, embora haja risco de recidiva local.[25, 26]

Condroma

É neoplasia rara, constituída exclusivamente de cartilagem madura revestida por epitélio sem os outros elementos da parede brônquica. Os condromas verdadeiros são tumores muitas vezes diagnosticados como condroadenomas (hamartomas) de localização brônquica central. O estudo microscópico cuidadoso das peças cirúrgicas pode surpreender uma conexão entre os elementos brônquicos contidos no tumor e o epitélio que o reveste, caracterizando uma inclusão epitelial. Confirmada tal ideia, os condroadenomas seriam tumores de localização exclusivamente periférica.

Os condromas se localizam em brônquios de grande calibre, e os sintomas dependem da presença ou não de broncostenose.

Um de nossos casos, uma paciente de 26 anos, com tosse crônica, apresentava uma lesão nodular, de bordas bem definidas, no lobo inferior, tratada com lobectomia.

Tem sido descrita a presença de condrossarcoma no pulmão. Nos tumores de localização parenquimatosa, há disseminação precoce, enquanto nos de localização endobrônquica, ocorre uma propagação local por continuidade, à semelhança do condrossarcoma da laringe.

Lipoma

Embora possa ocorrer em situação subpleural, este tumor, muito raro, é de localização geralmente endobrônquica, com os sinais clínicos decorrentes de eventual obstrução. É lesão de crescimento lento, que compromete mais os homens do que as mulheres, na proporção de 5:1. Com origem no tecido gorduroso em geral presente na parede brônquica, é tumor praticamente avascular, podendo ser tratado com ressecção endoscópica. O uso de *laser* nesses casos representa uma excelente indicação.

Uma revisão mais recente[27] descreve a experiência com 16 pacientes, 14 dos quais do sexo masculino. Na maioria dos casos (14 de 16), os tumores eram brônquicos centrais e foram tratados com ressecção endoscópica a *laser*. Apenas as lesões periféricas foram operadas por via convencional. Os autores concluem que a ressecção endoscópica é o método de tratamento recomendado, com exceção dos tumores periféricos, os que se acompanham de destruição do parênquima por supuração crônica, os que apresentam extensão extrabrônquica e aqueles em que há suspeita de malignidade.[27]

O envolvimento traqueal pode ocorrer, e nesses casos o crescimento lento da lesão tem favorecido o equívoco diagnóstico de asma brônquica, ainda que nos tumores traqueais a ausculta de sibilos e roncos predominem na região esternal, ao contrário da asma, cuja sibilância predomina na periferia. Um de nossos pacientes foi tratado como asmático durante meses antes do diagnóstico correto **(FIGURA 54.7)**.

Outro caso diagnosticado em nosso serviço era – contrariando a probabilidade estatística – o de uma mulher de

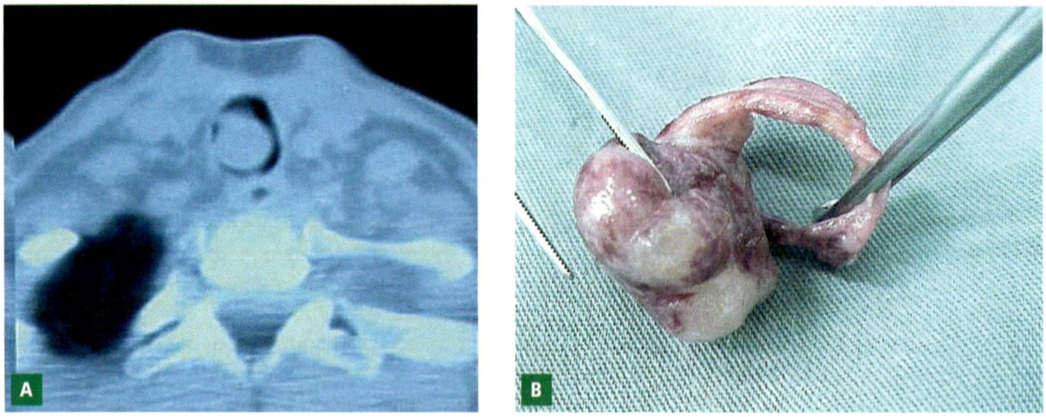

FIGURA 54.6 → (A) Corte tomográfico da traqueia na transição cervicomediastinal mostrando uma obstrução de cerca de 90% da luz traqueal por uma lesão tumoral. O resultado da biópsia evidenciou schwanoma. (B) Peça da ressecção cirúrgica incluindo um anel traqueal que representava a base de implantação do tumor na membranosa.

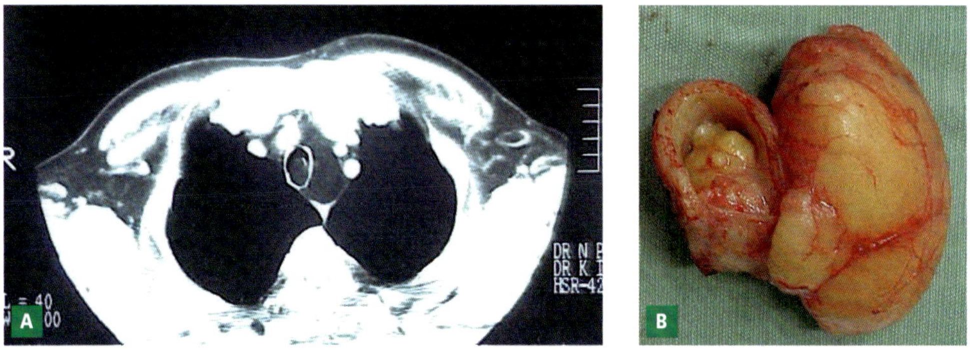

FIGURA 54.7 → (A) A tomografia computadorizada mostra lesão intratraqueal com densidade de gordura e extensão mediastinal. (B) Peça operatória com segmento de traqueia contendo o lipoma que determinava suboclusão da luz, e uma grande extensão extratraqueal do tumor.

42 anos portadora de infecções respiratórias repetidas e que apresentava uma lesão pedunculada na parede superior do brônquio superior direito, tratada com êxito por broncotomia e implante do brônquio lobar na parede anterior do brônquio principal direito.

Liomioma

É o quarto em frequência entre os tumores mesodérmicos no pulmão, depois do fibroma, do condroma e do lipoma. Assim como sua variante maligna, o liomiossarcoma, tem origem na musculatura lisa da periferia do pulmão ou da parede da traqueia e brônquios (FIGURA 54.8).

O liomioma tende a ser periférico, com diâmetro variando entre 2,5 e 13 cm, em geral encapsulado e podendo apresentar degeneração hialina e calcificação. O primeiro exemplo desse tumor encontrado em nosso material era o caso de um homem de 43 anos com pulmão direito destruído por doença supurativa crônica resultante de um tumor central, densamente calcificado.

Em um segundo caso, o liomioma foi diagnosticado em uma jovem com atelectasia do lobo superior direito e uma lesão brônquica endoscopicamente semelhante a tumor carcinoide.

■ CASO CLÍNICO

Paciente do sexo feminino, 9 anos de idade, com uma lesão brônquica central justacarinal à esquerda, que foi ressecada por toracotomia direita, com broncotomia e reconstrução (FIGURA 54.9).

A variante maligna desse tumor, o liomiossarcoma, compromete brônquios de grande calibre, tem tamanho variável entre 1 e 4 cm e pode ter caráter invasivo; as metástases são quase exclusivamente hemáticas.

Referências

1. Albrech E. Ulber hamartome, verhandl. Gesellsch. 1904;7:153.

2. Willis RA. The spread of the tumors in human body. 2nd ed. London: Butterworth; 1952.

3. Adams, MJT. Pulmonary hamartoma (the cartilaginous type). Thorax. 1957;12(3):268-75.

4. Stey CA, Vogt P, Russi EW. Endobronchial lipomatous hamartoma: a rare cause of bronchial occlusion. Chest. 1998;113(1):254-5.

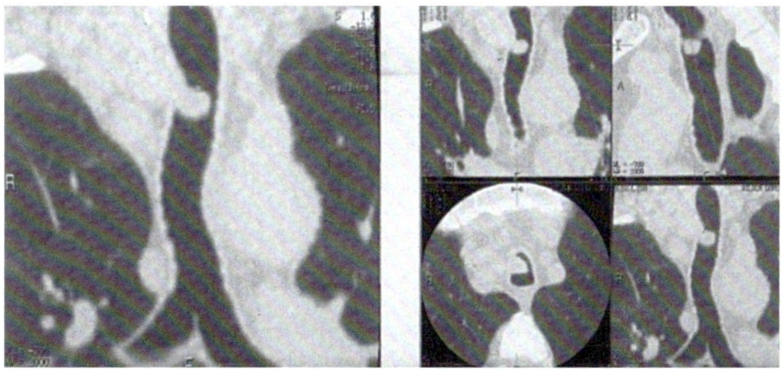

FIGURA 54.8 → Tomografia computadorizada mostrando em vários aspectos uma lesão vegetante em parede traqueal, com contornos lisos e pé de implantação estreito. O resultado da biópsia indica liomioma.

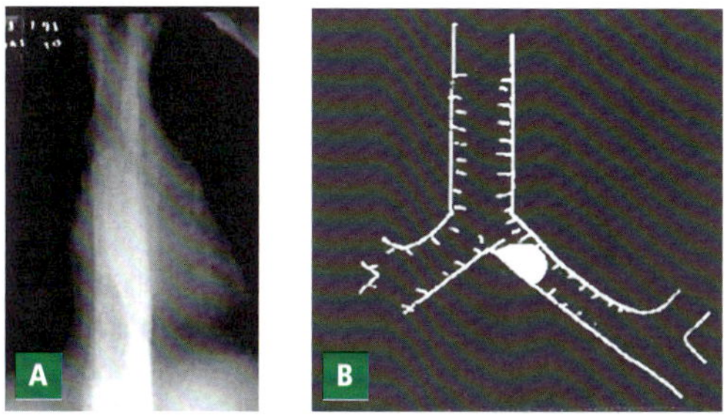

FIGURA 54.9 → (A) Tomografia linear mostrando tumor de 1 cm no brônquio principal esquerdo, a cerca de 0,5 cm da carina traqueal. (B) Representação esquemática da localização do tumor ressecado por toracotomia contralateral.

5. Bateson EM, Abbott EK. Mixed tumours of the lung, or hamarto-chondromas: a review of the radiological appearances of cases published in the literature and a report of fifteen new cases. Clin Radiology. 1960;11(4):232-46.

6. Siegelman SS, Khouri NF, Scott WW Jr, Leo FP, Hamper UM, Fishman EK, et al. Pulmonary hamartoma: CT findings. Radiology. 1986;160:313-7.

7. Karasik A, Modam M, Jacob CO, Lieberman Y. Increased risk of lung cancer in patients with chondromatous hamartoma. J Thorac Cardiovasc Surg. 1980;80(2):217-20.

8. Ribet M, Jaillard-Thery S, Nuttens MC. Pulmonary hamartoma and malignancy. J Thorac Cardiovasc Surg. 1994;107(2):611-4.

9. Gjevre JA, Myers JL, Prakash UB. Pulmonary hamartomas. Mayo Clin Proc. 1996;71(1):14-20.

10. Müller H. Zur entstehungsgeschichte der bronchialerweiterungen. Ermsleven and H.A. Busch; 1882.

11. Hamperl J. Über gutartige bronchialtumoren (cylindrome ans carcinoide). Virchows Archiv für pathologische. 1937;300:46-88.

12. Payne WS, Schier J, Woolner LB. Mixed tumors of the bronchus (salivary gland type). J Thorac Cardiovasc Surg. 1965;49:663-8.

13. Arrigoni MG, Woolner LB, Bernatz PE. Atypical carcinoid tumors of the lung. J Thorac Cardiovasc Surg. 1972;64(3):413-21.

14. Lowe VJ, Fletcher JW, Gobar L, Lawson M, Kirchner P, Valk P, et al. Prospective investigation of positron emission tomography in lung nodules. J Clin Oncol. 1998;16(3):1075-84.

15. Bertoletti L, Elleuch R, Kaczmarek D, Jean-François R, Vergnon JM. Bronchoscopic cryotherapy treatment of isolated endoluminal typical carcinoid tumor. Chest. 2006;130(5):1405-11.

16. Thomas CF Jr, Tazelaar HD, Jett JR. Typical and atypical pulmonary carcinoids: outcome in patients presenting with regional lymph node involvement. Chest. 2001;119(4):1143-50.

17. Machuca TN, Cardoso PF, Camargo SM, Signori L, Andrade CF, Moreira AL, et al. Surgical treatment of bronchial carcinoid tumors: a single-center experience. Lung Cancer. 2010;70(2):158-62.

18. Reichle FA, Rosemond GP. Mucoepidermoid tumors of the bronchus. J Thorac Cardiovasc Surg. 1966;51(3):443-8.

19. Shilo K, Foss RD, Franks TJ, Deperalta-Venturina M, Travis WD. Pulmonary mucoepidermoid carcinoma with prominent tumor-associated lymphoid proliferation. Am J Surg Pathol. 2005;29(3):407-11.

20. Lane JD, Krohn SM, Kolozzi W, Whitehead RE. Plasm cell granuloma of the lung. Dis Chest. 1955;27:216-21.

21. Bahadori M, Liebow AA. Plasma cell granulomas of the lung. Cancer. 1973;31(1):191-208.

22. Cerfolio RJ, Allen MS, Nascimento AG, Deschamps C, Trastek VF, Miller DL, et al. Inflammatory pseudotumors of the lung. Ann Thorac Surg. 1999;67(4):933-6.

23. Bando T, Fujimura M, Noda Y, Hirose J, Ohta G, Matsuda T. Pulmonary plasma cell granuloma improves with corticosteroid therapy. Chest. 1994;105:1574-5.

24. Liebow AA, Hubbell DS. Sclerosing hemangioma (histiocytoma, xanthoma) of the lung. Cancer. 1956;9(1):53-75.

25. Rusch VW, Schmidt RA. Tracheal schwannoma: management by endoscopic laser resection. Thorax. 1994;49(1):85-6.

26. Nio M, Sano N, Kotera A, Shimanuki Y, Takeyama J, Ohi R. Primary tracheal schwannoma (neurilemoma) in a 9-year-old girl. J Ped Surg. 2005;40(4):E5-7.

27. Krüger S, Stanzel F, Morresi-Hauf A, Häussinger K. Endobronchial lipoma: successful therapy by bronchoscopical laser resection vs. surgery. Pneumologie. 2004;58(11):769-72.

Leituras recomendadas

Agnos JW, Starkey GW. Primary leiomyosarcoma and leiomyoma of the lung; review of literature and report of two cases of leiomyosarcoma. N Engl J Med. 1958;258(1):12-7.

Aronchik JM, Wexler JA, Christen B, Miller W, Epstein D, Gefter WB. Computed tomography of bronchial carcinoid. J Comput Assist Tomogr. 1986;10(1):71-4.

Avery ME. The lung and its disorders in the newborn infant. Philadelphia: Saunders; 1964.

Bonikos DS, Bensch KG, Jamplis RW. Peripheral pulmonary carcinoid tumors. Cancer. 1976;37(4):1977-98.

Caplin ME, Buscombe JR, Hilson AJ, Jones AL, Watkinson AF, Burroughs AK. Carcinoid tumour. Lancet. 1998;352(9130):799.

Cardillo G, Sera F, Di Martino M, Graziano P, Giunti R, Carbone L, et al. Bronchial carcinoid tumors: nodal status and long-term survival after resection. Ann Thorac Surg. 2004;77(5):1781-5.

Carter D, Yesner R. Carcinomas of the lung with neuroendocrine differentiation. Semin Diagn Pathol. 1985;2(4):235-54.

Davila DG, Dunn WF, Tazelaar HD, Pairolero PC. Bronchial carcinoid tumors. Mayo Clin Proc. 1993;68(8):795-803.

Engelbreth-Holm J. Benign bronchial adenomas. Acta Chir Scand. 1944;90:383.

Felton WL, Liebow AA, Lindskoc GE. Peripheral and multiple bronchial adenomas. Cancer. 1953;6(3):555-7.

Filosso PL, Rena O, Donati G, Casadio C, Ruffini E, Papalia E, et al. Bronchial carcinoid tumors: surgical management and long-term outcome. J Thorac Cardiovasc Surg. 2002;123(2):303-9.

Gal AA, Brooks JS, Pietra GG. Leiomyomatous neoplasms of the lung: a clinical, histologycal and immunohistochemical study. Mod Pathol. 1989;2(3):209-16.

Hansen CP, Holtveg H, Francis D, Rasch L, Bertelsen S. Pulmonary hamartoma. J Thorac Cardiovasc Surg. 1992;104(3):674-8.

Kroe DJ, Pitcock JA. Benign mucous gland adenoma of the bronchus. Arch Pathol. 1967;84(5):539-42.

Martini N, Beattie EJ. Less common tumors in the lung. In: Shields TW, editor. General thoracic surgery. 2nd ed. Philadelphia: Lea & Febiger; 1983. p. 780.

McCaughan BC, Martini N, Bains MS. Bronchial carcinoids: review of 124 cases. J Thorac Cardiovasc Surg. 1985;89(1):8-17.

Muraoka M, Oka T, Akamine S, Nagayasu T, Iseki M, Suyama N, et al. Endobronchial lipoma: review of 64 cases reported in Japan. Chest. 2003;123(1):293-6.

Oberndorfer S. Karzinoide tumoren des dunndarms. Frankf Z Pathol. 1907;1:426-32.

Okike N, Bernatz PE, Woolner LB. Carcinoid tumors of the lung. Ann Thorac Surg. 1976;22(3):270-7.

Orlowski TM, Stasiak K, Kolodzieg J. Leiomyoma of the lung. J Thorac Cardiovasc Surg. 1978;76:257.

Page IH, Corcoran AC, Udenfriend S, Szoedsma A, Weissbach H. Argentaffinoma as endocrine tumour. Lancet. 1955;268(6856):198-9.

Pearse AG, Polak JM, Heath CM. Polypeptide hormone production by "carcinoid" apudomas and their relevant cytochemistry. Virchows Arch B Cell Pathol. 1974;16(2):95-109.

Pearse AG, Takor TT. Neuroendocrine embryology and the APUD concept. Clin Endocrinol. 1976;5 Suppl:229S-44S.

Pelosi G, Rodriguez J, Viale G, Rosai J. Typical and atypical pulmonary carcinoid tumor overdiagnosed as small-cell carcinoma on biopsy specimens: a major pitfall in the management of lung cancer patients. Am J Surg Pathol. 2005;29(2):179-87.

Pernow B, Waldenstrom J. Paroxysmal flushing and other symptoms caused by 5-hydroxytryptamine and histamine in patients with malignant tumors. Lancet. 1954;267(6845):951.

Sutedja TG, Schreurs AJ, Vanderschueren RG, Kwa B, vd Werf TS, Postmus PE. Bronchoscopic therapy in patients with intraluminal typical bronchial carcinoid. Chest. 1995;107(2):556-8.

Thunnissen FB, Van Eijk J, Baak JP, Schipper NW, Uyterlinde AM, Breederveld RS, et al. Bronchopulmonary carcinoids and regional lymph node metastases: a quantitative pathologic investigation. Am J Pathol. 1988;132(1):119-22.

Warren WH, Faber LP, Gould VE. Neuroendocrine neoplasm of the lung: a clinicopathologic update. J Thorac Cardiovasc Surg. 1989;98(3):321-32.

Warren WH, Memoli VA, Gould VE. Immunohistochemical and ultrastructural analysis of bronchopulmonary neuroendocrine neoplasms. I. Carcinoids. Ultrastruct Pathol. 1984;6(1):15-27.

Tromboembolismo Pulmonar

55

Ana Luiza Moreira
Lilian Rech Pasin
Rodrigo Moreira Bello
José da Silva Moreira

Introdução

A embolia pulmonar refere-se à condição em que trombo(s) migra(m) da circulação sistêmica até a vasculatura pulmonar. É a complicação potencialmente mais grave do tromboembolismo venoso (TEV), que compreende trombose venosa profunda – TVP (evento inicial que, na maioria dos casos, ocorre em membros inferiores) e embolia pulmonar/tromboembolismo pulmonar (EP/TEP).

> **ATENÇÃO**
>
> A EP é uma condição comum e potencialmente fatal, com uma taxa global de mortalidade de 15% nos três meses subsequentes, tendo como causa mais comum de óbito precoce a insuficiência ventricular direita.

A estratificação de risco facilita a identificação de pacientes de alto risco e pode auxiliar no manejo a curto e longo prazo. Pacientes internados, clínicos e cirúrgicos, têm risco elevado de TEV, que corresponde à complicação pulmonar mais comum.[1,2] As frequências descritas situam-se entre 0,1 e 0,4% de TEV entre todas as internações, o que pode ser ainda maior, considerando que a doença pode se manifestar após a alta hospitalar ou ocorrer de forma subclínica.

A incidência de TEP é alta o suficiente para permitir que seja considerado um real problema clínico. Conforme dados americanos, a prevalência de TEP em pacientes hospitalizados é de cerca de 0,4%[3] e estimada em 0,5 por 1.000 indivíduos. Destes, a mortalidade na primeira hora é de 11% (ocorrendo predominantemente nas primeiras duas horas após o evento agudo/instalação dos sintomas) e aproxima-se de 15% no terceiro mês. Há registros indicando que a mortalidade hospitalar ultrapassa 30% em pacientes com TEP maciço e instabilidade hemodinâmica. Clinicamente, manifesta-se como TVP em cerca de dois terços dos casos e como TEP em um terço deles.[4,5] Em algumas situações, episódios de EP podem levar ao tromboembolismo crônico, com hipertensão pulmonar associada (ver Capítulo "Hipertensão Arterial Pulmonar").

A tomografia computadorizada (TC) helicoidal/*multislice* é útil no diagnóstico e na exclusão de EP, bem como na avaliação de risco, primordial em pacientes com TEP maciço e instabilidade hemodinâmica **(FIGURAS 55.1 e 55.2)**. Nessa situação, a ecocardiografia e a TC de tórax *multislice* auxiliam na identificação daqueles pacientes que podem ser beneficiados com trombólise ou embolectomia.

Considerando que a grande maioria dos pacientes internados tem fator de risco para TEV, e que três em cada quatro eventos ocorrem após a alta hospitalar, todos devem ser avaliados quanto ao risco de desenvolver a doença. A tromboprofilaxia deve ser instituída e prolongada após a alta, se indicada.[6] Por outro lado, cerca de 5% dos pacientes morrem em consequência do TEP diagnosticado e com o tratamento instituído, indicando a importância da profila-

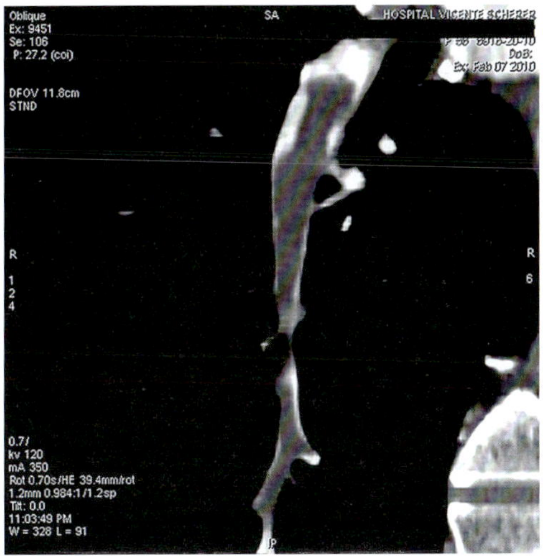

FIGURA 55.1 → Angiotomografia: embolia pulmonar em artéria pulmonar direita.

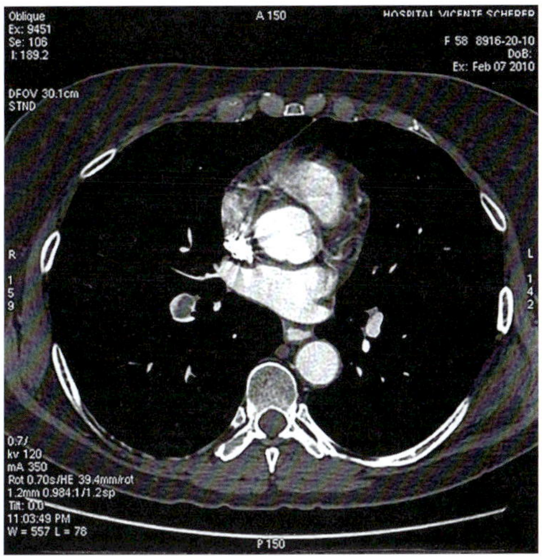

FIGURA 55.2 → Embolia pulmonar em artéria pulmonar direita.

xia de TEV, altamente custo-efetiva: nenhuma modalidade terapêutica tem um impacto na mortalidade comparável à tromboprofilaxia. Em pacientes que sobreviveram ao evento agudo, e que foram tratados por pelo menos três meses, a recorrência de TEP fatal é rara durante e após a anticoagulação.[5]

Fatores predisponentes

Atualmente, é reconhecida uma ampla variedade de fatores de risco envolvidos na gênese do TEV, os quais, de alguma forma, são oriundos dos mecanismos intrínsecos descritos em 1856 por Rudolph Virchow (estase sanguínea, lesão da camada íntima da parede dos vasos, estado de hipercoagulabilidade/trombofilias).

Estima-se que cerca de 80% dos pacientes que desenvolvem TEV têm algum fator de risco identificável que poderia ter sido abordado precocemente, mediante prevenção (QUADRO 55.1).[4] Até 30% dos casos de TEV podem estar relacionados com predisposições genéticas, sobretudo quando em associação com fatores de risco adquiridos. As mutações do fator V de Leiden (a anormalidade genética mais comum) e do gene da protrombina são as condições herdadas mais frequentes, sendo responsáveis por mais da metade dos casos de trombofilias hereditárias associadas ao TEV (QUADRO 55.2). Deve-se suspeitar de trombofilias em:[4,7]

- Primeiro evento de TEV antes dos 50 anos de idade
- História de trombose recorrente ou sem causa identificada
- Evento trombótico em localização menos frequente (p. ex., membro superior)
- Parente de primeiro grau com eventos tromboembólicos ocorridos antes dos 50 anos

Fisiopatologia e achados clínicos

Os efeitos fisiológicos variam amplamente e associam-se a tamanho e localização do êmbolo, doença cardiopulmonar coexistente, liberação de mediadores, resposta hipóxica e taxa de resolução do êmbolo. Dessa forma, é possível que o TEV varie clinicamente desde um episódio assintomático até o outro extremo, com colapso hemodinâmico e óbito.

Na presença de doença cardiopulmonar preexistente, um êmbolo relativamente menor pode resultar em instabilidade hemodinâmica significativa. Êmbolos grandes ou múltiplos tendem a causar sintomas mais significativos, bem como alterações hemodinâmicas e na oxigenação.

O TEP definido como de risco alto ou maciço é acompanhado de colapso circulatório (hipotensão e choque); o de risco intermediário ou submaciço é o que apresenta sobrecarga de cavidades direitas, preservando a circulação sistêmica; o TEP de risco baixo é a embolização focal, subpleural, sem comprometimento significativo das circulações pulmonar e sistêmica.[3,4]

Conforme a magnitude do processo, os mecanismos compensatórios podem permitir que ocorra até 70% de obstrução do leito vascular pulmonar antes que se desenvolva insuficiência do ventrículo direito. Na ausência de doença cardiopulmonar, a obstrução de menos de 20% do leito vascular pulmonar resulta em mínimas consequências hemodinâmicas, devido ao recrutamento e à distensão dos vasos pulmonares. Entretanto, quando a obstrução arterial pulmonar exceder 50 a 60%, pode haver consequências hemodinâmicas progressivas, como diminuição de débito cardíaco, aumento da pressão atrial direita e queda da saturação de oxigênio, levando à dilatação do coração direito, com possibilidade de isquemia ventricular.[2,4,7]

O infarto pulmonar corresponde a uma situação pouco frequente, pelas três fontes de oxigênio presentes no

QUADRO 55.1 → Fatores de risco para TEV

FATORES DE RISCO MAIORES (RISCO RELATIVO ENTRE 5 E 20)	FATORES DE RISCO MENORES (RISCO RELATIVO ENTRE 2 E 4)
- Cirurgia abdominal ou pélvica de grande porte - Prótese de quadril ou joelho - Necessidade de unidade de terapia intensiva no pós-operatório - Politraumatismo/trauma medular	- Doenças cardíacas congênitas - Insuficiência cardíaca congestiva - Idade - Tromboflebite superficial/varizes - Cateter venoso central
- Gravidez a termo - Parto cesáreo - Puerpério	- Anticoncepcional oral - Terapia de reposição hormonal
- Fratura com paralisia de membros - Acidente vascular cerebral com paralisia de membros	- Heterozigose para fator V de Leiden - Heterozigose para mutação do gene da protrombina - Hiper-homocisteinemia
- Neoplasia abdominal ou pélvica - Doença avançada/metastática - Quimioterapia	- Exacerbação de doença pulmonar obstrutiva crônica (DPOC) - Deficiências neurológicas - Doença maligna oculta - Viagens prolongadas - Obesidade - Cirurgia por laparoscopia (p. ex., colecistectomia)
- Hospitalização - Institucionalização	
- Deficiência de antitrombina - Deficiência de proteína C - Deficiência de proteína S - Síndrome antifosfolipídeo - Homozigose para fator V de Leiden - Homozigose para mutação do gene da protrombina	
- Evento embólico prévio	

Fonte: Adaptada de Terra-Filho e Menna-Barreto.[4]

QUADRO 55.2 → Fatores associados a trombofilias

TROMBOFILIAS HERDADAS	TROMBOFILIAS ADQUIRIDAS
- Deficiência de antitrombina III - Deficiência de proteína C - Deficiência de proteína S - Fator V de Leiden - Mutação 20210A da protrombina - Elevação dos níveis de fator VIII - Elevação dos níveis de fator XI - Deficiência do cofator de heparina II - Disfibrinogenemia - Diminuição dos níveis de plasminogênio - Diminuição dos níveis do ativador do plasminogênio - Hiper-homocisteinemia - Síndrome de viscosidade plaquetária	- Síndrome antifosfolipídeo - Trombocitopenia induzida por heparina - Disfibrinogenemias - Distúrbios mieloproliferativos - Malignidade

Fonte: Adaptada de Stein.[5]

órgão (vascularização arterial dupla e via aérea). Aparentemente, é necessário que duas das três fontes estejam comprometidas antes que o infarto se desenvolva. Ocorre em cerca de 20% dos pacientes com doença cardíaca ou pulmonar significativa, sobretudo naqueles com comprometimento do fluxo arterial brônquico ou da permeabilidade da via aérea.

A completa resolução é incomum, e cerca de 50% dos pacientes apresentam alguma obstrução residual após seis meses do evento embólico.[7]

Diagnóstico

O diagnóstico baseia-se no grau de suspeição clínica e na prevalência dos achados de várias séries de casos de TEP (TABELA 55.1).

> **ATENÇÃO**
>
> Como não há apresentação clínica patognomônica, é necessário um alto grau de suspeição: trata-se de um desafio na área médica, visto que o diagnóstico é baseado em probabilidades clínicas e exames de imagem, cuja apresentação clínica é extremamente variável.

Essas são as ferramentas que cercam o diagnóstico, o manejo precoce e, consequentemente, a diminuição do risco de óbito e morbidades nos pacientes que a enfrentam. Deve-se considerar que há risco quando a terapia adequada não for instituída ou for retardada e que, por outro lado, não se justifica assumir os riscos de uma anticoagulação ou de terapia trombolítica em pacientes que não apresentem embolia pulmonar (FIGURAS 55.3 e 55.4).

A percepção, por parte do médico, da presença de algo que não é justificável pelo quadro de base do paciente, ou não esperado na evolução da(s) doença(s) em questão, compreende o grande passo para tal diagnóstico. A suspeita de TEP deve ser levantada frente às seguintes situações:

- Sintomas torácicos agudos na presença de fatores de risco para TEV atual ou prévio: síncope, TEP prévio, pós-operatório, periparto ou puerpério.
- Politraumatismo ou doenças graves.
- Taquiarritmias súbitas e inexplicáveis (principalmente se associadas a fatores de risco para TEV).
- Arritmias crônicas com descompensação súbita da doença de base.

TABELA 55.1 → Sinais e sintomas de TEP

SINAIS E SINTOMAS	UPET	PIOPED I	PIOPED II	ICOPER
Dispneia	84%	78%	79%	82%
Taquipneia	92%	73%	57%	-
Dor torácica	74%	59%	47%	49%
Tosse	53%	43%	43%	20%
Hemoptise	30%	16%	6%	7%
Estertores crepitantes	58%	55%	21%	-
Edema em membros inferiores	-	31%	29%	-
Dor em membros inferiores	-	27%	23%	-
Febre	13%	7%	2%	-

Fonte: Adaptada de Terra-Filho e Menna-Barreto,[4] Stein,[5] Stein e colaboradores,[8] Goldhaber e colaboradores,[9] The PIOPED Investigators.[10]

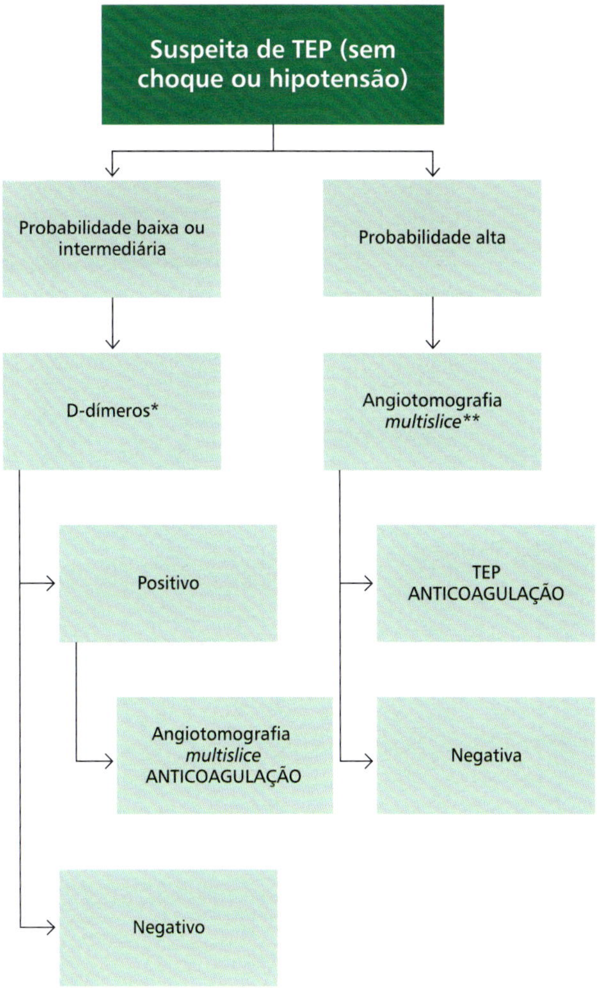

FIGURA 55.3 → Fluxograma para suspeita de TEP sem choque ou hipotensão.
Fonte: Adaptada de Agnelli e Becattini.[11]

*Se a sensibilidade do teste D-dímeros for moderada, seu uso deve ser restrito a pacientes com baixa probabilidade clínica. Tem uso limitado em pacientes internados com suspeita de TEP.
**Se a TC não for multidetectores e o resultado for negativo, uma ecografia de membros inferiores deve ser realizada para excluir o diagnóstico com segurança.

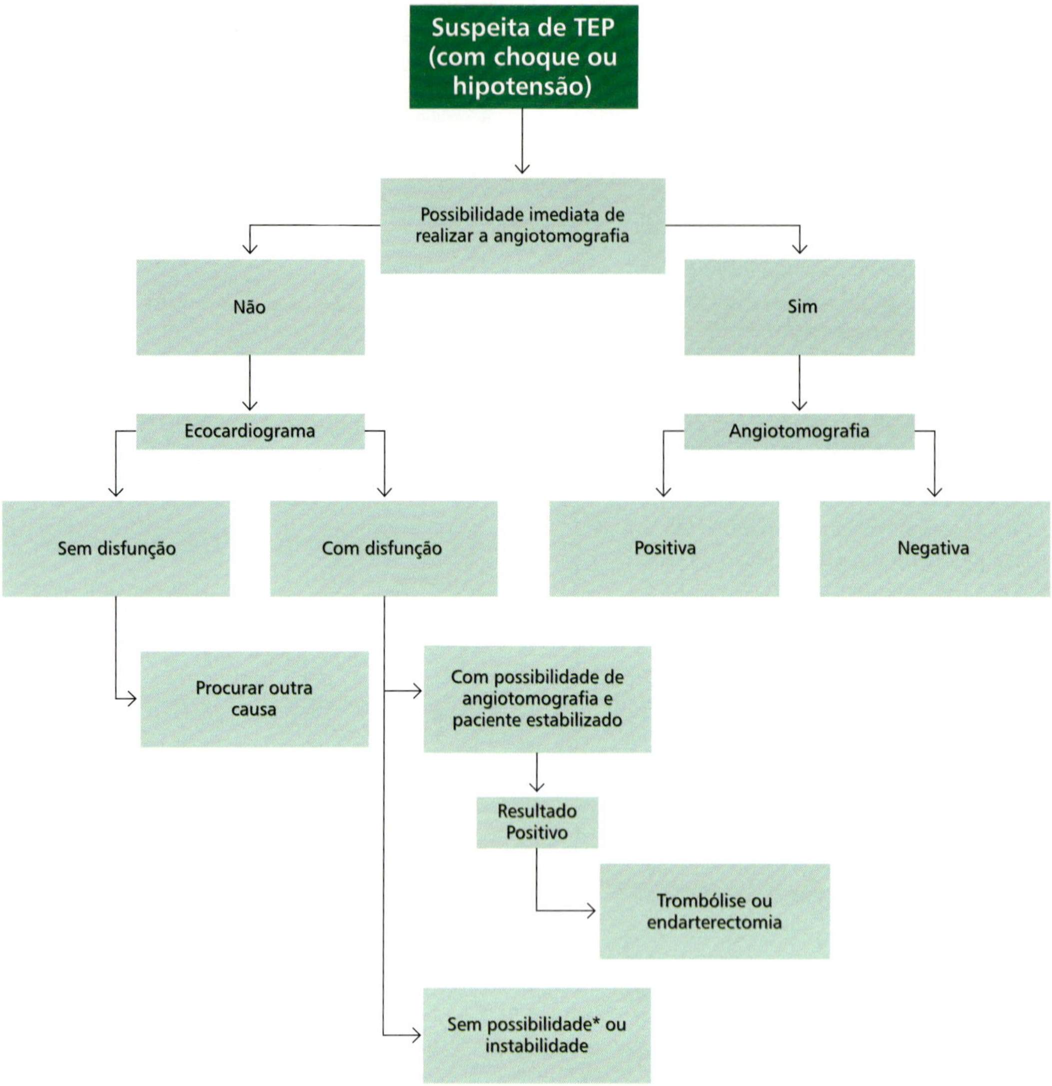

FIGURA 55.4 → Fluxograma para suspeita de TEP com choque ou hipotensão.
Fonte: Adaptada de Agnelli e Becattini.[11]

- Exacerbação de DPOC ou insuficiência cardíaca sem fator desencadeador aparente.
- Parada cardiorrespiratória.

A tríade descrita – dispneia, dor torácica e hemoptise – está presente em 20% dos pacientes. O sintoma mais frequentemente associado ao TEP é a dispneia de início súbito. O sinal, a taquipneia inexplicada, é encontrado em cerca de 70% dos pacientes com embolia.[1] A presença de síncope, cianose e hipoxemia costuma indicar TEP extenso.[4,8]

*Sem possibilidade de realizar angiotomografia, ecografia de membros inferiores ou ecocardiograma transesofágico.

Quanto à TVP, menos da metade dos pacientes com a doença apresentam sintomas. Em casos de TVP proximal sintomática, cerca de 50% dos pacientes têm TEP assintomático, definido somente em exames de imagem.[8] Febre é um sinal comumente encontrado em pacientes que apresentam infarto pulmonar, como os portadores de doença cardíaca prévia, sobretudo naqueles que apresentam insuficiência cardíaca.[1]

Pela dificuldade que cerca o diagnóstico de EP, instrumentos com escores/pontuações foram criados e incorporados para facilitar decisões iniciais e em emergências, os quais, conforme probabilidades pré-teste, possibilitam a estratificação dos riscos e contribuem indicando o manejo. O escore de Wells é um exemplo **(TABELA 55.2)**.

TABELA 55.2 → Critérios de Wells

ESCORE DE WELLS CRITÉRIOS	PONTOS
Sinais e sintomas de TVP	3
Outro diagnóstico é menos provável que TEP	3
Frequência cardíaca > 100 bpm	1,5
Imobilização ou cirurgia nas últimas quatro semanas	1,5
Episódios prévios de TEV (TVP ou TEP)	1,5
Hemoptise	1,0
Câncer (em tratamento, tratamento nos últimos seis meses ou sob cuidados paliativos)	1,0
PROBABILIDADE CLÍNICA	ESCORE
BAIXA	0 – 2
INTERMEDIÁRIA	3 – 6
ALTA	≥ 6
PROBABILIDADE DICOTÔMICA	ESCORE
TEP improvável	≤ 4
TEP provável	> 4

Fonte: Adaptada de Wells e colaboradores.[12]

Testes diagnósticos e exames complementares

- Hemograma (para excluir outras causas de taquicardia e taquipneia). Modesta leucocitose pode acompanhar o quadro de TEP (raramente excede 20.000/mm³).[12]
- Gasometria arterial. Anormalidades gasométricas, como hipoxemia e hipocapnia, têm um valor preditivo negativo (VPN) entre 65 e 68%, sendo insuficientes para afastarem o diagnóstico de TEP.[12] Quando associadas aos achados de alcalose respiratória e aumento da diferença alveoloarterial (gradiente A-a), deve-se pensar em embolia maciça. É importante lembrar que pode não haver alterações mesmo na presença de TEP.[2]
- Marcadores de lesão miocárdica. Os biomarcadores cardíacos, incluindo a troponina e os peptídeos natriuréticos (BNP e pró-BNP NT-terminal), são marcadores sensíveis da função ventricular direita. O peptídeo natriurético cerebral (BNP), já sabidamente útil em auxiliar no diagnóstico e predizer o prognóstico de pacientes com insuficiência cardíaca congestiva, associa-se à disfunção do ventrículo direito (VD) no TEP.[13] São marcadores acurados para identificar pacientes de baixo risco para TEP, tendo um VPN alto para morte intra-hospitalar consequente à EP. Níveis elevados de BNP necessitariam ser complementados com exame ecocardiográfico para afastar disfunção de VD. São comumente utilizados na estratificação de risco de pacientes com TEP estabelecido **(QUADRO 55.3)**.
- D-dímeros. As evidências indicam que as análises de D-dímeros – especialmente dosados por ELISA – têm um papel importante na exclusão de TEP (pelo alto VPN) e que, por outro lado, níveis elevados de D-dímeros não corroboram a presença de TEP (especificidade baixa – entre 30 e 40%). São frequentemente encontrados em pacientes hospitalizados (costumam elevar-se em eventos obstétricos, doença vascular periférica, câncer, doença inflamatória e com o aumento da idade). Um teste negativo (de alta sensibilidade) exclui TEP em pacientes com probabilidade clínica baixa a intermediária, enquanto testes de sensibilidade moderada somente excluem a doença em pacientes com baixa probabilidade clínica. Embora tal estratégia seja recomendada por várias diretrizes, os médicos costumam ser muito influenciados por um resultado normal desse exame. Quando não se leva a probabilidade clínica em consideração e confia-se somente nesse teste, corre-se um risco inaceitável. Em trabalho recente, demonstrou-se que, se os níveis de D-dímeros são normais, no seguimento de pacientes que completaram o tratamento com anticoagulação, a possibilidade de recorrência de TEV é incomum.[4,14]
- Eletrocardiograma (ECG). As alterações no ECG não são específicas para TEP. O maior valor é no diagnóstico diferencial com outras condições, como infarto agudo do miocárdio e pericardite. As alterações mais específicas na EP são aquelas em que estão presentes sinais da sobrecarga aguda do VD (bloqueio do ramo direito, desvio do eixo elétrico para a direita, padrão S1Q3T3 e a inversão da onda T nas derivações precordiais de V1 a V4). Pode ser encontrada apenas taquicardia sinusal, considerada a alteração mais frequente. Arritmias atriais, como *flutter* e fibrilação, são mais comuns em pacientes portadores de doença cardiopulmonar preexistente.[14,15]
- Ecodoppler venoso de membros inferiores. É um excelente método diagnóstico para a avaliação de TVP isoladamente, sem o risco adicional do uso de contrastes. Tem

QUADRO 55.3 → Principais marcadores utilizados na estratificação de risco de pacientes com TEP agudo

Marcadores clínicos - Choque - Hipotensão (PAS < 90 mmHg)
Marcadores de disfunção de VD - Dilatação, hipocinesia ou sobrecarga de pressão de VD (ECG) - Dilatação de VD na TC helicoidal - Elevação de BNP ou pró-BNP - Elevação da pressão de VD no cateterismo de coração direito
Marcadores de injúria miocárdica - Elevação de troponina cardíaca T ou I

Fonte: Adaptado de Torbicki e colaboradores.[1]

sensibilidade e especificidade superiores a 90% para trombose venosa proximal. Sua acurácia para o diagnóstico de TVP é de 99% para trombos acima do joelho e 90% abaixo do joelho. A detecção de TVP assintomática auxilia no diagnóstico de TEP. Entretanto, resultados normais não excluem EP se o nível de suspeição clínica for moderado ou alto.

- Ecocardiograma. Tem valor na avaliação prognóstica e na estratificação de risco dos pacientes com TEP. O ecocardiograma tem a capacidade de visualizar êmbolos em câmaras direitas ou artérias pulmonares centrais, bem como de mostrar alterações hemodinâmicas sobretudo de VD que, indiretamente, podem sugerir TEP. O modo transesofágico possui acurácia diagnóstica superior ao transtorácico para a visualização de êmbolo na artéria pulmonar. Em paciente com instabilidade hemodinâmica, a ausência de sinais de sobrecarga ou de disfunção de VD praticamente exclui o diagnóstico de TEP.[15,16] O sinal de McConnell, específico para TEP (disfunção de VD com hipocinesia da parede livre desse ventrículo),[4] é um fator preditor independente para morte precoce em EP aguda quando presente. Não é indicado como rotina no diagnóstico de EP, mas demonstra evidências indiretas deste diagnóstico em cerca de 80% dos pacientes com embolia maciça. O estudo ICOPER demonstrou a presença de disfunção de VD em 40% dos pacientes avaliados, achado que se associou a um aumento de duas vezes na incidência de trombos em 14 dias e 1,5 vez em três meses de seguimento dos pacientes analisados.
- Radiografia de tórax. A radiografia de tórax é um exame não específico e com baixa sensibilidade para TEP (especificidade de 59% e sensibilidade de 33%), porém essencial para detectar outras doenças pulmonares, auxiliando no diagnóstico diferencial e excluindo outras condições que podem simular as manifestações clínicas agudas, como pneumotórax. Mesmo em pacientes com risco iminente de morte por EP, a radiografia de tórax pode ser considerada normal.[1] As principais alterações relacionadas com a embolia são áreas de hipoperfusão pulmonar (sinal de Westmark – a mais específica), imagens cuneiformes (corcova ou giba de Hampton), dilatação da artéria pulmonar (sinal de Palla), atelectasia, derrame pleural e elevação da hemicúpula diafragmática. Também é fundamental no subgrupo de pacientes que serão submetidos à cintilografia pulmonar de ventilação/perfusão para a interpretação do mapeamento pulmonar.
- Cintilografia pulmonar de ventilação/perfusão (V/Q). Trata-se de um método simples e não invasivo, útil no diagnóstico de TEP agudo. Implica baixa dose de radiação e é um exame diagnóstico alternativo se houver contraindicação à angiotomografia ou quando esta não é disponível. Em casos de alta probabilidade clínica e exame com alta probabilidade de EP, o valor preditivo positivo (VPP) é alto (92-99%), confirmando o diagnóstico.[4] Da mesma forma, um exame normal de perfusão é muito seguro para exclusão de EP (VPN alto de 97%). Quando o resultado é definido como baixa probabilidade de TEP em um paciente com alta suspeita clínica, pode ocorrer TEP em até 40% dos casos, sendo obrigatório o prosseguimento da investigação. Da mesma forma, apesar de menos validada, a combinação de uma cintilografia não diagnóstica em paciente com baixa probabilidade clínica é um critério aceitável para a exclusão da doença. Em todas as outras combinações de resultados de V/Q e probabilidade clínica, testes adicionais devem ser realizados.[7,10]
- Angiografia pulmonar. Embora tenha sido considerada o padrão-ouro para o diagnóstico de TEP, a técnica tem sido usada com pouca frequência, especialmente após o advento da angiotomografia. É um método invasivo, com 5 a 6% de riscos de complicações cardíacas e pulmonares e mortalidade de 0,2% (IC 95% 0-03). Seu uso é reservado para um pequeno subgrupo de pacientes no qual o diagnóstico de embolia não foi estabelecido com métodos menos invasivos. Resultados de estudos prévios têm demonstrado que, quando a angiografia pulmonar foi usada para detectar êmbolos subsegmentares, a concordância entre observadores foi limitada.
- TC de tórax com multidetectores ou *multislice* (angiotomografia). Desde a introdução deste exame, com alta resolução espacial, temporal e qualidade de opacificação arterial, ele tem sido o método de imagem de escolha para visualizar a vasculatura pulmonar em indivíduos com suspeita de TEP.[1] É um método seguro, menos invasivo, acurado e custo-efetivo, com a vantagem adicional de avaliar a aorta, o parênquima pulmonar, o mediastino, a caixa torácica e o espaço pleural, o que permite estabelecer diagnósticos alternativos ou concomitantes **(FIGURAS 55.1 e 55.2)**. A angiotomografia permite a visualização de artérias pulmonares, pelo menos, até o nível subsegmentar com sensibilidade e especificidade acima de 90%, VPP alto (96%) em pacientes com alta probabilidade clínica e VPN alto (97%) em pacientes com baixa probabilidade clínica, resultados semelhantes aos encontrados no estudo PIOPED.[10] Utilizando a TC helicoidal com equipamentos com multidetectores (cortes mais finos), há aumento da acurácia para o diagnóstico de EP em ramos subsegmentares (até então, a sensibilidade do método era baixa para êmbolos nessa localização) – colimação de 1 ou 2 mm.[10,17] Além disso, na reconstrução, pode-se mensurar a relação de dimensões ventriculares: uma relação D/E > 0,9 identifica pacientes com risco aumentado de morte prematura. O VPP de uma angiotomografia positiva foi elevado (92 a 96%) em pacientes com probabilidade clínica intermediária ou alta. Não é necessário realizar investigação adicional ou tratamento para TEP em pacientes que apresentam angiotomografia *multislice* negativa (evidência A). Os dados de estudos que analisaram a acurácia da angiotomografia usando desfechos clínicos e comparação com angiografia convencional permitem descontinuar a anticoagulação quando o TEP foi excluído por angiotomografia (somente 0,2% dos pacientes que apresentavam angiotomografia negativa desenvolveram TEP nos três meses subsequentes).
- Ressonância magnética (RM). A possibilidade da visualização das artérias pulmonares sem a necessidade da utilização de contraste iodado e sem exposição à radiação é a principal vantagem da RM. Em um estudo com-

parativo com a tomografia helicoidal, avaliado por cinco observadores, a RM mostrou sensibilidade de 46% e especificidade de 90%.

Tratamento

Suportes hemodinâmico e respiratório fazem parte da abordagem inicial, com o objetivo de estabilização clínica e hemodinâmica. Os pacientes instáveis clinicamente devem ser admitidos em unidades de terapia intensiva (FIGURAS 55.3 e 55.4).

Anticoagulação na fase aguda

Em pacientes com probabilidade clínica alta ou intermediária para TEP, o manejo com anticoagulantes (heparinas) deve ser iniciado o mais cedo possível, enquanto se aguarda a confirmação diagnóstica. Entretanto, o início de anticoagulantes orais só é justificado após a confirmação diagnóstica, devido aos riscos inerentes à terapêutica.[1,7]

A *heparina não fracionada (HNF)* é efetiva no manejo da EP, levando-se em conta seu risco-benefício e contraindicações para cada paciente em particular, e deve ser utilizada preferencialmente em regime de infusão contínua intravenosa.[4] O controle plasmático é feito pela dosagem de KTTP/TTPa e deve ser atingido o intervalo entre 2,5 e 3,5 vezes o seu valor de base (TABELA 55.3).

Pode ocorrer resistência à heparina, que é definida como a necessidade diária de HNF (infusão contínua IV) acima de 40.000 UI/dia (deve-se realizar dosagem, quando possível, do antifator Xa, diminuindo, dessa forma, aumentos adicionais da dose de HNF).

As *heparinas de baixo peso molecular (HBPM)*, como Enoxaparina, Fondaparinux, Nadroparina e Dalteparina, são preferidas em relação à HNF em função da facilidade de uso. Uma metanálise publicada em 2004 demonstrou igual eficácia e segurança da HBPM quando comparada à HNF intravenosa. Outras publicações mostraram resultados favoráveis para a HBPM quanto à menor mortalidade e à diminuição da ocorrência de sangramentos graves em comparação com a HNF,[4] permitindo sua indicação como fármaco de primeira escolha em pacientes com TEP não maciço ou hemodinamicamente estáveis (TABELA 55.3). É importante lembrar que as HBPM são excretadas pelos rins. Assim, a HNF torna-se o fármaco de escolha para pacientes com *clearance* de creatinina inferior a 30 mL/min.[1,4]

Os *anticoagulantes orais (ACO)* inibem os fatores da coagulação dependentes da vitamina K (fatores II, VII, IX e X) e também reduzem a síntese de fatores anticoagulantes naturais, proteína C e S, fato que pode promover eventos trombóticos paradoxais no início do tratamento, enquanto a anticoagulação não for plena. São monitorados pelo tempo de protrombina (TP). Podem ser iniciados no primeiro dia de tratamento, em associação com a heparina, que deve ser descontinuada quando a razão normalizada internacional (RNI) estiver entre 2,0-3,0 por pelo menos 24 horas. A dose inicial de varfarina é de 5 mg/dia. Doses superiores mostraram pequena redução no tempo para se obter a RNI adequada, tendo, entretanto, aumentado significativamente os casos de sangramento. A femprocumona, outro ACO, possui um tempo de meia-vida mais longo. Os pacientes devem ser orientados a manter uma dieta pobre em alimentos que contenham vitamina K (o que levaria à diminuição dos níveis da medicação).

Pacientes hemodinamicamente instáveis são candidatos a um tratamento mais agressivo, como a trombólise farmacológica e mecânica. Essa opção terapêutica é justificada pela alta taxa de óbito entre esses pacientes e pela resolução mais rápida da obstrução tromboembólica com a trombólise do que com a terapia anticoagulante. A mortalidade pode chegar a 60% em pacientes não tratados e pode ser

TABELA 55.3 → Recomendações para manejo de tromboembolismo pulmonar

AGENTE TROMBOLÍTICO	DOSE
Estreptoquinase	1.500.000 UI IV em 2 h* 250.000 UI em 30 min, seguidos por 100.000 UI/h por 12-24 h
Alteplase (rtPA)**	100 mg IV em 2 h* 0,6 mg/kg (máximo 50 mg) IV em 15 min
AGENTE ANTICOAGULANTE	**DOSE**
Enoxaparina	1 mg/kg de peso corporal SC 2x/dia OU 1,5 mg/kg em dose única diária SC
Heparina não fracionada (HNF)	Iniciar com 80 UI/kg (*bolus*) ou 5.000 UI seguidos por infusão contínua de 18 UI/kg/h = ajustes na dose de acordo com KTTP (1,5 a 2,5 vezes o valor normal)

Fonte: Adaptada de Terra-Filho e Menna-Barreto.[4]

*Preferencialmente (regime acelerado).

**Durante parada cardiorrespiratória (AESP com forte suspeição de TEP): alteplase: 100 mg IV em 15 min.

reduzida para menos de 30% se o tratamento for instituído prontamente. Em metanálise publicada em 2004, a trombólise intravenosa foi associada a uma redução na mortalidade em pacientes hemodinamicamente instáveis com EP.[5,14] Em pacientes hemodinamicamente estáveis, a trombólise intravenosa reduz a taxa de deterioração clínica, mas não a taxa de mortalidade, quando comparada com o uso de HNF. Para esse grupo de pacientes, não está indicada a trombólise, mesmo que tenham EP anatomicamente grande (QUADRO 55.4).

A *trombectomia mecânica percutânea* (fragmentação e aspiração do trombo) e a *embolectomia cirúrgica* são restritas a pacientes de alto risco com contraindicação absoluta ao tratamento trombolítico, e naqueles em que esse tratamento não modificou o *status* hemodinâmico.

O uso de *filtros de veia cava* é reservado para pacientes com contraindicações ou complicações relacionadas com o tratamento anticoagulante, bem como em recidivas de TEP a despeito de anticoagulação adequada, TEP maciço e casos de embolectomia cirúrgica.[4] Sua aplicação deve ser considerada também no pré-operatório de pacientes submetidos à embolectomia cirúrgica e acometidos por evento trombótico nos últimos 30 dias, para os quais há necessidade de interrupção da anticoagulação. Filtros removíveis devem ser considerados na presença de uma contraindicação temporária à anticoagulação.

Manejo a longo prazo

Pacientes com EP aguda estão sob risco de eventos tromboembólicos recorrentes. O risco de recorrência é de até 1% ao ano para pacientes que estão recebendo terapia com anticoagulantes, mas chega a 10% ao ano após a sua descontinuação. O risco de recorrência é particularmente alto entre pacientes portadores de neoplasia.

A duração da anticoagulação a longo prazo deve ser baseada na relação risco-benefício, isto é, o risco de recorrência após a cessação do tratamento *versus* o risco de sangramento durante o tratamento. A duração dependerá, fundamentalmente, dos fatores de risco presentes e da possibilidade de serem ou não removidos. Os pacientes com fatores considerados temporários podem ser tratados por três meses (desde que, a partir daí, esteja ausente o fator de risco). Os pacientes com evento tromboembólico idiopático (p. ex., câncer) e aqueles com recorrência do evento são candidatos à anticoagulação por tempo indeterminado, com reavaliação periódica da taxa de risco-benefício.

A terapia convencional com antagonistas da vitamina K (p. ex., varfarina), mantendo-se um controle de RNI entre 2,0 e 3,0 (alvo de 2,5) é recomendada por 3 a 6 meses após o evento agudo; depois disso, uma terapia de baixa intensidade pode ser assumida (com uma RNI entre 1,5 a 1,9 sendo aceitável).

Novos agentes com efeito anticoagulante mais previsível e com menos interações com outros fármacos, quando comparados à varfarina, estão sendo investigados para o tratamento de TEV e não exigem monitorização laboratorial. Em um estudo de 2006 que avaliou o uso dos D-dímeros para determinar a duração da anticoagulação, valores acima do ponto de corte obtidos após a suspensão da anticoagulação foram associados à maior taxa de recorrência de TEV. Sugere-se realizar dosagem de D-dímeros quatro semanas após a suspensão da terapia anticoagulante, reavaliando-se a necessidade de possível reintrodução da medicação.[1,7] Após TEP agudo, os pacientes devem ser monitorados para hipertensão arterial pulmonar tromboembólica crônica cuja incidência, após dois anos do evento, é de aproximadamente 0,8 a 3,8%.[7,16,17]

QUADRO 55.4 → Contraindicações ao uso de trombolíticos

CONTRAINDICAÇÕES ABSOLUTAS
- Acidente vascular cerebral hemorrágico ou de etiologia desconhecida (independente do tempo)
- Acidente vascular cerebral isquêmico nos últimos seis meses
- Neoplasia ou lesão no sistema nervoso central
- Cirurgia ou trauma maior nas últimas três semanas
- Sangramento ativo conhecido
- Sangramento gastrintestinal no último mês
CONTRAINDICAÇÕES RELATIVAS
- Acidente vascular cerebral isquêmico transitório
- Uso de anticoagulante oral
- Gestação até uma semana pós-parto
- Punções em locais não compressíveis
- Hipertensão arterial sistêmica refratária (PAS > 180 mmHg)
- Ressuscitação cardiorrespiratória traumática
- Endocardite infecciosa
- Úlcera péptica ativa
- Hepatopatia avançada

Profilaxia primária

A profilaxia primária é recomendação imperante pela alta incidência de TEV em pacientes hospitalizados (FIGURA 55.5). Considerando-se o risco de eventos tromboembólicos, o impacto na evolução clínica e as extensas evidências de benefício em populações distintas, como pacientes clínicos, cirúrgicos, de trauma e ortopedia, justifica-se a implementação de medidas de prevenção. Apesar disso, ela é ainda subutilizada. O risco de TEV varia de acordo com as comorbidades e os fatores de risco do paciente, bem como com a realização de procedimentos cirúrgicos.

Métodos mecânicos (meias elásticas de compressão graduada, compressão pneumática intermitente, filtro de veia cava inferior) devem ser indicados como método único apenas para pacientes com risco alto de sangramento.

O ácido acetilsalicílico (AAS) não deve ser usado como método de profilaxia para TEV (evidência A).[6]

> **ATENÇÃO**
>
> Estudos controlados têm mostrado que a incorporação de esquemas de tromboprofilaxia de rotina em hospitais tem diminuído a incidência de TEV.

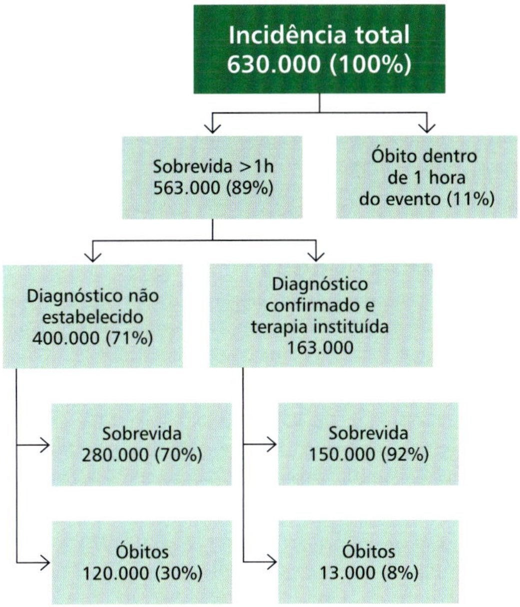

FIGURA 55.5 → Dados estatísticos.
Fonte: Adaptada de Dalen e Alpert.[18]

O regime específico escolhido tem menor importância do que assegurar que todos os pacientes sejam avaliados e estratificados de acordo com o risco de TEV, sendo assim iniciada a tromboprofilaxia.[7] Igualmente, se indicado, deve-se estender a profilaxia para o nível domiciliar, uma vez que muitos pacientes que desenvolvem TEP submeteram-se a cirurgia ou internação nos três meses anteriores ao diagnóstico.

Outras formas de embolia pulmonar

- Embolia séptica. Frequentemente associada à endocardite de válvula tricúspide, sobretudo em pacientes usuários de drogas injetáveis, cateteres infectados, fios de marca-passos, tromboflebites periféricas sépticas ou transplantes de órgãos. O quadro clínico é de febre, tosse e hemoptise. Há indicação de antibioticoterapia e, ocasionalmente, remoção cirúrgica da fonte embólica.[7,17]
- Embolia gasosa. A síndrome envolve sintomas e sinais respiratórios, hematológicos, neurológicos e cutâneos e associa-se a trauma. Outras condições clínicas e cirúrgicas também podem desencadeá-la, como lipossucção, necrose hepática e fígado gorduroso. A síndrome tem baixa incidência (1%), embora a embolização de gordura proveniente da medula pareça ser quase inevitável após fratura de ossos longos. A apresentação pode ser fulminante com insuficiência de VD e colapso cardiovascular. O quadro clínico geralmente inicia-se 12 a 36 horas após injúria com hipoxemia, sintomas neurológicos, febre e petéquias. Não há tratamento específico, sendo necessário suporte.
- Embolia aérea. A morbimortalidade associa-se diretamente ao volume de ar e à taxa de acúmulo. A maior consequência é a obstrução do VD e de vasos/arteríolas pulmonares, levando à disfunção e falência. Os principais objetivos do tratamento incluem prevenção de entrada de maiores quantidades de ar e, se possível, suporte hemodinâmico, adotando-se decúbito lateral esquerdo. Há estudos demonstrando os benefícios da terapia com oxigênio hiperbárico, especialmente na presença de embolia aérea cerebral.[19]
- Embolia por líquido amniótico. É uma situação rara, mas catastrófica, associada à gravidez, com taxas de mortalidade materna de 80% e fetal de 40%. Está ligada à situação de parto, causando dispneia, cianose e choque. O manejo é de suporte.
- Embolia por talco. Causada por substâncias injetadas via intravenosa – especialmente por usuários de drogas – misturadas em líquido, cujas partículas são filtradas na circulação pulmonar.
- Embolia por células neoplásicas. Encontrada em aproximadamente 26% das autópsias, sendo identificada com menos frequência antes do óbito. Simula radiologicamente pneumonia, tuberculose ou doença intersticial. Carcinomas de mama e próstata são os mais encontrados, seguidos por hepatoma, câncer de estômago e pâncreas. A resposta ao tratamento quimioterápico é pouco expressiva.[7,20]

Referências

1. Torbicki A, Perrier A, Konstantinides S, Agnelli G, Galiè N, Pruszczyk P, et al. Guidelines on the diagnosis and management of acute pulmonary embolism : the task force for the diagnosis and management of acute pulmonary embolism of the European Society of Cardiology (ESC). Eur Heart J. 2008;29(18):2276-315.

2. Tapson VF. Acute pulmonary embolism. N Engl J Med. 2008;358(10):1037-52.

3. Heit JA. The epidemiology of venous thromboembolism in the community. Arterioscler Thromb Vasc Biol. 2008;28(3):370-2.

4. Terra-Filho M, Menna-Barreto SS. Recomendações para o manejo da tromboembolia pulmonar, 2010. J Bras Pneumol. 2010;36(Supl 1):1-3.

5. Stein PD. Pulmonary embolism. 2nd ed. Hoboken: Wiley-Blackwell; 2007.

6. Kucher N, Goldhaber SZ. Risk stratification of acute pulmonary embolism. Semin Thromb Hemost. 2006;32(8):838-47.

7. Fishman AP, Elias J, Fishman J, Grippi M, Senior R, Pack A. Fishman's pulmonary diseases and disorders. 4th ed. New York: McGraw-Hill Medical; 2008.

8. Stein PD, Beemath A, Matta F, Weg JG, Yusen RD, Hales CA, et al. Clinical characteristics of patients with acute pulmonary embolism: data from PIOPED II. Am J Med. 2007;120(10):871-9.

9. Goldhaber SZ, Visani L, De Rosa M. Acute pulmonary embolism: clinical outcomes in the International Cooperative Pulmonary Embolism Registry (ICOPER). Lancet. 1999;353(9162):1386-9.

10. The PIOPED Investigators. Value of the ventilation/perfusion scan in acute pulmonary embolism: results of the prospective investigation of pulmonary embolism diagnosis (PIOPED). JAMA. 1990;263(20):2753-9.

11. Agnelli G, Becattini C. Acute pulmonary embolism. N Engl J Med. 2010;363(3):266-74.

12. Wells PS, Ginsberg JS, Anderson DR, Kearon C, Gent M, Turpie AG, et al. Use of a clinical model for safe management of patients with suspected pulmonary embolism. Ann Intern Med. 1998;129(12):997-1005.

13. Volschan A, editor. Diretriz de embolia pulmonar. Arq Bras Cardiol. 2004;83(Supl I):1-8.

14. Stein PD, Terrin ML, Hales CA, Palevsky HI, Saltzman HA, Thompson BT, et al. Clinical, laboratory, roentgenographic and eletrocardiographic findings in patient with acute pulmonary embolism and no pre-existing cardiac or pulmonary disease. Chest. 1991;100(3):598-603.

15. Kucher N, Rossi E, De Rosa M, Goldhaber SZ. Prognostic role of echocardiography among patients with acute pulmonary embolism and a systolic arterial pressure of 90 mm Hg or higher. Arch Intern Med. 2005;165(15):1777-81.

16. Palareti G, Cosmi B, Legnani C, Tosetto A, Brusi C, Iorio A, et al. D-dimer testing to determine the duration of anticoagulation therapy. N Engl J Med. 2006;355(17):1780-9. Erratum in: N Engl J Med. 2006;355(26):2797.

17. Smith SB, Geske JB, Maguire JM, Zane NA, Carter RE, Morgenthaler TI. Early anticoagulation is associated with reduced mortality for acute pulmonary embolism. Chest. 2010;137(6):1382-90.

18. Dalen JE, Alpert JS. Natural history of pulmonary embolism. Prog Cardiovasc Dis. 1975;17(4):259-70.

19. Horstkotte D, Follath F, Gutschik E, Lengyel M, Oto A, Pavie A, et al. Guidelines on prevention, diagnosis and treatment of infective endocarditis executive summary; the task force on infective endocarditis of the European society of cardiology. Eur Heart J. 2004;25(3):267-76.

20. Schriner RW, Ryu JH, Edwards WD. Microscopic pulmonary tumor embolism causing subacute cor pulmonale: a difficult antemortem diagnosis. Mayo Clin Proc. 1991;66(2):143-8.

Leituras recomendadas

Alikhan R, Cohen AT, Combe S, Samama MM, Desjardins L, Eldor A, et al. Risk factors for venous thromboembolism in hospitalized patients with acute medical illness: analysis of the MEDENOX Study. Arch Intern Med. 2004;164(9):963-8.

Geerts WH, Pineo GF, Heit JA, Bergqvist D, Lassen MR, Colwell CW, et al. Prevention of venous thromboembolism: the Seventh ACCP Conference on Antithrombotic and Thrhombolytic Therapy. Chest. 2004;126(3 Suppl):338S-400S.

Goldhaber SZ, Savage DD, Garrison RJ, Castelli WP, Kannel WB, McNamara PM, et al. Risk factors for pulmonary embolism. The framingham study. Am J Med. 1983;74(6):1023-8.

Kucher N, Goldhaber SZ. Cardiac biomarkers for risk stratification of patients with acute pulmonary embolism. Circulation. 2003;108(18):2191-4.

Mirski MA, Lele AV, Fitzsimmons L, Toung TJ. Diagnosis and treatment of vascular air embolism. Anesthesiology. 2007;106(1):164-77.

Stein PD, Fowler SE, Goodman LR, Gottschalk A, Hales CA, Hull RD, et al. Multidetector computed tomography for acute pulmonary embolism. N Engl J Med. 2006;354(22):2317-27.

Stein PD, Woodart PK, Weg JG, Wakefield TW, Tapson VF, Sostman HD, et al. Diagnostic pathways in acute pulmonary embolism: recommendations of the PIOPED II Investigators. Radiology. 2007;242(1):15-21.

Hipertensão Arterial Pulmonar

56

Gisela Meyer
Fernanda Brum Spilimbergo
Márcia Puchalski
Bruno Hochhegger
Sandro Bertani da Silva

Definição e epidemiologia

A hipertensão arterial pulmonar (HAP) é uma doença das arteríolas pulmonares caracterizada por proliferação vascular e remodelamento, o que leva à progressiva elevação na resistência vascular pulmonar e, como consequência, à insuficiência cardíaca direita e morte prematura.

Por mais de um século, antes que as pressões pulmonares pudessem ser aferidas de forma direta em humanos, a arteriosclerose pulmonar foi amplamente aceita como evidência morfológica de HAP crônica. Em 1891, Ernest Von Romberg,[1] um médico e patologista alemão, intrigado com sua incapacidade de descobrir na autópsia a base etiológica de lesões vasculares pulmonares, agora reconhecidas como características da hipertensão idiopática, categorizou a doença simplesmente como "esclerose vascular pulmonar". Mais tarde, em 1907, J. G. Monckeberg[2] corroborou a descrição de Romberg com seu livro intitulado "Arteriosclerose genuína da artéria pulmonar".

Anos depois, em 1940, De Navazquez e colaboradores[3] publicaram casos definindo a condição então chamada de arteriosclerose pulmonar primária, cujo título introduziu a denominação "hipertensão pulmonar". Publicações sucessivas incluíam o termo "hipertensão pulmonar" no título ou no texto. Entre os anos de 1960 e 1970, a comunidade médica viu uma "epidemia" de casos devido ao uso de inibidores de apetite e, a partir desse período, pesquisadores e médicos tiveram de fazer grandes mudanças na forma de manejar a hipertensão pulmonar.

Hoje, a HAP continua sendo uma doença relativamente rara, grave e fatal. A prevalência estimada é de cerca de 15 a 50 pessoas/milhão de habitantes no Ocidente. Em determinados grupos em situação de risco, a prevalência é substancialmente maior. Por exemplo, em pacientes infectados pelo vírus da imunodeficiência humana (HIV), é de 0,5%; naqueles com doença falciforme, de 20 a 40%; e em pacientes com esclerose sistêmica, pode atingir até 16%.

A HAP é mais comum em mulheres jovens, com uma média de idade de 36 anos ao diagnóstico, mas pode ocorrer em qualquer período da vida. A forma idiopática (HAPI) é duas vezes mais comum em mulheres. Embora a verdadeira prevalência relativa de HAPI, HAP hereditária (HAPH) e HAP associada seja desconhecida, é provável que a HAPI responda por pelo menos 40% dos casos. Devido à natureza não específica dos sintomas, é mais diagnosticada quando os pacientes atingem um estágio avançado da doença (classe funcional III e IV), sugerindo que a prevalência real possa ser superior à documentada na literatura.

> **ATENÇÃO**
>
> O diagnóstico é feito de forma invasiva, por meio de cateterismo cardíaco direito, determinando-se que a hipertensão pulmonar (HP) está presente quando a pressão média da artéria pulmonar está maior ou igual a 25 mmHg em repouso.

Os sintomas são insidiosos nas fases iniciais da doença e, à medida que esta progride, vão se intensificando. Os mais comuns são cansaço progressivo aos esforços, dispneia, dor torácica e síncope.

Patogênese

O aumento da resistência vascular pulmonar resulta de um desequilíbrio entre substâncias vasodilatadoras (diminuição de prostaciclina, óxido nítrico) e vasoconstritoras (aumento de tromboxano A2, endotelina-1, serotonina) produzidas no endotélio vascular, além do remodelamento da parede vascular, causado pela proliferação excessiva de células e taxas reduzidas de apoptose. Níveis elevados de fibrinopeptídeo A e inibidor do ativador do plasminogênio-1 e níveis reduzidos de ativador de plasminogênio tecidual contribuem para o estado pró-coagulante.

Histologicamente, a HAP caracteriza-se por uma panvasculopatia que afeta de forma predominante pequenas artérias pulmonares, onde uma série de anomalias arteriais (incluindo hiperplasia da íntima, hipertrofia da média, proliferação da adventícia, trombose *in situ*, graus variados de inflamação e arteriopatia plexiforme) vão estar presentes.

A predisposição para doença vascular pulmonar tem sido relacionada com mutações no gene do receptor de proteína morfogenética óssea tipo 2 (BMPR2) ou, muito raramente, com dois outros membros da superfamília do fator-β transformador do crescimento – quinase tipo 1 semelhante à ativina (ALK1) e endoglina (ENG) –, que estão associados à telangiectasia hemorrágica hereditária. Além disso, cerca de 20% dos pacientes com HAPI carregam mutações em BMPR2.

Nos últimos anos, houve um aumento significativo das evidências do papel da inflamação na gênese da HAP. Sabe-se que, ao redor das lesões plexiformes, há um grande número de linfócitos T e B, bem como de células dendríticas. Além disso, a presença de quimiocinas e citocinas circulantes, componentes proteicos virais e fatores de crescimento (como fator de crescimento derivado de plaquetas – PDGF, fator de crescimento vascular endotelial – VEGF e fator de crescimento epidérmico – EGF) parece contribuir diretamente para o recrutamento adicional de células inflamatórias e para a proliferação das células musculares lisas e endoteliais nesses pacientes.

Destaca-se, ainda, o papel das infecções virais, visto que alguns estudos mostraram associação entre vírus Epstein-Barr e linfoma de Hodgkin, assim como entre citomegalovírus e parvovírus e esclerodermia. Os agentes inflamatórios podem promover alterações na circulação pulmonar por ação direta e por mecanismos inflamatórios. Também foi descrita associação do herpes vírus humano tipo 8 (HHV8) e o desenvolvimento de lesões plexiformes, e existe especulação sobre a possibilidade de o vírus da hepatite C (HCV) desempenhar um papel independente na gênese da HP associada à hepatite C, ou, de outra forma, de o fenômeno se dever apenas à presença de hipertensão portal.

Classificação e epidemiologia

Embora seja considerada uma doença rara, acomete cerca de 25 casos por milhão de adultos, segundo o registro nacional francês, publicado por Humbert e colaboradores[4] em 2006. Um dado da Escócia indica 52 casos por milhão de habitantes.[4] Se a taxa de prevalência de 25 casos por milhão for extrapolada para a população mundial, há aproximadamente 160 mil casos de HAP no mundo todo. A HAPI corresponde ao tipo mais prevalente no registro francês, comprometendo com maior frequência o sexo feminino. A HAP também pode estar associada a cardiopatia congênita, doenças do tecido conjuntivo, drogas e toxinas, HIV, hipertensão portal, hemoglobinopatias e distúrbios mieloproliferativos.

A classificação clínica da HP passou por uma série de modificações desde a primeira proposta, em 1973.[5] A classificação original contemplava somente duas categorias: HP primária e HP secundária, de acordo com a presença de fatores de risco ou causas identificáveis.

Após 25 anos, durante o II Simpósio em HP em Evian, 1998, na França, foram criadas categorias que guardavam entre si características clínicas e patológicas semelhantes, assim como opções terapêuticas.[6]

Em Veneza, 2003, foi realizado o III Simpósio Mundial em HP, cujas principais modificações foram a substituição do termo hipertensão pulmonar primária por hipertensão arterial pulmonar idiopática, HAP familiar se presentes outros casos na família e HAP associada às causas identificáveis.[6]

Por fim, em 2008, houve o IV Simpósio em HP, em Dana Point, Califórnia, no qual se manteve a estrutura básica e organizacional das classificações de Evian e Veneza, com algumas pequenas modificações.[7] No **QUADRO 56.1**, tem-se a classificação de Veneza; no **QUADRO 56.2**, a classificação atualizada de Dana Point, com os itens modificados em negrito.

Grupo 1: hipertensão arterial pulmonar

Hipertensão arterial pulmonar idiopática e hereditária

A HAPI corresponde à doença esporádica em que não há história de HAP na família, com uma prevalência de cerca de seis casos por milhão. Estudos recentes, baseados em relatos de casos de HAPI em pacientes com mais de 70 anos, sugerem que a faixa etária de incidência está aumentando.[4]

A HAP hereditária, antes chamada de HAP familiar, teve seu nome alterado com vistas a chamar atenção para a herança genética. Quando a HAP ocorre em um contexto familiar, mutações de BMPR2 são identificadas em aproximadamente 70% dos casos. A transmissão hereditária de HAP ocorre em cerca de 6 a 10% dos pacientes com HAP, e mutações de BMPR2 foram detectadas em até 25% dos pacientes com HAPI e em 15% daqueles com HAP associada ao uso de anorexígenos. Mais raramente, mutações de ALK1 também têm sido identificadas em pacientes com HAP, de modo predominante em associação com telangiectasia hemorrágica hereditária.

QUADRO 56.1 → Classificação de hipertensão pulmonar de Veneza, 2003

1. Hipertensão Arterial Pulmonar 1.1 HAP idiopática 1.2 HAP familiar 1.3 HAP associada a: 1.3.1 Doença vascular do colágeno 1.3.2 Shunt sistêmico-pulmonar congênito 1.3.3 Hipertensão portal 1.3.4 HIV 1.3.5 Drogas e toxinas 1.3.6 Outros (alterações de tireoide, doenças de depósito de glicogênio, Gaucher, hemoglobinopatias, telangiectasia hemorrágica hereditária [THH], doenças mieloproliferativas e esplenectomia) 1.4 Associada a componente venoso ou capilar significativo 1.4.1 Doença veno-oclusiva pulmonar (DVOP) 1.42 Hemangiomatose capilar pulmonar (HCP) 1.5 Hipertensão pulmonar persistente do recém-nascido
2. HP Associada à Doença do Coração Esquerdo 2.1 Doença ventricular ou atrial esquerda 2.2 Doença valvular do coração esquerdo
3. HP Associada a Doenças Pulmonares e/ou Hipoxemia 3.1 Doença pulmonar obstrutiva crônica 3.2 Doença intersticial pulmonar 3.3 Distúrbios respiratórios do sono 3.4 Distúrbios com hipoventilação alveolar 3.5 Exposição crônica a altas altitudes 3.6 Anormalidades do desenvolvimento pulmonar
4. HP por Doença Trombótica e/ou Embólica Crônica 4.1 Obstrução troboembólica de artérias proximais 4.2 Obstrução troboembólica de artérias distais 4.3 Embolia pulmonar não trombótica (tumores, parasitas ou materiais estranhos)
5. Miscelânea Sarcoidose, histiocitose X, linfangioliomiomatose, compressão de veias pulmonares

Fonte: Adaptado de Simmoneau e colaboradores.[7]

QUADRO 56.2 → Classificação clínica atualizada de hipertensão pulmonar de Dana Point, 2008

1. Hipertensão Arterial Pulmonar 1.1 HAP idiopática 1.2 Hereditária **1.2.1 BMPR2** **1.2.2 ALK1, endoglina (com ou sem telangectasia hemorrágica hereditária – THH)** **1.2.3 Desconhecida** 1.3 Induzida por drogas ou toxinas 1.4 Associada a: 1.4.1 Doença do tecido conjuntivo 1.4.2 Infecção pelo HIV 1.4.3 Hipertensão portal 1.4.4 Doença cardíaca congênita **1.4.5 Esquistossomose** **1.4.6 Anemias hemolíticas crônicas** 1.5 Hipertensão pulmonar persistente do recém-nascido
1'.Doença Veno-oclusiva Pulmonar e/ou Hemangiomatose Capilar Pulmonar
2. HP Associada à Doença do Coração Esquerdo **2.1 Disfunção sistólica** **2.2 Disfunção diastólica** **2.3 Doenção valvular**
3. HP Associada a Doenças Pulmonares e/ou Hipoxemia 3.1 Doença pulmonar obstrutiva crônica 3.2 Doença intersticial pulmonar **3.3 Outras doenças pulmonares com mistura de padrões restritivos e obstrutivos** 3.4 Distúrbios respiratórios do sono 3.5 Distúrbios com hipoventilação alveolar 3.6 Exposição crônica a altas altitudes 3.7 Anormalidades do desenvolvimento pulmonar
4. Hipertensão Pulmonar Tromboembólica Crônica
5. HP com Mecanismos Multifatoriais Crônica **5.1 Distúrbios hematológicos: doenças mieloproliferativas, esplenectomia** **5.2 Doenças sistêmicas: sarcoidose, histiocitose pulmonar de células de Langerhans, linfangioliomiomatose, neurofibromatose, vasculites** **5.3 Doenças metabólicas: doenças do depósito do glicogênio, doença de Gaucher, doenças de tireoide** **5.4 Outros: obstrução tumoral, mediastinite fibrosante, insuficiência renal crônica em hemodiálise**

Fonte: Adaptado de Simonneau e colaboradores.[7]

Hipertensão arterial pulmonar associada a drogas e toxinas

A associação entre anorexígenos e HAP foi identificada em 1960, quando se observou uma epidemia de HAPI na Europa após a introdução do aminorex. Com a descontinuação dessa medicação, a incidência de HAP diminuiu. Também outros medicamentos parecem estar envolvidos no desenvolvimento de HAP. No novo simpósio, a lista de drogas foi atualizada e dividida segundo a associação da droga com HAP, conforme o QUADRO 56.3.

Hipertensão arterial pulmonar associada a doenças do tecido conjuntivo

A HAP associada a doenças do tecido conjuntivo representa um importante subgrupo clínico. A prevalência para esclerose sistêmica está estabelecida entre 7 e 12%. Vários estudos

QUADRO 56.3 → Drogas e toxinas associadas (lista atualizada)

DEFINITIVA	POSSÍVEL	PROVÁVEL	IMPROVÁVEL
Aminorex	Cocaína	Anfetaminas	Contraceptivos orais
Fenfluramina	Fenilpropolamina	L-triptofano	Estrógenos
Dexfenfluramina	Erva-de-são-joão	Metanfetaminas	Tabagismo
Óleo de canola tóxico	Agentes quimioterápicos		
	Inibidores seletivos da recaptação da serotonina		

a longo prazo sugerem que o prognóstico desses pacientes é significativamente pior do que o dos pacientes com HAPI, apesar do uso de terapias modernas. É importante lembrar que a HAP não representa a única causa de hipertensão pulmonar na esclerose sistêmica: hipertensão por fibrose pulmonar também é frequente, e disfunção diastólica do coração esquerdo não é incomum.

Na ausência de doença pulmonar fibrótica, a HAP tem sido raramente relatada em outras doenças do tecido conjuntivo como lúpus eritematoso sistêmico, doença mista do tecido conjuntivo, síndrome de Sjögren, polimiosite e artrite reumatoide.

Hipertensão arterial pulmonar associada ao HIV

A HAP é uma complicação rara mas bem estabelecida da infecção pelo HIV. Dados epidemiológicos do início de 1990,[8] época em que a terapia antirretroviral altamente ativa ainda não estava disponível, indicaram uma prevalência de 0,5%. A HAP associada ao HIV apresenta características clínicas, histológicas e hemodinâmicas semelhantes às observadas na HAPI. Curiosamente, em um número substancial de casos, a normalização da hemodinâmica vascular pulmonar pode ser obtida com o tratamento indicado de HAP, o que é muito raro na HAPI.

Hipertensão arterial pulmonar associada a hipertensão portopulmonar

O desenvolvimento de HAP em associação com a pressão elevada na circulação portal é conhecido como hipertensão portopulmonar. A hipertensão portal, e não a presença de doença hepática subjacente, é o principal fator de risco determinante para o desenvolvimento de hipertensão portopulmonar. Estudos hemodinâmicos mostraram que 2 a 6% dos pacientes com hipertensão portal têm HP. O cateterismo é absolutamente obrigatório para o diagnóstico definitivo da hipertensão portopulmonar, pois vários fatores podem aumentar a pressão arterial pulmonar (PAP) na presença de doença hepática avançada, como fluxos elevados associados ao estado hiperdinâmico circulatório e pressão capilar pulmonar aumentada pela sobrecarga de fluidos e/ou disfunção diastólica.

Hipertensão arterial pulmonar associada a doença cardíaca congênita

Uma proporção significativa de pacientes com doença cardíaca congênita (DCC), em particular aqueles com derivações sistêmico-pulmonares, vão desenvolver HAP se a DCC não for tratada. A exposição permanente da vasculatura pulmonar ao fluxo sanguíneo aumentado, assim como o aumento da pressão, podem resultar em arteriopatia pulmonar obstrutiva, o que leva ao aumento da resistência vascular pulmonar (RVP) e à inversão de *shunt* (direito-esquerdo). Esse quadro caracteriza a síndrome de Eisenmenger, presente em aproximadamente 8% dessa população.

Hipertensão arterial pulmonar associada a esquistossomose

Na nova classificação de Dana Point, a HP associada à esquistossomose foi incluída no grupo 1.[7] Nas anteriores, essa modalidade estava no grupo IV (HP por doença trombótica e/ou embólica crônica) em função do achado anterior de que a embolia de ovos na circulação pulmonar era o mecanismo exclusivo na gênese dessa doença. Contudo, evidências mais recentes indicam que a apresentação clínica de tal doença é semelhante à da HAPI no que se refere aos achados histológicos, incluindo o desenvolvimento de lesões plexiformes. Esta representa uma forma frequente de HAP, especialmente nos países em que a infecção é endêmica, como o Brasil. Estima-se que mais de 200 milhões de pessoas estejam infectadas com qualquer uma das três espécies de esquistossoma e que 4 a 8% dos pacientes desenvolverão a forma hepatoesplênica crônica.

Hipertensão arterial pulmonar associada a anemia hemolítica crônica

As anemias hemolíticas crônicas representam uma nova subcategoria de HAP, outrora classificada em "Outros", como as condições associadas ao desenvolvimento da HAP. Desde Veneza, há uma crescente evidência de que a HAP é uma complicação de anemias hemolíticas crônicas hereditárias e adquiridas, incluindo doença falciforme, talassemia, esferocitose hereditária e anemia hemolítica microangiopática.

Grupo 1: Doença pulmonar veno-oclusiva (DPVO) e hemangiomatose capilar (HCP)

Estas duas entidades apresentam características histológicas típicas de HAP, associadas a uma venopatia oclusiva (DPVO) ou a uma microvasculopatia (HCP), e também exibem achados de hipertensão venosa pulmonar, como hemossiderose pulmonar, edema intersticial e dilatação dos linfáticos. Com tais características bastante peculiares, a resposta ao tratamento medicamentoso e o prognóstico dessas duas entidades são piores do que os da HAP. Diante das evidências atuais, determinou-se que DPVO/HCP deve estar em categoria distinta, mas não completamente separada da HAP. Por isso, na classificação atual, DPOV/HCP é designada como Grupo 1'.

Grupo 2: Hipertensão pulmonar associada a doença do coração esquerdo

Doenças ventriculares ou valvulares esquerdas podem produzir um aumento na pressão atrial esquerda, levando à elevação da pressão nas artérias pulmonares. Nesta situação, a RVP é normal ou praticamente normal (< 3,0 unidades Wood) e o gradiente transpulmonar é < 12 mmHg. Na classificação de Dana Point, as subcategorias do Grupo 2 foram alteradas e passaram a incluir três etiologias distintas: disfunção cardíaca sistólica, disfunção cardíaca diastólica e doença cardíaca valvular esquerda. Não há estudos utilizando medicamentos aprovados para HAP nesta população. Dessa forma, a eficácia e a segurança de tais medicamentos permanecem desconhecidas.

Grupo 3: Hipertensão pulmonar associada a doenças pulmonares e/ou hipoxemia

Nesta categoria, a causa predominante da HP é a hipoxia alveolar como resultado de doença pulmonar, déficit de controle da ventilação e permanência ou residência em grandes altitudes. A prevalência da HP em todas essas condições ainda permanece desconhecida. Na classificação atual, a principal modificação nesse grupo foi adicionar uma categoria de doença pulmonar caracterizada por uma mistura de padrão restritivo e obstrutivo. Esse novo subgrupo inclui bronquiectasias crônicas, fibrose cística e uma nova síndrome marcada pela combinação de fibrose pulmonar, principalmente nas zonas inferiores do pulmão, e enfisema nas zonas superiores, chegando a uma prevalência de HP de quase 50%. Em pacientes com doença parenquimatosa pulmonar, a HP costuma ser modesta (média da PAP de 25 a 35 mmHg). No entanto, em alguns pacientes, as elevações da PAP podem ser mais importantes (PAP média de 35 a 50 mmHg). Em tais pacientes, essa HP é considerada "fora do padrão", em especial quando o comprometimento funcional e estrutural pulmonar é moderado. Em recente estudo retrospectivo de 998 pacientes com doença pulmonar obstrutiva crônica submetidos ao cateterismo cardíaco direito, somente 1% teve PAP > 40 mmHg.

Grupo 4: Hipertensão pulmonar tromboembólica crônica (HPTC)

A HPTC representa causa frequente de HP e pode ocorrer em até 4% dos pacientes após embolia pulmonar aguda. Na classificação de Veneza, a HPTC foi dividida em dois subgrupos: HPTC proximal (acessível à tromboendarterectomia) e HPCT distal (não acessível a cirurgia). Hoje, não há mais consenso entre os especialistas sobre as definições de HPTC proximal e distal. Assim, foi decidido manter no Grupo 4 apenas uma categoria única de HPTC, para enfocar a necessidade de encaminhamento desses pacientes a centros especializados, a fim de que seja avaliada de forma adequada a possibilidade de realização de tromboendarterectomia pulmonar, sendo esta a única forma potencialmente curável de HP.

Avaliação diagnóstica

A avaliação de um paciente com suspeita de HP exige uma série de investigações para confirmar o diagnóstico, esclarecer o grupo clínico da HP e a etiologia específica dentro do grupo, bem como avaliar o comprometimento funcional e hemodinâmico.

A abordagem de investigação diagnóstica é sugerida conforme a **FIGURA 56.1**, publicada pelos consensos em HP.

Apresentação clínica

> **ATENÇÃO**
>
> Os sintomas da HAP são inespecíficos e incluem falta de ar, fadiga, fraqueza, dor no peito, tonturas, síncope e distensão abdominal. Os sintomas em repouso são relatados apenas nos casos muito avançados. Ao exame físico, podem ser observados acentuado componente pulmonar da segunda bulha, sopro holossistólico de regurgitação tricúspide, sopro diastólico de insuficiência pulmonar e sinais de insuficiência cardíaca direita como distensão das veias jugulares, hepatomegalia, edema periférico, ascite e extremidades frias.

O exame também pode fornecer pistas sobre a causa da HP, como presença de telangiectasia digital, ulceração e esclerodactilia sugerindo esclerodermia; crepitações inspiratórias apontando para doença intersticial pulmonar; aranhas vasculares, atrofia testicular e eritema palmar caracterizando doença hepática.

Eletrocardiograma

O eletrocardiograma (ECG) pode fornecer evidências sugestivas de HP ao demonstrar hipertrofia e sobrecarga de ventrículo direito (VD), dilatação do átrio direito (AD) e

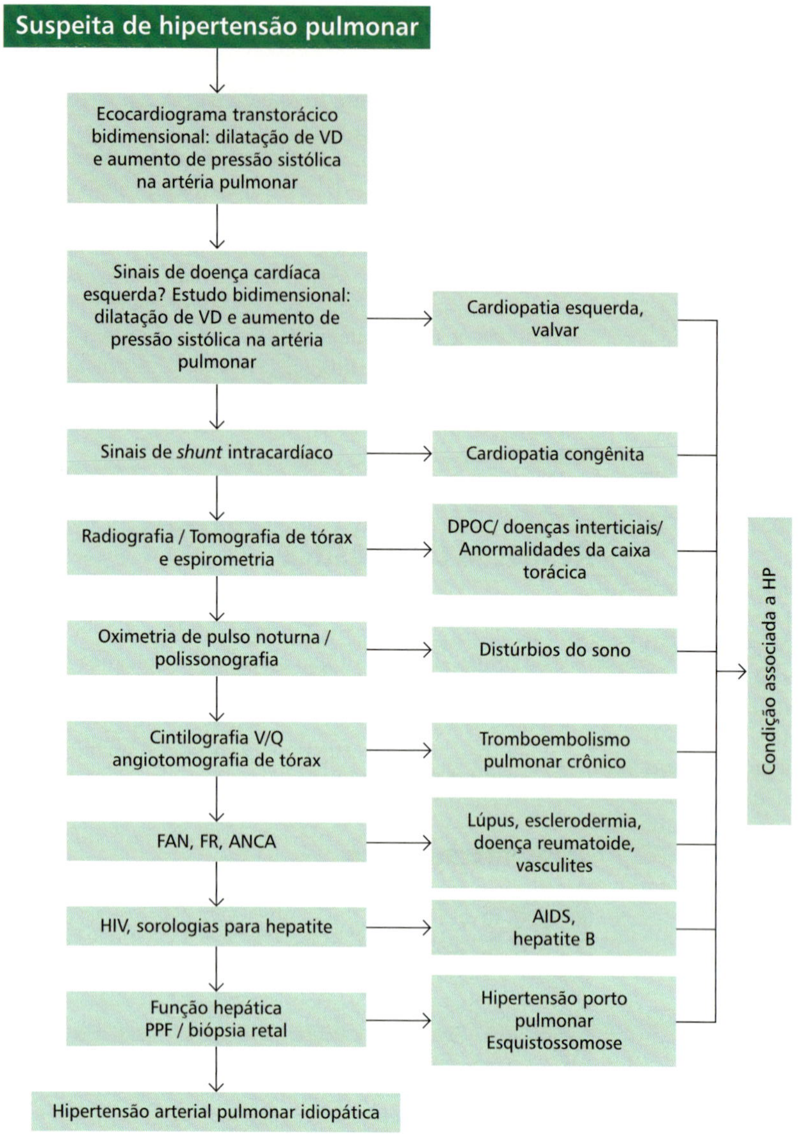

FIGURA 56.1 → Algoritmo de abordagem diagnóstica para hipertensão pulmonar.

desvio do eixo QRS para a direita. A hipertrofia de VD no ECG está presente em 87% dos pacientes com hipertensão pulmonar idiopática, e o desvio direito do eixo para direita, em 79% deles. Arritmias ventriculares são raras. Arritmias supraventriculares podem estar presentes em estágios avançados, em particular fibrilação atrial e *flutter* atrial.

Testes de função pulmonar

Pacientes com HAP em geral têm uma capacidade de difusão pulmonar de monóxido de carbono na faixa de 40 a 80% do previsto e volumes pulmonares leve a moderadamente reduzidos. Dessa forma, os testes de função pulmonar podem auxiliar no diagnóstico etiológico da HP. Na presença de obstrução irreversível com aumento do volume residual e da redução da capacidade de difusão de monóxido de carbono, é possível supor que se trata de HP associada a doença pulmonar obstrutiva crônica (DPOC). A diminuição nos volumes pulmonares e na capacidade de difusão de monóxido de carbono indica a possibilidade de doença pulmonar intersticial.

O Teste da Caminhada dos 6 Minutos é o que mais se presta para avaliar os eventuais efeitos das intervenções terapêuticas (ver Capítulo "Avaliação Funcional Pulmonar")

Ecocardiograma

O ecocardiograma bidimensional transtorácico com Doppler é um método sensível, não invasivo e atualmente recomendado para avaliação inicial de pacientes com suspeita de HAP. Dentre as vantagens adicionais, destacam-se a ausência de efeitos colaterais, sua reprodutibilidade, baixo custo e, principalmente, sua mobilidade, permitindo a realização de exames à beira do leito, embora o cateterismo cardíaco permaneça sendo o padrão-ouro para o diagnóstico definitivo. É importante também para a exclusão de causas cardíacas secundárias de HP como cardiopatias congênitas, disfunção ventricular esquerda e doenças valvulares.

Os achados ao ecocardiograma modo-M são qualitativos e estão relacionados com as modificações da movimentação da válvula pulmonar decorrentes da elevação da pressão na circulação pulmonar: diminuição da onda A pulmonar, horizontalização do segmento E-F pulmonar, incisura mesossistólica pulmonar e prolongamento do período pré-ejeção/encurtamento do período de ejeção pulmonar.

No estudo bidimensional, a presença de dilatação de cavidades direitas (FIGURA 56.2), hipertrofia de VD (espessura ≥ 5 mm), septo interventricular retificado ou com convexidade sistólica para o ventrículo esquerdo (FIGURA 56.3) e dilatação da artéria pulmonar está relacionada com a elevada pressão sistólica do VD. Derrame pericárdico também pode ser observado, e sua presença relaciona-se com a dificuldade de drenagem para o AD, que apresenta pressão elevada.

O desenvolvimento da ecocardiografia com Doppler permitiu avaliar de forma não invasiva, confiável e quantitativa os valores das pressões pulmonares e da função ventricular direita. A estimativa da pressão sistólica na artéria pulmonar pela ecocardiografia está baseada na identificação do refluxo tricúspide (RT) pelo mapeamento de fluxo em cores e na medida da velocidade máxima deste jato regurgitante (V_{RT}) com o Doppler contínuo. A velocidade máxima do refluxo

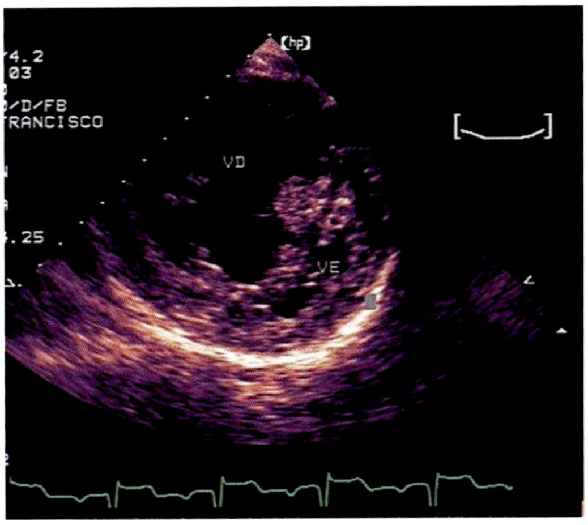

FIGURA 56.3 → Modo bidimensional, corte paraesternal transversal mostrando aumento de VD e septo interventricular retificado por sobrecarga pressórica ventricular direita.

permite o cálculo do gradiente sistólico VD-AD ($\Delta S_{VD\text{-}AD}$) a partir da equação simplificada de Bernoulli, onde $\Delta S_{VD\text{-}AD}$ é igual a $4V_{RT}^2$ (FIGURA 56.4). O valor do gradiente sistólico ($\Delta S_{VD\text{-}AD}$), somado à pressão de átrio direito (PAD), fornece o valor da pressão sistólica ventricular direita (PSVD), que na ausência de obstrução ao fluxo entre o VD e a artéria pulmonar representará a pressão sistólica na artéria pulmonar (PSAP). Existe uma boa correlação nos registros obtidos por Doppler e cateterismo, não sendo afetados por variações de débito cardíaco. A PAD utilizada para o cálculo da PSAP pode ser obtida diretamente, sendo que a PAD é igual à pressão venosa central, ou estimada pela análise do calibre e da variação respiratória da veia cava inferior, observados no ecocardiograma bidimensional pela via subcostal em paciente sem ventilação mecânica (TABELA 56.1).

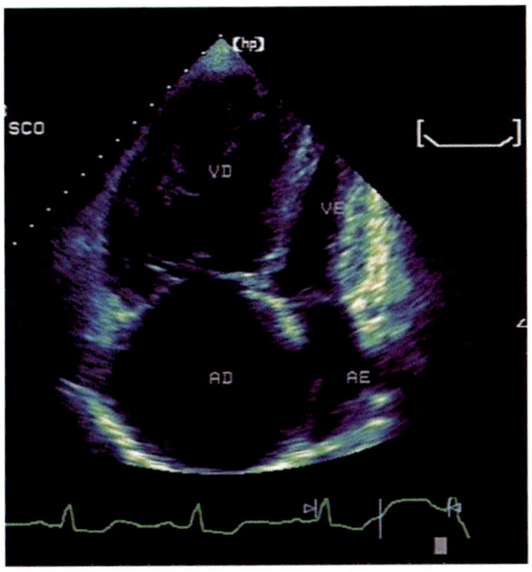

FIGURA 56.2 → Modo bidimensional, corte paraesternal longitudinal mostrando aumento de VD e AD por sobrecarga pressórica dessas câmaras.

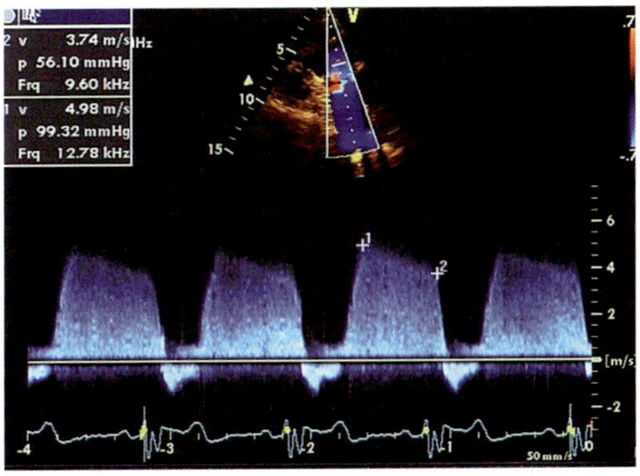

FIGURA 56.4 → Curva de velocidade do refluxo tricúspide obtida com Doppler contínuo para estimar o gradiente VD/AD. Neste caso, a velocidade máxima de 6,76 cm/s ($4V^2$) permite estimar o gradiente VD/AD em 183 mmHg.

TABELA 56.1 → Estimativa da pressão atrial direita feita pela observação da variação do diâmetro e do colabamento da veia cava inferior com a respiração

DIÂMETRO DA CAVA INFERIOR COM A RESPIRAÇÃO NORMAL	PORCENTAGEM COLAPSO COM A INSPIRAÇÃO	PAD (MMHG)
Pequena (<1,5 cm)	55-100%	0-5
Normal (1,5-2,5 cm)	>50%	5-10
Normal (1,5-2,5 cm)	<50%	12-15
Dilatada (>2,5 cm)	<50%	15-20
Dilatada (2,5 cm)	0	>20

A pressão média da artéria pulmonar (PMAP) pode ser estimada de duas maneiras pelo Doppler. Na primeira, com a identificação e o registro do refluxo pulmonar com o Doppler colorido, mede-se a velocidade inicial da curva e aplica-se a equação de Bernoulli simplificada, sendo a PMAP fornecida diretamente ($4V_{INICIAL}^2$) **(FIGURA 56.5)**. A medida da PMAP pelo Doppler utilizando a equação de Bernoulli, quando comparada com as obtidas pelo cateterismo, mostra correlação de 0,92.

A segunda maneira de obter a PMAP é utilizando o Doppler pulsado: estando a amostra volume localizada ao nível da válvula pulmonar, centralmente e logo antes da abertura das cúspides valvulares, identifica-se o tempo de aceleração (TAc) do fluxo sistólico pulmonar, sendo que ele se apresenta encurtado na presença de PAP elevada. A equação de Mahan permite o cálculo da pressão média pulmonar, onde 79 e 0,45 são constantes. O valor é dado pela fórmula PMAP = 79 – 0,45 (TAc) **(FIGURA 56.6)**.

A estimativa da pressão diastólica na artéria pulmonar (PDAP) depende da identificação do refluxo pulmonar ao Doppler colorido e da medida de velocidade final deste jato regurgitante (V_{FINAL}). Utilizando-se a equação simplificada de Bernoulli, $4V_{FINAL}^2$, calcula-se o gradiente de pressão diastólico final entre a artéria pulmonar e o VD. Pela soma do gradiente diastólico final e da PAD, é obtido o valor da pressão diastólica pulmonar (PDAP = PAD + $\Delta D_{AP\text{-}VD\ final}$).

Estudos recentes enfatizam a importância da função ventricular direita no prognóstico de várias doenças cardiopulmonares, e a busca por métodos semiquantitativos ou quantitativos que permitam avaliação com melhor acurácia tem sido constante. Dentre eles, salienta-se a mudança fracional da área do VD, a velocidade de deslocamento do anel tricúspide, a medida da velocidade sistólica pelo Doppler tecidual no anel tricúspide e o índice de desempenho miocárdico.

A mudança fracional da área do VD, medida pelo plano apical de quatro câmaras, apresenta boa correlação com a fração de ejeção medida pela RM (r = 0,88) e tem sido relacionada com prognóstico, sendo um preditor independente de insuficiência cardíaca, morte súbita, acidente vascular cerebral e/ou mortalidade em estudos de pacientes após embolia pulmonar e infarto.

A função sistólica também pode ser avaliada pela velocidade do deslocamento do anel tricúspide. Durante a sístole, devido ao encurtamento sistólico longitudinal do

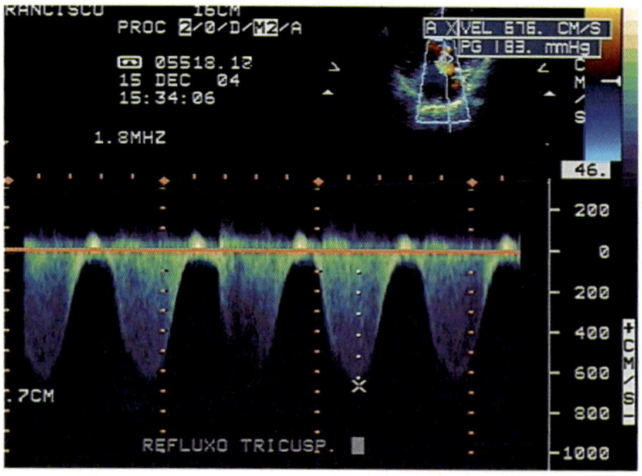

FIGURA 56.5 → Medida da velocidade e gradiente entre VD e artéria pulmonar pelo refluxo pulmonar. Gradiente inicial de 99 mmHg (velocidade inicial de 4,98 m/s) e gradiente final de 56 mmHg (velocidade final de 3,7 4m/s).

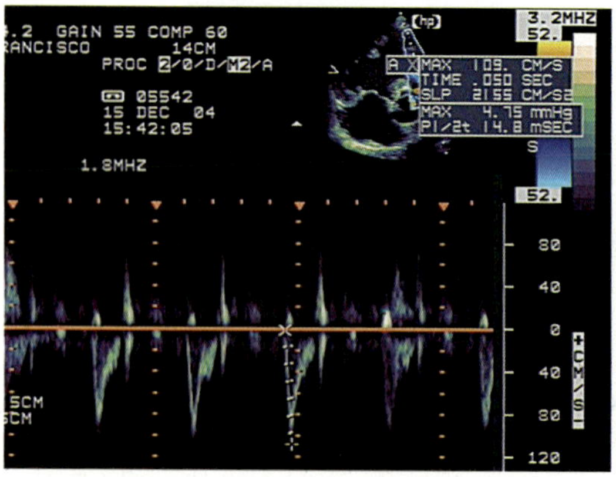

FIGURA 56.6 → Medida do tempo de aceleração (TAc) definido como sendo o intervalo de tempo entre o início da curva de fluxo (I) e sua velocidade de pico (P). TAc no caso de 50 ms e pressão média pulmonar estimada em 56 mmHg.

VD, que reflete a integridade da contratilidade do septo interventricular e da parede livre do VD, ocorre deslocamento do anel tricúspide em direção ao ápice. Essa medida é obtida por meio da análise do deslocamento do anel da valva tricúspide, durante a sístole e a diástole, ao longo de uma linha reta, através do registro do modo-M a partir de um corte apical quatro câmaras com o cursor passando pelo anel lateral da válvula tricúspide, no ponto de junção com a parede livre do VD (FIGURA 56.7). Uma excursão anular menor do que 1,6 cm tem sido associada a disfunção ventricular e pior prognóstico em várias doenças cardiovasculares.

Essa movimentação do anel tricúspide descrita anteriormente também pode ser avaliada pelo Doppler tecidual, a partir da medida da velocidade da onda sistólica (S').

O índice de desempenho miocárdico (índice de TEI) permite a avaliação da função sistólica global do VD (FIGURA 56.8). Com a amostra de volume do Doppler pulsado ao nível da válvula tricúspide e na via de saída do VD, obtêm-se o tempo entre a abertura e o fechamento da válvula tricúspide ("tempo a") e o tempo de ejeção ("tempo b"), respectivamente. O índice de desempenho miocárdico é calculado pela equação descrita a seguir:

Índice de desempenho = (a – b) / b

O valor normal é 0,28 ± 0,04. Um índice de TEI aumentado, maior do que 0,40, é um marcador sensível e específico de HP e disfunção ventricular direita e também correlaciona-se com sobrevida.

O Strain bidimensional (Strain 2D), utilizando a técnica do *speckel tracking* também tem se mostrado promissor na avaliação da função ventricular direita, com relatos de excelente correlação com a RM. A técnica do Strain 2D baseia-se em um processamento de imagens obtidas no ecocardiograma bidimensional, fazendo-se o rastreamento dos *speckles*, ou pontos brilhantes causados pela reflexão natural do ultrassom para avaliar o *strain* do miocárdio, ou seja, a taxa de deformação de qualquer segmento utilizando um *software* específico. O valor normal para ventrículo direito é superior a 16%.

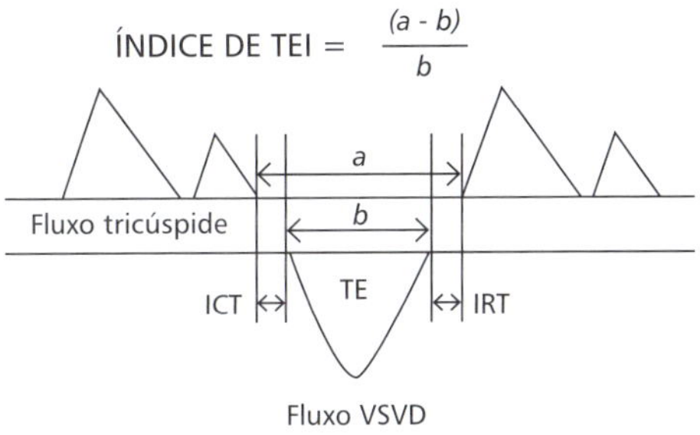

FIGURA 56.8 → Esquema do cálculo do índice de desempenho miocárdico. O intervalo "a" corresponde ao tempo entre a abertura e o fechamento da válvula tricúspide; o intervalo "b" (tempo de ejeção – TE) corresponde ao tempo entre a abertura e o fechamento da válvula pulmonar. ICT = intervalo de contração isovolumétrica; IRT = intervalo de relaxamento isovolumétrico.

Recentemente, o ecocardiograma tridimensional (3D) com transdutores de terceira geração e imagens em tempo real foi validado, comparando-se à RM na avaliação da função do VD. O aprimoramento dos aparelhos e o desenvolvimento de novos métodos e modalidades ecocardiográficas têm proporcionado maior confiabilidade e reprodutibilidade dos seus resultados. O prognóstico da HAP, mesmo para os pacientes tratados com terapia moderna, permanece ruim e com elevada mortalidade. Os fatores preditivos de pior prognóstico ao ecocardiograma são aumento de AD e VD, redução da função sistólica do VD, aumento do índice de TEI, diminuição do deslocamento do anel tricúspide e surgimento de derrame pericárdico.

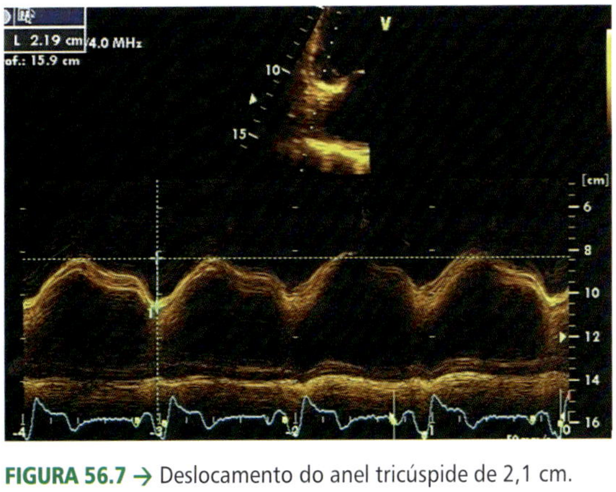

FIGURA 56.7 → Deslocamento do anel tricúspide de 2,1 cm.

Avaliação hemodinâmica: cateterismo cardíaco direito

O cateterismo cardíaco direito é considerado o padrão-ouro para o diagnóstico definitivo de HP e também é utilizado para avaliar a gravidade do déficit hemodinâmico e testar a vasorreatividade da circulação pulmonar. Sempre devem ser verificados, durante o exame, os seguintes parâmetros: PAD, PAP sistólica, diastólica e média, pressão de cunha capilar pulmonar (PCP), débito e índice cardíaco (DC e IC), RVP, resistência vascular sistêmica (RVS), pressão arterial e saturação de oxigênio venoso misto e arterial (FIGURAS 56.9 e 56.10).

Estabelece-se a presença de HAP quando há uma elevação sustentada da PAP média igual ou maior do que 25 mmHg em repouso, com uma pressão de cunha capilar pulmonar média ou pressão diastólica final ventricular esquerda (PD_2 de VE) menor do que 15 mmHg e RVP maior ou igual a 3 unidades wood. A resposta de vasorreatividade positiva é definida como uma redução na PAP média maior ou igual a 10 mmHg para atingir um valor absoluto menor ou igual a 40 mmHg com manutenção ou au-

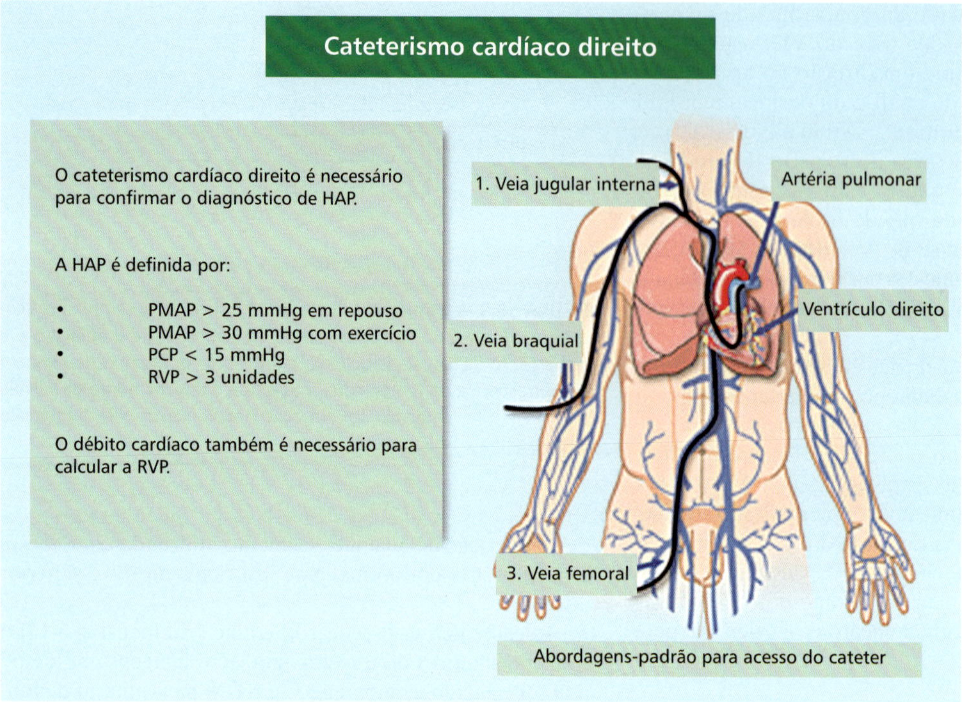

FIGURA 56.9 → Parâmetros hemodinâmicos para o diagnóstico de hipertensão arterial pulmonar.

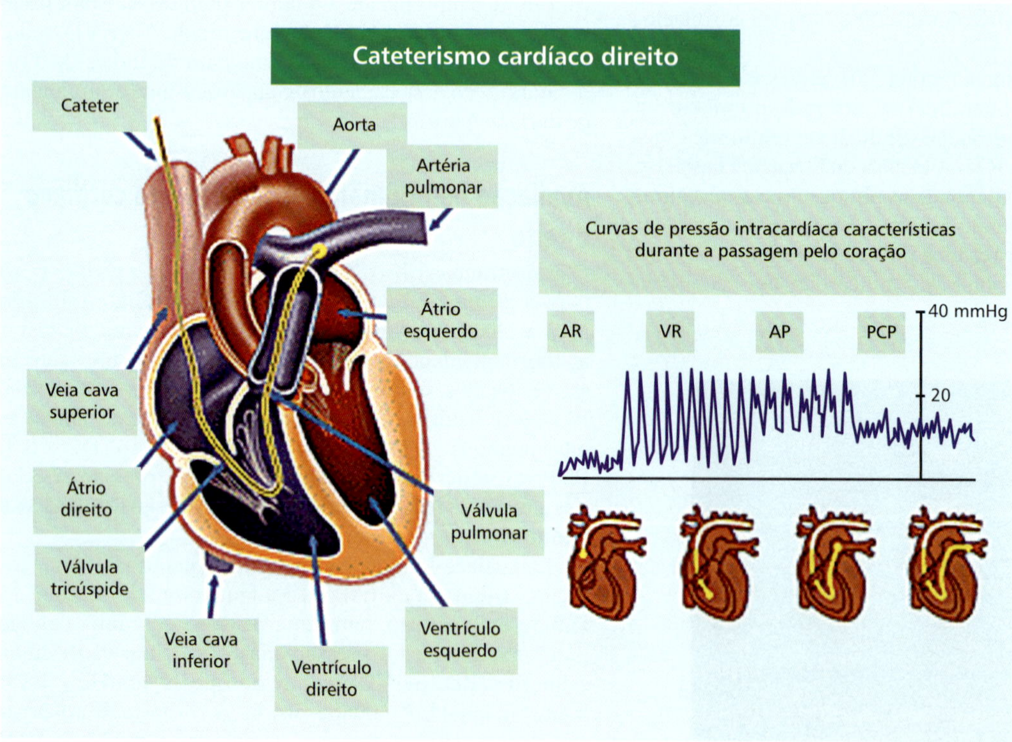

FIGURA 56.10 → Curvas características durante o cateterismo cardíaco direito.

mento do débito cardíaco. Essa resposta positiva é obtida em apenas 10 a 15% dos pacientes, e tem-se resposta sustentada em um percentual menor ainda (menos de 7%).

Tratamento

A despeito dos grandes avanços terapêuticos que ocorreram nos últimos 10 anos, nenhum tratamento atual é curativo para essa doença tão devastadora, de prognóstico tão ruim e com cerca de 50% de mortalidade em cinco anos. Contudo, a partir do melhor entendimento dos mecanismos fisiopatológicos e do desenvolvimento de novos medicamentos, é possível trocar a falta de esperança pelo otimismo ao obter um prolongamento da sobrevida e uma melhora significativa na qualidade de vida de nossos doentes.

Três vias têm sido o alvo mais importante de intervenção terapêutica da HAP (FIGURA 56.11): a via da prostaciclina, cujos análogos, que imitam os efeitos desta, estimulam a vasodilatação do leito arterial pulmonar e inibem a agregação plaquetária; a do óxido nítrico, onde os inibidores de fosfodiesterase-5 (PDE-5) atuam a fim de otimizar a vasodilatação óxido nítrico-mediada; e a terceira, da endotelina, o principal membro de uma família de potentes peptídeos vasoconstritores com papel importante na patogênese e progressão da HAP, atuando por meio da ligação a dois distintos receptores das células musculares lisas da vasculatura pulmonar: receptores A (ETA) e receptores B (ETB) (FIGURA 56.11). Os receptores ETB também estão presentes nas células endoteliais e, neste local, sua ativação conduz à liberação de vasodilatadores e substâncias antiproliferativas como óxido nítrico e prostaciclina, o que pode contrabalançar os efeitos deletérios da endotelina-1.

> **ATENÇÃO**
>
> A terapia de pacientes com HAP não pode ser considerada uma mera prescrição de fármacos, mas caracterizada por uma estratégia complexa, que inclui avaliação da gravidade da doença, medidas gerais, avaliação da reatividade pulmonar e combinação de diferentes fármacos, entre outras intervenções terapêuticas. Em qualquer uma dessas etapas, o conhecimento e a experiência do centro de tratamento são fundamentais para otimizar os recursos disponíveis.

Medidas gerais

Pacientes com HP devem receber conselhos sensatos sobre as atividades gerais da vida diária e a necessidade de adaptar-se à incerteza associada a uma doença crônica grave com risco de vida. Geralmente o diagnóstico confere um grau de isolamento social do paciente. O incentivo dos seus familiares para participar de grupos de apoio pode ter efeitos positivos no enfrentamento, na confiança e nas perspectivas em relação à sua doença.

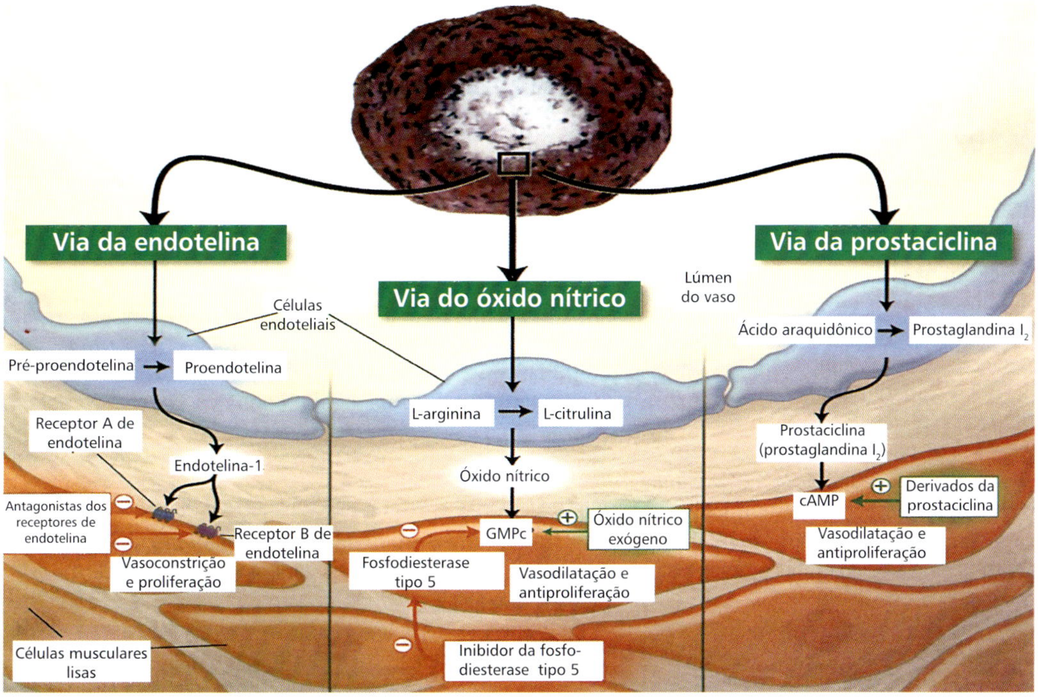

FIGURA 56.11 → Vias envolvidas na fisiopatologia da hipertensão arterial pulmonar.
Fonte: Humbert e colaboradores.[9]

Os pacientes são orientados a realizar exercícios físicos dentro dos limites de seus sintomas. Incentiva-se o exercício aeróbico gradativo de baixo impacto, conforme a tolerância do paciente, como caminhadas. Exercícios isométricos (fazer força contra uma resistência fixa) e esforços físicos intensos devem ser evitados, pois podem desencadear síncope de esforços.

Em relação a altitudes e viagens, sabe-se que a vasoconstrição pulmonar hipóxica é um fator agravante da HAP. Embora não existam dados de estudos controlados, recomenda-se que em voos comerciais a administração de oxigênio seja considerada para pacientes em classe funcional III e IV, com saturação de oxigênio < 92%. Um fluxo de 2 L/min manterá a PO_2 inspirada em valores observados a nível do mar. Da mesma forma, esses pacientes devem evitar altitudes acima de 1.500 a 2.000 metros sem suplementação de O_2.

A gestação está associada a uma mortalidade de 30 a 50% em pacientes com HAP, de modo que a gravidez é uma contraindicação formal neste grupo. As alterações hemodinâmicas e hormonais que ocorrem durante a gestação, no trabalho de parto e no período pós-parto podem levar à insuficiência cardíaca direita grave e, algumas vezes, fatal. É aconselhável uma dieta com restrição de sódio, particularmente para o controle de volume em pacientes com insuficiência do VD.

Há maior suscetibilidade ao desenvolvimento de infecções pulmonares, consideradas causa de morte em 7% dos casos. Embora não haja estudos controlados, é recomendada a vacinação contra influenza e pneumonia pneumocócica como rotina nesses pacientes.

Procedimentos cirúrgicos têm um risco aumentado na HAP. Hipotensão é um efeito colateral comum relacionado com o uso de sedativos e agentes anestésicos. Não está claro que tipo de anestesia é preferível, mas provavelmente a peridural é mais bem tolerada do que a geral. Pode ser necessária a conversão temporária da terapia oral para terapia intravenosa ou inalatória até que os pacientes sejam capazes de ingerir medicamentos por via oral.

Tratamento de suporte

Sabe-se que pacientes com hipertensão pulmonar apresentam disfunção endotelial que causa arteriopatia pulmonar com a presença de lesões trombóticas intravasculares. O uso de anticoagulantes orais foi avaliado em três estudos observacionais não controlados, envolvendo pacientes com HAP idiopática, hereditária e associada ao uso de anorexígenos, sendo observada melhora na sobrevida com a anticoagulação com varfarina. Poucos dados orientam o uso de anticoagulação em outras formas de HAP, sendo necessário avaliar os riscos e benefícios de seu uso, especialmente quando há risco aumentado de sangramento, como na hipertensão portopulmonar, nas doenças cardíacas congênitas e na associação ao HIV com trombocitopenia grave.

Não há estudos randomizados sugerindo que a oxigenoterapia a longo prazo é benéfica. A orientação para o uso de oxigênio pode ser baseada em evidências existentes para pacientes com DPOC. Suplemento de oxigênio é indicado em caso de PaO_2 < 60 mmHg, com o objetivo de manter uma saturação de O_2 > 90%, pelo menos 15 horas/dia.

A sobrecarga de VD é uma das apresentações clínicas da HAP que tem sido identificada como fator prognóstico negativo, sendo geralmente expressa por pressão venosa central elevada, edema de membros inferiores, congestão hepática e ascite.

Quanto ao uso de diuréticos em HAP, não há estudos controlados comprovando seu benefício, mas a experiência clínica mostra claramente uma melhora nos sintomas decorrentes da sobrecarga hídrica quando tratados. Furosemida e/ou espironolactona podem ser prescritos conforme a necessidade e tolerância. Eletrólitos séricos e função renal devem ser monitorados durante o tratamento. Poucos são os dados relativos ao uso de digoxina. Um estudo demonstrou que administração de digoxina intravenosa em pacientes com HAPI promoveu um aumento agudo no débito cardíaco e redução dos níveis circulantes de noradrenalina.[10] Porém, sua eficácia é desconhecida quando usada cronicamente. Em alguns casos, prescreve-se para pacientes com insuficiência cardíaca direita e baixo débito e/ou arritmias secundárias à dilatação atrial.

Bloqueadores dos canais de cálcio

Vasoconstrição, hipertrofia e hiperplasia do músculo liso vascular são fatores reconhecidos na patogênese da HAPI. Isso levou ao uso de vasodilatadores para tratamento da hipertensão pulmonar. Historicamente, muitos vasodilatadores foram propostos para tratamento de HAP, mas somente os bloqueadores dos canais de cálcio demonstraram benefício a longo prazo em um grupo específico de pacientes.

Em 1992, Rich e colaboradores[11] publicaram um estudo que demonstrou 95% de sobrevida em cinco anos com o uso de doses altas de bloqueador dos canais de cálcio (nifedipina 90 a 240 mg/dia ou diltiazem 360 a 900 mg/dia) em um grupo seleto de pacientes com HAPI que apresentavam resposta vasodilatadora aguda aos bloqueadores dos canais de cálcio. A partir dessa publicação, estabeleceu-se que esse grupo de pacientes, com teste de vasorreatividade positivo no cateterismo cardíaco direito, poderia ser tratado com bloqueadores dos canais de cálcio e cuidadosamente acompanhado quanto à segurança e eficácia da terapia em um período de 3 a 4 meses após seu início. Se houver falha na resposta terapêutica, institui-se terapia adicional.

Os bloqueadores dos canais de cálcio que mostraram ser eficazes em HAPI foram a nifedipina, 120 a 240 mg/dia, o diltiazem, 240 a 720 mg/dia e a amlodipina, 20 mg/dia. O verapamil não é recomendado em função do possível efeito inotrópico negativo.

Prostanoides

A prostaciclina é produzida predominantemente por células endoteliais e induz a uma vasodilatação potente de todos os leitos vasculares. Este composto é o mais potente inibidor endógeno da agregação plaquetária e também parece ter efeito tanto citoprotetor quanto na atividade antiproliferativa. A desregulação das vias metabólicas da prostaciclina tem sido demonstrada em pacientes com HAP, avaliada pela redução da expressão da prostaciclina sintetase nas artérias pulmonares e dos metabólitos urinários da prostaciclina.

O uso clínico de prostaciclina em pacientes com HAP foi propagado pela síntese de análogos estáveis que possuem diferentes propriedades farmacocinéticas, mas semelhantes efeitos farmacodinâmicos.

Atualmente, são comercializados três prostanoides: epoprostenol, treprostinil e iloprosta. O epoprostenol (prostaciclina sintética) está disponível como uma preparação liofilizada que precisa ser dissolvida em reserva alcalina para infusão intravenosa. Apresenta uma meia-vida curta (3 a 5 minutos) e é estável à temperatura ambiente por apenas 8 horas. Isso explica por que ele precisa ser administrado continuamente por meio de uma bomba de infusão em um cateter permanente. Eventos adversos graves relacionados com o sistema de distribuição do medicamento incluem mau funcionamento da bomba de infusão, infecção do local, obstrução do cateter e sepse. Em um estudo randomizado, foi o único tratamento indicado para melhorar a sobrevida em portadores de HAPI e é o fármaco de escolha para pacientes em classe funcional IV, principalmente no resgate de pacientes em progressão da doença, a despeito de outros tratamentos.

O iloprosta é um análogo da prostaciclina, quimicamente estável, disponível para via oral, intravenosa e inalatória. A via inalatória para a HAP é um conceito atraente, pois tem a vantagem teórica de ser seletiva para a circulação pulmonar. O iloprosta inalado foi avaliado em um estudo clínico randomizado, no qual foi comparado com placebo em pacientes com HAP e HPTC, tendo mostrado aumento na capacidade de exercício e melhora dos sintomas, diminuição da RVP e de piora clínica. O iloprosta inalatório foi bem tolerado e tem como principais efeitos adversos rubor facial e dor no maxilar. A administração intravenosa contínua parece ser tão eficaz quanto o epoprostenol em uma pequena série de pacientes com HAP e HPTC. Os efeitos do iloprosta oral não foram avaliados em HAP.

O treprostinil é um análogo do epoprostenol, com estabilidade química suficiente para ser administrado em temperatura ambiente. Essas características permitem a administração do composto por via intravenosa e subcutânea. Seus efeitos na HAP foram estudados no maior estudo clínico randomizado realizado em todo o mundo, e neste houve melhora na capacidade de exercício, nos parâmetros hemodinâmicos e nos sintomas clínicos. Dor no local da infusão foi o efeito adverso mais comum, levando à interrupção do tratamento em 8% dos casos de fármaco ativo e limitação de aumento de dose na proporção adicional de pacientes. Entre os 15% dos pacientes que continuaram a receber treprostinil via subcutânea sozinho, a sobrevida parece ter aumentado.

> **ATENÇÃO**
>
> Encontram-se em andamento estudos investigacionais com formulações inaladas e também orais. Considerando-se a complexidade da administração de treprostinil, tanto intravenoso como subcutâneo, o uso desse agente deve ficar limitado a centros com experiência com o fármaco.

O beraprost é um análogo de prostaciclina ativo por via oral. É rapidamente absorvido e tem meia-vida de eliminação de 35 a 40 minutos, quando administrado em jejum; se administrado com as refeições, a meia-vida é de três horas e meia. Em um estudo clínico randomizado, esse composto demonstrou melhora na capacidade de exercício que, infelizmente, persistiu apenas por 3 a 6 meses. Não houve benefícios hemodinâmicos. Os eventos adversos mais frequentes foram dor de cabeça, rubor facial, dor na mandíbula e diarreia.

Antagonistas dos receptores de endotelina

A ativação do sistema endotelina tem sido demonstrada no plasma e tecido pulmonar dos pacientes com HAP. Embora não esteja claro se o aumento dos níveis de endotelina-1 no plasma é causa ou consequência da HP, esses dados embasam um proeminente papel do sistema endotelina na patogênese da HAP. A endotelina-1 é um agente vasoconstritor e exerce efeitos mitogênicos na musculatura lisa. Os receptores de endotelina A e B também estão presentes nas células endoteliais, e sua ativação leva à liberação de vasodilatadores e substâncias antiproliferativas, como óxido nítrico e prostaciclina, que pode contrabalançar os efeitos deletérios da endotelina-1.

A bosentana é um fármaco oral ativo, antagonista dos receptores de endotelina A e B avaliado em HAPI associada a doença do tecido conjuntivo e síndrome de Eisenmenger em cinco estudos clínicos randomizados (Pilot, BREATHE-1, BREATHE-2, BREATHE-5 e EARLY), tendo demonstrado melhora em capacidade de exercício, classe funcional, hemodinâmica, ecocardiograma e tempo para piora dos sintomas da doença. O uso de bosentana pode ocasionar aumento das aminotransferases hepáticas em aproximadamente 10% dos indivíduos, porém é dose-dependente e reversível após a redução ou descontinuação da dose. Por essas razões, testes de função hepática devem ser realizados mensalmente nos pacientes em tratamento. Reduções nos níveis de hemoglobina, edema e diminuição da espermatogênese também foram observadas. Os métodos hormonais de controle de natalidade podem ser menos efetivos com o uso simultâneo de bosentana, sendo recomendável o uso associado de técnicas de barreira para contracepção.

A sitaxentana é um agente oral seletivo antagonista dos receptores de endotelina A, avaliado em dois estudos clínicos randomizados, duplo-cegos, placebo-controlados (STRIDE 1 e 2) em pacientes com classe funcional II, III e IV da Organização Mundial da Saúde (OMS), com HAPI, HPTC e HAP associada a cardiopatia congênita. Os estudos demonstraram melhora na capacidade de exercício, na classe funcional e nos parâmetros hemodinâmicos. Outro estudo aberto observacional de 12 meses demonstrou a durabilidade dos efeitos da sitaxentana. É necessária a avaliação mensal da função hepática. A sitaxentana interage com a varfarina, e a coadministração exige a redução da dose de varfarina, para evitar aumento da razão normalizada internacional (RNI).

A ambrisentana é um antagonista seletivo para o receptor de endotelina A, avaliada em um estudo-piloto e em dois grandes estudos clínicos randomizados (ARIES 1 e 2), que demonstraram eficácia em melhora dos sintomas, capacidade de exercício, hemodinâmica, e tempo de piora clínica dos pacientes com HAPI, HPTC e HAP associada ao HIV. A incidência de alterações nas provas de função hepática varia de 0,8 a 3%. Em um grupo pequeno de pacientes, nos quais o tratamento com bosentana ou sitaxentana foi interrompido devido a anormalidades na função hepática, a ambrisentana na dose de 5 mg foi bem tolerada. Assim como os pacientes tratados com outros antagonistas dos receptores de endotelina, os que utilizam ambrisentana demandam avaliação mensal dos testes de função hepática. Uma incidência maior de edema periférico foi relatada com o uso de ambrisentana.

Inibidores da fosfodiesterase

A inibição das enzimas fosfodiesterase tipo 5 degradantes do GMPc resulta em vasodilatação através da via NO/GMPc em locais que expressam essa enzima. Sabendo-se que a vasculatura pulmonar contém quantidades substanciais de fosfodiesterase-5, o potencial benefício clínico dos inibidores da fosfodiesterase tipo 5 tem sido investigado em HAP. Além disso, os inibidores da fosfodiesterase tipo 5 exercem efeitos antiproliferativos. Todos os três tipos de inibidores da fosfodiesterase-5 aprovados para o tratamento da disfunção erétil (sildenafil, tadalafil e vardenafil) causam significativa vasodilatação pulmonar, com efeitos máximos observados após 60, 75 a 90 e 40 a 45 minutos, respectivamente.

O sildenafil é um inibidor oral ativo, potente e seletivo da fosfodiesterase tipo 5. Uma série de estudos não controlados relata efeitos favoráveis do sildenafil na HAPI, HPTC, *shunts* sistêmico-pulmonares associados a tromboembolismo pulmonar crônico. Um estudo controlado e randomizado (SUPER-1) com 278 pacientes portadores de HAP tratados com sildenafil confirmou os resultados favoráveis sobre a capacidade de exercício, melhora dos sintomas e dos parâmetros hemodinâmicos. Os efeitos colaterais observados foram leves a moderados e principalmente relacionados com vasodilatação (cefaleia, rubor facial, epistaxe e dispepsia).

O tadalafil é um inibidor da fosfodiesterase tipo 5, com ação mais prolongada, utilizado por via oral, uma vez ao dia, atualmente aprovado para o tratamento da disfunção erétil. Um estudo clínico randomizado (PHIRST) com 406 pacientes portadores de HAP tratados com tadalafil demonstrou resultados favoráveis na capacidade de exercício, melhora dos sintomas e melhora nos parâmetros hemodinâmicos. Os efeitos colaterais foram semelhantes aos do sildenafil.

Estudos de terapia combinada já demonstraram efeito aditivo e sinérgico em atingir duas a três vias simultaneamente, mas ainda existem incertezas neste campo e novos resultados são aguardados. O algoritmo sugerido para o tratamento da HAP atualizado pelo pelo Simpósio de Dana Point encontra-se na **FIGURA 56.12**.

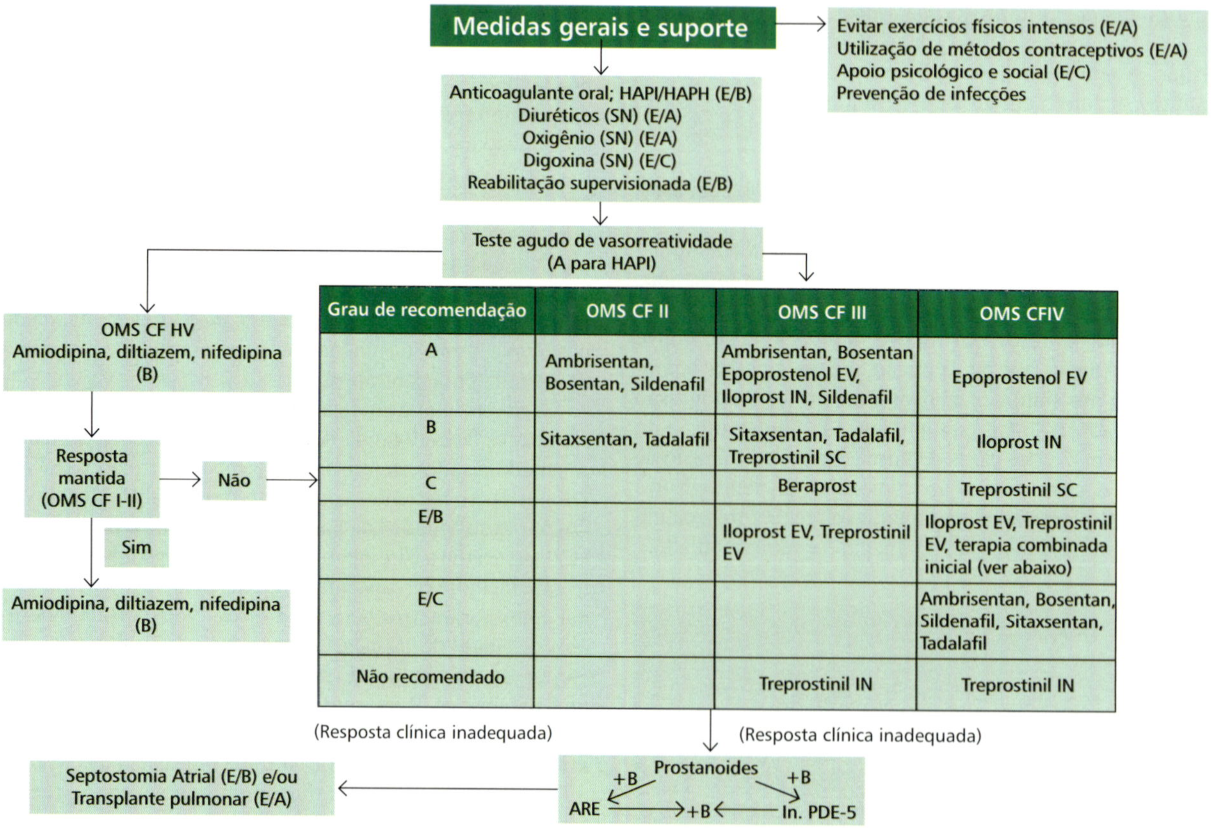
Medidas gerais e suporte
Evitar exercícios físicos intensos (E/A)
Utilização de métodos contraceptivos (E/A)
Apoio psicológico e social (E/C)
Prevenção de infecções
Anticoagulante oral; HAPI/HAPH (E/B)
Diuréticos (SN) (E/A)
Oxigênio (SN) (E/A)
Digoxina (SN) (E/C)
Reabilitação supervisionada (E/B)
Teste agudo de vasorreatividade (A para HAPI)
OMS CF HV
Amiodipina, diltiazem, nifedipina (B)
Resposta mantida (OMS CF I-II)
Não
Sim
Amiodipina, diltiazem, nifedipina (B)
Grau de recomendação
OMS CF II
OMS CF III
OMS CFIV
A
Ambrisentan, Bosentan, Sildenafil
Ambrisentan, Bosentan Epoprostenol EV, Iloprost IN, Sildenafil
Epoprostenol EV
B
Sitaxsentan, Tadalafil
Sitaxsentan, Tadalafil, Treprostinil SC
Iloprost IN
C
Beraprost
Treprostinil SC
E/B
Iloprost EV, Treprostinil EV
Iloprost EV, Treprostinil EV, terapia combinada inicial (ver abaixo)
E/C
Ambrisentan, Bosentan, Sildenafil, Sitaxsentan, Tadalafil
Não recomendado
Treprostinil IN
Treprostinil IN
(Resposta clínica inadequada)
(Resposta clínica inadequada)
Septostomia Atrial (E/B) e/ou Transplante pulmonar (E/A)
Prostanoides
+B
+B
ARE
+B
In. PDE-5

FIGURA 56.12 → Algoritmo atualizado para tratamento da HAP.
Fonte: Adaptada de Barst e colaboradores.[12]

Avaliação da resposta terapêutica

De acordo com recentes consensos e diretrizes para o tratamento da HAP,[13-15] a condição clínica de um paciente pode ser definida como estável e satisfatória; estável mas não satisfatória; ou instável e deteriorando. Na TABELA 56.2, pode-se observar quais critérios atualmente são utilizados para determinar o grau de risco dos pacientes. Aqueles que se encaixam no risco baixo são associados a bom prognóstico, enquanto aqueles com alto risco exigem cuidados e maior atenção, bem como intervenção no esquema terapêutico.

O objetivo do tratamento é trazer e manter o paciente na faixa de baixo risco, que é estável e satisfatória.

Tratamento cirúrgico

Atriosseptostomia

No manejo atual da HAP, a atriosseptostomia (AS) é apenas considerada quando a terapia medicamentosa otimizada apresentar falha, ou seja, quando houver progressão da doença. Deve ser realizada apenas em pacientes selecionados e com doença vascular pulmonar avançada. Relatos da literatura apontam melhora clínica e hemodinâmica significativa nos casos em que a AS obteve sucesso. A mortalidade relacionada com o procedimento ainda permanece alta, mas parece estar em declínio. A AS pode ser considerada uma terapia paliativa, pois não afeta o processo de desenvolvimento da HAP. Ela deve ser executada em centros com experiência, a fim de minimizar os riscos para o paciente e adequar a indicação do procedimento às recomendações da OMS e das diretrizes das sociedades envolvidas no tratamento da HAP.

Transplante pulmonar

O transplante de pulmão está indicado para doença vascular pulmonar em estágio final, não curável por nenhuma terapia medicamentosa ou procedimento conservador em pacientes com uma expectativa de vida menor do que um ano, compatível com classe funcional III ou IV da OMS, piora recente de dispneia e parâmetros hemodinâmicos de alto risco.

O transplante bilateral sequencial e o transplante cardiopulmonar são os procedimentos mais frequentes.

Métodos radiológicos de avaliação da hipertensão arterial pulmonar

O teste diagnóstico mais acurado na determinação da pressão arterial pulmonar permanece sendo o CAP. Entretanto, antes da realização desse teste invasivo, com alguns riscos, vários testes não invasivos estão disponíveis e podem sugerir o diagnóstico, apresentando uma forma de controle do tratamento de maneira não invasiva.

As alterações à radiografia de tórax clássicas da HAP são a dilatação das artérias pulmonares e a oligemia da vasculatura periférica. Entretanto, não é precisamente conhecido em qual estágio da HAP tais alterações começam a ser identificadas. Todavia, é consenso que à radiografia simples essas alterações só serão evidenciáveis em estágios avançados da doença. Mesmo com uma sensibilidade tão precária, a radiografia de tórax continua sendo o método de acesso fácil e barato para avaliação de urgência das causas de base e principalmente nas descompensações da HAP.

A ressonância magnética tem sido amplamente utilizada na avaliação das dimensões do tronco da artéria pulmonar. Hoje, entretanto, seu principal papel é detectar a disfunção do ventrículo direito, causada por um aumento da pós-carga. A ressonância magnética é considerada padrão-ouro de avaliação do ventrículo direito. Esse método é capaz de avaliar a fração de ejeção e as alterações fibróticas miocárdicas

TABELA 56.2 → Critérios para determinar o grau de risco dos pacientes com HAP

BAIXO RISCO	DETERMINANTES DE RISCO	ALTO RISCO
Não	Evidência de falência de VD	Sim
Gradual	Progressão da doença	Rápida
II, III	Classe funcional	IV
> 400 a 500 m	Teste de caminhada	< 300 m
$VO_{2máx}$ > 14,5 mL/min/kg	Teste de esforço cardiopulmonar	$VO_{2máx}$ < 12 mL/min/kg
Minimamente elevado ou estável	BNP/NT pró-BNP	Muito elevado e/ou aumentando
$PaCO_2$ > 34 mmHg	Gasometria	$PaCO_2$ < 32 mmHg
Mínima disfunção do VD TAPSE > 2,0 cm	Achados ecocardiográficos	Derrame pericárdico, disfunção de VD e TAPSE < 1,5 cm
PAD e IC normal ou próximos do normal	Avaliação hemodinâmica	PAD alta e IC baixo

TAPSE = excursão sistólica do plano do anel da valva tricúspide.

com precisão. Outrossim, técnicas avançadas de ressonância magnética têm demonstrado uma correlação igual ou superior à da ecocardiografia na avaliação da pressão da artéria pulmonar. Cabe ressaltar que esses trabalhos ainda são limitados a centros de excelência na utilização do método.

Ao contrário dos outros testes diagnósticos, a tomografia computadorizada é capaz de retratar as várias partes da vasculatura pulmonar, do ventrículo direito e do tronco da artéria pulmonar, bem como do parênquima. Com base nessa observação, os principais achados diagnósticos são divididos nos métodos previamente descritos.

Achados vasculares da hipertensão arterial pulmonar

Vários estudos têm evidenciado a capacidade da TC de demonstrar os aspectos patológicos da HAP. O primeiro estudo amplamente aceito mostrou um limite de 29 mm do tronco da artéria pulmonar como tendo 100% de especificidade para o diagnóstico de HAP. Entretanto, os autores usaram como padrão diagnóstico uma pressão estimada em 18 mmHg e avaliaram um grupo relativamente pequeno (27 pacientes). No entanto, tal estudo foi o primeiro a mostrar uma forte correlação entre o diâmetro do tronco da artéria pulmonar e a gravidade da HAP. Esse achado de associação entre a dilatação do tronco da artéria pulmonar e a pressão arterial pulmonar média foi confirmado em vários estudos posteriores nas mais variadas doenças, incluindo enfisema, HAP idiopática e fibrose pulmonar idiopática. Também se demonstrou que a dilatação do tronco da artéria pulmonar tem melhor correlação com a pressão arterial média em pacientes com estágio de doença mais avançado.[16]

As inconsistências com valores absolutos do tronco da artéria pulmonar para o diagnóstico de HAP foram bem demonstradas por Edwards em 100 pacientes normais com medidas de até 33 mm.[17] Posteriormente, foi mostrado que o diâmetro da artéria pulmonar é dependente de uma série de outros fatores além da pressão arterial pulmonar média, como a superfície corporal do paciente e o ciclo cardíaco.

Em estudo subsequente, Ng e colaboradores[18] demonstraram que o índice da maior dimensão do tronco da artéria pulmonar/sobre a maior dimensão da aorta descendente (AP/AO) foi altamente específico (92% de especificidade) e se correlacionou fortemente com a pressão arterial pulmonar média. Todavia, esse critério ainda é bastante discutível porque os mesmos fatores que alteram a dimensão do tronco da artéria pulmonar podem alterar também as dimensões da aorta ascendente. Entretanto, os vários estudos publicados na literatura mostraram que o índice AP/AO é um método de fácil aplicação e com uma acurácia suficientemente boa para a avaliação rápida do tronco da artéria pulmonar (FIGURA 56.13).[16]

Estudos em pacientes normais demonstraram que um índice de até 1,2 é aceitável como limite superior da normalidade. Contudo, em pacientes com fibrose pulmonar, esse índice tem sido descrito como falho, pois as alterações fibróticas parenquimatosas pulmonares podem ocasionar um aumento do diâmetro da artéria pulmonar, piorando a correlação com a pressão arterial pulmonar média. Como esperado, outros parâmetros além do diâmetro do tronco da artéria pulmonar têm sido testados para o diagnóstico de HAP. A mensuração da artéria pulmonar principal direita e esquerda e das artérias interlobares não tem mostrado qualquer aumento de acurácia nas mensurações previamente descritas.[19, 20]

Tan e colaboradores[21] demonstraram que a avaliação das artérias segmentares em relação ao diâmetro brônquico pode ser um fator seguro de avaliação. Esses autores definiram como critério a presença de uma artéria pulmonar segmentar maior do que o brônquio em três dos quatro lobos pulmonares avaliados (lobos superiores e inferiores), em conjunto com uma dilatação do tronco da artéria pulmonar maior do que 29 mm. A especificidade desses achados foi de 100% e este foi um dos únicos estudos a avaliar vários critérios tomográficos no diagnóstico da HAP.

Outro importante critério/sinal que sugere HAP na tomografia computadorizada e na ressonância magnética é a

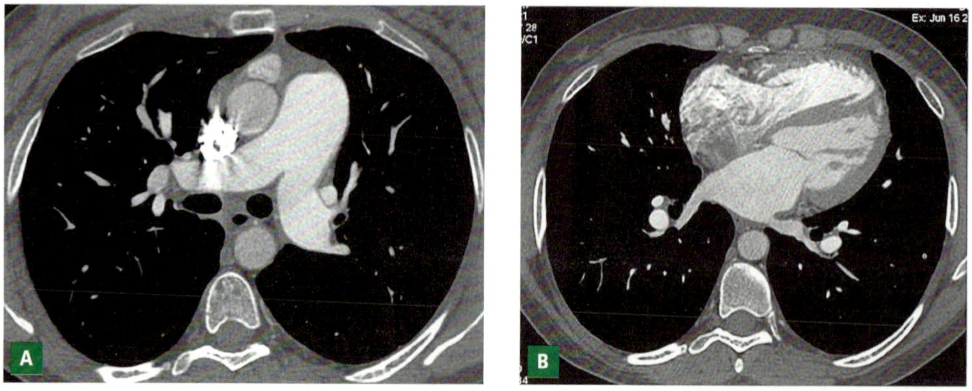

FIGURA 56.13 → (A) Tomografia com reconstrução axial demonstrando o tronco da artéria pulmonar em paciente com hipertensão pulmonar idiopática. Compare o diâmetro do tronco pulmonar com a aorta ascendente, fornecendo um índice artéria pulmonar/aorta ascendente de quase 2. (B) Note o aumento volumétrico do ventrículo direito com espessamento parietal. A parede anterior do ventrículo direito é de 0,9 cm (normal até 0,4 cm).

hipertrofia das artérias brônquicas (FIGURA 56.14). As artérias brônquicas fazem a irrigação sanguínea das paredes das árvores brônquicas e das artérias pulmonares principais. Sua anatomia é altamente variável, mas muitas vezes a emergência das artérias brônquicas se dá na porção proximal da aorta descendente no nível de T5 a T6. A definição do que constitui hipertrofias das artérias brônquicas é ainda subjetiva, mas existem estudos mostrando que um diâmetro superior a 1,5 mm desses vasos é fortemente indicativo de hipertrofia deles.[16] Como essas artérias são raras vezes visualizadas em pacientes normais, a identificação delas já deve lembrar a possibilidade deste diagnóstico.

Achados cardíacos da hipertensão arterial pulmonar

A avaliação dos aspectos cardiológicos da HAP é de grande importância, tendo em vista que eles denotam aumento da gravidade e possíveis danos irreversíveis ao miocárdio. Existe um consenso na literatura de que um aumento no maior diâmetro do eixo curto do ventrículo direito em comparação ao do esquerdo sugere aumento da pressão arterial pulmonar. Outro fator de importante avaliação é o septo interventricular, que em geral se apresenta levemente convexo para a direita: quando ele está retificado e côncavo para a direita, é forte indicativo de HAP.

A espessura parietal do ventrículo direito é um critério aceito para o diagnóstico de hipertrofia deste, e o critério mais amplamente utilizado é uma espessura superior a 4 mm da parede anterior do ventrículo direito pré-esternal.

Outro critério de diagnóstico útil para a HAP é o refluxo de contraste do átrio direito para a veia cava inferior. Isso ocorre devido a uma regurgitação tricúspide secundária à HAP e apresenta sensibilidade de 90% e especificidade de 100% para este diagnóstico. Deve-se estar atento ao fato de que, em aparelhos nos quais é possível injetar contraste a altas velocidades (> 3 mL/s), pode-se ocasionar um falso-positivo desse achado.

Tem-se descrito uma correlação entre as anormalidades pericárdicas e a HAP. A patogenia desse achado ainda não está esclarecida, mas tem sido demonstrado que uma pequena coleção líquida no recesso anterior e cranial pericárdico é mais comumente encontrada em pacientes com HAP do que em pacientes normais. É importante salientar que este não é um achado específico para o diagnóstico de HAP.

Achados parenquimatosos da hipertensão arterial pulmonar

A avaliação dos achados pulmonares na HAP é de fundamental importância tanto para a suspeita diagnóstica como para a avaliação de doenças pulmonares, que são a gênese da doença.

O padrão de atenuação em mosaico é um achado bem difundido e associado à HAP por embolia pulmonar crônica. O padrão de atenuação em mosaico é definido como áreas geográficas de redução da atenuação do parênquima pulmonar. Essas áreas de diminuição da atenuação pulmonar no padrão de atenuação em mosaico são explicadas patologicamente como déficits perfusionais devido à embolia crônica (FIGURA 56.15).

Os pacientes com padrão de perfusão em mosaico têm pior evolução após tromboendarterectomia pulmonar porque ele reflete a obliteração microvascular. Entretanto, deve-se ressaltar que tal padrão é inespecífico e também relatado em pacientes com doença de pequena via aérea, especialmente os asmáticos, existindo inclusive estudos que não demonstram relação da HAP ocasionada por embolia pulmonar crônica com esse achado.[22]

Tem sido descrito que o aumento nos níveis de endotelina 1, um potente broncoconstritor, pode influenciar no aparecimento desse achado em contraposição às alterações vasculares previamente relatadas.[23] A frequência e o significado desse padrão em outras causas que não a embolia crônica ainda são pouco estudados, mas há relatos desse mesmo achado em pacientes com HAP idiopática.

Outro achado bastante frequente em pacientes com HAP são nódulos centrolobulares com padrão de atenuação em vidro fosco. Os nódulos centrolobulares têm sido descritos em até 40% dos pacientes com HAP idiopáti-

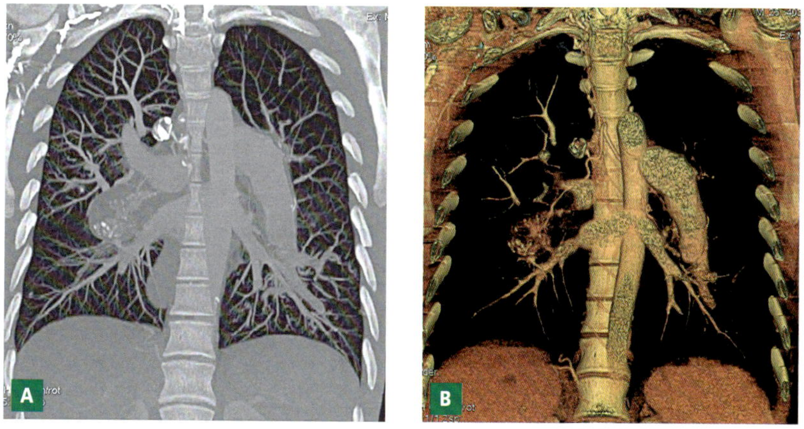

FIGURA 56.14 → (A) Tomografia com reconstrução coronal demonstrando imagem hipodensa no interior do ramo interlobar direito representando um trombo crônico. Note a presença de calcificações. (B) Tomografia com reconstrução coronal mostrando as artérias brônquicas hipertrofiadas e em direção à área de maior trombose (lobo inferior esquerdo).

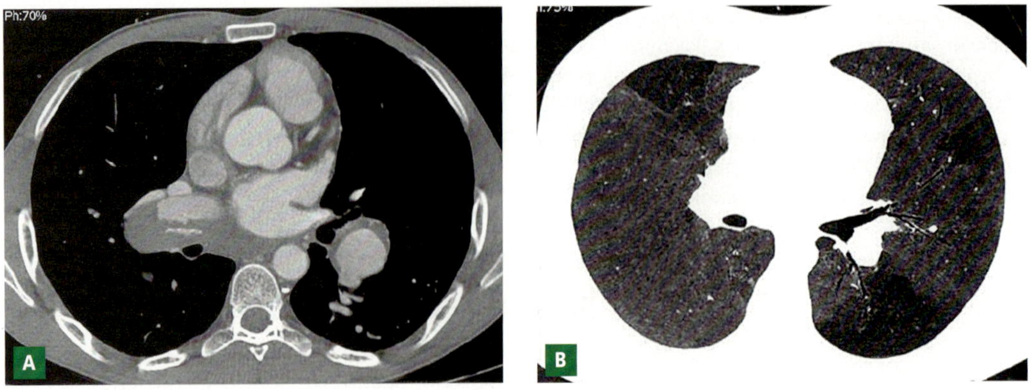

FIGURA 56.15 → (A) Tomografia com reconstrução axial demonstrando o tronco da artéria pulmonar em paciente com hipertensão pulmonar por embolia crônica. Note a imagem hipodensa no interior do ramo interlobar direito representando um trombo crônico. (B) Tomografia com reconstrução axial mostrando o padrão de perfusão em mosaico no parênquima pulmonar em paciente com hipertensão pulmonar por embolia crônica.

ca. Esse achado, apesar de amplamente descrito, ainda é pouco entendido. Várias explicações etiológicas foram demonstradas nas correlações histopatológicas, porém a mais prevalente é a de neoformação vascular por hipoxia pulmonar.

Opacidades periféricas subpleurais também podem ser evidenciadas em pacientes com HAP, especialmente na HAP secundária à embolia crônica. Tais achados são correlacionáveis com áreas de infarto pulmonar e, em sua totalidade, têm base pleural. Outrossim, esses achados têm sido demonstrados como sendo preditores de mortalidade em pacientes que se submeteram a endarterectomia.

Conclusão

O uso, mesmo que incipiente, da ressonância magnética tende a trazer melhores resultados no estudo dessa doença e pode ser um preditor mais seguro de resposta ao tratamento. Apesar de apresentarem ainda uma acurácia não ótima, os achados de imagem podem indicar com segurança a presença de HAP, em especial quando associada a refluxo do meio de contraste para a veia cava inferior e uma dilatação do tronco da artéria pulmonar maior do que 2,9 cm.

A tomografia usada em conjunto com outros testes, sobretudo a ecocardiografia, tem grande utilidade no acompanhamento terapêutico dos pacientes com HAP, diminuindo a necessidade de uso de métodos invasivos como cateterismo pulmonar.

Referências

1. Romberg E. [Ueber Sklerose der Lungen arterie]. Dtsch Archiv Klin Med. 1891;48:197-206.

2. Mönckeberg JG. [Ueber die genuine Arteriosklerose der Lungenarterie]. Dtsch Med Wochenschr. 1907;33:1243-6.

3. De Navazquez S. The excretion of hæmoglobin, with special reference to the "transfusion" kidney. J Pathol Bacteriol. 1940;51(3):413-25.

4. Humbert M, Sitbon O, Chaouat A, Bertocchi M, Habib G, Gressin V, et al. Pulmonary arterial hypertension in France: results from a national registry. Am J Respir Crit Care Med. 2006;173(9):1023-30.

5. Hatano S, Strasser T. World Health Organization 1975: primary pulmonary hypertension. Geneva: WHO; 1975.

6. Simonneau G, Galiè N, Rubin LJ, Langleben D, Seeger W, Domenighetti G, et al. Clinical classification of pulmonary hypertension. J Am Coll Cardiol. 2004;43:5-12.

7. Simonneau G, Robbins IM, Beghetti M, Channick RN, Delcroix M, Denton CP, et al. Updated clinical classification of pulmonary hypertension. J Am Coll Cardiol. 2009;54(1 Suppl):S43-54.

8. Peacock AJ, Murphy NF, McMurray JJ, Caballero L, Stewart S. An epidemiological study of pulmonary arterial hypertension. Eur Respir J. 2007;30(1):104-9.

9. Humbert M, Sitbon O, Simonneau G. Treatment of pulmonary arterial hypertension. N Engl J Med. 2004;351(14):1425-36.

10. Rich S, Seidlitz M, Dodin E, Osimani D, Judd D, Genthner D, et al. The short-term effects of digoxin in patients with right ventricular dysfunction from pulmonary hypertension. Chest. 1998;114(3):787-92.

11. Rich S, Kaufmann E, Lery PS. The effect of high doses of calcium-channel blockers on survival in primary pulmonary hypertension. N Engl J Med. 1992;327(2):76-81.

12. Barst RJ, Gibbs JS, Ghofrani HA, Hoeper MM, McLaughlin VV, Rubin LJ, et al. Updated evidence-based treatment algorithm in pulmonary arterial hypertension. J Am Coll Cardiol. 2009;54(1 Suppl):S78-84.

13. Sociedade Brasileira de Cardiologia; Sociedade Brasileira de Hipertensão; Sociedade Brasileira de Nefrologia. VI Diretrizes Brasileiras de Hipertensão. Arq Bras Cardiol. 2010;95(1 supl.1):1-51.

14. Williams B, Poulter NR, Brown MJ, Davis M, McInnes GT, Potter JF, et al. Guidelines for management of hypertension: report of the fourth working party of the British Hypertension Society, 2004-BHS IV. J Hum Hypertens. 2004;18(3):139-85.

15. McLaughlin VV, Archer SL, Badesch DB, Barst RJ, Farber HW, Lindner JR, et al. ACCF/AHA 2009 expert consensus document on pulmonary hypertension: a report of the American College of Cardiology Foundation Task Force on Expert Consensus Documents and the American Heart Association: developed in collaboration with the American College of Chest Physicians, American Thoracic Society, Inc., and the Pulmonary Hypertension Association. Circulation. 2009;119(16):2250-94.

16. Devaraj A, Hansell DM. Computed tomography signs of pulmonary hypertension: old and new observations. Clin Radiol. 2009;64(8):751-60.

17. Edwards PD, Bull RK, Coulden R. CT measurement of main pulmonary artery diameter. Br J Radiol. 1998;71(850):1018-20.

18. Ng CS, Wells AU, Padley SP. A CT sign of chronic pulmonary arterial hypertension: the ratio of main pulmonary artery to aortic diameter. J Thorac Imaging. 1999;14(4):270-8.

19. Haimovici JB, Trotman-Dickenson B, Halpern EF, Dec GW, Ginns LC, Shepard JA, et al. Relationship between pulmonary artery diameter at computed tomography and pulmonary artery pressures at right-sided heart catheterization. Massachusetts General Hospital Lung Transplantation Program. Acad Radiol. 1997;4(5):327-34.

20. Schmidt HC, Kauczor HU, Schild HH, Renner C, Kirchhoff E, Lang P, et al. Pulmonary hypertension in patients with chronic pulmonary thromboembolism: chest radiograph and CT evaluation before and after surgery. Eur Radiol. 1996;6(6):817-25.

21. Tan RT, Kuzo R, Goodman LR, Siegel R, Haasler GB, Presberg KW. Utility of CT scan evaluation for predicting pulmonary hypertension in patients with parenchymal lung disease. Medical College of Wisconsin Lung Transplant Group. Chest. 1998;113(5):1250-6.

22. Oikonomou A, Dennie CJ, Müller NL, Seely JM, Matzinger FR, Rubens FD. Chronic thromboembolic pulmonary arterial hypertension: correlation of postoperative results of thromboendarterectomy with preoperative helical contrast-enhanced computed tomography. J Thorac Imaging. 2004;19(2):67-73.

23. Barst RJ, Ertel SI, Beghetti M, Ivy DD. Pulmonary arterial hypertension: a comparison between children and adults. Eur Respir J. 2011;37(3):665-77.

Leituras recomendadas

Biederman RW. Cardiovascular magnetic resonance imaging as applied to patients with pulmonary arterial hypertension. Int J Clin Pract Suppl. 2009;(162):20-35.

Bossone E, Duong-Wagner TH, Paciocco G, Oral H, Ricciardi M, Bach DS, et al. Echocardiographic features of primary pulmonary hypertension. J Am Soc Echocardiogr. 1999;12(8):655-62.

Coghlan JG, Handler C. Connective tissue associated pulmonary arterial hypertension. Lupus. 2006;15(3):138-42.

Cummings KW, Bhalla S. Multidetector computed tomographic pulmonary angiography: beyond acute pulmonary embolism. Radiol Clin North Am. 2010;48(1):51-65.

Hachulla E, Gressin V, Guillevin L, Carpentier P, Diot E, Sibilia J, et al. Early detection of pulmonary arterial hypertension in systemic sclerosis: a French nationwide prospective multicenter study. Arthritis Rheum. 2005;52(12):3792-800.

Hoey ET, Gopalan D, Agrawal SK, Screaton NJ. Cardiac causes of pulmonary arterial hypertension: assessment with multidetector CT. Eur Radiol. 2009;19(11):2557-68.

Humbert M, Lynch III JP. Pulmonary hypertension. London: Informa Healthcare; 2009. Lung biology in health and disease, v. 236.

Humbert M, Morrell NW, Archer SL, Stenmark KR, MacLean MR, Lang IM, et al. Cellular and molecular pathobiology of pulmonary arterial hypertension. J Am Coll Cardiol. 2004;43(12 Suppl S):13S-24S.

Kovacs G, Reiter G, Reiter U, Rienmüller R, Peacock A, Olschewski H. The emerging role of magnetic resonance imaging in the diagnosis and management of pulmonary hypertension. Respiration. 2008;76(4):458-70.

LaCorte JC, Cabreriza SE, Rabkin DG, Printz BF, Coku L, Weinberg A, Gersony WM, Spotnitz HM. Correlation of the Tei index with invasive measurements of ventricular function in a porcine model. J Am Soc Echocardiogr. 2003;16(5):442-7.

Leschke M, Wädlich A, Waldenmaier S, Faehling M. [Diagnostics in pulmonary hypertension]. Internist (Berl). 2009;50(9):1086, 1088-90, 1092-100.

Lettieri CJ, Nathan SD, Barnett SD, Ahmad S, Shorr AF. Prevalence and outcomes of pulmonary arterial hypertension in advanced idiopathic pulmonary fibrosis. Chest. 2006;129(3):746-52.

Marcelino P, Fernandes AP, Marum S, Ribeiro JP. Avaliação não invasiva da pressão venosa central por ecocardiografia. Rev Port Cardiol. 2002;21(2):125-33.

McMahon CJ, Nagueh SF, Eapen RS, Dreyer WJ, Finkelshtyn I, Cao X, et al. Echocardiographic predictors of adverse clinical events in children with dilated cardiomyopathy: a prospective clinical study. Heart. 2004;90(8):908-15.

Meluzín J, Spinarová L, Bakala J, Toman J, Krejcí J, Hude P, et al. Pulsed Doppler tissue imaging of the velocity of tricuspid annular systolic motion; a new, rapid, and non-invasive method of evaluating right ventricular systolic function. Eur Heart J. 2001;22(4):340-8.

Miller D, Farah MG, Liner A, Fox K, Schluchter M, Hoit BD. The relation between quantitative right ventricular ejection fraction and indices of tricuspid annular motion and myocardial performance. J Am Soc Echocardiogr. 2004;17(5):443-7.

Mukerjee D, Coleiro B, Knight C, Denton C, Davar J, Black C, et al. Prevalence and outcome in systemic sclerosis associated pulmonary arterial hypertension: application of a registry approach. Ann Rheum Dis. 2003;62(11):1088-93.

Mullen MP. Diagnostic strategies for acute presentation of pulmonary hypertension in children: particular focus on use of echocardiography, cardiac catheterization, magnetic resonance imaging, chest computed tomography, and lung biopsy. Pediatr Crit Care Med. 2010;11(2 Suppl):S23-6.

Nunes H, Humbert M, Capron F, Brauner M, Sitbon O, Battesti J-P, et al. Pulmonary hypertension associated with sarcoidosis: mechanisms, haemodynamics and prognosis. Thorax. 2006;61:68-74.

Otto CM. Textbook of clinical echocardiography. 2nd ed. Philadelphia: W.B. Sanders; 2000.

Otto CM. The practice of clinical echocardiography. 2nd ed. Philadelphia: W.B. Saunders; 2002.

Pepke-Zaba J. Diagnostic testing to guide the management of chronic thromboembolic pulmonary hypertension: state of the art. Eur Respir Rev. 2010;19(115):55-8.

Schannwell CM, Steiner S, Strauer BE. Diagnostics in pulmonary hypertension. J Physiol Pharmacol. 2007;58 Suppl 5(Pt 2):591-602.

Sitbon O, Humbert M, Jaïs X, Ioos V, Hamid AM, Provencher S, et al. Long-term response to calcium channel blockers in idiopathic pulmonary arterial hypertension. Circulation. 2005;111(23):3105-11.

Sitbon O, Lascoux-Combe C, Delfraissy JF, Yeni PG, Raffi F, Zuttere DD, et al. Prevalence of HIV-related pulmonary arterial hypertension in the current antiretroviral therapy era. Am J Respir Crit Care Med. 2008;177:108-13.

Wilkens H, Lang I, Behr J, Berghaus T, Grohe C, Guth S, et al. [Chronic thromboembolic pulmonary hypertension: recommendations of the Cologne Consensus Conference 2010]. Dtsch Med Wochenschr. 2010;135 Suppl 3:S125-30.

Malformações Vasculares Torácicas

57

Tiago Noguchi Machuca
José J. Camargo
Rodrigo Moreira Bello

Introdução

As malformações arteriovenosas pulmonares correspondem a comunicações entre ramos da artéria pulmonar e ramos da circulação venosa pulmonar sem a passagem pela rede capilar alveolar. Embora essa disposição anatômica responda pela quase totalidade dos casos, em vez de ramos da artéria pulmonar, os vasos aferentes podem ser pertencentes à circulação sistêmica.

As malformações arteriovenosas pulmonares são raras, sendo que existem poucas séries contemporâneas na literatura. Há uma discreta predileção pelo sexo feminino e, não infrequentemente, as lesões são múltiplas (até 50%) e bilaterais (até 20%). Com relação à topografia pulmonar, a maioria dos casos ocorre nos lobos inferiores, mais especificamente no lobo inferior esquerdo.[1]

Historicamente, as primeiras descrições de malformações arteriovenosas foram feitas em exames de necropsia em pacientes jovens com óbito decorrente de complicações como ruptura para a árvore brônquica (hemoptise) ou para a cavidade pleural (hemotórax). Nas primeiras descrições de tratamento cirúrgico de malformações arteriovenosas, os pacientes foram submetidos a ressecções pulmonares extensas, como pneumonectomia e lobectomia.

O tratamento moderno dessa afecção evoluiu muito, e os pacientes atualmente são submetidos à embolização por radiologia intervencionista ou ressecções sublobares, como segmentectomia regrada ou não regrada (podendo-se nesses casos aproveitar as vantagens da videotoracoscopia).

A maioria das malformações arteriovenosas é congênita. Nesses casos, existe forte associação com a síndrome de Osler-Weber-Rendu (também chamada de telangiectasia hereditária hemorrágica). Há casos de malformação arteriovenosa devidos a causas adquiridas, entre as quais se destacam trauma, neoplasia pulmonar e infecção pulmonar (em especial actinomicose). Apesar de não corresponderem a malformações arteriovenosas por definição, os pseudoaneurismas da artéria pulmonar são lesões vasculares cada vez mais diagnosticadas, principalmente em razão do uso liberal de cateteres de Swan-Ganz.

Apresentação clínica e diagnóstico

As manifestações são diretamente dependentes da magnitude do curto-circuito (*shunt*) direita-esquerda. Em casos de *shunt* importante (20% do débito cardíaco), o paciente apresenta sintomas como dispneia e sinais como cianose e baqueteamento digital. Hemoptise e hemotórax são complicações relacionadas e podem corresponder ao quadro inicial do paciente. Complicações neurológicas, como cefaleia, acidente isquêmico transitório e acidente vascular cerebral, são frequentes, e acredita-se que seu mecanismo se deva a embolia paradoxal através da malformação vascular.

Existe associação importante entre malformações arteriovenosas pulmonares e a síndrome de Osler-Weber-Rendu (40 a 80% dos casos). Essa condição é transmitida na forma de herança autossômica dominante e se caracteriza pela presença de telangiectasias na pele, nas membranas mucosas e em órgãos sólidos. Malformações arteriovenosas podem coexistir, mais frequentemente no fígado, nos pulmões e no cérebro.

O diagnóstico costuma ser feito na fase de adulto jovem (20 a 30 anos), quando o paciente se manifesta com epistaxe ou hemorragia digestiva. Dentre os pacientes com essa síndrome, a incidência de malformações arteriovenosas pulmonares varia entre 15 e 33% e o seu rastreamento se faz necessário com o objetivo de prevenir complicações eventualmente fatais (hemoptise, hemotórax, acidente vascular cerebral). Dentre as modalidades para esse rastreamento, destacam-se a ecocardiografia com contraste e a PaO_2 com fração de oxigênio de 100%.[2]

Uma importante série que ilustra muito bem as complicações das malformações arteriovenosas corresponde à revisão de 76 pacientes tratados ao longo de 10 anos no Johns Hopkins Hospital.[3] Dentre as complicações pulmonares, 13% apresentavam hemoptise e 9%, hemotórax. Já as complicações neurológicas foram mais incidentes, com 18% dos pacientes apresentando acidente vascular cerebral e 37%, acidente isquêmico transitório. Vale salientar que pela predominância de pacientes com Osler-Weber-Rendu na série (88%), a apresentação clínica mais frequente foi na forma de epistaxe (79%).

No caso de pacientes com malformação arteriovenosa sem associação com síndrome de Osler-Weber-Rendu, há um relato recente do grupo da Universidade de Toronto sobre 20 pacientes acompanhados, com os principais sintomas sendo dispneia (50%) e cefaleia (30%). Dentre as complicações, as mais incidentes foram hemoptise (20%), acidente vascular cerebral (20%) e abscesso cerebral (5%).[4]

Antes dos exames complementares, o exame físico fornece importantes achados diagnósticos. Na série de 21 pacientes do Massachusetts General Hospital, 75% deles apresentavam algum achado no exame físico.[5] Dentre os mais frequentes, estavam baqueteamento digital, cianose e presença de sopro à ausculta. Manobras que aumentam o fluxo sanguíneo no território pulmonar consequentemente aumentam o sopro, como a inspiração forçada. Pela associação com a síndrome de Osler-Weber-Rendu, deve-se inspecionar pele e mucosas em busca de telangiectasias.

Dentre os exames laboratoriais, o constante ambiente de hipoxemia causado pelo *shunt* direita-esquerda é responsável pelo achado de policitemia no hemograma. Em meio aos exames de imagem, destacam-se a radiografia de tórax, a tomografia computadorizada, a ecografia com contraste e a angiografia pulmonar.

Exames de imagem[6-12]

Os exames de imagem desempenham um importante papel no diagnóstico das malformações arteriovenosas pulmonares e extrapulmonares, tanto para firmar/confirmar o diagnóstico, como para avaliar e localizar anatomicamente as lesões, incluindo vasos nutridores e drenagem venosa. Dentre os exames de imagem, destacam-se a radiografia de tórax, a tomografia computadorizada, a angiorressonância magnética, a ecografia com contraste e a angiografia pulmonar.

Radiografia simples

A radiografia simples de tórax é o método mais barato e acessível para avaliação do parênquima pulmonar, embora tenha acurácia bem menor do que os outros exames de imagem, possuindo valor limitado na avaliação de malformações arteriovenosas pulmonares pequenas a moderadas. A maioria dos casos de malformação arteriovenosa pulmonar apresenta radiografia de tórax normal, sobretudo para lesões menores do que 1,0 cm. Os exames radiológicos alterados normalmente demonstram imagem nodular com densidade de partes moles de contornos circunscritos (bem definidos) de variados tamanhos, com ou sem relação com estruturas vasculares pulmonares.

Tomografia computadorizada

A tomografia computadorizada (TC), especialmente a angiotomografia computadorizada *multislice* ou de múltiplos detectores, é o método de escolha para avaliação das malformações vasculares pulmonares e extrapulmonares, demonstrando muito bem as comunicações vasculares anômalas, bem como sua relação com artérias/arteríolas pulmonares nutridoras, eventual comunicação com artérias sistêmicas (e da parede torácica), de artérias brônquicas e sua relação com o sistema venoso (seja drenagem venosa pulmonar ou sistêmica). A angiotomografia possibilita avaliação de vasos nutridores muito pequenos, de até 1 a 2 mm de diâmetro, e de localização periférica no parênquima pulmonar, com acurácia, segundo muitos estudos, melhor do que a angiografia convencional.*[ref] Além disso, a angiotomografia *multislice* permite reconstruções multiplanares e em 3D, facilitando a eventual abordagem cirúrgica e/ou terapêutica, como a embolização.

■ CASO CLÍNICO

Paciente feminina, 27 anos, submetida a uma histerectomia radical por coriocarcinoma. No 12º dia pós-operatório, apresentou escarros hemáticos de repetição, sem outras queixas respiratórias. Na busca do diagnóstico diferencial entre metástase pulmonar (neoplasia que metastatiza com grande frequência) e embolia pulmonar (complicação muito comum em pós-operatório de cirurgia ginecológica), foi solicitada uma TC helicoidal com reconstrução **(FIGURA 57.1)**.

A imagem tomográfica foi definitiva para o diagnóstico de fístula arteriovenosa em pirâmide basal esquerda. O tratamento com embolização foi bem-sucedido.

ATENÇÃO

As três principais indicações de angiotomografia são avaliação pré-terapêutica da angioarquitetura interna das malformações arteriovenosas; triagem em pacientes com síndrome de Osler-Weber-Rendu; e acompanhamento pós-cirúrgico ou pós-emboloterapia.

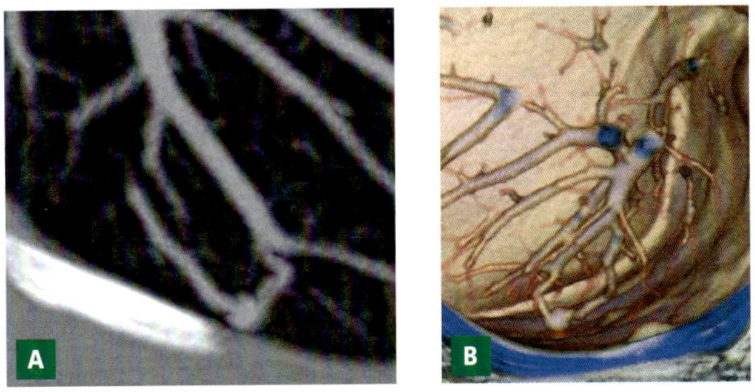

FIGURA 57.1 → Reconstrução da TC helicoidal mostrando o nódulo na convergência de uma artéria e veia da periferia do lobo inferior.

A tomografia demonstra as malformações arteriovenosas como imagens nodulares com densidade de partes moles, de contornos lobulados, em íntima relação com estruturas vasculares pulmonares e/ou sistêmicas. Após a infusão intravenosa de meio de contraste, a referida nodulação demonstra importante impregnação arterial, similar àquela das estruturas vasculares ao seu redor, com opacificação precoce de sua respectiva veia de drenagem, firmando o diagnóstico. Eventualmente se pode observar a presença de pequenas calcificações periféricas, compatíveis com flebólitos no seu interior. Algumas malformações arteriovenosas podem exibir trajeto sinuoso e tortuoso, por vezes varicoso. As malformações arteriovenosas apresentam leve predominância nos lobos inferiores e em regiões mais cernais.

A especificidade da TC é bastante elevada, ao redor de 98%, embora a sensibilidade seja um pouco inferior à do ecocardiograma com contraste, este último com sensibilidade de 92% e valor preditivo negativo de 97%. Isso porque a ecocardiografia com contraste pode detectar *shunts* em pacientes com microfístulas (como na síndrome hepatopulmonar, não macroscópicas), que não podem ser detectados pela angiotomografia nem pela arteriografia convencional. Diversos trabalhos demonstram sensibilidade de até 97% para a tomografia, mas como em muitas dessas séries o padrão-ouro é a arteriografia convencional, e nem a angiotomografia nem a arteriografia convencional demonstram microfístulas, seus resultados devem ser vistos com ressalva.

A arteriografia apresenta sensibilidade inferior à da tomografia, em razão da superposição de estruturas, sendo indicada após a angiotomografia, quando a emboloterapia for indicada. Portanto, a angiotomografia computadorizada de múltiplos detectores é o método mais acurado e menos invasivo para avaliação das malformações vasculares pulmonares.

Angiorressonância magnética

A angiorressonância magnética (ARM) é um exame alternativo à angiotomografia, utilizada sobremaneira em pacientes com alergia grave ao contraste iodado e pacientes gestantes. A ARM possui acurácia um pouco menor do que a da angiotomografia para avaliação das malformações vasculares pulmonares, devido principalmente à maior complexidade de realização do exame, como necessidade de tempos de apneia maiores e duração da aquisição das sequências com tempos mais longos (quando comparados com tomografia). A ARM em geral possibilita a avaliação de malformações arteriovenosas com mais de 3 a 5 mm de diâmetro. Possui avaliação limitada da circulação/vascularização sistêmica e de pequenas malformações de 2 a 3 mm. A ARM é uma alternativa diagnóstica, sobretudo para lesões maiores do que 0,5 cm, possibilitando a avaliação por ressonância magnética do miocárdio e dos fluxos cardíacos.

Ecografia com contraste

A ecocardiografia com contraste, especialmente transesofágica, é um exame bastante utilizado para avaliação e pesquisa de *shunts* intrapulmonares e intracardíacos. Sua sensibilidade é maior do que a de todos os outros métodos, embora possua a grande desvantagem de não localizar anatomicamente a alteração (se está em lobo superior, médio ou inferior).

A ecocardiografia com contraste positiva significa *shunt* intrapulmonar. Não é um bom exame para avaliação das alterações morfológicas do pulmão e da vasculatura. Se um paciente apresenta sinais de *shunt* intrapulmonar pela ecocardiografia com contraste e a sua tomografia é completamente normal, é muito provável que apresente microfístulas pulmonares, como na síndrome hepatopulmonar secundária à cirrose hepática.

Cintilografia pulmonar de perfusão

A cintilografia pulmonar de perfusão é uma técnica que permite a obtenção de imagens planares ou tomográficas da distribuição do radiofármaco aplicado por via intravenosa nos pulmões, possibilitando a avaliação de defeitos perfusionais (como no tromboembolismo pulmonar), de pacientes em controle pós-transplante de pulmão, avaliação pré-operatória da circulação pulmonar de tumores, avaliação de comunicações intrapulmonares anômalas (*shunt*) e avaliação da circulação pulmonar em doenças cardíacas congênitas. A cintilografia perfusional possui sensibilidade semelhante à da tomografia na pesquisa de fístulas arteriovenosas, apresentando a desvantagem de não possibilitar a avaliação do parênquima pulmonar e dos vasos nutridores.

Angiografia (arteriografia) convencional

A arteriografia pulmonar convencional possibilita a avaliação do sistema arterial pulmonar e até há poucos anos foi o exame padrão-ouro para avaliação da circulação pulmonar, especialmente para a pesquisa de tromboembolismo. A sua principal desvantagem é ser um exame invasivo, com taxas de complicação de até 4,2%, além de não possibilitar a avaliação do parênquima pulmonar e de possíveis comunicações vasculares com origem na circulação sistêmica. A arteriografia pulmonar convencional nos dias atuais é mais utilizada para realização de procedimentos invasivos com embolização de fístulas e malformações arteriovenosas pulmonares, como para avaliação pós-embolização.

Tratamento

Embolização

> **ATENÇÃO**
>
> A embolização foi utilizada pela primeira vez como medida terapêutica em 1977. Com relação à cirurgia, apresenta as vantagens de ser um procedimento minimamente invasivo e de não ocasionar perda de parênquima funcionante. Hoje, os materiais mais utilizados são os *coils* metálicos e os *plugs* autoexpansíveis de nitinol.

O procedimento é realizado por meio de cateterismo da veia femoral para acesso à circulação pulmonar. Pode ser realizado com anestesia local e em regime ambulatorial. O índice de sucesso com a embolização é alto, entre 95 e 100%. Complicações precoces podem ocorrer, mas em geral se limitam a febrícula e dor torácica. Uma das desvantagens da embolização se refere à recanalização da malformação arteriovenosa, com recidiva dos sintomas. Essa situação pode ocorrer em até 57% dos casos e normalmente se deve à comunicação artéria brônquica-artéria pulmonar com posterior recanalização do *shunt*.[13]

Cirurgia

> **ATENÇÃO**
>
> A ressecção pulmonar é reservada para casos de lesões grandes e centrais não passíveis de embolização, quando esse tratamento apresentou falha (dificuldade técnica de acesso com cateter, recanalização) ou não está disponível.

O tratamento cirúrgico moderno indica a utilização de ressecções preservadoras de parênquima **(FIGURA 57.2)**, ide-

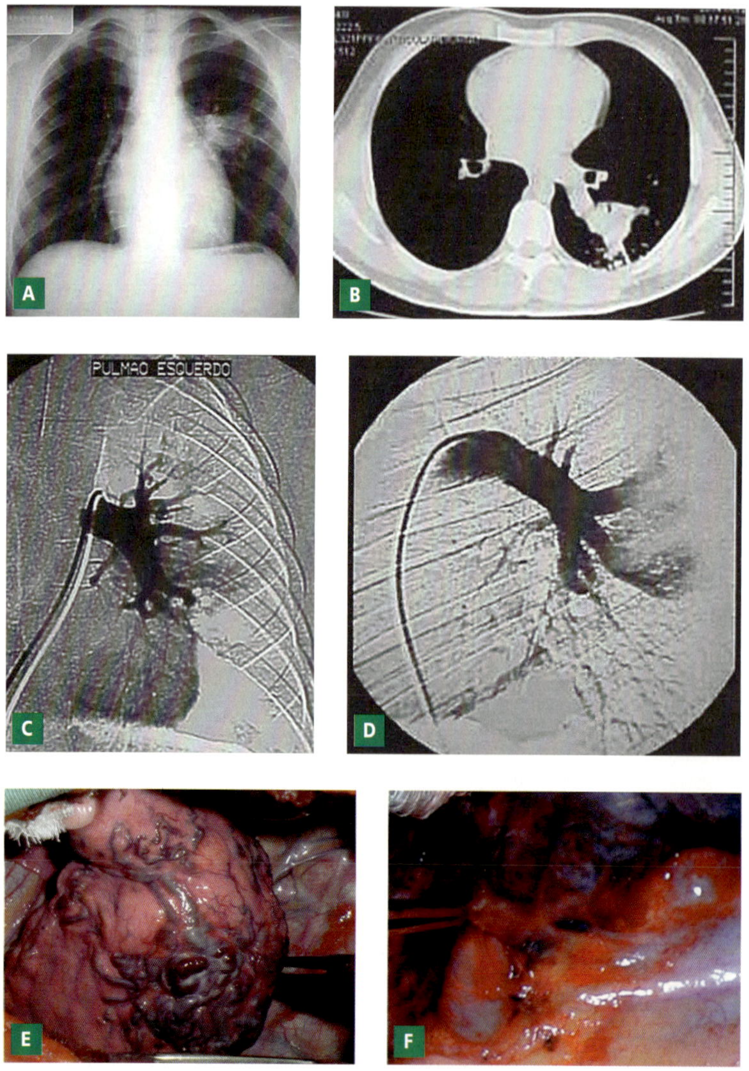

FIGURA 57.2 → (A) Radiografia de tórax com lesão tumescente no segmento superior esquerdo. (B) TC com contraste evidenciando a grande dilatação vascular em conexão com a massa do segmento superior. (C) e (D) Diferentes tempos da arteriografia pulmonar mostrando uma grande fístula arteriovenosa em segmento superior. (E) Aspecto da superfície do segmento com grosseiras dilatações vasculares. (F) Seta apontando a veia pulmonar inferior extremamente dilatada.

almente menores do que uma lobectomia. Mesmo lesões centrais costumam poder ser ressecadas através de uma segmentectomia regrada. No caso de lesões periféricas, a segmentectomia não regrada pode ser utilizada, de preferência por videotoracoscopia com o uso de grampeadores endoscópicos.

Em experiência recente, autores japoneses relataram o tratamento cirúrgico de cinco casos de malformações arteriovenosas. Em todos os casos, a ressecção foi realizada por videotoracoscopia (quatro ressecções em cunha e uma segmentectomia regrada). Com um tempo de permanência hospitalar mediano de dois dias, o seguimento ambulatorial mostrou resolução em todos os casos.[14]

■ CASO CLÍNICO

Paciente de 19 anos, com dispneia aos médios esforços. Tem o diagnóstico de malformação arteriovenosa pulmonar desde a infância. Nega dor torácica ou hemoptise. Apresenta marcado hipocratismo digital.

A espirometria é normal. Teste da caminhada: 640 metros, com saturação de hemoglobina caindo de 90 para 84%.

A exploração cirúrgica identificou a presença de lesão vascular com dilatações arteriais e venosas pulsáteis e visíveis na superfície pleural. A veia pulmonar inferior apresentava calibre de cerca de três vezes o normal. Foi realizada a segmentectomia superior esquerda regrada. Pirâmide basal esquerda remanescente com aspecto normal. Normalização imediata da oximetria depois da ressecção da fístula. Pós-operatório sem intercorrências.

Referências

1. Khurshid I, Downie GH. Pulmonary arteriovenous malformation. Postgrad Med J. 2002;78(918):191-7.

2. Kjeldsen AD, Oxhøj H, Andersen PE, Elle B, Jacobsen JP, Vase P. Pulmonary arteriovenous malformations: screening procedures and pulmonary angiography in patients with hereditary hemorrhagic telangiectasia. Chest. 1999;116(2):432-9.

3. White RI Jr, Lynch-Nyhan A, Terry P, Buescher PC, Farmlett EJ, Charnas L, et al. Pulmonary arteriovenous malformations: techniques and long-term outcome of embolotherapy. Radiology. 1988;169:663-9.

4. Wong HH, Chan RP, Klatt R, Faughnan ME. Idiopathic pulmonary arteriovenous malformations: clinical and imaging characteristics. Eur Respir J. Epub 2010 Dec 22.

5. Puskas JD, Allen MS, Moncure AC, Wain JC Jr, Hilgenberg AD, Wright C, et al. Pulmonary arteriovenous malformations: therapeutic options. Ann Thorac Surg. 1993;56(2):253-7.

6. Pelage JP, El Hajjam M, Lagrange C, Chinet T, Vieillard- Baron A, Chagnon S, et al. Pulmonary artery interventions: an overview. Radiographics. 2005;25(6):1653-67.

7. Engelke C, Schaefer-Prokop C, Schirg E, Freihorst J, Grubnic S, Prokop M. High-resolution CT and CT angiography of peripheral pulmonary vascular disorders. Radiographics. 2002;22:739-64.

8. Martinez-Jimenez S, Heyneman LE, McAdams HP, Jasinowodolinski D, Rossi SE, Restrepo CS, et al. Nonsurgical extracardiac vascular shunts in the thorax: clinical and imaging characteristics. Radiographics. 2010;30(5):e41.

9. Lawler LP, Corl FM, Fishman EK. Multi-detector row and volume-rendered CT of the normal and accessory flow pathways of the thoracic systemic and pulmonary veins. Radiographics. 2002;22(Spec n.):S45-60.

10. Zylak CJ, Eyler WR, Spizarny DL, Stone CH. Developmental lung anomalies in the adult: radiologic-pathologic correlation. Radiographics. 2002;22(Spec n.):S25-43.

11. Hughes JMB. Pulmonary arteriovenous malformation in hereditary hemorrhagic telangiectasia. Semin Respir Crit Care Med. 1998;19:79-89.

12. Muller NL, Silva IS. Imaging of the chest. Philadelphia: Sauders; 2008. p. 253-63, v. I.

13. Sagara K, Miyazono N, Inoue H, Ueno K, Nishida H, Nakajo M. Recanalization after coil embolotherapy of pulmonary arteriovenous malformations: study of long-term outcome and mechanism for recanalization. AJR Am J Roentgenol. 1998;170(3):727-30.

14. Ishikawa Y, Yamanaka K, Nishii T, Fujii K, Rino Y, Maehara T. Video-assisted thoracoscopic surgery for pulmonary arteriovenous malformations: report of five cases. Gen Thorac Cardiovasc Surg. 2008;56(4):187-90.

Seção 7

Doenças Pleurais

58

Derrame Pleural

Luiz Carlos Corrêa da Silva
José da Silva Moreira

Introdução e fisiopatogenia

Normalmente, a cavidade pleural não contém ar, mas existe em seu interior mínima quantidade de líquido, resultante do equilíbrio entre seus mecanismos de formação e de reabsorção. Essa película líquida, cujo maior componente é a água, facilita, por um lado, o deslizamento de um dos folhetos pleurais sobre o outro, mas dificulta a separação entre eles, em razão das propriedades moleculares (elevada tensão superficial) do líquido pleural como um todo. Quando a quantidade de líquido aumenta, anormalmente, acima de 100 a 300 mL, como consequência de um ou mais fatores que favorecem seu acúmulo na cavidade, tem-se a presença de derrame pleural.

O líquido pleural é formado a partir dos capilares sanguíneos da pleura parietal – com elevada pressão hidrostática (circulação sistêmica). Sua reabsorção se dá por dois mecanismos: um, não seletivo, através dos linfáticos (especialmente os da pleura parietal), e outro, que é seletivo para água e pequenas moléculas, pelos capilares sanguíneos da pleura visceral – com baixa pressão hidrostática (circulação pulmonar). Este último mecanismo de reabsorção obedece às leis de Starling, que regem as trocas dos líquidos intersticiais:

$$PF = K[(PHSC - PHLP) - (POSC - POLP)]$$

onde

PF = pressão de filtração;
PHSC = pressão hidrostática no sangue dos capilares sanguíneos da superfície pleural;
PHLP = pressão hidrostática no líquido pleural;
POSC = pressão oncótica no sangue capilar;
POLP = pressão oncótica no líquido pleural ;
K = grau de permeabilidade dos capilares sanguíneos da superfície pleural.

Os valores numéricos médios normais da PF para a pleura parietal situam-se em torno de +9 cmH_2O, e para a pleura visceral, por volta de -10 cmH_2O. Pode-se ver, assim, que o folheto parietal "empurra" líquido para dentro do espaço pleural, enquanto o visceral o "aspira". Em condições normais, a maior diferença ocorre entre as pressões hidrostáticas médias dos folhetos parietal (32 cmH_2O) e visceral (13 cmH_2O).

O estado da circulação linfática (CL), com suas vias patentes, desde sua comunicação inicial com "lacunas" ou "estomas" existentes entre as células mesoteliais, por onde penetram água, pequenas e grandes moléculas (proteínas), é igualmente importante dentro de toda a contínua dinâmica do líquido no espaço pleural. Além disso, deve ser lembrado que pode ocorrer passagem de fluido por forames e linfáticos que comunicam os espaços peritoneal e pleural.

O aumento da PHSC no folheto visceral, como ocorre na insuficiência cardíaca, a redução da POSC (hipoproteinemia), o aumento do valor de K (processos inflamatórios ou infecciosos) e a obstrução da CL (neoplasias malignas metastáticas) são os mecanismos mais frequentes que levam ao acúmulo de líquido pleural (**FIGURA 58.1**).

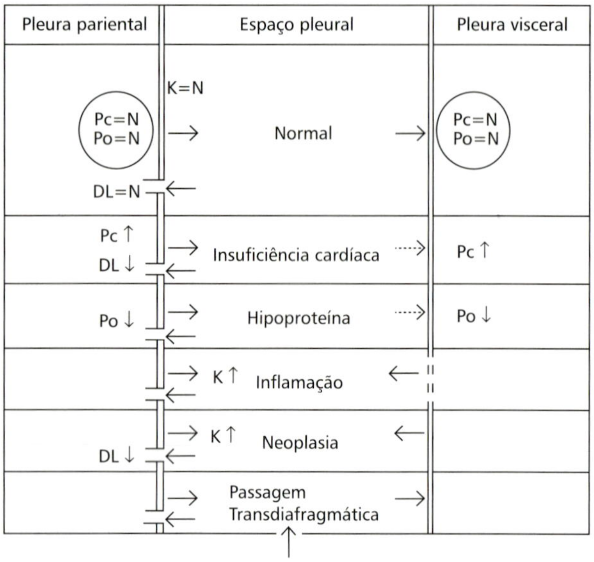

FIGURA 58.1 → Mecanismos de formação e reabsorção do líquido pleural.
PC = Pressão hidrostática capilar
PO = Pressão oncótica capilar
DL = Drenagem linfática

O estado da permeabilidade da membrana pleurocapilar (K) é importante fator determinante da composição do líquido pleural. Se muito alterado (aumentado), elementos contidos no sangue poderão passar com mais facilidade para o espaço pleural, e o líquido conterá maior quantidade de proteínas (≥ 3,0 g%), marcadores inflamatórios bioquímicos e células, constituindo o denominado *exsudato*. Se normal ou pouco alterado, sendo o principal mecanismo a alteração das pressões hidrostática ou oncótica, a taxa proteica será inferior a 2,5 g%, os marcadores inflamatórios e as células serão normais, caracterizando-se o *transudato*.

Light e colaboradores estabeleceram, em 1972, critérios para a distinção entre transudatos e exsudatos, considerando não apenas a taxa de proteínas no líquido pleural, mas ainda uma variável que interfere diretamente na taxa proteica pleural (a taxa proteica sérica) e outra que se altera na proporção em que ocorra lesão celular (a desidrogenase láctica – DHL), sérica e pleural.[1]

Segundo Light e colaboradores,[1] são características dos exsudatos

- → Relação taxa de proteína no líquido pleural/proteína sérica > 0,5
- → Relação taxa de DHL no líquido pleural/DHL sérica > 0,6
- → Taxa absoluta de DHL no líquido pleural > 2/3 do limite superior da taxa sérica normal

Qual é a importância de se fazer a distinção entre transudato ou exsudato? Transudatos são causados por insuficiência cardíaca ou cirrose ou outra causa que já esteja em tratamento ou vai ser tratada, a seguir. Exsudatos, em geral, devem ter sua causa esclarecida pelos exames de material pleural, e o tratamento poderá depender estritamente da investigação pleural.

Na avaliação dos pacientes, o *primeiro passo* é estabelecer a presença de derrame pleural, o que costuma ficar caracterizado por dados clínicos (dor ventilatório-dependente e macicez à percussão da parede torácica) e pelas imagens radiológicas:

- opacidade homogênea que, devido à ação da gravidade, flui para as porções mais declives da cavidade pleural, impedindo a visualização do seio costofrênico;
- imagem em menisco na interface derrame-pulmão, com bordos bem nítidos;
- desvio contralateral do mediastino se o derrame for volumoso.

O *segundo passo* é a determinação da causa do derrame ou do mecanismo fisiopatológico envolvido. Se houver pistas consistentes que expliquem a ocorrência de derrame pleural, pode não ser necessária a investigação pleural (toracocentese e biópsia). Por exemplo, em um caso de insuficiência cardíaca, observa-se a evolução e acompanha-se a resolução do derrame.

Duas questões são prioritárias e devem ser respondidas, inicialmente

- → O derrame pode ser maligno? Se confirmada essa hipótese, a situação implica extrema gravidade e mau prognóstico. Portanto, tal diagnóstico precisa ser de certeza, por dado patológico (cito e/ou histopatológico).
- → Será necessário examinar o líquido pleural e fazer punção-biópsia pleural? Se a conduta depender desses resultados, deve-se proceder à investigação pleural.

Em serviços de pneumologia, são vistos com maior frequência:

- Transudatos: insuficiência cardíaca
- Exsudatos infecciosos: tuberculose e pneumonia
- Exsudatos não infecciosos: neoplasias metastáticas (carcinomas e linfomas), embolia pulmonar e colagenoses
- Situações cirúrgicas: empiema, hemotórax e quilotórax

Clínica

As manifestações que chamam a atenção para a possibilidade de derrame pleural são a *dor ventilatório-dependente ou pleuríti-*

ca gerada pela estimulação da pleura parietal – cuja existência depende de a pleura parietal estar inflamada e/ou tracionada por aderências com a pleura visceral. Podem ocorrer alterações mecânicas secundárias ao seu volume – volumosos derrames, por ocupação de espaço intratorácico, podem causar dispneia e outros distúrbios. Pacientes com escassa reserva ventilatória podem apresentar dispneia mesmo com pequeno derrame pleural. Sintomas sistêmicos como astenia, anorexia, emagrecimento e febre dependem de respostas inflamatórias e imunológicas ao agente etiológico ou ao mecanismo etiopatogênico.

Ao exame físico, derrames volumosos são facilmente percebidos: diminuição ou até ausência do murmúrio vesicular e do frêmito toracovocal, e macicez à percussão do tórax.

Exames de imagem

Os achados radiológicos do derrame pleural costumam ser característicos: opacidade homogênea em um hemitórax que oblitera a visualização do seio costofrênico homolateral e contorna a imagem do parênquima pulmonar deixando uma borda nítida em formato de menisco (FIGURA 58.2). Se volumoso, pode deslocar o mediastino contralateralmente.

Derrame subpulmonar pode ser confundido com elevação da hemicúpula diafragmática. À esquerda, pode levantar suspeita quando a separação entre a porção mais cranial da câmara gástrica e o terço inferior do pulmão – que geralmente é representada por uma lâmina radiopaca tênue – tiver espessura superior a um centímetro (FIGURA 58.3).

O derrame pode ser septado quando existirem aderências pleurais prévias ou recém-formadas, resultando em uma imagem irregular, diferente da habitual (FIGURA 58.4).

O aspecto do derrame pleural na tomografia computadorizada de tórax, na janela para mediastino, é o de espessamento pleural, curvilíneo. Pelo efeito da gravidade, a imagem costuma ficar restrita aos setores mais declives, conforme se observa na FIGURA 58.5.

Dados radiológicos podem auxiliar no diagnóstico diferencial (FIGURA 58.6)

- → O **derrame bilateral** é mais comumente associado a *transudato, tuberculose de disseminação hemática, neoplasia metastática e colagenose*.
- → O **derrame volumoso** ocupando todo ou quase todo o hemitórax em geral é *neoplásico*.
- → O **derrame septado** costuma ser *infeccioso*.
- → **Massa intrapulmonar, adenomegalias mediastinais e lesões osteolíticas** favorecem *neoplasia*.
- → **Lesões pulmonares em lobos superiores** (micronódulos, nódulos, estrias, consolidações acinolobulares) favorecem *tuberculose*.

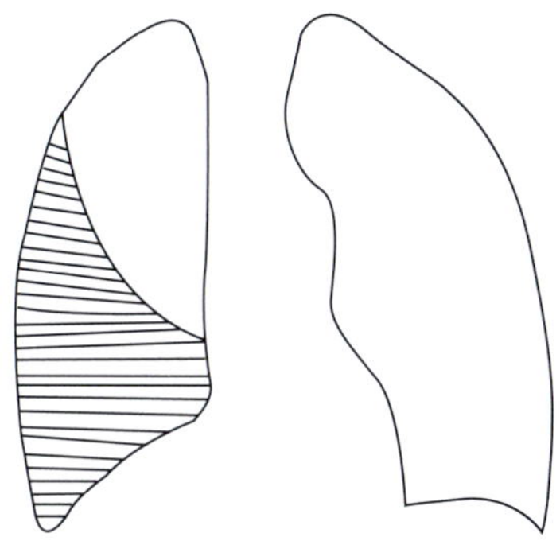

FIGURA 58.2 → Derrame pleural com imagem em menisco.

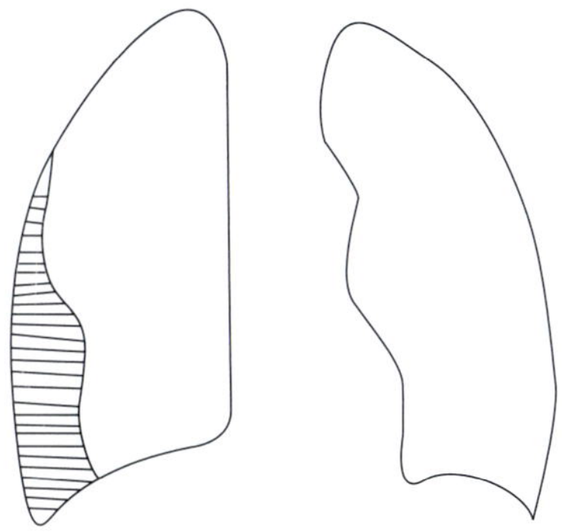

FIGURA 58.3 → Derrame pleural septado.

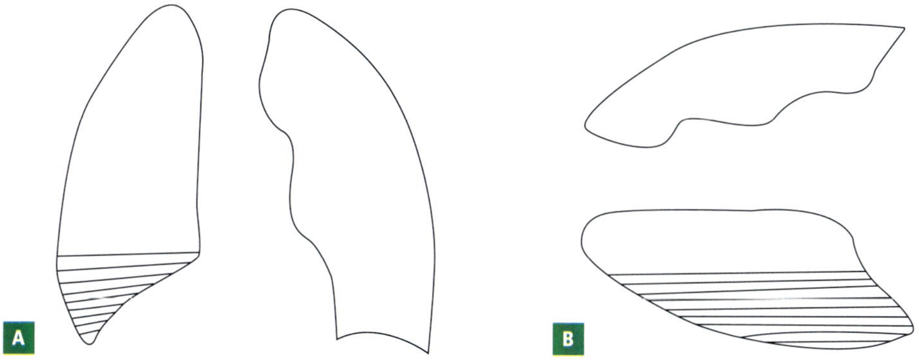

FIGURA 58.4 → Derrame pleural subpulmonar. (A) raio X convencional (ortostatismo); (B) raio X em decúbito lateral, com raios horizontais.

Diagnóstico

O diagnóstico do derrame pleural pode ser desdobrado em duas etapas: em um *primeiro momento*, a partir de dados clínicos, particularmente do exame físico e do exame radiológico, detecta-se sua presença, o que costuma ser simples e feito na primeira consulta. A seguir, cabe determinar sua causa ou mecanismo, por meio da demonstração do agente causal ou de um conjunto de dados clínicos, radiológicos, exames bioquímicos do sangue, exames do líquido pleural (aspecto, alterações bioquímicas e citológicas) e exames de fragmentos de pleura parietal. Tal etapa exige experiência e treinamento específicos, sendo geralmente realizada pelo pneumologista ou cirurgião torácico. A existência de trauma

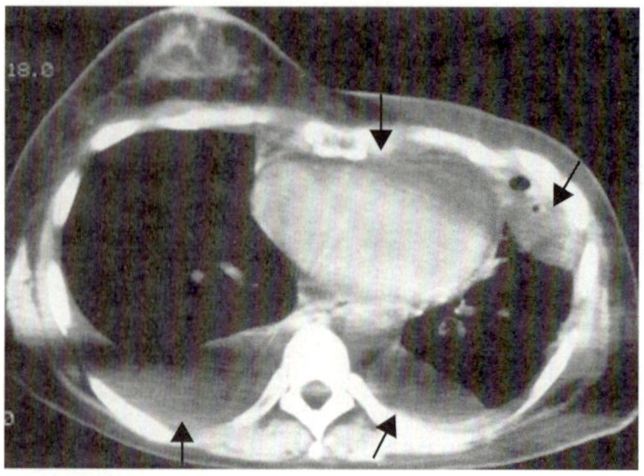

FIGURA 58.5 → Derrame pleural em imagem tomográfica típica, com algumas septações.

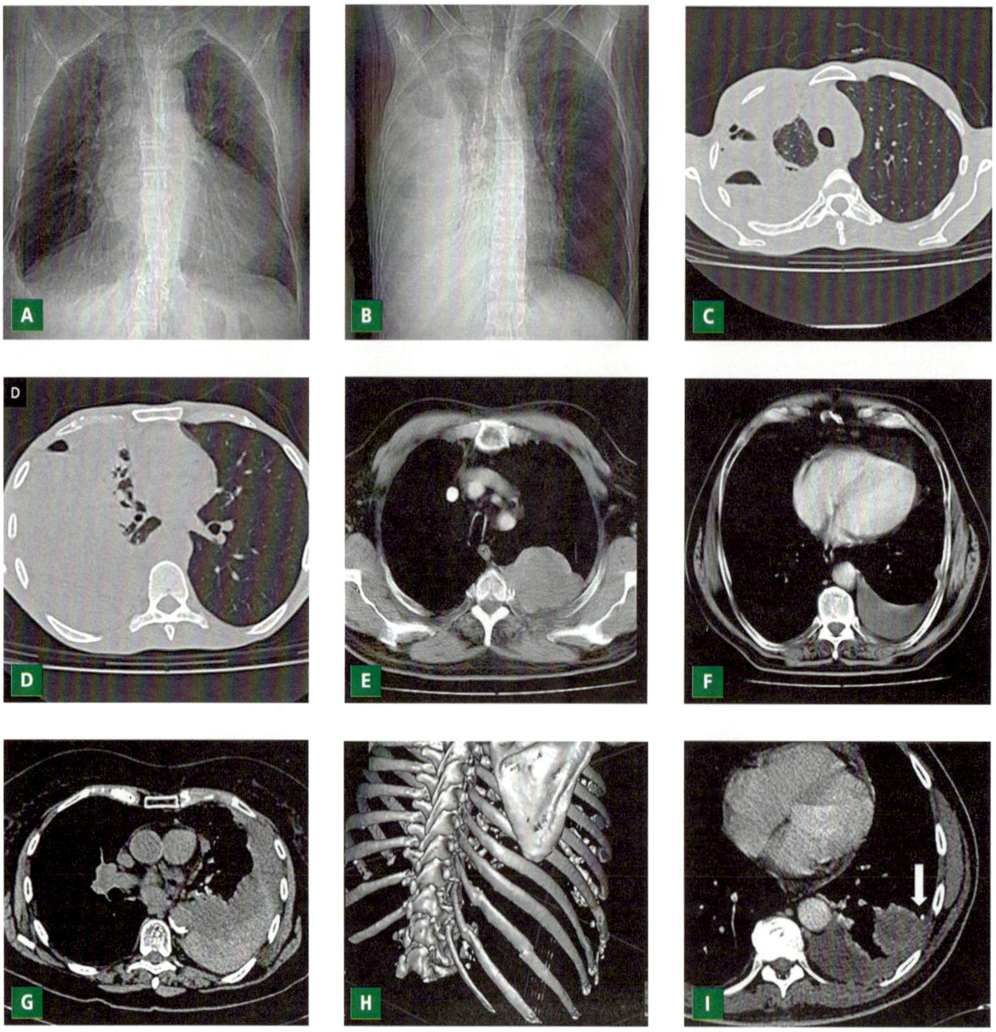

FIGURA 58.6 → Casos em que dados radiológicos auxiliaram no diagnóstico diferencial. (A) derrame pleural à direita + aumento da área cardíaca: insuficiência cardíaca. (B) volumoso derrame pleural + níveis aéreos + retração do hemitórax: empiema. (C e D) tomografia computadorizada do caso B, onde se confirmam os achados. (E) tomografia computadorizada demonstrando grande tumor no terço superior do pulmão esquerdo. (F) derrame pleural: neoplasia. (G) tomografia computadorizada com volumoso derrame pleural à esquerda, onde se observa material denso depositado nas porções pendentes dos pulmões: derrame pleural hemorrágico – neoplasia ou trauma. (H) tomografia tridimensional do caso G: várias fraturas à esquerda confirmando a origem traumática. (I) tomografia computadorizada com derrame pleural à esquerda + lesão necrótica parenquimatosa + pequena calcificação (seta): origem granulomatosa, provavelmente tuberculosa.

recente deve levar à suspeita de hemotórax, podendo constituir uma emergência.

Dados que auxiliam na elaboração do diagnóstico diferencial dos derrames pleurais incluem idade, modo de início (agudo ou insidioso), presença de dor ventilatório-dependente, febre, contato com tuberculose, história de tumor maligno atual ou pregresso, rápida recorrência após drenagem, cirurgia abdominal ou torácica recente, radioterapia, lesão do miocárdio (infarto ou cirurgia recente), doença abdominal (cirrose, pancreatite, abscesso subfrênico e abscesso hepático).

Decisão de fazer (ou não) investigação pleural

Quando a causa é óbvia e a conduta independerá de exames pleurais (líquido pleural ou fragmentos pleurais), geralmente obtidos por punção ou biópsia transcutânea, estes poderão ser dispensados. Exemplifique-se com algumas situações: insuficiência cardíaca, hipoproteinemia, concomitância de tuberculose no parênquima pulmonar.

Quando há indícios de que a causa do derrame seja infecciosa, como na vigência de tuberculose pulmonar comprovada ou de pneumonia, a toracocentese poderá ser necessária, pelo menos, para excluir ou confirmar a presença de empiema, situação em que deverá ser realizada a drenagem pleural.

Punção do líquido pleural (toracocentese)

Ver a técnica da toracocentese no Capítulo "Toracocentese e Punção-biópsia Pleural".

Exames do líquido pleural e o possível/provável significado dos seus resultados[2,3,4]

Aspecto amarelado: é o mais comum; não há relação com nenhuma causa em especial.

- Aspecto purulento e/ou presença de germes e/ou pH baixo: empiema.
- Aspecto hemorrágico: acidente de punção, trauma ou neoplasia maligna; não costuma ocorrer na tuberculose.
- Taxa de proteínas muito elevada: tuberculose ou outro exsudato com intensa resposta inflamatória.
- Citológico diferencial com linfocitose e ausência de células mesoteliais: tuberculose.
- Citopatológico com a presença de células malignas: derrame neoplásico.
- Pesquisa de bacilos álcool-ácido resistentes (BAAR) positiva ou anatomopatológico demonstrando granuloma: tuberculose.
- Células LE presentes e/ou FAN com título elevado: lúpus eritematoso sistêmico.
- Derrame quiliforme com triglicerídeos elevados e/ou presença de quilomicra: quilotórax.
- Taxa de adenosina deaminase (ADA) superior a 40 UI/L: aponta fortemente para tuberculose.
- pH abaixo de 7,2 em paciente com derrame pleural parapneumônico: pode significar empiema. Para uma adequada determinação do pH, são necessários os seguintes cuidados: colher o líquido em seringa heparinizada, vedada de contato com o ar, e enviar o material rapidamente para o laboratório ou mantê-lo em baixa temperatura até a execução do exame.
- Achado de eosinofilia (> 10%) no líquido pleural: pode ser secundário à presença de sangue na cavidade pleural, como por hemorragia pós-punção, ou à existência de anormalidades imunoalérgicas sistêmicas.

Punção-biópsia pleural (agulha de Cope)

Ver a técnica da biópsia pleural no Capítulo "Toracocentese e Punção-biópsia Pleural".

Exames no fragmento de pleura parietal

No exame anatomopatológico, dois achados definem o diagnóstico: neoplasia maligna, em geral carcinoma metastático ou linfoma; ou granuloma, sem/com necrose, caseosa ou não. A presença de granuloma na pleura costuma ser suficiente para confirmar o diagnóstico de tuberculose, uma vez que as outras causas de doença granulomatosa raramente se acompanham de derrame pleural.

Sempre que o patologista identifica lesão granulomatosa, é realizada a pesquisa de BAAR e de fungos no material (e, no paciente HIV-positivo, mesmo sem granuloma).

Pleuroscopia

A pleuroscopia está indicada quando se julga que não haverá vantagem na execução de uma nova punção-biópsia, ou quando se planeja realizar imediatamente a pleurodese. A pleuroscopia possibilita fazer-se biópsia dirigida e descorticação endoscópica no caso de empiema.

Ver a técnica da pleuroscopia no Capítulo "Mediastinoscopia, Toracoscopia e Toracotomia Mínima".

Toracotomia exploradora

A toracotomia exploradora está indicada apenas em situações excepcionais, quando:

- os procedimentos habituais (punção, biópsia, pleuroscopia) não foram efetivos e a principal suspeita for neoplasia;
- há probabilidade de mesotelioma pleural;
- existe necessidade de descorticação/pleurectomia;

- há necessidade de ressecção pulmonar;
- ocorrem acidentes durante a pleuroscopia;
- há hemorragia pós-traumática grave.

Ver a técnica da toracotomia mínima no Capítulo "Mediastinoscopia, Toracoscopia e Toracotomia Mínima".

> **ATENÇÃO**
>
> Muitas vezes, os exames dos materiais pleurais, por si só, não estabelecem o diagnóstico específico de derrame pleural, mas dão suporte a uma impressão clínica. Sua solicitação e interpretação sempre devem ter relação com os dados clínicos. Preferencialmente, os testes solicitados devem responder a uma questão específica ou auxiliar na decisão da melhor conduta.

Diagnóstico específico dos derrames pleurais

Conforme se observa no QUADRO 58.1, existem situações em que o diagnóstico dos derrames pleurais é estabelecido com segurança. No entanto, muitas vezes é necessário usar critérios que não são de certeza, e isso exige experiência e análise criteriosa, como discutido a seguir.

Derrame pleural tuberculoso

Dados clínicos que favorecem o diagnóstico de derrame pleural tuberculoso (DPT): história de contágio, dor torácica ventilatório-dependente, febre de início subagudo e hemograma normal. A radiografia de tórax pode mostrar apenas o derrame pleural ou ter alterações pulmonares (micronódulos, nódulos, estrias, áreas de consolidação acinolobular, preferencialmente em lobo superior).

Achados no líquido pleural habituais no DPT: aspecto amarelo citrino, taxa de proteínas elevada (acima de 4,0 g%) e linfocitose com ausência ou poucas células mesoteliais.

Derrame pleural neoplásico

Dados clínicos que favorecem o diagnóstico de derrame pleural neoplásico (DPN): sintomas de início insidioso, com ou sem dor torácica dolente, sem febre. A radiografia de tórax pode mostrar apenas o derrame pleural, que pode ser volumoso, ou ter alterações pulmonares sugestivas de neoplasia (massa intrapulmonar, adenomegalias mediastinais).

Achados no líquido pleural habituais no DPN: aspecto hemorrágico, taxa de proteínas abaixo de 4,0 g%, podendo haver linfocitose com a presença de células mesoteliais.

QUADRO 58.1 → Derrames de causas determinadas e critérios utilizados

DIAGNÓSTICOS	CRITÉRIOS UTILIZADOS	
	PARA DIAGNÓSTICO DE CERTEZA (exames diretos: LP/PP)	PARA DIAGNÓSTICO DE PROBABILIDADE (diversos critérios)
DP tuberculoso	BAAR/Cultura (+) Granuloma, necrose caseosa	Dados clínicos Exames do LP
DP neoplásico	CP (+) para células neoplásicas AP mostrando neoplasia maligna	Dados clínicos Exames do LP
Empiema	Aspecto de pus Exame bacteriológico positivo	Exames do LP (pH ≤ 7,2)
Quilotórax	Aspecto lactescente, exames do LP	
Hemotórax	Aspecto hemorrágico, hematócrito do LP > 20%	
LES	Células LE, FAN, etc.	
Outras causas	Dados clínicos, radiológicos, exames do LP, etc. apontam para uma causa de maneira consistente	

LP = líquido pleural; PP = pleura parietal; DP = derrame pleural; CP = citopatológico; AP = anatomopatológico; LES = lúpus eritematoso sistêmico; FAN = fator antinuclear.

O QUADRO 58.2 mostra o diagnóstico diferencial entre DPT e DPN.

Derrame pleural de causa indeterminada

Para fins operacionais, um derrame pleural é de causa indeterminada quando não existe pista consistente e/ou não se chega a uma conclusão diagnóstica após a primeira toracocentese + punção-biópsia pleural (este é o procedimento mínimo para a investigação de derrame pleural).

Se for transudato, como regra, a preocupação é menor, pois costuma estar associado a uma doença sistêmica cujo diagnóstico já é conhecido ou será esclarecido em seguida. Sendo um exsudato, por incluir possibilidades como neoplasia e tuberculose, salvo em situações especiais, deve-se perseguir a confirmação diagnóstica. A presença de linfocitose dá ênfase a tal necessidade.

QUADRO 58.2 → Diagnóstico diferencial entre derrame pleural tuberculoso (DPT) e derrame pleural neoplásico (DPN)

		DPT	DPN
Critérios que não incluem dados da toracocentese:			
– Idade:	abaixo de 35 anos	+	
	acima de 45 anos		+
– Início:	agudo (febre, dor)	+	
	insidioso		+
– Volume muito grande			+
– Contágio com tuberculose; Mantoux positivo		+	
– História de neoplasia prévia ou atual			+
– Rápida recorrência após esvaziamento			+
Critérios que incluem dados da toracocentese:			
– Hemorrágico			+
– Proteínas:	abaixo de 3,5 g%		+
	acima de 4,0 g%	+	
– Linfocitose:	com pouca/nenhuma célula mesotelial	+	
	com muitas células mesoteliais		+

(+) a presença do fator favorece uma das duas situações (DPT ou DPN).
Fonte: Corrêa da Silva.[5,6]

Recomendações para o manejo de derrames pleurais de causa ainda indeterminada

→ Reunir todas as informações de interesse (clínicas, radiológicas e laboratoriais) e reavaliá-las, em consultoria com pneumologista experiente em pleura.
→ Procurar condição, prévia ou atual, que explique a presença de derrame pleural.
→ Avaliar se a doença está em evolução, estável ou em resolução.
→ Considerar o perfil do paciente, os recursos disponíveis e a experiência do serviço.
→ Considerar causas raras apenas quando esgotadas as possibilidades mais frequentes.

A **FIGURA 58.7** apresenta um fluxograma para orientar o diagnóstico dos derrames pleurais.

Conforme o caso individual, deve-se considerar a realização dos seguintes testes diagnósticos:

- Repetição de **toracocentese** e **punção-biópsia pleural** quando o procedimento anterior foi tecnicamente insatisfatório ou se os exames não forem confiáveis ou houve omissão da sua realização.
- **Angiotomografia computadorizada do tórax** para confirmar ou descartar o diagnóstico de tromboembolismo pulmonar (esse exame ainda possibilita evidenciar lesões pulmonares ou mediastinais não identificadas na radiografia de tórax).
- **Pleuroscopia** para estabelecer o diagnóstico de neoplasia maligna e tuberculose. Deve ser feita nos casos em que se julga que uma nova punção-biópsia pleural não trará contribuição ou quando se planeja realizar a pleurodese.
- **Fibrobroncoscopia** para avaliar o paciente com derrame pleural se um ou mais dos seguintes achados estiver presente: infiltrado pulmonar, hemoptise e derrame maciço.
- **Toracotomia mínima** ou **videotoracoscopia** quando a principal suspeita for neoplasia e já se esgotaram os outros procedimentos, particularmente quando o derrame é persistente ou recorrente após drenagem pleural.

Quando não se deve prosseguir na investigação pleural

É possível não prosseguir na investigação invasiva e realizar teste terapêutico ou deixar o paciente em observação quando:

→ houver melhora clínica e regressão do derrame pleural;
→ existir doença sistêmica capaz de explicar o derrame e seu tratamento será iniciado;
→ o diagnóstico de derrame pleural tuberculoso for muito provável, o paciente não estiver criticamente enfermo e não houver riscos significativos para a indicação de tratamento antituberculoso, como a presença de hepatopatia.

Tratamento

O tratamento do derrame pleural visa ao controle dos sintomas e da causa determinante do acúmulo do líquido. Os transudatos são controlados pela correção do mecanismo fisiopatológico, ou seja, pela normalização das pressões hidrostática ou oncótica; os exsudatos infecciosos, por agentes antimicrobianos e, quando indicado, drenagem pleural; por fim, os derrames neoplásicos, por quimioterápicos e bloqueadores de receptores (no caso de carcinoma de mama), e, se recidivantes e volumosos, por pleurodese.

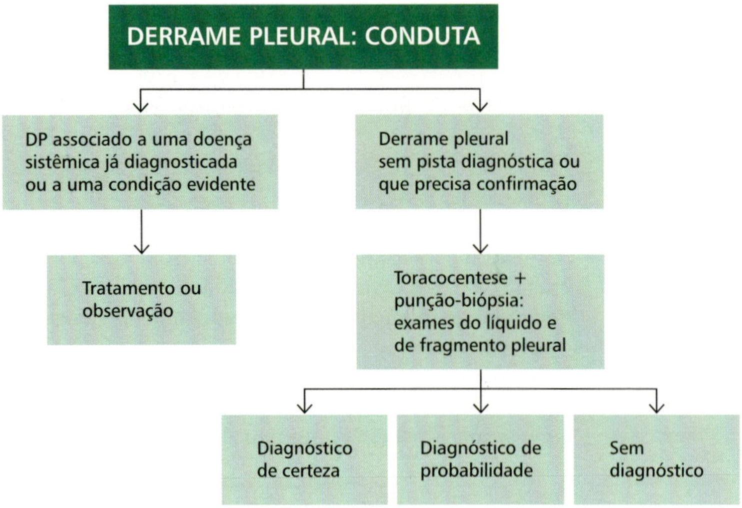

FIGURA 58.7 → Fluxograma para o diagnóstico dos derrames pleurais.

Conduta no derrame neoplásico

O derrame pleural neoplásico significa disseminação sistêmica do tumor e, portanto, indica que a doença não pode ser curada por cirurgia. Sempre que a neoplasia primária for responsiva à quimioterapia, esta deve ser indicada imediatamente, como é o caso do carcinoma de mama e dos linfomas. No caso dos carcinomas, que constituem a maioria, em geral o principal objetivo é controlar o acúmulo do líquido e seu manejo dependerá dos sintomas e da extensão do derrame, podendo-se proceder:

- punção pleural (drenagem) para alívio temporário, ou
- colocação de cateter de demora para drenagem contínua, durante curto período, ou
- pleurodese por agente esclerosante (no serviço do Pavilhão Pereira Filho, usa-se talcagem pleural)

Conduta no derrame tuberculoso

Todos os pacientes com derrame pleural tuberculoso devem receber o esquema de tuberculostáticos convencional RHZM durante seis meses. Recomenda-se evitar repouso e, se possível, realizar fisioterapia para mobilização torácica. A corticoterapia sistêmica é indicada, excepcionalmente, para pacientes com grande comprometimento clínico. Não há vantagem em se fazer drenagem pleural, salvo na vigência de empiema.

Conduta no derrame pós-lesão miocárdica (por cirurgia ou isquemia)

A maioria dos casos se resolve com medidas simples: toracocentese terapêutica, diuréticos, anti-inflamatórios não esteroides e corticoides.

Conduta no derrame parapneumônico e do empiema

A morbidade e a mortalidade dos pacientes com pneumonia e derrame pleural são superiores às dos casos apenas com pneumonia. Um comitê do American College of Chest Physicians (ACCP) classificou os pacientes com derrame parapneumônico em quatro categorias:[7]

1. Volume pequeno, com menos de 10 mm de espessura na radiografia em decúbito, tomografia computadorizada ou ecografia; bom prognóstico.
2. Volume geralmente pequeno a moderado, com mais de 10 mm de espessura até metade do hemitórax; exame bacteriológico do líquido pleural negativo e pH > 7,2 (ou glicose > 60 mg/dL); bom prognóstico.
3. Nesta categoria, o desfecho é pior e observa-se pelo menos um dos seguintes achados:
   - volume superior à metade do hemitórax, loculado ou com espessamento pleural;
   - exame de Gram ou cultura do líquido pleural com resultado positivo;
   - pH do líquido pleural inferior a 7,20 ou taxa de glicose inferior a 60 mg/dL; pode ocorrer desfecho ruim.
4. Derrame purulento; desfecho ruim.

Recomenda-se drenagem torácica, inicialmente fechada, para as categorias 3 e 4. Não havendo resolução em poucos dias, faz-se drenagem aberta (pleurostomia).

Evolução e prognóstico

Tanto a evolução quanto o prognóstico dependerão estritamente da natureza da doença e das possibilidades do seu controle. Como regra, o prognóstico dos derrames neoplásicos é reservado, sobretudo no caso dos carcinomas, em que a taxa de mortalidade é muito elevada dentro de alguns meses. A evolução dos casos de derrame tuberculoso costuma ser favorável. Os demais dependerão da doença básica e de cada situação individual.

Derrame pleural: situações especiais e conduta recomendada

- → Derrame pleural sem outras alterações radiológicas, com dor ventilatório-dependente e febre, em paciente jovem, costuma ser tuberculoso. O diagnóstico pode ser de probabilidade, podendo ser indicado um *teste terapêutico com tuberculostáticos*. Tal conduta poderá ser válida sempre que a hipótese principal for tuberculose e outros diagnósticos forem improváveis.[5,6]
- → Derrame pleural insidioso, sem febre, às vezes com dor dolente, volumoso, em paciente com mais de 40 anos. Nesta situação, pela grande possibilidade de neoplasia, o diagnóstico precisa ser confirmado. Sempre que a hipótese principal for neoplasia ou se não for possível excluí-la, enquanto não houver confirmação, deve-se *prosseguir em busca do diagnóstico*, se necessário, usando técnicas invasivas como pleuroscopia ou biópsia a céu aberto.[2]
- → Se a hipótese principal for *doença sistêmica* ou outra para a qual vai ser iniciado um tratamento, e outros diagnósticos forem improváveis, deve-se iniciar tratamento e observar.[8]
- → Derrame parapneumônico deve ser drenado quando purulento ou se os exames do líquido demonstrarem pH baixo (< 7,2), glicose baixa (< 40 mg%) ou DHL elevada (> 1.000 UI/L).[9]
- → Derrame surgido após lesão do miocárdio pode ter este nexo causal, podendo ficar em observação se a situação clínica for favorável ou ser controlado por toracocenteses de alívio, e, se não houver resposta, com corticoterapia.[3]
- → Se necessário e possível, com a finalidade de esclarecimento diagnóstico, deve-se considerar a realização de testes que não façam parte da rotina, como ADA, pH, amilase, lipídeos, imunológicos, inflamatórios e outros.[4]

▪ CASO CLÍNICO I

História clínica: paciente de 25 anos, sexo masculino, negro. Nunca fumou. Há uma semana, apresenta dor ventilatório-dependente inframamária à esquerda, febre (até 38,5°C), calafrios não tremulantes, astenia, anorexia e sudorese noturna. Ao exame físico, mostra bom estado geral e bom estado de nutrição. Em todo o hemitórax esquerdo, mobilidade reduzida, macicez, redução do murmúrio vesicular e do frêmito toracovocal. A radiografia de tórax evidencia volumoso derrame pleural à esquerda (FIGURA 58.8).

Hipótese diagnóstica: derrame pleural tuberculoso.

Punção pleural: líquido amarelado; proteínas = 5,0 g%; linfócitos = 95%; neutrófilos = 5%.

Punção-biópsia pleural (A-P): granuloma, com necrose caseosa; pesquisa de BAAR e fungos negativa.

Diagnóstico definitivo: derrame pleural tuberculoso.

Tratamento: RHZM durante seis meses.

▪ CASO CLÍNICO II

História clínica: paciente de 60 anos, sexo feminino, branca. Fumante (40 anos-maço). Há um mês, apresenta dispneia progressiva e dor no hemitórax direito de pequena intensidade. Há dois anos, foi submetida a tratamento quimioterápico para carcinoma de mama, à direita. Mantém antiestrogênico via oral. Ao exame físico, mostra bom estado geral e bom estado de nutrição. Em todo o hemitórax direito, mobilidade reduzida, macicez, redução do murmúrio vesicular e do frêmito toracovocal. A radiografia de tórax evidencia volumoso derrame pleural à direita (FIGURA 58.9).

Hipótese diagnóstica: derrame pleural neoplásico, secundário a carcinoma de mama.

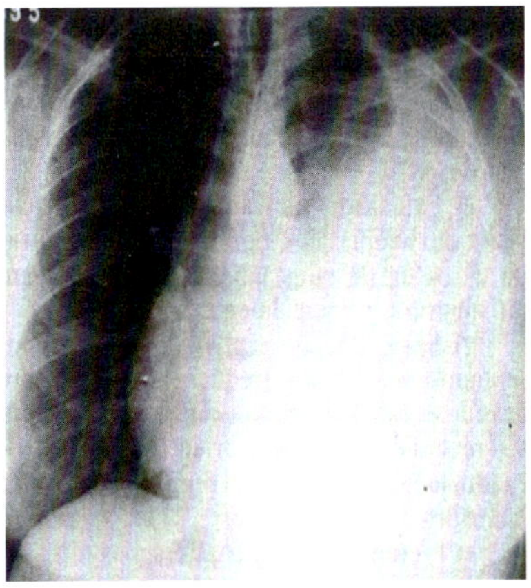

FIGURA 58.8 → Caso 1: derrame pleural tuberculoso.

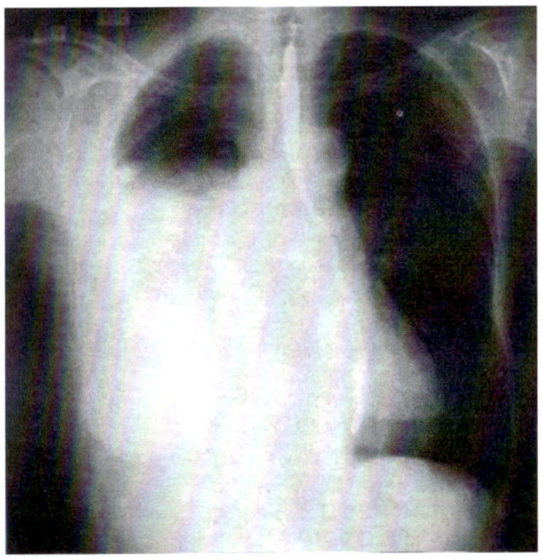

FIGURA 58.9 → Caso 2: derrame pleural neoplásico.

Punção pleural: líquido hemorrágico; proteínas = 3,5 g%; linfócitos = 60%; neutrófilos = 10%; células mesoteliais = 30%.

Punção-biópsia pleural (A-P): adenocarcinoma, pouco diferenciado.

Diagnóstico definitivo: derrame pleural neoplásico.

Tratamento: avaliar reinício de quimioterapia, manter inibidor estrogênico; se não houver controle do derrame pleural, avaliar indicação de talcagem pleural.

Referências

1. Light RW, MacGregor MI, Luchsinger PC, Ball WC. Pleural effusion: the diagnostic separation of transudates and exsudates. Ann Intern Med. 1972;77:507-13.

2. Corrêa da Silva LC. Derrames pleurais. In: Corrêa da Silva LC. Condutas em pneumologia. Rio de Janeiro: Revinter; 2001. p. 639-54.

3. Light RW. Pleural disease. In: Gibson PG, editor. Evidence-based respiratory medicine. Malden: Blackwell; 2005. p. 521-36.

4. Light RW. Pleural disease. 4th ed. Philadelphia: Lippincott Williams & Wilkins; 2001.

5. Corrêa da Silva LC. Derrame pleural: estado atual do tema (1ª parte). J Pneumol. 1977:3(1):19-27.

6. Corrêa da Silva LC. Derrame pleural: estado atual do tema (2ª parte). J Pneumol. 1977; 3(2):23-30.

7. Collice GL, Curtis A, Deslauriers J, Heffner J, Light R, Littenberg B, et al. Medical and surgical treatment of parapneumonic effusions: an evidence-based guideline. Chest. 2000;118(4):1158-71.

8. Diretrizes na Abordagem Diagnóstica e Terapêutica das Doenças Pleurais. J Bras Pneumol. 2006;32 Supl 4:S163-S216.

9. Light RW. Parapneumonic effusions and infections of the pleural space. In: Light RW. Pleural diseases. Philadelphia: Lea & Febiger; 1983. p. 101-18, cap. 9.

Leituras recomendadas

Camargo J. Tratamento do derrame pleural neoplásico. In: Corrêa da Silva LC. Compêndio de pneumologia. 2. ed. São Paulo: Fundo Editorial BYK; 1991. p. 904-10.

Chibante MAS, Miranda S. Doenças da pleura. Rio de Janeiro: Atheneu; 2001.

Corrêa da Silva LC. Diagnóstico diferencial dos derrames pleurais [dissertação]. Porto Alegre: UFRGS; 1976.

Heffner JE, Highland K, Brown LK. A meta-analysis derivation of continuous likelihood ratios for diagnosing pleural fluid exudates. Am J Respir Crit Care Med. 2003;167(12):1591-9.

Rich AR. Patogenia de la tuberculosis. Buenos Aires: Alfa; 1946. p. 132, 762.

Spriggs AI, Boddington MM. Absence of mesothelial cells from tuberculous pleural effusions. Thorax. 1960;15(2):169-71.

Spriggs AI, Boddington MM. The cytology of effusions. 2nd ed. London: Heinemann; 1968.

Vargas FS, Teixeira LR, Marchi E. Derrame pleural. São Paulo: Roca; 2004.

Wang NS. The performed stomas connecting the pleural cavity and the lymphatics in the parietal pleura. Am Rev Respir Dis. 1975;111:12-4.

Tratamento Cirúrgico do Derrame Pleural Neoplásico

59

Spencer Marcantonio Camargo
Fabíola Adélia Perin

Introdução

O envolvimento da pleura por doenças malignas é uma das causas mais frequentes de derrame pleural exsudativo, perdendo apenas para os derrames secundários a pneumonias. Entre as neoplasias, o câncer de pulmão, o câncer de mama e os linfomas são responsáveis por cerca de dois terços dos derrames pleurais neoplásicos, mas estima-se que aproximadamente metade das neoplasias avançadas apresente derrame pleural em algum momento do seu curso.

O mecanismo de formação do derrame pleural nas neoplasias ainda não é completamente compreendido. A infiltração neoplásica dos linfáticos era considerada o principal mecanismo, mas entendendo-se que a formação diária de líquido pleural é muito pequena, a simples obstrução na absorção faria da formação do derrame pleural neoplásico um processo muito lento, contrariando a situação muitas vezes observada nesse tipo de derrame, em que, poucos dias após um procedimento para retirada de líquido pleural, ocorre o reacúmulo de um grande volume de líquido.

Dessa forma, a observação recente de que a infiltração pleural neoplásica estimula a formação de um fator de crescimento vascular endotelial – um dos mais potentes agentes responsáveis pelo aumento da permeabilidade capilar – corrobora a ideia de que o aumento da permeabilidade pleural seja o principal fator responsável pelo acúmulo de líquido.

Em algumas situações, a ocorrência de derrame pleural está relacionada diretamente com o envolvimento tumoral (como no caso dos linfomas), que provoca obstrução e ruptura do ducto torácico, levando à formação de um derrame pleural de aspecto quiloso. O achado de um derrame pleural de aspecto leitoso, com dosagem de triglicerídeos acima de 110 mg/dL, dissociado de cirurgia ou trauma recente, leva à suspeita de um linfoma.

Anamnese e exame físico

> **ATENÇÃO**
>
> Na avaliação de um paciente com derrame pleural e história de neoplasia, é importante que os passos da semiologia sejam seguidos. Não é porque existe um diagnóstico prévio de neoplasia que se vai considerar que um derrame pleural neste paciente também seja neoplásico. Pacientes no curso de uma neoplasia costumam estar com a imunidade baixa, tanto pela neoplasia como pelo tratamento quimioterápico. Não é incomum que tais pacientes desenvolvam derrames pleurais parapneumônicos ou mesmo tuberculosos.

Na anamnese, deve-se investigar presença de febre, perda de peso e astenia. Em geral, o derrame pleural neoplásico não costuma ser acompanhado de febre importante. Um derrame pleural volumoso desacompanhado de febre em um paciente que não esteja apresentando um quadro de insuficiência cardíaca ou renal é bastante sugestivo de neoplasia.

A presença de dor ventilatório-dependente é mais frequente nos derrames pleurais inflamatórios, mas uma dor de forte intensidade, não relacionada diretamente com a ventilação, pode ser representativa de comprometimento tumoral da pleura parietal ou de estruturas da parede torácica.

Radiologia

A radiografia do tórax em duas incidências é, em geral, o primeiro exame realizado na suspeita de um derrame pleural. Como o volume do derrame pleural é variável, pode-se deparar com radiografias praticamente normais até uma opacidade completa de um hemitórax, provocando desvio do mediastino para o lado oposto (**FIGURAS 59.1** e **59.2**). A presença de um derrame volumoso sem que o mediastino esteja desviado passa uma informação importante de que o mediastino está fixo, seja por comprometimento dos linfonodos ou espessamento da pleura.

O derrame pleural neoplásico é uma das principais causas de derrame pleural unilateral volumoso, principalmente se desacompanhado de sinais clínicos de insuficiência cardíaca. Nas situações em que a formação de derrame se deu de forma lenta, o paciente pode estar habituado a essa nova situação, relatando poucos sintomas mesmo com derrames moderados.

> **ATENÇÃO**
>
> Em algumas situações, é possível identificar alterações radiológicas que direcionem para um possível diagnóstico sobre a origem do derrame pleural, como a presença de lesão parenquimatosa pulmonar, sugerindo neoplasia primária pulmonar, ou alargamento do mediastino, favorecendo o diagnóstico de uma doença linfoproliferativa.

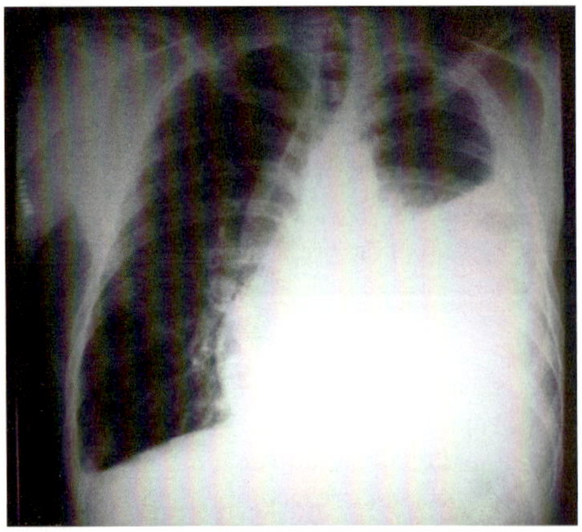

FIGURA 59.1 → Derrame pleural volumoso com desvio do mediastino em paciente com neoplasia de pulmão e envolvimento pleural.

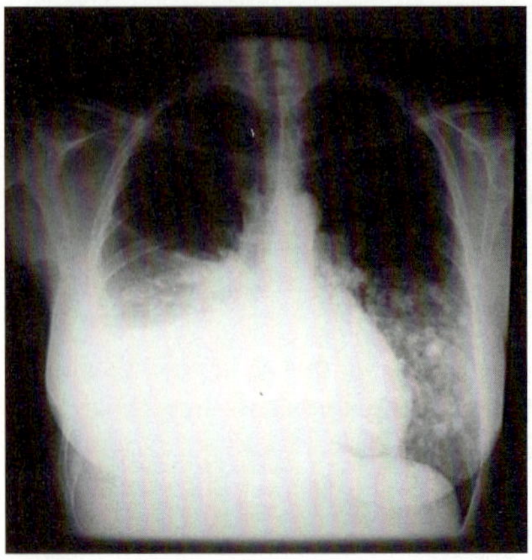

FIGURA 59.2 → Derrame pleural à direita em uma paciente com neoplasia de mama. Observa-se o comprometimento do pulmão contralateral. Não houve desvio do mediastino.

Em geral, os pacientes com exame radiológico anormal são submetidos a uma tomografia computadorizada do tórax para maior detalhamento dos achados. Uma boa conduta nessa situação é a realização de toracocentese de alívio antes da tomografia, o que, além de melhorar a condição respiratória do paciente, fornecerá material para análise bioquímica e citológica. A retirada do líquido também é importante por permitir a expansão do pulmão, favorecendo uma melhor interpretação pelo radiologista dos achados de imagem.

Nos casos de derrames pleurais pequenos, a ecografia pode ser útil para orientar a punção diagnóstica e minimizar o risco de complicações.

Investigação pleural

A quase totalidade dos derrames pleurais malignos caracteriza-se como exsudato, com níveis altos de proteína e desidrogenase láctica (LDH). O aspecto macroscópico do derrame é hemático em cerca de 50% dos casos. A citologia diferencial mostra aproximadamente 45% de linfócitos, 40% de células mononucleares e cerca de 15% de polimorfonucleares.

A presença de mais de 10% de eosinófilos no líquido pleural foi considerada por algum tempo como de baixa probabilidade de neoplasia, mas, quando não relacionada com a presença de ar ou sangue na cavidade, uma doença neoplásica não pode ser afastada.

A dosagem da glicose no líquido pleural geralmente está normal, mas a presença de um nível de glicose abaixo de 60 mg/dL sugere neoplasia com extenso comprometimento pleural e pior prognóstico, o mesmo ocorrendo com pH abaixo de 7,3.

A positividade da citopatologia no líquido pleural varia entre 40 e 80%, dependendo da origem da neoplasia primária.

Uma biópsia às cegas com agulha de Abrams ou de Cope pode ser realizada no momento da toracocentese, tendo uma positividade diagnóstica em cerca de 50% dos casos.

Nas situações em que um derrame pleural com características de exsudato permanece sem diagnóstico após a realização de toracocentese e biópsia pleural, é importante prosseguir a investigação. A toracoscopia é o procedimento de escolha para este fim, permitindo nova colheita de líquido, inspeção visual da cavidade pleural e realização de biópsia orientada para achados anormais, com uma positividade de cerca de 95%. Outra vantagem da toracoscopia é a possibilidade de um procedimento terapêutico no mesmo procedimento (FIGURAS 59.3 e 59.4).

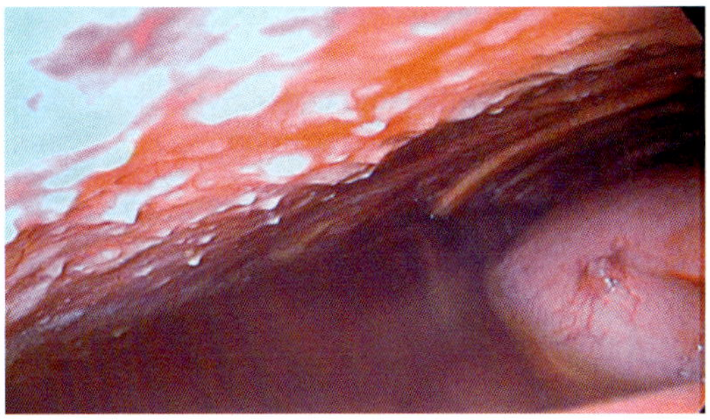

FIGURA 59.4 → Imagem de um derrame pleural e implantes neoplásicos.

Tratamento

> **ATENÇÃO**
>
> O objetivo do tratamento do derrame pleural neoplásico é proporcionar alívio da dispneia e evitar reacúmulo do líquido. Como a ocorrência do derrame pleural maligno significa doença avançada, a proposta terapêutica deve estar relacionada com uma maneira simples, efetiva e pouco agressiva de proporcionar bem-estar ao paciente. Para isso, é importante avaliar o estado em que o doente se encontra em relação à sua doença.

Pacientes com doença primária sabidamente responsiva à quimioterapia, como tumores de pulmão do tipo de pequenas células, linfomas e neoplasias de mama, ainda virgens de tratamento quimioterápico e que apresentam um derrame pleural pequeno e estão assintomáticos, podem ser tratados inicialmente de forma conservadora para controle do derrame. É importante, entretanto, estar atento à evolução do derrame pleural, pois caso não haja regressão do derrame este paciente deve ser encaminhado para avaliação com vistas a tratamento com pleurodese.

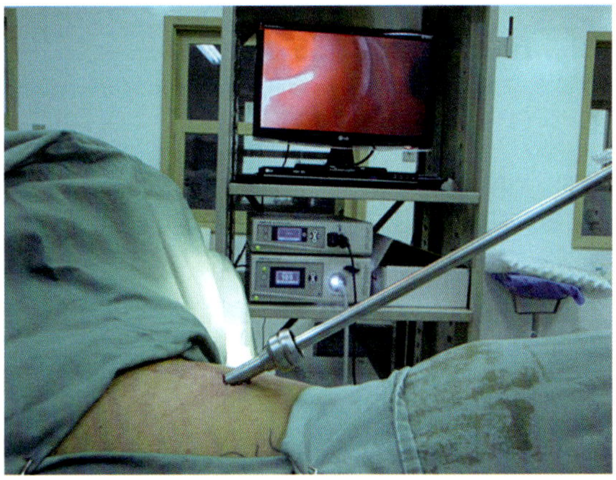

FIGURA 59.3 → Realização de uma toracoscopia na investigação de um derrame pleural.

Pacientes com doença disseminada, mau estado geral, expectativa de sobrevida curta (< 3 meses) e derrame sabidamente neoplásico devem ser submetidos ao procedimento mais rápido e simples, o que na maioria das vezes é apenas uma toracocentese de alívio.

Já para pacientes com diagnóstico recente de derrame neoplásico e que se encontram em bom estado geral, deve ser oferecida uma opção terapêutica que busque aliviar os sintomas e impedir a recorrência do derrame, evitando sucessivas internações. É importante também considerar o tipo histológico da neoplasia, pois a evolução terapêutica dos tratamentos oncológicos tem proporcionado um tempo de vida bastante longo mesmo no caso de doenças avançadas.

Para o planejamento terapêutico, em um primeiro momento deve-se voltar a atenção para a expansibilidade do pulmão. Não é incomum que o doente com derrame pleural tenha um envolvimento neoplásico grosseiro do parênquima pulmonar ou obstrução brônquica, impedindo que a expansão do pulmão ocorra mesmo com a retirada do líquido. Como o tratamento adequado só é eficaz se o pulmão se expandir completamente, o encarceramento pulmonar dificulta muito o manejo do derrame pleural neoplásico.

Para obter a informação sobre a expansibilidade pulmonar, uma boa tática é a colocação de um fino cateter pleural no momento da realização da toracocentese diagnóstica. Isso permite o esvaziamento completo do derrame de forma lenta, o que é especialmente útil no caso dos derrames volumosos, quando a retirada abrupta do líquido provoca expansão rápida do pulmão, causando uma condição chamada de edema de reexpansão, o que, além de ser desconfortável para o paciente, pode desencadear um quadro grave de insuficiência respiratória. Uma radiografia realizada cerca de seis horas mais tarde vai mostrar a expansão ou não deste pulmão.

O pulmão que se expande completamente é elegível para um procedimento chamado de pleurodese, que visa aderir a pleura visceral na pleura parietal, impedindo a formação de um novo derrame.

Pleurodese

A pleurodese é um procedimento cirúrgico realizado com o intuito de provocar uma obliteração do espaço pleural, impedindo o acúmulo de líquido. Em geral, é realizada por toracoscopia.

Pode ser mecânica ou química:

- Mecânica: por meio dessa técnica, provoca-se intensa irritação na pleura parietal mediante atrito (esfregadura) de gaze seca (pleurodese abrasiva), ou se resseca parte da pleura parietal ou toda ela (pleurectomia parcial ou total).
- Química: mediante instilação de irritante químico no espaço pleural, causa inflamação e fibrose (o produto pode ser tetraciclina).

A realização de pleurectomia parcial ou total é um procedimento cirúrgico agressivo, com taxas de morbimortalidade altas, sendo raramente indicada para pacientes com doenças neoplásicas avançadas. Uma exceção são os derrames malignos em pacientes jovens, em que, mesmo havendo espessamento pleural, o pulmão apresenta o parênquima sem muita doença, sobretudo com ausência de carcinomatose linfática. Nesses casos, a realização de videotoracoscopia permite a liberação pulmonar e a pleurectomia concomitante.

Entre os diversos agentes esclerosantes utilizados para realizar a pleurodese química, o talco parece ser o mais prático, barato e efetivo, sendo livre de asbesto, facilmente esterilizável e podendo ser administrado na forma de aspersão ou em suspensão com soro fisiológico (FIGURA 59.5). A dose empregada deve ser de 2 a 5 g, e as principais complicações são ocorrência de febre e dor torácica. Algumas complicações mais graves como a síndrome do desconforto respiratório agudo e a disseminação dos cristais de talco pelo organismo têm sido descritas, mas são bastante incomuns quando respeitada a dose máxima de 5 g de talco.

Para a realização da pleurodese por aspersão, o paciente é submetido a uma toracoscopia, com anestesia geral e ventilação monopulmonar. Após retirada completa do líquido pleural e realização de biópsia, quando pertinente, o talco é insuflado para dentro da cavidade com uso de um fluxo de oxigênio. Isso permite uma distribuição bastante homogênea por toda a cavidade pleural.

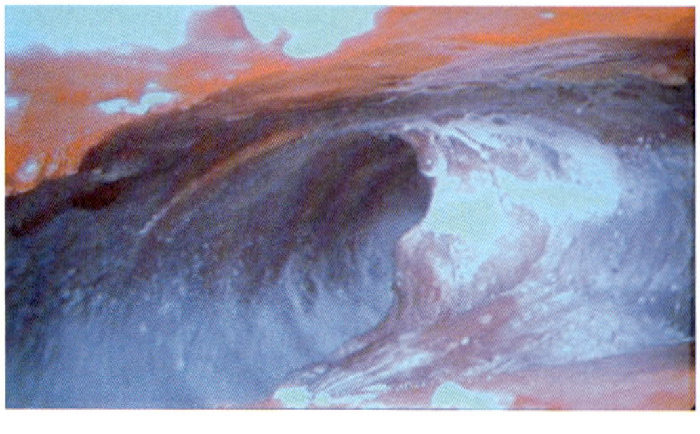

FIGURA 59.5 → Pleura após aspersão de talco.

A talcagem realizada sob forma de suspensão com soro fisiológico é indicada para pacientes que já estão com a cavidade drenada. O talco é diluído em 100 mL de soro fisiológico. O uso de um frasco de lidocaína a 2% diluído no soro fisiológico diminui a dor causada pela irritação pleural.

Cateter pleural permanente

Os pacientes que não apresentam expansão pulmonar adequada após retirada do líquido pleural representam um desafio para o grupo médico assistente. O fato de não haver expansão pulmonar significa que não existirá contato das superfícies pleurais, impedindo a eficácia da pleurodese e mantendo um espaço pleural onde haverá, necessariamente, acúmulo de líquido. Nesses casos, embora o pulmão não se expanda com a retirada do líquido, a presença de grande volume de derrame pleural agrava a dispneia pela compressão das estruturas vasculares e pelo desvio do mediastino.

Pacientes hospitalizados e em mau estado geral podem ser manejados com toracocenteses de alívio. Aos pacientes que apresentam uma situação clínica mais satisfatória, com condições de tratamento domiciliar, uma alternativa razoável é a colocação de *shunt* pleuroperitoneal, com a drenagem do líquido para a cavidade peritoneal, proporcionando alívio dos sintomas. O resultado é satisfatório e as complicações estão relacionadas com obstrução e infecção do cateter.

Outra opção é a colocação de cateteres pleurais de longa duração. Esses cateteres são colocados na cavidade pleural em um procedimento sob anestesia local, sendo a extremidade distal tunelizada pelo subcutâneo e exteriorizada. O paciente pode comparecer periodicamente ao ambulatório para a retirada do líquido (que se dá pela gravidade) ou então realizar a drenagem – ele próprio – em sua residência. É um procedimento simples e que tem mostrado bons resultados.

Leituras recomendadas

Antony VB, Loddenkemper R, Astoul P, Boutin C, Goldstraw P, Hott J, et al. Management of malignant pleural effusions. Eur Respir J. 2001;18(2):402-19.

Chernow B, Sahn SA. Carcinomatous involvement of the pleura: an analysis of 96 patients. Am J Med. 1977;63(5):695-702.

Estenne M, Yernault JC, De Troyer A. Mechanism of relief of dyspnea after thoracocentesis in patients with large pleural effusions. Am J Med. 1983;74(5):813-9.

Kalomenidis I, Light RW. Eosinophilic pleural effusions. Curr Opin Pulm Med. 2003;9(4):254-60.

Kilic D, Akay H, Kavukçu S, Kutlay H, Cangir AK, Enon S, Kadilar C. Management of recurrent malignant pleural effusion with chemical pleurodesis. Surg Today. 2005;35(8):634-8.

Lee YC, Light RW. Management of malignant pleural effusions. Respirology. 2004;9(2):148-56.

Light RW. Pleural diseases. 5th ed. Philadelphia: Lippincott Williams & Wilkins, 2007.

Light RW, MacGregor MI, Ball WC Jr, Luchsinger PC. Diagnostic significance of pleural fluid pH and PCO2. Chest. 1973;64(5):591-6.

Maher GG, Berger HW. Massive pleural effusion: malignant and nonmalignant causes in 46 patients. Am Rev Respir Dis. 1972;105(3):458-60.

Olden AM, Holloway R. Treatment of malignant pleural effusion: PleuRx catheter or talc pleurodesis? A cost-effectiveness analysis. J Palliat Med. 2010;13(1):59-65.

Putnam JB Jr, Walsh GL, Swisher SG, Roth JA, Suell DM, Vaporciyan AA, et al. Outpatient management of malignant pleural effusion by a chronic indwelling pleural catheter. Ann Thorac Surg. 2000;69(2):369-75.

Rodríguez-Panadero F, López Mejías J. Low glucose and pH levels in malignant pleural effusions: diagnostic significance and prognostic value in respect to pleurodesis. Am Rev Respir Dis. 1989;139(3):663-7.

Rubinson RM, Bolooki H. Intrapleural tetracycline for control of malignant pleural effusion: a preliminary report. South Med J. 1972;65(7):847-9.

Sahn SA. Management of malignant pleural effusions. Monaldi Arch Chest Dis. 2001;56(5):394-9.

Sahn SA, Good JT Jr. Pleural fluid pH in malignant effusions: diagnostic, prognostic, and therapeutic implications. Ann Intern Med. 1988;108(3):345-9.

Shaw P, Agarwal R. Pleurodesis for malignant pleural effusions. Cochrane Database Syst Rev. 2004;(1):CD002916.

Suzuki K, Servais EL, Rizk NP, Solomon SB, Sima CS, Park BJ, et al. Palliation and pleurodesis in malignant pleural effusion: the role for tunneled pleural catheters. J Thorac Oncol. 2011;6(4):762-7.

Teixeira LR, Pinto JAF, Marchi E. Derrame pleural neoplásico. J Bras Pneumol. 2006;32(Supl 4):S182-9.

Pneumotórax

60

Spencer Marcantonio Camargo
José J. Camargo

Conceito

O pneumotórax é caracterizado pela presença de ar no espaço pleural – normalmente este é virtual e compreendido entre as pleuras visceral e parietal. A entrada de ar pode ocorrer a partir de uma lesão pulmonar que provoque uma solução de continuidade na pleura visceral, causando ruptura alveolar e extravasamento de ar para a cavidade pleural, ou através de uma solução de continuidade, traumática ou não, da parede torácica (pneumotórax aberto).

Quando a quantidade de ar no espaço pleural é pequena, o pneumotórax pode ser assintomático, mas quando ocorre entrada de grande quantidade de ar ou se houver uma doença pulmonar associada, pode ser bastante sintomático, levando até mesmo a uma situação de risco à vida do paciente.

Quanto à classificação, o pneumotórax pode ser espontâneo, traumático ou iatrogênico. O pneumotórax espontâneo divide-se em pneumotórax espontâneo primário, quando não existe uma doença pulmonar preexistente, ou secundário, nos casos em que há o reconhecimento clínico ou radiológico de uma doença pulmonar preestabelecida.

Pneumotórax espontâneo primário

O pneumotórax espontâneo é denominado *primário* quando não decorre de nenhum evento traumático conhecido e também não há história clínica ou sinais radiológicos de uma doença pulmonar preexistente. É uma doença frequente e de ocorrência universal, que afeta cerca de três vezes mais homens do que mulheres, e tem uma incidência global variável de 18 a 28 casos por 100.000 habitantes/ano entre os homens e de 1,2 a 6 casos entre as mulheres.

No pneumotórax espontâneo primário, apesar da ausência de pneumopatias prévias, estudos mostram que alterações anatômicas como pequenas bolhas subpleurais (*blebs*) são identificadas nas tomografias e toracoscopias nos terços superiores pulmonares de cerca de 80 a 90% desses pacientes **(FIGURA 60.1)**.

Essas *blebs* têm paredes muito finas e escassa comunicação com os alvéolos adjacentes, o que explica a tendência à resolução espontânea quando a eventual drenagem da câmara de ar assegura a reexpansão pulmonar com aposição dos folhetos pleurais.

Embora não exista uma causa conhecida que justifique a presença dessas *blebs* e, em função da ruptura delas, a ocorrência de pneumotórax espontâneo, alguns fatores de risco são reconhecidos, sendo que o tabagismo é o principal deles, estando associado tanto à incidência quanto à chance de recorrência dos episódios de pneumotórax. Estudos[1,2] mostram que fumantes, tanto homens quanto mulheres, apresentam risco aumentado que varia de acordo com o número de cigarros fumados, podendo elevar em até 20 vezes o risco de ocorrência de pneumotórax espontâneo primário em relação às pessoas que não fumam. Além disso, parece muito seguro afirmar que um paciente fumante com antecedente de pneumotórax na juventude tem maior vulnerabilidade para o desenvolvimento ulterior de enfisema.

Homens jovens, saudáveis, altos e magros parecem ter uma predisposição para a ocorrência de pneumotórax espontâneo primário, embora a razão para isso não esteja completamente entendida. Uma das teorias para explicar a ruptura de bolhas preexistentes se apoia no fato de que a

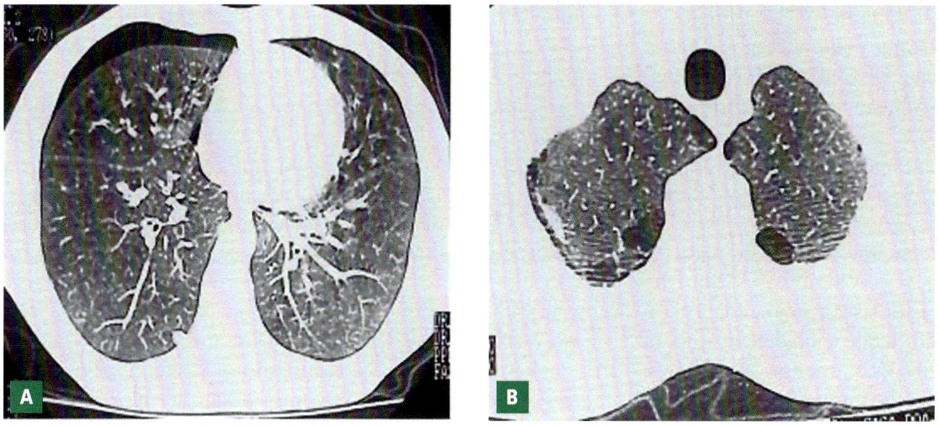

FIGURA 60.1 → (A) paciente do sexo masculino, 23 anos, com pneumotórax laminar à direita. (B) cortes tomográficos dos ápices mostrando várias pequenas bolhas subpleurais em ambos os lobos superiores.

negatividade pleural é menor na base do tórax e maior nos ápices, sendo portanto ainda maior nos ápices das caixas torácicas de indivíduos longilíneos. Isso não explica a existência de bolhas, mas, na presença delas, a maior negatividade pleural justificaria a sua ruptura.

A história familiar de pneumotórax também parece ser um risco para sua ocorrência, e inúmeras propostas relacionando fatores genéticos autossômicos dominantes e recessivos, fatores poligenéticos e associados ao cromossomo X vêm sendo estudadas. Mais de 10% dos pacientes que apresentam episódios de pneumotórax espontâneo referem história familiar. A ocorrência aumentada de pneumotórax espontâneo primário em indivíduos com síndrome de Marfan é bem conhecida.

As imagens da FIGURA 60.2 ilustram bem a condição de pneumotórax espontâneo primário.

Pneumotórax espontâneo secundário

O pneumotórax espontâneo *secundário* é aquele que ocorre em sobreposição a uma doença pulmonar preexistente. Costuma ser mais grave, pois os pacientes já apresentam uma função pulmonar comprometida, de modo que mesmo um pneumotórax bastante pequeno pode causar um desequilíbrio ventilatório, interferindo na troca de gases e levando esses pacientes a apresentarem sintomas respiratórios graves.

Também costuma afetar mais os homens do que as mulheres, na proporção de 3:1.

A doença pulmonar obstrutiva crônica (DPOC) costuma ser a principal causa de pneumotórax espontâneo secundário, mas várias doenças – como fibrose cística, asma, granuloma eosinofílico, sarcoidose, linfangioliomiomatose e algumas outras doenças pulmonares – podem cursar com pneumotórax.

Entre as doenças infecciosas, a pneumonia por *Pneumocystis jirovecii* e a tuberculose são as principais causas de pneumotórax secundário. A ocorrência de pneumotórax no paciente com DPOC está relacionada com a ruptura de bolhas apicais. Existe uma relação direta entre o grau de severidade da doença e a ocorrência de pneumotórax, com 30% dos episódios acontecendo nos pacientes que apresentam um volume expiratório forçado no primeiro segundo (VEF_1) abaixo de um litro.

Os pacientes com pneumonia por *P. jirovecii* e que apresentam um episódio de pneumotórax têm mau prognóstico, com alta taxa de mortalidade hospitalar. O pneumotórax ocorre em função da ruptura de grandes bolhas devido à necrose do tecido parenquimatoso subpleural.

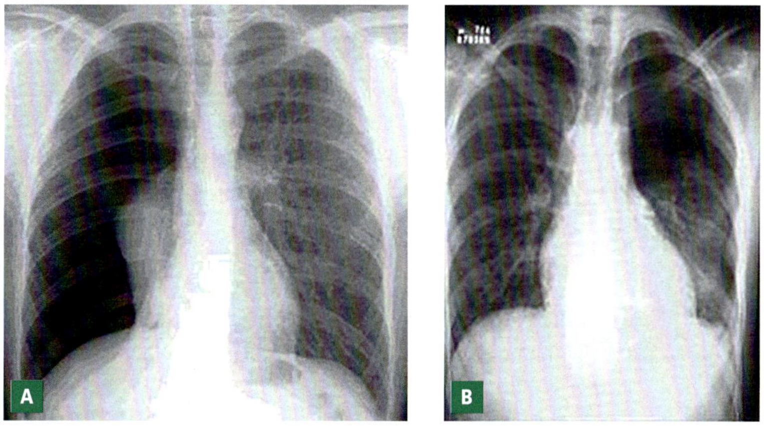

FIGURA 60.2 → (A) paciente do sexo masculino, jovem, longilíneo, com pneumotórax total à direita. A hipertransparência da câmara de pneumotórax, a ausência de septos no seu interior, o ângulo costofrênico agudo e o pulmão colabado no hilo completam o quadro radiológico padrão. (B) pneumotórax normotenso à esquerda com cerca de 50% do pulmão colapsado.

Como as bolhas do enfisema são intraparenquimatosas, portanto extensamente comunicantes com alvéolos e bronquíolos, e a sua ruptura significa a descontinuidade da pleura visceral, a probabilidade de solução do pneumotórax por drenagem é muito menor do que no pneumotórax espontâneo primário, e um grande número de pacientes requer procedimentos mais invasivos, como toracoscopia com pleurodese, ou mesmo toracotomia.

No caso da fibrose cística, o pneumotórax costuma ocorrer com a evolução da doença, sendo bem mais frequente nos pacientes que ultrapassam a adolescência e sendo um indicador importante de gravidade, já que a incidência aumenta bastante naqueles que têm um VEF_1 menor do que 40% do previsto e/ou apresentam infecção por germes resistentes, como *Pseudomonas aeruginosa* e *Burkholderia cepacia*. É esperado que grande parte dos indivíduos com fibrose cística com mais de 18 anos apresente pelo menos um episódio de pneumotórax.

Embora infrequente, em algumas mulheres ocorre repetição de episódios de pneumotórax relacionados com o período do ciclo menstrual. Nestas mulheres, é importante lembrar a possibilidade de pneumotórax catamenial, uma condição rara e de fisiopatologia desconhecida. A presença de pequenos defeitos diafragmáticos que permitem a passagem de ar da cavidade peritoneal para a pleura, ou a presença de implantes de focos de endometriose pleural, é aventada como possível causa de pneumotórax catamenial.

A ocorrência de pneumotórax pode significar a descompensação aguda de uma pneumopatia crônica (FIGURA 60.3).

Pneumotórax traumático

O pneumotórax traumático decorre de um trauma torácico direto, aberto ou fechado. Nas lesões torácicas penetrantes, todas as camadas da parede torácica são rompidas, permitindo a entrada de ar no espaço pleural. Quando a solução de continuidade na parede torácica tiver um diâmetro maior do que o da traqueia, a entrada de ar na inspiração se dará de forma mais fácil pela parede torácica, provocando um desequilíbrio ventilatório, com instabilidade do mediastino. Isso leva a uma situação que exige tratamento cirúrgico de urgência com oclusão do orifício torácico usando um curativo em três pontas, criando uma válvula unidirecional que permite a saída, mas não a entrada de ar na cavidade pleural.

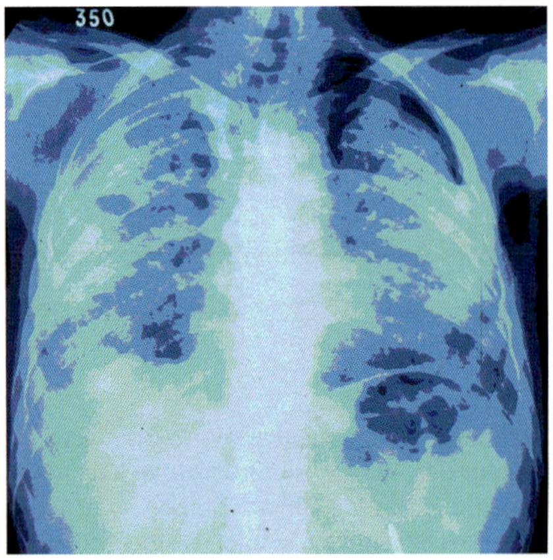

FIGURA 60.3 → Tomografia mostrando um pneumotórax secundário à esquerda em paciente portador de silicose grave, em lista de espera para transplante.

Na verdade, a simples oclusão da ferida da parede, restabelecendo a negatividade pleural e consequentemente recuperando o retorno venoso, já resolverá a emergência. A drenagem pleural subsequente e em condições técnicas adequadas solucionará o problema de modo definitivo.

No trauma fechado, o pneumotórax em geral é provocado por uma solução de continuidade na pleura visceral determinada por espículas ósseas decorrentes da fratura de uma ou mais costelas. Em termos comparativos, é mais grave o trauma que provocou pneumotórax sem fratura costal, porque isso implica a ocorrência de uma grande hipertensão endotorácica causada pela compressão de um tórax elástico e, portanto, potencialmente capaz de provocar ruptura de vias aéreas ou de vasos da base.

Um pneumotórax grande, em que a drenagem pleural se acompanha de intensa fuga aérea, sem lograr a reexpansão pulmonar completa e muitas vezes acompanhada de escarros hemáticos, deve levantar a suspeita de ruptura de grande via aérea, estando indicada a realização de uma fibrobroncoscopia para comprovação diagnóstica imediata e orientação terapêutica intervencionista (FIGURA 60.4).

Pneumotórax hipertensivo

A instalação de um mecanismo valvular ao nível da ruptura da via aérea periférica ou no sítio de laceração da pleura visceral pode resultar em pneumotórax hipertensivo, uma das poucas condições potencialmente fatais em pneumotórax. Na maioria dos casos, o pneumotórax hipertensivo é traumático, e seu significado patogênico é mais danoso se instalado no hemitórax direito. Essa diferença se deve ao fato de que as estruturas vasculares mediastinais desse lado são predominantemente venosas e, portanto, mais fáceis de serem comprimidas. Por outro lado, sabe-se que, quando a pressão intratorácica excede 20 cmH_2O, já há uma redução significativa do retorno venoso.

A manifestação clínica do pneumotórax hipertensivo é muito chamativa: o paciente apresenta uma síndrome paradoxal, com hipotensão arterial e hipertensão venosa. Essa combinação clínica só tem equivalente no tamponamento cardíaco, e o diagnóstico diferencial entre essas duas urgências médicas é feito a partir de outros elementos, como:

- Tamponamento cardíaco: hipotensão arterial, congestão venosa, abafamento de bulhas, pulso paradoxal, ausculta pulmonar simétrica.
- Pneumotórax hipertensivo: hipotensão arterial, congestão venosa, assimetria torácica, abaulamento estático de um hemitórax, ausculta assimétrica (abolida do lado distendido).

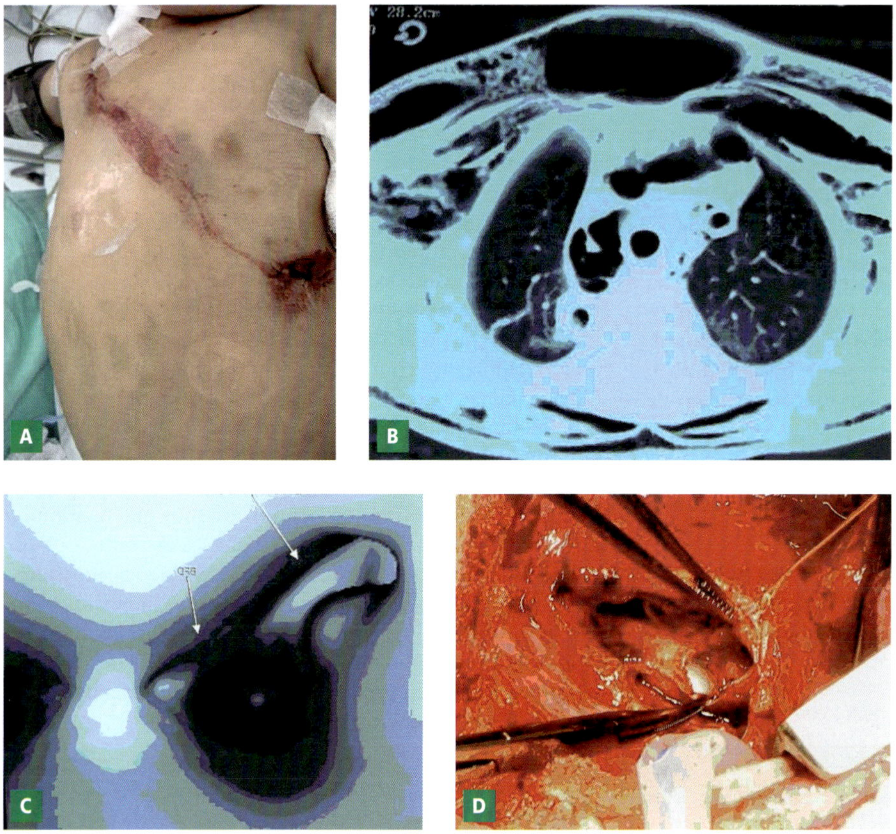

FIGURA 60.4 → (A) trauma torácico grave provocado pelo cinto de segurança. (B) tomografia mostrando grande enfisema de mediastino depois de drenagem pleural bilateral. (C) a broncoscopia virtual identificou a laceração na junção da traqueia com o brônquio principal direito. (D) imagem da toracotomia direita mostrando a laceração traqueal onde se reconhece o balonete do tubo orotraqueal. Defeito facilmente reparado.

Como o diagnóstico clínico é fácil, muitas vezes não há sentido em protelar a confirmação à espera de exames de imagem, com risco de parada cardíaca como consequência do baixo débito.

Quando radiografados, estes pacientes mostram imagens características, com acentuado colapso pulmonar, desvio contralateral do mediastino, abaixamento da hemicúpula diafragmática e ampliação dos espaços intercostais do lado afetado (FIGURA 60.5).

A questão mais importante no manejo do pneumotórax hipertensivo é o entendimento de que a urgência é desfazer a hipertensão, protelando com segurança a drenagem completa e definitiva para um momento e ambiente adequados e eletivos.

É incompreensível que pacientes portadores de pneumotórax hipertensivo, em nome de uma urgência mal-entendida, sejam submetidos aos riscos de empiema pleural, por uma drenagem intempestiva e sem os cuidados básicos de assepsia.

Quando se punciona a cavidade hipertensa com uma agulha calibrosa (agulha 12 é adequada), há descompressão imediata, com a saída do ar sob pressão, ocorrendo restabelecimento do retorno venoso e do equilíbrio hemodinâmico.

Pneumotórax iatrogênico

O pneumotórax iatrogênico é aquele causado por um procedimento médico invasivo, sendo tão mais frequente quanto

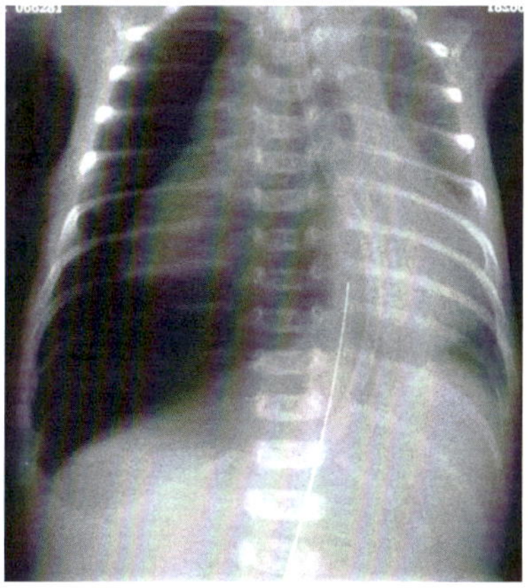

FIGURA 60.5 → Paciente recém-nascido com Apgar baixo e submetido a manobras de ressuscitação. Pneumotórax hipertensivo à direita, provavelmente secundário a barotrauma.

forem os procedimentos médicos realizados, estimando-se que ocorra em 0,67/1.000 pacientes hospitalizados. Os procedimentos mais relacionados com a ocorrência de pneumotórax são mostrados no QUADRO 60.1.

Os pacientes mais expostos à ocorrência de pneumotórax iatrogênico são aqueles internados em unidades de terapia intensiva (UTI). Um estudo mostrou que a incidência de pneumotórax em pacientes que permaneceram mais de 24 horas internados em UTI foi de 3%.

Quanto à punção transtorácica de lesões pulmonares, o risco de pneumotórax está relacionado com a doença pulmonar de base e a profundidade da lesão no parênquima pulmonar. Pacientes com enfisema pulmonar avançado podem ter o procedimento contraindicado em função do risco de ocorrência de pneumotórax.

Apresentação clínica

As queixas de dor torácica e dispneia são as mais frequentes quando ocorre pneumotórax espontâneo primário. A dor é aguda e tem correlação com o lado do pneumotórax. Mesmo nos casos em que o achado foi incidental, é comum que os pacientes se lembrem de ter apresentado um episódio de dor torácica ipsilateral poucos dias antes.

Não existe correlação entre atividade física e ocorrência de pneumotórax, sendo, inclusive, mais usual o relato de início das manifestações quando os indivíduos se encontravam em repouso.

Como a maioria desses pacientes é jovem e não apresenta doença pulmonar associada, a não ser nos casos de pneumotórax muito extenso, o mais frequente é que os sintomas respiratórios sejam leves, estando o relato de dor mais presente do que o de dispneia. Curiosamente, nos pacientes jovens, e portanto com boa reserva funcional, é comum que a dispneia não tenha relevância e que a redução da dor signifique aumento da câmara de pneumotórax e consequente afastamento das pleuras cujo contato deixa de ocorrer quando a câmara aumenta. Em geral, com câmaras pequenas, há relato de dor sobretudo em movimentos que facilitam o atrito pleural, como caminhar, descer escadas, entre outros.

Já nos pacientes com pneumotórax secundário, os sintomas costumam ser mais importantes. A maioria refere dispneia, podendo haver desproporção entre o tamanho do pneumotórax e o grau de dispneia. A ocorrência de cianose e hipotensão também é mais frequente entre os pacientes com pneumotórax secundário (FIGURA 60.6).

QUADRO 60.1 → Procedimentos relacionados com pneumotórax

PROCEDIMENTO	PORCENTAGEM
Punção transtorácica	24
Punção venosa central (subclávia)	22
Toracocentese	19
Biópsia transbrônquica	10
Biópsia pleural	8
Ventilação com pressão positiva	7
Punção venosa supraclavicular	5
Bloqueio de nervo	3

Fonte: Adaptado de Light.[3]

Diagnóstico

A ocorrência de dor torácica de início súbito em pacientes jovens, principalmente se homens altos e magros, deve levar à suspeita de pneumotórax.

Nos casos de pneumotórax volumoso, a ausculta pulmonar vai mostrar diminuição do murmúrio vesicular homolateral, podendo haver também taquicardia, hipotensão e dispneia. A ocorrência de pneumotórax de tensão com risco à vida é incomum no pneumotórax espontâneo primário.

A apresentação do pneumotórax secundário costuma ser mais exuberante do ponto de vista dos sintomas, que podem ser importantes a despeito de um pneumotórax mínimo, mas o exame físico costuma ser menos esclarecedor. A hiperdistensão da cavidade torácica presente nos pacientes

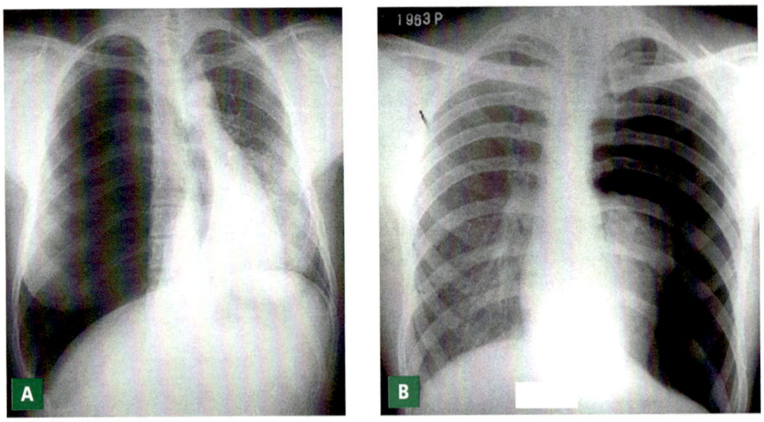

FIGURA 60.6 → (A) pneumotórax hipertensivo à direita. Observe o rebaixamento do diafragma e o grande desvio do mediastino para a esquerda. (B) pneumotórax volumoso à esquerda com rebaixamento do diafragma, mas sem desvio do mediastino.

com doenças pulmonares crônicas dificulta a avaliação de mobilidade torácica, e a ausculta pulmonar também é fator de confusão, pois é comum que esses pacientes tenham um murmúrio vesicular bastante diminuído pela presença de bolhas e rarefação do parênquima pulmonar normal.

A radiografia de tórax deve mostrar a presença de uma linha pleural, correspondendo à imagem da pleura visceral afastada da pleura parietal. Novamente, a presença de doença pulmonar bolhosa e cistos pulmonares e a perda da capacidade elástica pulmonar com áreas hiperdistendidas dificultam, muitas vezes, a identificação de uma linha pleural que caracterize o pneumotórax. Quando há dúvidas em relação ao diagnóstico de uma área de hipertransparência, a tomografia é um exame bastante útil, facilitando a distinção entre o pneumotórax e uma bolha de enfisema.

Alguns autores afirmam que a realização de exames em expiração não demonstra maior sensibilidade no diagnóstico do pneumotórax espontâneo em relação à radiografia de tórax convencional em duas incidências, mas isso com certeza não é o que se observa em pacientes com pequenas câmaras e pulmão normal, que é justamente o que mais desinsufla na expiração forçada, tornando a câmara de pneumotórax, que parecia apenas laminar, uma grande câmara de pneumotórax (FIGURA 60.7).

Diagnóstico diferencial

O diagnóstico diferencial entre pneumotórax e uma lesão cistoide pode ser muito difícil ou impossível. A presença do pulmão colabado contra o hilo, o aspecto do ângulo costofrênico e a ausência de septos na zona de hipertransparência do tórax são elementos importantes para o diagnóstico diferencial entre as lesões mais comuns: enfisema lobar congênito, enfisema intersticial, cistos e pneumatoceles (FIGURA 60.8).

Associação com derrame pleural

A presença de derrame pleural concomitante não é comum em casos de pneumotórax. Quando isso acontece, deve-se cogitar a possibilidade de que esse líquido seja sangue. Isso pode ocorrer pela ruptura de uma aderência pleural no momento em que o pulmão se afasta da parede pela presença do pneumotórax. Como essas aderências costumam ser vascularizadas pela circulação intercostal, tendo, portanto, pressão da circulação sistêmica, o sangramento pode ter um volume importante, levando à necessidade de um procedimento pleural imediato. Essa condição é suspeitada quando, na drenagem do pneumotórax, houver saída de sangue vivo (FIGURA 60.9).

Volume do pneumotórax

A definição do volume do pneumotórax é importante para que se tenha uma forma objetiva de quantificação, o que ajudará na escolha do tratamento a ser empregado. Existem vários cálculos elaborados para definir o volume do pneumotórax, mas duas formas simples, uma adotada pela British Thoracic Society (BTS) e outra pelo American College of Chest Physicians (ACCP), podem fornecer dados adequados de um modo objetivo, claro e fácil de memorizar.

A BTS considera o espaço de ar entre a linha da pleura visceral e a parede torácica lateral na altura do hilo pulmonar: uma distância de menos de 1 cm caracteriza um pneu-

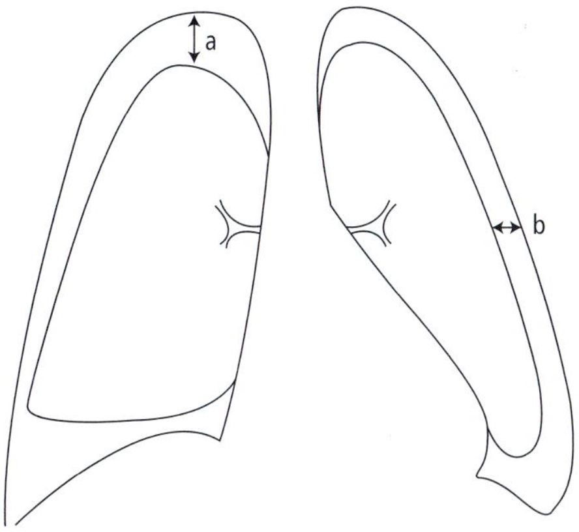

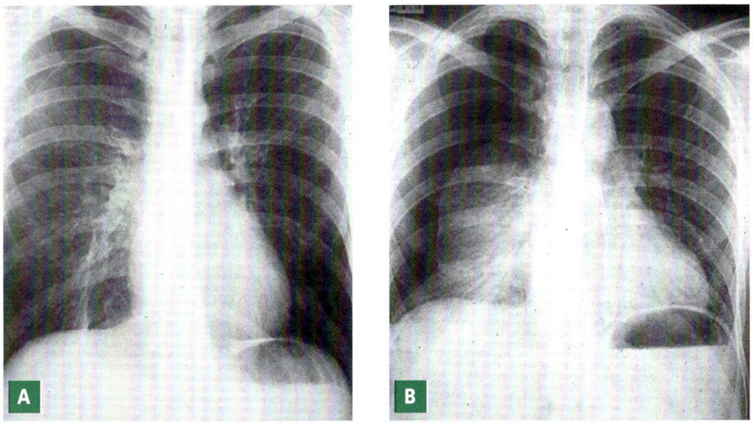

FIGURA 60.7 → (A) paciente jovem com pneumotórax espontâneo primário laminar no ápice da cavidade direita. (B) radiografia em expiração forçada mostrando a ampliação da câmara de pneumotórax pelo colapso pulmonar expiratório de um pulmão estruturalmente normal.

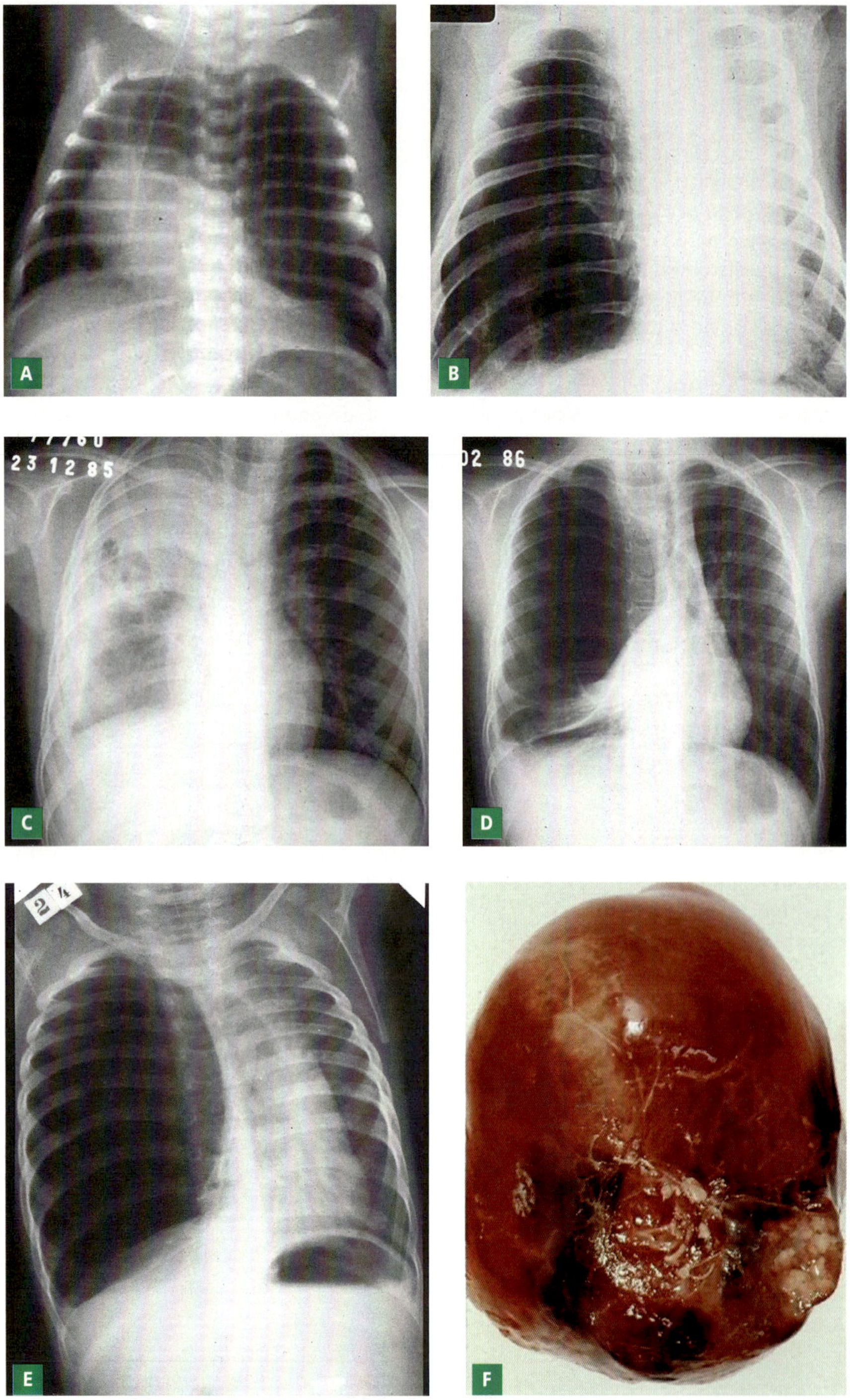

FIGURA 60.8 → (A) recém-nascido com dificuldade respiratória progressiva. Lesão hiperinsuflada à esquerda. A presença de um septo separando-a do lobo inferior, o envolvimento do lobo superior esquerdo e a hérnia contralateral através do mediastino anterior sugerem fortemente o diagnóstico de enfisema lobar congênito. (B) a hiperinsuflação severa à direita com áreas bolhosas na metade inferior, em paciente sob ventilação mecânica pesada, aponta para o diagnóstico de enfisema intersticial. (C) paciente do sexo feminino, quatro anos, com estafilococcia pleuropulmonar. Já se identificam lesões cavitadas em lobo superior direito (pneumatoceles) na fase aguda da infecção. (D) depois de controlada a infecção, houve progressiva insuflação da pneumatocele. Após dois meses, com dispneia e desvio contralateral do mediastino, foi encaminhada para tratamento cirúrgico. (E) paciente do sexo masculino, 10 meses, com retardo do desenvolvimento e abaulamento do hemitórax direito. Lesão bolhosa hiperinsuflada com desvio acentuado do mediastino. A ausência de pulmão colabado no hilo, o contorno arredondado do ângulo costofrênico e a presença de uma zona de densidade intermediária na superfície diafragmática sugeriam a presença de uma lesão cística em lobo superior direito e compressão dos lobos inferior e médio contra o diafragma. (F) grande cisto ocupando quase integralmente o lobo superior direito, tratado com lobectomia superior.

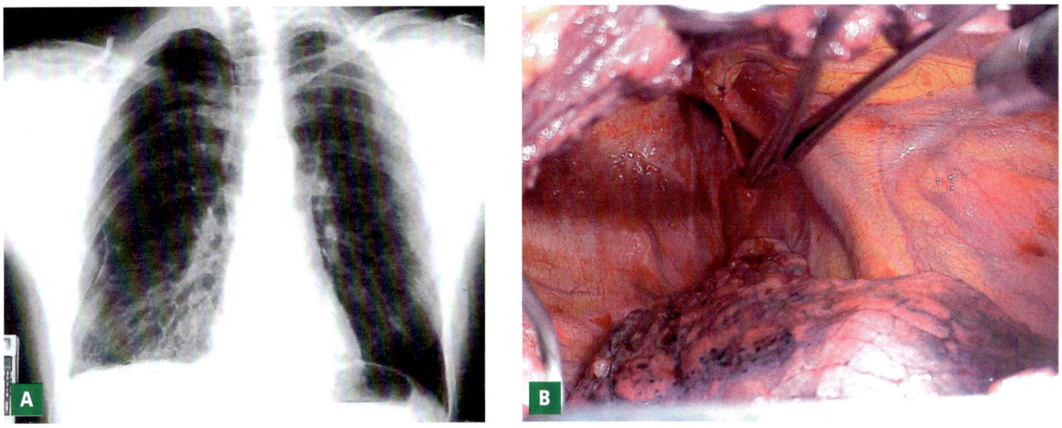

FIGURA 60.9 → (A) imagem de um pneumotórax à direita acompanhado de derrame pleural – observe o borramento do seio costofrênico à direita, sugerindo a presença de líquido. (B) imagem de uma aderência no ápice da cavidade responsável pelo hemotórax associado.

motórax pequeno; uma distância de 1 a 2 cm, um pneumotórax moderado; e uma distância maior do que 2 cm, um pneumotórax grande.[4] O ACCP considera a distância entre o ápice da cavidade pleural e a cúpula do pneumotórax: quando essa distância for de 3 cm ou mais, o pneumotórax é considerado volumoso.[5]

Medida adotada pela BTS
Distância > 2 cm = pneumotórax volumoso

Medida adotada pelo ACCP
Distância > 3 cm = pneumotórax volumoso

Um aspecto importante na avaliação do pneumotórax e na orientação da terapêutica consiste na determinação do tamanho da câmara. Como um dos critérios para definir a conduta intervencionista é o percentual de colapso pulmonar, torna-se fundamental a noção de que o grau de colapso só é uma informação confiável em pulmões normais. Nos pacientes com DPOC ou com consolidações extensas, traumáticas ou infecciosas, é comum o achado de câmaras de pneumotórax com todos os sinais indiretos de hipertensão, mas com colapso pulmonar apenas parcial (FIGURA 60.10).

Recorrência

A recorrência de um segundo ou terceiro episódio de pneumotórax espontâneo primário é um fato bastante conhecido. Muitos estudos[6,7] buscam a identificação de fatores que levem à recorrência para, assim, orientar a terapêutica a ser adotada. A ocorrência de um segundo episódio é descrita em diversos trabalhos com um índice variável de 20 a 54%.

A cessação do tabagismo diminui bastante a chance de ocorrência de um segundo episódio. Não parece haver relação entre o tamanho do primeiro episódio e a ocorrência de um novo. Quando ocorre um segundo episódio de pneumotórax, a chance de um terceiro é de mais de 60%.

Em relação ao pneumotórax secundário, os índices de recorrência parecem ser ainda mais elevados do que no pneumotórax primário.

A realização de tomografia computadorizada nos pacientes que apresentam o primeiro episódio de pneumotórax ajudou a identificar aqueles que apresentam mais bolhas apicais, mas não conseguiu estabelecer uma relação com o risco de recorrência.

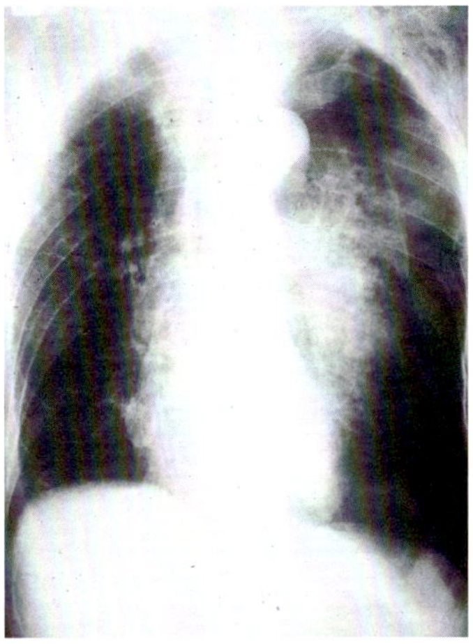

FIGURA 60.10 → Paciente com DPOC grave, vítima de várias fraturas costais à esquerda, com pneumotórax hipertensivo deste lado (abaixamento da hemicúpula frênica, desvio do mediastino, ampliação dos espaços intercostais) e, ainda assim, com colapso pulmonar apenas parcial, visto que as bolhas enfisematosas não se desinsuflam. Punção descompressiva: saída ruidosa de ar da cavidade pleural deste lado.

Tratamento

A despeito dos diversos estudos acerca do tratamento do pneumotórax, não existe um consenso estabelecido, havendo diferentes abordagens para o manejo inicial do pneumotórax espontâneo, tanto primário como secundário, e para a prevenção da recorrência.

Dependendo do quadro clínico da apresentação inicial, do tamanho do pneumotórax e da presença ou não de doença preexistente, o manejo pode variar da observação ambulatorial à internação até um procedimento cirúrgico (**QUADRO 60.2**).

Observação

A observação está indicada nos pacientes jovens, assintomáticos e com pneumotóraces espontâneos primários pequenos (menos de 3 cm da cúpula do pulmão até o ápice da cavidade). Alguns estudos mostram que o índice de recorrência é menor quando comparado com o de pacientes tratados com drenagem pleural.

Quando a opção for pelo tratamento conservador, é importante certificar-se de que os pacientes estejam devidamente esclarecidos a respeito do seu problema e dos sintomas decorrentes de um agravamento do quadro. Esses pacientes também devem ter possibilidade de acesso imediato a um serviço de emergência, caso necessário. Antes de liberá-los para casa, é recomendado que uma radiografia de tórax seja repetida seis horas após a primeira, sem demonstrar aumento no tamanho da câmara de pneumotórax.

Uma nova consulta deve ser agendada dentro de 48 horas com outro exame de imagem. A estimativa da velocidade de absorção do ar da cavidade pleural é de 1,25% do tamanho do pneumotórax a cada 24 horas. Nos casos em que a observação se dá em ambiente hospitalar, o uso de oxigênio suplementar através de cateter nasal acelera essa absorção em até quatro vezes.

Aspiração por agulha

A aspiração por agulha tem se mostrado, em alguns estudos, tão eficaz quanto a drenagem pleural no manejo do episódio inicial, tendo a seu favor a simplicidade e a diminuição da necessidade de internação hospitalar. Quando não houver expansão do pulmão com a punção pleural por agulha, o método não deve ser repetido, devendo-se optar pela drenagem pleural fechada ou por uma videotoracoscopia. Nos casos de sucesso na expansão do pulmão, se não houver contraindicação, o paciente pode ser liberado para casa com orientações semelhantes às dadas para os pacientes tratados com observação.

É importante considerar que os pacientes que apresentam pneumotórax secundário devem ser sempre tratados com um olhar mais atento, estando indicada a internação hospitalar para observação clínica, com uso de oxigênio suplementar mesmo nos casos em que o pneumotórax é pequeno e o indivíduo está assintomático. A apresentação típica do paciente com pneumotórax secundário é a de uma desproporção clinicorradiológica, com necessidade de drenagem mesmo nos pneumotóraces pequenos.

A presença de pneumotórax associado ao trauma e/ou no paciente em ventilação mecânica também não deve ser tratada de forma conservadora.

QUADRO 60.2 → Opções de tratamento no pneumotórax

- Observação
- Aspiração por agulha
- Drenagem percutânea
- Válvula de Heimlich
- Cateter pleural
- Drenagem por toracostomia
- Selo d'água
- Drenagem por toracostomia e pleurodese química
- Videotoracoscopia
- Toracotomia

Drenagem pleural fechada

A drenagem pleural fechada está indicada para o tratamento inicial do pneumotórax espontâneo primário ou secundário no paciente sintomático, nos casos de pneumotóraces volumosos (distância medida da parede lateral à linha da pleura > 2 cm), quando houver derrame pleural associado ao pneumotórax e no pneumotórax hipertensivo, que é um procedimento de urgência.

A drenagem pleural clássica é realizada através de uma pequena incisão de cerca de 2 cm na altura do quarto ou quinto espaço intercostal, na linha axilar média. Um dreno pleural de calibre 22 a 28 Fr é utilizado na maioria dos casos. O procedimento é feito sob anestesia local. O bloqueio anestésico do espaço intercostal com bupivacaína antes da inserção do dreno, além da anestesia com lidocaína, alivia bastante o desconforto provocado pela passagem do dreno. Atualmente, alguns sistemas de drenagem fornecidos em forma de *kits* permitem que o dreno seja introduzido de forma transcutânea, pela técnica de Seldinger.

É importante observar que, ao drenar um pneumotórax grande ou um pneumotórax presente há alguns dias, a reexpansão do pulmão deve ser feita de forma lenta. Isso ajuda a evitar a ocorrência do edema pulmonar de reexpansão. Esse edema tem sido atribuído, hoje em dia, à injúria de reperfusão com liberação de radicais livres de oxigênio e representa uma complicação potencialmente grave, podendo se associar a uma mortalidade de até 20% naqueles pacientes que ficam sintomáticos logo depois da reexpansão pulmonar.

A utilização da válvula unidirecional de Heimlich também tem se mostrado uma opção no tratamento de pacientes que exijam drenagem pelas dimensões e/ou repercussão clínica do pneumotórax. Estudos comparando o uso da válvula de Heimlich com a drenagem em selo d'água[8,9] mostraram efetividade semelhante, com a vantagem de permitir que alguns pacientes sejam tratados de forma ambulatorial com a válvula.

O uso da drenagem pleural fechada associado a um sistema de aspiração não está indicado de rotina, ficando reservado para os casos em que ocorre fuga aérea persistente e não há expansão adequada do pulmão após 48 horas da colocação do dreno pleural. Embora não existam dados científicos que comprovem a eficácia da aspiração, a explicação de que a sucção acelera a saída do ar da cavidade pleural e permite que os folhetos pleurais fiquem em contato, favorecendo a cicatrização da fístula alveolar, faz com que muitos cirurgiões queiram utilizá-la.

Um estudo com pacientes tratados por drenagem pleural fechada[10] mostrou que 80% dos casos se resolvem com sete dias de drenagem e que o tempo médio de drenagem foi de cinco dias, sendo que a maioria dos pacientes foi manejada com drenagem em aspiração.

Pleurodese química

A administração de um agente esclerosante pelo dreno de tórax, com objetivo de provocar adesão pleural e com isso minimizar as chances de recorrência do pneumotórax, deve ser reservada aos pacientes que apresentam contraindicação para o tratamento cirúrgico, já que os resultados são inferiores aos das outras técnicas de tratamento, com índices de recorrência de cerca de 20%.

Dentre os agentes estudados, a tetraciclina tem se mostrado um dos mais efetivos e com menos efeitos colaterais. Um dos problemas relatados na administração da tetraciclina é a dor, que pode ser amenizada com o uso de lidocaína misturada à tetraciclina.

O talco é outro agente bastante estudado para a realização de pleurodese, principalmente no tratamento do derrame pleural maligno. Embora seja bastante efetivo, o uso em pacientes jovens com pneumotórax espontâneo não é recomendado.

A pleurodese química com objetivo de diminuir o tempo de escape aéreo também é utilizada, embora os estudos realizados sejam controversos em relação a essa prática.

Tratamento cirúrgico

O momento ideal para indicação do tratamento cirúrgico é motivo de bastante controvérsia na literatura. Um estudo de pacientes com episódios de pneumotóraces espontâneos primários tratados com drenagem pleural fechada e que permaneciam com escape aéreo no sétimo dia[11] mostrou que em todos houve resolução do escape em 14 dias. Entre os pacientes com pneumotórax secundário, a resolução se deu em 79% dos casos. Em geral, admite-se que os pacientes com escape aéreo por mais de três dias sejam avaliados com vistas ao tratamento cirúrgico.

O tratamento cirúrgico pode ser realizado por meio de uma minitoracotomia axilar, por uma videotoracoscopia ou mesmo por uma toracotomia lateral. A toracotomia lateral é reservada, em geral, para os pacientes com pneumotórax secundário ou no caso de recorrência após tratamento cirúrgico utilizando outras vias.

O objetivo do tratamento cirúrgico é tratar a fístula pleural, abreviar o tempo de internação e prevenir a recorrência, com técnicas que apresentem a menor morbimortalidade possível. As indicações para o tratamento cirúrgico são apresentadas no QUADRO 60.3.

O tratamento cirúrgico por meio de uma toracotomia lateral com pleurodese abrasiva foi o primeiro método descrito no tratamento do pneumotórax. Na sequência, houve a recomendação de pleurectomia e ressecção das *blebs* subpleurais, procedimentos que apresentavam um risco muito baixo de recorrência (cerca de 1%), mas uma morbidade expressiva, com perda sanguínea importante e dor significativa. Posteriormente, o uso de uma minitoracotomia axilar com ressecção das *blebs* e pleurodese abrasiva mostrou um resultado similar com menos morbidade.

A chegada da videotoracoscopia, permitindo a realização do procedimento por pequenas incisões de não mais de 2 cm, praticamente do mesmo tamanho da incisão utilizada para a colocação de um dreno pleural, estimulou os cirurgiões a indicarem a cirurgia torácica videoassistida de forma cada vez mais precoce no tratamento do pneumotórax, buscando diminuir o tempo de internação e a chance de recorrência.

A videotoracoscopia permite a inspeção do pulmão em busca de bolhas subpleurais e a ressecção delas com uso de grampeadores endoscópicos, além da realização de pleurectomia apical ou pleurodese abrasiva.

Hoje, embora alguns estudos ainda sugiram que a toracotomia com pleurectomia seja o procedimento com menor índice de recorrência (cerca de 1%),[12] a associação de resultados – dor pós-operatória, tempo de permanência hospitalar e perda de função pulmonar – faz da videotoracoscopia com bulectomia e pleurodese o procedimento de escolha no tratamento cirúrgico do pneumotórax espontâneo primário.

Uma questão controversa diz respeito ao melhor momento para indicar a profilaxia da recorrência. A maioria dos cirurgiões é historicamente favorável à indicação de procedimento cirúrgico depois do segundo episódio, quando a chance de novas recorrências é maior.

Há, mais modernamente, uma corrente que defende a inspeção da cavidade pleural com videocirurgia já no primeiro episódio se, pelo volume da câmara ou pela repercussão clínica, existir indicação de drenagem pleural. Em vez de uma drenagem convencional, pela mesma minúscula incisão, seria inserida uma câmera de vídeo para inspecionar a cavidade pleural. Na presença de *blebs* apicais, proceder-se-

QUADRO 60.3 → Indicações de tratamento cirúrgico no pneumotórax

- Segundo episódio do mesmo lado
- Pneumotórax contralateral
- Pneumotórax bilateral
- Não expansão pulmonar
- Fuga aérea persistente por mais de 5 a 7 dias
- Hemotórax associado
- Profissões de risco (mergulhadores, pilotos)
- Primeiro episódio em paciente distante de recursos médicos

-ia à ressecção delas com a pleurodese subsequente, que asseguraria a resolução definitiva do problema já no primeiro episódio (FIGURA 60.11).

A tendência atual é que sejam tratados dessa maneira também pneumotóraces no primeiro episódio, mas com bolhas visíveis, pneumotórax contralateral, pneumotórax bilateral simultâneo e aqueles que acometam pessoas envolvidas em profissões de risco.

Alguns fatores são importantes na decisão do procedimento cirúrgico adotado no tratamento do pneumotórax:

- Nos pacientes que exercem profissões de risco, como mergulhadores e pilotos de avião, o procedimento escolhido deve buscar o menor índice de recorrência possível, sendo recomendadas a ressecção das bolhas e a realização de pleurectomia apical.
- Nos casos de pneumotórax secundário em pacientes portadores de doenças que tenham indicação atual ou futura de transplante pulmonar, a escolha do método de tratamento e prevenção da recorrência deve ser criteriosa, com recomendação de se evitar a execução de uma pleurectomia total ou o uso de talco como meio de realização da pleurodese, pois a intensidade da reação pleural provocada aumentará, em muito, a morbimortalidade da pneumonectomia no transplante.

Referências

1. Bense L, Eklund G, Wiman LG. Smoking and the increased risk of contracting spontaneous pneumothorax. Chest. 1987;92(6):1009-12.

2. Cheng YL, Huang TW, Lin CK, Lee SC, Tzao C, Chen JC, et al. The impact of smoking in primary spontaneous pneumothorax. J Thorac Cardiovasc Surg. 2009;138(1):192-5.

3. Light RW. Pleural diseases. 5th ed. Philadelphia: Lippincott Williams & Wilkins; 2007.

4. MacDuff A, Arnold A, Harvey J; BTS Pleural Disease Guideline Group. Management of spontaneous pneumothorax: British Thoracic Society pleural disease guideline 2010. Thorax. 2010;65 Suppl 2:ii18-31 .

5. Baumann MH, Strange C, Heffner JE, Light R, Kirby TJ, Klein J, et al. Management of spontaneous pneumothorax: an American College of Chest Physicians Delphi consensus statement. Chest. 2001;119(2):590-602.

6. Abolnik IZ, Lossos IS, Gillis D, Breuer R. Primary spontaneous pneumothorax in men. Am J Med Sci. 1993;305(5):297-303.

7. Guo Y, Xie C, Rodriguez RM, Light RW. Factors related to recurrence of spontaneous pneumothorax. Respirology. 2005;10(3):378-84.

8. Ponn RB, Silverman HJ, Federico JA. Outpatient chest tube management. Ann Thorac Surg. 1997;64(5):1437-40.

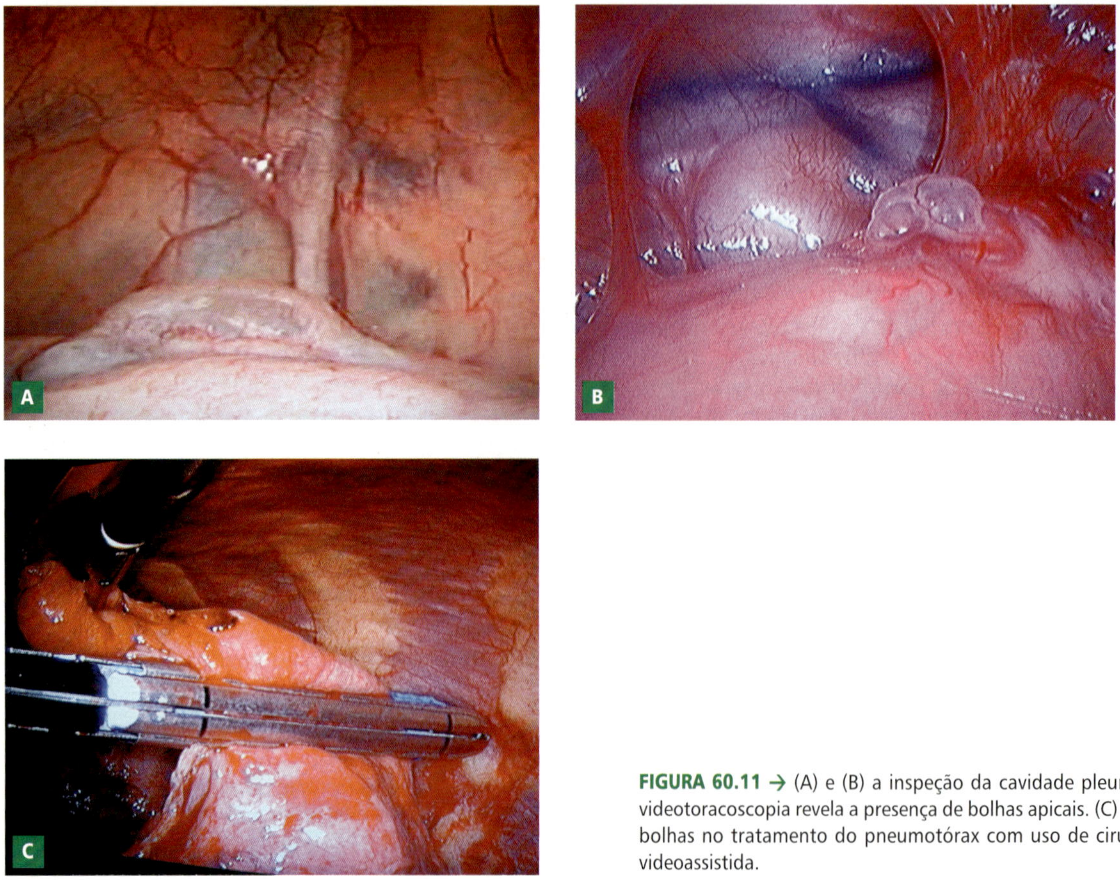

FIGURA 60.11 → (A) e (B) a inspeção da cavidade pleural através da videotoracoscopia revela a presença de bolhas apicais. (C) ressecção das bolhas no tratamento do pneumotórax com uso de cirurgia torácica videoassistida.

9. Dernevik L, Roberts D, Hamraz B, Nordstrand-Myntevik M. Management of pneumothorax with a mini-drain in ambulatory and hospitalized patients. Scand Cardiovasc J. 2003;37(3):172-6.

10. Minami H, Saka H, Senda K, Horio Y, Iwahara T, Nomura F, et al. Small caliber catheter drainage for spontaneous pneumothorax. Am J Med Sci. 1992;304(6):345-7.

11. Sedrakyan A, van der Meulen J, Lewsey J, Treasure T. Video assisted thoracic surgery for treatment of pneumothorax and lung resections: systematic review of randomised clinical trials. Br Med J. 2004;329(7473):1008-12.

12. Deslauriers J, Beaulieu M, Després JP, Lemieux M, Leblanc J, Desmeules M. Transaxillary pleurectomy for treatment of spontaneous pneumothorax. Ann Thorac Surg. 1980;30(6):569-74.

Leituras recomendadas

Almind M, Lange P, Viskum K. Spontaneous pneumothorax: comparison of simple drainage, talc pleurodesis, and tetracycline pleurodesis. Thorax. 1989;44(8):627-30.

Baumann MH, Strange C. Treatment of spontaneous pneumothorax: a more aggressive approach? Chest. 1997;112(3):789-804.

de Lassence A, Timsit JF, Tafflet M, Azoulay E, Jamali S, Vincent F, et al. Pneumothorax in the intensive care unit: incidence, risk factors, and outcome. Anesthesiology. 2006;104(1):5-13.

Devanand A, Koh MS, Ong TH, Low SY, Phua GC, Tan KL, et al. Simple aspiration versus chest-tube insertion in the management of primary spontaneous pneumothorax: a systematic review. Respir Med. 2004;98(7):579-90.

Donahue DM, Wright CD, Viale G, Mathisen DJ. Resection of pulmonary blebs and pleurodesis for spontaneous pneumothorax. Chest. 1993;104(6):1767-9.

Flume PA, Strange C, Ye X, Ebeling M, Hulsey T, Clark LL. Pneumothorax in cystic fibrosis. Chest. 2005;128(2):720-8.

Johnson MM. Catamenial pneumothorax and other thoracic manifestations of endometriosis. Clin Chest Med. 2004;25(2):311-9.

Joseph J, Sahn SA. Thoracic endometriosis syndrome: new observations from an analysis of 110 cases. Am J Med. 1996;100(2):164-70.

Koivisto PA, Mustonen A. Primary spontaneous pneumothorax in two siblings suggests autosomal recessive inheritance. Chest. 2001;119(5):1610-2.

Lal A, Anderson G, Cowen M, Lindow S, Arnold AG. Pneumothorax and pregnancy. Chest. 2007;132(3):1044-8.

Lesur O, Delorme N, Fromaget JM, Bernadac P, Polu JM. Computed tomography in the etiologic assessment of idiopathic spontaneous pneumothorax. Chest. 1990;98(2):341-7.

Light RW, O'Hara VS, Moritz TE, McElhinney AJ, Butz R, Haakenson CM, et al. Intrapleural tetracycline for the prevention of recurrent spontaneous pneumothorax: results of a Department of Veterans Affairs cooperative study. JAMA. 1990;264(17):2224-30.

Lippert HL, Lund O, Blegvad S, Larsen HV. Independent risk factors for cumulative recurrence rate after first spontaneous pneumothorax. Eur Respir J. 1991;4(3):324-31.

Melton LJ 3rd, Hepper NG, Offord KP. Incidence of spontaneous pneumothorax in Olmsted County, Minnesota: 1950 to 1974. Am Rev Respir Dis.1979;120(6):1379-82.

Metersky ML, Colt HG, Olson LK, Shanks TG. AIDS-related spontaneous pneumothorax: risk factors and treatment. Chest. 1995;108(4):946-51.

Noppen M, Dekeukeleire T, Hanon S, Stratakos G, Amjadi K, Madsen P, et al. Fluorescein-enhanced autofluorescence thoracoscopy in patients with primary spontaneous pneumothorax and normal subjects. Am J Respir Crit Care Med. 2006;174(1):26-30.

Northfield TC. Oxygen therapy for spontaneous pneumothorax. Br Med J. 1971;4(5779):86-8.

O'Rourke JP, Yee ES. Civilian spontaneous pneumothorax. Treatment options and long-term results. Chest. 1989;96(6):1302-6.

Sahn SA, Heffner JE. Spontaneous pneumothorax. N Engl J Med. 2000;342(12):868-74.

Tanaka F, Itoh M, Esaki H, Isobe J, Ueno Y, Inoue R. Secondary spontaneous pneumothorax. Ann Thorac Surg. 1993;55(2):372-6.

Tschopp JM, Rami-Porta R, Noppen M, Astoul P. Management of spontaneous pneumothorax: state of the art. Eur Respir J. 2006;28(3):637-50.

Wait MA, Estrera A. Changing clinical spectrum of spontaneous pneumothorax. Am J Surg. 1992;164(5):528-31.

Empiema Pleural

61

José Carlos Felicetti
Tiago Noguchi Machuca

Introdução

Estatísticas internacionais estimam que derrames parapneumônicos ocorram em 20 a 40% dos pacientes hospitalizados por pneumonia.[1] A importância da sua identificação reside no fato de que a presença de derrame parapneumônico por si só confere pior prognóstico, associado a uma mortalidade em torno de 15%.[2] Além disso, o derrame parapneumônico representa um espectro que vai desde o derrame pleural laminar sem demanda inicial por intervenção até o empiema pleural, que invariavelmente necessita de abordagem invasiva.

O empiema pleural é definido pela presença de pus no espaço pleural. Apesar de a maioria dos empiemas (cerca de 60%) ser decorrente de infecções pulmonares, essa complicação também pode ser secundária a procedimentos cirúrgicos torácicos, trauma torácico (sobretudo hemotórax), perfuração esofágica e, mais raramente, contiguidade com infecções da cavidade abdominal. Outra causa infrequente de contaminação pleural é a partir de disseminação hematogênica de um foco distante. O objetivo deste capítulo é abordar o derrame parapneumônico, com algumas considerações quanto ao empiema pós-pneumonectomia.

Fisiopatologia

A classificação do derrame parapneumônico em três fases distintas data de 1962, feita pela American Thoracic Society.[3] Entretanto, apesar de antiga, essa terminologia ainda é amplamente utilizada e fornece orientação quanto à conduta terapêutica.

A cavidade pleural costuma ser preenchida por 100 a 300 mL de líquido pleural com baixa concentração de proteínas e celularidade composta essencialmente por linfócitos, células mesoteliais e macrófagos. Após o acometimento do parênquima pulmonar pelo processo pneumônico, a extensão da inflamação até a superfície pleural é caracterizada pelo acúmulo de exsudato no espaço pleural. Esse exsudato é formado a partir do acúmulo de líquido no espaço intersticial do pulmão e também pelo aumento da permeabilidade dos capilares pleurais. Esse processo inicial é controlado por mediadores pró-inflamatórios como as interleucinas 1 e 8 e o fator de necrose tumoral (TNF) alfa.

A bioquímica e a microbiologia do líquido pleural nesse estágio se caracterizam por pH > 7,2, glicose > 60 mg/dL, desidrogenase láctica (LDH) inferior a 3x (geralmente < 1.000 IU/L) o valor normal e ausência de crescimento bacteriano. Essa é a fase I – chamada de exsudativa.

Caso o paciente não receba o tratamento adequado, a progressão desse quadro se faz pelo recrutamento de neutrófilos e macrófagos. A atividade dessas células na tentativa de combater o processo infeccioso é responsável pelo acúmulo de material fibrinopurulento. Durante esse processo, a lise celular intensa é responsável pelo pH < 7,2 e pela desidrogenase láctica > 3x o normal. Demais características do líquido pleural nesse estágio são a glicose < 60 mg/dL e a positividade microbiológica quando submetido à cultura ou Gram. Vários mediadores, entre eles novamente o TNF-alfa, são responsáveis por um desequilíbrio entre as atividades de coagulação e fibrinólise, com claro favorecimento da primeira. Por esse motivo, várias loculações e aderências também são características desse estágio. Essa é a fase II –

fibrinopurulenta. A progressão para a fase II também caracteriza o derrame pleural parapneumônico complicado.

A terceira fase é fortemente influenciada pela ação do fator transformador de crescimento beta (TGFB) e do fator de crescimento derivado de plaquetas (PDGF), sendo caracterizada pelo recrutamento de fibroblastos. A atividade dessas células é responsável pela formação de verdadeiras carapaças pleurais, tanto na pleura parietal quanto na pleura visceral. Funcionalmente, essa situação tem repercussão negativa sobre a mecânica respiratória, causando distúrbio ventilatório restritivo decorrente do encarceramento do parênquima pulmonar. Essa é a fase III – em organização.

A evolução de todo esse espectro varia de paciente para paciente, mas estima-se que, para um derrame parapneumônico chegar a um empiema crônico, exista um curso de 3 a 6 semanas.

Microbiologia

Os patógenos responsáveis pelo derrame parapneumônico variam bastante na dependência de a infecção ser adquirida na comunidade ou dentro de ambiente hospitalar. No primeiro caso, observa-se predominância de *Staphylococcus aureus*, *Streptococcus pneumoniae* e *Streptococcus pyogenes*. Entretanto, grandes estudos multicêntricos têm mostrado uma prevalência cada vez maior de infecção por *Streptococcus viridans* e anaeróbios.[4,5] No caso de infecções nosocomiais, predominam *S. aureus* (geralmente resistentes à meticilina) e os gram-negativos, com uma parcela muito pequena de anaeróbios.

Dentre os agentes menos frequentes, destaca-se *Candida* sp., que deve sempre ser relacionada com ruptura esofágica ou condições de imunossupressão.

Apresentação clínica

> **ATENÇÃO**
>
> Uma fração considerável de pacientes apresenta condições de base associadas a maior risco de derrame parapneumônico complicado. Entre elas, destacam-se pneumopatia crônica, uso de drogas ilícitas, refluxo gastresofágico, imunossupressão (seja por diabete, vírus da imunodeficiência humana – HIV, uso de medicações ou desnutrição). Além disso, condições como sepse dentária, etilismo e broncoaspiração estão associadas a derrame complicado por germes anaeróbios.

A apresentação clínica do paciente depende sobretudo da sua condição imunológica e do patógeno causal. Pacientes antes hígidos, com derrame complicado causado por aeróbios, classicamente se apresentam com quadro de pneumonia de evolução mais prolongada do que o habitual. Apesar do tratamento "adequado", os pacientes persistem com febre e dor torácica. Outros sinais e sintomas frequentes são dispneia, taquipneia, tosse. No caso de pacientes imunossuprimidos, idosos ou com empiema por anaeróbios, a evolução tende a ser mais insidiosa, com febrículas, perda de peso, inapetência e anemia.

Investigação diagnóstica

Após a suspeita de um derrame pleural parapneumônico, a investigação segue com exames complementares. O hemograma em geral mostra sinais infecciosos, como leucocitose, desvio à esquerda ou granulações tóxicas. Entretanto, em casos mais arrastados, o único sinal achado pode ser de anemia de doença crônica.

O exame que aponta para a existência do derrame pleural é a radiografia de tórax. Para a obliteração do seio costofrênico na incidência posteroanterior, é necessária uma quantidade de aproximadamente 200 a 500 mL de líquido livre no espaço pleural. Já uma radiografia em decúbito lateral com raios horizontais consegue identificar uma quantidade muito menor de líquido livre na cavidade pleural. Entretanto, a identificação do derrame pleural em radiografias com extensas consolidações pode ser uma tarefa difícil. Ademais, a radiografia não fornece dados claros quanto à presença de septações e de depósitos de fibrina. Todos esses dados são importantes para a tomada de decisões e podem ser fornecidos pelo ultrassom. Esse método de imagem tem se tornado cada vez mais disponível e já vem sendo recomendado em artigos de revisão.

> **ATENÇÃO**
>
> Apesar dos dados fornecidos pela radiografia de tórax/ultrassom e ainda a despeito da sua pronta disponibilidade, a tomografia é o exame de imagem que fornece a melhor avaliação das estruturas intratorácicas em pacientes com suspeita de derrame pleural parapneumônico.

A tomografia mostra a situação do parênquima pulmonar subjacente ao derrame, a presença de lesões associadas (abscesso ou neoplasia pulmonar) e coleções septadas intercissurais e mediastinais não identificáveis pelo ultrassom. Ainda podem ser identificadas septações e espessamento pleural com realce por meios de contraste, sinais estes indicativos de derrame pleural complicado.

Um importante questionamento durante a avaliação do paciente com derrame pleural é a indicação ou não de se realizar a toracocentese diagnóstica. No caso dos derrames parapneumônicos, essa investigação se faz necessária em quase todos os casos, exceção apenas para os casos de pequenos derrames livres (< 1 cm no ultrassom ou na radiografia em decúbito lateral).

O líquido pleural deve ser encaminhado para:

- Bioquímica: LDH, pH, glicose. A adenosina deaminase elevada aponta para derrame de origem tuberculosa, apesar da possibilidade de elevação em derrames neutrofílicos parapneumônicos causados por germes convencionais.
- Microbiologia: Gram e cultura são critérios para classificação de derrames parapneumônicos como complicados.
- Citologia: as contagens total e principalmente diferencial de células fornecem dados que reforçam a origem infecciosa do derrame.

A despeito do elevado índice de suspeição para derrame parapneumônico, os critérios de Light para exsudato devem sempre ser considerados durante a avaliação diagnóstica.

Tratamento

Em 2000, o American College of Chest Physicians publicou uma diretriz formulada por autoridades renomadas no assunto e com uma abordagem baseada em evidências.[6] Vale lembrar que, no território nacional, os principais pontos desse consenso foram reforçados em 2006 pela Sociedade Brasileira de Pneumologia e Tisiologia, nas suas "Diretrizes na Abordagem Diagnóstica e Terapêutica das Doenças Pleurais".[7] Sua sequência é bastante prática, pode ser utilizada na prática clínica diária e segue a classificação do **QUADRO 61.1**.

Seguindo essa classificação, os derrames mínimos (A_0) e sem critérios bacteriológicos ou bioquímicos positivos são considerados de muito baixo risco e podem ser observados sem necessidade inicial de toracocentese. Destaca-se que esse tipo de derrame é infrequente e, uma vez diagnosticado, deve ser observado cuidadosamente e puncionado caso o paciente não apresente melhora clínica com tratamento adequado ou se houver progressão do volume do derrame.

Os derrames pequenos a moderados (A_1) devem sempre ser puncionados e, caso não haja critério microbiológico ou bioquímico de má evolução, são considerados de baixo risco e podem ser observados. O ideal nesses casos é a realização de uma toracocentese terapêutica, com aspiração de todo o líquido pleural possível para que se possa realizar um monitoramento quanto ao seu reacúmulo.

No caso de derrames volumosos, loculados ou com espessamento da pleura parietal (A_2), ou derrames com positividade microbiológica ou bioquímica (pH < 7,2 ou glicose ≤ 60 mg/dL), o risco de má evolução já é moderado e o paciente precisa de uma intervenção, pelo menos uma drenagem torácica formal.

Pacientes com empiema (obtenção de pus na punção pleural B_2) já apresentam um estágio mais avançado do derrame parapneumônico e também um maior risco associado. Essa condição também demanda intervenção cirúrgica.

A partir do momento em que se faz o diagnóstico de um derrame pleural complicado (risco moderado) ou empiema (risco elevado), é apropriado que o paciente seja submetido a uma tomografia de tórax. A tomografia fornece dados que serão cruciais para a definição do procedimento de escolha para determinado paciente. Por exemplo, não seria adequado submeter um paciente com derrame complicado a uma drenagem torácica tubular sem antes obter dados de uma tomografia para posteriormente descobrir que existem várias loculações não abordadas pelo dreno (**FIGURA 61.1**).

No caso da ausência do pH, pode-se utilizar a glicose como parâmetro bioquímico para tomada de decisões. Nesse caso, glicose < 60 mg/dL deve ser considerada como indicação de intervenção.

QUADRO 61.1 → Avaliação do derrame pleural parapneumônico segundo características anatômicas, bacteriológicas e bioquímicas

A. Características Anatômicas do derrame – tamanho, presença ou ausência de septações e situação da pleura parietal (espessada ou não)

A_0 – derrame mínimo (<1 cm), livre na cavidade

A_1 – derrame > 1 cm, porém < 50% do hemitórax

A_2 – derrame > 50% do hemitórax OU derrame loculado OU derrame com espessamento da pleura parietal

B. Características Bacteriológicas do derrame – identificação de germe no Gram ou na cultura do líquido pleural

B_x – *status* microbiológico desconhecido

B_0 – ausência de identificação de germes no Gram e na cultura

B_1 – identificação de germe no Gram ou na cultura

B_2 – presença de pus no aspirado pleural

C. Características bioquímicas do derrame – dados de pH (quando pH indisponível, pode-se utilizar glicose)

C_x – pH desconhecido

C_0 – pH ≥ 7,2 (ou glicose > 60 mg/dL)

C_1 – pH < 7,2 (ou glicose ≤ 60 mg/dL)

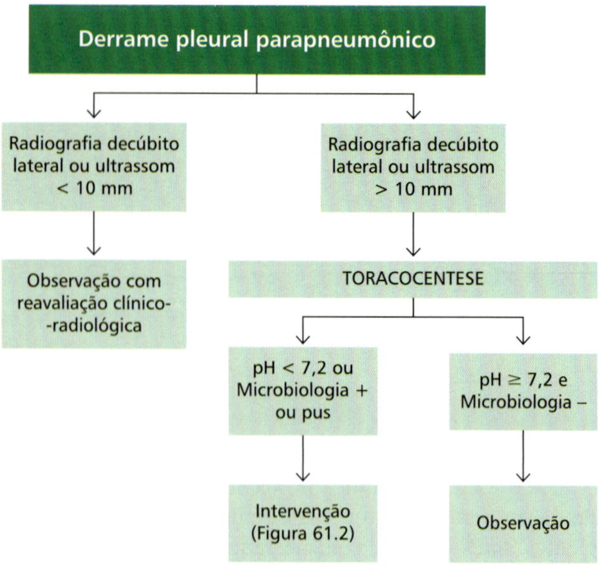

FIGURA 61.1 → Abordagem do derrame parapneumônico.

Uma vez tomada a decisão pela intervenção cirúrgica, deve ser definida a estratégia a ser utilizada: drenagem torácica fechada, videotoracoscopia, decorticação pulmonar ou pleurostomia (FIGURA 61.2).

A drenagem torácica fechada é empregada em pacientes com derrame em fase II inicial, ou seja, existem sinais laboratoriais de complicação (Gram ou cultura positivos, pH < 7,2 ou glicose < 60 mg/dL), mas o derrame ainda permanece livre no espaço pleural. O dreno pode ser inserido sob anestesia local com sedação seguindo técnica descrita. A atenção deve ser redobrada quanto ao espaço intercostal para inserção do dreno, uma vez que existe retração cranial do diafragma pelo processo cicatricial pleural.

Após a evacuação da cavidade pleural, a evolução esperada é de franca melhora clínica e radiografia com expansão pulmonar adequada. Caso essas duas condições não sejam atingidas, deve-se revisar o tratamento proposto (antibióticos, posicionamento do dreno, distocia do dreno) e eventualmente considerar tratamento de resgate. Uma vez que se obtenha a evolução esperada, a melhora clínica é progressiva. Anatomicamente, a aposição entre as pleuras parietal e visceral com obliteração do espaço pleural impede o acúmulo de líquido e o crescimento bacteriano, favorecendo a resolução do processo.

Apesar de vários estudos na literatura defenderem o uso de agentes fibrinolíticos no derrame parapneumônico complicado, não existe evidência clara quanto ao seu benefício. Os resultados são controversos, e uma metanálise recente não conseguiu mostrar diferença significativa quanto à mortalidade ou necessidade de intervenção cirúrgica de resgate quando do uso desses agentes.[8] As diretrizes brasileiras sugerem o uso de estreptoquinase intrapleural em pacientes com derrame parapneumônico loculado com alto risco para intervenção cirúrgica.

A videotoracoscopia tem a vantagem de proporcionar visão direta e acesso às loculações e coleções pleurais que não seriam abordadas com uma drenagem simples. Dessa forma, o cirurgião pode realizar uma limpeza mais efetiva da cavidade pleural, com lise das coleções e remoção da fibrina acumulada. Ainda com relação ao fato de ser uma abordagem minimamente invasiva, a videotoracoscopia está relacionada com menor tempo de permanência hospitalar, melhor aspecto cosmético e possibilidade de emprego em pacientes com condições clínicas limítrofes que contraindicariam uma toracotomia formal. O índice de resolubilidade da videotoracoscopia é elevado (acima de 80%), e no seguimento a maioria dos pacientes apresenta provas de função pulmonar normais.

As falhas da videotoracoscopia estão associadas a uma avaliação de imagem pré-operatória que subestima o estágio do derrame. No momento do procedimento, o cirurgião se depara com espessamento pleural importante que dificilmente será decorticado de maneira adequada por essa via.[9]

Em estudo prospectivo randomizado comparando a videotoracoscopia com a drenagem torácica associada ao uso de estreptoquinase, pacientes do primeiro grupo apresentaram maior taxa de sucesso com o tratamento primário (91% vs. 44%), menor tempo com dreno torácico (5,8 vs. 9,8 dias) e menor tempo de permanência hospitalar (8,7 vs. 12,8 dias). Na análise dos gastos hospitalares, também houve tendência de menores gastos com a videotoracoscopia.[10]

A decorticação consiste na remoção de todos os debris e loculações pleurais com a ressecção do tecido fibroso que se formou na pleura parietal e na pleura visceral (derrame parapneumônico em fase III). Esse procedimento pode ser empregado em pacientes com falha no tratamento inicial (drenagem torácica ou videotoracoscopia) ou ainda como primeira escolha em pacientes que apresentem sinais de espessamento pleural com encarceramento pulmonar na tomografia de tórax.

Destaca-se que a situação do parênquima pulmonar também deve ser avaliada na tomografia, uma vez que a decorticação dificilmente obterá sucesso em casos com comprometimento pulmonar importante. A decorticação em geral é

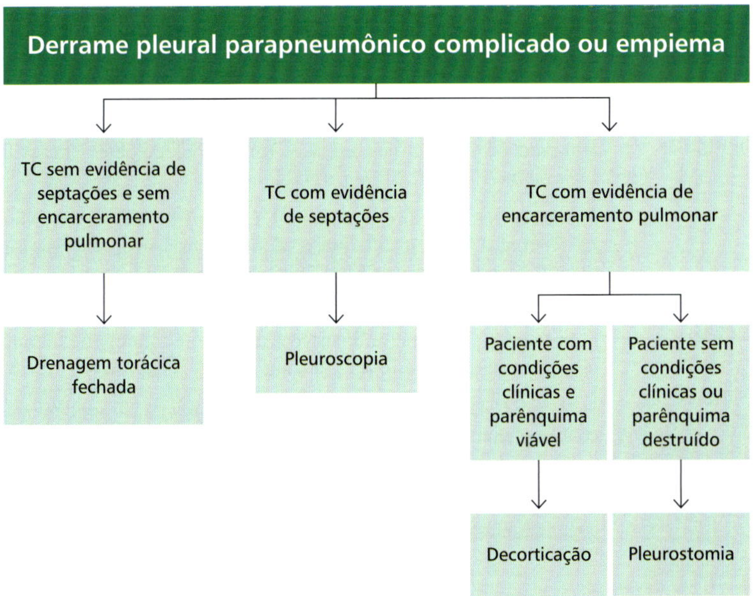

FIGURA 61.2 → Abordagem cirúrgica do derrame pleural complicado.

realizada por uma toracotomia lateral e, pela dificuldade na remoção de toda a carapaça pleural, pode haver sangramento moderado. Portanto, as condições clínicas do paciente devem ser cuidadosamente avaliadas no pré-operatório.

Os objetivos da decorticação são controle do foco infeccioso e recuperação da função pulmonar. Para que se obtenha o segundo objetivo, é fundamental que exista expansão pulmonar adequada pós-procedimento.

Em um estudo focado na função pulmonar pós-operatória de 26 pacientes com empiema submetidos a decorticação, mostrou-se uma melhora tanto no volume expiratório forçado no primeiro segundo – VEF_1 (de 50% do previsto para 69% do previsto no pós-operatório) quanto na capacidade vital – CV (de 62 para 79% do previsto no pós-operatório).[11]

Mais recentemente, autores da Duke University realizaram estudo comparativo entre a decorticação via toracotomia formal e a decorticação por videotoracoscopia.[12] Em 420 pacientes analisados, o tempo de permanência hospitalar e o índice de complicações pós-operatórias como escape aéreo prolongado, reentubação e necessidade de ventilação mecânica foram menores no grupo da videocirurgia. Com o avanço das técnicas minimamente invasivas, a tendência é que a decorticação por videotoracoscopia seja cada vez mais empregada.

Uma última alternativa para pacientes com derrame parapneumônico em fase III que apresentem comprometimento extenso do parênquima pulmonar ou que não tenham condições clínicas de tolerar uma cirurgia aberta com decorticação (cuja mortalidade fica em torno de 10 a 15%) é a drenagem aberta. Nesse caso, o objetivo primário torna-se o controle do foco infeccioso por meio de drenagem adequada.

Pode-se realizar a secção do dreno de tórax junto à pele, ou ainda uma pleurostomia formal, com ressecção de costelas e confecção de um retalho cutâneo para permear o trajeto fistuloso. Em ambos os casos, a evolução é lenta e, se houver drenagem adequada com controle da infecção, o espaço pleural se oblitera aos poucos.

Em pacientes com dreno, este deve ser tracionado periodicamente até a sua remoção completa. Em pacientes com pleurostomia, o acompanhamento deve ser realizado até o fechamento espontâneo (em geral ocorrendo em 5 a 6 meses). Em casos de controle adequado da infecção porém com permanência do orifício, pode-se realizar eletivamente a interposição de um retalho muscular para o seu fechamento.

Empiema pós-pneumonectomia

ATENÇÃO

O empiema pós-pneumonectomia é uma situação de elevado risco e de manejo complexo. Sua incidência varia de 2 a 16%, e a mortalidade pode chegar a impressionantes 40%. A maioria dos casos está associada a fístula broncopleural. O empiema pós-pneumonectomia é dividido em precoce (<3 semanas pós-ressecção) e tardio (≥ 3 semanas da ressecção).

Em pacientes com empiema precoce, a apresentação clínica é marcada por disfunção respiratória e expectoração de secreção sero-hemática. Nesse momento, a prioridade é a preservação do pulmão remanescente, evitando a sua inundação. Portanto, o paciente deve ser posicionado em decúbito lateral sobre o lado da pneumonectomia. A conduta a seguir consiste em drenagem torácica fechada (uma vez que na maioria dos casos ainda não existe fixação do mediastino) e fibrobroncoscopia para avaliar o *status* do coto brônquico.

Caso se confirme a presença de fístula broncopleural (o que ocorre na maioria das vezes), a boa evolução do paciente dependerá da resolução da fístula. Para a obtenção desse objetivo, o paciente deve ser submetido à toracotomia com debridamento do coto brônquico e ressutura. A fim de proporcionar vascularização e reforço adequados para a cicatrização do coto brônquico, podem ser utilizados retalhos musculares (intercostal, serrátil anterior ou grande dorsal), pleurais ou pericárdicos.

Em pacientes com empiema pós-pneumonectomia tardio, já existe fixação das estruturas mediastinais, com a possibilidade de drenagem aberta. O *status* do coto brônquico também deve ser avaliado, e este deve ser reabordado em casos de fístula. Pelo fato de o processo ser crônico, o acesso ao coto brônquico por toracotomia do lado da pneumonectomia nem sempre é possível. Alternativas descritas são o acesso transesternal transpericárdico, o acesso por toracotomia contralateral e, mais recentemente, o fechamento com grampeador por acesso cervical e o uso de selantes/dispositivos por broncoscopia.[13,14]

Referências

1. Light RW. Parapneumonic effusions and empyema. Proc Am Thorac Soc. 2006;3(1):75-80.

2. Sahn SA. Management of complicated parapneumonic effusions. Am Rev Respir Dis. 1993;148(3):813-7.

3. Miller DL. Empyema and bronchopleural fistula. In: Patterson GA, Cooper JD, Deslauriers J, Lerut AEMR, Luketich JD, Rice TW, et al. Pearson's thoracic & esophageal surgery. 3rd ed. Philadelphia: Churchill Livingstone/Elsevier; 2008. p. 904-10.

4. Septimus EJ. Pleural effusion and empyema. In: Mandell GL, Bennett JE, Dolin R. Mandell, Douglas, and Bennett's principles and practice of infectious diseases. 7th ed. Philadelphia: Churchill Livingstone/Elsevier, 2010. p. 917-24.

5. Maskell NA, Davies CW, Nunn AJ, Hedley EL, Gleeson FV, Miller R, et al. U.K. controlled trial of intrapleural streptokinase for pleural infection. N Eng J Med. 2005;352(9):865-74.

6. Colice GL, Curtis A, Deslauriers J, Heffner J, Light R, Littenberg B, et al. Medical and surgical treatment of parapneumonic effusions: an evidence-based guideline. Chest. 2000;118(4):1158-71.

7. Marchi E, Lundgren F, Mussi R. Derrame pleural parapneumônico e empiema. J Bras Pneumol. 2006;32(Supl 4):s190-6.

8. Tokuda Y, Matsushima D, Stein GH, Miyagi S. Intrapleural fibrinolytic agents for empyema and complicated parapneumonic effusions: a meta-analysis. Chest. 2006;129(3):783-90.

9. Cassina PC, Hauser M, Hillejan L, Greschuchna D, Stamatis G. Video-assisted thoracoscopy in the treatment of pleural empyema: stage-based management and outcome. J Thorac Cardiovasc Surg. 1999;117(2):234-8.

10. Wait MA, Sharma S, Hohn J, Dal Nogare A. A randomized trial of empyema therapy. Chest. 1997;111(6):1548-51.

11. Rzyman W, Skokowski J, Romanowicz G, Lass P, Dziadziuszko R. Decortication in chronic pleural empyema: effect on lung function. Eur J Cardiothorac Surg. 2002;21(3):502-7.

12. Tong BC, Hanna J, Toloza EM, Onaitis MW, D'Amico TA, Harpole DH, et al. Outcomes of video-assisted thoracoscopic decortication. Ann Thorac Surg. 2010;89(1):220-5.

13. Groth SS, D'Cunha J, Andrade RS, Maddaus MA, Rueth NM. Mediastinoscopy-assisted minimally invasive closure of a bronchopleural fistula: a new technique to manage an old problem. J Thorac Cardiovasc Surg. 2010;140(1):244-5.

14. Tedde ML, Scordamaglio PR, Minamoto H, Figueiredo VR, Pedra CC, Jatene FB. Endobronchial closure of total bronchopleural fistula with Occlutech Figulla ASD N device. Ann Thorac Surg. 2009;88(3):e25-6.

Leitura recomendada

Koegelenberg CFN, Diaconi AH, Bolligeri CT. Parapneumonic pleural effusion and empyema. Respiration. 2008;75(3):241-50.

Quilotórax

62

José J. Camargo
Fabíola Adélia Perin

Causas

O quilotórax pode ocorrer de forma espontânea ou traumática.

A forma espontânea é relatada após esforço de tosse, vômito e em consequência de traumas do parto, em recém-nascidos. Sua forma mais frequente está associada ao linfoma, responsável por 70% dos episódios de quilotórax espontâneo.

Com menor frequência, ocorre em doenças relacionadas com alterações dos vasos linfáticos, como a linfangioliomiomatose, associada ao quilotórax espontâneo em dois terços dos pacientes, e, de forma mais rara, como manifestação clínica de amiloidose, bócio, trombose de veia cava superior e síndrome de Gorham-Stout, ocorrendo em 17% dos casos. Raramente pode estar associado à síndrome de Down, por mecanismos ainda não esclarecidos, e à síndrome das unhas amarelas, que apresenta vasos linfáticos hipoplásicos e dilatados.

Hipertensão porta, cirrose, sarcoma de Kaposi, filariose, pseudocisto pancreático e tuberculose também podem associar-se, ainda que isso seja raro, a episódios de quilotórax espontâneo.

A obstrução do ducto pode ocorrer igualmente por linfonodomegalias mediastinais ou como resultado da radioterapia.

> **ATENÇÃO**
>
> Os procedimentos cirúrgicos são a causa mais frequente de quilotórax, principalmente procedimentos cardíacos, da aorta torácica, dissecções linfáticas profundas da região cervical, dissecções mediastinais, esofagectomias e cirurgias pulmonares, sobretudo à direita.

A incidência de quilotórax como complicação cirúrgica é variável: ocorre em 0,42% após cirurgia torácica em geral, 0,44% após transplante pulmonar e 4% após esofagectomia.

O cateterismo de veia central pode ser causa de quilotórax por lesão direta do ducto torácico à esquerda ou por sua obstrução do ducto secundária a trombose venosa central.

Quadro clínico

As manifestações clínicas estão associadas à causa do quilotórax e à velocidade de perda do quilo, e consequentemente do volume acumulado.

Dispneia, tosse e dor torácica estão associadas à presença de líquido no espaço pleural. A perda de proteínas, linfócitos e imunoglobulinas torna o paciente imunocomprometido e suscetível a infecções graves rapidamente, podendo associar-se a índices de mortalidade de até 50%. Um aspecto importante é que, sendo o quilo bacteriostático, raras vezes o foco de infecção é pleural.

O acúmulo rápido de quilo no espaço pleural pode acarretar desequilíbrio eletrolítico e hipovolemia, enquanto a perda lenta leva a emagrecimento e perda de massa muscular, secundários à desnutrição. A concentração plasmática de certos fármacos deve ser monitorada devido à sua perda no quilo drenado.

O derrame pleural quiloso ocorre com maior frequência no espaço pleural direito por dissecção da pleura mediastinal posterior e ruptura da mesma junto ao ligamento pulmonar direito; é menos comum à esquerda, e pode ser bilateral em alguns casos.

Diagnóstico

O quilotórax deve estar entre as possibilidades diagnósticas que surgem frente a um derrame pleural em pós-operatório de cirurgia torácica ou trauma torácico ou toracoabdominal, principalmente quando há grande volume de drenagem.

A ausência do aspecto leitoso, típico no quilotórax, não exclui o diagnóstico, podendo ocorrer quando há jejum ou sangramento simultaneamente.

O diagnóstico a partir do quadro clínico é confirmado com exames de imagem identificando derrame pleural, como a radiografia de tórax e a tomografia computadorizada.

A toracocentese e a análise bioquímica do líquido são definitivas no diagnóstico de quilotórax, definido com medida de triglicerídeos > 110 mg/dL e colesterol < 200 mg/dL ou com a identificação de quilomícrons (QUADRO 62.1).

O quilotórax hepático e o pseudoquilotórax são diagnósticos diferenciais. O primeiro consiste em um transudato que ascende ao tórax através da porosidade diafragmática, simulando quilotórax. Apresenta baixa concentração de colesterol e características bioquímicas idênticas às do líquido de ascite. A linfangiografia pode auxiliar no diagnóstico excluindo fístula no ducto torácico.

O pseudoquilotórax é um derrame pleural crônico, também chamado de derrame pleural quiliforme, que apresenta elevada concentração de colesterol, em geral > 200 mg/dL, estando associado à tuberculose em 54% dos casos e, eventualmente, à artrite reumatoide.

A administração de lipídeos através de sonda nasogástrica auxilia na identificação de uma fístula acidental no ducto torácico durante procedimentos cirúrgicos, possibilitando sua correção cirúrgica imediata, com redução importante da morbidade.

Tratamento

Tratamento clínico

Drenagem pleural e suporte nutricional agressivo, corrigindo a hipovolemia, a imunossupressão e a perda de proteínas e eletrólitos, são mandatórios.

QUADRO 62.1 → Características e bioquímica do quilo

- pH: 7,4-7,8
- Cor: leitosa ou clara (no jejum)
- Estéril, bacteriostático
- Total de gordura: 0,4 a 6 g/dL
- Colesterol: 65-220 mg/dL
- Triglicerídeos > 1,1 mmol/L (>110 mg/dL)
- Proteína total: 2-6 g/dL
- Albumina: 1,2-4,1 g/dL
- Globulina: 1,1-3,1 g/dL
- Eletrólitos: semelhante ao plasma
- Glicose: 2,7-11 mmol/L
- Celularidade
- Contagem absoluta de células > 1.000 células/L
- Linfócitos > 80%
- Eritrócitos: 50-600/mm^3
- Quilomícrons, em grande quantidade

A conduta conservadora pode ser útil nos casos de quilotórax de pequeno volume. O tratamento inicial consiste em dieta oral livre de gorduras e rica em triglicerídeos de cadeia média, que são absorvidos diretamente pelo sistema porta, reduzindo o fluxo através do ducto torácico e favorecendo sua cicatrização.

Dieta zero e nutrição parenteral total são utilizadas nos casos que não respondem ao tratamento inicial. O uso de fármacos como a somatostatina e o octreotide reduz o fluxo sanguíneo esplâncnico, diminuindo a produção de linfa e sua circulação através do ducto torácico, mostrando resultados animadores quando empregados em recém-nascidos. Em estudos experimentais em cachorros, esses fármacos foram associados a menor absorção de triglicerídeos.

A linfangiografia e a embolização do ducto torácico são utilizadas como terapêutica em alguns serviços, com resultados inconstantes.

O quilotórax associado a linfoma pode ser tratado com radioterapia, associado ou não a pleurodese com talco.

Tratamento cirúrgico

Indicação

A pleurodese pode ser uma alternativa em pacientes com más condições para a anestesia, considerando-se que pode ser feita sob anestesia local com sedação. Talco e tetraciclina têm sido usados como fármacos efetivos na gênese de uma pleurodese efetiva.[1]

A ligadura do ducto torácico tem indicação quando não há resposta adequada às medidas conservadoras, situação traduzida por drenagem maior do que 1,5 L/dia em adultos e superior a 10 mL/quilograma de peso corporal/dia em crianças, drenagem maior ou igual a 1 L/dia por mais de cinco dias ou persistência de drenagem de quilo por mais de 14 dias.

A desnutrição de evolução rápida, por sua potencial gravidade, indica ligadura cirúrgica do ducto torácico, mesmo se houver resposta inicial ao tratamento conservador.

A pleurodese por aspersão de talco apresenta eficácia de 95% em casos selecionados.

A grande variação anatômica relacionada com o ducto torácico e a dificuldade na visualização da fístula favorecem a indicação de ligadura em massa do tecido existente entre a aorta, o esôfago e a coluna vertebral, imediatamente acima da hemicúpula diafragmática direita, obtendo sucesso em 90% dos casos.[2]

A ligadura cirúrgica precoce do ducto torácico nos casos de quilotórax após esofagectomia mostrou reduzir sua mortalidade de 50 para 10% quando comparada ao tratamento conservador.

■ CASO CLÍNICO

Paciente masculino, 64 anos, com dispneia por volumoso derrame pleural à direita (Figura 62.1A-D).

A punção do líquido revelou líquido quiloso, com dados laboratoriais corroborando o diagnóstico de quilotórax espontâneo. Instituída a dieta adequada

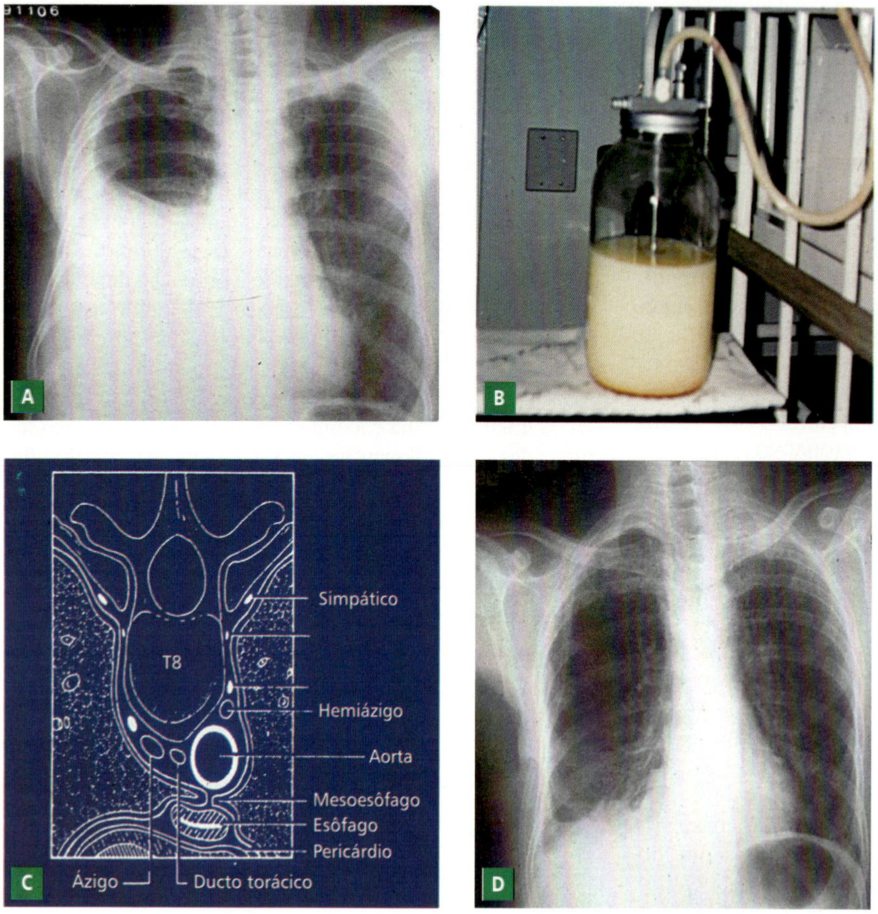

FIGURA 62.1 → (A) volumoso derrame pleural à direita, ocupando cerca de três quartos do hemitórax desse lado. (B) drenagem pleural exibindo um derrame com aspecto leitoso característico do quilotórax. (C) ligadura do ducto torácico logo acima do diafragma, no espaço entre a veia ázigo e a aorta torácica contra o corpo vertebral adjacente. (D) pós-operatório com a reexpansão pulmonar completa e controle do quilotórax espontâneo secundário a linfoma de mediastino.

Fonte: Patterson e colaboradores.[2]

com lipídeos de cadeia média, o paciente persistiu com um volume de drenagem > 1.600 mL por dia por sete dias.

A tomografia computadorizada de tórax revelou adenopatias mediastinais, e a mediastinoscopia confirmou a suspeita diagnóstica de linfoma.

Foi então indicada a ligadura do ducto torácico, logo acima do diafragma, no espaço entre a aorta torácica e a veia ázigo, contra a superfície da vértebra.

A videotoracoscopia surgiu como instrumento terapêutico[3] que acrescenta aos bons resultados obtidos com a cirurgia convencional a menor morbidade da técnica minimamente invasiva. Ao seu uso são atribuídos menor morbidade do procedimento cirúrgico e alto índice de sucesso com redução do tempo de drenagem pleural, minimizando a permanência hospitalar e a morbidade da imunossupressão e da desnutrição associadas ao quilotórax.

Pacientes em más condições clínicas podem ser beneficiados com procedimentos de pleurodese e derivação pleuroperitoneal do quilotórax.[4]

A embolização também pode oferecer uma alternativa paliativa, com resultados favoráveis no relato da experiência com 109 pacientes.[5]

A população pediátrica apresenta peculiaridades próprias da idade e das causas relacionadas com o quilotórax, sendo que 80% dos pacientes respondem ao tratamento conservador em até quatro semanas.

Referências

1. Mares DC, Mathur PN. Medical thoracoscopic talc pleurodesis for chylothorax due to lymphoma: a case series. Chest. 1998;114(3):731-5.

2. Patterson GA, Todd TR, Delarue NC, Ilves R, Pearson FG, Cooper JD. Supradiaphragmatic ligation of the thoracic duct in intractable chylous fistula. Ann Thorac Surg. 1981;32(1):44-9.

3. Graham DD, McGahren ED, Tribble CG, Daniel TM, Rodgers BM. Use of video-assisted thoracic surgery in the treatment of chylothorax. Ann Thorac Surg. 1994;57(6):1507-11; discussion 1511-2.

4. Cope C, Kaiser LR. Management of unremitting chylothorax by percutaneous embolization and blockage of retroperitoneal lymphatic vessels in 42 patients. J Vasc Interv Radiol. 2002;13(11):1139-48.

5. Itkin M, Kucharczuk JC, Kwak A, Trerotola SO, Kaiser LR. Nonoperative thoracic duct embolization for traumatic thoracic duct leak: experience in109 patients. J Thorac Cardiovasc Surg. 2010;139(3):584-89; discussion 589-90.

Leituras recomendadas

Berkenbosch JW, Withington DE. Management of postoperative chylothorax with nitric oxide: a case report. Crit Care Med. 1999;27(5):1022-4.

Blankenship ME, Rowlett J, Timby JW, Roth RS, Jones RE. Giant lymph node hyperplasia (Castleman's disease) presenting with chylous pleural effusion. Chest. 1997;112(4):1132-3.

Cerfolio RJ, Allen MS, Deschamps C, Trastek VF, Pairolero PC. Postoperative chylothorax. J Thorac Cardiovasc Surg. 1996;112(5):1361-66.

Cope C, Salem R, Kaiser LR. Management of chylothorax by percutaneous catheterization and embolization of the thoracic duct: prospective trial. J Vasc Interv Radiol. 1999;10(9):1248-54.

Cope C. Management of chylothorax via percutaneous embolization. Curr Opin Pulm Med. 2004;10(4):311-4.

Demos NJ, Kozel J, Scerbo JE. Somatostatin in the treatment of chylothorax. Chest. 2001;119(3):964-6.

Diaz-Guzman E, Culver DA, Stoller JK. Transudative chylothorax: report of two cases and review of the literature. Lung. 2005;183(3):169-75.

Doerr CH, Allen MS, Nichols FC 3rd, Ryu JH. Etiology of chylothorax in 203 patients. Mayo Clin Proc. 2005;80(7):867-70.

Doerr CH, Miller DL, Ryu JH. Chylothorax. Semin Respir Crit Care Med. 2001;22(6):617-26.

Duntley P, Siever J, Korwes ML, Harpel K, Heffner JE. Vascular erosion by central venous catheters. Clinical features and outcome. Chest. 1992;101(6):1633-8.

Fahimi H, Casselman FP, Mariani MA, van Boven WJ, Knaepen PJ, van Swieten HA. Current management of postoperative chylothorax. Ann Thorac Surg. 2001;71(2):448-50; discussion 450-1.

Ferguson MK, Little AG, Skinner DB. Current concepts in the management of postoperative chylothorax. Ann Thorac Surg. 1985;40(6):542-5.

Fremont RD, Milstone AP, Light RW, Ninan M. Chylothoraces after lung transplantation for lymphangioleiomyomatosis: review of the literature and utilization of a pleurovenous shunt. J Heart Lung Transplant. 2007;26(9):953-5.

Hillerdal G. Chylothorax and pseudochylothorax. Eur Respir J. 1997;10(5):1157-62.

Hoffer EK, Bloch RD, Mulligan MS, Borsa JJ, Fontaine AB. Treatment of chylothorax: percutaneous catheterization and embolization of the thoracic duct. AJR Am J Roentgenol. 2001;176(4):1040-2.

Jensen GL, Mascioli EA, Meyer LP, Lopes SM, Bell SJ, Babayan VK, et al. Dietary modification of chyle composition in chylothorax. Gastroenterology. 1989;97(3):761-5.

Jimenez CA, Mhatre AD, Martinez CH, Eapen GA, Onn A, Morice RC. Use of an indwelling pleural catheter for the management of recurrent chylothorax in patients with cancer. Chest. 2007;132(5):1584-90.

Kelly RF, Shumway SJ. Conservative management of postoperative chylothorax using somatostatin. Ann Thorac Surg. 2000;69(6):1944-5.

Lagarde SM, Omloo JM, de Jong K, Busch OR, Obertop H, van Lanschot JJ. Incidence and management of chyle leakage after esophagectomy. Ann Thorac Surg. 2005;80(2):449-54.

Macfarlane JR, Holman CW. Chylothorax. Am Rev Respir Dis. 1972;105:287-91.

Maldonado F, Tazelaar HD, Wang CW, Ryu JH. Yellow nail syndrome: analysis of 41 consecutive patients. Chest. 2008;134(2):375-81.

Marts BC, Naunheim KS, Fiore AC, Pennington DG. Conservative versus surgical management of chylothorax. Am J Surg. 1992;164(5):532-4; discussion 534-5.

Merrigan BA, Winter DC, O'Sullivan GC. Chylothorax. Br J Surg. 1997;84(1):15-20.

Milsom JW, Kron IL, Rheuban KS, Rodgers BM. Chylothorax: an assessment of current surgical management. J Thorac Cardiovasc Surg. 1985;89(2):221-7.

Mohseni-Bod H, Macrae D, Slavik Z. Somatostatin analog (octreotide) in management of neonatal postoperative chylothorax: is it safe? Pediatr Crit Care Med. 2004;5(4):356-7.

Orringer MB, Bluett M, Deeb GM. Aggressive treatment of chylothorax complicating transhiatal esophagectomy without thoracotomy. Surgery. 1988;104(4):720-6.

Paget-Brown A, Kattwinkel J, Rodgers BM, Michalsky MP. Theuse of octreotide to treat congenital chylothorax. J Pediatr Surg. 2006;41(4):845-7.

Prakash, UBS. Chylothorax and pseudochylothorax. Eur Respir Mon. 2002;22(7):249-65.

Robinson CL. The management of chylothorax. Ann Thorac Surg. 1985;39:90-5.

Roehr CC, Jung A, Proquitté H, Blankenstein O, Hammer H, Lakhoo K, et al. Somatostatin or octreotide as treatment options for chylothorax in young children: a systematic review. Intensive Care Med. 2006;32(5):650-7.

Rubin JW, Moore HV, Ellison RG. Chylothorax: therapeutic alternatives. Am Surg. 1977;43(5):292-7.

Sarsam MAI, Rahman AN, Deiraniya AK. Postpneumonectomy chylothorax. Ann Thorac Surg. 1994;57:689-90.

Sassoon CS, Light RW. Chylothorax and pseudochylothorax. Clin Chest Med. 1985;6(1)163-71.

Shimizu K, Yoshida J, Nishimura M, Takamochi K, Nakahara R, Nagai K. Treatment strategy for chylothorax after pulmonary resection and lymph node dissection for lung cancer. J Thorac Cardiovasc Surg. 2002;124(3):499-502.

Shirai T, Amano J, Takabe K. Thoracoscopic diagnosis and treatment of chylothorax after pneumonectomy. Ann Thorac Surg. 1991;52(2):306-7.

Staats BA, Ellefson RD, Budahn LL, Dines DE, Prakash UB, Offord K. The lipoprotein profile of chylous and nonchylous pleural effusions. Mayo Clin Proc. 1980;55(11):700-4.

Sudduth CD, Sahn SA. Pleurodesis for nonmalignant pleural effusions. Recommendations. Chest. 1992;102:1855-60.

Tanaka E, Matsumoto K, Shindo T, Taguchi Y. Implantation of a pleurovenous shunt for massive chylothorax in a patient with yellow nail syndrome. Thorax. 2005;60(3):254-5.

Terzi A, Furlan G, Magnanelli G, Terrini A, Ivic N. Chylothorax after pleuro-pulmonary surgery: a rare but unavoidable complication. Thorac Cardiovasc Surg. 1994;42(2):81-4.

Valentine VG, Raffin TA. The management of chylothorax. Chest. 1992;102:586-91.

Weidner WA, Steiner RM. Roentgenographic demonstration of intrapulmonary and pleural lymphatics during lymphangiography. Radiology. 1971;100(3):533-9.

Wetherill SF, Davies AL, Mayock RL. Chyloptysis. Am J Med. 1990;88(4):437-8.

Wrightson JM, Stanton AE, Maskell NA, Davies RJ, Lee YC. Pseudochylothorax without pleural thickening: time to reconsider pathogenesis? Chest. 2009;136(4):1144-7.

Wurnig PN, Hollaus PH, Ohtsuka T, Flege JB, Wolf RK. Thoracoscopic direct clipping of the thoracic duct for chylopericardium and chylothorax. Ann Thorac Surg. 2000;70(5):1662-5.

Zoetmulder F, Rutgers E, Baas P. Thoracoscopic ligation of a thoracic duct leakage. Chest. 1994;106(4):1233-4.

Tumores da Pleura

63

José J. Camargo
Spencer Marcantonio Camargo

ATENÇÃO

- Os mesoteliomas podem ser localizados ou difusos. Os localizados podem ser benignos (tumor fibroso isolado de pleura) ou malignos, enquanto os difusos são invariavelmente malignos.
- O mesotelioma mais importante do ponto de vista clínico e epidemiológico é o difuso maligno, não só pela gravidade da doença, mas por sua relação com exposição ao asbesto, um elemento largamente empregado na indústria.
- Parece lógico esperar a redução da prevalência de mesotelioma depois que as fibras de asbesto mais cancerígenas foram identificadas e banidas da indústria.
- Como há um período de latência longo entre a exposição e o surgimento da doença, estima-se que apenas a partir de 2016 a incidência de mesotelioma, nos Estados Unidos, alcance um platô e depois disso comece a diminuir.
- Antes do advento da imuno-histoquímica, era muito difícil fazer o diagnóstico diferencial entre mesotelioma difuso maligno e adenocarcinoma metastático em pleura.
- Os melhores candidatos ao tratamento cirúrgico são os pacientes passíveis de ressecção completa e portadores de mesotelioma da variante epitelial, sem metástases mediastinais e com capacidade de desempenho preservada.
- Aos pacientes idosos, portadores da variante sarcomatosa e com envolvimento mediastinal, deve ser reservado apenas o melhor suporte clínico possível.
- O tratamento moderno tende a ser multidisciplinar, sendo a cirurgia um adjuvante de terapias sistêmicas como a quimioterapia, a radioterapia e a terapia gênica.

Introdução

Os mesoteliomas são neoplasias oriundas das superfícies serosas que possuem revestimento mesotelial, e em 80% dos casos se originam no espaço pleural, mas podem ocorrer no pericárdio, no peritônio, na túnica vaginal, entre outros.

Em 1931, Klemperer e Rabin propuseram o termo mesotelioma para designar o tumor primitivo da pleura.[1] Em 1941, Stout e Himadi, em estudos com cultura de tecidos, documentaram a origem mesotelial desses tumores, e Campbell propôs os critérios para o diagnóstico de mesotelioma.[2] Selikoff e colaboradores,[3] em 1964, estabeleceram a relação entre a exposição ao asbesto e o desenvolvimento ulterior de mesotelioma difuso. O conceito de mesotelioma difuso maligno foi proposto por McCaughey,[4] em 1958.

Wagner, em 1960, descreveu a associação dos mesoteliomas com a exposição permanente ao asbesto, tanto nas pessoas que trabalhavam com este elemento como naquelas que moravam perto das minas de extração de asbesto (exposição paraocupacional).[1] Em 30% dos casos de mesotelioma não há nenhuma história de exposição ao asbesto.

Por asbestos entendem-se seis tipos de silicatos: crisolita, crocidolita, amosita, antofilita, tremolita e actinolita. Somente três são utilizados como isolantes na indústria (crisolita, crocidolita e amosita); os outros são contaminantes.

A crocidolita – o asbesto de Cape Blue (*amphibole fibers*) – é a forma mais carcinogênica, associando-se a 90% dos tumores pleurais e peritoneais, e parece ser um fator de grande risco para o desenvolvimento de câncer de pulmão, em particular em fumantes. A potencialidade oncogênica das fibras de asbesto tem relação com sua forma e tamanho; assim, as fibras da crocidolita, por serem cristais retos e pontudos, mais facilmente penetram a árvore brônquica e se alojam no espaço subpleural, onde se produz a carcinogênese.

Clínica e anatomopatologicamente, os mesoteliomas se apresentam sob três formas:

- Localizado benigno (tumor fibroso isolado da pleura)
- Mesotelioma localizado maligno
- Mesotelioma difuso maligno

O mesotelioma pleural maligno é a neoplasia primária mais comum da cavidade pleural, muitas vezes fatal, que ainda não tem uma abordagem terapêutica consensual.

Tumor fibroso solitário de pleura

Este tumor foi, durante décadas, chamado de mesotelioma localizado benigno, a partir de uma observação equivocada de Stout e Himadi,[5] que o considerou originário da superfície mesotelial, quando na verdade é uma neoplasia que cresce a partir do tecido conjuntivo subpleural, sendo modernamente denominado tumor solitário de pleura.

Representa 85 a 90% dos tumores pleurais localizados e 5 a 10% de todas as neoplasias que envolvem a pleura. Na série da Mayo Clinic, a incidência dos tumores fibrosos benignos de pleura é 2,8 casos por 100.000 habitantes.[6] O padrão histológico mais característico é o celular misto (células como fibroblastos e tecido conectivo), com atividade mitótica nula ou muito rara.

O tumor origina-se no tecido submesotelial da pleura, fato que o diferencia do mesotelioma difuso, que tem sua origem na capa superficial da pleura parietal. Não tem relação com a exposição ao asbesto e ocorre mais em mulheres (2:1), podendo acompanhar-se de manifestações paraneoplásicas (hipocratismo digital, hipoglicemia, secreção inadequada de hormônio antidiurético, galactorreia, etc.), das quais a osteoartropatia é a mais frequente, especialmente em tumores gigantes.

Os tumores mesenquimais, e entre eles o tumor fibroso solitário de pleura, podem produzir uma substância insulina-símile, o que explica o achado de hipoglicemia em cerca de 5% desses pacientes, podendo apresentar inclusive episódios de coma. Os sintomas desaparecem totalmente quando é feita a ressecção do tumor, e costumam recair na eventual recidiva.

A imagem radiológica mais sugestiva é a de uma massa arredondada, de bordas lisas, muitas vezes pedunculada, que na mudança de decúbito se mobiliza no espaço pleural, o que sugere fortemente o verdadeiro diagnóstico. Radiologicamente, não há evidências de invasão de estruturas adjacentes e pode se apresentar com ou sem derrame pleural. A propósito, o derrame pleural nessa situação representa um dos raros exemplos de derrame hemorrágico em doença benigna. Em geral são tumores pediculados na pleura visceral (75 a 80%), medindo de 1 a 36 cm de diâmetro e pesando entre 100 e 2.000 g.

A maioria dos pacientes com mesotelioma localizado benigno é assintomática, podendo surgir manifestações clínicas atribuíveis às dimensões gigantes do tumor, quando então a tosse (33%), a dor torácica (23%) e a dispneia (19%) são os sintomas mais frequentes.

O modelo clínico é o representado por um paciente com idade entre 50 e 60 anos, com pouco ou nenhum sintoma, uma volumosa massa no tórax e intenso hipocratismo digital (FIGURA 63.1).

O diagnóstico sugerido por esses elementos geralmente é confirmado durante a cirurgia, que será ao mesmo tempo terapêutica, mas, em casos de risco cirúrgico, recomenda-se a coleta de material por punção transtorácica, a ser analisado pela imuno-histoquímica.

Com raras exceções, esses tumores são curados pela cirurgia e, quando recidivam, sempre o fazem localmente, recomendando-se nova ressecção com limites cirúrgicos ampliados.

É importante estabelecer com segurança o diagnóstico de benignidade com base na quantidade de mitoses e no pleomorfismo celular, considerando-se que as formas malignas localizadas frequentemente recidivam, levando à morte em menos de dois anos.

A recidiva, apesar de rara (10%), está relacionada com margem cirúrgica insuficiente. Por outro lado, cerca de 10% desses tumores podem sofrer uma transformação maligna com mau prognóstico. Embora seja uma neoplasia benigna, é recomendado o seguimento radiológico anual para detecção precoce de eventual recidiva.

Na grande experiência da Mayo Clinic, a sobrevida em cinco anos foi de 88,9% nas variantes benignas e 45,5% nas variantes malignas.[7] Nessa série de 84 pacientes, foram descritas duas recorrências entre 73 portadores de lesões benignas e seis recorrências entre 11 pacientes com lesões malignas. Todas as recidivas foram tratadas com novas ressecções.

Mesotelioma localizado maligno

Entre 10 e 20% dos mesoteliomas localizados são malignos, com frequência de baixo grau e ressecáveis. Podem se apresentar como grandes massas, com sinais tomográficos de invasão de estruturas da parede torácica, e algumas vezes acompanhados de derrame.

São tumores sarcomatosos, eventualmente acompanhados de derrame pleural. Na experiência do Memorial Hospital de New York, cerca de 10% dos pacientes com a forma fibrossarcomatosa apresentam história de exposição ao as-

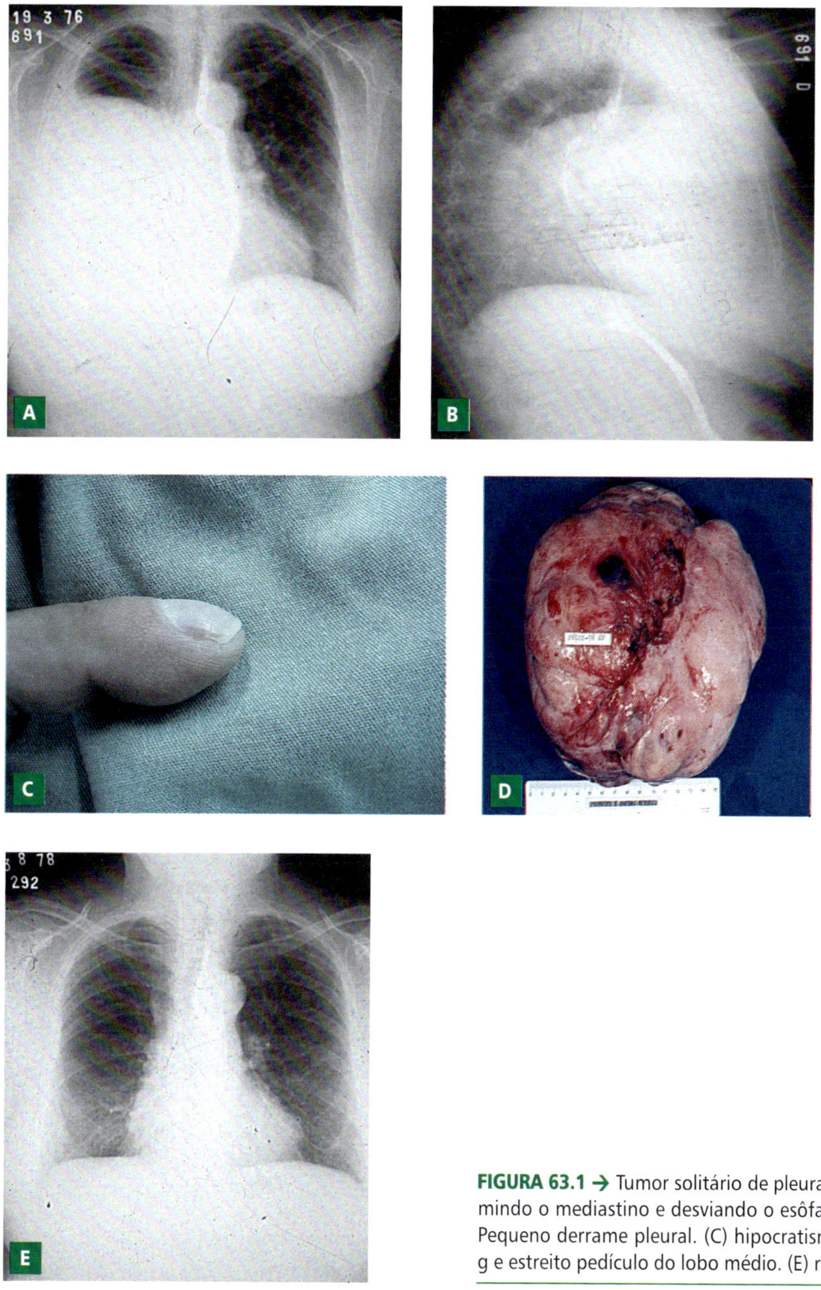

FIGURA 63.1 → Tumor solitário de pleura – (A) grande massa no hemitórax direito comprimindo o mediastino e desviando o esôfago. (B) imagem da massa arredondada no perfil. Pequeno derrame pleural. (C) hipocratismo digital. (D) grande massa com cerca de 2.550 g e estreito pedículo do lobo médio. (E) radiografia normal dois anos depois da ressecção.

besto.[8] Esses tumores também podem ser do tipo lipossarcoma ou hemangiopericitoma.

As manifestações paraneoplásicas são raras, sendo mais comuns sintomas como dor torácica, dispneia, tosse, hemoptise e derrame pleural.

Os métodos utilizados para o diagnóstico incluem a punção aspirativa, que demonstra a presença de células fusiformes que os distinguem dos carcinomas **(FIGURA 63.2)**, e a tomografia computadorizada (TC) de tórax, que tem um papel relevante na determinação da extensão do processo e sua ressecabilidade.

O tratamento de escolha desses tumores continua sendo a cirurgia, cuja efetividade depende, à semelhança do que ocorre com os sarcomas em geral, do quanto a ressecção consiga ser radical, com margens tão amplas quanto possível. Muitas vezes a proximidade com a coluna vertebral limita a obtenção de margem adequada, reduzindo a chance de cura.

A extensão da ressecção pode incluir pulmão, parede torácica e até pele para conseguir um tratamento curativo. A sobrevida está diretamente relacionada com uma margem cirúrgica livre de doença. São considerados fatores prognós-

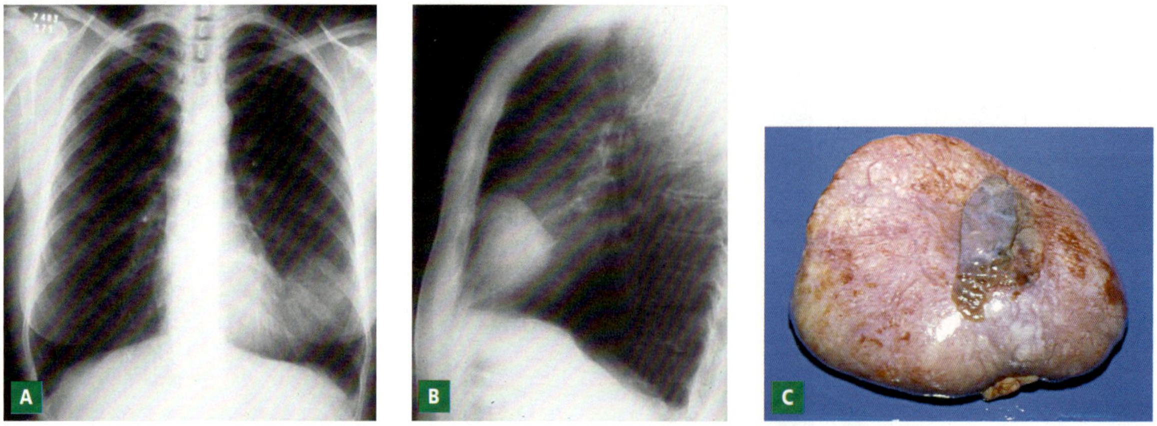

FIGURA 63.2 → (A e B) massa na topografia da língula aderente à parede anterior do tórax, com 6 cm de diâmetro. A punção revelou neoplasia maligna indiferenciada, de células fusiformes. (C) peça operatória da ressecção com margem ampla. Mesotelioma sarcomatoso localizado.

tico ressecção completa, tamanho do tumor, número de mitoses, polimorfismo e necrose tumoral.

A radioterapia, a quimioterapia ou ambas têm sido utilizadas esporadicamente como terapia adjuvante pós-operatória, mas não há dados definitivos que confirmem o benefício de tal associação. A radioterapia é indicada em casos de recidiva, porém os resultados são pobres.

Mesotelioma difuso maligno

O mesotelioma difuso maligno (MDM) representa o tipo mais importante, não só pela maior frequência como também pela definida associação com a exposição ao asbesto. É a neoplasia primária maligna mais comum da cavidade pleural, muitas vezes fatal, que ainda não tem uma abordagem terapêutica consensual.

Três principais problemas justificam uma investigação contínua do MDM: a dificuldade do diagnóstico, as devastadoras consequências da evolução e o desconhecimento do mecanismo de ação das fibras do asbesto.

É um tumor com um longo período de latência (20 a 30 anos) entre a exposição e o diagnóstico da doença. O tempo de exposição como elemento de risco é variável, existindo relatos de casos com exposição de poucas semanas.

É mais frequente no sexo masculino (3:1), e cerca de 60 a 80% dos homens e 5 a 60% das mulheres com MDM possuem história de exposição ao asbesto. Aproximadamente 2.300 novos casos de MDM são diagnosticados por ano nos Estados Unidos.

Apesar das investigações contínuas, a patogenia dessa doença ainda não está bem clara. A crocidolita é a forma que mais claramente se associa ao MDM. Ela faz parte de 97% do asbesto do mundo, sendo encontrada, sobretudo, nas montanhas da Rússia, no Canadá, no Zimbábue, na África do Sul e nos Alpes italianos.

Existem outras causas menos comuns de MDM. A exposição à radiação por períodos de 10 a 30 anos antes do desenvolvimento da doença é uma causa bem documentada, vista principalmente como complicação do tratamento da doença de Hodgkin e do câncer de mama.[9]

O SV40, um vírus com ação no DNA e que foi identificado como contaminante de milhares de doses de vacinas antipoliomielite nos Estados Unidos nas décadas de 1960 a 1970, tem sido reconhecido atualmente como uma possível causa do MDM.[10] As sequências de DNA do SV40 têm sido detectadas com uma frequência significativa em peças cirúrgicas de MDM em humanos. Embora esse vírus não pareça estar relacionado com todos os mesoteliomas, pode atuar como um cocarcinógeno, potencializando os efeitos do asbesto.

Outros possíveis agentes incluem infecções pulmonares crônicas, pleurite tuberculosa e algumas fibras minerais.

Existem três tipos histológicos de MDM:

- Epitelial
- Sarcomatoso
- Misto

O tipo epitelial é o de melhor prognóstico em relação à sobrevida.

O pico de incidência da maioria dos indivíduos que desenvolvem MDM é na sexta década de vida. Trata-se de uma doença principalmente de pessoas adultas pelo longo período de latência, mas por vezes acomete crianças.

Doença e imuno-histoquímica

O MDM se origina de células mesoteliais ou subserosas, que podem desenvolver tumores mesoteliais ou sarcomatosos. Em contraste com os tumores fibrosos da pleura, os MDM sempre têm um componente epitelial, mas exibem uma ampla gama de padrões histológicos (**QUADRO 63.1**). Em uma revisão de 819 casos, 50% foram de tipo epitelial, 34% mistos e 16% de tipo sarcomatoso.[11]

No exame anatomopatológico em parafina, a aparência histológica do MDM é facilmente confundida com outros tipos de tumores, sobretudo com o adenocarcinoma.

QUADRO 63.1 → Classificação histológica do mesotelioma pleural maligno

- Epitelial
- Tubulopapilar
- Epitelioide
- Glandular
- Células grandes/Células gigantes
- Pequenas células
- Adenocístico
- Anel de sinete
- Sarcomatoide (fibroso, sarcomatoso, mesenquimal)
- Misto epitelial-sarcomatoide (bifásico)
- Transicional
- Dermoplástico
- Mesotelioma fibroso localizado

Fonte: Adaptado de Hammar e Bolen.[13]

Na fase inicial, identificam-se nódulos isolados ou lesões em forma de placas que tendem a coalescer e que produzem aderência dos folhetos parietal e visceral, com formação de uma carapaça que pode ter até vários centímetros de espessura, o que determina uma redução de volume da cavidade pleural.

As metástases linfáticas e hemáticas ocorrem tardiamente. Cerca de dois terços dos casos apresentam envolvimento ganglionar à necropsia.[12]

Os achados da microscopia eletrônica, altamente característicos em mesotelioma, são suas numerosas microvilosidades compridas e ondulantes, que o diferenciam do adenocarcinoma.[13]

A imuno-histoquímica inclui anticorpos como a citoqueratina, a vimentina, o antígeno carcinoembriônico (ACE) e a calretinina. Ao contrário do que acontece no carcinoma de pulmão, anormalidade em p53 e Rb são incomuns.

Apresentação clínica e diagnóstico

Não há dúvida de que o mesotelioma pleural é uma doença subdiagnosticada em nosso meio. O erro mais frequente é aceitar, sem contestação, o diagnóstico de derrame neoplásico por adenocarcinoma em um paciente que não tem antecedente de neoplasia extratorácica e que apresenta um espessamento pleural que caracteristicamente também envolve a pleura mediastinal. Esse diagnóstico deve ser sempre cogitado quando um paciente apresenta derrame com espessamento pleural, em especial se acompanhado de dor torácica.

A apresentação clínica é de início insidioso e com sintomas poucos específicos, e o intervalo entre o começo dos sintomas e o diagnóstico é de 3 a 6 meses. Os sintomas mais frequentes são dispneia e dor torácica (90% dos casos) e perda de peso (30%). Outros sintomas como tosse, febre, anorexia, astenia, hemoptise e disfagia, síndrome de Horner e pneumotórax espontâneo são menos comuns.

A dispneia costuma ser causada pelo derrame pleural que eventualmente evolui para um padrão loculado, mas logo o espaço pleural é preenchido pelo tumor, o qual invade e comprime as estruturas adjacentes e limita a expansão pulmonar.

Quando a parede torácica e os nervos intercostais são invadidos pelo tumor, a dor se intensifica, indicando que a doença está em uma fase avançada.

Síndromes paraneoplásicas são raras, mas pode-se observar anemia hemolítica autoimune, hipercalcemia, hipoglicemia, síndrome de secreção inapropriada de hormônio antidiurético, tromboembolismo pulmonar e hipercoagulabilidade. A trombocitose (40% dos casos) é um dado relativamente comum e pode associar-se a um mau prognóstico.

Em várias séries, demonstrou-se que uma quantidade de plaquetas maior do que 400.000/μL parece ter um impacto negativo na sobrevida dos pacientes com MDM. Os indicadores de mau prognóstico são tipo histológico (misto ou sarcomatoso), trombocitose, febre de origem desconhecida, idade acima de 65 anos e um índice de Karnofsky baixo.

O prognóstico mais favorável está associado ao tipo histológico epitelial, sem metástases ganglionares, sem dor torácica e com início dos sintomas nos últimos seis meses.

Um valor elevado de ácido hialurônico no derrame pleural é característico de mesotelioma, mas pode ser encontrado em outros tumores ou derrames inflamatórios (p. ex., tuberculose).

A imuno-histoquímica e a microscopia eletrônica são atualmente os métodos padrão-ouro para o diagnóstico. A imuno-histoquímica inclui anticorpos para citoqueratina, vimentina, ACE e calretinina.

Em alguns casos com derrame pleural, a diferenciação entre pleurites (células mesoteliais reativas), mesotelioma e adenocarcinoma (principalmente do tipo tubulopapilar) pode ser muito difícil.

Marcadores tumorais como ACE, Leu-1 e mucina podem ser úteis no diagnóstico, uma vez que frequentemente são positivos no adenocarcinoma (50 a 90%) e raras vezes são encontrados nos mesoteliomas. A vimentina e a calretinina identificam o mesotelioma (**QUADRO 63.2**).

Métodos de imagem

Os métodos de imagem ajudam a determinar o estágio do tumor e a orientar a conduta terapêutica.

A aparência radiológica do MDM é variável. Nos estágios iniciais, o tumor está confinado à pleura parietal e um volumoso derrame pleural (50% dos casos) é o único sinal predominante da doença. Na sequência, o tumor cresce, envolve a pleura visceral, tornando-se loculado, e finalmente ocupa todo o espaço pleural. Nos derrames pleurais volumosos, a ultrassonografia pode ser útil na demonstração de lesões sólidas de permeio com a coleção líquida.

A TC é mais sensível na detecção de lesões pequenas na fase inicial, mas que podem corresponder a outras doenças, como espessamento pleural benigno, carcinoma brônquico com atelectasia, entre outras.

O espessamento pleural mamelonado, que costuma ser desproporcional ao derrame, é muito característico de mesotelioma pelo envolvimento também da pleura mediastinal (**FIGURA 63.3**), o que é raro em espessamentos pleurais inflamatórios ou secundários a neoplasias metastáticas.

QUADRO 63.2 → Métodos de histoquímica e imuno-histoquímica usados na diferenciação entre mesotelioma e adenocarcinoma

	MESOTELIOMA EPITELIOIDE	ADENOCARCINOMA
Histoquímica		
PAS	+ (glicogênio)	+ (pequena quantidade de glicogênio com mucina)
Imuno-histoquímica		
Calretinina	+	–
CK5/6	+	–
WT-1	+	–
Trombomodulina	+	–
HBME-1	+	–
N-caderina	+	–
ACE	–	+
MOC-31	–	+
Ber EP4	–	+
B72.3	–	+
LeuM1 (CD15)	–	+
E-caderina	–	+
Lewisy (BG8)	–	+

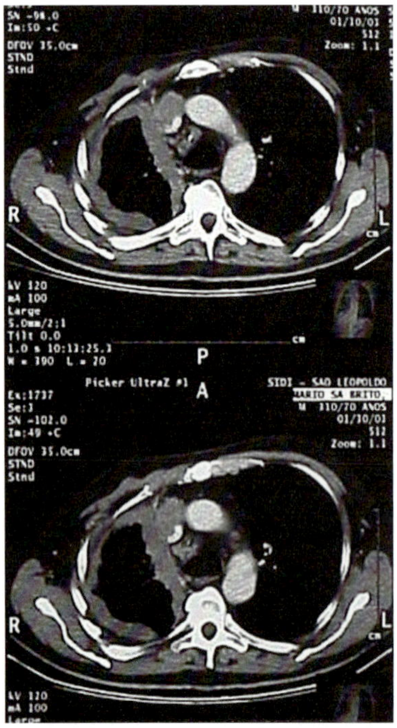

FIGURA 63.3 → Espessamento pleural mamelonado envolvendo toda a superfície pleural, inclusive a pleura mediastinal, característico do mesotelioma difuso maligno.

Em um trabalho de revisão, o envolvimento circunferencial da pleura parietal foi considerado sugestivo de mesotelioma, tendo sido encontrado em 70% dos casos de MDM. Em contrapartida, esse achado esteve presente em apenas 15% dos casos de doença pleural metastática, 9% das pleurites tuberculosas e 5% dos casos de doença pleural benigna produzida pelo asbesto.

Em um estudo que comparou os achados radiológicos do MDM e de outras doenças pleurais malignas e benignas,[14] observou-se que placas pleurais calcificadas estavam presentes em 78% dos casos com doença pleural benigna antiga produzida por asbesto e foram bilaterais na maioria das vezes. Essas placas estavam presentes em somente 15% dos casos de MDM e em 3% dos casos de doença metastática pleural. Na maioria das vezes, as calcificações pleurais estão relacionadas com doenças benignas. Um dado tomográfico relevante desse trabalho é que o espessamento do tecido gorduroso subpleural foi encontrado em quase todos os pacientes com doenças pleurais benignas, e em somente 10% dos MDM.

O dado tomográfico mais comum encontrado no MDM foi o de múltiplos nódulos envolvendo o pulmão inteiro (28%), espessamento pleural com margens pleuropulmonares irregulares (26%) e espessamento pleural com nódulos sobrepostos (20%). O espessamento da pleura parietal maior do que 1 cm foi encontrado em 59% dos casos de MDM e em 17% dos casos de doença pleural metastática.

Quando estão presentes um ou mais dos seguintes achados tomográficos – encarceramento pleural, envolvimento da pleura mediastinal, nódulos pleurais e espessamento pleural maior do que 1 cm –, existe uma alta probabilidade de mesotelioma.

Quando o tumor infiltra a pleura cissural, resulta em imagem muito característica (FIGURA 63.4).

A ressonância magnética nuclear (RMN) tem sido proposta como método de imagem complementar para o diagnóstico do MDM. Alguns trabalhos demonstraram que ela era superior à TC na avaliação do comprometimento do mediastino, de grandes vasos, do diafragma e da parede torácica, mas não conseguiram provar que era significativamente superior à TC no estadiamento pré-operatório do MDM.

Embora a tomografia por emissão de pósitrons (PET) demonstre ser de utilidade no diagnóstico da maioria dos MDM,[15] ainda não está bem definido seu papel no estadiamento dessa doença. Segundo alguns autores, essa técnica têm um índice baixo de falso-negativos na identificação do MDM e é útil na avaliação da presença ou ausência de metástases à distância, bem como no seguimento de pacientes submetidos à cirurgia radical.[16]

A PET pode ser usada junto com a TC e a RMN para definir a irressecabilidade da doença: invasão transdiafragmática, envolvimento contralateral ou mediastinal e comprometimento difuso da parede torácica são os critérios atuais de exclusão da pneumonectomia extrapleural.

Avaliação diagnóstica

A propedêutica se inicia, na maioria das vezes, com a toracocentese, já que quase todos os pacientes se apresentam com derrame pleural. Este método faz o diagnóstico pela citologia somente em cerca de 30% dos casos.

A biópsia pleural percutânea proporciona o diagnóstico em mais de um terço dos casos, mas não oferece material suficiente para realizar imuno-histoquímica ou o estudo do material por microscopia eletrônica, que são exames fundamentais para definir o diagnóstico de MDM.

O melhor método propedêutico para a obtenção de material adequado é a videotoracoscopia ou toracoscopia, já que a biópsia por punção e a citologia frequentemente são insuficientes, sobretudo quando se trata de diferenciar o mesotelioma de outros tumores que comprometem a pleura.[17]

A toracotomia mínima (4 a 5 cm) é um método empregado em muitos centros na obtenção de material para o diagnóstico definitivo, sobremaneira nos casos com dificuldade de acesso à cavidade pleural. A toracoscopia deve ser feita no trajeto da futura toracotomia, e seu leito incluído na ressecção ulterior, evitando-se com isso o risco de recidiva na parede.

Estadiamento oncológico

É importante definir o estágio desses tumores, já que disso depende a escolha da melhor opção terapêutica. O estadia-

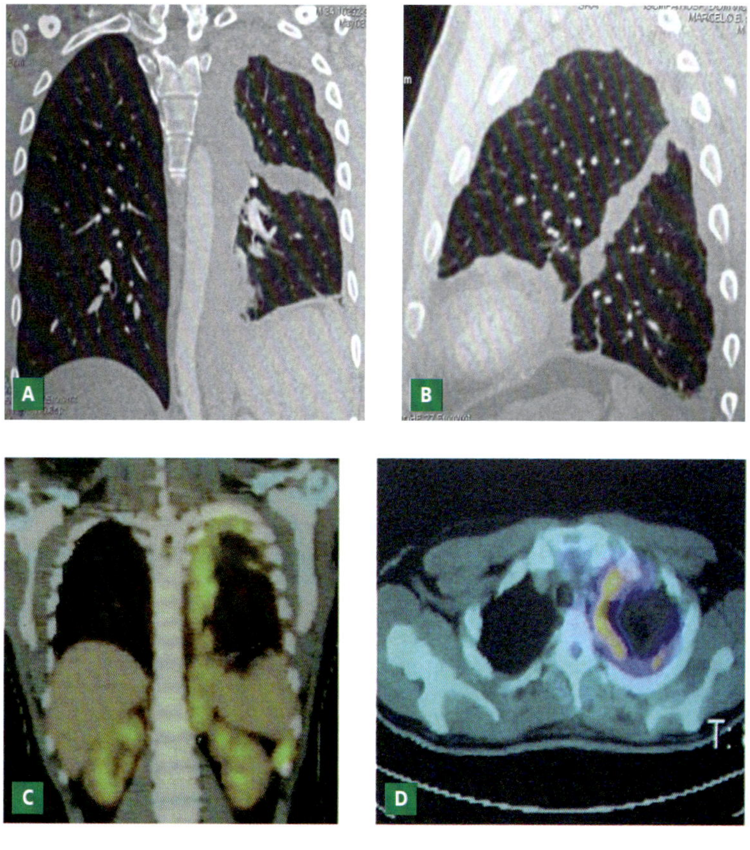

FIGURA 63.4 → (A) mesotelioma epitelioide envolvendo a pleura cissural, identificável como um espessamento pleural irregular que envolve toda a superfície pleural, incluindo a face mediastinal e (B) estendendo-se pela fissura oblíqua. (C e D) paciente com mesotelioma epitelioide e captação na PET mais intensa na face mediastinal (SUV 8,0).

mento oncológico usado com mais frequência é o proposto por Buchard e colaboradores em 1976 (QUADRO 63.3).[18]

Chahinian e colaboradores[19] foram os primeiros a aplicar as variáveis de tumor (T), linfonodo (N) e metástase (M) no estadiamento do MDM no início da década de 1980, mas esse tipo de classificação não distingue corretamente os tumores ressecáveis dos irressecáveis e não prediz com exatidão a sobrevida do paciente. O maior inconveniente da classificação TNM para o MDM é a dificuldade de determinar o T, principalmente em estágios iniciais da doença.

O novo sistema de estadiamento proposto pelo International Mesothelioma Interest Group (IMIG)[20] reflete a importância da relação entre o T e a sobrevida total e também o prognóstico desfavorável representado pelas metástases linfonodais.[21-23]

O método de estadiamento proposto pelo Brigham Hospital de Boston fundamentou-se na análise cuidadosa dos primeiros 52 pacientes submetidos à terapia trimodal, baseando-se na ressecabilidade do tumor e no comprometimento linfonodal mediastinal.[22]

Ao contrário do que inicialmente se supôs, o MDM não é um tumor restrito ao tórax, visto que várias séries encontraram metástases à distância no momento da autópsia.[24] Os sítios mais frequentes de disseminação são fígado e pulmão contralateral, mas também pode ser encontrado em cérebro e osso.

A sobrevida média dos pacientes com MDM é de 6 a 18 meses e comumente a causa da morte é por extensão local e/ou insuficiência respiratória. As metástases à distância por via hematogênica podem estar presentes, sobretudo em estágios terminais.

Tratamento

O rendimento terapêutico no MDM ainda é muito baixo, com percentuais de cura insatisfatórios.

A avaliação dos regimes terapêuticos do MDM é deficiente devido à falta de grandes estudos prospectivos. Como a radioterapia e a quimioterapia no MDM são relativamente inefetivas, a cirurgia tem sido considerada a base fundamental do tratamento.

Embora se consiga um controle local agressivo, a recidiva local é o resultado mais frequente na maioria dos pacientes.

QUADRO 63.3 → Estadiamento do mesotelioma difuso maligno

Estágio I:	Tumor confinado à pleura parietal (p. ex., envolvimento de pleura homolateral, pulmão, pericárdio ou diafragma).
Estágio II:	Tumor que invade a parede torácica ou estruturas mediastinais (esôfago, coração, pleura contralateral ou metástase ganglionar intratorácica).
Estágio III:	Tumor com extensão ao peritônio através do diafragma, ou envolvimento contralateral, ou metástase ganglionar fora do tórax.
Estágio IV:	Metástase hemática à distância.

Uma sobrevida mais longa tem sido relatada em pacientes submetidos a uma terapêutica combinada, com a pneumonectomia extrapleural seguida de radio e quimioterapia.[22]

O benefício da radioterapia é difícil de avaliar como tratamento isolado, já que na maioria das vezes ela faz parte de uma terapêutica combinada (cirurgia e quimioterapia). Existem fatores que limitam o uso da radioterapia, como, por exemplo, volume do tumor com comprometimento de toda a parede torácica e proximidade com os órgãos intratorácicos vulneráveis a altas doses de radiação (esôfago, coração, pulmões e medula).

Mais de 5.000 cGy são necessários para alcançar um controle local adequado da doença, já que doses baixas de radioterapia são ineficazes, correndo-se o risco de injúria do pulmão contralateral, o que pode ser devastador em pacientes com MDM. Vários estudos demonstraram que a toxicidade da radioterapia também pode ser potenciada pela administração conjunta de quimioterapia, incluindo fármacos como a doxorrubicina.[25]

Os tumores de tipo epitelial respondem melhor à radioterapia do que os de tipo fibrossarcomatoso. A radioterapia não é usada como terapêutica primária no tratamento do MDM, porém geralmente é reservada para tratamento paliativo dos sintomas produzidos pela invasão tumoral da parede torácica ou do mediastino.

Os índices de resposta à quimioterapia são baixos, em geral de 15 a 30% na maioria dos centros. Previamente foram usados fármacos isolados que incluíram doxorrubicina, ciclofosfamida, cisplatina, carboplatina, metotrexato, edatrexato, 5-azacitidina e 5-fluoruracil.

A carboplatina, um análogo da cisplatina, usado como monoterapia, demonstrou alguma atividade no tratamento do MDM, sendo menos tóxica e mais bem tolerada do que a cisplatina.

O Cancer and Leukemia Group B testou quatro estudos de fase II e III em MDM desde 1985, com quimioterapia múltipla, sem um benefício notável sobre a monoterapia.

Os melhores resultados são os publicados por Byrne e colaboradores,[26] em um estudo de fase II de 21 pacientes tratados com cisplatina e gencitabina, cujo índice total de resposta foi de 48%. Quando se testou o uso de gencitabina como fármaco único em um grupo de pacientes com mesotelioma, não se observou nenhuma resposta antitumoral.[27]

Uma revisão que incluiu metanálise[28] e que estudou a ação da quimioterapia e da imunoterapia em mesotelioma concluiu que a melhor combinação de fármacos naquele momento era cisplatina e doxorrubicina, e que a cisplatina era o melhor fármaco para monoterapia.

Um estudo de fase II que estudou cisplatina com gencitabina em mesoteliomas irressecáveis concluiu pela atividade antineoplásica modesta e com paraefeitos significativos.[28]

Um trabalho interessante decidido a testar a presença de resistência primária do mesotelioma à quimioterapia foi publicado pelo grupo de Boston.[29] Os fármacos testados foram cisplatina, gencitabina e vinorelbina. Com 203 amostras tumorais testadas, a resistência ao fármaco foi classificada como baixa, intermediária ou extrema. Foi descrita uma proporção significativa de resistência primária à cisplatina (27%), à gencitabina (31%) e à vinorelbina (59%). Em 11%

das amostras, observou-se uma resistência extrema aos três fármacos. Curiosamente, uma resistência intermediária ou extrema à cisplatina foi observada mais nos tumores epiteliais (31%) do que nos não epiteliais (18%).

Como a quimioterapia sistêmica teve um índice baixo de sucesso no MDM, novos tratamentos estão utilizando a aplicação de quimioterapia intrapleural, que tem como pré-requisito a presença de um espaço pleural livre.

Os fármacos que foram avaliados para utilização são cisplatina, citisina arabinosida, doxorrubicina e mitomicina C. O agente que tem sido mais estudado para o uso intracavitário no MDM é a cisplatina, mas com resultados superiores no mesotelioma peritoneal do que no pleural.

A maior dificuldade que se tem nos estudos de tratamento com quimioterapia é avaliar a resposta ao tratamento. Numerosos critérios têm sido utilizados para definir a resposta. Várias investigações usam a resolução do derrame pleural como marcador de eficácia, mas isso pode traduzir uma esclerose pleural, e não a regressão da doença como resposta ao tratamento.

A imunoterapia ainda precisa de mais investigações para definir seu papel no tratamento do MDM. O melhor entendimento da biologia molecular do mesotelioma maligno tem identificado elementos promissores para os tratamentos com alvo biológico. Nos últimos tempos, passaram a ser explorados, com perspectivas terapêuticas, o fator de crescimento endotelial vascular (VEGF), o fator de crescimento epidérmico (EGF), o Wnt e os genes controladores do ciclo celular como p53, pRb e bcl-2, que parecem ter um papel importante na patogenia do mesotelioma maligno.[30]

A cirurgia no tratamento do mesotelioma maligno

O papel da cirurgia no tratamento do MDM tem duas perspectivas: ressecção radical e tratamento paliativo.

Como se sabe, a cirurgia como único tratamento tem altos índices de recidiva, já que é quase impossível alcançar uma margem cirúrgica microscópica livre de doença devido à anatomia da pleura e à propriedade do MDM de infiltrar tecidos subjacentes.

Antes de serem encaminhados para a cirurgia, os pacientes são submetidos a uma rigorosa avaliação pré-operatória. Os principais exames não invasivos de avaliação pré-operatória são ecocardiograma, função pulmonar (espirometria e gasometria), cintilografia perfusional para predizer o volume expiratório forçado no primeiro segundo (VEF_1) pós-operatório e os métodos de imagem como TC, RMN de tórax e PET.

VEF_1 abaixo de 1 L, $PaO_2 < 55$ mmHg, $PCO_2 > 45$ mmHg, além de indícios de hipertensão pulmonar, são as contraindicações pulmonares relativas para uma pleuropneumonectomia.

Os critérios de ressecabilidade por TC e RMN são plano extrapleural preservado, evidência de margem livre com as estruturas adjacentes ao tumor, ausência de invasão dos tecidos moles extrapleurais e superfície diafragmática preservada; já os de irressecabilidade incluem comprometimento total do diafragma, invasão de tecidos moles ou gordura extrapleural, infiltração, afastamento ou separação de costelas pelo tumor, destruição óssea evidente, invasão de estruturas mediastinais vitais (coração, etc.) e metástases à distância.

O comprometimento linfonodal extrapleural por metástases no MDM possui um mau prognóstico após a cirurgia. Os índices de metástases linfonodais variam nos diferentes estudos, com porcentagens de 23[22] a 52%.[31]

O papel da mediastinoscopia cervical no estadiamento pré-operatório do MDM em pacientes que serão submetidos a uma ressecção radical passou a ser valorizado, uma vez que a experiência documentou o mau prognóstico nos pacientes com N2. Um estudo de grande série mostrou que a mediastinoscopia cervical estadiou corretamente 93% dos pacientes que foram submetidos ulteriormente a uma ressecção radical.[22]

A pleuropneumonectomia é um procedimento bastante agressivo, com consideráveis índices de morbidade e mortalidade, por esse motivo devendo ser reservada para pacientes com estágio I e II que poderão receber tratamento complementar com radio e quimioterapia. É uma ressecção em monobloco de pleura, pulmão, diafragma, pericárdio e pleura mediastinal.

A incisão recomendada é uma toracotomia posterolateral em forma de S que deve ser prolongada até o sexto espaço intercostal, já que o volume maior do tumor se encontra na parte inferior do hemitórax (FIGURA 63.5). Inicia-se com uma dissecção extrapleural, entre a pleura parietal e a fáscia endotorácica, estendendo-se pelo ápice torácico até a pleura mediastinal, o hilo pulmonar e, caudalmente, até o diafragma.

Depois, por meio de uma toracotomia acessória realizada três ou quatro espaços intercostais abaixo, realiza-se a ressecção do hemidiafragma, preservando-se, desde que não esteja invadido, o peritônio.

A pleuropneumonectomia é completada com a retirada do hemipericárdio e dos linfonodos mediastinais correspondentes e, finalmente, com a ligadura dos vasos hilares e do brônquio principal que permitirá a retirada do monobloco.

A reconstrução do diafragma é feita com tela de Marlex, prevenindo-se a herniação, para o tórax, do conteúdo abdominal. A tela de Goretex e o próprio pericárdio bovino também podem ser usados nessa reconstrução.

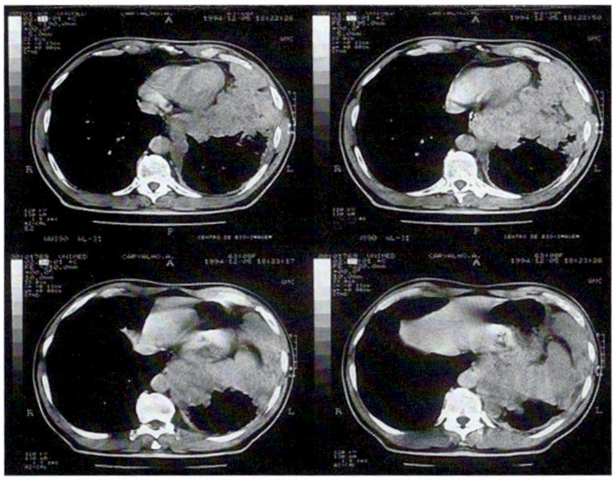

FIGURA 63.5 → Massa polilobada, mais vultosa na metade inferior do hemitórax esquerdo e que se estende pela pleura parietal até o ápice.

O pericárdio, normalmente ressecado desde a face lateral do esôfago até a linha média na sua porção mais anterior, é reconstruído de preferência com pericárdio bovino (FIGURA 63.6).

A mortalidade desse procedimento tem diminuído nas últimas décadas, para índices de 3 a 5%, quando realizado em centros especializados e em grupos de pacientes selecionados, sendo que a morbidade varia de 25 a 50%.[22,31]

O grupo de Chicago, pioneiro nesse campo, descreveu os resultados de um grupo de 33 pacientes tratados com pleuropneumonectomia, com uma mortalidade cirúrgica de 9% e uma sobrevida em 1 e 2 anos de 48 e 25%, respectivamente. A sobrevida média do grupo todo foi de 13,5 meses. A sobrevida média depois desse procedimento varia de 9 a 19 meses a 4 a 21 meses.[32]

As complicações pós-operatórias podem ser pneumonia, fístula broncopleural (5 a 20%, especialmente à direita), arritmia supraventricular (20 a 40%), empiema, paralisia de corda vocal, quilotórax, infarto do miocárdio e insuficiência cardíaca.

Uma segunda alternativa cirúrgica é a pleurectomia parietal com preservação do pulmão e eventualmente do diafragma (FIGURA 63.7). Depois da toracotomia posterolateral, realiza-se a dissecção extrapleural da pleura parietal, sendo que às vezes é necessário remover parte do pericárdio. No restante da técnica, o procedimento se assemelha à descorticação realizada em empiema crônico.

Este procedimento tem menor morbidade e mortalidade em relação à pleuropneumonectomia, mas sua aplicabilidade está restrita a casos selecionados.

A maior dificuldade dessa técnica é a obtenção do plano de separação entre a pleura parietal grosseiramente envolvida pelo tumor e a pleura visceral, que deve estar poupada para que a operação se justifique com pretensões de ressecção completa.

Resultados da cirurgia no mesotelioma difuso

O grupo do Memorial Hospital de New York realizou essa técnica acompanhada de braquiterapia e seguida de radioterapia externa, na dose de 4.500 rads, iniciada de 4 a 6 semanas após a cirurgia. Com esse esquema, obteve-se uma sobrevida média de 21 meses e de 1 e 2 anos de 65 e 40%, respectivamente.[33]

Uma análise recente de 231 pacientes submetidos a pleuropneumonectomia ou pleurectomia mostrou que a sobrevida é influenciada pelo estágio do tumor e pelo tipo histológico, e não pelo tipo de técnica utilizada.[31]

Em uma revisão recente, Flores e colaboradores[34] relataram a experiência de 663 pacientes tratados em três instituições e compararam os resultados da pleuropneumonectomia (n = 385) *versus* descorticação/pleurectomia (n = 278). O relato envolveu 538 homens e 125 mulheres, e a idade média foi de 63 anos.

Houve diferença significativa de sobrevida em relação ao estágio tumoral 1 a 4 ($p < 0,001$), histologia epitelioide *versus* não epitelioide ($p < 0,001$), pleuropneumonectomia *versus* pleurectomia/descorticação ($p < 0,001$) e terapia multimodal *versus* cirurgia isolada ($p < 0,001$).

O grupo de Boston liderado pelo Dr. Sugarbaker, com clara tendência a indicar preferentemente a pleuropneumonectomia neste tipo de tumor, publicou há pouco tempo a experiência com 636 pacientes tratados com essa técnica e estabeleceu os fatores que têm impacto na sobrevida em três anos, depois desse tipo de terapia.[35] Dentre os 636 pacientes operados, 117 (18%) sobreviveram três anos ou mais, e dos sobreviventes, 33% eram mulheres. O tipo histológico epitelioide, série vermelha, branca e plaquetas normais também exerceram impacto positivo na sobrevida. A idade média dos sobreviventes foi de 59 anos.

A videotoracoscopia com pleurodese química (talcagem) é um procedimento paliativo para o controle do derrame pleural em pacientes que não são candidatos à cirurgia.

O futuro e a terapia multimodal

Atualmente estão sendo utilizados novos tratamentos para aumentar o controle local da doença e diminuir as metástases à distância. Esses tratamentos incluem quimioterapia

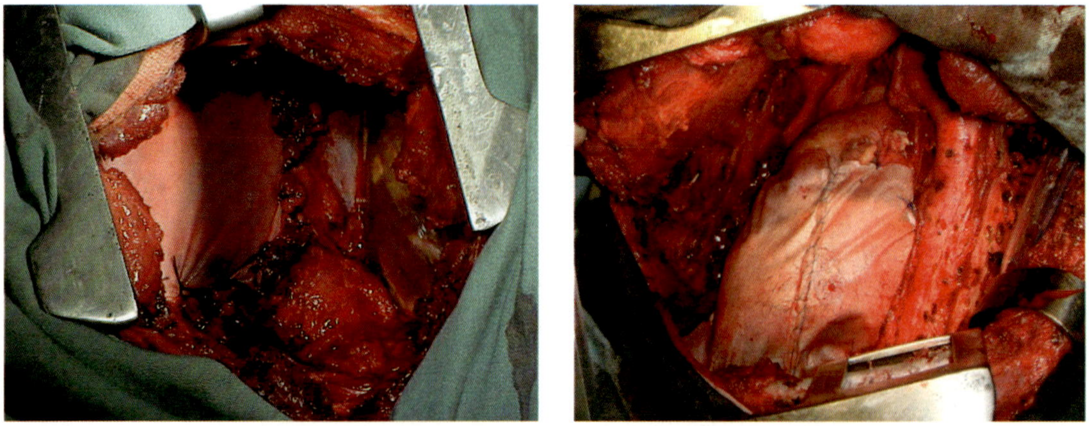

FIGURA 63.6 → Depois de uma pleuropneumonectomia radical, o diafragma esquerdo foi substituído por uma tela de Marlex e o hemipericárdio, por pericárdio bovino.

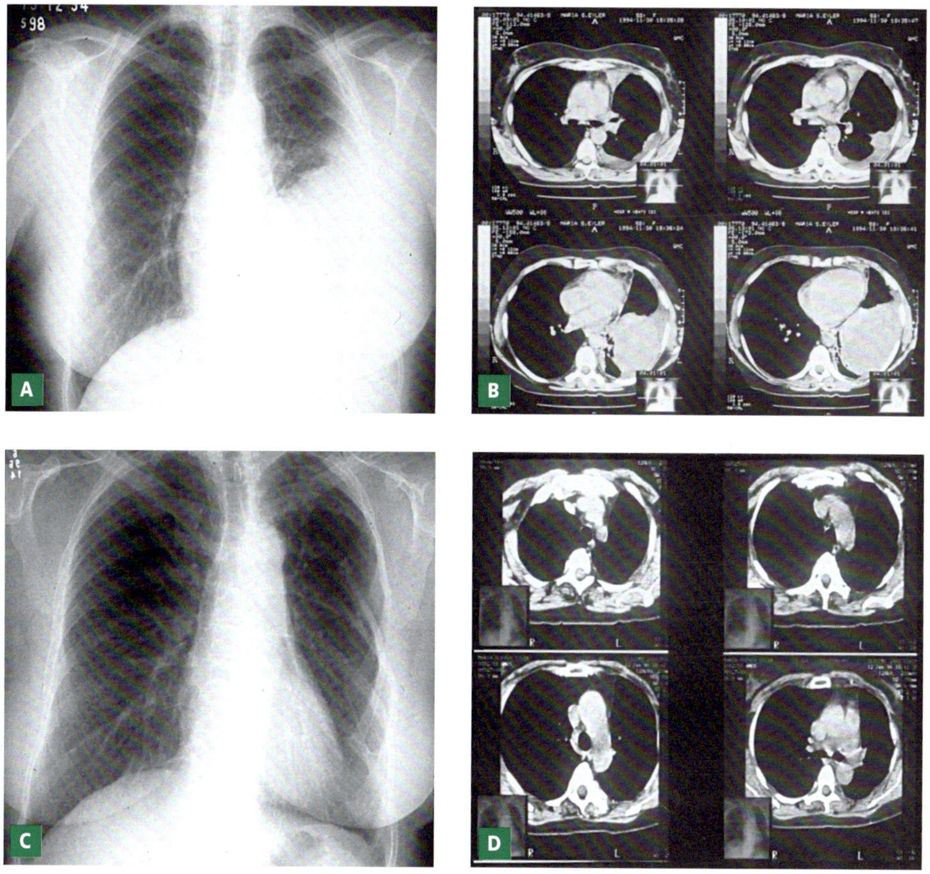

FIGURA 63.7 → (A) massa ocupando a metade inferior da cavidade pleural esquerda e se estendendo pela parede lateral até o ápice. (B) tomografia computadorizada de tórax com os achados característicos. (C) radiografia de tórax mostrando atrofia das costelas submetidas à "ressecção em gaiola" durante a pleurectomia. (D) a tomografia confirma ausência de lesão em controle realizado oito anos mais tarde.

intrapleural e sistêmica e quimioterapia adjuvante em conjunto com radioterapia.

Como a maior probabilidade de recorrência tumoral está relacionada com a recidiva local, inúmeras formas de tratamento têm sido testadas com a perspectiva de aumentar o controle local da doença. Dentre elas, a terapia fotodinâmica pós-ressecção tem sido recomendada, com a ideia de eliminar, pelo calor, eventuais focos remanescentes do tumor na superfície pleural. A terapia fotodinâmica com emprego reconhecido em outras áreas ainda é considerada experimental no manejo do mesotelioma pleural.

Além da terapia fotodinâmica, o tratamento visando aumentar o controle local da doença adiciona radioterapia e terapia gênica à ressecção cirúrgica.

A terapia combinada avaliada no Dana-Farber Cancer Institute/Brigham e no Women's Hospital Thoracic Oncology Program incluiu a análise retrospectiva de 120 pacientes, de 1980 a 1995, com diagnóstico de MDM tratados com terapia combinada (pleuropneumonectomia + quimioterapia e radioterapia), observando-se um índice de sobrevida em dois e cinco anos de 45 e 22%, respectivamente. Os índices de sobrevida foram de 65 e 27%, respectivamente, em dois e cinco anos para pacientes com tipo histológico epitelial. Pacientes com tumores de tipo fibrossarcomatoso ou misto tiveram uma sobrevida em dois e cinco anos de 20 e 0%, respectivamente. Os índices de melhor prognóstico são em pacientes com tumores de tipo epitelial e linfonodos negativos, com uma sobrevida de 74 e 39% em dois e cinco anos, respectivamente.[21]

Um estudo de fase II do Memorial Sloan-Kettering Cancer Center tratou os pacientes com MDM com uma dose de cisplatina intrapleural e mitomicina no final da pleurectomia, e um mês depois da cirurgia foram administrados dois ciclos de quimioterapia sistêmica com cisplatina e mitomicina.[36]

No Dana-Farber Cancer Institute, 183 pacientes foram tratados com quimioterapia adjuvante (CAP = ciclofosfamida, doxorrubicina e cisplatina) e radioterapia do hemitórax, após pleuropneumonectomia. Esse estudo confirmou a importância do tipo histológico epitelial, de metástases linfonodais e de uma completa ressecção no prognóstico dos pacientes com MDM.[37]

■ CASO CLÍNICO

Paciente do sexo masculino, 60 anos, bom estado geral, apresentando dor torácica e dispneia. Derrame pleural e massa polilobada sugestiva de mesotelioma, envolvendo a cavidade pleural esquerda. O espessamento pleural mediastinal é considerado característico desse tumor. VEF_1 de 77% do previsto. A biópsia indica mesotelioma epitelioide. Mediastinoscopia cervical negativa. O envolvimento grosseiro da pleura visceral exigiu a realização de pleuropneumonectomia esquerda **(FIGURA 63.8)**.

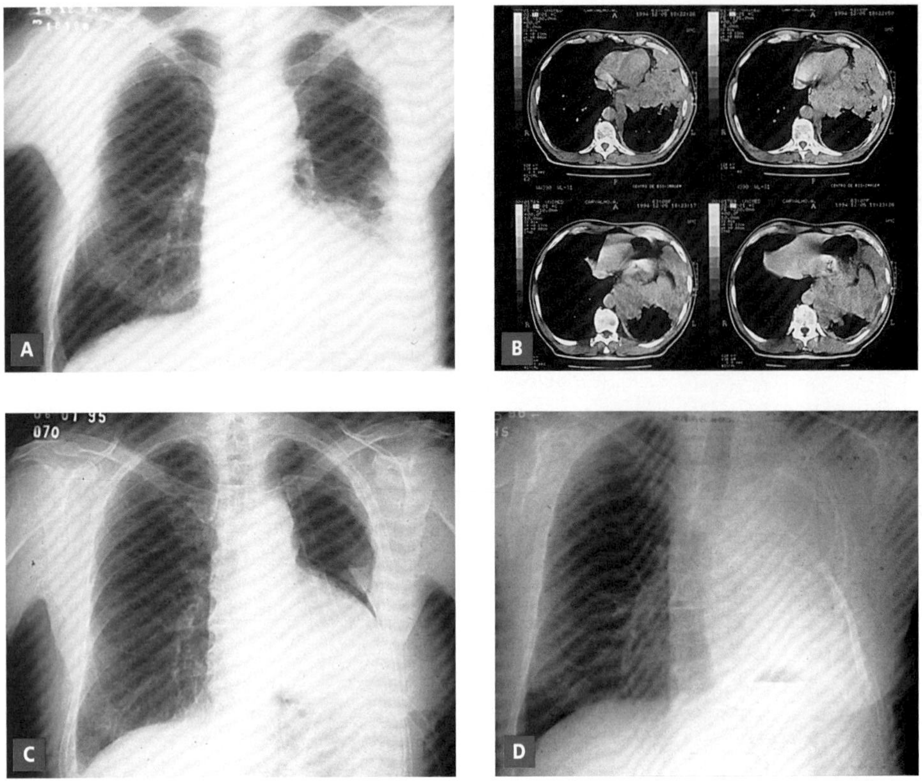

FIGURA 63.8 → (A) radiografia de tórax mostrando derrame e espessamento irregular à esquerda. (B) tomografia de tórax evidenciando massa tumescente na metade inferior do hemitórax esquerdo, com extensão ao longo da superfície pleural, incluindo a pleura mediastinal. (C) controle radiológico imediato pós-pleuropneumonectomia radical à esquerda. (D) controle radiológico tardio, sem sinal de recidiva ou metástase seis anos depois.

Referências

1. Wagner JC, Sleggs CA, Marchand P. Diffuse pleural mesothelioma and asbestos exposure in the North Western Cape Province. Br J Ind Med. 1960;17(4):260-71.

2. Campbell WN. Pleural mesothelioma. Am J Pathol. 1950;26(3):473-87.

3. Selikoff IJ, Churg J, Hammond EC. Asbestos exposure and neoplasia. JAMA. 1964;188(1):22-6.

4. McCaughey WT. Primary tumours of the pleura. J Pathol Bacteriol. 1958;76(2):517-29.

5. Stout AP, Himadi GM. Solitary (localized) mesothelioma of the pleura. Ann Surg. 1951;133(1):50-64.

6. Okike N, Bernatz PE, Woolner LB. Localized mesothelioma of the pleura: benign and malignant variants. J Thorac Cardiovasc Surg. 1978;75(3):363-72.

7. Harrison-Phipps KM, Nichols FC, Schleck CD, Deschamps C, Cassivi SD, Schipper PH, et al. Solitary fibrous tumors of the pleura: results of surgical treatment and long-term prognosis. J Thorac Cardiovasc Surg. 2009;138(1):19-25.

8. Martini N, McCormack PM, Bains MS, Kaiser LR, Burt ME, Hilaris BS. Pleural mesothelioma. Ann Thorac Surg. 1987;43(1):113-20.

9. Cavazza A, Travis LB, Travis WD, Wolfe JT 3rd, Foo ML, Gillespie DJ, et al. Post-irradiation malignant mesothelioma. Cancer. 1996;77(7):1379-85.

10. Cerrano PG, Jasani B, Filiberti R, Neri M, Merlo F, De Flora S, et al. Simian virus 40 and malignant mesothelioma (Review). Int J Oncol. 2003;22(1):187-94.

11. Hillerdal G. Malignant mesothelioma 1982: review of 4710 published cases. Br J Dis Chest. 1983;77(4):321-43.

12. Kannerstein M, McCaughey WT, Churg J, Selikoff IJ. A critique of the criteria for the diagnosis of diffuse malignant mesothelioma. Mt Sinai J Med. 1977;44(4):485-94.

13. Hammar SP, Bolen JW. Pleural neoplasms. In: Dail DH, Hammar SP. Pulmonary pathology. New York: Springer-Verlag; 1988. p. 979.

14. Eibel R, Tuengerthal S, Schoenberg SO. The role of new imaging techniques in diagnosis and staging of malignant pleural mesothelioma. Curr Opin Oncol. 2003;15(2):131-8.

15. Bénard F, Sterman D, Smith RJ, Kaiser LR, Albelda SM, Alavi A. Metabolic imaging of malignant pleural mesothelioma with fluorodeoxyglucose positron emission tomography. Chest. 1998;114(3):713-22.

16. Veit-Haibach P, Schaefer NG, Steinert HC, Soyka JD, Seifert B, Stahel RA. Combined FDG-PET/CT in response evaluation of malignant pleural mesothelioma. Lung Cancer. 2010;67(3):311-7.

17. Boutin C, Rey F, Gouvernet J, Viallat JR, Astoul P, Ledoray V. Thoracoscopy in pleural malignant mesothelioma. Part 2: prognosis and staging. Cancer. 1993;72(2):394-404.

18. Butchart EG, Ashcroft T, Barnsley WC, Holden MP. Pleuropneumonectomy in the management of diffuse malignant mesothelioma of the pleura: experience with 29 patients. Thorax. 1976;31(1):15-24.

19. 18. Chahinian AP, Antman K, Goutsou M, Corson JM, Suzuki Y, Modeas C, et al. Randomized phase II trial of cisplatin with mitomycin or doxorubicin for malignant mesothelioma by the Cancer and Leukemia Group B. J Clin Oncol. 1993;11(8):1559-65.

20. Rusch VW. A proposed new international TNM staging system for malignant pleural mesothelioma: from the International Mesothelioma Interest Group. Chest. 1995;108(4):1122-8.

21. Pass HI, Pogrebniak HW. Malignant pleural mesothelioma. Curr Probl Surg. 1993;30(10):921-1012.

22. Sugarbaker DJ, Flores RM, Jaklitsch MT, Richards WG, Strauss GM, Corson JM, et al. Resection margins, extrapleural nodal status, and cell type determine postoperative long-term survival in trimodality therapy of malignant pleural mesothelioma: results in 183 patients. J Thorac Cardiovasc Surg. 1999;117(1):54-63; discussion 63-5.

23. International Mesothelioma Interest Group. A proposed new international TNM staging system for malignant pleural mesothelioma. Chest. 1995;108:1122-8.

24. Nauta RJ, Osteen RT, Antman KH, Koster JK. Clinical staging and the tendency of malignant pleural mesotheliomas to remain localized. Ann Thorac Surg. 1982;34(1):66-70.

25. Sinoff C, Falkson G, Sandison AG, De Mûelenaere G. Combined doxorubicin and radiation therapy in malignant pleural mesothelioma. Cancer Treat Rep. 1982;66(8):1605-7.

26. Byrne MJ, Davidson JA, Musk AW, Dewar J, van Hazel G, Buck M, et al. Cisplatin and gemcitabine treatment for malignant mesothelioma: a phase II study. J Clin Oncol. 1999;17(1):25-30.

27. Kindler HL, Millard F, Herndon JE 2nd, Vogelzang NJ, Suzuki Y, Green MR. Gemcitabine for malignant mesothelioma: a phase II trial by the cancer and leukemia group B. Lung Cancer. 2001;31(2-3): 311-7.

28. Kalmadi SR, Rankin C, Kraut MJ, Jacobs AD, Petrylak DP, Adelstein DJ, et al. Gemcitabine and cisplatin in unresectable malignant mesothelioma of the pleura: a phase II study of the Southwest Oncology Group (SWOG 9810). Lung Cancer. 2008;60(2):259-63.

29. Mujoomdar AA, Tilleman TR, Richards WG, Bueno R, Sugarbaker DJ. Prevalence of in vitro chemotherapeutic drug resistance in primary malignant pleural mesothelioma: result in a cohort of 203 resection specimens. J Thorac Cardiovasc Surg. 2010;140(2):352-5.

30. Lee AY, Raz DJ, He B, Jablons DM. Update on the molecular biology of malignant mesothelioma Cancer. 2007;109(8):1454-61.

31. Rusch VW, Venkatraman ES. Important prognostic factors in patients with malignant pleural mesothelioma, managed surgically. Ann Thorac Surg. 1999;68(5):1799-804.

32. Sterman DH, Kaiser LR, Albelda SM. Advances in the treatment of malignant pleural mesothelioma. Chest. 1999;116(2):504-20.

33. Rusch VW. Trials in malignant mesothelioma: LCSG 851 and 882. Chest. 1994;106(6 Suppl):359S-62S.

34. Flores RM, Pass HI, Seshan VE, Dycoco J, Zakowski M, Carbone M, et al. Extrapleural pneumonectomy versus pleurectomy/decortication in the surgical management of malignant pleural mesothelioma: results in 663 patients. J Thorac Cardiovasc Surg. 2008;135:620-6.

35. Sugarbaker DJ, Wolf AS, Chirieac LR, Godleski JJ, Tilleman TR, Jaklitsch MT, et al. Clinical and pathological features of three--year survivors of malignant pleural mesothelioma following extrapleural pneumonectomy. Eur J Cardiothorac Surg. Epub 2011 Feb 8.

36. Pearson FG, Cooper JD, Deslauriers J, Ginsberg RJ, Hiebert C, Patterson GA, et al. Pearson's thoracic and esophageal surgery. 2nd ed. New York: Churchill Livingstone; 2002.

37. Singer S, Corson JM, Demetri GD, Healey EA, Marcus K, Eberlein TJ. Prognostic factors predictive of survival for truncal and retroperitoneal soft-tissue sarcoma. Ann Surg. 1995;221(2):185-95.

Leitura recomendada

Berghmans T, Paesmans M, Lalami Y, Louviaux I, Luce S, Mascaux C, et al. Activity of chemotherapy and immunotherapy on malignant mesothelioma: a systematic review of the literature with meta-analysis. Lung Cancer. 2002;38(2):111-21.

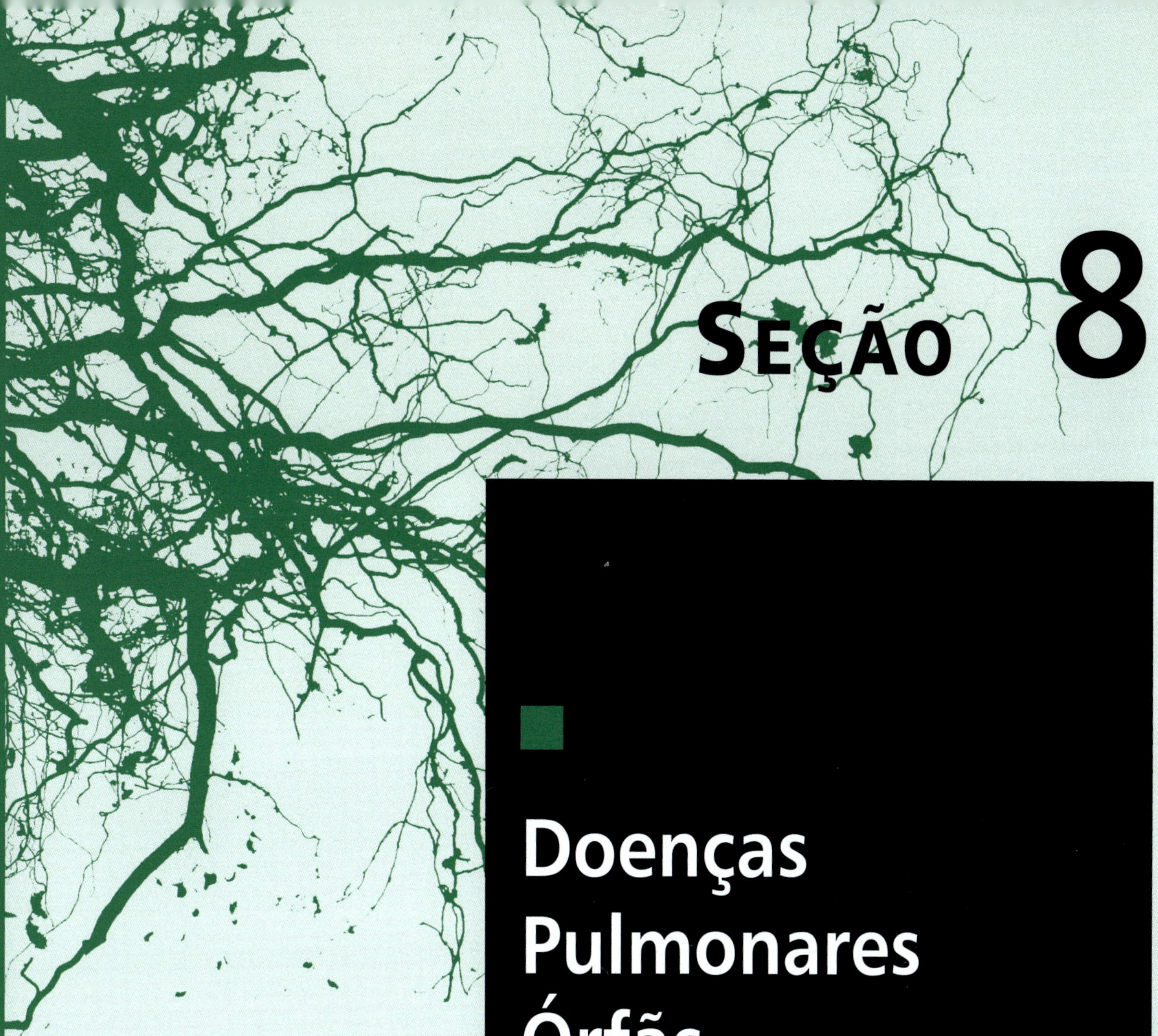

Seção 8

Doenças Pulmonares Órfãs

Eosinofilias Pulmonares

64

Jorge Lima Hetzel
Adalberto Sperb Rubin
Manuela Cavalcanti

Introdução

As eosinofilias pulmonares representam um grupo heterogêneo de doenças caracterizadas pela infiltração do tecido pulmonar por eosinófilos, podendo estar associadas ou não a eosinofilia periférica.[1] A apresentação clínica inclui um amplo espectro de gravidade, desde infiltrados pulmonares assintomáticos até a síndrome da distrição respiratória do adulto (SDRA). O diagnóstico é baseado no padrão clinicorradiológico, associado à demonstração de eosinofilia alveolar e/ou sanguínea.

A informação clínica mais importante na avaliação das eosinofilias pulmonares é a história médica detalhada. Informações como duração e gravidade dos sintomas, exposição ambiental recente, histórico de viagens e a criteriosa avaliação do uso de medicações devem ser insistentemente avaliadas.

Exames complementares também assumem um papel importante. A contagem diferencial do leucograma é essencial na avaliação das eosinofilias pulmonares, tendo em vista que a maioria delas apresenta eosinofilia sanguínea, definida por uma contagem de eosinófilos superior a 500 células/mm^3. O lavado broncoalveolar (LBA) também apresenta um papel central na avaliação desses pacientes, já que a eosinofilia periférica pode estar ausente e o achado de eosinofilia em LBA – com uma contagem percentual superior a 5% – pode ser o primeiro indício de uma eosinofilia pulmonar. Em condições normais, o líquido do LBA apresenta menos de 1% de eosinófilos. A tomografia computadorizada (TC) de tórax é igualmente útil na investigação diagnóstica, apesar de haver uma superposição nos achados tomográficos das diferentes eosinofilias pulmonares.[2] A biópsia pulmonar pode ser necessária para a confirmação diagnóstica.

Neste capítulo, são abordadas a síndrome de Loeffler, a pneumonia eosinofílica crônica, a pneumonia eosinofílica aguda e a síndrome hipereosinofílica. As principais características dessas doenças são resumidas no **QUADRO 64.1**.

Síndrome de Loeffler

A síndrome de Loeffler, inicialmente descrita em 1932, é uma pneumonite eosinofílica transitória, por reação de hipersensibilidade imediata (tipo I), resultante de infecções parasitárias com ciclo pulmonar. Os principais parasitas envolvidos são *Ascaris lumbricoides*, *Strongyloides stercoralis, Ancylostoma duodenale, Schistossoma mansoni e Toxacara canis*. Na sua passagem pulmonar, as larvas desses parasitas rompem os capilares dos alvéolos, provocando hemorragia e infiltração pulmonar.

Clínica

A síndrome de Loeffler pode ocorrer em qualquer faixa etária ou sexo. A característica clínica é de um quadro autolimitado (1 a 2 semanas) de tosse seca, dispneia, sibilos, desconforto retroesternal, febre baixa e, eventualmente, hemoptise. Os achados de exame físico são inespecíficos; a presença de crepitantes e sibilância na ausculta pulmonar é o mais comum. Os sintomas ocorrem 6 a 10 dias após a ingestão dos ovos.

QUADRO 64.1 → Características clínicas das pneumonias eosinofílicas

PNEUMONIAS EOSINOFÍLICAS	SÍNDROME DE LOEFFLER	PNEUMONIA EOSINOFÍLICA CRÔNICA	PNEUMONIA EOSINOFÍLICA AGUDA	SÍNDROME HIPEREOSINOFÍLICA
HISTÓRIA MÉDICA				
Quadro clínico	Agudo	Subagudo ou crônico	Agudo	Subagudo ou crônico
Asma ou atopia	Sem relação	Frequente	Sem relação	Sem relação
Tabagismo	Sem relação	Sem relação	Frequente, início recente	Sem relação
Sintomas extrapulmonares	Sim	Não	Não	Sim
Predileção por sexo	Não	Mulheres 2:1	Não	Homens 7:1
Idade média	–	40 anos	–	30-40 anos
LABORATÓRIO				
Eosinofilia no sangue	Elevada, transitória	Leve a moderada	Rara	Elevada, persistente
Eosinofilia no LBA	Presente	Presente	Presente	Presente
EXAME DE IMAGEM				
Padrão radiológico	Infiltrado periférico, migratório	Infiltrado periférico, imagem negativa do EAP	Alveolares e/ou intersticiais, difusos	Alveolares ou intersticiais, focais ou difusos
Infiltrado migratório	Sim	Sim	Não	Não
Infiltrado periférico	Sim	Sim	Não	Não
Derrame pleural	Raro	Raro	Frequente	Frequente
TRATAMENTO				
Tratamento	Parasitose	Corticoide	Corticoide	Corticoide
Resolução espontânea	Sim	Não	Rara	Não
Recorrência	Não	Frequente	Não	–

LBA = lavado broncoalveolar; EAP = edema agudo de pulmão.

Exames de imagem

Na radiografia simples de tórax, são observadas múltiplas áreas de consolidação, pouco delimitadas, migratórias, periféricas, que apresentam resolução espontânea em um mês.[3] A TC revela presença de opacidades em vidro fosco ou consolidação de espaço aéreo predominantes na região periférica dos campos pulmonares superiores, assim como nódulos de espaço aéreo, únicos ou múltiplos.[2,4]

Diagnóstico

O diagnóstico de síndrome de Loeffler baseia-se no quadro epidemiológico, clínico e radiológico. É comum ocorrer eosinofilia sanguínea, sobretudo em casos de estrongiloidíase. O exame parasitológico de fezes costuma ser negativo, pois a fase de migração larval costuma preceder em aproximadamente oito semanas a emissão dos ovos. O exame de escarro pode demonstrar eosinofilia, mas é o achado de larvas no escarro que confirma o diagnóstico.

Por ser um quadro benigno, autolimitado, a avaliação histopatológica do parênquima pulmonar em geral é desnecessária. Quando disponível, o achado histopatológico característico é a presença de edema e infiltração de eosinófilos no septo alveolar e interstício.[1]

Inúmeros fármacos também podem apresentar reações idiossincráticas com quadro clínico e radiológico semelhante ao da síndrome de Loeffler, sendo importante o diagnóstico diferencial com essa situação clínica.

Tratamento e prognóstico

O tratamento da síndrome de Loeffler deve ser direcionado à condição subjacente. Em casos de ascaridíase, o uso de mebendazol (100 mg, via oral, duas vezes ao dia, por três dias) ou albendazol (400 mg, via oral, em dose única) tem como objetivo prevenir manifestações de infestação tardia por helmintos. A síndrome de Loeffler apresenta um bom prognóstico, e a resolução espontânea dos infiltrados pulmonares ocorre em até 30 dias, não sendo necessário o uso de corticoides.

Pneumonia eosinofílica crônica

A pneumonia eosinofílica crônica (PEC) é uma doença rara, de causa desconhecida, caracterizada por um curso subagudo ou crônico.[5] Pode ocorrer em qualquer faixa etária, porém apresenta maior incidência na quarta década de vida e predomínio no sexo feminino (2:1), sendo extremamente rara em crianças.[1] A maioria dos pacientes tem história de atopia, com asma, rinite e conjuntivite alérgica, alergia a fármacos ou eczema.[6]

Principais características da pneumonia eosinofílica crônica:

- Evolução subaguda ou crônica de sintomas respiratórios
- Eosinofilia sanguínea (>1.000/mm^3) e/ou no LBA (≥ 40%)
- Infiltrados pulmonares periféricos
- Exclusão de outras causas de eosinofilia pulmonar
- Resposta clínica rápida à corticoterapia
- Frequentes recaídas

Clínica

Os sintomas são inespecíficos e em geral aparecem alguns meses antes do diagnóstico. A maior série da literatura, com 62 casos, descreveu uma média de quatro meses entre o início dos sintomas e o diagnóstico, tendo essa demora sido atribuída à inespecificidade do quadro.[7] Dispneia e tosse estão sempre presentes. Embora a dispneia seja progressiva, raras vezes ocorre evolução para insuficiência respiratória com necessidade de ventilação mecânica. A tosse é inicialmente seca, porém é comum a presença de escarro mucoide com a evolução da doença.

Os sintomas sistêmicos podem estar presentes, como febre baixa, fadiga, sudorese noturna e emagrecimento. Sintomas ou sinais extrapulmonares como artralgia, pericardite, púrpura e alterações hepáticas são incomuns e devem alertar para diagnósticos alternativos, como síndrome hipereosinofílica ou de Churg-Strauss. Os achados de exame físico são inespecíficos, sendo a presença de crepitantes inspiratórios e sibilos expiratórios na ausculta pulmonar o mais comum.

Exames de imagem

A radiografia de tórax evidencia presença de opacidades periféricas, de limites maldefinidos, com predomínio subpleural, geralmente bilateral, de padrão alveolar, podendo incluir a presença de vidro despolido ou consolidação com broncograma aéreo.[8] O infiltrado pode ser migratório em até 25% dos casos, e a presença de cavitação, atelectasias e derrame pleural é rara.[7] A principal característica da PEC na radiografia de tórax é o achado em imagem negativa de um edema pulmonar agudo; entretanto, esse achado é visto em menos de 50% dos casos.[9]

A TC de tórax (**FIGURA 64.1**) é um exame útil na avaliação do paciente com suspeita de PEC, especialmente naqueles que apresentam achados atípicos na radiografia de tórax, por permitir a demonstração de infiltrado pulmonar periférico.[10,11] Os achados menos comuns são opacidades em vidro fosco, nódulos e reticulação, que costumam predominar na fase tardia da PEC.[8]

Diagnóstico

O principal achado nos exames laboratoriais é a eosinofilia no sangue periférico, geralmente superior a 1.000/mm^3, que está presente em 60 a 90% dos doentes.[7] A ausência de eosinofilia periférica impõe a necessidade de haver eosinofilia alveolar para o diagnóstico. Os níveis de imunoglobulina E (IgE) também estão elevados na maioria dos doentes.[7,12] Também pode ser observada hipoxemia, anemia, elevação da velocidade de hemossedimentação e da proteína C-reativa.

A espirometria irá apresentar alguma anormalidade em 70% dos pacientes e pode revelar tanto um padrão restritivo quanto um padrão obstrutivo, sendo este mais comum quando a doença acomete pacientes asmáticos.[7,9] A difusão de monóxido de carbono costuma estar reduzida.

A fibrobroncoscopia é inespecífica, porém a eosinofilia no LBA está presente na totalidade dos casos, sendo que níveis superiores a 40% são característicos da doença.[7,13]

O diagnóstico diferencial da PEC inclui infecções (em especial tuberculose e doenças fúngicas), sarcoidose, síndrome de Loeffler, pneumonia intersticial descamativa, bronquiolite obliterante com pneumonia organizante, pneumonia de hipersensibilidade crônica, granulomatose de We-

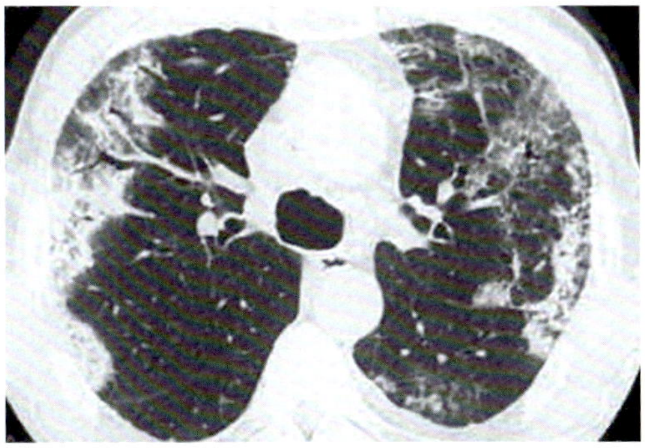

FIGURA 64.1 → Tomografia computadorizada de tórax em caso de pneumonia eosinofílica crônica.

gener, toxicidade pulmonar por drogas, aspergilose broncopulmonar alérgica, pneumonia eosinofílica aguda e fibrose pulmonar idiopática.

O diagnóstico da PEC baseia-se em critérios clínicos, laboratoriais e de imagem, não sendo necessária a confirmação histológica. A biópsia pulmonar está indicada apenas quando a suspeita de outra doença pulmonar (eosinofílica ou não) não puder ser descartada pela história ou pelos exames complementares. Nestes casos, indica-se a biópsia pulmonar a céu aberto, visto que amostras provenientes de biópsia transbrônquica são insuficientes para o diagnóstico.

A histopatologia do parênquima pulmonar revela infiltrados intersticiais e alveolares com predomínio franco de eosinófilos. Pode haver fibrose intersticial mínima, focos de pneumonia organizante ou pneumonia intersticial descamativa.[5,14] As principais diferenças histológicas entre pneumonia eosinofílica aguda e crônica são a gravidade do dano na membrana basal e a quantidade de fibrose intraluminal.[14]

Tratamento

Diferentemente do observado na síndrome de Loeffler, a remissão espontânea da PEC é rara.[7,12] Corticoterapia sistêmica é o tratamento de primeira escolha. A resposta terapêutica é rápida, com 80% dos pacientes apresentando regressão dos sintomas e da eosinofilia periférica em 24 a 48 horas, e 70% apresentando melhora radiológica em 8 a 15 dias.[7] A ausência total de sintomas ocorre em 2 a 3 semanas, e a normalização completa dos exames de imagem, em dois meses.[7,9] Essa rápida resposta terapêutica permite a utilização do corticoide como teste terapêutico para estabelecimento do diagnóstico em alguns casos. A falta de resposta clínica em poucos dias é sempre indicativa da presença de diagnósticos alternativos.

Apesar da eficácia terapêutica do corticoide, as recidivas ocorrem em mais de 50% dos pacientes após redução da sua dose ou suspensão do tratamento.[7,12] Todavia, embora as recidivas sejam frequentes, sua ocorrência não determina um pior prognóstico. Os pacientes permanecem responsivos ao tratamento.

Ainda não há consenso quanto à dose e à duração dessa terapêutica. A maior parte dos autores recomenda o tratamento inicial com 0,5 mg/kg/dia ou 30 a 40 mg de prednisona até a remissão dos sintomas e das anormalidades pulmonares. Após esse período, a dose de corticoide deve ser reduzida gradualmente durante o período mínimo de seis meses. O tratamento pode ser indefinido em função de recorrências frequentes. Na série de Marchand e colaboradores, 68% dos pacientes permaneciam com uso de corticoide oral após um ano de seguimento por causa das recorrências frequentes ou de asma grave. Nesses casos, a prednisona está indicada na menor dose capaz de controlar os sintomas, e com o mínimo de efeitos adversos possível. Os relatos com uso de corticoide inalatório na prevenção de recidivas ainda estão pouco fundamentados.[15,16]

Evolução e prognóstico

O prognóstico a longo prazo da PEC é bom. O desenvolvimento de sequelas parenquimatosas e a evolução para fibrose pulmonar ocorrem em menos de 5% dos casos.[7,17] A morte secundária à PEC é extremamente rara. Entretanto, a ocorrência de PEC em pacientes com asma brônquica muitas vezes está associada ao desenvolvimento de asma grave.[6]

Pneumonia eosinofílica aguda

A pneumonia eosinofílica aguda (PEA) foi originalmente descrita em 1989.[18] Caracteriza-se por uma doença febril aguda com rápida evolução para insuficiência respiratória, associada à presença de eosinofilia pulmonar.[19] A causa é desconhecida, mas sua ocorrência em alguns pacientes pouco tempo após exposição inalatória ambiental ou logo depois do início do hábito tabágico sugere que tal doença pode corresponder a uma reação de hipersensibilidade aguda a um antígeno inalado não identificado.[20,21] A sua patogenia ainda não foi estabelecida, porém sabe-se que os eosinófilos são as células dominantes no processo, assim como as citocinas eosinofílicas.[22-24]

É uma doença rara e pode afetar indivíduos de qualquer idade. Ao contrário da PEC, não existe habitualmente história de asma, atopia ou predisposição por sexo.[18] A PEA pode ser causada por fármacos, parasitas, fungos, inalação de produtos tóxicos, ou pode ser idiopática.

Principais características da pneumonia eosinofílica aguda:

- → Doença febril aguda com insuficiência respiratória
- → Eosinofilia no LBA > 25%
- → Infiltrados pulmonares alveolointersticiais bilaterais
- → Exclusão de outras causas de eosinofilia pulmonar
- → Resposta clínica rápida à corticoterapia
- → Ausência de recaída

Clínica

A PEA apresenta um quadro de início agudo (inferior a sete dias de evolução) de febre, tosse seca, dispneia progressiva, dor torácica pleurítica, mialgia e dor abdominal.[20] Esse quadro evolui rapidamente para insuficiência respiratória aguda hipoxêmica, exigindo ventilação mecânica. Na série de Philit e colaboradores,[19] 63% dos pacientes precisaram de ventilação mecânica invasiva ou não invasiva. A apresentação como um quadro febril agudo, que evolui de maneira rápida, pode sugerir erroneamente o diagnóstico inicial de pneumonia bacteriana grave.

O exame físico é inespecífico, com febre, taquipneia, taquicardia e presença de estertores crepitantes bibasilares ou difusos à ausculta pulmonar. A presença de sibilos é incomum.[25]

Exames de imagem

A radiografia de tórax inicial revela um infiltrado intersticial discreto, com linhas B de Kerley. Em 48 horas, surgem infiltrados alveolares e/ou intersticiais, distribuídos difusamente por ambos os campos pulmonares, com predomínio ao longo de feixe broncovascular e de septos interlobulares.[1] Os infiltrados não apresentam o predomínio pela periferia característico da PEC. Mais da metade dos doentes apresenta derrame pleural, pequeno a médio, e em geral bilateral.

A TC de tórax demonstra áreas esparsas de opacidade em vidro fosco bilaterais, frequentemente acompanhadas de espessamento do septo interlobular, consolidação e opacidades nodulares de limites imprecisos.[26,27]

O diagnóstico radiológico diferencial inclui edema cardiogênico, SDRA, pneumonia intersticial aguda, pneumonia atípica ou viral.

Diagnóstico

Os exames laboratoriais são inespecíficos. Observa-se leucocitose com neutrofilia, elevação da velocidade de hemossedimentação e do nível sérico de IgE. A gasometria arterial revela hipoxemia grave, algumas vezes associada a alcalose respiratória.

A eosinofilia do sangue periférico ocorre em menos de 30% dos doentes.[19] O achado de eosinopenia inicial transitória vem sendo atribuído a um fenômeno de sequestro agudo dos eosinófilos do sangue periférico para o pulmão, mediado por interleucinas.[28]

A análise do líquido pleural revela habitualmente eosinofilia marcada com elevação do pH.

Na espirometria, quando realizada, há um padrão restritivo, com redução da difusão de monóxido de carbono.[29] A recuperação da função pulmonar é completa após a remissão do quadro clinicorradiológico.

No exame citológico do LBA, há predomínio de eosinófilos (acima de 25%) e também é observado aumento associado de linfócitos (~20%) e neutrófilos (~15%). Esse achado é considerado altamente sugestivo de PEA, sendo desnecessária a realização de biópsia pulmonar para confirmação histológica no paciente imunocompetente. No entanto, nos doentes imunodeprimidos que desenvolvem PEA, a biópsia pulmonar deve ser considerada, sobretudo para exclusão de eventual infecção fúngica ou outras causas na origem dessa entidade. Quando indicado, tanto a biópsia transbrônquica como a biópsia a céu aberto e a videotoracotomia podem ser realizadas.

A histopatologia do parênquima pulmonar revela marcada infiltração de eosinófilos nos espaços alveolares, na parede brônquica e no espaço intersticial.[8] Não há evidência de vasculite ou necrose.

A PEA é um diagnóstico de exclusão. A investigação microbiológica de amostras como sangue, escarro, LBA e biópsia transbrônquica é importante para excluir outras causas infecciosas de infiltrado pulmonar. Exames de coloração de Gram e bacilos álcool-ácido resistentes (BAAR), pesquisa direta de fungos, cultura para bactérias, micobactérias e fungos, pesquisa de parasitas e sorologia pareada devem sempre ser solicitados.

Os principais diagnósticos diferenciais são PEC, pneumonia por *Pneumocystis jirovecii*, infecção parasitária pulmonar (estrongiloidíase), síndrome de Churg-Strauss, pneumonia por hipersensibilidade e insuficiência cardíaca congestiva.

Tratamento

As bases do tratamento da PEA são a eliminação do fator desencadeante (quando identificado), o tratamento de suporte (que frequentemente inclui ventilação mecânica) e o corticoide sistêmico em doses altas.

Embora existam casos que apresentaram regressão espontânea, o corticoide sistêmico é o tratamento de primeira escolha para PEA. A dose recomendada é de 1 mg/kg de peso de metilprednisolona, intravenosamente, a cada seis horas, até resolução da insuficiência respiratória. Após estabilização inicial, deve ser utilizada prednisona, 40 a 60 mg ao dia, até a resolução clínica (2 a 4 semanas). O desmame deve ser progressivo nas 2 a 4 semanas seguintes.

A resposta clínica é rápida, habitualmente em 24 a 48 horas após o início do costicosteroide. Junto da melhora clínica se observa diminuição da eosinofilia no LBA e da eosinofilia periférica, quando presente.[30] A falta de resposta clínica em poucos dias deve ser indicativa da presença de diagnósticos alternativos.

Sendo o diagnóstico de PEA de exclusão, a suspeita de causa infecciosa deve sempre estar presente. Assim, é comum a conduta clínica de manter o uso de antimicrobiano de amplo espectro concomitantemente ao início da terapêutica corticoide.

Evolução e prognóstico

A rápida resposta ao uso de corticoide confere à PEA um bom prognóstico. A resposta clínica e radiológica costuma ser completa, sem sequelas. Não se observa recorrência da doença após a suspensão do tratamento. Há descrição na literatura de raros casos em que houve remissão espontânea, sem tratamento.

Síndrome hipereosinofílica

A síndrome hipereosinofílica (SHE) é um distúrbio mieloproliferativo raro, marcado pela contínua superprodução de eosinófilos. Caracteriza-se por lesões em múltiplos órgãos, secundárias à infiltração eosinofílica, e por elevada eosinofilia absoluta no sangue periférico. Foi inicialmente descrita em 1968.[31]

A maior prevalência é na faixa etária de 30 a 40 anos e entre homens (relação de 7 a 9:1).[32,33] O mecanismo da falta de regulação no processo de produção dos eosinófilos ainda é desconhecido. Sabe-se que o dano tecidual é o resultado direto do acúmulo de eosinófilos nos tecidos, com liberação local do conteúdo tóxico dos seus grânulos, incluindo proteínas catiônicas, radicais livres de oxigênio, citocinas pró-inflamatórias e mediadores derivados do ácido araquidônico.[34]

Existem duas variantes da doença. Na variante mieloproliferativa (m-SHE), a eosinofilia é induzida por alterações genéticas que levam à expansão clonal das células da linhagem mieloide. Na variante linfoproliferativa (l-SHE), clones anormais de células T desencadeiam a superprodução dos fatores que estimulam a produção de eosinófilos, principalmente IL-5.

> **Principais características da síndrome hipereosinofílica:**
>
> → Eosinofilia persistente > 1.500/mm^3
> → Sinais e sintomas de envolvimento de múltiplos órgãos
> → Exclusão de outras causas de eosinofilia pulmonar

Clínica

Pode haver acometimento de qualquer tecido, e os sintomas variam de acordo com o órgão afetado. Os órgãos mais atingidos são pele (urticária, angioedema, pápulas eritematosas pruriginosas, nódulos cutâneos, ulcerações mucosas), coração (miocardiopatia restritiva, lesão valvular) e sistema nervoso (encefalopatia, acidente vascular cerebral isquêmico, neuropatia sensorial ou mista). Pacientes com m-SHE apresentam uma doença mais agressiva, com maior comprometimento cardíaco e risco de desenvolver leucemias agudas. Aqueles com l-SHE tendem a apresentar manifestação cutânea, respiratória e gastrintestinal, podendo apresentar linfoma de células T.[35]

Alguma forma de acometimento pulmonar pode ser vista em 40 a 60% dos doentes com SHE. Os sintomas pulmonares podem ser decorrentes da insuficiência cardíaca, de êmbolos originários de trombos do átrio direito, ou da infiltração eosinofílica primária do pulmão.[36] Os sintomas mais comuns são dispneia, sibilância e tosse seca persistente, geralmente noturna. Essa associação de sintomas pode levar à suspeita diagnóstica de asma.[33] No entanto, a associação entre asma e SHE é incomum.[33] A hipertensão pulmonar também já foi relatada e reflete o estado de hipercoagulabilidade, comum a essa doença. Sintomas inespecíficos como fadiga, febre, mialgia e sudorese também podem estar presentes.

Exames de imagem

Os achados radiográficos da SHE não inespecíficos e consistem em opacidades intersticiais ou alveolares, focais ou difusas. Em geral estão relacionados com a presença de insuficiência cardíaca. O derrame pleural ocorre na metade dos casos.[8]

A TC de tórax revela pequenos nódulos com ou sem halo de vidro fosco e áreas focais de opacidade em vidro fosco.[37]

Diagnóstico

Para o diagnóstico, é necessária a presença dos seguintes critérios: eosinofilia persistente com contagem absoluta superior a 1.500/mm^3 em sangue periférico por mais de seis meses; ausência de outras causas aparentes para eosinofilia; e sinais e sintomas de envolvimento de múltiplos órgãos.[38]

O principal achado nos exames laboratoriais é a eosinofilia no sangue periférico superior a 1.500/mm^3, por mais de seis meses.

A presença de mielócitos imaturos, trombocitopenia, trombocitose, anemia e níveis elevados de vitamina B_{12} são achados comuns a pacientes com m-SHE, ao passo que elevação da IgE e hipergamaglobulinemia policlonal são típicas da l-SHE.

A biópsia de medula óssea, quando realizada, demonstra 20 a 80% de eosinófilos em diferentes estágios de maturação.[33]

No exame citológico do LBA, há um predomínio discreto de eosinófilos, contrastando com a hipereosinofilia periférica, estando presente apenas nos pacientes com comprometimento pulmonar.

A histopatologia do parênquima pulmonar revela marcada infiltração de eosinófilos no espaço intersticial e áreas de necrose parenquimatosa atribuídas a microêmbolos pulmonares.[8] Contrariamente à síndrome de Churg-Strauss, não há evidência de vasculite.

Deve ser ressaltado que o aspecto mais importante no diagnóstico da SHE é a exclusão de outras doenças associadas à eosinofilia e que irão exigir tratamento específico. As principais causas a serem excluídas são reação a fármacos, parasitoses (em especial estrongiloidose) e neoplasias.

Tratamento

O principal objetivo no tratamento da SHE é o controle do número de eosinófilos.

O corticoide é a base terapêutica dessa doença, e a falta de expressão do receptor de corticoide nos eosinófilos tem sido associada à resistência terapêutica.[39] Recomenda-se o tratamento inicial com 1 mg/kg/dia de prednisona por 1 a 2 semanas.[40] Após esse período, a dose de corticoide deve ser reduzida gradualmente durante o período de 2 a 3 meses.

Havendo sintomas recorrentes na vigência de prednisona em dose superior a 10 mg/dia, é recomendada a associação com hidroxiureia (500 mg, via oral, duas vezes ao dia) ou interferon alfa (1 milhão de unidades, via subcutânea, três vezes por semana).[40]

Na falta de resposta terapêutica ao corticoide, outros agentes podem ser utilizados, tradicionalmente os agentes citotóxicos e não citotóxicos. O imatinibe, um inibidor da tirosinaquinase, já demonstrou eficácia no tratamento de doentes refratários a corticoides, hidroxiureia e/ou interferon alfa.[41] Estudos recentes demonstraram a eficácia de outros anticorpos monoclonais, como mepolizumabe e alemtuzumabe.[41-45] No entanto, esses fármacos ainda não receberam aprovação das agências regulatórias para o tratamento da SHE.

Evolução e prognóstico

Atualmente, o prognóstico da SHE depende de dois principais aspectos: o envolvimento cardíaco e o risco de desenvolvimento de neoplasia hematológica (leucemia mieloide aguda, leucemia eosinofílica aguda e linfoma de células T). Outros fatores considerados de melhor prognóstico incluem rápida resposta clínica com redução da eosinofilia periférica, presença de angioedema ou de IgE elevada.[46]

Referências

1. Allen JN, Davis WB. Eosinophilic lung diseases. Am J Respir Crit Care Med. 1994;150(5 Pt 1):1423-38.

2. Johkoh T, Müller NL, Akira M, Ichikado K, Suga M, Ando M, et al. Eosinophilic lung diseases: diagnostic accuracy of thin-section CT in 111 patients. Radiology. 2000;216(3):773-80.

3. Bain GA, Flower CD. Pulmonary eosinophilia. Eur J Radiol. 1996;23(1):3-8.

4. Kim Y, Lee KS, Choi DC, Primack SL, Im JG. The spectrum of eosinophilic lung disease: radiologic findings. J Comput Assist Tomogr. 1997;21(6):920-30.

5. Carrington CB, Addington WW, Goff AM, Madoff IM, Marks A, Schwaber JR, et al. Chronic eosinophilic pneumonia. N Engl J Med. 1969;280(15):787-98.

6. Marchand E, Etienne-Mastroianni B, Chanez P, Lauque D, Leclerc P, Cordier JF, et al. Idiopathic chronic eosinophilic pneumonia and asthma: how do they influence each other? Eur Respir J. 2003;22(1):8-13.

7. Marchand E, Reynaud-Gaubert M, Lauque D, Durieu J, Tonnel AB, Cordier JF. Idiopathic chronic eosinophilic pneumonia. A clinical and follow-up study of 62 cases. The Groupe d'Etudes et de Recherche sur les Maladies "Orphelines" Pulmonaires (GERM"O"P). Medicine (Baltimore). 1998;77(5):299-312.

8. Jeong YJ, Kim KI, Seo IJ, Lee CH, Lee KN, Kim KN, et al. Eosinophilic lung diseases: a clinical, radiologic, and pathologic overview. Radiographics. 2007;27(3):617-37; discussion 637-9.

9. Jederlinic PJ, Sicilian L, Gaensler EA. Chronic eosinophilic pneumonia: a report of 19 cases and a review of the literature. Medicine (Baltimore). 1988;67(3):154-62.

10. Hayakawa H, Sato A, Toyoshima M, Imokawa S, Taniguchi M. A clinical study of idiopathic eosinophilic pneumonia. Chest. 1994;105(5):1462-6.

11. Mayo JR, Müller NL, Road J, Sisler J, Lillington G. Chronic eosinophilic pneumonia: CT findings in six cases. AJR Am J Roentgenol. 1989;153(4):727-30.

12. Naughton M, Fahy J, FitzGerald MX. Chronic eosinophilic pneumonia: a long-term follow-up of 12 patients. Chest. 1993;103(1):162-5.

13. Matsuse H, Shimoda T, Fukushima C, Matsuo N, Sakai H, Takao A, et al. Diagnostic problems in chronic eosinophilic pneumonia. J Int Med Res. 1997;25(4):196-201.

14. Mochimaru H, Kawamoto M, Fukuda Y, Kudoh S. Clinicopathological differences between acute and chronic eosinophilic pneumonia. Respirology. 2005;10(1):76-85.

15. Lavandier M, Carré P. Effectiveness of inhaled high-dose corticosteroid therapy in chronic eosinophilic pneumonia. Chest. 1994;105(6):1913-4.

16. Minakuchi M, Niimi A, Matsumoto H, Amitani R, Mishima M. Chronic eosinophilic pneumonia: treatment with inhaled corticosteroids. Respiration. 2003;70(4):362-6.

17. Yoshida K, Shijubo N, Koba H, Mori Y, Satoh M, Morikawa T, et al. Chronic eosinophilic pneumonia progressing to lung fibrosis. Eur Respir J. 1994;7(8):1541-4.

18. Allen JN, Pacht ER, Gadek JE, Davis WB. Acute eosinophilic pneumonia as a reversible cause of noninfectious respiratory failure. N Engl J Med. 1989;321(9):569-74.

19. Philit F, Etienne-Mastroïanni B, Parrot A, Guérin C, Robert D, Cordier JF. Idiopathic acute eosinophilic pneumonia: a study of 22 patients. Am J Respir Crit Care Med. 2002;166(9):1235-9.

20. Allen J. Acute eosinophilic pneumonia. Semin Respir Crit Care Med. 2006;27(2):142-7.

21. Badesch DB, King TE Jr, Schwarz MI. Acute eosinophilic pneumonia: a hypersensitivity phenomenon? Am Rev Respir Dis. 1989;139(1):249-52.

22. Okubo Y, Hossain M, Kai R, Sato E, Honda T, Sekiguchi M, et al. Adhesion molecules on eosinophils in acute eosinophilic pneumonia. Am J Respir Crit Care Med. 1995;151(4):1259-62.

23. Allen JN, Liao Z, Wewers MD, Altenberger EA, Moore SA, Allen ED. Detection of IL-5 and IL-1 receptor antagonist in bronchoalveolar lavage fluid in acute eosinophilic pneumonia. J Allergy Clin Immunol. 1996;97(6):1366-74.

24. Yamaguchi S, Okubo Y, Hossain M, Fujimoto K, Honda T, Kubo K, et al. IL-5 predominant in bronchoalveolar lavage fluid and peripheral blood in a patient with acute eosinophilic pneumonia. Intern Med. 1995;34(1):65-8.

25. Pope-Harman AL, Davis WB, Allen ED, Christoforidis AJ, Allen JN. Acute eosinophilic pneumonia: a summary of 15 cases and review of the literature. Medicine (Baltimore). 1996;75(6):334-42.

26. Cheon JE, Lee KS, Jung GS, Chung MH, Cho YD. Acute eosinophilic pneumonia: radiographic and CT findings in six patients. AJR Am J Roentgenol. 1996;167(5):1195-9.

27. King MA, Pope-Harman AL, Allen JN, Christoforidis GA, Christoforidis AJ. Acute eosinophilic pneumonia: radiologic and clinical features. Radiology. 1997;203(3):715-9.

28. Godding V, Bodart E, Delos M, Sibille Y, Galanti L, De Coster P , et al. Mechanisms of acute eosinophilic inflammation in a case of acute eosinophilic pneumonia in a 14-year-old girl. Clin Exp Allergy. 1998;28(4):504-9.

29. Ogawa H, Fujimura M, Matsuda T, Nakamura H, Kumabashiri I, Kitagawa S. Transient wheeze: eosinophilic bronchobronchiolitis in acute eosinophilic pneumonia. Chest. 1993;104(2):493-6.

30. Dejaegher P, Demedts M. Bronchoalveolar lavage in eosinophilic pneumonia before and during corticosteroid therapy. Am Rev Respir Dis. 1984;129(4):631-2.

31. Hardy WR, Anderson RE. The hypereosinophilic syndromes. Ann Intern Med. 1968;68(6):1220-9.

32. Brito-Babapulle F. The eosinophilias, including the idiopathic hypereosinophilic syndrome. Br J Haematol. 2003;121(2):203-23.

33. Spry CJ, Davies J, Tai PC, Olsen EG, Oakley CM, Goodwin JF. Clinical features of fifteen patients with the hypereosinophilic syndrome. Q J Med. 1983;52(205):1-22.

34. Gleich GJ, Leiferman KM. The hypereosinophilic syndromes: current concepts and treatments. Br J Haematol. 2009;145(3):271-85.

35. Roufosse F, Schandené L, Sibille C, Willard-Gallo K, Kennes B, Efira A, et al. Clonal Th2 lymphocytes in patients with the idiopathic hypereosinophilic syndrome. Br J Haematol. 2000;109(3):540-8.

36. Sheikh J, Weller PF. Clinical overview of hypereosinophilic syndromes. Immunol Allergy Clin North Am. 2007;27(3):333-55.

37. Kang EY, Shim JJ, Kim JS, Kim KI. Pulmonary involvement of idiopathic hypereosinophilic syndrome: CT findings in five patients. J Comput Assist Tomogr. 1997;21(4):612-5.

38. Chusid MJ, Dale DC, West BC, Wolff SM. The hypereosinophilic syndrome: analysis of fourteen cases with review of the literature. Medicine (Baltimore). 1975;54(1):1-27.

39. Prin L, Lefebvre P, Gruart V, Capron M, Storme L, Formstecher P, et al. Heterogeneity of human eosinophil glucocorticoid receptor expression in hypereosinophilic patients: absence of detectable receptor correlates with resistance to corticotherapy. Clin Exp Immunol. 1989;78(3):383-9.

40. Butterfield JH. Treatment of hypereosinophilic syndromes with prednisone, hydroxyurea, and interferon. Immunol Allergy Clin North Am. 2007;27(3):493-518.

41. Butterfield JH. Success of short-term, higher-dose imatinib mesylate to induce clinical response in FIP1L1-PDGFRalpha-negative hypereosinophilic syndrome. Leuk Res. 2009;33(8):1127-9.

42. Pitini V, Teti D, Arrigo C, Righi M. Alemtuzumab therapy for refractory idiopathic hypereosinophilic syndrome with abnormal T cells: a case report. Br J Haematol. 2004;127(5):477.

43. Verstovsek S, Tefferi A, Kantarjian H, Manshouri T, Luthra R, Pardanani A, et al. Alemtuzumab therapy for hypereosinophilic syndrome and chronic eosinophilic leukemia. Clin Cancer Res. 2009;15(1):368-73.

44. Mehr S, Rego S, Kakakios A, Kilham H, Kemp A. Treatment of a case of pediatric hypereosinophilic syndrome with anti-interleukin-5. J Pediatr. 2009;155(2):289-91.

45. Rothenberg ME, Klion AD, Roufosse FE, Kahn JE, Weller PF, Simon HU, et al. Treatment of patients with the hypereosinophilic syndrome with mepolizumab. N Engl J Med. 2008;358(12):1215-28.

46. Parrillo JE, Fauci AS, Wolff SM. Therapy of the hypereosinophilic syndrome. Ann Intern Med. 1978;89(2):167-72.

Linfangioliomiomatose

65

Adalberto Sperb Rubin
Suzana Zelmanovitz

Introdução

> **ATENÇÃO**
>
> A linfangioliomiomatose (LAM) é uma doença genética rara que cursa com a formação de cistos pulmonares, angiomiolipomas renais e disseminação linfática, oriunda da proliferação atípica de músculo liso.

Pode ocorrer isoladamente, associada ao angiomiolipoma renal ou ao complexo de esclerose tuberosa (doença neurocutânea esporádica ou de herança autossômica dominante, caracterizada por hamartomas em pele, olhos, rins, coração e sistema nervoso central, crises convulsivas e retardo mental, associada a mutações nos genes *TSC1* ou *TSC2*).

As alterações histopatológicas são caracterizadas pela presença de células de LAM – que apresentam positividade para o antígeno alfa actina e para o anticorpo monoclonal HMB-45 (que reage com glicoproteínas presentes em pré-melanócitos, sendo marcador exclusivo da doença), além de expressarem receptores de estrogênio e progesterona – e por cistos de distribuição difusa.

Aspectos epidemiológicos

Estima-se que a LAM corresponda a 1% de todos os casos de doenças difusas pulmonares; em razão dessa baixa prevalência, há dificuldade de se obter informações fidedignas a respeito dos dados epidemiológicos. Pode-se afirmar que a LAM é uma doença quase exclusiva de indivíduos do sexo feminino, havendo apenas poucos relatos da doença em homens, sendo que nesses casos existia associação com esclerose tuberosa.

> **ATENÇÃO**
>
> A doença acomete principalmente mulheres jovens brancas em idade gestacional. Os sintomas têm início, em média, aos 39 anos.

Cerca de 60% das mulheres estão na pré-menopausa e nunca fumaram. Um aspecto interessante é que, quando a doença surge na menopausa, a maioria das pacientes está recebendo terapia de reposição hormonal. Pacientes com esclerose tuberosa podem desenvolver LAM em uma proporção de 1 a 50% de acordo com diversos estudos. Em média, 30 a 40% das pacientes com esclerose tuberosa apresentam associação com LAM (LAM-TSC). A associação apresenta prevalência mundial de cerca de 200 mil pacientes, enquanto a LAM esporádica (forma isolada da doença) tem uma prevalência de 30 a 50 mil pacientes.

Diagnóstico

> **ATENÇÃO**
>
> Os sintomas pulmonares dominam o quadro clínico da LAM, sendo que a apresentação clássica é a de uma mulher jovem com relato de pneumotórax, às vezes de repetição, dispneia progressiva e episódios eventuais de derrame pleural quiloso.

A dispneia é resultado da obstrução ao fluxo aéreo e substituição do parênquima pulmonar normal por cistos. Aproximadamente dois terços dos pacientes desenvolverão pneumotórax em algum momento da evolução da doença, sendo que esse desfecho é resultado do rompimento dos cistos. O quilotórax, formado pela proliferação celular no sistema linfático, embora menos comum, é de difícil manejo devido à alta recorrência após uma simples drenagem. Outros sintomas incluem tosse, dor torácica e hemoptise. A TABELA 65.1 mostra a prevalência dos sintomas e sinais no diagnóstico e na evolução da LAM em uma série de casos.

Manifestações extrapulmonares – também resultado da proliferação celular – incluem linfadenopatias (sobretudo abdominais, retroperitoneais e retrocrurais), encontradas em até um terço dos pacientes quando submetidos à investigação tomográfica, embora em geral pouco sintomáticas. Outros achados são massas císticas linfáticas (chamadas de linfangioliomiomas, com localização principalmente em abdome, retroperitônio e pelve, podendo ocorrer em mediastino e pescoço), coleções quilosas abdominais e coexistência, em quase 50% dos casos de LAM esporádica, de tumores benignos contendo músculo liso, vasos e gordura (angiomiolipomas), presentes sobremaneira no rim.

A investigação diagnóstica de rotina inclui exames de imagem e avaliação da função pulmonar. A radiografia de tórax costuma ser normal nos estádios iniciais da doença, embora na avaliação inicial possa ser detectado pneumotórax ou derrame pleural. As anormalidades mais comuns são opacidades reticulares, cistos ou bolhas. Os volumes pulmonares em geral estão preservados, e a associação de imagens reticulares com essa preservação dos volumes pulmonares ocorre em poucas condições: LAM, histiocitose de células de Langerhans (HCL), sarcoidose e pneumonia de hipersensibilidade crônica.

Pacientes com suspeita de LAM devem ser submetidos à tomografia de tórax de alta resolução (TCAR). A alteração mais característica é a presença de cistos de paredes finas espalhados pelos campos pulmonares entremeados por parênquima pulmonar normal (FIGURA 65.1). A realização da tomografia de abdome em conjunto com a TCAR pode ser bastante útil na localização de manifestações extratorácicas da doença. Quando a TCAR for característica e houver outra manifestação clássica da doença, como angiomiolipomas, linfangioliomiomas ou derrames pleurais ou ascíticos quilosos, pode-se prescindir da biópsia.

A prova de função pulmonar dos pacientes com LAM pode ser normal nas fases iniciais da doença, mas surge distúrbio obstrutivo com a evolução da doença. Em até um terço dos casos, uma modesta melhora com o uso de broncodilatadores pode ser evidenciada. Uma redução da capacidade de difusão do monóxido de carbono (DLCO) também pode estar presente.

O diagnóstico padrão-ouro para a LAM é a biópsia pulmonar ou de linfáticos que mostre a infiltração de células lisas de forma anormal, chamadas de células de LAM. Estudos histoquímicos com marcadores para actina de músculo liso e antígeno HMB-45 relacionado com melanoma podem ser positivos e úteis em casos de biópsias transbrônquicas. Quando a função pulmonar não for adequada para a realização de biópsia pulmonar, locais alternativos no abdome podem ser biopsiados, sob orientação tomográfica e com possibilidade de utilização de agulha fina.

TABELA 65.1 → Sintomas e sinais de linfangioliomiomatose

	NO DIAGNÓSTICO	DURANTE O CURSO DA DOENÇA
Dispneia	42%	87%
Pneumotórax	43%	65%
Tosse	20%	51%
Dor torácica	14%	34%
Hemoptise	14%	22%
Quilotórax	12%	28%

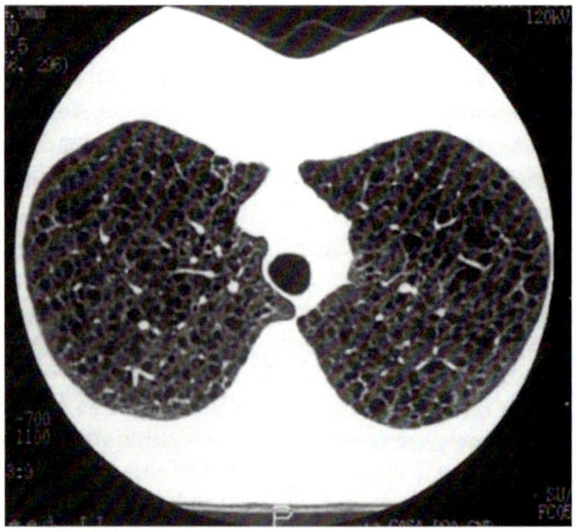

FIGURA 65.1 → Tomografia computadorizada de tórax em caso de linfangioliomiomatose.

Diagnóstico diferencial

Os principais diagnósticos diferenciais incluem doenças que apresentam cistos (QUADRO 65.1).

Dentre os diagnósticos diferenciais, a HCL e o enfisema são os principais. Na DPOC, a história de tabagismo e a morfologia dos cistos, que são desprovidos de parede no enfisema, auxiliam no diagnóstico. No caso da HCL, os cistos têm uma distribuição irregular com paredes mais espessas, predominando em ápice e regiões medianas dos pulmões, poupando as bases.

Tratamento

O tratamento primário da LAM tem como base o antagonismo da ação do estrogênio, embora tal conduta ainda seja considerada empírica. O medicamento mais amplamente empregado é a progesterona. Com base nas recomendações atuais, é indicada a utilização de progesterona por via oral ou intramuscular por 12 meses quando houver declínio funcional acelerado, avaliando-se a resposta a seguir.

Muitos autores preconizam, além da progesterona oral ou intramuscular, o uso de agonistas do GnRH, embora isso seja discutível para pacientes assintomáticos e sem perda de função pulmonar. Não há evidências de que a ooforectomia bilateral possa deter a progressão da doença, sendo essa conduta cada vez menos indicada do que já foi no passado. O uso de broncodilatadores deve ser incentivado para aqueles pacientes (17%) com prova broncodilatadora positiva.

A vacinação anti-influenza e antipneumocócica deve ser realizada. A reabilitação pulmonar deve ser considerada em pacientes dispneicos, com base em resultados obtidos em pacientes com outras doenças intersticiais e com DPOC. Não há recomendação para a utilização de corticoides inalatórios ou sistêmicos. Em casos avançados, está indicada suplementação de oxigênio. Apesar de ser observada uma redução da densidade óssea em mulheres com LAM, a terapia com progesterona não parece acelerar o desenvolvimento da osteoporose, e a terapia com bifosfonados é efetiva para essa população.

QUADRO 65.1 → Diagnóstico diferencial com linfangioliomiomatose

- Doença pulmonar obstrutiva crônica (DPOC)
- Deficiência de alfa$_1$-antitripsina
- Histiocitose de células de Langerhans (ou granuloma eosinofílico)
- Sarcoidose em estágio IV (sarcoidose cística)
- Esclerose tuberosa
- Pneumonite de hipersensibilidade (alveolite alérgica extrínseca crônica)
- Enfisema panacinar devido ao uso de drogas intravenosas

O transplante pulmonar deve ser considerado em pacientes com menos de 65 anos, sintomáticos (classe funcional III ou IV da New York Heart Association), com função pulmonar demonstrando comprometimento mais grave (volume expirado forçado no primeiro segundo e DLCO abaixo de 40%), principalmente se houver hipoxemia associada. Existem relatos de recidiva no órgão transplantado. Melhores resultados foram demonstrados com transplante bilateral, sendo que a sobrevida após um ano varia entre 80 e 90%.

Em relação ao manejo do quilotórax, inicialmente deve-se realizar, nos casos sintomáticos, aspiração simples ou drenagem torácica, associada à dieta com triglicérides de cadeia média e baixo teor de gordura. Se houver refratariedade ou recorrência, pode-se realizar pleurodese cirúrgica ou química, que, apesar de não ser contraindicação absoluta, pode dificultar a realização de transplante pulmonar, com maior risco de complicações cirúrgicas, sobretudo sangramento. Pode-se instituir de maneira associada ligadura do ducto torácico. O pneumotórax deve ser abordado de início com aspiração simples e/ou drenagem pleural e, semelhante ao descrito para o quilotórax, apesar de a pleurodese estar indicada nos casos refratários ou recorrentes, ela pode dificultar o transplante pulmonar e favorecer complicações cirúrgicas.

Viagens aéreas devem ser desencorajadas para pacientes com pneumotórax de repetição. A gravidez em pacientes com LAM ainda não foi rigorosamente estudada, porém um alerta deve ser dado às pacientes que desejam engravidar devido ao aumento de exacerbação da doença e de pneumotórax na gravidez.

Leituras Recomendadas

Johnson SR. Lymphangioleiomyomatosis. Eur Respir J. 2006;27(5):1056-65.

King Jr TE. Pulmonary involvement in tuberous sclerosis [Internet]. Waltham: UpToDate; 2010 [capturado em 18 maio 2011]. Disponível em: http://www.uptodate.com/contents/pulmonary-involvement-in-tuberous-sclerosis?source=search_result&selectedTitle =1~150.

King Jr TE. Pulmonary lymphangioleiomyomatosis [Internet]. Waltham: UpToDate; 2011 [capturado em 18 maio 2011]. Disponível em: http://www.uptodate.com/contents/ pulmonary-lymphangioleio myomatosis?source=search_result&selectedTitle=1~16.

McCormack FX. Lymphangioleiomyomatosis: a clinical update. Chest. 2008;133(2):507-16.

Medeiros Junior P, Carvalho CRR. Linfangioleiomiomatose pulmonar. J Bras Pneumol. 2004;30(1):66-77.

Ryu JH, Doerr CH, Fisher SD, Olson EJ, Sahn SA. Chylothorax in lymphangioleiomyomatosis. Chest. 2003;123(2):623-7.

Ryu JH, Moss J, Beck GJ, Lee JC, Brown KK, Chapman JT, et al. The NHLBI lymphangioleiomyomatosis registry: characteristics of 230 patients at enrollment. Am J Respir Crit Care Med. 2006;173(1):105–11.

Granulomatose Pulmonar de Células de Langerhans

66

Adalberto Sperb Rubin
Fernanda Brum Spilimbergo

Introdução

> **ATENÇÃO**
>
> A granulomatose pulmonar de células de Langerhans (GPCL), também conhecida como histiocitose X pulmonar ou granuloma eosinófilo, é uma doença rara que comumente afeta adultos jovens fumantes e tem como causa uma proliferação anormal das células de Langerhans, com infiltração pulmonar.

Essa anormalidade também pode acometer outros órgãos e sistemas, estando presente em outras duas entidades: doença de Letterer-Siwe e doença de Hand-Schüller-Christian.[1]

A incidência e a prevalência verdadeiras são desconhecidas, mas a doença foi encontrada em apenas 3,4% dos 502 pacientes submetidos a biópsia pulmonar a céu aberto para doença intersticial pulmonar difusa crônica.[2]

Etiopatogenia

A causa da GPCL permanece obscura. Tem sido sugerido que ocorra uma resposta imunológica descontrolada a um antígeno desconhecido exógeno, em que células de Langerhans podem servir como células acessórias na ativação de linfócitos T.

Várias hipóteses têm sido propostas para explicar a associação entre tabagismo e GPCL. Os componentes da fumaça do cigarro agem como antígenos estranhos nas vias aéreas periféricas. O fumo do tabaco, por si só, provoca um aumento do número de células de Langerhans no epitélio das vias aéreas e no epitélio alveolar de fumantes normais.[3,4] Outros mecanismos imunológicos que contribuem para a lesão pulmonar podem incluir complexos imunes circulantes formados a partir de respostas de anticorpos contra antígenos do tabaco.

Quadro clínico e avaliação diagnóstica

A doença costuma afetar jovens fumantes com idade entre 20 e 40 anos e, embora a maioria dos pacientes seja de fumantes pesados, não há evidências de que o grau e a duração do tabagismo se correlacionem com a gravidade da doença.[5] A GPCL apresenta-se com sintomas clínicos inespecíficos, como dispneia, tosse seca e dor torácica, com frequência do tipo pleurítica, e menos comumente com febre, perda de peso, fadiga e hemoptise. O pneumotórax costuma complicar o curso da GPCL e é a manifestação de apresentação em até 20% dos casos.[6]

O exame físico não revela sinais anormais na maioria dos pacientes. Estertores crepitantes inspiratórios são auscultados em somente 10 a 20% dos pacientes. O hipocratismo digital raramente é visto. Hipertensão pulmonar e *cor pulmonale* secundário são vistos na doença avançada. Os resultados de exames laboratoriais costumam ser inespecíficos e estar dentro dos limites normais. Os testes de função pulmonar são altamente variáveis no curso da doença.[7] A redução da difusão de monóxido de carbono (DCO) está presente em 60 a 90% dos pacientes e é a anormalidade da função pulmonar mais comum.[8]

Exames de imagem

> **ATENÇÃO**
>
> Os estudos radiográficos revelam uma combinação característica de cistos e micronódulos centrolobulares difusos.

Em um fumante ativo, a combinação é quase diagnóstica. Radiograficamente, a GPCL predomina nas zonas médias e superiores do pulmão, uma característica comum a muitas doenças intersticiais relacionadas com o fumo. As áreas reticulares vistas em radiografias correspondem a áreas de cistos sobrepostos observados na tomografia computadorizada de alta resolução (FIGURA 66.1A e B).

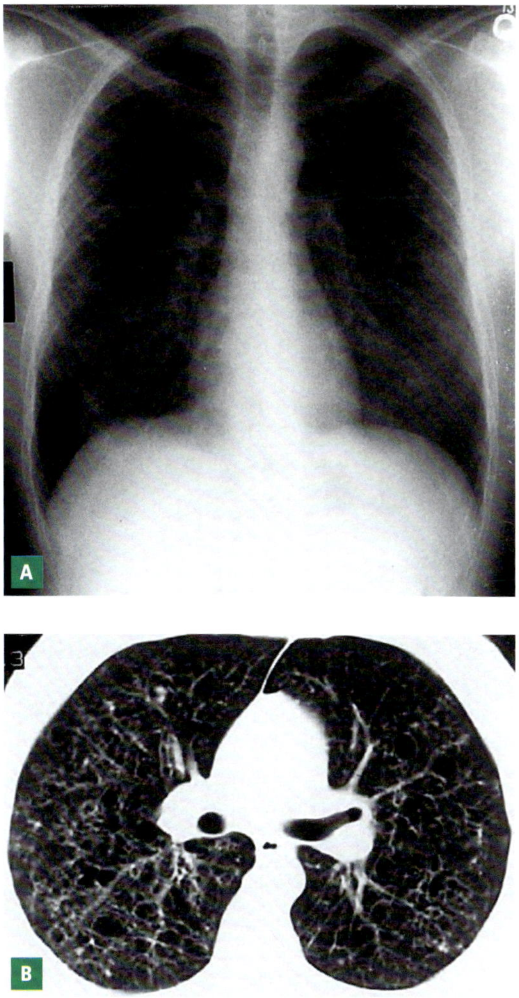

FIGURA 66.1 → Radiografia de tórax (A) e tomografia computadorizada de alta resolução (B) características da granulomatose pulmonar de células de Langerhans.

Endoscopia e lavado broncoalveolar

A inspeção pela broncoscopia geralmente é normal ou revela alterações inespecíficas inflamatórias típicas de tabagismo pesado. Embora o diagnóstico possa ser estabelecido a partir de espécimes de biópsia transbrônquica, em alguns casos o rendimento do diagnóstico desse procedimento é baixo, variando de 10 a 40%, devido à natureza irregular da doença.[9]

Histologia

A principal característica patológica da GPCL é uma proliferação inadequada e infiltração de vários tecidos com células que são morfológica e imunologicamente semelhantes às células de Langerhans normais. O diagnóstico histológico de GPCL em adultos recai sobre a identificação de lesões pulmonares típicas, junto com a demonstração confiável do aumento do número de células de Langerhans.

Diagnóstico diferencial

O diagnóstico diferencial da doença pulmonar cística inclui sobretudo GPCL predominantemente cística, linfangioliomiomatose, enfisema e bronquiectasias. Os cistos na linfangioliomiomatose são semelhantes aos da GPCL, mas ocorrem de forma difusa por todo o pulmão e afetam quase exclusivamente mulheres. As cavidades císticas de enfisema representam focos de parênquima destruído e as paredes com falta de definição. A dilatação dos brônquios nas bronquiectasias pode ser distinguida pelo padrão de comunicação e ramificação visto em imagens de tomografia de tórax contíguas.[3]

Terapêutica e prognóstico

A avaliação da eficácia das terapêuticas utilizadas para GPCL é complicada em função da frequente ocorrência de resolução espontânea ou estabilização da doença. Além disso, como a doença é rara, estudos controlados com número suficiente de pacientes são de difícil realização.

O tratamento primário para GPCL é a cessação do tabagismo e, para a maioria dos pacientes a estabilização dos sintomas ocorre com a cessação do tabagismo por si só. Estudos prospectivos para determinar se a cessação do tabagismo influencia a evolução da doença a longo prazo ou sua mortalidade não foram realizados.[4] A terapia com corticoides conduziu igualmente à estabilização da doença em alguns estudos, embora essa abordagem não tenha sido comparada com a eficácia da cessação do tabagismo por si só.

É razoável considerar um processo de tratamento com corticoides em pacientes que têm doença progressiva apesar da cessação do tabagismo. Pacientes com doença progressiva que não responde aos corticoides ou com envolvimento de múltiplos órgãos têm sido tratados com quimioterapia, como ciclofosfamida, vimblastina, vincristina, cladribina, clorambucil e metotrexato; no entanto, nenhum estudo foi realizado para avaliar o benefício dessas terapias.[9]

Em pacientes com rápida deterioração da função pulmonar, o transplante pulmonar é uma opção, embora a cessação do tabagismo deva ser demonstrada a título oneroso, já que a GPCL pode recorrer se o paciente continuar a fumar.

O quadro evolutivo da doença é bastante variável, e muitos pacientes têm bom prognóstico.[2] Até metade irá mostrar estabilidade clínica e radiográfica, enquanto 25% irão apresentar regressão espontânea ou não, se pararem de fumar. Os 25% restantes podem apresentar substituição cística do parênquima, evoluindo para a fase final da doença pulmonar e insuficiência respiratória.[2]

Referências

1. Gaensler EA, Carrington CB. Open biopsy for chronic diffuse infiltrative lung disease: clinical, roentgenographic, and physiological correlations in 502 patients. Ann Thorac Surg. 1980;30(5):411-26.

2. Tinelli C, De Silvestri A, Richeldi L, Oggionni T. The Italian register for diffuse infiltrative lung disorders (RIPID): a four-year report. Sarcoidosis Vasc Diffuse Lung Dis. 2005;22 Suppl 1:S4-8.

3. Nezelof C, Basset F. Langerhans cell histiocytosis research: past, present, and future. Hematol Oncol Clin North Am. 1998;12(2):385-406.

4. Harari S, Comel A. Pulmonary langerhans cell histiocytosis. Sarcoidosis Vasc Diffuse Lung Dis. 2001;18(3):253-62.

5. Aguayo SM, Kane MA, King TE, Jr, Schwarz MI, Grauer L, Miller YE. Increased levels of bombesin-like peptides in the lower respiratory tract of asymptomatic cigarette smokers. J Clin Invest. 1989;84(4):1105-13.

6. Allen TC. Pulmonary Langerhans cell histiocytosis and other pulmonary histiocytic diseases: a review. Arch Pathol Lab Med. 2008;132(7):1171-81.

7. Vassallo R, Ryu JH, Schroeder DR, Decker PA, Limper AH. Clinical outcomes of pulmonary Langerhans'-cell histiocytosis in adults. N Engl J Med. 2002;346(7):484-90.

8. Crausman RS, Jennings CA, Tuder RM, Ackerson LM, Irvin CG, King TE, Jr. Pulmonary histiocytosis X: pulmonary function and exercise pathophysiology. Am J Respir Crit Care Med. 1996;153(1):426-35.

9. Tazi A. Adult pulmonary Langerhans' cell histiocytosis. Eur Respir J. 2006;27(6):1272-85.

Leitura recomendada

Youkeles LH, Grizzanti JN, Liao Z, Chang CJ, Rosenstreich DL. Decreased tobacco-glycoprotein-induced lymphocyte proliferation in vitro in pulmonary eosinophilic granuloma. Am J Respir Crit Care Med. 1995;151(1):145-50.

Síndrome Hepatopulmonar

67

Eduardo Garcia
Fernanda Waltrick Martins

Introdução

A síndrome hepatopulmonar (SHP) é definida pela tríade clínica composta de doença hepática, dilatações vasculares intrapulmonares (DVIPs) e alterações de gases arteriais, caracterizadas por diferença alvéolo-arterial de oxigênio (PA-aO_2) $\geq$ 15 mmHg ($\geq$ 20 mmHg se idade > 64 anos) ou PaO_2 < 80 mmHg. Considerada uma complicação frequente da cirrose, sabe-se que a SHP também pode acometer pacientes não cirróticos com hipertensão portal, como em casos de esquistossomose hepatoesplênica.

Essa síndrome pode ocorrer na vigência de doença hepática crônica ou aguda, embora seja mais comumente associada à doença crônica. Há descrição de sua ocorrência entre 4 e 32% dos pacientes cirróticos candidatos a transplante hepático, sendo essa variação dada pela definição recente, em 2004, dos critérios diagnósticos da síndrome. A causa da cirrose não parece estar relacionada com o aumento do risco de desenvolvimento da SHP. Em pacientes não cirróticos com hipertensão portal, a prevalência é mais baixa, com taxas entre 8 e 9,7%.

Está estabelecido que pacientes com SHP têm mais do que o dobro do risco de morte quando comparados com pacientes sem SHP, o que não foi explicado pelas diferenças entre os grupos demográficos, pelas comorbidades associadas, pelo tipo ou pela gravidade da doença hepática e função cardiopulmonar. Dados obtidos por estudos retrospectivos demonstraram mortalidade em pacientes com SHP de 41% em até 2,5 anos após o diagnóstico.

A etiopatogenia da SHP ainda não está definida. Especula-se que fatores genéticos, bem como o desequilíbrio na resposta dos receptores de endotelina e o remodelamento microvascular pulmonar, estejam envolvidos na predisposição para essa complicação.

Fisiopatologia

O diâmetro normal dos capilares pulmonares é de aproximadamente 8 a 15 μm, podendo chegar a 500 μm nos pacientes com SHP **(FIGURA 67.1)**.

O mecanismo da hipoxemia na SHP é representado por uma combinação de fatores: vasodilatação intrapulmonar, desproporção ventilação/perfusão (V_A/Q) em áreas com baixas relações V_A/Q e desequilíbrio de difusão do oxigênio induzido por vasodilatação intrapulmonar disseminada, mesmo em parênquimas pulmonares normais **(FIGURA 67.2)**.

Embora a patogênese da vasodilatação intrapulmonar ainda não esteja completamente elucidada, diversas são as hipóteses para explicar a patogênese da SHP. No entanto, essas teorias permanecem especulativas enquanto vários estudos experimentais vêm sendo realizados.

Acredita-se que a falência hepática possa determinar prejuízo na síntese ou no metabolismo de substâncias vasoativas pulmonares, levando à perda do tônus vascular caracterizada por pouca ou nenhuma reatividade vascular à hipoxia. Entretanto, a causa da vasodilatação não foi atribuída a nenhuma substância em particular. A endotelina-1 (ET-1) e o óxido nítrico (NO) têm recebido destaque devido ao seu envolvimento direto com a microvasculatura pulmonar.

Em condições normais, a ET-1, produzida pelo fígado, tem a função de regular o tônus vascular pulmonar. Quando se liga aos receptores localizados no tecido do músculo liso

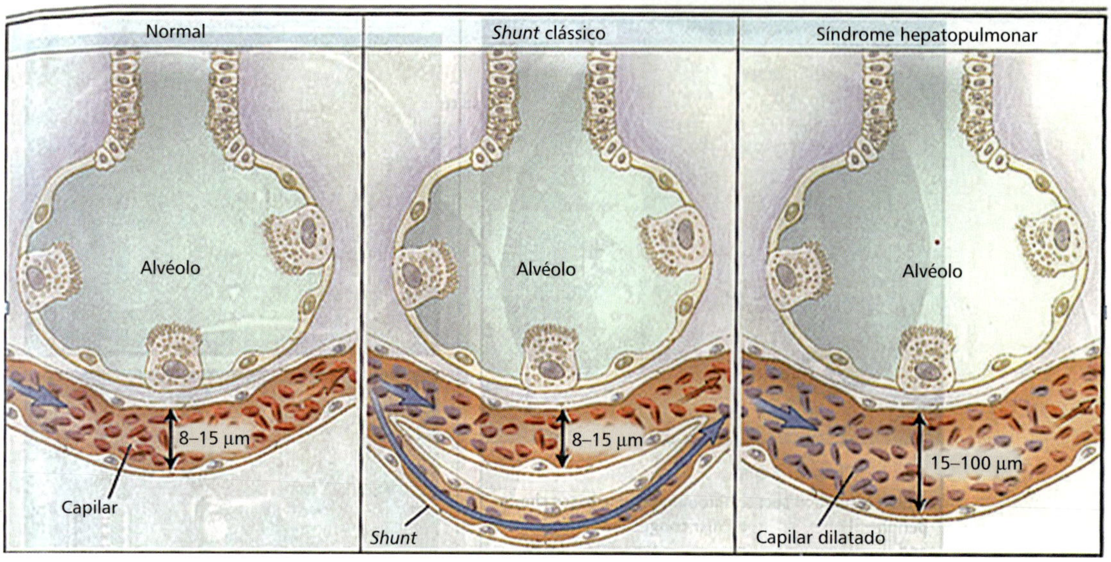

FIGURA 67.1 → Dilatações vasculares intrapulmonares.

vascular (ETA), a ET-1 produz vasoconstrição. No entanto, quando se liga aos receptores localizados no endotélio vascular pulmonar (ETB), produz vasodilatação devido à síntese de NO mediante estimulação da óxido nítrico sintase endotelial (eNOS). Assim, a ET-1 equilibra seu efeito vasoconstritor e ajuda a manter a ventilação pulmonar/perfusão dentro dos parâmetros normais (FIGURA 67.3).

Quando ocorre dano hepático, a endotelina chega à circulação pulmonar e, preferencialmente, parece interagir com o receptor ETB, promovendo vasodilatação pulmonar.

Na cirrose, há aumento dos níveis do fator de necrose tumoral alfa (TNF-α), o qual contribui para o acúmulo de macrófagos no lúmen dos vasos pulmonares. Esses macrófagos estimulam a produção de outra enzima produtora de NO (*induced nitric oxide synthase* – iNOS), desencadeando vasodilatação pulmonar.

Clínica

> **ATENÇÃO**
>
> A dispneia, que é o sintoma pulmonar mais frequente, geralmente é insidiosa e pode ser agravada pelo exercício. A platipneia (aumento da dispneia da posição supina para a vertical) e a ortopneia (redução da $PaO_2 \geq 5\%$ ou ≥ 4 mmHg a partir da posição supina para a vertical) se destacam como manifestações comuns na SHP, mas não são patognomônicos.[1] A justificativa para a piora da dispneia na posição ereta deve-se ao predomínio das DVIPs nos terços inferiores dos pulmões que, por ação da gravidade, tornam-se mais perfundidas, comprometendo os mecanismos normais de oxigenação arterial.

A presença de cianose periférica, aranhas vasculares e hipocratismo digital ao exame físico evidencia SHP avançada, embora tais achados não sejam específicos.

As comorbidades pulmonares crônicas – especialmente doença pulmonar obstrutiva crônica (DPOC), asma brônquica e fibrose pulmonar idiopática – coexistem em cerca de um terço dos pacientes com SHP, o que também pode ocasionar esses achados clínicos. Portanto, a avaliação complementar é sempre imprescindível.

Um estudo angiográfico com pequeno número de pacientes com SHP demonstrou dois modelos de comunicações arteriovenosas, o que permitiu a classificação da SHP em tipo I (ou difuso) e tipo II (ou focal) com base em achados angiográficos e na oxigenação arterial.

- **Tipo I:** Dilatações pré-capilares que apresentam resposta satisfatória à administração de oxigênio a 100% ($PaO_2 >$ 400 mmHg).
- **Tipo II:** Vasodilatações pequenas e localizadas, semelhantes às malformações arteriovenosas, que apresentam resposta ruim ao oxigênio a 100%; menos comum do que o tipo I (FIGURA 67.4).

Exames complementares

Gasometria arterial

As gasometrias arteriais obtidas com o paciente em repouso podem evidenciar hipoxemia definida por $PaO_2 < 70$ mmHg ou saturação de oxigênio ≤ 92%. No entanto, a determinação do gradiente alvéolo-arterial de oxigênio permite avaliar de forma mais precisa as anormalidades da oxigenação arterial, visto que a utilização isolada da PaO_2 pode subestimar o verdadeiro grau de hipoxemia, que pode estar mascarado devido à hiperventilação e à circulação hiperdinâmica dos

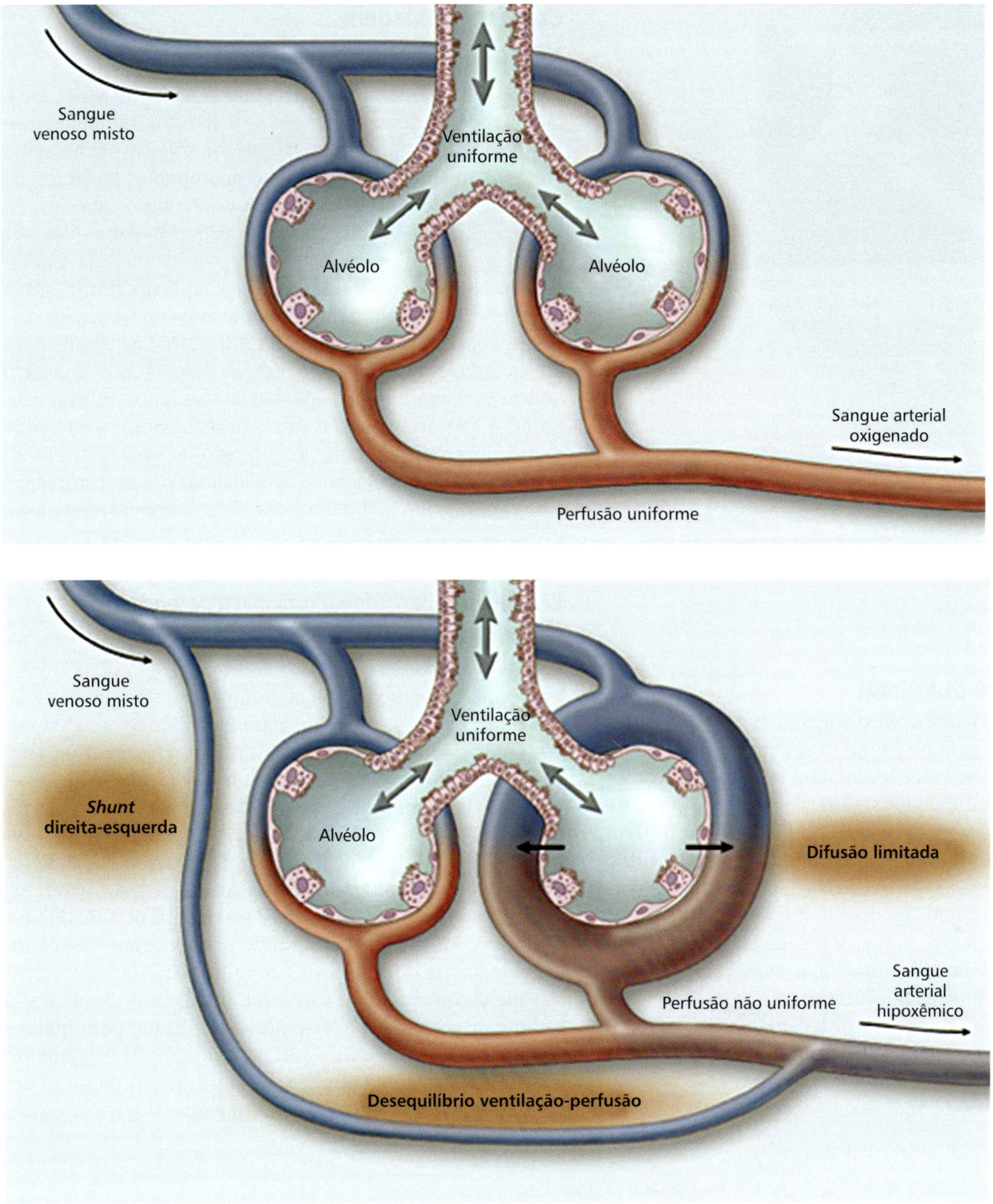

FIGURA 67.2 → Na parte superior, pulmão normal; na parte inferior, pulmão com síndrome hepatopulmonar.

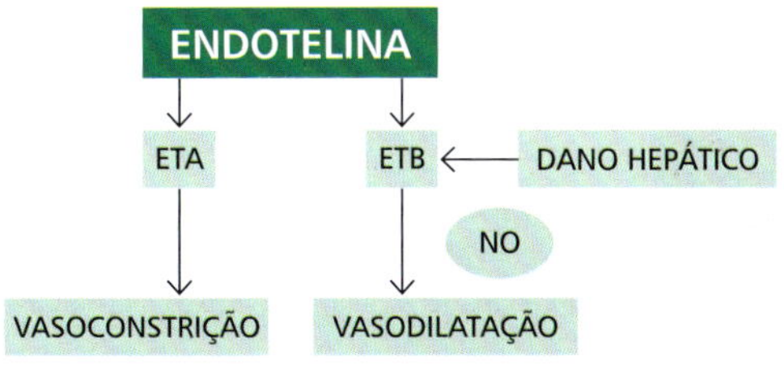

FIGURA 67.3 → Fisiopatologia da síndrome hepatopulmonar.

cirróticos. O teste de suplementação com oxigênio a 100% auxilia na distinção entre SHP tipo I e tipo II. Por definição, uma PaO_2 superior a 500 mmHg exclui a presença de *shunt* intrapulmonar verdadeiro. A ausência de resposta à suplementação de oxigênio (PaO_2 < 100 mmHg) deve levantar suspeita de *shunt* intracardíaco ou intrapulmonar. É recomendado que pacientes com respostas inferiores a 300 mmHg sejam submetidos à arteriografia com o intuito de determinar a presença do tipo II e, em casos selecionados, realizar terapêutica com embolização.

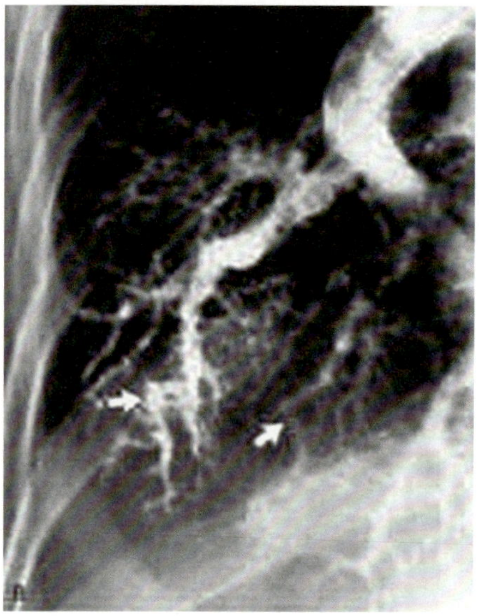

FIGURA 67.4 → Síndrome hepatopulmonar tipo II.

Testes de função pulmonar

Os valores da capacidade vital forçada (CVF), do volume expiratório forçado no primeiro segundo (VEF_1) e do volume residual (VR) são frequentemente normais nessa síndrome, ou sem alterações significativas na ausência de outras comorbidades pulmonares. As medidas de difusão de gases, em especial a difusão de monóxido de carbono (DLCO), podem se mostrar reduzidas, mesmo após a correção dos valores obtidos de acordo com a quantidade de hemoglobina. Os achados clínicos e funcionais anormais em pacientes com SHP costumam ser revertidos após o transplante hepático bem-sucedido. Entretanto, a baixa DLCO pode persistir, o que pode estar relacionado com a deposição de colágeno no capilar pulmonar e nas paredes das vênulas pulmonares, como observado em um único estudo *post-mortem* sobre essa condição.

Exames de imagem

Ecocardiograma transtorácico com contraste

Exame sensível, considerado o método não invasivo de escolha para detecção de dilatações vasculares intrapulmonares. Utilizam-se como contraste 10 mL de solução salina agitada manualmente, resultando em microbolhas ($\leq$ 90 μm de diâmetro), injetados em uma veia do membro superior. As microbolhas são fisiologicamente presas e absorvidas por alvéolos normais e não devem aparecer na aurícula esquerda. Após a aparição de microbolhas no átrio direito, a sua visualização no átrio esquerdo em menos de três ciclos cardíacos sugere uma comunicação intra-atrial da direita para a esquerda, enquanto a visualização de microbolhas após o quarto batimento implica dilatações vasculares intrapulmonares. A ecocardiografia transesofágica com contraste pode aumentar a sensibilidade de detecção de vasodilatação intrapulmonar em relação à ecocardiografia transtorácica. Entretanto, é um método menos utilizado por ser invasivo e dispendioso (FIGURA 67.5).

Cintilografia perfusional com macroagregados de albumina marcados com tecnécio 99m (MAA^{99m}Tc)

Estudo diagnóstico útil para a detecção de DVIPs. A maioria dos macroagregados de albumina apresenta mais de 20 μm de diâmetro, sendo normalmente impactados na microcirculação pulmonar, permitindo a passagem de apenas 3 a 6% dos macroagregados. Em pacientes com *shunt* intracardíaco ou dilatações vasculares intrapulmonares, as partículas atingem regiões extrapulmonares, como cérebro, rins, baço e fígado. A principal vantagem desse método sobre o ecocardiograma com contraste é a sua maior especificidade em identificar SHP na coexistência de doença pulmonar intrínseca. Já a grande desvantagem é a sua incapacidade de diferenciar as comunicações intracardíacas das dilatações vasculares intrapulmonares. A cintilografia pulmonar com MAA^{99m}Tc pode ser utilizada para quantificar a fração de *shunt* e é útil na avaliação de seguimento da doença. Devido à correlação entre fração de *shunt* determinada pela cintilografia tanto com PaO_2 quanto pelo

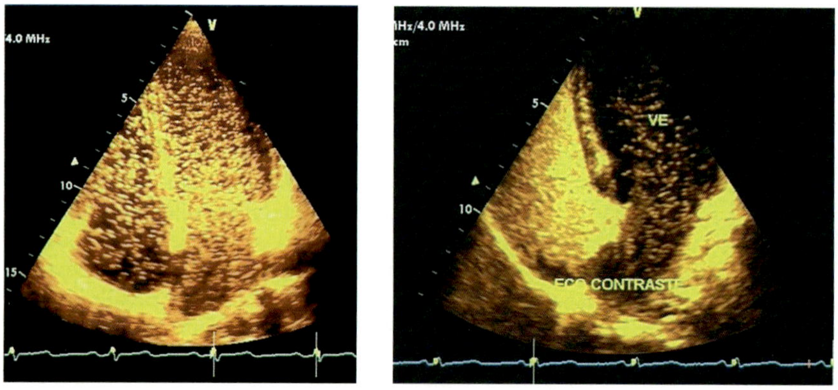

FIGURA 67.5 → Ecocardiograma transtorácico com *shunt* intrapulmonar
Fonte: Imagens cedidas pela Dra. Márcia Castilhos Puchalski).

gradiente alvéolo-arterial de oxigênio, a cintilografia com MAA^{99m}Tc parece ser um método capaz de avaliar de forma quantitativa a gravidade anatômica das DVIPs.

Tomografia computadorizada

Esse exame oferece pouca informação para o diagnóstico de SHP. É utilizado com a finalidade de excluir outras doenças pulmonares.

Diagnóstico

> **ATENÇÃO**
>
> A pesquisa de SHP está indicada em todos os candidatos a transplante hepático e naqueles pacientes hepatopatas com queixa de dispneia. Inicialmente, a avaliação é feita por gasometria arterial, com a pesquisa de hipoxemia arterial (PaO_2 < 80 mmHg) e com o cálculo do gradiente alvéolo-arterial de oxigênio ($PA\text{-}aO_2 \geq 15$ mmHg). Na sequência da investigação, realiza-se o ecocardiograma com contraste e função pulmonar completa com difusão de monóxido de carbono. O ecocardiograma positivo confirma o diagnóstico de SHP. A cintilografia de perfusão com ^{99m}TcMAA pode ser útil na estimativa do resultado após o transplante hepático.

Se a hipoxemia é leve a moderada (PaO_2 de 60 a 80 mmHg), o acompanhamento periódico é recomendado pelo menos uma vez por ano, com gasometria e testes de função pulmonar. Caso haja piora progressiva da hipoxemia ou se o paciente apresentar hipoxemia grave (PaO_2 < 60 mmHg), é vital considerar transplante hepático. Se a hipoxemia for muito severa (PaO_2 < 50 mmHg) ou se existirem comorbidades cardiopulmonares, o transplante hepático deve ser considerado após avaliação individual completa de gravidade e prognóstico.

TRATAMENTO

Tratamento não farmacológico

- Oxigenoterapia: Indicada em pacientes com hipoxemia grave (PaO_2 < 60 mmHg) ao repouso.
- *Shunt* portossistêmico intra-hepático transjugular (TIPS): A hipertensão portal pode desempenhar um papel central na patogênese da SHP, de modo que a redução da pressão na veia porta pode ser uma opção terapêutica. No entanto, os dados disponíveis a respeito desse tratamento são insuficientes para sustentar a orientação de tal abordagem terapêutica.
- Cavoplastia: Esse tratamento permite a descompressão em pacientes com obstrução da veia cava inferior supra-hepática (síndrome de Budd-Chiari).
- Embolização: Indicada na SHP tipo II, sendo uma medida temporária na melhora da oxigenação, devido ao fato de lesões discretas aparecerem em um período de meses a anos após a embolização.
- Transplante hepático: Abordagem terapêutica que permite a resolução completa da SHP em mais de 80% dos casos. Atualmente, sabe-se que o transplante pode resultar em resolução completa da SHP, e a hipoxemia progressiva é considerada uma das indicações de transplante em adultos e crianças. Tendo em vista que a SHP é um fator de risco independente de pior prognóstico, esta passou a ser considerada uma recomendação formal de prioridade dos pacientes com forma severa da síndrome na lista de transplante hepático, conforme publicado no Diário Oficial da União em 2006. Embora os parâmetros espirométricos melhorem cedo, o tempo para a normalização da hipoxemia arterial após o transplante é variável, podendo levar até mais de um ano, considerando a hipótese de remodelamento vascular.
- Aqueles pacientes com pior resposta à suplementação de oxigênio e SHP tipo II (PaO_2 < 150 mmHg) parecem comportar maior risco de mortalidade pós-transplante. Em uma tentativa de estratificar os pacientes com maior risco para transplante, alguns parâmetros utilizados para determinar a gravidade da anormalidade de oxigenação devem ser levados em consideração. São eles: a mensuração da PaO_2 com O_2 inspirado a 100%, mas, sobretudo, uma PaO_2 ≤ 50 mmHg e a quantificação de *shunt* intrapulmonar ≥ 20% (normal < 6%) por meio da cintilografia pulmonar.

Tratamento farmacológico

Nenhum dos pequenos ensaios clínicos não controlados com fármacos demonstrou melhora consistente na oxigenação ou nas DVIPs. Várias classes farmacológicas foram testadas, dentre elas análogos da somatostatina, betabloqueadores, inibidores da cicloxigenase, corticoides, imunossupressores (ciclofosfamida) e outras.

Referência

1. De BK, Sen S, Sanyal R. Hepatopulmonary syndrome in noncirrhotic portal hipertension. Ann Intern Med. 2000;132(11):924.

Leituras recomendadas

Abrams GA, Jaffe CC, Hoffer PB, Binder HJ, Fallon MB. Diagnostic utility of contrast echocardiography and lung perfusion scan in patients with hepatopulmonary syndrome. Gastroenterology. 1995;109(4):1283-8.

Arguedas MR, Abrams GA, Krowka MJ, Fallon MB. Prospective evaluation of outcomes and predictors of mortality in patients with hepatopulmonary syndrome undergoing liver transplantation. Hepatology. 2003;37(1):192-7.

Brandão ABM, Marroni CA, Fleck Jr AM, Mariante Neto G. Cirrose. In: Lopes AC, editor. Tratado de clínica médica. São Paulo: Roca; 2006. p. 1344-7.

Brasil. Ministério da Saúde. Portaria n. 1.160 de 29 de maio de 2006 [Internet]. Modifica os critérios de distribuição de fígado de doadores cadáveres para transplante, implantando o critério de gravidade de estado clínico do paciente. Brasília: Ministério da Saúde; 2006 [capturado em 24 maio 2011]. Disponível em: http://dtr2001.saude.gov.br/sas/PORTARIAS/Port2006/GM/GM-1160.htm.

Fallon MB. Mechanisms of pulmonary vascular complications of liver disease: hepatopulmonary syndrome. J Clin Gastroenterol. 2005;39(4 Suppl 2):S138-42.

Fallon MB, Krowka MJ, Brown RS, Trotter JF, Zacks S, Roberts KE, et al. Impact of hepatopulmonary syndrome on quality of life and survival in liver transplant candidates. Gastroenterology. 2008;135(4):1168-75.

Garcia E, Silvério AO. Hipertensão portopulmonar. In: Corrêa da Silva LC, editor. Condutas em pneumologia. Rio de Janeiro: Revinter; 2001. p. 793-5.

Krowka MJ. Hepatopulmonary syndrome versus portopulmonary hypertension: distinctions and dilemmas. Hepatology. 1997;25(5):1282-4.

Krowka MJ. Pulmonary manifestations of chronic liver disease. Clin Pulm Med. 2000;7(1):24-9.

Krowka MJ, Cortese DA. Hepatopulmonary syndrome: current concepts in diagnostic and therapeutic considerations. Chest. 1994;105(5):1528-37.

Lima B, Martinelli A, França AVC. Síndrome hepatopulmonar: patogenia, diagnóstico e tratamento. Arq Gastroenterol. 2004;41(4):250-8.

Macêdo LG de, Lopes EPA. Hepatopulmonary syndrome: an update. São Paulo Med J. 2009;127(4):223-30.

Parolin MB, Coelho JC, Puccinelli V, Schulz GJ, Souza AM de, Barros JA de. Hepatopulmonary syndrome in liver transplantation candidates. Arq Gastroenterol. 2002;39(1):11-6.

Rodríguez-Roisin R, Krowka MJ, Hervé P, Fallon MB, ERS Task Force Pulmonary-Hepatic Vascular Disorders (PHD) Scientific Committee. Pulmonary-hepatic vascular Disorders (PHD). Eur Respir J. 2004;24(5):861-80.

Proteinose Alveolar Pulmonar

68

Adalberto Sperb Rubin
Beatriz Gehm Moraes

Introdução

A proteinose alveolar pulmonar (PAP) é uma síndrome caracterizada pelo acúmulo de surfactante nos alvéolos pulmonares, resultando em prejuízo no consumo de oxigênio, distúrbio nas trocas gasosas e, em casos graves, insuficiência respiratória.[1] Diversas entidades clínicas determinam alteração no fator estimulante de colônias de granulócitos e macrófagos (GM-CSF), que é a causa primária da PAP, uma vez que ele está intrinsecamente ligado à manutenção dos níveis do surfactante pulmonar. Neste capítulo, aborda-se a PAP causada pela interrupção da produção do GM-CSF.

Patogênese

O surfactante pulmonar é vital para a função pulmonar, atuando na interface ar-tecido líquido para reduzir a tensão superficial, evitando assim o colapso alveolar e a transudação de líquido capilar para o lúmen alveolar. A quantidade de surfactante é regulada pela secreção equilibrada e remoção da superfície alveolar. A PAP seria causada por uma deficiência do GM-CSF – genética ou adquirida – que poderia ser a responsável pela estabilidade dos níveis de surfactante. Existe uma forma congênita de PAP associada a anomalias recessivas.[2]

A PAP pode se desenvolver nos indivíduos em associação com diferentes distúrbios hematológicos, de imunodeficiência e mesmo neoplásicos.

As mutações genéticas que alteram a composição do surfactante perturbam a sua homeostase em graus variados e, sobretudo, também alteram a arquitetura alveolar, causando uma série de doenças pulmonares. Anormalidades estruturais incluem danificação de macrófagos alveolares tipo II, hiperplasia de células epiteliais e fibrose, o que resulta em espessamento da parede alveolar e distorção do parênquima pulmonar. Essas anormalidades diferem muito da anormalidade primária em pacientes com PAP autoimune, que consiste essencialmente no simples preenchimento dos alvéolos com surfactante, sendo este recheado de macrófagos alveolares, em geral sem anormalidades da parede alveolar ou do parênquima pulmonar.

Epidemiologia

A PAP autoimune é a forma clínica mais comum, representando 90% dos casos.[3] Um estudo de âmbito nacional, com base nos registros do Japão, relatou a incidência e a prevalência da PAP como sendo de 0,49 e 6,2 por milhão da população em geral. A doença foi duas vezes mais comum em homens, em geral se manifestando na terceira década e mais comumente em indivíduos fumantes com uma variedade de exposições pulmonares maldefinidas. A PAP secundária costuma estar associada a malignidade hematológica subjacente ou disfunção das células mieloides.

Apresentação clínica

A PAP geralmente se apresenta como dispneia progressiva de início insidioso em adultos entre a terceira e a sexta décadas.[4] Pode haver história de tabagismo ou exposição a outras substâncias inaláveis. Cerca de um terço dos casos é diagnosticados em radiografia de tórax de rotina, sendo assintomático. A tosse está presente em um quarto dos pacientes e, embora em geral não produtiva, é ocasionalmente acompanhada por expectoração esbranquiçada. Febre e hemoptise não costumam ocorrer, a menos que também haja infecção. O exame físico costuma ser normal ou pode revelar estertores inspiratórios. Apesar de descrito na literatura, o hipocratismo digital é raro na PAP.

Avaliação e diagnóstico diferencial

A abordagem do paciente com suspeita de PAP depende do contexto clínico. Embora a biópsia pulmonar cirúrgica continue sendo o padrão-ouro para o diagnóstico de PAP, não é adequado realizar esse procedimento em crianças. Em adultos, deve-se suspeitar de PAP em pacientes previamente hígidos com dispneia progressiva de início insidioso e infiltrados pulmonares difusos bilaterais na tomografia de tórax[5] – como edema pulmonar –, mas sem sinais de insuficiência cardíaca esquerda.

Ocasionalmente, os achados radiográficos são assimétricos e raras vezes unilaterais. Os achados radiológicos de PAP com frequência são desproporcionais ao sugerido pelo aspecto clínico do paciente, levando à impressão de coexistência de manifestações importantes e limitantes.

> **ATENÇÃO**
>
> A PAP costuma ser diagnosticada como uma pneumonia que não melhora apesar de vários cursos de antibióticos.

O exame físico pode ser normal ou revelar crepitantes inspiratórios. Os testes de função pulmonar podem revelar redução dos volumes pulmonares, sobremaneira em casos mais graves, sendo a capacidade de difusão reduzida em proporção com a gravidade da doença pulmonar. O diagnóstico é fortemente apoiado pela tomografia computadorizada de alta resolução, que revela opacificação difusa em vidro fosco sobreposto a espessamento dos septos (vulgarmente designado por "pavimentação louca"), que é característico (FIGURA 68.1).

A broncoscopia revela a presença de um líquido de aspecto leitoso e turvo, cuja citologia demonstra uma grande quantidade de macrófagos espumosos que reage com o ácido periódico de Schiff (PAS) ou óleo vermelho.

A biópsia transbrônquica mostra alvéolos preenchidos com material PAS positivo, o que é quase patognomônico da doença. Nestes casos, quando se afastam infecções fúngicas ou outras micobactérias, a biópsia cirúrgica não é necessária. Uma biópsia cirúrgica revela alvéolos bem preservados preenchidos com material eosinofílico granular e macrófagos alveolares espumosos.

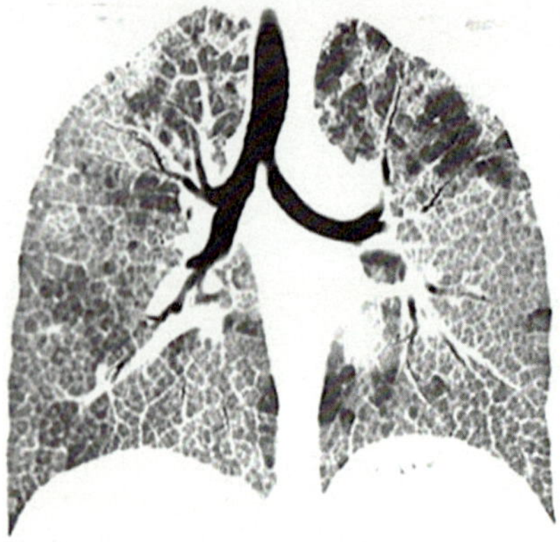

FIGURA 68.1 → Reconstrução coronal de uma tomografia computadorizada com padrão de pavimentação em mosaico.
Cortesia do Dr. Dante Escuissato.

A recente introdução de um simples exame de sangue capaz de medir os níveis de autoanticorpos GM-CSF está mudando a abordagem para o diagnóstico da PAP. O teste é simples e rápido, com uma sensibilidade e especificidade para a PAP autoimune próximas de 100%. Esforços em escala internacional estão em curso com o objetivo de padronizar e validar o teste para uso clínico de rotina. Tal teste eliminaria a necessidade de biópsia pulmonar transbrônquica ou cirúrgica em pacientes com achados radiológicos típicos.

História natural

> **ATENÇÃO**
>
> O curso clínico da PAP em adultos segue três padrões gerais: melhora espontânea, estabilidade clínica ou deterioração progressiva com insuficiência respiratória.

Podem ocorrer infecções secundárias que frequentemente envolvem patógenos oportunistas, determinando infecções pulmonares ou sistêmicas. O curso clínico da PAP é bastante influenciado pela ocorrência de exacerbações da doença, podendo determinar estabilidade ou evolução progressiva.

Terapia

A lavagem pulmonar total manteve-se como o tratamento-padrão de primeira linha para PAP desde a sua introdução na década de 1960.[6] O procedimento é realizado sob anestesia geral, através de um broncoscópio rígido, embora tenham sido descritos procedimentos com fibrobroncoscópios flexíveis. São introduzidas sequencialmente alíquotas de soro fisiológico (em geral 50 mL) para remover por aspiração o surfactante pulmonar.

Apesar das melhorias introduzidas ao longo dos anos, tal procedimento terapêutico não tem sido investigado em estudos randomizados, e seus resultados variam muito de acordo com o local de sua realização e o broncoscopista executor. Também não foram normatizados aspectos relacionados com seleção de pacientes, indicações e contraindicações para seu uso, técnica mais adequada, avaliação da eficácia ou durabilidade da resposta. O procedimento costuma ser interrompido quando se visualiza um clareamento do líquido inicialmente leitoso obtido nas primeiras lavagens. Mais estudos são necessários para aperfeiçoar e padronizar o uso da terapia de lavagem pulmonar na PAP.

Vários novos tratamentos farmacológicos potenciais para a PAP têm surgido recentemente, com base no conhecimento da sua patogênese, e estão sendo avaliados em ensaios clínicos.

A potencialização com GM-CSF recombinante é uma abordagem recente que está sendo avaliada em pesquisas, sendo que a administração subcutânea ou em aerossol rende uma resposta terapêutica em cerca de metade ou dois terços dos pacientes, respectivamente. Apesar do grande interesse por tal abordagem, ainda não estão definidas a melhor dose, a via de administração ou a duração do tratamento necessário para a limpeza completa do parênquima pulmonar. Além disso, a segurança da administração de aerossóis ainda não foi adequadamente estudada. A determinação da dose ideal e da via de administração é crucial, pois o GM-CSF recombinante é caro e a quantidade necessária parece ser 20 vezes menor quando entregue por aerossol do que por via subcutânea. Não obstante, a terapia com GM-CSF recombinante atualmente está em uso em alguns países, e se espera que em breve esteja disponível para nossa população.

Referências

1. Seymour JF, Presneill JJ. Pulmonary alveolar proteinosis: progress in the first 44 years. Am J Respir Crit Care Med. 2002;166(2):215-35.

2. Suzuki T, Sakagami T, Rubin BK, Nogee LM, Wood RE, Zimmerman SL, et al. Familial pulmonary alveolar proteinosis caused by mutations in CSF2RA. J Exp Med. 2008;205(12):2703-10.

3. Presneill JJ, Nakata K, Inoue Y, Seymour JF. Pulmonary alveolar proteinosis. Clin Chest Med. 2004;25(3):593-613.

4. Du Bois RM, McAllister WA, Branthwaite MA. Alveolar proteinosis: diagnosis and treatment over a 10-year period. Thorax. 1983;38:360-3.

5. Selecky PA, Wasserman K, Benfield JR, Lippmann M. The clinical and physiological effect of whole-lung lavage in pulmonary alveolar proteinosis: a ten-year experience. Ann Thorac Surg. 1977;24(5):451-61.

6. Beccaria M, Luisetti M, Rodi G, Corsico A, Zoia MC, Colato S, et al. Long-term durable benefit after whole lung lavage in pulmonary alveolar proteinosis. Eur Respir J. 2004;23(4):526-31.

69

Discinesia Ciliar

Ilma Aparecida Paschoal

Fisiopatogenia e quadro clínico

Manifestações respiratórias crônicas são queixas muito comuns e, provavelmente, o principal motivo que leva as pessoas a procurarem um médico pneumologista. A asma e a doença pulmonar obstrutiva crônica (DPOC) serão os diagnósticos da maioria desses doentes, em razão da alta prevalência de tais condições na população. No entanto, existem outras afecções menos frequentes cujo diagnóstico justifica a necessidade do especialista.

A presença de catarro e chiado direciona o raciocínio para uma doença brônquica como causadora do conjunto de sintomas, que sempre inclui tosse e pode ou não ter dispneia.

Este é o caso, por exemplo, do paciente de sexo masculino, com 28 anos de idade na época da primeira consulta, que procurou serviço especializado em doenças respiratórias com queixas de tosse produtiva diária, chiado, dispneia e "pneumonias de repetição" há cinco anos. Interrogado sobre a presença de sintomas respiratórios, na infância e no período anterior ao especificado na queixa principal, informou que ter tosse com catarro para ele sempre "foi normal", mas os sintomas se acentuaram muito nos últimos cinco anos e passaram a prejudicar sua vida. Foi fumante durante três anos, de um maço por dia, mas já havia parado há um ano. Nunca bebeu ou usou drogas e trabalhava como mecânico de máquinas industriais.

No interrogatório complementar, referiu obstrução nasal frequente e nenhum outro sintoma ou antecedente relevantes. No exame físico, o único achado indicador de doença foi a presença de estertores subcrepitantes difusos e sibilos bilaterais na ausculta do tórax.

As radiografias de tórax foram normais e, como o paciente foi atendido em 1990, a tomografia computadorizada de tórax ainda não estava disponível no serviço.

A espirometria mostrou valores dentro da normalidade. As pesquisas de bacilos álcool-ácido resistentes no escarro e a cultura de escarro para micobactérias foram negativas. As dosagens de imunoglobulinas e de alfa$_1$-antitripsina também foram normais. A determinação de cloreto no suor revelou concentração de 35,2 mEq/L, valor totalmente dentro dos limites considerados normais. Concentrações de cloreto no suor entre 40 e 60 mEq/L são consideradas intermediárias e deixam o diagnóstico de fibrose cística atípica ou não clássica ainda possível. Este não era o caso do paciente aqui apresentado.

O espermograma revelou presença de 11,2 milhões de espermatozoides por mililitro, de boa vitalidade. No entanto, apenas 50% deles tinham mobilidade normal; os outros 50% eram imóveis.

Esse achado de redução da movimentação dos espermatozoides já foi um bom indicador do diagnóstico do paciente. Entretanto, como ainda havia muitos espermatozoides móveis e o paciente não apresentava *situs inversus* nos exames de imagem, ele foi submetido à biópsia de mucosa nasal (superfície inferior do corneto nasal inferior) para avaliação da ultraestrutura ciliar à microscopia eletrônica de transmissão.

Os achados ultraestruturais desta biópsia podem ser observados na **FIGURA 69.1D**. Na **FIGURA 69.1A**, pode-se apreciar a representação esquemática de um cílio em corte transversal perfeito com os elementos principais do axonema ou haste ciliar normal: os nove pares de microtúbulos periféricos, de conformação característica (um subtúbulo, chamado de A, é completo; o outro subtúbulo, denominado B, é incompleto; do subtúbulo A partem dois prolongamentos, os braços externo e interno de dineína), e um par central de microtúbulos (estes dois, ambos completos). Nas **FIGURAS 69.1B** e **C**, esses elementos podem ser identificados em cílios normais visualizados na microscopia eletrônica de transmissão.

Na **FIGURA 69.1D**, os cílios do paciente, quando comparados a cílios normais, apresentam anomalias facilmente identificáveis: faltam os braços externos de dineína e vários microtúbulos centrais estão alterados, pois às vezes há apenas um microtúbulo ou então dois microtúbulos de estrutura irregular, excêntrica ou incompleta.

> **ATENÇÃO**
>
> A distribuição e a função das células ciliadas explicam as diversas possíveis manifestações clínicas da discinesia ciliar em seres humanos: rinite crônica, sinusite crônica, otite média crônica, bronquite crônica, bronquiectasias, infertilidade masculina e feminina, anormalidades da córnea, cefaleia crônica, hiposmia ou anosmia e *situs inversus*. A menos que se conheça o traço de união entre esses diferentes acometimentos, o conjunto pode parecer bastante estranho.

Na história clínica, os sinais e sintomas pulmonares geralmente aparecem desde a infância. Muitas vezes, encontram-se relatos de insuficiência respiratória perinatal.

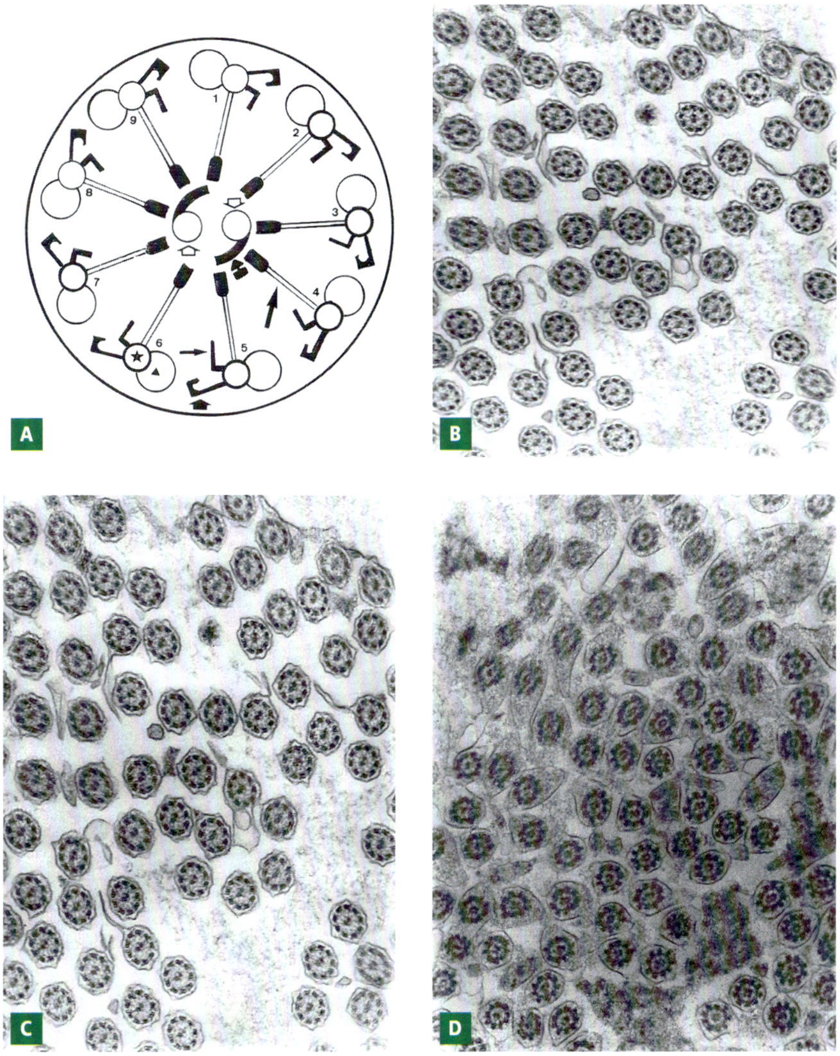

FIGURA 69.1 → Caso clínico de discinesia ciliar (veja o texto).

Cílios incapazes de mobilidade normal ou, em algumas situações, totalmente imóveis levam a um prejuízo significativo do transporte mucociliar. A estase de secreções e a proliferação bacteriana que a acompanha causam uma bronquite generalizada, traduzida clinicamente em tosse e expectoração de secreção abundante mucosa ou mucopurulenta. Essa secreção aumenta sua purulência nos episódios de exacerbação de infecções.

O estímulo irritativo crônico causado pela retenção de secreções e infecções bacterianas leva a uma hiperplasia de células secretoras de muco. Muco em excesso, talvez produzido com suas características físicas e químicas alteradas, em conjunto com um sistema de transporte deficiente, cria um círculo vicioso, responsável por lesões cada vez mais graves nas vias aéreas.

A presença da tosse pode ser entendida levando-se em consideração dois fatos: a necessidade de substituir um transporte mucociliar ausente ou deficiente e a produção exagerada de muco causada pela hiperplasia das células caliciformes e hipertrofia das glândulas da submucosa dos brônquios, processo típico da bronquite crônica. Atelectasias são muito frequentes. As bronquiectasias não estão presentes no nascimento e aparecem após alguns anos de lesão constante da parede brônquica.

Obviamente, o transporte mucociliar não é o único mecanismo de proteção do pulmão, muito embora seja o mais importante; portanto, o grau de destruição pulmonar nos diferentes indivíduos acometidos varia na dependência da eficácia desses outros fatores protetores, como imunidade local, antiproteases e antioxidantes, e do quanto o transporte mucociliar está prejudicado pela presença de cílios discinéticos ou imóveis. Em algumas crianças, podem não existir evidências de processo bronquítico, provavelmente em razão da pouca idade. O aparecimento das bronquiectasias se acompanha da piora significativa dos sintomas de vias aéreas inferiores.

Vários estudos sugerem que as alterações estruturais das pequenas vias aéreas (calibre menor do que 2 mm) sejam o processo patológico subjacente que precede o aparecimento das dilatações dos brônquios centrais.[1,2] Doenças que acometem difusamente as pequenas vias aéreas muitas vezes evoluem para insuficiência respiratória crônica, persistente ou intermitente, definida como queda na pressão parcial de oxigênio no sangue arterial ou queda na pressão parcial de oxigênio e aumento da pressão parcial de gás carbônico no sangue arterial.

A presença de bronquiolite associada a bronquiectasias é um fato conhecido há pelo menos 50 anos. Reid,[1] em 1950, e Whitwell,[3] em 1952, demonstraram a obliteração de bronquíolos e a destruição da parede de pequenas vias aéreas, como resultado de intenso processo inflamatório, em exames anatomopatológicos de lobos pulmonares excisados devido a bronquiectasias. Reid[1] ainda chamou a atenção para o fato de que havia uma diminuição no número de gerações brônquicas identificáveis nos lobos analisados, mais importante no caso das bronquiectasias saculares, nas quais, das 23 a 26 gerações esperadas de vias aéreas, apenas 4 ou 5 estavam presentes.

Este fato ficou esquecido por muitos anos até que a tomografia computadorizada de alta resolução (TCAR) tornou possível a visualização das alterações estruturais das pequenas vias aéreas.[4] Essa visualização é feita diretamente, como na bronquiolite proliferativa, associada à imagem de uma árvore em brotamento (ou *tree in bud*, dos textos em língua inglesa), ou indiretamente, pelo sinal tomográfico da atenuação em mosaico que, dentro de um contexto clínico apropriado, associa-se à suboclusão da luz bronquiolar e ao consequente aprisionamento de ar em lóbulos pulmonares secundários.

Na discinesia ciliar, é relativamente simples a compreensão da provável fisiopatogenia da bronquiolite e das bronquiectasias: cílios que não batem ou batem de modo insuficiente ou inadequado diminuem ou impedem o transporte mucociliar. A secreção não transportada fica retida em pequenas vias aéreas e funciona como meio de cultura para bactérias que não são mais eliminadas. Surge nessa região um novo nicho ecológico, antes inexistente, pois as vias aéreas abaixo da glote são consideradas praticamente estéreis em indivíduos normais, justamente em razão dos mecanismos de depuração das vias aéreas, dos quais o transporte mucociliar é o mais importante.

Não se trata de uma infecção, mas de uma colonização crônica que, no estado atual da terapêutica, não tem chance de ser revertida. O uso periódico de antibióticos apenas reduz a população de bactérias nas pequenas vias aéreas e cavidades bronquiectásicas. Uma cultura de escarro negativa não significa que o microambiente das pequenas vias aéreas foi esterilizado.

Vale lembrar, neste ponto, que a tosse é capaz de substituir, de modo adequado, o transporte mucociliar até a sexta geração brônquica;[5] a partir da sétima geração, a eficiência da tosse diminui de maneira progressiva. Da décima sexta geração para a periferia do pulmão, a tosse é absolutamente incapaz de compensar a ausência ou a deficiência do transporte mucociliar.

A função pulmonar – avaliada por meio da espirometria convencional – mostra com bastante frequência em adultos com discinesia ciliar uma limitação no fluxo expiratório, que pode, às vezes, ser bastante grave, mesmo na terceira década de vida. A limitação do fluxo aéreo é crônica e pouco reversível com uso de broncodilatadores. Ela acontece pela obstrução de pequenas vias aéreas por rolhas de secreção associada ou não a espessamento epitelial, edema de mucosa e hipertrofia muscular, resultantes do processo irritativo e inflamatório crônico.

As alterações irreversíveis incluem fibrose e, por conseguinte, estreitamento e até obliteração de vias aéreas, além de focos de destruição do parênquima pulmonar. Apesar de ser achado funcional bastante constante, a obstrução pode não se manifestar pela queixa frequente de chiado. A relação entre o volume residual e a capacidade pulmonar total pode estar elevada, em razão do aprisionamento de ar nos pulmões. Nos casos graves, no entanto, pode-se detectar um defeito restritivo real, associado à obstrução.

A progressão do defeito obstrutivo é lenta e se deteriora muito mais rapidamente nos pacientes que são fumantes.

São achados frequentes na radiografia de tórax o espessamento de paredes brônquicas, atelectasias segmentares, consolidações segmentares e imagens sugestivas de bronquiectasias, como a visualização de estruturas tubulares que partem dos hilos ou então aglomerados de imagens radiolucentes (FIGURA 69.2). Na discinesia ciliar, é muito frequente o achado de bronquiolite "proliferativa" na TCAR, traduzido pelo sinal da "árvore em brotamento". Esse sinal aparece em função da visualização de bronquíolos que pertencem à região de ramificação milimétrica do pulmão, normalmente impossíveis de serem detectados, pois têm calibre muito pequeno. O processo inflamatório crônico torna as paredes bronquiolares mais espessas e a luz dilatada pelo acúmulo de secreção, situação esta que favorece a identificação dos bronquíolos nos cortes tomográficos (FIGURA 69.3).

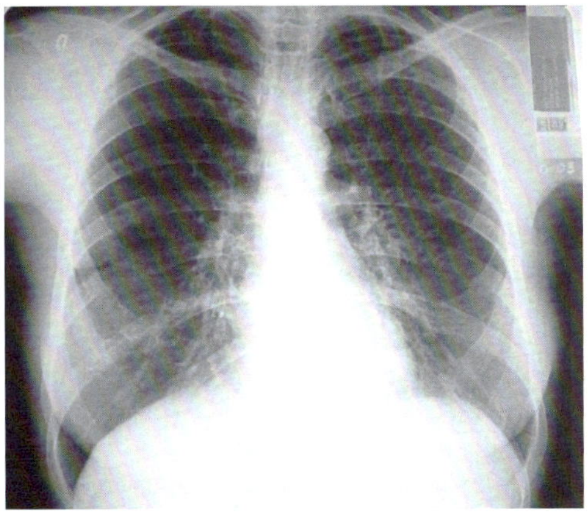

FIGURA 69.2 → Radiografia de tórax de paciente com bronquiectasias: espessamento das imagens broncovasculares visualizadas dos dois lados do coração.

Nos casos em que a prova funcional ventilatória mostra defeito moderado ou grave, pode existir hipoxemia na gasometria arterial. A queda da pressão parcial de oxigênio no sangue arterial se explica pela presença de áreas não ventiladas, porém perfundidas (efeito *shunt* pulmonar).

Nas vias aéreas superiores, são frequentes rinite crônica, comumente complicada por polipose nasal e diminuição da acuidade olfatória, sinusite maxilar crônica e também etmoidal, que se manifestam por espessamento da mucosa, superior a 5 mm nas radiografias dos seios da face. O desenvolvimento dos seios frontais pode ser prejudicado pelas sinusites repetidas, aparecendo hipoplásicos para a idade ou simplesmente ausentes. Em mais da metade dos casos existe otite média crônica recorrente, capaz de causar perdas auditivas de condução.[6]

Os homens portadores da discinesia ciliar são, na sua maioria, inférteis por falta de mobilidade dos espermatozoides, causada pelas alterações ultraestruturais nos axonemas das caudas. Essas falhas estruturais, de modo geral, correspondem às anomalias dos cílios em outras regiões do organismo.

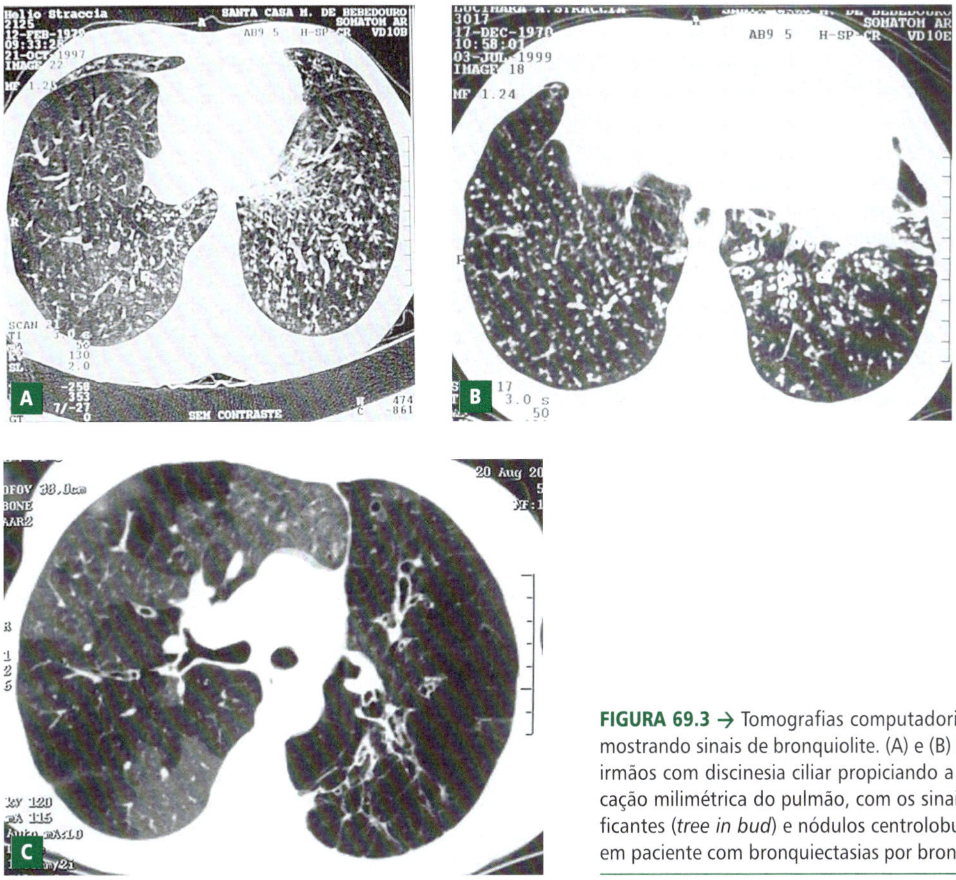

FIGURA 69.3 → Tomografias computadorizadas de alta resolução do tórax mostrando sinais de bronquiolite. (A) e (B) bronquiolite proliferativa em dois irmãos com discinesia ciliar propiciando a visualização da região de ramificação milimétrica do pulmão, com os sinais de opacidades periféricas ramificantes (*tree in bud*) e nódulos centrolobulares; (C) atenuação em mosaico em paciente com bronquiectasias por bronquiolite obliterativa.

Em 1978, Rott e colaboradores[7] conseguiram reunir, a partir de relatos publicados sobre o assunto, 12 descendentes de cinco pacientes do sexo masculino portadores da síndrome de Kartagener. Em nenhum dos casos do grupo houve investigação de paternidade, porém é possível que a discinesia ciliar não seja homogênea, do ponto de vista clínico, assim como não o é no aspecto estrutural. Diferentes alterações da ultraestrutura podem manifestar-se em quadros clínicos variados, já tendo sido descritos, inclusive, alguns casos em que existe discordância entre a função dos cílios e das caudas dos espermatozoides, sem prejuízo detectável nestas últimas.

Existem duas outras doenças em que a infertilidade masculina se associa a infecção respiratória de repetição e diminuição do transporte mucociliar: a fibrose cística e a síndrome de Young. Na fibrose cística, acontece uma anomalia nos ductos deferentes que resulta em azoospermia obstrutiva.

Hendry e colaboradores,[8] em trabalho publicado em 1978, relataram a realização de correção cirúrgica de azoospermia obstrutiva de várias causas em 45 pacientes. Em 15 deles, a causa da azoospermia era obscura e se associava a sintomas de sinusite, bronquite e/ou bronquiectasias; nenhum dos pacientes apresentava *situs inversus* ou alterações de eletrólitos no suor. Nesse grupo de 15 indivíduos, o espermograma passou a apresentar espermatozoides em quatro casos após a cirurgia de desobstrução; porém, eram em pequeno número, ao redor de um milhão por milímetro cúbico, e tinham mobilidade muito reduzida ou ausente.

Em cinco pacientes do grupo submetidos a medidas do transporte mucociliar, diagnosticou-se grande redução na eliminação de partículas radioativas inaladas. A microscopia eletrônica de biópsias brônquicas obtidas de dois pacientes não conseguiu detectar anormalidades na ultraestrutura dos cílios.

Essa associação de azoospermia obstrutiva com sinusite, bronquite e bronquiectasias é denominada síndrome de Young e apresenta algumas características comuns à discinesia ciliar e também alguns elementos diagnósticos específicos da síndrome de Young. O acometimento respiratório, a diminuição do transporte mucociliar e a mobilidade reduzida dos espermatozoides do ejaculado, após a cirurgia de desobstrução, indicam um prejuízo da função ciliar. No entanto, aparentemente não existem anormalidades estruturais, demonstráveis pelos métodos atuais, nos cílios e espermatozoides; os canais de transporte de espermatozoides são normais na discinesia ciliar e totalmente obstruídos na síndrome de Young.

Não é improvável que a síndrome de Young represente uma das formas de manifestação da discinesia ciliar na qual o defeito responsável pelo funcionamento inadequado dos cílios ainda não foi determinado por meio dos métodos disponíveis na atualidade.

Apesar de ser pequeno o número de casos estudados, a fertilidade feminina parece estar reduzida na discinesia ciliar. Todavia, a concepção pode ser normal e a incidência de salpingite e gravidez ectópica, em princípio, não é diferente da população geral. É provável que a musculatura das trompas seja capaz de transportar o ovo, por meio de movimentos peristálticos, até o útero.

Ainda não estão definidas as funções exatas dos cílios do epêndima. Talvez o seu batimento crie correntes no líquido cefalorraquidiano e impeça, dessa forma, o acúmulo de restos celulares e outras partículas na superfície do epêndima. Já foi descrito pelo menos um caso de hidrocefalia congênita de causa desconhecida em pacientes com discinesia ciliar.

Diagnóstico

Pacientes com infecções brônquicas de repetição constituem um problema no que diz respeito à determinação da causa dessa condição. A discinesia ciliar é um dos diagnósticos diferenciais; contudo, dada a dificuldade de se estabelecer, com certeza, a presença de distúrbios estruturais e/ou funcionais nos cílios, a frequência da discinesia ciliar deve estar subavaliada.

A preocupação com um diagnóstico correto não é meramente acadêmica, já que o conhecimento do acometimento ciliar orienta o clínico na pesquisa de todos os possíveis prejuízos atribuíveis à doença.

É justificado considerar a possibilidade de discinesia ciliar em neonatos a termo, nascidos por parto vaginal e que apresentem taquipneia suficientemente intensa para exigir tratamento e não tenham nenhum dos outros fatores de risco conhecidos para taquipneia transitória do recém-nascido. Também pode levantar suspeita a presença de pneumonia neonatal, sem outras condições que a expliquem, como doença materna ou ruptura precoce de membranas.

Crianças ou adultos com quadros de bronquite crônica ou bronquiectasias em mais de um lobo pulmonar devem ser submetidos a uma investigação-padrão, que inclui os seguintes exames (os quais são realizados de acordo com a disponibilidade em cada serviço): radiografia de tórax, TCAR do tórax e tomografia dos seios da face, dosagem de cloro no suor (com técnica apropriada), medida da diferença de potencial sobre o epitélio nasal (técnica difícil, que exige a presença de profissionais treinados para ser confiável), genotipagem para pesquisa de mutações da fibrose cística (pelo menos as mais comuns, já que milhares de mutações do gene regulador da condutância transmembrana da fibrose cística – CFTR – já estão descritas), dosagem de imunoglobulinas (inclusive das subclasses de IgG, pois deficiências de IgG2 e IgG4 estão associadas à presença de bronquiectasias), pesquisa de autoanticorpos (fator reumatoide e anti-DNA), dosagem dos níveis de alfa$_1$-antitripsina (e, eventualmente, a genotipagem dos alelos responsáveis pela síntese dessa proteína, pois níveis baixos ou formas pouco funcionantes de alfa$_1$-antitripsina estão associados a infecções brônquicas de repetição e bronquiectasias) e pesquisa de refluxo gastresofágico.

Se os resultados desses exames forem normais, pode-se orientar a pesquisa de modo a investigar a possibilidade de discinesia ciliar.

São caracterizados como portadores de discinesia ciliar os indivíduos com sinais e sintomas de pneumopatia crônica e infecções de vias aéreas superiores repetidas, associadas a uma ou mais das seguintes alterações, de acordo com Palmblad e colaboradores:[9]

- *Situs inversus* no paciente ou em parente próximo
- Espermatozoides vivos, porém imóveis ou pouco móveis
- Transporte mucociliar ausente ou quase inexistente
- Cílios da mucosa nasal ou traqueobrônquica com as alterações da discinesia ciliar

Já foram descritas formas parciais da síndrome: indivíduos com doença do trato respiratório e espermatozoides normais e indivíduos sem doença respiratória e com alterações de espermatozoides.

Dos critérios recém-expostos, fica claro que o diagnóstico de discinesia ciliar pode ser clínico ou depender de alguns exames laboratoriais pouco sofisticados. A associação de sinais e sintomas de infecções respiratórias de repetição e/ou de um quadro bronquítico à presença de *situs inversus* no paciente ou em parente próximo e/ou alterações no espermograma (espermatozoides vivos, porém imóveis ou pouco móveis) constitui evidência suficiente de que a discinesia ciliar é a causa do processo patológico.

A já antiga síndrome de Kartagener se caracteriza pelos sinais e sintomas clássicos de *situs inversus*, sinusite, polipose nasal e bronquiectasia. Até a década de 1970, não havia nenhuma explicação para este estranho conjunto de sinais e sintomas.

Em 1975, Cammer e colaboradores[10] conseguiram correlacionar uma alteração do axonema, a ausência dos braços de dineína, com a falta de mobilidade de espermatozoides humanos. No ano seguinte, Afzelius[11] propôs a caracterização de uma síndrome em seres humanos causada por cílios e flagelos imóveis.

Nos indivíduos a partir dos quais se chegou à caracterização dessa síndrome, além dos achados de espermatozoides vivos, porém imóveis, e com deficiência de braços de dineína na análise ultraestrutural, chamava a atenção o fato de que vários deles eram portadores da síndrome de Kartagener. Medidas do transporte mucociliar com partículas radioativas realizadas nesses pacientes mostraram transporte diminuído ou ausente. As similaridades estruturais entre a cauda dos espermatozoides e os cílios do epitélio respiratório induziram ao raciocínio de que o mesmo defeito dos espermatozoides poderia existir nos cílios, fato este demonstrado por meio da microscopia eletrônica em fragmentos da mucosa brônquica.

Desses achados, Afzelius[11] tirou as seguintes conclusões:

- Existe algum defeito, geneticamente determinado, que pode afetar a ultraestrutura do axonema em todos os cílios e flagelos do organismo, e esse defeito prejudica a sua função.
- Como alguns dos pacientes afetados apresentavam sintomas respiratórios típicos, alterações estruturais compatíveis, porém não tinham o *situs inversus*, que aparece na síndrome de Kartagener, a inversão da posição das vísceras não é característica obrigatória da discinesia ciliar; na verdade, a migração adequada dos órgãos durante a fase embrionária depende do batimento de cílios, presentes nas células primitivas; a ausência de movimentação ciliar neste período resulta em uma migração das vísceras ao acaso, situação a partir da qual se pode prever uma incidência de *situs inversus* em aproximadamente 50% dos casos de discinesia ciliar.

Deste inter-relacionamento entre a discinesia ciliar e a síndrome de Kartagener, pode-se também inferir uma prevalência da primeira duas vezes maior do que da segunda, ou seja, de 1:15.000 a 1:30.000.

Existem alguns testes capazes de avaliar o transporte mucociliar.[12] A inalação de partículas radioativas, com posterior observação da velocidade de clareamento da radioatividade pulmonar em gama-câmaras, é uma técnica com alto custo e pouco utilizada em nosso meio. Além disso, padece do defeito comum a todas as formas de avaliação do transporte mucociliar: a necessidade imperiosa de o paciente não tossir durante a realização do exame, que normalmente é demorado, sob pena de os resultados observados não representarem a situação real.

O teste da sacarina pode funcionar como um bom método de triagem de pacientes e também avalia a velocidade de transporte do muco. Não pode ser realizado em crianças pequenas que não consigam permanecer paradas por uma hora. O teste consiste na colocação de uma partícula de 1 a 2 mm de diâmetro de sacarina na superfície inferior do corneto nasal inferior, a 1 cm da sua borda anterior. O paciente deve permanecer sentado, em repouso, com a cabeça inclinada para a frente e não pode espirrar, fungar, tossir, comer ou beber durante a realização do teste. O tempo despendido até o paciente relatar estar sentindo o gosto doce da sacarina é uma medida do transporte mucociliar nasal. Se nenhum sabor é relatado após 60 minutos, uma partícula de sacarina é colocada sobre a língua para conferir se o paciente é capaz de sentir o sabor da substância. Em média, indivíduos normais referem o sabor ao final de 30 minutos.

A observação do batimento ciliar em amostras de epitélio representa outra forma de avaliação funcional dos cílios, já que os cílios normais batem de modo coordenado, com uma frequência e padrão específicos. Apesar de muitas técnicas já terem sido propostas para se estimar a frequência do batimento ciliar, a aquisição de imagens em alta velocidade por cinematografia é considerada o método ótimo para se avaliar a função ciliar. Trata-se, no entanto, de uma técnica de alto custo.

Alternativas menos dispendiosas são bastante utilizadas, como as que empregam fotomultiplicador ou fotodiodo, capazes de estimar a frequência do batimento ciliar de forma indireta pela detecção da variação da intensidade da luz ao passar através de cílios em movimento. As frequências normais de batimento dos cílios nos locais de onde costumam ser obtidas as amostras (epitélio nasal, traqueia) se situam entre 11 e 16 Hz.

Outro método interessante de triagem em pacientes portadores de anormalidades morfológicas e funcionais ciliares é a dosagem do óxido nítrico (NO) exalado e/ou do NO nasal. Existe uma eliminação basal de NO no ar expirado e no ar das cavidades nasais e paranasais. A concentração de NO no ambiente do nariz e dos seios paranasais é, inclusive, muito maior do que no ar exalado, sugerindo um papel fisiológico importante do NO tanto na defesa antiviral e antibacteriana como na regulação do tônus de vasos, seja localmente ou à distância.

Curiosamente, em indivíduos portadores de discinesia ciliar, as concentrações de NO no ar exalado e no ar nasal são bem mais baixas do que em indivíduos normais. Esses níveis baixos não são encontrados em outras condições e têm, portanto, valor diagnóstico. A causa dessa concentração baixa de NO na discinesia ciliar ainda é desconhecida. Não se pode desconsiderar o fato de que muitos pacientes com alterações ciliares têm seios da face hipodesenvolvidos, em especial os seios frontais, circunstância que levanta a possibilidade de a falta de algumas das cavidades paranasais ser a responsável pela baixa concentração de NO, muito embora existam recomendações para se evitar a mistura do ar exalado com o ar nasal durante a medida das concentrações de NO. Defeitos ciliares, entretanto, podem estar ligados a deficiências no metabolismo do NO, pois já se demonstrou, por meio de métodos histoquímicos, a presença de óxido nítrico sintases no aparelho basal dos cílios em pulmões de ratos.

A utilidade da determinação da concentração de NO no ar exalado e no ar nasal como método de triagem para a discinesia ciliar fica bastante limitada, dado o alto custo do aparelho necessário para as dosagens. A técnica capaz de detectar concentrações médias de NO tão baixas quanto as encontradas neste tipo de amostras (partes por bilhão) é a quimiluminescência, sofisticada e dispendiosa.

A forma mais produtiva de se analisar a estrutura e a função dos cílios do epitélio respiratório e diferenciar defeitos congênitos de defeitos adquiridos parece ser, hoje, a cultura de células ciliadas a partir de amostras obtidas do revestimento do nariz, inicialmente mantidas vivas durante 16 a 24 horas, em diferentes meios de sustentação, e depois colocadas em meio de Ham acrescido de 0,1% de pronase e de antibióticos.

As células epiteliais, dissociadas pela pronase, são então espalhadas sobre um meio de cultura gelatinoso (meio de Ham mais 0,2% de colágeno) e aí mantidas por 2 a 6 semanas. Ao final desse período, todos os cílios desaparecem da superfície das células ciliadas. Neste momento, adiciona-se colagenase ao meio de cultura, de modo a fazer com que as células epiteliais mergulhem no meio. Essas células são mantidas vivas em sistemas aquecidos a 37°C e expostas a um ambiente com 5% de CO_2. Nesse sistema de cultura em suspensão, as células se agregam formando vesículas e voltam a apresentar cílios. O batimento coordenado dos cílios em uma direção faz com que essas vesículas se movimentem no meio de cultura, movimento este que pode ser observado com microscopia de contraste de fase. Todo o processo da ciliogênese pode ser acompanhado neste tipo de preparação.[13]

Os criadores desse método de estudo de células ciliadas se aproveitaram do fato de que as células ciliadas, quando mantidas vivas em meios de cultura sólidos, perdem seus cílios, mas voltam a apresentá-los se forem novamente mergulhadas em líquido. A perda dos cílios acontece por meio de um processo de internalização das estruturas do axonema. O contato da porção apical da célula outra vez com líquido parece ser o estímulo que desencadeia a ciliogênese.

Defeitos ciliares adquiridos pela exposição a agentes tóxicos físicos, químicos e biológicos devem, teoricamente, desaparecer durante esse tipo de procedimento, permanecendo apenas as alterações ciliares intrínsecas. Resta a crítica de a observação estar sendo feita em condições totalmente não fisiológicas, falha que não é exclusiva desse método, e quanto à quantidade de tempo investida em todo o processo.

Havendo impossibilidade de se fechar o diagnóstico utilizando dados da história clínica e alguns dos exames laboratoriais citados, pode-se tentar a análise ultraestrutural de fragmentos da mucosa respiratória, na qual se procurará demonstrar as alterações consideradas típicas da discinesia ciliar.

Estudos já realizados indicam que a mucosa nasal pode fornecer informações fidedignas de anomalias de toda a árvore traqueobrônquica e de outros sítios recobertos por epitélio respiratório no que se refere a defeitos ultraestruturais.[14,15] Pela facilidade de acesso, opta-se, portanto, por uma biópsia de mucosa nasal, feita sob anestesia local, com uma pinça saca-bocados de microcirurgia, na superfície inferior do corneto nasal inferior (para garantir a retirada de epitélio respiratório) ou pelo escovado dessa mesma região com escova interdental reta, quando a técnica então seria de citologia. No entanto, também são adequadas amostras conseguidas durante broncoscopias, cirurgias de seios paranasais ou de ouvido médio.

O fragmento assim obtido é processado para análise ao microscópio eletrônico de transmissão, de acordo com técnicas já estabelecidas.

Durante a microscopia, são fotografadas áreas que apresentem cílios em corte transversal perfeito, corte este que permite a identificação das estruturas internas do axonema ou haste ciliar. Como muitas dessas estruturas são descontínuas ao longo do eixo longitudinal do cílio, elas não são sempre visíveis mesmo em indivíduos normais. Essa consideração obriga a uma tentativa de se fazer uma análise semiquantitativa do elemento estrutural que está sendo avaliado, para se comparar o número encontrado com os valores achados, por meio da mesma metodologia, em indivíduos comprovadamente normais (sem sinais ou sintomas relacionados com a síndrome).

Este cuidado no diagnóstico de anomalias ciliares torna o método ainda mais dispendioso, pois exige a documentação fotográfica de muitas áreas ciliadas de um mesmo caso, com ampliações suficientes para a contagem dos elementos internos do cílio (de 80.000 a 100.000 vezes, em média). Tenta-se contar os diferentes componentes de vários cílios, em corte transversal perfeito (no mínimo, de 20 a 50 cílios).

Resta ainda enfatizar que uma ultraestrutura aparentemente normal não afasta o diagnóstico da síndrome. Para se esclarecer tal impasse, seria necessária a observação do funcionamento do cílio *in loco*, com sua cobertura de secreção correspondente, de modo a comprovar que ele é discinético.

Alterações ultraestruturais

Uma grande variedade de aberrações da estrutura ciliar tem sido descrita na literatura. Deve-se, entretanto, ter sempre em mente que existe uma frequência de anomalias ciliares esperada em indivíduos normais; há alterações estruturais induzidas por infecções respiratórias e outros agentes agressores e, por fim, admite-se a existência de falhas estruturais típicas da discinesia ciliar.

Em indivíduos normais, já foi encontrado 1,7% de cílios com número anormal de pares periféricos e 0,6% de cílios com variação no número de microtúbulos centrais.

No que se refere a anomalias induzidas por infecção, tabagismo, atopia e outras doenças pulmonares, como fibrose cística, acredita-se que se restrinjam a cílios compostos (FIGURA 69.4), cílios invaginados, microtúbulos em falta ou supranumerários (FIGURA 69.5), deformidades da membrana, bolhas na superfície celular (FIGURA 69.6) e granularidade aumentada da matriz citoplasmática do axonema.[16]

Já foram descritas na discinesia ciliar as seguintes alterações da ultraestrutura do cílio: defeito nos braços externos ou internos de dineína (ver Figura 69.1), defeito nos filamentos radiais (FIGURA 69.7), orientação aleatória dos cílios, comprimento anormal dos cílios, alterações do aparelho basal (estrutura que fixa o cílio na superfície da célula), transposição de microtúbulos e aplasia de cílios.

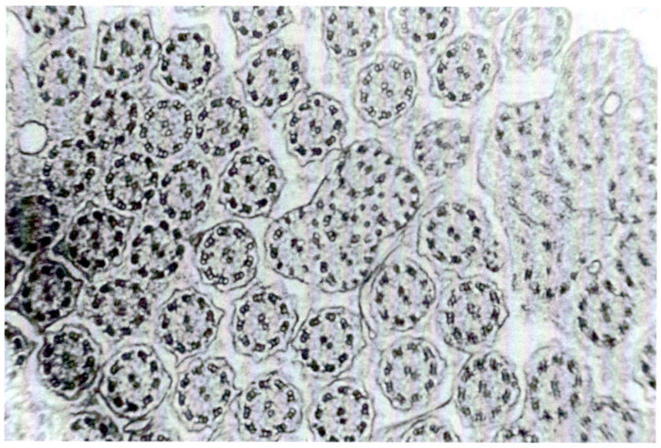

FIGURA 69.4 → Microscopia eletrônica de transmissão de cílios do epitélio respiratório. Cílios compostos nos quais uma única membrana celular envolve vários conjuntos de microtúbulos.

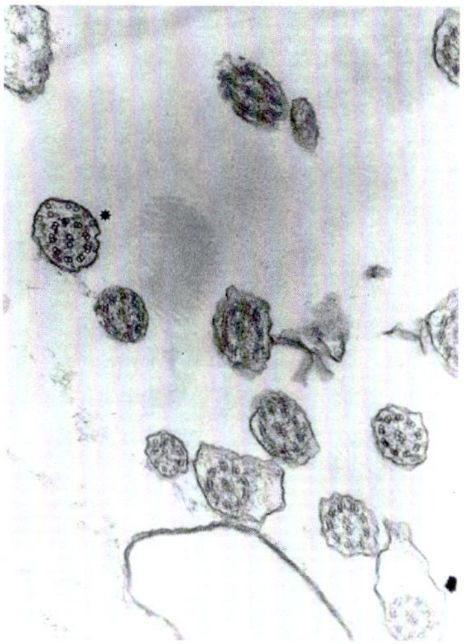

FIGURA 69.5 → Microscopia eletrônica de transmissão de cílios do epitélio respiratório. Cílios em corte transversal nos quais se notam microtúbulos em número maior do que os nove pares esperados.

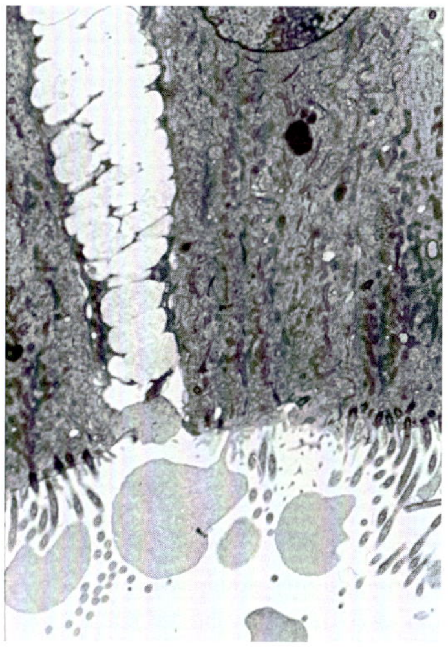

FIGURA 69.6 → Microscopia eletrônica de transmissão de cílios do epitélio respiratório. Bolhas na porção apical de células do epitélio respiratório em regiões nas quais se esperava a presença de cílios.

Tratamento

São objetivos do tratamento na discinesia ciliar:

- Melhorar a eliminação de secreções de vias aéreas altas e baixas.
- Acompanhar a colonização das vias aéreas por agentes patogênicos importantes, como *Staphylococcus aureus* e *Pseudomonas aeruginosa*.
- Tratar exacerbações infecciosas agudas.
- Acompanhar a evolução da função pulmonar por meio de exames de função pulmonar e oximetria.
- Combater a obstrução brônquica.
- Retardar o máximo possível a instalação de *cor pulmonale*, utilizando, se todas as outras medidas falharem, oxigenoterapia domiciliar prolongada.
- Intervir nas complicações com as medidas terapêuticas necessárias.

ATENÇÃO

Como o problema básico na discinesia ciliar é o transporte mucociliar deficiente, medidas como a estimulação da tosse e a fisioterapia respiratória contínua são absolutamente fundamentais. A fluidificação de secreções com agentes farmacológicos só está indicada se for notada a eliminação de catarro muito espesso.

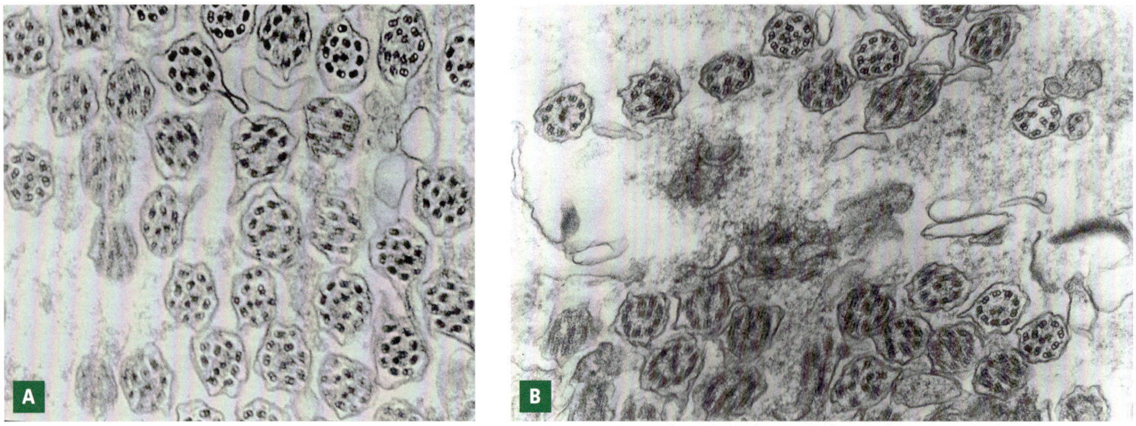

FIGURA 69.7 → Microscopia eletrônica de transmissão de cílios do epitélio respiratório. (A) e (B) cílios em corte transversal, de dois pacientes diferentes, nos quais se nota o desarranjo da disposição normal dos pares periféricos de microtúbulos, indicando um defeito dos filamentos radiais.

Culturas semiquantitativas periódicas de escarro são recomendáveis para se acompanhar a composição da flora bacteriana nesses pacientes. A técnica da semeadura por esgotamento (distribuição do material na placa em três direções diferentes, com ângulos de 90° entre elas e sempre com flambagem da alça entre os deslizamentos) consegue fornecer uma ideia aproximada da representatividade dos microrganismos isolados na constituição da flora patológica nesses indivíduos cronicamente colonizados.

Episódios de exacerbação infecciosa devem ser tratados com antibióticos capazes de eliminar *Streptococcus pneumoniae, Haemophilus influenzae* e *Moraxella catarrhalis,* a menos que culturas prévias tenham demonstrado a presença de *S. aureus* e/ou *P. aeruginosa,* situação que exige antibióticos mais potentes e específicos. O período mínimo de antibioticoterapia é de 10 a 14 dias.

Pacientes que apresentem infecções graves muito frequentes devem ser considerados para um programa de antibioticoterapia inalatória. Os agentes mais usados por essa via são gentamicina, amicacina, colistina e tobramicina, por períodos prolongados. O emprego de antibioticoterapia inalatória parece espaçar as crises de infecção e está especialmente indicado nos casos de colonização crônica por *P. aeruginosa.*[17]

O acompanhamento da função pulmonar por meio de testes espirométricos e oximetria e/ou gasometria arterial é importante para se avaliar a velocidade de progressão da doença e a eficácia das medidas terapêuticas empregadas. A queda da pressão parcial de oxigênio para níveis inferiores a 60 mmHg indica gravidade da doença e torna necessário o uso de suplementação de oxigênio por longos períodos (18 a 24 horas por dia), única terapêutica capaz de retardar a instalação do *cor pulmonale*.

O uso de broncodilatadores é sempre recomendável, mesmo que não se comprove a reversibilidade da obstrução brônquica pelos critérios empregados para a asma (melhora significativa do volume expiratório forçado no primeiro segundo – VEF_1), já que o processo inflamatório crônico libera inúmeros mediadores químicos capazes de produzir redução da luz dos bronquíolos, por vários mecanismos, e a hiperinsuflação tem boa resposta ao emprego de $beta_2$-adrenérgicos de longa duração.

Corticoides inalatórios têm seu lugar estabelecido no tratamento da bronquite crônica tabágica grave, por já existirem evidências de que são capazes de melhorar a qualidade de vida dos indivíduos acometidos e também de diminuir o número de exacerbações. Na maioria das vezes, tais exacerbações acontecem por supercrescimento da flora bacteriana anormal que esses indivíduos abrigam em suas vias aéreas. Por paradoxal que possa parecer, o uso prolongado de esteroides inalados diminui a frequência de agudizações infecciosas, talvez pelo fato de minorarem a lesão epitelial produzida pela intensa inflamação que as bactérias desencadeiam. Apesar de faltarem estudos prospectivos que indiquem o emprego desses fármacos em pacientes bronquiectásicos, vários trabalhos publicados demonstram que esta é uma conduta comum.

Nos quadros infecciosos agudos que cursam com insuficiência respiratória grave, a corticoterapia parenteral de curta duração pode trazer benefícios.

As complicações como empiema, hemoptise e outras devem ser tratadas da maneira preconizada, levando-se sempre em consideração que o paciente pode ter condições basais muito ruins.

Deve ser enfatizado que os pacientes com discinesia ciliar não apresentam somente problemas pulmonares e, às vezes, para serem conduzidos de maneira adequada, exigem o concurso de vários especialistas. Papel fundamental tem o otorrinolaringologista, já que as infecções crônicas de vias aéreas superiores (sinusites, otites) são muito comuns nesses pacientes e é fato estabelecido a inter-relação dessas infecções com a manutenção e exacerbação de quadros infecciosos pulmonares.

Referências

1. Reid LM. Reduction in bronchial subdivision in bronchiectasis. Thorax. 1950;5(3):233-47.

2. Becroft DM. Bronchiolitis obliterans, bronchiectasis, and other sequelae of adenovirus type 21 infection in young children. J Clin Pathol. 1971;24(1):72-82.

3. Whitwell F. A study of the pathology and pathogenesis of bronchiectasis. Thorax. 1952;7(3):213-39.

4. Kang EY, Miller RR, Müller NL. Bronchiectasis: comparison of preoperative thin-section CT and pathologic findings in resected specimens. Radiology. 1995;195(3):649-54.

5. Svartengren K, Philipson K, Svartengren M, Nerbrink O, Camner P. Clearance in smaller airways of inhaled 6-microm particles in subjects with immotile-cilia syndrome. Exp Lung Res. 1995;21(5):667-82.

6. Bush A, Chodhari R, Collins N, Copeland F, Hall P, Harcourt J, et al. Primary ciliary dyskinesia: current state of the art. Arch Dis Child. 2007;92(12):1136-40.

7. Rott HD, Warnatz H, Pasch-Hilgers R, Weikl A. Kartagener's syndrome in sibs: clinical and immunologic investigations. Hum Genet. 1978;43(1):1-11.

8. Hendry WF, Knight RK, Whitfield HN, Stansfeld AG, Pryse-Davies J, Ryder TA, et al. Obstructive azoospermia: respiratory function tests, electron microscopy and the results of surgery. Br J Urol. 1978;50(7):598-604.

9. Palmblad J, Mossberg B, Afzelius BA. Ultrastructural, cellular, and clinical features of the immotile-cilia syndrome. Annu Rev Med. 1984;35:481-92.

10. Camner P, Mossberg B, Afzelius BA. Evidence of congenitally nonfunctioning cilia in the tracheobronchial tract in two subjects. Am Rev Respir Dis. 1975;112(6):807-9.

11. Afzelius BA. A human syndrome caused by immotile cilia. Science. 1976;193(4250):317-9.

12. Bush A, Cole P, Hariri M, Mackay I, Phillips G, O'Callaghan C, et al. Primary ciliary dyskinesia: diagnosis and standards of care. Eur Respir J. 1998;12(4):982-8.

13. Jorissen M, Willems T, De Boeck K, Diagnostic evaluation of mucociliary transport: from symptoms to coordinated ciliary activity after ciliogenesis in culture. Am J Rhinol. 2000;14(5):345-52.

14. Bukowy Z, Zietkiewicz E, Witt M. In vitro culturing of ciliary respiratory cells: a model for studies of genetic diseases. J Appl Genet. 2011;52(1):39-51.

15. Josephson GD, Patel S, Duckworth L, Goldstein J. High yield technique to diagnose immotile cilia syndrome: a suggested algorithm. Laryngoscope. 2010;120 Suppl 4:S240.

16. Paschoal IA, Altemani A, Arteta LMC, Palombini BC, Alves MRA, Néder F. Ultra-estrutura ciliar à microscopia eletrônica de transmissão. J Pneumol. 1992;18(4):145-60.

17. Noone PG, Leigh MW, Sannuti A, Minnix SL, Carson JL, Hazucha M, et al. Primary ciliary dyskinesia: diagnostic and phenotypic features. Am J Respir Crit Care Med. 2004;169(4):459-67.

SEÇÃO 9

Interfaces da Pneumologia

Vias Aéreas Integradas

70

70.1 Interação entre as Vias Aéreas Inferiores e Superiores

Mara Rúbia André Alves de Lima

"Aos médicos cabe a responsabilidade de estarem acostumados a analisar tanto as vias aéreas superiores quanto as vias aéreas inferiores. Os pacientes com rinite devem ser observados cuidadosamente quanto ao desenvolvimento ou à coexistência de asma. E nos pacientes com asma, deve ser considerada a presença de rinite ou rinossinusite."[1]

Introdução

ATENÇÃO

O reconhecimento das interações das vias aéreas superiores com as doenças broncopulmonares tem impacto no diagnóstico, na conduta médica terapêutica e no prognóstico. Tanto adultos quanto crianças podem apresentar doenças das vias aéreas que possuem aspectos de interesse compartilhado por várias especialidades da medicina. As interações existentes entre as vias aéreas superiores e as vias aéreas inferiores são uma evidência antiga, real e pertinente da necessidade de um atendimento médico integral, multidisciplinar e humanizado dos pacientes, incluindo a atenção de pneumologistas, otorrinolaringologistas, alergistas, gastrenterologistas, radiologistas e imunologistas, entre outros.

Por um lado, várias doenças diagnosticadas em vias aéreas superiores e em vias aéreas inferiores compartilham epidemiologia, semiologia, fisiopatologia e imunologia, além das suas ligações anatômicas. Por outro, as alternativas terapêuticas e preventivas indicadas para o tratamento de doenças das vias aéreas superiores frequentemente são usadas também para doenças das vias aéreas inferiores, como os anti-inflamatórios inalados, orais ou nasais, e os cuidados ambientais para evitar a exposição aos desencadeantes de crises de asma ou de rinite alérgica.

Do ponto de vista da estrutura anatômica, o nariz representa a principal porta de entrada por meio da qual o meio ambiente externo se comunica e interage com as vias respiratórias inferiores, representando uma área de intersecção entre várias especialidades médicas. Do ponto de vista semiológico, a tosse crônica representa o elo entre diversas especialidades médicas e é um sinal de alerta para a presença de uma possível doença não só broncopulmonar, mas que também pode estar relacionada com as vias aéreas superiores, em especial atenção ao diagnóstico das rinossinusites crônicas.

Além da constatação objetiva das interações entre as vias aéreas que devem ser avaliadas na sua totalidade pelo médico, também devem ser consideradas as decisões tomadas pelos próprios pacientes, antes de procurarem o cuidado para seus problemas de saúde. Os pacientes que apresentam tosse crônica, em geral, associam esse sintoma a alguma alteração pulmonar, procurando, portanto, um especialista da área pneumológica. Porém, em alguns casos, a tosse crônica se acompanha de ausência de outros sintomas das vias aéreas inferiores e tanto o exame físico quanto os exames de imagem do tórax são normais. O pneumologista deve estar capacitado a fazer o diagnóstico diferencial e o encaminhamento adequado para o paciente que for procurá-lo com queixa de tosse crônica cuja causa poderá estar além da sua especialidade restrita.

Com o avanço do conhecimento médico e o aumento exponencial da quantidade de informações acerca das diversas doenças que acometem o ser humano, as especialidades médicas foram se tornando cada vez mais necessárias. Cada especialista se responsabiliza principalmente pelo conhecimento aprofundado em uma determinada área médica e concentra a sua experiência de cuidador médico neste campo. Em paralelo com o exercício clínico das especialidades médicas, também os eventos científicos, as pesquisas e as publicações médicas foram se fragmentando em compartimentos separados. Porém, para um cuidado integral, continua sendo necessário que cada paciente seja abordado na sua totalidade de ser humano. Para isso, a comunicação entre as especialidades é condição *sine qua non*. Os especialistas, compartilhando os conhecimentos mais aprofundados aos quais se dedicam nos seus respectivos campos de *expertise*, podem colaborar para que os pacientes recebam um cuidado completo e multidisciplinar.

Neste capítulo são abordados aspectos mais relevantes das interações entre as vias aéreas superiores e inferiores, incluindo-se dados históricos gerais e as interações entre asma, rinite e rinossinusite, com suas características epidemiológicas, embriológicas, histológicas, fisiopatológicas e imunopatológicas. Também são discutidas as interações entre doença pulmonar obstrutiva crônica (DPOC) e vias aéreas superiores, finalizando-se com tópicos gerais das interações entre tosse crônica e acometimento das vias aéreas superiores observadas na síndrome do gotejamento pós-nasal (atualmente denominada síndrome da tosse das vias aéreas superiores).

Histórico

Até hoje, os mecanismos precisos que conectam as afecções das vias aéreas superiores e inferiores ainda carecem de melhor averiguação e esclarecimento. Porém, atualmente, com sofisticados recursos diagnósticos de imagem e de endoscopia, que empregam tecnologia digital, e com o amparo de análises imunopatológicas e de ferramentas estatísticas avançadas, é possível estudar de modo mais objetivo as interações entre as vias aéreas como um todo, oferecendo assim mais alternativas para o manejo terapêutico adequado do paciente.

Apesar de algumas das publicações do século XXI descreverem como fatos novos as constatações que associam as doenças das vias aéreas superiores às das vias aéreas inferiores, a história mostra que essa observação data de aproximadamente 2.000 anos. No século II, Galeno já elaborara a hipótese de que a doença rinossinusal provocava doenças pulmonares a partir de uma ligação direta anatômica, não levando em consideração a função da glote. Galeno acreditava que as secreções das fossas nasais e das vias aéreas inferiores eram provenientes de um mesmo local, o cérebro. No século XVII, ficou estabelecido que não existia um pertuito anatômico entre o cérebro e as fossas nasais.[2]

No século XIX, em 1870, Kratchmer demonstrou que o estímulo das vias aéreas superiores (nariz, nasofaringe e seios paranasais) de gatos e coelhos com gases irritantes (dióxido de enxofre, cigarro, gás carbônico) levava a taquicardia e apneia, as quais eram abolidas com a ressecção do nervo trigêmeo e, além disso, também aumentavam a resistência das vias aéreas inferiores com o surgimento de broncoconstrição.[3]

No começo do século XX, em 1919, Sluder[4] publicou um artigo sobre a asma como um reflexo nasal e, em 1929, Quinn e Meyer[5] estudaram a relação entre sinusite e bronquiectasias. Em 1924, Blumgart[6] publicou um estudo sobre os mecanismos de absorção de substâncias da nasofaringe. E, logo em seguida, em 1925, Gottlieb[7] postulou, em seu artigo sobre a relação das doenças dos seios intranasais com a produção de asma, os mecanismos que relacionariam a doença nasal e a asma.

Gottlieb[7] preconizava que haveria quatro mecanismos relacionando doença nasal e asma. Esses mecanismos incluíam: 1) o gotejamento de material mucopurulento na faringe, produzindo infecção na faringe e na traqueia; 2) a absorção de produtos tóxicos pela corrente sanguínea e linfática, produzindo reação alérgica nas vias aéreas inferiores; 3) a respiração bucal de ar frio devido à obstrução nasal (secundária à presença de pólipos e cornetos aumentados) combinada com material infectado, na superfície das vias aéreas, desencadeando asma; e 4) o reflexo nasobrônquico devido à irritação do gânglio nasal causando asma.

Após a década de 1930, outros estudos continuaram a ser publicados de forma esporádica, mas foi principalmente nos últimos 30 anos que voltou a crescer o interesse científico por esse tema.[8-11] Em 1974, Slavin[12] chama a atenção para a asma brônquica produzida por sinusite paranasal. No Brasil, enquanto, em 1970, Benevides[13] publica artigo sobre o tratamento das sinusobronquites, Flores e Moreira,[14] em 1978, publicam seus estudos acerca das manifestações broncopulmonares das infecções das vias aéreas superiores, e também Palombini e Alves[15] incentivam linha de pesquisa sobre a relevância das vias aéreas superiores para a pneumologia.

Atualmente, o enfoque antes colocado nos aspectos infecciosos bacterianos da fisiopatologia do acometimento simultâneo de vias aéreas superiores e inferiores está redirecionado para a tentativa de entendimento dos mecanismos inflamatórios sistêmicos dessas doenças. Mais recentemente, as funções da medula óssea e o papel antigênico de enterotoxinas do estafilococo também passam a ser objeto de pesquisas. Porém, apesar dos avanços, várias questões sem resposta definitiva ainda permanecerão motivando mais discussões sobre esse assunto.[16-19]

Asma, rinite e rinossinusite

Epidemiologia

Os estudos epidemiológicos que correlacionam as vias aéreas enfrentam desafios operacionais decorrentes da necessidade de métodos diagnósticos invasivos e/ou muito onerosos e não disponibilizados amplamente para comprovar a presença dessas doenças. Além disso, observações feitas a partir de estudos com acompanhamento a longo prazo e com grupos-controle adequados também são onerosas. Apesar de ainda existir espaço para evidências adicionais que melhorem a compreensão sobre as interações entre as doenças das vias aéreas superiores e inferiores, vários estudos relevantes já foram realizados.

O International Study of Asthma and Allergies (ISAAC)[20] mostrou que a correlação entre asma e rinite chega a 80%, sendo que os pacientes com asma apresentam sintomas nasais de difícil controle. A rinite alérgica está presente em 60 a 78% dos pacientes asmáticos e representa um fator de risco para o aparecimento de asma em cerca de 20 a 38% dos casos. Outro estudo demonstrou que a rinite alérgica aumenta em quatro vezes o risco do aparecimento de asma em adultos. Um estudo multicêntrico longitudinal de base populacional revelou que a rinite, mesmo na ausência de atopia, é um preditor de asma nos adultos.[21] A asma é diagnosticada em até 58% dos pacientes com rinite, e 92% dos pacientes com asma ocupacional têm sintomas de rinite.[3]

A prevalência de rinossinusite variou de 0,8 a 14,9% entre crianças de 6 a 7 anos e de 1,4 a 39,7% entre pacientes de 13 a 14 anos que apresentam asma, de acordo com os resultados do estudo ISAAC.[20] De um total de 90.478 adultos entre 20 e 44 anos de idade estudados em 31 países da Europa, dos Estados Unidos e da Oceania, 10.210 indivíduos participaram de uma pesquisa para identificar asma e rinossinusite, que ficou caracterizada como o fator preditivo isolado mais importante para o aparecimento de asma. Mais de 30% dos pacientes que tiveram sinusite também tinham asma, e entre 30 e 70% dos pacientes com asma apresentaram rinossinusite pelo menos uma vez.[3]

Assim como os pacientes asmáticos costumam apresentar um quadro clínico de controle mais difícil quando tiverem rinossinusite associada, também os pacientes com rinossinusite, inclusive aqueles tratados com cirurgia, apresentam um prognóstico mais reservado se tiverem concomitantemente asma brônquica.[22] Portanto, a associação de asma e rinossinusite exige cuidados médicos redobrados, tanto do ponto de vista pneumológico quanto do ponto de vista otorrinolaringológico.

Em outro estudo prospectivo[23] com 106 pacientes, foi encontrada uma relação entre a gravidade da rinossinusite crônica e a da asma. A presença de asma, mais do que a atopia, representou um fator preditivo de alteração radiográfica mais grave da cavidade paranasal e de rinossinusite crônica com polipose nasal. Esses resultados sugerem que a rinossinusite crônica é uma doença inflamatória que ocorre independentemente de uma imunopatogenia sistêmica mediada por imunoglobulina E (IgE).

De acordo com outro estudo retrospectivo,[24] pacientes com asma induzida por aspirina têm doença rinossinusal mais extensa do que aqueles sem asma induzida por aspirina. A cirurgia endoscópica da cavidade rinossinusal melhorou significativamente os resultados em ambos os grupos, porém, naqueles pacientes com sensibilidade à aspirina, houve melhora menos significativa na tomografia computadorizada pós-operatória do que no grupo de pacientes sem sensibilidade à aspirina.

Entre os pacientes com pólipos nasais, 27 a 51% têm asma que costuma ser mais grave. Em um estudo prospectivo[25] com 68 pacientes com asma induzida por aspirina e polipose nasal, a cirurgia endoscópica melhorou a pontuação de sintomas de asma, os resultados das medidas de pico de fluxo expiratório e também os parâmetros de avaliação do olfato. Outro estudo[26] em 116 doentes com polipose nasal grave mostrou que a recuperação do olfato após a cirurgia sinusal endoscópica funcional foi significativamente prejudicada pela concomitância de doença respiratória exacerbada pela aspirina, que foi por isso considerada fator preditivo importante para pior resultado em relação à recuperação olfativa.

Em mais um estudo retrospectivo[27] com 91 pacientes asmáticos adultos e com rinossinusite crônica e polipose nasal, foi demonstrada melhora na avaliação da asma durante um período de 6 a 12 meses após a cirurgia endoscópica. Embora essa melhora tenha sido observada tanto em pacientes asmáticos com asma induzida por aspirina quanto em asmáticos que toleravam a aspirina, nos pacientes asmáticos com sensibilidade à aspirina foram observadas diferenças mais significativas estatisticamente no que se refere à gravidade da asma e à redução da dose de corticoide inalatório.[27]

Embriologia e histologia

Do ponto de vista embriológico das vias aéreas, enquanto o nariz tem uma origem ectodérmica, os brônquios possuem uma origem endodérmica. Contudo, apesar das origens distintas, o desenvolvimento embriológico das vias aéreas superiores é semelhante quanto à cronologia, sendo que ambas começam a se formar durante a quarta semana de gestação e continuam o seu desenvolvimento durante alguns anos após o nascimento.

O sistema respiratório origina-se a partir da separação da parte caudal do sulco longitudinal localizado na face ventral do intestino cefálico, na porção terminal da região faríngea. Inicialmente, forma-se o canal traqueobrônquico. A porção cranial do canal traqueobrônquico dá origem à laringe, a porção média formará a traqueia e a porção caudal cresce e se bifurca em dois brotos que originarão os brônquios principais e as demais ramificações da árvore respiratória.

As fossas nasais apresentam três regiões: o vestíbulo, a área respiratória e a área olfatória. Em relação à estrutura histológica, em indivíduos hígidos, o vestíbulo nasal apresenta uma mucosa formada por epitélio plano estratificado não queratinizado e por uma lâmina própria de tecido conjuntivo denso. Nesse local, existem pelos e glândulas cutâneas, que constituem uma primeira barreira à entrada de partículas grosseiras de pó nas vias aéreas.

A mucosa da área respiratória nasal, dos seios paranasais e das vias aéreas inferiores é constituída por epitélio pseudoestratificado colunar ciliado, com muitas células caliciformes, chamado de epitélio respiratório, que repousa sobre a lâmina basal, a lâmina própria fibrosa rica em glândulas do tipo misto e no periósteo subjacente. O epitélio respiratório típico consiste em seis tipos celulares constituídos por célula colunar ciliada, células caliciformes, células em escova, células basais e célula granular. Deve-se ressaltar que, nas áreas mais expostas ao ar, o epitélio apresenta-se mais alto e com maior número de células caliciformes. A mucosa nasal possui capilares subepiteliais, sistemas arteriais e sinusoides venosos cavernosos em abundância. O músculo esquelético está presente na nasofaringe e na laringe, e a musculatura lisa é encontrada desde a traqueia até os bronquíolos.[3,28]

Fisiopatologia

Se alguns estudos epidemiológicos que correlacionam as doenças das vias aéreas superiores – principalmente a rinossinusite – com as doenças das vias aéreas inferiores – sobretudo a asma – podem apresentar resultados aparentemente conflitantes, os mecanismos fisiopatológicos subjacentes à associação dessas doenças apresentam aspectos ainda mais difíceis de serem comprovados com exatidão. Contudo, em vez de frear o interesse científico pela área, esses obstáculos solidificam a sua importância, servem de exemplo concreto para a necessidade do cuidado multidisciplinar dos pacientes e avanços vão sendo registrados.

O nariz representa a porta de entrada mais importante para o ar inspirado, desempenhando funções de aquecimento, umidificação e filtragem das partículas inaladas. Na rinite alérgica acompanhada de obstrução nasal e respiração bucal, os pacientes ficam privados dessas funções nasais protetoras. Os alérgenos, o ar frio e também outros irritantes físicos ou químicos, ao serem inalados, são capazes de provocar reação nasal e broncoconstrição.

Testes de provocação nasal com histamina ou com metacolina podem se acompanhar de resposta broncoconstritora. Pacientes que apresentam rinite alérgica, mas não manifestam sintomas de asma, podem apresentar testes positivos para hiper-responsividade brônquica provocada com exercício, com histamina ou com metacolina, principalmente durante os períodos de exacerbação da rinite alérgica.

Outro exemplo das interações entre o nariz e as vias aéreas inferiores é o efeito que as infecções virais do trato respiratório superior exercem sobre a asma, frequentemente acompanhando ou precedendo o atendimento de pacientes asmáticos em salas de emergência. Durante a infecção viral do trato respiratório superior, também o trato respiratório inferior fica mais responsivo à histamina e à inalação de alérgenos.[1,2,29]

No início do século XX, o papel das infecções bacterianas também era considerado de grande importância nesta fisiopatologia. Atualmente, os aspectos inflamatórios e imunopatológicos se destacam entre os mecanismos que sustentam as interações entre vias aéreas superiores e inferiores. Alguns autores sugerem que a rinossinusite associada à polipose e à inflamação eosinofílica compartilha um mecanismo fisiopatológico único com a asma, enquanto a rinossinusite sem polipose e sem inflamação eosinofílica atua como um desencadeante direto para a asma.[3]

Tentando esclarecer a fisiopatologia, os estudos de Huxley[30] empregando Indium-111 demonstraram a ocorrência de aspiração faríngea de material das vias aéreas superiores no sentido das vias aéreas inferiores em 70% dos pacientes com depressão da consciência e em 45% dos indivíduos hígidos durante o sono profundo. Os indivíduos hígidos que não aspiraram apresentavam um sono superficial. Já nos estudos de Simons,[28] embora a aspiração faríngea tenha sido mostrada em indivíduos com diminuição da consciência, não foi possível demonstrar essa aspiração naqueles sem depressão do sensório, nem mesmo naqueles com rinossinusite.

Além dos possíveis mecanismos da associação entre a rinossinusite e a asma citados antes, encontra-se também a alternativa de um reflexo nasofaringobrônquico estudado em pacientes com nevralgia do trigêmeo e que foram submetidos a ressecção desse nervo. A broncoconstrição desencadeada pela inalação de ar frio representa uma resposta que pode ser abolida pela supressão do reflexo nasopulmonar por meio de anestesia local ou do uso de um antagonista colinérgico. Além disso, a semeadura de processos inflamatórios na faringe a partir do gotejamento pós-nasal e da aspiração faríngea de mediadores inflamatórios e de material infectado dos seios paranasais poderia desencadear um reflexo faringobrônquico.[31]

Em um estudo prospectivo, foram comparadas amostras de tecidos rinossinusais de pacientes com os seguintes fenótipos: 1) pacientes com rinossinusite crônica, polipose nasal e asma desencadeada por aspirina; 2) pacientes com rinossinusite crônica, polipose nasal e sem sensibilidade à aspirina; e 3) indivíduos-controle saudáveis. Foram identificados cinco genes que, provavelmente, desempenham um papel na patogênese dos pólipos associados com rinossinusite crônica e asma desencadeada por aspirina. A análise dos perfis de expressão genética como ferramenta para compreender a fisiopatologia da rinossinusite crônica e a asma sensível à aspirina, considerando os genes envolvidos no crescimento, desenvolvimento, função imune e expressão de citocinas, pode trazer uma melhor compreensão dessa patogênese e possibilidades de novas modalidades terapêuticas.[32,33]

Imunopatologia

Apesar de existirem algumas diferenças nos aspectos imunopatológicos da asma e da rinite alérgica, em ambas as situações se reconhece uma resposta alérgica inicial e uma resposta crônica semelhantes, sendo que as células inflamatórias envolvidas são as mesmas, incluindo mastócitos, eosinófilos, basófilos e linfócitos T *helper* 2 (Th2). Em pacientes com rinite alérgica e asma, na avaliação clinicolaboratorial, é frequente a presença de eosinofilia no sangue periférico e também nas secreções nasais e no escarro.

Em um estudo observacional de 201 pacientes asmáticos, foi demonstrado que os níveis de eosinófilos no sangue e no escarro se correlacionaram com o espessamento da mucosa sinusal e estavam associados a osteíte.[34] Em revisão publicada por Ibiapina e colaboradores,[3] foi salientado que na asma a inflamação brônquica é mediada principalmente pelo linfócito Th2, o qual se relaciona com citocinas envolvidas na inflamação alérgica e com estimuladores de linfócito B, que produzem IgE e outros anticorpos. Os linfócitos Th2 são inibidos pelos linfócitos T *helper* 1 (Th1) e vice-versa, sendo que um desequilíbrio entre essas células poderia contribuir para a fisiopatologia da asma.[3]

Considerando a população de pacientes que apresentam asma e/ou rinossinusite e concomitantemente manifestações atópicas, postula-se que os acometimentos de vias aéreas superiores e inferiores sejam manifestações localizadas de um mesmo acometimento sistêmico inflamatório alérgico.

Mecanismos imunopatológicos com a participação da medula óssea foram adicionados como hipóteses que tentam entender as interações entre as vias aéreas superiores e inferiores como componentes de uma doença sistêmica única. A mucosa inflamada dos seios paranasais produziria localmente mediadores inflamatórios (citocinas) que seriam liberados e estimulariam os progenitores de basófilos/eosinófilos da medula óssea. A medula óssea, interagindo com sinais hematopoiéticos teciduais, liberaria células inflamatórias para migrarem para o pulmão e desencadear inflamação crônica das vias aéreas inferiores.

Estudos experimentais em animais sugerem a existência de uma ligação direta entre pulmão e medula óssea nos processos inflamatórios alérgicos das vias aéreas. Essa possível ligação entre medula óssea e pulmão, além de ajudar no esclarecimento da fisiopatologia da asma e da rinite como uma doença única das vias aéreas, também pode trazer mais alternativas de busca de tratamentos.[3]

Anticorpos IgE para enterotoxinas podem ser encontrados na maioria dos pacientes com alergia à aspirina, polipose nasal e asma grave. O *Staphylococcus aureus* tem a capacidade de liberar enterotoxinas com atividade antigênica e modificar as funções dos linfócitos T e linfócitos B, dos eosinófilos e de outras células. Esse estímulo relacionado com as enterotoxinas estafilocócicas pode levar a uma inflamação eosinofílica polarizada pela célula tipo linfócito T *helper* e a uma produção de IgE, agravando as doenças das vias aéreas, tanto no trato superior quanto no inferior.

Doença pulmonar obstrutiva crônica e vias aéreas superiores

As interações entre as vias aéreas inferiores e superiores são importantes nos pacientes que apresentam rinite, sinusite e asma, sejam eles atópicos ou não. Contudo, em grupos de pacientes com diagnósticos reconhecidos de outras pneumopatias, essas interações também são observadas. Em pacientes com DPOC, sobretudo nos episódios de exacerbação, o manejo adequado deve incluir a investigação de rinossinusite.

Além disso, pacientes com diagnóstico de bronquiectasias, fibrose cística, discinesia ciliar, aspergilose broncopulmonar alérgica ou deficiências imunológicas relacionadas com níveis séricos insuficientes de IgG, IgM ou IgA frequentemente apresentam rinossinusite como doença concomitante. Neste último grupo de pacientes, a concomitância de rinossinusite parece acompanhar os quadros clínicos respiratórios mais graves, nos quais ocorram complicações broncopulmonares supurativas crônicas e exacerbações infecciosas de repetição.

Estudos epidemiológicos sugerem que até 75% dos pacientes com DPOC apresentam sintomas nasais concomitantes e que mais de um terço dos pacientes com rinossinusite tem sintomas das vias aéreas inferiores relacionados com asma ou DPOC.[35]

Muitos trabalhos[5,21,27] tentam fazer uma transposição das hipóteses de mecanismos que ligam as doenças nasais e rinossinusais à asma para a sua identificação nos pacientes com DPOC. Mas os mecanismos subjacentes às interações entre a rinossinusite e a DPOC são de comprovação ainda mais complexa do que na associação entre rinossinusite e asma. Apesar de existirem evidências sugerindo aumento da inflamação em pacientes com DPOC, as relações entre vias aéreas superiores, vias aéreas inferiores e inflamação sistêmica ainda carecem de melhor averiguação nesses indivíduos.

Em um estudo[36] realizado com 47 pacientes com DPOC, não foi possível demonstrar que o grau de inflamação das vias aéreas superiores correspondera ao grau de inflamação das vias aéreas inferiores, nem que houvesse associações subjacentes ao deslocamento de bactérias e à resposta inflamatória sistêmica. Mas foi sugerido que a DPOC está associada a aumento da concentração nasal de interleucinas 8 (IL-8) e que a colonização bacteriana das vias aéreas inferiores, o gotejamento pós-nasal e o aumento na população bacteriana nasal estejam relacionados.[36]

Do ponto de vista prático, nas exacerbações da DPOC associadas a infecção bacteriana das vias aéreas inferiores, a avaliação otorrinolaringológica, abrangendo seios paranasais, rinofaringe e fossas nasais, está indicada para um manejo terapêutico adequado. Os pacientes com DPOC exacerbada referem dispneia, tosse produtiva crônica com expectoração que se tornou purulenta após a piora do quadro clínico obstrutivo broncopulmonar ou expectoração que já era purulenta e aumentou de volume ou se tornou mais purulenta ainda. A avaliação otorrinolaringológica nesses pacientes, principalmente quando relatarem gotejamento pós-nasal e aspiração faríngea, tem a finalidade de descartar a possibilidade da presença concomitante de secreções na faringe e rinossinusite como fator agravante da DPOC, além de outras eventuais anormalidades na faringe e nas fossas nasais, como hipertrofia de adenoides, desvio de septo nasal ou cornetos nasais aumentados. Na ausência da abordagem diagnóstica e do manejo terapêutico dessas comorbidades, caso estejam presentes, a resolução do quadro exacerbado de DPOC ficará comprometida.

Foi realizado um estudo retrospectivo[37] em 99 pacientes internados por exacerbação de DPOC em um hospital especializado em doenças pulmonares, ao longo de um mesmo ano **(FIGURA 70.1.1)**. Esse estudo buscou averiguar se a presença concomitante de rinossinusite fizera parte das hipóteses diagnósticas operacionais aventadas pelos pneumologistas que cuidaram desses pacientes.

Constatou-se que, dos 99 indivíduos estudados, 34 pacientes (34,3%) realizaram avaliação de vias aéreas supe-

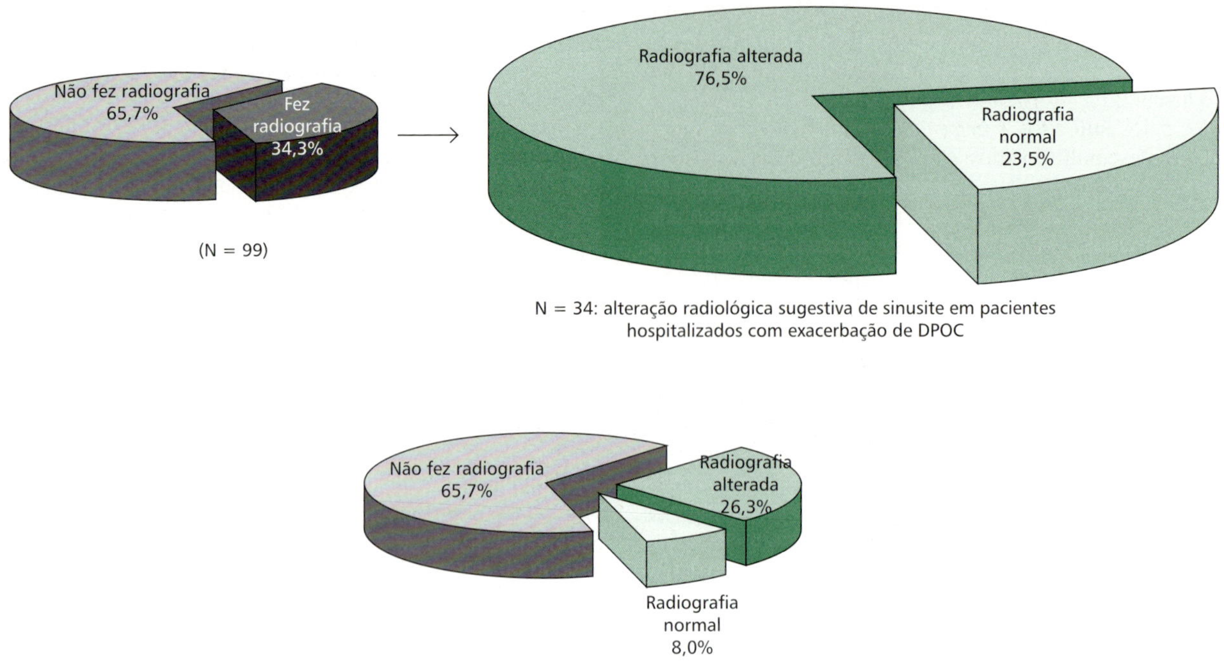

FIGURA 70.1.1 → Investigação de seios paranasais em pacientes hospitalizados com exacerbação de DPOC.
Fonte: André-Alves e colaboradores.[37]

riores, sendo que, nesse subgrupo, em 26 pacientes (76,5%) foram detectadas alterações radiológicas sugestivas de rinossinusite. Nesse mesmo estudo, considerando-se o número total de 99 pacientes hospitalizados por exacerbação de DPOC e assumindo-se hipoteticamente que, dentre os pacientes não investigados para rinossinusite, de fato nenhum apresentasse rinossinusite, ainda assim seria possível constatar que, em mais de um quarto do total dos pacientes, a possibilidade de acometimento simultâneo de vias aéreas superiores deveria ser considerada.[37]

Tosse crônica e vias aéreas superiores

A tosse crônica, principalmente quando acompanhada de expectoração, costuma levar o paciente a procurar os cuidados do pneumologista. A epidemiologia e a presença de tabagismo são dados importantes na caracterização da tosse crônica, impondo o diagnóstico diferencial com a tuberculose e o carcinoma brônquico, entre outros. Em alguns pacientes com tosse crônica, nos quais outros diagnósticos tenham sido excluídos, em particular nos indivíduos não fumantes e que apresentam sintomas associados de vias aéreas superiores, como aspiração faríngea, gotejamento pós-nasal ou obstrução nasal, a presença de rinossinusite deve ser insistentemente considerada no diagnóstico diferencial.[38]

Em um estudo clínico sobre a etiopatogenia da tosse persistente crônica produtiva,[39] foram identificados 99 casos de rinossinusite na população total de 110 pacientes analisados. Todos os pacientes desse estudo apresentavam tosse produtiva com duração de mais de oito semanas e já tinham efetuado pelo menos um tratamento clínico prévio sem sucesso, ou seja, que não fora capaz de controlar a tosse.

No grupo dos 99 pacientes com diagnóstico de rinossinusite, foram identificados possíveis condicionamentos sistêmicos para o quadro em 92 pacientes. Em 75% dos casos, esse condicionamento sistêmico subjacente era representado pela presença exclusiva de atopia. Nos demais pacientes, a atopia estava ausente ou vinha associada a outros fatores predisponentes sistêmicos, como deficiência seletiva de IgA, fibrose cística ou síndrome da discinesia ciliar. Em apenas 6% dos pacientes dessa população com tosse e rinossinusite não foi possível reconhecer um substrato sistêmico que pudesse condicionar o acometimento crônico das vias aéreas superiores (**FIGURA 70.1.2**).

Síndrome da tosse das vias aéreas superiores ou síndrome do gotejamento pós-nasal

Segundo as diretrizes para o diagnóstico e o manejo da tosse do American College of Chest Physicians (ACCP),[40] a possibilidade do diagnóstico da síndrome do gotejamento pós-nasal (atualmente denominada síndrome da tosse crônica das vias aéreas superiores secundária a doenças rinossinusais), em pacientes não fumantes com 15 anos de idade ou mais velhos, deve ser insistentemente considerada na investigação da tosse com mais de oito semanas de duração, sobretudo se

	Associada a sinusite: 99					Não associada a sinusite: 11		
	Condicionamento sistêmico presente: 92							
		Atopia ausente ou associada a outros condicionamentos sistêmicos: 10						
	Atopia exclusiva	Deficiência seletiva de IgA*	Mucoviscidose	Síndrome do cílio imóvel	Condicionamento sistêmico reconhecível ausente	Adenoides hipertrofiadas	Bronquiectasias	Causas indeterminadas
N	82	8	1	1	7	8	2	1
Amostra total	75	7	1	1	6	7	2	1

*Entre os pacientes com deficiência seletiva de IgA, alguns representaram evidências de participação de atopia.

FIGURA 70.1.2 → Etiopatogenia da tosse persistente crônica produtiva em 110 pacientes ambulatoriais.

for produtiva e quando outros diagnósticos, como tuberculose pulmonar, carcinoma brônquico, DPOC e tosse desencadeada pelo uso de medicamentos, forem excluídos.

Nessa síndrome, a tosse crônica pode estar associada ou não a outros sintomas de vias aéreas superiores, principalmente ao gotejamento pós-nasal, definido como a drenagem de secreções do nariz ou dos seios paranasais através da faringe. Mas alguns estudos indicam que até 20% dos pacientes com tosse crônica relacionada com gotejamento pós-nasal podem não perceber ou não associar essa drenagem de secreções à tosse que apresentam. O diagnóstico diferencial da síndrome do gotejamento pós-nasal inclui a tosse crônica associada à asma, à bronquite eosinofílica não asmática e ao refluxo gastresofágico.

A patogênese da tosse na síndrome da tosse crônica das vias aéreas superiores pode ser entendida a partir das seguintes hipóteses: 1) estímulo mecânico do reflexo da tosse nas vias aéreas superiores; 2) gotejamento de secreções das vias aéreas superiores estimulando receptores da tosse na hipofaringe ou na laringe; 3) aumento da sensibilidade do reflexo da tosse nas vias aéreas superiores; 4) irritação direta física ou química do limbo aferente do reflexo da tosse, estimulando perifericamente e levando a um aumento da reatividade central; e 5) aspiração de secreções das vias aéreas superiores, estimulando receptores da tosse localizados nas vias aéreas inferiores.

A síndrome da tosse crônica das vias aéreas superiores se refere a várias doenças, como infecções do trato respiratório superior (causadas principalmente por vírus, *Mycoplasma*, *Chlamydia pneumoniae* e *Bordetella pertussis*), rinite alérgica, rinite não alérgica perene (rinite vasomotora e rinite não alérgica com eosinofilia), sinusite bacteriana, sinusite alérgica fúngica, rinite secundária a alterações anatômicas, rinite por irritantes físico-químicos, rinite ocupacional, rinite medicamentosa e rinite da gestação. Essas doenças podem levar ao aparecimento da tosse a partir de mecanismos distintos.

Tais mecanismos incluem as seguintes possibilidades: 1) presença de gotejamento pós-nasal provocando irritação e/ou inflamação da mucosa das vias aéreas superiores e, então, desencadeando a tosse; ou 2) ausência de gotejamento pós-nasal ou impossibilidade de detectar o gotejamento pós-nasal silencioso seguidas de irritação e/ou inflamação da mucosa das vias aéreas superiores e tosse (FIGURA 70.1.3).

Irwin e colaboradores,[41] em um estudo prospectivo, compararam achados histopatológicos das vias aéreas em três grupos constituídos por pacientes com tosse secundária a doença pulmonar, tosse secundária a doença extrapulmonar e tosse sem causa identificada e um grupo-controle formado por indivíduos não fumantes e assintomáticos. Os três grupos de tossidores crônicos apresentaram similaridades na aparência morfológica e na contagem das células inflamatórias coradas com hematoxilina/eosina, sugerindo aos autores que as alterações inflamatórias podem ser devidas ao próprio trauma da tosse, independentemente da causa subjacente. Por esse motivo, esses investigadores recomendam cautela antes de atribuir papel patogênico aos achados inflamatórios observados nas vias aéreas de pacientes que tossem cronicamente.

Considerações finais

Pacientes com asma e outros diagnósticos pneumológicos veem aumentada a probabilidade de ter suas manifestações mais bem controladas, mediante conduta terapêutica adequada, se forem contemplados cuidados médicos das vias aéreas como um todo. Mesmo especialistas, seguem os médicos com a responsabilidade de, em vez de fragmentar, fazer uma leitura completa e em profundidade de todas as manifestações clínicas averiguadas nos pacientes que buscam os seus cuidados, ainda que dentro de um contexto específico. O exercício do raciocínio diagnóstico associado a experiências multidisciplinares compartilhadas nas mais diversas condições ambientais e culturais do planeta deve estimular uma melhor qualidade de vida e ressaltar a importância da humanização como uma característica inerente da medicina de todas as épocas.

Durante muito tempo, devido à estrutura anatômica complexa, à área reduzida e à proximidade com as meninges e o encéfalo, os seios paranasais e a rinofaringe eram estudados

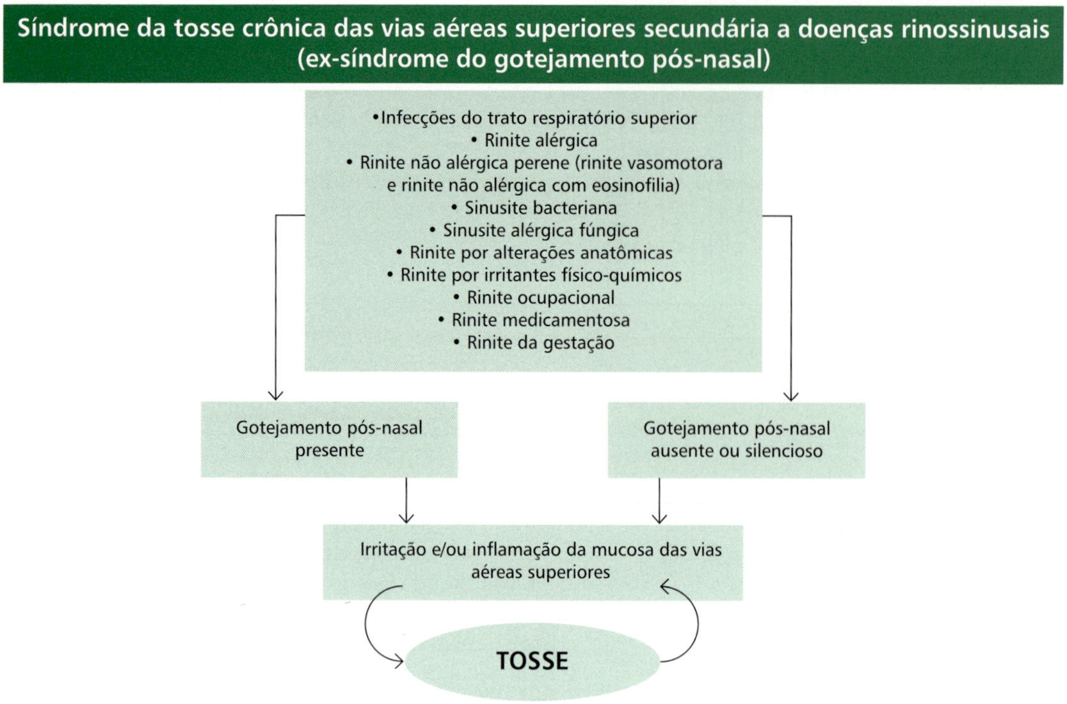

FIGURA 70.1.3 → Possíveis mecanismos para entender a presença de tosse na síndrome do gotejamento pós-nasal.

por meio de peças anatômicas. A abordagem cirúrgica mais ampla era limitada e tinha indicação somente quando outros tratamentos haviam falhado para as afecções dessa região. Visando reduzir riscos para os pacientes, os seios etmoidais eram de acesso quase totalmente restrito, ao passo que os seios maxilares e o nariz eram os locais mais abordados, fosse por punção maxilar, fosse para tratamento cirúrgico. Para a investigação diagnóstica conservadora das vias aéreas superiores, contava-se com radiografias convencionais cujas imagens complexas e sobrepostas representavam um desafio, tanto à adequada realização do exame para a obtenção de imagens quanto à interpretação radiológica das alterações detectadas. Foi somente a partir de meados da década de 1980, com a maior utilização da tomografia computadorizada, da rinossinusoscopia e da cirurgia endoscópica funcional sinusal, que um salto na abordagem e no entendimento dos seios paranasais foi dado.

Atualmente, embora algumas questões relacionadas com as interações entre vias aéreas inferiores e superiores continuem aguardando esclarecimentos, grandes progressos têm sido feitos. Graças a avanços tecnológicos, obtenção de dados epidemiológicos de diversos países, estudos sobre fisiopatologia, recursos diagnósticos e alternativas terapêuticas, consensos e diretrizes são disponibilizados pela internet rapidamente e em uma abrangência global. Dessa forma, acredita-se que cada vez mais as especialidades médicas possam se aprimorar de forma agregada e harmoniosa e, assim, oferecer aos pacientes um tratamento adequado.

Referências

1. Slavin RG. The upper and lower airways: the epidemiological and pathophysiological connection. Allergy Asthma Proc. 2008;29(6):553-6.

2. Ferguson B, Powell-Davis A. The link between upper and lower respiratory disease. Curr Opin Otolaryngol Head Neck Surg. 2003;11(3):192-5.

3. Ibiapina CC, Sarinho ESC, Cruz Filho AAS da, Camargos PAM. Rinite, sinusite e asma: indissociáveis? J Bras Pneumol. 2006;32(4):357-66.

4. Sluder G. Asthma as a nasal reflex. JAMA. 1919;73(8):589-91.

5. Quinn LH, Meyer OO. The relationship of sinusitis and bronchiectasis Arch Otolaryngol. 1929;10(2):152-65.

6. Blumgart HL. A study of the mechanism of absorption of substances from the nasopharynx. Arch Intern Med. 1924;33(4):415-24.

7. Gottlieb MJ. Relation of intranasal disease in the production of bronchial asthma: report of cases. JAMA. 1925;85(2):105-8.

8. Bullen SS. Incidence of asthma in 400 cases of chronic sinusitis. J Allergy. 1932;4:402-7.

9. Rackemann FM, Tobey HG. Studies in asthma: the nose and throat in asthma. Arch Otolaryngol. 1929;9(6):612-21.

10. Weille FL. Studies in asthma: nose and throat in 500 cases of asthma. N Engl J Med. 1936;215:235-42.

11. Phipatankul CS, Slavin RG. Bronchial asthma produced by paranasal sinusitis. Arch Otolaryngol. 1974;100(2):109-12.

12. Slavin RG, Cannon RE, Friedman WH, Palitang E, Sundaram M. Sinusitis and bronchial asthma. J Allergy Clin Immunol. 1980;66:250-7.

13. Benevides W. Tratamento das sinusobronquites. Rev Bras Med. 1970;27(9):445-8.

14. Flores LFC, Moreira JS. Manifestações broncopulmonares de infecções das vias aéreas superiores. J Pneumol. 1978;4:61.

15. Palombini BC, Alves MR. Infecções bacterianas de vias aéreas superiores: sua importância em pneumologia. J Bras Med. 1983;44(6):93-118.

16. Meltzer EO, Szwarcberg J, Pill MW. Allergic rhinitis, asthma, and rhinosinusitis: diseases of the integrated airway. J Manag Care Pharm. 2004;10(4):310-7.

17. André-Alves MR, Palombini BC, Porto NS. Parâmetros no diagnóstico diferencial das sinusbronquites. J Pneum. 1982;8:193-4.

18. Cruz AA, Popov T, Pawankar R, Annesi-Maesano I, Fokkens W, Kemp J, et al. Common characteristics of upper and lower airways in rhinitis and asthma: ARIA update, in collaboration with GA(2)LEN. Allergy. 2007;62 Suppl 84:1-41.

19. Fasano MB. Combined airways: impact of upper airway on lower airway. Curr Opin Otolaryngol Head Neck Surg. 2010;18(1):15-20.

20. Strachan D, Sibbald B, Weiland S, Aït-Khaled N, Anabwani G, Anderson HR, et al. Worldwide variations in prevalence of symptoms of allergic rhinoconjunctivitis in children: the International Study of Asthma and Allergies in Childhood (ISAAC). Pediatr Allergy Immunol. 1997;8(4):161-76.

21. Shaaban R, Zureik M, Soussan D, Neukirch C, Heinrich J, Sunyer J, et al. Rhinitis and onset of asthma: a longitudinal population-based study. Lancet. 2008;372(9643):1049-57.

22. Seybt MW, McMains KC, Kountakis SE. The prevalence and effect of asthma on adults with chronic rhinosinusitis. Ear Nose Throat J. 2007;86(7):409-11.

23. Pearlman AN, Chandra RK, Chang D, Conley DB, Tripathi-Peters A, Grammer LC, et al. Relationships between severity of chronic rhinosinusitis and nasal polyposis, asthma, and atopy. Am J Rhinol Allergy. 2009;23(2):145-8.

24. Awad OG, Lee JH, Fasano MB, Graham SM. Sinonasal outcomes after endoscopic sinus surgery in asthmatic patients with nasal polyps: a difference between aspirin-tolerant and aspirin-induced asthma? Laryngoscope. 2008;118(7):1282-6.

25. Ehnhage A, Olsson P, Kölbeck KG, Skedinger M, Dahlén B, Alenius M, et al. Functional endoscopic sinus surgery improved asthma symptoms as well as PEFR and olfaction in patients with nasal polyposis. Allergy. 2009;64(5):762-9.

26. Katotomichelakis M, Riga M, Davris S, Tripsianis G, Simopoulou M, Nikolettos N, et al. Allergic rhinitis and aspirin-exacerbated respiratory disease as predictors of the olfactory outcome after endoscopic sinus surgery. Am J Rhinol Allergy. 2009;23(3):348-53.

27. Awad OG, Fasano MB, Lee JH, Graham SM. Asthma outcomes after endoscopic sinus surgery in aspirin-tolerant versus aspirin-induced asthmatic patients. Am J Rhinol. 2008;22(2):197-203.

28. Simons FE. Allergic rhinobronchitis: the asthma-allergic rhinitis link. J Allergy Clin Immunol. 1999;104(3 Pt 1):534-40.

29. Hens G, Hellings PW. The nose: gatekeeper and trigger of bronchial disease. Rhinology. 2006;44(3):179-87.

30. Huxley EJ, Viroslav J, Gray WR, Pierce AK. Pharyngeal aspiration in normal adults and patients with depressed consciousness. Am J Med. 1978;64(4):564-8.

31. Samoli ski B, Szczesnowicz-Dabrowska P. [Relationship between inflammation of upper and lower respiratory airways]. Otolaryngol Pol. 2002;56(1):49-55.

32. Platt M, Metson R, Stankovic K. Gene-expression signatures of nasal polyps associated with chronic rhinosinusitis and aspirin-sensitive asthma. Curr Opin Allergy Clin Immunol. 2009;9(1):23-8.

33. Stankovic KM, Goldsztein H, Reh DD, Platt MP, Metson R. Gene expression profiling of nasal polyps associated with chronic sinusitis and aspirin-sensitive asthma. Laryngoscope. 2008;118(5):881-9.

34. Mehta V, Campeau NG, Kita H, Hagan JB. Blood and sputum eosinophil levels in asthma and their relationship to sinus computed tomographic findings. Mayo Clin Proc. 2008;83(6):671-8.

35. Kim JS, Rubin BK. Nasal and sinus inflammation in chronic obstructive pulmonary disease. COPD. 2007;4(2):163-6.

36. Hurst JR, Wilkinson TM, Perera WR, Donaldson GC, Wedzicha JA. Relationships among bacteria, upper airway, lower airway, and systemic inflammation in COPD. Chest. 2005;127(4):1219-26.

37. André-Alves MR, Toniazzi NB, Kallfelz ML, Nunes JA, Da Rold J, Nunes SD. Prevalência de sinusite na exacerbação aguda da doença broncopulmonar obstrutiva crônica. Am J Resp Crit Care Med. 1996;153(4):A824.

38. Jacomelli M, Souza R, Pedreira Júnior WL. Abordagem diagnóstica da tosse crônica em pacientes não-tabagistas: diagnostic approach. J Pneumol. 2003;29(6):413-20.

39. André-Alves MR, Palombini BC. Incidence of unsuspected sinusitis in patients with chronic cough. Chest. 1989;2(96):208.

40. Pratter MR. Chronic upper airway cough syndrome secondary to rhinosinus diseases (previously referred to as postnasal drip syndrome): ACCP evidence-based clinical practice guidelines. Chest. 2006;129:63S-71S.

41. Irwin RS, Ownbey R, Cagle PT, Baker S, Fraire AE. Interpreting the histopathology of chronic cough: a prospective, controlled, comparative study. Chest. 2006;130(2):362-70.

Leituras recomendadas

Adinoff AD, Irvin CG. Upper respiratory tract disease and asthma. Semin Resp Med. 1987;8:308-14.

Bachert C, Patou J, Van Cauwenberge P. The role of sinus disease in asthma. Curr Opin Allergy Clin Immunol. 2006;6(1):29-36.

Julien JY, Martin JG, Ernst P, Olivenstein R, Hamid Q, Lemière C, et al. Prevalence of obstructive sleep apnea-hypopnea in severe versus moderate asthma. J Allergy Clin Immunol. 2009;124(2):371-6.

Pereira EA, Palombini BC. Sinusobronquite: estudo com ênfase no componente otorrinolaringológico. Rev Bras Otorrinolaringol. 1993;59(3):166-75.

70.2
Rinossinusite

Elisabeth Araújo

Introdução

A rinossinusite (RS), caracterizada pela inflamação da mucosa do nariz e dos seios paranasais,[1] devido à sua alta prevalência e à apresentação clínica que envolve manifestações variadas, é tratada na prática por um grande número de médicos além dos otorrinolaringologistas, incluindo desde generalistas até pediatras, pneumologistas e alergologistas.

A RS está relacionada com processos infecciosos virais, bacterianos e fúngicos, podendo estar associada a alergia, polipose nasossinusal e disfunção vasomotora da mucosa.[2] O termo rinossinusite de forma isolada costuma se referir aos quadros infecciosos bacterianos, e a utilização da nomenclatura rinossinusite viral, rinossinusite fúngica e rinossinusite alérgica pode ajudar a esclarecer essa terminologia.

A RS viral é a mais prevalente. Estima-se que o adulto tenha em média 2 a 5 resfriados por ano, enquanto a criança apresenta de 6 a 10 desses episódios.[2] Entretanto, a maioria dos pacientes com viroses das vias aéreas superiores, principalmente gripes e resfriados, não procura assistência médica. Desses episódios virais, cerca de 0,5 a 10% evoluem para infecções bacterianas.

Definição

A RS é definida como um processo inflamatório da mucosa do nariz e dos seios paranasais com as seguintes características:

- → presença de dois ou mais dos sintomas de obstrução nasal, rinorreia anterior ou posterior, dor ou pressão facial, redução ou perda do olfato;
- → presença de um ou mais achados endoscópicos de pólipos, secreção mucopurulenta drenando do meato médio, edema obstrutivo da mucosa no meato médio; e/ou
- → presença de alterações de mucosa do complexo ostiomeatal ou dos seios paranasais visualizadas na tomografia computadorizada.[3-5]

Classificação

A classificação mais comum de RS se baseia no tempo de evolução das manifestações e na frequência de seu aparecimento:

- Rinossinusite aguda (RSA) é aquela cujas manifestações têm duração de até quatro semanas.
- Rinossinusite subaguda (RSSA) é aquela com duração de mais de quatro e menos de 12 semanas.
- Rinossinusite crônica (RSC) se refere àquela com duração de mais de 12 semanas.

A rinossinusite é recorrente (RSR) quando o paciente refere quatro ou mais episódios de RSA no intervalo de um ano, com resolução completa dos sintomas entre eles,[5] ao passo que, na rinossinusite crônica com períodos de agudização (RSCA), a duração do quadro clínico é superior a 12 semanas com sintomas leves e períodos de intensificação.[4]

Uma forma prática de se avaliar a intensidade da doença é utilizando uma escala visual analógica (EVA), conforme a **FIGURA 70.2.1**. A doença é considerada leve quando o paciente atribui níveis entre 0 e 4 ao desconforto que os sinais e sintomas lhe provocam, sendo que zero seria considerado a ausência de desconforto. A RS é classificada como moderada ou grave quando o desconforto atinge os níveis entre 5 e 10, sendo que 10 corresponde ao maior desconforto imaginável.[4,5]

A classificação proposta no **QUADRO 70.2.1** assemelha-se àquela desenvolvida pelo grupo de trabalho em rinite e seu impacto na asma (ARIA).[4]

Anatomia e fisiopatologia

A cavidade do nariz e os seios paranasais constituem-se em uma coleção de espaços aéreos situados na região anterior do crânio. Os seios paranasais se comunicam com a cavidade

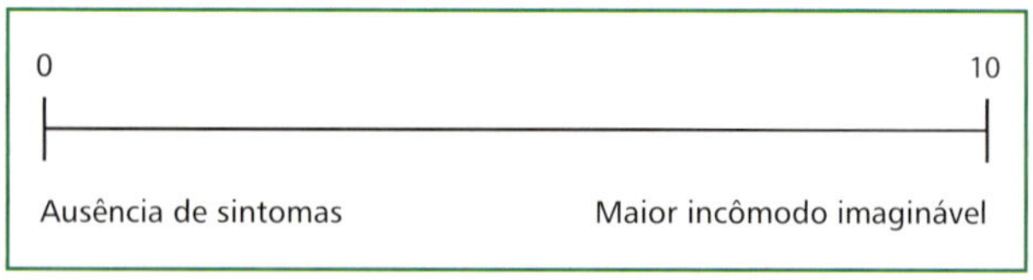

FIGURA 70.2.1 → Gravidade dos sintomas de rinossinusite de acordo com a escala visual analógica (EVA).

QUADRO 70.2.1 → Classificação das rinossinusites

Rinossinusite aguda/intermitente	Sintomas com até 12 semanas de duração
Rinossinusite crônica/persistente Rinossinusite crônica sem polipose Rinossinusite crônica com polipose	Sintomas com mais de 12 semanas de duração
Rinossinusite aguda recorrente	Quatro ou mais episódios anuais de rinossinusite aguda
Rinossinusite leve	Escores de 0 a 4 na EVA
Rinossinusite moderada/acentuada	Escores de 5 a 10 na EVA

nasal por meio de óstios de ventilação e drenagem. Sua mucosa de revestimento apresenta epitélio colunar pseudoestratificado ciliado, contendo células glandulares e globosas, o que permite a produção de secreção mucinoide de tal forma que possibilite o transporte mucociliar, ou seja, partículas antigênicas podem ser aprisionadas e transportadas para o sistema digestivo.

A região constituída pelos óstios dos seios maxilares, pelas células etmoidais anteriores e seus óstios, pelo infundíbulo etmoidal, pelo hiato semilunar e pelo meato médio é denominada complexo ostiomeatal. Na RSA, alterações obstrutivas no nível do complexo ostiomeatal exercem um papel preponderante na sua fisiopatologia.

O termo RSC engloba um grupo heterogêneo de doenças que acometem o nariz e os seios paranasais, abrangendo células e mediadores químicos que levam à formação de um processo inflamatório crônico. A estase de secreções, diminuindo a ventilação e exacerbando processos inflamatórios, eventualmente pode gerar um círculo vicioso e favorecer a cronificação de um processo infeccioso. Além disso, na maioria das vezes a RSC é entendida como uma doença multifatorial. Dentre os múltiplos fatores mais conhecidos no desenvolvimento da RSC, incluem-se doenças mucociliares, infecção bacteriana, alergia respiratória e edema da mucosa devido a causas não obstrutivas.[6]

A RSC pode ser classificada em RSCsPN (sem polipose nasal) e RSCcPN (com polipose nasal). Ainda não se sabe se a RSCcPN é resultado de um *continuum* de rinossinusites agudas recorrentes, que evoluem com a formação de pólipos nasais, ou se estes têm fisiopatogenias distintas e desenvolvem-se independentemente.

As mudanças histopatológicas da mucosa nasossinusal na RSC caracterizam-se por alterações do epitélio pseudoestratificado colunar ciliado, que mostra hiperplasia de células caliciformes, perda dos cílios, metaplasia epitelial, edema subepitelial, infiltrado celular mononuclear, espessamento da membrana basal, hiperplasia de glândulas submucosas e presença de fibrose.

Fatores predisponentes e associados

A RS pode estar relacionada com múltiplos fatores locais ou sistêmicos cujo reconhecimento é importante para o tratamento adequado e o controle da doença (**QUADRO 70.2.2**).

Os mecanismos pelos quais a infecção viral predispõe à infecção bacteriana estão relacionados com lesão do epitélio nasal pelos vírus influenza e adenovírus, aumento de aderência de bactérias potencialmente patogênicas da rinofaringe, aumento na produção de histamina, bradicinina e várias citocinas e efeito viral supressor da função de neutrófilos, macrófagos e leucócitos.[4,5,7]

A rinite alérgica pode causar edema da mucosa nasal, principalmente ao redor dos óstios de drenagem, liberação de mediadores pelos mastócitos e exposição dos sítios de ligação do *Streptococcus pneumoniae* pelos mediadores inflamatórios secretados pelos eosinófilos.

QUADRO 70.2.2 → Fatores predisponentes e associados

- Infecções virais das vias aéreas superiores
- Rinite alérgica
- Alterações estruturais
- Corpo estranho
- Barotrauma
- Alteração do transporte mucociliar
- Asma
- Doença do refluxo gastresofágico
- Estado imunológico
- Fatores ambientais
- Fatores iatrogênicos

Anormalidades anatômicas do septo nasal e/ou das estruturas do meato médio representadas pela presença de concha média bolhosa, hipertrofia do processo uncinado e bolha etmoidal, concha média paradoxal e presença de célula de Haller podem provocar estreitamentos nos óstios de drenagem dos seios, sendo consideradas fatores predisponentes na origem de RS.

A presença de corpos estranhos na cavidade nasal propicia a retenção de secreções e a infecção bacteriana secundária. A suspeita de corpo estranho deve ocorrer na presença de RS com secreção fétida unilateral em paciente com história clínica compatível.[6,8]

Nos casos de barotrauma sinusal (p. ex., viagem de avião, mergulho), há acúmulo de sangue nos seios associado a processo inflamatório decorrente da lesão de mucosa. Tais fatores podem causar um quadro de RS bacteriana subsequente.

Pacientes com diagnóstico de discinesias ciliares primárias, como síndrome de Kartagener, ou pacientes com fibrose cística (FC) e viscosidade do muco aumentada apresentam quadros crônicos de RS.[6]

RS e asma frequentemente coexistem, sendo que o tratamento clínico e/ou cirúrgico da RSC diminui a necessidade de medicações para a asma,[5] mas a fisiopatogenia dessa inter-relação ainda precisa ser mais bem elucidada.

A influência do refluxo ácido na patogênese da RS bacteriana ainda é controversa, porém, devido à possibilidade de causar diminuição da atividade ciliar, o refluxo também deve ser considerado como um fator predisponente em potencial para a RS.[8]

A presença de imunodeficiência congênita ou adquirida pode favorecer a RSC, sendo que alguns estudos relatam uma alta taxa de pacientes imunodeficientes com RSC de difícil tratamento. A imunodeficiência comum variável ocorre em 10% desses pacientes, enquanto a deficiência seletiva de imunoglobulina A (IgA) ocorre em 6%. Alguns autores observaram que a RS pode ser considerada uma das doenças mais prevalentes em indivíduos com síndrome da imunodeficiência adquirida (AIDS).

Dentre os fatores ambientais mais frequentemente relacionados com a RSC, incluem-se tabagismo e baixa condição socioeconômica. Não existem evidências científicas demonstrando que poluentes, como o ozônio, possam atuar como fatores de risco para o desenvolvimento da RSC.[5,7]

Bacteriologia

Na RSA, em adultos e crianças, os agentes etiológicos mais comuns, correspondendo a mais de 70% dos casos, são *S. pneumoniae* e *Haemophilus influenzae*; os menos frequentes são *Moraxella catarrhalis*, *Staphylococcus aureus* e *Streptococcus* beta-hemolítico. O tratamento antimicrobiano deve, portanto, obrigatoriamente ser eficaz contra pneumococo e *H. influenzae*.[2,3]

O real papel das bactérias no desenvolvimento e na manutenção dos quadros crônicos de RS ainda é muito controverso. Os microrganismos mais frequentemente isolados são *S. aureus* (36%), *Staphylococcus* coagulase-negativos (20%) e *S. pneumoniae* (17%). As culturas de meato médio e seio maxilar apresentam os mesmos patógenos em 80% dos casos. Alguns autores sugerem que, à medida que a cronicidade se desenvolve, as floras aeróbica e facultativa são substituídas por anaeróbios.[5,7]

O biofilme bacteriano é uma estrutura tridimensional de bactérias agregadas que têm propriedades especiais de resistência aos antibióticos.

Quadro clínico e diagnóstico

Manifestações

Assim como nos quadros agudos, o diagnóstico subjetivo de RSC tem como base as manifestações. O principal diferencial entre os quadros de rinossinusites agudas e crônicas é em relação à duração das manifestações (mais de 12 semanas).

Os sintomas mais frequentes na RS são:

- Obstrução e congestão nasal
- Rinorreia anterior e/ou posterior
- Pressão ou dor facial ou cefaleia
- Redução ou perda de olfato

A RS viral é a mais frequente. Embora em alguns casos possa haver superinfecção bacteriana, raramente a RS já se inicia como um quadro bacteriano. A suspeita de uma RS bacteriana após um quadro viral deve ser considerada quando as manifestações permanecem após 10 dias ou pioram após cinco dias.[4] Porém, não existe qualquer sintoma específico para o diagnóstico etiológico diferencial entre infecções virais e bacterianas dos seios paranasais.

Obstrução nasal e congestão facial são sintomas inespecíficos, presentes em grande parte dos pacientes com rinossinusites agudas, sejam virais ou bacterianas. Nos quadros crônicos, a presença de obstrução e congestão nasal é bem menos comum, mas, quando ocorre, está frequentemente associada a outros fatores, como desvios septais, rinite alérgica, entre outros.

A presença de rinorreia nasal anterior ou posterior, com qualquer aspecto (aquosa, mucoide, mucopurulenta ou purulenta), é sugestiva de RS. É fundamental ressaltar que secreção purulenta também ocorre em infecções virais.[3]

A dor facial pode estar presente tanto nas rinossinusites virais quanto nas bacterianas, principalmente nas agudas. Nos quadros virais, pode ser difusa e intensa. Na RS bacteriana, é classicamente em peso, não pulsátil e piora com a inclinação da cabeça para a frente. Pode haver dor dentária referida na mastigação. A dor facial é um sintoma pouco frequente na RSC e, quando presente, sugere um episódio de reagudização.

Alterações olfatórias podem ocorrer, sobretudo pela presença de secreções patológicas, tanto nas infecções virais como nas bacterianas, que podem causar lesões diretas no epitélio olfatório.[8]

Outros sintomas gerais e que podem variar individualmente incluem irritação faríngea, laríngea e traqueal, dor de garganta, disfonia e tosse, mal-estar e febre.[9]

A tosse é uma manifestação comum, sobretudo em crianças, e costuma ser improdutiva. Por vezes, pode ser o único sintoma presente em casos de RSC. Apresenta períodos de exacerbação à noite e está associada à rinorreia retronasal que provoca inflamação secundária da faringe. A tosse também pode decorrer da liberação de mediadores inflamatórios na mucosa nasossinusal inflamada, que estimulam a mucosa traqueobrônquica e os reflexos nasopulmonares.

Os sinais sugestivos de RS bacteriana estão apresentados no QUADRO 70.2.3.

Na RS bacteriana, a rinoscopia anterior permite visualizar edema e hiperemia de conchas, além da presença de secreção na região do meato médio ou nas fossas nasais. Adicionalmente, a endoscopia nasal permite examinar todas as porções da cavidade nasal e possibilita a análise da mucosa nasal, identificando eritema, edema, pólipos, crostas, sinéquias, cicatrizes, o aspecto do muco nasal e a presença de mucopus ou secreção francamente purulenta em qualquer parte da cavidade nasal ou rinofaringe. A endoscopia nasal é considerada um exame obrigatório na avaliação e no tratamento de pacientes com manifestações persistentes, recorrentes ou crônicos e, além de auxiliar no diagnóstico, a técnica permite a obtenção de material para exames bacteriológicos de forma não invasiva.

Exames de imagem

- Estudo radiológico convencional de seios paranasais e rinofaringe: é uma técnica cada vez menos utilizada. Nos casos agudos, a radiografia simples é dispensável visto

QUADRO 70.2.3 → Sinais mais sugestivos de rinossinusite bacteriana

Edema periorbitário, sem hiperemia ou sinais infecciosos, que neste caso levantariam suspeita de alguma complicação.
Halitose, causada pela presença de secreções purulentas.
Dor à palpação facial correspondente à região dos seios (maxilar, frontal e etmoidal).
Secreção em região de meato médio ou nas fossas nasais.
Drenagem posterior de secreção mucopurulenta.
Hiperemia da parede posterior da orofaringe.

que a história clínica e o exame físico otorrinolaringológico são suficientes; porém, quando solicitada, deve ser efetuada na posição ortostática. As radiografias simples não são sensíveis o suficiente e o seu uso é bastante limitado no diagnóstico de RSC, por não avaliarem adequadamente o meato médio, o complexo ostiomeatal, o recesso frontal, o recesso esfenoetmoidal, assim como os dois terços superiores da cavidade nasal.[8]

- Tomografia computadorizada (TC): a TC de seios da face é o exame de imagem de escolha e pode auxiliar tanto na confirmação do diagnóstico como para verificação da extensão da doença, além de fornecer particularidades sobre a anatomia. Está especialmente indicada nos casos de difícil resposta ao tratamento clínico, nos casos recorrentes ou crônicos, na vigência de complicações e para o planejamento cirúrgico. Tradicionalmente, apenas cortes coronais e axiais são solicitados.[6,8] Apesar de sua alta sensibilidade, a especificidade das alterações observadas na TC e nos demais exames de imagem deve ser interpretada com cautela.
- Ressonância magnética (RM): a RM costuma ser reservada apenas para investigar casos com suspeita de neoplasia em associação com a TC. Permite diferenciar doença inflamatória infecciosa por bactérias ou vírus de doença sinusal de origem fúngica.

Exames auxiliares

A realização de vários outros exames tem sido sugerida para auxiliar no diagnóstico etiológico da RSC, incluindo-se entre eles os exames de avaliação da função mucociliar (teste da sacarina, avaliação microscópica do batimento ciliar, dosagem de óxido nítrico), os exames de avaliação da patência nasal (fluxo inspiratório nasal, rinomanometria, rinometria acústica, rinoestereometria), os exames de olfato, além de exames mais inespecíficos, como a dosagem de proteína C-reativa.[5-8,10]

Tratamento clínico

Rinossinusite aguda

O tratamento antimicrobiano das RS geralmente é realizado de maneira empírica. Na RSA maxilar, a antibioticoterapia tem demonstrado bons resultados em casos moderados e graves, diminuindo a duração das manifestações.[3,4,7] Em pacientes com RSA leve, previamente sadios, não há necessidade do uso de antibióticos, sendo que as medidas terapêuticas gerais e coadjuvantes podem ser suficientes.[4,7]

Os objetivos da antibioticoterapia na RSA são a erradicação bacteriana local, a diminuição da duração das manifestações, a prevenção de complicações e também uma tentativa de impedir a cronificação do processo.[1] Nas RSA bacterianas, a seleção do antibiótico deve ser baseada na gravidade da doença, na sua evolução e na exposição recente à antibioticoterapia. Os pacientes são divididos em duas categorias: pacientes com sintomas leves que não fizeram uso de antibiótico nas últimas 4 a 6 semanas e pacientes com sintomas leves mas que usaram antibiótico nas últimas 4 a 6 semanas ou com doença moderada-grave independentemente do uso prévio de antibiótico.[1]

A terapia inicial em adultos com doença leve, que tenham indicação de antibioticoterapia e que não fizeram uso de antibiótico nas últimas 4 a 6 semanas inclui amoxicilina, associação de amoxicilina e inibidores da betalactamase, cefalosporinas de segunda geração (axetil cefuroxima, cefprozil, cefaclor). O sulfametoxazol-trimetoprim, a doxiciclina e os macrolídeos (azitromicina, claritromicina ou roxitromicina) estão indicados em pacientes alérgicos aos antibióticos betalactâmicos, porém alguns relatos apontam que pode ocorrer falha no tratamento em 20 a 25% dos casos (QUADRO 70.2.4).[1]

Em adultos com doença leve mas que utilizaram antibiótico nas últimas 4 a 6 semanas ou em adultos com doença mo-

QUADRO 70.2.4 → Antibióticos na rinossinusite aguda

ANTIBIÓTICOS	ADULTOS	CRIANÇAS
Amoxicilina	1,5-4 g/dia a cada 8 ou 12 h	45-90 mg/kg/dia
Amoxicilina + inibidor de betalactamase	1,5-4 g/250 mg/dia a cada 8 ou 12 h	45-90 mg/6,4 mg/kg/dia
Cefalosporinas de segunda geração	500 mg-1 g/dia a cada 12 h	15-30 mg/kg/dia
Macrolídeos	500 mg/dia a cada 12 ou 24 h	10-15 mg/kg/dia, 1 ou 2x/dia
Sulfametoxazol-trimetoprim	1.600 mg + 320 mg/dia a cada 12 h	30 mg/kg + 6 mg/kg/dia
Doxiciclina	200 mg/dia a cada 12 h, primeiro dia; após, 100 mg a cada 24 h	-
Ceftriaxona	1 g/dia/5 dias a cada 24 h	50 mg/kg/dia/5 dias
Levofloxacina	500 mg/dia a cada 24 h	Sem indicação para crianças
Moxifloxacina	400 mg/dia a cada 24 h	Sem indicação para crianças
Gemifloxacina	320 mg a cada 24 h	Sem indicação para crianças

derada-grave independentemente de terem ou não recebido antibiótico, podem ser prescritos os seguintes antibióticos: altas doses de amoxicilina-clavulanato,[1,6] fluoroquinolonas respiratórias (levofloxacina, moxifloxacina[1] e gemifloxacina), ceftriaxona (1 g/dia IM ou IV por cinco dias). A duração do tratamento recomendado é de 10 a 14 dias, dependendo da gravidade e evolução do quadro clínico.[2,11]

Rinossinusite crônica

Diferentemente dos quadros agudos, a eficácia dos antibióticos no tratamento da RSC é bem mais difícil de ser avaliada devido a controvérsias de terminologia e mesmo de definição do seu quadro clínico. Embora vários estudos tenham isolado microrganismos bacterianos na RS, até o presente momento, não existe na literatura estudo randomizado e controlado sobre a eficácia do antibiótico no seu tratamento.

A terapêutica antimicrobiana nos casos crônicos é, em geral, coadjuvante e, além de ser eficaz contra os microrganismos aeróbios já previamente considerados, também deve abranger bactérias anaeróbias estritas. Considerando a maior prevalência de *S. aureus* e *Staphylococcus* coagulase-negativos nos quadros crônicos e a associação possível com bactérias anaeróbias, a clindamicina ou a combinação de amoxicilina com clavulanato de potássio são uma boa opção terapêutica para o tratamento da RSC. A utilização do metronidazol associado a uma cefalosporina de primeira geração (cefalexina) ou segunda geração (cefprozil, axetil cefuroxima, cefaclor), ativas contra *S. aureus*, pode ser considerada. As fluoroquinolonas respiratórias também podem ser utilizadas na RSC em adultos. Em crianças, por uma probabilidade maior da presença de *H. influenzae* resistente aos betalactâmicos e de pneumococos com mutações na proteína receptora de penicilina, o uso de amoxicilina em doses usuais (45 mg/kg) deve ser evitado nos casos crônicos. Portanto, a amoxicilina deve ser utilizada em doses maiores (90 mg/kg/dia) e preferencialmente associada aos inibidores de betalactamase (QUADRO 70.2.5).[5]

O tempo de tratamento com antibióticos dependerá de outras medidas terapêuticas, incluindo tratamento cirúrgico, mas em geral fica em torno de 3 a 6 semanas.

Em pacientes imunocomprometidos (sobretudo nos granulocitopênicos), em pacientes portadores de AIDS e em pacientes com FC, a possibilidade de infecções por bacilos gram-negativos aeróbicos, especialmente *Pseudomonas aeruginosa,* também deve ser considerada. A utilização de uma cefalosporina com atividade antipseudomonas, como a ceftazidima (1-2 g IV a cada 8-12 h), ou uma quinolona, como a ciprofloxacina (400 mg a cada 12 h), associada ou não a aminoglicosídeos, como a amicacina (15 mg/kg/dia IV ou IM a cada 8 h), na dependência da gravidade, é uma opção existente. Nas infecções hospitalares por *S. aureus* resistentes à oxacilina (0,5-2 g a cada 4-6 h), a vancomicina (40-60 mg/kg/dia IV a cada 6 h) deve ser considerada no esquema terapêutico.

Antibióticos por tempo prolongado

Alguns trabalhos têm demonstrado que o uso de baixas doses de macrolídeos por longo tempo pode ser efetivo no tratamento da RSC e que essa medida pode aumentar a frequência dos movimentos ciliares e diminuir a virulência e o dano tecidual causado pela colonização crônica bacteriana, sem erradicar a bactéria.[5,7] Não há, entretanto, até o momento, estudos controlados com placebo para determinar a real eficácia dos macrolídeos e indicar se este tipo de tratamento pode trazer benefícios para o paciente portador de RSC. O tratamento com baixas doses de macrolídeos por tempo prolongado deve ser considerado apenas em casos selecionados, na falha no tratamento com os corticoides.

Antibióticos orais na exacerbação aguda da rinossinusite crônica

A adição do corticoide tópico ao antibiótico oral parece apresentar efeito positivo no tratamento da exacerbação

QUADRO 70.2.5 → Antibióticos na rinossinusite crônica

ANTIBIÓTICOS	ADULTOS	CRIANÇAS
Amoxicilina + Clavulanato	1,5 a 4 g/dia 2 ou 3x	90 mg/kg/dia
Clindamicina	900 a 1.800 mg/dia 3x	10 a 30 mg/kg/dia
Metronidazol + Cefalexina	1,2 + 1,5 g/dia 3x	15 mg + 25 a 50 mg/kg/dia
Metronidazol + Cefuroxima	1,2 + 500 mg a 1 g/dia 2x	15 mg + 25 a 30 mg/kg/dia
Metronidazol + Cefprozil	1,2 g + 500 mg a 1 g/dia 2x	15 mg + 15 mg/kg/dia
Moxifloxacina	400 mg/dia 1x	
Levofloxacina	500 mg/dia 1x	
Metronidazol = Cefalosporina de primeira ou segunda geração		

Fonte: Fokkens e colaboradores.[5]

aguda da RSC, porém não existe estudo controlado demonstrando a eficácia dos antibióticos isoladamente no tratamento da fase aguda da RSC.[10]

Antibióticos tópicos na exacerbação aguda da rinossinusite crônica

Embora ainda um tema controverso, alguns estudos têm mostrado resultados promissores com o uso de antibióticos nos seios paranasais, através de nebulizações.[5,7]

Corticoides

Tanto o corticoide tópico quanto o sistêmico podem atuar na função eosinofílica, reduzindo a ativação e a viabilidade do eosinófilo ou reduzindo a produção de citocinas na mucosa nasal.

Estudos recentes têm demonstrado que a utilização tópica nasal desses medicamentos vem melhorando o prognóstico das doenças inflamatórias das vias aéreas superiores. Sua ação é reconhecida na RSC e no tratamento pós-operatório. A mometasona e a fluticasona são os corticoides que apresentam menor biodisponibilidade.

Corticoides orais (prednisona, prednisolona, dexametasona, betametasona, deflazacort) são utilizados, mas há pouca evidência na literatura sobre o benefício do seu uso em RS. Os efeitos colaterais dos corticoides são motivo de grande preocupação do médico e também dos pacientes, especialmente naqueles com RSC que utilizem cursos mais frequentes ou prolongados. A supressão do eixo hipotálamo-hipofisário, a osteoporose, o retardo do crescimento em crianças, a catarata e o glaucoma são efeitos colaterais reconhecidos, além de outras contraindicações, como as doenças dispépticas, a hipertensão arterial sistêmica e o diabete. Os efeitos adversos dos corticoides são mais observados após tratamento por via oral do que por via tópica e principalmente quando empregados em doses elevadas e por períodos prolongados.[5,7]

Medicamentos coadjuvantes

O tratamento das rinossinusites poderia ainda incluir outras medidas terapêuticas para diminuir a intensidade e a morbidade das manifestações e que poderiam ser indicadas segundo as necessidades e as limitações de cada paciente. Existem vários medicamentos coadjuvantes bastante utilizados no tratamento da RSC, mas suas indicações baseiam-se nos possíveis fatores etiológicos envolvidos. Classicamente, em paralelo à antibioticoterapia, são usados corticoides e/ou descongestionantes a curto prazo, além da lavagem nasal. Outros medicamentos e condutas ainda não apresentam evidências substanciais de seus benefícios (**QUADRO 70.2.6**).

Tratamento cirúrgico

A cirurgia geralmente é reservada para a RS que não respondeu ao tratamento médico conservador ou para a RS associada a complicações. Os inúmeros fatores que influenciam o resultado cirúrgico encontram-se resumidos no **QUADRO 70.2.7**.

O efeito da cirurgia endoscópica nasossinusal sobre o controle da asma ainda não está totalmente definido. A maior parte dos estudos[9-13] demonstra efeitos benéficos na asma, como redução da gravidade das manifestações, da frequência das crises, do uso de medicamentos inalatórios e de corticoide oral e do número de internações. No entanto, o nível de evidência é baixo. Quanto ao efeito da cirurgia sobre os sintomas nasossinusais, ainda não existe evidência

QUADRO 70.2.6 → Medicamentos coadjuvantes no tratamento da rinossinusite

INTERVENÇÃO	INDICAÇÃO
Anti-histamínicos**	Profilaxia da RSA recorrente; RSC
Descongestionantes tópicos e sistêmicos**	RSA e intermitente (utilizar por 3 a 5 dias)
Lavagem nasal com soluções salinas*	RSA; profilaxia da RSA recorrente; RSC sem polipose; RSC com polipose; pós-operatório de RSC (individualizar a indicação de soluções isotônica ou hipertônica; orientar adequadamente se solução caseira; observar necessidade de hidratação ou higienização)
Mucolíticos**	RSA, RSC (em idosos, discinesia ciliar)
Lisados bacterianos**	Profilaxia de RS recorrente; RSC
Medicamentos fitoterápicos***	RSA (não recomendadas plantas *in natura*)
Antagonista de leucotrienos**	Profilaxia e pós-operatório da RSC com polipose
Inibidores da bomba protônica**	RSC (associada a refluxo gastresofágico)
Terapias complementares: homeopatia, acupuntura	Dados insuficientes para recomendação

Nível de evidência em literatura nacional e internacional: *, baixo; **, muito baixo; ***, ausente.

QUADRO 70.2.7 → Fatores que influenciam o resultado da cirurgia nasossinusal

- Idade do paciente
- Extensão e duração da doença
- Cirurgia prévia
- Presença ou não de polipose
- Doenças concomitantes (intolerância a salicilatos, FC, alergia, asma), etiologias específicas (origem odontogênica, doença autoimune, imunodeficiência) e tipo de acesso (externo ou endonasal)
- Técnica cirúrgica (funcional ou convencional)
- Extensão da intervenção cirúrgica
- Tipo de visibilidade e iluminação (fotóforo, endoscópio, microscópio) e instrumental utilizado
- Terapia medicamentosa pós-operatória

definitiva demonstrando piores resultados em pacientes asmáticos do que em não asmáticos.

Pacientes com intolerância aos salicilatos apresentam benefício com o tratamento cirúrgico, porém geralmente em menor grau. Esses pacientes estão mais propensos à recidiva da doença sinusal e à necessidade de procedimentos revisionais.[14] A cirurgia para o tratamento da RSC em idosos com mais de 65 anos está associada a maiores riscos de complicações de acordo com algumas publicações, embora os resultados sejam semelhantes aos dos grupos mais jovens. Portadores de FC muitas vezes apresentam maior morbidade cirúrgica associada a maior prevalência de coagulopatia e pneumopatia. A cirurgia endoscópica nasossinusal associada ao uso tópico de antimicrobianos demonstrou ser efetiva para o tratamento da RSC e para a prevenção das infecções pulmonares. Em pacientes soropositivos para o vírus da imunodeficiência adquirida (HIV), em três séries de casos refratários ao tratamento médico, ficou sugerido efeito benéfico com a cirurgia sinusal. Em pacientes com sinusite antes ou depois de transplante de medula óssea e em síndromes de imunodeficiência não adquirida, os dados atuais são ainda insuficientes para se avaliar o papel da cirurgia sinusal.[14,15]

A consistência dos resultados obtidos em um grande número de pacientes sugere que em indivíduos selecionados com RSC, com ou sem polipose, espera-se resultado benéfico da cirurgia nasossinusal, a qual representa uma modalidade terapêutica segura.

Referências

1. New guidelines for sinusitis target prescribing practices. Dis Manag Advis. 2004;10(3):27-30.

2. Report of the Rhinosinusitis Task Force Committee Meeting. Alexandria, Virginia, August 17, 1996. Otolaryngol Head Neck Surg. 1997;117(3 Pt 2):S1-68.

3. Thomas M, Yawn BP, Price D, Lund V, Mullol J, Fokkens W, et al. EPOS primary care guidelines: European position paper on the primary care diagnosis and management of rhinosinusitis and nasal polyps 2007: a summary. Prim Care Respir J. 2008;17(2):79-89.

4. Diretrizes Brasileiras sobre Rinossinusites. Rev Bras Otorrinolaringol. 2008;74(2 Supl 0):6-59.

5. Fokkens W, Lund V, Mullol J. European Position Paper on Nasal Polyps 2007. Rhinology. 2007;45(Suppl 20):1-139.

6. Benninger MS, Senior BA. The development of the Rhinosinusitis Disability Index. Arch Otolaryngol Head Neck Surg. 1997;123(11):1175-9.

7. Araujo E, Palombini BC, Cantarelli V, Pereira A, Mariante A. Microbiology of middle meatus in chronic rhinosinusitis. Am J Rhinol. 2003;17(1):9-15.

8. Winstead W. Rhinosinusitis. Prim Care. 2003;30(1):137-54.

9. Ragab SM, Lund VJ, Scadding G. Evaluation of the medical and surgical treatment of chronic rhinosinusitis: a prospective, randomised, controlled trial. Laryngoscope. 2004;114(5):923-30.

10. Smith TL, Batra PS, Seiden AM, Hannley M. Evidence supporting endoscopic sinus surgery in the management of adult chronic rhinosinusitis: a systematic review. Am J Rhinol. 2005;19(6):537-43.

11. Bhattacharyya N. Clinical outcomes after revision endoscopic sinus surgery. Arch Otolaryngol Head Neck Surg. 2004;130(8):975-8.

12. Richtsmeier WJ. Top 10 reasons for endoscopic maxillary sinus surgery failure. Laryngoscope. 2001;111(11 Pt 1):1952-6.

13. Toffel PH. Secure endoscopic sinus surgery with partial middle turbinate modification: a 16-year long-term outcome report and literature review. Curr Opin Otolaryngol Head Neck Surg. 2003;11(1):13-8.

14. Selivanova O, Kuehnemund M, Mann WJ, Amedee RG. Comparison of conventional instruments and mechanical debriders for surgery of patients with chronic sinusitis. Am J Rhinol. 2003;17(4):197-202.

15. Musy PY, Kountakis SE. Anatomic findings in patients undergoing revision endoscopic sinus surgery. Am J Otolaryngol. 2004;25(6):418-22.

Interação entre as Vias Digestiva Alta e Respiratória

71

Paulo F. Guerreiro Cardoso
Mirna da Mota Machado
Idílio Zamin Junior
Rene Jacobsen Eilers

Disfagia orofaríngea

Os distúrbios de deglutição têm como denominador comum a disfagia, definida como a deglutição anormal secundária a alterações na coordenação, obstrução ou fraqueza muscular. Os termos "penetração" e "aspiração" reservam-se para a descrição dos diferentes graus de acometimento da proteção da via aérea associados ao ato de comer e de beber.[1]

A disfagia orofaríngea é uma alteração no mecanismo da deglutição determinada por obstáculos mecânicos intrínsecos ou extrínsecos e/ou distúrbios funcionais primários ou secundários. A disfagia orofaríngea em geral ocorre em portadores de doenças neurológicas e neuromusculares, mas pode também ser secundária a compressão extrínseca do esôfago cervical, manipulação cirúrgica cervicofacial, trauma e após radioterapia para o tratamento de neoplasias. Dentre as causas menos frequentes, incluem-se as doenças do esôfago caudal e os distúrbios de natureza psicogênica. O **QUADRO 71.1** resume as principais causas e doenças envolvidas.

A instalação da disfagia orofaríngea pode ser insidiosa, começando com pequenos desconfortos que levam o paciente a necessitar de adaptações gradativas da consistência dos alimentos. Quadros de alterações na voz e tosse pós-prandiais, regurgitação nasal do alimento e escape de saliva pela boca comprometem não apenas o estado de saúde, mas também o aspecto social, causando impacto na qualidade de vida. Isso é particularmente importante no idoso, já que as alterações do mecanismo da deglutição costumam decorrer de outras condições mórbidas. Assim, deve-se estar atento para a possibilidade de associação de causas nesta população.

> **ATENÇÃO**
>
> As anormalidades da deglutição são frequentes nos pacientes com doença pulmonar obstrutiva crônica (DPOC). Um estudo prospectivo recente demonstrou que a maior prevalência de anormalidades do mecanismo de deglutição está relacionada com o aumento de exacerbações da DPOC nos pacientes.[2]

Outro achado frequente é o de complicações respiratórias (p. ex., síndromes aspirativas com pneumopatias de repetição) secundárias à disfagia orofaríngea. As alterações do reflexo da deglutição associam-se geralmente à aspiração em pacientes com doenças neurológicas, neuromusculares e na DPOC. A presença de aspiração sem reflexo de tosse é chamada de "aspiração silenciosa", representando interesse pneumológico devido às dificuldades inerentes ao seu diagnóstico.

Dessa forma, o reconhecimento de alguns dos mecanismos mais frequentes de disfagia orofaríngea e aspiração associam-se às doenças respiratórias diagnosticadas pelo pneumologista, devendo ser abordados e tratados de forma multidisciplinar.

Esta seção tem por objetivo descrever brevemente as bases anatômicas e fisiológicas da deglutição, bem como algumas das disfagias orofaríngeas e síndromes aspirativas

QUADRO 71.1 → Causas frequentes de disfagia orofaríngea

CAUSA	DOENÇA
Neurogênica central	Acidentes cerebrovasculares Esclerose lateral amiotrófica Esclerose múltipla Poliomielite Parkinson
Neurogênica periférica	Neuropatia diabética Neuropatia alcoólica Trauma Tumores
Miogênica (primária/secundária)	Polimiosite Distrofia muscular oculofaríngea Miastenia grave
Disfunção cricofaríngea	Barra cricofaríngea Acalásia do cricofaríngeo Hipertonia Divertículo de Zenker
Disfunção iatrogênica	Traqueostomia Lesão do nervo laríngeo Laringectomia Radioterapia
Esofágica distal	Refluxo gastresofágico Globo faríngeo Distúrbio motor primário (espasmo)
Obstrução mecânica	Estenoses *"Webs"* Tumores (p. ex., liomioma, carcinoma) Osteófitos cervicais Malformação vascular (p. ex., disfagia lusória) Tumores do mediastino Bócios/tumores (tireoide)
Psicogênica	Psicopatias, ansiedade Transtornos da alimentação (p. ex., ruminação)

Fonte: Modificado de Duraceau.[3]

de interesse pneumológico, suas causas e mecanismos, com ênfase na disfunção da deglutição na DPOC e na sistemática de avaliação.

Anatomia e fisiologia da deglutição

A deglutição normal compreende uma série de eventos que ocorrem de forma rápida, coordenada e eficiente. O bolo alimentar trafega em sentido craniocaudal e através de um fluxo cruzado com o da respiração desde a orofaringe até o esôfago proximal **(FIGURA 71.1)**. Tal particularidade anatômica resulta da posição caudal da laringe, motivada pelo desenvolvimento do aparelho fonador em nossa espécie, impedindo que possamos respirar e deglutir simultaneamente. Outros mamíferos aquáticos como os cetáceos, ao longo de sua evolução, terminaram por separar essas duas vias por completo, fato este que permite a alimentação e a respiração simultâneas.

A faringe constitui-se de um tubo musculomembranoso com cerca de 12 cm de comprimento no adulto, cujos limites anatômicos são, anteriormente, a cavidade nasal, cavidade oral e complexo laringotraqueal; superiormente, a base do crânio; e, posteriormente, a coluna cervical.

A faringe contém quase duas dúzias de músculos, agrupados de acordo com as zonas ou segmentos anatômicos. A deglutição é um processo rápido e de coordenação complexa, que compreende quatro fases distintas:[4] preparatória, oral, faríngea e esofágica.

No que se refere aos grupamentos musculares, são 31 pares de músculos estriados envolvidos durante a fase preparatória e orofaríngea da deglutição. Toda a sequência da deglutição leva cerca de 1 a 1,5 segundos (fase oral 0,5 s e fase faríngea cerca de 0,7 s). Funcionalmente, divide-se a fase faríngea em precoce e tardia. A fase precoce é sobretudo propulsiva, enquanto a fase faríngea consiste no clareamento do bolo, obtido pelo relaxamento do esfincter esofágico superior concomitantemente à mobilização do bolo pela contração dos músculos constritores médio e inferior da faringe.

Os eventos da deglutição ocorrem de maneira coordenada, ao mesmo tempo em que são rápidos e dependem de controles neurais distintos e complexos. Em indivíduos normais, a deglutição interrompe a fase expiratória da respiração, causando uma pausa de aproximadamente 1 segundo antes do retorno da expiração na fase faríngea.[5]

Em condições normais de funcionamento e à semelhança dos demais esfincteres (anal, válvula ileocecal, esfincter de Oddi, etc.), o esfincter esofágico superior está normalmente contraído, relaxando-se somente aos co-

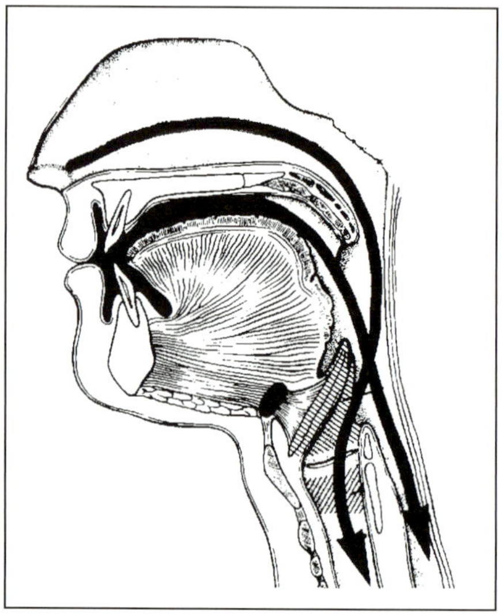

FIGURA 71.1 → Fluxo cruzado do trajeto do bolo alimentar com a respiração em sentido craniocaudal da orofaringe até o esôfago proximal.

mandos da deglutição, das eructações e do reflexo de vômito. Falhas eventuais em seu mecanismo de coordenação e fechamento podem induzir à disfagia e, eventualmente, à aspiração.

Avaliação diagnóstica da disfagia

Anamnese

A investigação diagnóstica inicia-se obrigatoriamente com uma detalhada história clínica, com ênfase no início e na evolução dos sintomas, concomitância com o agravamento de condições respiratórias preexistentes (p. ex., exacerbações da asma, DPOC, pneumopatias), coexistência de doença neurológica/neuromuscular já diagnosticada e sintomas de refluxo gastresofágico (RGE). Queixas como o agravamento dos sintomas de acordo com a consistência dos alimentos, presença de tosse durante as refeições ou alterações da voz devem ser indagadas e valorizadas.

Os pacientes com sequelas de acidente vascular cerebral (AVC) podem apresentar disfagia orofaríngea como única manifestação. Nesses casos, o comprometimento do núcleo ambíguo pode causar paralisia faríngea unilateral com incapacidade de ingestão de líquidos com aspirações frequentes e pneumopatias.[6] Demonstrou-se que vítimas de AVC com subsequente disfagia possuíam uma incidência de infecções pulmonares de repetição e mortalidade mais elevadas se comparados aos pacientes sem disfagia.[7] Nos casos em que o comprometimento da motilidade faríngea é bilateral, a disfagia é severa tanto para líquidos como para sólidos, levando à desnutrição rapidamente progressiva.

Radiografia simples cervical e torácica

Sua utilidade restringe-se à avaliação dos pacientes com trauma, na suspeita de corpo estranho e de doenças ósseas da coluna cervical. Mostra a posição do osso hioide e a espessura da camada muscular em frente aos corpos vertebrais. Filmes em perfil permitem que se visualize a coluna de ar da faringe. Em incidência frontal, a cavidade faríngea pode ser aumentada pela manobra de Jonsson (expiração forçada contra os lábios fechados) para facilitar a sua avaliação. A visualização dos tecidos moles e do espaço pré-vertebral é melhor no final da inspiração.

Radiografia contrastada

O exame deve ser feito nas incidências anteroposterior e de perfil. Dentre os achados nos pacientes com disfagia orofaríngea, estão a retenção de contraste nas valéculas e nos seios piriformes. A presença da barra cricofaríngea pode ser de importância diagnóstica, pois corresponde a uma endentação posterior do esôfago cervical proximal na topografia do músculo cricofaríngeo, geralmente relacionada com a presença de hipertonia local. É desejável que se realize um exame radiológico do tórax em duas incidências logo após o exame, não somente para que se verifique a presença de infiltrados pulmonares preexistentes resultantes de aspiração crônica, mas também para a localização eventual do contraste aspirado durante o exame anterior (FIGURA 71.2). O rendimento do exame estático contrastado pode ser melhorado com a adição de duplo contraste (contraste efervescente), que fornece mais detalhes anatômicos da faringe e do esôfago.

A avaliação contrastada dinâmica é também denominada videodeglutograma. Deverá incluir a análise da motilidade da língua, palato mole, epiglote, valéculas, seios piriformes, pregas ariepiglóticas, laringe (incluindo pregas vocais), superfícies faríngea lateral e posterior e o músculo cricofaríngeo. As anormalidades funcionais encontradas são documentadas em vídeo, para que possam ser analisadas posteriormente.

Dois aspectos são fundamentais na avaliação radiológica quando se examina a função e disfunção da faringe. Primeiro, deve-se observar como o bolo de bário é transportado no interior da cavidade oral e faringe, especialmente a natureza da retenção e penetração do bário. Segundo, deve-se avaliar a estrutura anatômica. Neste contexto, o fechamento defeituoso do vestíbulo da laringe é um achado importante, mesmo quando o bário não adentra o vestíbulo da laringe. Os estágios estudados no videodeglutograma deverão incluir o estágio oral, o faríngeo e o faringoesofágico. Neste último, a incapacidade do segmento faringoesofágico de abrir-se é observa-

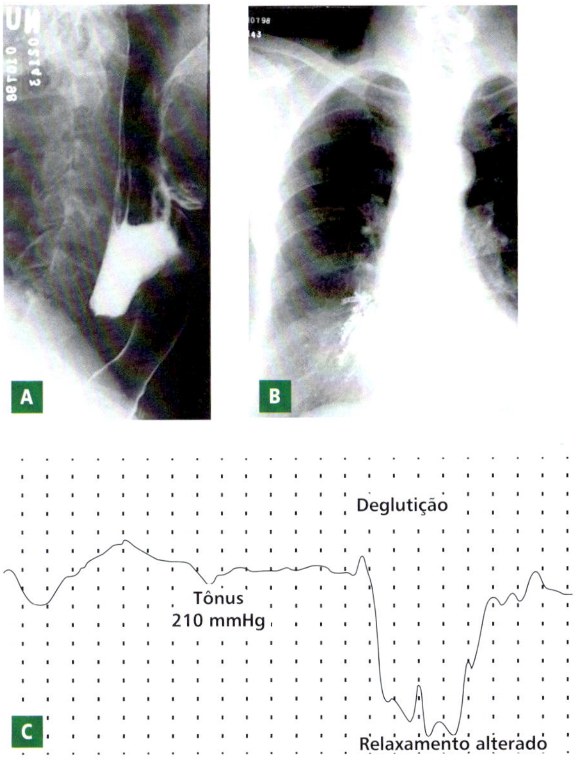

FIGURA 71.2 → Pacientes com disfagia orofaríngea e episódios de pneumonia aspirativa. (A) radiografia contrastada (faringoesofagograma) revelando obstrução ao nível da projeção do músculo cricofaríngeo ("barra cricofaríngea") com retenção de contraste a montante e opacificação traqueal (aspiração). (B) aspiração para o lobo inferior direito. (C) esofagomanometria demonstrando a hipertonia do esfincter esofágico superior com relaxamento alterado às deglutições.

da em doenças neurológicas. A endentação cricofaríngea é o achado mais importante e frequente, embora não seja a única disfunção motora a ocorrer no segmento faringoesofágico.

Tomografia computadorizada cervical

A tomografia computadorizada é um exame de grande valia na avaliação da anatomia extraluminal e na detecção de anormalidades do relevo mucoso da faringe, o qual é mais bem estudado com bário. Lesões que envolvem os tecidos perifaríngeos são mais bem caracterizadas pelo estudo dos espaços que circundam a cavidade faríngea (espaços parafaríngeo, mastigador, retrofaríngeo e pré-vertebral). Uma vez localizada a lesão e definido o conteúdo normal daquele espaço ou compartimento, a lista das mais prováveis doenças é geralmente limitada. A possibilidade de reconstruções multiplanares (quando a aquisição de imagens é realizada em equipamentos *multislice*) facilita muito a interpretação e a conclusão diagnósticas.

Endoscopia

A endoscopia digestiva alta convencional constitui-se em etapa obrigatória na maioria dos pacientes, pois a avaliação morfológica da mucosa e de compressões extrínsecas ou intrínsecas é mais bem realizada por este método. As dificuldades técnicas são mais frequentes em portadores de grandes bolsas diverticulares cricofaríngeas (divertículo de Zenker) e de osteófitos gigantes da coluna cervical, e resumem-se à introdução e progressão do aparelho, além do risco potencial de perfurações. A desvantagem da endoscopia digestiva alta nos distúrbios de deglutição é a sua incapacidade em estudar dinamicamente o mecanismo da deglutição.

A avaliação dinâmica é feita pelo estudo fibroendoscópico da deglutição (FESS, do inglês fiberoptic endoscopic swallowing study), que pode ser realizado tanto com um videolaringoscópio como com um videobroncofibroscópio adulto ou pediátrico. A presença de fonoaudiólogo é indispensável para a condução e interpretação do exame.

O método inclui a passagem do aparelho através da narina e sua progressão até a nasofaringe, com o paciente em posição sentada e sem anestesia tópica, para que não haja interferência nos testes de sensibilidade local. O exame consta da avaliação da anatomia e função do trato aerodigestivo e avaliação funcional da laringe (anatomia, mobilidade, assimetrias, função das cordas vocais/epiglote durante deglutição de saliva e acúmulo de saliva nos seios piriformes).

A sensibilidade local é avaliada, uma vez que, em pacientes portadores de sequelas neurológicas, o déficit sensitivo possui papel importante na fisiopatologia da aspiração. Finalmente, observa-se a laringofaringe enquanto o paciente deglute alimento sob forma pastosa (purê), ao qual se pode adicionar corante para facilitar sua visualização e localização nas zonas de acúmulo. Isso permite a averiguação da existência de aspiração e do acúmulo de material nos seios piriformes e nas valéculas. Em geral, adicionam-se testes de rotação e flexão da cabeça para a verificação das posições nas quais o paciente aspire com maior ou menor facilidade.

O FESS constitui-se em método sensível para a detecção precoce de aspiração. Lim e colaboradores[8] demonstraram, em pacientes portadores de AVCs, que a combinação do teste de dessaturação positivo (redução superior a 2% da saturação de oxigênio durante a deglutição de 50 mL de água) e do FESS positivo para aspiração atingem, em conjunto, uma sensibilidade de 100% e especificidade de 70% para aspiração.

Esofagomanometria

A esofagomanometria possui importante papel nas disfunções faringoesofágicas, apesar das dificuldades técnicas em sua avaliação, decorrentes da assimetria anatômica do conjunto de pressões que compõem o esfincter esofágico superior, do tipo de cateter e do sistema utilizado para a aquisição dos dados e da resposta muscular local proprioceptiva secundária à estimulação mecânica. O esfincter esofágico superior permanece tônico, relaxando-se durante as deglutições, eructações e vômitos. Demonstramos que medidas maiores e com menor variabilidade são obtidas quando os cateteres perfundidos são ovais e de diâmetro superior a 5 mm e quando as medidas são lidas no aspecto posterior do esfincter esofágico superior.[9] Os atuais microtransdutores de estado sólido (não perfundidos) são muito utilizados por serem mais sensíveis e precisos.

Os métodos de avaliação funcional esofágica estão descritos mais detalhadamente no Capítulo "Esofagomanometria, pHmetria Esofágica".

Distúrbios da deglutição e doença pulmonar obstrutiva crônica

Os portadores de DPOC possuem exacerbações frequentes, geralmente determinadas por hiper-reatividade brônquica e/ou infecção. Outros fatores extrapulmonares vêm sendo investigados como adjuvantes, dentre os quais estão os distúrbios da deglutição, cuja participação na evolução dos pacientes com DPOC é mais proeminente do que se acreditava no passado.

Comparando os portadores de DPOC com os indivíduos normais, Gross e colaboradores[10] observaram três alterações básicas no mecanismo da deglutição que podem justificar esses achados: 1) a frequência de deglutições durante as inspirações era maior; 2) a ingesta de alimentos semissólidos desencadeava um número significativamente maior de deglutições durante as inspirações; e 3) a frequência das deglutições era maior nos portadores de DPOC com volume corrente menor.

Portanto, a coexistência de distúrbios de deglutição em portadores de DPOC, outrora vista como mera coincidência, vem sendo investigada sistematicamente, uma vez que parece estar relacionada com a frequência de exacerbações apresentadas por tais pacientes. Stein e colaboradores[11] mostraram, há mais de duas décadas, a possibilidade da incoordenação faríngea-cricofaríngea, a qual chamaram de acalásia cricofaríngea, como um fator desencadeante dessas exacerbações. O conceito de incoordenação faríngea-cricofaríngea é o substrato fisiopatológico de muitas das disfunções da deglutição de natureza neurológica e neuromuscular. Esse conceito aplicado à DPOC é recente e ainda não está bem esclarecido no que se refere aos seus mecanismos específicos. Não obstante, sua participação tem sido considerada inequívoca em DPOC, sobretudo no tocante às exacerbações.

Em indivíduos normais, o padrão "expiração-deglutição--expiração" é o mais encontrado.[5] Esse padrão sofre modificações profundas nos portadores de doenças respiratórias crônicas, nos quais o aumento da pressão negativa nas inspirações se constitui em risco maior de aspiração. Quando associado à perda de coordenação da musculatura faríngea, a deglutição passa a interromper a fase inspiratória da respiração. Observando portadores de DPOC com exacerbações frequentes, Shaker e colaboradores[12] descreveram que, após uma deglutição, a respiração retorna em geral na fase inspiratória, fato este que reconhecidamente atua como facilitador da aspiração.

As alterações do reflexo da deglutição nas exacerbações da DPOC também foram investigadas por Kobayashi e colaboradores.[13,14] Esses autores concluíram haver prolongamento no tempo de latência do reflexo de deglutição nos exacerbadores em comparação aos pacientes que não exacerbavam, sendo que tal fator de risco não havia sido cogitado até então. Mais recentemente, Terada e colaboradores[2] confirmaram os achados de Kobayashi e colaboradores,[13,14] sugerindo que medidas terapêuticas fonoaudiológicas dirigidas para o reflexo de deglutição seriam importantes nos pacientes portadores de DPOC com exacerbações frequentes, no intuito de melhorar o seu desempenho clínico.

Outro fator a se considerar nos indivíduos que apresentam exacerbações frequentes refere-se à coparticipação do RGE. A possibilidade de coexistência de RGE com os distúrbios da motilidade cricofaríngea já havia sido proposta por Belsey[15] em 1960, tendo sido revista nos anos de 1990.[11]

Na atualidade, a interação entre RGE e doença respiratória é uma realidade clínica, sendo abordada em mais detalhe no final deste capítulo.

Outras causas de disfagia orofaríngea com manifestações respiratórias

Sequela de acidente vascular cerebral

A disfagia orofaríngea após AVC é frequente, podendo ocorrer entre 20 e 65% dos casos, dependendo do critério diagnóstico utilizado. Cerca de metade dos pacientes estudados com videodeglutografia apresentam alguma disfunção do mecanismo da deglutição, sendo que, destes, mais de 30% aspiram e 3,8% morrem em decorrência dessa complicação.[16] A presença de disfagia tem sido considerada um fator de mau prognóstico após AVC, uma vez que aumenta o risco de infecções respiratórias por aspiração, causa desnutrição, aumenta o número de hospitalizações e relaciona-se com mortalidade.[17]

O agravamento dos sintomas de acordo com consistência dos alimentos, presença de tosse durante as refeições ou alterações da voz deve ser investigado. Por outro lado, demonstrou-se que a tosse durante a deglutição de líquidos é o melhor fator preditivo de aspiração após AVC. A gravidade e as características da síndrome aspirativa dependerão da extensão e localização do acometimento cerebral pelo evento isquêmico.

Como já foi dito, os pacientes com sequelas de AVC podem apresentar disfagia orofaríngea como única manifestação, cuja intensidade é variável. Nessas situações, o comprometimento do núcleo ambíguo pode provocar paralisia faríngea unilateral com incapacidade típica de ingestão de líquidos, aspirações frequentes e pneumopatias.[6] Foi demonstrado que os pacientes com disfagia como sequela de AVC apresentavam incidência de infecções pulmonares de repetição e mortalidade elevadas quando comparados com os pacientes sem disfagia.[7] Já quando o comprometimento da motilidade faríngea é bilateral, a disfagia costuma ser severa tanto para líquidos quanto para sólidos, provocando desnutrição rapidamente progressiva. A esofagomanometria pode ser de valor diagnóstico nesta situação, uma vez que é capaz de detectar a incoordenação faríngea-cricofaríngea e documentá-la graficamente (**FIGURA 71.3**).

A prevalência de aspiração silenciosa (desacompanhada de reflexo de tosse) é muito importante, como mostrado em estudo retrospectivo de 2.000 videofluoroscopias, que revelou aspiração silenciosa em 55% dos pacientes que apresentavam aspiração, sendo mais frequente nos portadores de pneumonia, com sequelas de AVC, demência, Alzheimer e DPOC.[18]

Doença de Parkinson

Os pacientes com doença de Parkinson despertam interesse pneumológico devido ao risco de aspiração e pneumonia, causados pela disfagia orofaríngea. Demonstrou-se que, mesmo na presença de tratamento clínico adequado, adicionado de manobras de posicionamento da cabeça e espessamento de líquidos durante a deglutição, a incidência de pneumonia aspirativa é de 11%, podendo elevar-se para 40% quando houver associação com demência senil, sendo este um fator preditivo de mortalidade.[19,20]

Doenças musculares e neuromusculares

Dentre as doenças musculares, a que promove acometimento mais severo e inexoravelmente progressivo é a distrofia muscular oculofaríngea. Rara em nosso meio, é uma doença hereditária de caráter autossômico dominante com predomínio geográfico no leste do Canadá. Os pacientes apresentam acometimento da musculatura ocular extrínseca e faríngea concomitante, lentamente progressivo, causando ptose palpebral e severa disfagia e aspirações frequentes.

A evolução do quadro clínico pode determinar desnutrição progressiva e pneumopatias em mais de 25% dos casos.[3] A disfagia pode ser amenizada e as aspirações resolvidas com a miotomia cirúrgica do músculo cricofaríngeo.[21] Em casos extremos de aspiração intratável, a separação ou a derivação laríngea pode ser a solução definitiva.

Esses procedimentos cirúrgicos foram propostos em 1975,[22] e suas indicações e técnica foram aprimoradas por Eisele e colaboradores.[23] A separação laríngea constitui-se em secção cirúrgica transversa da traqueia ao nível do segundo anel, com fechamento da traqueia proximal e traqueostomia terminal. A derivação laríngea inclui o mesmo procedimento da separação,

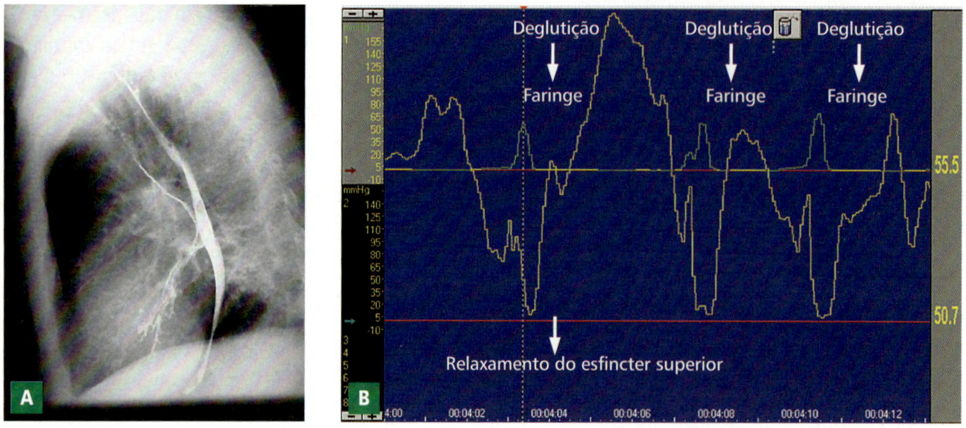

FIGURA 71.3 → Paciente com sequela de acidente vascular cerebral e pneumonia aspirativa de repetição. (A) esofagografia demonstrando aspiração do contraste para o lobo médio. (B) esofagomanometria do segmento faringoesofágico mostrando o perfil manométrico frequentemente encontrado nestes casos, ou seja, a assincronia entre a contração faríngea e o relaxamento do esfincter esofágico superior, onde o zênite da onda faríngea precede o relaxamento do esfincter, facilitando a aspiração.

porém com anastomose terminolateral da traqueia proximal com o esôfago e traqueostomia distal **(FIGURA 71.4)**.

Outra doença neuromuscular com comprometimento frequente da deglutição é a miastenia grave, na qual a disfagia decorre do acometimento bulbar e da musculatura mastigatória, seguido da faringe e, finalmente, por distúrbio motor esofágico inespecífico. Tais pacientes exibem fatigabilidade da musculatura mastigatória e retenção de alimento na faringe, o que causa tosse e aspirações frequentes. A disfagia pode melhorar com anticolinesterásicos, corticoides e/ou tratamento cirúrgico da doença básica.

Disfunção motora do músculo cricofaríngeo

Nos casos de disfunção idiopática do músculo cricofaríngeo, a disfagia é sempre cervical e de início insidioso. As regurgitações por via oral ou nasal são frequentes, e a manifestação inicial é a sensação descrita como o "trancar súbito da deglutição", seguido ou não de regurgitação do alimento. Tais manifestações são caracteristicamente agravadas pela tensão emocional, fato este que, no passado, sugeria a possibilidade de etiologia neuropsíquica para a entidade, a qual não foi confirmada.[24]

Os pacientes portadores de divertículo de pulsão cricofaríngeo (Zenker) **(FIGURA 71.5)** são geralmente idosos,[25] com sintomas que se iniciam com disfagia orofaríngea. Com o aumento do diâmetro da bolsa diverticular, observa-se progressão para regurgitações de alimento não digerido e pneumopatia aspirativa em até 65% dos casos.[26]

A história pregressa de cirurgia na região cervical com subsequente disfagia é achado frequente dentre pacientes acometidos de disfunção faringoesofágica. Nos pacientes traqueostomizados, a causa habitual de disfagia é a fixa-

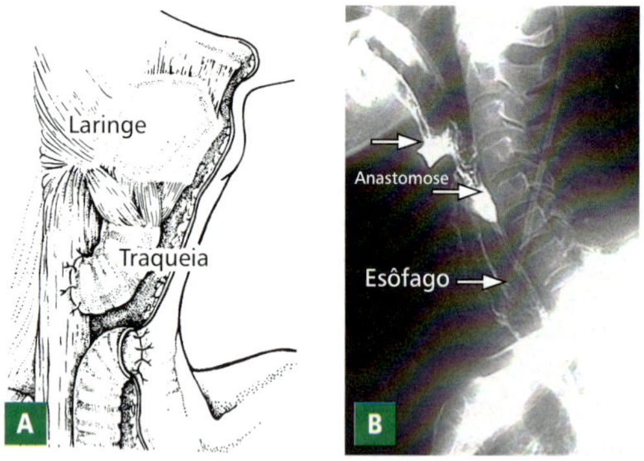

FIGURA 71.4 → (A) desenho esquemático da derivação laríngea,[22,23] realizada em paciente portador de distrofia muscular oculofaríngea com aspiração intratável. (B) faringoesofagograma no pós-operatório recente, revelando o desvio do contraste aspirado pela laringe-traqueia proximal de volta para o esôfago através da anastomose traqueoesofágica (setas).

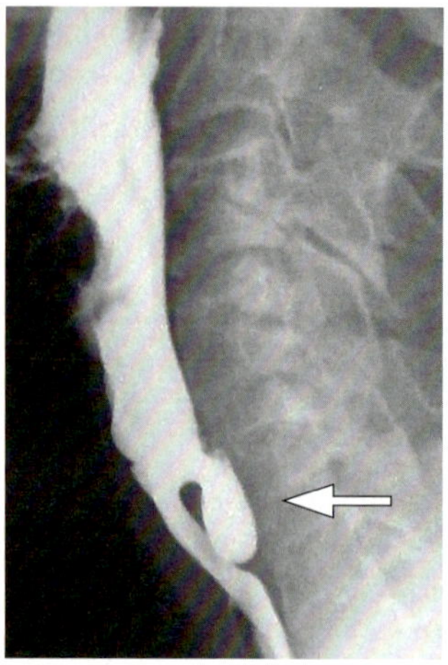

FIGURA 71.5 → Paciente de 62 anos com história de disfagia cervical e tosse crônica há três anos. Durante pesquisa de refluxo gastresofágico, a esofagografia revelou a presença de um divertículo de Zenker (seta).

ção da pele à traqueia, cuja interferência no mecanismo da deglutição decorre da oposição causada pela cicatriz ao deslocamento livre do eixo laringo-hióideo em sentido craniocaudal. Um mecanismo análogo de limitação da excursão faríngea ocorre em pacientes submetidos à radioterapia cervical. O relato de disfonia secundária à paralisia do nervo laríngeo recorrente, quer seja idiopática ou pós-cirúrgica, pode cursar com disfunção faringoesofágica, cujo mecanismo causador da disfagia parece estar relacionado com a redução dos impulsos excitatórios para o músculo cricofaríngeo.[27] O conjunto dessas alterações favorece as aspirações e pneumopatias.

Disfagia faringoesofágica associada a refluxo gastresofágico

Pacientes com queixas sugestivas de RGE também podem exibir disfagia cervical. O mecanismo pode estar relacionado com o aumento do tônus do esfincter esofágico superior, de natureza reflexa, quando há exposição do esôfago ao ácido gástrico refluído, cuja mediação vagal tem sido sugerida.[28] O mecanismo pode ser aplicável aos pacientes com globo faríngeo, uma vez que se demonstrou que 52% deles apresentam RGE patológico.[29] A presença de distúrbio motor esofágico primário (p. ex., acalásia do cárdia, espasmo difuso, esôfago em "quebra-nozes") pode cursar com disfagia retroesternal e cervical.

Obstáculos mecânicos

Com exceção das neoplasias do esôfago, cujo interesse transcende os objetivos deste capítulo, os demais obstáculos ao trânsito esofágico de natureza intrínseca ou extrínseca podem cursar com disfunção faringoesofágica e cuja natureza é obstrutiva, não havendo distúrbio motor subjacente. Existem duas situações que despertam interesse: os osteófitos cervicais gigantes e a disfagia lusória.

Os osteófitos cervicais que causam compressão extrínseca do esôfago cervical ocorrem em pacientes idosos com disfagia, portadores de artrose cervicodorsal e cifose. Embora o diagnóstico seja de exclusão, a suspeita diagnóstica deve ser feita e a investigação orientada neste sentido.

A disfagia lusória é uma anomalia vascular, na qual o obstáculo mecânico é causado por malformação do arco aórtico com a artéria subclávia direita emergindo à esquerda. O vaso cruza o mediastino posteriormente à traqueia ou, mais comumente, ao esôfago até chegar ao seu destino, na região cervical direita. Não há consenso sobre a real incidência de disfagia nestes casos, posto que a maioria dos portadores é assintomática. Estudos radiológicos e manométricos podem esclarecer o diagnóstico com segurança.

Distúrbios psicossomáticos

Os distúrbios psicogênicos que cursam com disfagia representam um desafio diagnóstico. Na prática clínica, observa-se que muitos dos pacientes cujos sintomas são rotulados de psicogênicos, em realidade, possuem substrato fisiopatológico quando submetidos a uma avaliação diagnóstica sistematizada. Os portadores de distúrbios motores primários (p. ex., acalásia, esôfago em "quebra-nozes" e espasmo esofágico difuso) não raro têm seus sintomas negligenciados e tratados com ansiolíticos. No caso dos portadores de globo faríngeo, a simples documentação do RGE patológico com pHmetria de 24 horas e o tratamento com antiácidos podem por fim à aflição do paciente.

Por outro lado, quando a queixa de disfagia não apresenta fundamentação nas provas diagnósticas, a ansiedade deve ser considerada. Um estudo em pacientes com disfagia psicogênica revelou ser a ansiedade um achado usual e que esses indivíduos em geral não apresentam transtornos da alimentação.[30]

Dentre os transtornos alimentares, a ruminação é a que desperta maior interesse: ela é definida como a regurgitação de material recentemente ingerido de volta para a cavidade oral, sendo remastigado e mais uma vez deglutido, de forma voluntária e desacompanhada de náuseas. Bernard[31] descreveu a possibilidade de aspiração há mais de 50 anos, mas sua real incidência é desconhecida. O diagnóstico exige avaliação clínica cuidadosa, já que os exames podem ser interpretados como RGE apenas (FIGURA 71.6). A "ruminação dispéptica" é a mais frequente, cursando com sintomas como plenitude gástrica, eructações e dor epigástrica, razão pela qual tais pacientes são encaminhados para avaliação funcional esofágica. A possibilidade de ruminação deve ser considerada quando o paciente apresenta agravamento de sintomas respiratórios preexistentes concomitantemente ao desenvolvimento da doença do RGE com perfil psicopatológico compatível com transtorno alimentar.

Refluxo gastresofágico e manifestações respiratórias

A doença do refluxo gastresofágico (DRGE) caracteriza-se como uma afecção crônica decorrente do fluxo retrógrado do conteúdo gastroduodenal para o esôfago e órgãos adjacentes, como boca, laringe e árvore brônquica, acarretando um espectro variável de sinais e sintomas esofágicos e/ou extraesofágicos, associados ou não a lesões teciduais. Conforme suas manifestações clínicas, a DRGE pode se apresentar por sintomas típicos (p. ex., pirose e regurgitação), atípicos (p. ex., extraesofágicos), ou ainda sob a forma de complicações (p. ex., úlceras, estenoses e esôfago de Barrett).

As manifestações atípicas da DRGE compreendem uma gama de sinais e sintomas que podem incluir dor torácica não cardiogênica, asma, tosse crônica, laringite, disfonia, faringite posterior, sensação de globo faríngeo, sinusite, erosão do esmalte dentário, pneumonias de repetição, entre outros.[32] Dessas manifestações atípicas ou extraesofágicas, as respiratórias situam-se entre as mais frequentes, representando um dilema diagnóstico, uma vez que podem se apresentar desacompanhadas de sintomas digestivos de refluxo.

A prevalência das manifestações respiratórias relacionadas com o RGE variam conforme o método de avaliação e o referencial estudado. Por exemplo, as manifestações mais encontradas em estudo observacional utilizando apenas questionários e endoscopia digestiva alta revelaram a presença de faringite crônica (50%), bronquite crônica (15%),

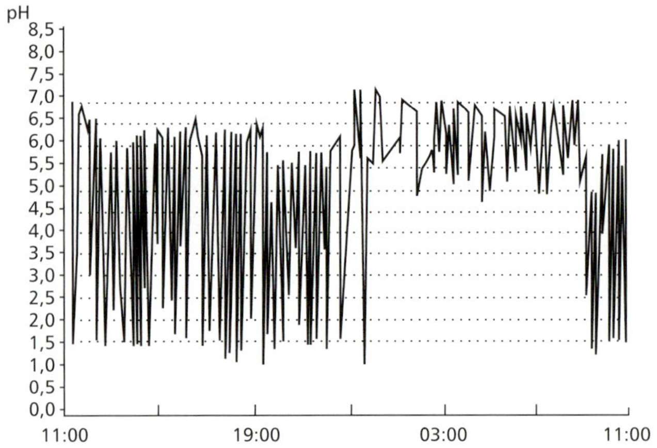

FIGURA 71.6 → Paciente asmática de 25 anos de idade, encaminhada para pHmetria de 24 horas com queixa de dispepsia e agravamento da asma. O traçado gráfico revelou grande número de episódios de refluxo de curta duração exclusivamente durante o período diurno e mais frequentes nos períodos pós-prandiais. A sugestão diagnóstica de ruminação dispéptica foi confirmada mais tarde pela história clínica e pela avaliação psiquiátrica.

asma (12%), pneumopatias de repetição (3%) e apneia obstrutiva do sono (2,7%).[33] A adição de outros métodos de investigação pode levar a um aumento substancial destes percentuais. Assim sendo, o refinamento da investigação com a introdução de novos métodos, tanto morfológicos (p.ex., radiologia, endoscopia) quanto fisiológicos (p. ex., esofagomanometria, pHmetria convencional e impedâncio-pHmetria, cintilografia), resulta em investigação sistemática mais adequada desses pacientes. A despeito de tais esforços, em mais de um terço desses indivíduos a associação entre manifestações respiratórias e RGE passa despercebida por longos períodos, até que a suspeição diagnóstica seja feita, quando já se observa a cronificação das manifestações ou o aparecimento de complicações.

Esta seção do presente capítulo tem por objetivo abordar o binômio doença respiratória e refluxo, com ênfase em prevalência, fisiopatologia, aspectos clínicos relevantes e métodos diagnósticos.

Prevalência de refluxo gastresofágico nas manifestações respiratórias

Asma

A prevalência de RGE oscila entre 33 e 90% na população de adultos e entre 47 e 64% nas crianças.[34] Nos indivíduos asmáticos, a prevalência de RGE patológico situa-se entre 30 e 80%. Essa grande variabilidade se deve à inclusão de casos de asma de diferentes graus de severidade e variações entre os critérios de normalidade da pHmetria, diferentes dos estipulados por DeMeester.[35,36] O efeito somatório desses fatores finda por subestimar a associação entre asma e DRGE. Uma revisão sistemática dos estudos de prevalência de DRGE em asma revelou uma razão de chances (*odds ratio*) de 2,26 para a presença de asma em pacientes portadores de DRGE. Quando os pacientes asmáticos apresentavam sintomas de refluxo, essa razão chegou a 5,5.[37]

Tosse crônica

A associação de DRGE e tosse crônica pode chegar até a 40%.[38] Na década de 1980, essa prevalência situava-se em torno de 6 a 10% dos casos,[39] atingindo 21% quando da incorporação da pHmetria esofágica ambulatorial de 24 horas na investigação.[40] No Brasil, em fins da década de 1990, um estudo prospectivo com 78 pacientes não fumantes portadores de tosse crônica revelou que 41% apresentavam RGE ácido patológico à pHmetria.[41]

Laringopatias

A "laringite de refluxo" compreende o conjunto de achados clínicos e endoscópicos, sendo o mais comum a laringite posterior (FIGURA 71.7). Ocorre em adultos de todas as idades, tendo sido observada com maior frequência nos profissionais de voz, nos quais o impacto dos sintomas na atividade profissional finda por levá-los a procurar auxílio médico. Sataloff e colaboradores[42] relataram uma incidência de 45% de laringite de refluxo dentre 583 profissionais da voz avaliados, enquanto outros autores descreveram a presença de RGE patológico em até 78% dos portadores de rouquidão crônica. Em estudo clínico de 225 pacientes portadores de sintomas ou doenças laríngeas, Koufman[43] relatou que ape-

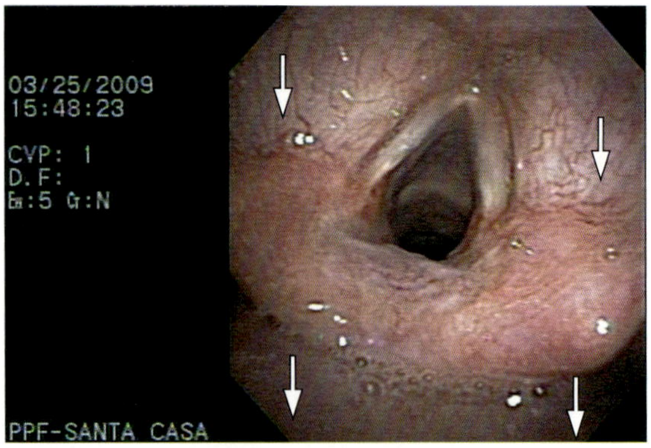

FIGURA 71.7 → Paciente portador de pirose e tosse crônica com disfonia matinal frequente. A laringoscopia revelou laringite posterior característica do refluxo gastresofágico. Nota-se edema e hiperemia das aritenoides (setas).

nas 43% dos pacientes apresentavam sintomas de RGE e, no entanto, 62% dos pacientes apresentavam pHmetria esofágica anormal, sendo que 30% demonstraram episódios de refluxo que atingiam a faringe. Embora a prevalência real de sintomas laríngeos devidos ao RGE não seja conhecida em função das dificuldades inerentes ao seu diagnóstico, estima-se que seja maior do que aparenta, apontando para a necessidade de avaliação prospectiva desses pacientes.

Doença pulmonar obstrutiva crônica

A correlação entre DPOC e DRGE tem sido extensamente investigada. Um estudo longitudinal investigou o risco relativo de DRGE em pacientes com DPOC e mostrou que, em pacientes com diagnóstico de DPOC, o risco de DRGE é maior do que em pacientes sem DPOC.[44] O mesmo estudo também concluiu que a presença de DPOC predispõe o seu portador à DRGE, e não o contrário. Outro estudo mais recente revelou que indivíduos com DPOC têm uma chance 2,1 vezes maior de apresentar DRGE, e esses pacientes possuem o dobro da probabilidade de apresentarem exacerbações da DPOC em relação aos demais.[45] A despeito da correlação causa-efeito aparentemente inequívoca, o tratamento da DRGE não parece alterar a evolução da DPOC.

Doença pulmonar avançada e doença intersticial

Nas doenças pulmonares avançadas e em estágio terminal, a prevalência de RGE também tem sido averiguada. Em um grupo de 78 pacientes candidatos a transplante pulmonar, os sintomas típicos de RGE foram encontrados em 63% dos casos. Nesse mesmo estudo, a avaliação funcional esofágica revelou hipotonia do esfincter esofágico inferior em 72% dos casos e dismotilidade do corpo esofágico em um terço dos pacientes.[46] Os pacientes portadores de fibrose pulmonar idiopática também apresentam uma correlação positiva com RGE. Demonstramos, recentemente, em estudo prospectivo que a prevalência de DRGE foi de 35,7% neste grupo de pacientes.[47]

No que tange às doenças intersticiais, a associação entre esclerodermia e doença intersticial pulmonar possui interesse, uma vez que a incidência de comprometimento pulmonar nesses casos oscila entre 50 e 86% dos casos.[48] A DRGE é muito frequente em tais pacientes, pois a esclerodermia causa hipotonia do esfincter esofágico inferior e hipomotilidade do esôfago devido ao comprometimento da musculatura lisa.

Fisiopatologia

Asma e refluxo gastresofágico

A primeira correlação entre asma e RGE foi feita possivelmente por Heberden em 1802, observando alterações na respiração de alguns pacientes após as refeições. Mais tarde, William Osler descreveu os "paroxismos de asma induzidos pela distensão gástrica causada por certos alimentos".

A asma há muito tem sido utilizada como modelo de estudo sobre os mecanismos fisiopatológicos que envolvem o RGE, seja como adjuvante ou como causa primária de doença respiratória, uma vez que as alterações de reatividade e inflamação brônquicas são detectáveis e quantificáveis.

A teoria da aspiração, denominada "mecanismo de refluxo", é respaldada em observações de que a infusão intratraqueal de ácido em animais produz broncoconstrição. Kahrilas e colaboradores[49] mostraram que, em condições normais, o esfincter esofágico superior reduz seu tônus fisiologicamente de 40 mmHg para 8 mmHg durante o sono, fato que pode facilitar a aspiração de material refluído do estômago para o esôfago. Descreveu-se também o achado de partículas alimentares nos pulmões de pacientes asmáticos, sugerindo a possibilidade de aspiração como mecanismo adjuvante da manifestação respiratória.[50]

Esse mecanismo ganhou reconhecimento na população pediátrica, onde o binômio refluxo-aspiração é um problema clínico usual. Um estudo com crianças bronquíticas, avaliadas por esofagomanometria e cinerradiografia, evidenciou RGE patológico em 60% dos casos.[51] Euler e colaboradores[52] utilizaram a pHmetria de 24 horas como recurso diagnóstico na investigação, tendo detectado 63% de RGE em crianças portadoras de asma e pneumopatias de repetição. Em adultos, um estudo utilizando pHmetria intratraqueal simultânea com pHmetria esofágica de 24 horas demonstrou que, nos portadores de asma e RGE sintomático, quando o eletrodo intratraqueal detectava acidificação, ocorria uma queda concomitante de 84% no pico do fluxo, comparada a uma redução de apenas 8% naqueles em que não se detectara declínio do pH intratraqueal.[53]

O outro mecanismo, chamado de "mecanismo reflexo", refere-se ao reflexo vagal esôfago-brônquico determinando broncoconstrição e refluxo, resultando em aumento da reatividade brônquica. Estudos clínicos[54,55] e em animais[56] demonstraram a broncoconstrição como resposta à acidificação do esôfago distal. Outro estudo clínico utilizando a pHmetria esofágica[57] revelou uma frequência de 44% de asma em pacientes com RGE no esôfago distal.

É interessante observar que, segundo dados da literatura, a DRGE pode ser encontrada em 30 a 80% dos pacientes portadores de asma, mas, por outro lado, pacientes com esofagite são mais propensos a apresentarem asma do que pacientes sem esofagite.[58] Assim, a asma brônquica pode ser, por si própria, um fator desencadeante do refluxo. Para esta, três fatores foram propostos: 1) a hiperinsuflação pulmonar contribui para a disfunção diafragmática; 2) a broncoconstrição determina um aumento da pressão pleural negativa, alterando o gradiente de pressão toracoabdominal; e 3) o uso frequente de broncodilatadores pode diminuir a pressão do esfincter esofágico inferior.[38]

A associação entre asma e refluxo tem sido investigada também pelo prisma terapêutico. O tratamento do refluxo em asmáticos tem se relacionado com a melhora da asma sem impacto significativo na função pulmonar.[59] Harding e colaboradores[60] mostraram que o tratamento do RGE com bloqueador de bomba protônica melhorou os sintomas e a função pulmonar em 73% dos tratados por três meses. Em nosso meio, empreendemos um estudo prospectivo, randomizado, placebo controlado e duplo-cego com o tratamento de pacientes asmáticos portadores de RGE patológico documentado por pHmetria. Observamos que os pacientes que receberam pantoprazol (40 mg/dia por três meses) apresentaram melhora significativa da qualidade de vida e do índice de manifestações sem, no entanto, haver alteração significativa dos parâmetros funcionais respiratórios.[61]

Tosse e manifestações laríngeas do refluxo gastresofágico

À semelhança da asma, a tosse pode ser causada pela DRGE por dois mecanismos: a presença de ácido refluído para o esôfago distal estimulando o reflexo de tosse por mediação vagal; e a micro ou macroaspiração direta do conteúdo esofágico para a laringe e árvore traqueobrônquica. Este último caso pode ser responsável por 10 a 15% dos casos de tosse crônica inexplicada. Isso resulta da aspiração de pequenos volumes de material refluído, produzindo inflamação da mucosa laríngea, com ou sem inflamação brônquica. A injúria da mucosa leva à tosse e disfonia nesses pacientes, podendo ser desacompanhadas dos sintomas clássicos de DRGE.[38,57]

As causas mais comuns de tosse crônica são gotejamento pós-nasal, asma e DRGE. Dado o caráter multifatorial da tosse, para uma investigação mais assertiva, utilizam-se critérios para predizer a origem gastrintestinal da tosse, como pacientes não fumantes, que não fazem uso de medicações bloqueadores da enzima de conversão do angiotensinogênio, com radiografia de tórax normal, com teste de broncoprovocação para asma negativo, e que apresentam tosse persistente, mesmo após tratamento adequado para síndrome pós-nasal.[38]

Algumas dessas observações devem-se à constatação de que, em pacientes com RGE patológico e doença respiratória, a pHmetria revela que há predominância de refluxo no período noturno (decúbito), podendo coincidir com os episódios de agravamento dos sintomas respiratórios. Um estudo utilizando pHmetria de 24 horas em 13 pacientes com sintomas respiratórios revelou que cinco pacientes apresentavam sensação de sufocação noturna, cujos episódios coincidiam com os episódios de refluxo documentados pelo exame.[62] Outro estudo[63] revelou que 72% de 189 pacientes asmáticos sofriam de pirose e 18% apresentavam desconforto laríngeo e regurgitações ácidas no período noturno.

Embora evidências apontem para a presença de refluxo noturno como fator coadjuvante importante nas laringopatias associadas a refluxo, outras têm apontado para o refluxo em posição ortostática como mais importante, sobretudo quando na presença de esofagite péptica associada.[64] A despeito dessas contradições, a associação entre laringopatias e RGE deve ser lembrada sempre como possibilidade de interação entre doença digestiva e respiratória, principalmente em pacientes sem sintomas digestivos aparentes e com achados endoscópicos sugestivos de comprometimento da laringe pelo RGE (FIGURA 71.7). O emprego da pHmetria com dois eletrodos nos pacientes com manifestações extrapulmonares exclusivas pode fornecer subsídios complementares relevantes para o diagnóstico definitivo.

Manifestações clínicas frequentes e sua associação com refluxo gastresofágico

As queixas digestivas de pacientes asmáticos com sintomas de DRGE associada são geralmente as mesmas daqueles com RGE isolado: pirose, regurgitação e disfagia.

A DRGE dita silenciosa é aquela desacompanhada de sintomas digestivos. Esta é particularmente importante nos asmáticos, sobretudo nos de difícil controle. Nesses casos, a suspeição diagnóstica de DRGE subjacente à asma deve ser aventada sempre nas seguintes situações: presença de asma em indivíduo que apresenta tosse noturna; na crise asmática desencadeada frequentemente após libação alimentar ou alcoólica; na presença de asma relacionada com decúbito; nas instâncias em que a asma não é responsiva à terapia convencional com broncodilatadores ou esteroides; quando a primeira manifestação da asma ocorre já na idade adulta.

Na presença de infecção respiratória de repetição associada a sinusopatia crônica de difícil resolução e recidivante, a despeito de tratamento clínico adequado ou cirúrgico, deve-se averiguar a possibilidade de RGE associado. Geralmente a sinusopatia vem associada a outras manifestações respiratórias, como asma, tosse crônica e pneumopatia de repetição (FIGURA 71.8). Em estudo retrospectivo realizado no Laboratório de Motilidade Digestiva da Santa Casa de Porto Alegre com 622 pacientes submetidos a avaliação funcional esofágica com esofagomanometria e pHmetria de 24 horas, a pHmetria foi considerada anormal em 38% dos casos, com predomínio de RGE durante o período noturno em posição supina. Nesses pacientes, a sinusopatia era a queixa principal em 10% dos casos.[65]

Como dito antes, as exacerbações da DPOC podem ter o RGE como coadjuvante, que deve ser reconhecido, quantificado e tratado. Rascon-Aguilar e colaboradores[66] avaliaram as exacerbações da DPOC e sua correlação com a DRGE. Observaram que 37% dos pacientes com DPOC possuíam RGE patológico, e que o volume expiratório forçado no primeiro segundo (VEF_1) previsto não diferiu entre os pacientes com e sem RGE. Entretanto, nos pacientes com RGE sintomático, o número de exacerbações foi o dobro em relação aos pacientes sem RGE.

Jonhson e colaboradores[67] avaliaram um grupo de 30 pacientes portadores de esclerose sistêmica progressiva quanto à possibilidade da DRGE ser um fator patogênico contribuinte para a doença pulmonar. A análise incluiu endoscopia, avaliação otorrinolaringológica, cintilografia com tecnécio[99] para pesquisa de aspiração, teste de função pulmonar (incluindo teste de capacidade de difusão do monóxido de carbono) e pHmetria de dois canais. Os resultados evidenciaram RGE proximal e aspiração na maioria dos pacientes, com clara correlação entre a severidade do refluxo e a gravidade da doença pulmonar.

A avaliação funcional esofágica sistemática em pacientes com manifestações respiratórias mostra que subestimamos a prevalência de refluxo como coadjuvante nesta população. Realizamos um estudo com esofagomanometria e pHmetria de 24 horas em 1.170 pacientes portadores de manifestações respiratórias, associadas ou não a manifestações digestivas (602 = 51,5% e 568 = 48,5%, respectivamente). A asma es-

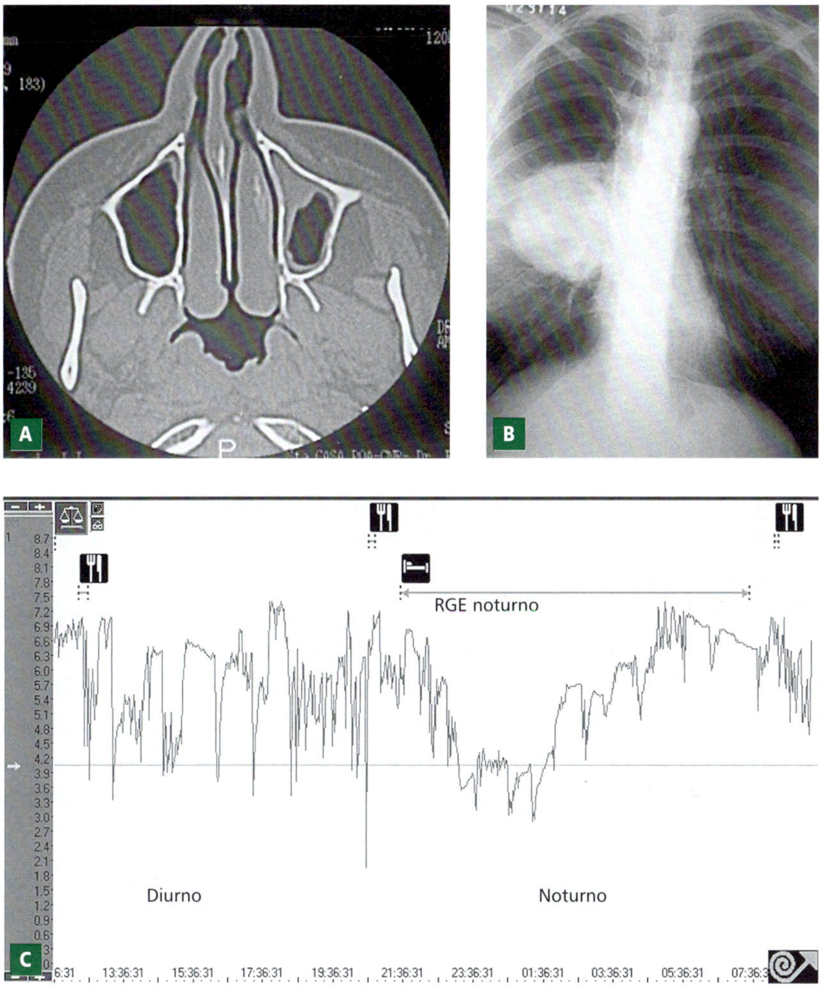

FIGURA 71.8 → Paciente masculino de 45 anos, com pirose eventual e infecções respiratórias de repetição associadas a sinusopatia crônica maxilar esquerda (A). Evoluiu com abscesso pulmonar no segmento superior do lobo inferior direito (zona de drenagem gravitacional) (B). Após o tratamento do abscesso, uma pHmetria de 24 horas revelou refluxo gastresofágico noturno (supino) significativo, com deficiência de clareamento ácido no esôfago distal (C). O tratamento cirúrgico do refluxo gastresofágico foi indicado com resolução subsequente das infecções rinossinusais e das pneumopatias.

teve presente em um terço (33,4%) dos pacientes no grupo com manifestações digestivas e em um quarto (25%) no grupo sem quaisquer manifestações digestivas associadas. A esofagomanometria mostrou anormalidades em 41% dos casos, sendo que a hipotonia do esfincter esofágico inferior foi a alteração preponderante em ambos os grupos (40% dos pacientes com sintomas digestivos e respiratórios, e 30% nos pacientes com sintomas respiratórios apenas), correlacionando-se com DRGE.

O perfil da pHmetria mostrou DRGE mais frequente e com parâmetros mais alterados nos pacientes com queixas digestivas associadas. O período em decúbito foi o de maior exposição do esôfago distal ao ácido refluído em todos os grupos analisados. Cerca de um a cada três pacientes com queixas respiratórias e sem sintomas digestivos apresentaram RGE patológico à pHmetria (DRGE silenciosa). Essa comprovação é particularmente importante, pois sugere a possibilidade da DRGE como causa extrapulmonar de sintomas respiratórios crônicos, de origem indeterminada e não responsivos à terapêutica convencional.[68]

Uma extensa revisão crítica da literatura foi realizada por Field e Sutherland,[59] que concluíram que há evidências de que o tratamento antirrefluxo é capaz de melhorar os sintomas asmáticos, reduzindo também a quantidade de medicamentos utilizados, porém sem impacto detectável na função pulmonar. Nas instâncias recém-descritas, o tratamento do RGE deverá ser concomitante às medidas terapêuticas orientadas para a doença respiratória, para que se possam controlar os sintomas respiratórios. Não raro, a negligência a este princípio simples pode resultar em insucesso terapêutico. Ademais, o tratamento clínico da DRGE possui algumas particularidades nos pacientes com manifestações respiratórias, que em geral demandam ablação ácida farmacológica prolongada (seis meses ou mais), em dose alta e em dose dobrada para proteção noturna.

Nos transplantes pulmonares, a sobrevida de 95% no período pós-operatório imediato reduz-se para 70 a 75% no primeiro ano pós-transplante e para 50% em cinco anos. A mortalidade tardia dos receptores de transplante pulmonar está relacionada principalmente com a bronquiolite obliterante, a qual pode ser descrita como uma deterioração progressiva e irreversível da função pulmonar pós-transplante, não explicada por estenose da anastomose brônquica, infecção ou rejeição aguda. A despeito de várias causas propostas para essa entidade, algumas possuem associações bem estabelecidas, como pneumonite por citomegalovírus, número e precocidade dos episódios de rejeição aguda e antigenicidade contra HLA. Entre outras causas, a determinação de relação causal entre a bronquiolite obliterante e o RGE tem recebido muita atenção. Estudos clínicos sugerem que a aspiração de material duodenogástrico refluído para o esôfago pode promover bronquiolite obliterante por meio de processo inflamatório causado pelos ácidos biliares.[69,70]

Outros estudos têm demonstrado a melhora da função pulmonar em pacientes com bronquiolite obliterante submetidos a fundoplicatura, reiterando a possibilidade do RGE como agente causal. Análises retrospectivas de receptores de transplante pulmonar mostraram que, evolutivamente, a função pulmonar dos receptores era melhor do nos que não apresentavam RGE, ou naqueles com refluxo tratado precocemente, se comparados com os transplantados que permaneciam com RGE após o transplante.[71] Os autores descreveram que os receptores de órgãos que não tinham refluxo patológico ou que haviam sido submetidos ao tratamento precoce do RGE apresentaram mortalidade em cinco anos semelhante à dos receptores de transplante cardíaco e renal.

Investigamos a prevalência do RGE e de alterações manométricas na população de pacientes com doença pulmonar avançada candidatos a transplante pulmonar, para posteriormente avaliarmos o impacto do RGE no desempenho tardio do enxerto pós-transplante pulmonar. A conclusão foi de que a prevalência de RGE ácido nos candidatos a transplante pulmonar foi superior à da população geral, sendo que a presença de sintomas não foi preditiva de RGE, tampouco de alterações na esofagomanometria, e, ainda, que a maior prevalência de RGE ocorreu em pacientes com bronquiectasias.[72]

Os portadores de fibrose pulmonar idiopática também apresentam uma correlação positiva com RGE. Ao avaliarmos pacientes portadores de fibrose pulmonar idiopática, observamos que um terço possuía pHmetria esofágica anormal, sendo que em 80% dos casos o refluxo ocorreu predominantemente na posição supina. Neste grupo estudado, 77% dos pacientes possuíam sintomas típicos de DRGE. Dentre os pacientes com pHmetria anormal, a hipotonia do esfincter inferior e a dismotilidade do corpo esofágico estão presentes em metade dos casos.[47] Novamente, o efeito somatório de dismotilidade esofágica e pHmetria anormal com um predomínio de refluxo em decúbito segue o perfil que se encontra em outras manifestações respiratórias, podendo ser representativo de interação entre RGE e manifestação respiratória.

A identificação de RGE ácido e não ácido tem sido identificada em pacientes com doença intersticial pulmonar (fibrose) associada a esclerodermia. Isso se fundamentou no achado de pepsina e ácidos biliares no lavado broncoalveolar desses pacientes.[69,73] A esclerodermia está relacionada com a DGRE em mais de 80% dos casos, cujo mecanismo está ligado à presença de distúrbio motor esofágico. Os portadores de esclerodermia possuem um comprometimento motor sincrônico com a evolução da doença, acometendo inicialmente o esôfago distal (esfincter inferior), progredindo então em sentido cranial em paralelo à evolução da colagenose. Este é motivo pelo qual a esofagomanometria tem sido usada como indicador de evolução da doença.[74] Nestes pacientes, a impedâncio-pHmetria tem sido recomendada para a investigação e orientação do tratamento.[48]

> **ATENÇÃO**
>
> O binômio RGE-doença respiratória é hoje parte integrante da prática clínica diária do pneumologista. A suspeição diagnóstica de interação entre doença respiratória e digestiva exige conhecimento dos mecanismos fisiopatológicos, bem como dos princípios básicos da investigação para o manejo adequado desses pacientes.

A integração multidisciplinar entre pneumologista, cirurgião e gastrenterologista tem papel fundamental não somente no diagnóstico, mas também na perspectiva de sucesso terapêutico deste grupo seleto de pacientes. A possibilidade de RGE como coadjuvante à doença respiratória deve ser lembrada e investigada objetivamente.

Referências

1. Hammond CAS, Goldstein LB. Cough and aspiration of food and liquids due to oral-pharyngeal dysphagia: ACCP evidence-based clinical practice guidelines. Chest. 2006;129(1 Suppl):154S-68S.

2. Terada K, Muro S, Ohara T, Kudo M, Ogawa E, Hoshino Y, et al. Abnormal swallowing reflex and COPD exacerbations. Chest. 2010;137(2):326-32.

3. Duranceau A. Pharyngeal and cricopharyngeal disorders. In: Pearson FG, editor. Esophageal surgery. New York: Churchill Livingstone; 1995. p. 391.

4. Cardoso P, Felicetti J. Papel da avaliação funcional na disfagia faringoesofágica. In: Jacobi J, Levy D, Corrêa da Silva L, editores. Disfagia: avaliação e tratamento. Rio de Janeiro: Revinter; 2003. p. 314-31.

5. Preiksaitis HG, Mills CA. Coordination of breathing and swallowing: effects of bolus consistency and presentation in normal adults. J Appl Physiol. 1996;81(4):1707-14.

6. Meadows J. Dysphagia in unilateral cerebral lesions. J Neurol Neurosurg Psychiatry. 1973;36(5):853-60.

7. Gordon C, Hewer RL, Wade DT. Dysphagia in acute stroke. Br Med J. 1987;295:411-4.

8. Lim SH, Lieu PK, Phua SY, Seshadri R, Venketasubramanian N, Lee SH, et al. Accuracy of bedside clinical methods compared with fiberoptic endoscopic examination of swallowing (FEES) in determining the risk of aspiration in acute stroke patients. Dysphagia. 2001;16(1):1-6.

9. Cardoso P, Miller L, Diamant N. The effect of catheter diameter on upper esophageal sphincter pressure measurements in normal subjects. Gullet. 1992;2(4):145-8.

10. Gross RD, Atwood CW Jr, Ross SB, Olszewski JW, Eichhorn KA. The coordination of breathing and swallowing in chronic obstructive pulmonary disease. Am J Respir Crit Care Med. 2009;179(7):559-65.

11. Stein M, Williams AJ, Grossman F, Weinberg AS, Zuckerbraun L. Cricopharyngeal dysfunction in chronic obstructive pulmonary disease. Chest. 1990;97(2):347-52.

12. Shaker R, Li Q, Ren J, Townsend WF, Dodds WJ, Martin BJ, et al. Coordination of deglutition and phases of respiration: effect of aging, tachypnea, bolus volume, and chronic obstructive pulmonary disease. Am J Physiol. 1992;263(5 Pt 1):G750-5.

13. Kobayashi S, Kubo H, Yanai M. Impairment of the swallowing reflex in exacerbations of COPD. Thorax. 2007;62(11):1017.

14. Kobayashi S, Kubo H, Yanai M. Impairment of swallowing in COPD. Am J Respir Crit Care Med. 2009;180(5):481; author reply 481.

15. Belsey R. The pulmonary complications of oesophageal disease. Br J Dis Chest. 1960;54:342-8.

16. Hammond CAS, Goldstein LB, Horner RD, Ying J, Gray L, Gonzalez-Rothi L, et al. Predicting aspiration in patients with ischemic stroke: comparison of clinical signs and aerodynamic measures of voluntary cough. Chest. 2009;135(3):769-77.

17. Ramsey DJ, Smithard DG, Kalra L. Early assessments of dysphagia and aspiration risk in acute stroke patients. Stroke. 2003;34(5):1252-7.

18. Garon BR, Sierzant T, Ormiston C. Silent aspiration: results of 2,000 video fluoroscopic evaluations. J Neurosci Nurs. 2009;41(4):178-85; quiz 186-7.

19. Robbins J, Gensler G, Hind J, Logemann JA, Lindblad AS, Brandt D, et al. Comparison of 2 interventions for liquid aspiration on pneumonia incidence: a randomized trial. Ann Intern Med. 2008;148(7):509-18.

20. Louis ED, Marder K, Cote L, Tang M, Mayeux R. Mortality from parkinson disease. Arch Neurol. 1997;54(3):260-4.

21. Gervais M, Dorion D. Quality of life following surgical treatment of oculopharyngeal syndrome. J Otolaryngol. 2003;32(1):1-5.

22. Lindeman RC. Diverting the paralyzed larynx: a reversible procedure for intractable aspiration. Laryngoscope. 1975;85(1):157-80.

23. Eisele DW, Yarington CT Jr, Lindeman RC. Indications for the tracheoesophageal diversion procedure and the laryngotracheal separation procedure. Ann Otol Rhinol Laryngol. 1988;97(5 Pt 1):471-5.

24. Belsey R. Functional disease of the esophagus. J Thorac Cardiovasc Surg. 1966;52(2):164-88.

25. Lerut A, Van Raemdonck D, Guelinckx P. Pharyngoesophageal diverticulum (Zenker's): clinical, therapeutic and morphological aspects. In: Little A, Ferguson M, Skinner D, editors. Diseases of the esophagus: benign diseases. Mount Kisco: Futura; 1990. p. 313-23.

26. Lerut A, Vanderkekhof G, Leman G, Guelinckx P, Dom R, Gruwez J. Cricopharyngeal myotomy for pharyngoesophageal diverticula. Int Trends Gen Thorac Surg. 1987;3:351-60.

27. Wilson JA, Pryde A, White A, Maher L, Maran AG. Swallowing performance in patients with vocal fold motion impairment. Dysphagia. 1995;10(3):149-54.

28. Freiman JM, El-Sharkawy TY, Diamant NE. Effect of bilateral vagosympathetic nerve blockade on response of the dog upper esophageal sphincter (UES) to intraesophageal distension and acid. Gastroenterology. 1981;81(1):78-84.

29. Timon C, Cagney D, O'Dwyer T, Walsh M. Globus pharyngeus: long-term follow-up and prognostic factors. Ann Otol Rhinol Laryngol. 1991;100(5 Pt 1):351-4.

30. Barofsky I, Fontaine KR. Do psychogenic dysphagia patients have an eating disorder? Dysphagia. 1998;13(1):24-7.

31. Bernard A. The mechanism of rumination: role of thoracic aspiration. Arch Mal Appar Dig Mal Nutr. 1955;44(6):780-5.

32. Katz PO. Gastroesophageal reflux disease: state of the art. Rev Gastroenterol Disord. 2001;1(3):128-38.

33. Maher MM, Darwish AA. Study of respiratory disorders in endoscopically negative and positive gastroesophageal reflux disease. Saudi J Gastroenterol. 2010;16(2):84-9.

34. Sontag S. Pulmonary complications of gastroesophageal reflux. The esophagus. 1995:555-70.

35. Johnson LF, Demeester TR. Twenty-four-hour pH monitoring of the distal esophagus. A quantitative measure of gastroesophageal reflux. Am J Gastroenterol. 1974;62(4):325-32.

36. Johnson LF, DeMeester TR. Development of the 24-hour intraesophageal pH monitoring composite scoring system. J Clin Gastroenterol. 1986;8 Suppl 1:52-8.

37. Havemann BD, Henderson CA, El-Serag HB. The association between gastro-oesophageal reflux disease and asthma: a systematic review. Gut. 2007;56(12):1654-64.

38. Gaude GS. Pulmonary manifestations of gastroesophageal reflux disease. Ann Thorac Med. 2009;4(3):115-23.

39. Irwin RS, Corrao WM, Pratter MR. Chronic persistent cough in the adult: the spectrum and frequency of causes and successful outcome of specific therapy. Am Rev Respir Dis. 1981;123(4 Pt 1):413-7.

40. Irwin RS, Curley FJ, French CL. Chronic cough: the spectrum and frequency of causes, key components of the diagnostic evaluation, and outcome of specific therapy. Am Rev Respir Dis. 1990;141(3):640-7.

41. Palombini BC, Villanova CA, Araújo E, Gastal OL, Alt DC, Stolz DP, et al. A pathogenic triad in chronic cough: asthma, postnasal drip syndrome, and gastroesophageal reflux disease. Chest. 1999;116(2):279-84.

42. Sataloff R, Spiegel J. Gastroesophageal reflux laryngitis. In: Castell D, editor. The esophagus. 2nd ed. Boston: Little, Brown; 1995. p. 547-54.

43. Koufman J. The otolaryngologic manifestations of gastroesophageal reflux disease (GERD): a clinical investigation of 225 patients using ambulatory 24-hour pH monitoring and an experimental investigation of the role of acid and pepsin in the development of laryngeal injury. Laryngoscope. 1991;101(4 Pt 2 Suppl 53):1-78.

44. Casanova C, Baudet JS, del Valle Velasco M, Martin JM, Aguirre-Jaime A, de Torres JP, et al. Increased gastro-oesophageal reflux disease in patients with severe COPD. Eur Respir J. 2004;23(6):841-5.

45. Terada K, Muro S, Sato S, Ohara T, Haruna A, Marumo S, et al. Impact of gastro-oesophageal reflux disease symptoms on COPD exacerbation. Thorax. 2008;63(11):951-5.

46. D'Ovidio F, Singer LG, Hadjiliadis D, Pierre A, Waddell TK, de Perrot M, et al. Prevalence of gastroesophageal reflux in end-

-stage lung disease candidates for lung transplant. Ann Thorac Surg. 2005;80(4):1254-60.

47. Bandeira CD, Rubin AS, Cardoso PFG, Moreira JS, Machado MM. Prevalência da doença do refluxo gastroesofágico em pacientes com fibrose pulmonar idiopática. J Bras Pneumol. 2009;35(12):1182-9.

48. Savarino E, Bazzica M, Zentilin P, Pohl D, Parodi A, Cittadini G, et al. Gastroesophageal reflux and pulmonary fibrosis in scleroderma: a study using pH-impedance monitoring. Am J Respir Crit Care Med. 2009;179(5):408-13.

49. Kahrilas PJ, Dent J, Dodds WJ, Hogan WJ, Arndorfer RC. A method for continuous monitoring of upper esophageal sphincter pressure. Dig Dis Sci. 1987;32(2):121-8.

50. Crausaz FM, Favez G. Aspiration of solid food particles into the lungs of patients with gastroesophageal reflux and chronic bronchial disease. Chest. 1988;93:376-8.

51. Danus O, Casar C, Larrain A, Pope CE 2nd. Esophageal reflux: an unrecognized cause of recurrent obstructive bronchitis in children. J Pediatr. 1976;89(2):220-4.

52. Euler AR, Byrne WJ, Ament ME, Fonkalsrud EW, Strobel CT, Siegel SC, et al. Recurrent pulmonary disease in children: a complication of gastroesophageal reflux. Pediatrics. 1979;63(1):47-51.

53. Jack CI, Calverley PM, Donnelly RJ, Tran J, Russell G, Hind CR, et al. Simultaneous tracheal and oesophageal pH measurements in asthmatic patients with gastro-oesophageal reflux. Thorax. 1995;50(2):201-4.

54. Mansfield LE. Gastroesophageal reflux and asthma. Postgrad Med. 1989;86(1):265-9.

55. Mansfield LE, Stein MR. Gastroesophageal reflux and asthma: a possible reflex mechanism. Ann Allergy. 1978;41(4):224-6.

56. Tuchman DN, Boyle JT, Pack AI, Scwartz J, Kokonos M, Spitzer AR, et al. Comparison of airway responses following tracheal or esophageal acidification in the cat. Gastroenterology. 1984;87(4):872-81.

57. Gastal OL, Castell JA, Castell DO. Frequency and site of gastroesophageal reflux in patients with chest symptoms. Studies using proximal and distal pH monitoring. Chest. 1994;106(6):1793-6.

58. Field SK. Asthma and gastroesophageal reflux: another piece in the puzzle? Chest. 2002;121(4):1024-7.

59. Field SK, Sutherland LR. Does medical antireflux therapy improve asthma in asthmatics with gastroesophageal reflux?: a critical review of the literature. Chest. 1998;114(1):275-83.

60. Harding SM, Richter JE, Guzzo MR, Schan CA, Alexander RW, Bradley LA. Asthma and gastroesophageal reflux: acid suppressive therapy improves asthma outcome. Am J Med. 1996;100(4):395-405.

61. Santos LH dos, Ribeiro IO, Sánchez PG, Hetzel JL, Felicetti JC, Cardoso PF. Evaluation of pantoprazol treatment response of patients with asthma and gastroesophageal reflux: a randomized prospective double-blind placebo-controlled study. J Bras Pneumol. 2007;33(2):119-27.

62. Donald IP, Ford GA, Wilkinson SP. Is 24 h ambulatory oesophageal pH monitoring useful in a district general hospital? Lancet. 1987;329(8524):89-92.

63. O'Connell S, Sontag S, Miller T, Kurucar C, Brand L, Reid S. Asthmatics have a high prevalence of reflux symptoms regardless of the use of bronchodilators. Gastroenterology. 1990;98(2):A97.

64. Wiener GJ, Koufman JA, Wu WC, Cooper JB, Richter JE, Castell DO. Chronic hoarseness secondary to gastroesophageal reflux disease: documentation with 24-h ambulatory pH monitoring. Am J Gastroenterol. 1989;84(12):1503-8.

65. Ribeiro I, Cardoso PFG, Hetzel JL, Moreira JS, Felicetti JC. Perfil da esofagomanometria e pHmetria esofagiana de 24 horas em pacientes portadores de asma, tosse crônica e sinusopatia. J Pneumol. 2001;Supl 1:s11.

66. Rascon-Aguilar IE, Pamer M, Wludyka P, Cury J, Coultas D, Lambiase LR, et al. Role of gastroesophageal reflux symptoms in exacerbations of COPD. Chest. 2006;130(4):1096-101.

67. Johnson DA, Drane WE, Curran J, Cattau EL Jr, Ciarleglio C, Khan A, et al. Pulmonary disease in progressive systemic sclerosis: a complication of gastroesophageal reflux and occult aspiration? Arch Intern Med. 1989;149(3):589-93.

68. Machado MM, Cardoso PF, Ribeiro IO, Zamin Júnior I, Eilers RJ. Esophageal manometry and 24-h esophageal pH-metry in a large sample of patients with respiratory symptoms. J Bras Pneumol. 2008;34(12):1040-8.

69. D'Ovidio F, Mura M, Tsang M, Waddell TK, Hutcheon MA, Singer LG, et al. Bile acid aspiration and the development of bronchiolitis obliterans after lung transplantation. J Thorac Cardiovasc Surg. 2005;129(5):1144-52.

70. D'Ovidio F, Keshavjee S. Gastroesophageal reflux and lung transplantation. Dis Esophagus. 2006;19(5):315-20.

71. Davis RD Jr, Lau CL, Eubanks S, Messier RH, Hadjiliadis D, Steele MP, et al. Improved lung allograft function after fundoplication in patients with gastroesophageal reflux disease undergoing lung transplantation. J Thorac Cardiovasc Surg. 2003;125(3):533-42.

72. Fortunato GA, Machado MM, Andrade CF, Felicetti JC, Camargo JJP, Cardoso PFG. Prevalência de refluxo gastroesofágico em pacientes com doença pulmonar avançada candidatos a transplante pulmonar. J Bras Pneumol. 2008;34(10):772-8.

73. Ward C, Forrest IA, Brownlee IA, Johnson GE, Murphy DM, Pearson JP, et al. Pepsin like activity in bronchoalveolar lavage fluid is suggestive of gastric aspiration in lung allografts. Thorax. 2005;60(10):872-4.

74. Castell J. Esophageal manometry. In: Castell DO, editor. The esophagus. 2nd ed. Boston: Little, Brown; 1995. p. 150.

Tosse Crônica

72

Dayse Carneiro Alt
Iana Oliveira e Silva Ribeiro
Maria Carolina M. A. Gouveia
Carlos Villanova

Introdução

Tosse (do latim *tusse*) significa "expelir ar subitamente dos pulmões, em geral por meio de uma série de esforços, com ruído explosivo provocado pela abertura da glote". Cumpre acrescentar, entretanto, a noção de que a repetição frequente da tosse constitui sintoma de doença, assumindo, portanto, relevância clínica.

O mecanismo de transporte ciliar é o mecanismo preferencial de limpeza das vias aéreas em indivíduos sadios, ao passo que a tosse serve como mecanismo fundamental de reserva, sobretudo em portadores de doença pulmonar. É um sintoma encontrado em doenças pulmonares e extrapulmonares, sendo, assim, uma das maiores causas de procura por atendimento médico.

Dados norte-americanos mostraram que tosse e resfriado comum foram a terceira causa mais frequente de consultas a clínicos gerais.[1] Dos pacientes encaminhados a pneumologistas, 10 a 38% referiam tosse crônica de causa desconhecida. A tosse pode provocar incontinência urinária, perturbação do sono, bem como interferir nas atividades profissionais e sociais do indivíduo.

A tosse é capaz de impedir a entrada de material estranho no trato respiratório, além de remover outros materiais não gasosos da árvore respiratória (p. ex., secreção excessiva, corpo estranho). Ela transporta secreções e material eventualmente aspirado das vias aéreas inferiores e laringe, conduzindo-os à faringe, de onde são expectorados ou deglutidos.

O organismo só obtém efetividade na utilização da tosse nos momentos de hipersecreção de muco, em que o aumento da expectoração pode chegar a 20%.

Como manobra involuntária, a tosse parece ser um fenômeno exclusivamente vagal desencadeado pelos receptores neurais do tipo RASs (*rapidly irritant receptors*) e pelas fibras C, encontrados na parte inferior da orofaringe, da laringe e do trato respiratório inferior, em especial carina e áreas de bifurcação brônquica, além de membrana timpânica, meato auditivo externo, cavidade nasal, seios maxilares, pleura, pericárdio, diafragma, esôfago e estômago.

A manobra tem início por uma inspiração rápida profunda, seguida pelo fechamento da glote, com duração de 0,2 s, período durante o qual ocorre aumento das pressões abdominal, pleural e alveolar até 50 a 100 mmHg. A elevação das pressões se dá pelo esforço expiratório oriundo da musculatura respiratória da caixa torácica, do abdome e do diafragma. A glote é então aberta ativamente, enquanto a pressão subglótica mantém-se em ascensão. O fluxo expiratório em direção à boca acelera-se rápido e dentro de 30 a 50 milissegundos chega a seu pico, que pode exceder a um fluxo de 12 litros/s. As oscilações do ar e dos tecidos determinam um ruído explosivo característico, possivelmente sendo responsáveis pela suspensão de secreções na corrente aérea. Neste período, ocorre colapso parcial da traqueia inferior e dos brônquios, contribuindo para o pico transitório de fluxo observado no ápice da expiração de um litro de ar, e o fluxo cessa, dependente do fechamento da glote e da queda da pressão alveolar a zero.

Características clínicas

Tosse, acompanhada ou não de expectoração, é sempre uma anormalidade. Em um paciente com tosse, a anamnese deve ser minuciosa e o exame físico, bastante criterioso. Um fator inicial, decisivo, diz respeito à credibilidade da história relatada pelo paciente. Em pacientes do sexo feminino e nas crianças, é comum a informação de que a tosse é seca, improdutiva, quando na realidade há expectoração. Nas mulheres, a deglutição do catarro se dá por questões de escrúpulo e estética, enquanto, nas crianças, os pais tendem a ignorar se há ou não expectoração. Em ambas as situações e nas demais, deve ser solicitado que o paciente tussa durante a entrevista.

Quando a tosse for produtiva, o médico solicitará ao paciente que expectore para serem avaliados o aspecto e a cor da secreção expelida. Em seguida, dois sinais clínicos de extrema relevância deverão ser investigados sempre que a tosse for produtiva: o "sinal de aspiração faríngea" e o "sinal do pigarrear", considerados mecanismos de defesa do aparelho respiratório, utilizados para eliminação de secreções através de expectoração ou deglutição.

Tais sinais são capazes de diferenciar se a tosse é oriunda de doença da via aérea superior ou inferior, embora também possam ocorrer independentemente da presença de tosse. Quando existe foco supurativo de via aérea inferior, é comum encontrar ambos os sinais, porém na via aérea inferior se encontra apenas o "sinal do pigarrear". Mesmo sendo óbvia a presença de um foco supurativo de via aérea superior, é necessário certificar-se da inexistência de broncopneumonia aspirativa, bronquiectasias, aspergilose broncopulmonar alérgica e fibrose cística (situações às quais a rinossinusite também está associada).

Classificação

De acordo com a duração, a tosse pode ser:

- **Aguda:** autolimitada, com duração inferior a três semanas.
- **Subaguda:** tosse de duração entre três e oito semanas.
- **Crônica:** tosse superior a oito semanas.

De acordo com as características clínicas, a tosse pode ser:

- **Improdutiva**: também descrita como seca ou reflexa, é encontrada em várias doenças, principalmente nos estágios iniciais. Destacam-se tuberculose, pneumonia, refluxo gastresofágico, doenças do tecido conjuntivo (esclerose sistêmica progressiva), fibroses pulmonares, câncer brônquico, fibrose cística, asma brônquica, bronquite crônica, faringite crônica, laringotraqueobronquite, exposição a poeiras e gases irritantes, corpo estranho nas vias aéreas superiores, pólipos nasais, tumor de mediastino, bócio, aneurisma de grandes vasos, derrame pericárdico e pneumotórax.
- **Produtiva:** é frequente nos estágios tardios de doenças broncopulmonares, que podem ter tido início agudo. Aí estão bronquite crônica, focos supurativos de vias aéreas superiores, tuberculose, bronquiectasias, coqueluche, abscesso de pulmão, carcinoma brônquico, broncostenose de qualquer causa, micoses pulmonares, asma brônquica complicada e empiema pleural com fístula broncopleural.
- **Paroxística:** é observada na coqueluche, nas bronquiectasias, no abscesso de pulmão, no refluxo gastresofágico e em outras situações. A tosse paroxística, precipitada pelo esforço físico, é encontrada nas seguintes situações clínicas: insuficiência cardíaca, asma brônquica, fibrose pulmonar, câncer brônquico, tumores e aneurismas do mediastino, pneumotórax e derrame pleural ou pericárdico.
- **Laríngea:** costuma ser de tonalidade metálica. Uma de suas variantes é frequentemente rotulada pelo leigo como "tosse de cachorro". Origina-se em geral de espasmo laríngeo causado por infecções virais, aspiração de corpo estranho e alimentos, gases irritantes, úlceras, câncer de laringe e comprometimento do nervo recorrente na dependência de aneurismas, bócio intratorácico, invasão mediastinal por câncer, adenopatias e abscesso.
- **Reprimida:** observa-se uma tentativa voluntária de suprimir a tosse que pode desencadear dor nas seguintes condições: fratura de costela, derrame pleural inflamatório, pleurodinia, nevralgia intercostal, laringotraqueobronquite aguda (geralmente viral) e afecções dolorosas da coluna e do abdome.

Tipos característicos de tosse

Bronquite crônica

A tosse costuma ser produtiva, e a secreção, mucoide, predominando nos três meses de inverno. Esta etapa não complicada pode ser denominada "hipercrinia" (hipersecreção mucosa incipiente). À medida que o volume das secreções aumenta, com a cronificação, surge a tosse.

Os pacientes, na sua maioria fumantes, referem ter também necessidade de pigarrear, porém desacompanhada do "sinal da aspiração faríngea". A tosse e a expectoração predominam pela manhã, logo ao acordar. Nos meses de inverno, esses pacientes costumam apresentar surtos de purulência que invariavelmente são infecções bacterianas, exigindo sempre antibióticos. Nesses surtos, o catarro se torna amarelado ou pardo, mais viscoso e mais abundante, não havendo indicação, portanto, de antitussígeno. Ainda durante essas exacerbações, acredita-se que a liberação de proteases, a partir do estímulo inflamatório, possa contribuir para a progressão do enfisema pulmonar. Sendo assim, tais infecções bacterianas devem ser prontamente combatidas e superadas. O afastamento de condições irritantes, representadas por fumaça de cigarro e clima inadequado (frio e umidade associados), também é fundamental.

Asma

Precedendo a broncoconstrição e a sibilância, ocorre um período de tosse inicialmente improdutiva que depois se torna produtiva com secreção mucoide. Entretanto, a tosse pode não estar presente. Também são muito comuns casos de pacientes atópicos que apresentam apenas tosse recorrente, muitas vezes sibilante, mas sem broncoconstrição (hiper-responsividade brônquica).

Na anamnese desse tipo tosse, convém indagar se ela é precipitada por esforços físicos, riso e exposição aos alérgenos que o paciente conseguiu reconhecer como agressores. A tosse do atópico frequentemente predomina à noite, sobretudo em crianças. O afastamento dos alérgenos e o uso de medicação profilática, como corticoides tópicos e broncodilatadores, costumam ser eficazes.

Foco supurativo crônico de vias aéreas superiores

Basicamente é representado pela rinossinusite crônica e pela adenoidite, mas outros diagnósticos podem estar envolvidos: deformidades nasais (cornetos e septos), dentes sépticos e afecções sistêmicas como fibrose cística, agamaglobulinemia e síndrome dos cílios imóveis (síndrome de Kartagener).

Esses pacientes apresentam tosse produtiva recorrente com secreção purulenta eliminadas pelas narinas ao assoar o nariz ou por expectoração após a tosse, "sinal de aspiração faríngea" e "sinal do pigarrear".

A cefaleia é um sintoma raro, sendo mais encontrada na rinossinusite aguda. Na rinossinusite crônica, é mais comum uma sensação de "peso", principalmente nas regiões periorbitárias. Às vezes ocorre fotofobia, febrícula vespertina, sudorese, irritabilidade e indisposição. Com a evolução do processo, as secreções podem ser aspiradas para o trato respiratório inferior, quando então se auscultam estertores grossos, embora o estudo radiológico possa não demonstrar foco de consolidação, caracterizando então a sinusobronquite.

Bronquiectasias

Na maioria das vezes, esses pacientes são portadores de rinossinusite. Proctor afirma que esta última deve ser considerada como complicação das bronquiectasias, e não o inverso, como frequentemente se afirma. A cura cirúrgica ou o controle clínico das bronquiectasias, quando ambas as condições estão presentes, levaria à cura subsequente da rinossinusite.

Os núcleos goticulares costumam ser higroscópicos e, assim, seu tamanho aumenta com a umidificação propiciada pelas vias aéreas superiores. A maioria das partículas infecciosas será, então, retida nas fossas nasais. Na obstrução que acompanha com frequência as afecções supurativas altas, essa função de filtro está prejudicada, havendo, aparentemente, maior suscetibilidade à bronquite crônica.

Adenoides obstrutivas

Podem causar obstrução dos óstios das tubas auditivas, resultando em otite, ou bloqueio dos óstios dos seios paranasais, causando rinossinusite. Às vezes, a descarga pós-nasal, por si, ocasionaria adenoidite. O estado alérgico do paciente costuma refletir-se no tamanho das adenoides e de outros tecidos linfáticos nasofaríngeos. A obstrução nasal e o ronco, à noite, sinalizam adicionalmente o quadro. Também sugere o diagnóstico a "fácies adenoidiana" (arco nasal aumentado e achatado e atenuação do sulco nasolabial, respiração bucal, lábio superior elevado, dentes incisivos proeminentes e voz anasalada). A rinoscopia posterior, a nasofaringoscopia e a radiografia de perfil da nasofaringe comprovam o diagnóstico.

Carcinoma brônquico

Pacientes com carcinoma brônquico costumam também ser portadores de doença pulmonar obstrutiva crônica – DPOC (enfisema e bronquite crônica); portanto, frequentemente apresentam tosse. Por essa razão, é mais conveniente investigar não a presença da tosse e sim a mudança no caráter da tosse. No carcinoma, a tosse torna-se cada vez mais frequente e incômoda, perturbando o sono, acompanhada às vezes de rouquidão e comumente de escarro hemático. Podem ocorrer ainda surtos de broncopneumonia obstrutiva na mesma localização, ou seja, no sítio do carcinoma.

Edema pulmonar

Os sintomas mais característicos são a dispneia paroxística noturna e a ortopneia; contudo, a tosse noturna pode servir como pista diagnóstica, especialmente se associada a expectoração espumosa e rósea, como ocorre em edema pulmonar franco. Os achados radiológicos típicos, como espessamento de septos conjuntivos, diversão aclive da perfusão, espessamento lameliforme da pleura e cardiomegalia, também são de extrema relevância para o diagnóstico de edema pulmonar.

Etiopatogenia

A tosse pode ser desencadeada por várias afecções localizadas em múltiplos sítios anatômicos distintos (zonas tussígenas). O desafio diagnóstico e a profundidade da investigação clínica dependerão de uma série de fatores, dos quais a duração do sintoma tem importância ímpar.

As causas mais comuns de tosse crônica são síndrome da tosse de vias aéreas superiores, asma e refluxo gastresofágico, embora diversas outras razões importantes devam ser consideradas nesses pacientes.

A tosse aguda é causada mais comumente por infecções virais, resfriado comum e infecções do trato respiratório inferior, as traqueobronquites. Quando associada a resfriado comum, será observada em 85% das pessoas nas primeiras 48 horas da infecção e em apenas 26% no 14º dia. Pode, também, ser manifestação de outras doenças, como pneumonia, insuficiência cardíaca congestiva e tromboembolismo pulmonar.

A tosse crônica causa importante transtorno a um número apreciável de pacientes e impõe a necessidade de uma avaliação criteriosa. Um estudo recente no Pavilhão Pereira Filho, realizado em grupo de pacientes selecionados por critérios como duração mínima de três semanas, não fumantes e sem anormalidades pulmonares radiológicas, demonstrou que síndrome da via aérea superior, hiper-reatividade brônquica e refluxo gastresofágico são fatores causais mais comuns.

Tríade patogênica da tosse crônica

A tríade patogênica da tosse crônica, constituída pela associação de síndrome da tosse de vias aéreas superiores (STVAS), hiper-reatividade brônquica (HRB) e doença do refluxo gastresofágico (RGE), é hoje reconhecida na literatura como contribuição válida para o entendimento da etiopatogenia da tosse persistente.

Dados atuais revelam que 90% dos pacientes com tosse crônica apresentam pelo menos um dos componentes dessa tríade. A presença de fatores causais múltiplos implicados na gênese da tosse inexplicada alerta para um equacionamento diagnóstico correto desses vários fatores, o que explicaria a dificuldade no diagnóstico final e a complexidade de um esquema bem-sucedido de tratamento. Se a avaliação clínica sugere mais de um diagnóstico, ou se houver falha na tentativa de tratamento para uma ou mais causas, deverão ser investigadas todas as possibilidades. Como consequência obrigatória, a menos que todas as causas sejam tratadas, a tosse persistirá.

A tosse crônica persistente, isto é, com duração superior a oito semanas, em 38% dos casos tem causa única; em 36%, duas; em 17%, três e em 9%, quatro causas. Cerca de 90% das causas de tosse crônica são devidas a um, dois ou três dos componentes da tríade STVAS-HRB-RGE.

As três condições mencionadas, isoladas ou associadas, e seus mecanismos etiopatogênicos são apenas especulativos. Supostamente, o mais comum e o primeiro a ser considerado como fator etiológico e fisiopatológico deve ser, na maioria dos casos, o comprometimento da via aérea superior. HRB e RGE parecem ocorrer a seguir, em íntima associação. Ainda não se conhecem, no entanto, os mecanismos de tal associação, sendo ignorado se representam multicausalidade sequencial ou contemporânea.

Síndrome da tosse de vias aéreas superiores

A síndrome da tosse de vias aéreas superiores, anteriormente chamada de síndrome do gotejamento pós-nasal (GPN), vem sendo reconhecida como a causa mais comum de tosse crônica. Existem diversos fatores desencadeantes e mantenedores da síndrome, como rinite alérgica, rinite não alérgica, irritantes ambientais, rinite vasomotora e rinossinusite. Por outro lado, o termo "gotejamento pós-nasal" vem sendo empregado por alguns autores tanto para pacientes que referem a sensação de ter algo "gotejando para dentro da garganta" e/ou a necessidade frequente de "limpar a garganta", como para pacientes nos quais o exame físico da orofaringe indica presença de secreção mucoide ou mucopurulenta.

O diagnóstico presuntivo é estabelecido pela história clínica. As secreções são drenadas para faringe, laringe e traqueia, causando tosse com expectoração que pode suscitar falsa hipótese diagnóstica de afecção broncopulmonar.

Não existe um exame que quantifique o GPN, sendo que, para o diagnóstico de tosse associada à STVAS, é necessário uma combinação de fatores: sintomas, exame físico, achados radiológicos e, atualmente, resposta terapêutica. A resposta terapêutica confirma o diagnóstico de STVAS.

Além de tosse crônica, as afecções dos seios paranasais podem ocasionar outras manifestações, como fungar, assoar, pigarrear e aspirar a faringe. Fungar e assoar traduzem comprometimento das narinas. As duas outras manifestações indicam presença de secreções na faringe. O "sinal da aspiração faríngea" é definido como a manobra caracterizada pela deliberação forçada de ar produzida pela inspiração, através da fenda virtual que separa o palato mole da parede posterior da faringe e que se acompanha de ruído característico, seguida de expectoração ou deglutição do catarro aspirado.

A tosse noturna, intensificada pelo decúbito dorsal, também constitui sinal valioso para a suspeita de gotejamento pós-nasal.

Pontos fundamentais da tosse ocasionada por síndrome da via aérea superior

- A prova terapêutica é o teste mais definitivo.
- A terapêutica mais efetiva é realizada com anti-histamínico de primeira geração, associado a descongestionante e antibiótico.
- Os anti-histamínicos não sedantes mais recentes, associados a descongestionantes, não são efetivos.
- Quando a causa é rinite alérgica, recomenda-se evitar os alergênios agressores e utilizar um corticoide via intranasal ou o cromoglicato.
- Caso o paciente seja portador de rinossinusite, deve-se associar um antibiótico adequado.
- A melhora pela terapêutica apropriada ocorre habitualmente no período de alguns dias a semanas, porém uma resposta total pode levar um tempo consideravelmente mais prolongado.

Tosse e hiper-reatividade brônquica

Deve ser sempre excluída como causa de tosse, já que corresponde a cerca de 24 a 29% dos casos de tosse crônica. Os pacientes, na maioria das vezes, têm tosse associada a outros sintomas de asma, mas em alguns casos pode ser o único sintoma da doença, o que caracteriza a asma tosse-variante.

A tosse como única manifestação de asma sem sibilância está bem descrita na literatura desde 1979. Essa "tosse variante de asma" é caracterizada por ser improdutiva, persistente e geralmente piorar à noite. Costuma também ser exacerbada por infecções do trato respiratório superior, exercício e frio. A ausculta pulmonar, o estudo radiológico do tórax e a espirometria costumam ser normais. O diagnóstico de tosse variante de asma muitas vezes é feito somente pela suspeição clínica e pela demonstração de um teste de broncoprovocação (TBP) positivo. Portanto, um TBP positivo em paciente com tosse crônica e nenhuma outra causa aparente sugere o diagnóstico de tosse variante de asma.

A patogenia da tosse na hiper-reatividade brônquica ainda não está bem elucidada. É provável que receptores da tosse sejam funcionalmente diferentes dos outros receptores de irritação, e a tosse pode ocorrer como reflexo independente da broncoconstrição. Entretanto, como estão intimamente relacionados, podem potencializar um ao outro. Assim, por exemplo, os receptores da tosse responderiam à deformação mecânica das vias aéreas observada na broncoconstrição.

Quando não for possível realizar testes como o TBP, a resposta ao tratamento com broncodilatador e/ou corticoide poderá constituir-se em critério diagnóstico.

Pontos fundamentais da hiper-reatividade brônquica (tosse variante de asma)

- → A tosse pode ser o único sintoma de asma.
- → Os resultados da espirometria podem ser normais.
- → A obstrução ou a hiper-reatividade reversíveis das vias aéreas sugerem o diagnóstico.
- → A resposta terapêutica específica confirma o diagnóstico.
- → A terapêutica não difere daquela usada para a asma típica.
- → Os corticoides sistêmicos são utilizados nos casos graves.
- → Os beta$_2$-agonistas de ação curta proporcionam alívio dos sintomas agudos.
- → Utilizar espaçador associado ao nebulímetro diminui a probabilidade de o medicamento desencadear tosse.
- → Pode ser observado algum nível de benefício no período de uma semana, porém não é incomum a necessidade de 6 a 8 semanas para a obtenção de uma resposta completa.

Tosse e refluxo gastresofágico

O refluxo gastresofágico constitui entidade clínica reconhecida na literatura médica atual, sendo associado a uma variedade de sintomas respiratórios, particularmente à tosse crônica. A prevalência de tosse relacionada com refluxo gastresofágico em alguns estudos varia de 5 a 41%. Por definição, refluxo gastresofágico corresponde ao deslocamento retrógrado do conteúdo gástrico para o interior do esôfago e, às vezes, para a faringe. Esse material, que contém ácido clorídrico, pepsina, ácidos biliares e enzimas pancreáticas, é irritativo para a mucosa esofágica.

O refluxo gastresofágico pode ser assintomático, mas também pode gerar consequências que vão desde a sensação de pirose até formas graves de doenças esofágicas e extraesofágicas. Tosse crônica, disfonia, soluço, broncoconstrição e dor torácica não cardíaca são reconhecidas como manifestações extraesofágicas do refluxo gastresofágico, também chamadas de atípicas.

A tosse pode ser a única manifestação clínica de refluxo gastresofágico e geralmente responde ao tratamento específico. Em estudo prospectivo recente, o refluxo gastresofágico foi considerado a terceira causa de tosse crônica. Embora a tosse possa ser provocada pelo refluxo que atinja hipofaringe e/ou laringe, sem aspiração desse material para as vias aéreas inferiores, a estimulação das vias aferentes do reflexo tussígeno no esôfago distal constitui o mecanismo mais aceito como causa de tosse. O refluxo gastresofágico deve ser lembrado quando os pacientes apresentarem queixas como pirose, regurgitação, disfonia, e/ou quando a monitoração prolongada do pH intraesofágico revelar valores acima dos fisiológicos e/ou a tosse parecer ser induzida por episódios de refluxo na ausência de sintomas gastrintestinais.

O refluxo gastresofágico, obviamente, pode coexistir com asma e/ou rinossinusite. O conteúdo gástrico refluído ao esôfago pode ser responsável por tosse crônica, broncoconstrição intermitente ou pneumonias recorrentes. Tosse ou sibilância podem ocorrer imediatamente antes, durante ou logo depois, ou ser independentes temporalmente dos episódios do refluxo gastresofágico. Se ocorrem logo antes, deve ser o efeito mecânico da tosse e/ou da broncoconstrição que os provoca: esse refluxo consequente da tosse, por sua vez, pela irritação provocada nas vias aéreas, aumenta mais ainda o estímulo da tosse. A tosse e a sibilância podem ser secundárias à aspiração quando surgem durante ou imediatamente após o refluxo.

Pontos fundamentais da tosse relacionada com o refluxo gastresofágico

- → A tosse relacionada com o refluxo gastresofágico é um reflexo mediado pela via vagal.
- → Pode ocorrer um ciclo de autoperpetuação do reflexo da tosse independentemente da causa primária dessa tosse.
- → Até 75% dos pacientes portadores de refluxo são assintomáticos.
- → O teste de pHmetria esofágica de 24 horas por cateter é o mais sensível e específico, e a inter-relação temporal entre a tosse e o refluxo é a constatação de maior utilidade.
- → Caso o teste de pH por sondagem não esteja disponível ou não possa ser realizado, ou se os sintomas do paciente forem sugestivos de refluxo gastresofágico, um teste empírico com a terapêutica para refluxo gastresofágico é uma alternativa.
- → A terapêutica mais efetiva inclui modificações dietéticas e do estilo de vida, um bloqueador H2 ou, preferencialmente, um inibidor da bomba de prótons e um agente pró-cinético.

- → Podem ser necessários até seis meses para uma resposta integral.
- → O diagnóstico é confirmado pelo desaparecimento da tosse com a terapêutica específica. O teste diagnóstico é necessário caso não ocorra desaparecimento da tosse com o tratamento.
- → Deve ser levada em consideração a cirurgia em caso de falha terapêutica clínica.

Abordagem anatômica para o diagnóstico

O paciente portador de tosse crônica e radiografia de tórax aparentemente normal constitui um desafio médico. Em 1991, Irwin[2] estabeleceu uma abordagem anatômica para o diagnóstico e tratamento de tosse crônica com base na distribuição dos receptores da tosse e de seus nervos aferentes. Demonstrou-se que a origem da tosse poderia ser determinada em todos os pacientes, e a evolução, usando-se terapêutica específica a longo prazo, teria eficácia de 98%. Um estudo recente confirmou que essa terapêutica é bem-sucedida, atingindo-se índices de resolução e melhora do sintoma em 93% dos casos.

As diretrizes dos consensos sobre o tratamento da tosse (American College of Chest Physicians[3] e Sociedade Brasileira de Pneumologia)[4] chamam a atenção sobre a necessidade de abordagem sistemática. Demonstra-se que o conhecimento dos mecanismos fisiopatológicos da tosse é de grande utilidade no procedimento diagnóstico e no tratamento dos pacientes com tosse persistente.

Quando a radiografia de tórax é normal **(QUADRO 72.1)**, a maioria dos casos de tosse crônica pode ser atribuída a síndrome da via aérea superior, asma e refluxo gastresofágico, além da síndrome pós-infecciosa e bronquite crônica. As outras causas representam cerca de 10% dos casos, estando entre elas a tosse induzida por medicamentos, que tem sido constatada mais frequentemente desde a introdução dos inibidores da enzima conversora da angiotensina (ECA). A tosse atribuível a esses medicamentos representou 2% dos casos no estudo de Irwin e colaboradores.[5]

Causas menos frequentes de tosse crônica incluem presença de corpos estranhos e outras substâncias nos condutos auditivos externos (p. ex., cerúmen ou pelos aderentes à membrana timpânica, estimulando o nervo de Arnold); lesões do diafragma, pericárdio ou estômago; osteófitos da coluna cervical que estimulam os nervos aferentes que atingem o centro da tosse; e o hipotireoidismo. Naturalmente, a tosse crônica pode também ser ocasionada por doença pulmonar (doença pulmonar intersticial e carcinoma), doença cardíaca e exposições ocupacionais.

QUADRO 72.1 → Causas de tosse crônica em pacientes com radiografia de tórax normal

CAUSAS FREQUENTES	PREVALÊNCIA APROXIMADA
Síndrome da via aérea superior	8 a 87%
Asma	29 a 59%
Refluxo gastresofágico	21 a 51%
Síndrome pós-infecciosa	11 a 25%
Bronquite crônica	5%
CAUSAS MENOS FREQUENTES	**CERCA DE 10%**
Terapêutica com inibidores da enzima conversora da angiotensina	
Doença pulmonar intersticial (estágio precoce)	
Pelos ou cerúmen em contato com a membrana timpânica	
Corpo estranho no nariz	
Cardiopatia (estágio precoce)	
Hipotireoidismo	
Tumores centrais (malignos, semimalignos ou benignos)	
Fatores ocupacionais	
Colapso traqueal	
Discinesia de pregas vocais	

Na ausência de pistas clínicas

Quando a avaliação clínica não possibilita um direcionamento diagnóstico, torna-se necessário uma sequência de testes, individualizados para cada paciente. São focalizadas, a seguir, especificamente, as maneiras de se estabelecer os diagnósticos de asma, refluxo gastresofágico e síndrome da tosse de vias aéreas superiores.

Faz-se espirometria para detecção de obstrução reversível das vias aéreas, mesmo no contexto de um exame físico normal. A asma pode ser confirmada quando existe redução do fluxo aéreo, parcial ou completamente reversível após broncodilatador.

Quando a espirometria é normal, realiza-se o TBP com metacolina ou carbacol. Uma redução de 20% ou mais do volume expiratório forçado no primeiro segundo (VEF_1) é considerada critério de positividade do teste. Caso os resultados de espirometria e TBP sejam normais, sugerem-se avaliação de refluxo gastresofágico, radiografias dos seios paranasais e avaliação otorrinolaringológica (auditiva, nasal e faringiana). A tomografia computadorizada (TC) dos seios paranasais constitui alternativa às radiografias quando estas forem normais.

Dos portadores de tosse decorrente de mecanismo reflexo vagal esôfago-traqueobrônquico, 50 a 75% dos adultos não apresentam sintomas de refluxo. Crianças com refluxo apresentam também quadro clínico pouco expressivo, embora os sintomas sejam sensivelmente mais característicos.

Dá-se preferência à monitoração do pH (24 horas), embora possa não estar universalmente disponível. A tecnologia moderna possibilita aos pacientes realizarem tal procedimento de maneira confortável, mesmo em nível ambulatorial. O método detecta com acurácia o número e a duração dos eventos de refluxo, permitindo a correlação dos episódios de tosse com o refluxo, mesmo quando o número de eventos situar-se dentro da normalidade.

Estudos contrastados do trato gastrintestinal demonstram hérnia de hiato e/ou refluxo, e a esofagoscopia pode evidenciar esofagite. No entanto, a monitoração do pH esofágico é o único teste que proporciona correlação direta dos sintomas com os episódios de refluxo. Naturalmente, a comprovação será definitiva quando a tosse desaparecer em resposta à terapêutica antirrefluxo. Quando a pHmetria de 24 horas não estiver disponível, pode ser feita terapêutica empírica. O desaparecimento completo dos sintomas pode exigir tratamento prolongado.

Se, após a realização dos testes mencionados, a causa da tosse não for demonstrável, deve-se considerar a indicação de broncoscopia, mesmo que sua utilidade seja pequena, quando a radiografia de tórax for normal. Sua utilidade é maior (até 28%) quando os pacientes não apresentam resposta terapêutica empírica. A indução da TC de tórax visa principalmente à detecção de bronquiectasias ao estudo radiológico convencional.

Finalmente, considera-se a possibilidade de tosse psicogênica, que é sempre um diagnóstico de exclusão. Deve-se manter o paciente em observação na tentativa de detectar doença orgânica. Pode estar indicada avaliação psiquiátrica.

A seguir, são feitas algumas considerações para a condução adequada dos casos.

Tratamento

O tratamento da tosse crônica deve ser individualizado, levando-se em consideração as características do paciente e os recursos disponíveis. Quando a avaliação clínica inicial sugere o diagnóstico específico, é adequada a terapêutica empírica associada ou não a exames confirmatórios. Quando não existem dados clínicos significativos, recomenda-se a realização de teste sequenciais.

Síndrome da tosse das vias aéreas superiores

Deve-se tratar a síndrome da tosse das vias aéreas superiores, inicialmente, com associação entre anti-histamínicos e descongestionante em duas doses diárias. Os anti-histamínicos não sedativos podem não ser tão efetivos quanto os clássicos (de primeira geração) para o tratamento da síndrome da via aérea superior, conforme demonstrado no tratamento da tosse associada ao resfriado comum.

O gotejamento pós-nasal causado por rinite alérgica habitualmente responde ao corticoide intranasal (beclometasona, budesonida, fluticasona, triancinolona). A rinite pode responder ao cromoglicato intranasal, podendo este associar-se à terapêutica com anti-histamínico e descongestionante. No tratamento da rinite alérgica, os anti-histamínicos não sedativos são tão efetivos quanto as preparações mais antigas, de primeira geração. O ipratrópio via nasal, duas inalações em cada narina, 2 a 3 vezes ao dia, pode ser efetivo para rinite vasomotora. Pode estar recomendada terapêutica adjuvante caso exista uma condição associada, como no caso da rinossinusite bacteriana, em que deve ser indicada a antibioticoterapia.

A rinossinusite crônica em geral exige um mínimo de três semanas de antibioticoterapia efetiva contra pneumococo, hemófilos e germes anaeróbicos, demandando terapêutica com anti-histamínicos e descongestionantes via oral, com diversos meses de tratamento com corticoide intranasal. A cirurgia dos seios paranasais poderá ser indicada quando não houver resposta à terapêutica usual.

Tosse e hiper-reatividade brônquica (tosse variante de asma)

Os asmáticos que apresentam unicamente tosse devem ser tratados de maneira tão intensiva quanto os que sibilam. A primeira escolha é corticoterapia inalatória ou oral. No entanto, os corticoides inalados podem desencadear tosse pela estimulação de receptores irritativos. A utilização de espaçador pode atenuar esse fenômeno.

Pode ser necessária inicialmente a corticoterapia com corticoide oral para obter-se efeito anti-inflamatório que possibilite o uso de um produto inalatório. Inicia-se com prednisona 20 a 40 mg/dia, diminuindo a dose lentamente conforme a resposta.

Corticoide inalatório, por exemplo, budesomida, na dose de 400 a 1.200 ug/dia, costuma controlar a tosse variante de asma.

Pode ser usado um beta-agonista de curta duração, via inalatória, conforme necessário. Nedocromil, teofilina ou beta-agonista de ação prolongada podem ser úteis. Um esquema com anti-inflamatório associado a outros medicamentos costuma ser eficaz, salvo quando houver complicações adicionais.

A tosse nesses pacientes apresenta comportamento assemelhado ao da asma, sendo os pacientes mais propensos a exacerbações após infecções do trato respiratório. Podem apresentar broncoconstrição e/ou crises de tosse quando houver exposição a irritantes não específicos como frio, ar seco, fumaça ou esforços físicos.

Tosse e refluxo gastresofágico

Os pacientes devem ter conhecimento dos alimentos que determinam relaxamento do esfincter esofágico inferior, eliminando-os da dieta. A teofilina relaxa o esfincter esofágico inferior, podendo contribuir para o refluxo, motivo pelo qual não deve ser utilizada nos pacientes portadores de refluxo gastresofágico. Recomenda-se evitar decúbito logo após as refeições. A cabeceira da cama deve ser elevada, especialmente quando a pHmetria esofágica de 24 horas demonstrar refluxo e posição supina. Essas medidas triviais podem ser tão importantes quanto o tratamento farmacológico.

As metas da farmacoterapia para refluxo gastresofágico são reduzir a acidez do conteúdo gástrico e facilitar o esvaziamento gástrico. Antiácidos ou bloqueadores H2, isoladamente, podem ser inadequados para a neutralização completa do pH gástrico e para o alívio da tosse atribuída ao refluxo. Sugere-se omeprazol 40 mg duas vezes ao dia e um agente pró-cinético, como cisaprida (10 mg, 15 a 30 minutos antes das refeições e ao deitar). Pode ser utilizada metoclopramida em dose semelhante à da cisaprida, porém ela não é bem tolerada por alguns pacientes.

Embora os sintomas do refluxo habitualmente respondam às medidas recém-mencionadas, o controle da tosse pode exigir 2 a 3 meses de tratamento. Se o tratamento clínico não for eficaz, deve-se considerar a indicação de cirurgia antirrefluxo. No entanto, antes de se recomendar procedimento cirúrgico, deve-se realizar pHmetria de 24 horas e endoscopia.

Referências

1. Diagnóstico clínico: tosse. In: Tarantino AB. Doenças pulmonares. 6. ed. Rio de Janeiro: Guanabara Koogan; 2008.

2. Irwin RS. The role of acid in the pathogenesis of chronic cough due to GE reflux (GER). Am Rev Respir Dis. 1991;143:A534.

3. Irwin RS, Boulet LP, Cloutier MM, Fuller R, Gold PM, Hoffstein V, et al. Managing cough as a defense mechanism and as a symptom. A consensus panel report of the American College of Chest Physicians. Chest. 1998;114(2 Suppl Managing):133S-81S.

4. II Diretrizes Brasileiras no manejo da Tosse Crônica. J Bras Pneumol. 2006;32 Supl 6: S403-46.

5. Irwin RS, Curley FJ, French CL. Chronic cough: the spectrum and frequency of causes, key components of the diagnostic evaluation, and outcome of specific therapy. Am Rev Respir Dis. 1990;141(3):640-7.

Leituras recomendadas

Alt DC. Validação de questionário específico para refluxo gastresofágico em pacientes com tosse crônica [dissertação]. Porto Alegre: UFRGS; 1999.

Berkowitz RB, Connel JT, Dietz , Greenstein SM, Tinkelman DG. The effectiveness of the nonsedating antihistamine loratadine plus pseudoephedrine in the symptomatic management of the common cold. Ann Allergy. 1989;63(4):336-9.

Boulet LP, Milot J, Lampron N, Lacourcière Y. Pulmonary function and airway responsiveness during long-term therapy with captopril. JAMA. 1989;261(13):413-6.

Chang AB, Lasserson TJ, Gaffney J, Connor FL, Garske LA. Gastro-oesophageal reflux treatment for prolonged non-specific cough in children and adults. Cochrane Database Syst Rev. 2006;(4):CD004823.

Corrao WM, Braman SS, Irwin RS. Chronic cough as the sole presenting manifestation of bronchial asthma. N Engl J Med. 1979;300(12):633-7.

DeMeester TR, Bonavina L, Iascone C, Courtney JV, Skinner DB. Chronic respiratory symptoms and occult gastroesophageal reflux. Ann Surg. 1990;211(3):337-45.

Dicpinigaitis PV. Chronic cough due to asthma: ACCP evidence-based clinical practice guidelines. Chest. 2006;129(1 Suppl):75S-9.

Empey DW, Laitinen LA, Jacobs L, Gold WM, Nadel JA. Mechanism of bronchial hyperreactivity in normal subjects after upper respiratory tract infection. Am Rev Respir Dis. 1976;113(2):131-9.

Fuller RW, Choudry NB. Increased cough reflex associated with angiotensin converting enzyme inhibitor cough. Br Med J. 1987;295(6605):1025-26.

Gaffey MJ, Kaiser DL, Hayden FG. Ineffectiveness of oral terfenadine in natural colds: Evidence against histamine as a mediator of common cold symptoms. Pediatric Infect Dis J. 1988;7(3):223-8.

Gastal OL. Estudo do refluxo gastresofágico em pacientes com sintomas torácicos [tese]. Porto Alegre: UFRGS; 1994.

Glauser FL. Variant asthma. Ann Allergy. 1972;30(8):457-9.

Holinger LD. Chronic cough in infants and children. Laryngoscope. 1986;96(3):316-22.

Ing AJ, Ngu MC, Breslin AB. Pathogenesis of chronic persistent cough associated with gastroesophageal reflux. Am J Respir Crit Care Med. 1994;149(1):160-7.

Irwin RS. Chronic cough due to gastroesophageal disease: ACCP evidense-based clinical practice guidelines. Chest. 2006;129(1 Suppl):80S-94S.

Irwin RS. Chronic cough due of gastroesophageal reflux. Chest. 1993;104:1511-7.

Irwin RS. Unexplained cough in the adult. Otolaryngol Clin North Am. 2010;43(1):167-80, xi-xii.

Irwin RS, Corrao WM, Pratter MR. Chronic persistent cough in the adult: the spectrum and frequency of causes and successful outcome of specific therapy. Am Rev Respir Dis. 1981;123(4 Pt 1):413-7.

Irwin RS, Madison JM. The diagnosis and treatment of cough. N Engl J Med. 2000;343:1715-21.

Kaufman JA. Aerodigestive manifestations of gastroesophageal reflux. What we don't yet know. Chest. 1993;104(5):1321-2.

Kaufman J, Casanova JE, Riendi P, Shlueter DP. Bronchial hyperreactivity and cough due to angiotensin-converting enzyme inhibitors. Chest. 1989;95(3):544-8.

Landau LI, Woolfe CR, Proctor DF. Does post-nasal drip cause cough? Clin Notes Respir Dis. 1979:236:2626-8.

Palombini BC, Alves MR. Infecções bacterianas de vias aéreas superiores. Sua importância em Pneumologia. J Bras Med. 1983;44(6):93-118.

Palombini BC, Villanova CA, Araújo E, Gastal OL, Alt DC, Stolz DP, et al. A pathogenic triad in chronic cough: asthma, postnasal drip syndrome, and gastroesophageal reflux disease. Chest. 1999;116(2):279-84.

Palombini BC, Villanova CA, Gastal OL, Pereira EA. Post-nasal drip syndrome as a cause of chronic cough: its place among other conditions. Am J Respir Crit Care Med. 1996;153:A517.

Palombini BC, Villanova CA, Gastal OL, Pereira EA, Alt DC, Stolz DP. The causal triad of chronic cough: contemporary or sequential multicausality? Chest. 1996;110:73S.

Palombini BC, Villanova CA, Gastal OL, Stolz DP, Alt DC, Gastal CS, et al. Introducing the concept of a causal triad of chronic cough: its components are able explain three fourths of the cases. Am J Respir Crit Care Med. 1996;153:A749.

Palombini BC, Villanova CA, Pereira EA, Gastal OL, Gastal CSP, Palombini CO, et al. Differential diagnosis of chronic cough: the obligation to perform ct scanning of paranasal sinuses, test for airway hyperresponsiveness to carbachol and 24-hr esophageal pH monitoring. Chest. 1994;163:106S.

Poe RH, Harder RV, Israel RH, Kallay MC. Chronic persistent cough. Experience in diagnosis and outcome using an anatomic diagnostic protocol. Chest. 1989;95(4):723-8.

Poe RH, Israel RH, Utell MJ, Hall WJ. Chronic cough: bronchoscopy or pulmonary function testing? Am Rev Respir Dis. 1982;126(1):160-2.

Pratter MR. Chronic upper airway cough syndrome secondary to rhinosinus diseases (previously referred to as postnasal drip syndrome): ACCP evidence-based clinical practice guidelines. Chest. 2006;129(1 Suppl):63S-71S.

Pratter MR, Bartter T, Akers S, DuBois J. An algorithmic approach to chronic cough. Ann Inter Med. 1993;119(10):977-83.

Villanova CAC. Tosse crônica: diagnóstico diferencial: análise de 78 casos [tese]. Porto Alegre: UFRGS; 1996.

Villanova CA, Gastal OL, Palombini BC. Gatroesophageal reflux: a comprehensive approach in the differential diagnosis of chronic cough. Am Respir Crit Care Med. 1996;153:A693.

Wang QP, Chen W, Li ZQ. Etiology, diagnosis, and treatment of upper airway cough syndrome. Zhonghua Jie He He Hu Xi Za Zhi. 2009;32(6):405-6.

Dispneia

73

Luciano Müller Corrêa da Silva
Danilo Cortozi Berton

Introdução

Dispneia é o termo usado para caracterizar uma experiência subjetiva de desconforto respiratório que engloba distintas sensações qualitativas que variam em intensidade. O ato de respirar é único entre todas as funções vitais na medida em que não somente é regulado pelos centros involuntários localizados no tronco encefálico, mas também por sinais voluntários iniciados no córtex cerebral.

Assim como um indivíduo pode ter algum controle sobre sua ventilação, sensações provenientes da atividade respiratória afetam a taxa e o padrão de ventilação, bem como a capacidade funcional individual. Desarranjos nos centros controladores da respiração, na bomba toracopulmonar ou nas áreas de trocas gasosas podem gerar sensação desconfortável ao respirar. Por outro lado, fatores psicológicos e culturais podem influenciar a reação à sensação de dispneia, isto é, um indivíduo mais rude pode negligenciar um desconforto respiratório e ir além das limitações experimentadas por outra pessoa mais sensível às mensagens corporais.

O contexto no qual uma sensação ocorre pode também ter impacto sobre a percepção de um evento. A sensação percebida durante um exercício intenso evoca reações muito diferentes do que as mesmas sensações ocorrendo em repouso. Durante o exercício, essa sensação pode ser percebida como normal, enquanto no repouso pode causar grande ansiedade se interpretada como sinal de uma condição patológica. Desse modo, pode-se fazer uma distinção entre "sensação", a ativação neuronal resultante de um estímulo proveniente de receptores periféricos, e "percepção", a reação individual de uma pessoa a essa sensação. Portanto, a dispneia é resultante da interação de múltiplos fatores fisiológicos, psicológicos, sociais, além de poder induzir respostas fisiológicas e comportamentais secundárias.[1]

Pacientes com doença cardiopulmonar são geralmente limitados em suas atividades por desconforto respiratório. Redução na capacidade funcional, na qualidade de vida e incapacidade são consequências frequentes desse sintoma. A dispneia é responsável por substancial disfunção e incapacidade, além de inúmeras consultas a cada ano.

Mecanismos da dispneia

A compreensão dos mecanismos fisiológicos que levam à dispneia pode permitir melhor assistência ao paciente e melhor tratamento desse sintoma debilitante.

A dispneia é frequentemente associada a condições nas quais o estímulo (*drive*) respiratório está aumentado ou o sistema respiratório está sobrecarregado do ponto de vista mecânico. Além disso, a intensidade da dispneia pode ser modificada pelo desequilíbrio entre o comando respiratório motor (sinal originado no sistema nervoso central – SNC) e a retroalimentação aferente originária dos vários receptores do sistema respiratório. Esses conceitos embasam o modelo neurofisiológico: receptor → impulso aferente → integração/processamento no SNC → impulso eferente → dispneia.

Embora os sinais aferentes associados à dispneia sejam recebidos, integrados e processados no SNC, pouco é realmente conhecido acerca dessas atividades neuronais. A sensação de esforço muscular é dada pela percepção consciente da ativação muscular esquelética. As evidências disponíveis sugerem que essa sensação surge da ativação simultânea (proveniente do córtex motor e/ou dos neurônios do centro respiratório no tronco cerebral) do córtex cerebral sensorial no momento em que os músculos são sinalizados para contrair. A sensação de esforço é relacionada com a relação entre a pressão gerada pela musculatura respiratória e a máxima capacidade de gerar pressão dessa musculatura.

A sensação de esforço ventilatório aumenta quando o comando central motor dos músculos respiratórios precisa aumentar, ou seja, quando a carga que a musculatura tem de sobrepujar está aumentada ou quando a musculatura respiratória está enfraquecida por fadiga, paralisia ou aumento dos volumes pulmonares (situação em que o diafragma fica em posição de desvantagem mecânica).

Decorre daí o conceito de relação tensão-comprimento inapropriada dos músculos respiratórios, segundo o qual a dispneia surge de um distúrbio na relação entre a força gerada pelos músculos respiratórios e a alteração resultante no comprimento dos músculos ou nos volumes pulmonares. Essa teoria tem sido refinada ao incorporar o conceito de descompasso entre o sinal motor para os músculos respiratórios e a informação aferente recebida no SNC.[2]

Com base nesses princípios, surgiram os termos "dissociação neuromecânica"[3] e "dissociação eferente-reaferente"[4] para expressar o desequilíbrio entre a informação aferente para o SNC e o comando motor eferente disparado para os músculos respiratórios. Nessa "teoria do desequilíbrio" entre atividade neuronal e subsequente débito ventilatório, o cérebro anteciparia ou esperaria uma determinada resposta ventilatória, de acordo com a informação aferente recebida, que acaba por não acontecer.[2]

Entretanto, outros mecanismos além da sensação de esforço da musculatura ventilatória são aventados para explicar observações clínicas e experimentais de dispneia. Para um dado nível e padrão de ventilação, tanto pacientes quanto indivíduos normais têm mais dispneia em situação de hipercapnia, mesmo que o esforço ventilatório seja o mesmo quando comparado com uma situação de normocapnia. Igualmente, se a ventilação é suprimida abaixo dos níveis ditados pelo *drive* químico, um grande aumento na dispneia é observado, mesmo que os índices de esforço ventilatório diminuam.[5,6]

A hipoxia tem sido considerada outro mecanismo que poderia ser causador de desconforto ventilatório independentemente do nível de ventilação. Indivíduos normais são mais dispneicos ao exercício quando estão respirando uma mistura de gás hipóxico e menos dispneicos quando respiram uma mistura com 100% de oxigênio. Em pacientes com doença pulmonar obstrutiva crônica (DPOC), a administração de oxigênio melhora a dispneia em parte pela redução oxigênio-induzida nos níveis de ventilação, mas também parece haver um efeito direto, independente de qualquer alteração na ventilação. Apesar dessas observações, a hipoxia parece ter um papel limitado como causa direta de dispneia em pacientes com doença cardiopulmonar. Alguns pacientes com hipoxia não têm dispneia, ao passo que muitos pacientes com dispneia não têm hipoxia, ou, para aqueles que têm hipoxia, frequentemente uma pequena melhora do sintoma é observada após correção dos níveis de oxigênio.[2]

Descritores da dispneia

A dispneia abrange diversas sensações distintas em termos qualitativos que provavelmente se originam de diferentes mecanismos fisiopatológicos. Uma grande variedade de estudos tem demonstrado que pacientes com diferentes doenças respiratórias relatam descritores específicos da sua doença. Utilizando uma análise por grupamentos, Mahler e colaboradores[3] constataram que a descrição "trabalho/esforço" foi comum a diferentes grupos de pacientes que tinham várias doenças cardiopulmonares. Entretanto, cada diagnóstico foi associado a um único conjunto de descritores. Por exemplo, asma foi associada a "trabalho/esforço" e "aperto", doença pulmonar intersticial a "trabalho/esforço" e "respiração rápida". Além disso, pacientes com DPOC relataram que sua dispneia foi percebida mais frequentemente durante a inspiração do que durante a expiração.[3]

Em dois outros estudos[4,5] que avaliaram a dispneia causada por diversas doenças cardiopulmonares, indivíduos portadores da mesma condição selecionaram combinações únicas de frases qualificadoras que caracterizavam seu desconforto respiratório (QUADRO 73.1).

Infelizmente, a atual compreensão da dispneia não permite, de forma conclusiva, associar uma doença específica a um mecanismo fisiopatológico ou um grupamento de descritores qualitativos específicos. Ademais, na maioria das doenças, a dispneia é provavelmente associada a mais de um mecanismo e compartilha descritores qualitativos comuns.

Mensuração da dispneia

Os objetivos de se mensurar a dispneia são discriminar a intensidade do sintoma entre pacientes e determinar se a dispneia mudou ao longo do tempo ou como resultado de uma intervenção. Métodos psicofísicos e escalas clínicas têm sido usados para avaliar essa manifestação. Métodos clínicos medem a magnitude da tarefa física que evoca o sintoma. Testes psicofísicos se baseiam na medida da dispneia em resposta a cargas de trabalho aplicadas externamente.

Instrumentos clínicos

Nos últimos anos, vários questionários foram desenvolvidos para avaliar a intensidade da dispneia com base nas atividades diárias. Essa abordagem depende da lembrança do paciente e descrição de suas atividades diárias, da capacidade funcional, bem como do tempo e esforço para cumprir uma atividade. Um dos questionários originais e mais tradicionalmente empregado é a escala de cinco pontos desenvolvida em 1959 por Fletcher e colaboradores[6] considerando uma única dimensão, ou seja, associar tarefas físicas (como caminhar determinada distância no plano ou subindo ladeiras) que causam dispneia. Sete anos após o seu desenvolvimento, o Conselho de Pesquisa Médica britânico (Medical Research Council – MRC)[7] propôs uma escala similar que tem sido extensivamente usada em estudos epidemiológicos, avaliação da história natural de doenças, avaliação diagnóstica e ensaios clínicos (QUADRO 73.2).

QUADRO 73.1 → Sensações de dispneia associadas a diferentes condições

SENSAÇÃO	DPOC	ICC	DPI	ASMA	DNM	GRAVIDEZ	DVP
Respiração rápida		X					X
Expiração incompleta				X			
Respiração superficial				X	X		
Esforço aumentado	X		X	X	X		
Sufocação	X	X					
Fome de ar	X	X				X	
Aperto torácico				X			
Respiração pesada				X			

DPOC = doença pulmonar obstrutiva crônica; ICC = insuficiência cardíaca congestiva; DPI = doença pulmonar intersticial; DNM = doença neuromuscular; DVP = doença vascular pulmonar.

QUADRO 73.2 → Escala

0. Dispneia a exercícios intensos.
1. Dispneia andando rápido no plano ou subindo ladeiras leves.
2. Caminha mais lentamente do que pessoas da mesma idade devido à dispneia ou precisa parar para respirar andando normalmente no plano.
3. Para para respirar após caminhar 90 metros ou alguns minutos no plano.
4. Não sai de casa devido à dispneia.

Fonte: Modificado de Medical Research Council.[7]

A escala do MRC tem mostrado ser um excelente instrumento para categorizar pacientes conforme a gravidade de sua dispneia, bem como para predizer sobrevida em pacientes com DPOC.[8] Entretanto, é limitada como instrumento de avaliação da dispneia pelo fato de suas amplas graduações tornarem difícil detectar pequenas porém importantes mudanças na dispneia com intervenções e não fornecerem adequada informação sobre o esforço necessário para realizar uma determinada tarefa (p. ex., um paciente pode obter substancial melhora de sua dispneia durante uma tarefa específica mudando o esforço empregado nessa tarefa, como reduzindo a velocidade da caminhada).

Dessa forma, instrumentos clínicos multidimensionais foram desenvolvidos para fornecer uma avaliação mais abrangente da gravidade da dispneia. Os instrumentos multidimensionais mais utilizados são os Índices de Dispneia Basal (IDB) e Transicional (IDT), desenvolvidos por Mahler e colaboradores,[9] em 1984, considerando três componentes: comprometimento funcional, magnitude de trabalho e magnitude de esforço. Para o IDB, a cada componente é atribuído um valor de 0 (dispneia grave) a 4 (sem dispneia), enquanto o IDT varia de -3 (maior deterioração) a +3 (maior melhora). As notas para cada um dos três domínios do IDB e IDT são somadas para formar um resultado basal (0 a 12) e de transição (-9 a +9).

Instrumentos psicofísicos durante teste de exercício

Graduar a intensidade da dispneia por meio de escalas enquanto o paciente realiza exercício físico em um ergômetro (esteira ou cicloergômetro) é outra abordagem utilizada para quantificar a dispneia. Esses instrumentos visam estimar a experiência individual desenvolvida durante atividade física. Tipicamente, o indivíduo classifica sua dispneia durante o exercício em uma escala de percepção de dispneia com variação categórica de 0 a 10 desenvolvida por Borg[10] ou em uma escala analógica visual (VAS).[11]

A VAS consiste em uma linha de 10 cm, representando ausência de dispneia no início e dispneia extrema ao final. O paciente marca um ponto na escala que correlaciona com o grau de dispneia experimentado. O escore é obtido medindo-se do início ao ponto marcado.

A escala de Borg, apresentada no **QUADRO 73.3**, é amplamente usada para quantificar a dispneia experimentada durante testes de exercício. Apresenta duas vantagens: a presença de descritores da dispneia que permite comparar indivíduos na medida em que esses definidores têm significados semelhantes para diferentes indivíduos, além de os valores da escala de 0 a 10 poderem ser usados como alvo para ancorar a intensidade de prescrição de treinamento físico.[12]

Abordagem diagnóstica da dispneia

O primeiro passo no diagnóstico diferencial da dispneia é classificá-la como aguda ou crônica.

QUADRO 73.3 → Escala categórica de Borg para percepção da dispneia durante atividade física

0.	Nenhuma
0.5	Muito, muito leve
1.	Muito leve
2.	Leve
3.	Moderada
4.	Pouco intensa
5.	Intensa
6.	
7.	Muito intensa
8.	
9.	
10.	Muito, muito intensa
-	Máxima

Fonte: Borg.[10]

Dispneia aguda

A dispneia aguda é definida como um desconforto respiratório que evolui de minutos a algumas horas, de início súbito. O diagnóstico diferencial da dispneia aguda é circunscrito a apenas algumas condições cardíacas e pulmonares (QUADRO 73.4). Envolve, basicamente, distúrbios circulatórios, pulmonares ou mecânicos. No entanto, em muitas vezes, pode ser o resultado de exacerbação de uma doença crônica preexistente e desconhecida até então pelo paciente. É muito importante que o clínico interrogue sobre quaisquer outras manifestações, incluindo a própria dispneia em menor intensidade, que possam estar presentes anteriormente.

Causas que também não devem ser esquecidas são trauma cervical/torácico/abdominal, envenenamento (p. ex., monóxido de carbono, salicilatos, organofosforados), distúrbios metabólicos (cetoacidose diabética, sepse), alergias (angioedema), infecções de via aérea superior com edema faríngeo/tonsilar/laríngeo, síndrome da distrição respiratória do adulto (uso de drogas ilícitas, intoxicação, infecções), doenças neuromusculares, arritmias e problemas psiquiátricos (transtorno do pânico, síndrome de hiperventilação), sendo estes últimos sempre considerados como diagnóstico de exclusão.

QUADRO 73.4 → Causas mais frequentes de dispneia aguda

Sistema cardiovascular
- Infarto do miocárdio
- Insuficiência cardíaca
- Tamponamento cardíaco

Sistema respiratório
- Broncoconstrição (asma, DPOC)
- Pneumotórax
- Embolia pulmonar
- Infecção pulmonar (bronquite, pneumonia)
- Obstrução de vias aéreas – mecânica, ou por edema (anafilaxia, infecções)

Muitas vezes, os próprios sintomas e sinais do paciente já definem de forma mais direta a causa da dispneia aguda: por exemplo, dor anginosa aguda típica no infarto do miocárdio; sinais claros de edema pulmonar na insuficiência cardíaca; fatores de risco e/ou sinais de trombose venosa profunda na embolia pulmonar; hipotensão, turgência venosa e abafamento de bulhas no tamponamento cardíaco; histórico de doença respiratória crônica e sibilância na broncoconstrição; dor torácica aguda em pontada, ventilatório-dependente, e com redução unilateral do murmúrio vesicular no pneumotórax; tosse e febre na infecção respiratória; história clínica clara de engasgo e tosse com corpo estranho na obstrução de via aérea alta).

> **ATENÇÃO**
>
> Deve estar claro para o clínico que nenhum exame complementar substitui adequada anamnese e exame físico!

Em pacientes idosos (> 65 anos) atendidos em emergência, os diagnósticos mais frequentes foram edema pulmonar cardiogênico (43%), pneumonia adquirida na comunidade (35%), exacerbação de doença respiratória crônica (32%), embolia pulmonar (18%) e asma aguda (3%).[13] Nesse estudo, até 47% dos pacientes apresentavam pelo menos dois diagnósticos. Deve ser mencionado que em até 25% das exacerbações de DPOC em que há refratariedade ao tratamento inicial pode estar presente embolia pulmonar.[14]

A história e o exame físico é que devem orientar a solicitação de exames. O uso indiscriminado do chamado "painel de dispneia" (BNP, troponina I, CPK, CPK-MB, D-dímero quantitativo), além de ser de alto custo, em nada acrescenta à avaliação clínica criteriosa.

O D-dímero só deve ser utilizado em pacientes com probabilidade pré-teste *baixa* de embolia pulmonar segundo o escore de Wells modificado. Por exemplo, se não há um diagnóstico alternativo que melhor possa explicar a dispneia do paciente, a pontuação mínima no escore já é 3. Nesse caso, a probabilidade pré-teste é moderada e o D-dímero já perde a validade diagnóstica. No caso da troponina I, CPK e CPK-MB, não há como excluir infarto do miocárdio, mesmo com elas e um eletrocardiograma normal. Um paciente de alto risco deve permanecer na emergência e seguir o protocolo de dor aguda. Já o BNP só deve ser usado em pacientes cujo diagnóstico de insuficiência cardíaca é considerado. Um valor menor do que 100 ng/mL tem um valor preditivo negativo de 90%. Um valor maior do que 500 ng/mL tem um valor preditivo positivo de mais de 90%. Valores entre 100 e 500 ng/mL não têm valor diagnóstico, pois podem estar presentes em embolia pulmonar, hipervolemia (insuficiência renal e ascite), doença crítica, *cor pulmonale* ou hipertensão pulmonar.

Na FIGURA 73.1, é proposto um algoritmo diagnóstico e de tratamento simples, mas efetivo, para a abordagem da dispneia aguda.

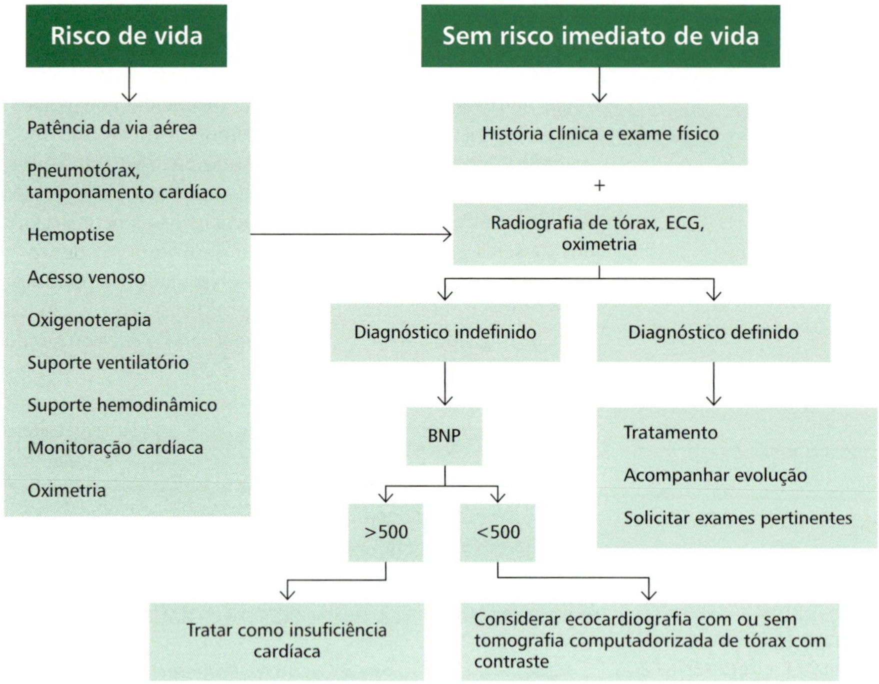

FIGURA 73.1 → Algoritmo para dispneia aguda.

Pontos-chave na dispneia aguda

- → A patência da via aérea deve ser a prioridade.
- → Medir de forma acurada os sinais vitais.
- → Sempre monitorar, constantemente, os sinais clínicos que indiquem insuficiência respiratória grave.
- → Nunca confiar em demasia em um único achado (exame físico ou exame complementar).
- → Nunca se precipitar no diagnóstico.
- → Sempre acompanhar a evolução do paciente. Muitas vezes, o diagnóstico define-se na evolução (observação e verificação de resposta ao tratamento) e não na apresentação inicial.
- → Na falta de um diagnóstico alternativo após história clínica, exame físico e exames iniciais (radiografia de tórax, eletrocardiograma, oximetria, hemograma e outros), sempre considerar a possibilidade de embolia pulmonar.
- → Taquipneia nem sempre é sinal de doença pulmonar (considerar causas metabólicas e neurológicas).
- → Jamais deixar um paciente com padrão respiratório limítrofe longe da sala de observação (p. ex., sem acompanhamento médico em uma sala de raios X) ou encaminhá-lo para internação em enfermaria.
- → Nunca liberar um paciente da emergência, quando for o caso, sem encaminhamento e instruções claras a respeito do seu problema.

Dispneia crônica

A dispneia crônica é definida como dispneia que dura mais do que um mês. Em aproximadamente dois terços dos pacientes que se apresentam com essa forma de dispneia, a causa é cardiopulmonar. Um grupo significativo de pacientes apresenta a dispneia como único sintoma, e há significativa desproporção entre o sintoma e variáveis fisiológicas. Além disso, a história clínica só identifica as causas corretas de dispneia em 66% dos casos.[15] Nessa situação, asma, DPOC, doença pulmonar intersticial e cardiomiopatia são as principais causas. Outras causas que não podem ser desprezadas são descondicionamento físico (diagnóstico de exclusão) e anemia. Uma lista mais completa pode ser visualizada no **QUADRO 73.5**.

O primeiro passo na avaliação da dispneia crônica consiste em estabelecer qual é o sistema envolvido: cardíaco, respiratório, ou ambos. Em cerca de um terço dos pacientes, a causa da dispneia é multifatorial.

Para pacientes que já estejam com um tratamento adequado da causa da dispneia, o descondicionamento físico deve ser considerado. O descondicionamento físico em pacientes com doença cardiopulmonar frequentemente é uma das principais causas de dispneia refratária ao tratamento medicamentoso, ou comportamental. Muitas vezes, o tratamento da dispneia depende muito mais de uma reabilitação cardiopulmonar bem planejada e executada do que propriamente de mudanças no esquema medicamentoso instituído.

Na avaliação clínica, a história e o exame físico podem determinar o provável diagnóstico da dispneia crônica em pelo menos metade dos pacientes. No **QUADRO 73.6**, estão

QUADRO 73.5 → Diagnóstico diferencial de dispneia crônica

Causas cardíacas - Insuficiência cardíaca congestiva - Doença arterial coronariana - Arritmias - Doenças pericárdicas - Doenças cardíacas valvulares
Causas pulmonares - DPOC - Asma - Doença pulmonar intersticial - Derrame pleural - Neoplasias malignas - Bronquiectasias extensas
Outras causas (menos comuns) - Doença tromboembólica - Dispneia psicogênica (diagnóstico de exclusão) - Descondicionamento - Hipertensão arterial pulmonar - Obesidade mórbida - Anemia severa - Doença do refluxo gastresofágico - Condições metabólicas (acidose, uremia) - Cirrose hepática - Tireoidopatias - Doenças neuromusculares - Deformidades da parede torácica - Obstrução de via aérea superior (estenose traqueal, doença laríngea)

discriminadas informações da história e do exame físico que podem auxiliar no diagnóstico diferencial da dispneia crônica. No entanto, por mais claros que sejam os sinais e sintomas, é fundamental a realização de exames complementares para a confirmação diagnóstica.

Por exemplo, no caso da DPOC, casos moderados muitas vezes são somente identificados pela espirometria. Mesmo para casos mais graves de DPOC, uma avaliação médica global apresenta uma razão de verossimilhança positiva muito baixa.

Para insuficiência cardíaca, os melhores indicadores de disfunção ventricular esquerda são presença de terceira bulha, impulso apical alterado e distensão jugular. A presença dessas três variáveis praticamente confirma o diagnóstico de insuficiência cardíaca.

Para asma, um alto nível de suspeição deve ser mantido. Um padrão com sintomas respiratórios episódicos associados a possíveis fatores desencadeantes é muito sugestivo de asma. Nesse caso, 68% dos pacientes com um padrão intermitente de dispneia têm asma, ou síndrome de hiperventilação.[15] O diagnóstico de asma é confirmado com espirometria demonstrando reversibilidade com uso de broncodilatador, ou corticoides (sistêmico ou inalatório). Testes de broncoprovocação (metacolina e exercício) também são utilizados.

Na FIGURA 73.2, é proposto um algoritmo para maior simplicidade e direcionamento na investigação. Obviamente, nem todos os testes de cada nível precisam ser realizados. À medida que testes menos complexos são executados e o acompanhamento do paciente revela novos dados, um direcionamento diagnóstico cada vez maior pode ser alcançado. O algoritmo apenas fornece uma ideia bem clara de que existe um nível de complexidade crescente na investigação que deve ser respeitado.

Tratamento da dispneia como sintoma isolado

> **ATENÇÃO**
>
> O tratamento da dispneia sempre deve ser direcionado para a sua causa. No entanto, em muitos casos, mesmo com o tratamento da causa subjacente, é necessário o tratamento do sintoma, principalmente em pacientes com doença avançada (câncer, doença cardíaca ou pulmonar).

Quanto ao uso de fármacos, os opioides são os mais eficazes. Devem ser reservados, exclusivamente, para aqueles pacientes com doença avançada e intratável, quando todas as medidas possíveis de tratamento da doença de base já foram contempladas. O esquema a seguir[16] resume o uso de opioides na dispneia intratável em pacientes com doença avançada que necessitam de medidas paliativas adicionais (QUADRO 73.7).

Conforme se observa, devem ser preferidas as preparações de curta ação e evitadas as formulações de liberação lenta, que são menos efetivas para alívio da dispneia e causam mais efeitos colaterais. Para efeitos adversos como náusea e tontura, há tolerância com o tempo de uso e com uma titulação adequada para a grande maioria dos pacientes, conforme mencionado no quadro. Provavelmente, o efeito mais indesejável seja a constipação. Nesse caso, medidas preventivas devem ser tomadas (uso de laxativos, supositórios, enemas, pró-cinéticos), mas em um grande número de casos há limitações de eficácia. Recentemente, um novo fármaco (metilnaltrexona)[17] começou a ser testado para o alívio da constipação associada ao uso de opioides.

O uso de benzodiazepínico como fármaco isolado não é útil para o tratamento da dispneia. O uso isolado de opioides é suficiente na grande maioria dos casos. No entanto, há situações em que transtornos de ansiedade podem aumentar a sensação de dispneia. Nesses casos, o uso de benzodiazepínico em um curto espaço de tempo pode ser útil. Contudo, para pacientes com transtornos de ansiedade, o encaminhamento ao psiquiatra é necessário para que fármacos mais específicos sejam utilizados. O uso a longo prazo de benzodiazepínicos deve

QUADRO 73.6 → Dados da história clínica, sinais e sintomas que podem auxiliar no diagnóstico diferencial da dispneia crônica

INFORMAÇÕES CLÍNICAS	ALTERAÇÕES CLÍNICAS
Dispneia importante, fatores de gatilho, rinite alérgica, polipose nasal, expiração prolongada, sibilância, melhora parcial ou total com broncodilatadores	Asma
Tabagismo > 20 anos-maço, idade > 40 anos, tosse e expectoração crônicas, expiração prolongada, sibilância, dispneia a esforços, tórax em barril, uso de pontos de ancoragem	DPOC
História de hipertensão arterial sistêmica, coronariopatia, diabetes melito, ortopneia, dispneia paroxística noturna, edema de membros inferiores, turgência jugular, terceira bulha (B3), crepitações ou sibilância	Insuficiência cardíaca
Transtorno de ansiedade generalizada, transtorno de estresse pós-traumático, transtorno obsessivo-compulsivo, síndrome da hiperventilação, doença do pânico	Ansiedade, hiperventilação
Dispneia pós-prandial	Refluxo gastresofágico, aspiração, alergia alimentar
Hemoptise	Neoplasia, pneumonia, bronquiectasia, estenose mitral, malformação arteriovenosa
Pneumonias de repetição	Neoplasia pulmonar, bronquiectasia, disfagia
Efeito de fármacos	Betabloqueadores, amiodarona, nitrofurantoína, metotrexato, drogas ilícitas
História de doença, ou tratamento imunossupressor, AIDS	Infecções oportunistas (*Pneumocystis jirovecii*, citomegalovírus, micoses, tuberculose, bactérias)
Exposição à poeira inorgânica, asbesto, ou a substâncias voláteis	Pneumoconiose, silicose, beriliose, asbestose
Exposição à poeira orgânica (pássaros, fungos)	Pneumonia de hipersensibilidade
Hiperfonese de B2 em foco pulmonar, sopro pansistólico tricúspide, terceira bulha, edema periférico, turgência jugular, extremidades frias, ascite	Hipertensão pulmonar
Ruídos (estridores) inspiratórios e expiratórios auscultados na traqueia	Obstrução central de vias aéreas, paralisia de prega vocal, estenose traqueal, tumores
Ruídos respiratórios unilateralmente diminuídos, ou abolidos	Pneumotórax, atelectasia, derrame pleural
Crepitantes teleinspiratórios, hipocratismo digital, infiltrado pulmonar intersticial característico na radiografia de tórax	Pneumonia intersiticial fibrosante

QUADRO 73.7 → Tratamento da dispneia intratável em pacientes com doença avançada

Pacientes sem uso prévio de opioides
- Dispneia leve
  - Codeína 30 mg via oral de 4/4 horas. Metade da dose pode ser repetida de 1/1 ou 2/2 horas.
- Dispneia grave
  - Sulfato de morfina 5 mg de 4/4 horas. A mesma dose pode ser repetida de 1/1 ou 2/2 horas, conforme a necessidade. A titulação da dose pode ser realizada mediante aumentos de 50 a 100% da dose anterior a cada 24 horas. Para pacientes com DPOC, iniciar com metade da dose e titular com aumentos de 25% a cada 24 horas.

Pacientes com uso prévio crônico de opioides
- Iniciar com uma dose 25 a 50% maior e titulá-la de acordo com o recém-exposto.

ser evitado. A buspirona é útil para o alívio dos sintomas de ansiedade, com a vantagem de não ter efeito sedativo importante.

Quanto ao oxigênio, é útil somente para o alívio da dispneia associada à hipoxemia. Para os pacientes sem hipoxemia, o efeito parece ser, principalmente, secundário ao fluxo de ar pelas narinas.[18] Logo, o uso de ar comprimido em pacientes sem hipoxemia para alívio da dispneia é mais custo-efetivo.

O tratamento cognitivo-comportamental também tem importância. O suporte psicossocial, o uso de técnicas de relaxamento e o ensino de manobras e técnicas para economia de energia nas atividades diárias apresentam efeito relevante na modulação da intensidade da dispneia, com melhora da qualidade de vida.

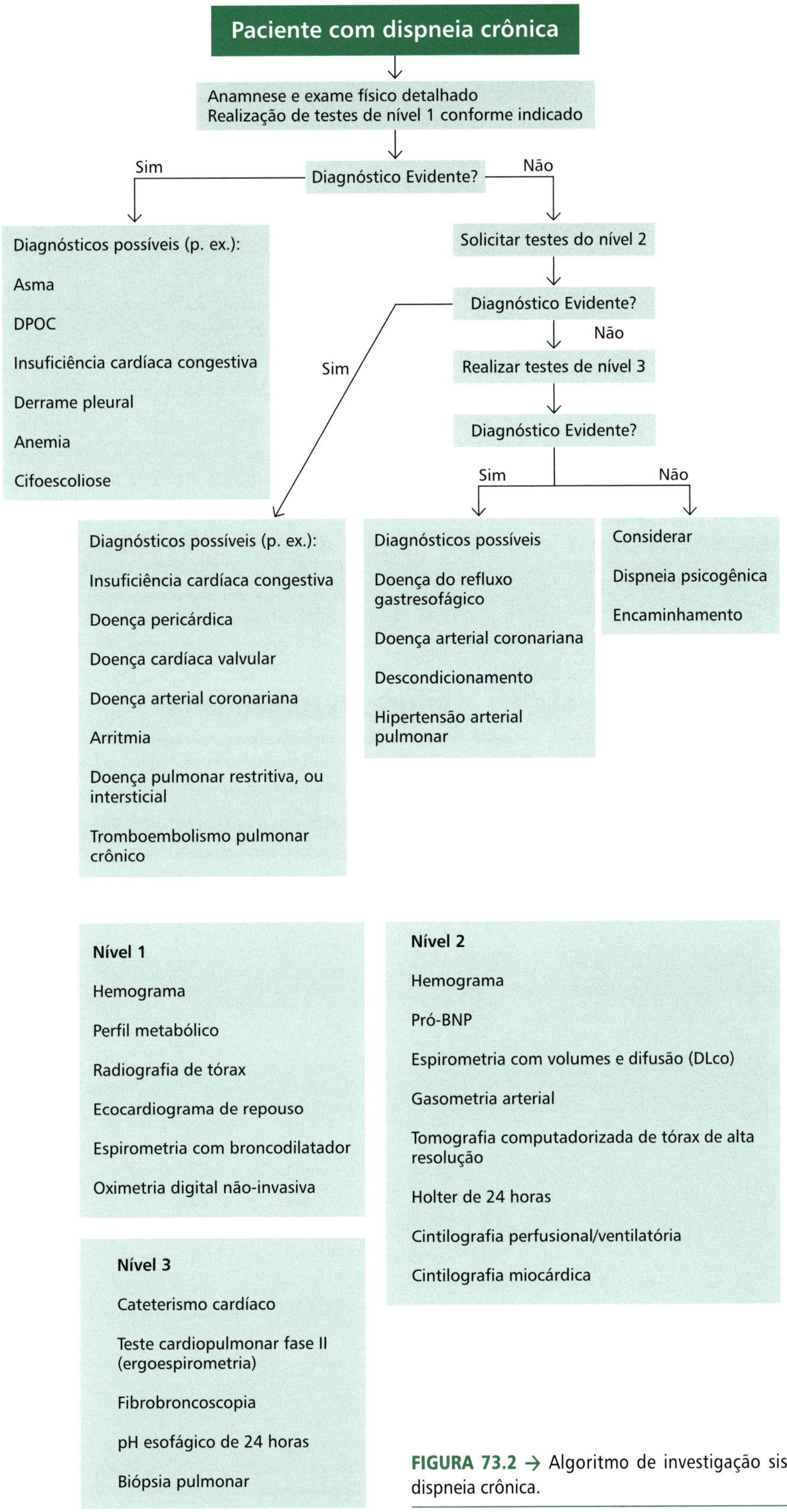
Paciente com dispneia crônica
Anamnese e exame físico detalhado
Realização de testes de nível 1 conforme indicado
Diagnóstico Evidente?
Sim
Não
Diagnósticos possíveis (p. ex.):
Asma
DPOC
Insuficiência cardíaca congestiva
Derrame pleural
Anemia
Cifoescoliose
Solicitar testes do nível 2
Diagnóstico Evidente?
Não
Sim
Realizar testes de nível 3
Diagnóstico Evidente?
Sim
Não
Diagnósticos possíveis (p. ex.):
Insuficiência cardíaca congestiva
Doença pericárdica
Doença cardíaca valvular
Doença arterial coronariana
Arritmia
Doença pulmonar restritiva, ou intersticial
Tromboembolismo pulmonar crônico
Diagnósticos possíveis
Doença do refluxo gastresofágico
Doença arterial coronariana
Descondicionamento
Hipertensão arterial pulmonar
Considerar
Dispneia psicogênica
Encaminhamento
Nível 1
Hemograma
Perfil metabólico
Radiografia de tórax
Ecocardiograma de repouso
Espirometria com broncodilatador
Oximetria digital não-invasiva
Nível 2
Hemograma
Pró-BNP
Espirometria com volumes e difusão (DLco)
Gasometria arterial
Tomografia computadorizada de tórax de alta resolução
Holter de 24 horas
Cintilografia perfusional/ventilatória
Cintilografia miocárdica
Nível 3
Cateterismo cardíaco
Teste cardiopulmonar fase II (ergoespirometria)
Fibrobroncoscopia
pH esofágico de 24 horas
Biópsia pulmonar

FIGURA 73.2 → Algoritmo de investigação sistematizada para dispneia crônica.

Referências

1. Dyspnea. Mechanisms, assessment, and management: a consensus statement. American Thoracic Society. Am J Respir Crit Care Med. 1999;159(1):321-40.

2. Manning HL, Schwartzstein RM. Pathophysiology of dyspnea. N Engl J Med. 1995;333(23):1547-53.

3. Mahler DA, Harver A, Lentine T, Scott JA, Beck K, Schwartzstein RM. Descriptors of breathlessness in cardiorespiratory diseases. Am J Respir Crit Care Med. 1996;154(5):1357-63.

4. Simon PM, Schwartzstein RM, Weiss JW, Fencl V, Teghtsoonian M, Weinberger SE. Distinguishable types of dyspnea in patients with shortness of breath. Am Rev Respir Dis. 1990;142(5):1009-14.

5. Elliott MW, Adams L, Cockcroft A, MacRae KD, Murphy K, Guz A. The language of breathlessness: use of verbal descriptors by patients with cardiopulmonary disease. Am Rev Respir Dis. 1991;144(4):826-32.

6. Fletcher CM, Elmes PC, Fairbairn AS, Wood CH. Significance of respiratory symptoms and the diagnosis of chronic bronchitis in a working population. Br Med J. 1959;2(5147):257-66.

7. Medical Research Council. Committee on Research into Chronic Bronchitis. Instruction for use of the questionnaire on respiratory symptoms. Devon: W. J. Holman; 1966.

8. Nishimura K, Izumi T, Tsukino M, Oga T. Dyspnea is a better predictor of 5-year survival than airway obstruction in patients with COPD. Chest. 2002;121(5):1434-40.

9. Mahler DA, Weinberg DH, Wells CK, Feinstein AR. The measurement of dyspnea: contents, interobserver agreement, and physiologic correlates of two new clinical indexes. Chest. 1984;85(6):751-8.

10. Borg GAV. Psychological bases of perceived exertion. Med Sci Sports Exerc. 1982;14:377-81.

11. Gift AG. Visual analogue scales: measurement of subjective phenomena. Nurs Res. 1989;38(5):286-8.

12. Mejia R, Ward J, Lentine T, Mahler DA. Target dyspnea ratings predict expected oxygen consumption as well as target heart rate values. Am J Respir Crit Care Med. 1999;159(5 Pt 1):1485-9.

13. Ray P, Birolleau S, Lefort Y, Becquemin MH, Beigelman C, Isnard R, et al. Acute respiratory failure in the elderly: etiology, emergency diagnosis and prognosis. Crit Care. 2006;10(3):R82.

14. Rizkallah J, Man SF, Sin DD. Prevalence of pulmonary embolism in acute exacerbations of COPD: a systematic review and meta-analysis. Chest. 2009;135(3):786-93.

15. DePaso WJ, Winterbauer RH, Lusk JA, Dreis DF, Springmeyer SC. Chronic dyspnea unexplained by history, physical examination, chest roentgenogram, and spirometry. Analysis of a seven-year experience. Chest. 1991;100(5):1293-9.

16. Thomas JR, Von Gunten C. Management of dyspnea. J Support Oncol. 2003;1(1):23-34.

17. Thomas J, Karver S, Cooney GA, Chamberlain BH, Watt CK, Slatkin NE, et al. Methylnaltrexone for opioid-induced constipation in advanced illness. N Engl J Med. 2008;358(22):2332-43.

18. Abernethy AP, McDonald CF, Frith PA, Clark K, Herndon JE 2nd, Marcello J, et al. Effect of palliative oxygen versus room air in relief of breathlessness in patients with refractory dyspnoea: a double-blind, randomised controlled trial. Lancet. 2010;376(9743):784-93.

Leituras recomendadas

Pratter MR, Curley FJ, Dubois J, Irwin RS. Cause and evaluation of chronic dyspnea in a pulmonary disease clinic. Arch Intern Med. 1989;149(10):2277-82.

Stein JH, Klippel JH, Reynolds HY, Eisenberg JM, Hutton JJ, Kohler PO, et al. Internal medicine. 5th ed. St. Louis: Mosby, 1998. p. 401-6.

Hemoptise

74

Dorvaldo Paulo Tarasconi
Tiago Noguchi Machuca
Guilherme Loureiro Fracasso

Introdução

A hemoptise pode apresentar repercussões clínicas leves, quando há perda sanguínea de pequena monta, ou representar uma urgência médica grave de alta mortalidade, quando maciça.

O conceito de hemoptise maciça varia na literatura, porém, na concepção mais aceita, significa uma perda por expectoração de um volume de sangue de 300 a 600 mL em 24 horas.[1] O conceito "funcional" de hemoptise maciça, entretanto, parece-nos mais apropriado. Nesse sentido, a hemoptise é "maciça" quando a perda sanguínea é de volume suficiente para pôr em risco a vida do paciente.[1] A morte na hemoptise maciça costuma se dever à asfixia, e não à hipovolemia. A mortalidade varia de 50 a 100% quando o tratamento se limita apenas a medidas conservadoras.[2]

Opções terapêuticas variam desde medidas clínicas até técnicas mais invasivas como broncoscopia, embolização e mesmo cirurgia. O tratamento por embolização arterial é considerado, hoje, a intervenção terapêutica inicial mais eficaz e universalmente aceita da hemoptise maciça, tanto de forma isolada quanto como um modo de postergar o tratamento cirúrgico definitivo até que o paciente tenha sua condição clínica otimizada.[2,3] Na hemoptise recorrente, a embolização arterial brônquica também está indicada, apresentando bons resultados.

Anatomia arterial brônquica

Os pulmões têm um duplo sistema circulatório arterial. O principal, que responde por 99% da circulação, é o da artéria pulmonar, e este raramente origina hemoptise.

> **ATENÇÃO**
>
> As artérias brônquicas, responsáveis apenas por 1% da circulação dos pulmões, constituem a fonte da hemoptise na maior parte dos casos (90%).[2]

As artérias brônquicas nutrem a traqueia e os brônquios, os linfonodos regionais, a pleura visceral e o esôfago, além dos *vasa vasorum* da aorta, da artéria pulmonar e da veia pulmonar.

As variações anatômicas na circulação arterial brônquica são comuns,[4] porém, para fins práticos, é suficiente aqui mencionar que o padrão mais frequente inclui um tronco intercostobrônquico à direita e uma ou duas artérias brônquicas à esquerda. O tronco intercostobrônquico está presente em aproximadamente 80% dos indivíduos e é constituído por um ramo arterial brônquico e pela terceira artéria intercostal direita. Não é infrequente um tronco arterial único para as artérias brônquicas direita e esquerda **(FIGURA 74.1)**.

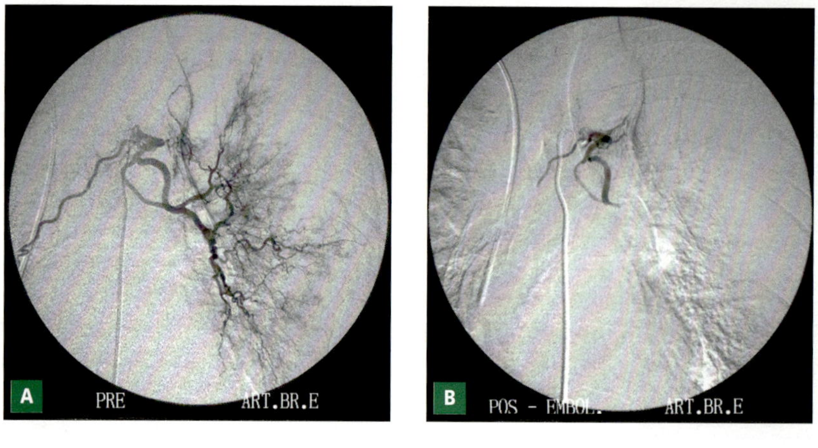

FIGURA 74.1 → Áreas hiperêmicas multifocais, nutridas por artéria brônquica esquerda hipertrofiada originada de tronco comum com artéria brônquica direita. Diagnóstico: linfangioliomiomatose pulmonar. (A) pré-embolização. (B) pós-embolização com microesferas de PVA.

As referidas artérias costumam originar-se da aorta ao nível de T5 e T6, sendo consideradas anômalas as originadas em outros níveis.

As artérias brônquicas anômalas originam-se mais frequentemente no arco aórtico, podendo também ter origem variada, sobretudo em artérias subclávias, tronco arterial braquiocefálico, artéria mamária interna, tronco tireocervical e artéria frênica inferior. A frequência relatada de artérias anômalas varia de 8,3 a 35%.[2]

> **ATENÇÃO**
>
> No estudo angiográfico prévio à embolização, é de extrema importância identificar artérias que nutrem a medula espinal, quando passíveis de serem opacificadas, sobretudo as artérias medulares anteriores.

Essas artérias raramente se opacificam na arteriografia. Dois tipos de artérias destinadas à medula espinal podem ser identificados: as artérias radiculares e as artérias medulares anteriores. Estas últimas, cerca de oito, são as mais importantes e reforçam o suprimento sanguíneo da artéria espinal anterior.

> **ATENÇÃO**
>
> A artéria de Adamkiewicz, ou artéria medular anterior maior, irriga a porção lombossacral da medula espinal e apresenta uma típica configuração na arteriografia descrita como "em grampo de cabelo" (*hairpin*).[1]

Quando, na arteriografia, essa artéria for identificada originando-se da artéria que se pretende embolizar, seja intercostal ou brônquica, a embolização está contraindicada ou deve ser realizada com cuidados técnicos refinados, a exemplo de uso de microcateter com a extremidade posicionada além do ponto de origem da artéria medular. A embolização acidental da artéria de Adamkiewicz pode causar isquemia medular e sua consequência mais dramática, a paraplegia. A embolização de artéria radicular não acarreta maior risco de complicação neurológica.[3,4]

Fisiopatologia

A fonte da hemoptise é, na grande maioria das vezes, uma área pulmonar hipervascularizada, sede de inflamação crônica, nutrida pela circulação arterial brônquica. Com frequência, artérias sistêmicas não brônquicas participam da irrigação dessas lesões hipervasculares. Entretanto, muito raramente a hemoptise é causada por lesão da artéria pulmonar.[2]

A inflamação pulmonar crônica pode levar à obstrução do leito distal da artéria pulmonar e à consequente hipertrofia compensadora da circulação brônquica local. Pode também desencadear neoangiogênese com vasos de paredes frágeis e propensos a sangrar. O aumento da pressão nesses vasos ou a erosão de suas paredes pelo processo inflamatório crônico podem desencadear hemoptise.[1,2]

Principais causas

Entre as doenças inflamatórias mais frequentemente associadas à hemoptise, destacam-se a tuberculose, a aspergilose, as bronquiectasias e a fibrose cística. A neoplasia de pulmão também responde por número considerável de casos e merece consideração. A realidade brasileira também segue essas tendências. Em estudo realizado em Recife com 50 pacientes admitidos por hemoptise, a causa diagnosticada foi tuberculose pulmonar ativa em 8%, neoplasia de pulmão em 10%, bola fúngica em 16% e bronquiectasias em 38% dos casos.[5]

A fatalidade da hemoptise associada à tuberculose foi destacada por Rasmussen em 1868, em um relato de 11 óbitos por hemoptise, com oito deles decorrentes de cavernas tuberculosas.[6] Desde então, os falsos aneurismas observados em cavernas tuberculosas recebem o nome de aneurismas de Rasmussen.

A colonização secundária da caverna tuberculosa por outros agentes, principalmente o *Aspergillus sp*., contribui de forma substancial para a ocorrência de hemoptise. Dentre as hipóteses para esse fenômeno, destacam-se a fricção do conglomerado fúngico com a parede brônquica hipervascularizada, a liberação de enzimas pelo fungo ou, ainda, o desenvolvimento de infecção fúngica localizada. Nos casos de aspergiloma, a hemoptise é um dos principais sintomas e ocorre em 50 a 80% dos pacientes.

Reforçando a associação com bronquiectasias, na série de 170 pacientes com essa afecção avaliados no Pavilhão Pereira Filho da Santa Casa de Porto Alegre, 41% apresentavam hemoptise.[7] A fisiopatologia é semelhante à da tuberculose, com hipervascularização brônquica e anastomose entre as circulações sistêmica e pulmonar devido ao processo inflamatório.

A hemoptise é uma complicação comum em pacientes com fibrose cística e merece atenção especial não somente pela sua gravidade, mas também pelo fato de conferir piora no prognóstico a longo prazo.[8]

Neoplasias pulmonares também merecem destaque como frequente causa de hemoptise. Lesões primárias centrais (principalmente tumores vegetantes de histologia escamosa) ou metástases endobrônquicas (sítio primário renal ou colônico) fazem parte do diagnóstico diferencial. Tumores carcinoides, devido à sua predileção pela árvore brônquica central, também podem se manifestar clinicamente na forma de hemoptise. Em estudo recente envolvendo 126 pacientes com tumores carcinoides operados no Pavilhão Pereira Filho, 11,9% apresentavam hemoptise.[9] Além disso, o sangramento pode ocorrer como complicação do tratamento medicamentoso do câncer de pulmão. Essa situação peculiar está associada ao uso de inibidores da angiogênese, como o anticorpo monoclonal inibidor do fator de crescimento do endotélio vascular.

Investigação diagnóstica

Durante a abordagem diagnóstica do paciente com sangramento, é fundamental que se excluam causas gastrintestinais ou da via aérea alta, uma vez que demandam investigações e tratamentos completamente diferentes. Em determinadas ocasiões, essa distinção é delicada: pacientes com sangramento gastrintestinal ou da via aérea alta podem aspirar o sangue para a via aérea baixa. A anamnese deve concentrar-se nas características do sangramento, como aspecto, situações desencadeadoras, volume de sangue eliminado (tarefa muitas vezes difícil e estimada grosseiramente), e também em condições pregressas que possam auxiliar na definição da causa. O paciente em geral consegue informar o lado do sangramento pela sensação de peso ou dor ipsilateral. O exame físico, através da ausculta, também pode ajudar na determinação do lado responsável pelo sangramento.

A radiografia de tórax pode fornecer informações cruciais na conduta do caso e, de acordo com diferentes estudos, pode esclarecer o local do sangramento entre 33 e 82% dos casos. Uma vez que a maioria dos casos está associada a doenças inflamatórias/infecciosas ou neoplásicas, o achado de infiltrado pulmonar, massa ou escavação é frequente. Ao médico intervencionista, que tratará a hemoptise por embolização, interessa saber onde se situa a lesão pulmonar potencialmente sangrante ou, pelo menos, em qual pulmão está situada.

A tomografia computadorizada com contraste (angiotomografia), realizada de preferência com equipamento com multidetectores, é o exame de maior utilidade para o radiologista intervencionista, pois não apenas demonstra as lesões pulmonares, como fornece um "mapa" das circulações brônquica e não brônquica do tórax. Entretanto, a gravidade da situação nem sempre permite sua realização antes de uma intervenção hemostática.

A endoscopia respiratória assumiu papel crucial no diagnóstico e manejo da hemoptise. Embora a fibrobroncoscopia seja frequentemente diagnóstica e terapêutica, o seu canal de aspiração pode não ser suficiente em casos de sangramento muito volumoso. Nessas circunstâncias, associa-se a broncoscopia rígida. Em casos de hemoptise maciça, o rendimento diagnóstico da fibrobroncoscopia é elevado, entre 73 e 93%.

Conduta terapêutica

> **ATENÇÃO**
>
> Lembre-se: o paciente com hemoptise maciça morre por asfixia, e não por choque hemorrágico. Portanto, o objetivo inicial deve ser garantir a perviedade da via aérea.

Apesar de a conduta terapêutica definitiva exigir procedimento invasivo, medidas clínicas iniciais são fundamentais e podem garantir a chegada do paciente até o centro cirúrgico (endoscopia respiratória) ou até a sala de radiologia intervencionista. Após a definição da lateralidade do sangramento, o posicionamento do paciente em decúbito sobre o lado acometido evita a aspiração de sangue para o pulmão não comprometido. Pacientes com PaO_2 inferior a 60 mmHg devem receber oxigenoterapia. Uma vez que acessos vigorosos de tosse podem aumentar ou reiniciar o sangramento, é possível utilizar baixas doses de codeína na tentativa de suprimir a tosse.

Um acesso venoso de grande calibre deve ser obtido, assim como amostra de sangue para exames laboratoriais e tipagem sanguínea (de acordo com particularidades de cada caso). Tendo em vista que a principal causa de hemoptise é infecção respiratória, critérios diagnósticos para essa afecção devem ser investigados e o tratamento antibiótico prontamente instituído. No caso de pacientes com fibrose cística, um consenso recente sugere que hemoptise superior a 5 mL configure indicação de antibioticoterapia.

Em casos de hemoptise maciça com comprometimento respiratório óbvio, o paciente deve ser transferido para o centro cirúrgico e submetido a uma broncoscopia. Caso o fibrobroncoscópio não seja capaz de aspirar todo o volume de sangue, a broncoscopia rígida deve ser utilizada. A sua capacidade de aspiração é muito maior e ainda se pode garantir a via aérea do paciente, permitindo a entubação e ventilação do pulmão não comprometido.

Dentre as modalidades endoscópicas mais frequentemente utilizadas para hemostasia, destacam-se o uso de soro fisiológico gelado (4°C) com vasoconstritor e o isolamento da topografia do sangramento por um cateter-balão. Quando se utiliza soro fisiológico gelado com adrenalina, cuidado especial deve ser dedicado a pacientes cardiopatas, uma vez que existem relatos de efeitos cardiovasculares adversos, como taquiarritmias e picos hipertensivos.

Quando medidas endoscópicas não forem bem-sucedidas e o paciente apresentar rápida deterioração do quadro respiratório, uma última opção é o isolamento de todo o pulmão comprometido. Essa alternativa pode ser obtida mediante entubação seletiva com tubo simples (principalmente para sangramentos do lado direito, visto que a entubação seletiva à direita para sangramentos à esquerda muitas vezes obstrui o brônquio lobar superior, situação em geral não bem tolerada pelo paciente), ou ainda preferencialmente com a utilização de um tubo de duplo lúmen, tipo Carlens ou Robertshaw.[10]

Pacientes com neoplasia pulmonar inoperável ou bola fúngica sem condições clínicas de cirurgia podem ser tratados com radioterapia.

Duas formas de tratamento mais invasivas, porém com taxas de sucesso muito maiores, são a embolização e a cirurgia.

Embolização arterial brônquica

O tratamento da hemoptise por embolização deve ser realizado em serviço de hemodinâmica adequadamente equipado, o que inclui angiógrafo com sistema de subtração digital, e deve ser executado por médico com experiência em técnicas de cateterismo e embolização, conhecedor da anatomia arterial brônquica e de suas variações.

A embolização inicia-se pelo estudo angiográfico, realizado pela universal técnica de Seldinger, mediante punção da artéria femoral comum na região inguinal. O procedimento é realizado sob anestesia local, a artéria femoral é puncionada através de incisão cutânea mínima (2 a 3 mm) e pela agulha de punção é passado o fio-guia, que conduzirá o cateter diagnóstico até a aorta torácica.

É recomendável iniciar o estudo angiográfico com aortografia **(FIGURA 74.2)**[2] e prosseguir com o cateterismo seletivo das artérias brônquicas e de outras, se necessário **(FIGURA 74.3)**. O cateterismo seletivo é feito com cateteres pré-formados com curvas apropriadas.

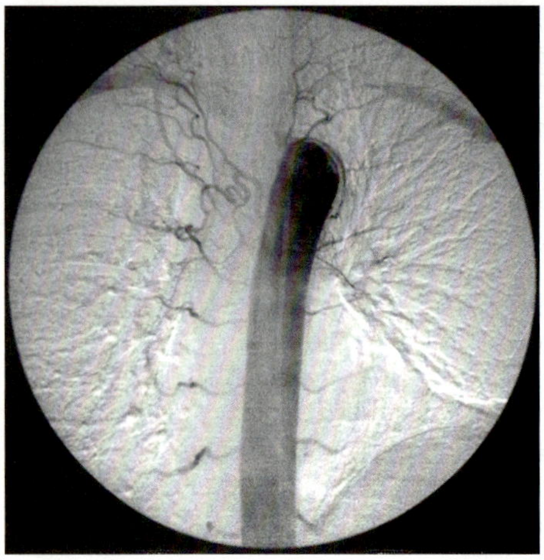

FIGURA 74.2 → Aortografia torácica descendente. São identificados um tronco intercostobrônquico à direita e várias artérias intercostais. A área hiperêmica no pulmão esquerdo só foi demonstrada no estudo com cateterismo seletivo. Ver Figura 74.3.

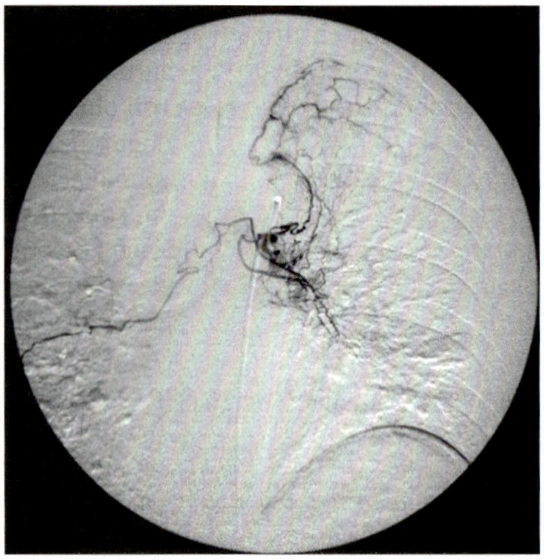

FIGURA 74.3 → Cateterismo seletivo. Área hipervascular, nutrida por artéria brônquica esquerda, não demonstrada na aortografia.

> **ATENÇÃO**
>
> Sempre que possível, deve ser feito cateterismo coaxial com microcateter, o qual proporciona embolização distal e mais segura.[1-3]

As artérias brônquicas devem ser procuradas na aorta no nível de T5 e T6, sendo o brônquio principal esquerdo uma boa referência anatômica na radioscopia.

Os achados angiográficos mais frequentes na hemoptise são áreas pulmonares hipervascularizadas nutridas por artérias brônquicas hipertrofiadas e tortuosas **(FIGURA 74.4)**, *shunt* com a artéria ou a veia pulmonar na área hipervas-

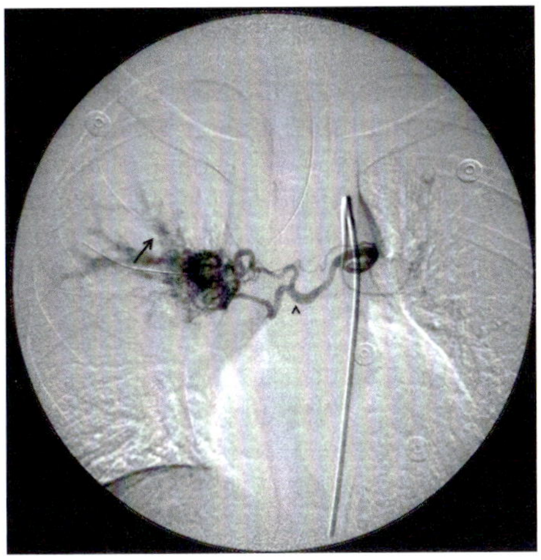

FIGURA 74.4 → Paciente jovem com hemoptise maciça. A arteriografia demonstra área intensamente hipervascular nutrida por artéria brônquica hipertrofiada (ponta de seta) no terço médio do pulmão direito. Há *shunt* broncopulmonar venoso (seta). Diagnóstico: bronquiectasias.

cular **(FIGURA 74.4)**, extravasamento do meio de contraste e pseudoaneurisma arterial **(FIGURA 74.5)**. A opacificação brônquica por extravasamento do meio de contraste é raramente vista **(FIGURA 74.6)**.[1] A decisão sobre quais artérias serão embolizadas é baseada na combinação dos achados da tomografia computadorizada, da broncoscopia e do estudo angiográfico.

O melhor material embolizante no tratamento da hemoptise são as micropartículas ou microesferas calibradas de polivinil-álcool (PVA), não absorvíveis e que podem ser escolhidas pelo tamanho mais adequado. As partículas que proporcionam maior segurança quanto às complicações têm diâmetro superior a 325 μ, uma vez que partículas menores podem ultrapassar anastomoses arteriovenosas, produzindo infarto pulmonar ou embolização sistêmica à distância, além de embolizar artérias de pequeno calibre, não patológicas, que devem ser preservadas. As partículas mais usadas têm diâmetro de 350 a 500 μ,[2] podendo ser utilizadas partículas maiores em determinadas circunstâncias. A esponja de gelatina Gelfoam, material embolizante de baixo custo e de largo uso, proporciona embolização temporária, pois é material absorvível, e por essa razão tem seu uso restrito. Álcool absoluto e molas embolizantes (*coils*) raramente estão indicados na embolização brônquica.

ATENÇÃO

O álcool pode desencadear necrose severa de tecidos, e as molas podem produzir embolização muito proximal, geralmente ineficaz, impedindo ulterior embolização se for necessária.[2]

Resultados da embolização

É de se esperar cessação imediata da hemoptise na maioria dos casos adequadamente tratados (76 a 98%).[1] A recidiva oscila em torno de 20%, o que pode se dever a fatores técnicos do procedimento ou à progressão da doença. A recorrência é frequente na aspergilose intracavitária ("bola fúngica") e na fibrose cística **(FIGURA 74.7)**.

Não havendo controle imediato da hemoptise, a fonte de sangramento deverá ser procurada em artéria sistêmica não brônquica ou na artéria pulmonar. Em aproximadamente 5% dos casos, a hemoptise origina-se na artéria pulmonar, sobretudo em lesões devidas à tuberculose **(FIGURAS 74.8 e 74.9)**. Nessas situações, a origem do sangramento costuma ser um aneurisma de Rassmussen, que é um pseudoaneurisma de ramo periférico da artéria pulmonar erodido em processo de inflamação crônica, como visto em uma cavidade tuberculosa. Tal situação, assim como os raros casos de hemoptise originada de ruptura de malformação arteriovenosa (ou fístula arteriovenosa) pulmonar, também pode ser tratada por embolização, porém com técnica diferente da anteriormente relatada.

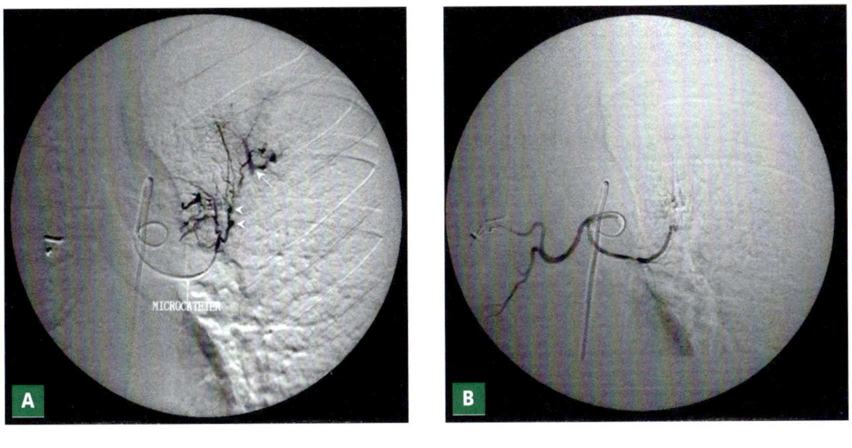

FIGURA 74.5 → Mulher, 20 anos, hemoptise recorrente. A arteriografia demonstra área hiperêmica com vasos de calibre irregular e pseudoaneurismas (setas). Há *shunt* broncopulmonar com ramo da artéria pulmonar (seta). Diagnóstico: bronquiectasias. (A) pré-embolização. (B) pós-embolização com micropartículas de PVA introduzidas por microcateter.

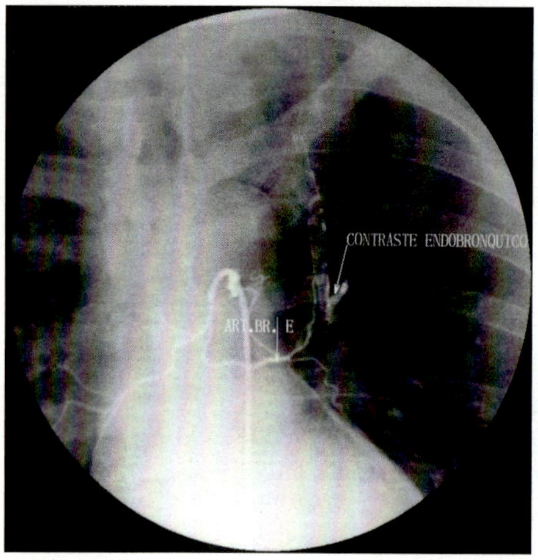

FIGURA 74.6 → Tronco arterial comum para artérias brônquicas direita e esquerda. Hemoptise originada da artéria brônquica esquerda. Bronquiectasias opacificadas por extravasamento endobrônquico do contraste.

Complicações

Dor torácica é frequente após a emboloterapia. Dor torácica, odinofagia e disfagia costumam ser transitórias e de resolução espontânea. Complicações decorrentes de refluxo de partículas embolizantes para a aorta podem ser evitadas com cuidados técnicos apropriados, incluindo uso de microcateter. Complicações devidas à embolização de ramos arteriais mediastinais de pequeno calibre, que devem ser preservados, podem ser evitadas com o uso de material embolizante apropriado.

> **ATENÇÃO**
>
> A complicação mais temida decorre da embolização acidental de artéria importante na irrigação da medula espinal, em especial da artéria de Adamkiewicz.[11]

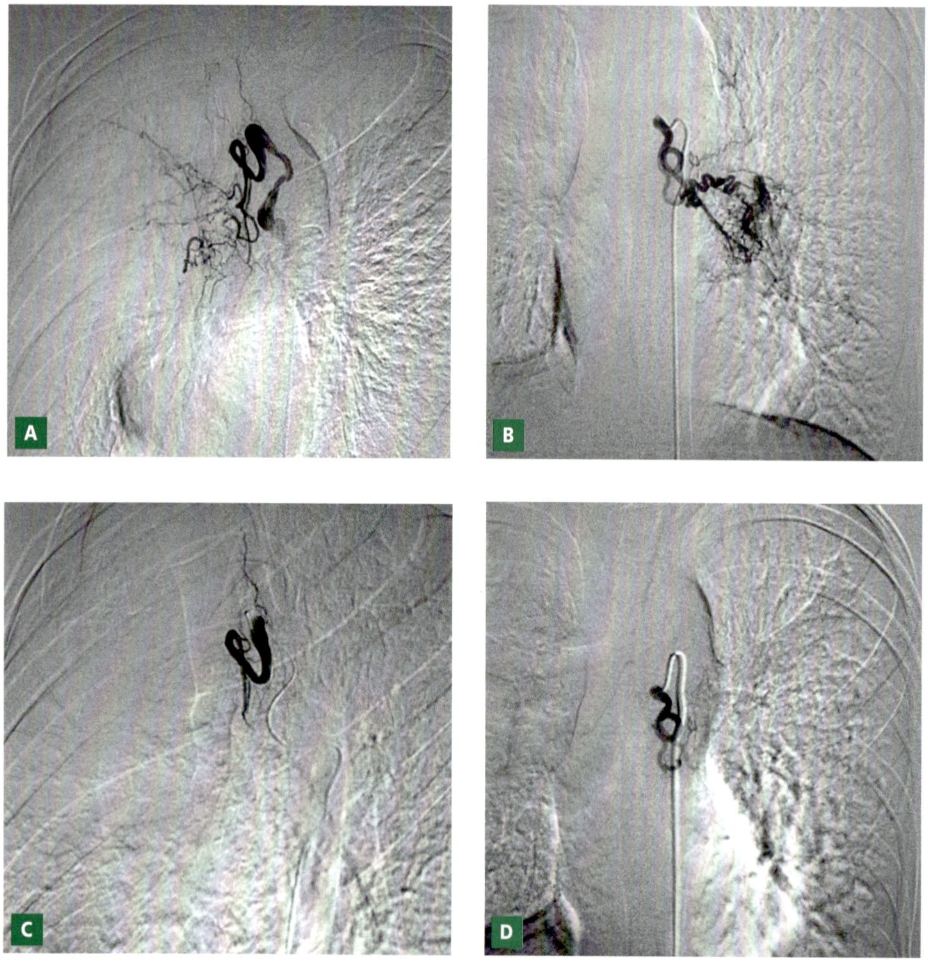

FIGURA 74.7 → Fibrose cística. Episódios de hemoptise recorrente. Tratamento por embolização em um dos episódios. (A e B) pré-embolização. (C e D) pós-embolização com microesferas de PVA. (A e B) identificam-se áreas hipervasculares bilaterais.

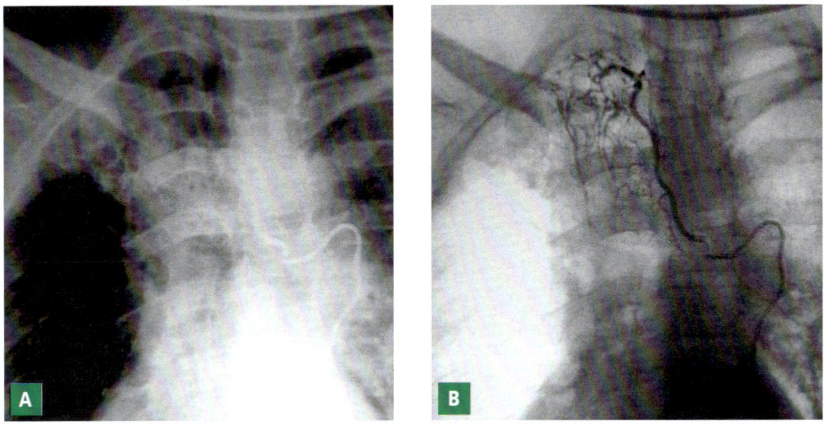

FIGURA 74.8 → Sequela de tuberculose com bronquiectasias no lobo superior direito. Hemoptise maciça tratada com embolização com microesferas de PVA. Uma lobectomia eletiva foi realizada após cessação da hemoptise por embolização. (A) imagem sem subtração digital. (B) imagem com subtração digital, demonstrando hipervascularização na lesão.

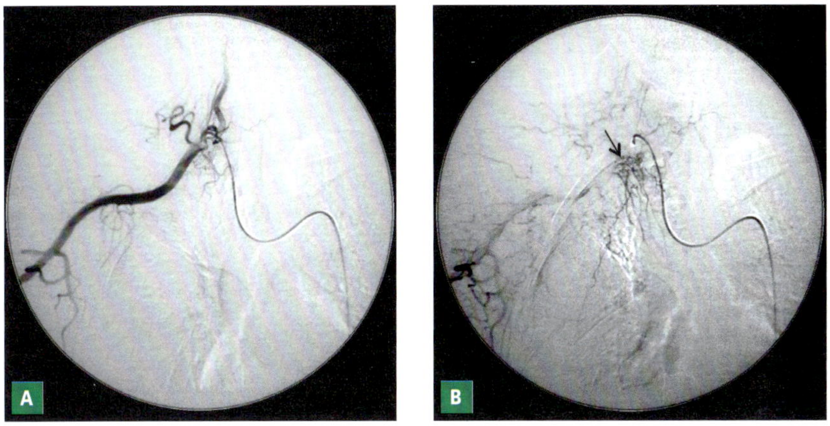

FIGURA 74.9 → Artéria sistêmica, ramo da subclávia direita (A), participando na irrigação de lesão hipervascular no terço superior do pulmão direito (B).

A prevalência de isquemia da medula espinal após embolização está relatada na literatura, variando de 1,4 a 6,5%.[2] Contudo, com os materiais de cateterismo e embolização atualmente disponíveis e os procedimentos executados com técnica correta, é provável que as complicações neurológicas estejam hoje bem abaixo dos percentuais relatados.

Tratamento cirúrgico

O tratamento cirúrgico pode ser empregado em duas situações muito distintas. A primeira é a do paciente com controle adequado do sangramento por broncoscopia ou embolização, ou até mesmo espontaneamente, porém com episódios recorrentes ou um episódio de grande risco. Neste caso, as funções vitais do paciente estão estabilizadas, pode-se fazer uma avaliação pré-operatória e otimizar condições associadas ao tratamento clínico. Na segunda situação, encontra-se um cenário muito mais dramático e com risco muito maior. O procedimento é realizado em caráter emergencial, quando as outras medidas menos invasivas falharam e o paciente já possui comprometimento da via aérea. A avaliação de comorbidades e a otimização clínica também ficam prejudicadas.

Frente a esses dois cenários, fica clara a ideia de que, sempre que possível, o paciente deve ser submetido a medidas menos invasivas de controle do sangramento para então ser estudada a necessidade de tratamento cirúrgico. Um recente estudo asiático ilustra bem os benefícios dessa sequência. Em análise de 120 pacientes tratados entre 1995 e 2005, os resultados foram muito melhores para aqueles tratados nos últimos cinco anos do estudo (mortalidade 0% *vs*. 15% e morbidade 18% *vs*. 30%), quando instituído um protocolo que, sempre que possível, posterga a cirurgia nas primeiras 48 horas e favorece o uso de embolização.[12]

A presença de anestesista com experiência em cirurgia torácica é fundamental. Sempre que possível, deve-se priorizar o uso de tubo de duplo lúmen, para ventilação monopulmonar e isolamento do lado da hemoptise para proteção do pulmão contralateral. Quanto ao procedimento de escolha, o armamentário cirúrgico conta com técnicas que vão desde a ressecção pulmonar formal (incluindo a pneumonectomia) até técnicas com preservação de parênquima, como a cavernostomia e a ligadura da artéria brônquica ou de colaterais para a parede torácica.

A decisão por uma ou outra técnica depende de parâmetros como quadro clínico do paciente, sua condição respiratória de base, as condições do parênquima pulmonar subjacente e sua capacidade de ocupar toda a cavidade torácica, caso uma ressecção formal seja realizada, e o grau de aderências pleuropulmonares. Achados de tomografia computadorizada e reconstrução em três dimensões ajudam muito no planejamento cirúrgico, devendo este exame ser realizado sempre que a gravidade do paciente permitir.

ATENÇÃO

A hemoptise maciça é uma emergência médica de alta mortalidade. O controle da via aérea e a proteção pulmonar contra inundação, principalmente do pulmão contralateral, devem ser os focos do atendimento inicial. Em casos de insuficiência respiratória aguda, a broncoscopia é útil em remover o sangue da árvore traqueobrônquica e garantir a sua perviedade.

Quando o sangramento é muito volumoso, deve-se associar a fibrobroncoscopia com a broncoscopia rígida. Quando existe controle adequado da via aérea, a emboloterapia é o tratamento inicial de escolha, tanto isoladamente como na forma de ponte para o tratamento cirúrgico. Realizada com técnica correta por profissional habilitado e experiente, e com emprego de materiais de cateterismo e embolização apropriados, o procedimento é eficaz e seguro, com índice baixo e aceitável de complicações.

A cirurgia em caráter de emergência é uma situação de exceção. Para otimização dos resultados cirúrgicos, deve haver controle do sangramento por outros métodos menos invasivos e estabilização clínica do paciente sempre que possível.

Referências

1. Yoon W, Kim JK, Kim YH, Chung TW, Kang HK. Bronchial and nonbronchial systemic artery embolization for life-threatening hemoptysis: a comprehensive review. Radiographics. 2002;22(6):1395-409.

2. Chun JY, Morgan R, Belli AM. Radiological management of hemoptysis: a comprehensive review of diagnostic imaging and bronchial arterial embolization. Cardiovasc Intervent Radiol. 2010;33(2):240-50.

3. Yu-Tang Goh P, Lin M, Teo N, En Shen Wong D. Embolization for hemoptysis: a six-year review. Cardiovasc Intervent Radiol. 2002;25(1):17-25.

4. Wong ML, Szkup P, Hopley MJ. Percutaneous embolotherapy for life-threatening hemoptysis. Chest. 2002;121(1):95-102.

5. Lundgren FL, Costa AM, Figueiredo LC, Borba PC. Hemoptysis in a referral hosppital for pulmonology. J Bras Pneumol. 2010;36(3):320-24.

6. Yeoh CB, Hubaytar RT, Ford JM, Wylie RH. Treatment of massive hemorrhage in pulmonary tuberculosis. J Thorac Cardiovasc Surg. 1967;54(4):503-10.

7. Camargo JJP, Felicetti JC, Cardoso PFG, Moreira ALS, Andrade CF. Bronquiectasias: aspectos diagnósticos e terapêuticos. Estudo de 170 pacientes. J Pneumol. 2003;29(5):258-63.

8. Flume PA, Mogayzel PJ Jr, Robinson KA, Rosenblatt RL, Quitell L, Marshall BC, et al. Cystic fibrosis pulmonary guidelines: pulmonary complications: hemoptysis and pneumothorax. Am J Respir Crit Care Med. 2010;182(3):298-306.

9. Machuca TN, Cardoso PF, Camargo SM, Signori L, Andrade CF, Moreira AL, et al. Surgical treatment of bronchial carcinoid tumors: A single-center experience. Lung Cancer. 2010;70:158-62.

10. Santana-Cabrera L, Arroyo MF, Rodriguez AU, Sanchez-Palacios M. Double-lumen endobronchial tube in the management of massive hemoptysis. J Emerg Trauma Shock. 2010;3(3):305.

11. Tanaka N, Yamakado K, Murashima S, Takeda K, Matsumura K, Nakagawa T, et al. Superselective bronchial artery embolization for hemoptysis with a coaxial microcatheter system. J Vasc Interv Radiol. 1997;8(1 Pt 1):65-70.

12. Shiguemura N, Wan IY, Yu SC, Wong RH, Hsin MK, Thung HK et al. Multidisciplinary management of life-threatening massive hemoptysis: a 10-year experience. Ann Thorac Surg. 2009;87(3):849-53.

Leituras recomendadas

Ariza MG, Aguiran EA, Medrano J, Mainar A, Rengel M. Terapêutica nas hemoptises. In: Carnevale FC. Radiologia intervencionista e cirurgia endovascular. Rio de Janeiro: Revinter; 2006. p. 456-68.

Aidé MA. Hemoptysis. J Bras Pneumol. 2010;36(3):278-80.

Bidwell J, Pachner RW. Hemoptysis: diagnosis and management. Am Fam Physician. 2005;72(7):1253-60.

Sakr L, Dutau H. Massive hemoptysis: an update on the role of bronchoscopy in diagnosis and management. Respiration. 2010;80(1):38-58.

Pneumopatias Relacionadas à AIDS

75

Paulo Renato Petersen Behar
Marília Maria dos Santos Severo

Introdução

A síndrome da imunodeficiência adquirida (AIDS)* corresponde à fase avançada da infecção pelo vírus da imunodeficiência humana (HIV). O diagnóstico laboratorial dessa infecção é baseado na detecção de anticorpos contra o HIV ou na detecção de antígenos. O teste-padrão é um exame enzimático de imunoabsorbância (EIA), seguido de um teste *western-blot* confirmatório, caso o primeiro seja positivo. O EIA é também conhecido como *enzyme-linked immunosorbent assay* (ELISA).

De acordo com o Ministério da Saúde do Brasil,[1,2] as amostras reagentes ao EIA devem ser submetidas a um segundo imunoensaio com princípio metodológico diferente ou antígeno distinto do primeiro imunoensaio utilizado. É importante, ainda, conhecer os fatores de risco e os dados epidemiológicos e clínicos do paciente que está sendo investigado, assim como a estimativa do período de janela imunológica, se aplicável no caso específico. É necessária a aprovação do paciente para a realização de tais testes.

No Brasil, o Ministério da Saúde adota dois critérios para a definição de caso de AIDS em pessoas maiores de 13 anos de idade, mais para fins epidemiológicos: o critério do Centers for Disease Control and Prevention (CDC) dos Estados Unidos, modificado, e o critério Rio de Janeiro/Caracas.[1] Em ambos os critérios, são necessários testes sorológicos positivos para o HIV. Atualmente, no país, é suficiente para o diagnóstico a contagem de CD4 igual ou inferior a 350 células/mm^3 ou a presença de uma doença definidora de AIDS. A lista de doenças definidoras pode ser encontrada em Brasil.[1] Feito o diagnóstico de AIDS, fica indicado o tratamento antirretroviral salvo exceções a serem consideradas a seguir, no contexto de síndrome inflamatória de reconstituição imune (IRIS).

Neste capítulo, são apresentadas apenas as doenças definidoras de AIDS que podem comprometer os pulmões. As pneumopatias relacionadas com a AIDS, assim como as demais complicações associadas a essa doença, causam ainda impacto importante na morbidade e na mortalidade, apesar da sua menor incidência na atual era da terapia antirretroviral (TARV). E são, muitas vezes, o evento-sentinela que leva uma pessoa com *status* desconhecido de infecção pelo HIV à procura de atendimento médico.

Contudo, uma parcela significativa dos pacientes portadores de pneumopatias relacionadas com a AIDS se apresenta aos serviços médicos já sabedores do seu diagnóstico de infecção pelo HIV ou do diagnóstico de AIDS. Estes últimos, na vasta maioria das vezes, estão com a doença pelo HIV não controlada por falta de adesão completa ou parcial ao acompanhamento médico e à TARV. Muitos desses pacientes acabam tendo múltiplas hospitalizações, à semelhança do que acontece com pacientes portadores de outras doenças crônicas.

Essa noção epidemiológica tem importância prática, uma vez que influi na ordem das hipóteses e no diagnóstico diferencial tanto das doenças como das causas. Certamente, o cenário clínico de um paciente que não se sabia anti-HIV positivo e que se apresenta pela primeira vez com uma pneumopatia é bastante diverso daquele com hospitalizações repetidas por falta de adesão ao tratamento antirretroviral. Esta última situação acontece mais fre-

*AIDS é a expressão consagrada internacionalmente, sendo usada em lugar de SIDA – que seria a expressão literal em português.

quentemente em pacientes de baixo nível social, cultural e econômico, às vezes em associação também com transtornos psicológicos ou psiquiátricos.

> **ATENÇÃO**
>
> Ao ler textos sobre AIDS, é essencial considerar se o estudo precedeu a disponibilidade de utilização de inibidores da protease e o amplo uso de terapia antirretroviral de tripla combinação. A atual terapia antirretroviral modificou muito o curso natural da infecção pelo HIV. Da mesma forma, é importante considerar se a informação precedeu ou incluiu a era da profilaxia contra a pneumonia por *Pneumocystis jirovecii* (previamente *Pneumocystis carinii*) na rotina do atendimento ou do estudo. Desconsiderar tais itens pode levar a interpretações equivocadas sobre AIDS, podendo resultar em problemas no manejo e no acompanhamento do paciente. Outro filtro de leitura importante é considerar a origem do texto no que se refere às causas, pois a epidemiologia das doenças infecciosas sofre variações de acordo com a geografia e o clima, nos diferentes estados do país e nas diferentes regiões do planeta.

A TARV, apesar de essencial para o tratamento de pacientes com AIDS e para o tratamento de pneumopatias causadas pelo HIV, como a pneumonia intersticial linfocítica, não é abordada aqui por extrapolar o objetivo específico deste capítulo. Texto complementar em Brasil.[1]

> **ATENÇÃO**
>
> Importa, contudo, ressaltar que na presença de doenças como tuberculose, dentre outras, por causa da possibilidade do desenvolvimento da síndrome inflamatória de reconstituição imune, o tratamento da doença oportunista deve ser priorizado, ao passo que o início da terapia antirretroviral deve ser postergado.

Epidemiologia das doenças definidoras de AIDS que comprometem o pulmão

Um estudo demonstrou que a bronquite aguda é a complicação mais frequente, sendo duas vezes mais comum em pacientes com infecção pelo HIV do que em outras pessoas. Em segundo lugar como complicações definidoras de AIDS estão as pneumonias bacterianas e a pneumocistose. Mesmo pacientes em TARV com contagens de CD4 próximas ao normal costumam ter mais pneumonia bacteriana. Outras infecções oportunistas menos frequentes são as infecções por citomegalovírus (CMV), *Aspergillus*, criptococo e vírus herpes simples.

As doenças pulmonares que constam na lista de definidoras de AIDS segundo o critério modificado do CDC são infecção disseminada por CMV, criptococose pulmonar, histoplasmose disseminada, linfoma não de Hodgkin de células B, de células grandes ou pequenas não clivadas ou de células grandes, imunoblástico, sarcoma de Kaposi em pacientes com menos de 60 anos, micobacteriose (não tuberculosa), sepse recorrente por *Salmonella* não tifoide, pneumocistose e pneumonias bacterianas recorrentes (mais de dois episódios em 12 meses).

Segundo o Critério Rio de Janeiro/Caracas, são incluídas tuberculose disseminada/extrapulmonar/pulmonar não cavitária, atribuindo-se 10 pontos a essa categoria e cinco pontos para tuberculose pulmonar cavitária ou não especificada. Esse critério atribui dois pontos à linfonodopatia igual ou superior a 1 cm, igual ou superior a dois sítios extrainguinais, por um período igual ou superior a um mês.[1,3] No contexto deste capítulo, essa condição é útil no atendimento de pacientes com adenopatia hilar e mediastinal. São também atribuídos dois pontos a tosse persistente ou a qualquer pneumonia (exceto tuberculose).

Não somente as doenças definidoras, mas outras que podem ser diagnosticadas frequentemente no contexto de imunodeficiência do HIV são apresentadas na literatura de acordo com os níveis de linfócitos CD4. São esperadas pneumonias bacterianas na faixa de contagem de linfócitos T CD4 de 300 a 400, apesar de poderem acontecer também com contagens mais baixas, como explicado posteriormente. Na faixa entre 200 e 300, esperam-se linfoma de Hodgkin e pneumonite intersticial linfocítica. Entre 100 e 200, pneumocistose, histoplasmose disseminada, tuberculose disseminada e linfomas não de Hodgkin; entre 50 e 100, criptococose; e para contagens menores do que 50, infecções disseminadas por CMV e *Mycobacterium avium*.

Diagnóstico diferencial

O diagnóstico diferencial de uma complicação pulmonar em pacientes com infecção pelo HIV é bastante amplo, incluindo causas infecciosas, neoplásicas e cardiovasculares, como pode ser observado no **QUADRO 75.1**.

> **ATENÇÃO**
>
> Quanto mais baixo o nível de CD4, maior é a chance de haver doenças concomitantes, subsequentes e disseminadas. Nesta última situação, o quadro clínico-evolutivo-laboratorial e sua investigação colaboram para o estabelecimento das hipóteses e sua ordem neste trabalho árduo de diagnóstico diferencial.

Dentre outras pistas diagnósticas abordadas adiante neste capítulo, o estágio da infecção pelo HIV avaliado pelos

QUADRO 75.1 → Causas de doença pulmonar associadas ao HIV por ordem de frequência

Bacterianas
- Sem causa identificada, mas responsiva à antibioticoterapia
- *Streptococcus pneumoniae*
- *Haemophilus influenzae*
- *Pseudomonas aeruginosa*
- *Staphylococcus aureus*
- Enterobactérias
- *Nocardia* spp.
- *Rhodococcus equi*
- *Legionella* spp.

Micobacterianas
- *Mycobacterium tuberculosis*
- *Mycobacterium kansasii*
- Complexo *Mycobacterium avium*

Fúngicas
- *Pneumocystis jirovecii*
- *Histoplasma capsulatum*
- *Cryptococcus neoformans*
- *Aspergillus* spp.

Virais
- Citomegalovírus
- Vírus herpes simples
- Influenza
- Adenovírus
- Vírus parainfluenza
- Vírus sincicial respiratório

Parasitárias
- *Toxoplasma gondii*
- *Strongyloides stercoralis*

Não infecciosas
- Sarcoma de Kaposi
- Linfoma não de Hodgkin
- Câncer de pulmão
- Hipertensão pulmonar primária
- Insuficiência cardíaca congestiva
- Pneumonite linfocítica (ou linfoide)
- Enfisema
- Hipersensibilidade ao abacavir

dados epidemiológicos e clínicos do paciente, pela contagem de CD4 e/ou pela presença de candidíase podem ajudar bastante. A maioria dos casos de pneumocistose acontece em pacientes com CD4 menor do que 200 células/mm^3.

ATENÇÃO

Na maioria das vezes, como também para outras doenças fora do contexto da infecção pelo HIV, o estabelecimento do tempo de doença costuma ser muito útil no diagnóstico diferencial.

Por exemplo, enquanto as pneumonias bacterianas agudas costumam se apresentar com febre e calafrios, às vezes acompanhadas de dor ventilatório-dependente e tosse produtiva em um curso medido em dias, a pneumocistose se apresenta com febre e dispneia com evolução de várias semanas, com piora em ritmo mais acelerado nos últimos dias. Os achados radiográficos, apesar de não patognomônicos para nenhum diagnóstico infeccioso específico, podem configurar certos padrões que possivelmente auxiliarão na orientação das hipóteses diagnósticas, como pode ser observado no QUADRO 75.2. Esperam-se infiltrados focais na radiografia de tórax nos casos de pneumonia bacteriana e infiltrado intersticial difuso nos de pneumocistose, apesar de haver variações e exceções.

ATENÇÃO

Como no Brasil, e especificamente em Porto Alegre, a tuberculose tem alta prevalência, é fundamental que, no manejo inicial de pacientes com hipótese de tuberculose pulmonar, desde a primeira avaliação no serviço de emergência ou do ambulatório ou consultório, sejam instituídas as medidas de bloqueio além do contato com o serviço de controle de infecção hospitalar.

Condições específicas

Os aspectos clínicos, do diagnóstico etiológico ao tratamento das pneumopatias relacionadas com a AIDS, são apresentados a seguir sob a forma de texto. As medidas profiláticas e os seus critérios de indicação, interrupção e reinício aparecem sob a forma de quadros ao final do capítulo.

Pneumonia bacteriana

A ocorrência de mais de duas pneumonias bacterianas em 12 meses em paciente anti-HIV positivo caracteriza um critério definidor de AIDS. Embora a imunossupressão relacionada com o HIV seja predominantemente por disfunção da imunidade celular, há também alterações na imunidade humoral e, em estágios muito avançados, comprometimento da função de neutrófilos. Assim sendo, infecções bacterianas, em particular respiratórias, com frequência complicam a AIDS. A taxa de pneumonia bacteriana é algo em torno de 100 vezes mais alta do que em controles HIV-negativos. Como bactérias encapsuladas, particularmente *Streptococcus pneumoniae*, são mais virulentas do que os patógenos oportunistas, tais patógenos primários podem causar pneumonia em qualquer estágio da infecção pelo HIV.

Em pacientes HIV-positivos, os fatores de risco para pneumonia são imunodeficiência progressiva, tabagismo e uso de drogas injetáveis. Por esse motivo, vacinas contra pneumococo e também contra hemófilo são recomendadas para tais pacientes. Entretanto, nem história de vacina nem de uso de sulfametoxazol/trimetoprim como profilaxia para

QUADRO 75.2 → Achados radiográficos mais associados a patógenos e condições na infecção pelo HIV

Infiltrado intersticial difuso
- *Pneumocystis jirovecii*
- *Mycobacterium tuberculosis*
- *Histoplasma capsulatum*
- *Criptococcus* spp.
- *Toxoplasma gondii*
- Citomegalovírus
- Influenza
- Pneumonia intersticial linfocítica
- Hipersensibilidade ao abacavir

Consolidação focal
- Pneumonia por *Streptococcus pneumoniae* e por *Haemophilus influenzae*
- *M. tuberculosis*
- *Legionella* spp.
- *Rhodococcus equi*

Adenopatia hilar
- *M. tuberculosis*
- *H. capsulatum*
- Linfoma
- Complexo *Mycobacterium avium*

Cavitações
- Pneumonia por *Pseudomonas aeruginosa*, *Staphylococcus aureus* ou enterobactérias
- *M. tuberculosis*
- *Criptococcus* spp.
- *R. equi*
- *H. capsulatum*
- *Aspergillus* spp.
- *Nocardia* spp.
- Complexo *Mycobacterium avium*
- *P. jirovecii*

Nódulos ou massas
- *M. tuberculosis*
- *Criptococcus* spp.
- *Aspergillus* spp.
- *H. capsulatum*
- *Nocardia* spp.
- Linfoma não de Hodgkin
- Sarcoma de Kaposi
- Outras neoplasias

Radiografia normal
- *P. jirovecii*
- *M. tuberculosis*

pneumocistose são suficientes para a exclusão desses patógenos primários das hipóteses etiológicas. Assim sendo, o tratamento empírico de pneumonia bacteriana deve levar em consideração tais possibilidades.

A maioria dos pacientes responde prontamente ao tratamento, sendo o prognóstico semelhante ao dos pacientes sem HIV. O agente etiológico mais identificado é o *S. pneumoniae*, seguido do *Haemophilus influenzae*. Embora esses germes costumem causar doença aguda e consolidação focal à radiografia de tórax, o hemófilo pode raramente causar doença subaguda e infiltrado intersticial difuso. À medida que a imunodeficiência piora por falta de adesão à TARV ou conforme pneumonias e uso de antibióticos se sucedem, por causa da provável crescente disfunção de neutrófilos e da pressão seletiva dos antibióticos, bactérias mais resistentes como bacilos gram-negativos fermentadores (enterobactérias) e não fermentadores (*Pseudomonas aeruginosa*), assim como estafilococos incluindo os resistentes à oxacilina (MRSA), passam a ser os agentes etiológicos. Pacientes que são hospitalizados para tratamento dessas pneumonias passam a acumular os fatores de risco para infecção hospitalar. Pneumonias por *P. aeruginosa* em pacientes HIV-positivos tendem a recidivar, em vista da sua frequente colonização do trato respiratório.

Outra doença que pode ocorrer, apesar do uso de sulfametoxazol/trimetoprim profilático, é a nocardiose, que costuma ser subaguda ou crônica, limitada ao pulmão. Como pode cavitar, passa eventualmente a ser um diagnóstico diferencial com tuberculose. A rodococose, no cenário dessa imunodeficiência, pode ser localizada no pulmão ou disseminada. No pulmão, cursa como pneumonia crônica, com possibilidade de cavitações e derrame pleural.

O quadro clínico e o diagnóstico etiológico são semelhantes aos abordados no Capítulo "Pneumonias", motivo pelo qual não são descritos aqui.

A antibioticoterapia é baseada nos seus pilares clássicos. Além disso, os conceitos recém-descritos, as diretrizes de tratamento de pneumonia adquirida na comunidade e as recomendações locais de serviços de controle de infecção hospitalar servem como fontes para a escolha do melhor tratamento antibiótico específico para o paciente com AIDS que está sendo acompanhado. Segundo a Wilkowske[4] da Clínica Mayo, no seu Simpósio de 1991 sobre agentes antimicrobianos, a antibioticoterapia deve ser sob medida (originalmente em inglês, *tailored*), ou seja, desenhada, criada ou adaptada a uma necessidade particular, à semelhança das atitudes pensadas, planejadas, medidas e minuciosas do ofício do alfaiate ao fazer um traje para um cavalheiro ou um vestido para uma senhora. Escolher a antibioticoterapia desse modo é transitar pela melhor atitude médica.

> **ATENÇÃO**
>
> Entretanto, para ser mais congruente com o enfoque desta obra, a dica mais direta e prática é: consulte as diretrizes de pneumologia, infectologia, AIDS e principalmente as diretrizes locais como as de controle de infecção.

Atualmente, a resistência bacteriana aos antibióticos está muito dinâmica e leva a mudanças frequentes dessas diretrizes. Para obter a visão mais ampla do que a do cenário específico deste capítulo, consulte o Capítulo "Pneumonias".

Tuberculose

Como a doença é aprofundada no Capítulo "Micobacterioses", são apresentados aqui apenas aspectos relacionados com a AIDS. Há, nos últimos anos, um recrudescimento de tuberculose no Estado do Rio Grande do Sul segundo a Secretaria Estadual de Saúde, sobretudo na Grande Porto Alegre, por questões de administração de saúde pública.[5] Paralelamente, a infecção pelo HIV, em qualquer lugar, aumenta de forma notável o risco de desenvolvimento de tuberculose, tanto como progressão da doença primária como na sua reativação, sendo esta última provavelmente mais frequente no Brasil, devido à alta prevalência de tuberculose-infecção no país.

No contexto de AIDS, a apresentação clínica da tuberculose depende do grau de imunossupressão. Pacientes com contagem de CD4 maior do que 400 células/mm^3 apresentam um quadro clínico semelhante ao dos pacientes sem HIV, com doença cavitária no lobo superior e com baixo risco de disseminação extrapulmonar. A presença de sintomas constitucionais é variável, uma vez que, nos estágios mais avançados, os pacientes tendem a ter doença disseminada com sintomas constitucionais proeminentes e manifestações pulmonares menos comuns, como adenopatia mediastinal-hilar, consolidações nos lobos inferiores e infiltrados intersticiais difusos, assim como derrame plural, como pode ser observado nas **FIGURAS 75.1** e **75.2**.

A pesquisa de bacilos álcool-ácido resistentes (BAAR) nestes casos é mais frequentemente negativa, e métodos diagnósticos secundários podem ser necessários, como pesquisa, cultivo e teste de sensibilidade aos tuberculostáticos, assim como estudo anatomopatológico de espécimes clínicos obtidos por biópsia dos locais comprometidos: pulmão, linfonodo, medula óssea, fígado, etc. Mesmo em casos de pesquisa e cultivo para BAAR negativos em secreções respiratórias como escarro e lavado broncoalveolar, esses exames podem ser positivos, inclusive na presença de alterações parenquimatosas sutis. Nesta era de crescente resistência aos tuberculostáticos, é recomendado tentar ao máximo isolar o *M. tuberculosis* e proceder ao teste de sensibilidade aos tuberculostáticos. O Ministério da Saúde preconiza solicitação de cultura, identificação da espécie e teste de sensibilidade em todos os casos de retratamento.[6]

O esquema básico atual de tratamento da tuberculose no Brasil, segundo a Nota técnica sobre as mudanças no tratamento da tuberculose no Brasil para adultos e adolescentes,[6] versão 2, de 22 de outubro de 2009, do Programa Nacional de Controle da Tuberculose, é RHZE (R, rifampicina; H, isoniazida; Z, pirazinamida e E, etambutol), como apresentado no **QUADRO 75.3**.

O Ministério da Saúde[6] reafirma que permanecem as recomendações de supervisionar o tratamento e de oferecer a testagem anti-HIV para todos os pacientes com tuberculose. Os outros esquemas de tratamento da tuberculose estão apresentados no Capítulo "Micobacterioses".

Micobacterioses atípicas

Quando acontece, é geralmente uma doença disseminada com sintomas constitucionais. Dentre as micobactérias não tuberculosas, o complexo *M. avium* e o *Mycobacterium kansasii* são os mais associados à doença pulmonar na AIDS, na sua fase avançada. Cursam de modo subagudo ou crônico com tosse, alterações à radiografia de tórax incluindo infiltrados, cavitações e nódulos. O isolamento e a identificação da micobactéria a partir do escarro ou do lavado broncoalveolar são fundamentais para diferenciar a doença de tuberculose, que é muito mais frequente e pode ter quadro clínico superponível. Outra consequência essencial do diagnóstico etiológico é permitir o tratamento apropriado.

O tratamento de escolha é claritromicina mais etambutol. A azitromicina pode ser uma alternativa à claritromicina. Outra possibilidade é claritromicina mais etambutol mais

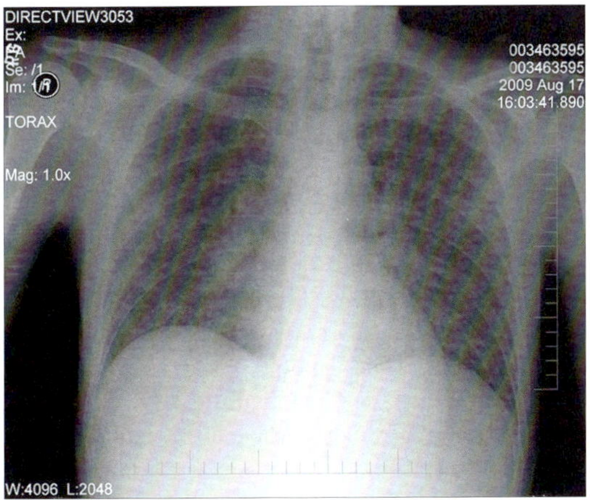

FIGURA 75.1 → Radiografia de tórax mostrando infiltrados difusos em paciente com AIDS avançada e tuberculose de disseminação hemática (projeção frontal).

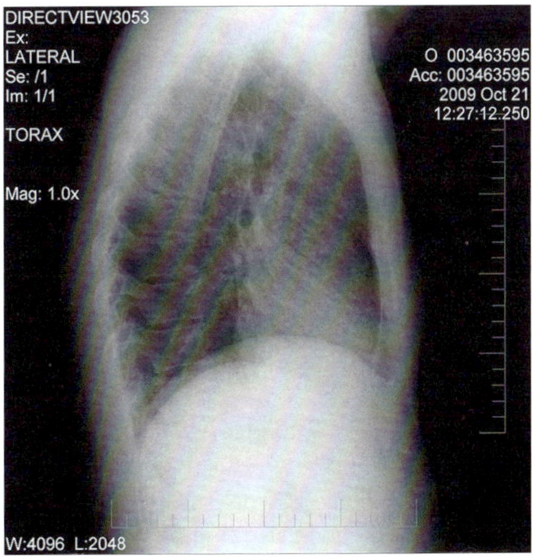

FIGURA 75.2 → Radiografia de tórax do paciente da Fig. 75.1.

QUADRO 75.3 → Esquema básico de tratamento de tuberculose no Brasil

REGIME	FÁRMACOS	FAIXA DE PESO	UNIDADES/DOSE	MESES
2RHZE Fase intensiva	RHZE 150/75/400/275 mg (comprimido em dose fixa combinada)	20 a 35 kg	2 comprimidos	2
		36 a 50 kg	3 comprimidos	
		> 50 kg	4 comprimidos	
4RH Fase de manutenção	RH 300/200 mg ou 150/100 mg (cápsula ou comprimido)	20 a 35 kg	1 comprimido ou cápsula 300/200 mg	4
		36 a 50 kg	1 comp. ou cáps. de 300/200 mg + 1 comp. ou cáps. de 150/100 mg	
		> 50 kg	2 comp. ou cáps. 300/200 mg	

rifabutina. Ciprofloxacina ou ofloxacina podem substituir a rifabutina na ausência desta rifocina. As doses para adultos são estas: claritromicina 500 mg 2x/dia via oral (VO); etambutol 15 mg/kg/dia; azitromicina 500 mg/dia VO; ofloxacina 400 mg de 12/12 horas e ciprofloxacina 750 mg de 12/12 horas. A duração do tratamento é indefinida na ausência de reconstituição imunológica, podendo este ser interrompido após um ano com contagem de CD4 maior do que 100 células/mm^3 por mais de três meses.

Pneumocistose

A pneumonia por *P. jiroveci* (previamente *carinii*) ou pneumocistose é outra doença definidora de AIDS. Na pneumocistose, costuma ocorrer hipoxemia e dispneia mais marcadas do que os achados radiográficos, dentro de um contexto de imunodeficiência grave. É importante também saber que se trata de uma doença infecciosa que pode evoluir rapidamente após a chegada do paciente ao atendimento médico e que tem elevado risco de óbito. É fatal se não for tratada.

O quadro clínico consiste em tosse improdutiva, febre e dispneia evoluindo há mais de duas ou quatro semanas. Em outros contextos de imunodeficiência que não a AIDS, o tempo de doença é menor, podendo ser de 5 a 14 dias. A radiografia de tórax mostra infiltrado intersticial bilateral difuso, porém, no início da doença, o exame pode ser normal. Neste caso, as alterações podem ser demonstradas na tomografia de tórax. Há hipoxemia ou dessaturação de oxigênio ao exercício, elevação de lactato desidrogenase (LDH) e contagem de CD4 menor do que 250/mm^3 (AIDS).

Dependendo da condição pulmonar prévia, de aspectos psicológicos como o grau de aceitação da doença pelo HIV, entre outros, como a percepção do paciente em relação ao seu estado de saúde, de doenças psiquiátricas, do nível social e cultural, além de outras possibilidades, o paciente pode apresentar-se ao médico em diversos tempos e graus de doença.

> **ATENÇÃO**
>
> Em vista disso, o profissional pode, em um momento, estar diante de um paciente com dispneia, hipoxemia leve e radiografia de tórax normal; em outro momento, diante de um paciente com dispneia, hipoxemia moderada e infiltrado intersticial difuso bilateral e, em outro, ainda, diante de alguém em franca insuficiência ventilatória e com um padrão misto de infiltrado intersticial e múltiplos focos confluentes de consolidação. Apesar de quadros clínicos de intensidade tão diversa, todos são compatíveis com pneumocistose.

Constituem-se fatores de mau prognóstico hipoxemia, comprometimento bilateral extenso, infecções pulmonares concomitantes, pneumocistose recorrente, níveis elevados de LDH e gradiente alvéolo-arterial (A-a) maior do que 30 mmHg. O uso de corticoides, quando a pressão parcial de oxigênio (PO_2) é menor do que 70 mmHg ou quando o gradiente A-a é maior do que 35 mmHg, diminui o risco de falência respiratória e de óbito. Neste caso, deve-se ficar atento à possibilidade de infecção concomitante como tuberculose e infecção por CMV.

Idade avançada, tratamento de segunda escolha para a pneumocistose, contagem de CD4 menor do que 50 células/mm^3, presença concomitante de CMV e longo tempo decorrido até o início do tratamento são outros fatores de mau prognóstico.

Como não é prático o cultivo de *P. jirovecii* em laboratórios clínicos, o diagnóstico definitivo é dado pela visualização de cistos nas secreções respiratórias, como escarro induzido ou lavado broncoalveolar, cuja sensibilidade é de 95 a 100%. Há novas técnicas em investigação, como a reação em cadeia da polimerase (PCR) da saliva ou do escarro, os níveis de S-adenosilmetionina e de β-glucano no sangue.

O tratamento de escolha consiste em sulfametoxazol/trimetoprim (cotrimoxazol), 75 a 100 mg de sulfametoxazol/15 a 20 mg de trimetoprim/kg/dia por via intravenosa (IV) administrados de 6/6 horas ou de 8/8 horas, podendo a via ser modificada para VO após melhora clínica. O tempo de tratamento é de 21 dias.

A alternativa, de acordo com a disponibilidade em nosso meio, é primaquina 15 a 30 mg (base) VO por dia mais clindamicina 600 a 900 mg IV a cada 6 ou 8 horas ou clindamicina 300 a 450 mg VO a cada 6 ou 8 horas. Com a falta de disponibilidade atual de pentamidina injetável e por inalação através de Respigard II, que seria a primeira alternativa à sulfa, o arsenal terapêutico para tratamento de pneumocistose grave está comprometido. Alternativas não comercializadas no Brasil não são aqui apresentadas.

A prednisona para pacientes com PO_2 < 70 mmHg pode ser utilizada do seguinte modo: 40 mg de 12/12 horas nos primeiros cinco dias, depois 40 mg 1x/dia por mais cinco dias e 20 mg/dia por mais 11 dias, ou seja, até completar 21 dias.

Histoplasmose, criptococose e aspergilose

Outros fungos além de *P. jirovecii* podem causar pneumonia em pacientes com AIDS. Os mais comuns são *Histoplasma capsulatum*, um fungo endêmico, *Cryptococcus neoformans* e, mais raramente, *Aspergillus fumigatus*. Eles causam doença em geral quando a contagem de CD4 é menor do que 100 células/mm^3. Em caso de neutropenia associada ao HIV, há mais risco de comprometimento pulmonar por *Aspergillus* spp. Os três fungos são inalados e chegam ao pulmão, onde podem causar os sintomas iniciais. É comum, entretanto, que se disseminem nos pacientes com AIDS.

A histoplasmose pulmonar costuma estar limitada a áreas geográficas endêmicas. Na AIDS, a histoplasmose é frequentemente uma doença disseminada cursando com febre, adenopatias, diarreia e lesões de mucosas e pele acompanhando o processo pulmonar caracterizado por tosse e dispneia e infiltrado intersticial difuso ou reticulonodular, como nas **FIGURAS 75.3** e **75.4**. A presença de adenopatia hilar ou mediastinal, no diagnóstico diferencial entre histoplasmose e pneumocistose, favorece a primeira hipótese. A detecção do antígeno de polissacarídeo do histoplasma na urina tem sensibilidade de 93% e, no sangue, de 89%. Hemoculturas que utilizam lisecentrifugação e lavado broncoalveolar são geralmente positivas para histoplasmose nos pacientes com AIDS.

> **ATENÇÃO**
>
> O exame micológico de lesões de pele, obtida por biópsia, mostra frequentemente crescimento do histoplasma, o que facilita o manejo diagnóstico etiológico, como no caso demonstrado nas FIGURAS 75.5 e 75.6.

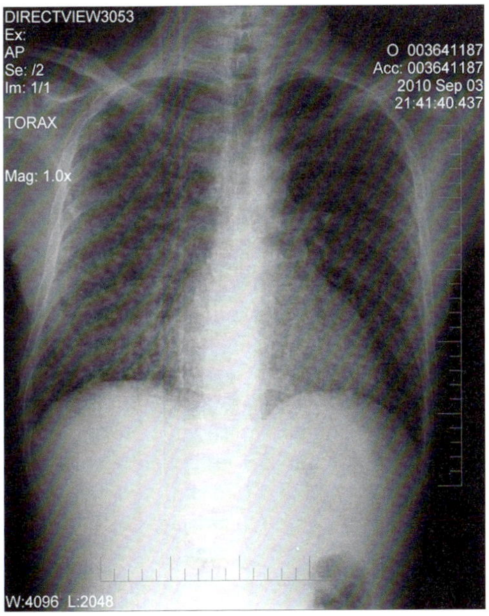

FIGURA 75.3 → Radiografia de tórax mostrando infiltrados difusos em paciente com AIDS avançada e histoplasmose disseminada.

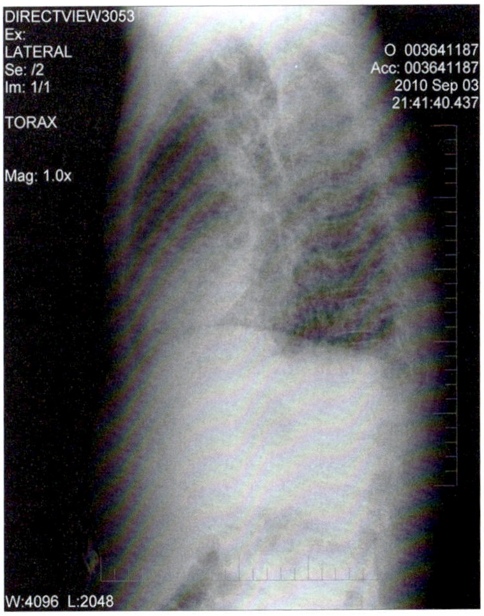

FIGURA 75.4 → Radiografia de tórax (perfil) do paciente da Fig. 75.3.

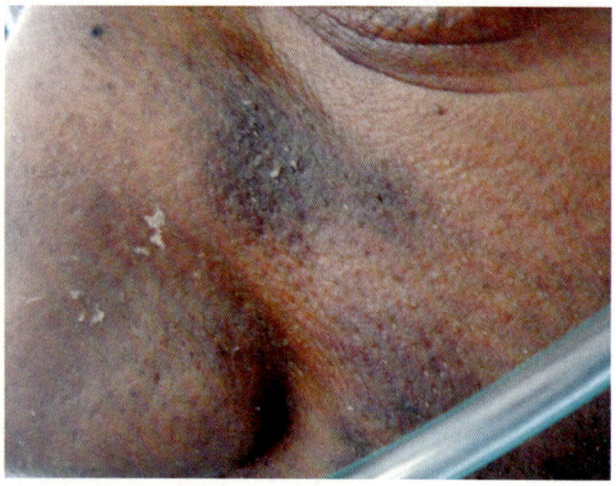

FIGURA 75.5 → Lesões de pele da face do paciente das Figuras 75.3 e 75.4, com AIDS avançada e histoplasmose disseminada.

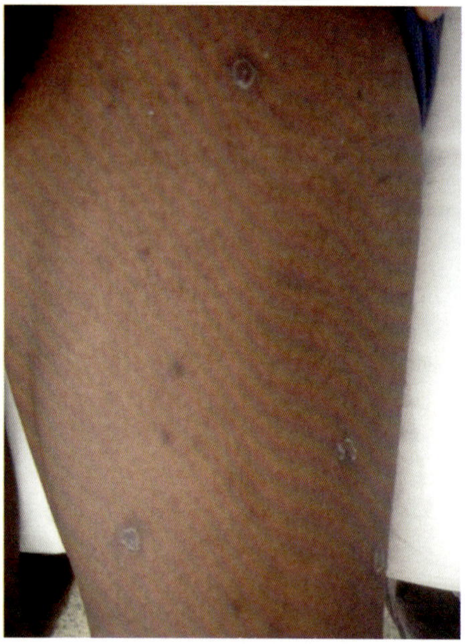

FIGURA 75.6 → Lesões de pele da coxa do paciente das Figuras 75.3 e 75.4, com AIDS avançada e histoplasmose disseminada.

Na prática clínica, hemoculturas positivas para *H. capsulatum* têm, às vezes, sido o método diagnóstico mais precoce.

A pneumonia criptocócica pode cursar com febre, tosse, dispneia, dor torácica e hemoptise. São comuns a disseminação e o envolvimento do sistema nervoso central, e o quadro clínico pode ser assintomático ou até incluir síndrome de hipertensão intracraniana com diminuição do nível de consciência. Pode haver lesões papulares de pele que mimetizam molusco contagioso. Como na histoplasmose, destas lesões, pode-se isolar o criptococo. As alterações radiológicas podem também ser como as descritas para histoplasmose. A cultura do lavado broncoalveolar geralmente é positiva, assim como o antígeno criptocócico sérico. Mesmo em pacientes sem sinais e sintomas neurológicos, é indicada a punção lombar para pesquisa do antígeno e para exame micológico.

A aspergilose pulmonar em pacientes com AIDS ocorre quase exclusivamente quando a contagem de CD4 é menor do que 50 células/mm^3. Fatores de risco associados são uso prévio de corticoide e neutropenia. As espécies envolvidas são em geral *A. fumigatus* ou *Aspergillus flavus*, e, apesar da predileção pelo envolvimento da parede de vasos sanguíneos e pelo fato de se disseminar, é mais comum o comprometimento respiratório.

Estão descritos dois tipos de doença respiratória por *Aspergillus*: traqueíte pseudomembranosa invasiva e pneumonite invasiva. A primeira é reconhecida por febre, tosse, dispneia, chiado e pseudomembrana exsudativa e aderente à parede traqueal. A pneumonite invasiva pode se apresentar com febre, tosse, dor pleural e hemoptise. As alterações radiográficas em ambas as formas podem ser semelhantes, mostrando infiltrados difusos, cavitações e lesões focais de infarto pulmonar. O diagnóstico definitivo exige a identificação do fungo a partir de espécime clínico apropriado, determinado pelo tipo de síndrome clínica em questão.

Já na hipótese de micose pulmonar, que não a pneumocistose, em paciente grave com AIDS avançada, institui-se anfotericina B como tratamento empírico inicial. À medida que o curso clínico e o diagnóstico vão apontando para um diagnóstico específico, o tratamento é otimizado. A dose inicial de anfotericina B deoxicolato é de 0,25 mg/kg/dia e, em seguida, elevada para 0,5 a 1 mg/kg/dia. A dose máxima é de 50 mg/dia. É administrada diariamente, de preferência pela manhã para facilitar o acompanhamento e o manejo de efeitos adversos. Pode ser também administrada em dias alternados, de acordo com a gravidade e os efeitos adversos. O medicamento deve ser dissolvido em soro glicosado a 5% (10 mg por 100 mL) e infundido gota a gota em, no mínimo, três horas, ou em bomba de infusão. Não deve ser diluído em soro fisiológico, pois sofre precipitação.

Para a histoplasmose, a fase de indução da remissão é de 12 semanas, seguindo-se a fase da manutenção com itraconazol 200 mg/dia.

O tratamento de escolha para a criptococose é a associação de anfotericina B deoxicolato com flucitosina. Se esta não estiver disponível, administra-se apenas a anfotericina. Na forma pulmonar da criptococose, pode-se usar o fluconazol, que também é o medicamento empregado para a fase de tratamento supressivo (profilaxia secundária). O fluconazol é usado na dose de 400 mg/dia IV ou VO. A flucitosina é utilizada na dose de 150 mg/kg/dia, fracionada de 6/6 horas, VO.

A duração do tratamento é longa, no mínimo de seis semanas. Além do critério tempo de uso, outra forma de estabelecer o final do tratamento é a utilização dos critérios clínicos associados à dose cumulativa de anfotericina B, que idealmente deve atingir 1 a 2,5 g dependendo dos fatores de risco e de gravidade do paciente. Este conceito é mais aplicável à meningite criptocócica do que ao comprometimento pulmonar exclusivo da doença.

Recomenda-se manter a medicação por mais um mês após o *C. neoformans* não ser mais cultivado em materiais clínicos, em três culturas sucessivas. A dose do fluconazol no tratamento supressivo é de 200 mg/dia até que, como resposta ao tratamento antirretroviral, a contagem de linfócitos T CD4 seja maior do que 200 células/mm^3 e permaneça assim por três meses.

Em relação à aspergilose, até há pouco tempo, a anfotericina B era reconhecida como o antifúngico de escolha para a forma invasiva, e, dependendo de considerações que incluem condições financeiras do paciente, instituição, região ou país onde o paciente está sendo atendido, pode ser ainda utilizada como uma alternativa. Devido ao seu espectro mais amplo, a anfotericina B pode ser mais recomendada quando o diagnóstico etiológico não estiver estabelecido para um caso específico; ou seja, quando houver possibilidade de que o patógeno seja outro fungo.

A dose inicial de anfotericina B deoxicolato para aspergilose é de 1 a 1,5 mg/kg/dia. As doses máximas devem ser administradas logo no primeiro dia de tratamento, e a duração não deve ser guiada pela dose cumulativa, mas por critérios clínicos. As preparações lipídicas de anfotericina B têm eficácia comparável à do deoxicolato, porém com menor toxicidade. O antifúngico de escolha é o voriconazol na dose de 6 mg/kg duas vezes no primeiro dia e 4 mg/kg 2x/dia nos dias subsequentes. É iniciado por via IV e, tão logo a avaliação clínica permita, é passado para VO. O itraconazol pode ser utilizado na terapia sequencial.

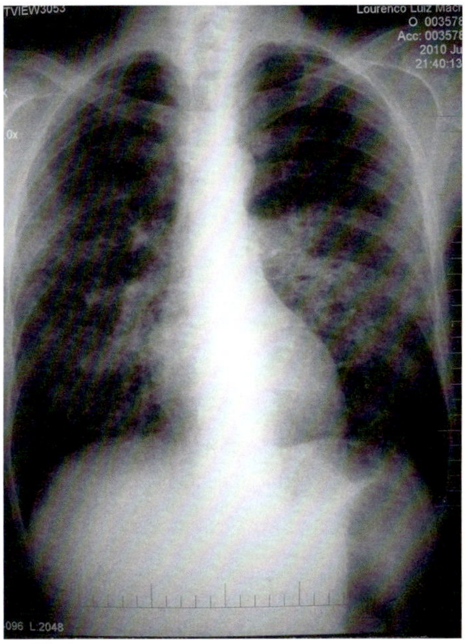

FIGURA 75.7 → Radiografia de tórax com infiltrados difusos em paciente com AIDS avançada e pneumonia por CMV (projeção frontal).

Pneumonia viral

Pacientes com AIDS têm risco aumentado para pneumonite viral, mas essas condições são pouco diagnosticadas. A suspeita clínica acontece em pacientes com contagem de CD4 menor do que 50 células/mm^3, infiltrado intersticial e falta de alternativa diagnóstica. Nesses casos, é provável que CMV seja o patógeno. O diagnóstico é confirmado pela histopatologia mostrando inclusões intracelulares típicas de CMV. A imunoistoquímica é igualmente útil. O ganciclovir está indicado para casos confirmados ou suspeitos. As **FIGURAS 75.7** a **75.10** mostram um caso de pneumonia por CMV, que exemplifica o texto descrito.

De acordo com a sazonalidade de influenza ou, como recentemente, em períodos de pandemia, a gripe é uma possibilidade nos casos com dado epidemiológico e quadro clínico compatíveis. No entanto, a pneumonia por influenza em pacientes com AIDS é incomum.

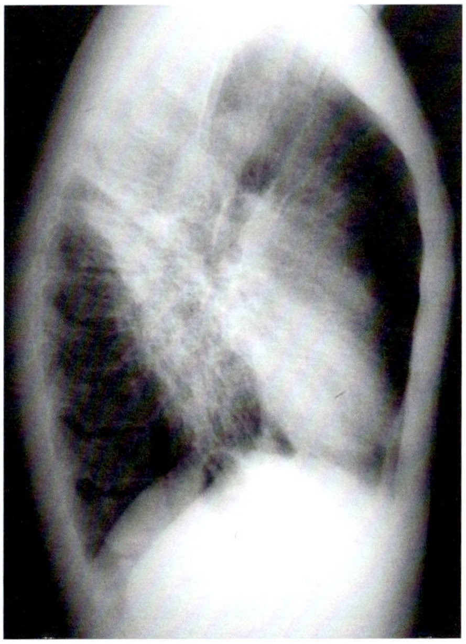

FIGURA 75.8 → Radiografia de tórax (projeção de perfil), paciente da Fig. 75.7.

Pneumonia parasitária

É menos comum, mas pode ocorrer disseminação de *Strongyloides stercoralis* e de outras doenças parasitárias para o pulmão, como toxoplasmose, criptosporidiose e microsporidiose. Ainda se pode observar a síndrome de hiperinfecção por estrongiloides particularmente se também estiverem presentes os seus fatores clássicos de risco, como uso prévio de corticoides, síndrome de consumo importante e coinfecção pelo vírus linfotrópico de células T humano tipo 1 (HTLV-I). Na estrongiloidíase, além dos fatores de risco recém-citados, há pneumonite, sepse por gram-negativos e eventualmente meningite. A identificação de larvas de estrongiloides no lavado broncoalveolar é diagnóstica, ao passo que a presença de eosinofilia é variável.

A toxoplasmose pulmonar é uma forma grave e rara de pneumonia, também em pacientes com marcada depressão da função imune. No Brasil, é apropriado pensar em doença de Chagas disseminada, com diversos sítios comprometidos, em casos de AIDS avançada, em pacientes com encefalite sem etiologia definida e associada a doença disseminada.

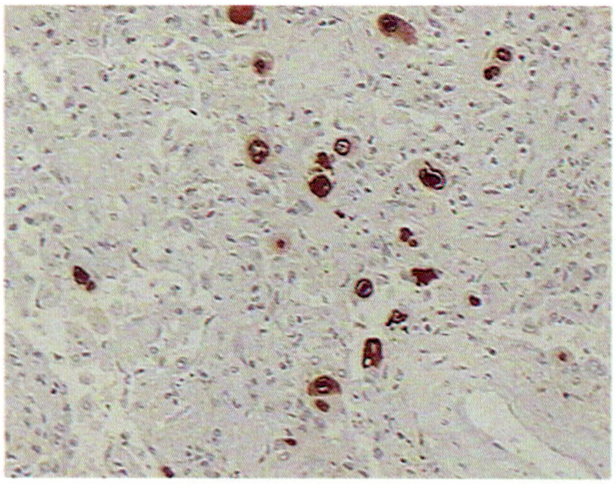

FIGURA 75.9 → Exame anatomopatológico de tecido pulmonar do paciente das Figuras 75.7 e 75.8, coloração de hematoxicilina-eosina, aumento de 200 vezes, mostrando inclusões intracelulares compatíveis com CMV.

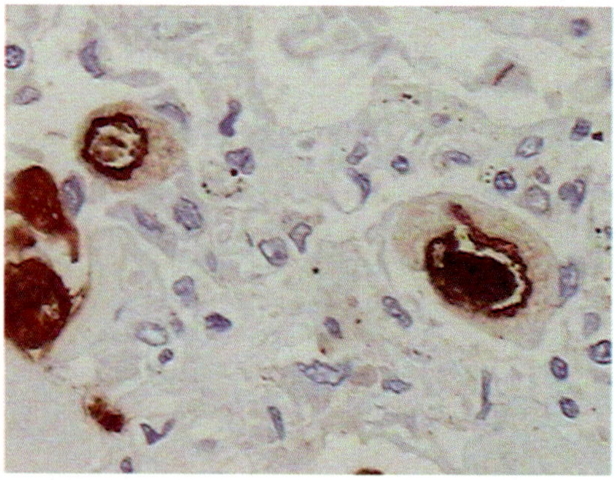

FIGURA 75.10 → Exame de imunoistoquímica de tecido pulmonar do paciente das Figuras 75.7 a 75.9 positivo para CMV, aumento de 400 vezes.

Neoplasias

Sarcoma de Kaposi (SK) em pacientes com menos de 60 anos de idade e linfoma não de Hodgkin são duas neoplasias definidoras de AIDS. E, apesar de não se constituir doença definidora, há maior ocorrência de linfoma de Hodgkin e de outras neoplasias em pacientes HIV-positivos. Neste capítulo, é abordada apenas a neoplasia mais frequente na AIDS, o SK.

O SK é uma neoplasia maligna multifocal resultante da proliferação do endotélio vascular. Pacientes com AIDS têm 100.000 vezes mais SK do que a população em geral. O SK é 20 vezes mais comum em homens homossexuais com AIDS do que em homens heterossexuais hemofílicos com AIDS, e a proporção entre sexo masculino e feminino é de 20:1. Sua incidência, na AIDS, começou a diminuir em 1990 com a introdução da TARV combinada.

Por ser doença multifocal, a maioria dos casos apresenta lesões de pele, mucosas e outros sítios como o pulmão. Biópsias pulmonares mostraram que 47 a 75% dos pacientes com SK cutâneo tinham a doença também no pulmão. Todavia, até 16% dos pacientes com SK têm comprometimento pulmonar exclusivo. A doença pode ser assintomática mesmo com alterações extensas vistas à radiografia de tórax: infiltrados nodulares com ou sem derrame pleural. A tomografia computadorizada mostra uma distribuição peribroncovascular dos infiltrados. O diagnóstico é feito geralmente pela visualização de placas vinhosas na broncoscopia e, como as lesões são muito típicas e com risco de sangramento, a biópsia pode ser não realizada. O tratamento quimioterápico é indicado em doença pulmonar sintomática, enquanto o tratamento antirretroviral é fundamental sempre.

Medidas profiláticas e os seus critérios de indicação, interrupção e reinício

Os QUADROS 75.4, 75.5 e 75.6 contêm as principais orientações sobre profilaxia de infecções em pacientes com AIDS.

QUADRO 75.4 → Recomendações para a prevenção da exposição a patógenos oportunistas

MICRORGANISMO	RECOMENDAÇÃO
Histoplasma capsulatum	Em áreas endêmicas, evitar situações de risco, como entrar em cavernas, limpar galinheiros. Evitar exposição a fezes de pássaros silvestres.
Pneumocystis jirovecii	Evitar contato direto com pessoas com pneumonia por *P. jirovecii* (evitar internação em quarto conjunto).
Citomegalovírus	Evitar transfusão de sangue de doador IgG positivo para CMV, caso o receptor seja soronegativo.
Criptococcus spp.	Evitar situações de risco, como entrar em cavernas, limpar galinheiros. Evitar exposição a fezes de pássaros.
Toxoplasma gondii	Evitar carne vermelha mal passada e contato com gatos que se alimentam na rua. Evitar limpar caixas de areia de gatos. Lavar as mãos após jardinagem e antes das refeições.

Fonte: Adaptado de Brasil.[2]

QUADRO 75.5 → Indicações de profilaxia primária de infecções oportunistas para pacientes imunossuprimidos

PROFILAXIA DE INFECÇÃO POR	PRIMEIRA ESCOLHA	ALTERNATIVAS E OBSERVAÇÕES
Mycobacterium tuberculosis (pacientes com derivado proteico purificado – PPD ≥ 5 mm ou história de contato com bacilífero ou radiografia com cicatriz pulmonar)	Isoniazida (5 a 10 mg/kg/dia) máximo de 300 mg/dia VO + piridoxina 50 mg/dia VO por seis meses	
Histoplasma capsulatum	Não indicada	
Pneumocystis jirovecii (CD4 < 200)	Sulfametoxazol/trimetoprim 800/160 mg VO 1x/dia	SMZ-TMP 800/160 em dias alternados ou 3x/semana. Dapsona 100 mg/dia VO. Pentamidina por aerossol 300 mg mensalmente (Nebulizador Respigard II).
Citomegalovírus (CD4 < 50)	Não é recomendada	
Complexo *Mycobacterium avium* (CD4 < 50)	Azitromicina: 1.200 mg VO por semana OU Claritromicina: 500 mg 2x/dia	Evitar associação de claritromicina com efavirenz e com atazanavir.
Criptococcus sp.	Não indicada	
Toxoplasma gondii (CD4 < 100)	Sulfametoxazol/trimetoprim 800/160 mg 1x/dia VO	Dapsona 100 mg/dia VO + pirimetamina 50 mg + ácido folínico.

Fonte: Adaptado de Brasil.[2]

QUADRO 75.6 → Critérios para interrupção e reinício da profilaxia de infecções oportunistas como complicações pulmonares na AIDS

PROFILAXIA PARA	CONTAGEM DE CD4 MAIOR DO QUE (CÉLULAS/MM³)	TEMPO DE ELEVAÇÃO DE CD4	CRITÉRIO DE REINÍCIO: CD4 MENOR DO QUE (CÉLULAS/MM³)	OBSERVAÇÃO
Tuberculose				Interromper ao final de seis meses
Histoplasmose	Não é recomendada a interrupção			
Pneumonite por CMV (secundária)				Só existe recomendação de profilaxia secundária para casos de retinite por CMV
Pneumocistose (primária e secundária)	200	Três meses	100-200	
Criptococose (secundária)	100-250	Seis meses após o fim do tratamento na ausência de sintomas	100-150	
Micobacteriose atípica (primária)	100	Três meses		CD4 < 50-100
Micobacteriose atípica (primária e secundária)	100	Seis meses (mínimo de um ano de tratamento na ausência de sintomas)	100	
Toxoplasmose primária	200	Três meses	100-200	
Toxoplasmose secundária	200	Seis meses após o fim do tratamento na ausência de sintomas	< 200	

Fonte: Adaptado de Brasil.[2]

Referências

1. Brasil. Ministério da Saúde. Secretaria de Vigilância em Saúde. Programa Nacional de DST e AIDS. Critérios de definição de casos de AIDS em adultos e crianças. Brasília: Ministério da Saúde; 2004. Série Manuais, n. 60.

2. Brasil. Ministério da Saúde. Secretaria de Vigilância em Saúde. Programa Nacional de DST e AIDS. Recomendações para terapia anti-retroviral em adultos infectados pelo HIV 2008. 7. ed. Brasília: Ministério da Saúde; 2008. Série Manuais, n. 2.

3. Tavares W, Marinho LAC. Rotinas de diagnóstico e tratamento das doenças infecciosas e parasitárias. 2. ed. São Paulo: Atheneu; 2007.

4. Wilkowske CJ. General principles of antimicrobial therapy. Mayo Clin Proc. 1991;66(9):931-41.

5. Calixto M, Moresco MA, Struks MG, Ricaldi V, Zancan P, Ouriques MM, et al. Uma analise histórica da situação da tuberculose em Porto Alegre. Boletim Epidemiologico. 2010;XII(42):3-5.

6. Brasil. Ministério da Saúde. Secretaria de Vigilância em Saúde. Programa Nacional de Controle da Tuberculose. Nota técnica sobre as mudanças no tratamento da tuberculose no Brasil para adultos e adolescentes: versão 2. Brasília: Ministério da Saúde; 2009.

Leituras recomendadas

Afessa B, Green B. Clinical course, prognostic factors, and outcome prediction for HIV patients in the ICU. The PIP (Pulmonary complications, ICU support, and prognostic factors in hospitalized patients with HIV) study. Chest. 2000;118(1):138-45.

Bartlett JG, Auwaerter PG, Pham PA. Johns Hopkins ABX guide: diagnosis and treatment of infectious diseases. 2nd ed. Sudbury: Jones & Bartlett; 2010.

Behar PRP. A escolha do antibiótico: critérios e avanços. In: Brandão ABM. Medicina interna atual. Rio de Janeiro: Revinter; 1998. p. 225-33, cap. 28.

Cruciani M, Marcati P, Malena M, Bosco O, Serpelloni G, Mengoli C. Meta-analysis of diagnostic procedures for Pneumocystis carinii pneumonia in HIV-1-infected patients. Eur Respir J. 2002;20(4):982-9.

Gagnon S, Boota AM, Fischl MA, Baier H, Kirksey OW, La Voie L. Corticosteroids as adjunctive therapy for severe Pneumocystis carinii pneumonia in the acquired immunodeficiency syndrome. A double-blind, placebo-controlled trial. N Engl J Med. 1990;323(21):1444-50.

Haddow LJ, Easterbrook PJ, Mosam A, Khanyile NG, Parboosing R, Moodley P, et al. Defining immune reconstitution inflammatory syndrome: evaluation of expert opinion versus 2 case definitions in a South African cohort. Clin Infect Dis. 2009;49(9):1424-32.

Masur H. Management of opportunistic infections associated with human immunodeficiency virus infection. In: Mandell GL, Bennett JE, Dolin R. editors. Mandell, Douglas, and Bennett's principles and practice of infectious diseases. 7th ed. Philadelphia: Churchill Livingstone/Elsevier; 2010. cap. 129, v. 1.

Moore RD, Chaisson RE. Natural history of opportunistic disease in an HIV-infected urban clinical cohort. Ann Intern Med. 1996;124(7):633-42.

Mylonakis E, Flanigan T, Rich JD, Barlam TF. Pulmonary aspergillosis and invasive disease in AIDS: review of 342 cases. Chest. 1998;114(1):251-62.

Perlman DC, el-Sadr WM, Nelson ET, Matts JP, Telzak EE, Salomon N, et al. Variation of chest radiographic patterns in pulmonary tuberculosis by degree of human immunodeficiency virus-related immunosuppression. The Terry Beirn Community Programs for Clinical Research on AIDS (CPCRA). The AIDS Clinical Trials Group (ACTG). Clin Infect Dis. 1997;25(2):242-6.

Sax PE. Pulmonary manifestations of human immunodeficiency virus infection. In: Mandell GL, Bennett JE, Dolin R. editors. Mandell, Douglas, and Bennett's principles and practice of infectious diseases. 7th ed. Philadelphia: Churchill Livingstone/Elsevier; 2010. cap. 122, v. 1.

Sogaard OS, Lohse N, Gerstoft J, Kronborg G, Ostergaard L, Pedersen C, et al. Hospitalization for pneumonia among individuals with and without HIV infection, 1995-2007: a danish population-based, nationwide cohort study. Clin Infect Dis. 2008;47(10):1345-53.

Wolff AJ, O'Donnell AE. Pulmonary manifestations of HIV infection in the era of highly active antiretroviral therapy. Chest. 2001;120(6):1888-93.

Conduta nas Pneumopatias Crônicas da Infância

76

Neste capítulo, são abordadas algumas doenças respiratórias crônicas da infância com ênfase no manejo específico em pediatria. Os aspectos epidemiológicos e fisiopatológicos gerais são abordados nos capítulos específicos.

Pela sua importância em pneumopediatria, serão discutidas: fibrose cística, bronquiolite obliterante, tuberculose e bronquiectasias.

76.1 Fibrose Cística

Helena Teresinha Mocelin
Gilberto Bueno Fischer

Introdução

Embora a fibrose cística (FC) seja uma doença complexa e com evolução desfavorável a longo prazo, avanços significativos no diagnóstico e tratamento ocorreram nas últimas décadas. A seguir, é apresentada uma síntese sobre os aspectos de diagnóstico e manejo de crianças com FC com base nos consensos utilizados atualmente.

Quadro clínico

Em torno de 90 a 95% dos pacientes com FC podem ser diagnosticados a partir das manifestações clínicas clássicas da doença.[1] Em crianças, as manifestações mais frequentes são fezes fétidas, déficit de crescimento e infecções respiratórias de repetição. Íleo meconial ao nascimento ocorre em 10 a 15% dos casos. Os sinais clínicos que levam à suspeição são listados no QUADRO 76.1.1. As manifestações variam de acordo com a idade de aparecimento da doença, como pode ser visto no QUADRO 76.1.2.

Diagnóstico

A idade ao diagnóstico é variável, podendo ocorrer desde o período pré-natal até a idade adulta. Em 2008, foram publicadas as Guidelines for Diagnosis of Cystic Fibrosis in Newborns through Older Adults: Cystic Fibrosis Foundation Consensus Report,[2] que determinam que o diagnóstico de FC deve ser baseado na presença de uma ou mais manifestações clínicas, história de FC em um irmão ou um teste de triagem neonatal positivo mais evidência laboratorial de anormalidade do gene ou da proteína de condutância transmembrana (*cystic fibrosis transmembrane conductance regulator* – CFTR).

QUADRO 76.1.1 → Achados fenotípicos que sugerem o diagnóstico de fibrose cística

1. Doença sinusopulmonar crônica manifestada por:
   a. Colonização persistente por patógenos típicos de FC, incluindo *S. aureus*, *Haemophilus influenzae* não tipável, *P. aeruginosa* mucoide e não mucoide, *Stenotrophomonas maltophilia* e *Burkholderia cepacea*
   b. Tosse crônica e expectoração
   c. Anormalidades persistentes na radiografia de tórax (p. ex., bronquiectasias, hiperinsuflação)
   d. Obstrução de vias aéreas manifestada por sibilância e aprisionamento aéreo
   e. Pólipos nasais, anormalidades na radiografia e na tomografia de seios paranasais
   f. Baqueteamento digital
2. Anormalidades gastrintestinais e nutricionais, incluindo:
   a. Intestinais: íleo meconial, síndrome de obstrução intestinal distal, prolapso retal
   b. Pancreáticas: insuficiência pancreática, pancreatite aguda recorrente, pancreatite crônica, anormalidades pancreáticas de imagens
   c. Nutricionais: déficit de crescimento (desnutrição proteico-calórica), hipoproteinemia e edema, complicações associadas à deficiência de vitaminas lipossolúveis
3. Síndrome de perda de sal: depleção aguda de sal, alcalose metabólica crônica
4. Anormalidades genitais masculinas resultando em azoospermia obstrutiva

QUADRO 76.1.2 → Quadro clínico de fibrose cística de acordo com a idade e aproximadamente em ordem de frequência

0 A 2 ANOS
Déficit de crescimento
Esteatorreia
Infecções respiratórias de repetição incluindo bronquiolite/bronquite
Íleo meconial
Prolapso retal
Edema/hipoproteinemia
Pneumonia grave/empiema
Síndrome de depleção de sal
Icterícia neonatal prolongada
Deficiência de vitamina K
3 A 16 ANOS
Infecção respiratória recorrente ou "asma"
Baqueteamento digital e bronquiectasias "idiopáticas"
Esteatorreia
Pólipo nasal e sinusite
Obstrução intestinal crônica, intussuscepção
Hiponatremia com calor
Diagnóstico de fibrose cística em familiar

Fonte: Adaptado de Hodson e colaboradores.[1]

Teste de triagem neonatal

Em locais onde o teste de triagem neonatal (TTN) está disponível, a maioria dos casos de FC é diagnosticada a partir da triagem neonatal, embora alguns casos atípicos possam não ser diagnosticados. Alguns Estados no Brasil já implementaram o programa de triagem.

Diferentemente dos indivíduos diagnosticados porque apresentam sintomas clínicos sugestivos de FC, os lactentes identificados por TTN positivo, embora possam ter baixo peso, em geral não apresentam manifestações clínicas características da doença.

Os protocolos de triagem têm como objetivo a identificação de lactentes com FC, que apresentam altos níveis sanguíneos de tripsina imunorreativa (TIR), na primeira semana de vida, de acordo com os pontos de corte determinados pelo laboratório que realiza o teste. Se um valor anormal de TIR é identificado, a maioria dos programas realiza teste de DNA para identificar a mutação genética conhecida de CFTR (estratégia TIR/DNA). Outros programas repetem a TIR em duas semanas (estratégia TIR/TIR). Ambas as estratégias têm boa sensibilidade (90 a 95%), porém baixa especificidade.

As crianças identificadas pelo teste de triagem devem ter seu diagnóstico confirmado por um teste diagnóstico direto, como a dosagem de eletrólitos no suor. O diagnóstico de FC a partir do TTN demonstra benefícios no estado nutricional, tem um potencial para a melhora dos desfechos pulmonares e parece ter menor custo em relação ao diagnóstico convencional.

Dosagem de eletrólitos no suor

O padrão-ouro para confirmar o diagnóstico de FC é a dosagem de eletrólitos no suor, independentemente do teste de triagem, embora tanto testes falso-positivos quanto falso-negativos possam ocorrer. Para crianças assintomáticas identificadas por teste de triagem, pode ser realizado após duas semanas de vida e com peso > 2 kg, mas, se o recém-nascido for sintomático, pode-se realizá-lo após 48 horas de vida.

Os níveis encontrados podem variar de acordo com a idade da criança no momento em que o exame é realizado e devem ser muito valorizados na interpretação dos resultados, sendo que algumas vezes determinam a repetição do teste para um diagnóstico acurado. O diagnóstico de FC é baseado na dosagem de cloro no suor, com no mínimo 75 mg de suor obtidos pelo método de Gibson e Cooke ou no mínimo 15 μL pelo método Macroduct.

Valores de referência de cloro no suor para o diagnóstico de fibrose cística em crianças

Em crianças menores de seis meses com valores de cloro no suor ≤ 29 mmol/L, o diagnóstico de FC é improvável. Naquelas com valores entre 30 e 59 mmol/L, há probabilidade intermediária. Por fim, nas que apresentam valores ≥ 60 mmol/L, esse resultado é indicativo de FC.

As crianças que apresentam resultados intermediários precisam repetir o exame e devem ser encaminhadas a um centro com experiência em FC pediátrica, onde serão submetidas a uma avaliação clínica detalhada, análise de mutações e repetição da dosagem de eletrólitos a cada 6 a 12 meses até o esclarecimento do diagnóstico.

Em crianças maiores de seis meses com cloro ≤ 39 mmol/L, o diagnóstico é improvável. Naquelas com valores entre 40 e 59 mmol/L, é pouco provável. Por fim, nas que apresentam valores ≥ 60 mmol/L, tal resultado é indicativo de FC.

Um teste com cloro ≥ 60 mmol/L faz o diagnóstico, mas um segundo teste confirmatório é necessário para comprovar a doença.

Análise de mutação genética

Para indivíduos com valores de cloro intermediários, a análise do DNA pode auxiliar a estabelecer o diagnóstico. Não se faz o diagnóstico pela presença de duas mutações em CFTR; é necessário que essas duas mutações causem perda funcional suficiente para resultar em um fenótipo de FC.

Avaliação de insuficiência pancreática

Existem vários testes disponíveis, mas com limitações no uso. A dosagem de elastase fecal tem sido indicada para diagnosticar e monitorar a insuficiência pancreática. Valores < 100 μg/g após 2 a 3 anos de idade são indicativos de insuficiência pancreática.

Diferença de potencial nasal

Tal exame pode ser benéfico em pacientes com dosagem de eletrólitos inconclusiva, mas o teste exige cooperação do paciente pediátrico e é difícil de ser realizado sem sedação em crianças menores.

Nos casos atípicos, é necessário complementar a investigação. Se permanecem dúvidas quanto ao diagnóstico, o paciente deve ser mantido em acompanhamento até a confirmação diagnóstica. Apesar da disponibilidade de exames mais sofisticados para se chegar ao diagnóstico de FC, este deve ser clínico. A criança com teste positivo mas sem sintomas deve ser acompanhada cuidadosamente para a detecção imediata deles quando surgirem. Na criança com quadro clínico sugestivo mas exames negativos, deve-se ampliar a investigação, revisar as técnicas de realização de exames, excluir outras doenças e tratar como FC até a definição do caso.

> **ATENÇÃO**
>
> A chave para o diagnóstico de FC é ter um alto nível de suspeição. O erro mais comum é não considerar FC em um paciente que está aparentemente bem, não tem sintomas digestivos e não é de cor branca.

Tratamento

O tratamento adequado melhora a qualidade e a expectativa de vida em pacientes com FC, e o prognóstico e a sobrevida são melhores quando realizado em centros especializados na doença. Portanto, todo paciente com diagnóstico de FC deve ser encaminhado a um centro de referência.

Várias intervenções têm demonstrado benefícios nos desfechos da doença, e diversos consensos internacionais sobre o manejo da FC abordam os diferentes aspectos.[3-5]

As crianças assintomáticas com diagnóstico de FC pré-natal pelo TTN ou investigação de irmão de paciente fibrocístico recebem tratamento diferente daquelas sintomáticas, diagnosticadas a partir da investigação clínica. A maioria dos lactentes diagnosticados pelo TTN está em risco de desenvolver complicações da doença, incluindo alterações hidreletrolíticas, insuficiência pancreática e doença pulmonar. Nessas crianças, o objetivo do tratamento é manter o crescimento normal e retardar o desenvolvimento da doença pulmonar e das complicações nutricionais, devendo ser encaminhadas, imediatamente, a um centro pediátrico de tratamento de FC para iniciarem o tratamento.

Atualmente, para o tratamento da FC, a maioria dos centros segue as orientações do Cystic Fibrosis Foundation Evidence-Based Guidelines for Management of Infants with Cystic Fibrosis publicado em 2009,[3] que se baseia no seguinte:

- Educação continuada do paciente e dos familiares.
- Recomendações nutricionais, com avaliação da função pancreática e reposição de enzimas, orientações dietéticas e reposição de vitaminas (A, D, E e K) e micronutrientes.
- Orientações sobre o manejo da doença respiratória com base na desobstrução das vias aéreas indicado desde os primeiros meses de vida.
- Detecção precoce e controle de infecções pulmonares, incluindo a busca da identificação de colonização bacteriana, especialmente por *Pseudomonas aeruginosa*, para instituição o mais precoce possível da terapia de erradicação.
- Monitoramento da progressão da doença e das complicações.
- Prevenção de infecções virais. Atualmente, não se utiliza terapia profilática para prevenção de infecção por *Staphylococcus aureus*.

O QUADRO 76.1.3 resume as recomendações atuais para o tratamento das manifestações pulmonares.

O diagnóstico de FC deve ser considerado em todos os pacientes com sintomatologia respiratória crônica, indepen-

QUADRO 76.3.1 → Frequência de manifestações da tuberculose

MANIFESTAÇÕES	LACTENTES	CRIANÇAS	ADOLESCENTES
Febre	Comum	Incomum	Comum
Suor noturno	Raro	Raro	Incomum
Tosse	Comum	Comum	Comum
Tosse produtiva	Rara	Rara	Comum
Hemoptise	Nunca	Rara	Rara
Dispneia	Comum	Rara	Rara

Fonte: Adaptado de Cruz e Starke.[6]

diagnóstico, fazendo com que muitas crianças venham a ser diagnosticadas em ambiente hospitalar no momento de apresentações mais graves.

> **ATENÇÃO**
>
> O achado radiológico mais característico na TB primária é a linfadenomegalia, observada em mais de 80% dos casos. Ela costuma ser unilateral, sendo as regiões hilar e paratraqueal as mais afetadas. A consolidação parenquimatosa é um achado associado comum, porém a adenomegalia é mais comumente o único achado radiológico.[5,7].

Em algumas ocasiões, a adenomegalia é pequena e não visível na radiografia simples e, quando a suspeita clínica é alta, a tomografia de tórax pode identificar pequenas adenomegalias (menores de 2 cm). A cavitação é um achado radiológico incomum na criança e característico de TB pós-primária. Em determinadas situações, a TB pode apresentar-se à radiografia de tórax como padrão miliar de pequenos nódulos. Ela pode ocorrer na TB primária ou pós-primária e é mais comum no lactente menor de dois anos ou no paciente imunocomprometido. O pleuris tuberculoso é considerado uma complicação da TB primária, sendo mais comum em adolescentes. Geralmente é unilateral e sem comprometimento parenquimatoso adjacente.[7]

Exames complementares

A natureza paucibacilífera da TB na criança faz com que a tentativa de identificação do bacilo em materiais biológicos tenha baixa rentabilidade. O exame direto de escarro tem apresentado positividade de 10 a 15%, e a cultura desse material pode obter valores um pouco mais elevados.[8] Na criança, a coleta por aspirado gástrico apresenta resultados mais elevados na cultura, porém impõe maior complexidade por exigir hospitalização, além de ser um exame invasivo.

Em pacientes pediátricos com quadros pulmonares de evolução arrastada nos quais existe suspeita de TB, a coleta de material de via aérea e pulmão por broncoscopia tem possibilitado o diagnóstico em vários casos. Deve-se considerar seu uso em pequeno número de casos em razão de seu caráter altamente invasivo e da necessidade de hospital especializado. Em pacientes com doença pleural, a biópsia por pleuroscopia com análise anatomopatológica do material para identificação do granuloma caseoso é o exame de eleição. A determinação da adenosina deaminase (ADA) no líquido pleural pode ser utilizada em derrames pleurais de pacientes com história de contato com TB, pois apresenta alta sensibilidade e especificidade para TB, além de baixo custo.[9]

Mais recentemente, em crianças com apresentação atípica ou extrapulmonar, o uso da biologia molecular com a reação em cadeia da polimerase (PCR) tem permitido aumentar a acurácia do diagnóstico.

Frente às limitações do diagnóstico microbiológico na criança, tem sido proposto – principalmente para comunidades de países em desenvolvimento – o uso de escores clínicos. O Ministério da Saúde preconiza o uso de um sistema que mostrou valores adequados de sensibilidade e especificidade em pacientes ambulatoriais, sobretudo em comunidades com baixa taxa de coinfecção TB-vírus da imunodeficiência humana (HIV).[9]

O teste tuberculínico vem sendo extensivamente utilizado para identificar indivíduos que tenham sido infectados pelo *Mycobacterium tuberculosis* e que apresentem maior risco de estarem doentes ou se beneficiam de tratamento para infecção latente. O teste pode ser interpretado como sugestivo de infecção quando superior a 10 mm em crianças não vacinadas ou vacinadas há mais de dois anos, ou quando superior a 15 mm em crianças vacinadas há menos de dois anos. A tendência atual é considerá-lo positivo quando maior do que 10 mm mesmo em crianças vacinadas com bacilo de Calmette-Guérin (BCG) em qualquer época que refiram ou tenham contato com adulto bacilífero.

As limitações do teste tuberculínico, além da interpretação em pacientes previamente vacinados, relaciona-se com sua complexidade de aplicação e especificidade na leitura. O derivado proteico purificado (PPD) deve ser aplicado por via intradérmica, e a leitura, realizada em 48 a 72 horas com medida transversal da induração.

História de contato

A história de contato com adulto bacilífero ou não deve ser muito valorizada na criança até a idade escolar em função do maior tempo de exposição. Familiares da criança, em especial os pais, seguem como os potenciais contagiantes principais.[5] A investigação das crianças que são contatos de adulto com TB é importante para se detectar novos casos ou identificar aquelas que se beneficiarão da quimioprofilaxia (FIGURA 76.3.1).

Tratamento

O Ministério da Saúde[10] mantém a recomendação dos três fármacos (rifampicina, isoniazida e pirazinamida – RHZ) no tratamento de crianças com menos de 10 anos (TABELA 76.3.1), sendo R, H e Z utilizadas nos primeiros dois meses e R e H nos quatro meses seguintes. A identificação do aumento da resistência primária à isoniazida isolada ou associada à rifampicina – observada no II Inquérito Nacional sobre resistências aos fármacos anti-TB – levou o Ministério da Saúde a introduzir o etambutol na fase intensiva (dois meses) do esquema básico para pacientes com mais de 10 anos.[10]

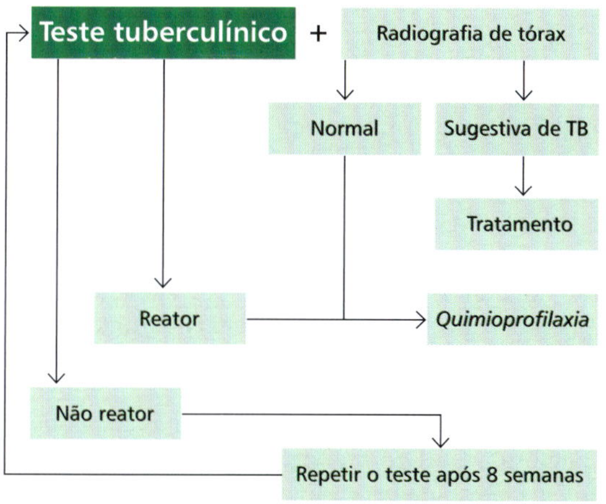

FIGURA 76.3.1 → Investigação de contato de adulto bacilífero com menos de 15 anos.

Vacinação

A OMS[11] recomenda a vacinação com BCG em dose única para todas as crianças ao nascimento. Essa recomendação baseia-se na efetividade elevada da vacina contra formas graves da TB nessa faixa etária (TB miliar e meníngea). O Ministério da Saúde recomenda os seguintes grupos:[12]

- Recém-nascidos com mais de 2 kg
- Recém-nascidos de mães soropositivas ou com síndrome da imunodeficiência adquirida (AIDS)
- Crianças soropositivas ou filhas de mães com AIDS, desde que sejam não reagentes a prova tuberculínica e assintomáticas para a síndrome

São contraindicações relativas:

- Recém-nascidos com menos de 2 kg
- Dermatoses no local da aplicação ou generalizadas
- Uso de imunossupressores

São contraindicações absolutas:

- Crianças sintomáticas para infecção pelo HIV
- Imunodeficiências congênitas

> **ATENÇÃO**
>
> A revacinação está indicada apenas para lactentes vacinados ao nascimento e que não apresentem cicatriz vacinal após seis meses de idade. Não existem recomendações atuais para revacinação de escolares.

TABELA 76.3.1 → Esquema de tratamento da tuberculose na infância

FASES DO TRATAMENTO	FÁRMACOS	PESO			
		< 20 KG MG/KG/DIA	25-35 KG MG/DIA	35-45 KG MG/DIA	> 45 KG MG/DIA
Primeira fase (RHZ) 2 meses	R H Z	10 10 35	300 200 1.000	450 300 1.500	600 400 2.000
Segunda fase (RH) 4 meses	R H	10 10	300 200	450 300	600 400

Profilaxia

Existem duas modalidades de quimioprofilaxia para TB:

- Primária: recomendada para recém-nascidos filhos de mães bacilíferas ou que venham a ter contato direto com bacilíferos. A isoniazida é administrada por três meses e, após, faz-se a prova tuberculínica. Se a criança for reatora, o fármaco é mantido por mais três meses. Se for não reatora, interrompe-se o uso e vacina-se com BCG.
- Secundária: realizada por seis meses com isoniazida em menores de 15 anos que tenham contato com adulto bacilífero, sem sinais de doença e com prova tuberculínica maior do que 10 mm se não vacinados ou maior do que 15 mm se vacinados. Também realizada em crianças HIV-positivas comunicantes de adultos bacilíferos independentemente da prova tuberculínica ou assintomáticos com teste tuberculínico reator (5 mm ou mais).

Referências

1. Cegielski JP, Chin DP, Espinal MA, Frieden TR, Rodriquez Cruz R, Talbot EA, et al. The global tuberculosis situation. Progress and problems in the 20th century, prospects for the 21st century. Infect Dis Clin North Am. 2002;16(1):1-58.

2. Datta M, Swaminathan S. Global aspects of tuberculosis in children. Paediatr Respir Rev. 2001;2(2):91-6.

3. Salazar GE, Schmitz TL, Cama R, Sheen P, Franchi LM, Centeno G, et al. Pulmonary tuberculosis in children in a developing country. Pediatrics. 2001;108(2):448-53.

4. Burroughs M, Beitel A, Kawamura A, Revai K, Ricafort R, Chiu K, et al. Clinical presentation of tuberculosis in culture-positive children. Pediatric Tuberculosis Consortium. Pediatr Infect Dis J. 1999;18(5):440-6.

5. Lima JAB, Icaza EES, Menegotto BG, Fischer GB, Barreto SSM. Características clínicas e epidemiológicas do adulto contagiante da criança com tuberculose. J Bras Pneumol. 2004;30(3):243-52.

6. Cruz AT, Starke JR. Clinical manifestations of tuberculosis in children. Paediatr Respir Rev. 2007;8(2):107-17.

7. Andreu J, Cáceres J, Pallisa E, Martinez-Rodriguez M. Radiological manifestations of pulmonary tuberculosis. Eur J Radiol. 2004;51(2):139-49.

8. Marais BJ, Madhukar P. New approaches and emerging technologies in the diagnosis of childhood tuberculosis. Paediatr Respir Rev. 2007;8(2):124-33.

9. Castelo Filho A, Kritski AL, Barreto AW, Lemos ACM, Netto AR, Guimarães CA, et al. II Consenso Brasileiro de Tuberculose: diretrizes brasileiras para tuberculose 2004. J Bras Pneumol. 2004;30(Supl 1):S2-56.

10. Brasil. Ministério da Saúde. Secretaria de Vigilância em Saúde. Programa Nacional de Controle da Tuberculose. Nota técnica sobre as mudanças no tratamento da tuberculose no Brasil para adultos e adolescentes [Internet]. Brasília: Ministério da Saúde, [2009 capturado em 15 jun. 2011]. Disponível em: http://www.cve.saude.sp.gov.br/htm/tb/mat_tec/tb09_nt_adulto_adol.pdf.

11. World Health Organization. Vaccine position papers: BCG 2004 [Internet]. Geneva: WHO; c2011 [capturado em 11 jul. 2011]. Disponível em: http://www.who.int/ immunization/documents/positionpapers/en/.

12. Brasil. Ministério da Saúde. Secretaria de Vigilância em Saúde. Nota técnica nº 10/DEVEP/SVS/MS: atualização da indicação da vacina BCG-ID. Brasília: Ministério da Saúde; 2010.

76.4 Bronquiectasias

Gilberto Bueno Fischer
Cristiano Feijó Andrade

Introdução

As bronquiectasias em crianças estão relacionadas principalmente com algumas condições clínicas como doenças de base (fibrose cística, imunodeficiências, aspiração de corpo estranho, bronquiolite obliterante e pneumonias).[1-3]

Não se pode estimar sua prevalência real, pois ao longo dos anos os critérios diagnósticos foram mudando. O advento de alguns equipamentos como a tomografia computadorizada modificaram os critérios para o diagnóstico e permitiram a identificação dessa complicação com maior frequência e acurácia.

Nos países em desenvolvimento, ainda são diagnosticados pacientes com sequela de infecções bacterianas e virais em função de retardo de tratamento, o que aumenta a prevalência nessas regiões. Nas regiões com cobertura vacinal adequada, as bronquiectasias secundárias a coqueluche e sarampo diminuíram de forma expressiva.[1]

Por outro lado, a epidemia da síndrome da imunodeficiência adquirida (AIDS) que predominou em países pobres também contribuiu para a identificação de um número maior de casos nesses países.[1]

Diagnóstico

> **ATENÇÃO**
>
> O quadro clínico de bronquiectasias em crianças não difere do apresentado pelo adulto: tosse produtiva, infecções respiratórias de repetição, repercussão no estado geral, escarro purulento (em crianças com mais de quatro anos que já podem escarrar), ausculta com crepitações localizadas nas áreas atingidas e hipocratismo digital são os principais achados.

Em alguns casos, existe a necessidade de fibrobroncoscopia para avaliação das vias aéreas e exclusão de outras causas de bronquiectasias, como presença de corpo estranho ou alterações anatômicas.[1]

Diagnóstico por imagem

Embora a radiografia de tórax seja o exame mais acessível, o diagnóstico por meio dela é muito tardio, uma vez que os achados típicos a partir desse exame somente são percebidos quando a doença se encontra avançada.

A tomografia computadorizada de tórax permite o diagnóstico com grande precisão e precocidade, sendo o método de escolha para o diagnóstico dessa condição, bem como para o acompanhamento das alterações pulmonares.

A cintilografia pulmonar não é solicitada de rotina, mas pode ser importante em pacientes com bronquiectasias difusas para definir a área de ressecção pulmonar.

Tratamento

O manejo das bronquiectasias depende da sua extensão, localização e da doença de base, podendo ser clínico ou cirúrgico. O manejo das bronquiectasias associadas à fibrose cística é abordado em capítulos específicos deste livro.

Inicialmente, bronquiectasias restritas a um lobo ou segmento são tratadas com fisioterapia intensiva e controle de infecções bacterianas até que se julgue irreversível o processo ou que não haja controle adequado da produção de escarro e das infecções pulmonares.[1-5] Em nosso serviço, o tratamento clínico é realizado por 6 a 12 meses, sendo então definido se há necessidade de intervenção cirúrgica. Deve haver cautela quanto à decisão cirúrgica, pois em alguns casos, principalmente naqueles de atelectasia lobar ou segmentar, a imagem pode ser confundida com aquelas de atelectasia persistente das bronquiectasias irreversíveis.

Os antibióticos são utilizados de acordo com o crescimento resultante do exame bacteriológico da secreção (escarro, material obtido na fisioterapia ou na fibrobroncoscopia). Geralmente as bactérias identificadas são as comuns do trato respiratório (*Pneumococcus*, *Haemophilus* e *Bramhanella catharralis*).

A fisioterapia deve ser feita com a intensa participação da família e do paciente. Equipamentos com uso de pressão expiratória positiva podem auxiliar. Quando não ocorre a mudança do quadro clínico durante o período de tratamento, considera-se o quadro como irreversível. Nesses casos, a cirurgia de segmento ou do lobo afetado está indicada.[4-6] Em doença difusa, algumas vezes podem ser ressecadas as áreas mais afetadas para reduzir a exacerbação dos sintomas. Raramente há necessidade de pneumonectomias.

O transplante pulmonar está indicado naqueles pacientes com doença difusa, sem indicação de ressecção pulmonar e com progressão importante dos sintomas.

Referências

1. Marostica PJC, Fischer GB. Non-cystic-fibrosis bronchiectasis: a perspective from South America. Paediatr Respir Rev. 2006;7(4):275-80.

2. Karakoc GB, Yilmaz M, Altintas DU, Kendirli SG. Bronchiectasis: still a problem. Pediatr Pulmonol. 2001;32(2):175-8.

3. Callahan CW, Redding GJ. Bronchiectasis in children: orphan disease or persistent problem? Pediatr Pulmonol. 2002;33(6):492-6.

4. Haciibrahimoglu G, Fazlioglu M, Olcmen A, Gurses A, Bedirhan MA. Surgical management of childhood bronchiectasis due to infectious disease. J Thorac Cardiovasc Surg. 2004;127(5):1361-5.

5. Fischer GB, Mocelin HT, Ranzi L, Wenzel G, Moraes R. Surgery for bronchiectasis in children. Eur Respir J. 2000;16:124s.

6. Melo IA. Tratamento cirúrgico das bronquiectasias que não-fibrose cística em pacientes pediátricos [dissertação]. Porto Alegre: Universidade Federal do Rio Grande do Sul; 2010.

Leituras recomendadas

Ashour M. Hemodynamic alterations in bronchiectasis: a base for a new subclassification of the disease. J Thorac Cardiovasc Surg. 1996;112(2):328-34.

King P. Pathogenesis of bronchiectasis. Paediatr Respir Rev. 2011;12(2):104-10.

Redding GJ. Update on treatment of childhood bronchiectasis unrelated to cystic-fibrosis. Paediatr Respir Rev. 2011;12(2):119-23.

Tratamento Cirúrgico de Afecções Pneumológicas em Pediatria

77

José Carlos Felicetti
Tiago Noguchi Machuca

Introdução

Apesar de unificar conhecimentos e práticas comuns tanto à cirurgia torácica quanto à cirurgia pediátrica, a abordagem do paciente pediátrico com afecção pneumológica cirúrgica é bastante complexa e exige treinamento específico. Por vezes, o paciente requer procedimentos endoscópicos ou mesmo cirúrgicos que não fazem parte do cotidiano do cirurgião pediátrico, assim como o manejo do paciente pediátrico não faz parte do dia a dia do cirurgião torácico.

Dessa forma, a capacitação de profissionais com treinamento focado em afecções torácicas na infância é muito importante para que os melhores resultados sejam alcançados. Pelo fato de contar com cirurgiões experientes nessa área, além de uma equipe de pneumologia pediátrica altamente dedicada e referência regional, desde 2008, o Hospital da Criança Santo Antônio disponibiliza um estágio formal para cirurgiões torácicos com foco em pacientes pediátricos.

> **ATENÇÃO**
>
> Dentre as afecções pneumológicas mais frequentes em crianças e que exigem tratamento intervencionista/cirúrgico, destacam-se corpo estranho, derrame pleural, malformações congênitas e bronquiectasias.

Corpo estranho

O corpo estranho na via aérea pode ser uma situação dramática, com obstrução respiratória aguda e risco de óbito. No outro extremo desse espectro, pode apresentar-se de forma mais insidiosa, tornando-se um foco crônico para infecções de repetição com evolução para bronquiectasias e supuração crônica.

Devido a questões relacionadas com o desenvolvimento e em razão da tendência constante de colocar objetos na boca, crianças entre 1 e 3 anos apresentam o maior risco. Outro ponto essencial é a educação dos pais: a maioria dos corpos estranhos da via aérea são orgânicos e não infrequentemente fornecidos por adultos. Dentre os mais comuns, destacam-se o amendoim e o milho de pipoca. Esses alimentos não devem ser fornecidos para crianças com menos de 4 anos de idade.

> **ATENÇÃO**
>
> Uma vez aspirado, o corpo estranho pode se alojar em qualquer segmento ao longo do trato respiratório. A localização na laringe e na traqueia é incomum e de alto risco, uma vez que facilmente pode ocasionar obstrução completa da via aérea. Os sinais e manifestações são obstrutivos: estridor, cornagem, dispneia, disfonia e sibilância.

O quadro mais encontrado é o do corpo estranho alojado na árvore brônquica; entretanto, ao contrário do que se observa em adultos, em crianças não existe uma predileção clara pelo alojamento do corpo estranho no lado direito. Os sinais e manifestações mais usuais são tosse, dispneia, engasgos e sibilância. Pode haver hemoptise e até mesmo episódios de cianose (FIGURA 77.1).

O elemento mais importante para o diagnóstico é a história clínica. Muitas vezes, o paciente e seu familiar não relatam o quadro, mas, quando perguntados especificamente, conseguem se lembrar do momento em que ocorreu a aspiração. O exame físico fornece dados importantes, sobretudo no caso de sibilância unilateral.

A avaliação radiológica também pode mostrar sinais sugestivos do corpo estranho, entre eles hiperinsuflação, atelectasia, consolidação ou mesmo a identificação do próprio corpo estranho. A detecção de hiperinsuflação é mais fácil com a radiografia em expiração, com aprisionamento de ar no lado do corpo estranho e desvio contralateral do mediastino. Entretanto, o exame radiológico normal não afasta a possibilidade de corpo estranho. Se a história e o quadro clínico forem sugestivos de aspiração de corpo estranho, a investigação deve prosseguir com broncoscopia flexível, independentemente de a radiografia ser normal.

O diagnóstico definitivo é dado pela identificação do corpo estranho no exame endoscópico. Em caso de elevada suspeição nos exames de imagem, realiza-se diretamente a broncoscopia rígida com retirada do corpo estranho. Na ausência de confirmação pré-endoscopia, opta-se pela realização da broncoscopia flexível com inventário do trato respiratório bilateralmente.

Na presença do corpo estranho, realiza-se a broncoscopia rígida no mesmo tempo anestésico. No caso de material orgânico (em especial o amendoim), pode haver importante edema da parede brônquica com impactação do corpo estranho. Nessa situação, todo o cuidado deve ser tomado no sentido de não fragmentar o objeto, o que invariavelmente ocasionaria sua disseminação distal. O uso de um cateter de Fogarty com insuflação do balonete distalmente ao corpo estranho pode auxiliar na desimpactação e remoção completa.

A maioria dos pacientes é encaminhada para a sala de recuperação e recebe alta no dia seguinte ao do procedimento. Nos casos de diagnóstico mais tardio, com sinais clínico-

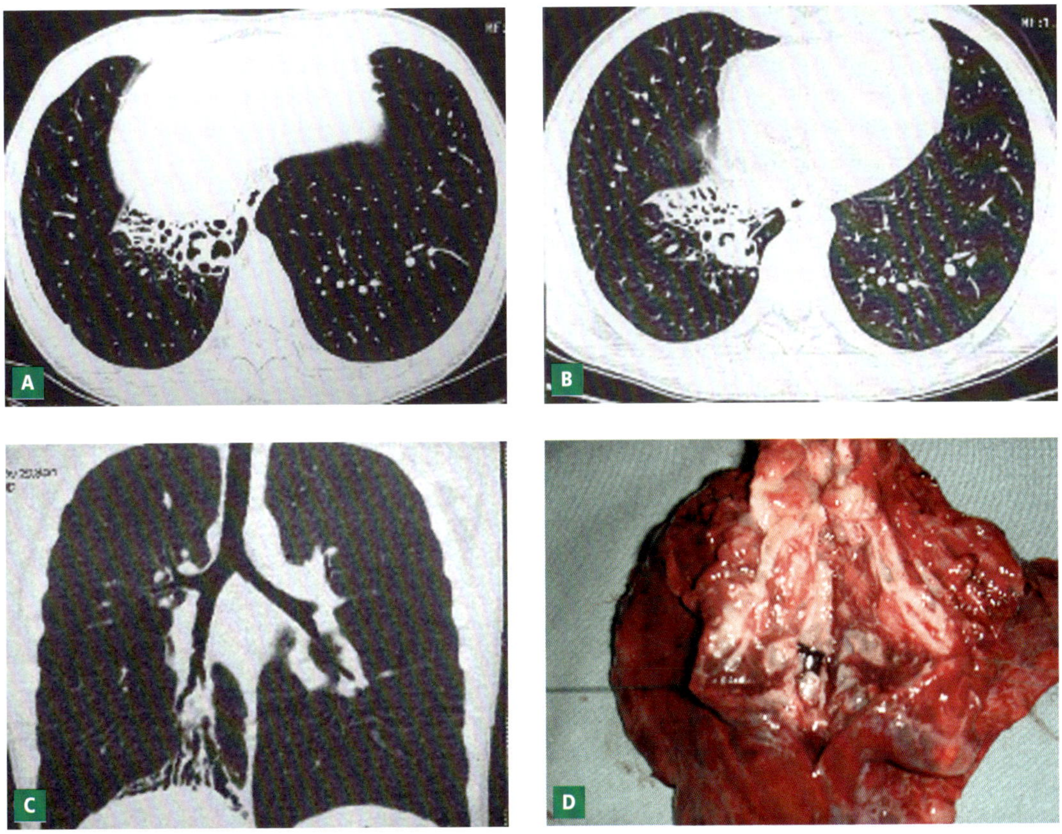

FIGURA 77.1 → Paciente de 12 anos com quadro de hemoptise. Fibrobroncoscopia sem evidência de corpo estranho. Toda a investigação para doenças associadas a bronquiectasias foi negativa. Pela presença de doença localizada e com complicação, foi indicada cirurgia. (A e B) tomografia de tórax com bronquiectasias na pirâmide basal direita, mais concentradas no segmento basal medial. (C) corte coronal mostrando a dilatação dos brônquios até a periferia do parênquima pulmonar. O paciente foi submetido à piramidectomia direita, tendo sido encontrado o corpo estranho no momento da abertura da peça (D). O corpo estranho localizava-se distalmente aos segmentos de alcance do broncoscópio.

-endoscópicos de infecção, o paciente recebe tratamento com antibióticos, tendo alta na sequência, para continuar o curso ambulatorialmente. Em casos crônicos, já complicados com a formação de bronquiectasias, a conduta ideal é não remover o corpo estranho, evitando-se a inundação da via aérea com o conteúdo purulento da pneumonia obstrutiva. Nesse caso, o grau de destruição do parênquima pulmonar deve ser avaliado, procedendo-se à ressecção pulmonar na maioria das vezes.

Em estudo ilustrando as características em nosso meio, Lima e colaboradores[1] avaliaram 44 pacientes pediátricos com corpo estranho na via aérea. A idade média foi de 3,2 anos, e em 77% dos casos o corpo estranho era do tipo orgânico. As alterações radiológicas mais comuns foram consolidação ou colapso e hiperinsuflação, mas em 7% dos casos a radiografia de tórax foi considerada normal. Outro achado importante do estudo foi o risco de perda funcional, analisado pela cintilografia de perfusão pulmonar, significativamente maior em pacientes com mais de sete dias de aspiração.

Derrame pleural

O derrame pleural é uma complicação frequente de infecções respiratórias em crianças. Ao contrário de adultos, quando o derrame pleural complicado costuma estar associado a comorbidades ou hábitos de vida do paciente, em pediatria essa condição ocorre em crianças previamente hígidas. O prognóstico é excelente e o índice de resolução com medidas menos invasivas está diretamente relacionado com a precocidade do diagnóstico e da intervenção.

As fases de evolução do derrame pleural parapneumônico em crianças seguem a mesma sequência que em adultos, descrita no Capítulo "Empiema Pleural". A abordagem diagnóstica também está fundamentada na toracocentese, mas a ultrassonografia torácica tem um papel muito importante na tomada de decisões e é bem mais utilizada em crianças do que em adultos.

> **ATENÇÃO**
>
> A partir do achado de derrame pleural nos exames de imagem, existe indicação de toracocentese caso a lâmina de derrame pleural seja superior a 1 cm na ultrassonografia de tórax.

A toracocentese fornece dados importantes para a definição da conduta terapêutica. Como destacado no caso de adultos, o aspecto do líquido pleural e a sua análise bioquímica são fundamentais para a definição da conduta a ser seguida. No caso de obtenção de pus na toracocentese, o diagnóstico de empiema está firmado e o paciente necessitará de intervenção cirúrgica. Caso contrário, o pH será o principal determinante da sequência terapêutica.

Inicialmente se utilizava como ponto de corte para considerar o derrame como complicado o pH < 7,0. Entretanto, a tendência mais atual, inclusive corroborada por um estudo local realizado por Mocelin e Fischer,[2] é a utilização do ponto de corte como pH < 7,2, aumentando a sensibilidade do exame sem perda importante da especificidade. Outro parâmetro que pode ser utilizado é a glicose, sendo que um nível < 40 mg/dL geralmente indica necessidade de intervenção.[2]

A partir da definição de derrame parapneumônico complicado, o procedimento terapêutico de escolha a seguir será guiado pelos achados da ultrassonografia. No caso de derrame livre, a drenagem pleural fechada continua sendo um procedimento simples e com elevada resolutibilidade. Entretanto, ela será pouco efetiva na presença de múltiplas loculações e septações. Nesses casos, a indicação é de videotoracoscopia (ou, ainda, a drenagem fechada com instilação de fibrinolíticos, uma modalidade pouco difundida no Brasil, porém com boa aceitação em países como a Inglaterra).

Em nosso meio, prefere-se a videotoracoscopia ou a pleuroscopia com uso do mediastinoscópio, um procedimento minimamente invasivo, com a vantagem de ampla visualização da cavidade pleural e liberação de aderências e remoção de conteúdo fibrinoso. No caso de espessamento pleural, ela ainda pode permitir a descorticação do parênquima pulmonar (embora seja tecnicamente muito mais difícil do que a descorticação por toracotomia lateral). A incisão ainda pode ser utilizada para lavagem da cavidade pleural com soro fisiológico aquecido. Ao final do procedimento, um dreno tubular é introduzido por outra incisão mais inferior e posicionado sob visão direita.

Uma situação peculiar é o derrame pleural parapneumônico em pacientes com pneumonia necrosante. Não é incomum que esses pacientes apresentem fístula broncopleural, com difícil manejo caso não seja realizada uma abordagem cirúrgica aberta. Nesses casos, nossa escolha é pela realização de "necrosectomia", com remoção do tecido desvitalizado e sutura das áreas de escape aéreo. Dificilmente esses pacientes necessitam de ressecção formal, como lobectomia, devendo-se sempre balancear o controle da infecção e do escape aéreo com a preservação de parênquima pulmonar (FIGURA 77.2).

Malformações pulmonares congênitas

As malformações pulmonares congênitas acontecem por anomalia durante o desenvolvimento embrionário. A formação do broto pulmonar ocorre a partir da terceira semana pela separação do intestino primitivo anterior. Nas três semanas seguintes, a vasculatura começa a se formar e a se associar aos lobos pulmonares. As artérias pulmonares se originam dos arcos aórticos e as veias pulmonares se originam a partir da parede dorsal do átrio.

Após a conformação vascular primordial, ocorre o desenvolvimento do esqueleto cartilaginoso da árvore traqueobrônquica. Esse período se estende até a 16ª semana de gestação. A partir desse ponto, até a 28ª semana, a estrutura bronquioloalveolar distal, responsável pela troca gasosa, se

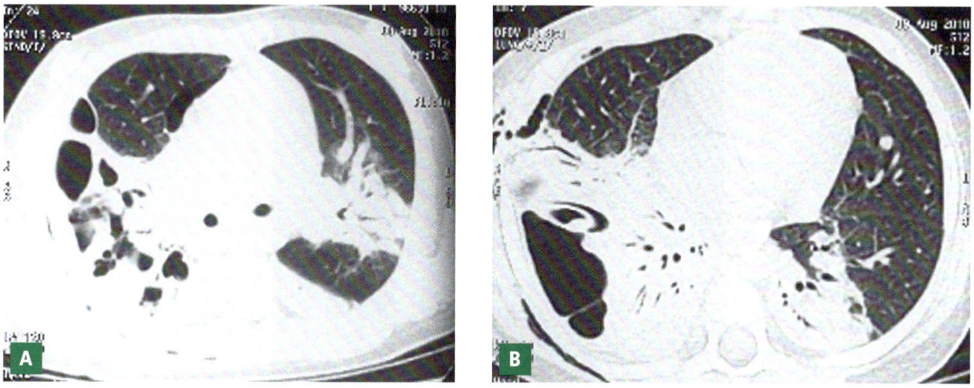

FIGURA 77.2 → Paciente de 1 ano de idade com extensa consolidação à direita, apresentando derrame parapneumônico complicado tratado com videotoracoscopia. Apesar da expansão pulmonar total obtida inicialmente, evoluiu com componente de necrose e fístula broncopleural. O paciente foi submetido à necrosectomia e sutura das áreas de escape aéreo. Apresentou resolução completa do quadro e expansão pulmonar total no controle ambulatorial.

desenvolve. Os alvéolos continuam se desenvolvendo mesmo após o nascimento, com a formação de estruturas mais numerosas e mais complexas.

Anomalias do desenvolvimento do broto pulmonar

As anomalias do desenvolvimento do broto pulmonar incluem agenesia, aplasia e hipoplasia.

A agenesia pulmonar consiste na ausência de desenvolvimento do broto pulmonar. Quando bilateral, é incompatível com a vida. Quando unilateral, em geral existe crescimento vicariante do pulmão contralateral; entretanto, o prognóstico é ruim pelo grande número de malformações associadas.

A aplasia pulmonar comporta-se funcionalmente como a agenesia, porém a sua diferença reside na presença de um coto brônquico do lado afetado.

A fisiopatologia da hipoplasia pulmonar envolve um defeito primário do desenvolvimento do broto pulmonar ou, como ocorre na maioria dos casos, existe uma causa secundária que impede esse fenômeno, principalmente por ocupar um espaço considerável da cavidade torácica. O principal exemplo dessa ocorrência é a hérnia diafragmática congênita.

Anomalias do broto pulmonar

As anomalias do broto pulmonar incluem malformação adenomatoide cística (MAC), enfisema lobar congênito, sequestração pulmonar e cisto broncogênico. Também são as malformações pulmonares caracteristicamente de tratamento cirúrgico. Em alguns casos, os achados anatomopatológicos apresentam componentes diagnósticos de mais de um tipo de lesão, configurando malformação híbrida (FIGURA 77.3).

Malformação adenomatoide cística

Apesar da existência de diferentes hipóteses, acredita-se que essa malformação congênita ocorra por anomalia na ramificação da árvore brônquica. A atresia do segmento brônquico ou da sua vasculatura seria responsável pelo crescimento de tecido anômalo, caracterizado pela sua natureza cística e adenomatosa nos bronquíolos terminais. A classificação de Stocker, descrita por esse autor em 1977 e atualizada em 2002, compreende cinco tipos de malformação de acordo com o tamanho dos cistos e o tipo celular presente (QUADRO 77.1).[3]

Dentre os diversos tipos de MACs, o tipo I é o mais frequente (65%), acompanhado pelo tipo II (20%), sendo que os demais são raros. A apresentação clínica varia em um espectro amplo, que vai desde quadro assintomático até as formas graves com insuficiência respiratória aguda. No caso de lesões volumosas, pode ocorrer desvio do mediastino com repercussão hemodinâmica na forma de hidropsia fetal. Uma peculiaridade da MAC tipo II é a sua forte associação com outras malformações congênitas, principalmente dos tratos gastrintestinal e urinário.

QUADRO 77.1 → Malformações adenomatoides císticas segundo Stocker

TIPO DE MALFORMAÇÃO	CARACTERÍSTICAS
Stocker 0	Cistos < 0,5 cm, epitélio traqueal
Stocker I	Cistos grandes > 2 cm, epitélio brônquico
Stocker II	Cistos entre 0,5 e 2 cm, epitélio bronquiolar
Stocker III	Cistos < 0,5 cm ou mesmo componente puramente sólido, epitélio bronquiolar e alveolar
Stocker IV	Cistos grandes (geralmente > 7) cm com epitélio alveolar

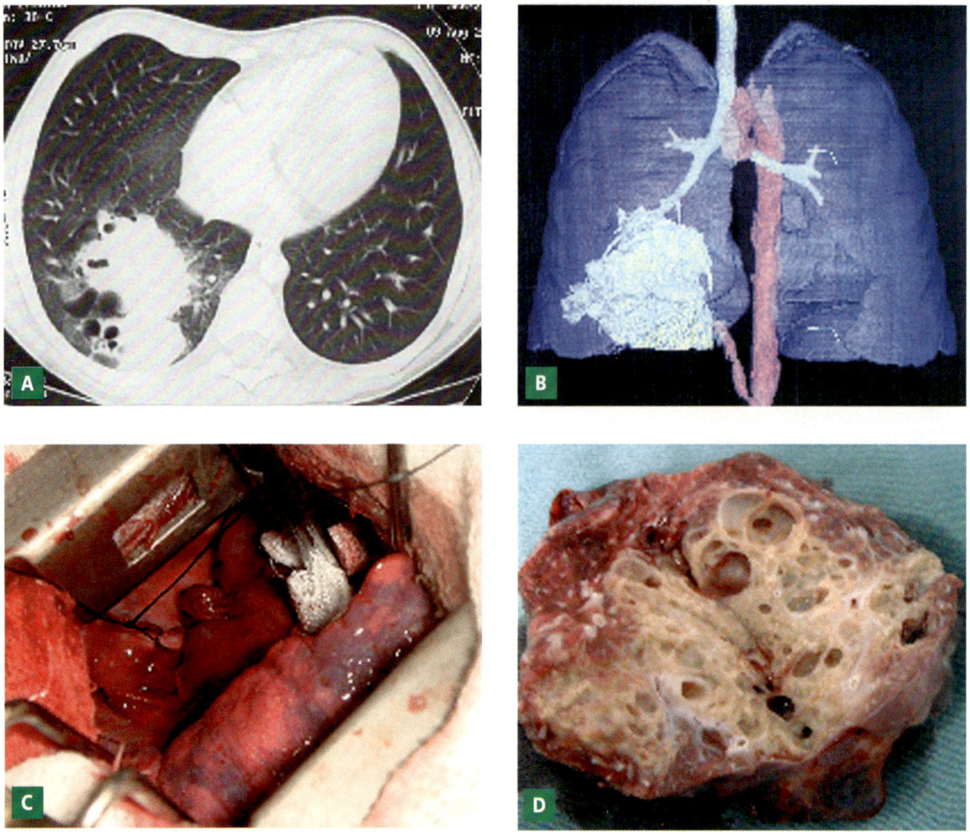

FIGURA 77.3 → Paciente de 6 anos com quadro respiratório infeccioso. Persistência de imagem consolidativa a despeito de tratamento antibiótico adequado e melhora clínica. (A) tomografia computadorizada sugerindo malformação congênita; (B) reconstrução 3D mostrando a presença de uma artéria anômala proveniente da aorta abdominal, compatível com sequestração pulmonar. (C) intraoperatório mostrando a ligadura da artéria anômala. (D) abertura da peça. O exame histopatológico confirmou a presença de componente de malformação adenomatoide cística, firmando o diagnóstico de malformação híbrida.

Com o advento dos métodos de imagem e a realização da ultrassonografia pré-natal de rotina, muitas malformações podem ser diagnosticadas nesse período. Em casos de dúvida em relação a achados pulmonares, a investigação deve prosseguir com a ressonância magnética ou o eco-doppler. Uma situação peculiar e que levanta questionamentos a respeito da patogenia da MAC é a regressão espontânea observada em até 20% dos casos.[4] Mesmo em pacientes com quadro avançado, os achados de hidropsia fetal podem regredir em 45 a 75% das vezes.

Por essa razão, uma intervenção fetal é raramente necessária, e a experiência internacional se restringe a relatos de caso e pequenas séries. As abordagens mais descritas são a derivação toracoamniótica e a derivação toracoabdominal. Nos casos com repercussão clínica imediata, os pacientes em geral se apresentam com sinais e sintomas respiratórios, como taquipneia, tiragem e cianose. Em pacientes com quadro clínico estável após o nascimento, a apresentação clínica pode ser na infância ou até mesmo na vida adulta, na forma de infecção pulmonar ou achado de exame de imagem durante investigação de algum episódio sintomático não relacionado.

> **ATENÇÃO**
>
> Em casos de apresentação neonatal na forma de insuficiência respiratória aguda, assim como em casos de MAC complicada (pneumotórax ou infecção), existe pouca dúvida quanto à indicação de tratamento cirúrgico. Este pode ser realizado com excelentes resultados e mínima morbidade através de uma toracotomia lateral com preservação muscular.

Com relação à estratégia cirúrgica, deve-se realizar uma ressecção anatômica (ligadura dos ramos vasculares e sutura brônquica) e, sempre que possível, deve-se preservar o parênquima pulmonar sadio. Seguindo essa linha de abordagem, deve-se realizar a segmentectomia regrada, sempre que exista limite anatômico e não se deixe doença no parênquima remanescente.[5] Caso contrário, a lobectomia é a ressecção de escolha.

Há controvérsia no que diz respeito à ressecção em pacientes assintomáticos. Os defensores da ressecção apontam que existe um risco, apesar de pequeno ou até mesmo desprezível, de malignização (principalmente na forma de blastoma pleuropulmonar e carcinoma bronquioloalveolar), além do risco de complicação na forma de pneumotórax ou infecção respiratória. Ainda, a morbidade associada à cirurgia é muito pequena em centros especializados e a recuperação da criança é muito mais favorável do que a do adulto, com um crescimento compensatório do parênquima pulmonar.[6]

Já os defensores da abordagem conservadora se baseiam nos seguintes preceitos: o risco de malignização ou mesmo de complicação infecciosa é pequeno; apesar de bons resultados, sempre existe o trauma cirúrgico (mesmo que seja um trauma controlado); e existem relatos de regressão espontânea.

Analisando de forma crítica o que foi exposto, os autores concordam que os argumentos pró e contra a cirurgia são válidos, mas dificilmente optam pela abordagem conservadora. Além disso, a situação deve ser bastante discutida com a equipe de pneumologia pediátrica e com a família do paciente, para que se tome uma decisão conjunta.

Sequestração pulmonar

A sequestração pulmonar é uma malformação que se caracteriza por tecido pulmonar com suprimento arterial sistêmico e comunicação inadequada ou ausência completa de comunicação com a árvore brônquica. Existem diversas causas sugeridas para a sequestração pulmonar, variando desde uma suposta doença adquirida em função de infecção até uma causa congênita por formação de um broto pulmonar anômalo (a mais aceita).[7]

A sequestração pulmonar pode ser classificada como intralobar ou extralobar, dependendo da existência de pleura visceral separando ou não essa malformação do restante do lobo adjacente.

A sequestração extralobar costuma se manifestar no primeiro semestre de vida, comumente na forma de sintomas respiratórios ou de insuficiência cardíaca de alto débito. Na enorme maioria dos casos, a sequestração extralobar é do lado esquerdo, localizando-se entre o lobo inferior e o diafragma. Outras anomalias estão associadas em mais da metade dos casos, sendo a hérnia diafragmática a mais frequente. Na maior parte das vezes, o suprimento arterial é proveniente da aorta torácica, enquanto a drenagem venosa se faz através de veias da circulação sistêmica. Menos frequentes são os casos de vascularização através da aorta abdominal e drenagem para as veias pulmonares. Em cerca de 15% das vezes, a malformação localiza-se totalmente em topografia abdominal.

A sequestração intralobar é mais comum do que a extralobar e costuma passar despercebida durante o período neonatal. As manifestações clínicas estão associadas a infecções respiratórias de repetição e, menos frequentemente, hemoptise, pneumotórax ou insuficiência cardíaca de alto débito. A exemplo da variante extralobar, a sequestração intralobar apresenta predileção pelo lado esquerdo e a circulação arterial se faz pela aorta torácica na maioria dos casos. Entretanto, diferentemente da variante extralobar, a drenagem venosa se faz, na enorme maioria das vezes, para as veias pulmonares. A investigação por imagem pode mostrar a presença de nível hidroaéreo quando existe comunicação com a árvore brônquica.

Nos casos de sequestração pulmonar sem diagnóstico pré-natal, a investigação por imagem se inicia habitualmente pela radiografia de tórax. Exames adicionais como a ultrassonografia e, em especial, a tomografia de tórax são muito úteis na identificação da artéria anômala sistêmica e, por conseguinte, no estabelecimento do diagnóstico de sequestração pulmonar. Mais recentemente, a ressonância magnética, pela sua excelente capacidade de identificação das estruturas vasculares, vem ganhando espaço na investigação da sequestração pulmonar **(FIGURA 77.4)**.

ATENÇÃO

O tratamento preconizado pela maioria dos autores é a ressecção cirúrgica, tanto nos casos de sequestração extralobar quanto de sequestração intralobar. Em ambas as situações, um aspecto crucial da técnica cirúrgica é a identificação e dissecção adequada da artéria anômala. Por se tratar de vaso da circulação sistêmica, pode ocorrer sangramento volumoso em caso de lesão inadvertida, assim como pode haver retração do vaso para o abdome nos casos em que ele se origina da aorta abdominal, uma situação dramática e de difícil controle.

Os resultados com a cirurgia, a exemplo da MAC, são excelentes, com mínima morbidade e mortalidade nos casos em que não existem outras malformações associadas. Novamente, preconiza-se a realização de ressecção anatômica regrada e preservação do parênquima pulmonar sadio sempre que possível (segmentectomia em vez de lobectomia).

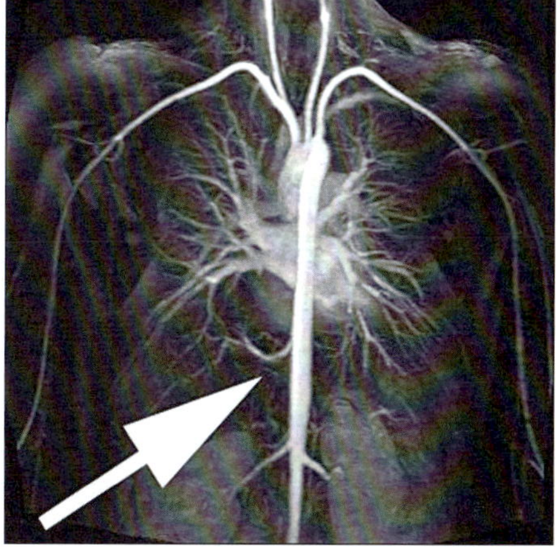

FIGURA 77.4 → Ressonância nuclear magnética evidenciando a vasculatura toracoabdominal, destacando o ramo anômalo da aorta irrigando a pirâmide basal do lobo inferior direito.

Enfisema lobar congênito

O enfisema lobar congênito é decorrente de um mecanismo de válvula com fluxo de ar unidirecional que se forma durante o desenvolvimento embrionário, gerando hiperinsuflação do lobo acometido. Uma causa mecânica pode ser identificada em alguns pacientes (como anormalidades brônquicas tipo broncomalácia, prega mucosa ou estenose/compressão extrínseca). No enfisema lobar congênito, a predileção é pelos lobos superiores, novamente com predominância do lado esquerdo. Os lobos inferiores raras vezes são envolvidos.

A apresentação clínica tende a ser precoce, com metade dos casos se manifestando até o primeiro mês de vida e a enorme maioria até os primeiros seis meses. O paciente apresenta taquipneia, que se exacerba com esforços durante choro ou amamentação. Outros sintomas respiratórios, como tosse, estão frequentemente presentes. O exame físico se caracteriza pela redução do murmúrio vesicular no lado afetado. A radiografia de tórax geralmente estabelece o diagnóstico, evidenciando hiperlucência do parênquima afetado e desvio contralateral do mediastino. Sempre que a condição clínica do paciente permitir, existe indicação de fibrobroncoscopia com o objetivo de determinar a anatomia da via aérea e excluir a presença de corpo estranho.

Em pacientes sintomáticos, há indicação clara de ressecção pulmonar regrada (lobectomia ou segmentectomia) através de uma toracotomia lateral com preservação muscular. Existe um risco considerável de colapso circulatório por hiperinsuflação e desvio contralateral do mediastino caso o anestesista desavisado realize ventilação do lado acometido com pressão positiva. Idealmente, preconiza-se a ventilação monopulmonar com o uso de bloqueador endobrônquico ou entubação seletiva. No caso de pacientes com mínimos sintomas ou mesmo assintomáticos, pode-se adotar uma conduta expectante, havendo séries demonstrando a boa evolução desses pacientes, inclusive com índice considerável de regressão espontânea.[8]

Cisto broncogênico

O cisto broncogênico pode ter duas apresentações bem distintas: mais frequentemente na topografia mediastinal, em particular na região subcarinal; ou na topografia do parênquima pulmonar.

Os pacientes podem apresentar sintomas em decorrência de complicação infecciosa ou de compressão das estruturas adjacentes ao cisto. O cisto também pode ser achado incidental de exame de imagem. Histologicamente, o cisto broncogênico se caracteriza pelo epitélio escamoso ou colunar ciliado com conteúdo líquido, geralmente mucoide. O cisto de localização intraparenquimatosa pode ter contato direto com a via aérea, apresentando nível hidroaéreo no seu interior.

O tratamento do cisto broncogênico consiste na sua ressecção cirúrgica. Essa conduta se justifica pelo elevado índice de pacientes inicialmente assintomáticos que evoluem com sintomas respiratórios e complicações infecciosas. O cisto broncogênico mediastinal representa uma excelente indicação para videotoracoscopia. Já o cisto intraparenquimatoso requer ressecção do parênquima pulmonar circunjacente, na forma de ressecção pulmonar regrada.

Bronquiectasias

Apesar de se tornar uma doença muito rara em países desenvolvidos, ainda se observam com certa frequência casos de pacientes pediátricos com bronquiectasias. Definido como dilatação irreversível dos brônquios, o achado de bronquiectasias sempre deve apontar para uma investigação mais pormenorizada da sua causa.

Doenças como fibrose cística, deficiência de IgG, deficiência de IgA e discinesia ciliar fazem parte do diagnóstico diferencial. Afastadas causas congênitas, as bronquiectasias geralmente são fruto de infecções respiratórias de repetição com tratamento inadequado e que evoluem com sequelas na forma de lesão do sistema mucociliar, dilatação da parede brônquica, perpetuação do quadro infeccioso com estase de secreção purulenta. No grupo das causas adquiridas, também se destacam as bronquiectasias que se desenvolvem no substrato da bronquiolite obliterante pós-infecciosa.[9]

A classificação das bronquiectasias data de 1950, segundo a publicação de Reid.[10] De acordo com essa autora, as bronquiectasias foram divididas em cilíndricas (também chamadas de fusiformes), com lesão da via aérea em estágio menos avançado e dilatação uniforme dos brônquios; varicosas, com dilatações irregulares e extensão para os bronquíolos terminais; e saculares, representando um estágio avançado com formação de lesões císticas e redução do número de espaços aéreos. Com relação à localização das lesões, no caso de pacientes com doenças congênitas, as bronquiectasias tendem a ser difusas e bilaterais, enquanto nos casos de causa adquirida infecciosa, elas se localizam mais frequentemente nos lobos inferiores, sobretudo do lado esquerdo.

ATENÇÃO

A apresentação clínica das bronquiectasias é marcada por infecção respiratória crônica, com secreção purulenta em abundância. Em outros casos, é possível distinguir períodos bem definidos de exacerbação intercalados com períodos assintomáticos.

O diagnóstico é confirmado com exames de imagem. A radiografia de tórax pode mostrar dilatação brônquica, mas é a tomografia computadorizada que fornece dados mais precisos. Ela define com exatidão a extensão da doença, assim como o tipo de bronquiectasias (cilíndrica, varicosa ou sacular). Achados característicos são a manutenção do calibre brônquico dilatado até a periferia; a presença de brônquios de calibre interno maior do que da sua artéria adjacente e o faveolamento do parênquima no caso de lesões saculares.

Após uma investigação minuciosa para elucidar a causa da doença, o tratamento clínico das bronquiectasias envolve o controle de exacerbações com antibióticos e a manutenção da higiene da via aérea com fisioterapia. A fibrobroncoscopia é um exame que auxilia na definição da anatomia da via aérea, exclui a presença de corpo estranho e ainda permite a coleta de lavado broncoalveolar para definição de agente infeccioso ativo ou colonizante.

A indicação de ressecção cirúrgica é uma decisão delicada e deve considerar uma série de fatores:[11]

- Anatomia: as bronquiectasias devem ser localizadas, idealmente removidas em sua totalidade com uma ressecção regrada.
- Refratariedade ao tratamento clínico otimizado: o paciente deve apresentar infecções de repetição ou processo crônico, a despeito do tratamento clínico máximo.
- Sintomas: a simples presença de bronquiectasias localizadas não representa indicação cirúrgica. Elas devem apresentar importante repercussão na vida do paciente (p. ex., infecções respiratórias de repetição, déficit de crescimento ou hemoptise).
- Aspectos sociais: especialmente nos países em desenvolvimento, pacientes cujas famílias demonstram pouca aderência a programa de fisioterapia e difícil seguimento clínico devem ser considerados para terapêutica cirúrgica.

> **ATENÇÃO**
>
> O preparo pré-operatório é um componente-chave para o sucesso da cirurgia. A limpeza da via aérea com fisioterapia, a fibrobroncoscopia e o tratamento antibiótico direcionado pela cultura do lavado broncoalveolar permitem que o paciente seja operado no seu melhor estado clínico.

Em relação aos cuidados anestésicos, o mais importante deles reside na necessidade de isolamento do lado doente para evitar, a todo custo, a contaminação do pulmão contralateral. Como não existe tubo de duplo lúmen para ventilação monopulmonar em crianças pequenas, o uso de bloqueadores endobrônquicos tem grande valor nesses casos.

Idealmente, deve-se ressecar todo o parênquima doente e preservar ao máximo o parênquima sadio. Para atingir esses objetivos, a segmentectomia é bastante útil no sentido de preservar segmentos sadios. Quando o lobo inteiro está comprometido, obviamente a lobectomia é a ressecção de escolha. A dissecção do hilo pulmonar ou dos vasos e brônquios segmentares pode ser dificultada por hiperplasia linfonodal e aderências pleuropulmonares. Cuidado especial deve ser dedicado às artérias brônquicas, que podem estar hipertrofiadas e apresentar sangramento volumoso. Os resultados com o tratamento cirúrgico de bronquiectasias em crianças são excelentes, com mínima morbidade e curto tempo de internação – geralmente 4 a 5 dias (FIGURA 77.5).

Referências

1. Lima JAB, Fischer GB, Felicetti JC, Flores JA, Penna CN, Ludwig E. Aspiração de corpo estranho na árvore traqueobrônquica em crianças: avaliação de seqüelas através de exame cintilográfico. J Pneumol. 2000;26(1):20-24.

2. Mocelin HT, Fischer GB. Fatores preditivos para drenagem de derrames pleurais parapneumônicos em crianças. J Pneumol. 2001;27(4):177-84.

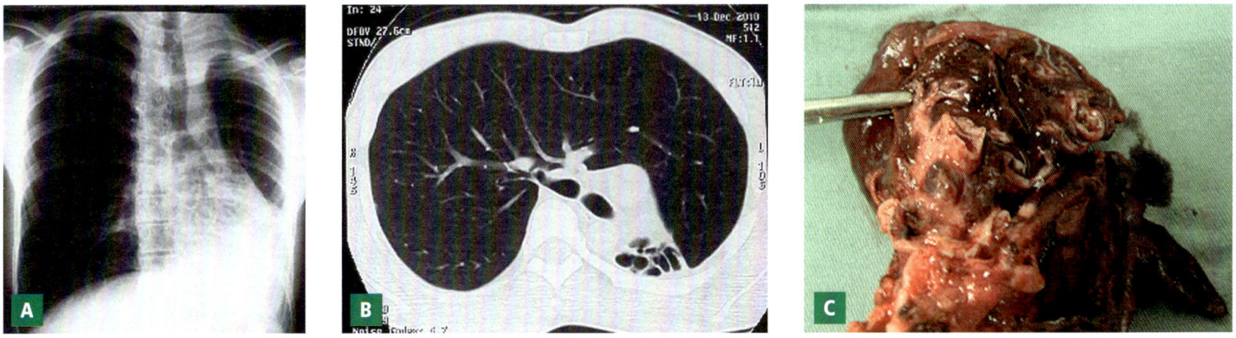

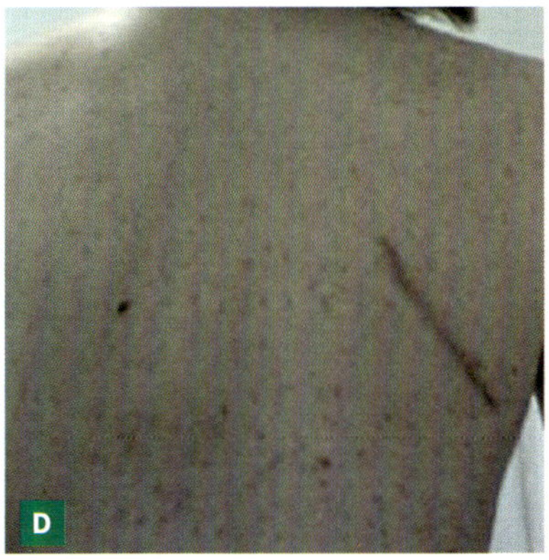

FIGURA 77.5 → Paciente de 13 anos com infecções respiratórias de repetição desde os 3 anos de idade. Não foi realizado tratamento cirúrgico anteriormente em função da "idade" do paciente. O paciente nos foi encaminhado apresentando destruição total do parênquima pulmonar à esquerda por bronquiectasias saculares e com enorme pulmão direito vicariante, inclusive atravessando a linha média (A e B), tendo sido submetido a pneumonectomia esquerda. (C) peça cirúrgica evidenciando clara dilatação brônquica até a periferia do parênquima pulmonar. Excelente evolução, alta hospitalar no terceiro dia pós-operatório. (D) retorno ambulatorial, com cicatriz de toracotomia posterior com preservação muscular total (incisão escolhida em razão da distorção anatômica pelo processo crônico).

3. Kitaichi M, Yousem S. Symposium 24: Non-neoplastic lung disease. Histopathology. 2002;41(Suppl 2):424-58.

4. MacGillivray TE, Harrison MR, Goldstein RB, Adzick NS. Disappearing fetal lung lesions. J Pediatr Surg. 1993;28(10):1321-4.

5. Fitzgerald DA. Congenital cyst adenomatoid malformations: resect some and observe all? Paediatr Respir Rev. 2007;8(1):67-76.

6. Kim HK, Choi YS, Kim K, Shim YM, Ku GW, Ahn KM, et al. Treatment of congenital cystic adenomatoid malformation: should lobectomy always be performed? Ann Thorac Surg. 2008;86(1):249-53.

7. Corbett HJ, Humphrey GM. Pulmonary sequestration. Paediatr Respir Rev. 2004;5(1):59-68.

8. Mei-Zahav M, Konen O, Manson D, Langer JC. Is congenital lobar emphysema a surgical disease? J Pediatr Surg. 2006;41(6):1058-61.

9. Fischer GB, Sarria EE, Mattiello R, Mocelin HT, Castro-Rodriguez JA. Post infectious bronchiolitis obliterans in children. Paediatr Respir Rev. 2010;11(4):233-9.

10. Reid LM. Reduction in bronchial subdivision in bronchiectasis. Thorax. 1950;5(3):233-47.

11. Marostica PJ, Fischer GB. Non-cystic-fibrosis bronchiectasis: a perspective from South America. Paediatr Respir Rev. 2006;7(4):275-80.

Leitura recomendada

Sonnappa S, Jaffe A. Treatment approaches for empyema in children. Paediatr Respir Rev. 2007;8(2):164-70.

Conduta no Idoso Pneumopata

78

Eduardo Garcia
Taiane Francieli Rebelatto

Introdução

O crescente desenvolvimento da medicina e das técnicas diagnósticas e o constante aprimoramento do arsenal terapêutico mundial, aliados à melhoria das condições socioeconômicas e culturais de grande parte do planeta, têm elevado a expectativa de vida ao nascer e ampliado o manejo e a prevenção de inúmeras doenças ligadas ao envelhecimento.

Segundo a Organização Mundial da Saúde (OMS),[1] idoso é o indivíduo com mais de 65 anos em países desenvolvidos, e com idade acima de 60 anos em países não industrializados. Tal diferença se deve a diversos fatores socioeconômicos, mas principalmente à perspectiva de vida mais alta em países desenvolvidos em detrimento dos não desenvolvidos.

No final do século XX, ocorreu intenso crescimento da população idosa brasileira, de maneira que a faixa etária de 60 anos e mais foi a que proporcionalmente mais cresceu. Segundo o IBGE,[2] OMS, a expectativa para o Brasil é de que em 2050 existam mais idosos do que indivíduos com menos de 15 anos.

Conforme estimativas do DATASUS,[3] em 2008 as pessoas com mais de 60 anos no Brasil representavam 9,9% da população, perfazendo um total de 18.761.039 indivíduos. A proporção destas tem tendência ascendente, sobretudo em função da redução dos níveis de fecundidade e do aumento da expectativa de vida (conforme esse banco de dados, em 1991, a expectativa de vida no Brasil era de 66,9 anos e, em 2008, já chegava a 73 anos).

As doenças do aparelho respiratório são a segunda principal causa de internação em idosos, perdendo apenas para doenças do aparelho circulatório. Segundo o DATASUS,[3] em 2008 as doenças do aparelho respiratório foram responsáveis por 13% das internações em idosos entre 60 e 69 anos e por 18,9% das internações em idosos de 70 anos ou mais. As doenças respiratórias também têm grande peso na taxa de mortalidade dos idosos, contribuindo com 14,2% das mortes, conforme levantamento desse banco de dados em 2007.

Para mais detalhes, sugere-se a leitura de diversos capítulos desta obra, como complemento a este texto.

ATENÇÃO

Com a idade, o sistema respiratório sofre várias alterações estruturais, fisiológicas e imunológicas que são próprias do processo do envelhecimento e que não devem ser consideradas como fator isolado. Entretanto, diversos fatores podem contribuir para um maior acometimento da função pulmonar, como exposição à poluição ambiental, exposição ocupacional, tabagismo e história de doenças pulmonares. A presença de outras doenças crônicas, como insuficiência cardíaca, osteoporose, artrose, entre outras, o que é comum nessa faixa etária, também contribui para a diminuição da função pulmonar.

Alterações pulmonares anatômicas e fisiológicas do idoso

Com o envelhecimento, ocorre enrijecimento na estrutura torácica e acentuação da cifose fisiológica, resultando em redução da complacência torácica e aumento do diâmetro torácico anteroposterior. Problemas comuns do idoso, como osteoporose, cifose, cifoescoliose, calcificações das cartilagens costais e das superfícies articulares das costelas, também contribuem para o aumento da rigidez da caixa torácica.

Os músculos respiratórios, assim como os demais músculos do corpo, também perdem gradualmente sua força de contratilidade, sobretudo devido à substituição do tecido muscular por tecido gorduroso. O diafragma, importante músculo agonista da inspiração, diminui sua força de contratilidade e sofre atrofia de suas fibras.

Os músculos respiratórios também podem sofrer fadiga ligada à atrofia muscular, sendo os principais riscos, associados à condição de idade avançada, a desnutrição, a obesidade, o sedentarismo, a presença de doenças neuromusculares ou pulmonares e os músculos hipoperfundidos ou atrofiados.

Já nos pulmões, ocorrem alterações em nível tissular, com perda do tecido de suporte pela degeneração homogênea das fibras elásticas. Essa degeneração inicia-se por volta dos 50 anos de idade. Tal modificação na arquitetura pulmonar propicia, durante a respiração normal, o fechamento prematuro das pequenas vias aéreas, com consequente aprisionamento de ar, gerando a conhecida hiperinsuflação senil. Também ocorrem mudanças no setor alveolar, como diminuição da proporção de capilares por alvéolos, diminuição no número de alvéolos e aumento do diâmetro, resultando em menor superfície para trocas gasosas e aumento do espaço morto.

> **ATENÇÃO**
>
> Em suma, a redução da mobilidade torácica e diafragmática somada às alterações tissulares pulmonares gera menor capacidade de expiração e inspiração e maior volume residual, pela dificuldade de esvaziamento dos pulmões. Na FIGURA 78.1, observam-se as alterações da estrutura óssea que ilustram bem a perda de mobilidade e modificações estruturais que ocorrem no envelhecimento (acentuação da cifose e aumento do diâmetro anteroposterior).

Do ponto de vista imunológico, as alterações observadas no envelhecimento pulmonar não são clinicamente significativas e ainda permanecem controversas. Entre as inúmeras alterações, percebe-se que no lavado broncoalveolar há aumento na proporção de neutrófilos, diminuição na porcentagem de macrófagos e aumento de IgA e IgM, assim como aumento da razão de linfócitos CD4/CD8. A capacidade dos neutrófilos de fagocitar parece estar mais diminuída em idosos, e também parece haver aumento de sua apoptose com relativa perda de

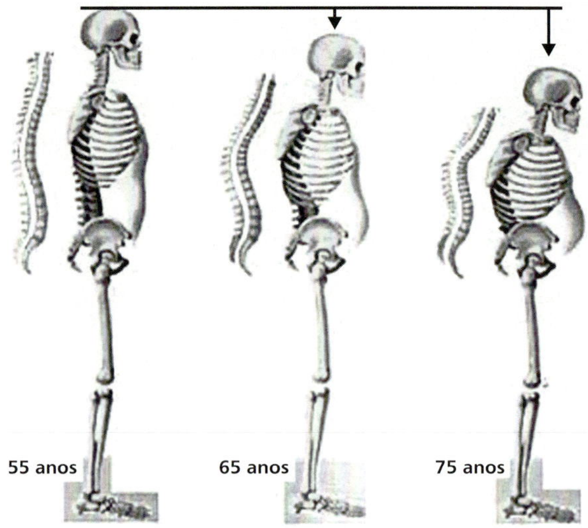

FIGURA 78.1 → Envelhecimento do arcabouço ósseo.

atividade antibacteriana, culminando em maior frequência e gravidade de infecções no trato respiratório em idosos.

O *clearance* mucociliar, realizado pelas estruturas ciliares do epitélio de revestimento brônquico, tende a sofrer redução devido à diminuição do número e da atividade dessas células, o que provoca maior dificuldade na limpeza das vias aéreas, predispondo a maior incidência de infecções.

O mecanismo de defesa da tosse também se encontra reduzido de modo proporcional à idade biológica, provavelmente em razão da redução da força dos músculos respiratórios e da perda dos reflexos protetores das vias aéreas inferiores. O prejuízo é maior em pacientes com disfunções no sistema nervoso central, como aqueles com doença de Alzheimer e acidente vascular cerebral, assim como em pacientes polimedicados, sobretudo com medicamentos de ação depressora do sistema nervoso central, contribuindo para aspirações da orofaringe. Tal mecanismo contribui para a posição que a pneumonia ocupa – de ser a maior causa de morbidade e mortalidade de pacientes com essas características.

Função pulmonar e trocas gasosas

> **ATENÇÃO**
>
> A função pulmonar atinge seu pico máximo aos 20 anos em mulheres e 25 anos em homens, permanece estável por alguns anos e inicia um declínio a partir dos 35 anos. Esse declínio depende do pico de função atingido durante a vida adulta e da duração da fase estável.

O tabagismo e a exposição ambiental e profissional podem potencializar esse declínio.

Estima-se que, pelo envelhecimento, um idoso sadio perca aproximadamente 20% nos parâmetros funcionais.

De modo geral, pode-se simplificar as alterações funcionais no idoso em:

1. **Dinâmica:** volume expiratório forçado no primeiro segundo (VEF_1), capacidade vital forçada (CVF) e relação VEF_1/CVF (índice de Tiffeneau).

   Há redução da CVF, do VEF_1 e da razão VEF_1/CVF. O declínio de VEF_1 é de cerca de 25 a 30 mL/ano, iniciando-se aos 30 a 40 anos de idade e passando a ser de 60 mL/ano a partir dos 70 anos, ou seja, o declínio do VEF_1 sofre uma aceleração após os 70 anos.
2. **Estática:** capacidade pulmonar total (CPT), capacidade vital (CV), volume residual (VR) e capacidade residual funcional (CRF).

   Em decorrência das alterações estruturais do envelhecimento (redução da complacência torácica, aumento da complacência pulmonar e redução da força dos músculos respiratórios), a CRF (volume de ar nos pulmões ao final da expiração) e o VR (volume de ar nos pulmões após expiração forçada) aumentam, resultando em diminuição da CV. Salienta-se a redução dos índices de velocidade de fluxo.
3. **Trocas gasosas:** as trocas gasosas estão proporcionalmente reduzidas, já que dependem da superfície alveolar e da espessura da membrana alveolocapilar, que também sofrem modificação com a idade. A área da superfície alveolar está proporcionalmente aumentada em relação ao suprimento vascular, que não sofre modificação. Desse fenômeno, costuma ocorrer desequilíbrio na relação ventilação-perfusão (V/Q), a qual não é uniforme no envelhecimento e depende de inúmeros fatores, como atividade física, presença de outras doenças e tabagismo ao longo da vida de cada idoso.

A pressão arterial do oxigênio diminui, sobretudo a partir dos 70 anos, como se pode estimar pela fórmula de Sorbini:

$$PaO_2 \text{ prevista} = 109{,}0 - 0{,}43 \,.\, \text{idade (anos)}$$

Observa-se redução relativa da sensibilidade do centro respiratório e de seus receptores periféricos na capacidade de resposta compensatória à hipercapnia e à hipoxia no idoso, que, aliada a uma menor reserva funcional respiratória, pode deixá-los mais vulneráveis, sobremaneira em situações nas quais a reserva respiratória seria mais requisitada, como na insuficiência cardíaca, na pneumonia ou na exacerbação da doença pulmonar obstrutiva crônica (DPOC), por exemplo, resultando em um quadro clínico mais sério.

> **ATENÇÃO**
>
> As alterações relacionadas com o envelhecimento afetam praticamente todos os aspectos do sistema respiratório, reduzindo a eficiência gasosa e a reserva respiratória pulmonar; entretanto, em idosos sadios, sem comprometimento da vida diária, a perda tende a ser equitativa, o que minimiza o impacto e a perda de qualidade de vida.

Principais doenças pulmonares e o envelhecimento

Pneumonia

Introdução e epidemiologia

Em 1892, William Osler citava que "*... na velhice, a pneumonia pode ser latente, apresentando-se sem calafrios. A tosse e a expectoração são discretas e os sintomas constitucionais, intensos. Pode não haver febre, mas, quando ocorre, ela é sempre menos intensa do que nos jovens. Na pneumonia senil, a temperatura pode ser baixa, enquanto sintomas cerebrais são pronunciados...*".[4] Impressiona a precisão de sua descrição, até hoje empregada e plenamente válida.

Em meados de 1890, William Osler julgava a pneumonia como a maior causadora de morte no idoso, seja pela frequência com que tal doença levava à morte como pela alta constância com que acometia idosos.[4] Passados mais de 100 anos, essa situação permanece a mesma. Conforme dados do DATASUS[3] referentes a 2004, as doenças do aparelho respiratório foram a segunda causa de morte entre os idosos, sendo a pneumonia a principal responsável.

A pneumonia na população idosa tem grande importância, pois é uma das principais causas de morbidade e mortalidade. O risco de morte por pneumonia em idosos é maior do que em jovens. As taxas de mortalidade da pneumonia adquirida na comunidade (PAC) podem chegar a 30% e, quando adquirida em instituições de longa permanência, a 57%.

A incidência de pneumonia nos idosos aumenta durante os surtos de gripe, sendo este um dos fatores extrínsecos mais importantes para PAC, já que a infecção viral pode predispor o idoso a uma subsequente pneumonia bacteriana.

A pneumonia, além do impacto sobre a saúde individual, também gera impacto socioeconômico devido aos altos custos com internações hospitalares, em geral prolongadas e que exigem tratamento com antibióticos mais potentes.

Fisiopatogenia

Acredita-se que os idosos sejam mais suscetíveis à pneumonia por fatores ligados às alterações fisiológicas da idade e por apresentarem mais doenças. De fato, segundo diversas séries, dos pacientes idosos com PAC, 48% têm DPOC, 27% apresentam doenças neurológicas, 22% são hipertensos, 16% são cardiopatas, 18% têm diabete melito e 12% apresentam alguma malignidade associada.[4,5] Além disso, fatores que predispõem os idosos à pneumonia são tabagismo, institucionalização, desnutrição, hospitalização recente, cirurgia recente e mau estado geral de saúde.

São três os principais mecanismos pelos quais a pneumonia pode se instalar: colonização da orofaringe e aspiração dos microrganismos, inalação de aerossóis infectados e disseminação hematogênica de outros sítios infectados.

A aspiração de patógenos é responsável pela maioria das pneumonias no idoso. No adulto saudável, ocorre aspiração durante o sono, porém os mecanismos protetores (atividade mucociliar, fechamento adequado da glote, reflexo da tosse e função imune adequada) evitam que patógenos atinjam e causem infecções das vias aéreas inferiores.

Os idosos apresentam maior colonização da orofaringe e estão mais predispostos à aspiração devido a alterações fisiológicas já descritas e em função de situações patológicas mais comumente observadas em idosos: disfunção peristáltica esofágica, níveis alterados de consciência decorrentes de doenças neurológicas e concomitância de outras doenças crônicas. Por exemplo, na DPOC há redução do reflexo da tosse e maior comprometimento do sistema mucociliar, e na insuficiência cardíaca, alteração na função dos surfactantes.

Muitas das mudanças estruturais e funcionais do envelhecimento podem dificultar tanto o diagnóstico quanto o manejo terapêutico da pneumonia.

Manifestações

> **ATENÇÃO**
>
> A pneumonia no idoso pode apresentar-se clinicamente de maneira atípica, tendo poucos sintomas ou sintomas inespecíficos. Sintomas clássicos – como febre, calafrios e dor pleurítica – em geral estão ausentes ou reduzidos; tosse e dispneia costumam estar presentes, porém também são menos comuns do que em pacientes jovens. A taquipneia parece ser o sintoma respiratório mais prevalente, porém pouco específico. Os pacientes idosos normalmente apresentam-se com sintomas inespecíficos: confusão mental (*delirium*), letargia, fraqueza, aumento do número de quedas ou agravamento de doenças crônicas.

Dessa maneira, o médico deve estar atento para a presença de qualquer um desses sintomas, mesmo que de forma isolada, já que mais da metade dos pacientes acima de 70 anos pode ter exclusivamente sintomas não respiratórios como queixa.

O *delirium* é um achado muito prevalente, podendo estar presente em 12 a 45% dos casos e em mais de 70% das pneumonias adquiridas em asilos. A redução da capacidade de realizar atividades da vida diária pode estar presente.

Ao exame físico, infrequentemente observam-se sinais de consolidação pulmonar, reforçando a necessidade da suspeição diagnóstica de pneumonia em idosos que se apresentam com inapetência, alterações do estado mental, perda funcional e descompensação de outras doenças.

O diagnóstico de pneumonia pode ser particularmente difícil no idoso.

Avaliação diagnóstica

A avaliação diagnóstica inicia-se com radiografia de tórax e hemograma. O hemograma, em até 30% dos casos, pode apresentar-se sem leucocitose e desvio à esquerda, sendo a leucopenia um indicador de mau prognóstico. A radiografia de tórax é importante para a confirmação diagnóstica, mas pode ser normal em 10% dos casos, motivo pelo qual se costuma repetir o exame em 24 a 48 horas de evolução, pois, nesses casos, o infiltrado pulmonar costuma aparecer após esse período.

Em idosos, a resolução radiológica demora mais do que o habitual e pode ocorrer em até 12 semanas. Assim, persistindo na imagem radiológica após a cura clínica, deve-se suspeitar de neoplasia.

Confirmada a hipótese, o próximo passo é realizar o exame do escarro por Gram e cultura. A cultura do sangue é recomendada na vigência de sinais sugestivos de septicemia.

Causas

A maioria dos casos de pneumonia nos idosos é causada por bactérias, sendo a principal *Streptococcus pneumoniae*.

Em mais da metade dos casos o agente etiológico não é conhecido. Contudo, o tratamento antibiótico deve ser empírico, tendo como base o provável agente etiológico, de acordo com o local de residência do idoso no momento da infecção, comorbidades presentes e situações a que foi exposto.

De acordo com o local de aquisição da pneumonia, pode-se classificá-la em:

1. **Pneumonia adquirida na comunidade:** o principal agente etiológico é *S. pneumoniae* (responsável por 30 a 50% dos casos), seguido por *Haemophilus influenzae*, bacilos entéricos gram-negativos e *Staphylococcus aureus.*
2. **Pneumonia em pacientes que residem em asilos:** *S. pneumoniae* continua sendo o principal agente etiológico, mas a proporção de infecção causada por bacilos entéricos gram-negativos, *S. aureus* e anaeróbios é maior do que na PAC.
3. **Pneumonia adquirida no hospital:** ao contrário da PAC e da pneumonia de idosos institucionalizados, o principal fator etiológico da pneumonia adquirida no hospital são os bacilos entéricos gram-negativos, observando-se também maior taxa de infecções por *S. aureus, Pseudomonas aeruginosa* e *Klebsiella.*

Assim como nos adultos, a infecção nos idosos pode ser causada por germes atípicos e, de maneira semelhante, há maior predisposição para alguns agentes etiológicos de acordo com a presença de outras doenças.

Tratamento

O tratamento da pneumonia no idoso segue as orientações do tratamento no adulto, porém deve-se atentar para o fato de que muitos idosos apresentam insuficiência renal e/ou problemas hepáticos, sendo necessário ajuste de doses de acordo com a função renal e a presença de hepatopatias.

Doença pulmonar obstrutiva crônica

A DPOC, doença de redução do fluxo expiratório, compreende bronquite crônica e enfisema pulmonar e é característica da faixa etária mais avançada, já que exige anos de exposição, em especial ao tabaco, para seu desenvolvimento.

A DPOC predispõe a infecções bacterianas e virais e é uma das principais causas de morbidade e mortalidade entre pessoas na faixa entre 70 e 90 anos de idade.

Após os 40 a 50 anos de idade, a prevalência de DPOC aumenta consideravelmente, sobretudo entre os fumantes, sendo uma doença com predomínio nas faixas etárias mais avançadas.

Na maioria dos pacientes com DPOC, o enfisema pulmonar e a bronquite crônica coexistem, mas em alguns casos podem ocorrer separadamente. A apresentação clínica dos estágios iniciais da DPOC é pobre, muitas vezes levando ao subdiagnóstico nessa fase, mas com a progressão da doença podem ser observados aumento do diâmetro anteroposterior, hiperinsuflação pulmonar, dispneia progressiva, tosse com expectoração, entre outros.

Estudos já evidenciaram que um rápido declínio da função pulmonar, em especial do VEF_1, está associado independentemente com maior risco de internações hospitalares e de morte em pacientes idosos com DPOC.

Nos casos mais graves de DPOC, pode se desenvolver hipertensão arterial pulmonar levando à insuficiência cardíaca direita (*cor pulmonale*). Pacientes idosos com DPOC grave podem hipoventilar durante o sono e consequentemente piorar a insuficiência cardíaca e a relação ventilação/perfusão que já está prejudicada pelo processo de envelhecimento.

Tromboembolismo pulmonar

> **ATENÇÃO**
>
> Os idosos são os pacientes mais suscetíveis ao tromboembolismo pulmonar (TEP), apesar de ainda permanecer incerto o papel da idade como fator de risco independente para desenvolvimento de eventos tromboembólicos. Entretanto, a idade avançada geralmente está relacionada com comorbidade elevada, o que potencializa a probabilidade de TEP, como a imobilidade secundária a doenças crônicas, doença vascular cerebral e fraturas pélvicas, assim como o sedentarismo prolongado, condições frequentes nos idosos.

Parece haver, nos idosos, aumento do fibrinogênio e de outros pró-coagulantes e redução dos níveis de antitrombina, favorecendo um estado de hipercoagulabilidade.

A apresentação clínica do TEP, assim como em todas as idades, é inespecífica, tornando o diagnóstico difícil. No idoso, cabe ressaltar que os sintomas podem ser menos proeminentes ainda, como a má percepção da dispneia, própria do processo de envelhecimento, exigindo maior habilidade e acurácia diagnósticas do clínico que o assiste.

O diagnóstico e a conduta terapêutica seguem as mesmas diretrizes do adulto. Atenta-se apenas para a limitação do uso da tomografia computadorizada contrastada em idosos nefropatas e o maior cuidado na administração de heparina e/ou varfarina em idosos, em função da maior sensibilidade e do risco de quedas com traumatismos e consequentes sangramentos.

Asma

A asma, historicamente uma doença dos grupos mais jovens, na maioria das vezes inicia-se na infância, mas pode persistir por toda a vida e, ocasionalmente, iniciar no idoso. Por esse motivo, a asma acaba sendo subestimada na população idosa. Doenças prevalentes na velhice, como bronquite crônica, enfisema, TEP, insuficiência cardíaca e pneumonia, podem apresentar sintomas que imitam a asma, contribuindo para o seu subdiagnóstico.

A apresentação clínica da asma no idoso é semelhante à apresentação clínica em outras idades, sendo as manifestações mais comuns tosse, chiado e dispneia. Entretanto, observa-se que os idosos costumam demorar mais para buscar atendimento médico na vigência dos sintomas, fato este devido à má percepção da dispneia ou por se considerar a dispneia uma alteração normal da velhice.

A clínica da exacerbação da asma pode ser nula em pacientes idosos, tornando difícil o diagnóstico. Além disso, a redução da sensibilidade dos centros respiratórios à hipoxemia pode afetar a resposta à obstrução das vias aéreas.

A maioria dos idosos asmáticos tem asma moderada e apenas 20% apresentam asma grave. Pacientes asmáticos tendem a ter um declínio da função pulmonar de acordo com idade, duração da asma e frequência de exacerbações, mas asmáticos podem preservar sua função pulmonar normal.

A razão do declínio da função pulmonar em idosos asmáticos não está bem estabelecida, mas é atribuída à inflamação e ao remodelamento da via aérea.

Como nos outros grupos, o diagnóstico da asma no idoso é essencialmente clínico. Todavia, em casos de dúvida diagnóstica, alguns exames devem ser solicitados para descartar outras hipóteses. A radiografia de tórax tem pouco ou nenhum valor na avaliação diagnóstica da asma, mas em idosos com dispneia e tosse pode ser útil para afastar pneumotórax, pneumonia, câncer de pulmão e insuficiência cardíaca congestiva.

A gasometria arterial pode ser necessária nos casos mais graves de asma que não respondem à terapia-padrão. Testes de função são muito importantes devido à redução da percepção do broncospasmo nessa faixa etária.

O tratamento da asma no idoso é semelhante ao dos pacientes mais jovens. As últimas diretrizes para manejo da asma do National Institutes of Health (NIH) incluem uma breve seção sobre a asma no idoso, onde se salienta que os anticolinérgicos podem ter papel especial no tratamento dessa população e se alerta sobre efeitos colaterais que, em idosos com outras comorbidades, podem ser mais proeminentes.[5] O uso crônico de esteroides pode ter seus efeitos colaterais mais visíveis em idosos, pois estes já estão mais predispostos a osteoporose, hiperglicemia, hipertensão e comprometimento da resposta imunitária, embora o mais observado seja a catarata e a potencialização do glaucoma.

Tuberculose pulmonar

Em países desenvolvidos, é nítida a tendência de concentração dos casos de tuberculose em idosos. Com o passar dos anos, ocorreu redução na transmissão da tuberculose por incremento da vacina BCG e tratamento eficaz, reduzindo a incidência em jovens; já nos idosos, expostos por período maior a patógenos, a reativação de infecções latentes manteve-se, contribuindo, dessa forma, para a maior proporção de doentes idosos.

Nos Estados Unidos, estima-se que mais da metade dos casos de tuberculose ocorra em pessoas com mais de 65 anos. Por outro lado, no Brasil, o quadro não é o mesmo, já que o risco de infecção é alto e mantém elevada a proporção de casos entre adultos jovens; entretanto, já se observa o processo de transição dos casos para uma faixa etária mais avançada, em decorrência do envelhecimento, de fatores como a vacinação em larga escala com BCG e do aumento da eficácia do tratamento.

Nos idosos, a doença surge principalmente pela reativação de focos latentes, mas pode ocorrer também por novos contágios. Em países desenvolvidos, onde o *Mycobacterium tuberculosis* está quase erradicado, o contágio é muito baixo e a doença se dá predominantemente pela reativação de foco endógeno. No Brasil, em épocas passadas, muitos dos jovens, que são os idosos atuais, foram tratados de maneira ineficaz, com toracoplastia e pneumotórax, acumulando assim mais chances de abrigarem lesões residuais passíveis de reativação.

Doenças que afetam o sistema imune, diabete melito, insuficiência renal, insuficiência hepática e tabagismo são fatores relacionados com o desenvolvimento de tuberculose em idosos.

> **ATENÇÃO**
>
> A apresentação clínica da tuberculose no idoso, assim como das outras doenças pulmonares, costuma ser atípica. Os idosos são menos propensos a apresentarem sudorese, febre e hemoptise, porém são mais propensos a apresentarem dispneia, perda de peso, anorexia e alteração do estado mental.

Pela inespecificidade da apresentação clínica e do exame físico, frequentemente há necessidade de realização de testes diagnósticos complementares, como radiografia de tórax, teste tuberculínico (quando aplicável no contexto clínico), exames laboratoriais e sobretudo obtenção de espécime por análise direta em amostras de escarro ou lavado brônquico, cultura de micobactéria e, quando necessário, biópsia com análise anatomopatológica e cultural do tecido.

Inicia-se a investigação pela radiografia de tórax, que pode apresentar achados clássicos da tuberculose, sendo que em idosos é menos comumente encontrada cavidade e o infiltrado costuma ser nas bases pulmonares. Se a radiografia for normal, tem grande valor preditivo negativo.

Se a radiografia de tórax e a clínica forem sugestivas de tuberculose, segue-se com testes confirmatórios:

- Bacteriológico de escarro: três colheitas em dias diferentes. No idoso, pela escassez de escarro, pode haver dificuldades na realização do teste, o que frequentemente exige o emprego de fibrobroncoscopia com colheita de lavado broncoalveolar, para posterior análise e cultura.

O tratamento segue as regras do tratamento no adulto, novamente chamando-se a atenção para a presença de comorbidade hepática e renal, sobretudo no ajuste posológico, e a escolha dos fármacos.

Outras condições

Tabagismo

O tabagismo é considerado pela OMS o principal fator de risco modificável isolado para prevenir doenças não comunicáveis em idosos.[6]

O tabagismo na população idosa tem importante repercussão pelo fato de o idoso ter se exposto por longo tempo às substâncias químicas do cigarro, sendo que o principal sistema prejudicado pelo fumo é o respiratório, por entrar em contato direto com as substâncias tóxicas. O tabagismo acelera o declínio da função respiratória, compromete o sistema imune e deixa o idoso mais vulnerável a infecções respiratórias.

Além da repercussão negativa no sistema respiratório, o tabagismo também está correlacionado a outros sistemas: aumenta o risco de desenvolvimento de déficit cognitivo tardio de maneira exposição-dependente, é fator de risco para exacerbação e aparecimento de doença arterial coronariana, causa redução na densidade mineral óssea, favorecendo o desenvolvimento de osteoporose, entre outros.

Cessar o tabagismo, mesmo após os 60 anos, gera melhora na qualidade de vida do idoso e reduz o risco de acometimento por doenças tabaco-relacionadas. Estudos mostram que fumantes que cessaram o tabagismo após os 60 anos apresentaram melhor função pulmonar quando comparados àqueles que continuaram fumando.

A abordagem do tratamento do tabagismo no idoso deve sempre ser estimulada, pois traz reais benefícios, e isso deve ficar claro para o paciente. Apesar da frequente resistência deste, cabe ao médico a abordagem para cessação do fumo.

Cirurgia torácica no idoso

Com o aumento da expectativa de vida da população brasileira, cresce o número de pessoas com mais de 70 anos que necessitam de procedimentos cirúrgicos. Em um futuro próximo, 40% dos pacientes com câncer de pulmão vão passar dos 70 anos de idade. Apesar de serem pacientes com maior complexidade clínica por suas doenças associadas, os avanços tanto na área cirúrgica como na terapia intensiva tornaram viáveis intervenções cirúrgicas antes desacreditadas.

Evidências demonstram que, mesmo na ausência de pneumopatia, a idade avançada constitui fator de risco para complicações pulmonares no pós-operatório. Deve haver preocupação com avaliação pré-operatória adequada da função respiratória, manuseio anestésico apropriado e cuidados pós-operatórios específicos.

A idade, considerada até recentemente como fator limitante para o tratamento cirúrgico do câncer de pulmão, perdeu importância nas séries atuais devido à melhor seleção dos pacientes, às ressecções conservadoras de parênquima e aos avanços em anestesia e cuidados intensivos. Não obstante, as opiniões entre experientes cirurgiões torácicos ainda não são de consenso sobre o risco cirúrgico no idoso. A decisão cirúrgica, nessa faixa etária, deverá ser uma decisão conjunta em que se envolvem a equipe cirúrgica, o clínico, o anestesiologista e a família do paciente.

Sabe-se que as doenças mais prevalentes nos idosos que serão submetidos a procedimento cirúrgico são hipertensão, diabete melito, tabagismo e cardiopatia isquêmica prévia.

As principais alterações encontradas em relação à parte funcional pulmonar após um procedimento cirúrgico são aumento da resistência ao fluxo aéreo, alteração da relação ventilação-perfusão, diminuição da capacidade vital e da capacidade residual, muitas delas decorrentes do tipo anestésico utilizado e do tipo e duração do procedimento cirúrgico, constituindo, com isso, fatores de risco que aumentam a chance de complicações cirúrgicas. As principais complicações pulmonares no pós-operatório correspondem a pneumonias, traqueobronquites, broncospasmo, atelectasia, insuficiência respiratória aguda, entubação orotraqueal prolongada, ventilação mecânica prolongada, escape aéreo prolongado e fístula broncopleural.

Deve-se ter em mente que, para indicar-se um procedimento cirúrgico em qualquer tipo de paciente, é necessário no mínimo anamnese e exame físico bem realizados, gasometria arterial, radiografia de tórax e espirometria. A experiência médica associada a uma equipe multidisciplinar e experiente é muito importante na avaliação dos benefícios e riscos para a cirurgia e sua condução, sendo até mesmo considerada definidora do sucesso da intervenção.

Síndrome de apneia obstrutiva do sono

São frequentes os problemas de sono no idoso, sobretudo insônia, apneia do sono e ronco. Não é escopo deste capítulo abordar tais distúrbios, mas correlacionar e chamar a atenção para o problema, que tem peculiar e maior incidência no idoso. Estima-se que os distúrbios do sono afetem em torno de 50% das pessoas com mais de 60 anos.

Além da insônia, os distúrbios do sono mais frequentes no idoso são a sonolência excessiva diurna, o ronco e a apneia do sono. O ronco é a forma mais comum do organismo se manifestar diante de uma dificuldade respiratória que ocorre durante o sono. É um ruído caracterizado pela vibração dos tecidos moles da garganta, principalmente a úvula. Tem como uma das causas a flacidez muscular devido ao envelhecimento.

A apneia do sono representa um estágio mais avançado em relação ao ronco e é comum em idosos. Durante o sono, ocorrem paradas respiratórias, as quais ocasionam sono agitado por causa dos repetidos despertares ao longo da noite devido à pausa na respiração. Está relacionada com problemas cardíacos, acidente vascular cerebral, depressão, cefaleia matutina, déficit cognitivo, dificuldade de concentração e sonolência excessiva diurna, entre outros. Afeta cerca de 40% da população geral, sendo mais comum em homens a partir dos 40 anos e acima do peso e mulheres pós-menopausa.

O tratamento dos distúrbios do sono varia em função da gravidade e das necessidades de cada pessoa. Por exemplo, o uso de aparelhos bucais é indicado para casos de ronco e apneia leve ou moderada, porém em idosos pode ser particularmente difícil, pois muitos não possuem mais dentição própria, o que limita sua indicação. Para os casos de apneia grave, a indicação é o CPAP, um aparelho de pressão positiva contínua em via aérea usado à noite durante o sono, com máscaras de ajuste nasal ou oronasal.

Prevenção

A prevenção inclui o reconhecimento e o tratamento de outras condições de doença, como diabete melito, insuficiência renal, doença cardíaca, assim como o acompanhamento do processo de envelhecimento do indivíduo, priorizando boa qualidade de vida, atividade física e bom estado nutricional.

A vacinação anti-influenza deve ser incentivada de forma universal no idoso, assim como a vacina antipneumocócica, sobretudo para idosos portadores de pneumopatia.

A cessação do tabagismo deve ser incessantemente buscada pelo profissional em qualquer fase da vida do paciente, pois seu benefício é claro e inquestionável para um envelhecimento mais saudável.

O incentivo à busca de qualidade de vida durante o processo natural de envelhecimento é mister de todo médico, e insistir em hábitos saudáveis de vida tem impacto direto na qualidade de vida daquele futuro idoso.

Considerações finais

Nesta revisão sobre manejo do pneumopata idoso, o que mais deve chamar a atenção é o fato de que o idoso não é apenas um adulto velho, assim como a criança não é um adulto pequeno. As peculiaridades referentes à idade incluem cuidar da posologia, sobretudo devido à redução da função pulmonar e renal e da capacidade de metabolização hepática, assim como à frequente e elevada associação de doenças e tratamentos que acompanham o envelhecimento humano.

O segundo ponto salientado é a questão preventiva: o custo-benefício da prevenção é claro e defensável. Orientar todo paciente a não fumar, assim como a praticar atividades físicas, reconhecer precocemente seus problemas e tratar de corrigi-los, reduz o impacto sobre a qualidade de vida ao envelhecer.

Por fim, o manejo do pneumopata idoso obedece às normas e consensos estabelecidos para cada doença, como pneumonia, DPOC, asma, embolia pulmonar, entre outros, como fica claro nas páginas desta obra, lembrando o médico que o investiga de que o idoso exige tratamento e investigação diferenciados em função de suas peculiaridades e principalmente evocando que a riqueza semiológica pode estar ausente ou ser pouco representativa nesta população.

Referências

1. World Health Organization [Internet]. Geneva: WHO; c2011 [capturado em 12 jul. 2011]. Disponível em: http://www.who.int/en/.

2. Brasil. Ministério do Planejamento, Orçamento e Gestão. Instituto Brasileiro de Geografia e Estatística [Internet]. Brasília: IBGE; [2011 capturado em 8 jul. 2011]. Disponível em: http://www.ibge.gov.br.

3. Brasil. Ministério da Saúde. Departamento de Informática do SUS. DATASUS [Internet]. Brasília: Datasus; c2008 [capturado em 8 jul. 2011]. Disponível em: http://www.datasus.gov.br.

4. Costa EFA, Teixeira ICA. Pneumonias. In: Freitas EV de, Py L, Cançado FAX, Doll J, Gorzoni ML. Tratado de geriatria e gerontologia. 2. ed. Rio de Janeiro: Guanabara Koogan; 2006. p. 610-20.

5. Imperato J, Sanchez LD. Pulmonary emergencies in the elderly. Emerg Med Clin North Am. 2006;24(2):317-38.

6. Alencar Filho AC. Tabagismo e o idoso. In: Freitas EV de, Py L, Cançado FAX, Doll J, Gorzoni ML. Tratado de geriatria e gerontologia. 2. ed. Rio de Janeiro: Guanabara Koogan; 2006. p 441-5.

Leituras recomendadas

Bhatt NY, Wood KL. What defines abnormal lung function in older adults with chronic obstructive pulmonary disease? Drugs Aging. 2008;25(9):717-28.

Bom AT, Pinto AM. Allergic respiratory diseases in the elderly. Respir Med. 2009;103(11):1614-22.

Edwards BA, O'Driscoll DM, Ali A, Jordan AS, Trinder J, Malhotra A. Aging and sleep: physiology and pathophysiology. Semin Respir Crit Care Med. 2010;31(5):618-33.

Garcia E, Sanchez M. A cirurgia torácica e o idoso. Boletim da Sociedade Brasileira de Cirurgia Torácica. 2008;3(2).

Gorzoni ML, Russo MR. Envelhecimento pulmonar. In: Freitas EV de, Py L, Cançado FAX, Doll J, Gorzoni ML. Tratado de geriatria e gerontologia. 2. ed. Rio de Janeiro: Guanabara Koogan; 2006. p. 596-9.

Hanania NA, Sharma G, Sharafkhaneh A. COPD in the elderly patient. Semin Respir Crit Care Med. 2010;31(5):596-606.

Hayes D Jr, Meyer KC. Acute exacerbations of chronic bronchitis in elderly patients: pathogenesis, diagnosis and management. Drugs Aging. 2007;24(7):555-72.

Jaakkola MS. Environmental tobacco smoke and health in the elderly. Eur Respir J. 2002;19(1):172-81.

Lundbäck B, Gulsvik A, Albers M, Bakke P, Rönmark E, van den Boom G, et al. Epidemiological aspects and early detection of chronic obstructive airway diseases in the elderly. Eur Respir J Suppl. 2003;40:3s-9s.

Mathur SK. Allergy and asthma in the elderly. Semin Respir Crit Care Med. 2010;31(5):587-95.

Meyer KC. The role of immunity and inflammation in lung senescence and susceptibility to infection in the elderly. Semin Respir Crit Care Med. 2010;31(5):561-74.

Miller MR. Structural and physiological age-associated changes in aging lung. Semin Respir Crit Care Med. 2010;31(5):521-7.

Muir JF, Lamia B, Molano C, Cuvelier A. Respiratory failure in the elderly patient. Semin Respir Crit Care Med. 2010;31(5):634-46.

Pérez-Guzmán C, Vargas MH. Mycobacterial infections in the elderly. Semin Respir Crit Care Med. 2010;31(5):575-86.

Selman M, Rojas M, Mora AL, Pardo A. Aging and interstitial lung diseases: unraveling an old forgotten player in the pathogenesis of lung fibrosis. Semin Respir Crit Care Med. 2010;31(5):607-17.

Senger J. Doença pulmonar obstrutiva crônica. In: Freitas EV de, Py L, Cançado FAX, Doll J, Gorzoni ML. Tratado de geriatria e gerontologia. 2. ed. Rio de Janeiro: Guanabara Koogan; 2006. p. 600-9.

Sharma G, Goodwin J. Effect of aging on respiratory system physiology and immunology. Clin Interv Aging. 2006;1(3):253-60.

Tarantino AB. Doenças pulmonares. 6. ed. Rio de Janeiro: Guanabara Koogan; 2008.

Taylor BJ, Johnson BD. The pulmonary circulation and exercise responses in the elderly. Semin Respir Crit Care Med. 2010;31(5):528-38.

U.S. Department of Health and Human Services. National Heart, Lung, and Blood Institute. Guidelines for the diagnosis and management of asthma. Bethesda: National Heart, Lung, and Blood Institute; 1997. Report n. 97-4051.

Wang L, Green FH, Smiley-Jewell SM, Pinkerton KE. Susceptibility of the aging lung to environmental injury. Semin Respir Crit Care Med. 2010;31(5):539-53.

Sono: Normal e Patológico

79

Renata Diniz Marques
Fernando Gustavo Stelzer

Introdução

O sono pode ser definido como um estado fisiológico, cíclico e reversível de inconsciência, com diminuição da resposta aos estímulos ambientais, em geral acompanhado de imobilidade, com posturas específicas (variáveis de uma espécie para outra) e fechamento ocular.

Ao contrário do que se acreditava inicialmente, o sono é um processo ativo, que consiste em dois diferentes estados: o sono REM, período em que nossos sonhos mais vívidos ocorrem, e o sono não REM. Esses dois estágios estão presentes em quase todos os mamíferos e aves.

O ser humano passa cerca de um terço de sua via dormindo. Apesar da óbvia importância do sono, fundamental para a sensação de bem-estar, saúde, produtividade e desempenho cognitivo, ainda não se tem completa compreensão das funções do sono. A maioria das teorias vigentes defende que o sono não REM tem por função a conservação de energia e a recuperação do sistema nervoso. O sono REM, por sua vez, teria importante papel na ativação encefálica durante o sono, na restauração de processos neurológicos localizados e na regulação emocional.

Distúrbios respiratórios do sono

Síndrome da apneia obstrutiva do sono

A síndrome da apneia obstrutiva do sono (SAOS) foi descrita pela primeira vez por Gastaut e Tassinari na França e por Jung e Kuhlo na Alemanha, sendo caracterizada pela ocorrência de redução (hipopneia) ou interrupção (apneia) do fluxo aéreo nas vias aéreas superiores, em associação frequente com roncos, interrompendo o sono e provocando sintomas diurnos, predominantemente sonolência excessiva. Os eventos ventilatórios são associados a fragmentação do sono, hipoxemia e flutuação da pressão intratorácica, resultando em picos de atividade simpática e consequente aumento da pressão arterial e da frequência cardíaca. Esta condição tem sido cada vez mais associada a piora da qualidade de vida, aumento do risco de acidentes automobilísticos e de trabalho, bem como aumento do uso de recursos médicos.

Além da SAOS, há diversas outras condições ventilatórias que podem ser precursoras dela (**QUADRO 79.1**).

Epidemiologia

A SAOS é uma condição médica geralmente não diagnosticada e subestimada em grande número de adultos, comprometendo cerca de 3 a 7% dos homens e 2 a 5% das mulheres. Sua prevalência varia na dependência dos critérios empregados para o diagnóstico.

Fatores de risco

A prevalência da SAOS aumenta com a idade. Entre pacientes com mais de 65 anos, há um aumento de prevalência de 2 a 3 vezes em comparação com a faixa etária de 30 a 54 anos. Os homens têm prevalência maior de SAOS em comparação com as mulheres, com uma relação de 2:1.

Nos adultos com menos de 35 anos, a prevalência da SAOS é maior entre negros do que brancos, independentemente do índice de massa corporal (IMC). Populações de

QUADRO 79.1 → Doenças ventilatórias mais comuns em adultos

DIAGNÓSTICO	CARACTERÍSTICAS
Ronco primário	O ronco é um evento acústico produzido por vibrações da coluna aérea e dos tecidos moles devido a fluxo turbulento nas vias aéreas superiores. O índice apneia/hipopneia (IAH) é inferior a 5/hora; a saturação da oxiemoglobina está dentro da normalidade; não prenche critérios para síndrome do aumento da resistência das vias aéreas (SARVAS).
Síndrome do aumento da resistência das vias aéreas (SARVAS)	Sem critérios para síndrome da apneia obstrutiva do sono – SAOS (IAH inferior a 5/hora); aumento de despertares e microdespertares associados a esforço ventilatório (avaliado por balão esofágico) na polissonografia; sem dessaturação importante da oxiemoglobina; os sintomas são os mesmos da SAOS.
Síndrome de apneia central do sono (SACC)	Episódios recorrentes de apneias no sono (> 5 apneias ou hipopneias centrais/hora), sem evidência de obstrução e normocarbia (níveis de CO_2 normais) durante a vigília.
Respiração de Cheyne-Stokes	Padrão cíclico de apneias centrais com volume em crescendo-decrescendo, frequentemente associado a insuficiência cardíaca e acidente vascular cerebral.
Síndrome de hipoventilação alveolar	Hipercapnia e hipoxemia durante o sono, relacionadas com hipoventilação central; não relacionada com obstrução de vias aéreas superiores; hipercapnia diurna está frequentemente presente.

países asiáticos apresentam prevalência semelhante à descrita em países com predomínio de raça branca, apesar do menor IMC. Esses resultados indicam que variações na estrutura craniofacial são importantes como fatores de risco.

A prevalência da SAOS aumenta progressivamente com o IMC e outros marcadores de obesidade, como circunferência cervical e relação cintura-quadril. Estima-se que cerca de 70% dos portadores de SAOS apresentem peso acima da normalidade. Por outro lado, em torno de 58% dos casos moderados a graves de SAOS estão associados a IMC ≥ 25 kg/m^2.

Anormalidades craniofaciais e de tecidos moles das vias aéreas superiores aumentam a chance de desenvolvimento de SAOS. Exemplos são hipertrofia tonsilar, posição ou tamanho anormal da maxila ou da mandíbula, hipertrofia de adenoides e diminuição da luz das cavidades nasais. O fator mais comum (em geral o único presente) de limitação do fluxo aéreo em crianças com SAOS é o aumento das tonsilas e das adenoides. Há um aumento de cerca de duas vezes na prevalência de SAOS entre pacientes com congestão nasal crônica, em comparação com os controles, independentemente da causa da obstrução nasal.

Diversos estudos mostram prevalência de menos de 3% de pacientes com hipotireoidismo entre os portadores de SAOS. Já a prevalência da SAOS entre aqueles portadores de hipotireoidismo é elevada, superior a 25%.[1] A SAOS é cerca de três vezes mais prevalente entre diabéticos quando comparados com a população geral. Estima-se que fumantes ativos tenham risco cerca de três vezes maior para SAOS do que não fumantes.

O **QUADRO 79.2** relaciona as condições mais frequentemente associadas à SAOS.

QUADRO 79.2 → Condições associadas a aumento de risco para síndrome da apneia obstrutiva do sono

- Gênero masculino
- Obesidade
- Idade
- Uso de álcool
- Tabagismo
- Obstrução nasal
- Edema ou fibrose de tecidos de vias aéreas superiores
- Macroglossia
- Hipertrofia de tonsilas ou adenoides
- Hipertrofia de úvula
- Anormalidades craniofaciais (micrognatia, retrognatia, palato em ogiva)
- Hipotireoidismo
- Acromegalia
- Síndrome de Cushing
- Síndromes genéticas (p. ex., síndrome de Down, sequência de Pierre-Robin)
- Síndrome pós-pólio
- Insuficiência cardíaca congestiva
- Acidente vascular cerebral

Fisiopatologia

Vários fatores atuam na fisiopatologia da SAOS. Em torno de 75% dos pacientes apresentam mais de um local de estreitamento na faringe, sendo a região retropalatal o local mais comum. Ocorrem alterações mecânicas como redução no tamanho da faringe, assim como alteração na sua forma, ou seja, circular em vez de elíptica, em função do aumento do tecido adiposo das paredes laterais ou mesmo do espessamento destas. Ainda existe um aumento da possibilidade de colapso da faringe devido a uma diminuição da eferência motora dos músculos dilatadores, além de aumento do volume sanguíneo nessa região e da aderência entre as superfícies da mucosa.

O volume pulmonar é outro fator determinante do calibre, da resistência e da complacência das vias aéreas superiores. Um pequeno volume pulmonar, seja por aumento do volume abdominal, da gordura torácica ou diafragmática, resulta em diminuição da área da faringe, aumento da possibilidade de colapso dela e resistência.

O colapso das vias aéreas superiores ocorre quando a pressão extraluminal exagerada da faringe, aumentada na obesidade pelo aumento dos tecidos moles nesta região, associa-se a uma pressão intraluminal negativa gerada pela caixa torácica durante a inspiração.

Embora o colapso da faringe seja o evento primário na SAOS, a presença de dessaturação da oxiemoglobina durante os eventos respiratórios depende de outros fatores, como estes:

- Duração do evento respiratório.
- Tipo do evento obstrutivo (hipopneia ou apneia): quanto maior o esforço respiratório, maior o consumo de oxigênio.
- Reserva pulmonar de oxigênio que é proporcional ao volume pulmonar e concentração alveolar de oxigênio, ou seja, pequenos volumes pulmonares associam-se a maiores dessaturações.
- Saturação venosa mista: quanto menor, mais rápida será a queda da saturação da oxiemoglobina arterial.
- Saturação basal de oxigênio: valores baixos estão mais próximos do ângulo da curva de dissociação da hemoglobina e pequenas quedas na PaO_2 resultam em grandes dessaturações.

Quadro clínico

O paciente típico com SAOS é homem, com sobrepeso ou obeso, queixando-se de roncos, engasgos durante a noite, noctúria, sonolência excessiva diurna e comprometimento cognitivo leve (esquecimentos, dificuldade de concentração), com episódios de apneia testemunhada durante o sono. No entanto, a SAOS é uma condição bastante heterogênea, de forma que mesmo um paciente com quadro grave poderá se queixar de poucos sintomas (QUADRO 79.3).

QUADRO 79.3 → Sinais e sintomas de síndrome da apneia obstrutiva do sono

SINTOMAS DIURNOS	SINTOMAS NOTURNOS
- Sonolência excessiva - Sensação de sono não reparador - Boca seca ao despertar - Cefaleia ao despertar - Alterações de humor - Dificuldade de concentração e de memória - Diminuição da libido ou impotência - Cansaço	- Apneias testemunhadas - Ronco ressuscitativo - Sono agitado - Engasgos noturnos - Pirose e regurgitação - Sede durante o sono - Congestão nasal - Salivação excessiva durante o sono - Despertares frequentes - Despertar com *angina pectoris* - Sudorese excessiva - Noctúria - Insônia

> **ATENÇÃO**
>
> Ronco é a queixa mais comum dos pacientes com SAOS, sendo verificado em até 95% dos casos. Entretanto, como é uma queixa bastante prevalente na população geral (> 60% dos homens e 40% das mulheres com idade entre 41 e 65 anos), tem um valor preditivo muito baixo para o diagnóstico de SAOS. Por outro lado, o diagnóstico de SAOS na ausência de ronco é bastante improvável.

Outra queixa comum que motiva a consulta é a ocorrência de períodos de pausas ventilatórias durante o sono, as apneias testemunhadas. Embora tenham uma boa correlação com diagnóstico de SAOS, elas não predizem a gravidade da doença. Deve-se considerar, no seu diagnóstico diferencial, condições associadas a dispneia noturna, como dispneia paroxística noturna, asma ou laringospasmo.

A sonolência diurna excessiva é uma das manifestações mais frequentes da SAOS. Contudo, a sua presença pode não ser percebida ou seu significado pode não ser adequadamente considerado em decorrência da instalação insidiosa ou da sua cronicidade. O paciente poderá não definir o seu sintoma como sonolência, mas como cansaço e fadiga. Uma avaliação mais cuidadosa permitirá o reconhecimento de sonolência em situações mais tediosas, monótonas e passivas. Para a quantificação do grau de sonolência diurna, é fundamental o uso de escalas, como a escala de sonolência de Epworth (QUADRO 79.4).

Exame físico

O exame físico deve incluir medidas antropométricas (IMC), circunferência do pescoço, pressão arterial e avaliação da cavidade nasal e orofaringe. IMC acima de 30, circunferência cervical acima de 42 cm nos homens e 38 cm nas mulheres e hipertensão arterial sistêmica são variáveis do exame físico de alto valor preditivo para SAOS.

Além disso, deve-se avaliar alterações da morfologia craniofacial, uma vez que alterações da oclusão dentária (mordida cruzada, mordida aberta, má oclusão), presença de palato ogival e alterações do desenvolvimento da maxila (hipoplasia) e mandíbula (retroposição) predispõem à obstrução das vias aéreas (QUADRO 79.5).

O exame da cavidade oral e da orofaringe deve incluir descrição da proporção relativa da língua, do palato (classificação de Mallampati modificada, FIGURA 79.1), das tonsilas, da úvula e das paredes faríngeas (FIGURA 79.2) em relação ao espaço da via aérea.

Consequências

A SAOS em adultos, sobretudo nos obesos, é indicativa de uma doença sistêmica e não exclusivamente de obstrução anatômica de vias aéreas superiores. Há evidências concretas de que a SAOS contribui, de forma independente, para doenças neuroendócrinas e cardiovasculares.

QUADRO 79.4 → Escala de sonolência de Epworth

Qual é a "chance" de você "cochilar" ou adormecer nas situações apresentadas a seguir?
(Procure separar da condição de sentir-se simplesmente cansado. Responda pensando no seu modo de vida nas últimas semanas. Mesmo que você não tenha passado por alguma destas situações recentemente, tente avaliar como você se comportaria frente a elas.)
Utilize a escala apresentada a seguir:

0 – Nenhuma chance de cochilar
1 – Pequena chance de cochilar
2 – Moderada chance de cochilar
3 – Alta chance de cochilar

SITUAÇÃO	ESCORE
Sentado, lendo	
Sentado, vendo televisão	
Sentado em lugar público sem atividade (sala de espera, cinema, igreja)	
Como passageiro de ônibus, trem ou carro, por período de uma hora	
Deitado para descansar à tarde, quando há possibilidade	
Sentado após almoço, sem álcool	
Sentado, conversando com alguém	
Se estiver dirigindo, quando para por alguns minutos	

Resultado: 10 ou mais pontos: sonolência excessiva que deve ser investigada.
Fonte: Jonhs.[2]

Nestes pacientes, a resistência à insulina manifesta-se independentemente do IMC e está correlacionada com a gravidade determinada pelo IAH e pelo nível de dessaturação da oxiemoglobina durante o sono. Da mesma forma, privação e fragmentação do sono, muitas vezes associadas a SAOS, contribuem para resistência à insulina, intolerância à glicose, hi-

QUADRO 79.5 → Principais achados ao exame físico que podem sugerir síndrome da apneia obstrutiva do sono

- Obesidade (IMC $\geq$ 30 kg/m^2)
- Circunferência cervical superior a 42 cm em homens e 38 cm em mulheres
- Circunferência abdominal superior a 95 cm em homens e 85 cm em mulheres
- Classificação de Mallampati modificada de classes III e IV
- Hipertrofia de tonsilas palatinas, de graus III e IV
- Presença de palato ogival
- Hipertensão arterial, especialmente se refratária ao tratamento medicamentoso ou com persistência dos níveis elevados durante o sono
- Sinais de hipertensão pulmonar ou de *cor pulmonale*

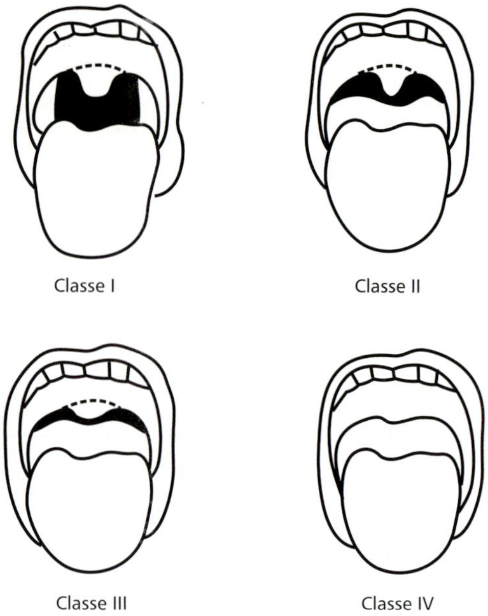

FIGURA 79.1 → Índice de Mallampati modificado. Classe I – visualiza-se toda a parede posterior da orofaringe, incluindo o polo inferior das tonsilas palatinas. Classe II – visualiza-se parte da parede posterior da orofaringe. Classe III – visualiza-se a inserção da úvula e o palato mole. Não é possível visualizar a parede posterior da orofaringe. Classe IV – visualiza-se somente parte do palato mole e do palato duro.
Fonte: Costa e colaboradores.[3]

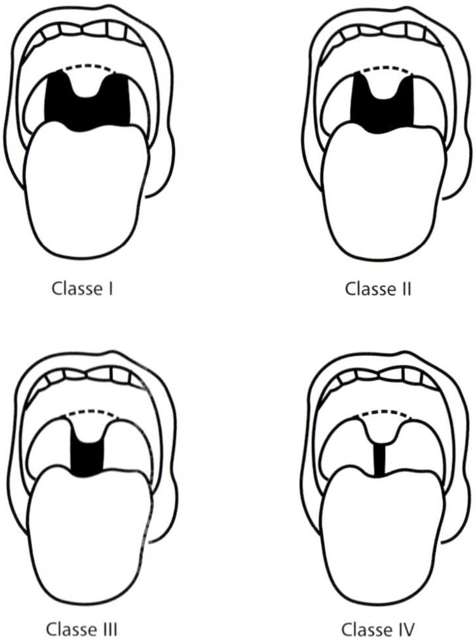

FIGURA 79.2 → Classificação das tonsilas. Grau I – tonsilas palatinas ocupam até 25% do espaço orofaríngeo. Grau II – tonsilas palatinas ocupam espaço entre 25 e 50% da orofaringe. Grau III – tonsilas palatinas ocupam entre 50 e 75% do espaço orofaríngeo. Grau IV – tonsilas palatinas ocupam mais de 75% do espaço orofaríngeo.
Fonte: Costa e colaboradores.[3]

perleptinemia, hiperatividade autonômica e desregulação do eixo hipófise-adrenal.

Do ponto de vista cardiovascular, pacientes com SAOS apresentam aumento do tônus simpático, dos níveis de marcadores inflamatórios (proteína C-reativa e interleucinas) e alterações de fatores da coagulação. Há também alterações da função endotelial e sinais precoces de aterosclerose. Todas essas alterações assemelham-se às identificadas em pacientes hipertensos, sendo exacerbadas quando há associação entre as duas condições.

O IAH e a porcentagem de sono com saturação inferior a 90% parecem ter uma relação linear com a elevação tanto da pressão sistólica como da diastólica, independentemente do IMC, da circunferência cervical, da relação da circunferência quadril-cintura, do uso de álcool e do tabagismo. De fato, hoje a SAOS é reconhecida como uma das causas secundárias de hipertensão arterial sistêmica, e o tratamento com pressão positiva contínua nas vias aéreas (CPAP) resulta em redução dos níveis de pressão arterial, tanto sistólica como diastólica.

A SAOS também foi associada ao desenvolvimento de arritmias cardíacas. A alteração de ritmo cardíaco mais significativa inclui bradicardia extrema e assistolia ventricular durando mais de 10 segundos. Além disso, a SAOS está associada a risco aumentado de morte súbita noturna, risco de fibrilação atrial e recorrência de fibrilação atrial após cardioversão.

A SAOS parece contribuir para elevação do risco de doença cardíaca isquêmica, acidente vascular cerebral e insuficiência cardíaca congestiva (ICC). Em pacientes com ICC, tanto apneias obstrutivas como centrais estão associadas a aumento da mortalidade e da morbidade, e o IAH é um forte marcador prognóstico para eventos cardíacos. O tratamento com CPAP reduz esse risco e melhora a função ventricular esquerda.

Outra consequência importante é a relação entre fadiga/sonolência e acidentes de trânsito. As estimativas de acidentes relacionados com sonolência diurna variam muito na literatura, desde 1 a 3% nos Estados Unidos, 10% na França até 30% na Austrália. A demonstração de que o tratamento com CPAP reduz acentuadamente o risco de acidentes nos pacientes com SAOS constitui forte evidência indireta de uma relação de causalidade.

Diagnóstico

O diagnóstico consiste em métodos simples como questionários, história clínica, exame físico, testes de registro simplificados até polissonografia clássica, que é o método considerado padrão-ouro para o diagnóstico de SAOS.

A polissonografia permite identificar os vários parâmetros alterados em pacientes com SAOS. A monitoração de cinco ou mais eventos respiratórios anormais (apneias e/ou hipopneias e/ou despertares relacionados com esforço respiratório) por hora de sono confirma o diagnóstico de apneia do sono. Porém, o diagnóstico da síndrome no adulto exige a presença dos critérios A + B + D ou C + D, conforme o QUADRO 79.6.

A SAOS pode ser classificada em leve, moderada ou grave de acordo com a sonolência diurna, o grau do comprometimento da função social ou ocupacional e o índice de apneia na polissonografia (QUADRO 79.7).

QUADRO 79.6 → Diagnóstico da síndrome da apneia obstrutiva do sono em adultos

A, B e D ou C e D preenchem os critérios seguintes:
Pelo menos um dos seguintes:

A. O paciente se queixa de episódios de sono não intencional durante a vigília, sonolência diurna, sono não reparador, fadiga e insônia.
- O paciente desperta com sensação de falta de ar, engasgos.
- O parceiro refere ronco alto, interrupções respiratórias ou ambos durante o sono do paciente.
- Polissonografia identificando os seguintes:

B. Cinco ou mais eventos respiratórios por hora de exame (apneia, hipopneia ou RERAs).*
- Evidência de esforço respiratório durante todo o evento respiratório ou em parte dele (no caso dos RERAs, é identificado melhor com manometria esofágica).

Ou

C. Registro com polissonografia mostrando:
- Quinze ou mais eventos respiratórios por hora de sono.
- Evidência de esforço respiratório durante todo o evento ou na maior parte dele.

D. O transtorno não é mais bem explicado por outra doença do sono, médica, neurológica ou pelo uso ou abuso de substância ou medicamentos.

*RERAs: *respiratory efforat related arousal.*
Fonte: Modificado de American Academy of Sleep Medicine.[4]

QUADRO 79.7 → Classificação da síndrome da apneia obstrutiva do sono

SAOS LEVE	SAOS MODERADA	SAOS GRAVE
SDE ao ler, ver TV ou como passageiro de veículo	SDE em eventos socioculturais	SDE ao comer, conversar, andar ou dirigir
Alteração da função social e profissional discreta	Alteração da função social ou ocupacional moderada	Marcada alteração na função social e ocupacional
IAH: 5-15/hora	IAH: 15-30/hora	IAH: > 30/hora

SDE = sonolência diurna excessiva; IAH = índice de apneia e hipopneia/hora de sono.

ATENÇÃO

Escores mais altos do IAH não indicam necessariamente maior gravidade. Como exemplo, um paciente com um IAH de 15 eventos por hora e dessaturações noturnas acentuadas pode manifestar sequelas mais graves do que um paciente com um IAH de 45 eventos por hora, com eventos de curta duração e dessaturações menos graves.

Tratamento

Os benefícios de tratar a SAOS incluem melhora clínica (menos sonolência durante o dia, melhor qualidade de vida, controle da hipertensão arterial), redução das internações e dos custos hospitalares, diminuição dos acidentes de trânsito e, possivelmente, da mortalidade.

Indicações

Medidas comportamentais são indicadas para todos os pacientes que têm SAOS. A terapia específica será indicada de acordo com a frequência e a gravidade dos eventos respiratórios (IAH), a intensidade dos episódios de dessaturação da oxiemoglobina durante o sono e a gravidade das complicações clínicas.

A Academia Americana de Medicina do Sono (AASM)[5] recomenda que seja oferecida terapia com CPAP para todos os pacientes com SAOS. Uma terapia alternativa (p. ex., um aparelho oral ou cirurgia das vias aéreas superiores) pode ser indicada aos pacientes que não aceitam o uso de CPAP, apresentam SAOS leve a moderada e anatomia das vias aéreas superiores favoráveis ao tratamento de escolha.

Pacientes com SAOS, sem sintomas diurnos e sem doenças cardiovasculares são o maior desafio para se iniciar tratamento, e estudos clínicos randomizados ainda são necessários para mostrar se o tratamento em tais pacientes pode reduzir a morbidade e a mortalidade.

Tratamento clínico

Medidas comportamentais como retirada de bebidas alcoólicas e de certas medicações sedativas (benzodiazepínicos, barbitúricos, anti-histamínicos e opiáceos), perda de massa gorda e adequada posição para dormir podem ser eficazes no tratamento da SAOS.

Pacientes com sonolência excessiva devem ser advertidos sobre as consequências potenciais de dirigir ou operar equipamentos perigosos e aconselhados a evitar atividades que exijam vigilância e alerta durante o período de sonolência.

A perda de peso diminui o IAH, melhora a qualidade de vida e, algumas vezes, diminui a sonolência diurna. Estudos mostram que os pacientes com SAOS severa e obesidade apresentam maior benefício com a redução de peso do que os pacientes com SAOS leve a moderada. O efeito da perda de peso obtida pela cirurgia bariátrica é verificado a partir da redução do IAH, mas a cura da SAOS nem sempre é conseguida com a cirurgia bariátrica e muitos pacientes precisam manter o uso de CPAP apesar do emagrecimento. Além disso, é importante ressaltar que a SAOS é fator de risco para complicações no período peri e pós-operatório, sendo necessário diagnóstico e tratamento antes do procedimento cirúrgico.

Durante a polissonografia, é observado que alguns pacientes desenvolvem ou agravam os eventos respiratórios na posição supina. Esses pacientes tendem a ter SAOS menos grave, são menos obesos e mais jovens. Dormir em uma posição não supina (p. ex., decúbito lateral) pode corrigir ou melhorar os eventos respiratórios em tais pacientes e é algo a ser incentivado. No entanto, a indicação de dormir em decúbito lateral não deve ser usada como terapia primária a menos que a normalização do IAH seja confirmada pela polissonografia. Uma maneira simples e caseira é costurar um bolso em uma camiseta ao longo da coluna torácica alta e dentro do bolso colocar uma bola de tênis **(FIGURA 79.3)**. O desconforto associado à posição supina é geralmente suficiente para levar o paciente a voltar para a posição lateral, sem despertar.

Agentes farmacológicos específicos para o tratamento da SAOS têm sido investigados, envolvendo diversos grupos farmacológicos, porém nenhum se mostrou suficientemente eficaz para garantir a substituição das terapias vigentes.

A reposição hormonal em indivíduos com hipotireoidismo e acromegalia associados à SAOS pode ser benéfica, assim como o uso de hormônio feminino em mulheres na menopausa e com diagnóstico de SAOS, apresentando um efeito adicional no tratamento desta síndrome.

Pressão positiva

Desde 1981, o uso de CPAP tem sido a terapia de primeira linha para tratamento da SAOS. O tratamento com CPAP abre as vias aéreas superiores pneumaticamente mediante uma pressão positiva e constante durante todo o ciclo respiratório **(FIGURA 79.4)**. A pressão chega ao paciente através de um circuito tubular e uma máscara, que pode ser nasal ou facial.

A grande maioria dos pacientes prefere a máscara nasal por ser menor, facilitar a mobilidade durante o sono e apresentar menos vazamento, devido à menor área de superfície em contato com a face. As máscaras faciais são geralmente utilizadas em pacientes que apresentam respiração oral, sem possibilidade de correção da obstrução nasal **(FIGURA 79.5)**. As orientações sobre as máscaras e ajuste de tamanho devem ser feitas antes da titulação de CPAP.

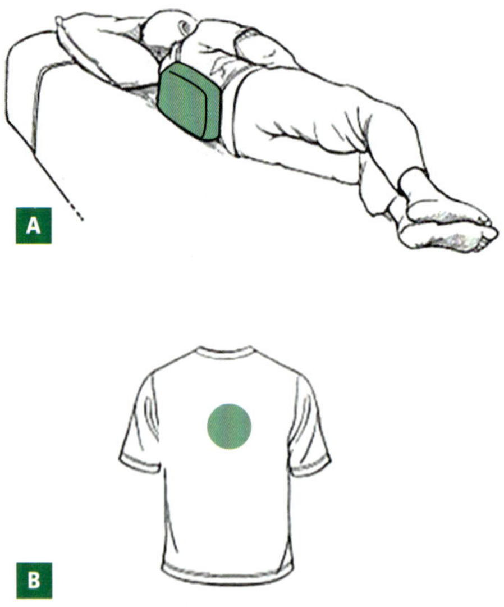

FIGURA 79.3 → Terapia posicional. A maioria dos dispositivos utilizados na terapia posicional faz o paciente sentir-se desconfortável na posição supina. (A) travesseiros especiais que impossibilitam o decúbito dorsal. (B) uma maneira mais simples: a utilização de uma bola de tênis no dorso de uma camiseta.

Fonte: Marrone e Vicini.[6]

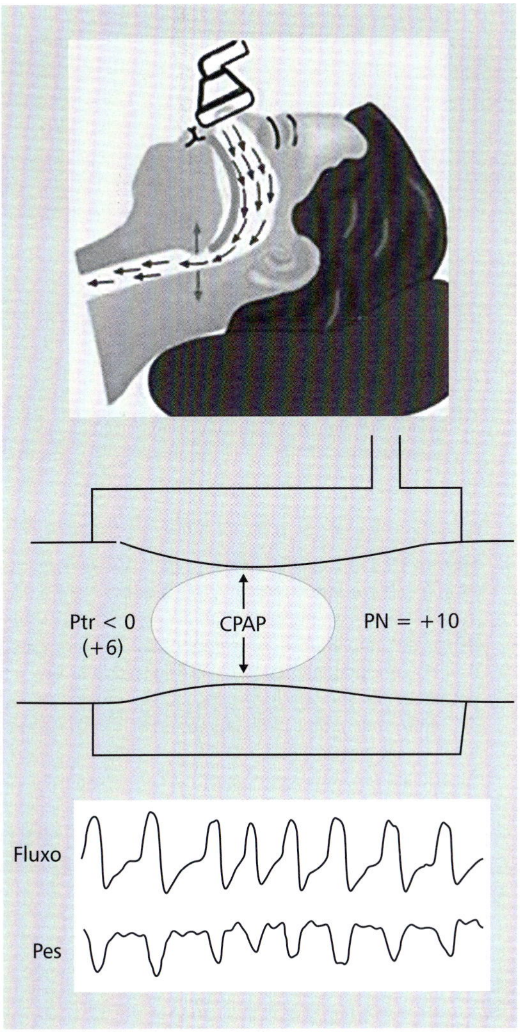

FIGURA 79.4 → Modelo respiratório baseado no princípio de Starling, mostrando a ação da pressão positiva na via aérea. O uso de CPAP aumenta a pressão intraluminal evitando o colapso da via aérea superior. Ptr = pressão intratraqueal; PN = pressão nasal; Pes = pressão esofágica. Fonte: Hoffstein.[7]

A titulação da pressão deve ser ajustada durante uma noite de polissonografia, sendo necessário o acompanhamento técnico e ajuste da pressão ótima que corrige os eventos respiratórios, ronco, limitação do fluxo aéreo e dessaturação da oxiemoglobina, principalmente durante a posição supina e o sono REM. Podem ser utilizados os aparelhos automáticos para titulação, desde que se conheça a qualidade do *software* utilizado, pois alguns aparelhos confundem os eventos respiratórios em casos de tosse, espirros, abertura bucal e elevam a pressão acima dos níveis desejados.

A eficácia da abertura da via aérea é ilustrada pela tomografia da faringe de um paciente durante o sono, observando a abertura da via aérea quando se utiliza CPAP (**FIGURA 79.6**).

A pressão oferecida pode ser contínua nas vias aéreas (CPAP), em dois níveis (BPAP) ou automática (APAP), de acordo com o colapso da via aérea.

O uso de BPAP fornece uma pressão inspiratória (IPAP) e outra pressão expiratória (EPAP). O volume corrente resulta da diferença entre a IPAP e a EPAP. Ou seja, o volume corrente é maior usando uma IPAP de 15 cmH_2O e EPAP de 5 cmH_2O (diferença de 10 cmH_2O), do que uma IPAP de 20 cmH_2O e EPAP de 15 cmH_2O (diferença de 5 cmH_2O).

Não há vantagem comprovada em usar BPAP no lugar de CPAP para o tratamento de rotina da SAOS. O uso de BPAP acaba sendo indicado em pacientes que precisam de altas pressões na titulação de CPAP ou que apresentam hipoventilação associada à SAOS e não respondem ao tratamento com CPAP.

O uso de APAP aumenta ou diminui o nível de pressão positiva nas vias aéreas em resposta a uma mudança no fluxo aéreo ou na pressão do circuito ou na presença de vibração na via aérea (ronco). Esses sinais indicam que a resistência das vias aéreas superiores foi alterada. Os resultados conferidos pelo uso de APAP ou CPAP são semelhantes, assim como sua adesão.

Resultados

Existem estudos mostrando que a terapia de pressão positiva reduz a frequência de eventos respiratórios durante o sono, diminui a sonolência diurna e melhora a qualidade de vida. O efeito na qualidade de vida é mais bem observado em pacientes jovens e mais sonolentos. O efeito na redução da pressão arterial também já foi demonstrado, com maior redução nos níveis pressóricos em pacientes com SAOS grave. Também tem sido mostrada redução da mortalidade em pacientes com SAOS grave tratados com CPAP.

O desfecho favorável dependerá da adesão à terapêutica com pressão positiva. Entretanto, existem limitações no seu uso devido aos efeitos colaterais e à intolerância por alguns pacientes. Estima-se que 20 a 40% dos pacientes não utilizam seu aparelho e muitos não o fazem durante toda a noite, não atingindo o mínimo de uso de pelo menos 5 a 6 horas por noite para um resultado satisfatório. As causas da má adesão ao tratamento são descritas no **QUADRO 79.8**. Apesar dos efeitos colaterais, a adesão ao uso de CPAP fica em torno de 65 a 80%, pois menos de 1% dos pacientes não observam melhora clínica após seu uso.

Acompanhamento

Os pacientes que iniciam o uso de CPAP devem ser avaliados com frequência, em especial durante as primeiras semanas de tratamento. O objetivo é identificar e solucionar rapidamente quaisquer efeitos colaterais, pois isso pode afetar a adesão a longo prazo.

Uma vez que o paciente aderiu ao tratamento, uma avaliação objetiva do sono é geralmente desnecessária se os sintomas da SAOS tiverem se resolvido. Todavia, a repetição do teste é indicada para pacientes que não melhoram ou que apresentam sintomas persistentes ou recorrentes, como sonolência diurna.

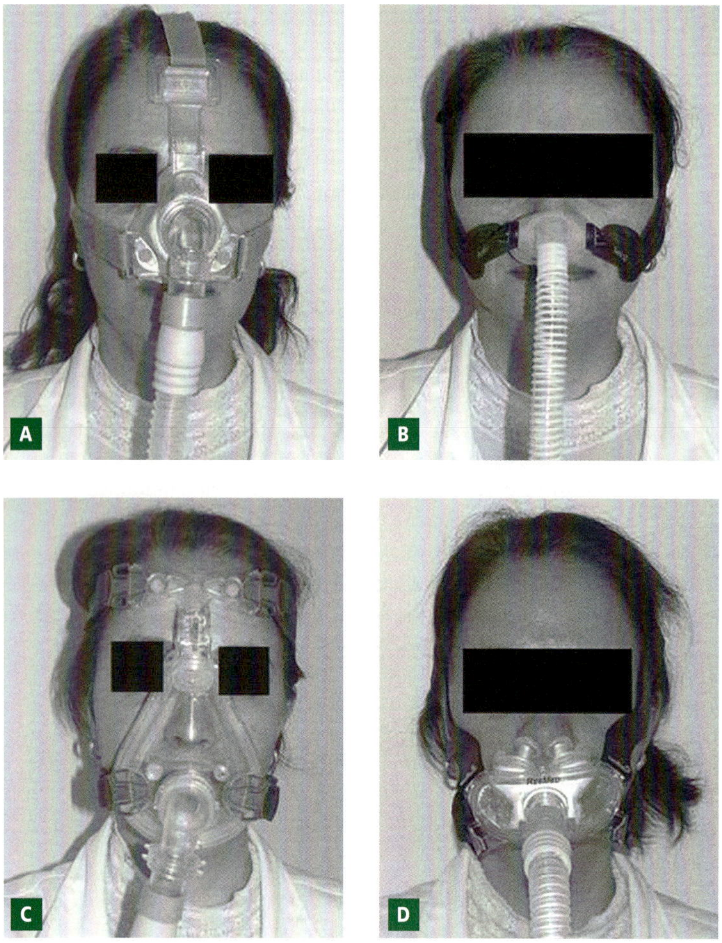

FIGURA 79.5 → Tipos de máscaras. (A) máscara nasal colocada sobre o nariz, sem envolver a boca. É o modelo mais usado e mais indicado quando pressões mais altas devem ser empregadas. (B) *pillow* nasal: tamanhos menores e com pequeno contato na face são mais aceitos em pacientes com claustrofobia, porém causam maior desconforto quando é necessário o uso de pressões altas. (C) máscara oronasal ou facial cobrindo a boca e o nariz. Costumam ser usadas em pacientes com vazamento da pressão pela boca. (D) máscara híbrida: combina o *pillow* nasal com a interface oral. Podem ser utilizadas em pacientes com indicação de máscara oronasal, porém com dificuldade de adaptar as máscaras maiores.

Fonte: Adaptada de Silber e colaboradores.[8]

QUADRO 79.8 → Efeitos adversos mais comuns do uso de CPAP

EFEITOS ADVERSOS	MANEJO
Rinite Vazamentos, lesões na pele, barulho, conjuntivite	Uso de corticoide inalatório, antialérgico Mudança e ajuste da máscara, tamanho adequado Queixeira para evitar vazamentos
Boca seca	Umidificador
Persistência dos sintomas	Reavaliação da pressão e adesão
Remoção involuntária da máscara à noite	Tranquilização do paciente para evitar claustrofobia
Ansiedade, fobia, aspectos sociais negativos	Psicoterapia com o paciente e famílliares Utilização de máscaras menores
Outros: dor torácica ou abdominal, aerofagia, sensação de pressão ou ar frio Raros: problemas maxilares, dentais, sinusais, de ouvido	Explicação sobre o fato de a maior parte dos sintomas ser transitória, utilização de rampa, umidificador aquecido Avaliação de outros diagnósticos

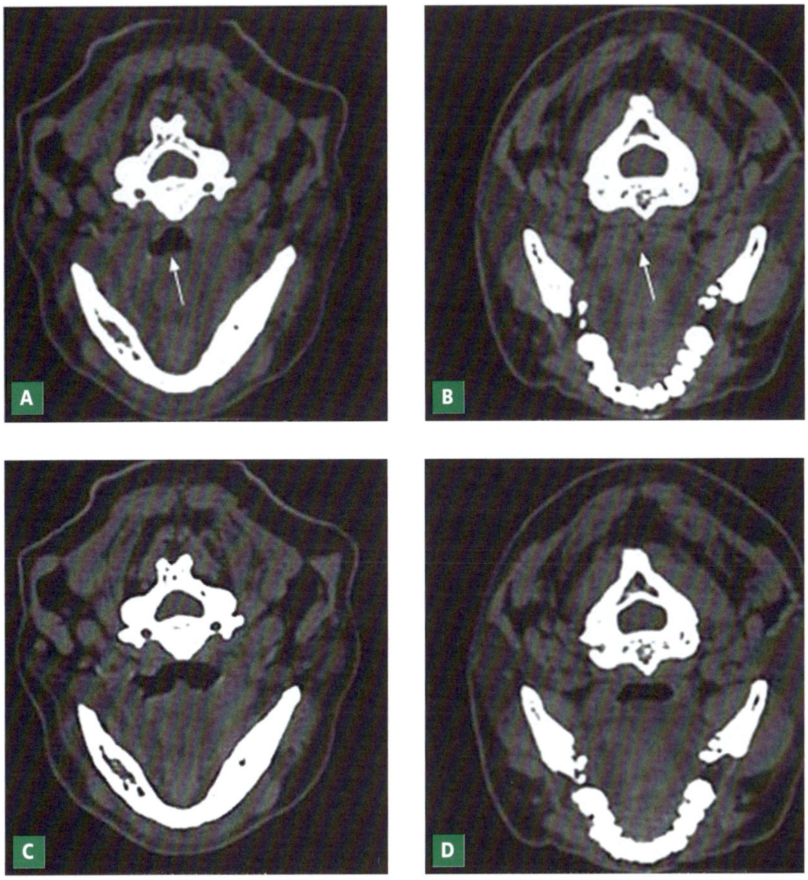

FIGURA 79.6 → Tomografia computadorizada da via aérea superior, durante o sono, em paciente com apneia obstrutiva do sono. (A) e (B) paciente respirando espontaneamente sem CPAP. (C) e (D) os mesmos cortes no paciente utilizando CPAP. As setas indicam o lúmen traqueal, que aumenta seu diâmetro com o uso de CPAP.
Fonte: Hoffstein.[7]

Possíveis causas da falha do tratamento incluem má adesão, ganho de peso, nível inadequado de pressão positiva ou um transtorno adicional causando sonolência (p. ex., a narcolepsia), que podem exigir alterações no esquema terapêutico.

Logo que o tratamento com pressão positiva foi otimizado e os sintomas desapareceram, deve ser estabelecido um acompanhamento a longo prazo para avaliar e monitorar o uso de CPAP, novos efeitos colaterais, vazamento de ar, recorrência da doença e as flutuações no peso corporal.

Terapia farmacológica para sonolência diurna residual

Aproximadamente 15% dos pacientes persistem com sonolência diurna apesar da adesão à terapia com CPAP e exclusão de comorbidades. A terapia farmacológica pode ser benéfica como tratamento adjuvante para sonolência persistente. No entanto, antes de iniciá-lo, a adesão à terapia convencional deve ser confirmada e outras causas de sonolência diurna devem ser excluídas, como privação do sono, uso de medicações que causam sonolência, má higiene do sono, má percepção dos sintomas, pressão inadequada por CPAP, presença de vazamentos na máscara, sintomas depressivos.

Atualmente, o fármaco mais indicado é o modafinil, estimulante do sistema nervoso central, utilizado para o tratamento da narcolepsia. Ele promove a facilitação da liberação de monoaminas e aumenta os níveis de histamina no hipotálamo, agindo na promoção da vigília.

O modafinil melhora, de forma subjetiva e objetiva, a sonolência, a vigilância e a qualidade de vida em pacientes com SAOS tratados com CPAP. Contudo, ele não reduz a obstrução e o colapso das vias aéreas superiores, motivo pelo qual não tem efeito no tratamento das apneias e não apresenta melhora da sonolência em pacientes com uso irregular de CPAP.

Aparelhos intraorais

Há um número crescente de aparelhos intraorais destinados a projetar a mandíbula para frente (placas de avanço mandibular) ou segurar a língua em uma posição mais anterior (dispositivos de retenção lingual) (**FIGURA 79.7**). O objetivo desses aparelhos é manter os tecidos moles da orofaringe distantes da parede posterior da faringe, mantendo a permeabilidade das vias aéreas superiores. Tais aparelhos são vantajosos porque têm custo acessível, são reversíveis, não invasivos, são de fácil confecção e podem ser utilizados no tratamento concomitante de bruxismo.

Atualmente, são indicados para o tratamento do ronco primário, da resistência das vias aéreas superiores e da

SAOS leve a moderada. Pacientes com SAOS moderada a grave que não aceitam CPAP ou que apresentaram intolerância ao seu uso podem utilizar os aparelhos intraorais como opção de tratamento.

Os aparelhos intraorais diminuem a frequência de eventos respiratórios, despertares e episódios de dessaturação da oxiemoglobina, comparados ao placebo. Eles também podem melhorar a sonolência diurna, a pressão arterial, a qualidade de vida e a função cognitiva. Seu impacto sobre a mortalidade é desconhecido.

Antes do início do tratamento, o paciente deve ser avaliado por um dentista para identificar se é candidato ao uso do aparelho, definir o avanço máximo mandibular e excluir os indivíduos com risco de efeitos colaterais. Os aparelhos de avanço mandibular são os mais utilizados e exigem no mínimo oito dentes em cada uma das arcadas para apoio do aparelho e ausência de doença periodontal avançada. Além disso, o paciente deve ser capaz de avançar a mandíbula pelo menos 5 mm sem desconforto.

Os pacientes devem sempre ser reavaliados com polissonografia após o término do avanço mandibular para verificar a eficácia do tratamento.

Tratamento cirúrgico

A avaliação pré-operatória é essencial no sucesso desse tipo de terapia. O tratamento cirúrgico é mais eficaz em pacientes que apresentam SAOS leve e alterações anatômicas obstrutivas em vias aéreas, como hipertrofia tonsilar ou alterações craniofaciais evidentes (QUADRO 79.9). Não há consenso sobre o papel da cirurgia na ausência de uma lesão anatômica definida e geralmente os procedimentos de orofaringe são indicados em pacientes que não toleraram o uso de CPAP ou de aparelho intraoral.

As cirurgias nasais pouco interferem na redução do IAH, mas podem reduzir a fragmentação do sono secundária à obstrução nasal. Em geral, são realizadas como tratamento coadjuvante ao uso de CPAP e aparelho intraoral, aumentando o conforto e a adesão a esses tratamentos.

QUADRO 79.9 → Sucesso cirúrgico conforme estadiamento

SUCESSO CIRÚRGICO	ÍNDICE DE MALLAMPATI MODIFICADO	GRADUAÇÃO DAS TONSILAS PALATINAS	IMC (KG/M^2)
Estágio 1 (80,6%)	1, 2	3, 4	< 40
Estágio 2 (37,9%)	1, 2, 3, 4	1, 2, 3, 4	< 40
Estágio 3 (8,1%)	3, 4	1, 2	< 40
Estágio 4	1, 2, 3, 4	1, 2, 3, 4	> 40

Fonte: Friedman e colaboradores.[9]

A uvulopalatofaringoplastia (UPFP) é um dos procedimentos cirúrgicos mais comuns realizado neste contexto. Ela envolve a ressecção da úvula, o tecido redundante retrolingual e as tonsilas palatinas. Os procedimentos com *laser* e ablação por radiofrequência (RF) são variantes menos invasivas da UPFP.

A UPFP parece conseguir uma cura cirúrgica (definida como um IAH pós-operatório < 5 eventos por hora de sono) em apenas uma minoria dos pacientes e pode comprometer o uso de CPAP subsequente devido ao vazamento de ar e menor tolerabilidade a pressões mais elevadas.

Outros procedimentos cirúrgicos comuns para SAOS incluem septoplastia, rinoplastia, redução de cornetos nasais, polipectomia nasal, faringoplastia, avanço palatal, amigdalectomia, adenoidectomia, implantes palatais, glossectomia parcial, amigdalectomia lingual, avanço do músculo genioglosso, avanço maxilomandibular e traqueostomia.

A cirurgia maxilomandibular é o procedimento com melhores resultados e taxas de sucesso em torno de 75 a 95%. Os preditores de sucesso são pacientes jovens, com IAH baixo, IMC baixo e boa capacidade de avanço maxilar. Está indicada como tratamento inicial de pacientes com alterações ortognáticas graves, independentemente da gravidade da SAOS ou como tratamento alternativo para pacientes com SAOS que não se adaptaram a outros tratamentos, a despeito da presença de alterações craniofaciais. O principal efeito colateral é a parestesia facial, que persiste por até um ano em 15% dos pacientes (FIGURA 79.8).

Uma vez que a equipe cirúrgica determina que a cura é completa (em geral 1 a 3 meses após o procedimento), a eficácia do procedimento deve ser avaliada clinicamente e com a polissonografia. Muitas vezes, são indicados tratamentos adicionais para a melhora dos sintomas.

Hipoventilação durante o sono

A obesidade e as doenças neuromusculares fazem parte das principais doenças em que ocorre hipoventilação durante o sono.

Síndrome da obesidade e hipoventilação

Em 1956, Bickelmann e colaboradores[10] utilizaram o termo síndrome de Pickwickian para descrever pacientes com obesidade, hipercapnia e hipoxemia diurnas, sonolência excessiva, policitemia e insuficiência ventricular direita. Posteriormente, este grupo de pacientes passou então a ser denominado portadores da síndrome da obesidade e hipoventilação (SOH).

A definição de SOH consiste na combinação de uma hipoventilação alveolar crônica diurna ($PaCO_2$ > 45 mmHg) em um paciente obeso (IMC > 30 kg/m^2) sem outra causa de hipoventilação identificada, como doenças pulmonares, neuromusculares, esqueléticas e metabólicas.

Em geral, os pacientes com SOH são homens, com 40 a 50 anos e extremamente obesos. Sua prevalência na população geral é desconhecida, mas entre os obesos é em torno de 1%. Já em pacientes obesos com SAOS, perto de 10 a 20% apresentam SOH, sendo maior a prevalência em pacientes

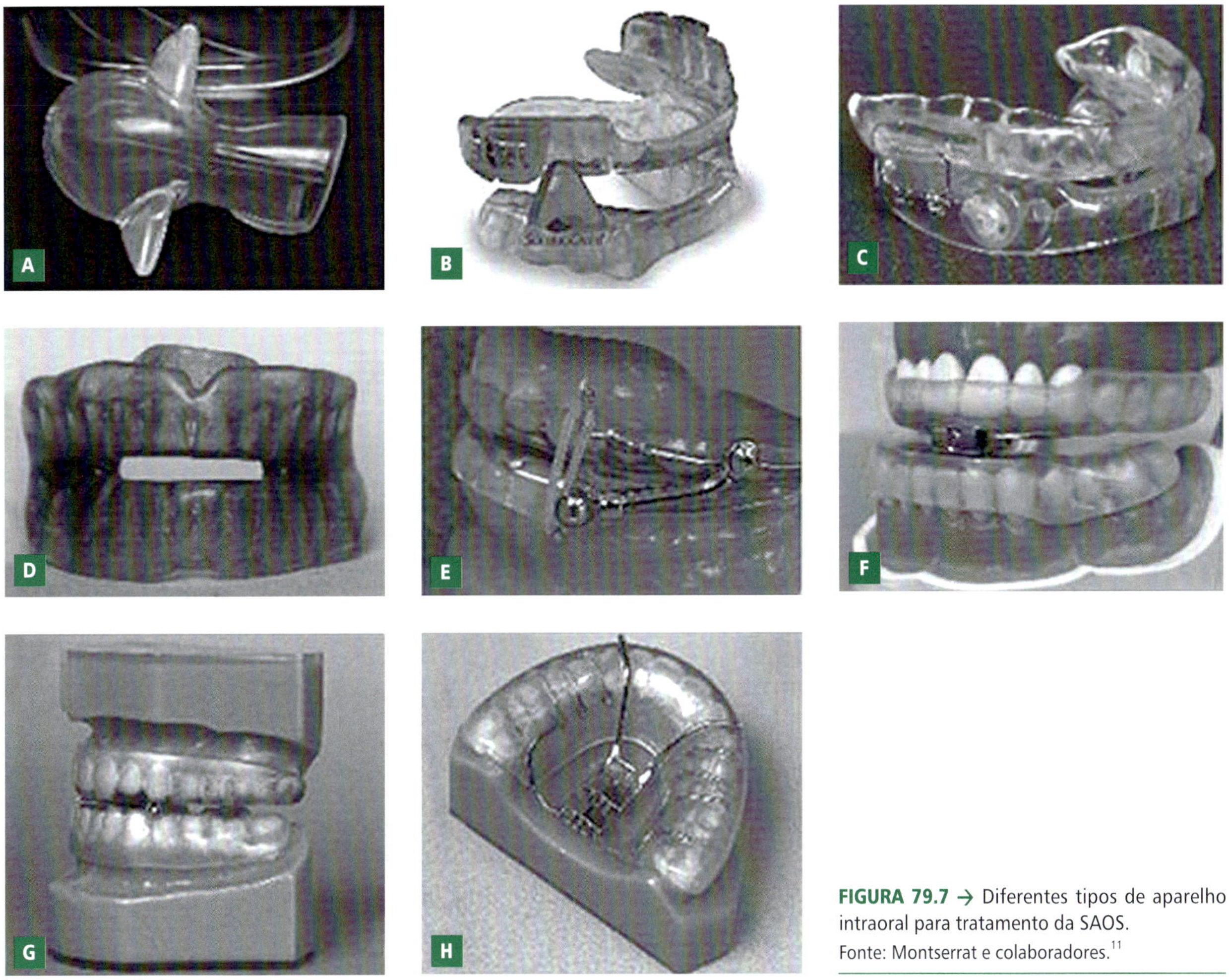

FIGURA 79.7 → Diferentes tipos de aparelho intraoral para tratamento da SAOS.
Fonte: Montserrat e colaboradores.[11]

com IMC > 40. Cerca de 90% dos casos de SOH apresentam apneia obstrutiva do sono associada, sugerindo uma sobreposição entre os distúrbios respiratórios associados à obesidade, porém sem relação causal estabelecida entre as doenças.

A patogênese da doença é multifatorial, envolvendo parede torácica, músculos respiratórios e controle ventilatório, sendo a grande maioria das teorias baseada nos efeitos da obesidade na mecânica pulmonar. A obesidade atua como uma sobrecarga no sistema respiratório, resultando em redução da complacência pulmonar, desacoplamento da excitação/contração dos músculos inspiratórios, sendo necessário maior *drive* ventilatório para alcançar níveis normais de ventilação. A presença desse estímulo ventilatório aumentado com incremento concomitante da ventilação tem sido demonstrada nos obesos eucápnicos, enquanto obesos com SOH apresentam redução da sensibilidade aos estímulos de hipercapnia e hipoxemia devido a uma atenuação da resposta neural, resultando na ventilação superficial.

Outro mecanismo proposto na patogênese da SOH deve-se às consequências metabólicas da obesidade e seu efeito no controle ventilatório. A leptina, uma proteína produzida pelo tecido adiposo, aumenta em proporção direta com o

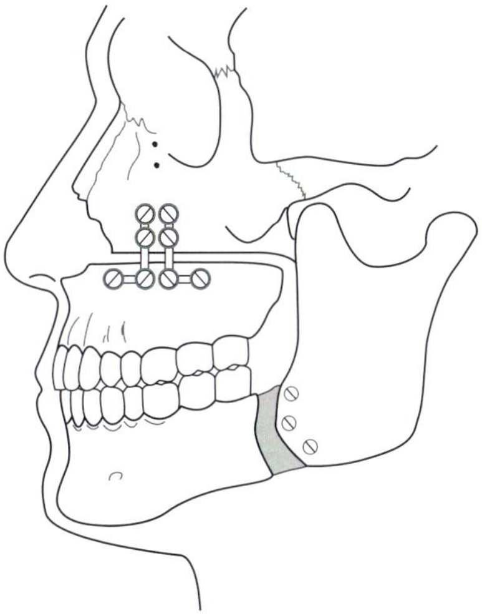

FIGURA 79.8 → Avanço maxilomandibular realizado a partir de osteotomia maxilar e osteotomia sagital da mandíbula com intuito de aumentar o espaço aéreo posterolateral.
Fonte: Marrone e Vicini.[6]

grau de obesidade e age no hipotálamo inibindo o apetite. Em ratos com deficiência de leptina, observa-se obesidade grave, hipoventilação e redução da resposta ventilatória à hipercapnia, os quais são revertidos com a infusão de leptina. Em contraste, humanos obesos apresentam níveis séricos de leptina muito elevados, sugerindo que a obesidade humana é um estado de resistência à leptina. Os valores séricos de leptina decrescem quando a SOH é tratada com ventilação não invasiva.

As principais características clínicas são a hipoventilação e a hipoxemia, caracterizadas pela presença de dispneia e saturação de oxigênio baixa em oximetria de pulso (SpO_2). Porém, outros sinais e sintomas são encontrados, como sonolência diurna excessiva, fragmentação do sono, cefaleia e náuseas matinais, sintomas depressivos e, em casos mais avançados, policitemia e sinais de hipertensão pulmonar ou *cor pulmonale*.

Pacientes obesos com SAOS que apresentam SpO_2 baixa e bicarbonato sérico elevado, refletindo uma compensação metabólica de um quadro de acidose respiratória crônica, devem ser avaliados com gasometria arterial para confirmar a presença e a gravidade da hipercapnia. Quando existe hipercapnia, devem ser realizadas provas de função pulmonar e radiografia de tórax para exclusão de outras causas, assim como provas tireoidianas para descartar hipotireoidismo severo e hemograma para avaliação de eritrocitose. A polissonografia é um exame importante nesses pacientes para a avaliação de SAOS associada (FIGURA 79.9).

Os pacientes com SOH, quando comparados a pacientes com SAOS eucápnicos, apresentam pior qualidade de vida, maiores gastos no sistema de saúde e maior risco de hipertensão pulmonar. Mesmo pacientes com SOH leve ($PaCO_2$ entre 46 e 50 mmHg) são mais sonolentos e apresentam pior qualidade de vida do que pacientes com SAOS pareados por idade, IMC e função pulmonar. Comparados a pacientes com o mesmo grau de obesidade, sem hipoventilação, aqueles com SOH apresentam maior número de internações, inclusive em unidades de terapia intensiva (6% *vs*. 40%, respectivamente) e maior necessidade de ventilação mecânica (0% *vs*. 6%). A hipertensão pulmonar é mais comum (50% *vs*. 15%, respectivamente) e mais grave em pacientes com SOH do que em pacientes com SAOS.

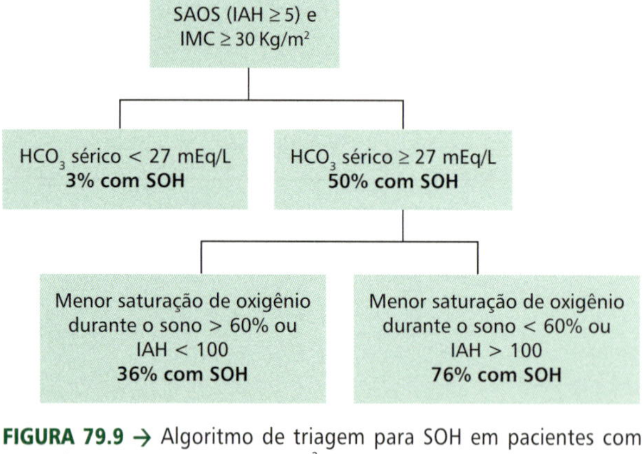

FIGURA 79.9 → Algoritmo de triagem para SOH em pacientes com SAOS (IAH ≥ 5 e IMC > 30 kg/m²) SOH = síndrome da obesidade e hipoventilação; SAOS = síndrome da apneia obstrutiva do sono; IAH = índice de apneia-hipopneia; IMC = índice de massa corporal; HCO_3 = bicarbonato.
Fonte: Modificada de Mokhlesi e Tulaimat.[12]

A perda de peso é um tratamento essencial, visto que a redução de 10 a 15% do peso corporal pode resultar em uma queda importante da $PaCO_2$. Infelizmente, apenas dieta para redução do peso é um método difícil e pouco duradouro nesses pacientes, sendo necessário muitas vezes a cirurgia bariátrica, com bons resultados na queda de $PaCO_2$. Entretanto, a mortalidade desses indivíduos é maior do que nos eucápnicos (4% *vs*. 0,2%), assim como as complicações perioperatórias.

Quando a SOH encontra-se associada à SAOS, o tratamento pode ser feito tanto com CPAP como BPAP. Muitos pacientes respondem bem ao uso de CPAP, corrigindo a $PaCO_2$ e hipoxemia. Porém, nos casos em que a $PaCO_2$ persiste elevada após 1 a 2 meses, é necessário a utilização de BPAP. A última modalidade tem a vantagem de fornecer suporte ventilatório, sendo o tratamento de escolha nos casos de SOH sem SAOS. O tratamento desses pacientes com pressão positiva nas vias aéreas está associado a redução da morbidade e mortalidade a longo prazo, assim como menor número de internações hospitalares.

A oxigenoterapia não deve ser utilizada como monoterapia, sendo tratamento adjuvante à pressão positiva em casos de SOH em que o suporte ventilatório não é suficiente para corrigir a hipoxemia.

Doença neuromuscular e hipoventilação

Pacientes com doença neuromuscular ou da parede torácica geralmente têm problemas respiratórios resultantes de uma combinação de disfunção dos músculos respiratórios (inspiratórios, expiratórios e de vias aéreas superiores) e diminuição da complacência pulmonar e da parede torácica. Esses fatores contribuem para a dificuldade de remoção das secreções das vias aéreas (atelectasias e pneumonias), alterações de ventilação e perfusão e hipoventilação alveolar. A instalação da hipoventilação costuma ser lenta e progressiva e não é diagnosticada nem tratada até que aconteça um episódio de insuficiência respiratória aguda. Distrofias musculares, neuropatias e doenças da placa mioneural, quando acometem a musculatura da respiração, evoluem em surtos ou com piora progressiva, em velocidade variável.

A presença de sintomas como sonolência diurna, cefaleia matinal, sono agitado, despertares noturnos, insônia, apneias testemunhadas e ronco indica a realização de polissonografia.

Mesmo em pacientes com disfunção pulmonar grave, raramente é referida dispneia, pois sua capacidade de exercício é limitada pelo envolvimento dos músculos não respiratórios. Alguns indivíduos não apresentam sintomas, mas têm parâmetros fisiológicos sugestivos de hipoventilação, como restrição severa nos testes de função pulmonar, presença de hipercapnia diurna ou infecções respiratórias de repetição. Tais pacientes devem ser avaliados com gasometria arterial e polissonografia de noite inteira.

Pacientes com comprometimento inicial do tronco e da musculatura respiratória, particularmente com escoliose associada ou paralisia das pregas vocais, são mais propensos a desenvolver anormalidades das trocas gasosas durante o sono. A cifoescoliose está associada a hipoventilação noturna e apneia obstrutiva do sono, mas a dessaturação noturna não está diretamente relacionada com o grau de escoliose ou com os volumes pulmonares.

A espirometria, a oximetria de pulso, a capnografia, medidas de pico de fluxo da tosse, pressão inspiratória máxima (Pimáx) e pressão expiratória máxima (Pemáx) permitem prever quais pacientes necessitam de tosse assistida e suporte ventilatório.

A capacidade vital pode permanecer normal ainda que haja comprometimento grave da força muscular, o qual deve ser detectado pelas medidas de pressões estáticas máximas. Pacientes com Pimáx abaixo de 50% do previsto, ou capacidade vital forçada (CVF) abaixo de 40 a 50% do previsto, apresentam alta probabilidade de hipoventilação noturna. Esses pacientes devem realizar gasometria arterial na vigília, mesmo que assintomáticos. Pacientes com queda da CVF > 20% quando avaliados em duas posições (sentado e supino) devem realizar uma polissonografia para avaliação precoce de dessaturação noturna.

A tosse deve ser avaliada pelo pico de fluxo expiratório. Valores abaixo de 160 L/min estão associados a inefetividade de tosse e acúmulo de secreção. Entretanto, para garantir a limpeza adequada das vias aéreas, considera-se que um valor abaixo de 270 L/min é suficiente para iniciar manobras de tosse assistida. Da mesma forma, uma Pemáx ≤ 45 cmH_2O está relacionada com tosse ineficaz.

Outros distúrbios associados, como apneia obstrutiva do sono, asma e distúrbios da deglutição devem ser avaliados sempre que houver sintomas de engasgo ou sufocação.

Após o diagnóstico de hipoventilação noturna, o tratamento com BPAP ou ventilador mecânico convencional deve ser iniciado, podendo ser ajustado durante a polissonografia ou mediante monitoração dos volumes pulmonares à beira do leito. Sempre deve ser ajustada a frequência respiratória na modalidade controlada, caso o paciente apresente pausas durante o sono. O oxigênio nunca poderá ser usado sem um suporte ventilatório em pacientes com doenças neuromusculares.

O suporte ventilatório não invasivo durante a noite pode aumentar a sobrevida e melhorar os sintomas e a qualidade do sono, melhorar os gases sanguíneos durante o dia e diminuir a taxa de declínio da função pulmonar.

Referências

1. Lam JC, Lui MM, Ip MS. Diabetes and metabolic aspects of OSA. Eur Respi Mon. 2010;50:189-215.

2. Johns MW. A new method for measuring daytime sleepiness: the Epworth sleepiness scale. Sleep. 1991;14(6):540-5.

3. Costa SS da, Cruz OLM, Oliveira JAA de, organizadores. Otorrinolaringologia. 2. cd. Porto Alcgrc: Artmcd; 2006.

4. American Academy of Sleep Medicine. The international classification of sleep disorders: diagnostic and coding manual. 2nd ed. West: American Academy of Sleep Medicine, 2005.

5. Kushida CA, Littner MR, Hirshkowitz M, Morgenthaler TI, Alessi CA, Bailey D, et al. Practice parameters for the use of continuous and bilevel positive airway pressure devices to treat adult patients with sleep-related breathing disorders. Sleep. 2006;29(3):375-80.

6. Marrone O, Vicini C. Upper airway surgery in OSA. Eur Resp Mon. 2010;50:286-301.

7. Hoffstein V. Review of oral appliances for treatment of sleep-disordered breathing. Sleep Breath. 2007;11(1):1-22.

8. Silber MH, Krahn LE, Morgenthaler TI. Sleep medicine in clinical practice. 2nd ed. New York: Informa Healthcare; 2010.

9. Friedman M, Vidyasagar R, Bliznikas D, Joseph N. Does severity of obstructive sleep apnea/hypopnea syndrome predict uvulopalatopharyngoplasty outcome? Laryngoscope. 2005;115(12):2109-13.

10. Bickelmann AG, Burwell CS, Robin ED, Whaley RD. Extreme obesity associated with alveolar hypoventilation: a Pickwickian syndrome. Am J Med. 1956;21(5):811-8.

11. Montserrat JM, Navajas D, Parra O, Farré R. Continuous positive airway pressure treatment in patients with OSA. Eur Respir Mon. 2010;50:244-66.

12. Mokhlesi B, Tulaimat A. Recent advances in obesity hypoventilation syndrome. Chest. 2007;132(4):1322-36.

Leituras recomendadas

Aurora RN, Casey KR, Kristo D, Auerbach S, Bista SR, Chowdhuri S, et al. Practice parameters for the surgical modifications of the upper airway for obstructive sleep apnea in adults. Sleep. 2010;33(10):1408-13.

Bonsignore MR, Battaglia S, Zito A, Lombardi C, Parati G. Sleep apnoea and systemic hipertension. Eur Resp Mon. 2010;50:150-73.

Chang CL, Marshall NS, Yee BJ, Grunstein RR. Weight-loss treatment for OSA: medical and surgical options. Eur Respir Mon. 2010;50:302-20.

Fleetham JA, Almeida FR. Oral appliances. Eur Resp Mon. 2010;50:267-85.

Hedner J, Zou D. Pharmacological management of sleep-disordered breathing. Eur Resp Mon. 2010;50:321-39.

Iranzo A. Excessive daytiime sleepiness in OSA. Eur Resp Mon. 2010;50:17-30.

Kaneko Y, Floras, JS, Usui K, Plante J, Tkacova R, Kubo T, et al. Cardiovascular effects of continuous positive airway pressure in patients with heart failure and obstrutive sleep apnea. N Engl J Med. 2003;348(13):1233-41.

Krahn LE, Silber MH, Morgenthaler TI, editors. Atlas of sleep medicine. New York: Informa Healthcare; 2010.

Lindberg E, Gislason T. Epidemiology of sleep-related obstructive breathing. Sleep Medi Rev. 2000;4(5):411-33.

Paschoal IA, Villalba WO, Pereira MC. Insuficiência respiratória crônica nas doenças neuromusculares: diagnóstico e tratamento. J Bras Pneumol. 2007;33(1):81-92.

Penzel T, Blau A, Schöbel C, Fietze I. Ambulatory diagnosis of OSA and new technologies. Eur Resp Mon. 2010;50:136-49.

Phillips B. Sleep-d Breathing and cardiovascular disease. Sleep Med Rev. 2005;9(2):131-40.

Siegel JM. Clues to the functions of mammalian sleep. Nature. 2005;437:1264-71.

Sleep-related breathing disorders in adults: recommendations for syndrome definition and measurement techniques in clinical research. The report of an American Academy of Sleep Medicine Task Force. Sleep. 1999;22(5):667-89.

Soose RJ, Yetkin O, Strollo PJ. Laboratory evaluation of OSA. Eur Resp Mon. 2010;50:121-35.

Tkacova R, Dorkova, Z. Clinical presentations of OSA in adults. Eur Respir Mon. 2010;50:86-103.

Viegas CAA. Distúrbios respiratórios do sono. Epidemiologia dos distúrbios respiratórios do sono. J Bras Pneumol. 2010;36 supl 2:S1-S61.

Exercício: Fisiologia e Avaliação

80

Danilo Cortozi Berton
J. Alberto Neder

Princípios fisiológicos do exercício

Bioenergética celular

O aumento da atividade muscular durante o exercício físico dinâmico é um componente essencial da condição humana. A contração muscular é um mecanismo complexo que envolve a interação das proteínas contráteis actina e miosina na presença de cálcio.

As moléculas de trifosfato de adenosina (ATP), principal fonte de energia para a contração muscular, são produzidas majoritariamente pela fosforilação oxidativa. O principal combustível para esse processo são os carboidratos (glicogênio e glicose) e os ácidos graxos livres (embora aminoácidos possam ser usados em situações de jejum prolongado).

A fosforilação oxidativa inicialmente envolve uma série de eventos que ocorrem no citoplasma. O glicogênio e a glicose são metabolizados a piruvato por meio de reações químicas sequenciais denominadas glicólise. Se houver oxigênio (O_2) disponível, o piruvato passa do citoplasma à mitocôndria e é oxidado a um composto chamado acetil-CoA, que entra em uma sucessão de reações químicas cíclicas conhecidas como ciclo de Krebs. Os subprodutos do ciclo de Krebs são o gás carbônico (CO_2) e o hidrogênio. Os elétrons provenientes desses hidrogênios são transportados para a cadeia transportadora de elétrons, fornecendo energia para acoplar fosfato (fosforilação), formando ATP.

A mitocôndria pode produzir ATP por meio desse processo somente se houver oxigênio disponível para servir como aceptor final dos elétrons (oxidativo) que passaram pela cadeia transportadora de elétrons e, juntamente com o hidrogênio que os forneceu, redundar na formação de água (H_2O). Esse processo de fosforilação oxidativa é a grande fonte de ATP para a contração muscular e demais atividades celulares (36 moléculas de ATP/molécula de glicose são formadas na mitocôndria durante esse processo).

Em altas intensidades de exercício, entretanto, a demanda corporal total de oxigênio pode exceder a capacidade dos sistemas fisiológicos em fornecê-lo. Tradicionalmente, glicólise "anaeróbia" tem sido o termo empregado para descrever a síntese de ATP a partir de glicose nessa condição. Nesse caso, a glicólise ocorre no citoplasma da mesma forma que antes descrito para o metabolismo aeróbio até a formação de piruvato. Contudo, o piruvato não entra na mitocôndria e acaba sendo convertido a ácido láctico. A rápida difusão de lactato proveniente das células inibe a própria glicólise. Assim, a glicólise "anaeróbia" é ineficiente (duas moléculas de ATP/molécula de glicose são formadas nesse processo).

O metabolismo oxidativo é, portanto, a via metabólica de maior eficiência do organismo na conversão de energia. Porém, para manter o funcionamento dessa via, é indispensável a presença de oxigênio, utilizado como agente oxidante no final da cadeia de transporte de elétrons, formando CO_2 e H_2O.

> **ATENÇÃO**
>
> O exercício físico, portanto, requer a interação dos mecanismos de controle fisiológicos de forma a permitir o adequado acoplamento dos sistemas cardiocirculatório e ventilatório na execução de sua função comum, ou seja, suprir a demanda metabólica do músculo em contração.

Assim, ambos os sistemas são estressados durante o exercício para satisfazer as crescentes necessidades de O_2 e remover o CO_2 produzido. Existem quatro processos principais para efetivar essa troca gasosa:

- Ventilação pulmonar, ou movimento de ar para dentro e fora dos pulmões.
- Difusão pulmonar, ou troca de O_2 e CO_2 entre os alvéolos pulmonares e o sangue.
- Transporte de O_2 e CO_2 no sangue.
- Troca gasosa nos capilares sistêmicos, ou troca de O_2 e CO_2 entre os capilares sanguíneos sistêmicos e os músculos em atividade.

Dessa forma, estudando a "respiração externa" (troca gasosa mensurada na boca) em resposta ao exercício, é possível avaliar a adequação funcional dos sistemas orgânicos que acoplam a "respiração externa" à respiração celular. A análise das características das trocas gasosas constitui o alicerce para o entendimento das adaptações fisiológicas envolvidas no exercício dinâmico, a mais comum situação de estresse fisiológico.

Diversas modificações, especialmente nos sistemas cardiovascular e respiratório, são encontradas durante o exercício físico visando aumentar a oferta de O_2 necessário para a manutenção do metabolismo oxidativo e eliminar o CO_2 produzido. Os ajustes produzidos englobam, sobretudo, o aumento do débito cardíaco, a dilatação e o recrutamento de vasos sanguíneos no tecido periférico e pulmonar e o aumento da ventilação (**FIGURA 80.1**).

Os ajustes fisiológicos aos desafios trazidos pelo exercício podem ser estratificados, para fins didáticos, em respostas metabólicas, ventilatórias e cardiocirculatórias.

Ajustes metabólicos

A expressão metabolismo é também usada como sinônimo de intercâmbio gasoso sistêmico, uma vez que O_2 é consumido ($\dot{V}O_2$) e CO_2 liberado ($\dot{V}CO_2$), como consequência da aceleração da atividade metabólica, sobremaneira a da muscular esquelética. O exercício físico envolve, inevitavelmente, um aumento das necessidades orgânicas de suprimento de energia para a contração muscular. Como o organismo dispõe de ATP estocado para apenas algumas poucas contrações, é necessário regenerá-lo de modo contínuo. Embora algum "novo" ATP possa ser inicialmente obtido pela quebra da reserva de fosfato muscular (denominada fosfocreatina ou PCr), após algum tempo (cerca de 20 a 30 segundos), o organismo precisa recorrer ao metabolismo anaeróbio (glicólise anaeróbia) e/ou ao metabolismo aeróbio ou oxidativo (ciclo de Krebs e cadeia do transporte de elétrons).

Esquematicamente, portanto, existe alguma hierarquia cronológica na sequência de obtenção de ATP (i. e., ATP armazenado → sistema PCr → glicólise anaeróbia e/ou metabolismo oxidativo). Contudo, convém lembrar que, em um dado momento, é provável que todas as vias metabólicas estejam ativas; assim sendo, quando o termo aeróbio ou anaeróbio é utilizado, significa que um tipo de metabolismo está predominando.

A grande vantagem do metabolismo anaeróbio é que ele independe do aporte de O_2 à mitocôndria e, portanto, do funcionamento rápido e adequado do complexo sistema de captação, transporte e oferta de O_2. De fato, logo na transição entre o repouso e o exercício, existe certo atraso no início do metabolismo aeróbio – um verdadeiro "déficit de O_2" – sendo este suprido pelos depósitos locais de O_2 (ligado à mioglobina, por exemplo), pela PCr e por alguma glicólise anaeróbia. Logo, no início do exercício, haverá uma geração temporária, não sustentada, de ácido láctico. Após algum tempo – que será mais curto em indivíduos mais treinados – as necessidades aeróbias são quase totalmente supridas e o organismo passa a depender de modo crucial da integridade dos ajustes "cardiorrespiratórios" delineados na **FIGURA 80.1**.

Caso a intensidade do exercício seja aumentada progressivamente (exercício incremental), observa-se que o $\dot{V}O_2$ também aumenta de forma linear com a carga aplicada (**FIGURA 80.2**). Isso ocorre até certo ponto, muito próximo à tolerância máxima de exercício, a partir do qual, por mais

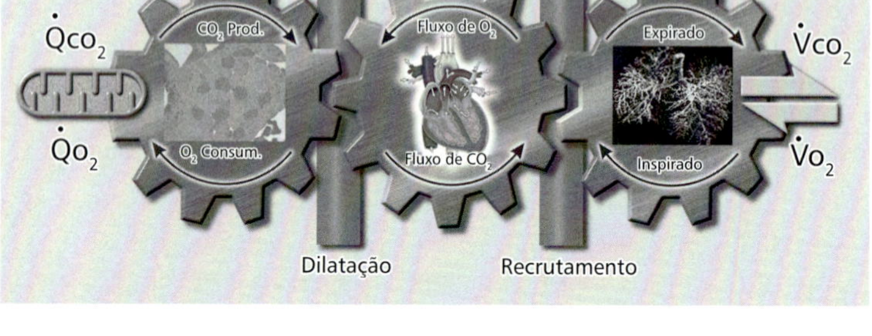

FIGURA 80.1 → Visão integrada das engrenagens muscular, cardiocirculatória e pulmonar objetivando a manutenção do fluxo sistêmico de gases vitais durante o exercício físico. O metabolismo aumenta com o exercício e, consequentemente, há aumento do consumo mitocondrial de oxigênio (QO_2) e da produção de CO_2 (QCO_2). Isso acarreta incremento proporcional na captação de O_2 ($\dot{V}O_2$) e liberação de CO_2 ($\dot{V}CO_2$) mensurada na ventilação.

$\dot{V}E$: volume minuto, $\dot{V}A$: ventilação alveolar, VEM: ventilação do espaço morto

Fonte: Baseada em Neder e Nery.[1]

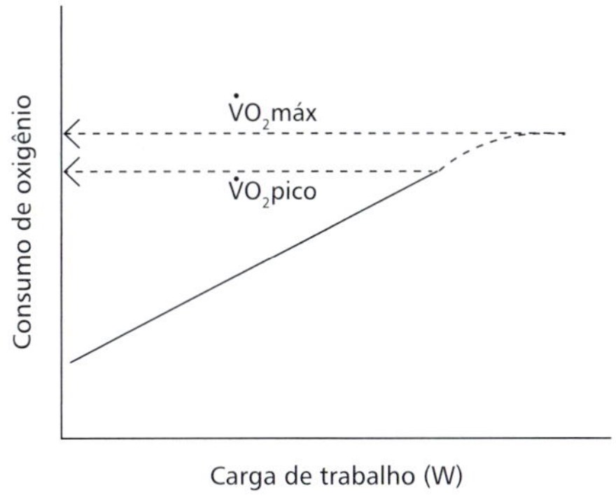

FIGURA 80.2 → Diferença conceitual entre consumo de oxigênio máximo ($\dot{V}O_2$máx) e de pico ($\dot{V}O_2$pico), obtido em um teste de exercício com carga incremental: enquanto o primeiro é caracterizado pelo desenvolvimento de um platô na linha de ascensão do $\dot{V}O_2$ a despeito de incremento na carga de exercício, o último corresponde ao maior valor observado de $\dot{V}O_2$, independentemente da presença de platô.

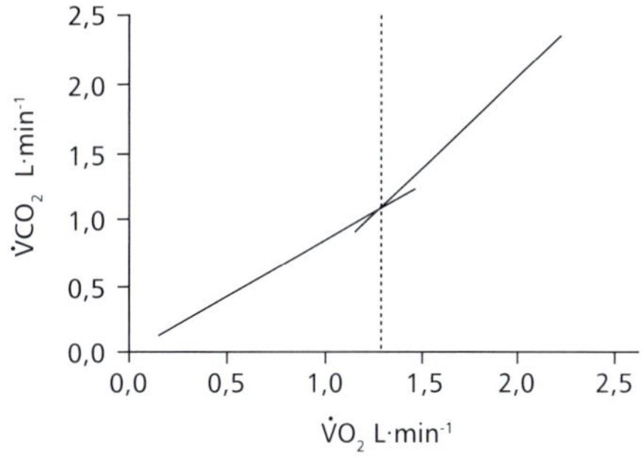

FIGURA 80.3 → Respostas nas trocas gasosas com exercício dinâmico incremental. Note que em determinado ponto do exercício ocorre uma inflexão abrupta na linearidade da relação $\dot{V}CO_2$-$\dot{V}O_2$, correspondente à liberação adicional de CO_2. As evidências atuais indicam que a fonte principal desse "extra-CO_2" resulta da dissociação do ácido carbônico, formado a partir do tamponamento pelo bicarbonato sanguíneo do lactato resultante da glicólise anaeróbia. Esse "extra-CO_2" adiciona-se ao que já está sendo produzido aerobicamente. A análise desse gráfico representa uma das técnicas (*V-slope*) utilizadas para a estimativa não invasiva do limiar anaeróbio (LA) em um teste cardiopulmonar de exercício incremental.

que a carga seja aumentada, o $\dot{V}O_2$ se estabiliza: tal fenômeno caracteriza o chamado consumo máximo de oxigênio ou $\dot{V}O_2$máx. Embora, por definição, a existência de um platô na linha de ascensão do $\dot{V}O_2$ seja o que realmente defina o $\dot{V}O_2$máx, esse achado raras vezes é visto em indivíduos sedentários normais – e muito menos em pacientes. Neste contexto, o mais correto é denominar esse valor como representativo do $\dot{V}O_2$ de pico; o $\dot{V}O_2$pico, embora fisiologicamente distinto do $\dot{V}O_2$máx, pode, nas circunstâncias adequadas, apresentar a mesma importância prática.

Outro fenômeno bastante relevante na resposta metabólica ao exercício progressivo é a ocorrência de uma modificação, relativamente abrupta, da relação entre as taxas de incremento do $\dot{V}O_2$ e da $\dot{V}CO_2$. Simplificando, ocorre, em algum ponto do exercício incremental, uma liberação adicional de CO_2 (FIGURA 80.3). A fonte principal desse "extra-CO_2" resulta da dissociação do ácido carbônico (H_2CO_3), formado a partir do tamponamento do ácido láctico pelo bicarbonato sanguíneo (HCO_3^-). Esse "extra-CO_2" é adicionado ao CO_2 que está sendo produzido pela respiração celular: no exercício intenso, por exemplo, o CO_2 advindo do tamponamento do lactato aumenta a $\dot{V}CO_2$ em relação ao exercício puramente aeróbio, em um fator de até 2,5 vezes.

Embora não consensual, a hipótese mais provável é a de que a falta relativa de O_2 no final da cadeia de transporte de elétrons desequilibre o potencial redox do citosol – cuja correção seria tentada pela formação de lactato a partir do piruvato. Como essa modificação do metabolismo predominantemente oxidativo para o progressivamente anaeróbio parece ter "limiar" de surgimento (limiar de lactato), a denominação de limiar anaeróbio (LA) também costuma ser utilizada. Independentemente do mecanismo exato, no entanto, esse "extra-CO_2" constitui um importante estímulo ventilatório – que pode ser utilizado para detectar de maneira não invasiva o LA (ou limiar de lactato). Por essa razão, a expressão limiar ventilatório também é usada como sinônimo desse marco fisiológico.

Ajustes ventilatórios

A função primordial do sistema respiratório é manter a homeostase (constância relativa) dos gases sanguíneos arteriais. Embora seja intuitivo considerar que tal controle fosse particularmente sensível ao O_2 – afinal este é o gás fundamental para a respiração celular – o organismo controla com mais rigor o CO_2. É provável que isso ocorra porque pequenas variações da pressão arterial de CO_2 ($PaCO_2$) podem ter dramáticas consequências no pH sistêmico com repercussões em toda a atividade enzimática corporal.

Portanto, a resposta ventilatória ao exercício (volume minuto – VE) guarda íntima relação com os próprios determinantes da $PaCO_2$: (i) a taxa metabólica muscular, uma vez que o aumento do volume de CO_2 vindo dos músculos aumentará a $\dot{V}CO_2$; (ii) o ponto médio em que a $PaCO_2$ é ajustada pelos centros respiratórios (ponto de ajuste): quanto mais baixa for a $PaCO_2$, maior será a ventilação alveolar necessária para mantê-la reduzida; e (iii) a fração do volume de ar inspirado (volume corrente – VT) que é "desperdiçada" no espaço morto pulmonar (VD), isto é, da relação VD/V_T. Logo, pode-se dizer que:

$$VE = 863\ \dot{V}CO_2/[PaCO_2\ (1 - VD/V_T)]$$

Essa equação demonstra, simplesmente, que a ventilação pulmonar será maior quanto maior for a taxa de produção periférica de CO_2, menor o ponto de ajuste do CO_2 e maior o espaço morto como fração do volume corrente.

A resposta ventilatória não parece ser o principal fator limitante à capacidade de exercício em indivíduos normais – pelo menos em indivíduos não atléticos exercitando-se em baixas altitudes. Diversas linhas de evidência corroboram tal raciocínio: por exemplo, a relação entre a ventilação máxima que é atingida no esforço progressivo (VEmáx) costuma ser menor do que a maior ventilação que, teoricamente, o indivíduo é capaz de gerar (ventilação voluntária máxima – VVM) (FIGURA 80.4, painel A). Além disso, os limites máximos de fluxo e volume em geral não são atingidos no exercício (FIGURA 80.5) e, quando solicitados, indivíduos normais costumam ser capazes de aumentar volitivamente o VE – mesmo no exercício máximo extenuante.

No intuito de atender as demandas ventilatórias do exercício, a bomba ventilatória pode, teoricamente, utilizar inúmeras combinações entre frequência respiratória (*f*) e VT. Na prática, entretanto, em condições de exercício máximo, a combinação escolhida aproxima-se de 50 a 60 incursões respiratórias por minuto (irpm) a 50 a 60% da capacidade vital (FIGURA 80.4). A escolha de tal padrão se constitui em um compromisso entre os componentes de estresse fluxo-resistivo e voloelástico, de tal forma que o trabalho respiratório total é minimizado dentro dos limites da máxima alça fluxo-volume (FIGURA 80.5).

De forma esquemática, duas a três fases podem ser identificadas no padrão de resposta ventilatória ao exercício incremental (FIGURA 80.4). Na fase inicial, o moderado incremento do VE faz-se fundamentalmente por um aumento linear do VT até próximo de 70 a 80% da capacidade inspiratória. Este é um ajuste importante, porque a demanda ventilatória é minimizada pela redução hiperbólica da relação VD/VT, ou seja, a resposta ventilatória torna-se mais "eficiente" no exercício (FIGURA 80.6). Tal fenômeno ocorre basicamente pelo incremento do VT e, de modo secundário, pela diminuição do VD fisiológico (melhor distribuição topográfica da relação ventilação-perfusão). Esses dois fatores compensam bastante o leve aumento do VD anatômico, decorrente da distensão das vias aéreas com o aumento do VT.

Em uma fase posterior, o VT atinge um relativo platô com consequente incremento da *f*. Em alguns indivíduos, uma terceira fase pode ser ainda evidenciada, com aumento desproporcional da *f* e discreta redução do VT. O aumento da *f* faz-se principalmente pela diminuição do tempo expiratório (Te), com o tempo inspiratório (Ti) tendo um comportamento variável. Em linhas gerais, a relação entre o tempo total do ciclo respiratório (TTOT) e o Ti (Ti/TTOT ou ciclo de serviço) costuma aumentar levemente durante o exercício progressivo (cerca de 0,4 a 0,5).

O aumento do VT faz-se em ambas as direções, isto é, tanto pela redução dos volumes de reserva inspiratório quanto expiratório (FIGURA 80.6). Dessa forma, o volume inspiratório final pode atingir até 75 a 85% da capacidade pulmonar total (CPT) e o volume expiratório final até 40% da CPT. De fato, a regulação do volume pulmonar expiratório final (VPEF) possui importância crítica no exercício. Frequentemente, observa-se uma redução do VPEF (até 0,7 a 1 L em indivíduos jovens) por ação ativa da musculatura expiratória (com consequente aumento da capacidade inspiratória – CI): tal redução otimiza o comprimento diafragmático para o desenvolvimento de força e acumula alguma energia elástica que será providencial para assistir a próxima inspiração. Além disso, a redução do VPEF auxilia a manter os volumes pulmonares operantes dentro da porção linear da relação pressão-volume do sistema respiratório (FIGURA 80.7), com consequente diminuição do trabalho elástico.

A capacidade de difusão pulmonar aumenta substancialmente com o exercício, devido, sobretudo, à ampliação da área total da membrana alveolocapilar (aumento da perfusão e da ventilação) e do incremento do gradiente pressórico favorável à passagem do O_2 do alvéolo para o capilar (redução da pressão venosa mista de O_2). Todavia, o incremento do débito cardíaco implica um menor tempo de contato da hemácia com o ar alveolar (tempo de trânsito): tal fenômeno tende a promover um desequilíbrio difusivo. Felizmente, ocorre um notável aumento do volume capilar operante – seja pelo recrutamento de novas unidades ou pela distensão das unidades já perfundidas – minimizando tal desequilíbrio potencial em

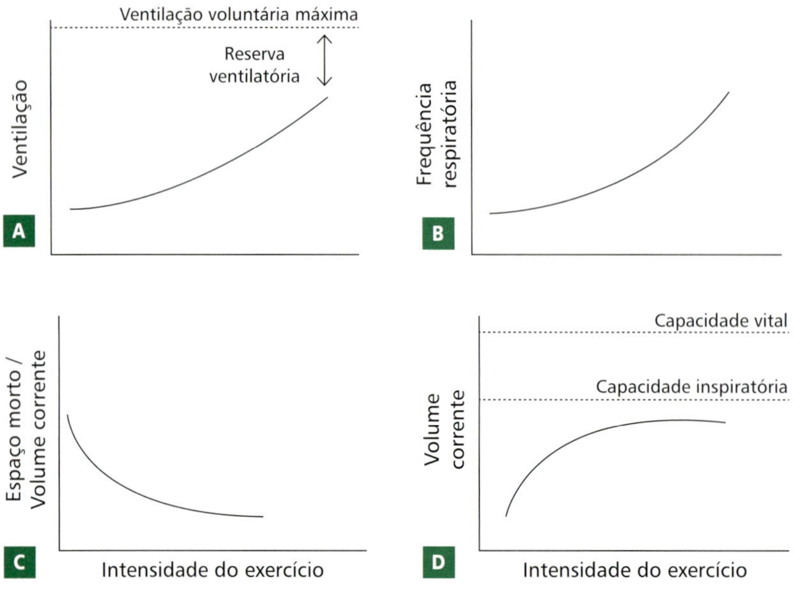

FIGURA 80.4 → Principais ajustes ventilatórios ao exercício físico dinâmico incremental em indivíduos saudáveis. Observe que a ventilação no pico do exercício não atinge os máximos valores teóricos previstos pela manobra de ventilação voluntária máxima, apresentando, portanto, uma reserva ventilatória no pico do esforço (painel A). No terço inicial do exercício, a ventilação aumenta principalmente devido ao incremento do volume corrente (painel D) e, a partir disso, ocorre predomínio de aumento da frequência respiratória (painel B). Com o progredir do exercício, em função do aumento da eficiência ventilatória e redução do componente voluntário da ventilação, há progressiva redução do volume ventilado no espaço morto em relação ao volume corrente (painel C).

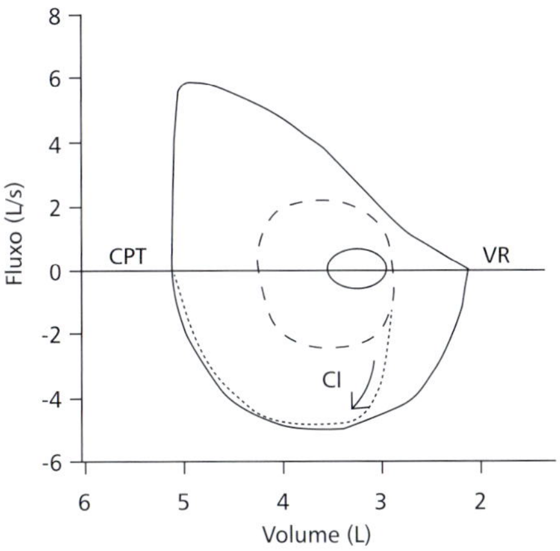

FIGURA 80.5 → Análise das alças fluxo-volume demonstrando os efeitos do exercício no volume corrente em um indivíduo saudável. A maior alça sólida representa os limites máximos teóricos dos fluxos e volumes, e a alça sólida interna menor representa o volume corrente em repouso. A linha pontilhada representa a manobra de capacidade inspiratória (CI) até a capacidade pulmonar total (CPT) para ancorar a alça fluxo-volume dentro da respectiva máxima alça. Assim, é possível avaliar os volumes pulmonares operantes durante o exercício (faixa de volumes pulmonares utilizados no exercício). A alça tracejada representa aquela obtida no pico do exercício. Indivíduos saudáveis aumentam seu volume corrente durante o exercício em direção tanto ao volume residual (VR) quanto à CPT, em razão da reserva disponível para aumentar seus fluxos inspiratórios e expiratórios.

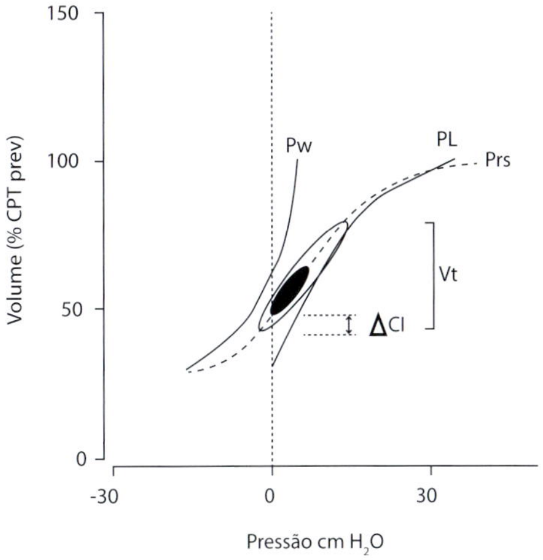

FIGURA 80.7 → Relação pressão-volume (P-V) do pulmão (P_L), parede torácica (P_w) e sistema respiratório total (P_{rs}) em indivíduos saudáveis. A alça ovoide representa o volume corrente (VT) em repouso (menor sólida) e no pico do exercício (maior aberta). Repare que a expansão do volume corrente em indivíduos saudáveis ocorre em direção à capacidade pulmonar total (CPT) e ao volume residual, mantendo a alça na porção intermediária mais inclinada, e, portanto, mais complacente, da relação P-V do sistema toracopulmonar.

ΔCI = variação da capacidade inspiratória; Vr = ponto de relaxamento do sistema toracopulmonar; CPT = capacidade pulmonar total; VR = volume residual; VPIF = volume pulmonar inspiratório final.

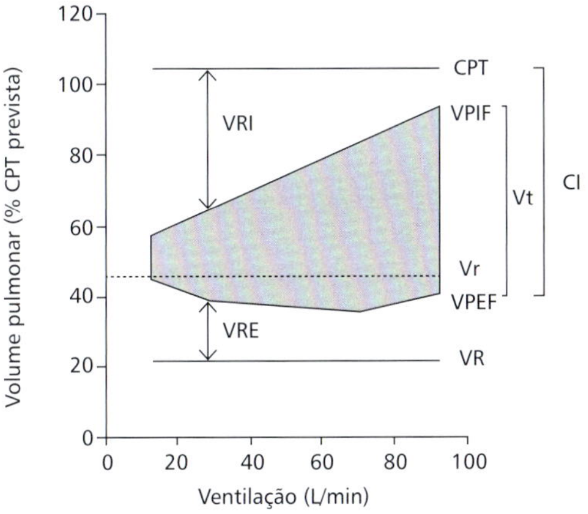

FIGURA 80.6 → Volumes pulmonares operantes durante exercício incremental em um indivíduo saudável. Normalmente, observa-se uma redução do volume pulmonar expiratório final (VPEF) por ação da musculatura expiratória. Assim, ocorre aumento do volume corrente (VT) tanto à custa do volume de reserva expiratório (VRE) quanto inspiratório (VRI), permitindo um aumento da capacidade inspiratória (CI) durante o exercício.

Vr = ponto de relaxamento do sistema toracopulmonar; CPT = capacidade pulmonar total; VR = volume residual; VPIF = volume pulmonar inspiratório final.

indivíduos normais. Logo, apesar de haver um alargamento variável da diferença alvéolo-arterial de O_2, o exercício é caracterizado pela ausência de hipoxemia – pelo menos em indivíduos não atléticos exercitando-se em baixas altitudes.

Ajustes cardiocirculatórios

O débito cardíaco [DC = volume sistólico (VS) *vs*. frequência cardíaca (FC)] aumenta com o exercício para bancar as crescentes demandas metabólicas teciduais. O entendimento da equação descrita pelo fisiologista alemão Adolph Fick é de crucial importância para a compreensão dos fatores determinantes da capacidade de exercício:

$$\dot{V}O_2 = DC \times C(a\text{-}v)O_2$$

onde $C(a\text{-}v)O_2$ representa a diferença entre os conteúdos arterial e venoso misto de O_2, ou seja, a extração tecidual de O_2. Essa relação ilustra o importante conceito de que o $\dot{V}O_2$máx está diretamente relacionado com a magnitude dos ajustes cardiovasculares: são eles, e não os ajustes pulmonares, que efetivamente limitam a capacidade de exercício em seres humanos saudáveis.

O incremento linear do DC durante o exercício dinâmico (de 5 a 6 L/min no repouso para 20 a 25 L/min no exercício máximo) (**FIGURA 80.8**) é proporcional às necessidades de perfusão muscular. A FC aumenta quase linearmente com o $\dot{V}O_2$, embora próximo ao $\dot{V}O_2$máx alguns indivíduos apresentem um pseudoplatô. A redução do tônus vagal no início do exercício é capaz de, sozinha, elevar a FC até próximo de 100 bpm. Acima dessa frequência, a contribuição da estimulação β_2-adrenérgica aumenta linearmente e a contribuição vagal declina de modo exponencial – FCs acima de 150 bpm

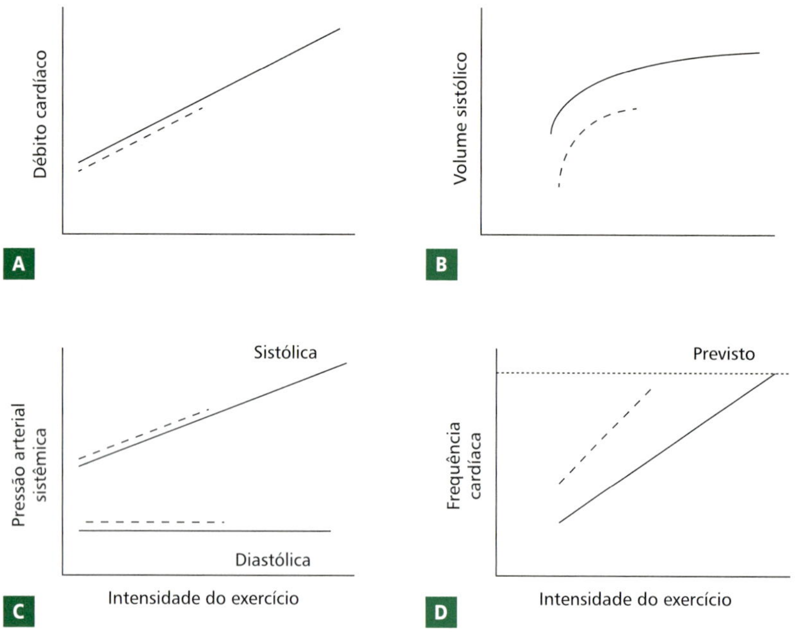

FIGURA 80.8 → Respostas cardiocirculatórias ao exercício dinâmico incremental e os efeitos do destreinamento (linha tracejada) e treinamento (linha contínua). O aumento do débito cardíaco após o treinamento (painel A) se associa a um incremento do volume de ejeção sistólico (painel B); logo, uma menor frequência cardíaca é observada para uma determinada intensidade de exercício (painel D). Reduções na pressão arterial sistêmica podem também ser observadas para um mesmo nível de exercício (painel C).

são produzidas fundamentalmente pelas catecolaminas circulantes.

O ajuste do VS costuma ser bifásico, com uma fase de rápido incremento até cerca de 30 a 40% do $\dot{V}O_2$máx, seguido por um platô, ou ligeiro incremento – mas fisiologicamente importante – em indivíduos treinados (FIGURA 80.8). O retorno venoso é um importante determinante do VS, regulando o volume diastólico final e a obtenção da distensibilidade miocárdica ideal para a eficiência de ejeção (princípio de Frank-Starling).

Os efeitos combinados das bombas muscular periférica e abdominotorácica, o incremento da pressão arterial e a venoconstrição (notadamente esplâncnica) ajudam a manter um retorno venoso adequado. Paralelamente, a estimulação simpatoadrenérgica aumenta o inotropismo cardíaco, reduzindo o volume sistólico final e elevando a fração de ejeção.

Como seria de se esperar, o fluxo sanguíneo, no exercício, deve ser redirecionado dos territórios esplâncnico-viscerais para os tecidos prementes (i. e., músculo estriado periférico e cardíaco, além da pele, envolvida na termorregulação); todavia, tal redirecionamento deve ocorrer sem prejuízo do fluxo sanguíneo cerebral. Portanto, a brutal redução da resistência vascular arteriolar muscular com o exercício deve ser contrabalançada pela vasoconstrição simpática em outros sítios. Assim, a pressão arterial sistólica no exercício máximo eleva-se linearmente até valores próximos de 180 a 200 mmHg, enquanto a pressão diastólica mantém-se estável – ou mesmo declina discretamente (FIGURA 80.8).

Avaliação do exercício

A atividade física (AF) pode ser considerada como qualquer movimento corporal produzido por uma contração muscular que resulta em gasto energético, enquanto o exercício físico é caracterizado como qualquer atividade repetida e estruturada que visa obter a manutenção ou melhora da aptidão física.

A AF regular aumenta a capacidade física e a aptidão cardiorrespiratória, o que geralmente leva a muitos benefícios de saúde.

> **ATENÇÃO**
>
> A quantificação acurada da AF e capacidade de exercício é essencial para a avaliação de desfechos de saúde e efetividade de intervenções terapêuticas.

Há três estratégias de avaliação da AF: métodos-padrão, objetivos e subjetivos. Métodos-padrão como água duplamente marcada, calorimetria indireta e observação direta são os instrumentos mais confiáveis e válidos para comparação e validação de outros métodos de avaliação da AF, mas apresentam significativas desvantagens, sobretudo por sua pouca praticidade. Os métodos de avaliação direta incluem monitores de atividade (pedômetros e acelerômetros) e monitorização da FC. Por fim, questionários e diários de atividades são considerados métodos subjetivos.

Para avaliação da aptidão cardiorrespiratória/capacidade funcional de exercício, os testes são classificados em testes de campo ou em laboratório.

Testes em laboratório são considerados o padrão-ouro para tal avaliação. Por motivos práticos (custo dos equipamentos, suporte técnico para conduzir e interpretar os resultados), nem sempre estão disponíveis. Como alternativa, testes de campo foram desenvolvidos.

Os testes de campo são baseados sobretudo no ato de caminhar, uma atividade comum e aceitável para a maioria dos indivíduos. Entretanto, são essencialmente usados para avaliação de pacientes (com doenças cardíacas e/ou pulmonares) que apresentam queixa de intolerância ao exercício, sendo uma estratégia de exercício que pode ser considerada intensa para esses indivíduos. Em tais casos, são delineados para avaliar a capacidade de exercício individual e a resposta a uma intervenção. Também, idealmente, deveriam permitir a prescrição de exercício, embora, em geral, não tenham o poder de detectar se um indivíduo está seguro para ser submetido a uma intervenção (como reabilitação pulmonar), uma vez que o nível de monitoramento é bem menor do que os testes em laboratório.

A quantidade de dados fisiológicos pode ser aumentada com o uso de monitores de saturação de oxiemoglobina e telemetria cardíaca. O teste de campo mais usado é o teste da caminhada dos seis minutos, que apresenta um protocolo autorregulado (*self-paced*) com o paciente selecionando a velocidade de caminhada que melhor o ajuda a cumprir os objetivos do teste (caminhar a maior distância possível durante seis minutos).

Nos últimos anos, testes de campo com protocolos externamente regulados (ou seja, velocidade de caminhada determinada de forma protocolar) foram desenvolvidos e considerados apropriados para a avaliação de pacientes. Os *shuttle walking test* incremental e de resistência exigem que o paciente caminhe ao redor de um percurso de 10 metros com velocidade previamente determinada até o limite de sua tolerância. No teste incremental, a velocidade deve aumentar a cada minuto para garantir um desempenho máximo, enquanto a velocidade no teste de resistência é calculada para representar uma porcentagem da maior velocidade alcançada em um teste *shuttle* incremental (em geral cerca de 80%).

Por fim, em relação aos testes de campo, o "Eurofit Physical Fitness Test Battery" para adultos é uma bateria de testes destinada a avaliar aptidão relacionada com a saúde de indivíduos e coletividades. É especialmente usado para investigar o componente morfológico, muscular, motor e cardiorrespiratório.

No laboratório, existe uma hierarquia no grau de complexidade dos testes de exercício, que guardam íntima relação com o aprimoramento tecnológico. A FIGURA 80.9 apresenta uma classificação que, embora um tanto esquemática, apresenta interesse didático.

Nesse esquema, o estágio 0 é representado pela ergometria convencional (análise eletrocardiográfica e pressão arterial). Os estágios I e II constituem o teste cardiopulmonar de exercício (TCPE). A capacidade de exercício é preferencialmente avaliada pelo TCPE incremental, uma ferramenta bem estabelecida que fornece uma abundância de informações clínicas diagnósticas e prognósticas. O consumo máximo de oxigênio ou de pico é o padrão-ouro para avaliação de aptidão cardiorrespiratória e tolerância ao exercício. Em breves palavras, o TCPE oferece a oportunidade única de se estudar as respostas dos sistemas cardiovascular, ventilatório e celular (metabolismo do músculo em contração) de forma simultânea, sob precisas condições de estresse metabólico. Ele permite distinguir entre estado saudável e doente, graduar a adequação dos mecanismos fisiológicos que sustentam o exercício, avaliar o efeito de intervenções terapêuticas sobre sistemas fisiológicos alterados, bem como a progressão de doenças (ver Subcapítulo "Teste Cardiopulmonar de Exercício").

Os estágios III e IV envolvem medidas invasivas, com punção e/ou canulação arterial (IIIA e IIIB, respectivamente) ou, em casos selecionados, a inserção de um cateter central de artéria pulmonar, com medidas hemodinâmicas diretas por termodiluição (IV).

Referência

1. Neder JA, Nery LE. Fisiologia clínica do exercício: teoria e prática. São Paulo: Artes Médicas; 2003.

Leituras recomendadas

American Thoracic Society, American College of Chest Physicians. ATS/ACCP statement on cardiopulmonary exercise testing. Am J Respir Crit Care Med. 2003;167(2):211-77.

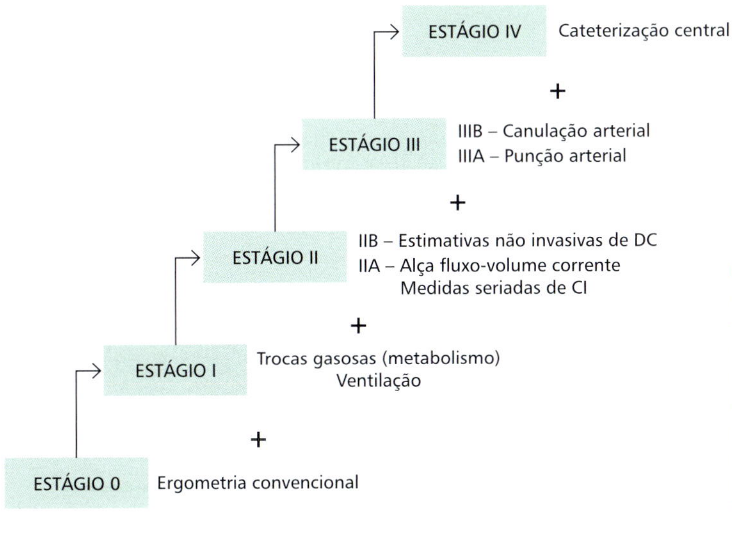

FIGURA 80.9 → Esquematização da complexidade hierárquica dos testes de exercício clínicos. Observe que os degraus crescentes de complexidade implicam adição sequencial de diversos procedimentos. A ergometria convencional (eletrocardiografia no esforço) representa o procedimento operacional menos complexo (estágio 0). O teste cardiopulmonar de exercício (TCPE) não invasivo relaciona-se com os estágios I e II. Os estágios III e IV exigem procedimentos com grau crescente de invasividade.

ATS statement: guidelines for the six-minute walk test. Am J Respir Crit Care Med. 2002;166(1):111-7.

Oja P, Tuxworth B. Eurofit for adults: assessment of health-related fitness. Strasbourg Cedex: Council of Europe; 1995. p. 1-13.

Palange P, Ward SA, Carlsen KH, Casaburi R, Gallagher CG, Gosselink R, et al. Recommendations on the use of exercise testing in clinical practice. Eur Respir J. 2007;29(1):185-209.

Revill SM, Morgan MD, Singh SJ, Williams J, Hardman AE. The endurance shuttle walk: a new field test for the assessment of endurance capacity in chronic obstructive pulmonary disease. Thorax. 1999;54(3):213-22.

Roca J, Rabinovich R. Clinical exercise testing. Eur Respir Mon. 2005;31:146-65.

Singh SJ, Morgan MD, Scott S, Walters D, Hardman AE. Development of a shuttle walking test of disability in patients with chronic airways obstruction. Thorax. 1992;47(12):1019-24.

Wasserman K, Hansen JE, Sue DY, Stringer WW, Whipp BJ, editors. Principles of exercise testing and interpretation: including pathophysiology and clinical applications. 4th ed. Philadelphia: Lippincott Williams & Wilkins; 2005.

Doença Pulmonar Avançada

81

Dagoberto Vanoni de Godoy
Rossane Frizzo de Godoy

Introdução

Doença pulmonar avançada (DPA) pode ser definida como qualquer distúrbio crônico pulmonar que limite as atividades da vida diária, reduza a qualidade de vida relacionada com a saúde e determine uma deterioração progressiva da função respiratória, geralmente causando mortalidade precoce.

Existem quatro categorias principais de DPA: doenças obstrutivas, doenças restritivas, doenças vasculares e doenças neuromusculares (QUADRO 81.1). Por uma questão de convenção, no termo DPA não estão incluídas as doenças neoplásicas.[1] No entanto, grande parte dos princípios de manejo clínico da DPA é aplicável à estratégia de suporte terapêutico de indivíduos com neoplasias avançadas de pulmão.[1]

No quadro clínico de pacientes com DPA, predomina um conjunto de sintomas e sinais que se agravam progressivamente à medida que a história natural da doença se desenvolve: dispneia, hipoxemia, hipercapnia, desnutrição, ansiedade e depressão. Outros achados agregam-se a esses descritos, conforme a natureza da doença de base e das doenças coexistentes.

Com a gradual deterioração funcional imposta pela enfermidade, os indivíduos com DPA passam a apresentar perdas nas mais variadas áreas de suas vidas. Atividades de lazer e de convívio social tornam-se muito restritas e pessoas ativas profissionalmente precisam parar de trabalhar, fato muito difícil de ser suportado e aceito por elas. A aposentadoria precoce dá ensejo ao surgimento do estigma da invalidez.[2]

O principal objetivo no manejo de pacientes com DPA é restaurar a qualidade de vida ao nível mais próximo de uma existência que preserve sua dignidade e autonomia. Em geral, o cumprimento desse objetivo só é factível se uma equipe multiprofissional ocupar-se dos cuidados do paciente e de seus familiares (FIGURA 81.1).

À semelhança do funcionamento de um grupo de reabilitação pulmonar, os diferentes especialistas integram-se

QUADRO 81.1 → Principais causas de doença pulmonar avançada distribuídas em categorias

Doenças pulmonares obstrutivas
- Doença pulmonar obstrutiva crônica secundária ao tabagismo
- Enfisema por deficiência de antiproteases
- Bronquiectasias
- Fibrose cística
- Asma brônquica
Doenças pulmonares restritivas
- Fibrose pulmonar idiopática
- Sequelas de tuberculose
- Colagenoses
- Sarcoidose
- Pneumoconioses
Doenças da vasculatura pulmonar
- Hipertensão pulmonar idiopática, familial ou secundária a outras doenças
Doenças neuromusculares
- Esclerose lateral amiotrófica
- Distrofia muscular de Duchenne

Fonte: Modificado de Hofer.[1]

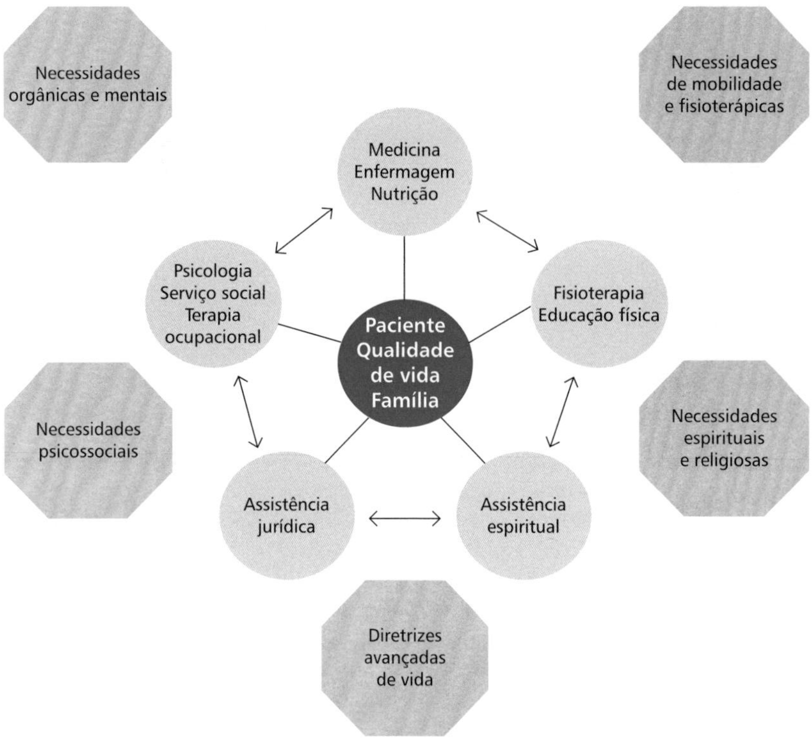

FIGURA 81.1 → Equipe multiprofissional envolvida no suporte ao portador de doença pulmonar avançada.

para tentar suprir as necessidades do paciente e seus familiares de maneira organizada, humanizada, temporalmente adequada e custo-efetiva. O estabelecimento de uma equipe multiprofissional para o tratamento de DPA é viável economicamente, pois cerca de 50% dos gastos com saúde na DPA ocorrem durante as hospitalizações decorrentes de descompensação da doença de base. Um exemplo bastante comum é a insuficiência respiratória crônica agudizada do indivíduo com doença pulmonar obstrutiva crônica (DPOC) a partir de uma exacerbação infecciosa.[3]

O atendimento multiprofissional, sob forma de uma equipe capacitada e dotada de rotinas adequadas para DPA, permite equacionar os procedimentos diagnósticos e terapêuticos, de modo a reduzir os gastos e maximizar a eficácia e eficiência de todo o processo de cuidado.

O presente capítulo concentra-se nas condutas de cuidados paliativos na DPA, privilegiando o manejo clínico dos pacientes mais graves nesse grupo. Os cuidados não paliativos para cada doença específica são discutidos nos capítulos sobre micobacterioses, bronquiectasias, fibrose cística, DPOC, pneumonias intersticiais difusas, pneumopatias ocupacionais e avaliação de incapacidade, sarcoidose, colagenoses, hipertensão arterial pulmonar, linfangioliomiomatose, reabilitação pulmonar, educação e assistência multidisciplinar do pneumopata crônico, oxigenoterapia, ventilação mecânica e transplante de pulmão .

Tratamento clínico

Diante do paciente com DPA, dois equívocos não podem ser praticados pelo médico assistente. O primeiro trata-se de falar mais do que ouvir, comportamento desencadeado pela situação ansiogênica enfrentada pelo clínico. A escuta atenta das queixas e preocupações do paciente e seus familiares transmite-lhes um sentimento de estarem sendo acolhidos e apoiados em um momento de muito sofrimento. A percepção de como a realidade está sendo entendida permite o planejamento estratégico dos cuidados a serem administrados, de acordo com as expectativas do paciente e seus familiares.

O segundo erro é proferir a frase "não há mais nada a ser feito", pois ela não existe no contexto dos cuidados paliativos. Mesmo após a morte do paciente, é papel do médico auxiliar seus familiares a superarem a perda dele.[4]

Assim como outros pacientes com doença avançada, principalmente se hospitalizados, os indivíduos com DPA exibem com frequência dor, náuseas, ansiedade e depressão (TABELA 81.1).[5]

É frequente a subutilização de recursos terapêuticos no paciente com doença avançada. Dispneia, excesso de produção de secreções, anorexia, gastroparesia, confusão mental, constipação, fadiga, depressão, ansiedade podem ser relegados a um segundo plano no tratamento, mas isso não deveria ocorrer. O paciente tem de ser entendido e socorrido em tudo o que lhe causa desconforto.

Dor

O enfrentamento da dor passa por algumas rotinas básicas: 1) acreditar na queixa de dor; 2) avaliar as características de cada dor (localização, padrão, fatores de agravo e alívio); 3) listar e priorizar cada dor; 4) avaliar as respostas anteriores e atuais aos analgésicos; 5) avaliar o nível de funcionalidade

TABELA 81.1 → Sintomas comuns em pacientes hospitalizados gravemente enfermos

SINTOMA	EM QUALQUER TEMPO (%)	GRAVE E FREQUENTE (%)
Dor	51	23
Dispneia	49	23
Ansiedade	47	16
Depressão	45	14

real no trabalho e na vida familiar; 6) utilizar uma escala de avaliação de dor simples e reprodutível; e 7) avaliar as condições psicológicas do paciente.

A fonte da dor define a abordagem farmacológica inicial. Dores originadas de lesões viscerais ou osteomusculares podem ser tratadas inicialmente com analgésicos simples como paracetamol ou dipirona, acrescidos de anti-inflamatórios não esteroides quando necessário. Opiáceos podem ser a primeira escolha em casos de dor moderada a intensa ou se não houver alívio da dor com analgésicos simples.

Se, no entanto, a dor é proveniente de sistema nervoso central ou periférico, a abordagem inicial é diferente. A dor neuropática é mais bem tratada com antidepressivos tricíclicos, gabapentina ou carbamazepina, com o acréscimo ou não de opiáceos. Para a dor de origem multissomatomórfica (fibromialgia, fadiga), devem ser usados antidepressivos inibidores da recaptação da serotonina, terapia cognitivo-comportamental e, quando possível, exercícios aeróbicos.[6]

> **ATENÇÃO**
>
> A constipação decorrente do uso de opiáceos é um paraefeito para o qual não ocorre tolerância, ou seja, vai estar quase inexoravelmente presente com o uso crônico desses fármacos. Portanto, laxantes devem ser prescritos com regularidade para pacientes que estejam utilizando opiáceos de forma contínua.

Ansiedade e depressão

Sujeitos com DPA geralmente deparam-se com os seguintes problemas: isolamento, solidão, medo, ansiedade, depressão, sensação de vulnerabilidade, alteração da imagem corporal, incapacidade para realizar atividades da vida diária, preocupação sobre o futuro dos seus dependentes e redução da autoestima. O complexo quadro psicológico vivido por essas pessoas pode, frequentemente, despertar-lhes o desejo de morte para que o sofrimento cesse. Ao contrário do senso comum, em portadores de doença grave terminal, não é a dor que leva os pacientes a solicitarem a eutanásia ao médico assistente, mas sim a depressão e a desesperança. Após o tratamento do quadro depressivo, mesmo com a persistência de quadro doloroso, a solicitação de eutanásia não é mantida.

Depressão e ansiedade são detectadas com grande frequência em portadores de DPA. No entanto, essas condições comórbidas são subdiagnosticadas e subtratadas, pois os médicos atuais estão mais bem preparados para identificar e manejar achados objetivos do que perturbações psicológicas e sentimentos alterados em seus pacientes. Essa abordagem parcial de pacientes com DPA pode conduzi-los a um grau de sofrimento intenso, capaz de interferir muito negativamente na qualidade de vida e nos desfechos clínicos desses indivíduos.

Em pacientes asmáticos, em uma análise ajustada para condições socioeconômico-ambientais e gerais de saúde, a depressão (como estado comórbido) teve um impacto negativo sobre o estado de saúde muito maior do que a presença de *angina pectoris*, artrite reumatoide ou diabetes melito.[7] A depressão é muito comum em DPOC, embora, algumas vezes, possa ser considerada desprovida de importância. Não obstante, distúrbios depressivos estão presentes em 27 a 79% desses indivíduos. A ansiedade tem sido identificada em pacientes com DPOC em taxas variando de 21 a 96%. A ansiedade no paciente com DPOC costuma surgir como consequência da doença, associada a sintomas físicos, sobretudo relacionada com a intensa dispneia. A prevalência de transtorno do pânico em portadores de DPOC é cerca de 10 vezes superior à da população geral.[8] Recentemente, demonstrou-se que a sensibilidade a cargas inspiratórias aumentadas está exacerbada em portadores de DPOC e crises de pânico.

É necessário que o pneumologista que se proponha a tratar de pessoas com DPA desenvolva a aptidão para detectar e tratar os distúrbios psicossociais mais prevalentes nesse grupo de pacientes, bem como saiba valer-se do aporte de outros profissionais, como psicólogos, assistentes sociais e terapeutas ocupacionais.

O tratamento para indivíduos com DPA e depressão, ansiedade ou ataque de pânico inclui aconselhamento psicológico acompanhado ou não de manejo farmacológico. Para depressão, podem ser utilizados antidepressivos inibidores da recaptação da serotonina, tricíclicos, ou metilfenidato (quando o alívio tem de ser rápido e o paciente não está ansioso). A ansiedade pode ser abordada com benzodiazepínicos ou buspirona, sendo que esta última tem a vantagem de não deprimir os centros respiratórios. O fármaco de escolha para o tratamento de ataques de pânico é a sertralina. O haloperidol é uma excelente alternativa para as situações de agitação e delírio.

Dispneia

O tratamento da dispneia deve ser obrigatoriamente focado nas alterações psicológicas e fisiopatológicas apresentadas pelo paciente. Assim como na abordagem da dor, o efeito do tratamento deve ser aferido com o uso de instrumentos unidimensionais (Escala Visual Analógica de Borg ou Escala do Medical Research Council), já que os instrumentos multidimensionais costumam demandar mais tempo e maior esforço para serem respondidos pelo paciente. A proposta terapêutica deve contemplar a redução do senso de esforço respiratório e melhorar a função respiratória, reduzir o estímulo respiratório e alterar o significado da percepção da dispneia pelo sistema nervoso central (QUADRO 81.2).[9]

O QUADRO 81.3 apresenta o escalonamento de medidas para tratamento da dispneia sugerido pela American Thoracic Society.[6]

Perspectiva do paciente frente à morte

Ao vislumbrar a proximidade do término da vida de determinado paciente, o médico assistente deve programar uma série de ações com vistas a lhe proporcionar uma morte digna. Para o indivíduo que está morrendo, a morte digna é possível quando dor, dispneia e outros sintomas forem controlados. O reforço das relações amorosas e atitudes que permitam o sentimento de que a carga emocional sobre os familiares está sendo aliviada também trazem conforto ao paciente.

O médico deve compreender o modelo explicativo do paciente no entendimento da situação que ele está vivendo, suas estratégias de enfrentamento e identificar suas preocupações existenciais e espirituais. As decisões devem ser compartilhadas com o paciente e seus familiares e a comunicação estabelecida conforme as preferências deles.

ATENÇÃO

Os familiares/cuidadores devem ser instruídos a respeito de condutas a serem tomadas em situações agudas, quando o médico não está presente. Esse procedimento proporciona redução do nível de ansiedade no ambiente que cerca o doente.

Em uma visão bioética, o principialismo possivelmente seja a corrente que mais favorece a tomada de decisões com relação às condutas a serem implementadas para pacientes

QUADRO 81.2 → Tratamento sintomático da dispneia

Redução do senso de esforço respiratório
- Técnicas de conservação de energia
- Correção da obesidade
- Estratégias de respiração (lábios semicerrados)
- Postural (estabelecimento de ponto de ancoragem para a musculatura acessória da respiração)

Redução do estímulo respiratório
- Oxigenoterapia
- Opiáceos e sedativos
- Exercícios de condicionamento físico

Dessensibilização da dispneia
- Educação
- Terapia cognitivo-comportamental
- Opiáceos e sedativos

Fonte: Modificado de Carrieri-Kohlman e Donesky-Cuenco.[9]

QUADRO 81.3 → Escalonamento terapêutico para dispneia

DISPNEIA LEVE	DISPNEIA MODERADA	DISPNEIA GRAVE
Tratar doença subjacente	Tratar doença subjacente	Tratar doença subjacente
Tratar fatores psicossociais	Tratar fatores psicossociais	Tratar fatores psicossociais
	Reabilitação pulmonar Considerar ansiolíticos	Reabilitação pulmonar Considerar ansiolítico Resfriamento facial Ansiolíticos Opioides Ventilação não invasiva

Fonte: Modificado de Lanken e colaboradores.[6]

com doença avançada. O principialismo caracteriza-se pelo reconhecimento de um mínimo de normas morais centrais para a tomada de decisão. Essas normas apoiam-se em princípios morais *prima facie*, ou seja, eles não são absolutos, mas tampouco são meras recomendações. Então, o processo decisório assenta-se no balanceamento do prescrito em quatro princípios: autonomia, beneficência, não maleficência e justiça.[10]

O princípio da autonomia diz respeito ao direito de o indivíduo saber o que é melhor para si e fazer suas escolhas de acordo com seus valores e crenças pessoais. Para o cumprimento desse princípio, cabe ao médico explicar da maneira mais compreensível e respeitosa possível ao paciente a situação em que ele se encontra e quais as alternativas diagnósticas e terapêuticas. A autonomia é difícil de ser exercida pelo paciente em um momento de final de vida, devido à fragilidade física e psicológica do indivíduo, mas, dentro do possível, deve ser estimulada pelo médico. Por outro lado, muitas vezes o médico não consegue admitir a opção do paciente por não compreender que este tem outros valores a priorizar.

Os princípios da beneficência e da não maleficência formam um *continuum*. A beneficência difere da não maleficência porque aquela implica ações positivas (fazer o bem), enquanto a não maleficência preocupa-se em não infligir danos a alguém. Quando o bem não é mais factível, muitas vezes cria-se um conflito para os médicos que foram formados para tomar decisões e realizar ações positivas para o bem, em vez de assistirem impotentes ao término de sua capacidade de curar.

No cuidado da saúde de pessoas com doença avançada, o princípio da justiça pode ser entendido pela resposta à seguinte questão: quais são os possíveis benefícios e riscos para o afetado pela resposta? Assim, pode-se fazer um balanço entre os benefícios e riscos e determinar qual ação ajusta-se melhor à observância dos demais princípios.[10]

Tomando-se em consideração o discutido nos parágrafos anteriores, quando o que pode ser ofertado ao paciente com doença avançada resume-se aos cuidados paliativos, provavelmente os princípios preponderantes para a tomada de decisão são a não maleficência e a justiça (FIGURA 81.2), com toda a carga de sabedoria contida no aforismo "*Primum non nocere*".

Nascimento	——→	Óbito
Cura		Não cura Cuidados paliativos
AUTONOMIA BENEFICÊNCIA Não maleficência Justiça	Inversão de expectativas	NÃO MALEFICÊNCIA JUSTIÇA Autonomia Beneficência

FIGURA 81.2 → Aplicação dos princípios bioéticos de autonomia, beneficência, não maleficência e justiça em situações de término de vida.

Anexos

Anexo 1

Conselho Federal de Medicina – resolução CFM nº 1.805/2006

(Publicada no Diário Oficial da União, 28 de novembro de 2006, Seção I, pg. 169)

Na fase terminal de enfermidades graves e incuráveis é permitido ao médico limitar ou suspender procedimentos e tratamentos que prolonguem a vida do doente, garantindo-lhe os cuidados necessários para aliviar os sintomas que levam ao sofrimento, na perspectiva de uma assistência integral, respeitada a vontade do paciente ou de seu representante legal.

O Conselho Federal de Medicina, no uso das atribuições conferidas pela Lei nº 3.268, de 30 de setembro de 1957, alterada pela Lei nº 11.000, de 15 de dezembro de 2004, regulamentada pelo Decreto nº 44.045, de 19 de julho de 1958, e

CONSIDERANDO que os Conselhos de Medicina são ao mesmo tempo julgadores e disciplinadores da classe médica, cabendo-lhes zelar e trabalhar, por todos os meios ao seu alcance, pelo perfeito desempenho ético da Medicina e pelo prestígio e bom conceito da profissão e dos que a exerçam legalmente;

CONSIDERANDO o art. 1º, inciso III, da Constituição Federal, que elegeu o princípio da dignidade da pessoa humana como um dos fundamentos da República Federativa do Brasil;

CONSIDERANDO o art. 5º, inciso III, da Constituição Federal, que estabelece que "ninguém será submetido a tortura nem a tratamento desumano ou degradante";

CONSIDERANDO que cabe ao médico zelar pelo bem-estar dos pacientes;

CONSIDERANDO que o art. 1º da Resolução CFM nº 1.493, de 20 de maio de 1998, determina ao diretor clínico adotar as providências cabíveis para que todo paciente hospitalizado tenha o seu médico assistente responsável, desde a internação até a alta;

CONSIDERANDO que incumbe ao médico diagnosticar o doente como portador de enfermidade em fase terminal;

CONSIDERANDO, finalmente, o decidido em reunião plenária de 9 de novembro de 2006,

RESOLVE:

Art. 1º É permitido ao médico limitar ou suspender procedimentos e tratamentos que prolonguem a vida do doente em fase terminal, de enfermidade grave e incurável, respeitada a vontade da pessoa ou de seu representante legal.

§ 1º O médico tem a obrigação de esclarecer ao doente ou a seu representante legal as modalidades terapêuticas adequadas para cada situação.

§ 2º A decisão referida no *caput* deve ser fundamentada e registrada no prontuário.

§ 3º É assegurado ao doente ou a seu representante legal o direito de solicitar uma segunda opinião médica.

Art. 2º O doente continuará a receber todos os cuidados necessários para aliviar os sintomas que levam ao sofrimento, assegurada a assistência integral, o conforto físico, psíquico, social e espiritual, inclusive assegurando-lhe o direito da alta hospitalar.

Art. 3º Esta resolução entra em vigor na data de sua publicação, revogando-se as disposições em contrário.

Brasília, 9 de novembro de 2006

Edson de Oliveira Andrade
Presidente

Lívia Barros Garção
Secretária-Geral

Anexo 2

Conselho Federal de Medicina – Código de Ética Médica

É vedado ao médico:

Art. 41. Abreviar a vida do paciente, ainda que a pedido deste ou de seu representante legal.

Parágrafo único. Nos casos de doença incurável e terminal, deve o médico oferecer todos os cuidados paliativos disponíveis sem empreender ações diagnósticas ou terapêuticas inúteis ou obstinadas, levando sempre em consideração a vontade expressa do paciente ou, na sua impossibilidade, a de seu representante legal.

Referências

1. Hofer M. Advanced chronic lung disease: need for an active interdisciplinary approach. Swiss Med Wkly. 2007;137(43-44):593-601.

2. Johnson JL, Campbell AC, Bowers M, Nichol AM. Understanding the social consequences of chronic obstructive pulmonary disease: the effects of stigma and gender. Proc Am Thorac Soc. 2007;4(8):680-2.

3. Andersson F, Borg S, Jansson SA, Jonsson AC, Ericsson A, Prütz C, et al. The costs of exacerbations in chronic obstructive pulmonary disease (COPD). Respir Med. 2002;96(9):700-8.

4. Billings JA. Care of dying patients and their families. In: Goldman L, Ausiello D, editors. Cecil medicine. 23rd ed. Philadelphia: Saunders Elsevier; 2008. p. 11-6.

5. Desbiens NA, Mueller-Rizner N, Connors AF Jr, Wenger NS, Lynn J. The symptom burden of seriously ill hospitalized patient. SUPPORT Investigators. Study to Understand Prognoses and Preferences for Outcome and Risks of Treatment. J Pain Symptom Manage. 1999;17(4):248-55.

6. Lanken PN, Terry PB, Delisser HM, Fahy BF, Hansen-Flaschen J, Heffner JE, et al. An official American Thoracic Society clinical policy statement: palliative care for patients with respiratory diseases and clinical illnesses. Am J Respir Crit Care Med. 2008;177(8):912-27.

7. Moussavi S, Chatterji S, Verdes E, Tandon A, Patel V, Ustun B. Depression, chronic diseases, and decrements in health: results from the World Health Surveys. Lancet. 2007;370(9590):851-8.

8. Livermore N, Butler JE, Sharpe L, McBain RA, Gandevia SC, McKenzie DK. Panic attacks and perception of inspiratory resistive loads in chronic obstructive pulmonary disease. Am J Respir Cit Care Med. 2008;178(1):7-12.

9. Carrieri-Kohlman V, Donesky-Cuenco D. Dyspnea: assessment and management. In: Hodgkin JE, Celli BR, Connors GL, editors. Pulmonary rehabilitation: guidelines to success. 4th ed. St. Louis: Mosby/Elsevier; 2009. p. 39-73.

10. Rego S, Palácios M, Siqueira-Batista R. Bioética para profissionais da saúde. Rio de Janeiro: Fundação Oswaldo Cruz; 2009.

Leitura recomendada

Emanuel EJ. Bioethics in the practice of medicine. In: Goldman L, Ausiello D, editors. Cecil medicine. 23rd ed. Philadelphia: Saunders Elsevier; 2008. p. 6-11.

Fisioterapia para o Paciente Pneumológico

82

Juliessa Florian
Fabrício Farias da Fontoura

Introdução

A fisioterapia respiratória pode atuar tanto na prevenção quanto no tratamento das doenças respiratórias, fazendo uso de diversas técnicas e procedimentos terapêuticos, seja no nível ambulatorial, hospitalar ou de terapia intensiva. Seu objetivo é estabelecer ou restabelecer um padrão respiratório funcional para reduzir gastos energéticos durante o processo de ventilação, capacitando o indivíduo a realizar as mais diferentes atividades da vida diária sem promover grandes transtornos e repercussões negativas em seu organismo, melhorando assim sua qualidade de vida.

A fisioterapia respiratória deve ser oferecida para pacientes com doenças pulmonares agudas ou crônicas, objetivando manejo da falta de ar, desobstrução brônquica e orientações para melhora da capacidade funcional.[1]

> **ATENÇÃO**
>
> A busca por evidências em fisioterapia respiratória teve um grande crescimento nos últimos anos, criando-se diretrizes sobre técnicas e tratamento para uma prática baseada em evidências.

Neste capítulo, abordam-se algumas das técnicas fisioterapêuticas mais descritas na literatura científica. É fundamental que o médico tenha um conhecimento básico das principais técnicas e instrumentos utilizados pelos fisioterapeutas para poder orientar e encaminhar o paciente a um tratamento integral.

Técnicas de higiene brônquica

A eliminação normal das secreções broncopulmonares exige transporte mucociliar e tosse eficazes. Quando um desses mecanismos não funciona adequadamente, as secreções se acumulam, o que pode provocar aumento do trabalho respiratório, aprisionamento aéreo, piora do equilíbrio ventilação/perfusão, áreas de atelectasias, aumentando, além disso, a incidência de infecções pulmonares. A remoção de secreções mucopurulentas pode diminuir a ação das enzimas proteolíticas responsáveis pela destruição do tecido pulmonar em pacientes com doenças pulmonares crônicas.

Para auxiliar a mobilização e a remoção dessas secreções, é utilizada a terapia de higiene brônquica, que envolve o uso de técnicas não invasivas de desobstrução das vias aéreas, com o objetivo principal de melhorar a troca gasosa e reduzir o trabalho respiratório. O crescente número de novas evidências e a constante descoberta de técnicas cada vez mais eficientes oferecem ao fisioterapeuta alternativas para um tratamento mais eficaz.

Drenagem postural

A drenagem postural constitui uma das técnicas de higiene brônquica mais antigas e amplamente utilizadas na fisioterapia respiratória, tendo a finalidade de auxiliar a mobilização de secreções por meio da ação da gravidade, sobretudo em doenças supurativas. A drenagem postural é mais eficaz em condições caracterizadas pela produção excessiva de muco (>30 mL/dia), e, para que haja a drenagem desse muco, o paciente deve ser mantido em posição capaz de facilitar o fluxo da secreção pulmonar das ramificações brônquicas mais distais para as vias aéreas centrais, de onde será eliminada pela tosse ou mediante aspiração de vias aéreas.[2]

Na literatura, estão descritas de 11 a 12 diferentes posições, conforme o segmento ou lobo a ser drenado. A inclinação pode ser de 15 a 30 graus. A drenagem postural é ineficaz quando o paciente permanece passivamente em uma única posição, sendo necessária a mudança de posição, que pode ser determinada pela ausculta pulmonar, pela radiografia de tórax ou de acordo com as necessidades do paciente. Cada posição deve ser mantida por 3 a 15 minutos, o que requer pelo menos uma hora para uma drenagem completa.[3]

Devido às respostas fisiológicas adversas, como hipoxemia, broncospasmo, hipotensão aguda e vômito, que podem estar associadas às posições ideais para o tratamento, como a posição de Trendelenburg (com inclinação inferior da cabeça), bem como à intolerância de assumir e/ou sustentar determinadas posições, podem ser necessárias modificações de algumas delas. Essa técnica é conhecida como drenagem postural modificada.[4]

É importante avaliar individualmente o efeito e a aceitabilidade do posicionamento em pacientes portadores de fibrose cística, bem como encorajar o uso da técnica.[1]

São indicações para o uso dessa técnica retenção e dificuldade para eliminar secreção, atelectasia causada por tamponamento mucoso e presença de corpo estranho nas vias aéreas.

As contraindicações absolutas são lesão de cabeça ou pescoço até a estabilização e hemorragia com instabilidade hemodinâmica. As relativas incluem pressão intracraniana > 20 mmHg, cirurgia medular recente ou lesão medular aguda, edema pulmonar associado a insuficiência cardíaca congestiva, hemoptise ativa, fístula broncopleural, fratura de costela, embolia pulmonar, derrames pleurais volumosos, refluxo gastresofágico e intolerância à posição.[5,6]

Vibração, compressão e percussão torácicas

A vibração torácica consiste em movimentos oscilatórios rítmicos e rápidos de pequena amplitude, exercidos sobre a parede do tórax com intensidade suficiente para causar vibração no nível brônquico. A frequência ideal desejada situa-se entre 3 e 55 Hz e pode ser aplicada de forma manual ou mecânica. O efeito positivo dessa técnica baseia-se na propriedade tixotrópica do muco, que se liquefaz quando submetido à constante agitação.[4]

A compressão torácica consiste na compressão realizada na parede do tórax durante a fase expiratória do ciclo ventilatório de forma relativamente brusca, objetivando a formação de fluxo turbulento por aceleração do fluxo expiratório intrapulmonar, para a mobilização de secreções.[7]

A percussão ou tapotagem é uma manobra de desobstrução brônquica cujo objetivo é facilitar a depuração mucociliar. Existem poucas evidências sobre os benefícios isolados dessas técnicas, embora sua prática em associação com outras seja muito utilizada com bons resultados clínicos.[8,9]

Técnicas respiratórias

As técnicas respiratórias são divididas em respiração normal, conhecida como "controle respiratório", quando se realiza mínimo esforço, e exercícios respiratórios, em que se enfatiza a inspiração, como nos exercícios de expansão torácica, ou ainda a expiração como no *huffing*, descrita posteriormente.

Controle respiratório

O controle respiratório é a respiração corrente normal usando o tórax inferior com relaxamento da porção superior e cintura escapular. Também é conhecida como "respiração diafragmática", mas esse termo é inapropriado segundo Green e Moxham em 1985, pois, durante a respiração corrente normal, existe atividade não somente no diafragma, mas também nos músculos intercostais internos e externos, abdominais e escalenos.[4]

Para a realização dessa técnica, o fisioterapeuta deve orientar o paciente a relaxar a porção superior do tórax e cintura escapular, devendo logo após posicionar a sua mão sobre o abdome superior (ele também pode usar a mão do paciente). A atenção do paciente deve ser direcionada à movimentação da mão sobre o abdome superior, que deve excursionar para a frente devido à protrusão abdominal durante a fase inspiratória (nasal e lenta); na expiração (oral), a mão é rebaixada.

O posicionamento usual para a realização da técnica – sentado com os cotovelos levemente apoiados ou de pé inclinado para a frente – faz com que o conteúdo abdominal eleve a parte anterior do diafragma, possivelmente facilitando sua contração durante a inspiração devido à otimização da relação tensão-comprimento do diafragma.

Alguns pacientes, reflexamente, usam a respiração "frenolabial", ou respiração através dos lábios semicerrados, que tem o efeito de gerar uma pequena pressão positiva durante a expiração, a qual pode reduzir em certa medida o colapso da via aérea instável, por exemplo, no enfisema pulmonar.[1,10]

O controle da respiração ainda necessita de evidências que sustentem sua prática geral; o que a maioria dos estudos disponíveis afirma é que os efeitos positivos obtidos pelo emprego da técnica parecem ser causados pela modificação do padrão respiratório, e não pela capacidade de redistribuição gasosa.[1,9]

A técnica deve ser aplicada em pacientes para ajudar no controle dos sintomas da asma e aumentar a qualidade de vida, porém não deve ser ensinada como rotina em pacientes com doença pulmonar obstrutiva crônica (DPOC).[1]

Técnica da expiração forçada (*huffing*)

A técnica de expiração forçada (TEF) foi descrita por Thompson e Thompson em 1968, na Nova Zelândia. Eles descreveram o uso de um ou dois *huffs* com volumes pulmonares médios a baixos, com a glote aberta, precedidos e

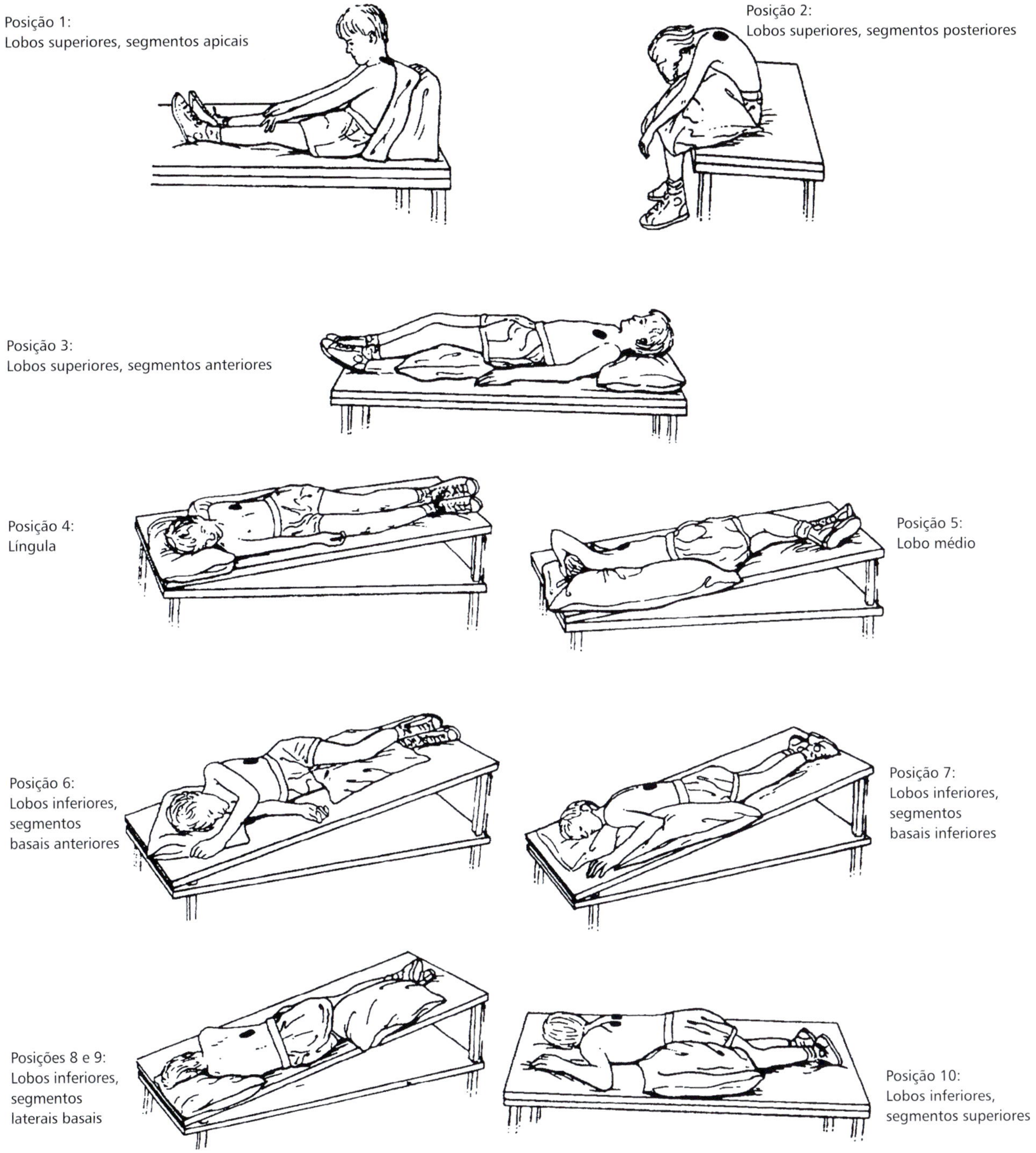

FIGURA 82.1 → Posições de drenagem postural. Posição 1: paciente inclinado 30° para trás; posição 2: paciente inclinado 30° para a frente; posição 3: paciente deitado em superfície plana; posições 4 e 5: paciente com a cabeça inclinada 15° para baixo e cerca de um quarto do tronco rotado; posição 6: paciente com a cabeça inclinada cerca de 30° para baixo, em decúbito lateral; posição 7: paciente com a cabeça 30° para baixo, em pronação; posições 8 e 9: paciente com cabeça 30° para baixo, rotado a um quarto; posição 10: paciente em pronação, com leito em posição neutra (plano). Fonte: Deturk e Cahalin.[5]

seguidos por um período de relaxamento. As secreções são mobilizadas das vias aéreas periféricas para as vias aéreas centrais, de onde serão expectoradas, e então o processo é repetido.[5]

A TEF foi introduzida como uma alternativa para a tosse. Enquanto um *huff* de baixo volume pulmonar move secreções periféricas, um "*huff*" de alto volume remove muco das vias aéreas mais proximais.[11]

A TEF tem se mostrado bastante eficaz na higiene brônquica de pacientes com tendência ao colapso das vias aéreas durante a tosse normal. Vários estudos demonstram os benefícios da TEF na limpeza das vias aéreas e na melhora da função pulmonar. Quando associada à drenagem postural, a TEF demonstrou ser mais efetiva do que a percussão e vibração na remoção de secreções das vias aéreas. Além de promover aumento da quantidade de secreção expectorada, levou ao aumento significativo de alguns parâmetros da função pulmonar, como volume expiratório forçado no primeiro segundo (VEF_1) e capacidade vital forçada (CVF).[3]

Em pacientes portadores de DPOC e fibrose cística, o *huffing* deve ser ensinado como adjunto a outras técnicas de higiene brônquica.[12]

Ciclo ativo da respiração

O ciclo ativo das técnicas de respiração é usado com o objetivo de mobilizar o excesso de secreções brônquicas, sendo eficaz na sua eliminação e melhora da função pulmonar, sem causar aumento da hipoxemia ou da obstrução ao fluxo aéreo. O ciclo é um método flexível de tratamento e pode ser usado em pacientes clínicos ou cirúrgicos nos quais exista excesso de secreções brônquicas.[8]

A técnica consiste em realizar o controle respiratório com exercícios de expansão torácica que são inspirações profundas, seguidas de expiração relaxada e lenta. Esse controle é limitado a 3 a 4 ciclos profundos, a fim de evitar fadiga e hiperventilação. Ao final do ciclo, realiza-se o *huffing* e/ou tosse.[9]

Essa técnica é amplamente utilizada por pacientes portadores de fibrose cística e deve ser ensinada para otimizar a higiene brônquica independente.[1]

Drenagem autógena

A drenagem autógena é uma técnica de desobstrução brônquica, autoadministrável e com controle da respiração que mobiliza secreções de diferentes ramos brônquicos da periferia para o centro, por meio da maior variação possível do fluxo expiratório, sem a compressão dinâmica das vias aéreas. O desprendimento das secreções, desde a periferia do pulmão, ocorre porque uma inspiração direta e aumentada, seguida de uma expiração profunda, leva a uma diminuição do volume corrente médio até o volume de reserva expiratório. Com isso, as secreções das regiões pulmonares periféricas se mobilizam pela compressão dos ductos alveolares periféricos.[9]

A drenagem autógena é dividida em três fases: desprendimento, coleta e expulsão. A primeira fase é feita por meio de inspiração nasal, que otimiza o aquecimento e a umidificação enquanto diminui o fluxo turbulento e lento, em baixos volumes pulmonares, para a mobilização de muco periférico.[9] A fase de coleta é feita com respirações no nível do volume corrente para a mobilização do muco presente nas vias aéreas médias. A fase de expulsão é realizada por meio de respirações com volumes pulmonares mais altos, para o deslocamento de secreções das vias aéreas centrais.

Cada fase dura de 2 a 3 minutos, e um ciclo completo leva cerca de 6 a 9 minutos. Quando a secreção for deslocada para as vias aéreas centrais, é solicitado que o paciente realize mais de um *huffing* com tosse. A drenagem autógena é indicada para pacientes colaboradores, sendo recomendada para pacientes com mais de oito anos e que tenham um bom controle da respiração.[9] É necessário que o fisioterapeuta ofereça um *feedback* para o paciente até que ele assimile a técnica e perceba a limpeza das vias aéreas. Essa técnica também pode ser usada durante algumas atividades da vida diária, e deve ser constantemente revisada com o fisioterapeuta.[5,8,10]

Tal técnica foi modificada na Alemanha, não estando dividida em três fases, uma vez que os pacientes acharam desconfortável respirar a baixos volumes pulmonares. A então drenagem autógena modificada consiste em inspirar pelo nariz, contendo a inspiração por 2 a 3 segundos, e expirar pela boca com a glote aberta, a princípio de forma passiva e rápida e em seguida ativa e lentamente com a ajuda dos músculos expiratórios. A duração da expiração é determinada pela quantidade e localização das secreções nas vias aéreas, ou seja, quanto mais periférica a secreção, maior o tempo expiratório. A técnica geralmente é executada com o paciente sentado de forma relaxada. Deve-se controlar o movimento diafragmático e do tórax superior, colocando-se as mãos na região epigástrica e superior do tórax. A tosse deve ser evitada até que as secreções cheguem à laringe, quando devem ser expectoradas. A técnica deve ser usada durante aproximadamente 20 a 30 minutos, no mínimo duas vezes ao dia.[4]

Em pacientes portadores de fibrose cística, a drenagem autógena deve ser ensinada como um adjunto à drenagem postural como método de higiene brônquica, pois tem a vantagem de ser realizada sem assistência e em uma posição.[1]

Existem muitas outras técnicas e manobras que o fisioterapeuta pode utilizar em associação às recém-descritas com o objetivo de mobilizar secreções e realizar higiene brônquica eficiente. Além disso, nos últimos anos, houve um grande avanço na criação de novos aparelhos que permitissem mais conforto e maior independência ao paciente, alguns dos quais são descritos a seguir.

Aparelhos para Fisioterapia Respiratória

Muitos aparelhos têm sido investigados na tentativa de aumentar os efeitos benéficos da fisioterapia convencional ou assistida e também de promover a independência dos pacientes.[1]

Existem diferentes dispositivos que geram pressão positiva por meio de válvulas e resistores, os quais podem ser usados com diversos componentes. Tais dispositivos geram pressão expiratória positiva (PEP) com o princípio de aumentar a pressão transpulmonar por meio do aumento da pressão intratorácica, melhorando a ventilação colateral. Eles visam também à mobilização de secreções e impedem o colapso das vias aéreas durante a expiração.[13] A American Association for Respiratory Care recomenda uma pressão de 10 a 20 cmH_2O.[14] A seguir, são descritos alguns tipos de aparelhos que geram PEP.

Pressão positiva expiratória nas vias aéreas

A pressão positiva expiratória nas vias aéreas (EPAP) é um dispositivo utilizado para se obter uma resistência linear até o final da expiração, gerando pressões de 5 a 20 cmH_2O. Consiste em uma máscara acoplada a uma válvula unidirecional com resistência por mola (*spring-load*).

Neste sistema, a fase inspiratória é realizada sem nenhuma ajuda externa, sem fluxo adicional, ou seja, por uma pressão negativa subatmosférica, como na respiração espontânea. A expiração é realizada contra o resistor de mola, mantendo a pressão positiva estável.

A EPAP objetiva a redução do aprisionamento de ar, a mobilização das secreções e a reversão de atelectasias, ou ainda pode ser usada durante a aerossolterapia medicamentosa. A técnica deve ser realizada com o paciente sentado, com os braços em repouso sobre a mesa e o corpo inclinado formando um ângulo de 45 a 60 graus. Ela é indicada para pacientes com fibrose cística com objetivo de higiene brônquica.[1]

A PEP com orifício consiste em uma válvula unidirecional conectada a uma saída com um pequeno orifício que retarda o movimento do ar para fora, gerando uma pressão positiva expiratória fluxo-dependente, ou seja, o fluxo expiratório diminui e a pressão também.[15] Deve ser realizada com um clipe nasal a fim de se evitar o escape aéreo.

A PEP gerada por selo d'água foi amplamente utilizada durante a última década na Suécia em pacientes pneumopatas, sendo muito difundida no Brasil devido ao baixo custo.[16] Neste sistema, a expiração é realizada através de um tubo (traqueia) submerso na água, e o paciente expira estabelecendo uma pressão na via aérea através do tubo. O tamanho do tubo abaixo da superfície da água determina a pressão necessária para forçar o gás através dele. Uma vez que a pressão no tubo é suficiente para superar o peso da coluna de água, o limiar é atingido, e a pressão vai diminuindo até o final da expiração. Existem poucas evidências que sustentem o uso dessa técnica, pois não há um padrão para sua realização.[16]

Pressão positiva por dispositivos oscilatórios

O Flutter® ou o Shaker® (FIGURA 82.3) são aparelhos em forma de cachimbo que possuem um tubo com um bocal em uma extremidade e uma tampa perfurada na outra, e em seu interior uma esfera de aço inoxidável de alta densidade repousa em um cone.

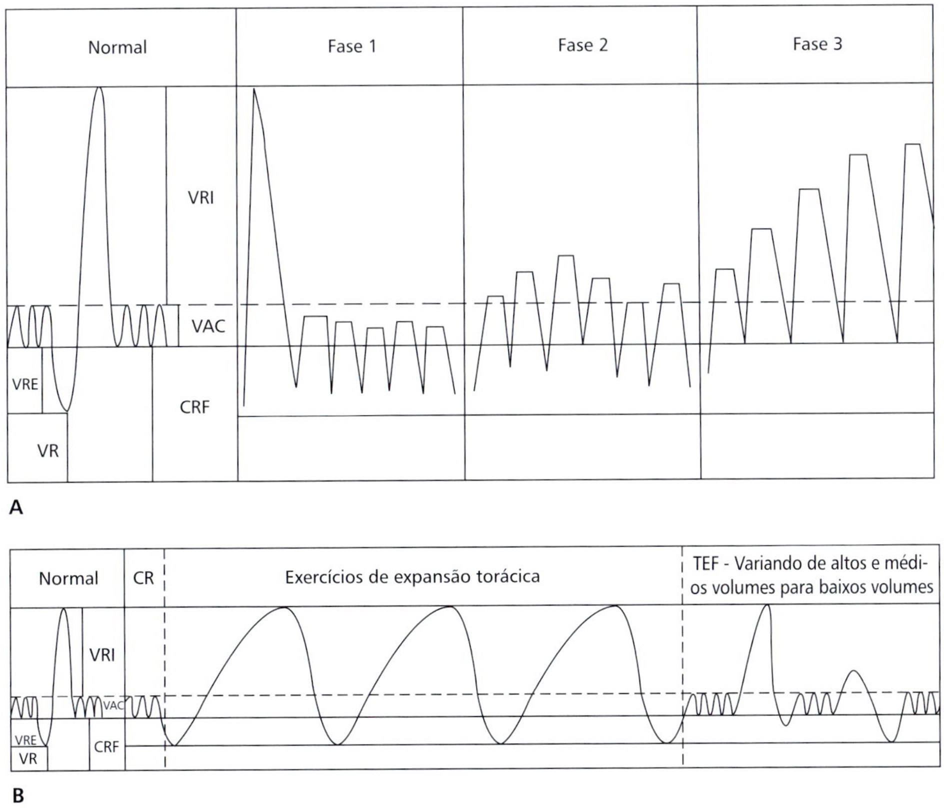

FIGURA 82.2 → (A) Drenagem autogênica (DA) *versus* (B) ciclo ativo da respiração (CAR), ambos de espirometria de indivíduos normais. DA: fase 1= deslocamento periférico de muco; fase 2= coleta de muco em grande via aérea; fase 3= transporte do muco até a boca. CAR: CR = controle da respiração, TEF= técnica de expiração forçada.
Fonte: Deturk e Cahalin.[5]

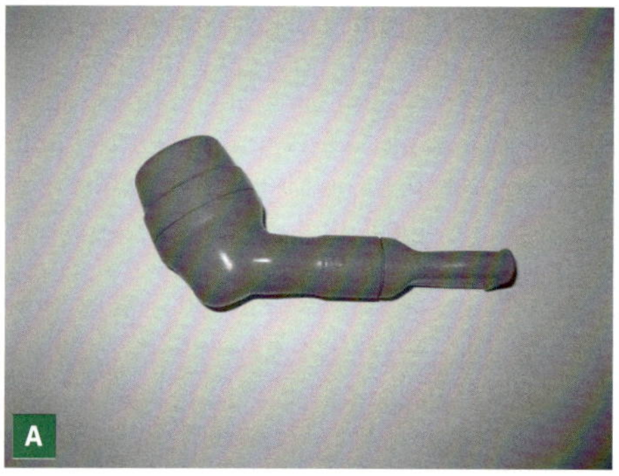

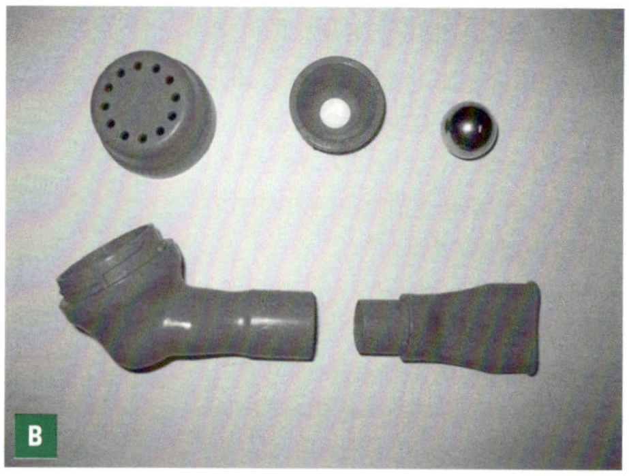

FIGURA 82.3 → (A) Shaker® pronto para uso. (B) Imagem do Shaker® desmontado, mostrando seus componentes.

Expirando através do dispositivo, criam-se oscilações de fluxo de ar e pressão positiva nas vias aéreas produzidas pela esfera. A frequência pode ser modulada conforme a inclinação do aparelho.

O paciente deve ser orientado a encaixar bem o aparelho na boca, realizar uma inspiração profunda e depois uma expiração suficiente para movimentar a esfera. O aparelho está indicado para desobstrução e higiene brônquica, estando contraindicado na presença de hemoptise e pneumotórax.[12,17]

A Acapella® (**FIGURA 82.4**) é outro instrumento que combina os princípios da oscilação de alta frequência com a PEP por atração magnética. O equipamento, leve e portátil, possui um bocal e na outra extremidade um dispositivo que regula a proximidade de duas peças magnéticas que fazem resistência ao fluxo de ar, permitindo alterações na frequência, amplitude e pressão impostas ao sistema respiratório. O paciente realiza a expiração no bocal de forma que não haja escape de ar; a oscilação e a PEP são geradas independentemente da gravidade e do posicionamento do aparelho.[12,15]

Existe o modelo azul para fluxo expiratório menor do que 15 L/min e o verde para fluxo expiratório maior do que 15 L/min.

As vantagens teóricas das oscilações têm sido descritas como uma possível redução na viscoelasticidade do muco gerada pelo Flutter® (11,3 Hz) e pela Acapella® (13,5 Hz), sendo próximas da frequência ideal para deslocamento do muco. A frequência natural do batimento ciliar é de 11 a 15 Hz e, se o fluxo aéreo oscilar em frequência semelhante, tal ressonância pode aumentar a amplitude do batimento ciliar em direção cefálica, aumentando o transporte da secreção facilitado pela pressão positiva gerada na via aérea.[12]

Se a tosse for ineficaz ou caso o paciente seja incapaz de realizá-la, o fisioterapeuta pode fazer a aspiração das vias aéreas quando necessário, porém ela não deve ser usada como rotina. A técnica deve ser realizada de maneira asséptica, com duração de menos de 15 segundos; o sistema de aspiração pode ser aberto ou fechado. Algumas técnicas para gerar fluxo turbulento e aumentar o volume inspiratório para promover o deslocamento de secreções brônquicas são hiperinsuflação manual associada à vibração e compressão torácica, entre outras.[1,12] Esses instrumentos são indicados principalmente para pacientes hipersecretivos e com fibrose cística.[1]

Espirômetros de incentivo

Esses instrumentos terapêuticos são muito utilizados para produzir uma inspiração máxima sustentada. Existem hoje diferentes aparelhos de várias marcas que podem ser usados de acordo com o nível de volume a ser atingido durante a inspiração. A espirometria de incentivo tem como objetivo estimular inspirações profundas através de *feedback* visual a fim de recrutar alvéolos colapsados, induzindo maior ventilação.[15,18,19]

Os espirômetros de incentivo são portáteis e de fácil manuseio, podendo ser orientados por volume ou fluxo. Os aparelhos orientados por volume possibilitam um maior controle do volume de ar inspirado do que os de fluxo, permitindo ainda o controle da estabilidade do fluxo expiratório lento.

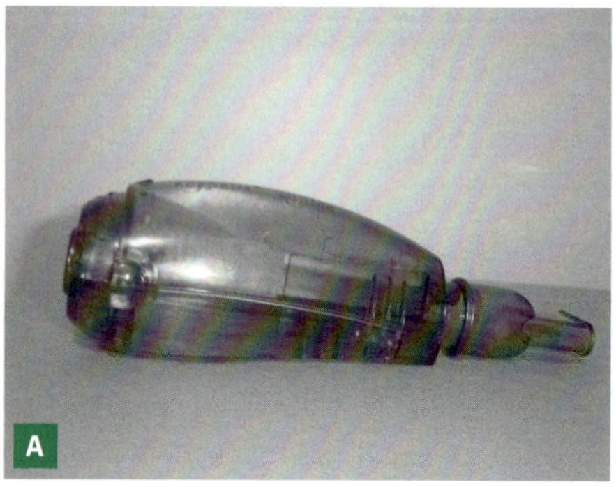

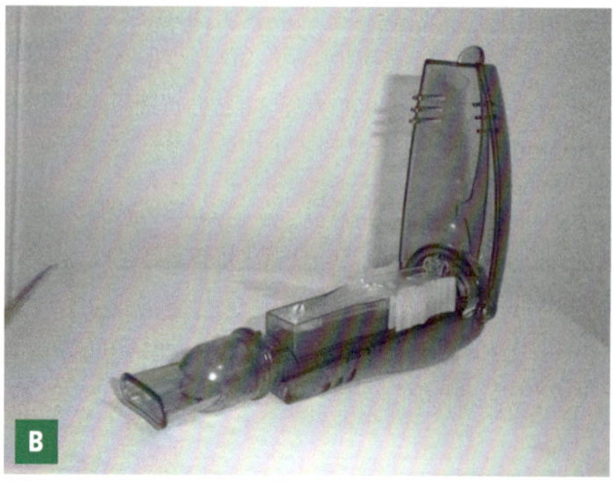

FIGURA 82.4 → (A) Acapella®. (B) Acapella®, vista interna.

> **ATENÇÃO**
>
> Pacientes submetidos a cirurgia abdominal alta ou torácica frequentemente apresentam uma alta incidência de complicações pulmonares no período pós-operatório, como hipoxemia, pneumonias e atelectasias. Essas complicações podem aumentar o risco de morbidade e mortalidade, prolongar os dias de hospitalização e elevar os custos na atenção à saúde desses indivíduos.[20] Para esses pacientes, deve-se ter uma atenção muito especial, pois beneficiam-se muito da assistência fisioterápica preventiva.

O espirômetro deve ser usado na posição sentada ou semissentada, solicitando-se que o paciente realize uma expiração máxima, depois inspire profundamente de forma lenta através do aparelho, e em seguida faça uma pausa inspiratória com duração média de três segundos. Na presença de broncospasmo, não é recomendável que seja utilizado. Deve-se observar ainda a presença de fadiga muscular.[15,19,21]

Threshold®

O Threshold® (FIGURA 82.5) é um instrumento utilizado para o treinamento dos músculos ventilatórios que oferece uma resistência à inspiração por meio de um sistema de mola com válvula unidirecional. O paciente inspira por meio de bocal ou de máscara facial. Durante a expiração, não há resistência, pois a válvula se abre; já na inspiração, ocorre o fechamento da válvula, produzindo resistência. É indicado para o paciente que possui perda de força e resistência dos músculos ventilatórios.[19]

Para iniciar o treinamento com o Threshold®, é necessário definir a resistência a ser aplicada em cmH_2O, que será determinada pela análise da força muscular inspiratória, por meio de manovacuometria. Deve-se respeitar os princípios do treinamento físico, como progressividade, especificidade, sobrecarga, entre outros. Existe a modalidade Threshold PEP®, que gera carga linear que se mantém constante, independentemente do fluxo gerado pelo paciente.[21,22]

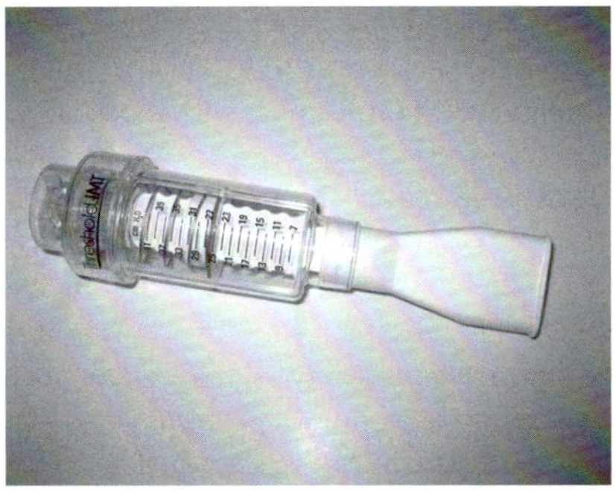

FIGURA 82.5 → Threshold®.

Em pacientes com DPOC e bronquiectasias também há recomendação para treinamento muscular inspiratório.[1]

Outros instrumentos

Cough Assist®

Conhecido também como "máquina da tosse", o Cough Assist® é um equipamento não invasivo, com capacidade para aumentar ou restabelecer a remoção das secreções brônquicas via insuflação/desinsuflação mecânica mediante aplicação gradual de pressão positiva com uma rápida mudança para pressão negativa.

A mudança brusca de pressões gera um fluxo exalatório rápido e turbulento, simulando o processo da tosse, devendo-se evitar altas pressões sempre que possível. Encerra-se a sessão de tratamento com uma insuflação para minimizar o colapso das vias aéreas.[23]

É indicado para uso em crianças, adultos e idosos que não possuem efetividade da tosse, devendo ser considerado para pacientes com lesão medular e combinado com manobras de tosse assistida.[23]

Oscilação de alta frequência da parede torácica

Essa técnica utiliza um colete inflável conectado a um gerador de alta frequência (6 a 19 Hz). O princípio do sistema são compressões e oscilações torácicas enquanto o paciente é orientado a realizar inspirações e expirações. Com a alteração da consistência do muco, promove-se sua depuração independentemente do decúbito.[1,4,15]

Ventilação não invasiva

> **ATENÇÃO**
>
> O suporte ventilatório não invasivo é mais uma das ferramentas de que a fisioterapia dispõe, com o propósito de promover complacência do sistema respiratório por reverter microatelectasias, diminuir o trabalho respiratório e normalizar as pressões dos gases arteriais.[4,5]

Constitui-se em uma técnica de ventilação na qual uma máscara ou dispositivo semelhante funciona como interface paciente/ventilador, em substituição à prótese endotraqueal.

As modalidades mais usadas são pressão positiva contínua nas vias aéreas – CPAP (PEP durante todo o ciclo respiratório), fazendo-se necessário que o paciente apresente *drive* respiratório suficiente para desencadear os ciclos respiratórios. O Bipap® ou Bilevel consiste na aplicação da pressão aérea positiva por dois níveis, baseando-se na alternância entre uma pressão inspiratória positiva (IPAP) e uma pressão expiratória positiva das vias aéreas (EPAP) mais baixa, ao mesmo tempo em que respeitam a respiração espontânea do doente, sendo um suporte à sua respiração.[4,5,15] Esse tema é abordado mais detalhadamente no Capítulo "Ventilação Mecânica Invasiva e Não Invasiva".

Considerações finais

Há uma série de questões a serem respondidas e respaldadas nesse processo evolutivo da fisioterapia respiratória. As evidências e recomendações das diretrizes apontam algumas questões fundamentais, descritas a seguir.

A avaliação deverá ser acurada, definindo as indicações de tratamentos. O fisioterapeuta deverá eleger a técnica ou o instrumento com melhor adesão e receptividade por parte do paciente, medindo a relação entre os resultados obtidos e os objetivos pretendidos.

Os estudos demonstram que as técnicas devem ser associadas para melhores resultados, e os exercícios ou aparelhos autoadministráveis devem ser revisados pelo fisioterapeuta com o paciente periodicamente.

O condicionamento físico global deverá estar agregado na medida do possível, pois a disfunção na musculatura esquelética é comum nos pacientes pneumopatas crônicos.

> ATENÇÃO

A melhora na qualidade de vida vem se estabelecendo como um dos principais objetivos das terapias na área da saúde. O tratamento das pneumopatias exige integração entre os profissionais que assistem aos pacientes. Por isso, a interação médico-fisioterapeuta deve ser cultivada e praticada, proporcionando benefícios globais ao paciente pneumológico.

Referências

1. Bott J, Blumenthal S, Buxton M, Ellum S, Falconer C, Garrod R, et al. Guidelines for the physiotherapy management of the adult, medical, spontaneously breathing patient. Torax. 2009;64 Suppl 1:i1-51.

2. Ike D, Di Lorenzo VAP, Costa D, Jamami M. Drenagem postural: prática e evidência. Fisioter Mov. 2009;22(1):11-7.

3. Webber BA, Hofmeyr JL, Morgan MD, Hodson ME. Effects of postural drainage, incorporating the forced expiration technique, on pulmonary function in cystic fibrosis. Br J Dis Chest. 1986;80(4):353-9.

4. Pryor JA, Webber BA. Fisioterapia para problemas respiratórios e cardíacos. 2. ed. Rio de Janeiro: Guanabara Koogan; 2002.

5. DeTurk WE, Cahalin LP. Fisioterapia cardiorrespiratória: baseada em evidências. Porto Alegre: Artmed; 2007.

6. AARC (American Association for Respiratory Care) clinical practice guideline: postural drainage therapy. Respir Care. 1991;36(12):1418-26.

7. Sarmento GJV. Fisioterapia respiratória no paciente crítico: rotinas clínicas. Barueri: Manole; 2005.

8. Lapin CD. Airway physiology, autogenic drainage, and active cycle of breathing. Respir Care. 2002;47(7):778-85.

9. Fink JB. Forced expiratory technique, directed cough and autogenic drainage. Respir Care. 2007;52(9):1210-21.

10. Fitipaldi RB. Fisioterapia respiratória no paciente obstrutivo crônico. Barueri: Manole; 2009.

11. Wagener JS, Headley AA. Cystic fibrosis: current trends in respiratory care. Respir Care. 2003;48(3):234-45.

12. McCool FD, Rosen MJ. Nonpharmacologic airway clearance therapies: ACCP evidence-based clinical practice guidelines. Chest. 2006;129(1 Suppl):250S-9S.

13. Oberwaldner B, Evans JC, Zach MS. Forced expirations against a variable resistance: a new chest physiotherapy method in cystic fibrosis. Pediatr Pulmonol. 1986;2(6):358-67.

14. AARC clinical practice guideline. Use of positive airway pressure adjuncts to bronchial hygiene therapy. American Association for Respiratory Care. Respir Care. 1993;38(5):516-21.

15. Britto RR, Brant TCS, Parreira VF. Recursos manuais e instrumentais em fisioterapia respiratória. Barueri: Manole; 2008.

16. Sehlin M, Ohberg F, Johansson G, Winsö O. Physiological responses to positive expiratory pressure breathing: a comparison of the PEP bottle and the PEP mask. Respir Care. 2007;52(8):1000-5.

17. Myers TR. Positive expiratory pressure and oscillatory positive expiratory pressure therapies. Respir Care. 2007;52(10):1308-26.

18. Yamaguti WPS, Sakamoto ET, Panazzolo D, Peixoto CC, Cerri GG, Albuquerque ALP. Mobilidade diafragmática durante espirometria de incentivo orientada a fluxo e a volume em indivíduos sadios. J Bras Pneumol. 2010;36(6):738-45.

19. Alves LA, Brunetto AF. Adaptação do threshold IMT para teste de resistência dos músculos inspiratórios. Rev Bras Fisioter. 2006;10(1):105-12.

20. Agostini P, Calvert R, Subramanian H, Naidu B. Is incentive spirometry effective following thoracic surgery? Interact Cardio Vasc Thorac Surg. 2008;7:297-300.

21. Parreira VF, França DC, Zampa CC, Fonseca MM, Tomich GM, Britto RR. Pressões respiratórias máximas: valores encontrados e preditos em indivíduos saudáveis. Rev Bras Fisioter. 2007;11(5):361-8.

22. Leal RC. Uso alternativo do threshold em pacientes com broncoespasmo. HB Cient. 2000;7(3):148-55.

23. Paschoal IA, Villalba WO, Pereira MC. Insuficiência respiratória crônica nas doenças neuromusculares: diagnóstico e tratamento. J Bras Pneumol. 2007;33(1):81-92.

Reabilitação Pulmonar

83

Paulo José Zimermann Teixeira
Dagoberto Vanoni de Godoy
Rossane Frizzo de Godoy

Introdução

A limitação funcional imposta por uma doença pulmonar crônica compromete o indivíduo na sua condição mais básica, que é a realização das atividades da vida diária. Atitudes simples do dia a dia passam a exigir um enorme esforço e, até o momento, nenhum medicamento é capaz de reverter totalmente tal limitação. Sendo assim, a reabilitação pulmonar é uma estratégia não medicamentosa de tratamento que deve ser agregada a qualquer paciente portador de doença respiratória crônica capaz de reduzir a tolerância ao exercício e, consequentemente, causar um impacto negativo em sua qualidade de vida.

Para se ter uma ideia, a doença pulmonar obstrutiva crônica (DPOC), que compromete quase 16% da população brasileira acima dos 40 anos, exerce um impacto devastador sobre o indivíduo e a sociedade. Levando-se em conta o total de habitantes com mais de 40 anos de idade (cerca de 76 milhões), o percentual de fumantes ativos na população (20%), o percentual de fumantes que desenvolvem DPOC após 10 a 20 anos-maço (25%) e a prevalência da DPOC baseada em espirometria nessa mesma faixa etária (15,8%), deve haver entre 1,4 e 3,8 milhões de brasileiros portadores da doença.

A progressão indolente da perda de função pulmonar faz com que o indivíduo torne-se, aos poucos, mais inativo fisicamente. A estratégia do sedentarismo consegue adiar por algum tempo o surgimento da dispneia, a principal manifestação da DPOC. À disfunção respiratória crônica, devem ser somados os danos orgânicos secundários à inflamação e hipoxia, bem como as alterações de prejuízo cognitivo, psicológico e afetivo provocadas pelo sofrimento continuado.

Assim, a complexidade das alterações orgânicas, o curso clínico prolongado e progressivo e o dano psicossocial fazem do portador de DPOC moderada a grave e de sua família candidatos a uma série de intervenções interdisciplinares, com o objetivo de desenvolver e manter o doente nos níveis mais elevados de funcionalidade e independência possíveis.

Apenas no Rio Grande do Sul, estima-se que quase 38 mil pessoas sejam portadoras de DPOC nos estádios moderado a muito grave e necessitem tratamento medicamentoso e reabilitação pulmonar. Mais recentemente, alguns estudos com outras doenças pulmonares crônicas, dentre elas, a fibrose pulmonar, têm demonstrado benefícios na qualidade de vida e na capacidade de exercício quando esses pacientes são incluídos em programas de reabilitação pulmonar.

A reabilitação pulmonar (RP) fundamenta-se em programas planejados e executados por múltiplos profissionais e adaptados às necessidades individuais do paciente. Trata-se de uma intervenção multidisciplinar, baseada em evidências, para pacientes portadores de doença pulmonar crônica, que estão sintomáticos e que perderam a capacidade de executar as atividades da vida diária. O **QUADRO 83.1** descreve os principais componentes da RP.

QUADRO 83.1 → Principais componentes da reabilitação pulmonar

- Diagnóstico preciso da doença primária e de comorbidades
- Tratamento farmacológico, nutricional e fisioterápico
- Recondicionamento físico
- Treinamento de técnicas de conservação de energia nas atividades da vida diária
- Apoio psicossocial
- Educação adaptada às necessidades individuais para otimizar a autonomia, o desempenho físico e social

Objetivos da reabilitação pulmonar:

→ Redução dos sintomas.
→ Otimização da capacidade funcional.
→ Aumento da participação do indivíduo na comunidade.
→ Redução dos custos em saúde por meio da estabilização ou reversão das manifestações sistêmicas da doença.

Resultados esperados de um programa de reabilitação pulmonar

Com o propósito de reverter a disfunção muscular e cardiovascular por meio de um programa de exercícios planejados para atender as necessidades específicas do portador de uma doença pulmonar crônica, em geral, os programas de RP são multidisciplinares. Incluem exercícios físicos, técnicas de dessensibilização da dispneia, modificação comportamental, educação sobre a doença, apoio psicológico e treinamento de técnicas conservadoras de energia nas atividades da vida diária.

A RP é um processo terapêutico potente para a melhora dos níveis de qualidade de vida e redução da necessidade de hospitalizações por agudização da insuficiência respiratória em portadores de DPOC. Esses resultados são obtidos à custa da reversão de alterações patológicas em vários sistemas orgânicos, de forma independente da função respiratória espirométrica, que não se altera. Os benefícios da RP são abrangentes e consistentes conforme demonstra o **QUADRO 83.2**.

Elaboração de um programa de reabilitação pulmonar

A composição de um grupo profissional capaz de gerir e executar um programa de RP deve variar segundo a sua capacidade de manutenção financeira. O grupo básico **(FIGURA 83.1)** pode ser formado por quatro técnicos: médico pneumologista, fisioterapeuta, nutricionista e psicólogo ou médico psiquiatra. Sempre que viável, a inclusão de um enfermeiro que se envolva com os aspectos educacionais e de um professor de educação física experiente com essa população de pacientes para auxiliar na elaboração do treinamento físico qualifica sobremaneira os programas.

Ao médico pneumologista cabe o estabelecimento ou a confirmação do diagnóstico da doença de base e de enfermidades concomitantes. Ele também pode ser responsável pelo planejamento terapêutico farmacológico caso o paciente não tenha um pneumologista assistente e, junto com o fisioterapeuta, pela definição da necessidade de incluir técnicas fisioterapêuticas específicas ou não para determinados pacien-

QUADRO 83.2 → Recomendações e graus de evidência em reabilitação pulmonar

DESFECHO	RECOMENDAÇÕES	GRAU
Treinamento de membros inferiores	Melhora a tolerância ao exercício; é recomendado como parte do PRP	A
Treinamento de membros superiores	Treinamento de força e resistência melhora a função; deveria fazer parte do PRP	B
Treinamento da musculatura respiratória	Evidências científicas não sustentam o uso rotineiro em um PRP; pode ser considerado em pacientes selecionados com redução da força muscular e dispnéia	B
Componentes psicossociais, comportamentais e educacionais	Evidências não sustentam intervenções psicossociais de curta duração como modalidade terapêutica isolada; intervenções de longa duração podem ser benéficas; a opinião de especialistas dá suporte às inclusões de intervenções educacionais e psicossociais num PRP	B
Dispneia	O PRP reduz a dispneia	A
Qualidade de vida	O PRP melhora a qualidade de vida	B
Hospitalizações	O PRP reduz as hospitalizações e a duração delas	B
Sobrevida	O PRP pode aumentar a sobrevida	C

PRP = programa de reabilitação pulmonar.

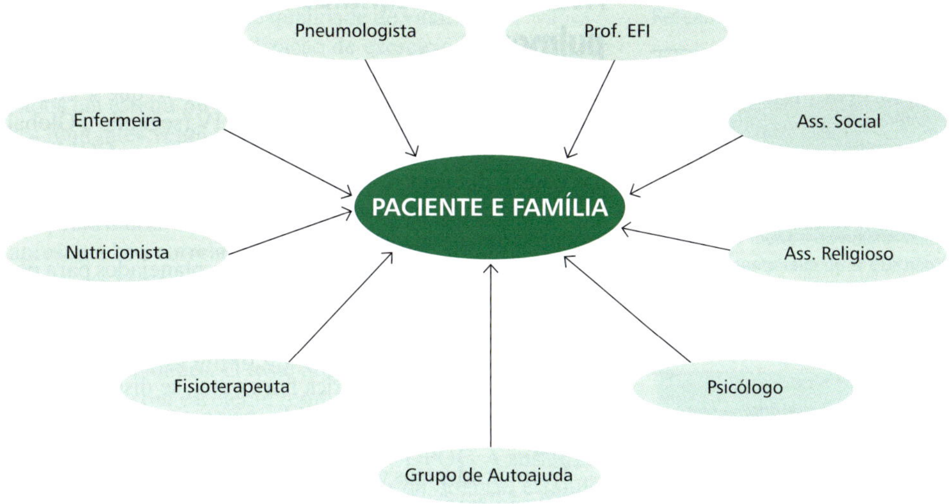

FIGURA 83.1 → Composição do grupo multiprofissional para a execução de um programa de reabilitação pulmonar.

tes. Um exemplo são os portadores de bronquiectasias, que demandam, além do programa de reabilitação tradicional, um atendimento fisioterápico adicional.

O fisioterapeuta planeja e executa os métodos que melhoram a limpeza de secreções das vias aéreas, o treinamento de exercícios respiratórios e posturas, bem como atitudes adaptativas e técnicas de conservação de energia. Além disso, elabora – com o auxílio ou não do educador físico – o programa de condicionamento físico geral mediante exercícios físicos selecionados. Nesta etapa, a participação do pneumologista nas análises dos resultados dos testes de exercício cardiopulmonar máximo e submáximo fornece maiores subsídios para a elaboração do treino físico. Quando o teste de exercício cardiopulmonar não está disponível, o teste da caminhada de seis minutos pode auxiliar na elaboração do treinamento físico.

As atribuições do psicólogo/psiquiatra vão desde a avaliação da capacidade de compreensão do que será transmitido ao paciente durante o programa até a realização de testes diagnósticos dos distúrbios frequentes, como depressão e ansiedade, ou outros transtornos que possam estar presentes e interferindo negativamente em sua qualidade de vida. Além disso, a realização de testes vocacionais visando à reintrodução vantajosa do paciente no mercado de trabalho é uma estratégia com grande potencial de contribuição. O psicólogo/psiquiatra também estuda as relações doente-tabaco e doente-família, de modo a conseguir a máxima adesão na manutenção do programa fora do ambiente da clínica.

Todos os profissionais se envolvem na educação dos pacientes quando cada um aborda os principais aspectos das doenças. Esta parte educativa pode ser coordenada pelo enfermeiro quando este compuser o grupo ou, então, por qualquer um dos profissionais integrantes.

Se houver capacidade econômica para manutenção de um grupo maior de profissionais, as colaborações de assistentes sociais, educadores físicos, assistentes religiosos e enfermeiros dinamizam o programa. A criação de grupos de autoajuda pelos próprios pacientes, sob supervisão do grupo técnico, deve ser estimulada.

A duração de um programa de reabilitação pulmonar é, em geral, de 8 a 12 semanas. Neste período, o paciente e seus familiares receberão cuidados nos seguintes campos:

- Educação: orientação sobre anatomia e fisiologia respiratórias e sobre a maneira como a doença de base as altera, conservação de energia, alimentação adequada, uso dos dispositivos inalatórios.
- Treinamento respiratório: reeducação dos movimentos respiratórios, posturas adaptativas, técnicas de limpeza brônquica.
- Condicionamento físico: recuperação das condições musculoesqueléticas e cardiovasculares.
- Terapêutica farmacológica: adequação dos fármacos atuantes no aparelho respiratório para cada paciente especificamente.
- Interrupção do tabagismo: medidas de apoio às síndromes de abstinência física e psíquica.
- Oxigenoterapia domiciliar: estabelecimento de sua real necessidade e apoio logístico caso ela exista.
- Grupos de autoajuda: cada paciente deve ter a oportunidade de integrar-se a um grupo destes ao final do programa.

Deve haver flexibilidade na execução do programa, de modo que ele se adapte a cada paciente, e não o contrário. O objetivo delineado no início do tratamento deve ser alcançado no ritmo do doente e, por esse motivo, a reavaliação de cada caso precisa ser constante. Em geral, os pacientes comparecem à RP três vezes por semana, com sessões de até duas horas.

A **FIGURA 83.2** apresenta um fluxograma para um programa de RP.

da Saúde (OMS), adesão "é o grau no qual o comportamento de uma pessoa em usar medicações, seguir uma dieta e/ou mudanças no seu estilo de vida corresponde às recomendações consentidas com um profissional da saúde".[2] Já persistência é a capacidade do paciente em seguir com as recomendações discutidas por um tempo relativamente longo.

Na maioria dos levantamentos sobre adesão, constata-se que 50% ou menos dos pacientes seguem o tratamento prescrito. Muitas vezes, isso ocorre porque a abordagem de uma série de itens é com frequência negligenciada. No QUADRO 84.1, há uma lista de vários fatores associados à falta de adesão do paciente.[3,4,5] A importância e o impacto de cada um deles e a lista de intervenções necessária para contorná-los deve ser prioridade em qualquer processo terapêutico.

Provavelmente, o principal problema no quesito adesão é a falta de uma adequada supervisão logo no início do tratamento. A prescrição de uma medicação com uma reconsulta a ser remarcada após semanas ou meses constitui um dos principais fatores de má adesão. Nessa fase inicial, é muito importante que o profissional esteja atento às dificuldades de administração, efeitos adversos, temores do paciente e dificuldade de acesso às medicações. Um pronto e disponível canal de comunicação nessa etapa é fundamental.

QUADRO 84.1 → Causas comuns de falta de adesão

Fatores relacionados com a medicação - Número de doses diárias - Número de medicações concomitantes - Efeitos adversos reais ou "percebidos" - Tratamento a longo prazo, especialmente preventivo, ou em pacientes assintomáticos
Fatores relacionados com o paciente - Doença mental - Dependência química (incluindo tabagismo) - Falta de condições financeiras para a compra da medicação - Falta de apoio social - Ambiente doméstico instável - Problemas relacionados com tempo (p. ex., trabalho) - Incapacidade física ou problemas de mobilidade - Baixo nível cultural e dificuldade de compreensão - Negação ou desconhecimento da doença - Falta de percepção das manifestações da doença ou de suas complicações - Pouca ou nenhuma percepção dos efeitos do tratamento - Crença de que não seja importante seguir o tratamento prescrito - Falta de confiança na capacidade de seguir corretamente o tratamento - Atitudes ou expectativas negativas com relação ao tratamento - Alteração comportamental significativa necessária para a realização do tratamento
Fatores relacionados com o profissional de saúde - Relação médico-paciente ruim - Falta de habilidade de comunicação e de negociação com o paciente - Disparidade das crenças em saúde entre o terapeuta e o paciente - Falta de reforço positivo ao paciente por parte do terapeuta
Fatores relacionados com o sistema de saúde - Falta de cobertura ou de um plano de saúde adequado - Custo alto das medicações - Problemas de acesso e comunicação com os profissionais de saúde inerentes ao funcionamento do sistema - Falta de acesso a uma rede farmacêutica adequada

Fonte: Adaptado de World Health Organization,[2] Miller e colaboradores[3] e Osterberg e Balzchke.[4]

A falta de adesão tem um custo enorme. Em levantamentos realizados nos Estados Unidos, o custo anual estimado da falta de adesão ao sistema de saúde americano é da ordem de US$ 100 bilhões.[6] Estima-se que a falta de adesão é a quarta maior causa de mortalidade nos Estado Unidos.[5]

Em toda intervenção, deve-se levar em conta o conhecimento, a motivação e as habilidades do paciente em qualquer proposta terapêutica. A desconsideração desse tripé tem como inexorável consequência a falta de adesão e persistência no tratamento. Tanto a abordagem individual como a multidisciplinar devem considerar esses três fatores como primordiais no processo terapêutico.

A Case Management Society of America publicou, recentemente, uma diretriz baseada nas recomendações da OMS que orienta medidas para avaliação e melhora da adesão terapêutica.[7] A FIGURA 84.2 demonstra o algoritmo proposto. O modelo consiste em quatro quadrantes distintos, baseados no grau de conhecimento e motivação do paciente. A meta é sempre manter o paciente no quadrante IV (conhecimento alto/motivação alta), com o objetivo de garantir alta adesão terapêutica. É necessário reconhecer que um mesmo paciente pode migrar de um quadrante para outro, sendo primordial uma reavaliação constante.

Para avaliar o conhecimento e a motivação, o profissional da saúde pode tanto utilizar uma entrevista aberta quanto instrumentos padronizados. Embora carentes de estudos mais abrangentes de validação, podem ser usados como complementares. Um deles é a escala de Morisky,[8] composta de quatro perguntas com respostas do tipo sim ou não. Se o paciente responder "sim" a apenas uma delas, pode-se inferir que há possibilidade de falta de adesão.

As perguntas são as seguintes: "Você às vezes tem problemas em se lembrar de tomar a sua medicação?", "Você às vezes se descuida de tomar seu medicamento?", "Quando está se sentindo melhor, você às vezes para de tomar seu medicamento?", "Às vezes, se você se sente pior ao tomar a medicação, você para de tomá-la?".

Outros métodos ao alcance clínico são contagem do número de doses do inalador e/ou comprimidos/cápsulas, a avaliação da técnica de uso dos inaladores e a avaliação do conhecimento que o paciente apresenta sobre a medicação. O grau de alfabetização, o conhecimento sobre aspectos básicos da doença, o apoio social/familiar e a disposição para alteração comportamental são fundamentais na avaliação da adesão.

A disposição para alteração comportamental pode ser avaliada localizando o paciente em um dos estágios comportamentais (pré-contemplação, contemplação, preparação, ação, manutenção). Em primeiro lugar, é fundamental que o profissional de saúde motive e não desestimule o paciente com uma atitude arbitrária ou acusadora. Para pacientes pré-contempladores, ou contempladores, a utilização de técnicas de entrevista motivacional é mais efetiva.

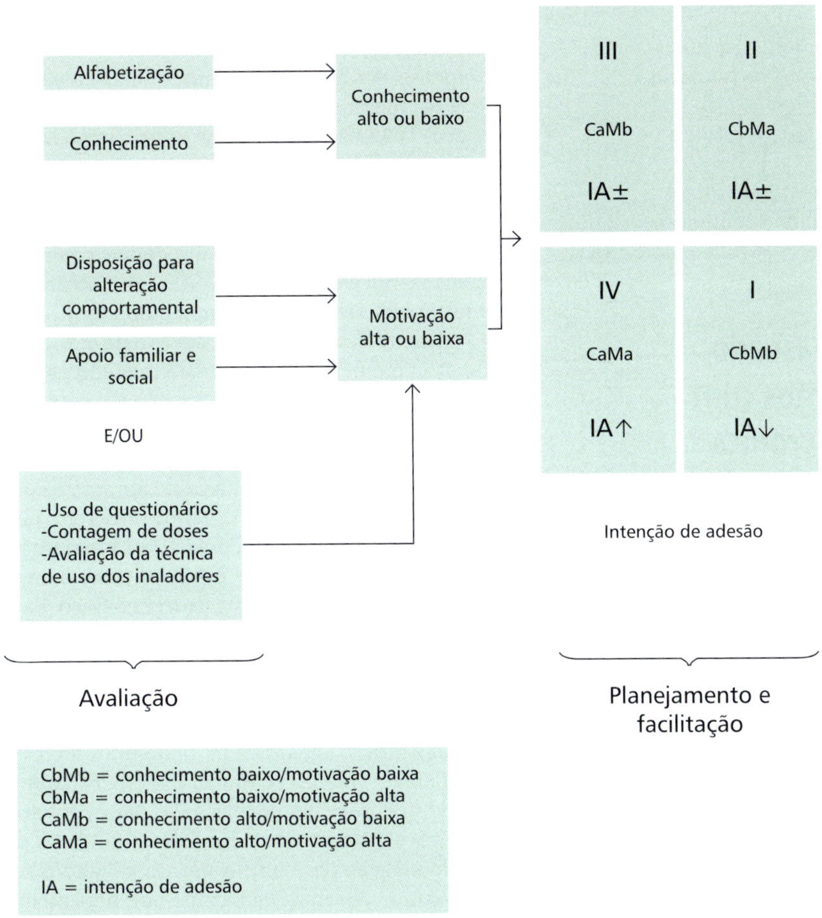

FIGURA 84.2 → Proposta de algoritmo para avaliação e melhora da adesão.
Fonte: Adaptada de Case Management Society of America.[7]

Uma entrevista motivacional é um método de comunicação centrado no paciente, com o objetivo de aumentar a automotivação interna para alterar um comportamento. A técnica é diretiva por natureza e delineada para facilitar a análise e a resolução das razões que envolvem a ambivalência e a resistência para mudar.[9] Os cinco princípios da entrevista motivacional são lidar com a resistência, expressar empatia, evitar argumentação, desenvolver discrepância e dissonância, e apoiar a autoeficácia. É uma metodologia que todo profissional na área da saúde deve estar preparado para aplicar, pois cria no paciente a necessidade de mudança por meio de uma decisão fundamentada em suas reais necessidades.

Aplicação do modelo de gerenciamento centrado no paciente na rotina do pneumologista

Após a identificação de um diagnóstico específico relacionado com as queixas do paciente, o pneumologista pode limitar-se somente à prescrição medicamentosa e às recomendações gerais do problema que aparentemente gerou o atendimento. Devido ao limitado tempo da consulta, parece impossível abordar outras questões. No entanto, com uma abordagem sistematizada, é possível, em uma consulta de até 30 minutos, tratar de múltiplas questões relacionadas com a própria pneumopatia e os principais problemas que podem influenciar a saúde do paciente, utilizando-se os princípios comentados antes. Obviamente, na maioria das vezes, é necessária mais de uma visita para a implementação de um cuidado adequado.

Os itens fundamentais no processo de assistência são estes:

- Estabelecimento de adequada relação médico-paciente.
- Avaliação diagnóstica adequada.
- Avaliação do impacto da doença na qualidade de vida do paciente.
- Identificação de limitações cognitivas, culturais, financeiras e alterações comportamentais que possam interferir significativamente na adesão ao tratamento.
- Avaliação do estágio de mudança comportamental do paciente.
- Identificação de fatores que interfiram na adesão ao tratamento e estabelecimento de abordagens que os minimizem.
- Direcionamento motivacional para os aspectos mais importantes do tratamento.

- Estabelecimento de um plano claro e por escrito sobre cada passo a ser tomado no processo de diagnóstico e tratamento, utilizando figuras ou ilustrações, se necessário.
- Encaminhamento correto e coordenado aos diferentes profissionais.
- Reavaliação periódica dos resultados terapêuticos e adaptação das intervenções que garantam a continuidade do tratamento a longo prazo.

Exemplo de gerenciamento baseado no paciente aplicado a pacientes com doença pulmonar obstrutiva crônica

A seguir, é fornecido um exemplo de uma abordagem otimizada e sistematizada para diagnóstico de tratamento de pacientes com doença pulmonar obstrutiva crônica (DPOC) utilizando o método do gerenciamento baseado no paciente. A presente discussão não esgota aquilo que possa ser avaliado e tratado, mas serve como um guia sobre itens fundamentais para a obtenção de resultados custo-efetivos.

A primeira atitude é certificar-se de que o paciente não se encontra em exacerbação aguda da doença. Se for o caso, deve-se determinar a possibilidade de tratamento ambulatorial ou hospitalização. Se for possível realizar tratamento ambulatorial, pode-se seguir esta avaliação:

- Queixa principal do paciente: costuma ser dispneia. Deve-se graduar a dispneia, preferencialmente usando uma escala padronizada (MRC-modificado). O paciente é questionado quanto aos seguintes itens:
  - Que atividades você deixa de fazer por causa da dispneia?
  - Que atividades você faz com dificuldade por causa da dispneia?
  - Que atitudes ou ações você faz para tentar aliviar a dispneia?
  - Como a dispneia limita a sua vida?

Deve-se abordar, igualmente, a intensidade, a frequência e o caráter da tosse e expectoração, utilizando as mesmas perguntas anteriores para avaliar o impacto da doença.

- Avaliação de atividades ou exposições, além do tabaco, que determinam potencial agravamento da doença.
- Avaliação do tabagismo: deve-se questionar o indivíduo sobre tempo e consumo diário. Se o paciente parou de fumar há mais de um ano, pode ser considerado ex-fumante. Nesse caso, o tabagismo passivo deve ser avaliado. Se parou há menos de um ano, é preciso avaliar se existe risco de recidiva ou lapso. Se o paciente fuma, aplicar os cinco R, utilizando a entrevista motivacional:
  - Relevância: avaliar o grau de motivação para parar de fumar. Conscientizar o paciente de que parar de fumar é a intervenção de maior impacto no tratamento da DPOC.
  - Riscos: questionar o paciente sobre as consequências negativas de fumar.
  - Recompensa: determinar as vantagens que o paciente percebe em fumar e em não fumar.
  - Restrições: identificar as barreiras que impedem o paciente de parar de fumar, ou de iniciar um tratamento para parar de fumar. Identificar se o cônjuge ou os familiares fumam.
  - Repetição: em todas as visitas subsequentes, motivar o paciente sobre a cessação, mas sem fazer acusações ou gerar medo. Deve-se usar um método motivacional. O paciente deve ser conscientizado de que parar de fumar não é necessariamente conseguido na primeira tentativa.
- Avaliação das exacerbações: pesquisar se houve atendimentos em emergências e hospitalizações, uso prévio de antibióticos, impacto na vida do paciente durante e após cada exacerbação.
- Realização de espirometria e demais procedimentos: todo pneumologista deve incluir espirometria e oximetria na consulta como se fosse parte do exame físico. Para ganhar tempo, após a primeira abordagem, realiza-se o teste pré-broncodilatador. Na administração do broncodilatador, já se pode utilizar e testar o inalador que se pretende prescrever, otimizando dessa forma o tempo da consulta. Enquanto se aguardam os 10 minutos do teste do broncodilatador, realiza-se exame físico pertinente e abordam-se outras questões de relevância para a doença, como presença de doença cardiovascular, sintomas de depressão, motivação para iniciar um tratamento e conhecimento sobre a doença, bem como questionamento sobre outros itens que preocupam o paciente. Após o tempo de espera do efeito do broncodilatador, demonstram-se ao paciente os resultados da espirometria. Se houver evidência de obstrução, pode ser reforçada a necessidade de cessação do tabagismo, sempre utilizando a abordagem motivacional.
- Tratamento: é importante que o paciente seja estimulado a monitorar as manifestações que indiquem o início de uma exacerbação. Tosse, alteração do caráter da expectoração (mucoide para purulenta, aumento da viscosidade), intensidade da dispneia para realizar as atividades habituais, aperto no peito, sibilância, febre. Sintomas gerais como fadiga, insônia, depressão, episódios de confusão mental, redução da tolerância ao exercício devem ser alertados ao paciente e familiares, principalmente em pacientes mais graves ou idosos. Um plano por escrito deve ser fornecido sempre, indicando as manifestações que caracterizam uma exacerbação, as medidas a serem tomadas e uma clara identificação do médico com seus telefones para contato.

O contato e o encaminhamento para outros profissionais devem ser sempre direcionados para as necessidades do paciente, devendo ser negociados. Considerando os objetivos do tratamento da DPOC, é fundamental que todo paciente faça algum tipo de atividade física, preferencialmente orientada por um profissional de fisioterapia.

O ensinamento de técnicas de conservação de energia, a adaptação do domicílio às necessidades e às dificuldades físicas do paciente, a drenagem de secreções respiratórias, o treinamento muscular e cardiopulmonar, o auxílio na adaptação à ventilação não invasiva são funções que um fisioterapeuta treinado pode muito bem exercer sob a supervisão do pneumologista. Não é necessário, para isso, estar em um ambiente acadêmico ou em um centro de referência. Falando em termos práticos, o fisioterapeuta é o profissional mais importante no dia a dia de um pneumologista que trata pacientes com DPOC. Todo pneumologista deve estar associado a um grupo de fisioterapia e estabelecer uma ampla comunicação com ele, não somente no sentido de tratar, mas também de monitorar um paciente.

Outro profissional que pode ser acionado é o fonoaudiólogo, para tratamento e acompanhamento de pacientes com disfagia. Sobretudo em pacientes mais graves, é relativamente comum a incoordenação pneumofonoarticulatória com dificuldades de deglutição. O questionamento sobre esse aspecto da vida do paciente é importante, pois a disfagia orofaríngea pode resultar em aspiração e consequente piora dos sintomas.

Psiquiatra ou psicólogo também auxiliam no que se refere ao encaminhamento de questões relacionadas, principalmente, com transtorno depressivo, muito comum nesse grupo de pacientes.

O nutricionista igualmente auxilia no sentido de fornecer ao paciente uma suplementação calórico-proteica adequada às suas necessidades alimentares. Todo esse atendimento pode e deve ser integrado e centralizado pelo pneumologista.

O contexto da abordagem multidisciplinar

Nas últimas décadas, houve grande diversificação de recursos e intervenções, criando-se centros de referência e clínicas específicas de modo que, com frequência, até dentro de uma mesma especialidade, surgiram subespecialidades.

Muitos pneumologistas passaram a se dedicar apenas ou preferencialmente a um setor da pneumologia, como endoscopia, função pulmonar, reabilitação pulmonar, intensivismo, pré-operatório, sono, ou mesmo a uma só doença, como é o caso da hipertensão arterial pulmonar, DPOC, asma, câncer de pulmão, fibrose cística e fibrose pulmonar.

Esses "subespecialistas" são consultores e participam da assistência de pacientes que, frequentemente, mantêm-se vinculados aos seus respectivos pneumologistas de origem, qualificando e auxiliando muito na condução dos casos.

As condições de trabalho do médico são bastante diversificadas, podendo contar com toda uma estrutura favorável para seu exercício profissional, com ambulatório, hospital, e recursos para diagnóstico e terapêutica especializados, e também com o apoio de diversos especialistas. Essas condições existem no hospital-escola, durante o período da graduação e da residência médica. No entanto, na maioria das vezes, o médico não conta com o pronto acesso a recursos mais especializados, devendo adaptar os recursos de que dispõe e utilizá-los com a máxima eficiência. Em última instância e sempre que julgar necessário, haverá encaminhamento para um centro de referência.

Nessa abordagem, o atendimento multidisciplinar é enfocado com a suposição de que o médico e o paciente poderão contar com esse tipo de aporte, direta ou indiretamente, seja por meio da rede pública, seja por intermédio de um plano de saúde privado, o que costuma facilitar a assistência, ou mesmo às expensas do próprio paciente.

> **ATENÇÃO**
>
> Segundo o Código de Ética,[10] o médico regularmente habilitado pode exercer sua prática profissional ante qualquer situação de saúde que seu paciente apresente, indicando e praticando intervenções, mesmo sem ser especialista do setor, desde que não cause dano ao paciente. No entanto, a ética e a consciência do profissional devem estabelecer as delimitações de competência e de responsabilidade, recomendando-se que intervenções especializadas sejam executadas apenas por profissionais qualificados.

A consultoria técnica multidisciplinar pode ser feita diretamente entre os médicos, por meio de questões objetivas sobre a situação de determinado paciente, mesmo que este não esteja envolvido de forma direta nesta interação. No Pavilhão Pereira Filho, como rotina praticada há cinco décadas, os pneumologistas discutem seus casos com radiologistas e cirurgiões torácicos nas reuniões semanais do Serviço, ou nos consultórios e até mesmo nos corredores do hospital. E as vantagens têm sido imensas para todos, muito particularmente para os pacientes.

É uma prática habitual, nas últimas décadas, a de o médico fazer um contato com um colega sobre uma determinada situação clínica e rapidamente encaminhar-se uma solução para o caso do seu paciente. Não apenas no ambiente universitário, mas em qualquer circunstância de trabalho isso se faz cada vez mais necessário. Todos ganham!

Afinal, quem é o meu doutor?

Essa é uma pergunta preocupante, cada vez mais pensada, com frequência pouco ou mal expressada, mas que pode atordoar sobretudo os idosos que têm múltiplos problemas de saúde e são assistidos por diversos especialistas. Em geral, o próprio paciente serve como elo entre os vários profissionais, mas isso pode ser particularmente difícil se for portador de limitações comuns dessa faixa etária, como dificuldade para locomoção, deficiência de memória, restrição financeira e, ainda, se não tiver apoio familiar consistente. As dificuldades serão ainda maiores se ocorrerem interações de medicações e discordâncias de condutas.

O mais eficaz, embora os órgãos intermediários do sistema de saúde não o incentivem, é que um médico centralize a assistência e sirva como o primeiro contato, como conselheiro, seja aquele que primeiro avalia e, se necessário, indica qual especialista deverá ser procurado para determinada situação. Esta é a figura do "médico de família", que precisa ser resgatada sob pena de a assistência médica multidisciplinar ser menos eficaz, mais onerosa e plena de retrabalho.

A formação médica, cada vez mais especializada, precisa ser também direcionada para a formação de profissionais com visão abrangente e capazes de organizar a assistência multidisciplinar, particularmente para pacientes idosos, pois seu número está em franco crescimento e já ocupa uma importante fatia no mercado da assistência à saúde. Este será um bom desafio para os próximos anos: que os convênios, seguradoras de saúde e cooperativas incentivem e valorizem um modelo assistencial multidisciplinar organizado. O pneumologista, pelo caráter dos problemas que trata e enfrenta, deve estar apto a ser um centralizador de cuidados para seus pacientes.

Organização da assistência multidisciplinar

Para promover a atuação multidisciplinar, existem itens que são comuns a todas as áreas no que diz respeito aos encaminhamentos:

- Ter sempre à disposição nomes de profissionais com os respectivos contatos.
- Previamente ao encaminhamento, saber da disponibilidade e do interesse do colega para esta parceria.
- Enviar pelo próprio paciente ou diretamente (p. ex., internet) dados do paciente e os pontos que deseja esclarecer com o colega. Se houver exames de imagem, instruir o paciente a levá-los consigo quando da consulta com o especialista indicado.
- Instruir o paciente a trazer consigo sempre uma relação escrita de todos os medicamentos em uso, preferencialmente a própria prescrição médica. Se houver relatórios (nota de alta, documento de setor de emergência, ou outro), juntar com seus exames e prescrições. Deve-se constituir um prontuário simples com todos esses documentos.
- Orientar o paciente para que sempre tenha em mãos, por ocasião de uma consulta médica, as prescrições em uso, particularmente a mais recente.
- Solicitar ao paciente que, logo após a avaliação com colega de outra área, volte a entrar em contato para conhecimento de conduta.
- Deixar bem claro ao paciente qual o objetivo do encaminhamento ao especialista indicado e de que há interesse em ter um retorno a respeito da conduta por ele recomendada.

Como escolher um profissional para coatendimento de pacientes

Alguns itens merecem especial consideração para que o trabalho conjunto dos especialistas de diferentes áreas tenha a máxima eficácia e não haja contratempos:

- Formação ético-profissional adequada.
- Bom perfil na relação médico-paciente.
- Acessibilidade.
- Mesmo tipo de vínculo no que se refere aos honorários profissionais.
- Parceria (bilateralidade).
- Preferencialmente, trabalho na mesma instituição.
- Uma forma de bem indicar para seu paciente outro profissional é perguntar-se a si mesmo se consultaria com este colega e se o indicaria para assistir um familiar ou um amigo.

Quando o pneumologista pode solicitar parecer de outro especialista

Costumeiramente, nas condutas para intervenção dos seus pacientes, o pneumologista, mesmo em se tratando de demandas de outra especialidade, desde que tenha experiência, pode tomar decisões de ordem diagnóstica e terapêutica sem a participação de outros especialistas, desde que se sinta seguro. No entanto, dada a enorme quantidade de situações referentes a outras especialidades e ao pouco tempo que o pneumologista tem para informar-se dos outros setores, costuma recorrer à consultoria de outros profissionais, conforme circunstâncias e oportunidades. A seguir, citam-se situações comuns:

- Quando um sintoma respiratório pode ser causado ou piorado por medicação de outro setor, como nos seguintes exemplos:
  a) Paciente com tosse crônica em uso de inibidor da enzima conversora da angiotensina, como enalapril.
  b) Paciente com asma em uso de betabloqueador.

Nestas situações, sugere-se ao clínico ou cardiologista ou oftalmologista a suspensão ou substituição do medicamento. Se necessário, o próprio pneumologista pode fazer essa intervenção, sempre com o conhecimento do outro profissional.

- É comum que o paciente com DPOC tenha outras comorbidades, o que costuma exigir a atenção de diversos especialistas, particularmente quando das exacerbações. Não é recomendável que o pneumologista que disponha de uma rede de colegas de outras áreas assista seu paciente apenas individualmente. É impossível acompanhar os avanços que vêm ocorrendo nas diversas especialidades. Exemplos:

a) Quando na revisão de exames bioquímicos, for observada elevação do antígeno prostático específico (PSA), deve-se encaminhar o paciente ao urologista imediatamente.
b) Quando na revisão bioquímica constatar-se glicemia acima de 110 mg%, pode-se repetir o teste para confirmação e solicitar outros exames para esclarecimento, como o teste de tolerância à glicose. Se confirmada a elevação, o ideal será encaminhar o paciente ao endocrinologista.

Quando o pneumologista encaminha seus pacientes a outro especialista (exemplos frequentes)

- Pacientes do sexo masculino com mais de 50 anos que não fizeram avaliação urológica no último ano; esse limite de faixa etária diminui para 40 anos se houver caso(s) de carcinoma de próstata entre familiares diretos.
- Pacientes do sexo feminino que referem não fazer avaliação ginecológica há mais de um ano.
- Pacientes com mais de 50 anos que não fizeram colonoscopia há mais de cinco anos; se tiverem familiar direto com história de carcinoma de cólon, este tempo se reduz até para um ano, conforme a situação.
- Pacientes com sintomas de depressão ou transtorno de ansiedade (comuns em asma) devem ser encaminhados ao psiquiatra.
- Pacientes com obesidade, hiperglicemia, dislipidemia devem ser encaminhados ao endocrinologista e cardiologista. Pacientes com DPOC com esse perfil apresentam mortalidade cardiovascular até maior do que por causa respiratória. Os pacientes devem ser conscientizados sobre isso.
- Pacientes com DPOC com sinais de desnutrição têm maior risco de mortalidade respiratória e devem ser encaminhados imediatamente ao nutrólogo ou nutricionista.
- Pacientes com diagnóstico de carcinoma de pulmão: se eles apresentarem outras comorbidades, principalmente por doença respiratória, uma consultoria com oncologista deve ser realizada, mas não é recomendado que o pneumologista deixe de acompanhá-los.

Quando o pneumologista encaminha seus pacientes a outro pneumologista

Cada vez mais o pneumologista se vê frente a determinadas situações que, embora sejam da própria área da pneumologia, seja pela gravidade, complexidade ou exigência de conhecimentos específicos, poderão ser mais bem avaliadas por outros profissionais que trabalhem em centros de referência. Todavia, deve ser considerado que uma consultoria não impede que o paciente siga com aquele profissional cuja relação médico-paciente esteja adequada. Alguns exemplos:

- Pacientes com fibrose cística: se houver acesso a um especialista de um centro de referência, sem dúvida haverá benefícios para os pacientes, pois ficarão vinculados a um grupo de profissionais sempre atualizado e com melhores condições de beneficiá-los.
- Pacientes com sarcoidose: por serem portadores de uma doença com a qual poucos têm experiência, necessitam pelo menos de consultoria ou uma "segunda opinião" para receberem a conduta mais apropriada. Poderão ser acompanhados rotineiramente pelo pneumologista da sua primeira escolha e fazer revisões com o especialista da doença em largos intervalos.
- Pacientes com fibrose pulmonar: por ser doença muitas vezes progressiva e fatal, tais pacientes devem ser encaminhados a um pneumologista que se dedique especificamente a essa área, em centro de referência que também tenha condições de selecionar candidatos para transplante.
- Pacientes com hipertensão arterial pulmonar: estes precisam ingressar em protocolo, uma vez que as intervenções – particularmente o desenvolvimento de fármacos – para seu controle são uma constante.
- Pacientes com probabilidade de beneficiar-se de transplante pulmonar: estes devem ser referidos a um centro de transplante para avaliação da possibilidade de entrar em lista de espera.

A assistência ao paciente com câncer de pulmão deve ser multidisciplinar

O paciente com câncer de pulmão exige do pneumologista, em cada fase assistencial, dedicação, argúcia técnica e bom-senso que só podem ser bem desempenhados com a participação de outros especialistas:

- O radiologista auxilia na fase de diagnóstico pela demonstração de locais que possam estar comprometidos e pela obtenção de material de biópsia aspirativa ou lancetante de lesões pulmonares; na fase de estadiamento, pelo estudo do mediastino e de outros setores extrapulmonares potencialmente comprometidos; e, na fase pós-intervenção, pelos exames de controle que permitem o melhor acompanhamento do paciente.
- O patologista e o citologista possibilitam a melhor qualificação para a confirmação do diagnóstico.
- O cirurgião torácico pode atuar desde a fase de diagnóstico e estadiamento, e, sobretudo, na conduta terapêutica quando o caso é cirúrgico.
- O oncologista contribui muito com sua experiência, sempre atualizada, muito particularmente no manejo dos protocolos de quimioterapia.
- O radioterapeuta será acionado para o tratamento local do tumor, especialmente quando o mediastino estiver envolvido ou houver metástases e possibilidade de benefício com o tratamento radioterápico.

A ética do atendimento multidisciplinar

Quando diversos médicos atendem o mesmo paciente, cada um em disciplina diferente, fazem-se necessários alguns reparos, de modo a não ocorrer problemas de relacionamento nem invasão de áreas de atuação, de parte a parte:

- Deve-se evitar fazer comentários que possam ser interpretados pelo paciente como crítica ao trabalho do outro colega. Se houver discordâncias, o melhor é conversar diretamente.
- Deve-se ter conhecimento mútuo do que se passa nos diversos setores de coatendimento.
- Deve comunicar-se, sempre que necessário, quando houver alteração de alguma conduta em outra área que precise ser realizada de forma mais urgente.
- Uma regra que pode ser considerada é pensar sempre na bilateralidade das circunstâncias.

A segunda opinião na assistência médica

Aqui não se trata propriamente de multidisciplinaridade na assistência médica, mas da necessidade de verificar se a conduta de diferentes especialistas da mesma área é coincidente ou divergente. Essa é uma situação cada vez mais comum, dado que os pacientes têm mais fontes de informação e podem ficar inseguros quando se trata da indicação de uma intervenção com potencialidade significativa de complicações ou maus resultados.

Recomenda-se que o profissional procurado para uma segunda opinião restrinja-se a esclarecer as questões técnicas do caso, realize um parecer eminentemente técnico e evite a emissão de críticas aos colegas que o precederam, mesmo que discorde da sua conduta. Nesta situação, o melhor é manifestar que "minha conduta no caso é a seguinte...".

Quando o paciente decide seguir a conduta do profissional procurado para a segunda opinião, deve, em primeiro lugar, desvincular-se do profissional precedente. A partir daí, a assistência poderá ser assumida dentro dos preceitos éticos.

Programas de educação em saúde

Estar bem informado ajuda muito o paciente a lidar melhor com suas doenças crônicas, pois conhecendo mais os seus problemas saberá valorizar e utilizar os recursos para melhorar suas condições, prevenir complicações e, enfim, participar ativamente da sua assistência médica.

Quando o paciente com doença crônica passa a entender melhor seu problema, valoriza ainda mais a assistência multidisciplinar que tantos benefícios poderá lhe proporcionar.

No caso da pneumologia, uma doença como a asma, pela quantidade de pacientes e impacto na qualidade de vida, exige um programa educativo específico periódico para atualização e esclarecimentos aos interessados. Desde 1996, realizam-se, no Pavilhão Pereira Filho, mensalmente, palestras abertas para a comunidade sobre educação em asma, inclusive disponibilizando-se um manual sobre o tema.

Assistência ambulatorial

Idealmente, o paciente deve eleger um profissional que seja sua referência para todas as questões de saúde e que possa organizar sua assistência global. Quem seria este médico? Se houver uma doença crônica de maior relevância, o especialista dessa área será o mais indicado. Por vezes, a empatia e a disposição do médico ajudam nessa escolha. A gravidade da doença, quando se trata de uma pneumopatia, costuma exigir do pneumologista esse papel.

No caso de paciente com grande impacto de sintomas respiratórios devido à DPOC, um programa de reabilitação pulmonar torna necessário que a centralização assistencial seja provida pelo pneumologista, com o auxílio do fisioterapeuta. Na constituição dessa equipe multidisciplinar, são incluídos outros especialistas, conforme as demandas do programa.

Quando a asma é problema de grande impacto, de difícil controle, pode ser necessária a atuação do otorrinolaringologista – se houver rinossinusopatia crônica, muitas vezes, uma melhor solução para a asma poderá depender diretamente da melhor solução para os problemas das vias aéreas superiores. No caso do refluxo gastresofágico ou da disfagia, o gastrenterologista terá de participar da assistência e, se indicado, o cirurgião torácico ou do aparelho digestivo também será integrado à equipe.

A assistência de pacientes com câncer de pulmão sempre deve ser multidisciplinar, sendo fundamental a coparticipação do radiologista na etapa do diagnóstico e do estadiamento, do oncologista no planejamento e no desenvolvimento do programa terapêutico, e do cirurgião torácico com experiência no setor.

Problemas do sono, particularmente insônia e apneias, serão mais bem resolvidos pela atuação do especialista em medicina do sono. Nos últimos anos, muitas manifestações e agravos para a qualidade de vida têm sido associados a distúrbios relacionados com o sono.

> **ATENÇÃO**
>
> A ligação do pneumologista com o cirurgião torácico deve ser muito consistente, uma vez que problemas do dia a dia dependem da atuação desse especialista, tanto para a investigação diagnóstica quanto para a solução terapêutica de problemas pneumológicos comuns. A obtenção de materiais para exames patológicos e microbiológicos por mediastinoscopia, toracoscopia e biópsia pulmonar a céu aberto são muito comuns. Drenagens torácicas, ressecções de lesões pulmonares e outros procedimentos terapêuticos tornam indispensável um trabalho conjunto de rotina.

Assistência hospitalar

Quando da internação hospitalar de um pneumopata crônico, frequentemente por exacerbação da doença, é muito comum a coexistência de problemas associados de outras especialidades, tornando indispensável a participação de outros profissionais, como cardiologista, endocrinologista, neurologista, urologista e gastrenterologista. Nas situações mais críticas, poderá ser fundamental também a atuação do intensivista, dada a frequência de intercorrências graves durante o período da hospitalização.

É muito importante que fique claro quem deverá, nesse momento, chefiar a equipe assistencial, responsabilizar-se pela prescrição e pela organização dos itens de intervenção. Habitualmente, a hierarquia de gravidade clínica decide de quem deverá ser a liderança. Mas o critério de disponibilidade ou a escolha do paciente e familiares podem prevalecer. É importante que conste no prontuário a quem a equipe de enfermagem deve dirigir-se, primeiramente, sobre as demandas do paciente.

Os registros no prontuário, feitos pelos especialistas atuantes, tornam-se indispensáveis sob pena de perderem-se importantes informações que todos devem saber sobre o caso e cujo desconhecimento pode prejudicar o paciente.

Referências

1. Case Management Society of America. Standards of practice for case management, revised 2010 [Internet]. Little Rock: CMSA; 2010 [capturado em 08 jul. 2011]. Disponível em: http://www.cmsa.org/portals/0/pdf/memberonly/StandardsOf Practice.pdf.

2. World Health Organization. Adherence to long-term therapies: evidence for action. Geneva: WHO; 2003.

3. Miller HN, Hill M, Kottke T, Ockene IS. The multilevel compliance challenge: recommendations for a call to action. A statement for healthcare professionals. Circulation. 1997;95(4):1085-90.

4. Osterberg L, Balschke T. Adherence to medication. N Engl J Med. 2005;353(5):487-97.

5. Vermeire E, Hearnshaw H, Van Royen P, Denekens J. Patient adherence to treatment: three decades of research. A comprehensive review. J Clin Pharmacy Ther. 2001;26(5):331-42.

6. McCarthy R. The price you pay for the drug not taken. Bus Health. 1998;16(10):27-33.

7. Case Management Society of America. Guidelines from the Case Management Society of America for improving patient adherence to medication therapies – version 2.0. Little Rock: CMAG; 2006.

8. Morisky DE, Green LW, Levine DM. Concurrent and predictive validity of a self-reported measure of medication adherence. Med Care. 1986;24(1):67-74.

9. Miller WR, Rollnick S. Motivational interviewing: preparing people for change. 2nd ed. New York: Guilford; 2002.

10. Brasil. Conselho Federal de Medicina. Resolução CFM nº 1931/2009. Código de Ética Médica. Brasília: CFM; 2010.

Leitura recomendada

ABIM Foundation. American Board of Internal Medicine; ACP-ASIM Foundation. American College of Physicians-American Society of Internal Medicine; European Federation of Internal Medicine. Medical professionalism in the new millennium: a physician charter. Ann Intern Med. 2002;136(3):243-6.

doenças pulmonares de 14% para cada aumento de 10 $\mu g/m^3$ no $MP_{2,5}$ (**QUADRO 85.1, FIGURA 85.1** e **TABELAS 85.1. 85.2**).

Em todo o planeta, a queima de biomassa representa a maior fonte de produção de MP e gases tóxicos como, por exemplo, CO, NO_2, SO_2 e O_3.

A queima de biomassa em ambientes abertos produz poluição atmosférica e causa impacto sobre a saúde de indivíduos expostos. A emissão de gases e partículas provenientes da queima de florestas e outros vegetais tem impacto na composição da atmosfera, sendo uma causa importante da poluição do ar em ambientes urbanos e rurais. Quanto maior a proximidade da queimada, maior o seu efeito nocivo sobre a saúde. A inalação de fumaça de lenha é descrita como fator de risco para o desenvolvimento de doenças respiratórias em populações que utilizam lenha para aquecimento ou para cozinhar.

O Brasil, embora não esteja entre os principais poluidores e emissores de gases de efeito estufa, também precisa tomar medidas drásticas que contribuam para reduzir a degradação do meio ambiente. As áreas de plantio de cana-de-açúcar da atualidade concentram-se nas regiões Centro-Sul e Nordeste do Brasil. A prática de queimar a palha da cana-de-açúcar causa uma modalidade de poluição do ar. Enquanto a emissão veicular de MP é de 62 toneladas/dia na Região Metropolitana de São Paulo, o MP proveniente da queima da palha, conhecido como carvãozinho, pode chegar a 285 toneladas/dia.

As queimadas têm um impacto relevante no processo de mudanças climáticas em escala planetária. A inalação de partículas e gases tóxicos produz uma resposta inflamatória nos pulmões, sendo tal resposta proporcional ao total da inalação ocorrida. A presença de infecções respiratórias graves na infância tem sido relacionada com sintomas respiratórios e redução da função pulmonar no adulto. Foi possível verificar maior incidência de internações por doenças respiratórias em áreas onde há queimadas em canaviais. Os efeitos tóxicos vão depender da concentração dos poluentes na atmosfera, do tempo de exposição e da sua composição química.

Exposições curtas a níveis elevados de MP_{10} provocam efeitos agudos na saúde: reação inflamatória pulmonar, sintomas respiratórios, efeitos adversos cardiovasculares e aumento no uso de medicamentos, admissões hospitalares e mortalidade por doenças respiratórias e cardiovasculares. Essas exposições agudas ocorrem em um período de tempo curto, de algumas horas ou um dia com concentrações elevadas de poluentes.

Exposições prolongadas ao MP resultam em redução substancial da expectativa de vida, tendo um significado

QUADRO 85.1 → Poluentes aéreos ambientais comuns e suas fontes

POLUENTES	FONTES
Poluente aéreo primário	
– Monóxido de carbono (CO)	Escapamento de veículos Emissão de grandes fontes de combustão industrial como usinas de energia elétrica
– Óxido de enxofre/dióxido de enxofre	Queima de combustíveis fósseis (petróleo e carvão) Escapamento de diesel Erupção vulcânica Fundição de minério que contém enxofre
– Compostos orgânicos voláteis	Vapores de combustíveis hidrocarbonados e solventes
– Amônia (NH_3)	
Poluente aéreo secundário	
– Dióxido de nitrogênio (NO_2)	Processo de combustão para aquecimento Geração de energia Escapamento de veículos automotores (gasolina, diesel e gás)
– Ozônio (O_3)	Formado por reações fotoquímicas na presença de poluentes como óxido nítrico, NO_2 e compostos orgânicos voláteis Queima de fogos de artifício
Poluentes aéreos primários e secundários	
– Material particulado (MP)	Emissão de centrais de energia, escapamento de veículos automotores (especialmente diesel), poeira das estradas de rodagens e outras fontes antropogênicas

Fonte: Limaye e Salvi.[1]

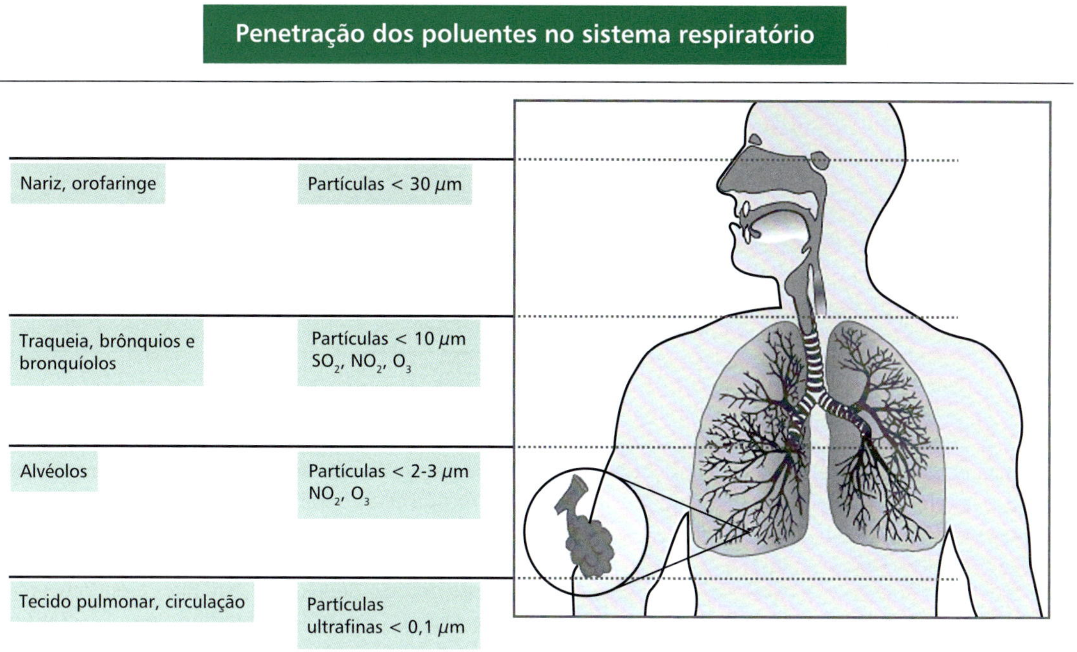

FIGURA 85.1 → Tamanho das partículas e locais atingidos.
Fonte: Adaptada de Künzli e colaboradores.[2]

TABELA 85.1 → Padrões nacionais de qualidade do ar

POLUENTE	TEMPO DE AMOSTRAGEM	PADRÃO PRIMÁRIO μg/m³	PADRÃO SECUNDÁRIO μg/m³	MÉTODO DE MEDIÇÃO
Partículas totais em suspensão	24 horas* MGA	240 80	150 60	Amostrador de grandes volumes
Partículas inaláveis	24 horas* MAA	150 50	150 50	Separação inercial/filtração
Fumaça	24 horas* MAA	150 60	100 40	Refletância
Dióxido de enxofre	24 horas* MAA	365 80	100 40	Pararosanilina
Dióxido de nitrogênio	1 hora* MAA	320 100	190 100	Quimiluminescência
Monóxido de carbono	1 hora* 8 horas*	40.000 35 ppm 10.000 9 ppm	40.000 35 ppm 10.000 9 ppm	Infravermelho não dispersivo
Ozônio	1 hora*	160	160	Quimiluminescência

*Não deve ser excedido mais do que uma vez ao ano.
MGA = média geométrica anual; MAA = média aritmética anual.
Fonte: Brasil.[3]

TABELA 85.2 → Qualidade do ar segundo níveis de poluentes ambientais

QUALIDADE	ÍNDICE	MP_{10} (μg/m³)	O_3 (μg/m³)	CO (ppm)	NO_2 (μg/m³)	SO_2 (μg/m³)
Boa	0-50	0-50	0-80	0-4,5	0-100	0-80
Regular	51-100	50-150	80-160	4,5-9	100-320	80-365
Inadequada	101-199	150-250	160-200	9-15	320-1130	365-800
Má	200-299	250-420	200-800	15-30	1.130-2.260	800-1.600
Péssima	>299	>420	>800	>30	>2.260	>1.600

Fonte: Rio Grande do Sul.[4]

maior do ponto de vista de saúde pública do que exposições curtas. Essas exposições crônicas ocorrem repetidamente durante um longo período de tempo, até vários anos.

Como a poluição lesa o pulmão

O principal efeito que a poluição causa no pulmão ocorre pela indução de espécies reativas de oxigênio (ERO) que aumentam o estresse oxidativo, gerando uma resposta inflamatória que, ao ganhar a corrente sanguínea, afeta também outros órgãos. Foi demonstrado que a exposição de voluntários normais a um único período de aproximadamente uma hora em áreas de tráfego pesado, com abundante exaustão de diesel, aumenta o número de neutrófilos, linfócitos T e mastócitos na mucosa das vias aéreas, sendo também acompanhada por aumento dos mediadores inflamatórios no pulmão (histamina, fibronectina, interleucina 8 e oncogene-α), além de uma resposta inflamatória sistêmica associada ao aumento dos níveis de neutrófilos circulantes e plaquetas no sangue periférico.

Os sistemas biológicos são continuamente expostos aos oxidantes, em geral por meio de reações metabólicas endógenas ou exógenas (poluentes no ar ou cigarro). O aumento da produção das ERO tem ligação direta com oxidação proteica, DNA e lipídeos, que causam doenças pulmonares ou induzem a uma série de respostas celulares através do metabolismo das espécies reativas. As ERO podem alterar o remodelamento da matriz extracelular, a apoptose e a respiração mitocondrial, a proliferação celular, a manutenção do surfactante, a defesa antiprotease, a efetividade de resposta de reparo alveolar e a modulação imune no pulmão.

O sistema de defesa antioxidante (primeira linha de defesa contra as ERO) é essencial para o equilíbrio entre os agentes oxidorredutores (como as ERO) nos sistemas aeróbios. Para se proteger, a célula possui um sistema de defesa que pode atuar em duas linhas. Uma delas atua como detoxificadora do agente antes que ele cause lesão, sendo constituída por glutationa (GSH), necessária para a síntese de DNA, proteínas e algumas prostaglandinas, superóxido-dismutase (SOD), catalase, glutationa-peroxidase (GSH-Px) e vitamina E. A outra linha atua reparando a lesão ocorrida, sendo constituída por ácido ascórbico, glutationa-redutase (GSH-Rd) e GSH-Px, entre outros.

Na inativação de um agente oxidante, ocorre produção oxidante da glutationa reduzida (GSSG) e depleção de GSH. Em situações em que o sistema de oxidorredução está íntegro, haverá recuperação da GSH. Entretanto, sob condições de excesso de agentes oxidantes e/ou deficiência do sistema protetor, haverá desequilíbrio entre o consumo de GSH e a produção de GSSG, caracterizando o estresse oxidativo, podendo a razão GSSG/GSH ser o ponto de monitoração. Dessa forma, poluentes ambientais do ar causam não somente o estresse oxidativo induzido pela inflamação das vias aéreas, mas também uma resposta inflamatória sistêmica pela estimulação da medula óssea para liberar células inflamatórias na corrente sanguínea.

O organismo humano oferece resistência a essa resposta na dependência da quantidade de defesa antioxidante, que compreende GSH, vitamina C, vitamina A, ácido úrico e CO. Dentre esses, a GSH é o mais potente antioxidante que protege o pulmão dos efeitos da poluição.

Mutações nos genes responsáveis pela síntese de GSH reduzida têm mostrado associação com grandes reduções na função pulmonar após a exposição ao O_3, grande resposta alérgica e redução da função pulmonar após a exposição a partículas de escapamento de diesel. A mutação da glutationa S-transferase (GSMT1), que está associada a uma diminuição na produção de GSSG, é vista em aproximadamente 50% da população global e varia de 25 a 75% em diferentes países. Parece que indivíduos com esse tipo de mutação são mais suscetíveis aos efeitos dos poluentes. Polimorfismos entre os genes adenina nicotinamida dinucleotídeo fosfato (NADPH) e quinino oxidorredutase 1 (NQ01) têm demonstrado modificar os sintomas respiratórios, a função pulmonar e o risco de asma em resposta ao O_3 e partículas de escapamento de diesel. Esses e outros estudos experimentais indicam que o dano causado pelos poluentes pode ser determinado geneticamente.

Impacto da poluição ambiental na saúde respiratória

É possível observar que, ao longo dos últimos anos, vem crescendo a preocupação da população acerca dos possíveis efeitos adversos sobre a saúde causados pela exposição à poluição do ar, particularmente nos grandes centros urbanos. Na primeira metade do século XX, episódios de alta concentração de poluentes – como os observados no Vale do Mosa na Bélgica em 1930, em Donora na Pensilvânia em 1948 e em Londres no inverno de 1952-53 – iniciam os alertas das autoridades para o grave problema da poluição do ar sobre a saúde humana.

No Brasil, alguns estudos investigatórios dos efeitos da poluição do ar sobre a saúde humana encontraram associações estatisticamente significativas com mortalidade infantil, mortalidade em idosos, e internações hospitalares em crianças e adultos por causas respiratórias.

Um desses estudos avaliou o RR para mortes ou internações correspondentes ao aumento de 10 $\mu g/m^3$ nos níveis dos poluentes, e os autores observaram que tanto as mortes quanto as internações de crianças e idosos devido a doenças respiratórias e do aparelho circulatório mostraram associações com PM_{10}, CO e SO_2. O aumento percentual de internações em crianças por doença respiratória foi de 1,8% e 6,7% para PM_{10} e SO_2 e, em idosos, foi de 10,8%. O aumento no percentual de mortalidade por doenças respiratórias foi de 0,9% para PM_{10}, 13,7% para CO e de 5,3% para SO_2. Nesse mesmo estudo, as hospitalizações por pneumonia também estavam associadas a esses poluentes, porém com menor magnitude, e as internações por doença pulmonar obstrutiva crônica (DPOC) nos idosos apresentavam maior RR. Foi também observado um aumento de 8% de mortes em DPOC e de 13% de mortes por pneumonias em idosos em decorrência do aumento desses poluentes.

O aumento de partículas finas e ultrafinas tem sido associado às exacerbações de asma em adolescentes e, também, à patogênese da asma nos primeiros oito anos de vida (QUADRO 85.2 e TABELA 85.3).

Um estudo demonstrou que a redução importante dos níveis de poluição do ar diminuiria as visitas por asma na emergência de 22% para 6%, a prevalência de bronquite, de 40% para 20%, o absenteísmo na escola por asma reduziria em dois terços e novos casos de asma em crianças que residem em áreas muito poluídas diminuiriam 75%. Dessa forma, é importante a participação cada vez maior dos médicos nos sistemas governamentais de saúde, bem como a mobilização das associações médicas no sentido de buscar uma melhor qualidade do ar, especialmente nos centros urbanos.

QUADRO 85.2 → Efeitos fisiopatológicos dos poluentes inalados

LOCAL	EFEITO
Traqueia e brônquios	Irritação das mucosas, inflamação local, alteração nos componentes do muco, migração de células inflamatórias e células de defesa. Alteração da atividade ciliar, redução da depuração mucociliar. Constrição dos brônquios por espasmo da musculatura lisa e edema da mucosa.
Alvéolo	Redução da capacidade de fagocitose e digestão de corpo estranho e debris. Inflamação local, alteração da permeabilidade da membrana celular. Transferência de proteínas inflamatórias e partículas ultrafinas no tecido pulmonar e circulação.
Circulação	Inflamação do endotélio dos vasos sanguíneos, aumento da formação de placas, coagulação e trombose.

TABELA 85.3 → Qualidade do ar e significado para a saúde

QUALIDADE	ÍNDICE	SIGNIFICADO
Boa	0-50	Praticamente não há riscos à saúde.
Regular	51-100	Pessoas de grupos sensíveis (crianças, idosos e portadores de doenças respiratórias e cardíacas) podem apresentar sintomas como tosse seca e cansaço. A população, em geral, não é afetada.
Inadequada	101-199	Toda a população pode apresentar sintomas como tosse seca, cansaço, ardor nos olhos, nariz e garganta. Pessoas de grupos sensíveis (crianças, idosos e portadores de doenças respiratórias e cardíacas) podem apresentar efeitos mais sérios na saúde.
Má	200-299	Toda a população pode apresentar agravamento dos sintomas como tosse seca, cansaço, ardor nos olhos, nariz e garganta, além de falta de ar e respiração ofegante. Efeitos ainda mais graves à saúde ocorrem em grupos sensíveis (crianças, idosos e pessoas com doenças respiratórias e cardíacas).
Péssima	>299	Toda a população pode apresentar sérios riscos de manifestações de doenças respiratórias e cardiovasculares. Há aumento de mortes prematuras em pessoas de grupos sensíveis.

Fonte: Rio Grande do Sul.[4]

Insuficiência Respiratória

86

Paulo José Zimermann Teixeira
Jorge Amilton Hoher
Cassiano Teixeira

Introdução

O processo de transferência do ar do ambiente até os alvéolos exige integridade do aparelho respiratório do indivíduo. Este é composto fundamentalmente dos seguintes elementos: sistema nervoso central (incluindo o centro respiratório), sistema nervoso periférico, estruturas musculares, caixa torácica, vias aéreas e parênquima pulmonar. O prejuízo de qualquer componente da bomba ventilatória e/ou da qualidade do ar do ambiente com relação à sua concentração de oxigênio pode interferir com a eliminação do dióxido de carbono (CO_2) e a captação do oxigênio (O_2).

> **ATENÇÃO**
>
> Insuficiência respiratória é, dessa forma, um desequilíbrio funcional que acontece devido à incapacidade de manutenção da adequada oxigenação dos tecidos e consequente eliminação do dióxido de carbono produzido no organismo.

Quanto à duração e à rapidez com que se instala, a insuficiência respiratória pode ser dividida em *aguda* e *crônica*. Constituem exemplos de insuficiência respiratória aguda a crise asmática, a lesão pulmonar aguda ou a síndrome da distrição respiratória do adulto (SDRA), a bronquiolite viral aguda da criança, entre outras. A bronquite crônica, o enfisema pulmonar e as fibroses pulmonares são exemplos de insuficiência respiratória crônica, que em determinadas circunstâncias podem agudizar.

Se o distúrbio na função ventilatória for de gravidade suficiente, pode causar hipoventilação alveolar e acidose respiratória, caracterizando a insuficiência respiratória *hipoxêmica* e/ou *hipercápnica*.

Na insuficiência respiratória hipoxêmica, a gasometria mostra uma $PaO_2 \leq 50$ mmHg com saturação de $O_2 < 90\%$. Ocorrem alterações no parênquima pulmonar inicialmente com hipoxemia e depois com retenção de CO_2. Já na insuficiência hipercápnica, a fadiga ou o comprometimento muscular determina uma elevação na $PaCO_2$ e, posteriormente, ocorre a hipoxia.

Elas são definidas pelos achados na gasometria arterial: a) pressão parcial de CO_2 ($PaCO_2$) maior do que 45 mmHg para os pacientes sem envolvimento respiratório crônico prévio; b) $PaCO_2 > 50$ mmHg ou aumento maior do que 10 mmHg sobre a $PaCO_2$ basal, com pH < 7,30 nas situações de envolvimento respiratório crônico prévio. Embora arbitrária, tal definição tem utilidade clínica, pois denota uma anormalidade funcional grave que acarreta risco à vida e exige intervenção imediata. Além disso, a caracterização do tipo de insuficiência respiratória facilita a busca diagnóstica da causa específica, bem como proporciona manejo prático imediato.

Outra maneira de entender a insuficiência respiratória é pelas etapas do ciclo pulmonar. Essa divisão esquemática auxilia na compreensão dos diversos mecanismos pelos quais as doenças que acometem os pulmões determinam a insuficiência respiratória, facilitando o reconhecimento de situações em que certa doença apresenta mecanismo fisiopa-

> **ATENÇÃO**
>
> Quando o paciente apresentar-se agudamente descompensado, o manejo inicial deverá focalizar três diferentes aspectos: controle das vias respiratórias, correção da hipoxemia e assistência ventilatória.

Controle das vias respiratórias

A abordagem inicial deve garantir a via aérea permeável. Faz-se uma avaliação das vias aéreas superiores, procurando sinais que indiquem obstrução, como estridor, roncos ou retenção de secreções. Obstrução por corpo estranho e aspiração maciça de conteúdo gástrico devem ser consideradas. No caso de obstrução mecânica, está indicada broncoscopia, que servirá também para aspiração de secreções. Quando detectada a obstrução, a via aérea deve ser rapidamente restabelecida, iniciando-se pelo posicionamento da cabeça e da mandíbula.

Deve-se pesquisar anafilaxia como causa de obstrução de via aérea. Neste caso, os sintomas vão desde fraqueza, lacrimejamento, prurido, tonturas, sonolência, desmaios até urticária, angioedema, estridor laríngeo, broncospasmo, confusão mental, síncope, taquicardia, choque e óbito. Se houver confirmação de reação anafilática, está indicada conduta medicamentosa com adrenalina (1:1.000), nas doses de 0,3 a 0,5 mL por via subcutânea. Também podem ser utilizados $beta_2$-adrenérgicos, anti-histamínicos e corticoides. A colocação de um tubo traqueal, por via nasal ou oral, deve ser particularizada conforme a indicação. Os pacientes mais graves e com grande edema de laringe necessitarão de traqueostomia de urgência.

No paciente em crise asmática, por exemplo, a possibilidade de laringospasmo deve ser lembrada, podendo ser reduzida quando realizada por indivíduo experiente e também com a utilização de atropina. Tubos endotraqueais largos (diâmetro interno > 8 mm) oferecem menor resistência e oportunizam a realização de fibrobroncoscopias para aspirar secreções. A maior incidência de polipose nasal e sinusopatia nesse grupo de pacientes torna menos indicada a entubação nasotraqueal, bem como nos pacientes com traumatismo cranioencefálico com fratura da base do crânio.

A sedação é uma etapa decisiva para permitir uma ventilação adequada e efetiva. Além disso, oferece maior conforto ao paciente, diminui o esforço ventilatório, reduz o risco de barotrauma, facilita a realização de procedimentos e diminui o consumo de oxigênio e a produção de CO_2. O midazolam é o benzodiazepínico de escolha, por ter início de ação rápido e por determinar amnésia. Na fase pré-entubação, pode ser utilizada uma dose de 1 mg IV, repetindo-a até que o paciente permita a entubação.

Correção da hipoxemia arterial e ventilação

A maioria dos pacientes com insuficiência respiratória precisa de frações de oxigênio suplementar progressivamente maiores, objetivando alcançar uma saturação da hemoglobina > 90%.

A fração de oxigênio efetiva máxima obtida por sistemas não invasivos pode ser alcançada com cateter nasal, utilizando-se fluxos de 0,5 a 5 L/min e FiO_2 de 0,4 a 0,5 dependendo da ventilação-minuto. Fluxos maiores através de cateteres nasais não são bem tolerados porque determinam irritação na mucosa nasal. Máscaras faciais tipo "Venturi" dão uma titulação mais controlada de FiO_2, variando de 24 a 50%. Essas máscaras têm indicação mais precisa para os pacientes que necessitam de algum grau de hipoxemia para manterem o estímulo ventilatório.

Níveis maiores de oxigênio podem ser obtidos por máscara facial com reservatório acoplado, em que o alto fluxo e a alta concentração de oxigênio mantêm esse reservatório preenchido com oxigênio a 100%, desde que o fluxo de oxigênio continue elevado, ou seja, maior do que 15 L/min.

Nos pacientes em que a correção da hipoxemia se faz com baixos níveis de oxigênio, estes, caracteristicamente, sofrem de pequenas anormalidades na ventilação-perfusão. Tal resposta está presente em condições como doença pulmonar obstrutiva crônica (DPOC), asma e tromboembolismo pulmonar. Por outro lado, na SDRA, na hemorragia alveolar, nas atelectasias e nas pneumonias, pode ocorrer uma resposta ruim à suplementação de oxigênio, devido a um significativo curto-circuito venoarterial ou efeito *shunt*. Nessas situações, as modalidades de oxigênio suplementar passam pela seleção de sistemas de oxigênio de alto fluxo até a instalação de ventilação mecânica não invasiva e invasiva.

Para os pacientes que não responderem aos regimes ventilatórios avançados, o suporte respiratório extracorpóreo é uma alternativa. Em neonatos, essa modalidade de tratamento está provada, mas em adultos permanece controversa.

Leituras recomendadas

Amato MB, Barbas CS, Medeiros DM, Magaldi RB, Schettino GP, Lorenzi-Filho G, et al. Effect of a protective-ventilation strategy on mortality in the acute respiratory distress syndrome. N Engl J Med. 1998;338(6):347-54.

AMIB, FCCS. Fundamentos em terapia intensiva. 2. ed. Rio de Janeiro: Revinter; 2000. p. 15-38.

Barbas CSV, Bueno MAS, Hoelz C, Meyer EC. Insuficiência respiratória aguda. In: Knobel E. Condutas no paciente grave. 3. ed. São Paulo: Atheneu; 2006. p. 475-82.

Barbas CSV, Meyer EC, Hoelz C, Carvalho CRR de. Síndrome do desconforto respiratório agudo: fisiopatologia e diretrizes do tratamento. In: Knobel E. Condutas no paciente grave. 3. ed. São Paulo: Atheneu; 2006. p. 527-33.

Bernard GR, Artigas A, Brigham KL, Carlet J, Falke K, Hudson L, et al. Report of the American-European consensus conference on ARDS: definitions, mechanisms, relevant outcomes and clinical trial coordination. The Consensus Committee. Intensive Care Med. 1994;20(3):225-32.

Carvalho CRR de, Franca SA, Okamoto VN, organizadores. III Consenso Brasileiro de Ventilação Mecânica. J Bras Pneumol. 2007;33(Supl 2):S51-150.

Hemmila MR, Napolitano LM. Severe respiratory failure: advanced treatment options. Crit Care Med. 2006;34(9 Suppl):S278-90.

Hemmila MR, Rowe SA, Boules TN, Miskulin J, McGillicuddy JW, Schuerer DJ, et al. Extracorporeal life support for severe acute respiratory distress syndrome in adults. Ann Surg. 2004;240(4):595-607.

Irwin RS. Problemas pulmonares na unidade de tratamento intensivo. In: Irwin RS, Rippe JM. Manual de terapia intensiva. 3. ed. Rio de Janeiro: Medsi; 2003. p. 251-343.

Ventilation with lower tidal volumes compared with traditional tidal volumes for acute lung injury and the acute respiratory distress syndrome. The Acute Respiratory Distress Syndrome Network. N Engl J Med. 2000;342(18):1301-8.

Síndrome da Distrição Respiratória do Adulto

87

José Augusto Santos Pellegrini
Moreno Calcagnotto dos Santos
Patrícia Schwarz
Paula Pinheiro Berto

Introdução

A síndrome da distrição respiratória do adulto (SDRA), ou síndrome da angústia respiratória aguda (SARA), é uma doença comum em pacientes críticos. Apesar dos recentes avanços no entendimento de sua fisiopatologia e das novas estratégias de tratamento, a doença ainda está associada a uma elevada mortalidade.

A primeira descrição da SDRA é creditada a Ashbaugh e colaboradores,[1] em 1967, que descreveram uma série de casos de pacientes com insuficiência respiratória aguda, hipoxemia e infiltrado difuso à radiografia de tórax. Esses autores reconheceram que a SDRA era um conjunto de anormalidades fisiopatológicas comuns a um grande número de pacientes iniciadas após uma variedade de insultos não relacionados, porém sem critérios bem definidos para o seu diagnóstico.

Somente em 1994 um consenso (American-European Consensus Conference – AECC) estabeleceu critérios diagnósticos para a SDRA, definindo-a como uma "síndrome de inflamação e aumento da permeabilidade capilar pulmonar associada a uma constelação de anormalidades clínicas, radiológicas e fisiológicas não causadas por hipertensão capilar pulmonar, porém podendo coexistir com ela, mais comumente associada a sepse, aspiração, pneumonia ou politrauma".[2] Ficou definido como lesão pulmonar aguda (LPA) o quadro de insuficiência respiratória aguda com infiltrado bilateral na radiografia de tórax, ausência de hipertensão atrial esquerda (definida como pressão de oclusão da artéria pulmonar – POAP – menor ou igual a 18 mmHg) e hipoxemia com uma relação entre a pressão parcial de oxigênio arterial (PaO_2) e a fração inspirada de oxigênio (FiO_2) menor ou igual a 300. Se essa relação for menor ou igual a 200, define-se SDRA **(QUADRO 87.1)**.[2]

Embora tal definição seja de simples aplicação, ainda é alvo de discussões. Alguns autores sugerem a adoção de outros critérios diagnósticos, como o Lung Injury Scoring System (LISS) **(QUADRO 87.2)**.

Epidemiologia

A incidência de LPA/SDRA é incerta, porém estudos recentes encontraram números variando de 1,5 a 75/100 mil pessoas ao ano.[3] No Brasil não se dispõe de estudos populacionais. Poucos estudos de centros foram realizados com o objetivo de determinar a frequência da LPA/SDRA em nosso meio. Um estudo realizado no Hospital de Clínicas de Porto Alegre encontrou uma frequência de LPA de 3,8% e

QUADRO 87.1 → Definição de LPA e SDRA

	RADIOGRAFIA DE TÓRAX	PAO_2/FIO_2	INÍCIO	POAP
LPA	Infiltrado bilateral	≤ 300 mmHg	Agudo	≤ 18 mmHg
SDRA	Infiltrado bilateral	≤ 200 mmHg	Agudo	≤ 18 mmHg

Fonte: Bernard e colaboradores.[2]

QUADRO 87.2 → Definição de SDRA conforme o Lung Injury Scoring System

LISS SCORE (*A1*)	PAO_2/FIO_2	CONSOLIDAÇÃO À RADIOGRAFIA DE TÓRAX	PEEP (CMH_2O)	COMPLACÊNCIA (QUANDO DISPONÍVEL), ML/CMH_2O)
0	≥ 300	Nenhum quadrante	≤ 5	≥ 80
1	225-299	1 quadrante	6-8	60-79
2	175-224	2 quadrantes	9-11	40-59
3	100-174	3 quadrantes	12-14	20-39
4	< 100	4 quadrantes	≥ 15	< 20

a1: Somar os pontos dos escores e dividir pelo número de parâmetros utilizados (SDRA = LISS > 2,5).
Fonte: Murray e colaboradores.[4]

SDRA de 2,3%, com taxas de mortalidade durante a internação na unidade de terapia intensiva (UTI) e no hospital de 44 e 48%, respectivamente.[5] A mortalidade associada à LPA/SDRA, embora tenha diminuído nos últimos anos, permanece elevada, variando de 31 a 74%, sendo a principal causa de morte a falência múltipla de órgãos.

Fisiopatologia

A LPA/SDRA é associada a dano alveolar difuso e lesão do endotélio capilar pulmonar. A LPA/SDRA precoce é caracterizada por aumento da permeabilidade da barreira alveolocapilar. Essa barreira é formada pelo endotélio microvascular e pela camada epitelial dos alvéolos, e insultos em qualquer uma dessas estruturas pode resultar em LPA/SDRA.

A lesão do endotélio capilar pulmonar resulta em aumento da permeabilidade capilar e entrada de fluido rico em proteínas plasmáticas no espaço alveolar. Ocorre ativação endotelial, resultando em liberação de citocinas pró-inflamatórias, sequestro e ativação plaquetária e intensa reação inflamatória aguda. Essa resposta é seguida por apoptose e necrose celular e recrutamento de neutrófilos. A liberação de fatores de crescimento e pró-fibróticos pode levar a cura e/ou remodelamento.[6]

A alteração na troca gasosa deve-se ao desequilíbrio entre ventilação e perfusão. O preenchimento alveolar e a perda da função surfactante levam à redução da complacência pulmonar. Já a elevação da pressão arterial pulmonar é causada por vasoconstrição hipóxica, compressão vascular pela pressão positiva na via aérea, destruição do parênquima pulmonar ou colapso da via aérea, hipercapnia e vasoconstritores pulmonares. Normalização da pressão arterial pulmonar ocorre quando há resolução da síndrome. O desenvolvimento de hipertensão pulmonar progressiva é associado a pior prognóstico.

Estágios clinicopatológicos da LPA/SDRA

A **fase exsudativa** compreende as primeiras 24 a 96 horas após o insulto. Caracteriza-se por edema intersticial e alveolar, degeneração epitelial e congestão das paredes alveolares. A presença de membranas hialinas, que preenchem os alvéolos e as paredes dos ductos alveolares, geralmente é vista após 48 horas.

A **fase fibroproliferativa** ocorre ao redor da segunda semana e é uma reação reparadora do tecido pulmonar que sofreu a lesão. Caracteriza-se por proliferação de pneumócitos do tipo II, proliferação fibroblástica e fragmentos de membranas hialinas. Os miofibroblastos do interstício migram para dentro do alvéolo e aderem à superfície da membrana basal danificada. Nesta fase, o processo pode regredir sem deixar sequelas no parênquima pulmonar.

Se, no entanto, os miofibroblastos se tornarem mais ativados e produzirem colágeno, a fibroproliferação e a deposição de colágeno determinarão um remodelamento da estrutura parenquimatosa. Os septos alveolares apresentarão um espessamento denso. Os espaços aéreos estarão irregulares e alargados, em consequência do processo de reestruturação fibrótica, resultando em microcistos, mais proeminentes nas zonas subpleurais.

Causas

Os fatores de risco para o desenvolvimento da SDRA são divididos em lesão direta e indireta pelo fato de causarem respostas diferentes na mecânica respiratória e por apresentarem desfechos diferentes.[6] Sepse é a causa mais comum de SDRA e a que tem pior prognóstico, enquanto contusão pulmonar é a que apresenta menor mortalidade. As principais causas estão citadas no **QUADRO 87.3**.

Estratégias terapêuticas

Estratégias ventilatórias

Refinamentos nas técnicas de ventilação mecânica e no cuidado do paciente crítico levaram à redução na mortalidade atribuível a SDRA nas primeiras décadas da sua história. Na década de 1990 houve estabilização desses índices, e desde então a busca por melhorias neste sentido tem sido intensa, ainda que com resultados modestos em sua maioria.

QUADRO 87.3 → Causas de SDRA

LESÃO DIRETA	LESÃO INDIRETA
Causas comuns - Pneumonia - Aspiração de conteúdo gástrico	Causas comuns - Sepse - Politrauma grave
Causas incomuns - Contusão pulmonar - Lesão pulmonar induzida pelo ventilador (VILI) - Embolia gordurosa - Quase-afogamento - Injúria por inalação - Injúria de reperfusão após transplante pulmonar ou embolectomia	Causas incomuns - Pancreatite aguda - Transfusão de hemoderivados - Circulação extracorpórea - Drogas

Lesão pulmonar induzida pelo ventilador

A ventilação mecânica é fundamental no tratamento dos pacientes com insuficiência respiratória aguda; entretanto, pode resultar em lesão pulmonar induzida pelo ventilador (VILI). O reconhecimento da indução de dano estrutural ao parênquima pulmonar causado pela ventilação mecânica com pressão positiva – ou negativa – foi essencial para melhor compreensão e tratamento da SDRA.

Dessa forma, é possível considerar que o dano induzido pela ventilação mecânica pode ser exercido por meio de quatro mecanismos básicos:

- Barotrauma: aplicação de pressão transpulmonar excessiva, resultando em pneumotórax, pneumomediastino, enfisema subcutâneo.
- Volutrauma: aplicação de volume corrente excessivo sobre a unidade alveolar.
- Atelectrauma: estiramento repetido durante abertura e fechamento dos alvéolos.
- Biotrauma: resposta inflamatória desencadeada pela deformação das células alveolares, resultando em danos à distância. Ocorre pela liberação de mediadores inflamatórios na circulação sistêmica, podendo explicar por que os indivíduos portadores de SDRA frequentemente evoluem para disfunção multiorgânica e óbito.

Esses mecanismos, em conjunto com a heterogeneidade do dano alveolar inerente à SDRA, à deficiência de surfactante e ao uso de altas frações inspiradas de oxigênio, são responsáveis pelo espectro de alterações compreendidas por VILI.

> **ATENÇÃO**
>
> As estratégias ventilatórias para tratamento da SDRA utilizam em sua essência formas de antagonizar ou atenuar a lesão pulmonar induzida pelo ventilador, o que tem sido denominado "ventilação protetora".

Volume corrente

O volume corrente (VC) em indivíduos em repouso varia entre 5 e 7 mL/kg.

O advento da tomografia computadorizada revelou que o dano alveolar é heterogêneo, predominante nas porções dependentes dos pulmões, em oposição a porções aeradas, minimamente danificadas. A essa porção de parênquima pulmonar relativamente preservada deu-se o nome de *baby lung*.[7]

Durante a inspiração em pacientes com SDRA, o VC se distribui de maneira heterogênea, tendendo a deslocar-se para insuflação do *baby lung*, pela menor resistência encontrada. Resulta daí hiperinsuflação e estiramento das unidades alveolares preservadas.

Embora o termo barotrauma tenha sido o primeiro a ser relacionado com VILI, existem evidências que indicam que o grau de insuflação pulmonar é mais importante para o dano alveolar do que propriamente a pressão aplicada.[8] Tais achados ressaltam a importância do VC e do consequente volutrauma na fisiopatologia da SDRA e da VILI, e substanciam o conceito de que a pressão de pico na via aérea possui menor contribuição no desenvolvimento de dano induzido pela ventilação mecânica. Mesmo com base em evidências experimentais, o American College of Chest Physicians publicou em 1993 recomendações para o manejo da ventilação mecânica em pacientes com SDRA que incluíam a redução do VC caso a pressão de platô excedesse 35 cmH_2O.[9]

Quatro ensaios clínicos foram delineados no final dos anos de 1990 para testar a hipótese de que ventilação com VC reduzido (p. ex., 6 mL/kg) seria benéfica para pacientes com SDRA, em comparação com estratégias ditas "tradicionais" (VC de 10 a 15 mL/kg). Somente o estudo conduzido por Amato e colaboradores[10] demonstraram redução significativa da mortalidade em 28 dias em comparação com uma estratégia controle com VC de 12 mL/kg.

Como forma de responder mais consistentemente à questão, o Acute Respiratory Distress Syndrome Network – ARDSNet, filiado ao NIH, desenvolveu o ARMA trial (Respiratory Management in ALI/ARDS).[11] Comparou-se, em 861 pacientes, uma estratégia tradicional (VC de 12 mL/kg, pressão de platô até 50 cmH_2O) com uma estratégia protetora (VC de 6 mL/kg, pressão de platô até 30 cmH_2O), com pressão positiva ao final da expiração (PEEP) e FiO_2 predeterminados por uma escala arbitrária. Verificou-se uma redução absoluta de mortalidade de 9% (40 vs. 31%), com um aumento no número de dias fora de ventilação e redução das taxas de falência orgânica extrapulmonar.

No ensaio clínico mais recente, ARIES, os investigadores verificaram uma redução significativa na mortalidade em UTI (53 vs. 32%), na mortalidade hospitalar e no tempo de ventilação mecânica,[12] sugerindo um efeito sinergístico entre redução de VC e aplicação de PEEP elevada.

A aceitação desses resultados não tem sido uniforme na comunidade científica. Entretanto, parece claro que um VC como 10 a 12 mL/kg resulta em efeitos deletérios, especialmente pela resultante elevação da pressão de platô.

> **ATENÇÃO**
>
> De acordo com as recomendações do terceiro Consenso Brasileiro de Ventilação Mecânica,[13] "altos volumes correntes, associados a altas pressões de platô (...), devem ser evitados em pacientes com SDRA, e volume corrente baixo (menor ou igual a 6 mL/kg de peso corporal predito) e manutenção da pressão de platô abaixo de 30 cmH_2O são recomendados – Recomendação Grau A".

Modo ventilatório

Não há estudos avaliando o modo ventilatório em relação a desfechos na SDRA. Os principais ensaios clínicos em SDRA utilizaram como modo ventilatório o modo assistido controlado a volume, pois permite um controle direto do VC e monitoração direta da pressão de platô, importantes no manejo da SDRA.

Aplicação da PEEP

A estratégia de ventilação protetora visa reduzir a distensão alveolar bem como a pressurização excessiva da via aérea. A contrapartida destas medidas é a promoção à ocorrência de áreas de atelectasia por hipoventilação, deteriorando ainda mais a relação ventilação-perfusão.

A utilização de PEEP tem como objetivo manter estas porções alveolares aeradas ao término da fase expiratória, minimizando a lesão de abertura e fechamento alveolar, o atelectrauma. O resultado dessa intervenção pode ocasionar melhora da aeração e consequente melhora da relação ventilação-perfusão. Porém, pode causar hiperdistensão alveolar, resultando em piora da complacência pulmonar e acidose respiratória.

Em 2004, o ARDSNet publicou os resultados do protocolo ALVEOLI.[14] Pacientes portadores de SDRA ou LPA foram randomizados para um grupo intervenção (PEEP elevada) ou para o grupo-controle (PEEP baixa), ambos obedecendo a uma tabela de adequação da PEEP à FiO_2 necessária. Todos os pacientes receberam VC de 6 mL/kg. Os pacientes do grupo intervenção apresentaram melhora de oxigenação, porém não houve diferença de mortalidade hospitalar.

Em 2010, publicou-se uma metanálise[15] avaliando o uso de PEEP em pacientes com SDRA. No grupo com PEEP elevada e relação PaO_2/FiO_2 abaixo de 200 mmHg, houve redução de mortalidade na UTI, mas não na mortalidade hospitalar.

Em suma, a aplicação de PEEP elevada para o tratamento de pacientes com SDRA possui efeito significativo em oxigenação e variáveis fisiológicas reproduzidas em diversos estudos. Essa intervenção parece conferir benefício em mortalidade, ainda que de pequena monta e apenas no espectro de pacientes com diagnóstico preciso de SDRA, não agregando efeitos benéficos em pacientes com LPA, podendo, inclusive, ser deletéria.

Titulação da PEEP

Entre os estudos que avaliaram a efetividade da PEEP, existe significativa variabilidade na metodologia de seleção da PEEP. Talvez a resposta a esta incongruência seja que cada indivíduo possui uma mecânica ventilatória própria e uma distribuição diferente do dano alveolar. Sendo assim, a determinação arbitrária de um valor de PEEP a um grupo heterogêneo de pacientes não deve resultar em benefícios significativos.

Nos últimos anos, técnicas complementares de imagem têm atraído interesse. Gattinoni e colaboradores,[16] por meio da avaliação tomográfica, encontraram ampla variabilidade na porcentagem de parênquima pulmonar passível de recrutamento, sendo que este valor foi diretamente relacionado com a responsividade à PEEP.

No manejo do paciente à beira do leito, afirmamos que a evidência disponível não é suficiente para determinar qual a melhor forma de selecionar a PEEP para pacientes com SDRA. A utilização de PEEP de 10 a 15 cmH_2O parece ser apropriada na maioria dos indivíduos.

Níveis mais elevados podem ser necessários e devem ser aplicados quando um maior potencial para recrutamento puder ser demonstrado por algum método de imagem.

Fração inspirada de oxigênio

Integra as recomendações-padrão para a ventilação mecânica de pacientes portadores de SDRA[13] a recomendação Grau D de que a FiO_2 deve ser mantida abaixo de 60% sempre que possível, mantendo uma PaO_2 acima de 60 mmHg e SaO_2 acima de 90%, tendo em vista os potenciais riscos de atelectasia de reabsorção e de indução de espécies reativas de oxigênio.

Hipercapnia permissiva

Em paralelo com o desenvolvimento de ventilação protetora, tornou-se necessária a tolerância à hipoventilação alveolar, retenção de CO_2 e acidose respiratória, que recebeu a alcunha de hipercapnia permissiva.

Muitos são os efeitos fisiológicos da hipercapnia, incluindo estimulação da ventilação-minuto, sensação de dispneia e desconforto, frequentemente exigindo sedação ou paralisia farmacológica, aumento do débito cardíaco, resistência a vasopressores, depressão miocárdica e aumento do fluxo saguíneo cerebral, podendo resultar em hipertensão intracraniana, herniação e hemorragia cerebral.

Alguns estudos clínicos que utilizaram hipercapnia[11] previam a administração de bicarbonato de sódio no intuito de antagonizar a acidose resultante. A fundamentação teórica desta abordagem tem sido questionada. A hipercapnia na vigência de pH normalizado farmacologicamente também está associada a aumento da indução de apoptose, disfunção de surfactante e acidose intracelular.

O Consenso Brasileiro de Ventilação Mecânica gradua como "A" a recomendação de que "... hipercapnia permissiva pode ser tolerada em pacientes com SDRA, se necessário, para minimizar a pressão de platô e o VC".[13]

uso desta tecnologia no tratamento de pacientes graves com índices elevados de mortalidade.

A falta de estudos clínicos randomizados, o elevado custo e os riscos associados à ECMO reservam esse tratamento para resgate de pacientes com SDRA refratários às medidas ventilatórias, em restritos centros de referência para esta terapêutica.

Membrana de remoção extracorpórea de CO_2 ou ILA (*pumpless interventional lung assist*)

Trata-se de uma membrana integrada a *shunt* arteriovenoso passivo que proporciona extração extracorpórea de CO_2. A técnica baseia-se na redução de $PaCO_2$, com maior segurança em manter parâmetros protetores de ventilação mecânica, níveis menores de liberação de mediadores inflamatórios e possibilidade de uso de valores maiores de PEEP para otimizar a melhora da oxigenação. Não há necessidade de uso de anticoagulação sistêmica. Ainda não há estudos clínicos randomizados em SDRA. É contraindicada para pacientes com hipoxemia grave ou com instabilidade hemodinâmica.

Estratégias de suporte

O paciente que desenvolve SDRA é um paciente criticamente enfermo e deve ser, em primeiro lugar, abordado dentro das rotinas de qualidades assistenciais desenvolvidas em terapia intensiva.

Profilaxias

Embora não exclusivamente testadas em pacientes com LPA/SDRA, algumas profilaxias devem ser avaliadas e adequadamente indicadas.

Os pacientes com SDRA, em sua maioria, encontram-se em ventilação mecânica por mais de 48 horas, entrando em risco para o desenvolvimento de úlcera de estresse e hemorragia digestiva, exigindo profilaxia para tal, com base em protocolo já bem definido na literatura. Além disso, as profilaxias para tromboembolismo pulmonar (TEP), trombose venosa profunda (TVP) e úlceras de pressão também devem sempre ser instituídas e fazer parte do protocolo de qualidade assistencial de rotina.

Suporte nutricional

Os pacientes com LPA/SDRA caracterizam-se por apresentarem um estado pró-inflamatório importante associado a um catabolismo proteico marcado. O balanço calórico negativo pode aumentar o risco de infecção e levar a piores desfechos, enquanto o balanço calórico positivo pode causar dificuldade de desmame e alterações metabólicas como a hiperglicemia. As diretrizes sobre alimentação enteral da American Society for Parenteral and Enteral Nutrition (ASPEN)[23] e da European Society for Parenteral and Enteral Nutrition (ESPEN)[24] sugerem o início precoce de nutrição enteral e a adoção da calorimetria indireta ou fórmulas simplificadas como 25 a 30 calorias/kg/dia para o cálculo do gasto energético total, ambas com 1,2 a 2 g de proteínas/kg/dia.

A hiperalimentação pode provocar hiperglicemia, disfunção hepática e consequente dificuldade no desmame da ventilação mecânica. Os carboidratos tipicamente sempre foram mais associados à hipercapnia, mas um estudo conduzido por Talpers e colaboradores mudou este paradigma.[25] Mostrou-se que a quantidade de calorias ofertadas é mais importante para o desenvolvimento de hipercapnia e dificuldade no desmame do que o percentual de carboidratos na dieta.

Outra grande discussão sobre alimentação de pacientes com SDRA é a utilização de ácidos graxos ricos em ômega-3. Há crescentes dados na literatura indicando que o uso desses ácidos graxos pode regular a resposta pró-inflamatória em pacientes com LPA/SDRA, porém os estudos publicados apresentam resultados variados e inconsistentes para o uso de tais formulações na alimentação nessa população.

Bloqueio neuromuscular

Em torno de 25 a 55% dos pacientes com SDRA incluídos em estudos randomizados contemporâneos sobre essa síndrome receberam bloqueadores neuromusculares (BNM). A razão mais comum para sua utilização é promover a sincronia paciente-ventilador e melhorar a oxigenação. Recentemente, Papazian e colaboradores[26] avaliaram a administração de BNM por 48 horas em pacientes com SDRA grave. Eles observaram que a administração precoce de BNM melhorou a taxa de sobrevida em 90 dias e aumentou o tempo sem necessidade de ventilação mecânica, isso sem aumentar a incidência de fraqueza muscular. Concluindo, existem evidências de que a administração precoce de BNM associada à ventilação protetora pode melhorar o desfecho em pacientes com SDRA grave sem aumentar a incidência de paraefeitos indesejáveis, porém ainda são necessários mais estudos para seu uso rotineiro.

Manejo volêmico

Na SDRA, o edema pulmonar resultante do aumento da permeabilidade vascular piora com o aumento da pressão hidrostática e redução da pressão oncótica. O aumento do edema pulmonar está associado à piora da hipoxemia.[27] Estudos conduzidos nos últimos anos utilizando manejo volêmico conservador (restrição volêmica) mostraram redução no tempo de ventilação mecânica e menor tempo de internação em UTI.[27,28]

> **ATENÇÃO**
>
> A melhor estratégia de manejo volêmico a ser realizada após a fase de ressuscitação ainda deve ser mais bem definida, porém existem evidências suficientes para se recomendar o manejo conservador utilizando restrição de fluidos, exceto se o paciente apresentar evidências de hipovolemia e instabilidade hemodinâmica.

Prognóstico

Apesar da redução da mortalidade da LPA/SDRA na década de 1990, os índices permaneceram altos (entre 30 e 60%). A disfunção de múltiplos órgãos e a sepse são responsáveis por 40 a 50% das mortes. Diversos fatores são citados na literatura como associados à maior mortalidade, como idade avançada, sexo masculino, raça negra, imunossupressão, abuso crônico de álcool, uso crônico de corticoides, malignidade, LPA/SDRA secundária à sepse ou aspiração e relação PaO_2/FiO_2 ≤ 200, entre outros.[29] A persistência de disfunções orgânicas e hipoxemia significativas após o terceiro dia foi independentemente associada à mortalidade em um estudo. A busca por marcadores de prognóstico é crescente, podendo-se citar níveis plasmáticos elevados de IL-1, IL-6, antígeno de fator de von Willebrand, elevação de pró-colágeno III no lavado broncoalveolar e fibrose pulmonar na biópsia transbrônquica como marcadores de maior mortalidade.

Os pacientes que sobrevivem têm significativas limitações funcionais, principalmente neuromusculares (polineuromiopatia), cognitivas (memória, atenção, concentração) e psicológicas (depressão, ansiedade, transtorno de estresse pós-traumático), com importante redução da qualidade de vida até dois anos após a alta hospitalar. A disfunção pulmonar também é frequente, mas tem menor repercussão funcional e recuperação mais rápida. Um estudo mostrou que as provas de função pulmonar retornam à normalidade em 6 a 12 meses após a alta hospitalar e que a limitação no teste da caminhada dos seis minutos deve-se a fraqueza muscular e alterações osteoarticulares.[30]

Conclusão

A SDRA é uma entidade de grande importância dentro da terapia intensiva e pneumologia, não apenas pela incidência considerável, mas devido à sua elevada morbimortalidade e ao elevado custo associado em seu tratamento. Apesar de numerosos estudos, pouco se evoluiu em melhora da sobrevida desses pacientes. Há algumas perspectivas de desenvolvimento de terapias de resgate, porém ainda com estudos iniciais, sem real benefício definido e com elevado custo associado.

O objetivo mais importante no tratamento é manter o seguimento das rotinas de qualidade assistenciais já definidas na literatura no manejo dos pacientes críticos, tanto nos casos de SDRA já instalados quanto na prevenção de seu desenvolvimento. Isso passa pelo cumprimento de medidas de controle de infecção hospitalar, cuidados de enfermagem e desenvolvimento de protocolos de rotinas assistenciais pelos médicos intensivistas.

Referências

1. Ashbaugh DG, Bigelow DB, Petty TL, Levine BE. Acute respiratory distress in adults. Lancet. 1967;2(7511):319-23.

2. Bernard GR, Artigas A, Brigham KL, Carlet J, Falke K, Hudson L, et al. The American-European Consensus Conference on ARDS. Definitions, mechanisms, relevant outcomes, and clinical trial coordination. Am J Respir Crit Care Med. 1994;149(3 Pt 1):818-24.

3. Zilberberg MD, Epstein SK. Acute lung injury in the medical ICU: comorbid conditions, age, etiology and hospital outcome. Am J Respir Crit Care Med. 1998;157(4 Pt 1):1159-64.

4. Murray JF, Matthay MA, Luce JM, Flick MR. An expended definition of the adult respiratory distress syndrome. Am Rev Respir Dis. 1988;138(3):720-3.

5. Fialkow L, Vieira SR, Fernandes AK, Silva DR, Bozzetti MC; Acute Respiratory Distress Syndrome Research Group. Acute lung injury and acute respiratory distress syndrome at the intensive care unit of a general university hospital in Brazil. . An epidemiological study using the American-European Consensus Criteria. Intensive Care Med. 2002;28(11):1644-8.

6. Ware LB, Matthay MA. The acute respiratory distress syndrome. N Engl J Med. 2000;342:1334-49.

7. Gattinoni L, Pesenti A. The concept of "baby lung". Intensive Care Med. 2005;31(6):776-84.

8. Whitehead T, Slutsy A. The pulmonary physician in critical care 7: ventilator induced lung injury. Thorax. 2002;57(7):635-42.

9. Malhotra A. Low-tidal-volume ventilation in the acute respiratory distress syndrome. N Engl J Med. 2007;357(11):1113-20.

10. Amato MB, Barbas CS, Medeiros DM, Magaldi RB, Schettino GP, Lorenzi-Filho G, et al. Effect of a protective-ventilation strategy on mortality in the acute respiratory distress syndrome. N Engl J Med. 1998;338(6):347-54.

11. Ventilation with lower tidal volumes as compared with traditional tidal volumes for acute lung injury and the acute respiratory distress syndrome. Acute Respiratory Distress Syndrome Network. N Engl J Med. 2000;342(18):1301-8.

12. Villar J, Kacmarek RM, Pérez-Méndez L, Aguirre-Jaime A. A high positive end-expiratory pressure, low tidal volume ventilatory strategy improves outcome in persistent acute respiratory distress syndrome: a randomized, controlled trial. Crit Care Med. 2006;34(5):1311-8.

13. Amato MBP, Carvalho CRR, Ísola A, Vieira S, Rotman V, Moock M, et al. III Consenso Brasileiro de Ventilação Mecânica. Ventilação mecânica na lesão pulmonar aguda (LPA) / síndrome do desconforto respiratório agudo (SDRA). J Bras Pneumol. 2007;33 Supl 2:S119-27.

14. Brower RG, Lanken PN, MacIntyre N, Matthay MA, Morris A, Ancukiewicz M, et al. Higher versus lower positive end-expiratory pressures in patients with the acute respiratory distress syndrome. N Engl J Med. 2004;351(4):327-36.

15. Briel M, Meade M, Mercat A, Brower RG, Talmor D, Walter SD, et el. Higher vs lower positive end-expiratory pressure in patients with acute lung injury and acute respiratory distress syndrome: systematic review and meta-analysis. JAMA. 2010;303(9):865-73.

16. Gattinoni L, Caironi P, Cressoni M, Chiumello D, Ranieri VM, Quintel M, et al. Lung recruitment in patients with the acute respiratory distress syndrome. N Engl J Med. 2006;354(17):1775-86.

17. Fan E, Wilcox ME, Brower RG, Stewart TE, Mehta S, Lapinsky SE, et al. Recruitment maneuvers for acute lung injury: a systematic review. Am J Respir Crit Care Med. 2008;178(11):1156-63.

A IR hipercápnica é caracterizada pela falência ventilatória com a consequente elevação da $PaCO_2$. Existem três mecanismos causais da IR hipercápnica: 1) estímulo neural insuficiente diante da demanda; 2) anormalidade mecânica na parede torácica; e 3) carga inspiratória excessiva.

> **ATENÇÃO**
>
> Na ausência de doença pulmonar subjacente, a hipoxemia caracterizada pela hipoventilação apresenta um gradiente $(A\text{-}a)O_2$ normal.

Não é incomum que a IR ventilatória sobreponha-se a um quadro já estabelecido de IR hipoxêmica. A aplicação da fórmula para cálculo do gradiente $(A\text{-}a)O_2$ permite a distinção entre as duas formas de IR.

$$\text{Gradiente } (A\text{-}a)O_2 = [FiO_2\,(PB-47) - (PaCO_2/R) - PaO_2]$$

onde:

FiO_2 = fração inspiratória de oxigênio
PB = pressão barométrica local
47 = pressão do vapor d'água nas vias aéreas
R = quociente respiratório, habitualmente estimado em 0,8; quando respirando FiO_2 superior a 0,6, a correção pelo R pode ser eliminada
PaO_2 e $PaCO_2$ = pressões parciais de oxigênio e gás carbônico no sangue arterial

Determinação do transporte de oxigênio aos tecidos e da extração de oxigênio pelos tecidos

Após sua difusão pela membrana alveolar, o oxigênio liga-se fortemente à hemoglobina presente na hemácia para ser oferecido aos tecidos periféricos durante a passagem pela microcirculação. Em estados normais de repouso, o organismo utiliza apenas uma fração de cerca de 25% da quantidade total de oxigênio circulante a cada passagem pelos tecidos, denominada taxa de extração de oxigênio (TEO_2). Em caso de necessidade, a TEO_2 pode ser aumentada até um máximo de 85%. Embora na prática esse fato não aconteça de forma isolada, ele demonstra que se poderia quadruplicar a oferta de oxigênio sem que fosse necessário o incremento do conteúdo total de oxigênio circulante.

As fórmulas a seguir determinam o conteúdo total de oxigênio arterial oferecido aos tecidos em um determinado momento, também conhecido como oferta de oxigênio (DO_2):

$$CaO_2 = (Hb \times 1{,}34 \times SatO_2) + (PaO_2 \times 0{,}0031)$$

onde:

CaO_2 = conteúdo arterial de oxigênio
Hb = hemoglobina, em g/dL
1,34 = capacidade de carreamento de O_2 da hemoglobina a 37°C, em mL/g
$SatO_2$ = % de hemoglobina saturada de O_2
PaO_2 = pressão parcial de oxigênio arterial, em mmHg
0,0031 = coeficiente de solubilidade do oxigênio no plasma

$$DO_2 = DC \times CaO_2 \times 10$$

onde:

DC = débito cardíaco, em $mL/min/m^2$

Percebe-se que a quantidade de oxigênio dissolvido no plasma, portanto fora das hemácias, é muito pequena, sendo sua contribuição negligenciável. As três variáveis fundamentais para o transporte de oxigênio são o conteúdo de hemoglobina ("transportador"), o percentual de saturação de hemoglobina ("oxigenação") e o débito cardíaco ("bomba/resistência").

É importante observar que para qualquer decréscimo em uma dessas variáveis (p. ex., queda da saturação da hemoglobina), o conteúdo arterial de oxigênio pode ser mantido constante pelo ajuste das outras variáveis, tanto quantidade de hemoglobina disponível quanto aumento do débito cardíaco, bem como por meio de ajustes na TEO_2.

Para estimar a TEO_2, deve-se comparar o conteúdo arterial de oxigênio com o conteúdo venoso, obtido pela mesma fórmula, porém aplicada às amostras de sangue venoso provenientes da veia cava superior ou da artéria pulmonar, este também conhecido como sangue venoso misto:

$$CvO_2 = (Hb \times 1{,}34 \times SatvO_2) + (PvO_2 \times 0{,}0031)$$
$$VO_2 = (CaO_2 - CvO_2) \times DC \times 10$$

onde:

CvO_2 = conteúdo venoso de oxigênio
$SatvO_2$ = saturação venosa de hemoglobina
PvO_2 = pressão venosa de oxigênio
VO_2 = consumo de oxigênio
TEO_2 = VO_2/DO_2

Essa observação permite verificar quando a oferta (DO_2) está incompatível com o consumo de oxigênio (VO_2). Depois, dependendo da causa, o tratamento deve ser dirigido. As causas de equilíbrio inadequado entre oferta e consumo de O_2 podem ser divididas assim:

- Baixo CaO_2 com débito cardíaco normal: doença pulmonar obstrutiva crônica (DPOC), curtos-circuitos intracardíacos, doenças intersticiais pulmonares, ambiente hipóxico (altitude), hemoglobinopatias, anemia grave, entre outros, seriam causas de hipoxemia classificadas desse modo.
- DO_2 inadequada por falência circulatória: estados de choque com má distribuição da perfusão, além de débito cardíaco inadequado ao quadro clínico, podem levar

à hipoxemia, mesmo com CaO_2 normal. O estereótipo deste grupo é o choque distributivo.

Classificar o mecanismo da hipoxemia de maneira adequada com base na fisiologia é absolutamente indispensável para determinar se a administração de oxigênio é de fato necessária para sua reversão.

Uma forma indireta fundamental para avaliar a adequação do equilíbrio entre DO_2 e VO_2 é a medida do lactato sérico.[4] O lactato é um subproduto da glicólise anaeróbia, utilizada pela mitocôndria em situações de DO_2 inadequada. Seu aumento, portanto, sugere anaerobiose significativa, que pode ser secundária à hipoxemia ou não. Estados prolongados de choque e inflamação sistêmica podem causar disfunção e apoptose mitocondrial, a despeito de DO_2 adequada, adicionando complexidade à questão.

Indicações para a administração de oxigenoterapia

A caracterização fisiopatológica da hipoxemia permite a aquisição de elementos suficientes para determinar a necessidade de oxigenoterapia. Tanto nas situações agudas (QUADRO 88.1)[5] como nas crônicas (QUADRO 88.2),[3] existem indicações absolutas e relativas.

Metas para a oxigenoterapia

O objetivo da oxigenoterapia é o aumento adequado da PaO_2 ou $SatO_2$ para suprir as necessidades do organismo. No entanto, um aumento isolado da PaO_2 não deveria ser considerado como evidência de concomitante oferta e consumo de oxigênio pelos tecidos. Em muitas ocasiões, a falta de melhora da oferta de oxigênio aos tecidos decorre da tendência do oxigênio de reduzir o fluxo sanguíneo sistêmico. Esse fenômeno enfatiza a importância da adoção de outras medidas de aferição do sucesso da oxigenoterapia além de PaO_2 ou $SatO_2$, como enfatizado na discussão da caracterização fisiopatológica da hipoxemia.

Dispositivos e fontes para administração de oxigênio

Existem diversos dispositivos para administração de oxigênio a partir de fontes fornecedoras variáveis. No cenário intra-hospitalar, as fontes mais utilizadas são cilindros de oxigênio ou linhas centrais, ambas permitindo a obtenção do gás em fluxos altos, quando necessário. Para deslocamentos, podem ser empregados cilindros portáteis com oxigênio líquido ou gasoso. No domicílio, costuma-se empregar como fonte os concentradores de oxigênio. Os concentradores são aparelhos que separam o oxigênio do nitrogênio do ar ambiente, de modo que a fração de oxigênio pode atingir 95%, em vez dos 21% do ar ambiente, com fluxos de 0,5 a 5 L/min.

O QUADRO 88.3 apresenta diversos sistemas para a administração de oxigênio, bem como o fluxo suportado e a FiO_2 obtida com eles.

- Cânula nasal: dispositivo que entrega um fluxo constante de oxigênio à nasofaringe e orofaringe, as quais atuam como um reservatório de oxigênio com capacidade de 50 mL. Esse dispositivo é bem tolerado pela maior parte dos pacientes e de fácil instalação. As grandes desvantagens da cânula nasal são a sua incapacidade de proporcionar altas concentrações de oxigênio inalado em pacientes que tenham uma ventilação-minuto elevada e a imprecisão da FiO_2. Quando a ventilação-minuto excede o fluxo de oxigênio, o excesso de ventilação retira o oxigênio do ar ambiente e a FiO_2 começa a declinar. A utilização de fluxos maiores do que 5 L/min produz ressecamento da mucosa nasal, dessecação de secreções e epistaxe, mesmo com umidificação do gás.
- Máscara simples: à semelhança da cânula nasal, é de fácil instalação e manuseio, porém menos confortável. Não deve ser utilizada com fluxo menor do que 5 L/min para

QUADRO 88.1 → Indicações para oxigenoterapia em situações agudas

Absolutas
- Hipoxemia aguda (PaO_2 < 60 mmHg; $SatO_2$ < 90%)
- Parada cardiorrespiratória
- Hipotensão arterial (pressão sistólica < 90 e/ou pressão diastólica < 60 mmHg)
- Débito cardíaco reduzido e acidose metabólica (bicarbonato < 18 mmol/L)
- Esforço respiratório aumentado (frequência respiratória > 24 mrpm)

Relativas
- Infarto do miocárdio não complicado
- Angina pectoris
- Dispneia sem hipoxemia
- Anemia de células falciformes

Fonte: Modificado de ACCP-NHLBI National Conference on Oxigen Therapy.[5]

QUADRO 88.2 → Indicações para oxigenoterapia a longo prazo em situações crônicas

Absoluta
- $PaO_2 \leq 55$ mmHg ou $SatO_2 \leq 88\%$

Relativas
- Presença de *cor pulmonale*
  - PaO_2 de 55 a 59 mmHg ou $SatO_2 \leq 89\%$
  - Evidência de onda p "pulmonale" no eletrocardiograma
  - Hematócrito > 55%
  - Insuficiência cardíaca congestiva
- Somente em situações específicas ($PaO_2 \geq 60$ mmHg ou $SatO_2 \geq 90\%$)
  - Com doença pulmonar e dessaturação noturna não corrigível com pressão positiva contínua nas vias aéreas (CPAP)
  - Com dessaturação ao exercício ($PaO_2 \leq 55$ mmHg)

Fonte: Modificado de Kim e Criner.[3]

Princípios da Ventilação Mecânica Invasiva e Não Invasiva

89

Cassiano Teixeira
Jorge Amilton Hoher
Paulo José Zimermann Teixeira

Ventilação Mecânica Invasiva

Definições

O suporte ventilatório invasivo é um método usado no tratamento de pacientes com insuficiência respiratória aguda ou crônica exacerbada (agudizada). A oferta se dá através de uma prótese introduzida na via aérea (tubo orotraqueal, tubo nasotraqueal ou cânula de traqueostomia) e de aparelhos (ventiladores ou respiradores) que fornecem pressão positiva nas vias aéreas.

Os objetivos da ventilação mecânica (VM) estão descritos no QUADRO 89.1.

Indicações

A VM está indicada nas situações clínicas em que o paciente desenvolve insuficiência respiratória, ou seja, quando existe incapacidade de manter valores adequados de oxigênio (O_2) e gás carbônico (CO_2) sanguíneos. As indicações de VM são mostradas no QUADRO 89.2.

QUADRO 89.1 → Objetivos da ventilação mecânica

- Manter as trocas gasosas (correção da hipoxemia e da acidose respiratória associada à hipercapnia).
- Reduzir o elevado trabalho muscular respiratório secundário à alta demanda muscular metabólica (reverter ou evitar a fadiga muscular respiratória e reduzir o excessivo consumo de oxigênio), diminuindo assim o desconforto respiratório.

Princípios

Os aparelhos de VM insuflam, de forma intermitente, as vias respiratórias com volumes de ar (volume corrente, volume de ar corrente ou VAC, *tidal volume* ou VT). O movimento

QUADRO 89.2 → Indicações de ventilação mecânica

Hipoventilação e apneia (elevação na $PaCO_2$ indicando hipoventilação alveolar), seja de forma aguda (lesões no centro respiratório, intoxicação ou abuso de drogas) ou crônica (portadores de doenças com limitação crônica ao fluxo aéreo e obesidade mórbida).	Insuficiência respiratória devido a doença pulmonar intrínseca e hipoxemia (redução da PaO_2 consequente a alterações da ventilação/perfusão ou até *shunt* intrapulmonar).
Necessidade de reanimação devido a uma parada cardiorrespiratória.	Falência mecânica do aparelho respiratório (fraqueza muscular, doenças neuromusculares, paralisia).
Comando respiratório instável (trauma craniano, acidente vascular cerebral, intoxicação exógena e abuso de drogas).	Restabelecimento no pós-operatório de cirurgia de abdome superior, torácica de grande porte, deformidade torácica, obesidade mórbida.
Redução do trabalho muscular respiratório e fadiga muscular.	Parede torácica instável.

dos gases para o interior dos pulmões ocorre pela geração de um gradiente de pressão entre as vias aéreas superiores e os alvéolos.

No ajuste da VM, alguns parâmetros importantes são controlados e outros são consequências dos ajustes dos primeiros (QUADRO 89.3). A leitura dos gases arteriais (pela gasometria arterial) e a avaliação do conforto clínico do paciente refletem a eficácia e a adequação dos parâmetros ventilatórios selecionados pela equipe.

Na escolha do *modo ventilatório*, pode-se optar pelo modo "assistido", quando o próprio paciente, de acordo com sua demanda metabólica (produção de CO_2), define a frequência respiratória (FR), ou pelo modo "controlado", no qual a FR é determinada pelo aparelho (ou seja, programada pelo operador do aparelho).

Na escolha do *regime ventilatório*, pode-se optar por ventilar o paciente "a volume", quando se define o VT e o fluxo inspiratório ($\dot{V}$) e, de acordo com a mecânica do sistema respiratório do paciente, uma determinada pressão será atingida na via aérea, visando garantir o VT predeterminado, ou "a pressão", quando se define o pico de pressão inspiratória (Ppi) e o VT é consequentemente variável e dependente da complacência do paciente.

Ciclo ventilatório

Durante a VM com pressão positiva, o ciclo ventilatório é dividido nas seguintes fases (FIGURA 89.1):

1. Fase inspiratória: corresponde à fase do ciclo em que o ventilador realiza a insuflação pulmonar, conforme as propriedades elásticas e resistivas do sistema respiratório. O máximo de pressão, fluxo ou volume oferecido corresponde aos limites. Válvula inspiratória aberta.
2. Mudança de fase (ciclagem): transição entre a fase inspiratória e a fase expiratória.

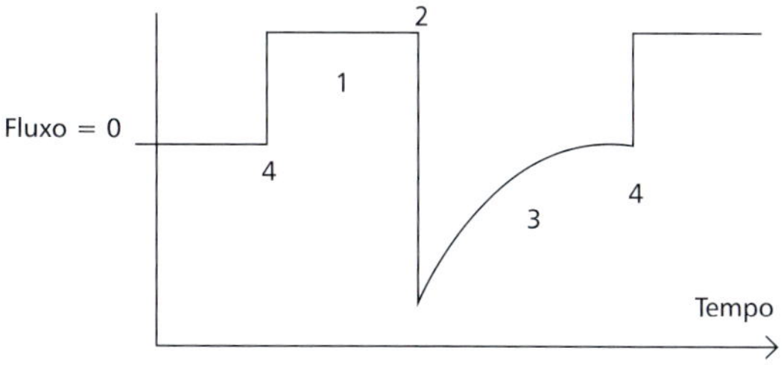

FIGURA 89.1 → Fases do ciclo respiratório (curva de fluxo em ventilação controlada por volume).

QUADRO 89.3 → Parâmetros da ventilação mecânica

PARÂMETRO	ABREVIATURA	AJUSTE
Concentração de O_2	FiO_2	0,21-1,0 (21-100%)
Fluxo inspiratório (velocidade com que o ar é administrado)	$\dot{V}$	Selecionado diretamente por ajustes de fluxo (L/min) ou ajustes da relação I:E (tempo inspiratório:tempo expiratório)
Forma da onda de fluxo		Descendente, quadrada, ascendente e sinusoide
Frequência respiratória (número de ciclos respiratórios que os pacientes realizam em um minuto)	FR	Definida pelo paciente (ventilação assistida) de acordo com suas necessidades metabólicas ou pela programação do aparelho (ventilação controlada)
Pressão positiva ao final da expiração	PEEP	Selecionada conforme contexto clínico
Pressão de platô	Ppl	Medida pela pausa inspiratória; representa a pressão real ofertada às vias aéreas (define o risco de barotrauma)
Pico de pressão	Ppi	Consequência do ajuste dos demais parâmetros; ajuste conforme o volume corrente, em função da resistência e complacência
Pressão média das vias aéreas	Pvas	Consequência do ajuste dos demais parâmetros
Volume corrente	VT	Selecionado nos regimes volumétricos e consequência nos regimes pressóricos
Tempo inspiratório	TI	Consequência do ajuste da relação I:E e do $\dot{V}$
Tempo expiratório	TE	Consequência do ajuste dos demais parâmetros
Volume-minuto (produto da FR pelo VT)	VE	Consequência do produto da FR x VT
PEEP intrínseca (auto-PEEP)		Medida pela pausa expiratória; representa o alçaponamento de ar nas vias aéreas (broncospasmo)

3. Fase expiratória: momento posterior ao fechamento da válvula inspiratória e abertura da válvula expiratória, permitindo que a pressão do sistema respiratório equilibre-se com a pressão positiva ao final da expiração (PEEP) determinada no ventilador.
4. Mudança da fase expiratória para a fase inspiratória (disparo): fase em que termina a expiração e ocorre o disparo (abertura da válvula inspiratória) do ventilador, iniciando nova fase inspiratória.

Análise gráfica

Curvas de fluxo ($\dot{V}$)

O fluxo costuma ser medido diretamente pelo ventilador, através de sensores de pressão posicionados entre a cânula endotraqueal e o "Y" do circuito do ventilador.

Nos modos controlados, após o início do ciclo, o fluxo aumenta até atingir um valor prefixado, chamado de pico de fluxo. O fluxo, nessa modalidade, vai definir o tempo em que a válvula inspiratória permanecerá aberta (TI), de acordo com o VT estabelecido. As formas de curva de fluxo mais utilizadas na prática clínica são a quadrada (que permite a realização da monitoração da mecânica respiratória) e a descendente (que proporciona uma melhor distribuição do ar inspirado) (FIGURA 89.2).

Quando o fluxo inspiratório se encerra, fecha-se a válvula inspiratória e abre-se a válvula expiratória do aparelho, começando então o fluxo expiratório.

Nos modos assistidos, as características da curva de fluxo nos modos espontâneos (pico e duração) são determinadas pela demanda do paciente.

Curvas de pressão

A pressão em geral é medida diretamente pelo ventilador, através de um sensor instalado próximo ao tubo endotraqueal ("Y" do circuito do ventilador).

Na inspiração, ocorre um aumento progressivo das pressões dentro da via aérea (curva ascendente). À medida que o fluxo de ar entra no sistema respiratório, a pressão inspiratória se eleva. Para isso, ela deve vencer os dois componentes intrínsecos das vias aéreas: o componente resistivo, isto é, a resistência ao fluxo de ar passando pelas vias aéreas, e o componente elástico, ou seja, a distensão dos pulmões e da parede torácica. Esses dois componentes são demonstrados na curva pressão-tempo (FIGURA 89.3).

Na expiração, ao contrário, como a pressão no sistema está elevada, a abertura da válvula expiratória promoverá a saída passiva do VT.

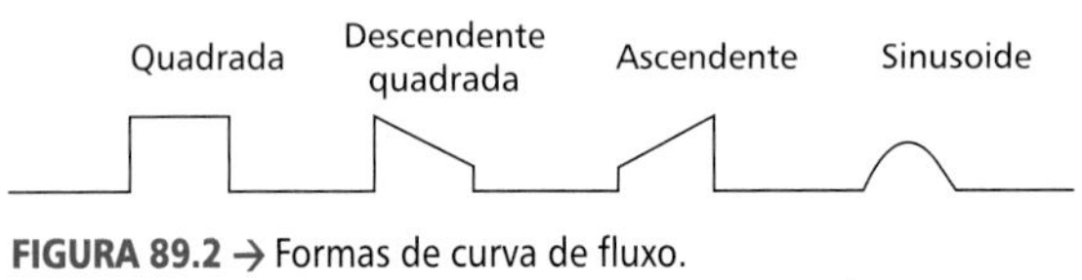

FIGURA 89.2 → Formas de curva de fluxo.

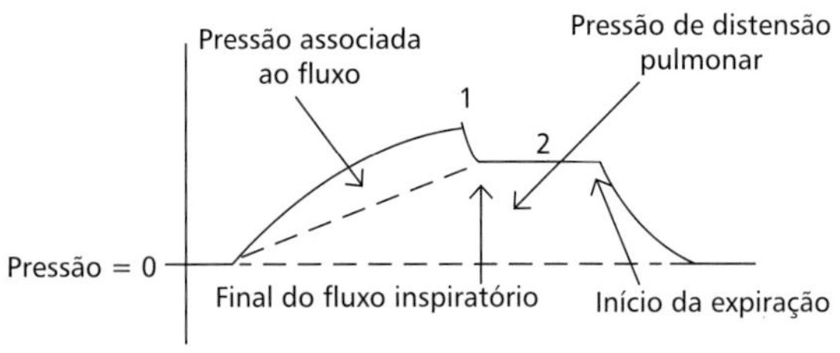

Ppi = Pres + Pel
Pres = R x V (ou seja, produto da resistência pelo fluxo)
Pel = VT / C (ou seja, divisão do VT pela complacência)

FIGURA 89.3 → Componentes da pressão inspiratória. (1) Representa o pico de pressão (Ppi) nas vias aéreas, que sofre interferência tanto do fluxo (Pres = pressão resistiva) como da variação de volume (Pel = pressão elástica). (2) Corresponde ao momento de interrupção do fluxo inspiratório (pausa inspiratória) e determina a pressão de platô (Ppl). Este momento representa a pressão de equilíbrio do sistema respiratório; já que não existe fluxo, não há o componente de resistência das vias aéreas, somente o componente elástico do sistema respiratório.

Curvas de volume

O gráfico de volume representa o volume pulmonar inspirado (curva ascendente) e o volume pulmonar expirado (curva descendente). Os volumes são iguais, exceto nos casos de vazamento do sistema de ventilação (traqueia do respirador perfurada ou balonete do tubo endotraqueal desinsuflado), desconexão do circuito ou aprisionamento aéreo (FIGURA 89.4).

Disparo do respirador

Durante a VM, uma variável de disparo predeterminada necessariamente deve ser alcançada para se iniciar a inspiração. Nos modos controlados, essa variável é o tempo e é independente do esforço do paciente. Nos modos assistidos ou espontâneos, a inspiração começa quando se alcança um nível de pressão ou fluxo predeterminado (sensibilidade ou *trigger*). Nestes casos, o disparo do respirador pode ocorrer por pressão ou por fluxo.

Quando não há disparo do ciclo inspiratório (a pressão negativa não ultrapassa o limiar determinado, ajustado no aparelho), ocorre somente aumento do trabalho respiratório e, como consequência, a "dissincronia" ventilatória, o que geralmente é conhecido como "briga ou competição com o respirador" e exige intervenção, por tratar-se de um quadro ameaçador à vida do paciente.

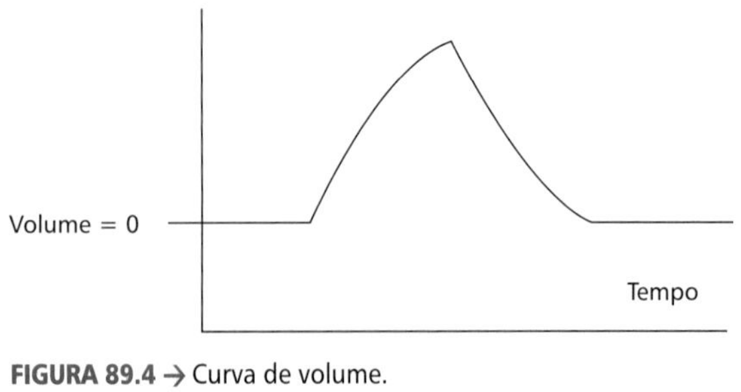

FIGURA 89.4 → Curva de volume.

Curvas de pressão, volume e fluxo em função do tempo

Os aparelhos de VM apresentam seus registros graficamente pela expressão de três diferentes curvas em função do tempo (FIGURA 89.5). A análise em conjunto das três curvas, associada ao exame clínico do paciente, permite a realização de quase todos os diagnósticos de "dissincronia" ventilatória.

Modalidades ventilatórias convencionais

As modalidades ventilatórias convencionais são resumidas no QUADRO 89.4.

Ventilação mandatória contínua

Neste modo, todos os ciclos da ventilação são mandatórios, ou seja, disparados pelo ventilador. Quando o disparo ocorre pelo tempo, o modo é apenas controlado; quando ocorre pela pressão negativa ou pelo fluxo positivo realizados pelo paciente, o modo é assistido-controlado.

Ventilação mandatória contínua com volume controlado – modo controlado (CMV)

Neste modo, são definidos a FR, o VT e o fluxo inspiratório. O início da inspiração (disparo) ocorre somente de acordo com a FR preestabelecida (p. ex., se FR = 10 ipm, um dispa-

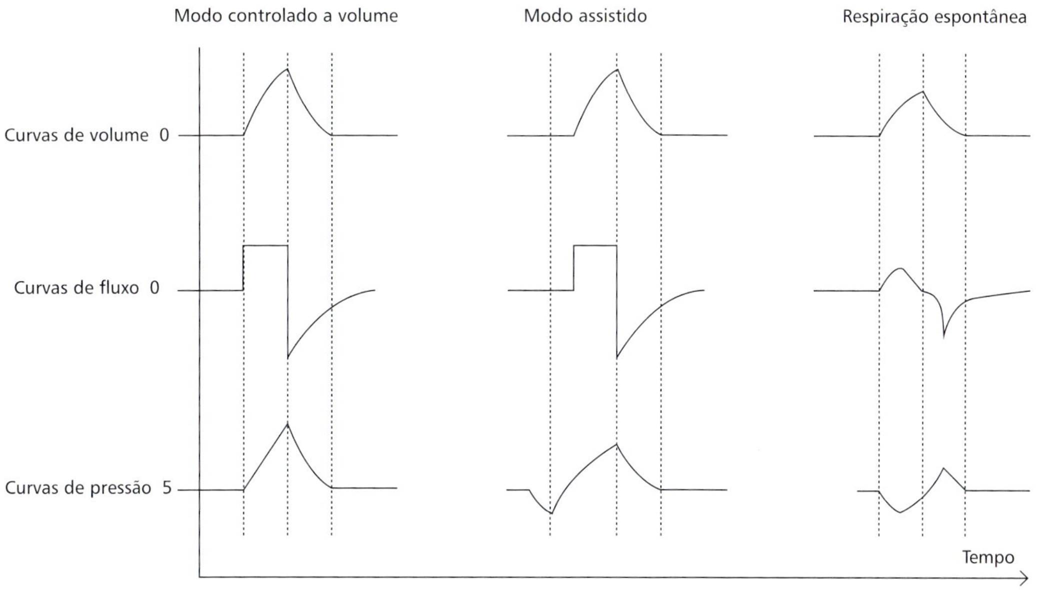

FIGURA 89.5 → Curvas ventilatórias em função do tempo nos modos controlados a volume, assistido e espontâneo.

QUADRO 89.4 → Modalidades ventilatórias convencionais

		CICLO MANDATÓRIO			CICLO ESPONTÂNEO		
MODO VENTILATÓRIO	VARIÁVEL DE CONTROLE	DISPARO	LIMITE	CICLAGEM	DISPARO	LIMITE	CICLAGEM
CMV	Volume	T	f	V	-	-	-
ACV		T – P – f	f	V	-	-	-
IMV		T – P – f	f	V	P – f	P	P
PCV	Pressão	T	P	T	-	-	-
PCV-A		T – P – f	P	T	-	-	-
PSV		-	-	-	P – f	P	f

T = tempo; P = pressão; f = fluxo; V = volume; CMV = ventilação mandatória contínua com volume controlado – modo controlado; ACV = ventilação mandatória contínua com volume controlado – modo assistido-controlado; IMV = ventilação mandatória intermitente; PCV = ventilação mandatória contínua com pressão controlada – modo controlado; PCV-A = ventilação mandatória contínua com pressão controlada – modo assistido-controlado; PSV = ventilação com pressão de suporte.

SEÇÃO 11

Atualização em Cirurgia Torácica

Avaliação do Risco Cirúrgico e Conduta Preparatória para Cirurgia

90

Dagoberto Vanoni de Godoy
Fabrício Piccoli Fortuna
Darcy Ribeiro Pinto Filho

Introdução

A compreensão das modificações que se produzem sobre o aparelho respiratório durante o ato cirúrgico e no período pós-operatório é de suma importância para o dimensionamento da relação risco-benefício de determinado procedimento. O processo de avaliação de risco é multifatorial, complexo, e não deve ser reduzido apenas à aplicação de escalas com esse objetivo.

> **ATENÇÃO**
>
> A consulta clínica para avaliação do risco cirúrgico deve ser detalhada e levar em conta – em especial se o procedimento a ser executado envolver o tórax e/ou o abdome superior – os principais fatores causais de morbimortalidade: idade avançada, desnutrição, função respiratória reduzida, cardiopatia, ato cirúrgico com duração maior do que 120 minutos e ressecção pulmonar extensa (pneumonectomia).

Alterações na fisiologia respiratória secundárias ao ato cirúrgico

Fundamentalmente, estabelecem-se três alterações funcionais durante o ato cirúrgico torácico e/ou abdominal alto, as quais podem permanecer pelos 7 a 10 dias seguintes: redução da capacidade residual funcional (CRF), desuniformidade na relação ventilação-perfusão (V/Q) e aumento da resistência ao fluxo nas vias aéreas. Essas alterações constituem a resposta normal do pulmão à injúria cirúrgica e, ao mesmo tempo, a base para o surgimento de complicações (FIGURA 90.1).[1]

> **ATENÇÃO**
>
> O fator determinante mais importante para o surgimento de complicações pulmonares pós-operatórias é a presença prévia de disfunção pulmonar, retratada pelo desempenho anormal nos testes pré-operatórios de função pulmonar.

Procedimentos para avaliação pré-operatória de pneumopatas e não pneumopatas para cirurgia torácica ou abdominal alta

Na avaliação inicial, uma história detalhada deve procurar evidenciar a presença de doenças prévias crônicas com possível redução da capacidade funcional, como diabete melito, insuficiências cardíaca, renal ou hepática, arteriopatia obliterativa dos membros ou da circulação cerebral, bem como os tratamentos realizados e o grau de controle dessas

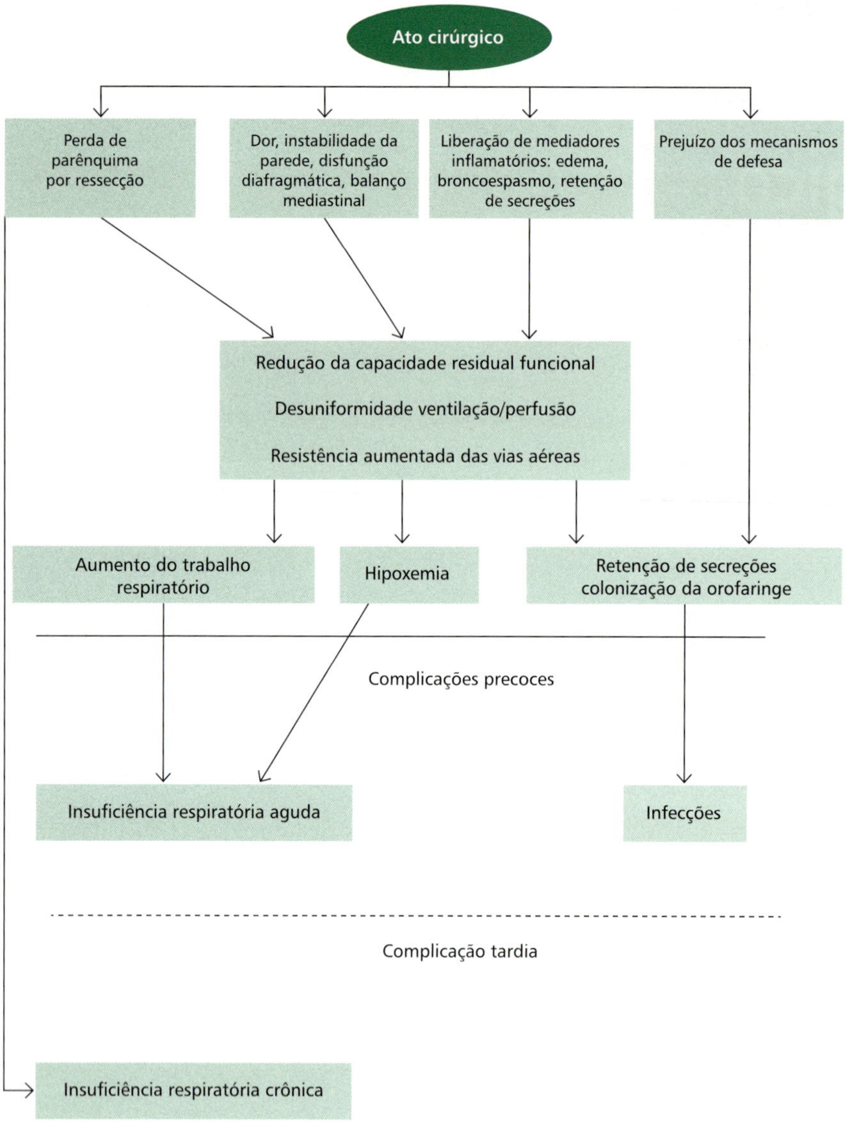

FIGURA 90.1 → Alterações funcionais respiratórias secundárias ao ato cirúrgico e seu papel na gênese de complicações.

Fonte: Modificada de Wernly e De Meester.[1]

doenças. Perguntas sobre eventuais limitações por dispneia nas atividades diárias, como subir escadas, varrer a casa e caminhar no plano, fornecem estimativas razoáveis da capacidade cardiopulmonar do paciente sem restrições musculoesqueléticas.

Portadores de doenças pulmonares, junto com indivíduos que sofrem de distúrbios ventilatórios não relacionados com o parênquima pulmonar, e aqueles que sofrerão cirurgia de andar superior do abdome devem ter uma avaliação pré-operatória específica de seu aparelho respiratório. A avaliação mínima da função respiratória inclui a realização de uma espirometria e de uma análise dos gases arteriais em repouso. Se a cirurgia incluir ressecção de parênquima, é desejável que haja um teste de capacidade de difusão do monóxido de carbono (DL_{CO}).

Espirometria

Os parâmetros espirométricos mais importantes para a avaliação pré-operatória são o volume expiratório forçado no primeiro segundo (VEF_1), a capacidade vital forçada (CVF) e a relação VEF_1/CVF. Em princípio, o paciente que apresente um VEF_1 igual ou maior a 80% do previsto pode ser considerado apto, do ponto de vista funcional, para qualquer tipo de ressecção pulmonar, inclusive pneumonectomia. Um VEF_1 superior a 60% do previsto permite a execução com segurança de lobectomia. Um VEF_1(%) pré-operatório superior a 80% ocasiona uma taxa de mortalidade pós-operatória inferior a 5%.

Se os resultados desses testes forem anormais, uma intervenção clínica agressiva com suspensão do fumo, uso de antibióticos, broncodilatadores e fisioterapia respiratória pode minimizar ou reverter a disfunção.

Gasometria arterial

Embora a gasometria arterial faça parte da avaliação funcional global, seu poder discriminatório isoladamente é baixo. Estudos recentes não conseguiram demonstrar que tanto a hipercapnia ($PaCO_2$ > 45 mmHg) como a hipoxemia (PaO_2 < 55 mmHg) se constituam em fatores de risco independentes para complicações. Apesar de controvérsias sobre o valor como preditor isolado para o desenvolvimento de complicações pós-operatórias, a $PaCO_2$ é o melhor indicador da ventilação alveolar. A presença de hipercapnia denota disfunção significativa no sistema de trocas gasosas e, em geral, indica risco elevado para procedimentos cirúrgicos torácicos, mas em casos selecionados não deve ser tomada como contraindicação absoluta à cirurgia.

Capacidade de difusão do monóxido de carbono

As anormalidades na DL_{CO} costumam resultar da perda do leito capilar pulmonar em decorrência de enfisema pulmonar, hipertensão pulmonar e doenças intersticiais. A DL_{CO} é altamente preditiva para avaliar-se a possibilidade de complicações, superando o VEF_1. Uma DL_{CO} inferior a 80% do previsto aumenta o risco de complicações pós-operatórias em duas a três vezes, ao passo que menor do que 60% do predito está associada a aumento da mortalidade.

> **ATENÇÃO**
>
> Se VEF_1 e DL_{CO} forem superiores a 80% do previsto, não há necessidade de prosseguir-se a avaliação funcional respiratória, mesmo que a cirurgia inclua ressecção parenquimatosa pulmonar, visto ser baixo o risco de complicações.

Nesse momento da avaliação pré-operatória, cabe complementá-la com a aplicação de uma escala multifatorial para complicações pulmonares pós-operatórias (QUADRO 90.1).[2]

Procedimentos adicionais à avaliação inicial

Nesta situação, estão incluídos os indivíduos portadores de um ou mais fatores de risco para complicações e morte pós-operatória.

Função respiratória reduzida

Fumantes têm um risco aumentado de desenvolvimento de atelectasias e pneumonia devido a acúmulo de secreções res-

QUADRO 90.1 → Escala de risco para complicações pós-operatórias pulmonares

FATOR DE RISCO	PONTOS
CVF < 50%	1
VEF_1/CVF 65 a 75%	1
VEF_1/CVF 50 a 65%	2
VEF_1/CVF < 50%	3
Idade > 65 anos	1
Obesidade	1
Cirurgia torácica ou abdominal alta	2
Cirurgia abdominal baixa ou periférica	1
Doença pulmonar	1
Sintomas respiratórios	1
Tabagismo ativo nos últimos dois meses	1

PONTOS	RISCO	COMPLICAÇÕES	MORTALIDADE
0 a 3	Baixo	6,1%	1,7%
4 a 6	Moderado	23,3%	6,3%
7 a 12	Alto	35%	11,7%

piratórias, deficiência nos mecanismos de limpeza brônquica e alta prevalência de doença pulmonar obstrutiva crônica (DPOC). De preferência, deve-se suspender o uso de tabaco oito semanas antes do procedimento cirúrgico.

Indivíduos bronquíticos ou enfisematosos devem ser cuidadosamente pesquisados quanto à presença de hiper-reatividade brônquica (sobretudo se expostos a corticoterapia sistêmica prolongada), tosse produtiva persistente, história de tabagismo pesado e descondicionamento físico de instalação subaguda ou crônica.

Pacientes portadores de asma brônquica tendem a ter um maior número de complicações operatórias e pós-operatórias, sendo que 75% são respiratórias. Cerca de 6% dos asmáticos previamente assintomáticos desenvolvem broncospasmo transoperatório. No paciente asmático, os testes de função pulmonar pré-operatórios são essenciais para avaliar o grau de obstrução, verificar a efetividade de manobras terapêuticas e determinar o risco operatório e pós-operatório. Uma espirometria com teste de broncoprovocação está indicada em pacientes assintomáticos, mas com história pregressa de asma brônquica.

Estimativa da função respiratória pós-operatória

A adequada avaliação da função respiratória e a estimativa de perda dela, secundariamente ao ato cirúrgico, são os passos críticos na prevenção da invalidez funcional respiratória. A pneumonectomia é a cirurgia que acarreta maior risco, e não existe diferença significativa quanto à taxa de mortalidade entre a lobectomia e as ressecções limitadas.

Dois métodos são utilizados para estimar-se a função respiratória pós-operatória: mapeamento cintilográfico com estimativa do VEF_1 pós-operatório e/ou mensuração do consumo máximo de oxigênio ($VO_{2máx}$) com teste de exercício cardiopulmonar.

A determinação do VEF_1 pelo mapeamento cintilográfico é realizada com a aquisição de imagens inalatórias (por meio da inalação de xenônio) e perfusionais (injeção de tecnécio) por câmera gama. O estudo perfusional em geral é preferido por ser tecnicamente mais simples. A partir daí, estima-se a contribuição relativa da porção do parênquima a ser ressecado e calcula-se a contribuição funcional relativa da porção do parênquima pulmonar a ser ressecado. O VEF_1 pós-operatório é calculado pela fórmula a seguir:[2]

$$VEF_1 \text{ pós-operatório} = VEF_1 \text{ pré-operatório} \times (1 - \text{contribuição relativa do parênquima a ser ressecado})$$

Por exemplo, em uma lobectomia superior direita, sendo a perfusão relativa do parênquima a ser ressecado de 27% e o VEF_1 pré-operatório de 80% do previsto:

$$VEF_1 \text{ pós-operatório} = 80 \times (1 - 0{,}27)$$
$$VEF_1 \text{ pós-operatório} = 80 \times 0{,}73$$
$$VEF_1 \text{ pós-operatório} = 58\% \text{ do previsto}$$

A fórmula para a estimativa da DL_{CO} pós-operatória é semelhante. Pacientes com estimativas de VEF_1 ou DL_{CO} pós-operatórios inferiores a 40% do previsto necessariamente deverão realizar teste de exercício antes de serem liberados para procedimentos cirúrgicos.

Em relação ao teste de exercício, o protocolo mais estudado e validado é o de teste de exercício máximo, no qual é utilizada esteira ou bicicleta ergométrica. O paciente exercita-se até atingir o ponto de exaustão ou até que seja determinado o $VO_{2máx}$. O teste de exercício máximo aglutina uma série de fatores importantes para o bom andamento do ato operatório e do pós-operatório: motivação, condicionamento físico e reserva cardíaca, sendo um preditor sensível de morbidade e mortalidade pós-toracotomia. Indivíduos com $VO_{2máx}$ superior a 15 mL/kg/min podem submeter-se a ressecções parenquimatosas pulmonares maiores. Pacientes com $VO_{2máx}$ entre 10 e 15 mL/kg/min e VEF_1 ou DL_{CO} pós-operatórios inferiores a 40% são inoperáveis.[3]

Outras formas de teste de exercício (teste da subida de escadas, teste da caminhada de seis minutos) vêm sendo estudadas como alternativas mais simples em relação ao teste de exercício máximo. O teste da subida de escadas pode predizer o consumo máximo de oxigênio ($VO_{2máx}$). Pacientes que conseguem subir cinco lanços de escadas têm um $VO_{2máx}$ maior do que 20 mL/kg/min. Ao contrário, pacientes incapazes de subir um lanço de escadas têm um $VO_{2máx}$ menor do que 10 mL/kg/min.

A FIGURA 90.2 propõe um algoritmo para avaliação funcional respiratória de candidatos à cirurgia com ressecção parenquimatosa pulmonar.

Doença cardiovascular

Na avaliação do risco operatório de pacientes que deverão submeter-se à cirurgia torácica, devem ser analisados os seguintes fatores de risco: cardiopatia isquêmica, insuficiência cardíaca, arritmias, valvulopatias, hipertensão arterial sistêmica e vasculopatia periférica.

Cardiopatia isquêmica

Pacientes com doença isquêmica coronariana apresentam risco aumentado de infarto do miocárdio perioperatório. Indivíduos com angina estável leve têm complicações cardiológicas entre 2 e 5%. Em contraste, a presença de angina instável traz um significado prognóstico grave. Nos casos em que, mediante cuidadosa história clínica, exame físico e eletrocardiograma (ECG), se diagnostica angina leve, bem controlada por medidas farmacológicas, não há indicação absoluta para a realização de cateterismo cardíaco e revascularização miocárdica. Entretanto, se o quadro clínico inicial sugere doença isquêmica mais avançada, a realização de um teste ergométrico é útil para a determinação da gravidade e da necessidade de ulterior investigação.

Se houver impedimento à realização da ergometria em razão de doença articular ou vasculopatia periférica, três métodos podem ser utilizados para a elucidação do quadro clínico: monitorização ambulatorial da isquemia (Holter), cintilografia miocárdica com estresse farmacológico e ecocardiografia com estresse farmacológico.

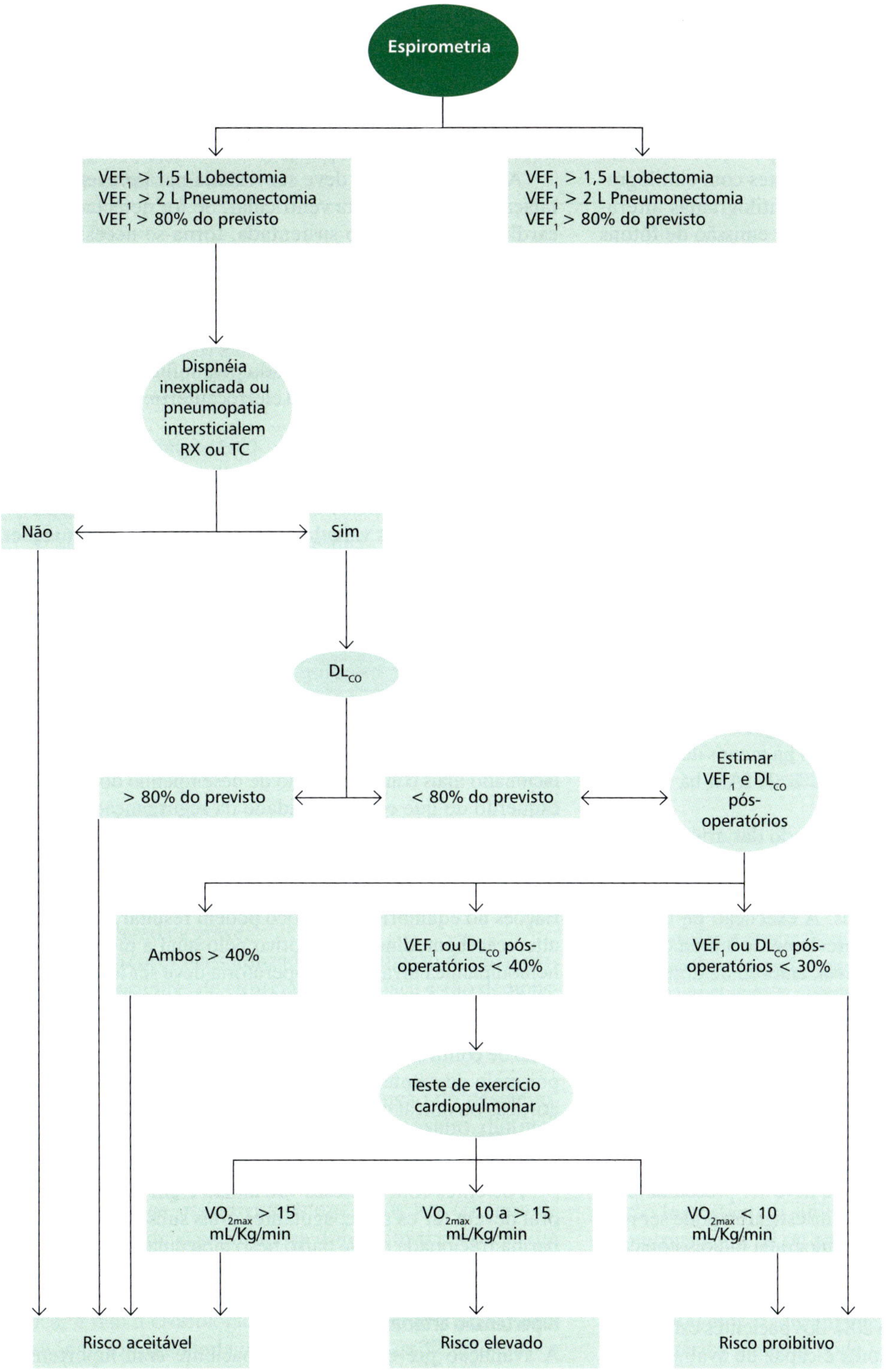

FIGURA 90.2 → Algoritmo para avaliação funcional respiratória de candidatos à cirurgia de ressecção parenquimatosa pulmonar.

A monitorização ambulatorial de isquemia miocárdica é menos dispendiosa e, geralmente, mais disponível em relação à cintilografia e à ecocardiografia de estresse. Os critérios utilizados para a detecção de isquemia incluem infradesnivelamento do segmento ST igual ou maior do que 1 mm ocorrendo 0,08 segundos após o QRS e durando pelo menos 30 segundos. Algumas condições podem provocar alterações no segmento ST e devem ser levadas em conta no

QUADRO 90.3 → Índice multifatorial de risco cardíaco para cirurgias não cardíacas (escore de Detsky)

CRITÉRIOS	PONTOS
Idade > 70 anos	5
IAM há menos de seis meses	10
IAM há mais de seis meses	5
Suspeita de estenose aórtica crítica	20
Ritmo não sinusal ou extrassístoles atriais no ECG pré-operatório imediato Mais de cinco extrassístoles ventriculares/min em qualquer momento pré-operatório	5
Condição clínica geral ruim	5
Angina classe III	5
Angina classe IV	10
Angina instável nos seis meses prévios	20
Edema agudo de pulmão na semana prévia	10
Edema agudo de pulmão prévio	10
Cirurgia de emergência	5
	4
RISCO	**PONTOS**
Baixo	< 15
Alto	> 15

Fonte: Detsky e colaboradores.[5]

QUADRO 90.4 → Índice multifatorial de risco cardíaco para cirurgias não cardíacas (escore de Lee)

CRITÉRIOS	PONTOS
Cirurgia intratorácica, intraperitoneal ou vascular infrainguinal	1
História de doença cardíaca isquêmica	1
História de insuficiência cardíaca congestiva	1
Diabete melito insulino-dependente	1
Creatinina > 2 mg/dL	1
História de doença cerebrovascular	1
RISCO	**PONTOS**
Baixo	0-1
Intermediário	2
Alto	≥ 3

QUADRO 90.5 → Escala combinada de capacidade de desempenho para paciente oncológico

ECOG	KARNOFSKI
0	Sem qualquer restrição (90 a 100%).
1	Restrição para atividade física com esforço, mas com regime ambulatorial. Capaz de realizar trabalho leve (70 a 80%).
2	Incapaz de trabalhar, mas capaz de cuidar de si próprio em regime ambulatorial. Fora do leito por mais de 50% do tempo (50 a 60%).
3	Capaz de cuidar de si próprio de forma limitada. Permanece no leito ou cadeira por mais de 50% do tempo (30 a 40%).
4	Completamente incapaz. Confinado ao leito ou à cadeira (10 a 20%).

Fonte: Lee e colaboradores.[6]

nho apresentada pelo paciente. É pouco provável que um paciente classificado com estádio I, por exemplo, apresente uma capacidade de desempenho muito baixa. As escalas de capacidade de desempenho mais utilizadas são a de Karnofsky e a do Eastern Cooperative Oncology Group (ECOG) (QUADRO 90.5). A obtenção de sucesso cirúrgico decresce de maneira importante a partir de uma capacidade de desempenho inferior a 50%.

Referências

1. Wernly JA, DeMeester TR. Preoperative assessment of patients undergoing lung resection for cancer. In: Roth JA, Ruckdeschel JC, Weisenburger TH. Thoracic oncology. 2nd ed. Philadelphia: W.B. Saunders; 1995. p. 104-33.

2. Torrington KG, Henderson CJ. Perioperative respiratory therapy (PORT): a program of preoperative risk assessment and individualized postoperative care. Chest. 1988;93(5):946-51.

3. Smith TP, Kinasewitz GT, Tucker WY, Spillers WP, George RB. Exercise capacity as a predictor of post-thoracotomy morbidity. Am Rev Respir Dis. 1984;129(5):730-4.

4. Goldman L, Caldera DL, Nussbaum SR, Suthwick FS, Krogstad D, Murray B, et al. Multifactorial index of cardiac risk in noncardiac surgical procedures. N Engl J Med. 1977;297(16):845-50.

5. Detsky AS, Abrams HB, Forbath N, Scott JG, Hilliard JR, Drucker DJ, et al. Predicting cardiac complications in patients undergoing non-cardiac surgery. J Gen Intern Med. 1986;1(4):211-9.

6. Lee TH, Marcantonio ER, Mangione CM, Thomas EJ, Polanczyk CA, Cook EF, et al. Derivation and prospective validation of a simple index for prediction of cardiac risk of major noncardiac surgery. Circulation. 1999;100(10):1043-9.

Leituras recomendadas

Colice GL, Shafazand S, Griffin JP, Keenan R, Bolliger CT; American College of Chest Physicians. Physiologic evaluation of the patient with lung cancer being considered for resectional surgery. Chest. 2007;132(3 Suppl):161S-77S.

Fishman A, Martinez F, Naunheim K, Piantadosi S, Wise R, Ries A, et al. A randomized trial comparing lung-volume-reduction surgery with medical therapy for severe emphysema. N Engl J Med. 2003;348(21):2059-73.

Gass GD, Olsen GN. Preoperative pulmonary function testing to predict postoperative morbity and mortality. Chest. 1986;89(1):127-35.

Smetana GW. Preoperative pulmonary evaluation: identifying and reducing risks for pulmonary complications. Cleve Clin J Med. 2006;73 Suppl 1:S36-41.

Anestesia em Cirurgia Torácica

91

Artur Burlamaque
Fábio Amaral Ribas

Introdução

O conhecimento da avaliação pré-operatória para as ressecções pulmonares, da fisiopatologia do tórax aberto, das técnicas de isolamento pulmonar, da ventilação monopulmonar e das técnicas de analgesia pós-operatória constitui a base para a anestesia torácica. Tais temas são abordados neste capítulo com uma ênfase prática, com exceção da avaliação pré-operatória, apresentada no Capítulo "Avaliação do Risco Cirúrgico e Conduta Preparatória para Cirurgia". Em seguida, são descritos certos detalhes de importância para alguns dos procedimentos específicos da especialidade.

Tórax aberto

Como se sabe, a abertura do tórax é mal tolerada quando o paciente encontra-se em ventilação espontânea. Dois fenômenos se estabelecem à medida que isso acontece: o balanço do mediastino e a ventilação paradoxal (FIGURAS 91.1 e 91.2).

O balanço do mediastino acontece porque o ar entra no tórax aberto quando o paciente realiza o esforço inspiratório, o que, associado à pressão negativa no tórax contralateral, empurra o coração e os grandes vasos para aquele lado. Durante a expiração, o ar sai rapidamente da cavidade aberta e o mediastino tende para o lado aberto. Esse balanço tem consequências hemodinâmicas e pode se acompanhar de hipotensão, baixo débito e bradicardia.

Por sua vez, a ventilação paradoxal acontece porque, durante a expiração, o gás proveniente do pulmão não colabado entra nas vias aéreas do pulmão contralateral e é devolvido na inspiração. Esse fenômeno se acompanha de hipercarbia e hipoxemia.[1]

O leitor pode se perguntar quais são os aspectos práticos que derivam da descrição desses fenômenos fisiopatológicos. Diversas decisões anestésicas têm como base o conhecimento recém-descrito. Procedimentos sobre cavidades pleurais que não permitem o pneumotórax, por estarem fixas devido a processos patológicos crônicos, podem ser realizados sob ventilação espontânea. Alguns procedimentos com pequenas aberturas no tórax e de curta duração também podem ser feitos da mesma forma. De fato, mesmo as lobectomias videoassistidas estão sendo realizadas com sucesso em ventilação espontânea e anestesia peridural torácica em alguns centros.

Por outro lado, as grandes aberturas no tórax geralmente implicam ventilação com pressão positiva e aneste-

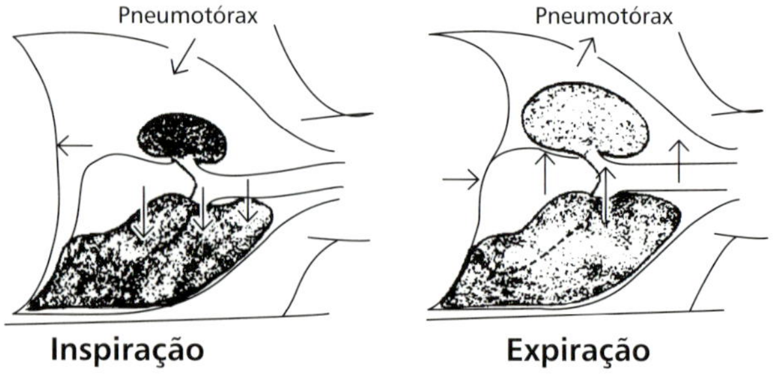

FIGURA 91.1 → Balanço do mediastino.

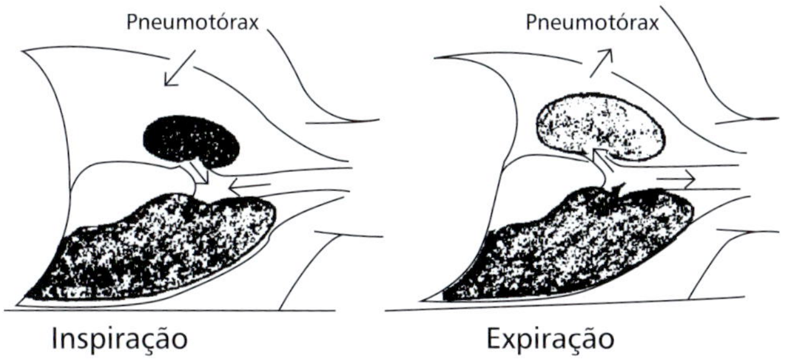

FIGURA 91.2 → Ventilação paradoxal.

sia geral. Também nessa situação existem cuidados importantes a serem tomados, como não permitir que o paciente assuma a ventilação espontânea antes que o tórax esteja fechado, o pulmão expandido e o dreno de tórax em selo d'água ao final da cirurgia. Enfim, estes são apenas alguns exemplos da necessidade de se ter os conhecimentos aqui mencionados.

Isolamento pulmonar

As indicações para o uso de dispositivos para o isolamento pulmonar estão listadas no **QUADRO 91.1**. Com exceção das ressecções pulmonares videoassistidas, todas relacionadas no item de exposição cirúrgica são indicações relativas. A utilização cada vez mais abrangente tem sido a regra. Isso se deve a vários fatores, entre eles a facilitação para cirurgia, com a diminuição do tempo e trauma cirúrgicos, e o baixo índice de complicações graves decorrentes do emprego desses dispositivos por pessoal experiente.[2-4]

QUADRO 91.1 → Indicações para a anestesia monopulmonar

1. Controle de secreções
   - Abscesso
   - Bronquiectasias
   - Hemoptise
   - Cisto hidático
2. Controle da via aérea
   - Fístula broncopleural
   - Ressecção brônquica sem coto
3. Exposição cirúrgica
   - Ressecção pulmonar
   - Cirurgia esofágica
   - Cirurgia aórtica
   - Toracoscopia
   - Ressecção pulmonar videoassistida
4. Procedimentos especiais
   - Lavagem pulmonar
   - Ventilação independente

Descrição dos dispositivos

Os dispositivos capazes de realizar o isolamento pulmonar são os bloqueadores brônquicos, os tubos endobrônquicos e os tubos de duplo lúmen. No **QUADRO 91.2** estão listados alguns tipos desses dispositivos. Os tubos de duplo lúmen são os mais utilizados em adultos, disponíveis na forma descartável e reutilizável, a partir da numeração 26 até 41 (**FIGURAS 91.3** e **91.4**). Os tubos hoje comercializados têm algumas diferenças dos descritos originalmente, tendo sido descaracterizados de modo gradual e inclusive recebendo outras denominações conforme o seu fabricante.

Em pediatria, os bloqueadores brônquicos são os mais usados, em associação com os tubos simples traqueais. Hoje são comercializados bloqueadores brônquicos específicos

QUADRO 91.2 → Dispositivos para as várias técnicas de isolamento

1. Bloqueadores brônquicos
   - Maguill
   - Fogarty
   - Foley
   - Bloqueador do tubo de Univent
   - Uniblocker
   - Arndt
   - Cohen
2. Tubos endobrônquicos de lúmen simples
   - Macintosh-Leatherdale (esquerdo)
   - Gordon-Green (direito)
3. Tubos endobrônquicos de duplo lúmen
   - Carlens (esquerdo)
   - White (direito)
   - Robertshaw (esquerdo e direito)
   - Modelos e nomenclaturas específicas de cada fabricante (esquerdos e direitos)

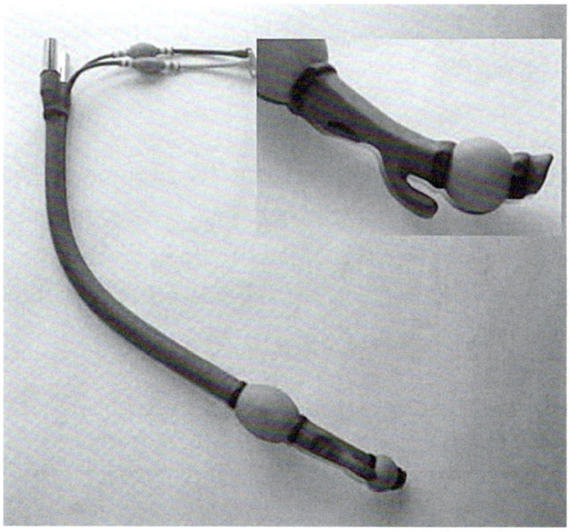

FIGURA 91.3 → Tubo de Carlens.

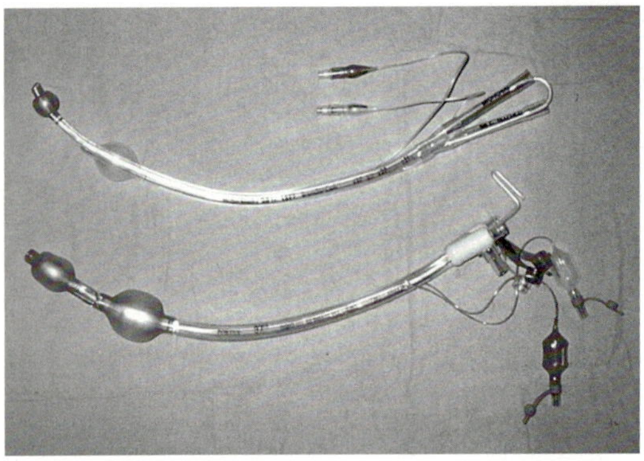

FIGURA 91.4 → Tubos de duplo lúmen sem gancho carinal, de PVC e diferentes fabricantes. Modelo esquerdo acima e direito abaixo.

para este fim, como os bloqueadores de Arndt, de Cohen e o bloqueador do tubo de Univent, inclusive com numerações pediátricas. Seus balonetes têm um formato mais adequado para o uso brônquico e, portanto, devem ser preferidos ao tradicional cateter de Fogarty.

Seleção do tamanho do tubo

A correta seleção do tamanho do tubo é de fundamental importância para a profilaxia de complicações decorrentes do seu uso. Um tubo muito fino em relação ao brônquio, além de frequentemente não se posicionar de forma correta, necessita de grandes volumes de ar nos balonetes, criando grandes pressões e possibilidade de dano brônquico. Já um tubo muito largo pode ocasionar trauma durante a introdução e também dificuldade de posicionamento.

Brodsky e colaboradores,[5] em 1996, descreveram uma técnica de escolha do tamanho do tubo relacionada com o diâmetro da traqueia medido na radiografia póstero-anterior de tórax, no nível da clavícula. O resultado da medida é aplicado na **TABELA 91.1**, obtendo-se o tamanho adequado do tubo. A despeito desse método, muitos anestesiologistas utilizam regras práticas baseadas em sua experiência.

> ATENÇÃO

Os tubos de Carlens números 39 e 41 são adequados para a maioria dos homens, ao passo que os números 35 e 37, para a maioria das mulheres.

Complicações

Como já foi dito, a escolha correta do tamanho do tubo é essencial para a profilaxia de complicações. Além disso, a experiência do anestesiologista sem dúvida contribui para diminuir o número de complicações. Estas são:

- Ruptura brônquica
- Lesão isquêmica da mucosa respiratória
- Hipoxemia
- Disfonia pós-operatória
- Odinofagia pós-operatória
- Lesões de dentes e partes moles orais
- Lesão esofágica

As complicações graves são raras. A imunossupressão, a corticoterapia e as lesões traqueais e brônquicas prévias, principalmente as invasões tumorais, contribuem para a ocorrência de uma das complicações mais graves, que é a ruptura brônquica ou traqueal. A mortalidade dessa lesão é de 7 a 16%.[6] Nenhum estudo demonstrou clara superioridade de um tubo em relação a outro. Os relatos de ruptura traqueobrônquica estão presentes com o uso dos dois tipos de tubos.[7] Fitzmaurice e Brodsky[6] propuseram que sejam observadas as seguintes recomendações para a profilaxia dessas lesões:

- Inflar os balonetes lentamente.
- Não inflar em demasia o balonete brônquico. Em geral 2 ou 3 mL são suficientes se o tubo foi corretamente selecionado.
- Quando possível, evitar o uso de óxido nitroso (N_2O) ou inflar os balonetes com uma mistura de N_2O e oxigênio.

TABELA 91.1 → Escolha do tamanho do tubo de duplo lúmen esquerdo (TDLE)

DIÂMETRO MEDIDO DA TRAQUEIA (MM)	DIÂMETRO PREVISTO DO BRÔNQUIO ESQUERDO (MM)	TAMANHO DO TDLE	DIÂMETRO EXTERNO DO LÚMEN ESQUERDO (MM)
>18	> 12,2	41Fr	10,6
16-17	> 10,9	39Fr	10,1
15	> 10,2	37Fr	10,0
< 14	< 9,5	35Fr	9,5

Fonte: Modificada de Brodsky e colaboradores.[5]

- Quando possível, desinflar ambos os balonetes no posicionamento e o balonete brônquico quando não é necessário o isolamento.
- Testar a integridade do brônquio ao final do procedimento para o diagnóstico precoce.

Ventilação monopulmonar

Quando se inicia a ventilação monopulmonar (VMP) em decúbito lateral, o pulmão superior (não dependente) colaba e a perfusão nesse pulmão, devido à vasoconstrição hipóxica e à diminuição do diâmetro dos vasos pelo colabamento, diminui de forma importante, evitando o aumento significativo do *shunt* e a queda da saturação de oxigênio da hemoglobina.

Vários são os fatores que podem alterar esse estado de equilíbrio. Entre eles, encontram-se altas concentrações de vapores anestésicos halogenados; alguns agentes vasodilatadores (nitroglicerina, nitroprussiato, hidralazina); alterações de ventilação/perfusão (V/Q) no pulmão inferior (dependente); extremos da $PaCO_2$; volume corrente ou pressão positiva no final da expiração (PEEP) demasiados no pulmão dependente; alterações da saturação de oxigênio do sangue venoso misto; fármacos vasoconstritores.

Os mecanismos para as alterações são diversos, incluindo inibição da vasoconstrição hipóxica, compressão mecânica dos capilares pulmonares com desvios do fluxo, passagem de um sangue venoso muito dessaturado por uma fração *shunt* que se situa em torno de 27% durante a VMP,[8] entre outros. As **FIGURAS 91.5** e **91.6** ilustram alguns desses vários fatores. O conhecimento da dinâmica de tais fatores tem grande importância prática para o anestesiologista torácico.[9]

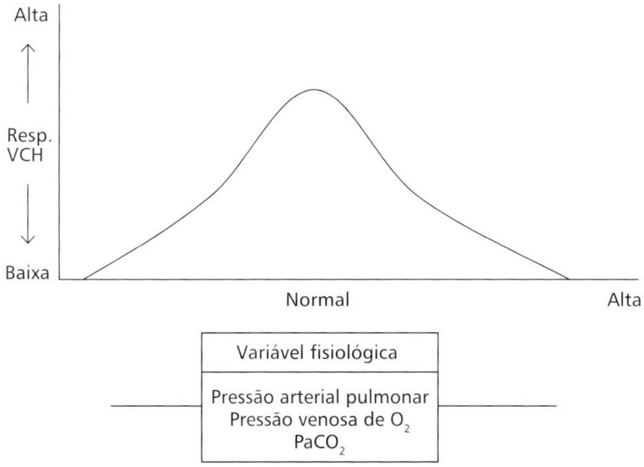

FIGURA 91.5 → Resposta da vasoconstrição hipóxica (VCH) às alterações fisiológicas.

Parâmetros para a ventilação monopulmonar

Os conceitos da ventilação protetora foram recentemente incorporados também na ventilação monopulmonar, de forma que os parâmetros hoje recomendados são:[10-13]

- Manter a ventilação bipulmonar o maior tempo possível.
- Usar fração inspirada de oxigênio (FiO_2) abaixo de 50%.
- Utilizar 6 mL/kg de volume corrente.
- Não é necessário ajustar a frequência respiratória para $PaCO_2$ de 40 mmHg. A $PaCO_2$ pode subir moderadamente em benefício de tempos inspiratórios e expiratórios mais longos.
- Empregar PEEP maior ou igual a 5 cmH_2O (abaixo da PEEP intrínseca nas doenças obstrutivas).
- Monitorar a oxigenação e a ventilação.

No caso de ocorrência de hipoxemia, as recomendações que podem ser seguidas são:[9,13-16]

- Certificar-se do posicionamento correto do tubo.
- Avaliar e corrigir o estado hemodinâmico.
- Adotar os parâmetros mais tradicionais de ventilação, com FiO_2 de 100% e volume corrente de 10 mL/kg.
- Utilizar pressão positiva contínua nas vias aéreas (CPAP) no pulmão não dependente.
- Aumentar a PEEP no pulmão dependente.
- Recrutar o pulmão dependente.
- Utilizar ventilação bipulmonar intermitente.
- Usar uma infusão de almitrina (vasoconstritor pulmonar), associada ou não ao óxido nítrico inalatório.
- Insuflar o balonete do Swan-Ganz na artéria pulmonar do pulmão não dependente (caso aplicável).
- Realizar clampeamento da artéria pulmonar se possível (na pneumonectomia ou no transplante).

A CPAP no pulmão não dependente com níveis de pressão entre 5 e 10 cmH_2O em geral não compromete o campo operatório. Sua função é tanto comprimir vasos pulmonares divergindo o fluxo para o pulmão ventilado como promover oxigenação do fluxo de sangue do pulmão não ventilado.

A PEEP no pulmão dependente tem função de melhora da relação V/Q do pulmão dependente. Só será benéfica se houver áreas de baixa V/Q no pulmão inferior. Níveis muito elevados podem divergir o fluxo de sangue para o pulmão não ventilado, aumentando o *shunt* e piorando a oxigenação.

Analgesia pós-operatória nas toracotomias

Linhas gerais

A analgesia pós-operatória, sobretudo para as cirurgias de abdome superior e torácicas, não tem unicamente a função de fornecer conforto ao paciente. Os escores de morbidade pós-operatória são diferentes entre os pacientes que são sub-

apresentar efeitos maiores do que o uso de hidrossolúveis, provocando estase gastrintestinal. A síndrome da pseudo-obstrução colônica tem sido atribuída a uma associação de fatores, incluindo os opioides epidurais.

Anestesia em procedimentos específicos

Broncoscopia rígida

A broncoscopia rígida é um procedimento indicado em várias situações, incluindo:

- Remoção de corpo estranho
- Manejo da hemoptise
- Dilatação de estenose traqueal
- Auxílio na colocação de próteses em T (Montgomery)

O procedimento exige anestesia geral com boa qualidade de relaxamento muscular, o que permite maior facilidade de realização com menor trauma ao paciente. Como a maioria dos procedimentos é rápida, existe a preferência por fármacos que permitam uma recuperação acelerada.

O relaxamento promovido naturalmente implica a necessidade de ventilação do paciente. Os broncoscópios rígidos possuem uma entrada lateral que permite a adaptação aos sistemas ventilatórios. Pode-se ventilar o paciente de forma convencional ou utilizar ventilação de alta frequência. Há sempre um escape de gás de intensidade variável entre as paredes do instrumento e as da traqueia, o que pode ser compensado com altos fluxos de admissão ao circuito anestésico. A FIGURA 91.8 ilustra um broncoscópio rígido devidamente adaptado ao sistema ventilatório anestésico.

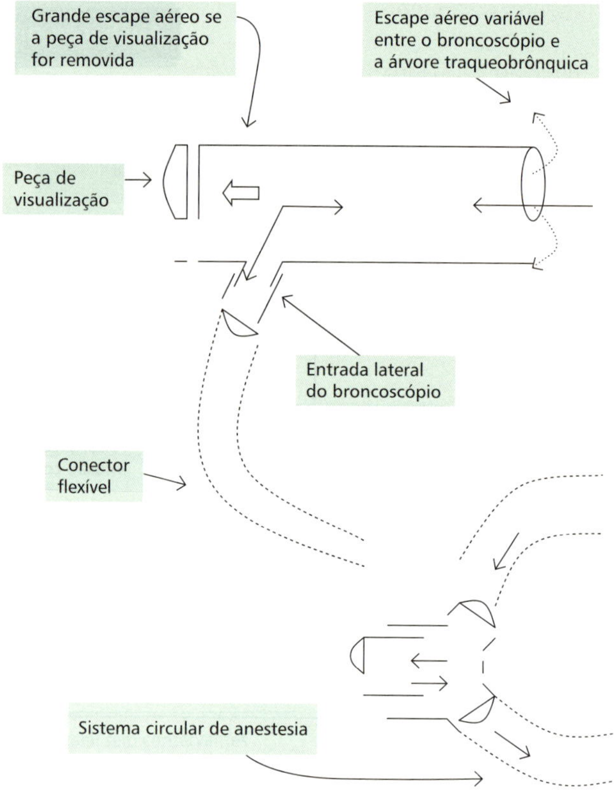

FIGURA 91.8 → Ventilação através do broncoscópio rígido.

Para a realização de biópsia, aspiração ou captura do corpo estranho, há necessidade da retirada da peça de visualização que oclui o orifício de entrada. O anestesiologista e o cirurgião integram-se neste momento na função de administrar os períodos de apneia necessários. Esses períodos podem ser bastante reduzidos em pacientes obesos, pneumopatas e crianças.

As complicações decorrentes têm frequência variável dependendo da experiência do cirurgião. Elas incluem:

- Fraturas de dentes
- Reações vasovagais com a hiperextensão do pescoço
- Hemorragia maciça
- Ruptura traqueal
- Hipoxemia e hipercarbia graves
- Arritmias

O anestesiologista deve estar preparado para a ocorrência delas.

Ao final do procedimento aguarda-se a recuperação do paciente com ventilação através de uma máscara, um tubo simples ou uma cânula em T colocada.

Mediastinoscopia

A mediastinoscopia costuma ser realizada previamente à toracotomia para estabelecer diagnóstico e/ou estadiamento de uma neoplasia, podendo ter acesso cervical ou paraesternal. As contraindicações à sua realização incluem:

- Mediastinoscopia prévia
- Síndrome de veia cava superior
- Desvio severo da traqueia
- Doença cerebrovascular
- Aneurisma de aorta torácica

Estas contraindicações podem ser relativas conforme a individualização do caso.

A técnica anestésica preferida para esse procedimento é a geral, a fim de facilitar a dissecção, obter melhor controle das complicações e oferecer maior conforto para o paciente. Existe o relato da possibilidade de realização da mediastinoscopia com anestesia local. Benumof[9] sugeriu a anestesia local nos pacientes com doença cerebrovascular para o controle do estado neurológico.

Não há necessidade de fármacos anestésicos específicos ao procedimento, mas é essencial que o paciente seja mantido relaxado, para evitar a tosse pelo estímulo traqueal e manter a completa imobilidade, fator importante na redução das complicações. Estas são:

- Hemorragia
- Pneumotórax
- Embolia aérea

- Compressão da aorta (arritmias)
- Compressão da artéria inominada (hemiparesia e perda do pulso radial direito)
- Compressão da traqueia
- Lesão do nervo laríngeo recorrente
- Lesão do nervo frênico
- Lesão do esôfago

Durante o procedimento, o anestesiologista tem sua atenção voltada para o diagnóstico e o tratamento de eventuais complicações. Um cateter de grosso calibre em uma veia periférica deve ser instalado para reposição rápida de volume e sangue. O sangue deve estar previamente disponível para utilização imediata no caso de hemorragia aguda. A correção cirúrgica da hemorragia grave se dá por meio de uma toracotomia transesternal ou lateral. O suporte da volemia pode ser realizado com infusão de cristaloides, coloides ou até mesmo cloreto de sódio concentrado.

Os derivados sanguíneos são usados para a manutenção do hematócrito e da capacidade de transporte do oxigênio, assim como para a correção de distúrbios da coagulação no paciente politransfundido. Transitoriamente, podem ser necessários vasopressores para a manutenção da pressão arterial. Roberts e Gissen[22] citam a possibilidade da realização de hipotensão controlada para o sangramento arterial até a hemostasia cirúrgica. Nas lesões de cava superior, é necessária a cateterização emergencial de veia para reposição em membro inferior.

A utilização de um tubo simples com extremidade distal próxima à carina ou de um tubo de duplo lúmen minimiza a possibilidade de compressão traqueal e orienta o cirurgião na dissecção.

Deve-se ter o cuidado de colocar pelo menos um monitor, oxímetro ou pressão arterial invasiva no membro superior direito para detecção da compressão da artéria inominada e, portanto, diminuição do fluxo para a carótida direita. A oximetria é um monitor menos eficiente neste caso, pois é necessário apenas um pequeno fluxo para o seu funcionamento.

Ressecção traqueal

A ressecção traqueal geralmente é realizada em pacientes com estenose da traqueia, que pode ter diversas causas, como tumores da via aérea, sequelas de processos inflamatórios e sequelas de entubações traqueais. O acesso cirúrgico pode ser feito por cervicotomia, esternotomia ou ainda toracotomia lateral.

Na monitorização, são usadas a oximetria e a capnometria para controle indireto mas instantâneo dos gases arteriais, a eletrocardioscopia e uma linha de pressão arterial invasiva para controle contínuo da pressão e eventuais gasometrias arteriais.

É prudente a utilização de um acesso venoso de grosso calibre (16 ou 14) para eventuais sangramentos. O acesso venoso central é vantajoso para a infusão de agentes de anestesia venosa total, fármacos de ação hemodinâmica e para o pós-operatório.

Antes da indução da anestesia, a posição, o tipo e o grau da estenose são fatores que devem ser conhecidos. A presença do cirurgião e do material cirúrgico pronto para intervenções emergenciais é vital. O anestesiologista deve ter disponível, junto a todo material de instrumentação da via aérea, uma ampla variedade de diâmetros de tubos traqueais.

Na indução, um relaxante de curta latência e duração é aconselhável, pois a ventilação sob máscara pode tornar-se difícil e, na impossibilidade de entubação, o paciente rapidamente se recupera e volta a ventilar de modo espontâneo. Alguns pacientes têm posições de agravamento da obstrução traqueal, as quais devem ser evitadas na indução da anestesia.

O estabelecimento da via aérea pode ser feito de diversas formas após a indução, incluindo:

- Colocação de um tubo simples com extremidade cranial à estenose.
- Dilatação com broncoscópio rígido e colocação de um tubo simples com extremidade caudal à estenose.
- Colocação de um tubo fino com extremidade caudal à estenose sem dilatação prévia.

Dentre as técnicas descritas para manutenção da ventilação e oxigenação durante a ressecção, encontram-se:

- Tubo orotraqueal padrão.
- Inserção de um tubo na traqueia aberta.
- Ventilação de alta frequência com tubo fino através da estenose.
- *Bypass* cardiopulmonar.

Na **FIGURA 91.9**, estão ilustrados os passos progressivos da ressecção com uma técnica bastante empregada. A traqueia é aberta, um tubo é colocado distalmente para ventilação, a ressecção completa é realizada e a sutura posterior é feita, avançando-se o tubo orotraqueal e completando-se a anastomose. Períodos de apneia eventualmente são realizados, sobretudo na realização da sutura posterior. Nas ressecções próximas ou na carina da traqueia, é necessário um tubo distal no brônquio com ventilação monopulmonar.

A existência de períodos de apneia contraindica o uso do óxido nitroso para a manutenção da anestesia. A utilização de FiO_2 de 100% aumenta os tempos de tolerância às apneias. A manutenção do paciente relaxado durante a cirurgia evita o reflexo de tosse que ocorre pela manipulação da via aérea e diminui a necessidade de anestésicos.

No final do procedimento, o paciente deve ser mantido com a cabeça fletida para evitar a tensão sobre a anastomose. A extubação precoce é altamente desejável. Se for necessária a manutenção do tubo traqueal no pós-operatório, este deve ser posicionado de forma que o balonete não fique sobre a linha da anastomose.

Ressecção pulmonar

As ressecções pulmonares (segmentectomias, lobectomias e pneumonectomias) são realizadas para uma grande variedade de doenças. Os processos reparadores e diagnósticos das neoplasias e das alterações inflamatórias são a sua maioria. Os pacientes com frequência são idosos, apresentam pato-

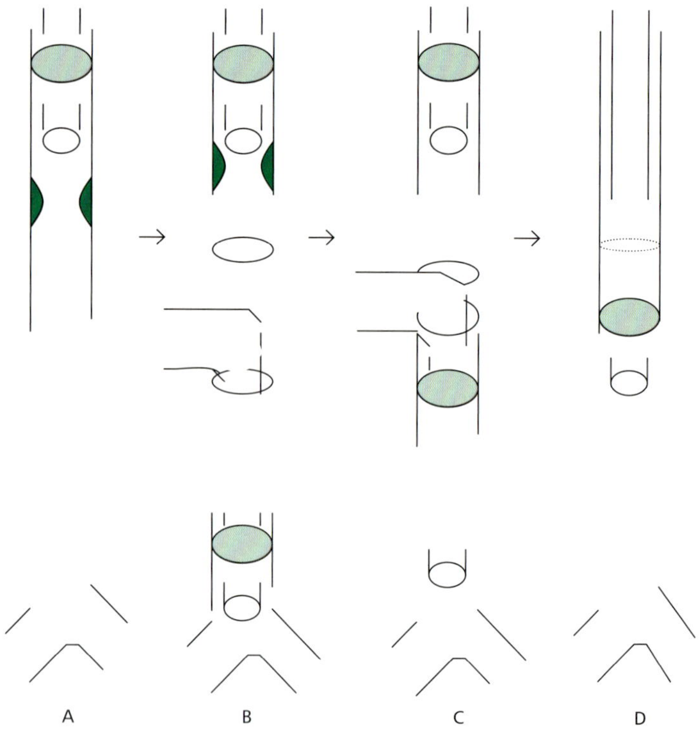

FIGURA 91.9 → Passos seguidos na ressecção traqueal (A-D).
Fonte: Modificada de Benumof.9

logias pulmonares prévias e as alterações cardiovasculares concomitantes são comuns.

A monitorização utilizada consiste em eletrocardioscopia, oximetria, capnografia, pressão arterial invasiva, pressão endotraqueal e termometria.

Os acessos venosos consistem em uma veia periférica de grosso calibre (cateter extra-agulha 14 ou 16) e uma veia central. A veia periférica, bem como a punção arterial, ficam mais bem posicionada no membro contralateral à cirurgia. A punção de veia central no lado da toracotomia evita os riscos de um eventual pneumotórax contralateral.

Os fármacos anestésicos são individualizados à condição clínica do paciente.

A via aérea geralmente é mantida com um tubo de duplo lúmen, o que facilita o campo operatório e diminui o trauma e o tempo cirúrgicos. Para maiores detalhes sobre o isolamento pulmonar e a ventilação monopulmonar, ver as seções correspondentes neste capítulo.

A maioria das ressecções pulmonares é realizada por toracotomias laterais. A posição adotada exige cuidados para evitar algumas lesões prevalentes, incluindo:

- Lesão do plexo braquial
- Lesão do nervo tibial anterior
- Lesão peniana
- Lesão do membro superior, comprimido contra a mesa cirúrgica
- Queimaduras em diversos locais

A possibilidade de dano por estiramento do plexo braquial é maior quanto maior for a supinação, a abdução, a posteriorização e a extensão do membro superior. Além disso, a incorreção do eixo da cabeça com o eixo das colunas torácica e cervical no plano horizontal é fator predisponente para a mesma lesão. O suporte de apoio do braço superior com frequência causa lesão por compressão do plexo. As regiões com maior frequência de queimaduras estão localizadas no membro inferior, que fica flexionado e próximo das bordas descobertas da mesa metálica. O coxim na axila inferior evita a compressão do membro sobre a mesa e assegura fluxo sanguíneo adequado para ele.

A integração do anestesiologista com o cirurgião nos diversos tempos cirúrgicos, com a visualização direta do campo e eventual ventilação manual, é fundamental. A ventilação espontânea e a extubação são desejáveis ao final do procedimento. Caso seja necessário suporte ventilatório, o tubo de duplo lúmen é trocado por um tubo simples.

As complicações pós-operatórias incluem:

- Dor aguda
- Hérnia cardíaca
- Hemorragia maior
- Fístula brônquica
- Insuficiência respiratória
- Insuficiência cardíaca direita
- *Shunt* através de forame oval patente
- Arritmias
- Lesões nervosas

Todas também são de interesse do anestesiologista, que deve estar familiarizado com seus detalhes.

Referências

1. Brodsky JB, Lemmens HJM. The history of anesthesia for thoracic surgery. Minerva Anestesiol. 2007;73(10):513-24.

2. Campos JH, Hallam EA, Van Natta T, Kernstine KH. Devices for lung isolation used by anesthesiologists with limited thoracic experience: comparison of double-lumen endotracheal tube, Univent torque control blocker, and Arndt wire-guided endobronchial blocker. Anesthesiology. 2006;104(2):261-6.

3. Campos JH. Which device should be considered the best for lung isolation: double-lumen endotracheal tube versus bronchial blockers. Curr Opin Anaesthesiol. 2007;20(1):27-31.

4. Campos JH. Lung isolation techniques for patients with difficult airway. Curr Opin Anaesthesiol. 2010;23(1):12-7.

5. Brodsky JB, Benumof JL, Ehrenwerth J. Traqueal diameter predicts double-lumen tube size: a method for selecting left double--lumen tubes. Anesth Analg.1996;82:861-4.

6. Fitzmaurice BG, Brodsky JB. Airway rupture from double-lumen tubes. J Cardiothorac Vasc Anesth. 1999;13(3):322-9.

7. Kim HK, Jun JH, Lee HS, Choi YR, Chung MH. Left mainstem bronchial rupture during one-lung ventilation with Robertshaw double lumen endobronchial tube: a case report. Korean J Anesthesiol. 2010;59 Suppl:S21-5.

8. Beck DH, Doepfmer UR, Sinemus C, Bloch A, Schenk MR, Kox WJ. Effects of sevoflurane and propofol on pulmonary shunt fraction during one-lung ventilation for thoracic surgery. Br J Anaesth. 2001;86(1):38-43.

9. Benumof JL. Anesthesia for thoracic surgery. Philadelphia: Saunders; 1987.

10. Licker M, de Perrot M, Spiliopoulos A, Robert J, Diaper J, Chevalley C, et al. Risk factors for acute lung injury after thoracic surgery for lung cancer. Anesth Analg. 2003;97(6):1558-65.

11. Schilling T, Kozian A, Huth C, Bühling F, Kretzschmar M, Welte T, et al. The pulmonary immune effects of mechanical ventilation in patients undergoing thoracic surgery. Anesth Analg. 2005;101(4):957-65.

12. Fernández-Pérez ER, Keegan MT, Brown DR, Hubmayr RD, Gajic O. Intraoperative tidal volume as a risk factor for respiratory failure after pneumonectomy. Anesthesiology. 2006;105(1):14-8.

13. Lytle FT, Brown DR. Appropriate ventilatory settings for thoracic surgery: intraoperative and postoperative. Sem Cardiothorac Vasc Anesth. 2008;12(2):97-108.

14. Tan IK, Bhatt SB, Tam YH, Oh TE. Effects of PEEP on dynamic hyperinflation in patients with airflow limitation. Br J Anaesth. 1993;70(3):267-72.

15. Moutafis M, Dalibon N, Liu N, Kuhlman G, Fischler M. The effects of intravenous almitrine on oxygenation and hemodynamics during one-lung ventilation. Anesth Analg. 2002;94(4):830-4.

16. Tusman G, Böhm SH, Sipmann FS, Maisch S. Lung recruitment improves the efficiency of ventilation and gas exchange during one--lung ventilation anesthesia. Anesth Analg. 2004;98(6):1604-9.

17. Giebler RM, Scherer RU, Peters J. Incidence of neurologic complications related to thoracic epidural catheterization. Anesthesiology. 1997;86(1):55-63.

18. Ho AM, Chung DC, Joynt GM. Neuraxial blockade and hematoma in cardiac surgery: estimating the risk of a rare adverse event that has not (yet) occurred. Chest. 2000;117(2):551-5.

19. Joshi GP, Bonnet F, Shah R, Wilkinson RC, Camu F, Fischer B, et al. A systematic review of randomized trials evaluating regional techniques for postthoracotomy analgesia. Anesth Analg. 2008;107(3):1026-40.

20. Feltracco P, Barbieri S, Milevoj M, Serra E, Michieletto E, Carollo C, et al. Thoracic epidural analgesia in lung transplantation. Transplant Proc. 2010;42(4):1265-9.

21. Cywinski JB, Xu M, Sessler DI, Mason D, Koch CG. Predictors of prolonged postoperative endotracheal intubation in patients undergoing thoracotomy for lung resection. J Cardiothorac Vasc Anesth. 2009;23(6):766-9.

22. Roberts JT, Gissen AJ. Management of complications encountered during anesthesia for mediastinoscopy. Anesth Rev. 1979;6:31-5.

Tratamento da Hiperidrose

92

José Carlos Felicetti
Tiago Noguchi Machuca

Introdução

> **ATENÇÃO**
>
> A hiperidrose é uma condição caracterizada pela sudorese excessiva e acomete cerca de 1 a 2% da população. Apesar de subdiagnosticada por muito tempo, o advento do tratamento minimamente invasivo fez com que cada vez mais pacientes procurassem avaliação médica para essa afecção.

Dependendo da sua causa, a hiperidrose pode ser classificada como primária/essencial, quando existe hiperatividade do sistema sudomotor sem outra anormalidade aparente, ou secundária, quando existe outra condição de base responsável pelo suor excessivo.

A hiperidrose essencial é transmitida como herança autossômica dominante com penetrância variável, sendo que estimativas sugerem que exista 25% de chance de uma criança apresentar hiperidrose caso um de seus pais tenha essa condição. Dentre as causas secundárias, destacam-se tuberculose, tumores funcionantes (como carcinoides e feocromocitomas) e distúrbios endocrinológicos (como hipertireoidismo).

Com relação à topografia, a hiperidrose pode ser generalizada ou localizada. A localizada é mais frequente e também a forma passível de tratamento cirúrgico pela simpatectomia. Dentre os locais mais acometidos, destacam-se a palma das mãos, a axila, os pés e a face.

Aspectos históricos[1]

O primeiro caso de simpatectomia foi realizado em 1889 na tentativa de tratamento da epilepsia. Na sequência, esse procedimento também foi empregado para glaucoma (1899) e para condições vasoespásticas (1913). Em 1920, foi realizada a primeira simpatectomia para tratamento específico da hiperidrose localizada. O acesso foi supraclavicular à direita. Durante as décadas de 1930 a 1950, alguns centros isolados adquiriram experiência considerável com a simpatectomia para o tratamento da hiperidrose. Nesse mesmo período, também foi realizado o primeiro procedimento por toracoscopia (1942).

Entretanto, a ampla disponibilização da simpatectomia só foi impulsionada na década de 1990, com o refinamento técnico da videotoracoscopia. Com o aumento da experiência com essa técnica, as incisões foram diminuindo em tamanho e em número, até o método atual, que pode ser realizado com um ou dois trocartes de 5 mm de cada lado, sem drenagem torácica e em regime ambulatorial.

Fisiopatologia

Existem dois tipos de glândulas sudoríparas no corpo humano. As glândulas écrinas estão presentes em maior quantidade, distribuídas ao longo das palmas das mãos e plantas dos pés, e seu estímulo é feito pela acetilcolina. O suor produzido por essas glândulas é mais fluido e sem odor. Já as glândulas apócrinas, muito menos numerosas, concentram-se ao longo das axilas e dos órgãos genitais, são controladas pelo transmissor noradrenalina e produzem um suor mais viscoso e com odor característico.

O mecanismo proposto para hiperidrose primária envolve hiperatividade neurogênica de circuitos que controlam a função das glândulas sudoríparas écrinas, principalmente os centros termorreguladores do hipotálamo. As glândulas apócrinas têm pouca relevância na hiperidrose essencial. Além disso, tanto as glândulas sudoríparas quanto os gânglios e nervos simpáticos são histologicamente normais na hiperidrose essencial.

Diagnóstico

A história clínica é importante, uma vez que fornece os principais dados diagnósticos quanto à sudorese excessiva.

A hiperidrose essencial geralmente se manifesta logo na infância e é sempre simétrica. O paciente costuma referir que na infância existia dificuldade de interação com os colegas e problemas nas atividades de escrita, sobretudo provas escolares. Muitos pacientes chegaram inclusive a fazer uso diário de uma toalha específica para secar as mãos. Já na vida adulta, referem persistência da dificuldade de interação social, principalmente ao cumprimentar com aperto de mão. Outra dificuldade relatada refere-se ao manuseio de instrumentos musicais com cordas. Em alguns pacientes, além do suor excessivo, existe um mau odor associado (bromidrose).

No caso de pacientes com hiperidrose axilar, é frequente a queixa de desconforto com as roupas invariavelmente marcadas nas axilas, inclusive com a necessidade de troca das vestimentas várias vezes ao longo do dia. Pacientes com hiperidrose plantar associada referem extrema dificuldade em utilizar calçados abertos e meias frequentemente molhadas. Alguns critérios diagnósticos foram validados e ajudam na prática clínica diária (QUADRO 92.1).

Durante a avaliação do paciente com hiperidrose, as causas secundárias devem ser levadas em consideração, sobremaneira nos casos que fogem às características da hiperidrose essencial (sudorese generalizada, início na vida adulta).

Outra questão que deve ser avaliada com cuidado diz respeito à severidade da sudorese, mensurada por sua repercussão nas atividades diárias do paciente. Apesar de não exigir o uso de uma escala formal, o médico idealmente deve definir a hiperidrose como sem repercussão, com pouca repercussão, com repercussão frequente ou ainda com repercussão constante sobre as atividades diárias do paciente. Pacientes pertencentes aos dois últimos grupos dificilmente terão êxito com tratamento não cirúrgico e devem ser considerados para simpatectomia torácica.

QUADRO 92.1 → Critérios diagnósticos para hiperidrose localizada primária

Suor excessivo sem causa secundária com duração de pelo menos seis meses associado a pelo menos duas das características a seguir:

1. Sudorese excessiva bilateral e simétrica
2. Pelo menos um episódio de sudorese excessiva por semana
3. Repercussão sobre as atividades diárias
4. Início em idade inferior a 25 anos
5. História familiar positiva
6. Cessação da sudorese excessiva durante o sono

Fonte: Hornberger e colaboradores.[2]

Tratamento não cirúrgico

Os agentes tópicos podem apresentar algum benefício para pacientes com hiperidrose com pouca repercussão. Dentre os disponíveis, o cloreto de alumínio é o mais utilizado. Na verdade, a maioria dos antitranspirantes convencionais contém uma dosagem baixa desse composto. Seu mecanismo de ação baseia-se na obstrução dos poros das glândulas écrinas. Entretanto, seu benefício é apenas momentâneo e depende de reaplicações periódicas. Além disso, a formulação pode ser bastante irritativa para alguns pacientes.[3]

Apesar da ampla disponibilidade de agentes anticolinérgicos via oral, sua aplicabilidade em pacientes com hiperidrose é limitada por seus efeitos colaterais, mais especificamente visão borrada, hipotensão postural, retenção urinária, palpitações, cefaleia e xerostomia.

Em nosso meio, o medicamento mais utilizado é a oxibutinina. Essas medicações são reservadas sobretudo para casos não passíveis de tratamento cirúrgico (hiperidrose generalizada) ou em casos de pacientes com sudorese compensatória pós-simpatectomia de grau acentuado. Em análise de 14 pacientes com hiperidrose generalizada (portanto sem indicação de cirurgia), autores holandeses mostraram que um tratamento com 2,5 mg de oxibutinina três vezes ao dia por 30 dias foi eficaz para controle da maioria dos casos, com poucos efeitos adversos.[4] Apesar da avaliação dos autores ter se limitado ao período sob uso da oxibutinina, o grande problema dessa terapêutica refere-se ao retorno dos sintomas após a cessação do tratamento.

A iontoforese consiste na passagem de corrente elétrica através da pele submersa na água. Pela necessidade de submersão, essa terapêutica fica comprometida em casos de hiperidrose axilar e craniofacial. Apesar de alguns resultados satisfatórios, a técnica exige múltiplas sessões de tratamento e os resultados têm duração limitada a poucos meses. Efeitos colaterais podem ocorrer, especialmente irritação local, eritema ou erupção cutânea.

A última forma de tratamento não cirúrgico consiste no emprego da toxina botulínica. O mecanismo de ação dessa medicação, popularizada pelo tratamento de distúrbios neuromusculares, consiste no bloqueio da liberação da acetilcolina na placa motora. No âmbito específico da hiperidrose, o bloqueio da acetilcolina impede o estímulo pós-sináptico das glândulas sudoríparas écrinas. Nos Estados Unidos, o uso da toxina botulínica é aprovado pela Food and Drug Administration (FDA) para o tratamento da hiperidrose axilar. Entretanto, independentemente da topografia acometida, o efeito da medicação não é imediato e sua duração é limitada a uma média de seis meses. Ademais, contraindicações devem ser lembradas quando se considera o uso dessa neurotoxina.

Apesar de representarem estratégias não invasivas para o tratamento da hiperidrose, todas essas formas de tratamento não se equiparam aos resultados obtidos com a simpatectomia torácica por videocirurgia em centros especializados. Esse conceito é reforçado por dois estudos prospectivos recentemente publicados.

No primeiro estudo, pesquisadores americanos analisaram 47 pacientes com hiperidrose palmoplantar tratados com cloreto de alumínio tópico (46), anticolinérgicos (40) e iontoforese (6). Com apenas dois casos de sucesso com tratamento não cirúrgico (1 com cloreto de alumínio e 1 com anticolinérgicos), todos os demais pacientes foram submetidos à simpatectomia torácica.[5] O índice de sucesso do tratamento cirúrgico nesses 45 pacientes foi de 100%. Para reforçar esses achados, no mesmo artigo relata-se a experiência com mais 145 pacientes analisados retrospectivamente. Desses, 89 foram submetidos a tratamento com cloreto de alumínio, 38 com anticolinérgicos, 31 com iontoforese e 8 com toxina botulínica. Apenas um paciente tratado com anticolinérgico obteve resultado satisfatório, com falha em todos os demais. Esses pacientes foram então submetidos à simpatectomia, com índice de sucesso de 99,3%.

No segundo estudo, autores italianos compararam 68 pacientes submetidos à simpatectomia torácica com 86 pacientes tratados com toxina botulínica por hiperidrose palmar.[6] Na análise objetiva da melhora pós-tratamento, observaram melhor índice de redução do suor aos seis meses nos pacientes submetidos à cirurgia (94% vs. 63%) e clara piora dos resultados com toxina botulínica no seguimento de 12 meses (94% de redução do suor com cirurgia vs. 30% com toxina botulínica).

Tratamento cirúrgico

ATENÇÃO

Durante a avaliação clínica, a opção pelo tratamento cirúrgico deve ser oferecida para pacientes com hiperidrose palmar (ou palmoplantar) com repercussão frequente ou constante sobre as atividades diárias.

Como foi demonstrado, o tratamento medicamentoso dificilmente apresentará algum benefício consistente e é considerado por muitas autoridades no assunto como efeito placebo.[7] Já para pacientes com hiperidrose axilar, os resultados são um pouco inferiores àqueles obtidos no grupo com comprometimento palmar, mas o índice de resolubilidade ainda é alto e o procedimento pode ser indicado para pacientes com os graus de repercussão recém-citados.

Como destacado no início do capítulo, a simpatectomia torácica era inicialmente realizada por técnicas abertas:

- Acesso posterior por incisão cervicotorácica dorsal na linha média, com dissecção muscular extensa e risco de consequente perda funcional.
- Acesso supraclavicular por incisão bilateral junto à clavícula com dissecção profunda do escaleno anterior e da pleura parietal, com campo operatório extremamente restrito e elevado risco de síndrome de Horner.
- Acesso transtorácico anterior, com necessidade de toracotomia anterior ampla e suas consequentes repercussões pós-operatórias.
- Acesso por via axilar, aparentemente o menos invasivo dos acessos abertos, porém também com necessidade de uma toracotomia axilar com afastamento de costelas.

Contabilizando todos os aspectos negativos do tratamento cirúrgico aberto para uma condição até certo ponto "suportável", fica fácil entender o pequeno avanço dessa terapêutica no período pré-videotoracoscopia.

Apesar da existência de variações técnicas, a simpatectomia videotoracoscópica bilateral (FIGURAS 92.1 e 92.2) atualmente é realizada da seguinte forma pelos autores:

- O procedimento é ambulatorial, geralmente realizado pela manhã.
- O paciente é submetido à anestesia geral com entubação com tubo de duplo lúmen para ventilação monopulmonar.

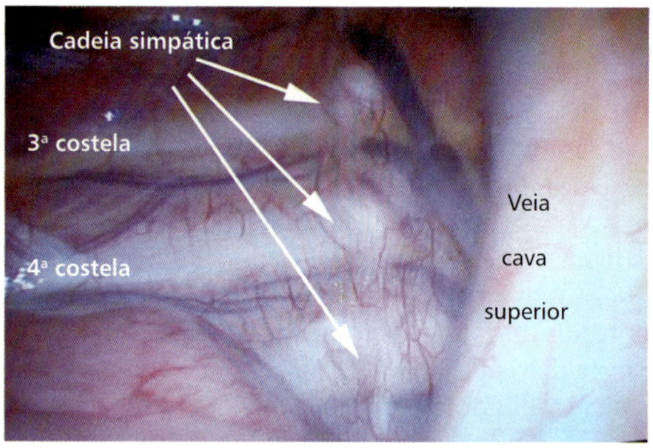

FIGURA 92.1 → Intraoperatório da simpatectomia torácica direita por videocirurgia, com identificação de cadeia simpática, costelas e veia cava superior.

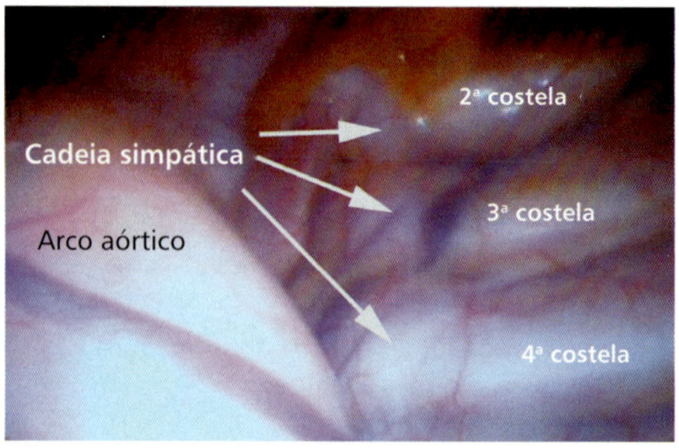

FIGURA 92.2 → Intraoperatório da simpatectomia torácica esquerda por videocirurgia, com identificação de cadeia simpática, costelas e arco aórtico.

- Na sequência, o paciente é colocado em posição supina com o dorso elevado a 45 a 60 graus. Esse posicionamento facilita a exposição dos ramos superiores da cadeia simpática.
- Um trocarte de 5 mm é inserido na região axilar esquerda e a ótica faz o inventário da cavidade pleural.
- Na ausência de aderências, o segundo trocarte é inserido no sulco submamário, no caso de mulheres, e junto à transição da cútis mais escura da aréola, no caso de homens.
- Por essa segunda incisão, insere-se uma tesoura Metzembaum endoscópica e identificam-se os níveis da cadeia simpática.
- Após a abertura da pleura parietal, o nível da cadeia a ser abordado é dissecado e o tratamento proposto é realizado (secção, ressecção ou clipagem).
- A hemostasia é revisada e um bloqueio intercostal com bupivacaína, utilizando uma agulha específica, é realizado sob visão direta.
- O pneumotórax é desfeito por meio de uma sonda inserida pela incisão da axila posicionada com a extremidade proximal em situação subaquática, com o anestesista ventilando o lado abordado.
- A síntese de pele é realizada com um ponto com sutura absorvível em cada incisão.
- O mesmo procedimento é realizado à direita.
- Após o efeito anestésico, o paciente é extubado e encaminhado para sala de recuperação, onde permanece por cerca de quatro horas. Após radiografia de tórax de controle sem evidência de complicações (principalmente pneumotórax), o paciente recebe alta hospitalar.
- O regime analgésico ambulatorial é baseado em codeína, anti-inflamatório não esteroide e analgésico comum tipo dipirona ou paracetamol, de forma intercalada, geralmente por sete dias.

Com relação à técnica cirúrgica, alguns pontos controversos ainda se fazem presentes. Os dois principais são a extensão da abordagem da cadeia simpática (T2, T3, T4, T5 – correspondendo ao nível da cadeia simpática tendo como referência a respectiva costela) e o tipo de instrumentação dos gânglios (simples secção, cauterização, ressecção, clipagem).

Para pacientes com hiperidrose palmoplantar, a maioria das abordagens é feita sobre T2-T3 ou apenas T3. Pelo fato de existirem estudos mostrando menor índice de sudorese compensatória e resultados semelhantes em termos de controle da sudorese palmar, utilizamos rotineiramente a abordagem com secção da cadeia simpática no nível de T3. Com essa técnica, existem estudos relatando índices de sucesso próximos de 100%.[8]

No caso de pacientes com hiperidrose axilar isolada, a abordagem atual é bem ilustrada em estudo que evidenciou a necessidade da abordagem de T4-T5 para obtenção de bons resultados (ao contrário da secção de T3-T4). Além de maior índice de sucesso (85% vs. 70%), a ocorrência de sudorese compensatória também é menor (29,3% vs. 70%).[9] Validando esses resultados, há séries que mostram índice de sucesso de 99% com a simpatectomia abordando a cadeia simpática em T4.[10] Nossa técnica atual envolve a ressecção de T4-T5.

Em pacientes com hiperidrose craniofacial (ou também rubor facial), realiza-se a clipagem de T2. Os resultados com essa técnica são excelentes, havendo séries na literatura com 100% de sucesso e baixo índice de sudorese compensatória acentuada.[11] Na experiência dos autores, foram muito raros os casos de sudorese compensatória tão importante a ponto de o paciente solicitar a remoção dos clipes. Ainda assim, nesses poucos casos houve reversão do quadro após a reintervenção.

Com relação à secção, cauterização ou ressecção dos gânglios da cadeia simpática, não existem vantagens evidentes indicando que um tipo de abordagem seja melhor do que o outro.[8] Já quanto ao uso de clipes metálicos, essa modalidade é utilizada em casos de hiperidrose craniofacial ou rubor facial (quando o nível da cadeia simpática a ser abordado é mais alto, e portanto com maior possibilidade de sudorese compensatória) e nos casos infrequentes de pacientes com desejo firmado pelo tratamento cirúrgico, porém com preocupação importante quanto à sudorese compensatória. Nesse último caso, o tratamento cirúrgico deve ser muito bem discutido com o paciente no pré-operatório, devendo ser exposta a possibilidade de não reversão do procedimento mesmo após a remoção dos clipes metálicos.

Complicações[2]

A principal complicação precoce observada pós-simpatectomia por videocirurgia é o pneumotórax. Destaca-se que pacientes assintomáticos com pequena lâmina de pneumotórax muito provavelmente não tenham atingido reexpansão pulmonar total após a síntese da pele. Nesse caso, o paciente pode receber alta hospitalar com orientações. Já pacientes com pneumotórax mais volumoso e sintomáticos apresentam escape aéreo por trauma do parênquima pulmonar e necessitam de drenagem torácica fechada. Muitas vezes, o intraoperatório desses pacientes é marcado pela presença de aderências que precisam ser liberadas. A necessidade de drenagem torácica varia na literatura entre 0,3 e 6%.

A complicação crônica mais importante é a sudorese compensatória. Durante a avaliação pré-operatória, deve-se salientar que a maioria dos pacientes apresentará algum grau de sudorese compensatória, principalmente no dorso ou no abdome. Entretanto, sudorese compensatória acentuada é infrequente, variando entre 2 e 5% na maioria das séries.[9] Fatores preditores de sudorese compensatória são a altura da abordagem da cadeia simpática (evitando o nível T2, se possível) e o índice de massa corporal (IMC) – pacientes com IMC ≥ 25 apresentam maior incidência de sudorese compensatória. Portanto, a simpatectomia não é recomendada para pacientes com sobrepeso ou obesidade.

Referências

1. Shargall Y, Spratt E, Zeldin RA. Hyperhidrosis: what is it and why does it occur? Thorac Surg Clin. 2008;18(2):125-32.

2. Hornberger J, Grimes K, Naumann M, Glaser DA, Lowe NJ, Naver H, et al. Recognition, diagnosis and treatment of primary focal hyperhidrosis. J Am Acad Dermatol. 2004;51(2):274-86.

3. Gee S, Yamauchi PS. Nonsurgical management of hyperhidrosis. Thorac Surg Clin. 2008;18(2):141-55.

4. Tupker RA, Harmsze AM, Deneer VH. Oxybutynin therapy for generalized hyperhidrosis. Arch Dermatol. 2006;142(8):1065-6.

5. Baumgartner FJ, Bertin S, Konecny J. Superiority of thoracoscopic sympathectomy over medical management for the palmoplantar subset of severe hyperhidrosis. Ann Vasc Surg. 2009;23(1):1-7.

6. Ambrogi V, Campione E, Mineo D, Paternò EJ, Pompeo E, Mineo TC. Bilateral thoracoscopic T2 to T3 sympathectomy versus botulinum injection in palmar hyperhidrosis. Ann Thorac Surg. 2009;88(1):238-45.

7. Baumgartner FJ. Surgical approaches and techniques in the management of severe hyperhidrosis. Thorac Surg Clin. 2008;18(2):167-81.

8. Weksler B, Luketich JD, Shende MR. Endoscopic thoracic sympathectomy: at what level should you perform surgery? Thorac Surg Clin. 2008;18(2):183-91.

9. Hsu CP, Shia SE, Hsia JY, Chuang CY, Chen CY. Experiences in thoracoscopic sympathectomy for axillary hyperhidrosis and osmidrosis: focusing on the extent of sympathectomy. Arch Surg. 2001;136(10):1115-7.

10. Doolabh N, Horswell S, Williams M, Huber L, Prince S, Meyer DM, et al. Thoracoscopic sympathectomy for hyperhidrosis: indications and results. Ann Thorac Surg. 2004;77(2):410-4.

11. Kao MC, Chen YL, Lin JY, Hsieh CS, Tsai JC. Endoscopic sympathectomy treatment for craniofacial hyperhidrosis. Arch Surg. 1996;131(10):1091-4.

12. Dumont P. Side effects and complications of surgery for hyperhidrosis. Thorac Surg Clin. 2008;18(2):193-207.

Nódulo Pulmonar: Estratégia Diagnóstica e Terapêutica

93

José J. Camargo

Introdução

O nódulo pulmonar representa um dos mais frequentes desafios diagnósticos e terapêuticos em pneumologia e cirurgia torácica.

> **ATENÇÃO**
>
> A possibilidade de que um nódulo represente uma forma precoce de carcinoma brônquico e o impacto que este diagnóstico representa na expectativa de vida do seu portador impõem uma estratégia que precisa ser lúcida e expedita, para que sejam evitadas agressões cirúrgicas desnecessárias em lesões benignas e protelações terapêuticas em nódulos malignos que poderão acarretar prejuízos irreparáveis ao paciente.

O estabelecimento de uma rotina que seja eficiente e racional implicará diagnósticos seguros e resultados terapêuticos favoráveis, com uma relação custo-benefício positiva.

O conceito de nódulo pulmonar

O conceito atual de nódulo pulmonar, proposto em 1974 por Lillington,[1] é o de "uma opacidade aproximadamente arredondada, de limites bem definidos, com 3 cm ou menos no maior diâmetro, circundado por parênquima pulmonar normal". O estabelecimento de 3 cm como limite máximo para o maior diâmetro foi um ajuste ao conceito de T1 do sistema TNM moderno.

Causas mais comuns

Em uma série de Siegelman e colaboradores,[2] com análise de 1.711 nódulos operados na John Hopkins University, em 1979, os diagnósticos apresentados no **QUADRO 93.1** foram os mais frequentes.

Nódulos mais frequentes

Granuloma

Nódulo cortical, às vezes múltiplo, com bordas irregulares, frequentemente calcificado, com lesões satélites e em geral

QUADRO 93.1 → Causas mais frequentes de nódulo pulmonar

Granulomas	53,9%
Carcinoma brônquico	28,4%
Condroadenomas	6,6%
Metástases	3,4%
Adenomas	2,0%

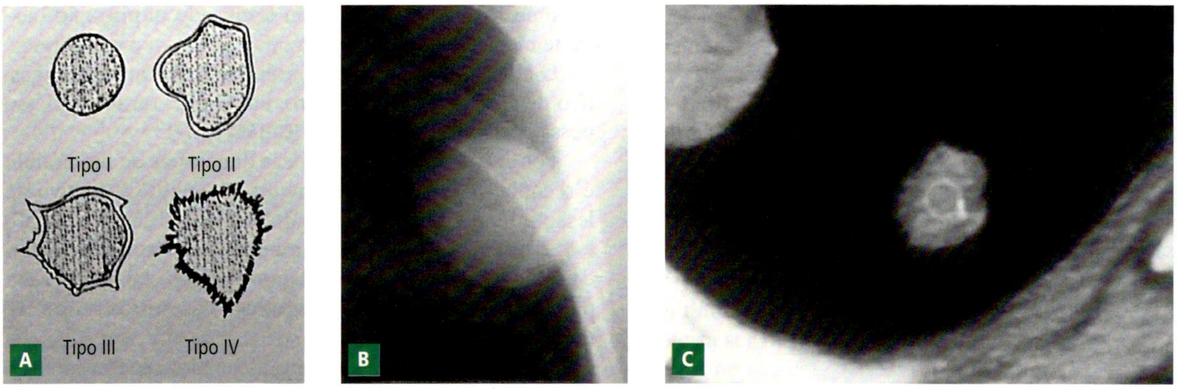

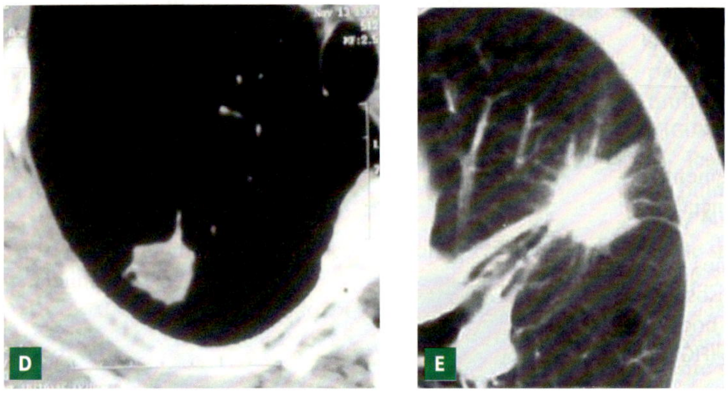

FIGURA 93.11 → (A) tipos de bordas das lesões pulmonares nodulares. (B) lesão cística (cisto hidático) periférica do lobo inferior esquerdo. Limites lisos e bem definidos. Bordas de tipo I. (C) lesão sólida (carcinoma) do lobo inferior esquerdo, com limites anfractuosos, mas bem nítidos. Bordas de tipo II. (D) lesão sólida (histoplasmoma) com limites alternadamente precisos e imprecisos. Bordas de tipo III. (E) lesão sólida (adenocarcinoma) com extenso halo de infiltração periférica. Bordas de tipo IV.

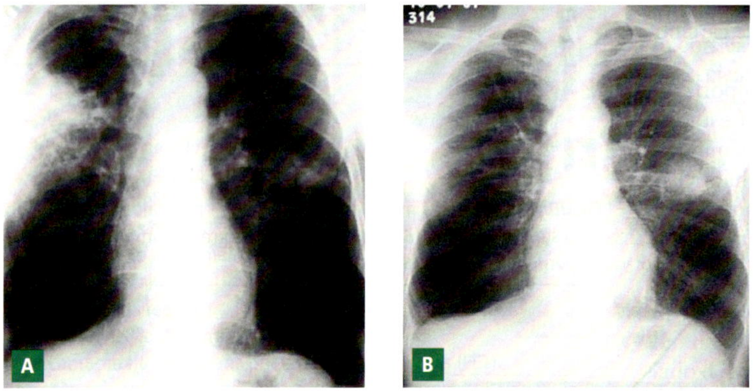

FIGURA 93.12 → (A) pneumonia tuberculosa à direita e nódulo de 3 cm na língula. (B) tratada, a pneumonia desapareceu e o nódulo da esquerda aumentou para 4,5 cm. A lingulectomia mostrou que se tratava de um granuloma tuberculoso.

imagem em umbelicadura da pleura visceral, que é bastante sugestiva de carcinoma brônquico periférico na inspeção da superfície pulmonar na toracotomia ou, mais modernamente, na videotoracoscopia.

Ainda que alguns nódulos de natureza fúngica possam ser acompanhados de adenomegalias regionais, este achado radiológico costuma estar associado à neoplasia primária de pulmão. A neoplasia pulmonar que mais precocemente se dissemina por via linfática é o carcinoma indiferenciado de pequenas células, e a grande desproporção entre o tumor primário e as adenomegalias mediastinopulmonares é sua principal característica (**FIGURA 93.15**).

Por outro lado, é tão incomum que uma metástase pulmonar de carcinoma se dissemine para os gânglios regionais que, diante desse achado, o cirurgião deve considerar muito mais provável que se trate de um segundo primário, agora pulmonar, e com metástases ganglionares.

Um dos elementos radiológicos mais utilizados na avaliação tomográfica de um nódulo é a impregnação de contraste. Partindo do princípio de que as lesões neoplásicas são mais perfundidas do que os nódulos cicatriciais, o grupo da Mayo Clinic[14] propôs a comparação da densidade das lesões, antes e depois da injeção de contraste, como um parâmetro distintivo. Em uma revisão de 171 nódulos malignos e 185

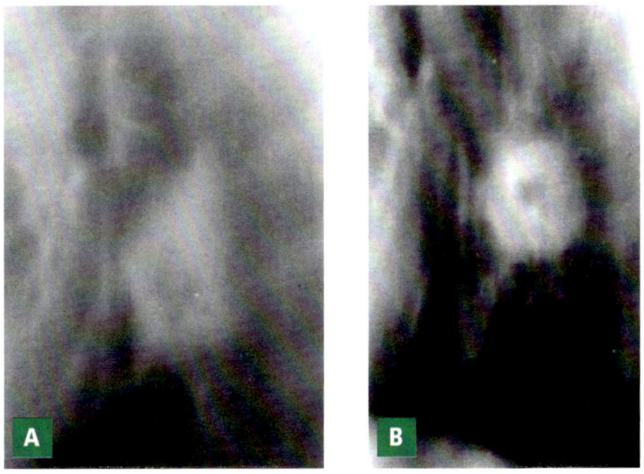

FIGURA 93.13 → (A) lesão medular em lobo inferior esquerdo com 4,5 cm de diâmetro, cavitação central e halo de infiltração periférica. A punção aspirativa foi negativa para células malignas. (B) controle radiológico cinco meses depois, com lesão reduzida para 3 cm de diâmetro. Foi indicada a ressecção por persistência de escarro hemático (adenocarcinoma).

benignos, os autores demonstraram que o aumento de densidade foi de 38 UH para as lesões malignas e 10 UH para as benignas. Um aumento superior a 15 UH foi considerado sugestivo de malignidade (FIGURA 93.16), o que permitiu classificar corretamente 167 de 171 tumores malignos (sensibilidade de 98%).

A avaliação dos nódulos pulmonares a partir de sua condição metabólica na PET representou, sem dúvida, o grande avanço propedêutico da virada do século. Inicialmente utilizado com um exame isolado, a PET já demonstrou uma alta sensibilidade (95%) e razoável especificidade (80%) em uma publicação de Dewan e colaboradores,[15] que descreveu o diagnóstico correto em 27/30 nódulos pulmonares. Houve um falso-negativo (adenocarcinoma em cicatriz) e dois falso-positivos (ambos granulomas por histoplasma). O índice de captação da fluorodeoxiglicose (FDG) e o *standard uptake value* (SUV) têm relevância na avaliação diagnóstica do nódulo pulmonar. O valor de SUV acima de 2,5 é considerado sugestivo de neoplasia (FIGURA 93.17).

Em uma publicação de Veronesi e colaboradores,[16] que realizaram um estudo de rastreamento de câncer de pulmão na população de risco, é descrita uma captação (SUV) acima de 2,0 em 51 dos 58 casos de câncer comprovados cirurgicamente. Isso significou uma sensibilidade de 88%, e que alcançou os 100% em um subgrupo no qual os nódulos tinham mais de 10 mm. Os autores concluíram que o método é útil na seleção de casos que mereçam ulterior investigação e su-

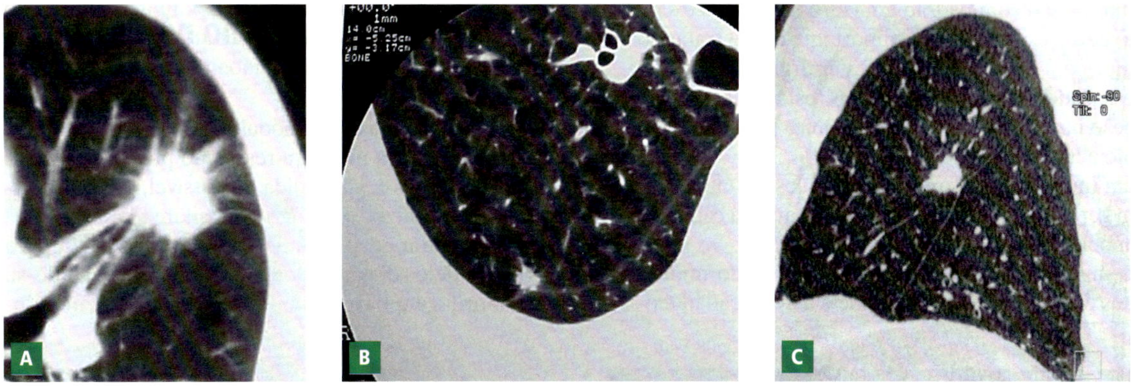

FIGURA 93.14 → (A) adenocarcinoma do lobo superior esquerdo com estrias pleurais grosseiras. (B) adenocarcinoma de 7 mm no lobo superior direito, com retração da pleura cissural (T2). (C) adenocarcinoma de 2 cm com uma retração muito sutil da pleura cissural (T2).

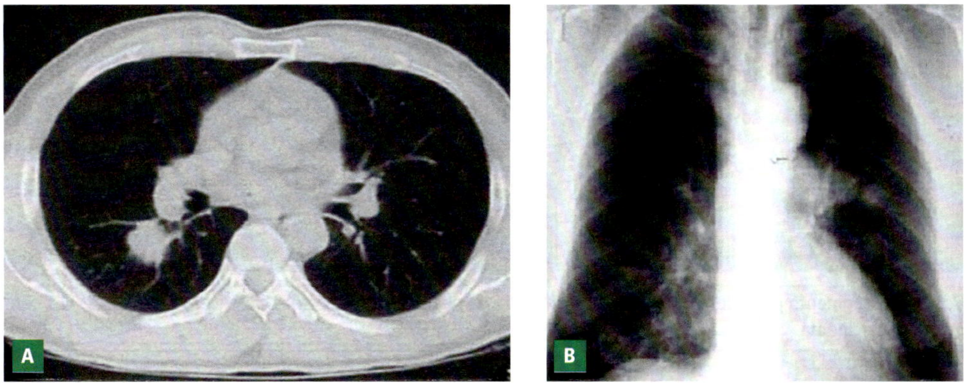

FIGURA 93.15 → (A) adenocarcinoma de lobo inferior direito, com grande adenopatia hilar (N1). (B) carcinoma de pequenas células da língula (1,5 cm) com volumosas adenopatias médias hilares e mediastinais.

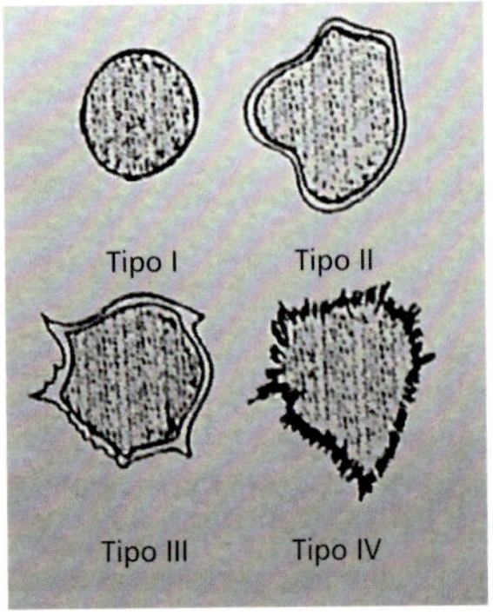

Bordas da Lesão	× TP
Tipo I:	0,21
Tipo II :	0,58
Tipo III:	5,00
Tipo IV:	14,00

Densitometria na TC	× TP
Calcificação	0,02
Sem calcificação	2,15
Não medida	1,00

FIGURA 93.20 → Referenciais para o cálculo da probabilidade de um nódulo ser carcinoma brônquico (borda e calcificação)[23]

ATENÇÃO

O intervencionismo em nódulo pulmonar se baseia nos seguintes princípios:[24]

- Os carcinomas operados no estágio I curam em mais de 80% dos casos.
- A chance de cura decresce rapidamente em estágios mais avançados.
- A mortalidade cirúrgica em nódulos benignos é < 1%.

Como no outro extremo há a justificada preocupação de evitar que nódulos benignos sejam explorados cirurgicamente, todos os recursos de imagem disponíveis têm sido testados na prevenção de um intervencionismo desnecessário.

Neste sentido, uma publicação recente, de maio de 2011, relata a revisão de 96 pacientes com diagnóstico comprovado de carcinoma ou granuloma, e que tinham sido avaliados com tomografia de tórax e PET.[25] Na tomografia de tórax, tamanho, tempo de duplicação, bordas, forma, características internas, broncograma aéreo e cavitação foram avaliados e submetidos a análises de regressão logística. Foram também investigados os dados da era pré-PET, com casos avaliados durante os anos de 1995 e 1996. No material estudado, 65 casos (68%) eram carcinoma e 31 (32%) eram granulomas. A impressão na tomografia foi lesão benigna em 65% dos granulomas (20/31) e em 5% (3/65) dos carcinomas ($p < 0,0001$; valor preditivo negativo de 87% [20/23]).

A conclusão foi que a tomografia de tórax reduz, mas não elimina, a possibilidade de que um nódulo seja neoplásico. Protocolos clínicos precisam ser ampliados para definir a melhor conduta no nódulo de natureza indeterminada.

A conduta modernamente recomendada leva em consideração elementos clínicos e radiológicos e pode ser sintetizada conforme o **QUADRO 93.4**.

Com a realização frequente de rastreamentos para diagnóstico mais precoce de câncer de pulmão na população de risco e a indicação mais amiúde de exames de imagem no tórax, tornou-se corriqueiro o achado de nódulos e micronódulos, em geral responsáveis por grande ansiedade, face a uma lesão de potencial indefinido e agressividade incerta. Na tentativa de orientar a conduta, a Fleischner Society[26] propôs o protocolo descrito no **QUADRO 93.5**, que vem sendo universalmente seguido.

QUADRO 93.4 → Conduta recomendada para nódulos pulmonares

GRUPO 1: *Lesão benigna ou muito provavelmente benigna* (calcificação central ou difusa, ou de tamanho inalterado nos últimos dois anos)

- CONDUTA: Observar, acompanhando com radiografia anual.

GRUPO 2: *Lesão de baixo risco de malignidade* (paciente com menos de 40 anos, não fumante, com nódulo de bordas lisas)[27]

- CONDUTA: PET para decidir.
- Sem PET: Tomografia a cada quatro meses ou punção pulmonar aspirativa.

GRUPO 3: *Lesão pulmonar de alto risco para malignidade* (paciente com mais de 50 anos, fumante há mais de 25 anos, lesão espiculada, sem calcificações e sem comprovante de estabilidade em suas dimensões)

- CONDUTA: Estadiamento oncológico completo e videotoracoscopia, com biópsia excisional e doença de congelação.[28]
- Se lesão BENIGNA: fim do procedimento.
- Se lesão MALIGNA: conversão para toracotomia e lobectomia ou lobectomia videoassistida.

QUADRO 93.5 → Protocolo de conduta para nódulos pulmonares

- Para nódulos ≤ 4 mm, a tomografia seriada não é necessária se o paciente for de baixo risco. Em caso de alto risco, nova tomografia deve ser feita em 12 meses e não mais repetida se o nódulo se mantiver estável.
- Para nódulos de 4 a 6 mm, uma tomografia está indicada para 12 meses se o paciente for de baixo risco, e não mais repetida se o nódulo se mantiver estável. Nos pacientes de alto risco, a tomografia deve ser repetida aos 6 e 12 meses, e depois aos 18 e 24 meses se o nódulo se mantiver inalterado.
- Para nódulos de 6 a 8 mm, uma tomografia deve ser realizada aos 6 e 12 meses e depois aos 18 e 24 meses se o nódulo se mantiver inalterado e o paciente for de baixo risco. Para pacientes de alto risco, a tomografia seria realizada aos 6, 9 e 12 meses e depois aos 24 meses se a lesão se mantiver inalterada.
- Para nódulos maiores do que 8 mm, a tomografia seria realizada aos 3, 9 e 24 meses, na presença de um nódulo de dimensões inalteradas, independentemente do paciente ser de baixo ou alto risco.

Referências

1. Lillington GA. The solitary pulmonary nodule. Am Rev Respir Dis. 1974;110:699-707.

2. Siegelman SS, Khouri NF, Leo FP, Fishman EK. Solitary pulmonary nodules: CT assessment. Radiology. 1986;160:307.

3. Noguchi M, Morikawa A, Kawasaki M, Matsuno Y, Yamada T, Hirohashi S, et al. Small adenocarcinoma of the lung. Histologic characteristics and prognosis. Cancer. 1995;75(12):2844-52.

4. Siegelman SS, Khouri NF, Scott WW Jr, Leo FP, Hamper UM, Fishman EK, et al. Pulmonary hamartoma: CT findings. Radiology. 1986;160:313-7.

5. Magid D, Siegelman SS, Eggleston JC, Fishman EK, Zerhouni EA. Pulmonary carcinoid tumors: CT assessment. J Comput Assist Tomogr. 1989;13(2):244-7.

6. Dedrick CG. The solitary pulmonary nodule and staging of lung cancer. Clin Chest Med. 1984;5(2):345-63.

7. Lee SI, Shephard JL, Boiselle PM, Trotman-Dickeson B, McLoud TC. Role of transthoracic needle biopsy in patient treatment decisions. Radiology. 1996;201(P):269.

8. Aristizabal JF, Young KR, Nath H. Can chest CT decrease the use of preoperative bronchoscopy in the evaluation of suspected bronchogenic carcinoma? Chest. 1998;113(5):1244-9.

9. Berger WG, Erly WK, Krupinski EA, Standen JR, Stern RG. The solitary pulmonary nodule on chest radiography: can we really tell if the nodule is calcified? AJR Am J Roentgenol. 1999;176(1):201-4.

10. Porto N. Nódulo pulmonar. In: Corrêa da Silva LC. Compêndio de pneumologia. São Paulo: BYK; 1979.

11. Lee YR, Choi YW, Lee KJ, Jeon SC, Park CK, Heo JN. CT halo sign: the spectrum of pulmonary diseases. Br J Radiol. 2005;78(933):862-5.

12. Nathan MH, Collins VP, Adams RA. Differentiation of benign and malignant pulmonary nodules by growth rate. Radiology. 1962;79:221-5.

13. Rigler LG. The roentgen signs of carcinoma of the lung. Am J Roentgenol Radium Ther Nucl Med. 1955;74(3):415-28.

14. Swensen SJ, Viggiano RW, Midthun DE, Müller NL, Sherrick A, Yamashita K, et al. Lung nodule enhancement at CT: multicenter study. Radiology. 2000;214(1):73-80.

15. Dewan NA, Gupta NC, Redepenning LS, Phalen JJ, Frick MP. Diagnostic efficacy of PET-FDG imaging in solitary pulmonary nodules. Potential role in evaluation and management. Chest. 1993;104(4):997-1002.

16. Veronesi G, Bellomi M, Veronesi U, Paganelli G, Maisonneuve P, Scanagatta P, et al. Role of positron emission tomography scanning in the management of lung nodules detected at baseline computed tomography screening. Ann Thorac Surg. 2007;84(3):959-65; discussion 965-6.

17. Higashi K, Ueda Y, Seki H, Yuasa K, Oguchi M, Noguchi T, et al. Fluorine-18-FDG PET imaging is negative in bronchioloalveolar lung carcinoma. J Nucl Med. 1998;39(6):1016-20.

18. Erasmus JJ, McAdams HP, Patz EF Jr, Coleman RE, Ahuja V, Goodman PC. Evaluation of primary pulmonary carcinoid tumors using FDG PET. AJR Am J Roentgenol. 1998;170(5):1369-73.

19. Lee HY, Lee KS. Ground-glass opacity nodules: histopathology, imaging evaluation, and clinical implications. J Thorac Imaging. 2011;26(2):106-18.

20. Lowe VJ, Fletcher JW, Gobar L, Lawson M, Kirchner P, Valk P, et al. Prospective investigation of positron emission tomography in lung nodules. J Clin Oncol. 1998;16(3):1075-84.

21. Yi CA, Lee KS, Kim BT, Choi JY, Kwon OJ, Kim H, et al. Tissue characterization of solitary pulmonary nodule: comparative study between helical dynamic CT and integrated PET/CT. J Nucl Med. 2006;47(3):443-50.

22. Roberts PF, Follette DM, von Haag D, Park JA, Valk PE, Pounds TR, et al. Factors associated with false-positive staging of lung cancer by positron emission tomography. Ann Thorac Surg. 2000;70(4):1154-9; discussion 1159-60.

23. Cummings SR, Lillington GA, Richard RJ. Estimating the probability of malignancy in solitary pulmonary nodules: a Bayesian approach. Am Rev Respir Dis. 1986;134(3):449-52.

24. Ost D, Fein AM, Feinsilver SH. Clinical practice. The solitary pulmonary nodule. N Engl J Med. 2003;348:2535-42.

25. Deandreis D. Radiology: perfusion CT may best PET/CT in pulmonary nodule assessment. Radiology. 2011;258:270-6.

26. MacMahon H, Austin JH, Gamsu G, Herold CJ, Jett JR, Naidich DP, et al. Guidelines for management of small pulmonary nodules detected on CT scans: a statement from the Fleischner Society. Radiology. 2005;237(2):395-400.

27. Tan BB, Flaherty KR, Kazerooni EA, Iannettoni MD. The solitary pulmonary nodule. Chest. 2003;123:89S-96S.

28. Swanson SJ, Jaklitsch MT, Mentzer SJ, Bueno R, Lukanich JM, Sugarbaker DJ. Management of the solitary pulmonary nodule: role of thoracoscopy in diagnosis and therapy. Chest. 1999;116(6 Suppl):523S-4.

Leituras recomendadas

Fujimoto N, Segawa Y, Takigawa N, Hotta K, Kishino D, Shimono M, et al. Clinical investigation of bronchioloalveolar carcinoma: a retrospective analysis of 53 patients in a single institution. Anticancer Res. 1999;19(2B):1369-73.

Gasparini S, Ferretti M, Secchhi EB, Baldelli S, Zuccatosta L, Gusella P. Integration of transbronchial and percutaneous approach in the diagnosis of peripheral pulmonary nodules or masses: experience with 1.027 consecutive cases. Chest. 1995;108(1):131-7.

Gupta NC, Maloof J, Gunel E. Probability of malignancy in solitary pulmonary nodules using fluorine-18-FDG and PET. J Nucl Med. 1996;37(6):943-8.

May BJ, Levsky JM, Godelman A, Jain VR, Little BP, Mahadevia PS, et al. Should CT play a greater role in preventing the resection of granulomas in the era of PET? AJR Am J Roentgenol. 2011;196(4):795-800.

Okada M, Tauchi S, Iwanaga K, Mimura T, Kitamura Y, Watanabe H, et al. Associations among bronchioloalveolar carcinoma components, positron emission tomographic and computed tomographic findings, and malignant behavior in small lung adenocarcinomas. J Thorac Cardiovasc Surg. 2007;133(6):1448-54.

Complexidades da Cirurgia da Traqueia

94

José J. Camargo
Spencer Marcantonio Camargo

Introdução

A cirurgia traqueal, até poucas décadas atrás, limitava-se à execução de traqueostomia e, muito raramente, à ressecção de algum tumor de traqueia. A raridade das neoplasias benignas ou malignas da traqueia, bem como a elevada frequência com que as malignas são diagnosticadas em fase de irressecabilidade, explicava a limitadíssima experiência com cirurgias desse tipo.

O advento da terapia intensiva e, com ela, da ventilação mecânica, permitindo que milhares de pessoas – que de outra sorte morreriam de suas doenças de base – sobrevivessem, criou uma doença cirúrgica nova: a estenose traqueal pós-entubação prolongada.

A patogenia, o diagnóstico, o tratamento na urgência e o tratamento cirúrgico definitivo, com suas várias alternativas técnicas, complicações e resultados, são o alvo deste capítulo.

Patogenia

> **ATENÇÃO**
>
> A estenose traqueal pós-entubação é uma sequela cicatricial fibrosa de um processo isquêmico prolongado, provocado pelo balonete do tubo traqueal, indispensável na ventilação mecânica.

O dano isquêmico da mucosa respiratória depende de vários fatores, que incluem grau de compressão ao nível do balonete, tipo de tubo, tempo de entubação, presença de infecção associada, coexistência de hipotensão arterial, entre outros.

Estima-se que uma compressão de 20 mmHg sobre a mucosa traqueal já seja suficiente para provocar isquemia, e se o paciente apresentar hipotensão arterial ou choque, idêntico efeito isquêmico será obtido mesmo com pressões menores.

Um famoso trabalho de Cooper e colaboradores demonstrou a ocorrência de esqueletização dos anéis traqueais de cães entubados por cinco dias com balonetes rígidos e hiperinsuflados.

Os tubos modernos, siliconizados e dotados de balonetes flácidos reduzem de forma considerável o risco de isquemia da mucosa, ainda que não o afastem completamente. Esses tubos, cujos balonetes determinam vedação mais por ocupação do espaço do que por compressão, podem ser mantidos por muitos dias ou semanas sem dano visível na mucosa traqueal.

Ocorrendo isquemia com evolução para necrose da mucosa, associa-se inevitavelmente a infecção bacteriana a partir de germes comuns à terapia intensiva, ampliando o dano tecidual.

O processo cicatricial que se inicia a seguir não terá repercussão ventilatória enquanto o paciente estiver entubado, podendo tornar-se sintomático apenas semanas ou meses mais tarde. Inicialmente, há uma granulação exuberante e a deposição de quantidade crescente de fibroblastos.

Com a evolução para a cicatrização fibrosa e a consequente redução de calibre da traqueia, começam a surgir os sintomas que caracterizam a *primeira fase da estenose traqueal*:

- Tosse irritativa.
- Desproporção entre o que parece que o paciente tem de secreção e o que ele expectora.
- Dispneia crescente aos esforços.
- Roncos e sibilos na região esternal.

O ruído indicativo de grande quantidade de secreção traqueal que desaparece com a eliminação de um simples escarro é um dado altamente sugestivo em pacientes com antecedente de entubação prolongada.

A ausculta também é característica porque os sibilos predominam na região esternal e decrescem em direção à periferia, exatamente o contrário do que ocorre em doenças pulmonares obstrutivas. A propósito, surpreende o número de pacientes com antecedentes de entubação e sem história de asma que são rotulados como asmáticos, ignorando-se as pistas diagnósticas de estenose traqueal e remetendo o caso para uma dramática situação de pré-oclusão traqueal no futuro próximo.

Essa primeira fase pode durar semanas ou meses e implica a redução do calibre da traqueia em 85 a 90%. A partir de então, a queixa de dispneia se acentua e surge um elemento novo e precipitador da evolução: a cornagem. Quando a fenda traqueal é tão estreita a ponto de aparecer cornagem, há um novo fator de agressão da mucosa traqueal com agravamento do edema: a turbulência do ar.

Esse novo agressor da mucosa traqueal é tão importante que uma obstrução, antes arrastada de estenose traqueal, costuma se completar em horas ou poucos dias depois do surgimento de cornagem.

Por essa razão, constitui-se erro grosseiro manter fora do hospital um paciente com estenose traqueal que iniciou com respiração ruidosa.

A *segunda fase*, a da *suboclusão traqueal,* é uma das urgências médicas mais dramáticas, com angústia extrema, cianose, sudorese, agitação e estridor traqueal intenso.

Um dano traqueal mais raro que pode decorrer de entubação prolongada é a traqueomalácia localizada, na qual a compressão do balonete determinou uma desestruturação do arcabouço cartilaginoso, resultando em um segmento flácido e colapsável da traqueia durante as manobras expiratórias forçadas.

Nos últimos anos, têm sido publicados uma série de casos de estenoses idiopáticas, a maioria delas afetando a região subglótica e geralmente comprometendo mulheres de meia-idade. A possibilidade de que pelo menos alguns desses casos decorram de refluxo gastresofágico crônico, com aspirações traqueais repetidas, deve ser considerada.

Diagnóstico

A história clínica de entubação prévia, não necessariamente prolongada, é fundamental para a suspeição diagnóstica.

> **ATENÇÃO**
>
> A confirmação diagnóstica pode ser feita com radiografia penetrada de mediastino, traqueografia, fibrobroncoscopia ou tomografia computadorizada (TC) helicoidal, considerada atualmente o padrão-ouro da investigação de estenose traqueal.

A radiografia penetrada pode dar uma ideia da localização da estenose, sobremaneira em incidências oblíquas.

A traqueografia, usada com frequência no passado, foi praticamente abandonada em favor de técnicas de imagem não invasivas. Além disso, nas estenoses muito acentuadas, a presença do contraste, ainda que bem diluído, em geral determinava um agravamento da dispneia.

Modernamente, a TC helicoidal, pelo recurso da reconstrução tridimensional e da broncoscopia virtual, representa o mais avançado instrumento de diagnóstico de estenose traqueal, permitindo não apenas a demonstração precisa do local e da extensão da estenose, mas também antecipando os achados endoscópicos.

Apesar dos avanços imagéticos da TC helicoidal, a fibrobroncoscopia, associada ou não aos benefícios de arquivo da videobroncoscopia, é um exame absolutamente indispensável. E isso por três motivos: a necessidade de se excluir a eventual coexistência de uma lesão supraglótica, glótica ou subglótica; a verificação da dinâmica traqueal identificando ocasionais distúrbios decorrentes de malácia; e a constatação do estado de maturidade da lesão traqueal, impondo-se a postergação do tratamento cirúrgico sempre que a endoscopia constatar a presença de granulomas que denunciam a existência de um processo inflamatório em atividade.

A utilização dos diferentes métodos para diagnóstico depende basicamente da gravidade do quadro clínico. Nas estenoses moderadas ou leves, os métodos de imagem, em especial a TC helicoidal, podem ser empregados com tranquilidade na avaliação da estenose. Nas estenoses graves, com quadro de suboclusão traqueal, a endoscopia, rígida ou de fibra óptica, é a única forma de comprovação diagnóstica possível, e que imediatamente se acompanhará de um procedimento dilatador da traqueia.

Tratamento

Na urgência

> **ATENÇÃO**
>
> Na suboclusão traqueal, a prioridade é o restabelecimento da via aérea por meio de entubação traqueal com dilatação. Quase todas as estenoses traqueais pós-entubação são dilatáveis, por não serem uniformemente rígidas. A porção mais externa do anel estenótico costuma ser fibrosa, mas o seu miolo, de constituição mais recente, em geral é formado por tecido de granulação e edema, sendo portanto facilmente dilatável.

A dilatação pode ser feita com broncoscópio rígido, sob visão direta, ou às cegas, com o tubo traqueal fino armado com uma guia metálica. Ainda que a primeira alternativa seja obviamente a mais segura, ela nem sempre está disponível com a premência exigida, de tal forma que a dilatação com o próprio tubo é a mais usada.

Quando se planeja fazer a dilatação com broncoscópio rígido, a estenose é visualizada e um aspirador metálico é introduzido para transpô-la e servir de guia aos movimentos giratórios do broncoscópio durante o procedimento, tornando-o mais seguro.

Na dilatação às cegas com um tubo traqueal, existe o risco de ruptura da parede da traqueia se ele for inadequadamente forçado contra a junção da estenose e a parede normal. Para reduzir tal risco, um pequeno artifício faz essa dilatação menos temerária: montado o tubo traqueal fino (6,5 ou 7,0) com uma guia metálica rígida (o fio de Kirchner é uma boa alternativa), procede-se uma pequena inversão da curvatura da ponta do tubo, dando-lhe uma configuração semelhante à do bico do Concorde. Esse recurso simples evita a pressão que o tubo com a curvatura usual faz invariavelmente na junção da traqueia normal com a estenose, e que pode eventualmente provocar a ruptura da traqueia nesse nível.

Com a ponta curva, o tubo pode ser pressionado com um movimento giratório sobre o seu próprio eixo, que se manterá paralelo ao eixo da traqueia.

Ultrapassada a estenose, insufla-se o balonete traqueal, e com ele inflado traciona-se o tubo de volta, procedendo-se a dilatação de baixo para cima com toda a segurança. A seguir, a manobra pode ser repetida com um tubo traqueal mais calibroso.

Recomenda-se cuidado especial com os pacientes idosos, nos quais a cifose muda o eixo da traqueia, e com os pacientes anestesiados muito superficialmente que, ao reagirem à presença do tubo, podem favorecer a ruptura da traqueia durante a tentativa de dilatação, o que seria reconhecido pelo aparecimento abrupto de enfisema subcutâneo.

Resolvida a urgência, a traqueia é inspecionada para verificar a maturidade da reação inflamatória na sua parede e também para colher amostras de secreção traqueobrônquica para exame bacteriológico. A dificuldade de remoção de escarro, inerente à estenose traqueal, justifica o achado quase constante de infecção brônquica, a ser tratada antes da operação definitiva.

Por outro lado, a identificação de granulomas, típicos de um processo inflamatório ativo, protela a indicação cirúrgica, dada a elevada incidência de reestenose quando a anastomose traqueal é realizada extemporaneamente.

A traqueostomia seria reservada às raríssimas estenoses não dilatáveis e, quando excepcionalmente indicada, deveria situar-se sobre o segmento estenosado, o que nem sempre é possível. A indicação de traqueostomia como primeira atitude em paciente com obstrução de via aérea é um dos erros mais grosseiros e frequentes no manejo de indivíduos com estenose traqueal de qualquer causa.

A indicação equivocada de traqueostomia nesses casos traz duas consequências danosas para a solução definitiva do caso:

- O procedimento envolve contaminação da ferida operatória, de tal maneira que um paciente traqueostomizado não poderá ser encaminhado para a traqueoplastia definitiva antes que o traqueostoma esteja cicatrizado, dentro de 3 a 4 semanas.
- A menos que a traqueostomia tenha sido casualmente feita sobre o segmento estenótico, o que é raro, a área do traqueostoma deverá ser ulteriormente incluída na ressecção traqueal, aumentando a extensão da ressecção e as dificuldades técnicas decorrentes disso.

Tratamento eletivo

Obtido o controle da situação de urgência com a dilatação traqueal, o paciente recebe tratamento clínico da infecção, sendo observado em regime ambulatorial durante 4 a 6 semanas, com a recomendação de que volte imediatamente ao hospital se surgir cornagem. Por vezes a dilatação traqueal precisa ser repetida visando manter uma ventilação adequada até o momento mais apropriado para a solução cirúrgica definitiva.

A reavaliação endoscópica depois desse período deve mostrar um esfriamento da reação inflamatória da parede da traqueia, com desaparecimento dos granulomas e evidências de um processo mais fibroso, circunferencial, mais ou menos rígido.

> **ATENÇÃO**
>
> A partir da maturidade do processo cicatricial de uma estenose significativa com recidiva pós-dilatações, o paciente bem avaliado clinicamente será encaminhado para a traqueoplastia curativa.

O sucesso do tratamento cirúrgico depende da obediência a alguns princípios técnicos inflexíveis:

- Não operar na fase de traqueíte aguda.
- Evitar dissecções excessivas, especialmente das paredes laterais da traqueia por onde entra a circulação da parede, o que implicaria risco aumentado de deiscência.
- Identificar com precisão a zona estenótica, antes de abrir a traqueia. A incisão abaixo ou acima do ponto ideal implica a necessidade de ressecar-se mais traqueia do que seria originalmente necessário, com consequente aumento da tensão na anastomose. Quando a zona estenótica não é facilmente identificável por inspeção ou palpação, recomenda-se a introdução de um fibrobroncoscópio através do tubo traqueal e a identificação do ponto exato da estenose, mediante punção da parede traqueal com agulha fina. Na indisponibilidade desse recurso endoscópico, a colocação de dois pontos de seda abaixo e acima da zona presumível da estenose, e a tração cranial dos pontos inferiores e distal dos superiores, vai determinar um sanfonamento da traqueia com uma nítida angulação do segmento estenótico, muito menos elástico.

- Evitar anastomoses tensas, que envolvem dois riscos: deiscência e reestenose. Para isso, é essencial a liberação proximal e distal da traqueia, fundamentalmente da sua parede anterior.
- Não ser demasiado econômico na amputação da parede doente, o que invariavelmente evolui para reestenose na fase de cicatrização.
- Não ressecar mais do que o necessário, reduzindo ao mínimo a tensão da anastomose.
- Operar o paciente em leve posição de Trendelenburg, dificultando com isso a migração de secreção hemática do campo operatório para a via aérea distal.
- Manter oxigenação satisfatória e uniforme. O uso de oximetria de pulso facilita o controle de uma ventilação adequada, alternando períodos de hiperventilação com apneia. A retomada da ventilação quando a oximetria mostra valores abaixo de 94% evita a ocorrência de hipoxemia indesejável.
- Proteger a anastomose com algum tecido viável da região. A musculatura pré-tireóidea e a gordura tímica são os tecidos mais facilmente disponíveis.
- Evitar trações abruptas da anastomose no pós-operatório. Para isso, muitos cirurgiões prendem o mento à pele do manúbrio do esterno com grossos fios de sutura. Temos dispensado o aspecto medieval desta medida suturando a musculatura cervical (pré-tireóidea) na parede anterior da traqueia distalmente à anastomose, garantindo com isso dois benefícios: separar a anastomose do contato direto com o tronco inominado e ancorar a traqueia abaixo da anastomose à musculatura cervical, de maneira que as extensões da cabeça tracionem a traqueia distal e não a linha de sutura.

Vias de acesso

A cervicotomia em colar é a via de acesso mais usada em cirurgia traqueal porque através dela são operadas as lesões cervicais e a maioria das mediastinais, reservando-se a toracotomia direita para as lesões justacarinais. A cervicoesternotomia parcial é uma via de acesso que tende a ser empregada muito raramente na medida em que cresce a experiência do grupo cirúrgico. Em nossa opinião, a esternotomia deve ser evitada sempre que possível, reduzindo-se a morbidade do procedimento e evitando o risco de osteomielite de esterno, uma complicação muito mais frequente em cirurgia de traqueia do que em outras cirurgias que exigem esternotomia.

As maiores dificuldades técnicas relacionadas com a exposição do campo cirúrgico têm sido observadas nos pacientes brevilíneos, obesos e de pescoço curto. Os pacientes idosos, com cifose da coluna cervicotorácica, também oferecem dificuldades de exposição de estenoses mais baixas devido à menor distensibilidade da traqueia.

No extremo oposto, pela facilidade, estão os pacientes jovens, longilíneos e de pescoço longo e em especial as crianças, nas quais é possível abordar lesões próximas à carina da traqueia através de cervicotomia associada a hiperextensão cervical. O uso de coxim subescapular, inflável ou não, é providencial para melhor expor a traqueia mediastinal.

Ventilação

A familiaridade do anestesista com a cirurgia da traqueia é fundamental para a sua execução sem sobressaltos. A identificação da extensão, do grau e da localização da estenose é indispensável para uma planificação segura da indução anestésica e da ventilação intraoperatória. Praticamente não há dificuldade na indução do paciente traqueostomizado, mas é indispensável a disponibilidade de material de endoscopia, incluindo broncoscópio rígido infantil, naqueles casos em que a presença de uma estenose importante antecipa dificuldades de entubação. A dilatação feita sob visão direta oferece menor risco de ruptura da parede traqueal. A dilatação pré-entubação é modernamente feita sob anestesia venosa de ação rápida (propofol).

Entubado o paciente, inicia-se a anestesia com gases halogenados e sem relaxantes musculares, o que permite a ventilação espontânea em tempos ulteriores do procedimento.

No momento em que o cirurgião abre a traqueia depois de tê-la dissecado previamente, uma estratégia inteligente é a passagem de um fio de sutura na extremidade distal do tubo traqueal que poderá ser tracionado pelo anestesista para a cavidade oral, desobstruindo o campo cirúrgico, e posteriormente tracionado pelo cirurgião para a luz traqueal quando a anastomose das paredes posterior e lateral já estiver completada. Com essa sequência, evita-se nova manipulação da cavidade oral para a entubação e a indesejável hiperextensão da cabeça.

Durante a ressecção e a anastomose, é frequente a necessidade de retirada do tubo traqueal para ampliação do campo cirúrgico, o que torna imperiosa a alternância de períodos de hiperventilação com apneia, uma estratégia que atualmente pode ser feita com toda a segurança depois da disponibilização rotineira da oximetria de pulso. Como a maioria desses pacientes tem pulmões normais, é comum que, depois de um período de hiperventilação de 2 a 3 minutos, o paciente tolere outros 10 minutos de apneia sem baixar a saturação de 90%.

A recomendação é que se retome a ventilação mecânica, geralmente por meio de cânulas esterilizadas introduzidas no campo cirúrgico, sempre que a oximetria revelar uma queda progressiva da saturação da hemoglobina (SatHb) atingindo índices de 94 a 93%.

Completada a cirurgia, é recomendável a passagem do fibrobroncoscópio, que terá duas utilidades: inspecionar a anastomose e promover uma limpeza da via aérea, removendo secreções e sobretudo coágulos decorrentes de sangramento intraoperatório.

Na maioria dos casos, a extubação é precoce. As exceções são pacientes com anastomoses subglóticas, que alguns preferem manter entubados por via nasal durante 24 a 48 horas para ter certeza de que o edema inicial não vai comprometer o calibre traqueal.

Essas extubações tardias devem ser feitas em ambiente adequado com disponibilidade de fibrobroncoscópio e material de entubação.

Técnica cirúrgica

A técnica cirúrgica é variável, dependendo muito da localização da estenose.

Estenose subglótica (Figura 94.1)

Esta é a estenose de solução mais complexa porque envolve o restabelecimento não apenas da ventilação, mas também da fonação e da deglutição.

A estenose subglótica geralmente é decorrente de trauma provocado pelo próprio tubo. A enorme variedade de técnicas propostas não somente dá uma ideia da complexidade, mas também expressa a necessidade de adequação da abordagem operatória ao achado cirúrgico.

A técnica mais famosa é a de Pearson (FIGURA 94.2), que propõe a ressecção da região subglótica com uma amputação em diagonal que remove os dois terços anteriores da cartilagem cricóidea, poupando os seus cornos posteriores onde entram os nervos laríngeos inferiores que não podem ser lesados.[1]

Como a amputação traqueal é feita muito perto das cordas vocais, sobre a membrana cricotireóidea, é comum que a anastomose não tenha a consistência desejável para garantir uma permeação confiável da via aérea a esse nível, e muitos cirurgiões concluem o procedimento com a colocação de uma cânula de Montgomery cuja extremidade proximal ultrapassa minimamente a fenda glótica.

Desde 2007, e em 28 casos consecutivos, temos usado uma técnica em que se amputa a zona estenótica com preservação do anel cricóideo, que é esculpido circunferencialmente para criar uma boca anastomótica proximal ampla e rígida (FIGURA 94.3).

Os princípios técnicos da cricoidoplastia são os seguintes:

- Usar parte da estenose como forma de preservar a "armadura" da região subglótica.
- Esculpir a zona de fibrose com bisturi lâmina 11, ressecando a porção fibrosa da cartilagem cricóidea, preservando a mucosa e uma lâmina externa de cartilagem (FIGURA 94.4).
- Distender a mucosa por meio da colocação de um tubo caudocranial e manter o balonete insuflado durante 30 segundos para distender a mucosa e depois suturá-la com pontos separados de fio PDS na lâmina de cartilagem remanescente (FIGURA 94.5).
- Proceder a anastomose terminoterminal, sem necessidade de próteses (FIGURA 94.6).

Nossa experiência com a cricoidoplastia é de 28 pacientes com 25 decanulações definitivas e com tempo de seguimento superior a nove meses. Em três pacientes, houve necessidade de colocar a prótese de Montgomery, por dificuldades ventilatórias no terceiro, quinto e sexto dias pós-operatórios, atribuíveis a intumescimento da região subglótica (n = 2) e deiscência parcial da anastomose (n = 1). Apenas o paciente da deiscência da anastomose persiste com Montgomery; os outros foram decanulados depois de 3 e 4 semanas. Depois que se entendeu que o intumescimento da região subglótica

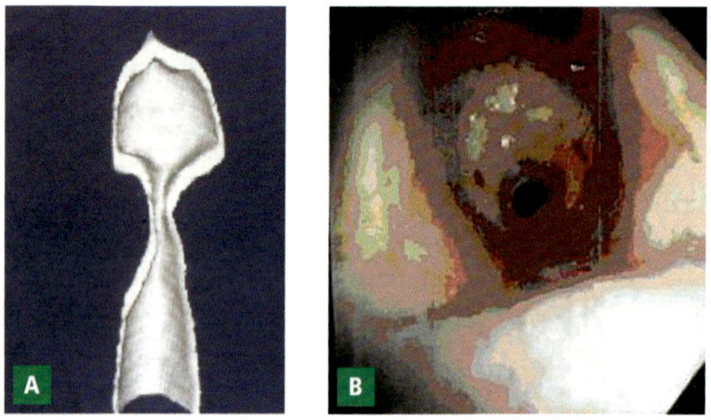

FIGURA 94.1 → Estenose subglótica – (A) vista por TC helicoidal e (B) na endoscopia.

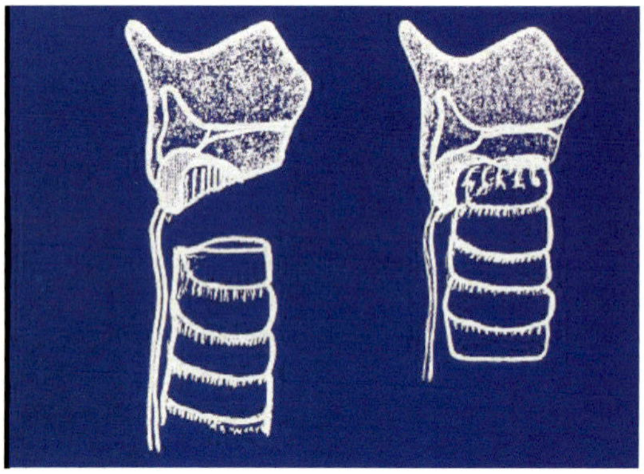

FIGURA 94.2 → Técnica de Pearson.

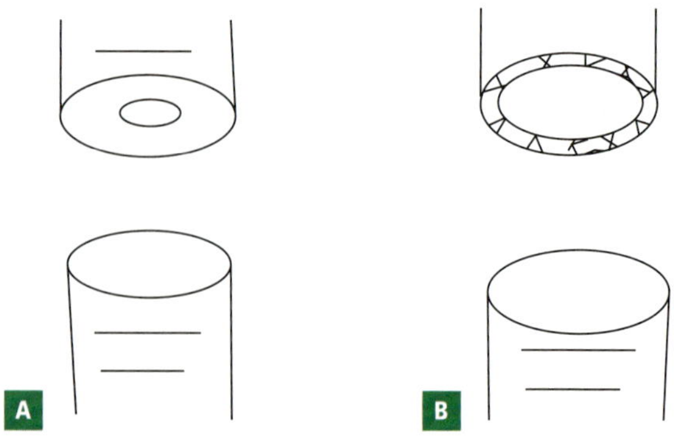

FIGURA 94.3 → (A) região subglótica estenosada com grande espessamento da parede traqueal. (B) depois de ressecada a porção densa da parede, a boca traqueal proximal é preparada para a anastomose.

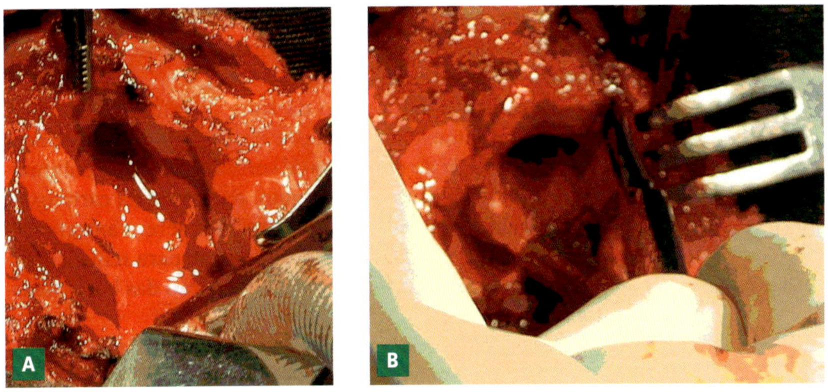

FIGURA 94.4 → (A) estenose subglótica original. (B) escultura do "miolo" da estenose com preservação da mucosa e uma lâmina externa de cartilagem.

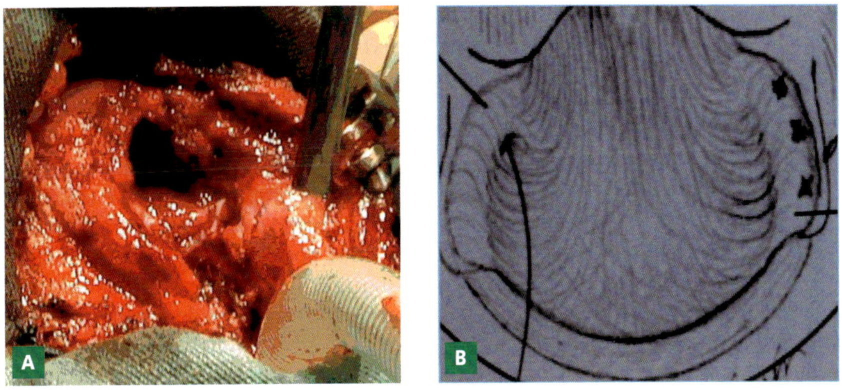

FIGURA 94.5 → (A) depois de distendida a mucosa pela insuflação de um balonete, ela é suturada na borda da lâmina de cartilagem preservada. (B) pontos separados de PDS 4-0 prendem a mucosa na cartilagem e preparam a ampla boca proximal para a anastomose.

era causado, muito provavelmente, devido a hematoma submucoso na zona da cricoidoplastia, os pacientes passaram a ser mantidos entubados, por via nasotraqueal, nas primeiras 24 horas do pós-operatório, e não ocorreu mais essa complicação.

Os resultados nitidamente superiores aos do uso de próteses, autoexpansíveis ou não, devem-se a um princípio lógico: na cricoidoplastia, o tecido fibroso resultante da reação inflamatória **(FIGURA 94.7)** é removido, enquanto que com as próteses ele é tão somente rechaçado, voltando à posição original depois de poucas horas ou dias.

Estenose cervicomediastinal

Esta é a estenose verdadeira atribuível à compressão sustentada e isquemiante do balonete traqueal. A correção cirúrgica é mais simples e os resultados, mais previsíveis e satisfatórios **(FIGURA 94.8)**.

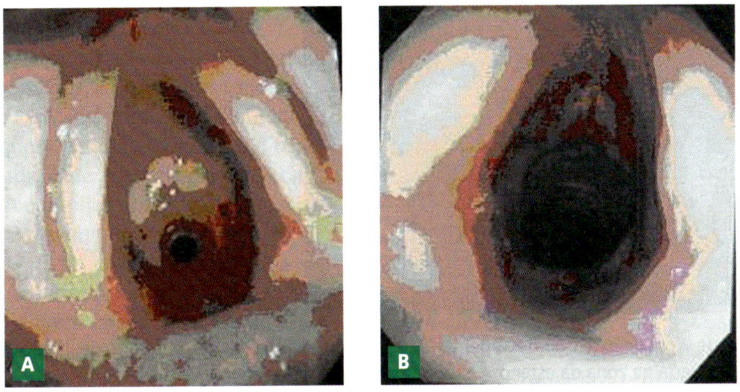

FIGURA 94.6 → (A) grave estenose subglótica depois de três semanas de entubação. (B) aspecto pós-operatório precoce (duas semanas) depois da cricoidoplastia.

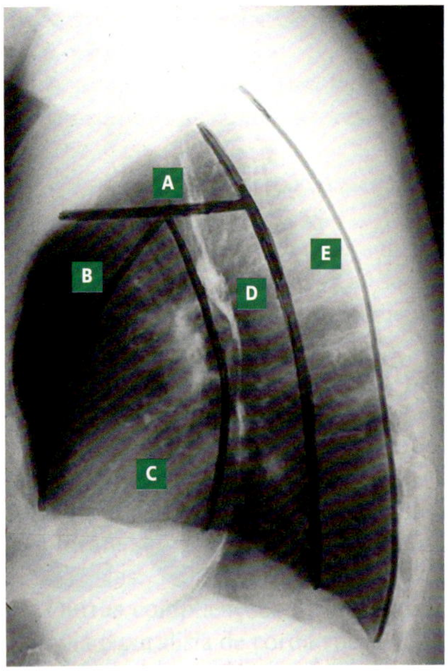

FIGURA 95.1 → Divisão radiológica do mediastino e lesões mais frequentes: (A) Mediastino superior → Bócio endotorácico; (B) Mediastino anterior → Timomas e teratomas; (C) Mediastino médio → Cistos celômico-pericárdicos; (D) Mediastino posterior → Duplicações gastrentéricas e cistos brônquicos; (E) Goteira costovertebral → Tumores neurogênicos.

encontrados o esôfago, o ducto torácico e a aorta descendente. Cistos de duplicação entérica, cistos brônquicos e lesões da parede muscular do esôfago (liomiomas) são característicos dessa região.

Por fim, ao longo da coluna vertebral, naquele recesso chamado radiologicamente de goteira costovertebral, em um território onde cursam os nervos intercostais e a cadeia simpática, os tumores neurogênicos benignos (neurinomas e neurofibromas) são os mais frequentes, seguidos por tumores mais raros como os feocromocitomas, os neuroblastomas e os ganglioneuroblastomas.

Apresentação clínica

A maioria dos tumores do mediastino é assintomática. Em cerca de um terço dos casos, o paciente refere alguma queixa. Os sintomas geralmente são ocasionados pela compressão local. A compressão da via aérea pode causar dispneia, estridor ou tosse. Tumores do mediastino anterior e médio podem causar obstrução venosa com síndrome de veia cava superior, compressão dos nervos frênico ou laríngeo recorrente, com paralisia diafragmática e rouquidão, respectivamente. Tumores do mediastino posterior podem se manifestar com dor ou síndrome de Claude-Bernard-Horner (ptose palpebral, miose e anidrose ipsilaterais ao tumor por acometimento do gânglio estrelado do feixe simpático).

> ATENÇÃO

Três variáveis podem determinar as chances de uma lesão ser maligna:

1. Idade: cerca de metade das lesões mediastinais em pacientes entre 20 e 40 anos é maligna, ao passo que fora dessa faixa etária a chance de malignidade cai para próximo de 30%.
2. Localização: em estudo clássico, Davis e colaboradores[1] analisaram 400 pacientes atendidos na Duke University. Constataram que 59% dos tumores do mediastino anterossuperior, 29% dos tumores do mediastino médio e 16% dos tumores do mediastino posterior eram malignos.
3. Apresentação clínica: no mesmo estudo, 85% dos pacientes com lesão maligna apresentavam sintomas no momento do diagnóstico, contra apenas 46% dos pacientes com manifestações quando a lesão era benigna.

Deve-se destacar que a população pediátrica apresenta características totalmente peculiares, sendo abordada de forma detalhada no Capítulo "Tratamento Cirúrgico de Afecções Pneumológicas em Pediatria".

Investigação diagnóstica

Uma vez que a maioria das lesões mediastinais é assintomática, sua descoberta inicial deve-se a um achado de exame radiológico do tórax. A investigação por imagem compreende técnicas que variam desde a simples radiografia de tórax até exames mais complexos como a tomografia por emissão de pósitrons (PET) e exames de medicina nuclear. Entretanto, o exame que isoladamente fornece o maior número de informações tanto para o diagnóstico como para o planejamento terapêutico é a tomografia computadorizada (TC).

> ATENÇÃO

A radiografia de tórax ainda persiste como a técnica por imagem mais usada na investigação de massas mediastinais. É o exame mais importante e responsável por 50% dos diagnósticos em indivíduos assintomáticos, embora o esterno possa dificultar a visualização na incidência anteroposterior e posteroanterior. O perfil ajuda a localizar as massas nos compartimentos e visualizá-las em melhores condições.

A perda da definição das linhas que separam o pulmão das estruturas mediastinais é um bom indicativo de doença ou anormalidade. Todavia, além de situar a massa dentro de um dos compartimentos mediastinais arbitrariamente definidos e talvez evidenciar densidades diferenciais (p. ex., calcificações dentro da massa), raras vezes a radiografia de tórax determinará o diagnóstico exato da lesão. Paradoxalmente, quanto maior a tumoração (e, portanto, mais óbvia na radiografia frontal), mais difícil será determinar o sítio exato de sua origem, assim como o diagnóstico diferencial, que é em grande parte determinado pela localização do tumor dentro do mediastino (QUADRO 95.1).

ATENÇÃO

A TC é o melhor exame para demonstrar a localização precisa e a natureza da massa. Existe ainda a possibilidade de classificação quanto a homogeneidade, realce pelo meio de contraste e continuidade com outras estruturas. Imagens em cortes finos (tomografia computadorizada de alta resolução, ressonância magnética e ultrassom em algumas circunstâncias) permitem definir com maior precisão um tumor dentro do mediastino. Outras vezes, diferenças na densidade dentro do tumor (gordura, calcificações, cavitações) poderão indicar características particulares da constituição da lesão (Quadro 95.2). Contudo, apesar dessas características discriminatórias, a distinção definitiva entre benigno e maligno somente será possível com o estudo anatomopatológico.

As características tomográficas de invasão local das estruturas do mediastino e da parede torácica adjacente poderão dar evidências indubitáveis de malignidade de um tumor. Um exemplo dessa situação é a demonstração tomográfica de nódulos pleurais metastáticos em timomas. Outro valor indiscutível da tomografia é permitir ao cirurgião estudar a possibilidade de remoção de um tumor mediastinal ou decidir apenas por uma biópsia dirigida por agulha naqueles casos em que a ressecção será impossível. A TC poderá definir com maior precisão e segurança o local exato onde deve ser feita a biópsia com agulha.

A ressonância magnética (RM) é um método que tem crescido muito na avaliação dos tumores mediastinais, e sua indicação cada vez mais supera a TC. A RM tem uma resolução de imagem sete vezes superior à da TC, o que, no contexto de avaliação de infiltração de estruturas vizinhas ao tumor, é muito válido. É consenso que a RM deve ser realizada nos casos em que a TC não permite o juízo sobre a invasão de estruturas vizinhas. Muitos centros também têm utilizado a RM para confirmar a invasão mediastinal em todos os casos sugeridos pela TC, tendo em vista a mudança na conduta e sobrevida que este dado pode proporcionar ao paciente.

QUADRO 95.1 → Distribuição dos diagnósticos pelos compartimentos anatômicos

Anterior/ Superior	Timomas (30%); linfomas (20%); germinativos (18%)
Médio	Cistos (60%); linfomas (21%); mesenquimais (9%)
Posterior	Neurogênicos (53%); cistos (34%); mesenquimais (9%)

QUADRO 95.2 → Distribuição anatômica e radiológica das lesões mediastinais

COMPARTIMENTO ANATÔMICO	ACHADOS TOMOGRÁFICOS
Anterior/Superior	- Timoma: massa única, densidade de partes moles, bem delimitada - Linfoma: massa única, múltiplos nódulos, raramente necrosa, sem realce pelo meio de contraste - Germinativo: grande massa, necrose e calcificação são comuns
Médio	- Cistos: densidade líquida com paredes finas - Tumores mesenquimais: massa única que pode apresentar realce e necrose - Linfoma: massa única, múltiplos nódulos, raramente necrosa, sem realce pelo meio de contraste
Posterior	- Neurogênico: massa única, geralmente com intenso realce pelo meio de contraste e no feixe vasculonervoso - Cistos: densidade líquida com paredes finas - Tumor mesenquimal: massa única que pode apresentar realce e necrose

Exames laboratoriais também podem ser úteis durante a investigação de um tumor do mediastino. Os níveis séricos de alfafetoproteína e betagonadotrofina coriônica podem ser úteis no diagnóstico de tumores germinativos não seminomatosos. No caso de tumores endócrinos funcionantes, tipo feocromocitomas, observa-se elevação dos níveis urinários de catecolaminas, ácido vanilmandélico e homovanílico. Tumores neurogênicos do mediastino posterior, tipo neuroblastomas, ganglioneuromas e paragangliomas também podem sintetizar adrenalina e noradrenalina e apresentar elevação dos seus metabólitos na urina.

Apesar dos dados fornecidos por história clínica, exame físico, exames laboratoriais e métodos de imagem, o diagnóstico definitivo de uma lesão mediastinal só pode ser estabelecido a partir de estudo anatomopatológico do tumor após sua excisão completa ou pelo menos amostragem de um fragmento. Com o avanço tecnológico da medicina, várias técnicas minimamente invasivas podem ser empregadas para a obtenção de biópsias de lesões mediastinais. As mais utilizadas são biópsia percutânea guiada por ultrassom ou tomografia, biópsia guiada por ecoendoscopia brônquica ou esofágica, mediastinotomia anterior, mediastinoscopia cervical e videotoracoscopia.

> **ATENÇÃO**
>
> - Pacientes com lesões pequenas (<7 cm), bem encapsuladas, sem sinais indicativos de irressecabilidade ou invasão de órgãos adjacentes que tornem a ressecção tecnicamente mais complexa (p. ex., grandes vasos, traqueia, esôfago), podem ser submetidos a cirurgia a partir do seu achado.[2]
> - Lesões císticas também podem ser submetidas a ressecção cirúrgica sem diagnóstico histológico prévio (de acordo com indicações discutidas na sequência).
> - O racional para tal conduta é que esse tipo de lesão será de tratamento cirúrgico na maioria das vezes. Dessa forma, abrevia-se o tratamento definitivo e evita-se a realização de um procedimento (punção, biópsia incisional aberta ou por videotoracoscopia) que não modificaria a indicação cirúrgica.
> - Obviamente, a condição clínica do paciente deve ser considerada para a adoção dessa conduta.

A biópsia percutânea guiada pode ser realizada por punção aspirativa com agulha fina ou punção com agulha lancetante. No primeiro caso, o material obtido permite apenas uma análise citopatológica. Por esse motivo, a punção aspirativa com agulha fina pode ter um rendimento diagnóstico muito variável, dependendo da experiência do citopatologista e da sua presença ou não no momento da coleta do material para avaliar sua representatividade. Um diagnóstico definitivo é muito difícil nos casos de tumores que exigem imunofenotipagem, como os linfomas.

Já a biópsia com agulha lancetante obtém material para análise histopatológica, permitindo ainda a utilização de técnicas mais sofisticadas, como a imuno-histoquímica. Dificuldade diagnóstica pode ser encontrada no caso de tumores com grandes áreas necróticas. Pelo fato de seu calibre ser muito maior, observa-se um maior número de complicações com a agulha lancetante, como pneumotórax e hemoptise.

Com relação ao método de imagem para guiar a punção, pode-se utilizar o ultrassom ou a tomografia. No primeiro caso, têm-se como vantagens o fato de não existir exposição à radiação, o menor custo e a possibilidade de acompanhamento em tempo real do trajeto da punção. Entretanto, o ultrassom só pode ser usado para guiar punções de massas em contiguidade com a parede torácica.

Já a tomografia pode orientar a punção de lesões mais profundas (até mesmo no mediastino médio, por punção transpulmonar). Independentemente do tipo de agulha ou da técnica de imagem utilizados, a biópsia percutânea é um método seguro, podendo ser realizado em ambulatório, com anestesia local e sedação. Cuidados especiais devem ser empregados para pacientes com enfisema pulmonar (pelo risco de pneumotórax) ou em uso de anticoagulantes.

A biópsia guiada por ecoendoscopia é um método relativamente recente e ainda pouco disponível. Pode ser realizada pelo esôfago ou pela árvore brônquica, dependendo do tipo de aparelho e da topografia a ser analisada. Utilizados no início para a amostragem de linfonodos mediastinais no estadiamento de pacientes com neoplasia de pulmão, esses métodos podem ser empregados para biopsiar lesões peribrônquicas ou periesofágicas que dificilmente seriam acessíveis pela via percutânea. Um estudo recente mostra que, em uma equipe experiente com a metodologia (tanto broncoscopista quanto patologista), pode-se atingir um rendimento diagnóstico de 93,4%.[3] A biópsia por ecoendoscopia também é um método seguro e, a exemplo das punções percutâneas, pode ser realizada com sedação e em regime ambulatorial.

Embora a mediastinotomia anterior, a mediastinoscopia e a videotoracoscopia sejam abordadas em mais detalhes no Capítulo "Mediastinoscopia, Toracoscopia e Toracotomia Mínima", algumas considerações sobre esses três métodos – os quais exigem anestesia geral, mas também podem ser realizados ambulatorialmente – são feitas aqui.

A mediastinotomia anterior é realizada por uma incisão paraesternal de 3 a 4 cm e se limita a lesões do mediastino anterossuperior em contato com o esterno ou com as costelas na região paraesternal, ou ainda lesões localizadas na janela aortopulmonar ou na topografia para-aórtica. Complicações mais frequentes são pneumotórax e lesão da artéria torácica interna. Apesar disso, o método é seguro e tem rendimento diagnóstico alto (superior a 90%).

Já a mediastinoscopia cervical é realizada por uma incisão acima do manúbrio do esterno e permite acesso à região paratraqueal e subcarinal, estando, portanto, limitada para tumores do mediastino médio. Seu rendimento diagnóstico também é muito alto, chegando a praticamente 100%. Complicações são raras, mas podem ser catastróficas, como lesão da artéria inominada.

A técnica que permite melhor identificação do tumor e suas relações anatômicas com as estruturas mediastinais, além da obtenção de generosos fragmentos do tumor, é a videotoracoscopia. Ela vem se firmando entre muitos cirurgiões como a via de escolha não somente para a biópsia, mas também para eventual ressecção de lesões mediastinais. Seu rendimento diagnóstico também é próximo de 100%. Pelo excelente campo operatório proporcionado, complicações são raras. Entretanto, diferentemente dos outros métodos, a videotoracoscopia requer o uso de tubo orotraqueal de duplo lúmen para ventilação monopulmonar e pode ser dificultada ou até mesmo impossibilitada pela presença de aderências pleuropulmonares.

Tumores do mediastino superior

Bócio

Apesar de se localizar primariamente na região cervical, o bócio mergulhante é um dos principais tumores encontrados no mediastino anterossuperior. Dependendo da sua relação com a traqueia e o esôfago e da via de descenso para o mediastino, o bócio também pode se localizar nos compartimentos médio ou posterior. Existem diversas definições para o bócio mergulhante, sendo a mais aceita aquela que o descreve como a presença de pelo menos 50% do bócio em topografia intratorácica. Acredita-se que o tecido tireoidiano primariamente originário do mediastino seja uma raridade. Mesmo tireoides totalmente intratorácicas apresentam sua origem embrionária na região cervical e posteriormente migram para o mediastino, mantendo sua vascularização através de artérias e veias cervicais (tireóidea inferior) na maioria das vezes.

Existem várias séries, com número considerável de pacientes, avaliando o tratamento cirúrgico do bócio mergulhante.

■ CASO CLÍNICO I

Paciente do sexo feminino, de 59 anos, com queixas de dificuldade respiratória em decúbito, dispneia aos esforços e engasgos frequentes (FIGURA 95.2).

A maioria absoluta dos bócios com extensão intratorácica pode ser ressecada por via cervical com luxação caudocranial da massa tireóidea. Uma vez que os pedículos vasculares inferiores sejam ligados e seccionados, procede-se à mobilização digital do conteúdo intratorácico do bócio. Pela manutenção da integridade das fáscias cervicais, essa tarefa pode ser realizada com relativa facilidade. A necessidade de associar uma esternotomia ou toracotomia é muito infrequente. Uma referência anatômica que pode guiar a equipe cirúrgica quanto a uma eventual dificuldade de ressecção exclusivamente pela via cervical é o arco aórtico: lesões com extensão abaixo desse referencial podem exigir esternotomia. A mortalidade cirúrgica é praticamente nula.

Raras vezes há suspeita de malignidade na avaliação pré-operatória. Entretanto, existem casos de achado incidental de focos de neoplasia no estudo anatomopatológico pós-operatório. Apesar da maioria das séries relatar incidências baixas (até mesmo nulas) de malignidade, existem séries com índices próximos de 15%.[4]

Quando são considerados o risco de malignidade, o risco de uma complicação aguda com obstrução respiratória e a presença de sintomas contra os bons resultados cirúrgicos, a baixa morbimortalidade e a incisão cosmética, fica fácil optar pelo tratamento cirúrgico do bócio mergulhante. Exceção é feita a pacientes com comorbidades importantes que tornem o risco cirúrgico proibitivo.

> **ATENÇÃO**
>
> - Uma particularidade da tireoidectomia no bócio mergulhante é o risco de traqueomalácia no pós-operatório imediato. Após a ressecção do bócio, a traqueia perde um fator de sustentação que estava presente cronicamente.
> - Na maioria dos casos, essa complicação é temporária e pode ser resolvida com um período de entubação traqueal.
> - Poucos pacientes (2,8 a 6%) necessitam de traqueostomia, sempre com posterior decanulação efetiva.[5]

Tumores do mediastino anterior

Os timomas, os teratomas e os linfomas são os tumores mais frequentes neste compartimento mediastinal.

O elemento mais importante no diagnóstico diferencial entre timomas e teratomas é a idade do paciente: enquanto a idade média dos pacientes com teratoma é de 27 anos, a dos pacientes com timoma sobe para 55 anos.

Tumores do timo

Os timomas são os tumores primários mais frequentes do mediastino. Ocorrem em proporções semelhantes em homens e mulheres, com predileção pela faixa etária entre 40 e 60 anos. Além de sintomas compressivos, 30 a 50% dos pacientes podem apresentar miastenia grave. Inversamente, apenas 15% dos pacientes com miastenia grave têm o diagnóstico de um timoma. Outras síndromes paraneoplásicas

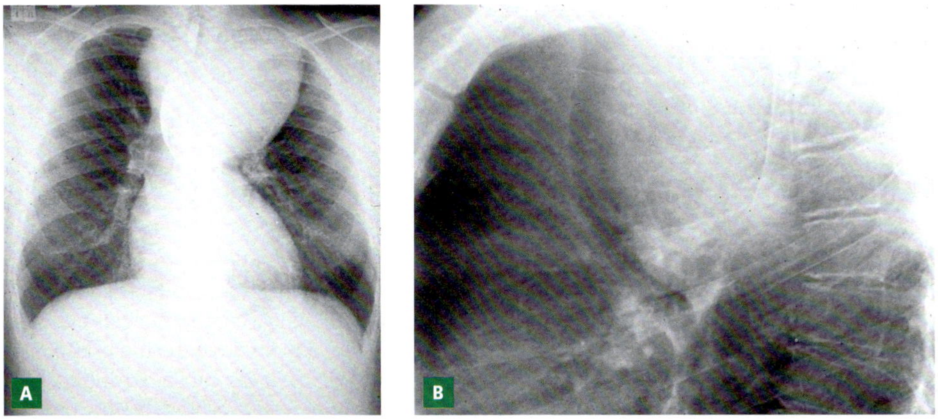

FIGURA 95.2 → (A) massa mediastinal superior com deslocamento da traqueia mediastinal para a direita. (B) massa mediastinal alta, com dissociação da traqueia e do esôfago, um dado altamente sugestivo de bócio mergulhante.

que também estão associadas aos timomas são a aplasia de células vermelhas e a hipogamaglobulinemia (incidentes em cerca de 5% dos casos cada).

Existem duas classificações bem aceitas para os timomas, ambas com valor prognóstico. A primeira corresponde ao estadiamento proposto por Masaoka e colaboradores[6] em 1981 (QUADRO 95.3). A segunda é histológica e preconizada pela Organização Mundial da Saúde (OMS) (QUADRO 95.4).[7]

O tratamento multidisciplinar, tendo a ressecção cirúrgica como principal pilar, apresenta excelentes resultados mesmo para pacientes com tumores localmente avançados. Para tanto, deve-se sempre priorizar a ressecção completa, sem evidência de doença residual macroscópica ou microscópica, mesmo que seja necessária a remoção em bloco de estruturas adjacentes como o pericárdio ou até mesmo a veia cava superior.

No caso dos timomas em estágio I, a ressecção completa é facilmente obtida e a sobrevida em cinco anos chega a 90%. Nenhum tratamento adjuvante provou benefício até o momento para essas lesões iniciais.

No caso de pacientes que apresentam timomas com invasão capsular encontrada durante a operação ou demonstrada patologicamente (estágio II), o uso de radioterapia adjuvante é aconselhado.[8]

Por se tratar de um grupo muito heterogêneo, é difícil estabelecer uma conduta uniforme nesta situação.

Entretanto, fatores de mau prognóstico como invasão macroscópica da gordura mediastinal, tipo histológico B ou C, assim como lesões maiores do que 5 cm, são fortes indicadores da necessidade de terapia adjuvante.[9]

No caso de tumores em estágio III, os órgãos adjacentes mais acometidos são pulmão, pericárdio, grandes vasos da base e veia cava superior. O risco elevado de recidiva, associado à boa resposta a quimioterapia e radioterapia, indica o emprego de terapia multidisciplinar no caso de timomas em estágio III com sinais sugestivos de irressecabilidade. Utilizando um esquema de neoadjuvância com ciclofosfamida, doxorrubicina e cisplatina, seguido de cirurgia com intuito curativo e quimioterapia (80% das doses das três medicações utilizadas na neoadjuvância) e radioterapia (variando entre 50 e 60 Gy) adjuvantes, o grupo do M.D. Anderson Cancer Center obteve resultados muito favoráveis.[10]

Em um total de 22 pacientes (todos com timoma Masaoka III ou IV considerados irressecáveis com indicação de neoadjuvância), conseguiram ressecção completa em 76% dos casos, com resposta patológica completa em 14%. Apesar da doença avançada e da toxicidade do tratamento, a sobrevida em cinco anos foi de 95%. Embora haja alguma controvérsia, aceita-se como indicação de neoadjuvância os timomas em estágio III com sinais radiológicos de invasão dos tecidos adjacentes no mediastino anterior.

A possibilidade de ressecção deve ser considerada depois de boa resposta da terapia neoadjuvante, ainda que a operação inclua, por exemplo, a ressecção da veia cava superior (FIGURA 95.3).

Timomas em estágio IVa representam doença disseminada, mas há evidência de que, caso possível, o paciente deve ser incluído em protocolo de tratamento multidisciplinar semelhante ao de timomas em estágio III irressecáveis. Com essa abordagem, existem estudos mostrando bons resultados com a ressecção do tumor associada a pleurectomia ou até mesmo a opção mais radical de pleuropneumonectomia. Em recente estudo do Memorial Sloan-Kettering Cancer Center com 18 pacientes, a ressecção completa foi alcançada em 67% e a sobrevida em cinco anos foi de 78%.[11]

QUADRO 95.3 → Estadiamento de timomas

ESTÁGIO	CARACTERÍSTICAS
I	Tumor encapsulado
IIa	Invasão microscópica da cápsula
IIb	Invasão macroscópica da cápsula até gordura pericárdica/pleura mediastinal
III	Invasão de órgãos adjacentes
IVa	Disseminação pleuropericárdica
IVb	Disseminação linfática ou hematogênica

Fonte: Masaoka e colaboradores.[6]

QUADRO 95.4 → Classificação da Organização Mundial da Saúde para os timomas

TIPO	CARACTERÍSTICAS CITOLÓGICAS
A	Medular, células espinhosas sem atipia
AB	Misto, tipo A com infiltrados linfocíticos
B1	Predominância de linfócitos
B2	Cortical
B3	Células com atipia, carcinoma bem diferenciado
C	Carcinoma tímico

Fonte: Rosai e Sobin.[7]

▪ CASO CLÍNICO II

Paciente de 64 anos previamente hígido com dor torácica inespecífica. Investigação por imagem com achado de lesão < 5 cm no mediastino anterior (FIGURA 95.4).

Tumores de células germinativas

Os tumores de células germinativas representam um grupo de tumores bastante heterogêneos, com estratégias terapêuticas e prognóstico variáveis, incluindo desde tumores benignos até tumores com elevada agressividade biológica. Sua origem é motivo de debate, com teorias que sugerem desde a degeneração de células tímicas multipotentes até a histogênese a partir de células germinativas com migração errônea

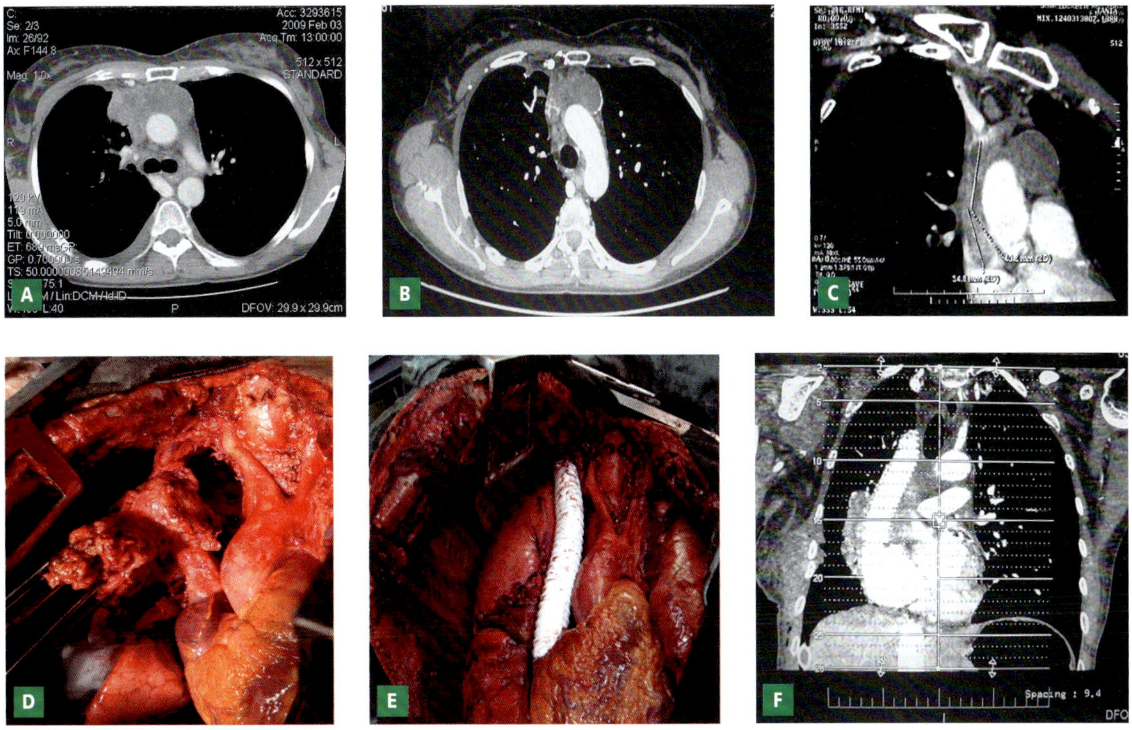

FIGURA 95.3 → (A) massa mediastinal anterior com envolvimento da veia cava superior, encaminhada para terapia neoadjuvante. (B) tomografia computadorizada mostrando resposta moderada. (C) angiotomografia evidenciando persistente envolvimento da veia cava, com presença de trombo que se estende ao átrio direito. (D) imagem do mediastino anterior onde se reconhece a invasão grosseira da veia cava superior pela lesão tumoral que poupa suas extremidades. (E) segmento de cava superior substituído por uma prótese vascular. (F) tomografia computadorizada de tórax em pós-operatório tardio (seis meses) mostrando a prótese venosa perfeitamente pérvia.

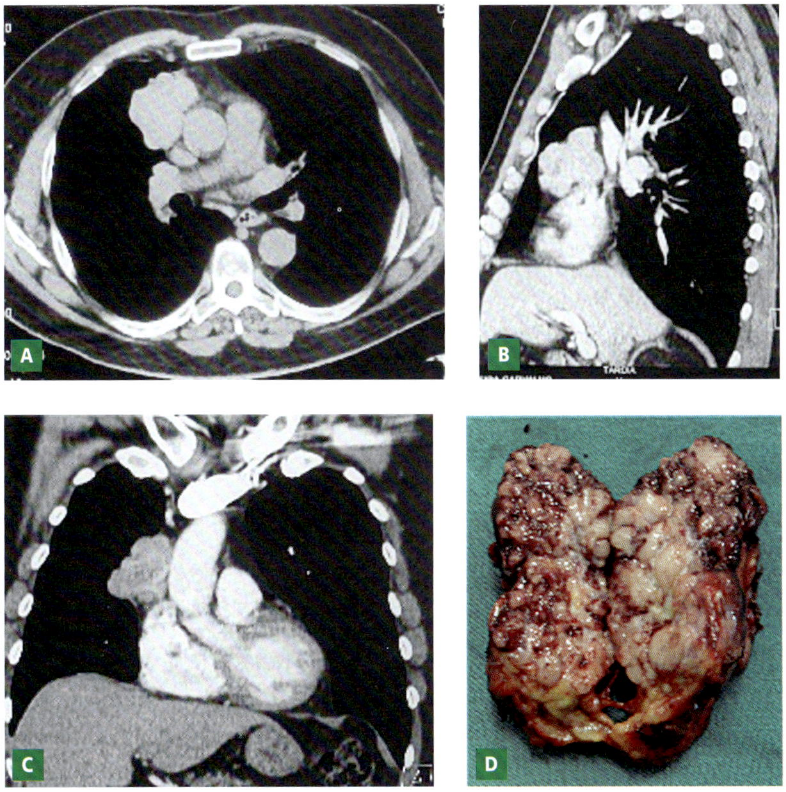

FIGURA 95.4 → (A) o corte axial evidencia a presença de plano gorduroso íntegro com a aorta ascendente; (B) o corte sagital mostra relação da massa com o coração e o saco pericárdico. (C) corte coronal novamente mostrando a relação da lesão com a aorta ascendente e o átrio direito. (D) peça cirúrgica mostrando lesão encapsulada, com margens de gordura tímica. Estudo anatomopatológico compatível com timoma Masaoka IIA, tipo AB. Sem necessidade de tratamento adjuvante.

durante a embriogênese (a teoria mais aceita). Esse grupo de lesões compreende o teratoma, o seminoma e os tumores germinativos não seminomatosos.

Os teratomas maduros correspondem ao tipo de tumor germinativo mais frequente. Por definição histológica, devem conter tipos celulares de pelo menos duas das três camadas germinativas (ectoderma, mesoderma e endoderma). Os tecidos ectodérmicos são os mais evidentes, incluindo pele, cabelo e dentes. O componente mesodérmico habitual inclui tecido adiposo, osso e cartilagem. Já o tecido endodérmico, como epitélio respiratório, é mais raro. Não existe predileção por gênero e os pacientes em geral são jovens. Métodos de imagem podem ajudar a definir o diagnóstico a partir de achados clássicos (osso, unha, cartilagem, gordura) **(FIGURA 95.5)**, com frequência podendo evidenciar componente cístico. O tratamento é a ressecção cirúrgica, com excelentes resultados. Raramente, identificam-se focos de tecido indiferenciado (teratoma imaturo), mas o prognóstico continua favorável.

■ CASO CLÍNICO III

Paciente previamente hígido com achado de massa na topografia do mediastino anterossuperior. Marcadores tumorais todos negativos.

Os seminomas acometem mais comumente homens coom idade entre 20 e 40 anos. Pelo seu crescimento lento, podem alcançar grandes dimensões no momento do diagnóstico. O estadiamento à distância e a avaliação dos testículos são muito importantes pela elevada frequência de metástases e pela possibilidade de tratar-se de tumor com sítio primário gonadal, respectivamente. O tratamento consiste em radioterapia e quimioterapia associadas, e os resultados são excelentes, com séries apresentando sobrevida em cinco anos de 100%.[12]

Os tumores germinativos não seminomatosos compreendem diferentes subtipos histológicos (coriocarcinoma, carcinoma embrionário e tumor do saco vitelino), podendo ou não haver concomitância com teratoma. A exemplo dos seminomas, a população mais acometida é a de pacientes masculinos com idade entre 20 e 40 anos. O tratamento de escolha é a quimioterapia, havendo diferentes esquemas propostos na literatura, inclusive com transplante de medula óssea autólogo, sem a clara evidência de um regime preferencial. Entretanto, destaca-se que, uma vez que existe a possibilidade de tratamento cirúrgico pós-quimioterapia, deve-se evitar o uso de bleomicina pelo elevado risco de toxicidade pulmonar. Após a quimioterapia, é frequente a persistência de lesão residual na reavaliação por imagem.[13]

Pelo elevado risco de persistência de neoplasia viável, ao contrário dos seminomas, existe indicação de ressecção cirúrgica da massa residual pós-quimioterapia em tumores não seminomatosos.

Em uma das maiores séries disponíveis, dos 158 pacientes com massa residual submetidos a cirurgia, a análise patológica mostrou necrose com ausência de neoplasia em 25,3%, teratoma maduro em 33,5%, persistência de neoplasia não seminomatosa em 31%, e 16,4% de neoplasias malignas não germinativas (carcinoma ou sarcoma).[14] A estratégia cirúrgica deve ser liberal quanto à ressecção de estruturas adjacentes (pulmão, pericárdio, veia cava ou suas tributárias e nervo frênico unilateral). Os resultados são diretamente dependentes da presença ou não de tumor na peça cirúrgica e da quantidade de tumor viável (< ou > 50%). A ausência de tumor viável está associada a sobrevidas próximas de 100% em dois anos, ao passo que esse índice diminui para pouco mais de 80% quando existe teratoma maduro e para pouco mais de 40% no caso de neoplasia maligna persistente.

Linfomas

Linfomas do mediastino dificilmente representam uma doença primária isolada e com frequência ocorrem no contexto de doença disseminada. Entretanto, o mediastino é acometido por cerca de 50% dos linfomas de Hodgkin e 20% dos linfomas não Hodgkin.[15]

O linfoma de Hodgkin é dividido em quatro subtipos: esclerose nodular, linfocítico, celularidade mista e depleção linfocitária. O primeiro é o mais encontrado no mediastino. Os linfomas de Hodgkin têm uma distribuição característica no mediastino, acometendo principalmente as cadeias

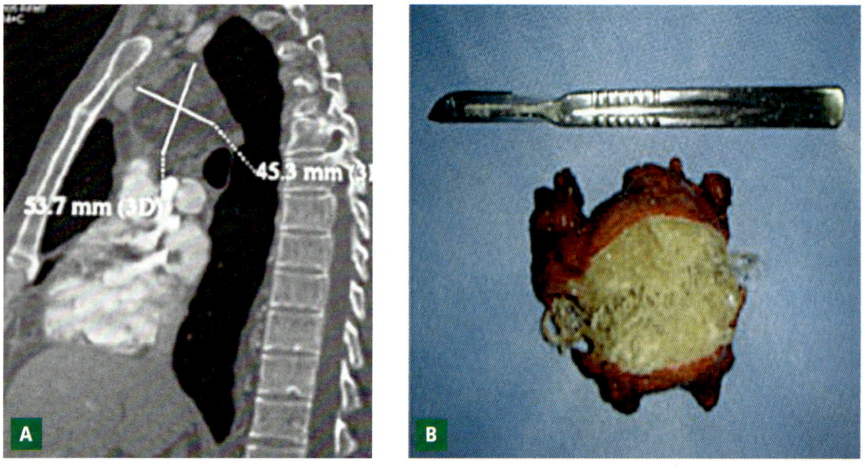

FIGURA 95.5 → (A) massa heterogênea, porém encapsulada e com limites precisos, sem evidência de invasão de estruturas adjacentes. (B) abertura da peça após ressecção por esternotomia mediana, mostrando presença de cabelo. O estudo anatomopatológico confirmou a hipótese de teratoma maduro.

hilares, subcarinais, peridiafragmáticas e periesofágicas. Os sintomas locais são frequentes, como dor torácica, tosse e dispneia. Sintomas constitucionais (os chamados sintomas B) também são comuns nessa população e compreendem febre, sudorese noturna e emagrecimento.

O tratamento não envolve ressecção cirúrgica e é direcionado de acordo com o estágio da doença, incluindo quimioterapia combinada ou não com radioterapia.

Os linfomas não Hodgkin mais frequentes no mediastino são o linfoma linfoblástico e o linfoma de grandes células B. Enquanto o primeiro ocorre em pacientes com mais de 50 anos, o segundo é caracteristicamente encontrado em pacientes mais jovens, com pico de incidência aos 28 anos. Ambos se originam de linfócitos tímicos. Os linfomas não Hodgkin mediastinais também têm distribuição característica no mediastino, envolvendo sobretudo as cadeias paratraqueais, os linfonodos mediastinais anteriores, os linfonodos subcarinais e os linfonodos hilares. Por sua agressividade, são sintomáticos na maioria das vezes. Os sintomas mais frequentes são dor torácica e dispneia. O tratamento também não inclui cirurgia e varia de acordo com o estágio e tipo de linfoma (quimioterapia associada ou não a radioterapia).

Adenomas da paratireoide

Apesar da possibilidade de ocorrer no mediastino posterior, a maioria dos tumores mediastinais da paratireoide se localiza no mediastino anterossuperior. Tipicamente, são tumores pequenos e se manifestam com sinais e sintomas de hiperparatireoidismo. As paratireoides mediastinais são explicadas pelo desenvolvimento embrionário, com as glândulas inferiores originárias da terceira bolsa branquial junto com o timo. O estudo pré-operatório mais importante para a localização das paratireoides é a cintilografia com tecnécio, e a maioria dos pacientes pode ser abordada por via cervical.

Tumores do mediastino médio

Cistos pericárdicos

Os cistos pericárdicos são cistos congênitos que fazem parte do grupo dos cistos mesoteliais. Geralmente são assintomáticos e diagnosticados na população entre 40 e 50 anos. A maioria dos cistos se localiza à direita, no ângulo cardiofrênico (70%) (FIGURA 95.6). Raros casos de etiologia adquirida, pós-manipulação cirúrgica, podem ocorrer. A ressecção cirúrgica é indicada para obtenção de diagnóstico de certeza e também para tratamento definitivo. A abordagem por videotoracoscopia é facilitada pela ausência de aderências firmes (ao contrário dos cistos broncogênicos, não existe reação inflamatória exuberante) e, sem dúvida, é a via de acesso de escolha.

Tumores do mediastino posterior

Cistos broncogênicos

Os cistos broncogênicos são lesões congênitas formadas durante o brotamento pulmonar. Quando o defeito no brotamento pulmonar é precoce, o cisto se localiza no mediastino (80%), ao passo que, quando o defeito ocorre em um período mais maduro, o cisto se localiza no parênquima pulmonar (20%). Ao contrário dos cistos pericárdicos, os cistos broncogênicos frequentemente são sintomáticos. O sintoma mais comum é a dor torácica. Além disso, podem ocorrer complicações infecciosas tanto por obstrução da via aérea quanto por comunicação direta do cisto com a árvore brônquica.

A ressecção cirúrgica é indicada formalmente no caso de dúvida diagnóstica, em pacientes sintomáticos ou com complicações do cisto. Existem autores que defendem a ressecção de todos os cistos broncogênicos pelo risco de malignidade combinada (que é mínimo) ou pelo risco de desen-

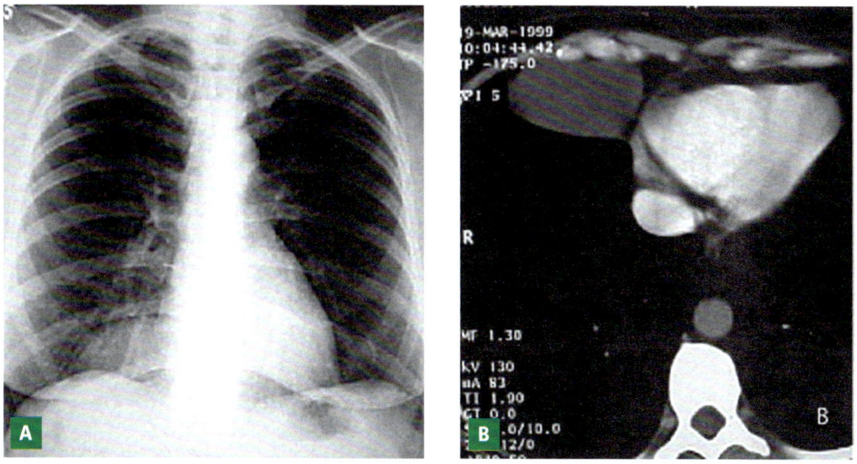

FIGURA 95.6 → (A) paciente de 43 anos com dor torácica à direita, com radiografia de tórax mostrando achado de lesão ovoide bem delimitada no seio cardiofrênico direito. (B) a tomografia de tórax confirmou a natureza cística da lesão. A paciente foi submetida à ressecção por videotoracoscopia.

volvimento de complicações ao longo do seguimento (que é superior a 50%). Elementos histológicos que auxiliam no diagnóstico incluem o epitélio ciliado pseudoestratificado ou colunar e a presença de glândulas brônquicas. Mais uma vez, o acesso ideal é a videotoracoscopia, porém, pelo processo inflamatório crônico, aderências firmes podem dificultar o procedimento por essa via.

Cistos de duplicação esofágica

Os cistos de duplicação esofágica são lesões congênitas que contêm epitélio gastrintestinal e apresentam íntimo contato com o esôfago (na maior parte dos casos circundados pelas camadas musculares e sem contato com a mucosa) (FIGURA 95.7). Existe predileção pelo sexo masculino (2:1) e pelo terço inferior do esôfago. A maioria dos casos é assintomática. Os sintomas mais frequentes são dor torácica e disfagia. A exemplo dos cistos broncogênicos, complicações podem ocorrer. Dentre elas, destacam-se a infecção do cisto ou o sangramento, com posterior ruptura para o esôfago (hematêmese) ou para o brônquio (hemoptise).

O tratamento cirúrgico é oferecido para pacientes sintomáticos. Pelo risco de complicações e pela baixa morbidade do procedimento, pacientes assintomáticos com boas condições clínicas também podem ser submetidos à cirurgia. A via de escolha novamente é a videotoracoscopia. Aderências firmes podem dificultar o procedimento. Como a lesão se localiza entre a musculatura esofágica, sua dissecção deve ser cuidadosa e evitar a lesão da mucosa.

▪ CASO CLÍNICO IV

Paciente de 66 anos com achado de lesão na transição do mediastino superior, médio e posterior, inicialmente investigada para a hipótese de aneurisma da aorta.

Tumores da goteira costovertebral

Tumores neurogênicos

Ao contrário da população pediátrica, os tumores neurogênicos em adultos são benignos na sua grande maioria. A topografia mais frequente é a goteira costovertebral, e histologicamente as lesões são originárias da bainha nervosa (schwanomas/neurilemomas ou neurofibromas). A maior parte dos casos constitui achado de exame de imagem, porém sintomas como dor torácica podem ocorrer (FIGURA 95.8).

Os métodos de imagem, especialmente a TC helicoidal e a RM, devem excluir invasão do canal raquidiano. Na presença dessa extensão tumoral, a cirurgia torácica deve ser conjugada com a neurocirurgia.

▪ CASO CLÍNICO V

Paciente do sexo masculino, de 9 anos, com dor torácica leve. Massa na goteira costovertebral determinando deformidade do quarto arco costal direito. Sem sintomas sistêmicos.

Pacientes com neurofibromatose apresentam risco elevado de tumores neurogênicos tanto benignos quanto malignos (neurofibrossarcoma).

A partir do achado de imagem, a ressecção cirúrgica fornece material para definição histopatológica da lesão e confere o tratamento definitivo. A videotoracoscopia é comumente utilizada. Atenção especial deve ser dedicada para tumores próximos ao canal vertebral, demandando avaliação neurocirúrgica e muitas vezes um procedimento conjunto.

Tumores do esôfago

Pela heterogeneidade e enorme abrangência do tema, será abordado apenas o liomioma, que dentre os tumores esofági-

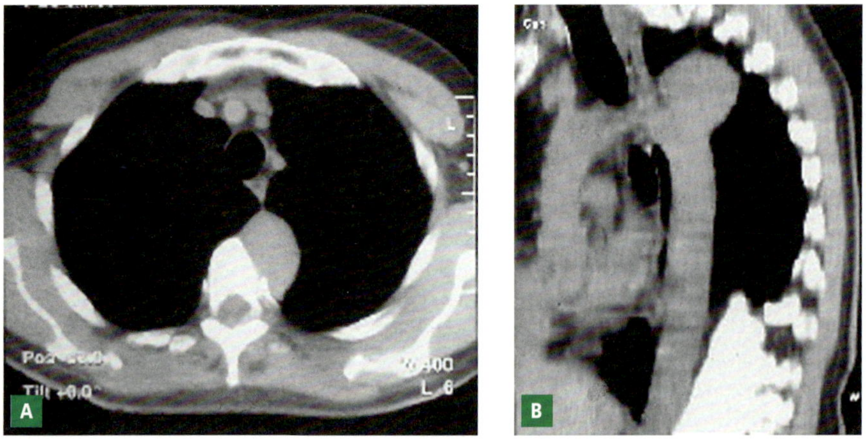

FIGURA 95.7 → (A) exames contrastados mostraram posteriormente ausência de atenuação. (B) presença de limites precisos com os grandes vasos. O paciente foi submetido à ressecção por videotoracoscopia.

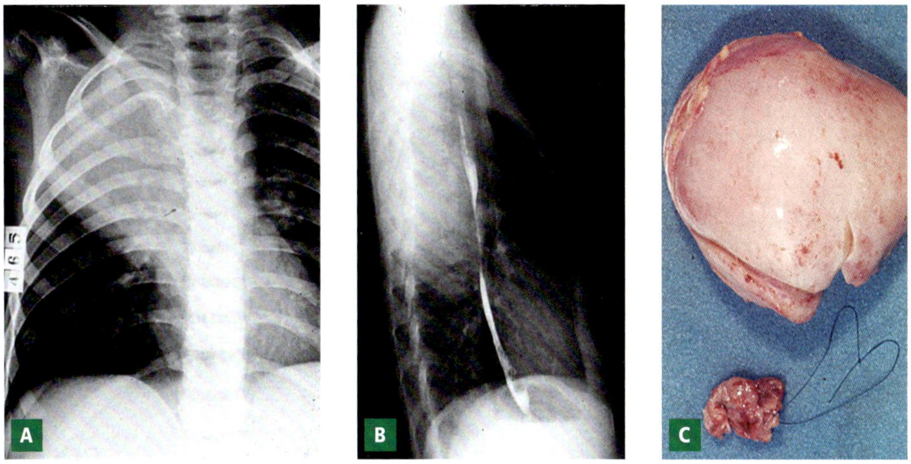

FIGURA 95.8 → (A e B) massa ocupando o quadrante posterossuperior direito, com deformidade da quarta costela desse lado, próximo da junção costovertebral. Deformidade do forame de conjugação sugerindo extensão intrarraquidiana. (C) peça cirúrgica, com grande massa de superfície lisa (intratorácica) e pequena punção do tumor ressecado do canal raquidiano por hemilaminectomia.

cos é o mais referido como "tumor do mediastino". O liomioma é o tumor benigno mais frequente do esôfago e se localiza caracteristicamente no seu terço médio. A maioria das lesões é intramural e assintomática. Em razão de sua localização, os sintomas mais comuns são disfagia e dor torácica.

Uma ferramenta diagnóstica recente é a ecoendoscopia, que permite a definição adequada da lesão e vem sendo utilizada no seguimento de pacientes não submetidos a cirurgia. A ressecção cirúrgica é indicada em casos de dúvida diagnóstica, em pacientes sintomáticos e em pacientes assintomáticos com lesões maiores que 4 cm. O tratamento de pacientes com lesões pequenas (< 4 cm) ainda é controverso, e existem autores que defendem o seu seguimento, idealmente com ecoendoscopia anual. A estratégia cirúrgica consiste na enucleação da lesão, e a via de acesso preferencial é a videotoracoscopia.

Lesões que podem ser confundidas com tumores do mediastino e sem localização preferencial:

- → Adenomegalias
- → Aneurismas vasculares

Referências

1. Davis RD Jr, Oldham HN Jr, Sabiston DC Jr. Primary cysts and neoplasms of the mediastinum: recent changes in clinical presentation, methods of diagnosis, management, and results. Ann Thorac Surg. 1987;44(3):229-37.

2. Date H. Diagnostic strategies for mediastinal tumors and cysts. Thorac Surg Clin. 2009;19(1):29-35.

3. Yasufuku K, Nakajima T, Fujiwara T, Yoshino I, Keshavjee S. Utility of endobronchial ultrasound-guided transbronchial needle aspiration in the diagnosis of mediastinal masses of unknown etiology. Ann Thorac Surg. 2011;91(3):831-6.

4. Arici C, Dertsiz L, Altunbas H, Demircan A, Emek K. Operative management of substernal goiter: analysis of 52 patients. Int Surg. 2001;86(4):220-4.

5. Agarwal A, Mishra AK, Gupta SK, Arshad F, Agarwal A, Tripathi M, et al. High incidence of tracheomalacia in longstanding goiters: experience from an endemic goiter region. World J Surg. 2007;31(4):832-7.

6. Masaoka A, Monden Y, Nakahara K, Tanioka T. Follow-up study of thymomas with special reference to their clinical stages. Cancer. 1981;48(11):2485-92.

7. Rosai J, Sobin L. Histological typing of tumours of the thymus. Berlin: Springer; 1999. p. 9-14.

8. Ogawa K, Uno T, Toita T, Onishi H, Yoshida H, Kakinohana Y, et al. Postoperative radiotherapy for patients with completely resected thymoma: a multi-institutional, retrospective review of 103 patients. Cancer. 2002;94(5):1405-13.

9. Venuta F, Rendina EA, Coloni GF. Multimodality treatment of thymic tumors. Thorac Surg Clin. 2009;19(1):71-81.

10. Kim ES, Putnam JB, Komaki R, Walsh GL, Ro JY, Shin HJ, et al. Phase II study of a multidisciplinary approach with induction chemotherapy, followed by surgical resection, radiation therapy, and consolidation chemotherapy for unresectable malignant thymomas: final report. Lung Cancer. 2004;44(3):369-79.

11. Huang J, Rizk NP, Travis WD, Seshan VE, Bains MS, Dycoco J, et al. Feasibility of multimodality therapy including exten-

ded resections in stage IVA thymoma. J Thorac Cardiovasc Surg. 2007;134(6):1477-83.

12. Rodney AJ, Tannir NM, Siefker-Radtke AO, Liu P, Walsh GL, Millikan RE, et al. Survival outcomes for men with mediastinal germ-cell tumors: the University of Texas M.D. Anderson Cancer Center experience. Urol Oncol. Epub 2010 Oct 6.

13. Kesler KA, Einhorn LH. Multimodality treatment of germ cell tumors of the mediastinum. Thorac Surg Clin. 2009;19(1):63-9.

14. Ginsberg RJ. Mediastinal germ cell tumors: the role of surgery. Semin Thorac Cardiovasc Surg. 1992;4(1):51-4.

15. Wright CD, Mathisen DJ. Mediastinal tumors: diagnosis and treatment. World J Surg. 2001;25(2):204-9.

Transplante de Pulmão

96

José J. Camargo
Tiago Noguchi Machuca
Sadi Marcelo Schio
Spencer Marcantonio Camargo

Introdução

O primeiro transplante pulmonar em humanos foi realizado em 15 de junho de 1963 pela equipe da Universidade de Mississippi, liderada por James Hardy. O grupo fez o transplante em um paciente enfisematoso com neoplasia endobrônquica causando pneumonia pós-obstrutiva. Apesar do óbito no 19º dia pós-operatório por complicações renais, a experiência inicial mostrou que o procedimento era tecnicamente viável.

Após uma série de insucessos decorrentes de disfunção primária do enxerto, complicações infecciosas, imunológicas e da anastomose brônquica, o grupo de Toronto, liderado por Joel Cooper, realizou o primeiro transplante pulmonar bem-sucedido em 1983. Seguindo essa experiência, o primeiro transplante da América Latina foi realizado na Santa Casa de Porto Alegre em 1989, em um paciente com fibrose intersticial com sobrevida pós-transplante de 10 anos. A experiência atual da instituição alcança 370 transplantes, 27 deles com doadores vivos. A era moderna do transplante pulmonar, com resultados animadores e muitas vezes chegando a 90% de sobrevida em um ano, deve-se principalmente a três avanços:

- Estabelecimento de rígidos critérios de seleção para os candidatos.
- Qualificação do manejo perioperatório, com sensível melhora no desempenho funcional precoce do órgão transplantado.
- Implantação de rotinas de seguimento pós-operatório tardio, com reconhecimento mais precoce e tratamento mais efetivo das complicações, em especial as relacionadas com infecção por citomegalovírus e rejeição crônica.

Indicações

O transplante de pulmão se firmou como opção terapêutica para uma grande variedade de pneumopatias avançadas. De acordo com o registro da International Society for Heart and Lung Transplantation (ISHLT),[1] as principais indicações são a doença pulmonar obstrutiva crônica (DPOC) e a fibrose pulmonar intersticial, contribuindo com 35,8 e 20,8%, respectivamente, dos transplantes realizados em nível mundial entre 1995 e 2008.

> **ATENÇÃO**
>
> O candidato ideal para o transplante de pulmão deve ter menos de 65 anos, possuir uma pneumopatia avançada refratária a tratamento clínico otimizado (com dispneia classe III ou IV da New York Heart Association – NYHA), com um perfil psicossocial adequado e sem comorbidades limitantes em órgãos-chave. Em função do benefício conferido pelo transplante, o paciente deve apresentar expectativa de vida inferior a dois anos, além de vontade de viver e disposição compatíveis com a complexidade do procedimento.

Os critérios de indicação específicos para cada doença estão dispostos no **QUADRO 96.1**.

entre 2001 e 2006. Os resultados mostraram que houve uma melhora com relação aos retransplantes feitos entre 1990 e 2000, porém ainda com sobrevida inferior aos pacientes que se submetiam ao transplante pela primeira vez. Também destacam que o retransplante precoce (< 30 dias do primeiro transplante) está associado a uma mortalidade muito elevada (de 69% em um ano).

Uma consideração sempre levantada é a questão ética do quanto é razoável utilizar um órgão tão escasso em um transplante com menor perspectiva de sucesso, e em receptor que já teve a sua chance de ser transplantado, preterindo-se com isso outro receptor, igualmente necessitado e com mais probabilidade de êxito. O contraponto dessa discussão é a relação afetiva intensa que caracteriza o longo vínculo da equipe médica com o paciente e sua família, bem como a previsível dificuldade de desistir de tratá-lo.

Aspectos técnicos

Como é de se esperar, a indução anestésica tem um risco aumentado por se tratar de uma população com grave restrição funcional, que em outras circunstâncias contraindicaria o procedimento anestésico. Em geral, não se usa medicação pré-anestésica e a indução deve ser lenta e cautelosa para evitar colapso circulatório, especialmente em pacientes com *cor pulmonale* grave.

A monitoração deve incluir a punção arterial (em geral da artéria radial) e o cateterismo da artéria pulmonar, uma vez que esses parâmetros precisarão estar disponíveis continuadamente para a tomada de decisões cruciais.

A ventilação mecânica é iniciada com parcimônia nos pacientes com enfisema bolhoso, evitando-se volumes inspiratórios muito grandes ou tempos expiratórios demasiado curtos, que possam determinar a hiperinsuflação pulmonar, uma complicação que pode ser catastrófica se acompanhada de tamponamento cardíaco pela compressão extrínseca do coração. No transplante de pacientes enfisematosos, o anestesista deve conviver, sem angústia, com uma hipercapnia permissiva, que é menos danosa do que a hiperventilação.

Através de uma toracotomia posterolateral ampla, o pulmão a ser transplantado é dissecado com especial cuidado na manipulação dos nervos frênico e vago. As aderências são desfeitas e procede-se à hemostasia cuidadosa. A primeira estrutura hilar a ser dissecada é a artéria pulmonar, que é exposta em uma extensão de cerca de 3 cm, incluindo a emergência de seu primeiro ramo lobar. A artéria é clampeada e são observados os parâmetros hemodinâmicos e de oxigenação.

Algum aumento na pressão arterial pulmonar sempre ocorre, mas com repercussões variáveis, dependendo do nível da hipertensão pulmonar prévia e da qualidade do músculo cardíaco. Este na verdade é o momento da decisão pela eventual necessidade de circulação extracorpórea de apoio. Se a pressão da artéria pulmonar duplicar ou exceder 55 mmHg e, muito especialmente, se surgirem indícios de instabilidade hemodinâmica e respiratória, como hipotensão, taquicardia, arritmias e dessaturação, o clampe arterial deve ser retirado e instalada a inalação, em paralelo, de óxido nítrico.

Se, sob essas novas condições, a repetição do clampeamento determinar nova instabilidade, a instalação de circulação extracorpórea é inevitável. A tendência dos autores, nos últimos dois anos, é de usar o óxido nítrico em todos os casos desde o início, o que significou dispensar a circulação extracorpórea em cerca de metade dos casos.

A seguir, o pericárdio é aberto para facilitar a ampla exposição do átrio esquerdo e a preparação para o eventual uso de circulação extracorpórea. A dissecção do brônquio principal do receptor deve restringir-se ao mínimo necessário a fim de assegurar uma anastomose com boa vascularização. Estão absolutamente proscritas as cauterizações repetidas, as dissecções extensas ou a retirada de gânglios subcarinais, que obrigatoriamente determinam desvascularização do brônquio do receptor.

Em geral, ao se completar a dissecção brônquica, já decorreram os 10 minutos de clampeamento da artéria pulmonar recomendáveis para aferir a necessidade de circulação extracorpórea. Nos casos em que esta se mostra indispensável, o clampe é retirado e a dissecção continua até o pulmão estar liberado por inteiro de todas as aderências e a hemostasia cuidadosamente assegurada, quando então a circulação extracorpórea é instalada para a complementação da pneumonectomia. Essa sequência é lógica, considerando-se que durante o tempo de circulação extracorpórea o paciente permanecerá anticoagulado.

Determinada a viabilidade do procedimento sem circulação extracorpórea, os vasos hilares são seccionados após o clampeamento proximal da artéria pulmonar já na posição a ser adotada no momento do implante, e as veias pulmonares são seccionadas após ligadura dupla com pontos transfixantes. Depois de amputado, o brônquio é mantido aberto, sem clampes. Neste momento, é feita uma coleta de secreção do brônquio do receptor com um *swab* para bacteriologia.

Removido o pulmão, este é um tempo ótimo para a obtenção de uma hemostasia adequada, especialmente dos tecidos mediastinais e peribrônquicos, cuja visualização será reduzida depois do implante.

O pulmão do doador é dissecado do bloco cardiopulmonar em uma bacia contendo soro fisiológico gelado (**FIGURA 96.5**). A dissecção hilar é feita com a traqueia clampeada para manter a insuflação pulmonar. A seguir, o brônquio é seccionado, aspirado com um aspirador específico, e o pulmão é levado para a cavidade pleural e colocado na goteira costovertebral, preferencialmente envolto por compressas geladas.

O implante se inicia pela anastomose brônquica, o que garante um suporte para o enxerto que facilita as anastomoses vasculares. A amputação do brônquio do doador é feita a um anel da carina interlobar, para que o sofrimento isquêmico do brônquio (cuja vascularização dependerá por algum tempo exclusivamente da circulação pulmonar retrógrada) seja o menor possível.

A anastomose é iniciada pela sutura contínua das paredes membranosas, com fio de polidioxanona 4-0 (absorvível e monofilamentar) (**FIGURA 96.6**).

Completada a sutura da membranosa, as extremidades do fio são tracionadas para a aproximação das bordas. Na maioria das vezes, a desproporção entre o brônquio normal do doador e o brônquio dilatado pela insuficiência respi-

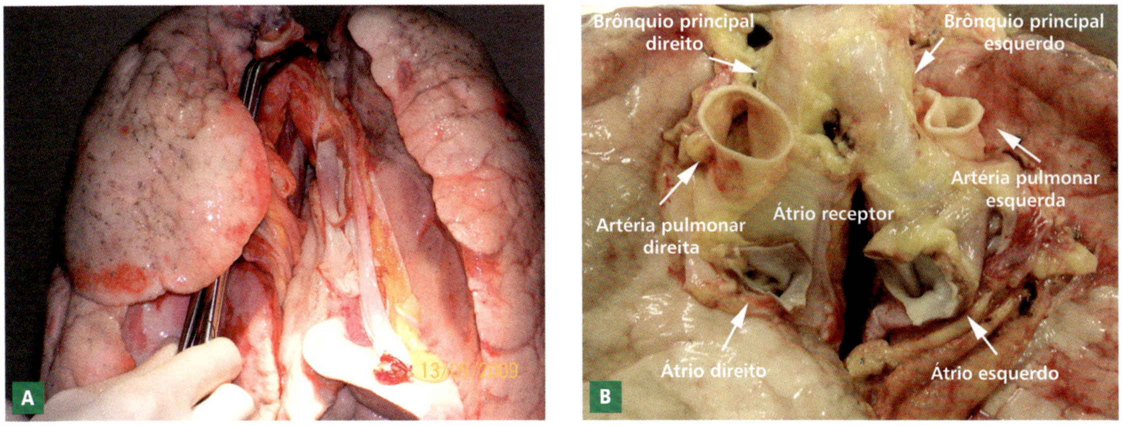

FIGURA 96.5 → (A) bloco bipulmonar mantido insuflado durante o transporte, sob clampeamento traqueal. (B) estruturas hilares (brônquio, átrio e artéria pulmonar bilaterais) identificáveis no bloco bipulmonar, depois de removido o coração.

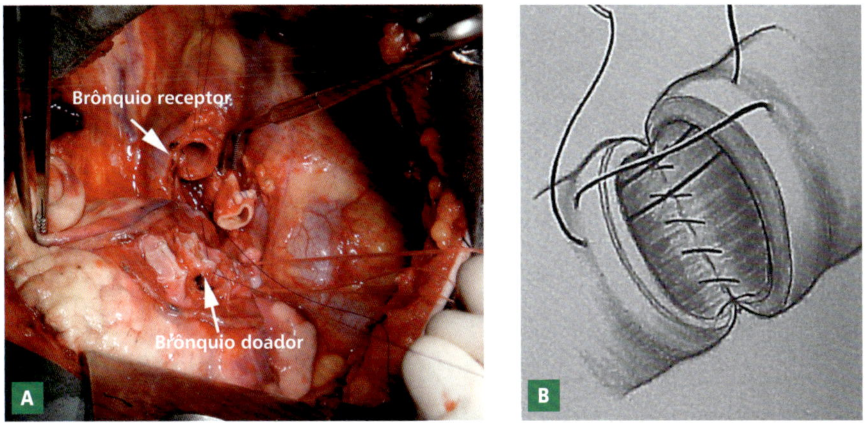

FIGURA 96.6 → (A) uma visão panorâmica do hilo antes de se iniciar a anastomose brônquica que dará estabilidade ao bloco pulmonar. (B) a anastomose é iniciada pelo brônquio com sutura contínua na parede posterior com fio absorvível. A parede anterior é suturada com pontos separados, e a sutura, recoberta com tecido peribrônquico.

ratória crônica do receptor pode ser corrigida com pontos simples ou em figura de 8 na porção cartilaginosa. Quando essa situação não é possível, realiza-se a anastomose por telescopagem, obtida pela passagem dos pontos em figura de 8 através do primeiro anel de cartilagem do brônquio do receptor junto da borda do brônquio do doador.

Depois de completada a anastomose brônquica, o pulmão imerso em soro fisiológico é insuflado visando testar o caráter hermético da linha de sutura. A proteção da anastomose brônquica pode ser feita com a cobertura pelos tecidos peribrônquicos redundantes ou pelo retalho de pericárdio intencionalmente removido com o pulmão do doador.

A seguir, procede-se a anastomose arterial feita com sutura contínua com fios de polipropileno 6-0 (FIGURA 96.7).

Na sequência, os fios da ligadura das veias são tracionados e um clampe é colocado no cone do átrio esquerdo. As ligaduras venosas são seccionadas, assim como a ponte de tecido entre elas, criando-se uma boca ampla para a anastomose atrial. A sutura contínua é iniciada pela parede posterior, utilizando-se fios de polipropileno 5-0 (FIGURA 96.8).

Ao se completar o implante, a reperfusão do pulmão transplantado é procedida lentamente e com o pulmão sendo ventilado de forma suave, minimizando-se assim o risco de injúria de reperfusão. Como o novo território de perfusão pulmonar é ampliado de súbito com a retirada dos clampes, este momento costuma se acompanhar de moderada hipo-

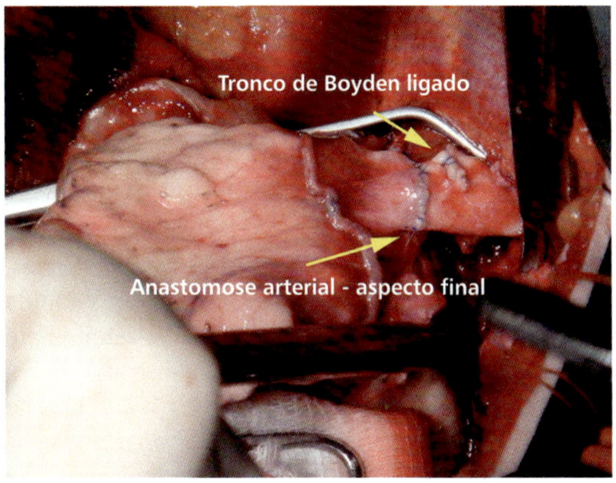

FIGURA 96.7 → Anastomose arterial completada depois de adequadas as bocas.

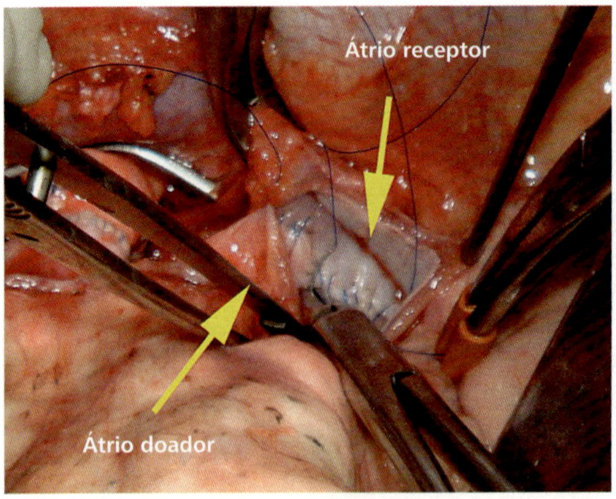

FIGURA 96.8 → Anastomose da parede posterior do átrio esquerdo.

tensão arterial sistêmica, que pode ser prevenida por duas medidas: uso profilático de vasopressores e infusão de algum expansor plasmático imediatamente antes da reperfusão pulmonar. A hemostasia é revisada, e as anastomoses vasculares, checadas.

A drenagem pleural é dupla com tubos calibrosos (36 a 38 Fr). A técnica de fechamento exige alguns cuidados especiais: o uso crônico de corticoide torna muito mais frequentes as deiscências de parede nos pacientes transplantados, e o fechamento costal é feito com 6 a 8 fios inabsorvíveis grossos.

Como rotina, no final do transplante, o anestesista troca o tubo de Carlens por um tubo simples, calibroso, que será usado para a ventilação mecânica pós-operatória. Depois da troca do tubo traqueal, uma fibrobroncoscopia, para inspeção da anastomose e aspiração de crostas e coágulos, é altamente recomendável.

A utilização de circulação extracorpórea

Quando inevitável, a instalação da circulação extracorpórea é procedida por vias diferentes, dependendo do lado a ser transplantado. No transplante de pulmão direito e no transplante bilateral, as cânulas são colocadas diretamente no átrio direito e na aorta ascendente. No transplante de pulmão esquerdo, as cânulas são inseridas através dos vasos femorais, sendo que a drenagem venosa se faz por meio de uma cânula longa e tão calibrosa quanto o vaso permita e se estende até próximo ao átrio direito. O uso de cânulas calibrosas é indispensável para que se consiga um fluxo alto para a máquina, sobretudo em pacientes com hipertensão pulmonar grave.

No caso de transplante de pulmão esquerdo, quando se antecipa como provável a necessidade de circulação extracorpórea, é recomendável que os vasos femorais sejam canulados antes de se iniciar a toracotomia, considerando-se que o pequeno inconveniente da anticoagulação compensa o dissabor da dissecção apressada de vasos femorais em um paciente em decúbito lateral.

Esta circulação de apoio é instalada com normotermia com o coração batendo e tem por objetivo reduzir a pressão na artéria pulmonar durante a pneumonectomia e garantir adicionalmente uma boa oxigenação durante esse período crítico. Logo depois de instalada a circulação extracorpórea, há uma nítida redução do calibre da artéria pulmonar e das dimensões do coração.

Na experiência dos autores, os pacientes com corações mais jovens são capazes de tolerar grandes hipertensões pulmonares (> 60 a 70 mmHg) durante a pneumonectomia sem sinais de descompensação, mas isso resulta invariavelmente em edema do pulmão nativo que pode determinar dificuldades no desmame da ventilação mecânica no pós-operatório imediato. Lamentavelmente, a circulação extracorpórea não é inócua e sua utilização envolve uma análise objetiva da relação risco-benefício.

Nos pacientes com aderências pleurais densas, em especial as secundárias a infecção crônica, o risco de sangramento e coagulopatias resultantes disso é muito importante. Nos pacientes com doença supurativa, e portanto candidatos ao transplante duplo, o uso de circulação extracorpórea aumenta o risco de bacteremia e septicemia.[7] Além disso, o risco de coagulopatias é maior nos casos que exigem circulação extracorpórea prolongada.

Na hipertensão pulmonar primária ou secundária (síndrome de Eisenmenger), a circulação extracorpórea é imperiosa e instalada logo depois de procedida a liberação das eventuais aderências e obtido um controle hemostático completo. É obviamente recomendável que as dissecções mais cruentas precedam a heparinização que sempre acompanha a circulação extracorpórea.

A escolha do lado no transplante unilateral

Nos pacientes portadores de enfermidades grosseiramente assimétricas, o transplante unilateral deverá, por lógica, envolver o pulmão menos participativo do ponto de vista funcional. Essa assimetria costuma ser documentada de rotina pela cintilografia pulmonar perfusional, ainda que algumas vezes já possa ser sugerida pela radiologia simples.

Quando os dois pulmões estão simetricamente afetados, a escolha de um ou outro lado se faz em função do tipo de doença presente, com base na recomendação de que no pós-transplante o maior pulmão deverá estar, de preferência, à esquerda, onde, por motivos anatômicos, a acomodação espacial é mais fácil.

> **ATENÇÃO**
>
> Na fibrose pulmonar, o maior pulmão evidentemente será o transplantado, e quando colocado à esquerda terá maior facilidade de expandir-se, considerando-se que, deste lado, não há oposição do fígado à descida do hemidiafragma.

No enfisema, com doença simétrica, o transplante unilateral deve ser preferencialmente à direita, e isso por duas razões importantes:

- O pulmão direito é o maior dos dois pulmões e o transplante desse lado implicaria uma oferta funcional maior.
- Se ocorrer hiperinsuflação do pulmão nativo no pós-operatório – uma complicação bastante frequente em transplante unilateral –, é preferível que o órgão hiperinsuflado esteja à esquerda, onde, se houver compressão cardíaca, ela se fará sobre as cavidades de pressão basal mais alta e, portanto, menos suscetíveis do que as direitas aos danos da compressão extrínseca. Por outro lado, a descida da hemicúpula diafragmática esquerda facilitada pela ausência de oposição do fígado acomodará mais facilmente um pulmão hiperexpandido.

O transplante bilateral se inicia pelo lado funcionalmente menos participativo, visando evitar, na medida do possível, o uso de circulação extracorpórea. Caso esta se faça indispensável, tal estratégia de selecionar o primeiro implante pelo lado menos perfundido na cintilografia deverá torná-la menos prolongada.

Cuidados no pós-transplante imediato

No pós-transplante imediato, o paciente necessita de cuidados especiais, uma vez que invariavelmente chega à UTI sem condições de extubação, e a ventilação mecânica com parâmetros protetores deve ser instituída. Apesar de alguns centros optarem pelo emprego da ventilação controlada a volume, os autores preferem o uso da pressão-controlada. A pressão de pico idealmente não deve ultrapassar 20 a 25 cmH_2O, e a PEEP deve ser em torno de 5 cmH_2O. O objetivo é uma PaO_2 em torno de 65 mmHg, e sempre que possível a FiO_2 deve ser reduzida para tal. Atenção especial deve ser dada a pacientes com enfisema submetidos a transplante unilateral, visto que nesses casos a ventilação deve utilizar pressões mais baixas e mínima PEEP (até mesmo 0 cmH_2O).

Uma vez que o paciente apresenta redução do reflexo para tosse e da atividade mucociliar, a equipe responsável pelo pós-transplante deve lançar mão de todos os artifícios possíveis para garantir a remoção de secreções da via aérea. Entre esses artifícios, incluem-se analgesia otimizada (idealmente através de cateter peridural torácico), várias sessões diárias de fisioterapia e fibrobroncoscopia conforme a necessidade.

Devido à ausência de drenagem linfática e ao aumento da permeabilidade capilar, o pulmão transplantado apresenta um risco elevado para formação de edema. Por esse motivo, a reposição volêmica deve ser feita com parcimônia e sempre guiada por dados de monitoração hemodinâmica, como pressão venosa central e pressão capilar pulmonar. Existem estudos associando um melhor prognóstico a menor índice de pressão venosa central nos primeiros três dias pós-transplante.

Com relação à imunossupressão, a maioria dos centros utiliza um esquema com três medicações (um corticoide, um inibidor da calcineurina e um inibidor do ciclo celular). Na maioria das vezes, os pacientes recebem uma dose de metilprednisolona antes do transplante e seguem com essa medicação associada a ciclosporina (ou tacrolimus) e azatioprina (ou mofetil-micofenolato) no pós-transplante precoce.

O paciente transplantado de pulmão apresenta inúmeros fatores predisponentes para complicações infecciosas, entre eles a contaminação à qual o pulmão do doador está sujeito durante a sua permanência em UTI; o fato de o pulmão ser mantido em isquemia e sem circulação linfática e atividade mucociliar; a dor do pós-operatório imediato; o dano causado pela disfunção primária do enxerto; o uso de medicações imunossupressoras. Além da sua considerável incidência, as infecções no pós-transplante representam uma importante fonte de morbidade e mortalidade.

Como medida preventiva, a antibioticoprofilaxia deve ser de ampla cobertura tanto para germes gram-negativos quanto gram-positivos, sendo que um esquema sugerido associa vancomicina e piperacilina/tazobactam. No caso de pacientes com colonização da via aérea constatada na avaliação pré-transplante, deve-se guiar a escolha do antibiótico por esses dados. Na prática clínica, a profilaxia é mantida até o sétimo dia pós-transplante, devendo ser modificada ou suspensa com base em dados de cultura e parâmetros clínicos do receptor.

A profilaxia para *Pneumocystis jiroveci* e *Toxoplasma gondii* deve ser instituída no pós-transplante com sulfametoxazol-trimetoprim três vezes por semana. A profilaxia para infecções fúngicas pode ser empregada rotineiramente ou de acordo com a existência de fatores de risco. As medicações mais utilizadas são a anfotericina inalatória, o voriconazol e o itraconazol. A profilaxia para infecções virais também deve ser empregada no pós-transplante, focando principalmente o citomegalovírus (CMV). A maioria dos protocolos usa a profilaxia universal com ganciclovir ou valganciclovir em receptores CMV IgG-negativos que recebem o enxerto de doadores CMV IgG-positivos. No caso de ambos apresentarem infecção passada pelo CMV, a profilaxia pode ser preemptiva e baseada na antigenemia seriada para CMV.

Resultados

De acordo com dados da ISHLT,[1] foram realizados 23.528 transplantes pulmonares entre janeiro de 1995 e junho de 2008, sendo que no ano de 2007 o número de transplantes foi recorde, com 2.708 procedimentos relatados em todo o mundo. Apesar de um grande número de centros registrados, a maioria deles realiza menos de 10 procedimentos por ano (46%), com alguns poucos centros respondendo pela maior parte dos transplantes. Com relação às indicações, as principais continuam sendo DPOC (36%) e fibrose intersticial (21%), seguidas por fibrose cística e deficiência de $alfa_1$-antitripsina.

Os resultados melhoraram muito na última década, atingindo sobrevida em um e cinco anos de 79 e 52%, respectivamente. Dois fatores apresentaram importante repercussão prognóstica na análise: idade e indicação. Pacientes com fibrose intersticial e hipertensão pulmonar apresentam sobrevida precoce pior do que pacientes com doenças como fibrose cística e DPOC. Pacientes com menos de 50 anos apresentaram sobrevida de 80% em um ano, contra 72% para aqueles com mais de 65 anos.

Com os resultados obtidos recentemente e em especial com a consolidação de indicações bem estabelecidas, o transplante pulmonar há tempos deixou de ser a "terapia do desespero" para figurar como alternativa terapêutica factível para pneumopatias avançadas. Nosso país ainda carece de centros que disponibilizem esse procedimento, mas alguns Estados têm se mobilizado na tentativa de mudar tal panorama.

O transplante pulmonar enfrenta duas importantes barreiras no Brasil: a escassez de doadores e as más condições daqueles doadores eventualmente disponíveis. Programas de conscientização e políticas que transformem a busca de doadores e o seu cuidado em um processo ativo se fazem urgentemente necessários. Como destaque positivo, novas técnicas de preservação pulmonar, entre elas a perfusão *ex-vivo*, são bastante promissoras e logo estarão disponíveis no nosso meio, na tentativa de aumentar o rendimento de pulmões utilizáveis dentre o escasso *pool* de doadores.

ATENÇÃO

Outra perspectiva interessante é a utilização de doadores em parada cardíaca, que oferece duas vantagens teóricas indiscutíveis: primeiro, é mais fácil convencer a família para a doação visto que se trata de uma situação cujo entendimento da irreversibilidade é mais claro aos leigos e, em segundo lugar, este potencial doador, em geral vindo de fora de um ambiente hospitalar, não teve tempo de se expor às contaminações do hospital, resultando presumivelmente em menor risco de complicações infecciosas no pós-transplante.

A grande dificuldade para o uso dessa técnica está relacionada com a necessidade de uma logística rápida e eficiente, pois o tempo entre a parada cardíaca e a retirada dos pulmões para a preservação convencional ou, mais modernamente, para a preservação *ex-vivo* não deve ultrapassar três horas. A estratégia consiste, de modo resumido, no seguinte: constatada a morte encefálica, o paciente é entubado e colocado em ventilação mecânica com oxigênio a 100%. A seguir, um dreno é colocado em cada cavidade pleural, sendo instilada solução de soro fisiológico gelado (4°C). A partir desse momento, dispõe-se de escassas três horas para convencer a família à doação e fazer a retirada dos órgãos para preservação e implante em sequência.[8]

Referências

1. Christie JD, Edwards LB, Aurora P, Dobbels F, Kirk R, Rahmel AO, et al. The registry of the International Society for Heart and Lung Transplantation: twenty-sixth official adult lung and heart-lung transplantation report – 2009. J Heart Lung Transplant. 2009;28(10):1031-49.

2. Pierre AF, Sekine Y, Hutcheon MA, Waddell TK, Keshavjee SH. Marginal donor lungs: a reassessment. J Thorac Cardiovasc Surg. 2002;123(3):421-7.

3. Starnes VA, Bowdish ME, Woo MS, Barbers RG, Schenkel FA, Horn MV, et al. A decade of living lobar lung transplantation: recipient outcomes. J Thorac Cardiovasc Surg. 2004;127(1):114-22.

4. Date H, Aoe M, Sano Y, Nagahiro I, Mayaji K, Goto K, et al. Improved survival after living-donor lobar lung transplantation. J Thorac Cardiovasc Surg. 2004;128(6):933-40.

5. Novick RJ, Andreassian B, Schafers HJ, Haverich A, Patterson GA, Kaye MP, et al. Pulmonary retransplantation for obliterative bronchiolitis. Intermediate-term results of a North American-European series. J Thorac Cardiovasc Surg. 1994;107:755-63.

6. Kawut SM, Lederer DJ, Keshavjee S, Wilt JS, Daly T, D'Ovidio F, et al. Outcomes after lung retransplantation in the modern era. Am J Respir Crit Care Med. 2008;177(1):114-20.

7. Triantafillou AN, Pasque MK, Huddleston CB, Pond CG, Cerza RF, Forstot RM, et al. Predictors, frequency, and indications for cardiopulmonary bypass during lung transplantation in adults. Ann Thorac Surg. 1994;57(5):1248-51.

8. de Antonio DG, de Ugarte AV. Present state of nonheart-beating lung donation. Curr Opin Organ Transplant. 2008;13(6):659-63.

Leituras recomendadas

Bando K, Armitage JM, Paradis IL, Keenan RJ, Hardesty RL, Konishi H, et al. Indications for and results of single, bilateral, and heart-lung transplantation for pulmonary hypertension. J Thorac Cardiovasc Surg. 1994;108:1056-65.

Barr ML, Baker CJ, Schenkel FA, Bowdish ME, Bremner RM, Cohen RG, et al. Living donor lung transplantation: selection, technique, and outcome. Transplant Proc. 2001;33(7-8):3527-32.

Boasquevisque CH, Yildirim E, Waddel TK, Keshavjee S. Surgical techniques: lung transplant and lung volume reduction. Proc Am Thorac Soc. 2009;6(1):66-78.

Camargo JJ; Grupo de Transplante Pulmonar da Santa Casa de Porto Alegre. Lung transplant in children. J Pediatr. 2002;78 Suppl 2:S113-22.

Camargo JJ, Remolina C. Transplante de pulmón con donantes vivos. In: Tratado de cirugia torácica. FAO; 2010.

Camargo SM, Camargo JJP, Schio SM, Sánchez LB, Felicetti JC, Moreira JS, et al. Complicações relacionadas à lobectomia em doadores de transplante pulmonar intervivos. J Bras Pneumol. 2008;34(5):256-63.

DeMajo WAP. Anesthetic technique for single lung transplantation. In: Cooper DKC, Novitzky D, editors. The transplantation and replacement of thoracic organs. Boston: Kluwer Academic; 1990.

Gaissert HA, Trulock EP, Cooper JD, Sundaresan RS, Patterson GA. Comparison of early functional results after volume reduction or lung transplantation for chronic obstructive pulmonary disease. J Thorac Cardiovasc Surg. 1996;111(2):296-306.

Hardy JD, Webb WR, Dalton Jr ML, Walker Jr GR. Lung homotransplantations in man. JAMA. 1963;186(12):1065-74.

Kawut SM, Reyentovich A, Wilt JS, Anzeck R, Lederer DJ, O'Shea MK, et al. Outcomes of extended donor lung recipients after lung transplantation. Transplantation. 2005;79(3):310-6.

Kreider M, Kotloff RM. Selection of candidates for lung transplantation. Proc Am Thorac Soc. 2009;6(1):20-7.

Orens JB, Estenne M, Arcasoy S, Conte JV, Corris P, Egan JJ, et al. International guidelines for the selection of lung transplant candidates: 2006 update – a consensus report from the pulmonary scientific council of the International Society for Heart and Lung Transplantation. J Heart Lung Transplant. 2006;25(7):745-55.

Shigemura N, Bhama J, Nguyen D, Thacker J, Bermudez C, Toyoda Y. Pitfalls in donor lung procurements: how should the procedure be taught to transplants trainees? J Thorac Cardiovasc Surg. 2009;138(2):486-90.

Steen S, Ingemansson R, Eriksson L, Pierre L, Algotsson L, Wierup P, et al. First human transplantation of a nonacceptable donor lung after reconditioning ex vivo. Ann Thorac Surg. 2007;83:2191-4.

Takahashi SM, Garrity ER. The impact of the lung allocation score. Semin Respir Crit Care Med. 2010;31(2):108-14.

Unilateral lung transplantation for pulmonary fibrosis. Toronto Lung Transplant Group. N Eng J Med. 1986;314(18):1140-5.

Índice

Legenda:

- Os números seguidos pela letra **f** apresentam verbetes em **figuras**;
- Os números seguidos pela letra **t** apresentam verbetes em **tabelas**;
- Os números seguidos pela letra **q** apresentam verbetes em **quadros**.

B

N

O

P

Q

R

S

T

U

V

W

X